エッセンシャル
医学英和辞典

改訂第2版

神戸大学名誉教授
葛城病院名誉院長

藤 田 拓 男 編著

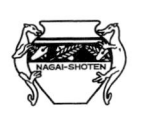

永井書店

Essential
ENGLISH-JAPANESE
MEDICAL DICTIONARY

SECOND EDITION

edited by
TAKUO FUJITA, MD

Nagai Shoten

改訂第2版序

　2002年春に今までわが国で当然のこととされていた読み，書くだけの英語でなく，聞き，話し，主張し，討論するための生きた英語を日本人の物とする壮大は試みの第一歩としてエッセンシャル医学英和辞典を編集してから5年，とどまるところのない医学の進歩とグローバルな国際交流の発展に合わせて，幾つかの改訂と内容の充実を試みました．片仮名は確かに世界に誇るべき音標文字であり，本辞典の一つの特色はこれを利用して英語の発音の手がかりにしようとしたことであります．言うまでもなくこれには根本的な限界があり，すべての子音に母音がつく日本語と違って，独立子音は片仮名では表せません．また所と場合により何時も変わる生きた言葉を辞書に再現するのは所詮無理なことかも知れません．

　このため片仮名で表した英語は一見奇妙な，聞いたことのない発音のように見えるかもしれません．また実際に聞いた英語でこれと異なる発音を聞くこともあるでしょう．しかし実際に試みてみて，少しでも相手の反応が今までと違えば，一つのステップとして役立ったと考えていただければ幸いです．個々の単語でなく，アクセントとイントネイションを強調して全体の流れを音楽のように聴いて雰囲気で理解するように努め，また自分も合唱のパートのつもりでその中に入っていくことが大切です．学問に王道はないと言いますが，言葉も固定した標準はなく，理解し，理解されればそれでよいのです．

このような辞書そのものの限界を見つめながら，今回の改訂では内容の充実，発音ことに母音のできるだけ正確な表現を求めました．言葉の数も少くし，発音だけ出来ても意味が分からなければ仕方がないので，最小限の説明も加えてみました．多少とも実際の英語を使う場合にお役に立てば幸いです．

　永井書店の高山静，山田勇，溝口さやかその他の皆様には大変お世話になりました．厚く御礼申し上げます．

2008年春
藤　田　拓　男

初 版 序

　医学・医療の分野に限らず，日本人の多くが英語を苦手だと感じているかもしれません．過去の豊富な経験や実績により，英語が十分に話せなくてもそれほど不自由さを感じないことはある意味で幸せだともいえるのですが，文献を読み理解することはできても，実際に聞くこと，話すことが苦手なわれわれ日本人が，充分に自己を主張できず損をしていることも確かな事実です．この辞書は，そんな日本人が，通じる英語を身につけ，「英語のことは任せておけ」と自信をもつきっかけになれば，という願いを込めて作りました．

　英語は音楽のようなものです．リズムやメロディー，全体的なフィーリングが大切で，そのリズム感や正しいアクセントさえ身につければ，それだけで相手に十分伝わるものです．つまり「ホットドッグ」ではなく「ハッダ」といえばよいのです．

　この辞書ではあえて発音を片仮名で表記し，アクセントはゴシック体の大きな文字ではっきりと表示しました．また，日本語ではとくに区別されることのないエル（L）音とアール（R）音についても，R音を平仮名にし下線を引くことで，その違いを意識しながら発音して頂けるよう工夫しました．

　医師をはじめ医学生，研修医，さらにコメディカルの方々が，外国人医師との会話や国際学会での発表の場など，広い範囲で実際に活用されることを念頭において編集しました．また最近では，カルテの公開や海外で治療を受けるなど，医療面でのグローバル化が進んでおり，一般の方々にも利用して頂けると思います．

正確な発音記号と違って仮名で発音を示すのは無謀ともいえますが，実践的で，とにかくわかる英語・通じる英語を目指し少し冒険をさせて頂きました．

　最後になりましたが，永井書店編集部の高山静氏，津村まき氏には大変お世話になりました．厚く御礼申し上げます．

2002 年春

神戸大学名誉教授　　藤　田　拓　男
葛城病院名誉院長

凡例 *i*

凡 例

本辞典では，医師をはじめ医学生，研修医，医療関係者が実際に英語を聞き話す際に活用されることを目的に，医学，薬学，歯学，看護学，栄養学その他の専門用語と普通語を網羅した．

I．見出し語と語義
1. 配列は原則としてアルファベット順とし，主見出し・成句・複合語など収録数は約53,000語である．
2. 見出し語は原則として米語とした．英語は（ ）で表記した．
    （例）endeavo(u)r [インデ**ヴァ**ー]　努力，尽力する
3. 語義は出来る限り up-to-date な日本語訳を試みた．
    3-1. 必要と思われる単語には[☆]のあとに簡単な解説を斜体文字で示した．
        （例）pallidotomy [ペーリ**ダ**タミー]　淡蒼球切離術
            ☆*舞踏病の外科的治療法*
    3-2. 元素については原子量を添記した．
        （例）thallium, Tl [**サ**リアム]　タリウム（元素）
            ☆*原子量204.383*
4. 見出しの表示法
    4-1. 主見出し・2字見出し・熟語・成句・複合語などは一カ所にまとめて示したが，主見出以降は1字下げとした．
        abduction
          ― gait
          ― nerve
         horizontal ―
    4-2. つづり字は初出見出しのみとし，以下は［―］によって代用した．また発音とアクセントが同じ場合も同様とした．
        （例）**abdominal** [エーブ**ダ**ミナル]　腹の，腹部の
            ― **angina** [―ーアン**ジャ**イナ]　腹部狭心症，急性血管性腹痛
5. 同義語は［＝］のあとに並記した．
    （例）**paliphrasia** [パリフ**れ**イズィア] ＝ palinphrasia
        言語反復症
6. 薬剤名については，英語の発音とともに一般名の日本語読みを並記した．
7. 外来語・語源は，以下の略字で示した．
    ラテン語［L］　ドイツ語［G］　フランス語［F］
8. 略語には full spelling のみを示し，発音と語義は原語の方に記載した．さらにこれをまとめて巻末にも掲げた．

II．発音について
1. 発音は仮名表示とし，アクセント（第1アクセントのみ）をゴチック体の大きな活字で示した．
    （例）**peripneumonitis** [ぺりニューマ**ナ**イティス]　胸膜肺臓炎
    なお，アクセントの位置は名詞と動詞としての使い方により移動することがある．発音は原則として標準的米語（南部やボストン

以外のアメリカで多く使われている）を基準とし，本来のイギリス英語は参考とした．
2．L音とR音について
2-1. L音は日本人が口をすぼめて上品に発音するときの「ラ」「リ」「ル」「レ」「ロ」に比較的近いと考え，そのまま片仮名表記とした（正確には舌を前に出し上の歯茎につける）．
(例) cleaner [クリーナー]　洗浄薬
2-2. R音は特に平仮名（「ら」「り」「る」「れ」「ろ」）で示し，英語のRは決してLと同じではないことを強調した（口をへの字に曲げ，舌を後にして上げ口蓋につける）．
(例) control [カントろウル]　支配，統制
2-3.「る」と「<u>る</u>」について
る：アンダーラインなし．アール(R)の口の形（への字）をとるが音にならない．
(例) air [エアー]
<u>る</u>：アンダーラインあり．音になる
(例) accoucheur [アクシャー<u>る</u>]
3．発音記号を仮名表示するに際しての留意点
3-1. 母音について
[ɑ] は「アー」とした．
(例) artificial [アーティ**フィ**シャル]　人工の
heart [ハート]　心臓
[ə] は「ア」とした．軽いア．
(例) apophyseopathy [エーポウフィズィ**ア**パスィ]　骨端症
[ʌ]（爆発音）も「ア」であるが，さらにはっきりした「アッ」．
(例) up, cup, etc
[æ] は「エー」とした．
(例) abdominal [エーブ**ダ**ミナル]　腹の，腹部の
[kæ] ケー，[gæ] ゲー
(例) cancer [**ケ**ーンサー]　癌，悪性腫瘍
calcinosis [ケールスィ**ノ**ウスィス]　石灰症
gasping [**ゲ**ースピング]　あえぎ呼吸
gastrectomy [ゲースト**れ**クタミー]　胃切除術
3-2.「th」の清音 [θ]（ス，セ），濁音 [ð]（ズ）は，「s」（ス，セ），「z」（ズ）とは異なって舌を前歯の間にはさむ特殊な発音であること示すため，アンダーラインを付した．
(例) ichthyismus [イク<u>スィ</u>**イ**ズマス]　魚肉中毒
bathe [ベイ<u>ズ</u>]　浴する，湯浴する，入浴する
3-3. 発音記号が [hw] で始まる場合
(例) wheal [hwi:l]　ホ**ウィ**ール
3-4. 発音記号が [kw] で始まる場合
(例) quarter [kwɔːter]　ク**ウォ**ーター
3-5.[w] で始まる語（[wa]，[we]，[wi]，[wo]，[wu]）はそれぞれ「ウァ」，「ウェ」，「ウィ」，「ウォ」，「ウ」とした．
(例) acquire [アク**ウァ**イアー]　自力で得る，習得する，獲得する
4．外来語は，個人差が大きく本来の発音と異なる場合があるが，標準的米人の発音に近く表現し必ずしも原語の発音に忠実ではない．

A

A 1. (ampere) ／2. (answer) ／3. (arteria)
Å (Ångström)
A2 (aortic second sound)
a 1. (acidity) ／2. (adenine) ／3. (anterior)
a- [アー] ☆「否定」「無」「不」を表す接頭語
AA 1. (achievement age) ／2. (alcoholic anonymous) ／3. amino acid ／4. (aplastic anemia)
AAA 1. (American Automobile Association) ／2. (acute anxiety attack)
A-aDO₂ (aloveolar arterial diference of O₂)
Aaron's sign [アーロンズ サイン] アーロンの徴候 ☆右下腹部 *McBurney* 点圧迫の際の上腹部不快感
AAS (aortic arch syndrome)
AAV (adenoassociated virus)
AB 1. (aortic arch) ／2. (antibody) ／3. (bachelor of arts, Artium Baccalaureus)
abacterial [アバクティーりアル] 非細菌性の, 無菌性の
abaissement [アベスマン][F] （内障眼の）アベースマン, 水晶体摘出術, 喪心
abalienation [アベイリアネイシャン] 精神異常, 発狂
abandon [アベーンダン] 捨てる, （習慣などを）廃する
abandonment [アベーンダンマント] 放棄, 遺棄
abapical [アベイピカル] 尖端を外れた
abaptiston [アバプティスタン] 小円錐穿頭器
abarognosis [アバロウグノウスィス] 重量感覚障害
abarthrosis [アバースろウスィス] 構音障害, 可動関節
abarticular [アバーティキュラー] 関節に無関係な
abarticulation [アバーティキュレイシャン] 脱臼, 全動関節
abasia [アベイズィア] 失歩症, 歩行不能
abate [アベイト] 減ずる, 弱める, 和らぐ, （痛みが）軽くなる, （熱が）ひく
abatement [アベイトマント] （症状の）緩和, 減退, 寛解, 虚脱, 疲労
abattoir [アバトウァー] 屠殺場
Abbe's condenser [アッベズ カンデンサー] = Abbe's illuminator アッベ集光装置
Abbott's method [アボッツ メサッド] アボット法 ☆脊椎の矯正法
abbreviate [アブリーヴィエイト] 省略する, 短縮する
abbreviation [アブリーヴィエイシャン] 省略, 短縮, 略語
ABC (airway opened, breathing restored and circulation restored)
ABCD (ABC + definit treatment)
A. B. C. liniment [エイビースィー リニマント] エー・ビー・シー擦剤 ☆ *aconite* アコニット40, *belladonna* ベラドンナ40, *chloroform* クロロホルム20の合剤
A behavior [エイ ビヘイヴィアー] A 型行動（自己中心的, 内向的）
A. B. C. process [エイビースィー プろウセス] エー・ビー・シー処置 ☆ *alum* 明礬, *blood* 血液, *charcoal* 木炭をもって下水を清める法
abdomen [エーブダマン] 腹, 腹部
　pointed — [ポインティッド-] 尖腹, とがり腹
　scaphoid — [スキャフォイド-] 舟状腹 (navicular —) （筋緊張による腹壁陥没）
abdominal [エーブダミナル] 腹の, 腹部の
　— angina [-アンジャイナ] 腹部狭心症（急性血管性腹痛）
　— aorta [-エイオータ] 腹大動脈
　— cavity [-キャヴィティ] 腹腔
　— cesarean section [-スィゼアりアン セクシャン] 腹式帝王切開
　— cramp [-クランプ] 腹痛
　— distension [-ディステンシャン] 腹部膨隆
　— hernia [-ハーニア] 腹壁ヘルニア
　— hysterectomy [-ヒスタれクタミー] 腹式子宮切除
　— obesity [-オウビーサティ] 腹部肥満
　— pad [-ペッド] はらあて
　— paracentesis [-パらセンティースィス]

abdominal 〜 ablation

腹部穿刺
― **pressure** [―プれッシャー] 腹腔内圧, 腹圧
― **respiration** [―れスピれイシャン] ＝ breathing 腹式呼吸
― **tap** [―テーップ] 腹腔穿刺
― **wall** [―ウォール] 腹壁

abdominocentesis [エーブダミノウセンティースィス] 腹腔穿刺術

abdominohysterectomy [エーブダミノウヒスタれクタミー] 腹式子宮摘除術

abdominohysterotomy [エーブダミノウヒスタらタミー] 腹式子宮切開術

abdominoplasty [エーブダミノウプラスティ] 腹壁形成術

abdominoscopy [エーブダミナスカピー] 腹腔鏡検査

abdominothoracic [エーブダミノウソーらスィック] 腹胸の

abdominous [エーブダミナス] 腹の大きな

abdominovaginal [エーブダミノウヴァジナル] 腹腔の

abdominovesical [エーブダミノウヴェスィカル] 腹嚢の

abduce [エーブデュース] 外転する, 外旋する

abducens [エーブデューサンス] 外転, 外旋
― **nerve** [―ナーヴ] 外転神経 ☆第六脳神経

abducent [エーブデューサント] 外転の, 外旋の

abduct [エーブダクト] 外転する

abduction [エーブダクシャン] 外転運動
― **gait** [―ゲイト] 外転歩行
― **nerve** [―ナーヴ] 外転神経
horizontal ― [ホーらザントル―] 上肢の水平回外
ulnar ― [アルナー―] 尺側外転

abductor [エーブダクター] 外転筋

abembryonic [エーベンブリョアニック] 胚芽と反対方向の

abepithymia [エーベピサイミア] 太陽神経叢麻痺, 無欲症

aberrant [エーベらント] 迷走性の, 異常の, 変行性の, 迷入の, 収差の
― **bundle** [―バンドル] 迷行束
― **gland** [―グランド] 散在腺
― **goiter** [―ゴイター] 迷入甲状腺腫
― **pancreas** [―ペーンクリアス] 迷入膵 → pancreas
― **pyramidal tract** [―ピれーミドルト れークト] 迷走錐体路
― **testis** [―テスティス] 睾丸転位
― **ureter** [―ユリーター] 迷入尿管
― **ventricular conduction** [―ヴェントりキューラー カンダクシャン] 心室内変行伝導

aberratio [エーバれイシオウ] 迷入, 光の収差, 異常

aberration [エーバれイシャン] 迷入, 収差, 精神異常
dioptric ― [ダイアプトリック―] 屈折収差
distantial ― [ディステーンシャル―] 距離性収差
longitudinal ― [ランジャテューディナル―] 縦軸収差
mental ― [メントル―] 精神異常
optical ― [アプティクル―] 光学収差

aberrometer [エーバらミター] 収差計

abetalipoproteinemia [ア・ベイタ・リポウ・プろウティニーミア] ＝ Bassen-Kornzweig syndrome β-リポタンパク欠損血症 ☆劣性遺伝病, Bリポタンパク欠損, 脂肪下痢, 尖形赤血球, 色素性網膜炎, 知能低下をみる疾患

abeyance [アベイアンス] 中絶, 休止, 一時的な機能停止

ABG (arterial blood gas)

abide [アバイド] 留まる, 持続する, 住む, 待つ, 辛抱する

abient [エィビアント] 刺激を避ける

Abies [エイビース] モミ (樅) 属

abikoviromycin [アビコウ・ヴァイろウ・マイスィン] アビコバイロマイシン ☆放射菌の一種から分離された抗生物質, 馬の脳炎ウイルスに有効

ability [アビラティ] 出来ること, 能力, 手腕, 体力

abiogenesis [エー・ビオウ・ジェニスィス] 自然発生

abiology [アバイアラジー] 無機物学

abiosis [アビオウスィス] 生命力欠如, 栄養障害

abiotic [アビオウティック] 生気ない, 無活力の

abiotrophy [エービアトろフィ] 無生活力

abirritation [エービりテイシャン] 刺激除去

abjoint [エーブジョイント] 分節する

ablactation [エーブラクテイシャン] 離乳

ablate [エーブレイト] 剥離する, 離断する

ablation [エーブレイシャン] 剥離, 離断

able-bodied [エイブルーバディード] 強壮な
able-minded [エイブルーマインディッド] 知能のよく発達した
ablepharia [エーブレフェーりア] ＝ablepharon 無眼瞼症
ablepsia [アブレプスィア] 失明, 盲目
abluent [エーブルーアント] 洗浄, 洗浄薬
ablution [アブレイシャン] 沐浴, 摩擦洗滌
abmortal [エーブモータル] 壊死組織から遠ざかること
ABMT (autologous bone marrow transplantation)
abnerval [エーブナーヴァル] 神経を避けて
abnormal [エーブノーマル] 異常の, 変則の
abnormality [エーブノーメーラティ] 異常, 奇形
ABO blood group [エイビーオウ ブラッド グるープ] ABO 血液型
abolish [アバリッシュ] (慣例, 制度などを) 廃止する, 全廃する
abolition [アバリシャン] 廃止, 休止
abomasum [アボメイサム] 第4胃. 反芻動物に見られる
abominable [アバミナブル] 厭うべき, 恐ろしく不快な
aboral [アボーラル] 口腔外の
aboriginal [アボリジナル] 原始の, 土着の
abort [アボート] 堕胎する, 発育しない, 流(早)産する
aborticide [アボーティサイド] 堕胎, 堕胎薬, 妊娠中絶
abortion [アボーシャン] 妊娠6ヵ月前に流産すること
abortionist [アボーシャニスト] 堕胎(業)者
abortive [アボーティヴ] 堕胎薬, 発育不全, 症状不全, 突然の
 — pneumonia [ーニューモゥニア] 軽症肺炎
 — tabes [ーテイビース] 不全脊髄癆
 — typhoid [ータイフォイド] 頓挫性腸チフス
abortus [アボータス] [L] 流産, 堕胎児
 — fever [ーフィーヴァー] 流産熱
ab(o)ulia [アブーリア] 無為
abound [アバウンド] 沢山いる, 豊富にある
above-cited [アバヴーサイティッド] 上に引用した
above elbow amputation [アバヴ エルボウ アンピューテイシャン] 上腕切断
above elbow prosthesis [アバヴ エルボウ プるススィースィス] 上腕義手
above knee amputation [アバヴ ニー エーンビューテイシャン] 膝上切断
above-knee prosthesis [アバヴ ニー プらススィースィス] 大腿義足
above-mentioned [アバヴーメンシャンド] 上述の, 前述の
ABPA (allergic bronchopulmonary aspergillosis)
ABPC (aminobenzyl penicillin)
ABR 1. (absolute bed rest)
2. (auditory brainstem responses)
abrachia [アブれイキア] 無腕症, 上肢欠損
abrachiatism [アブれイキアティズム] 無腕症 ☆上肢の完全欠損
abradant [アブれイダント] 研磨剤
abrade [アブれイド] 擦りへらす
Abram's heart reflex [エイブらムズ ハート りーフレクス] アブラムス心臓反射 ☆心臓上部の皮膚を掻くと心臓が収縮する
abranchial [アブれーンキアル] 無鰓類の, 鰓のない
abranchiate [アブれーンキアット] 鰓のない, 無鰓類の, 無鰓類動物
abrasion [アブれージャン] 皮膚や粘膜の擦過傷, 剥離
abrasive [アブれースィヴ] 磨耗の, 研磨の
 — balloon [ーバルーン] 胃壁細胞採取用の気球
abreaction [エーブりエークシャン] 浄化反応, 解離反応 (精神分析)
abreast [アブれスト] 並行して
abridgment [アブリッジマント] 抄録, 要約
abroad [アブろード] 外国に
abrosia [アブろウジア] 絶食, 断食
abrupt [アブらプト] 急な, 急激の, 突然の
 — convolution [ーカンヴァルーシャン] 急旋回
abruptio placentae [アブらプスィオウ プラセンテ] [L] 胎盤早期剥離
abruption [アブらプシャン] 胎盤早期剥離
abscess, abscessus [エーブセス, エーブセサス] 膿瘍
 tympanitic — [ティムパニティックー] 含気性膿瘍
 wandering — [ワンダリングー] 遊走性膿瘍. 発生部位から隔たったところ

abscess ～ abutment

にできる膿瘍

abscissa [エーブス**ィ**サ] 横線，横座標

abscission [エーブス**ィ**ッシャン] 切除，切断

abscopal [エーブス**コ**ウパル] 二次照射の ☆直接放射線は照射されないが，その近くの領域への放射線の影響
　— effect [-イフェクト] 二次照射効果 ☆直接照射されない組織に対する効果

absence (of mind) [エーブスンス アヴ **マ**インド] アブセンス，放心，発作，欠損
　— seizure [-ス**ィ**ージュア] アブセンス発作

absent [エーブスント] 放心の

absent-minded [エーブスント-**マ**インディッド] 放心状態の

absent-mindedness [エーブスント-**マ**インディッドニス] 放心状態

absent respiration [エーブサント-れスピ**れ**イシャン] 抑制呼吸 ☆呼吸音の聞こえない呼吸

absentecism [エーブサンティス**ィ**ズム] 欠席症

absentia [エーブ**サ**ンシア] アブサンス，放心発作
　— epileptica [-エピ**レ**プティカ] てんかんによる放心状態

abs feb = on the absence of fever 無熱の時

absinthin [エーブス**ィ**ンス**ィ**ン] アブシンチン ☆にがよもぎ（苦艾）の主成分

absinthium [エーブス**ィ**ンス**ィ**アム] にがよもぎ（苦艾）

absolute [エーブサルート] 絶対的な
　— accommodation [-アカマ**デ**イシャン] 絶対調節
　— alcohol [-**エ**ールカホール] 無水アルコール ☆含水量1以下
　— glaucoma [-グロー**コ**ウマ] 絶対内障 ☆失明の危険が高い緑内障
　— humidity [-ヒュー**ミ**ディティ] 絶対湿度
　— indication [-インディ**ケ**イシャン] 絶対適応
　— measure [-**メ**ジャー] 絶対度量，絶対度
　— near-point [-**ニ**アー-**ポ**イント] 絶対近点
　— number [-**ナ**ンバー] 絶対数
　— potential [-ポウ**テ**ンシャル] 絶対電位
　— scotoma [-スコウ**ト**ウマ] 絶対的暗点
　— temperature, T [-**テ**ンパらチャー] 絶対温度
　— threshold [-**ス**れショウルド] 最低感覚限
　— value [-**ヴァ**リュー] 絶対値
　— zero, K [-**ズ**ィろウ] 絶対零点（-273℃）

absorb [アブ**ゾ**ーブ] 吸収する

absorbance [アブ**ゾ**ーバンス] = absorbency 吸収量，吸光度

absorbent, adsorbentia [アブ**ゾ**ーバント，エードソーベンシア] 吸収性の，吸着薬

absorptiometry [アブ**ゾ**ープシア**ミ**トリー] 吸収光度定量法

absorption [アブ**ゾ**ープシャン] 吸収，吸着
　— fever [-**フィ**ーヴァー] 吸収熱
　— lines [-**ラ**インズ] 吸収線
　— maximum [-**メ**ークスィマム] 吸収極大
　— power [-**パ**ウアー] 吸収能
　— spectrum [-**ス**ペクトらム] 吸収スペクトル

absorptive [アブ**ゾ**ープティヴ] 吸収性の

abstain [エーブス**テ**イン] 断つ，控える，回避する，禁酒する

abstergent [エーブス**タ**ージャント] 清浄薬

abstinence [エーブス**テ**ィナンス] 禁断，（食物，タバコ，酒などの）禁欲

abstinent [エーブス**テ**ィナント] 節制ある，禁欲的
　— phenomenon [-フィ**ナ**ミナン] 禁断現象，禁断症状

abstract [エーブスト**ら**クト] 抄録，散薬

abstraction [エーブスト**ら**クシャン] 抽象作用，抽象的概念，抽出作用，茫然

absurd [アブ**サ**ード] 不合理な，馬鹿げた

abtorsion [エーブ**ト**ージャン] 両眼の垂直径線が平行することなく上方に傾くこと

abulia [ア**ビュ**ーリア] 意志欠如

abulic [ア**ビュ**ーリック] 無意志の

abulomania [アビュロウ**メ**イニア] 意志欠乏症

abundance [ア**バ**ンダンス] 豊富，多数，裕福

abundant [ア**バ**ンダント] 豊富な，大量の

abuse [ア**ビュ**ース] 濫用する，悪用する，酷使する，虐待する，濫用，誤用，酷使，虐待，弊害，悪習

abusive [ア**ビュ**ースィヴ] 濫用的，悪用の

abutment [ア**バ**ットマント] 支治，支持歯

ABVD therapy ～ accessory

ABVD therapy [エイビーヴィーディー **セ**らピー] adriamycin, bleomycin, vinblastin, decarbazine 療法　☆抗腫瘍療法の一つ，ホジキン病などの治療法

AC (alternative current)

Acacia [ア**ケ**イシア] アカシア（ねむのき科の一属），アラビア・ゴム樹

Academia, academy [アカ**ダ**ミア, アカ**ダ**ミー] 大学，学院，専門学校

academic [アカ**デ**ミック] 大学，学究的な

acalculia [アカル**キュー**リア] 計算不能症，失算症

acantha [ア**キャン**サ] 脊椎骨突起，脊柱，脊椎破裂，とげ（動植物）

Acanthamoeba [アカンサ**ミー**バ] アカントアメーバ属　☆免疫不全状態で感染を起こすアメーバ

acanthesthesis [アカンセ**スィー**スィス] 棘のあるような感じ

acanthia lectularia [ア**キャン**スィア レクト**ラ**リア] とこじらみ

Acanthocephala [アカンサ**セ**ファラ] 鉤頭虫類　☆とげのある頭を持った蠕虫

Acanthocheilonema perstans [アカン**ソ**ウカイロウ**ニー**マ パースタンス] 常在糸状虫

acanthocyte [ア**キャンサ**サイト] 有棘赤血球

acanthokeratodermia [アカン**ソ**ウケラトウ**ダー**ミア] 角質増殖症

acantholysis [アカン**サ**リシス] 棘融解，有棘細胞分解

acanthoma [アカン**ソ**ウマ] 棘細胞腫

acanthosis nigricans [アカン**ソ**ウスィス ニグリカンス] 黒色棘細胞症

acapnia, acapnemia [ア**キャ**プニア, アカプ**ニー**ミア] 炭酸欠乏症

acarbose [ア**カー**ボース] アカルボーズ　☆糖尿病治療薬，α-グルコシダーゼ阻害薬，腸管からの糖吸収を抑制する

acardia [ア**カー**ディア] 無心症

acardius [ア**カー**ディアス] 無心体

acariasis [アカ**ら**イアスィス] ダニ症

acaricide [ア**カ**リサイド] ダニ駆除薬

acarid [エー**カ**リッド] ヒゼンダニ

acaridiasis [アカリ**ダ**イアスィス] = acariasis（ダニ症）

Acarina [アカ**ら**イナ] ダニ目. クモ綱の一目，人体感染症の媒介をすることがある

acrodermatitis [アカロウダーマ**タ**イティス] ダニ性皮膚炎

acarology [エーカ**ら**アラジー] ダニ学

Acarus [エー**カ**らス] アシブトコナダニ属

acatalasemia [アカタラ**スィー**ミア] = H_2O_2 oxidoreductase deficiency　無カタラーゼ血症

acatalepsia, acatalepsy [アカタ**レ**プスィア, アカタ**レ**プスィ] 診断不明，理解不能

acataphasia [アカタ**フェ**イジア] 錯語症　☆中枢性の文章構成障害

acataposis [アカタ**ポ**ウスィス] 嚥下不能症

acatastasia [アカタス**テ**イスィア] 異常，失調

acatharsia [アカ**サー**スィア] 不浄，汚穢

acathectic [アカ**セ**クティック] 貯留困難な

acathesia, acathisia [アカ**スィー**ジア] 静坐不能

acathexia [アクセ**キ**スィア] 非貯留性

acathexis [アカ**セ**クスィス] 無感動

acaudal [アコー**ダ**ル] 無尾の

acauline [アコー**リ**ン] 無基の

acaulinosis [アコーリ**ノ**ゥスィス] カビがおこす湿疹様発疹

accelerans nerve [アクセ**ラ**ランス **ナー**ヴ] 促進神経

accelerate [アクセ**ラ**レイト] 促進する，加速する

accelerated respiration [アクセ**ラ**レイティド れスピ**れ**イシャン] 急促呼吸　☆1分間に25回以上をいう

acceleration [アクセラ**れ**イシャン] 促進，加速度

— disease [－ディ**ズィー**ズ] 加速度病

accelerator [アクセ**ラ**レイター] 促進因子，利尿筋

accelerometer [アクセラ**ら**ミター] 加速度計，加速度地震計

accent [**アク**セント] アクセント

accentuated [アクセンチュ**エ**イティド] 亢進して

accentuation [アクセンチュ**エ**イシャン] 亢進

accept [アク**セ**プト] 受容する，受諾する，容認する

acceptance [アク**セ**プタンス] 受容，受諾，採用

acceptor [アク**セ**プター] 受容体

accessible [エーク**セ**サブル] 近づき得る，入りやすい，得やすい，感化されやすい

accessiflexor [アクセスィフ**レ**クサー] 副屈筋

accessory [アク**セ**サりー] 補助的な，副の

— bone [－**ボ**ウン] 側副骨，副骨

— gland [－**グ**ランド] 副腺

accessory ～ acervulus cerebri

— **nerve** [- **ナ**ーヴ] 副神経
— **pathway syndrome** [- **ペ**ースウェイ スィンドゥローム] 副伝導路障害症候群
— **sex organ** [- **セ**ックス **オ**ーガン] 副性器
— **thyroid** [- **サ**イロイド] 副甲状腺

accident [**エ**ークスィダント] 事故, 災害, 予期しない症候の変化
— **neurosis** [- ニュー**ろ**ウスィス] 災害神経症
— **prone** [- プ**ろ**ウン] 事故を起こしやすい

accidental [エークスィ**デ**ンタル] 事故的な, 偶発性の
— **hemorrhage** [- **ヒー**マリッジ] 傷害出血
— **hypothermia, AH** [- ハイポウ**サー**ミア] 偶発性体温降下, 偶発性低体温症

accipiter [エーク**ス**ィピター] 鼻上の包帯 ☆タカ爪の形をした顔面包帯

acclimate [**ア**クリメイト] 気候に馴化する

acclimating fever [**ア**クリメイティング **フィ**ーヴァー] 気候馴化熱

acclimatization [アクライマタイ**ゼ**イシャン] 気候馴化, 風土適合

accommodation [アカマ**デ**イシャン] 調節, 眼の距離調節
— **reflex** [- **り**ーフレックス] 反射調節

accommodative [ア**カ**マデイティヴ] 調節性の, 調節的の
— **strabismus** [- ストラ**ビ**ズマス] 調節斜視

accommodometer [アカマ**ダ**ミター] 調節計, 近点計

accompany [ア**カ**ンパニー] 同伴する, 随伴する

accomplice [ア**カ**ンプリス] [F] 随伴菌, 協力者

accomplish [ア**カ**ンプリッシュ] なし遂げる, 成就する

accomplishment [ア**カ**ンプリッシュマント] 業績

accord [ア**コ**ード] 一致する, 調和する, 許す, 一致, 調和

accordance [ア**コ**ーダンス] 一致, 合致

accouchee [アクー**シェ**イ] [F] 産婦

accouchement [アクー**シュ マ**ン] [F] 分娩, 出産
force [- **フォ**ース] 強行遂娩

accoucheur [アク**シャ**ーる] [F] 産科医

(obstetrician)
— **'s hand** [- ズ ハンド]
= obstetrician's hand (産科医の手), テタニーの時の手位

account [ア**カ**ウント] 説明する, 根拠を示す

accountability [アカウンタ**ビ**リティ] 報告説明義務, 責任

accretio [アク**リ**シォウ] 付着, 添加, 増大

accretion [アク**リ**ーシャン] [外物の添加などによる] 増大, 外物添加, 体内の異物蓄積

accrophage [アク**ろ**フェイジ] 心拍同調

accumulate [ア**キュー**ミュレイト] 堆積する, 殖える

accumulation [アキューミュ**レ**イシャン] 堆積, 蓄積
— **disease** [- ディ**ズィ**ーズ] 蓄積病

accumulator [ア**キュー**ミュレイター] アキュムレータ蓄電池, 凝縮器

accuracy [**ア**キュらスィ] 正確さ, 精密

accustom [ア**カ**スタム] 習慣をつける, 慣れさせる

ACE (angiotensin converting erzyme)

acebutolol hydrochloride [アセブト**ろ**ール ハイドロク**ろ**ーらイド] 塩酸アセブトロール ☆β_1遮断降圧薬, 抗不整脈薬

aceclidine [アセク**リ**ディン] コリン作働性薬物

aceglatone [アセグ**ラ**トン] アセグラトン ☆抗悪性腫瘍薬, 膀胱腫瘍再発抑制薬

acelia [ア**スィ**ーリア] 無腹症

acelom [ア**ス**ィラム] 無体腔

acelomate [ア**ス**ィーラメイト] 無体腔の

acelous [ア**ス**ィーラス] 無凹の

acemetacin [アスィ**メ**タスィン] アセメタシン ☆アリール酢酸系非ステロイド抗炎症薬, 体内でインドメサシンに変わるプロドラッグ

ac(o)en(a)esthesia [アスィーネス**スィ**ーズィア] 体感覚消失

acentiric [ア**セ**ントゥリック] 非中枢性の, 無動源体の, 幸福感消失

acephalia [アスィ**ファ**リア] 無頭症

acephalic [アスィ**ファ**リック] 無頭の

acephalus [ア**セ**ファラス] 無頭体

acephate [ア**セ**フェイト] 有機リン含有農薬

acerbity [ア**サ**ービティ] 渋味のある酸味

aceride [ア**サ**ーらイド] 蝋を含まない膏薬

acervulus cerebri [ア**サ**ーヴュラス **セ**りブり] 脳砂

acescent [アセッサント] 酸味ある，微酸性の

acestoma [アセストウマ] 瘢痕形成肉芽

acetabular [アスィテービュラー] 寛骨臼の
 — **arthroplasty** [−アースらプラスティ] 寛骨臼形成術
 — **cup** [−カップ] = acetabular socket 寛骨臼，股臼
 — **dysplasia** [−ディスプレイズィア] 臼蓋形成不全
 — **protrusion** [−プロウトるージャン] 大腿骨頭寛骨内突出

acetabulectomy [アスィテービュレクタミー] 寛骨臼切除術

acetabuloplasty [アスィテービュラプレースティ] 寛骨臼形成術

acetabulum [アスィテービュラム] 股関節臼，寛骨臼

acetal [エースィタル] アセタール ☆100℃におけるアルデヒド類とアルコール類との化合物，鎮静薬，酢酸，エーテル，メントール，芳香性油のアルコール溶液

acetaldehyde [エースィテールディハイド] アセトアルデヒド

acetamide [エースィータマイド] アセトアミド

acetamidoantipyrine [エースィタマイドウエーンティパイリーン] アセトアミド・アンチピリン

acetaminophen [エースィタミナファン] アセトアミノフェン ☆非ピリン系解熱鎮痛薬，フェナセチンとアセトアニリドから作ったもの

acetanilide [エースィタニリド] アセトアニリド

acetate [エースィテイト] 酢酸塩

acetated [エースィテイティド] 酢酸塩で処理した，酢酸塩を含める

acetazolamide [エースィザラマイド] アセタゾラミド ☆利尿薬，炭酸脱水素酵素抑制薬

acetic [エースィーティック] 酢酸の
 — **acid** [−エーサッド] 酢酸
 — **ether** [−イーサー] 酢酸エーテル

acetin [エーサティン] アセチン，酢酸グリセリン

acetoacetate [エースィトウエーサテイト] アセト酢酸塩

acetoacetic acid [エースィトウエースィーティック エーサッド] アセト酢酸

acetoarsenite [エースィトウアーサナイト] アセト亜砒酸塩

acetobacter [エースィトウベークター] 酢酸菌属

acetobromide [エースィトウブろマイド] アセトブロミド ☆アセト臭酸塩

acetochloride [エースィトウクロらイド] アセトクロリド ☆アセト塩酸

acetoglycocoll [エースィトウグライカコール] アセトグリココル

acetohexamide [エースィタヘクサマイド] アセトヘキサミド ☆スルホニル尿素系糖尿病治療薬

acetolysis [エースィタリスィス] 酢解 ☆酢化分解

acetometer [エースィタミター] 酢酸計

acetometric [エースィタメトリック] 酢酸計量の

acetometry [エースィタメトリー] 酢酸計量法

aceton, acetone [エースィトウン] アセトン

acetonasthma [エースィトウネーズマ] アセトン喘息

acetone body [エースィトウン バディ] アセトン体 ☆アセトン，アセト酢酸，βオキシ酢酸

aceton(a)emia [エースィトウニーミア] アセトン血症

acetonitrate [エースィトウナイトれイト] アセトン硝酸塩

acetonitrile [エースィトウナイトりル] アセトニトリル，CH_2CN

acetonuria [エースィトウニューりア] アセトン尿症

acetophenetidin [エースィトウフェニーティディン] アセトフェネチジン

acetous [エースィタス] 酢の，酢酸の

acetum [アスィータム] 酢

acetyl [エースィティル] アセチル基

acetylate [エースィティレイト] アセチル化する

acetylcholine, Ach [エースィティルカリン] アセチルコリン ☆自律神経作用薬

acetylcysteine [エースィティルスィスティーイン] アセチルシステイン ☆去痰薬，気道粘液溶解薬

acetylene [エースィティリーン] アセチレン ☆C_2H_2 爆発するガス麻酔薬として使う

acetylization [エースィティライゼイシャン] アセチル化

acetylpheneturide [エースィティルフェネテュらイド] アセチルフェネトライド ☆抗てんかん薬，アセチル尿素薬

acetylsalicylic acid ～ achromatosis

acetylsalicylic acid [エーセティルセーリスィリック エーサッド] アセチルサリチル酸 (aspirin アスピリン). 解熱鎮痛薬, 抗リウマチ薬

Ach (acetylcholine)

achalasia [エーカレイズィア] 弛緩不能症, 痙攣, 噴門痙攣
— **of cardia** [- アヴ カーディア] 噴門痙攣 (cardiospasm)
esophageal — [イソフェイジアル-] 食道拡張症

Achard-Tiers syndrome [アシャーる-ティアズ スィンドロウム] アカード・ティアーズ症候群　☆副腎性殖器症候群. 閉経後女性に見られる

ache [エイク] 痛み

acheilia [アカイリア] 無唇症

acheiria [アカイリア] 無手症

acheiropodia [アカイらポウディア] 無手足症

acheirus [アカイらス] 無手体

achieve [アチーヴ] 達成する

achievement [アチーヴマント] 業績, 学力
— **age, AA** [- エイジ] 教育年齢
— **quotient** [- クウォウシャント] 教育係数　☆教育年齢を知的年齢で除した数で教育の進歩の程度を示す
— **test** [- テスト] 学力テスト

Achilles tendon [アキリーズ テンダン] アキレス腱

Achilles tendon bursitis, Albert's disease [アキリーズ テンダン バーサイティス, アルバート ディズィーズ] アキレス腱腱鞘炎　☆アルバート病

achilloburitis [アキロウバーサイティス] アキレス腱滑液包炎

achillodynia [アキロウディニア] アキレス腱痛

achillorrhaphy [アキローらフィ] アキレス腱縫合術

achillotenotomy [アキロウティーナタミー] アキレス腱切断術

achillotomy [アキラタミー] アキレス腱切断術

achlorhydria [アクローるハイドリア] 無酸症

achloropsia [アクラらプスィア] = achloroblepsia 緑色盲

acholia [アコーリア] 胆汁欠乏；温和な気質

acholic stool [アコーリック ストゥール] 無胆汁便, 灰色便

acholuria [アカリューりア] 無胆汁色素尿症

acholuric jaundice [アカリューりック ジョーンディス] 無胆汁尿性黄疸

achondroplasia [アカンドろウプレイズィア] 軟骨無形成症, 軟骨形成不全症 (chondrodystrophia foetalis). 軟骨形成異常による低身長症 (小人症)

achor [エイカー] 頭部膿疱疹, 極度の酸味

achoresis [アコーリースィス] 縮小症, 縮胃

Achorion [アコウりアン] 黄癬菌属
— **Remak** [- れマーク] レマーク黄癬菌　☆黄癬菌層の一種で黄癬菌用をつくり毛髪内に菌糸を証明する

achreocythemia [アクりオウサイスィーミア] 無色素血症

achrestic anemia [アクれスティック アニーミア] 不応性貧血

achroacyte [アクロウアサイト] 白血球, リンパ球

achroacytosis [アクロウアサイトウスィス] 無色素球増多症

achrobystia [アクろウビスティア] = circumcision 割礼, 包皮環状切除

achroma [アクろウマ] 無色症, 白皮症

achromachia [アクろウメイキア] 毛髪灰白症

achromacyte [アクろウマサイト] 無色赤血球

achromaffine [アクろウマフィーン] 非クロム親和性の

achromasia [アクろウメイズィア] 無色素性, 悪液質の無色皮膚, 赤血球の蒼白性

achromasis [アクろウメイズィス] 皮膚色素欠乏症, 無色素症

achromatic [アクろマティック] 無色の, 色消しの, 核不染質の
— **lens** [- レンズ] 色消レンズ
— **threshold** [-スれショウルド] 色覚閾

achromatin [アクろウマティン] 不染色質

achromatism [アクろウマティズム] 色消し, 無色

achromatolysis [アクろウマタリスィス] 原形質溶解

achromatophil [アクろウマタフィル] 非染色性体

achromatophilia [アクろウマタフィリア] 色素嫌忌性, 非染色性

achromatopsia [アクろウマタプスィア] 色盲

achromatosis [アクろウマトウスィス] 皮膚色素欠乏症

achromaturia [アクロウマテューりア] 無色尿
achromia [アクろウミア] 皮膚色素欠乏症
achromodermia [アクロウモウダーミア] 皮膚色素欠乏症
achromotrichia [アクロウマトりキア] 毛髪色素欠乏症
Achromycin [アクろウマイスィン] アクロマイシン ☆テトラサイクリン系抗生物質, 抗生物質含有トローチ薬
achropachy [アクろウパキー] ばち状指
achylia [アカイリア] 無乳び症
 — gastrica [-ギャストりカ] 胃液分泌欠乏症
 — pancreatica [-パンクりアティカ] 膵液欠如症
achymia, achymosis [アカイミア, アカイモースィス] び汁生成不全症
aciasis, acyesis [アサイアスィス] 不妊症, 正常分娩不能
aciclovir [アサイクロウヴァー] アシクロビル ☆抗ウイルス薬, 帯状ヘルペスなどに用いる
acicular [アスィキュラー] 針状の
aciculilignosa [アスィキュリリグノウサ] 針葉樹林
acid [エーサッド] 酸
 — agglutination [-アグルーティネイシャン] 酸凝集反応
 — azide [-アザイド] 酸アジド
 — base [-ベイス] 酸塩基平衡
 — fast [-ファースト] 抗酸性
 — fast bacillus, AFB [-ファーストバスィラス] 抗酸菌
 — fast stain [-ファースト ステイン] 抗酸染色
 — fixing solution [-フィクスィング サリューシャン] 酸性定着液
 — free diet [-フリー ダイアット] 無酸食
 — number [-ナンバー] 酸価（食用油の判定に使う）
 — peptic disease [-ペプティック ディズィーズ] 胃酸ペプシン過剰症
 — phosphatase [-ファスファテイス] 酸フォスファターゼ
 — rain [-れイン] 酸性雨
 — stain [-ステイン] 酸性色素
acidemia [エースィディーミア] 酸度増加, 酸血症 ☆血中のアルカリ度減少
acidic [エースィディック] 酸の, 酸性の
 — fibroblast growth factor, acidic FGF [-ファイブロブラスト グろウス ファクター] 酸性線維芽細胞成長因子
acidification [エースィディフィケイシャン] 酸性化
acidify [エースィディファイ] 酸性化する, 酸くする
acidifying amino acid [エースィダファイイング アミーノウ エーサッド] 酸性化アミノ酸
acidimetry [エースィディミトりー] 酸適定法
acidity [エースィダティ] 酸度, 酸味, 酸性度
 — of stomach [-アヴ スタマック] 胃酸度
acidosis [エースィドウスィス] アシドーシス, 酸血症
 carbon dioxide — [カーバン ダイアクサイド-] 二酸化炭素アシドーシス
 compensated — [カンペイセイティッド-] 代償性アシドーシス
 diabetic — [ダイアベティック-] 糖尿病性アシドーシス
 uncompensated — [アンカンペンセイティッド-] 非代償性アシドーシス
acidulate [エースィデュレイト] 酸味を帯びさせる
aciduria [エースィデューりア] 酸性尿症
aciduric [エースィデュりック] 耐酸性の
acinar [エースィナー] 腺房の
acinetobacter [エースィネタバクター] アシネトバクター属
aciniform [エースィニフォーム] 房腺状の, ブドウ状の
acinose gland [エースィノウス グランド] 房状腺
acinotubular [エースィナテゥービュラー] ブドウ状管の
acinous node [エースィナス ノウド] 細葉性結節性
acinus [エースィナス]〈pl. acini; L = grape〉細葉, 腺房
 glandular — [グレーンデュラー--] 腺房
acknowledge [エークナレジ] 承認する, 認知する, 感謝する
acknowledg(e)ment [エークナレジマント] 謝辞, 承認
aclacinomycin [アクラスィノマイスィン] アクラシノマイシン ☆抗白血病薬の一つ
aclarubicin hydrochloride [アクラるビスィン ハイドろウクローらイド] 塩酸アクラルビ

aclasia ～ acribometer

シン ☆抗悪性腫瘍薬，抗生物質

aclasia [アクレイズィア] 病的組織結合

aclastic [アクレースティック] 非破砕性の，非破骨性の

aclatonium napadisilate [アクラトウニアム ナパディスィレイト] ナパジシル酸アクラトニウム ☆胃腸機能調整薬，副交感神経作用増強薬

ACLS（advanced cardiac life support）

acme [エークミー] 頂上，病勢の極期

acmesthesia [エークマススィージア] 皮膚鋭感

acne [エークネイ] [F] 痤瘡（にきび）
— **decalvans** [-ディカルヴァンス] 脱毛症痤瘡疹（folliculitus decalvans 禿（とく）髪性毛包炎）
— **indurata** [-インデュレイタ] 硬結性痤瘡
— **rosacea** [-ろウゼイシア] 赤痤，赤鼻
— **vulgaris** [-ヴァルゲイリス] 尋常性痤瘡

acne(i)form [エークニフォーム] 痤瘡様の

acnegenic [エークニジェニック] 痤瘡形成性の，痤瘡原性の

acnemia [エークニーミア] 無下腿症，腓腹筋萎縮症

acnitis [エークナイティス] 痤瘡疹，壊疽挫丘疹性結核疹

ac(o)elia [アスィーリア] 無腹症

ac(o)en(a)esthesia [アスィーネススィージア] 体感覚喪失

acology [アカラジー] 治療学

acolous [エーカラス] 無肢の

acomia [アコウミア] はげ，禿頭

aconite [エーカナイト] アコナイト．とりかぶと（Aconitum napellus）の毒素

aconitic acid [アコウニティック エーサッド] アコニット酸

aconitine [アコウニティン] アコニチン ☆トリカブトの成分で猛毒性

aconuresis [アカニュりースィス] 尿失禁

acoprosis [アカプろウスィス] 糞便形成不全

acorea [アカりーア] 無瞳孔症

acoria [アコーりア] 異常食欲亢進，満腹しにくい

acormus [アコーマス] 無胴体

acorn [エイコーン] 樫の実

acoumeter [アクーミター] アクメーター，聴力計，標準音調器

acoumetry [アクーミトりー] 聴覚測定法

acouoxylon [アクオザイロン] 木製管状聴診器

acouphone [アクーアフォウン] 電気補聴器，聴診器

acousma [アクースマ] 幻聴

acousmatagnosis [アクースマタグノウスィス] 音響理解不能症

acousmatamnesia [アクースマタムニースィア] 音響忘却症，音忘症

acousmia [アクスミア] 不快，病気の経過が悪い

acoustic [アクースティック] 聴覚の，音響上の
— **neurinoma** [-ニューりノウマ] 聴神経鞘腫
— **shadow** [-シャドウ] 音響陰影 ☆超音波画像上のアーチファクト

acousticophobia [アクースティコウフォウビア] 音響恐怖症

acousticopsychology [アクースティコウサイカラジー] 音響心理学

acoustics [アクースティックス] 音響学

acquaint [アクウェイント] 知らせる，熟知させる

acquire [アクウァイアー] 自力で得る，習得する，獲得する

acquired [アクウァイアード] 後天性，獲得性
— **hypercoagulable state** [-ハイパーコウアギュラブル ステイト] 後天性凝固亢進状態
— **immunity** [-イミューニティ] 後天免疫
— **immunodeficiency syndrome, AIDS** [-イミュノウディフィシャンスィースィンドロウム] 後天性免疫不全症候群
— **pure red cell aplasia** [-ピュア れッド セル アプレイズィア] 後天性純粋赤血球無形成

acquisition [エーキズィシャン] 獲得，獲得物

acquisitiveness [アキザティヴネス] 欲求の強いこと

acral [エークラル] 先端の，四肢の

acrania [アクれイニア] 無頭蓋症

acranius [アクれイニアス] 無頭蓋奇形体

acrasia [アクれイズィア] 放縦，不摂生，脱力

acratia [アクれイシア] 無力

acraturesis [アクらテュりースィス] 膀胱無力による排尿不能症

acribometer [アクりバミター] 微細物測定

計，微粒子計
acrid [エークらッド] 辛辣の，辛い，刺激性の
acridine [エークりディーン] アクリジン ☆アニリン系の蛍光色素の原料
acriflavine [アクりフレイヴィン] アクリフラヴィン ☆アクリジン系色素の一つ
acrimony [エークりマニー] 苛烈性，辛辣性
acrinol [エークりノール] アクリノール ☆殺菌消毒薬，鮮黄色の結晶性粉末
acrisia [アクらイスィア] 診断とくに予後不定状態
acritical [アクりティカル] 無分利の，無判明の
acritochromacy [アクりトウクろウマスィ] 色盲
acroan(a)esthesia [アクろウアニスィージア] 先端無感覚症
acroarthritis [アクろウアースらイティス] 四肢関節炎
acroataxia [アクろウアタクスィア] 先端運動失調症
acrobat [エークらべット] 曲芸師
acroblast [エークろブラスト] 精子先端形成体
acrobrachy [エークらブらキー] 先端短縮症
acrobrachycephaly [エークらブれーキセファリー] 尖端短頭症
acrobystia [エークらビスティア] 包皮，包皮切断，割礼
acrocentric chromosome [エークろウセントリック クろウマゾウム] セントロメア(動源体)が染色体の端にある染色体
acrocephalia [エークろウスィファリア] 尖頭
acrocephalosyndactyly [エークろウセファロウスィンダクティリー] 尖頭合指症
acrocinesia [エークろウスィニースィア] 行為奔放，多動，過剰運動
acrocinesis, acrocinesia [エークろウスィニースィス, -スィア] 運動過多
acrocontracture [エークろウカントらクチャー] 四肢拘縮
acrocyanosis [エークろウサイアノウスィス] 先端チアノーゼ症，肢端チアノーゼ
acrodermatitis [エークろウダーマタイティス] 先端皮膚炎
— enteropathica [- エンテらパスィカ] 腸炎性先端皮膚炎 ☆亜鉛吸収障害を伴う遺伝疾患，常染色体性劣性遺伝

acrodolichomelia [エークらダリコウミーリア] 先端長大症
acrodynia [エークろウディニア] 先端疼痛症
acrodysplasia [エークろウディスプれイスィア] 先端形成不全
acroerythema [エークろウエりスィーマ] 先端紅斑症
— symmetrica [-スィメトりカ] 対称性先端紅斑症
acroesthesia [エークろウエスズィージア] 先端知覚過敏，先端疼痛
acrogeria [エークろウジーりア] 先端早老症
acrognosis [エークらグノウスィス] 四肢一般感覚
acrokeratosis [エークろウケらトウスィス] 先端角化症
acrokinesis [エークろウカイニースィス] 運動過多
acroleukopathy [エークろウリュウカパスィ] 先端白皮症
acrology [エークらラジー] ダニ学
acromania [エークろウメイニア] 重症躁症，先端狂
acromastitis [エークろウマスタイティス] 乳頭炎
acromegalia, acromegaly [エークろウマゲイリア, エークろウメガリー] 末端巨大症，先端肥大症
acromelalgia [エークろウミラルジア] 先端疼痛症
acrometagenesis [エークろウメタジェニスィス] 先端発育過度
acromicria [エークらミクりア] 小端症，先端矮小症
acromion [エークろウミアン] 肩峰，かたさき
acromiothoracic artery [エークろウミオウソーらスィック アータりー] 肩峰胸動脈
acronarcotic [エークろウナーカティック] 辛味麻痺薬 ☆局所と全身麻酔共通薬
acroneurosis [エークろウニューろウスィス] 肢端血管運動神経障害
acronyx [エークらニックス] 陥入爪 ☆爪が伸びて肉中に食い込むこと
acro-osteolysis [エークろウーアスティアりスィス] 先端(肢端)骨溶解症
acropachyderma [エークろウペーキダーマ] 先端肥大性硬皮症
acroparalysis [エークろウパらリスィス] 先端(肢端)麻痺
acroparesthesia [エークろウパりスズィーズィ

acropathy ～ active

ア] 先端（肢端）異常知覚
acropathy [エークらパスィ] ばち状指
acrophobia [エークロウ**フォ**ウビア] 高所恐怖症
acroposthitis [エークロウパス**サ**イティス] 包皮炎
acrosclerosis [エークロスクリァ**ロ**ウスィス] 肢先端硬化症．四肢の先端の硬化
acrosome [**エー**クらソウム] アクロゾーム，先体
acrosphacelus [エークロウス**ファ**サラス] 先端壊疽
acrotic [エークら**ティ**ック] 無脈拍の
acrotism [**エー**クらティズム] 無脈拍
acrotrophoneuropathy [アクレトらフォニュー**ろ**ウパスィ] 先端栄養神経症
acroxerosis [エークロウズィー**ろ**ウスィス] 先端乾燥症
acrylic acid [エーク**り**リック **エー**サッド] アクリル酸 ☆重合してガラス状重合体を作る
acrylonitrile [エークりロウ**ナ**イトリル] アクリロニトリル ☆合成ゴムを作る原料
ACS 1. (acute chest syndrome) /
2. (American Cancer Society) /
3. (American Chemical Society) /
4. (American College of Surgeons)
ACTH (adrenocorticotropic hormone)
actin [**エー**クティン] アクチン ☆筋肉細胞の成分で収縮に重要な役割を果たす
actinal [**エー**クティナル] 口側の
actinic [エーク**ティ**ニック] 光化学作用の
　— **cheilitis** [－キー**ラ**イティス] 光線口唇炎
　— **keratitis** [－ケら**タ**イティス] 紫外線角膜炎
　— **ray** [－**れ**イ] アクチニック線 ☆可視光線中の化学変化を起こす線
　— **retinitis** [－れティ**ナ**イティス] 化学線性網膜炎
actinism [**エー**クティニズム] 化学光線作用，紫外線の放射
actinium, Ac [エーク**ティ**ニアム] アクチニウム（元素） ☆原子量227.027
Actinobacillus [エークティノウベー**ス**ィラス] アクチノバシラス属 ☆ブルセラ科の嫌気細菌の一種
actinochemistry [エークティナ**ケ**ミストりー] 放射線化学
actinodermatitis [エークティノウダーマ**タ**イティス] 放射線皮膚炎

actinogen [エーク**ティ**ナジャン] 放射性物質アクチノゲン
actinogram [エーク**ティ**ナグらム] レントゲン線像
actinometer [エークティ**ナ**ミター] 放射線量測定器
Actinomyces [エークティノウ**マ**イスィーズ] 放線菌属
　— **madurae** [－マ**デュ**ーれ] マズラ放線菌，マズラ放線苔
actinomycin [エークティノウ**マ**イスィン] アクチノマイシン ☆抗悪性腫瘍薬，抗生物質
actinomycoma [エークティノウマイ**コ**ウマ] 放線菌腫
actinomycosis [エークティノウマイ**コ**ウスィス] 放線菌症，放線菌病
actinomycotic abscess [エークティノウマイ**カ**ティック **ア**ブセス] 放線菌（アクチノミセス）膿瘍
actinon [**エー**クティナン] アクチニウムの放射物
actinotherapy [エークティナ**セ**らピー] 放射線療法
action [**エー**クシャン] 行動，動作，作用
　— **current** [－**カ**らント] 活動電流，動作電流
　— **potential** [－ポウ**テ**ンシャル] 動作電位
activate [**エー**クティヴェイト] 放射能を与える，賦活する
activated charcoal [**エー**クティヴェイティド **チャー**コウル] 活性炭 ☆食中毒に用いる
　— **sludge** [－ス**ラ**ッジ] （下水処理における）活性汚泥
activation [エークティ**ヴェ**イシャン] 賦活作用，活性化
activator [**エー**クティヴェイター] 賦活物質
active [**エー**クティヴ] 活動的，活発な，活動中の，実際上の，有効な
　— **absorption** [－アブ**ゾ**ープシャン] 能動吸収
　— **hyperemia, arterial hyperemia** [－ハイパ**り**ーミア, アー**ティ**アりアル ハイパ**り**ーミア] 動脈性充血
　— **immunity** [－イ**ミュ**ーニティ] 能動免疫
　— **immunization** [－イミューニ**ゼ**イシャン] 能動免疫
　— **movement** [－**ムー**ヴマント] 自発運動

— oxygen［－**ア**クスィジャン］ 活性酸素
— specific immunotherapy［－スピ**スィ**フィック イミュナ**セ**らピー］ 能動性特異的免疫療法
— transport［－トらンスポート］ 能動輸送

activities of daily living, ADL［エー**ク**ティヴィティーズ アウ **デ**イリー **リ**ヴィング］ 日常生活動作

activin［**エー**クテイヴィン］ アクチビン．FSH の分泌を刺激するホルモン

actmyosim［エークトウ**マ**イアスィン］ アクトミオシン ☆ミオシンとアクチンの結合したもの，筋収縮時に生成するタンパク

aculoclosure［アキュク**ロ**ウジャー］ 串針止血法

acuductor［アキュダクター］ 送針器

acuity［ア**キュー**イティ］ 先鋭度，明瞭度
 auditory —［**オー**ダタリー－］ 聴力

acumeter［ア**キュー**ミター］ 聴力計

acuminate［ア**キュー**ミニト］ 鋭尖形の，尖頭の，尖らす，鋭敏にする

acumination［アキューミ**ネ**イシャン］ 先鋭化，尖頭

acuology［アキュ**ア**ラジー］ 針学

acupuncture［エー**キュ**パンクチャー］ 刺鍼術

acupuncturist［エー**キュ**パンクチュりスト］ 針療術師

acusimeter［アキュ**スィ**ミター］
＝acusiometer 聴力計

acusticocerebellar tract［アキュスティカ・セれベラー トらクト］ ☆小脳核より起こりダイテルス核に終わる線維束

acus［**エ**イカス］ 針（外科手術用）

acusticus［ア**クー**スティカス］ 聴神経

acutangular［アキュ**タ**ンギュラー］ 鋭角の

acute［ア**キュー**ト］ 鋭い，激しい，急性の
— abdomen［－**ア**ブダマン］ 急性腹症
— abscess［－**ア**ブセス］ 急性膿瘍
— angle-closure glaucoma［－**ア**ングル－ク**ロ**ウジャー グロー**コ**ウマ］ 急性角閉鎖性緑内障
— anterior poliomyelitis［－ アン**ティー**りアー ポウリオウマイア**ラ**イティス］ 脊髄前角灰白質炎
— anxiety attack［－エーン**ザ**イアティ ア**テッ**ク］ 急性不安発作
— bacterial prostatitis［－バク**ティー**りアル プろスタ**タ**イティス］ 急性細菌性前立腺炎
— complication［－カンプリ**ケ**イシャン］ 急性合併症
— dementia［－ディ**メ**ンシア］ 急性痴呆
— disseminated encephalomyelitis［－ディ**セ**ミネイティド エンセファロウマイア**ラ**イティス］ 急性播種性脳脊髄炎
— ectopic tachcardia［－エク**タ**ピック タキ**カー**ディア］ 心房異所性頻脈
— encephalopathy and fatty degeneration of viscera, AEFD［－エンセファ**ラ**パスィ アンド **ファ**ティ ディジァナ**れ**イシャン アウ **ヴィ**サら］ 内臓脂肪変性と急性脳症
— exacerbation［－イグザサー**ベ**イシャン］ 急性増悪
— fatty liver of pregnancy［－**ファ**ティ **リ**ヴァー アウ プれグナンスィ］ 妊娠急性脂肪肝
— glomerulonephritis, AGN［－ グロウメりロウニフ**ら**イティス］ 急性糸球体腎炎
— goiter［－**ゴ**イター］ 急性甲状腺腫
— hemorrhagic conjunctivitis, AHC［－ヒーマ**ら**ジック カンジャンクティ**ヴァ**イティス］ 出血性結膜炎
— hemorrhagic pancreatitis［－ヒーマらジック パンクりア**タ**イティス］ 急性出血膵炎
— infection［－イン**フェ**クシャン］ 急性感染
— inflammatory automatic neuropathy［－インフ**ラ**マトリー オータ**マ**ティック ニューろ**パ**スィ］ 急性炎症性自律神経失調症
— intermittent porphyria［－インターミッタント ポー**フィ**りア］ 急性間欠性ポルフィリン症
— interstitial pneumonia, AIP［－インタース**ティ**シャル ニュー**モ**ウニア］ 急性間質性肺炎
— leukemia［－リュー**キー**ミア］ 急性白血病
— lymphatic leukemia, ALL［－ リン**フェー**ティック リュー**キー**ミア］ 急性リンパ性白血病
— medicine［－**メ**ディスィン］ 救急医学
— melancholia［－メラン**コ**ウリア］ 急性憂うつ病
— miliary tuberculosis［－ **ミ**りアリーテュバーキュ**ロ**ウスィス］ 急性粟粒結核症
— mountain sickness, AMS［－**マ**ウンティン **スィッ**クニス］ 急性高山病
— myelogenous leukemia, AML

[－マイアラジャナス リューキーミア］急性骨髄性白血病
— **myelomonocytic leukemia, AMMOL** [－マイアロウマナ**ス**ィティック リュー**キー**ミア］急性骨髄単芽球性白血病
— **myocardial infarction, AMI** [－マイオウ**カー**ディアル イン**ファー**クシャン］急性心筋梗塞
— **organic brain syndrome** [－**オー**ガニック プ**れ**イン **ス**ィンドロウム］急性機質性脳障害
— **pharyngitis** [－フェーリン**ジャ**イティス］急性咽頭炎
— **phase protein** [－**フェ**イズ プ**ロ**ウティーン］急性期タンパク［C反応性タンパクなど］
— **phase response** [－**フェ**イズ りス**パ**ンス］急性期反応
— **pleurisy** [－プ**ルー**りスィ］急性胸膜炎
— **pneumonia** [－ニュー**モ**ウニア］急性肺炎
— **radiation injury** [－れイディ**エ**イシャン **イ**ンジャりー］急性放射線病
— **renal failure, ARF** [－**リー**ナル **フェ**イリャー］急性腎不全
— **respiratory disease, ARD** [－りスパイアらトリー ディ**ズィー**ズ］急性呼吸器疾患
— **respiratory distress syndrome, ARDS** [－りスパイアらトリー ディスト**れ**ス **ス**ィンドろウム］急性呼吸不全症候群
— **respiratory failure, ARF** [－りスパイアらトリー **フェ**イリャー］急性呼吸不全
— **rheumatism** [－**リュー**マティズム］急性関節リウマチ
— **transverse myelitis** [－トランス**ヴァー**ス マイア**ラ**イティス］急性横断性脊髄炎
acyanopsia [アサイア**ナ**プスィア］青黄色盲, 第三色盲
acyanotic [アサイア**ナ**ティック］無紫藍, (先天性心疾患などについて) チアノーゼのない
acyclia [ア**サ**イクリア］非循環
acyclovir [ア**サ**イクロヴィア］アシクロビル. 抗ウイルス薬. ヌクレオシド誘導体でDNA合成を阻害する
acyl [**エー**スィル］アシル基, 酸基 ☆有機酸の分子式から OH を除いた残部 CO

acylation [エースィ**レ**イシャン］アシル化
acystia [ア**ス**ィスティア］無膀胱症
AD 1. (after discharge) ／2. (Alheimer's disease) ／3. (atopic dermatitis) ／4. (autosomal dominant)
ADCC (antibody-dependent cell-mediated cytotoxicity)
ADD (attention deficient disorder)
ADEM (acute disseminated encephalomyelitis)
ad eundem [エード イ**ア**ンダム］学力が該当する
ad hoc [エード**ハ**ック] [L] 必要に応じた, 永続的でない
ad interim [エード イン**タ**リム] [L] その間, その間の, 臨時の, 中間的に
ad lib, ad libitum [エード **リ**ブ, エード **リ**バタム] [L] 任意に, 突差に
ad locum [エード **ロ**ウカム] その場所へ
ad nauseam [エード **ノー**ズィアム] [L] 嘔吐を催す点まで, いやになるほど
adacrya [ア**デー**クリア] 無涙症
adactyl [ア**デー**クティル] 無指趾体
adactylia [アデーク**ティ**リア] 無指趾症
Adair-Dighton syndrome [ア**デ**アー－**ダ**イタン スィンド**ロ**ウム] アデアー・ダイトン症候群 ☆骨形成不全症と難聴を示す
adalin [**ア**ダリン] アダリン催眠剤
adamant [**エー**ダマント] 強硬な, 頑固な, 金剛石
adamantinoma [エーダメーンティ**ノ**ウマ] エナメル上皮腫
adamantoblast [エーダ**メー**ンタブレースト] エナメル芽細胞
Adam's apple [**エー**ダムズ **エー**プル] アダムのリンゴ, のど仏 ☆甲状腺軟骨突起
Adams-Stokes syndrome (disease) [**エー**ダムズーストウクス スィンドろウム (ディ**ズィー**ズ)] アダムス・ストークス症候群 (病) ☆心臓の拍動数の減少による脳血流低下からめまい, 失神, 痙攣を起こす
adapt [ア**デー**プト] 適応させる, 応用する, 順応する
adaptability [アデープタ**ビ**ラティ] 適合性, 順応性
adaptation [エーデープ**テ**イシャン] 順応, 適合, 適応
adapter [ア**デー**プター] 接合体, 連接体, 調節装置

adaptive ～ adenoma

adaptive [アデープティヴ] 適応性の
adaptometer [エーデープタミター] 順応計
a day's work [ア デイズ ワーク] 一日の仕事
addendum [アデンダム] 追加, 補遺
addephagia [アデフェイジア] 異常大食, 暴食
adder [エーダー] 蝮, 小毒蛇
addict [エーディクト] 耽らす, 惑溺する, (アヘンなどの)常用者
addiction [エーディクシャン] 惑溺, 嗜癖
addictologist [エーディクタラジスト] 麻薬中毒学者
addictology [エーディクタラジー] 麻薬中毒学
Addie's syndrome [エーディーズ スィンドロウム] アディー症候群 ☆緊張性瞳孔と膝蓋腱反射消失
Addis count [エーディス カウント] アジス計算法 ☆24時間尿中の沈渣計測
Addison's anemia [エーディスンズ アニーミア] アジソン貧血 ☆悪性貧血
Addison's disease [エーディスンズ ディズィーズ] アジソン病, 副腎皮質機能不全
additional [エーディシャナル] 付加的, 特別の, 付加物, 科外課目
additive [エーディティヴ] 相加的, 添加(物) ☆二つの物質の同時投与のとき, それぞれの効果の和におよそ等しい効果が得られること
  ― effect [-イフェクト] 相加効果
adduce [アデュース] 引用する, 引証する
adducent [アデューサント] 内転の
adduct [エーダクト] 内転する
adduction [アダクシャン] 内転運動
adductor [エーダクター] 内転筋
  ― canal [-カナル] 内転筋管
  ― space [-スペイス] 母指腔
adelomorphous [アェディロウモーファス] 形態の明確でない
adenalgia [エーディナルジア] 腺痛
adelphotaxis [アデルファタクスィス] 定位傾向
ademonia [アディモウニア] 精神障害
adenalgia [エーディネールジア] 腺痛
adenasthenia [アデナスィーニア] (分泌)腺衰弱, 分泌不全性胃病
adenectomy [エーディネクタミー] 腺摘出術
adenectopia [エーディネクトウピア] 腺異常位
adenemphraxis [エーディナムフラクスィス] 腺閉塞症
adenia [アディーニア] リンパ腺肥大症
adenine [エーディニン] アデニン ☆核酸の成分, 6-アミノプリン
adenitis [エーディナイティス] 腺炎
adenoacanthoma [エーディノウアカンソウマ] 腺棘細胞腫
adenoassociated virus, AAV [アデノウエーサスィエイティッド ヴァイラス] アデノ随伴ウイルス
adenoblast [エーディナブラスト] 腺(芽)細胞 ☆(胎生期の)腺母細胞
adenocarcinoma [エーデノウカースィノウマ] 腺癌
adenocele [エーデナスィール] 腺嚢腫
adenocellulitis [エーディノウセリュライティス] 腺フレグモーネ
adenochondroma [エーディノウカンドロウマ] 腺軟骨腫
adenocystoma [エーディノウスィストウマ] 腺嚢腫
adenocyst [エーディナサイト] 腺細胞
adenodermia [エーディノウダーミア] 皮膚腺疾患
adenofibroma [エーディノウファイブロウマ] 腺線維腫
adenofibrosis [エーディノウファイブロウスィス] 腺線維症
adenogenesis [エーディナジェニスィス] 腺組織発生
adenohypophysis [エーディノウハイパフィスィス] 下垂体前葉, 腺下垂体
adenoid [エーディノイド] 腺様の, アデノイドの
  ― hypertrophy [-ハイパートらフィ] 腺様肥大
  ― tissue [-ティシュー] 腺様組織
  ― vegetation [- ヴェジテイシャン] 腺様増殖症 ☆小児鼻咽頭の腺様組織肥大, アデノイド
adenoidectomy [エーデノイデクタミー] アデノイド切除術
adenolipoma [エーディノウリポウマ] 腺脂肪腫
adenolymphocele [エーディナリンファスィール] リンパ節嚢腫
adenolymphoma [エーディノウリンフォウマ] リンパ腺腫
adenoma [エーディノウマ] 腺腫
  ― sebaceum [-スィベイスィアム] 脂漏性腺腫 ☆結節性硬化症でみられる

adenomalacia 〜 adipocellular

adenomalacia [エーディノウマレイシア] 腺軟化症

adenomatosis [エーディノウマトウスィス] 腺腫症

adenomatous [エーディノウマタス] 腺腫の
— goiter [- ゴイター] 腺腫性甲状腺腫
— hyperplasia [- ハイパープレイスィア] 腺腫性過形成
— polyposis syndrome [- パリポウスィス スィンドろウム] 腺腫性ポリープ症候群

adenomeningeal [エーディノウメニンジアル] 腺髄膜性の

adenomyoma [エーディノウマイオウマ] 腺筋腫

adenomyosis uteri [エーディノウマイオウスィス ユータり] 子宮腺筋症

adenomyxoma [エーディノウミクソウマ] 腺粘液腫

adenomyxosarcoma [エーディノウミクソウサーコウマ] 腺粘液肉腫

adenoncosis [エーディナンコウスィス] 腺肥大

adenopathy [エーディナパスィ] 腺疾患

adenopharyngitis [エーディノウファりンジャイティス] 咽頭扁桃腺炎

adenophlegmon [エーディナフレグマン] 蜂窩織炎性腺炎

adenophthalmia [エーディナフサルミア] 涙腺炎, マイボーム腺炎

adenosarcoma [エーディノウサーコウマ] 腺肉腫

adenosine [エーデナスィーン] アデノシン
☆核酸の一つ. リン酸と結合して細胞内情報伝達に重要な働きをする物質. 房室結節抑制による不整脈治療に用いる
— diphosphate, ADP [- ディファスフェイト] アデノシン二リン酸
— triphosphate, ATP [- トらイファスフェイト] アデノシン三リン酸 ☆高エネルギーリン酸化合物

adenosis [エーディノウスィス] 腺疾患

adenotome [エーディナトウム] 腺様増殖切除器, アデノイド切除刀

adenotomy [エーディナタミー] アデノイド切除術

adenoviridae [エーディノウヴィりデ] アデノウイルス属

adenovirus [エーディノウヴァイらス] アデノウイルス

adenylyl cyclase [エーディニリル サイクレイス] アデニル酸環状化酵素

adeps [エーダプス] 脂肪, 脂肪組織の

adepsine oil [アダプスィン オイル] 流動パラフィン

adept [エーデプト] 熟達した, 大家, 達人

adequacy [エーディクウスィ] 適当なこと

adequate [エーディクウアット] 適当な, 相応, 十分な

adermia [アダーミア] 皮膚欠損

ADH (antidiuretic hormone)

adhere [アドヒア] 粘着する, 密着する, 固執する, 癒着する

adherence [アドヒーらンス] 接着, 付着, 固守, 執着

adherent [アドヒーらント] 粘着性の, 付着性のある, 癒着性の, 接着剤
— placenta [- プラセンタ] 付着胎盤

adhesion [アドヒージャン] 粘着, 癒着, 癒合

adhesiotomy [アドヒーズィアタミー] 癒着切除術

adhesive [アドヒースィブ] 癒着性の, 粘着性の
— capsulitis [- カプスュライティス] 癒着性関節嚢炎
— cellulitis of the shoulder [- セりュライティス アヴ ザ ショウルダー] 固定性肩蜂窩織炎
— pericarditis [- ぺりカーダイティス] 癒着心膜炎
— tape [- テイプ] 粘着テープ, 絆創膏

adhib [アドヒブ] 投与する

adiabatic [アディアバティック] 断熱式の

adiadochokinesis [エイダイアドウコウ・カイニースィス] 反復拮抗運動不能症

adiaphoresis [エイダイアファりースィス] 無汗症

adiapneustia [エイダイアニュースティア] 発汗不全, 無汗症

adiathermic [エイダイアサーミック] 不透熱性

adiathesis [エイダイアセスィス] 後天性疾病

Adie's syndrome [エーディーズ スィンドろウム] ☆対光反射が遅く, 瞳孔が緩徐に収縮する

adietetic [アダイアテティック] 非栄養的な

adipocele [エーディパスィール] 脂肪ヘルニア

adipocellular [エーディパセリュラー] 脂肪細胞性の

adipocere 〜 adrenal

adipocere [エーディパスィアー] 死ろう
adipocyte [エーディパサイト] 脂肪細胞
adipofibroma [エーディポウファイブろウマ] 脂肪線維腫
adipoid [エーディボイド] 類脂性, 脂肪性の
adipolysis [エーディパリスィス] 脂肪分解
adipoma [エーディポウマ] 脂肪腫
adipometer [エーディパミター] 脂肪計, 脂肪測定器
adiponecrosis [エーディポウニクろウスィス] 脂肪壊死
adipose [エーディポウス] 脂肪質の, 含脂肪性の
— capsule [－キャプスユール] 脂肪被膜
— cell [－ セル] 脂肪細胞
— degeneration [－ディジェネれイシャン] 脂肪変性
— dolorosa [－ドロろウサ] ＝ adiposis dolorosa (有痛性脂肪症)
— gland [－グランド] 脂肪腺
— system [－スィスタム] 脂肪組織系
— tissue [－ティシュー] 脂肪組織
adiposis [エーディポウスィス] 脂肪過多症, 肥満症
— dolorosa [－ドウラろウサ] 疼痛性脂肪蓄積症
adipositas [エーディパスィタス] 脂肪過多症, 肥満症
— cordis [－コーディス] 脂肪心
— dolorosa [－ドウラろウサ] 疼痛性肥満症
— hepatica [－ヒパティカ] 肝脂肪過多症, 脂肪肝
— hypogenitalis [－ハイポウジャニテイリス] 性器不全性脂肪過多症
adiposogenital syndrome [エーディポサジェニタル スィンドろウム] 肥満性器発育不全症候群
adipsy [アディプスィ] 口渇欠如症
aditus [アディタス] 口入口
adjacent [アジェイスント] 付近の, 最寄りの, 隣接の
adjust [アジャスト] 調整する, 適応する
adjusted death rate [アジャスティッド デス れイト] 標準化補正死亡率
adjustment [アジャスタマント] 調整, 修正, 調節
adjuvant [エージュヴァント] アジュバンド, 補薬
— arthritis [－アースらイティス] アジュバント関節炎
— chemotherapy [－ケモセらピー] 補助化学療法
— disease [－ディズィーズ] アジュバント病
ADL (activities of daily living)
administer [アドミニスター] (病の手当を)施す, 投薬する, (薬を)服用させる
administration [アドミニストれイシャン] 管理, 行政, 配剤, 投薬
administrative [アドミニストれイティヴ] 管理上, 行政上
— autopsy [－オータプスィ] 行政解剖
admission [アドミッシャン] 承認, 入場, 入会, 入院
— rate [－れイト] 入院率, 患者収容率. 人工1,000に対し, 1病院の収容しうる人数.
emergent — [イマージェント－] 救急入院
on — [オン－] 入院時
admit [アドミット] (人を)入れる, (入場, 入営, 入会を)許可する, 許す, 入院させる
admittance [アドミッタンス] 入院 ☆インピーダンスの逆数
admix [アドミックス] 混合する
admixture [アドミクスチャー] 混合物, 混和物, 混合薬
adnexa [エードネクサ] 付属器
— uteri [－ユータり] 子宮付属器
adnexal [エードネクサル] 付属器の
adnexitis [エードネクサイティス] 付属器炎
adobe [アドゥブ] メキシコの風邪
adolescence [エーダレッサンス] 青年期
adolescent [エーダレッサント] 青年期の, 青年
— albuminuria [－アルビューミニューりア] 青年期タンパク尿
— dementia [－ディメンシア] 青年期痴呆
adopt [エーダプト] (新理論, 方法, 意見, 思想を)採用する
adoptability [アダプタビリティ] 採用できること, 採用の可能性
adoptive immunotherapy [アダプティヴ イミュナセらピー] 免疫リンパ球の移植による免疫誘導
ADP (adenosine diphosphate)
adrenal [アドりーナル] 副腎
— cortex [－コーテクス] 副腎皮質

adrenal ～ advise

— **gland** [－グランド] 副腎
adrenalin [アドれナリン] ＝ epinephrine アドレナリン ☆カテコラミン系昇圧薬
adrenarche [アドリナーキ] 副腎皮質徴候発現 ☆思春期の副腎皮質ホルモン分泌開始による徴候
adrenergic agent [アドリナージック エイジャント] アドレナリン作動性物質
adrenocortical [アドリーノウコーティカル] 副腎皮質の
— **reserve** [－リザーヴ] 副腎皮質予備能
— **steroid** [－ステロイド] 副腎皮質ステロイド
adrenocorticotrop(h)ic [アドリーノウ・コーティカトらピ(フィ)ック] 副腎皮質刺激性の
— **hormone, ACTH** [－ホーモウン] 副腎皮質刺激ホルモン
adrenogenital [アドリーナジェニタル] 副腎性殖器の
— **syndrome, AGS** [－スィンドろウム] 副腎性器症候群 ☆先天性副腎皮質ホルモン分泌異常による性腺その他の障害
adrenoleukodystrophy, ALD [アドリーノウリューカディストろフィ] 副腎脳白質ジストロフィー, 副腎白質萎縮症
adrenomedullin [アドリーナメデュリン] アドレノメデュリン ☆副腎髄質から分泌されるペプタイドホルモンの一つ
adrenotropic [アドリーナトらピック] 副腎親和性の, 副腎刺激性の
adriamycin [アドリアマイスィン] アドリアマイシン ☆抗悪性腫瘍薬
Adrian's law [エイドリアンズ ロー] エドリアの法則 ☆感覚の強さは受容細胞の数と興奮活動の強さに比例する
Adson's maneuver [アドソンズ マニューヴァー] アドソン動作 ☆片腕を上げ頭を反対側に向けると脈が止まる
Adson's syndrome [アドソンズ スィンドろウム] アドソン症候群 ☆胸腔出口症候群, 前斜角筋症候群, 頸肋と斜角筋の間で神経, 血液が圧迫されて起こる
adstringentia [アドスりンジェンシア] 収斂薬
adult [アダルト] おとな, 成人, 成熟者
— **celiac disease** [－スィーリアック ディズィーズ] 成人セリアック病
— **disease** [－ディズィーズ] 成人病
— **respiratory distress syndrome, ARDS** [－りスパイラらトリー ディストれスィンドろウム] 成人呼吸促迫症候群
adulterants [アダルタらント] 不純物
adulteration [アダルタれイシャン] 混ぜ物をすること, 不純物混和
adulterous [アダルタらス] 姦通的, 不義の
adulthood [アダルトフッド] 成人期
advanced [アドヴァンスト] 前進した, (病状など)進行した
— **age** [－エイジ] 老年
— **cardiac life support, ACLS** [－カーディアック ライフ サポート] 重症心疾患保護器材 ☆除細動器, 薬品, 診断装置など
— **course** [－コース] 高等教程
— **glycosylation endoproduct** [－グライコウスィレイシャン エンドプらダクト] 終末糖化産物
— **in years** [－イン イアーズ] 高齢の
— **stage** [－ステイジ] 進展期, 進行期
far — [ファー－] 重症の
moderately — [マダれイトリー] 中等度進行の(肺結核など)
advancement [アドヴァンスマント] 進歩, 促進, 発達
— **flap** [－フラップ] 前進皮弁
Lancaster's — [レーンキャスター－－] ランカスター矯正術. 斜視矯正手術の一手技
sartorius — [サートウありアス－] 縫工筋前進術
tibial tuberosity — [ティビアル テュベらスィティ－] 脛骨粗面前進術
advantage [アドヴァンティジ] 強み, 優越, 便宜, 利益, 長所, 益する, 資する
advantageous [アドヴァンテイジャス] 有利な, 便利な, 都合の良い
adventitia [アドヴァンティシア] (血管の)外膜
adventitial [アドヴァンティシャル] 外膜の
— **cystic disease** [－スィスティック ディズィーズ] 血管壁嚢腫性疾患
adventitious [アドヴェンティシャス] 偶発の, 外来性の
adverse drug reaction [アドヴァースドらッグ りアクシャン] 薬剤服用時に起こった有害事象 ☆副作用と異なり必ずしも薬剤との因果関係はない
advice [アドヴァイス] 助言, 忠告
advise [アドヴァイズ] 助言する, 忠告する

advocate [エードヴァケイト] 代言者，前唱者，擁護者，弁護する，(改革，政策を)擁護する，唱道する，提唱する

adynamia [アディネイミア] 脱力，衰弱，筋無力症
— **episodica hereditaria** [- エピソウディカ へれディタりア] 遺伝性発作性筋無力症

adynamic [アディナミック] 不活性
— **bone disease** [- ボウン ディズィーズ] 不活性骨疾患
— **ileus** [- イリアス] 麻痺性イレウス
— **pneumonia** [- ニューモウニア] 無力性肺炎

Aeby's muscle [イービーズ マスル] アエビ筋 ☆口唇の吸引筋

Aeby's plane [イービーズ プレイン] アエビ面 ☆正中矢状面に垂直で鼻根点と基底点を通る面

Aedes [エイイーディーズ] ヤブ蚊属
— **abnormalis** [- アブノーマリス] セムリキ森林ウイルスを媒介するヤブ蚊
— **aegypti** [- イージプティ] エジプトヤブ蚊
— **albopictus** [- アルボウピクタス] 黄熱，デング熱を媒介するヤブ蚊

aedioxa [アエディオクサ] 消化性潰瘍治療薬

(a)ed(o)eology [イーディアラジー] 性器学

AEFD (acute encephalopathy and fatty degeneration of viscera)

aequator [イークウェイター] = equater 赤道

aequorin [エークォーりン] エクオリン．Aequorea (クラゲ) から得られる蛍光蛋白質で細胞内カルシウムイオンの測定に用いられる

aerate [エアれイト] 空気を入れる，酸素または炭酸ガスを (液中に) 入れる，通気する

aeration [エアれイシャン] 空気やガスを入れること，通気，(肺による) 動脈血化

aeremia [アエりーミア] 気血症

aerendocardia [エアれンドウカーディア] 心臓内空気搬入，心気症

aerenterasic [エアれンテれイスィック] 鼓腸の，腹部膨満の

aer(o)enterectasia [エアらンタれクテイズィア] 鼓腸 (腹部膨満)

aerhemoctonia [エアヘモクトウニア] 空気栓塞死

aerial [エアりアル] 空気の，空中の
— **conduction** [- カンダクシャン] 空気伝導，気導
— **infection** [- インフェクシャン] 空気感染

aerify [- エアりファイ] 空気を満たす，空気と化合させる，期待化する

aeroanaerobic [エアろウアニらビック] 好気嫌気性の

aerobe [エイアろウブ] 好気性菌

aerobic [エアろウビック] 好気性の
— **exercise** [- エクサーサイズ] エアロビック運動，酸素消費運動
= **aerobics** [エアろウビックス] エアロビクス

aerobiology [エアろウバイアラジー] 航空生物学

aerobioscope [エアろウバイアスコウプ] 空中細菌分析器．空中の細菌成分を分析する装置

aerobiotic [エアろウバイアティック] 好気性の

aerocolia [エアろウコウリア] 気腸症

aerocolpos [エアろウカルパス] 腟気腫

aerodromometer [エアろウドらマミター] 空気流速計

aerodynamics [エアろウダイナミックス] 気体力学，航空力学

aeroembolism [エアろウエンバリズム] 空気栓塞症

aer(o)enterectasia [エアろウエンタれクテイズィア] 鼓腸，腹部膨満

aerogastria [エアらギャストリア] 胃泡

aerogen [エアらジャン] 醸気性菌，ガス産生菌

aerohydropathy [エアらハイドらパスィ] 空気水治法

aerology [エアらラジー] 大気学，気体学

aeromedicine [エアらメディスィン] 航空医学

aerometer [エアらミター] = hydrometer 気体計

aeromicrobe [エアろウマイクろウブ] 好気性菌

aeroneurosis [エアろウニューろウスィス] 航空神経症

aero-odontology [エアろウーオウダンタラジー] 航空性歯痛

aero-otitis media [エアろウーオウタイティス ミーディア] 航空性中耳炎

aeropathy [エアらパスィ] 航空病

aeropause 〜 African trypanosomiasis

aeropause [エアらポーズ] 大気の最上層
aeroperitonia [エアロウペりトウニア] 気腹膜
aerophagia [エアラウフェイジア] 呑気症, 空気嚥下症
aerophagy [エアろファジー] 空気嚥下症, 呑気（どんき）症
　　rectal — [れクタル-] 直腸内空気吸入
aerophobia [エアろウフォウビア] 嫌気, 恐気症
aerophysics [エアラウフィズィックス] 気体物理学
aerophyte [エアろファイト] 気中植物, 好気微生物
aeropiesotherapy [エアろウパイアサセらピー] 気圧療法
aeroplankton [エアらプランクタン] 空中プランクトン
aeroporotomy [エアろウパらタミー] 気管瘻孔切開
aeroscope [エアろウスコウプ] 空気検査器
aerosinusitis [エアろウサイナサイティス] 航空性副鼻腔炎
aerosol [エイアらソール] 煙霧薬, エアロゾール, 煙霧質, 空気に浮遊させた微少な水滴, 呼吸器疾患治療に用いる
aerospace medicine [エアろウスペイス メディスィン] 航空宇宙医学
aerotherapeutics, aerotherapy [エアろウセらピューティックス, エアろウセらピー] 大気療法
aerothorax [エアらソーらックス] = pneumothorax 気胸
aerotitis [エイアろウタイティス] = barotitis media 航空中耳炎
aerotonometry [エアろウタナミトり-] 血液ガス圧測定
aerotympanal conduction [エアろウティンパナル カンダクシャン] 空気鼓膜伝導
aerourethroscope [エアろウユりースらスコウプ] 通気尿道鏡
(a)etiological indication [イティアラジカル インディケイシャン] 原因適用
AET
AF 1. (atrial fibrillation, Af) ／ 2. (atrial flutter)
AFB (acid-fast bacillus)
afebrile [アフィーブらイル] 無熱性の
　　— **typhoid** [-タイフォイド] 無熱性腸チフス
affair [アフェア] 事柄, 仕事, 事件

affect [アフェクト] 影響を及ぼす, 作用する, (病気が)侵す, 感動させる, 嗜む, 装う
affected side [アフェクティッド サイド] 患側
affection [アフェクシャン] 罹病, 罹患, 愛情
affective [アフェクティヴ] 情動の
　　— **disorder** [-ディスオーダー] 情動障害
　　— **equivalent** [-エクウィヴァラント] 情動相当症
　　— **insanity** [-インサナティ] 情動性精神症
　　— **melancholia** [-メランコウリア] 感情性憂うつ病
　　— **psychosis** [-サイコースィス] 情動精神病
afferent [アファらント] 輸入的, 導入的, 求心的
　　— **nerve** [-ナーヴ] 求心性神経
　　— **loop** [-ループ] 輸入脚
　　— **loop syndrome** [-ループ スィンドろウム] 輸入脚症候群
affiliate [アフィーりエイト] 家族の一員に加える, (会が)会員に加える, 根源を(-に)帰す, 相結ぶ
affiliated [アフィーりエイティッド] 協力関係の
　　— **hospital** [-ハスピトル] 協力病院
affiliation [アフィりエイシャン] 大学と教育病院などの提携；父親であることを認知すること
affinity [アフィニティ] 親和性, 親密性
affinous [アファイナス] 親類の
affirmative [アファーマティヴ] 肯定の, 確認の, 是認の
afflict [アフりクト] 苦しめる, 悩ます
affliction [アフりクシャン] 苦悩, 疾患
affluence [アフルアンス] 流入, 注流
afflux, affluxion [アフラックス, アフラクシャン] 流性, 灌漑
affusion [アフュージャン] 灌注, シャワー
aflatoxin [アフらタクスィン] アフラトキシン ☆肝癌の原因となる黄変米の成分
African green monkey [アフりカン グリーン マンキー] アフリカミドリザル, エイズの感染源
African trypanosomiasis [アフりカン トりパノウソウマイアスィス] アフリカトリパノゾーマ症 ☆睡眠病

20

after ~ agitated depression

- after [-アフター] 後に
  - — action [-アクシャン] 後作用
  - — birth [-バース] 後産
  - — care [-ケアー] 後処置
  - — discharge, AD [-ディスチャージ] 後発反射の
  - — effect [-イフェクト] 続発効果
  - — hearing [-ヒアリング] 残聴
  - — images [-イミジズ] 残像
  - — load [-ロウド] 後負荷
  - — milk [-ミルク] 後乳 ☆乳汁を一応分泌した後にさらに乳頭をしぼって得る乳
  - — pain [-ペイン] 後陣痛
  - — sensation [-センセイシャン] 後感
  - — sound [-サウンド] 後響
  - — stain [-ステイン] 後染色
  - — taste [-テイスト] 後味
  - — trouble [-トラブル] 後遺症
  - — vision [-ヴィジャン] 残像
- Ag　1.(antigen) ／2.(argentum)
- agalactia [アガラクシア] 乳汁分泌欠如
- agammaglobulinemia [アガンマグラビュリニーミア] 無ガンマグロブリン血症
- agamogenesis [アガマジェニスィス] 無配偶子生殖
- agamont [アガマント] 無性生殖体
- agangliogeneic [アガングリオウジェニック] 無神経節発生の
- aganglionic [アガングリアニック] 無神経節の
- agar [アガー] 寒天, アガール
  - — bridge [-ブリッジ] 寒天橋
  - — hanging block [-ハンギング ブラック] 寒天懸垂塊. 顕微鏡観察のために用いる
  - — plate [-プレイト] 寒天平板
- agaric [アガリック] ホクチタケ, 火口(ほくち)茸; ハラタケ
- Agaricus [アガリカス] ハラタケ属 ☆食用茸
- agarose [アガロウス] アガロース ☆寒天水溶液にアンモニアを入れて得る多糖類 (電気泳動に用いる)
  - — gel [-ジェル] アガロースゲル (電気泳動症に用いる)
  - — gel electrophoresis [-ジェル イレクトロウファリースィス] アガロース・ジェル電気泳動
- agaster [アギャスター] 無胃体
- agastroneuria [アガストロウニューリア] 胃神経刺激不全症
- AgCl (silver chlonide)
- age [エイジ] 年齢, 成年, 老年, 寿命, 時代, 時期, 年代, 年を経る, 老ける, 年をとらせる, 古びさす
  - — limit [-リミット] 年齢制限, 停年
  - — of puberty [-アヴ ピューバティ] 発情期
- aged [エイジド] 年齢〜歳の, 成長しきった, 老齢の, 年数を経た, 老人, 老年者
- ageless [エイジレス] 年を取らない
- agenesia, agenesis [アジェニスィア, アジェニスィス] 発育不全, 形成不全, 勃起不全, 不妊症
- agenitalism [アジェニタリズム] 無性器症
- agenosomia [アジェナソウミア] 泌尿生殖器発育不全
- agent [エイジャント] 物質, 薬品, 病原体, 代表, 代理人
- ageusia [アグースィア] 失味症, 味覚障害 ☆味を感じないこと
- ageusis [アグースィス] 味覚消失症, 味覚低下 (ageustia)
- agglomerate [アグラまれイト] 集結する, 集合する
- agglutination [アグルーティネイシャン] 凝集, 反応
- agglutinin [アグルーティニン] 凝集素
- agglutinogen [アグルーティナジャン] アグルチノゲン, 凝集原
- agglutinoid [アグルーティノイド] 類凝集素
- agglutometer [アグルータミター] 凝集反応器
- aggravate [アグらヴェイト] (悩み, 病気を)一層悪化する
- aggravation [アグらヴェイシャン] 悪化
- aggrecan [アグリキャン] アグリカン. 凝集硫酸プロテオグリカン, 軟骨プロテオグリカン
- aggregate [アグりゲイト] 集合的, 総計の, 集合, 集合体, 総計, 総計ーとなる
- aggregation [アグりゲイシャン] 凝集, 集合
- aggressive [アグれッスィブ] 積極的, 攻撃的
- agility [エージリティ] 敏捷性
- aging [エイジング] 老化, 加齢
- — change [-チェインジ] 加齢変化
- agitate [エージャテイト] 震動する, 扇動する, 扇動的運動をする, 撹拌する
- agitated depression [エージャティティッド

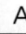

ディプ**れ**ッシャン〕 興奮性うつ病, 激越〔性〕うつ病
→ depression
- **agitated melancholia** [エージャテイティッド メランコウリア〕 興奮性憂うつ病
- **agitation** [エージャ**テ**イシャン〕 撹乱, 精神不安, 撹拌, 動揺, 扇動
- **agitator** [エージャテイター〕 撹拌器
- **agitographia** [エージャトグ**れ**イフィア〕 早書症
- **agitolalia** [エージトウ**レ**イリア〕 早口, 速話症
- **aglaucopsia** [アグラウ**カ**プスィア〕 緑色盲
- **aglia** [ア**グ**ライア〕 角膜白斑
- **aglobulia** [アグロウ**ビュー**リア〕 赤血球減少
- **aglobulism** [アグ**ロ**ゥビュリズム〕 赤血球の減少すること
- **aglossia** [アグ**ラ**ッスィア〕 無舌症, 無言症
  — adactyly syndrome〔—アデークティリィ スィンドゥラム〕 舌指欠損症候群
- **aglossostomia** [アグラソウス**ト**ウミア〕 無舌口症
- **aglossus** [アグ**ラ**ッサス〕 無舌体
- **aglutition** [アグルー**ティ**シャン〕 飲み込み困難, 嚥下不能症
- **agmatology** [アグマ**タ**ラジー〕 骨折学
- **agmen** [エーグメン〕〈pl. agmina ; L〉 集合体 (腺・細胞などの)
- **agminate, agminated** [**ア**グミネイト, **ア**グミネイティド〕 集結した, 集合した
- AGN (acute glomerulonephritis)
- **agnail** [**ア**グネイル〕 (指の) さかむけ, さくれ, ひょうそ (ヒョウ素)
- **agnathia** [アグ**ネ**イスィア〕 無顎症
- AgNO₃ (silver nitrate)
- **agn(o)ea** [アグ**ニー**ア〕 失認 ☆外界事物を認識する能力のない状態
- **agnin** [**ア**グニン〕 アグニン ☆羊毛からとった脂肪物質
- **agnogenic** [エーグナ**ジェ**ニック〕 原因不明の
  — myeloid metaplasia, myelofibrosis 〔—**マ**イアロイド メタプレイズィア, マイアロウファイブ**ろ**ウスィス〕 原因不明の骨髄異常増殖
- **agnolin** [**ア**グノリン〕 アグノリン ☆純羊脂
- **agnosia** [エーグ**ノ**ウズィア〕 認知不能症, 認識欠如症, 失認
- **agomphiasia** [アガム**ファ**イアスィア〕 無歯
- **agonadal** [アガ**ネ**イダル〕 性腺欠損
- **agonal** [エーガナル〕 死戦期の, 断末魔の, 瀕死の
- **agonia** [エー**ガ**ニア〕 瀕死
- **agonic** [ア**ガ**ニック〕 無偏角
- **agonist** [エー**ガ**ニスト〕 衝筋, 共働筋 ☆作用増強物質
- **agonize** [エー**ガ**ナイズ〕 苦悶する, 激しく苦しませる
- **agony** [エー**ガ**ニー〕 激痛, 苦悶, 断末魔の苦, 臨終
  — clot〔—クラット〕 死戦期凝血塊
- **agoraphobia** [エーゴら**フォ**ウビア〕 臨場恐怖症, 広場恐怖症
- **agraffe** [アグ**ら**ッフェ〕 創面接合鉗子
- **agrammatism** [アグら**マ**ティズム〕 失文法症
- **agranulocytosis** [アグらニュロウサイ**ト**ウスィス〕 無顆粒細胞症
- **agraphia** [アグ**ら**フィア〕 書字不能症, 失書症
  Charcot's —〔**シャ**るコズ—〕 シャルコー失書症. 書くことはできるが, 文字を無意味に結合させるだけの失書症
- A/G ratio (albumin-globulin ratio)
- **agree** [アグ**リー**〕 応ずる, (意見に) 同意する, 同意見である, 和合する, 適合する
- **agreement** [アグ**リー**マント〕 同意, 賛同
- **agremia** [アグ**リー**ミア〕 痛風素質
- **agria** [**ア**グリア〕 膿疱, 悪性膿疱, 水疱疹
- **agriothymia** [アグリア**サ**イミア〕 狂暴
- **agrippa** [アグ**リ**ッパ〕 逆産
- **agrose** [**ア**グろウス〕 アガロース, 糖の一種
- **agrypnocoma** [アグリプノウ**コ**ウマ〕 覚醒昏睡, 半睡状態
- **agrypnotic** [アグリプ**ナ**ティック〕 不眠の
- AGS (adrenogenital syndrome)
- **ague** [**エ**イギュェ〕 おこり (瘧), 間欠熱, さむけ, 悪寒
- AHC (acute hemorrhagic conjunctivitis)
- AHG (antihemophilic globulin)
- **Ahumade-Del Castillo syndrome** [アウ**マー**デーデル カスティヨ **ス**ィンドゥラム〕 アウマダ・デルカスティーヨ症候群 ☆妊娠に関係ない乳汁分泌と無月経
- **ahypnia, insomnia** [ア**ヒ**プニア, インサムニア〕 不眠症
- **aichmophobia** [エイクモウ**フォ**ウビア〕 尖鋭恐怖症

aid ～ akinetatrophy

aid [エイド] 手助けする，助成する，促進する，助力，救援，助手，補助物，補助金

AIDS (acquired immune deficiency syndrome)

AIDS-related complex, ARC [エイズーリレイティッド カンプレックス] エイズ関連症候群 ☆全身リンパ腺腫脹，体重減少，間欠熱，倦怠，下痢，口内カンジダ症を伴う

ail [エイル] 病んでいる，多少（からだの）加減が悪い，悩ます

ailment [エイルマント] 不快，苦悶

ailurophobia [エイルーろウフォウビア] ネコ恐怖症

aim [エイム] 狙う，狙いをつける，着眼する，目的とする，狙い，見当，目的物，目的，企図

AIP (acute interstitial pneumonia)

AIHA (autoimmune hemolytic anemia)

air [エアー] 空気，大気
— **bed** [－ベッド] 空気ベッド
— **born injection** [－ボーン インジェクシャン] 空気感染
— **bronchogram sign** [－ブろンカグらム サイン] 空気気管支像の徴候 ☆無気肺の所見，周囲の無気肺のため中の空気の入った気管支が目立つ
— **conditioner disease** [－カンディシャナー ディズィーズ] 空調病
— **conditioner lung** [－カンディシャナー らング] 空調病 ☆過敏性肺臓炎
— **conduction** [－カンダクシャン] 空気伝導，気導
— **cooling** [－クーリング] 空気冷却，空冷式の
— **current** [－カらント] 気流
— **cushion** [－クッシャン] 空気布団，空気枕
— **dome sign** [－ドウム サイン] 消化管穿孔のとき背臥位で肝前面に空気が貯まる徴候
— **drill** [－ドリル] 空気加圧器
— **embolism** [－エンバリズム] 空気塞栓症
— **hunger** [－ハンガー] 空気飢餓症
— **shaft** [－シャフト] 通風竪坑，通気孔 ☆（トンネルの）通気路
— **space** [－スペイス] 空積，気隙
— **space filling** [－スペイス フィリング] 肺胞腔閉塞
— **thermometer** [－サーマミター] 空気温度計
— **tight** [－タイト] 気密
— **trap** [－トれーップ] 防臭器弁
— **trapping** [－トれーッピング] エア・トラッピング．気道閉塞のために呼気の一部が肺内にとり込まれること

airmattress [エアメーットらス] 空気入りフトン

airing [エアリング] 外出，戸外運動，空気に曝すこと

airway [エアーウェイ] 気道，麻酔中通路を確保する道具，通気管
— **opened, breathing restored and circulation restored, ABC** [－オウプンド，ブリーズィング，りストアード アンド サーキュレイシャン りストアード] 救急処置（気道確保，呼吸再開，循環再開）
— **opened, Breathing restored, Circulation restored, Definitive treatment, ABCD** [－オウプンド，ブリーズィング，りストアード アンド サーキュレイシャン りストアード デフィニティヴ トリートマント] 救急処置（気道確保，呼吸再開，循環再開，決定的治療）
— **opening pressure** [－オウプニング プれッシャー] 気道開放圧
— **resistance, RAW** [－りズィスタンス] 気道抵抗

AJ (Achilles jerk)

ajmalin [エージマリン] アジマリン ☆抗不整脈薬

AKA (arthrokinematic approach)

akaryocyte [アキャリアサイト] 無核細胞

akatamathesia [アカタマスィーズィア] 機能消失，理解不能

akathectic jaundice [アカセクティック ジョーンディス] 氾濫性黄疸，滲出性黄疸 ☆肝細胞機能障害性黄疸

akathisia [アカスィーズィア] 静座不能症

akidogalvanocautery [アカイダガルヴァノウコータりー] 針電極焼灼法

akinesia algera syndrome [アカイニースィア アルジーら スィンドろウム] ＝ Möbius syndrome 疼痛性運動不能症候群

akinesia, akinesis [アカイニースィア，アカイニースィス] 無動症

akinesthesia [アキネスィーズィア] 運動覚消失

akinetatrophy [アキナタトらフィ] 無動萎

akinetic mutism ～ albumoid

縮
akinetic mutism [アキネティック ミューティズム] 不動性無言症
akiyami [アキヤミ] 秋病み，レプトスピラ症，7日病
aknephascopia [アクナファスコウピア] 黄昏盲
Al (aluminum)
ALA (δ-aminolevulinic acid)
ala [エイラ] 翼，翼状突起物，動物の肩甲骨
alabaster [エーラバスター] 雪花石膏
alacepril [アラセプリル] アラセプリル ☆降圧薬，アンギオテンシン変換酵素阻害薬
alacrima [アラクリマ] 無涙症
alactasia [アラクテイズィア] 乳糖分解酵素欠損症
alagille syndrome [アラジル スィンドロウム] 肝内胆汁うっ滞を示す先天異常
alalia [アレイリア] 構語不能症
alanine [アラニーン] アラニン，アミノ酸の一つ
alar [エイラー] 翼状の，肩の，腋の
alarm [アラーム] 警報，警告
 ― clock [―クラック] 目覚まし時計
alba [アルバ] 脳や神経の白質
albedo [アルビードウ] [L = whiteness] 皮膚の白色，蒼白
 ― retinae [―れティーネ] 白色網膜．水腫で白色を帯びた網膜
Albers-Schönberg disease [アルバース シェーンバーグ ディズィーズ] アルバース・シェンベルグ病，大理石病，骨硬化症
albescent [アルベッセント] 白くなる，白みがかった，青白くなる
albicans [アルビカンス] 脳髄における白体の一つ，白色の
albiduria [アルビデューりア] 白尿症，乳び尿
albinism, albinismus [エールビニズム，エールビニズマス] 白色症，しらこ
albino [エールビーノウ] しらこ
 ― rat [―ラット] 白鼠，だいこく鼠
albinuria [エールビニューりア] 乳び尿，白色尿，タンパク尿
albolene [アルボリーン] アルボリン，パラフィン
Albright's hereditary osteodystrophy, AHO [オーブらイツ ハれディタリー アスティアディストらフィ] オールブライトの遺伝性骨異栄養症 ☆中手骨短縮，短軀，円形顔貌
Albright's syndrome, polyostotic fibrous dysplasia [オーブらイツ スィンドろウム，パリアスタティック ファイブらス ディスプレイズィア] オールブライト症候群 ☆嚢腫性骨異形成，皮膚色素沈着，女性の性早熟を示す
albuginea [エールビュジニア] 白い，白っぽい，白膜
albugineotomy [エールビュジニアタミー] 白膜切開術
albugo [エールビューゴウ] 角膜白斑，眼球強膜
albumin [エールビューミン] アルブミン ☆血漿タンパクの中で最も大量にある分画
albumin-globulin ratio, A／G ratio [エールビューミン-グらビュリン れイシオウ] アルブミン・グロブリン比，アルブミングロブリン比
albuminate [エールビューミネイト] アルブミネート，変性アルブミン
albuminaturia [エールビューミナチューりア] アルブミネート尿
albuminimetry [エールビューミニメタりー] タンパク計
albuminofibrin [エールビューミナファイブりン] タンパク線(繊)維素化合物
albuminogenous [エールビューミナジャナス] アルブミン生成の
albuminoid [エールビューミノイド] アルブミン様の，タンパク様物質
 ― liver [―リヴァー] 澱粉様肝
 ― sputum [―スピュータム] タンパク様痰
albuminolysin [エールビューミナりスィン] アルブミン溶解素
albuminorrh(o)ea [エールビューミナりーア] アルブミン過多排出
albuminosis [エールビューミノウスィス] タンパク過多血症
albuminuria [エールビューミニューりア] アルブミン尿症
 physiological ― [フィジアラジカル―] 生理的蛋白尿．病的でない尿中蛋白増加
albuminuric retinitis [エールビューミニューりック れティナイティス] タンパク尿性網膜炎，腎炎性網膜炎
albumoid [エールビュモイド] アルブミン様

物質
albumoscope [エールビューマスコウプ] アルブミン計
albumose [エールビューモウス] アルブモーゼ尿症
albumosuria [エールビューモウスューりア] アルブモーゼ尿症
alcapton [アルキャプタン] アルカプトン ☆黄色樹脂状の窒素化合物. タンパク質同化異常の際, 尿中に排泄される
alcaptonuria [アルカプタニューりア] アルカプトン尿症 ☆強膜および耳の灰色着色, 暗色尿, 関節炎などを示す. フェニルアラニン, チロジンの分解不能の先天異常のとき起こる
alchemy [エールキミー] 錬金術
alcohol [エールカホール] アルコール, 酒精
 — abuse [-アビュース] アルコール濫飲
 — dehydrogenase [-ディハイドらジャネイス] アルコール脱水素酵素
 — dependence [-ディペンダンス] アルコラーゼ ☆アルコール依存症
 — thermometer [-サーマミター] アルコール温度計
 — withdrawal syndrome (convulsion) [-ウィズドろーアル スィンドろウム (カンヴァルシャン)] アルコール禁断症状
alcoholase [エールカホーレイス] アルコラーゼ ☆アルコール分解酵素
alcoholic [エールカホーリック] アルコール中毒患者, アルコール性の
 — cerebellar degeneration [-セりベラー ディジャナれイシャン] アルコール性小脳病変性
 — cirrhosis [-スィろウスィス] アルコール性肝硬変
 — hepatitis [-ヘパタイティス] アルコール肝炎
 — ketoacidosis [-キートウアスィドウスィス] アルコール性ケトアシドーシス
 — neuritis [-ニューらイティス] アルコール神経炎
 — psychosis [-サイコウスィス] アルコール性精神病
Alcoholics Anonymous, AA [エールカホーリックス アナナマス] アルコール中毒予防会 ☆アルコール中毒を治療しようとする民間団体・禁酒協会
alcoholism [エールカホーリズム] アルコール中毒

alcoholization [エールカホーライゼイシャン] アルコール化
alcoholomania [エールカホーラメイニア] アルコール性精神病
alcoholometery [エールカホーラメトりー] アルコール分の測定法
alcoholometer [エールカホーラミター] アルコール計, アルコール比重計
alcoholophilia [エールカホーラフィリア] 渇酒, 嗜酒症
ALD (adrenoleukodystrophy)
aldehydase [エールデハイデイス] アルデヒダーゼ ☆アルデヒド類をその当該酸に変化させる酸化酵素
aldehyde [エールディハイド] アルデヒド
 — dehydrogenase, NAD [-ディハイドらジャネイス] アルデヒドロゲナーゼ ☆アルデヒド脱水素酵素
aldol [エールドール] アルドール
 — condensation [-カンデンセイシャン] アルドール縮合
aldolase [エールドレイズ] アルドラーゼ
aldose [エールドウス] アルドース ☆アルデヒドを有する単糖類
 — reductase [-りダクテイズ] アルドース還元酵素
 — reductase inhibitor [-りダクテイ インヒビター] アルドース還元酵素阻害薬
aldosterone [エールダステろウン] アルドステロン ☆副腎皮質鉱質ホルモンの一種
Aldrich-Mees line [オードりッチ-ミース ライン] 爪の横走白質. ヒ素中毒でみられる
ale [エイル] ビール, 麦酒
alerting response [アラーティング りスパンス] 覚醒反応
alethia [エーリースィア] 忘却不能症 (ギリシャ語・真理)
aletocyte [アリータサイト] 遊走細胞
aleukemia [アリューキーミア] 無白血病
aleukemic leukemia [アリューキーミック リューキーミア] 非白血病増加性白血病
aleukia [アリューキア] アロイキア ☆無白血病症
aleukocytic [アリューコウサイティック] 白血球のないこと
aleurometer [アリューらミター] デンプン計 ☆製パン用粗製グルテンの検査器

aleuronate [アリューらネイト] アルーロネート ☆植物性のタンパク質の一種
Aleutian mink disease [アリューシャン ミンク ディズィーズ] アリューシャン・ミンク病 ☆突然死を起こす血管炎
Alexander Adams operation [アリグザンダー アダムズ アパれイシャン] アレキサンダー・アダムス手術
Alexander disease [アリグザンダー ディズィーズ] アレキサンダー病 ☆小児の急速進行白質ジストロフィー
alexanderism [アリグザンダリズム] 優越狂, 征服妄想狂
alexia [アレクシア] 読書不能, 失読症
alexin [アレクシン] アレキシン, 補体
alexipyretic [アレクスィ・パイれティック] 解熱薬
alexithymia [アレクスィサイミア] 失感情症
aleydigism [アライディジズム] ライデッヒ細胞欠乏症
Alezzandrini's syndrome [アレザンドリーニズ スィンドろウム] アレサンドリニ症候群 ☆変性性網膜炎, 白毛や顔白斑, 感音性難聴を示す
alfalfa [アルファルファ] アルファルファ ☆ムラサキウマゴヤシ
ALG (antilymphocytic globulin)
algae [エールジー] 藻類
algedonic [エールジダニック] 痛快感の
algefacient [エールジフェイシャント] 冷やす, 清涼剤
algesia [エールジーズィア] 痛み, 痛覚過敏
algesichronometer [エールジースィクらナミター] 痛覚反応計, 痛覚速度計
algesidystrophy [エールジースィディストろフィ] 疼痛ジストロフィー
algesimeter [エールジスィミター] 痛覚計
algesthesia [エールジスィーズィア] 痛覚, 痛覚過敏
algesthesis [アルジスィースィス] 痛覚;痛覚過敏 (algesia)
algid [エールジッド] 寒い, 寒冷な, 悪寒の
— cholera [- カラら] 仮死性コレラ
— stage [- ステイジ] 冷却期
algidity [-エール ジディティ] 悪寒, 寒け, 冷感
alginate [エールジネイト] アルギン酸塩
alginic acid [エールジニック エーサッド] アルギン酸
alginuresis [エールジニューりスィス] 有痛性排尿
algodystrophy [エールガディストロフィ] 疼痛を伴った筋萎縮
algogenic [エールガジェニック] 神経痛の, 体温低下の
algology [エールガラジー] 藻類学
algomania [エールゴウメイニア] 疼痛性愛
algometer [エールガミター] 痛覚計
algophobia [エールゴウフォウビア] 疼痛恐怖症
algor [エールガー] 寒け, 悪寒
— mortise [- モーティス] 屍冷
algoris [アルガーりス] 海藻病
algospasm [アルガスパズム] 疼痛性痙攣
alible [エーリブル] 栄養的, 吸収同化性
alices [アライスィス] 痘瘡紅斑 ☆痘瘡の膿疱形成前に現れる紅斑疹
alien [エイリアン] 外国の, 異質の, 外国人 ☆鮮紅色染料
alienation [エイリアネイシャン] 精神障害
alienism [エイリアニズム] 精神病学, 精神錯乱, 精神障害
alienist [エイリアニスト] 精神病医, 精神病学者
alignment [アラインマント] 線列, 軸の配列調整
alimemazine tartrate [アリメマジン タートレイト] 酒石酸アリメマジン ☆フェノチアジン系抗ヒスタミン薬
aliment [エーリマント] 栄養物, 食物
alimental canal [アリメンタル カナル] 消化管
alimentary [エーリメンタりー] 栄養的, 食餌性
— canal [- カナル] 消化管
— edema [- イディーマ] 食餌性浮腫
— fever [- フィーヴァー] 胃腸障害熱
— tract [- トラクト] 消化管
alimentation [エーリマンテイシャン] 栄養供給
alinjection [エーリンジェクシャン] (解剖標本用として) アルコール注入, アルコール注射
aliphatic [エーリファティック] 脂肪性の, 脂肪簇化合物の
aliquot [エーリクウァット] 一定部分
alizarin [アリザりン] アリザリン
alkalemia [エールカりーミア] アルカリ血症
alkalescence [エールカレッサンス] 多少アルカリ性であること

alkali ～ alloarthroplasty

alkali [エールカリ] アルカリ，塩基
— proof [-プルーフ] 耐アルカリ性の
— reserve [-りザーヴ] アルカリ予備
alkaligenous [エールカリジナス] アルカリ原性の
alkalimeter [エールカリミター] アルカリ計
alkaline [エールカライン] アルカリ性の，アルカリ属の
— phosphatase, ALP [-ファスファテイス] アルカリフォスファターゼ
alkalinity [エールカリニティ] アルカリ性，アルカリ度
alkalinuria [エールカリニューりア] アルカリ尿
alkalization [エールカライゼイシャン] アルカリ化
alkaloid [エールカロイド] アルカロイド，類塩基
alkalosis [エールカロウスィス] アルカローシス
alkaluretic [エールカリューれティック] アルカリ性尿の，アルカリ尿 [を出す] 薬
alkapton [エールキャプタン] アルカプトン
alkyl [エールキル] アルキル
ALL (acute lymphatic leukemia)
all or none [オール オア ナン] 全か無か
all or none law [オール オア ナン ロー] 全無律 ☆すべてか，または無かという法則
allantoic [エーラントウイック] 尿膜の
— fluid [-フルーイド] 尿膜液
— sac [-サック] 尿膜嚢
allantoin [アレーントイン] アラントイン ☆尿膜液，胎児尿または羊水中の結晶物質で尿酸の酸化物
allantois [アレーントイス] 尿嚢，尿膜
allantotoxicon [アラントウタクスィコン] アラントキシコン ☆腸詰毒素
allele [アリール] 対立遺伝子
allelic [アリーリック] 対立遺伝子が存在する状態
— gene [-ジーン] 対立遺伝子
allelism [アリーリズム] 対立性
allelomorph [アリーラモーフ] 対立形質
Allen-Doisy test [エーランドイズィー テスト] アレン・ドイジー試験 ☆性周期が消失した去勢動物に性ホルモンを注射してその効果をみるテスト
allendazole [エーレンダゾール] 包中駆除薬
allergen [エーラージャン] アレルゲン ☆アレルギーを引き起こす誘発物質
allergic [エーラージック] アレルギー性の
— alveolitis [-アルヴィオウライティス] アレルギー性肺胞炎
— bronchopulmonary aspergillosis (ABPA) [-ブランカパルマナリー アスパージロウスィス] アレルギー性肺気管支アスペルギルス症
— purpura [-パーピュら] アレルギー性紫斑症
— rhinitis, anaphylactic rhinitis [-りナイティス，アナフィレークティック りナイティス] アレルギー性鼻炎，枯草鼻カタル
allergy, allergia [エーラージー，アラージア] アレルギー，変作動
allerthesia [エーラースィーズィア] 異所感覚
allesthesia [エーレススィーズィア] 感覚体側逆転症
alleviate [エーリーヴィエイト] （心身の苦痛を）軽減する
alleviatin [エーリーヴィアティン] アルビアチン ☆抗てんかん薬
alleviation [エーリヴィエイシャン] 苦痛の緩和，（病人の）床あげ
alleviator [エーリーヴィエイター] 慰謝物，緩和物
alliesthesia [エーレススィーズィア] 感覚転位
alligation [エーリゲイシャン] 混合法，調剤法の一種
alligator (-) forceps [エーリゲイター フォーセプス] ワニ型鉗子，鰐口鉗子
Allis sign [エーリス サイン] アリス徴候 ☆大腿頸部骨折では大転子と腸骨櫛との間の筋膜が弛緩する
allistophobia [エーリストウフォウビア] 弾丸恐怖症
alliteration [アリタれイシャン] 頭韻症 ☆会話中に同じ音で始まる言葉が多い
allo-, all- [エーロー] 他の，外部の，異なる；化学異性体の，密接な関係のある化合物間の変化
alloalbuminemia [エーロウアルビューミニーミア] 異種アルブミン症
alloantibody [エーロウアンティバディ] 同種抗体
alloantigen [エーロウエーンティジャン] 同種抗原
alloarthroplasty [エーロウアースらプレースティ] 異物関節形成

allocentric ～ alprazolam

allocentric [アロセントリック] 他人中心主義,自他主義

allocortex [エーロコーテックス] 異性皮質.大脳皮質のうち,他の6層構造より2層少ない4層構造をなす部分

allocrine [エーラクリーン] 異分泌の

allodynia [エーラディニア] 異痛症

allogamy [エーラガミー] 他家受精,異花受粉

allogenic [エーロウジェニック] 同種異系の
— **disease** [-ディズィーズ] 同種免疫病

allograft [エーラグラフト] 同種移植片

allometry [エーラミトリー] 相対成長

allomorphism [エーロウモーフィズム] 異形症 ☆細胞の形態の悪化

allopath, allopathist [エーラパス,アラパスィスト] 異症性療法者,対症療法者

allopathic, antipathic [エーラペイスィック,アンティペイスィック] 異症性療法の

allopathy [エーラパスィ] 異症療法,逆症療法

alloploid [エーラプロイド] 異質倍数体

alloploidy [エーロプロイディ] 異常倍数性(染色体等)

allopsyche [エーロウサイキー] 他人認識

allopsychosis [エーロウサイコウスィス] 外界認識障害精神病

allopurinol [エーロウピューりノール] アロプリノール ☆痛風治療薬,尿酸産生阻害薬

allorhythmia [エーロウりズミア] 周期的不整脈

allosteric [エーラステりック] 立体構造上の差により
— **effect** [-イフェクト] アロステリック効果.酵素の触媒部位である基質結合部位と異なる部位に結合して修飾,酵素の反応を変化させること

allotoxin [エーラタクスィン] アロトキシン ☆毒素を中和する物質

allotriodontia [アラトりオダンシア] 歯牙移植,異所生歯

allotropic [アラトらピック] 同質異形の

allotropism [エーラトろウピズム] 同質異形(allotropy).ある元素が2つ以上の異なった物理的性質をもつこと;異型;異性体親和性.異なった細胞間の親和力

allotype [エーラタイプ] アロタイプ.同一種内の個体間で免疫グロブリンの同種抗原性が遺伝的に異なること

allow [アラウ] 許す,支給する,(要求,議論を)認める

allowable [アラウアブル] 許し得る,許容できる

allowance [アラウアンス] 許容量,支給額

alloxan [アラクサン] アロキサン ☆実験的に糖尿病を起こす
— **diabetes** [-ダイアビーティーズ] アロキサン糖尿病 ☆尿酸の酸化物

alloy [アロイ] 合金

allylestrenol [エーリレストれノール] アリルエストレノール ☆黄体ホルモン製剤,前立腺肥大症に有効なエストロゲン剤

alminoprofen [アルミノプろファン] アルミノプロフェン ☆プロピオン酸系非ステロイド抗炎症薬

almond [アーマンド] ハタンキョウ(アーモンドの実),扁桃腺

aloe [エーロウ] アロエ,ろかい

alopecia [エーロウピースィア] 脱毛症,禿頭病
— **areata** [-エアりエイタ] 円形脱毛症
— **neoplasia** [-ニーオウプレイズィア] 悪性腫瘍性脱毛症

α_3**-lipoprotein** [アルファースりー リポウブろウティーン] α_3リポタンパク

α **hemolysis** [アルファ ヒーマリスィス] アルファ溶血

α**-hydroxybutyrate dehydrogenase,** α**-HBD** [アルファーハイドらクスィビューティりット ディハイドらジネイス] α-ヒドロキシ酪酸脱水素酵素

ALP (alkaline phosphatase)

alpha-1-antitrypsin deficiency [エールファー1—アンティトりプスィン ディフィシャンスィ] α_1- 抗トリプシン欠乏症

alpha-naphthyl-thiourea, ANT [エールファーナフスィルーサイオウユーりア] 殺鼠薬

alpha ray, α **ray** [エールファ れイ] アルファ線, α線

alphacalcidol [エールファ・カルスィドール] 1水酸化ビタミンD
1 α(OH) ビタミンD_3

alphanaphthol [エールファナフソール] アルファ・ナフトール

Alport's disease [アルポーツ ディズィーズ] アルポート病 ☆遺伝性腎炎

Alport's syndrome [アルポーツ スィンドろウム] アルポート症候群 ☆脂質代謝異常による先天性腎炎

alprazolam [エールプれイザラム] アルプラゾラム ☆ベンゾジアゼピン系抗不安

alprostadil [エーるプらスタディル] アルプロスタジル ☆末梢血管拡張薬, プロスタグランジンE_1製剤
ALS (amyotrophic lateral sclerosis)
alseroxylon [アルサらクスィラン] アルセロキシロイン ☆降圧薬, ラウオルフィア製剤
Alström-Hallgren syndrome [アルストロム ハルグれン スィンドろウム] アルストレムハングレン症候群, 著明な肥満を伴う症状
ALT (alanine aminotransferase)
alt dieb [アルト ディエブ][L] 隔日 (alternis diebus の略)
alteplase [アルテプレイス] 組織プラスミノーゲン活性化因子
alterative [オールタらティヴ] 改変的, 変質的, 変質薬, 体質変換薬
alteregoism [オールタれエゴウイズム] 一心同体 ☆他人の出来事をわがことのように感ずること
alternate [オールターナット] 交代にする, 交代させる, 交互にする, (電流が) 交流する, 交互の, 互い違いの, 互生の, 代理の
— current, A.C. [- カらント] 交流
alternating [オールターネイティング] 交互に, 交代の
— hemiplegia [-ヘミプリージア] 交代性片麻痺
— personality [-パーサナリティ] 交代人格
— pulse [-パルス] 交互脈, 交互脈拍
— strabismus [-ストらビズマス] 交代斜視
alternative [オールターナティヴ] 交代, 交互, 二者択一, 代案
— current (AC) [- カらント] 交流
— pathway [-ペースウェイ] 代理径路 ☆補体の代謝など
altitude [アルティチュード] 高さ, 高度, 標高 (海抜)
— sickness [-スィックニス] 高山病
alum [アラム] 明礬 (ミョウバン)
alumina [アルーミナ] 礬土, 酸化アルミニウム
aluminosis [アルミノウスィス] アルミニウム症 (塵肺症)
aluminum, AL [アルーミナム] アルミニウム (元素) ☆原子量26.98154

— osteopathy [-アスティアパスィ] アルミニウム骨症
— silicate [-スィリケイト] 珪酸アルミニウム ☆下痢止めの薬
alusia [アリュースィア] 幻覚, 狂想
alveola [エールヴィーアラ] 小窩
alveolar [エールヴィーアラー] 肺胞の, 胞状の, 歯槽の
— abscess [-エーブセス] 歯槽膿瘍
— air [-エアー] 肺胞空気
— arterial O_2 difference, A-aDO_2 [-アーティアりアル オウトウ ディファらンス] 肺胞動脈血酸素分圧較差
— capillary block syndrome [-キャピラリー ブラック スィンドろウム] 肺胞毛細管ブロック症候群
— cell carcinoma [-セル カースィノウマ] 肺胞上皮細胞癌
— duct [-ダクト] 肺胞管
— eosinophilic granuloma [-イーアスィナフィリック グラニュロウマ] 肺胞好酸性肉芽腫
— filling disorder [-フィリング ディスオーダー] 肺胞充満障害
— gland [-グレーンド] 肺状線
— microlithiasis [-マイクろウリサイアスィス] 肺胞微石症
— point [-ポイント] 歯槽点
— pressure [-プれッシャー] 肺胞 (内) 圧
— proteinosis [-プろウテイーノウスィス] 肺胞タンパク症
— pyorrhea [-パイアリーア] 歯槽膿漏症
— replacement [-りプレイスマント] 肺胞置換
— sac [-サック] 肺胞嚢
— ventilation [-ヴェンティレイシャン] 肺胞換気量
alveolate [エールヴィーアレイト] 蜂窩状の, 胞状の
alveolitis [エールヴィオウライティス] 歯槽 (骨) 炎, 肺胞炎
alveolomaxillary [エールヴィアロウマクスィラりー] 歯槽上顎の
alveolus [エールヴィーアラス] 歯槽, 肺胞, 腺胞
alveoplasty [エールヴィアプラスティ] = alveoloplasty 歯槽骨形成術
alvine [エールヴァイン] 胃腸の;便通の, 排便の

alvine ～ amebiasis

— discharge [-ディスチャージ] 便通

alveus [エールヴィアス] 下腹, はらわた, 糞便

alysosis [エーリソウスィス] 倦怠

Alzheimer('s) disease, AD [アルツハイマーズ ディズィーズ] アルツハイマー病

AM 1. (amperemeter) ／ 2. (ante meridiem)

amah [エーマ] 内耳半規管の肥大, 子守り女

amacrine [エーマクリン] 無軸索

amadou [エーマドゥー] 古木に生える真菌類 ☆止血薬として用いる

amalgam, aaa [アメールガム] アマルガム ☆水銀との合金, 軟質合金

amalgamate [アメールガメイト] アマルガムを造る, 水銀と混合する, (種族・思想などを)融合する, アマルガムになる, (階級・思想などが)融合する

amalgamation [アメールガメイシャン] 汞化, 清汞法

amantadine hydrochloride [アメーンタディーン ハイドロウクローらイド] 塩酸アマンタジン ☆脳循環代謝改善薬, パーキンソン病治療薬

amara [アメーら] 苦味薬, 苦味アルカロイド

— tinctura [-ティンクチューら] 苦味チンキ

amastia [アメースティア] 無乳房症

amativeness [エーマティブニス] 色情, 恋情, 好色

amaurosis [エーモーろウスィス] 黒内障

— fugax [-フューガックス] 一過性黒内症

— fulminance [-ファルミナンス] 電撃性黒内障(失神)

amaurotic family idiocy [エーモーろティック ファミリー イディアスィ] 黒色障性家族性白痴

amaxophobia [アメークソウフォウビア] 乗物恐怖症

ambageusia [アンバギュウスィア] 両側無味覚症

ambenonium chloride [アンビノウニアム クローらイド] 塩化アンベノニウム ☆重症筋無力症治療薬, 抗コリンエステラーゼ薬

amber [エーンバー] こはく

amberlite [エーンバーライト] イオン交換樹脂

ambidexterity [エーンビデクステリティ] 両手利き

ambience [エーンビアンス] 環境, 雰囲気

ambient [エーンビアント] 環境の, 周囲の

ambiguous [エーンビグアス] あいまいな, 不明瞭な

ambilateral [エーンビラタラル] 両側性の

ambilevous [エーンビリーヴァス] 両手使いのへたな, 不器用な

ambiopia [エーンビオウピア] 複視

ambivalence, ambivalency [エームビヴァランス, エームビヴァランスィ] [精]両価性, 反対感情併存. ある特定の人物または対象物あるいは状況に関して, 相反する感情あるいは態度, 観念, 願望などが共存すること

ambivalent [エーンビヴァラント] 両価性の

amblygeustia [エーンブリグースティア] 味覚低下

amblyope [エーンブリオウプ] 弱視者

amblyopia [エーンブリオウピア] 弱視

— ex anopsia [-エクス アナプスィア] 廃用弱視

amblyoscope [エーンブリアスコウブ] 弱視計

amboceptor [エーンバセプター] 両受体

amboceptorgen [エーンバセプタージャン] 両受体を生ずる抗原

ambroxol hydrochloride [エーンブらクソル ハイドロウクローらイド] 塩酸アンブロキソール ☆去痰薬, 気道潤滑薬

ambulance [エーンビュランス] (ヨーロッパの) 外科医療隊, 野戦病院, (アメリカの) 傷病者の運搬車

ambulant, ambulatory [エーンビュラント, エーンビュラタリー] 移動的, 巡行的, 外来の

— edema [-イディーマ] 移動性浮腫
— patient [-ペイシャント] 外来患者
— treatment [-トリートマント] 外来治療

ambulation [エームビュレイシャン] 歩行, 移行

ambulatory [エーンビュラタリー] 移動的, 巡行的, 外来の

— bile monitoring [-バイル マニタリング] 外来胆汁分泌モニター
— typhoid [-タイフォイド] 非臥床性腸チフス ☆就床しないチフス

am(o)eba [エーミーバ] アメーバ

amebiasis [エーミバイアスィス] アメーバ症

amebic 〜 amiodarone hydrochloride

amebic [アミービック] アメーバ性の
— abscess [-エーブセス] アメーバ潰瘍
— hepatitis [-ヘパタイティス] アメーバ性肝炎
amebicide [アミービサイド] アメーバ駆除薬
ameboid [アミーボイド] アメーバ様の
ameboma [アミーボウマ] アメーバ肉芽腫
ameburia [アミービューりア] アメーバ尿症
ameiosis [エイマイオウスィス] 不還元分裂
amelia [アミーリア] 無肢症, 四肢欠損症
amelioration [アミーリオウれイシャン] 回復, 改善, 改良
ameloblast [アメラブラスト] エナメル芽細胞
amelogenesis [アメラジェニスィス] エナメル質形成
amelus [エーミラス] 無肢体
amenia [アミーニア] 無月経
amenity [アミーエナティ] 快適
— bed [-ベッド] (病院の) 差額ベッド
amenomania [アメノウメイニア] 病的快活
amenorrh(o)ea [アメナりーア] 無月経
— galactorrhea syndrome [-ガラクタりーア スィンドロウム] 無月経乳汁分泌症候群
ament [エイマント] 白痴
amentia [エイメンシア] アメンチア, 白痴, 痴愚, 精神遅滞
American Automobile Association, AAA アメリカ自動車協会
Americium, Am [エーマりスィアム] アメリシウム (元素) ☆原子量243, 原子炉で作られる
amerisia [エーマりスィア] 構語不能
ametabolic [アミタバリック] 無代謝の
amethopterin [エイミサプタりン] アメトプテリン ☆メトトレキセート抗癌薬
ametria [アミートりア] 無子宮症
ametropia [アマトろウピア] 非正視, 異常視眼
amezinium metilsulfate [アメジニアム メスィルサルフェイト] メチル硫酸アメジニウム ☆非カテコラミン系昇圧薬, 交感神経刺激薬
amfenac sodium [アンフェナック ソウディアム] アンフェナックナトリウム ☆アリール酢酸系非ステロイド消炎症薬

AMI (acute myocardial infarction)
amianthine [アミアンスィン] 石綿様の
amianthinopsy [アミアンスィナプスィ] 紫色色盲
amianthosis [アミアンソウスィス] 石綿症
amicrobic [アマイクろウビック] 非微生物的の, 無菌性の
amide [アマイド] アミド基
amidulin [アミデュリン] アミジュリン ☆可溶性デンプン
amikacin sulfate, AMK [アミカスィン サルフェイト] 硫酸アミカシン ☆アミノグリコシド系抗生物質
amiloride [アミローらイド] アミロライド ☆利尿薬, K保存性
amimia [アミミア] 無表情症
amin, amine [エーミーン] アミン類
amine precursor uptake and decarboxylation, APUD [アミーン プりーカーサー アプテイク アンド ディカーバクスィれイシャン] アミン前駆体摂取と脱カルボキシル系
amino acid, AA [アミーノウ エーサッド] アミノ酸
aminoaciduria [アミーノウエースィデューりア] アミノ酸尿症
aminobenzyl penicillin, ABPC [アミーノウベンジル ペニスィりン] アミノベンジルペニシリン ☆広域作用ペニシリン
aminoethyl benzoate [アミーノウエスィル ベンゾウエイト] アミノ安息香酸エチル ☆胃の局所麻酔薬
aminoglycosite [アミーノウグらイカサイト] アミノグリコソイト ☆ストレプトマイシン, カナマイシン, ゲンタミシンなどの抗生物質
aminopeptidase [アミーナペプティデイス] アミノペプチダーゼ
aminophylline [アミーナフィリン] アミノフィリン ☆キサンチン系強心薬, 気管支拡張薬
aminopurine [アミーノウピューりーン] アミノプリン
aminosuria [アミーノウスューりア] アミン尿
amino terminal [アミーノウ ターミナル] アミノ末端 (N-terminal N末端). ポリペプチド鎖でαアミノ基が遊離している側をいう
amiodarone hydrochloride [アミアダロン ハイドろウクろーらイド] 塩酸アミオダロン

amitosis ～ amoxicillin

☆抗不整脈薬，ベンゾフラン誘導体

amitosis［アミトウスィス］無糸分裂

amitotic［アマイトウティック］無糸分裂的の

amitriptyrine hydrochloride［アミトリプティリン ハイドロウクローらイド］塩酸アミトリプチリン ☆三環系抗うつ薬

AML 1.（acute myelogenous leukemia）／2.（anterior mitral leaflet）

amlexanox［アンレックサノックス］アンレキサノクス ☆抗アレルギー薬 メディエーター遊離抑制薬

amlodipine besilate［アムロディピン ベスィレイト］ベシル酸アムロジピン ☆狭心症治療薬，降圧薬，Ca拮抗薬

ammeter［エーミター］アンメーター，電流計

ammism［エーミズム］砂浴療法（ammotherapy）

AMMOL（acute myelomonocytic leukemia）

ammonia［アモウニア］アンモニア
— **spirit**［-スピリット］アンモニア精

ammoniated acetanilid［アモウニエイティッド アスィタニリド］アンモニア加アセトアニリド

ammonium［アモウニアム］アンモニウム
— **chlomate**［-クロウメイト］クロム酸アンモニウム
— **chloride**［-クラらイド］塩化アンモニウム

Ammon's horn［アンモンズ ホーン］アンモン角 ☆脳の海馬角

Ammon's operation［アンモンズ アパれイシャン］眼瞼矯正術，涙管切除術

ammotherapy［エーモウセらピー］砂浴療法

amnalgesia［エームナルジースィア］痛覚忘却法

amnemonic［エームニマニック］記憶障害の

amnesia［エームニースィア］健忘症

amnestic［エームネスティック］健忘症の
— **confabulatory syndrome**［-カンファビュラタリー スィンドロウム］健忘作話（コルサコフ）症候群
— **reaction**［-りアクシャン］既往性反応

amniocentesis［エームニオウセンティースィス］羊水穿刺

amniochorial［エームニオウコーりアル］羊膜絨毛膜性の

amniography［エームニアグらフィ］羊膜造影法

amnion［エームニアン］羊膜
— **water**［-ウォーター］羊水，羊膜液

amniorrh(o)ea［エームニアリーア］羊水漏

amniorrhexis［エームニアれクスィス］羊膜破裂

amnioscope［エームニアスコウプ］羊水鏡

amnioscopy［エーエムニアスコアピー］羊水鏡検査

amniote［エームニオウト］有羊膜類の

amniotic, amnionic［エーエムニアティック，アエムニアニック］羊膜の
— **cavity**［-キャヴィティ］羊膜腔
— **fold**［-フォウルド］羊膜ヒダ
— **membrane**［-メンブれイン］羊膜

amniotitis［エームニオウタイティス］羊膜炎

amniotic fluid［アムニアティック フルーイド］羊水

amobarbital［アモウバービタル］速効性バルビタール

Amoeba［アミーバ］アメーバ属

am(o)ebic dysentery［アミービック ディサンタリー］アメーバ赤痢

am(o)eboid［アミーボイド］アメーバ様

amok, amuck［アマック］アモック ☆マレー人種特有の精神病で殺傷性

amorpha［アモーファ］無定形発疹 ☆障害部不明の発病，間擦疹

amorphia［アモーフィア］無定形状態

amorphinism［アモーフィニズム］モルヒネ禁断症状

amorphognosia, amorphagnosia［エーモーファグノウスィア，-スィス］形態失認．形・大きさが認識できないこと

amorphous［アモーファス］無定形の

amorphus［アモーファス］無形体

amosulalol hydrochloride［アモシュラロール ハイドロウクローらイド］塩酸アモスラロール ☆降圧薬，交感神経末梢 α β 遮断薬

amotio［アモウシオウ］剥離
— **ciliaris**［-スィリアりス］毛様体剥離
— **corpus vitrei**［-コーパス ヴィトりー］硝子体剥離
— **retinae**［-れティネ］網膜剥離
— **retinae traumatica**［-れティネ トろウマティカ］外傷性網膜剥離

amoxapine［アマクサピーン］アモキサピン ☆三環系抗うつ薬

amoxicillin［アモキスィスィりン］アモキシシリン，アミノベンジルペニシリンの一つ

☆広範囲ペニシリン系抗生物質，腸管から吸収される
ampere, A [エーンペア] アンペア
amphemera [エームフェマら] 毎日熱
amphetamine [エームフェタミーン] アムフェタミン ☆精神刺激薬，覚醒薬
amphiarkyochrome [エーンフィアーキアクロウム] アムフィアルキオクローム ☆可染部は淡い網状，その節目が濃染する神経細胞
amphiarthrosis [エームフィアースろウスィス] 半関節，緊密関節
amphibia [エーンフィビア] 両生類
amphiblastula [エーンフィブラストュラ] アンフィブラストゥラ ☆卵の完全分裂発育中の桑実状態
amphibolia [エーンフィボウリア] 疾病不安定期
amphibolic stage [エーンフィバリック スティジ] 不安定期
amphibology [エームフィバロジー] 不明確な語法，あいまいな文句
amphicrania [エーンフィクれイニア] 両側頭痛
amphicreatine [エーンフィクりーアティン] アンフィクレアチン ☆筋肉中の代謝産物
amphicreatinine [エーンフィクりアテイニン] アンフィクレアチニン ☆筋肉中の有毒代謝物質
amphicribral [エーンフィクりーブラル] 外篩の
amphicroic [エーンフィクろイック] 両色反応の
amphicyte [エーンフィサイト] 脊髄神経節鞘の細胞
amphigony [エーンフィガニー] 両性生殖
amphimixis [エーンフィミクスィス] 両性混合，遺伝子融合
Amphioxus [エーンフィアクサス] ナメクジウオ属
Amphismela [エーンフィスミーラ] 外科用の両刃刀
Amphistoma [エーンフィスタマ] 双口吸虫類 ☆吸虫類の一属
Amphitheater [エーンフィスィアター] 円形臨床講堂
amphitricha [エーンフィトりカ] 両毛菌
amphocyte [エーンファサイト] 両染色性の細胞
amphodiplopia [エーンフォウディプロウピア] 両眼複視
amphoric [エーンフォーリック] 空壺音性
— **respiration** [-れスピれイシャン] 空壺性呼吸音
amphotericin B [アンファテりスィン ビー] アンフォテリシンB ☆深在性真菌症治療薬
ampicillin, ABPC [アンピスィりリン] アンピシリン，アミノベンシルペニシリンの一つ ☆広範囲ペニシリン系抗生物質，グラム陰性菌にも有効
ampiroxicam [アンピろキシカム] アンピロキシカム ☆オキシカム系非ステロイド抗炎症薬のプロドラッグ
ampliation [エーンプリエイシャン] 拡張，膨張
amplification [エーンプリフィケイシャン] 拡大，拡大力
amplifier [エーンプリファイアー] 拡大鏡，拡大器，増幅器，拡声器
amplitude [エーンプリテュード] 振幅
— **of vibration** [-アヴ ヴァイブれイシャン] 増幅
ampoule [エーンプール] アンプル
ampulla [エーンプーラ] 膨大部，壷腹部，水疱，水ぶくれ
ampullitis [エーンパらイティス] 膨大部炎
amputation [エーンピューテイシャン] 切断術
— **neuroma** [-ニューろウマ] 断端神経腫
  Chopart's — [ショパーる-] ショパール切断〔術〕．距骨・踵骨を残して足根骨の関節離断を行う方法
  coat-sleeve — [コウトースリーヴ-] 袖形切断〔術〕．長い皮弁を切断端に残す切断法
  congenital — [カンジェニタル-] 先天性切断 (intrauterine—子宮内切断)．胎児の四肢が子宮内で欠損すること
  Gritti-Stokes — [グリッティ・ストウクス-] グリッティーストークス切断術．大腿骨の下端に膝蓋骨を付着させ，断端の荷重を可能にする切断法
  Krukenberg's — [クるウケンバーグズ-] クルーケンベルク切断〔術〕．物を把持できるように切断前腕を2分割する手術
  Langenbeck's — [ランゲンベックス-] ランゲンベック切断．外側から皮弁をとる切断法
  Lisfranc's — [リスフらン-] リスフラ

amputation ~ amyotrophic

ン切断法．足根骨と中足骨との間で行う足の切断
- major —［メイジャー-］ 大切断術．手首より上部または踵部より上部で行う切断術
- mediotarsal —, midtarsal —［メディアターサル-, ミドターサル-］ 中足根骨切断〔術〕→ Chopart's —
- Pirogoff's —［ピろゴフス-］ ピロゴフ切断法．足関節切断時，踵骨を後上方より前下方に切断し，その一部で脛骨および腓骨下端の断端を保護する方法
- Syme's —［サイムズ-］ サイム切断法．足関節を脛骨果，腓骨果を通って切断し，皮弁は踵の皮膚でつくる．(ankle disarticulation 足関節離断術)

amputee［エーンピューティー］ 肢端切断患者

amrinone［アムりノン］ アムリノン ☆強心薬, PDE（フォスフォジエステラーゼ）III 阻害薬

AMS（acute mountain sickness）

amusia［アミューズィア］ 失音楽症，音痴

amyelencephalus［アマイアレンセファラス］ 無脊髄脳体

amyelia［アマイイーリア］ 無脊髄症

amyelinic neuroma［アマイアリニック ニューろウマ］ 無髄神経腫

amyeloneuria［アマイアロウニューりア］ 脊髄不全麻痺

amyelotrophy［アマイアラトろフィ］ 脊髄萎縮症

amygdalectomy［アミグダレクタミー］ 扁桃切除術

amygdalitis［アミグダライティス］ 扁桃腺炎

amygdaloid nuclear complex［アミグダロイド ニュークリアー カンプレクス］ 扁桃核複合体

amygdalopathy［アミグダラパスィ］ 扁桃病

amyl［エーミル］ アミル基
- nitrite［- ナイトらイト］ 亜硝酸アミル ☆狭心症治療薬，硝酸薬

amylaceous［エーミレイシャス］ デンプンを含む，デンプン様の

amylase［エーミレイス］ アミラーゼ，デンプン水解酵素

amylene［エーミリーン］ アミレン
- chloral［- クローらル］ アミレン・クロラール

amylic alcohol［エーミリック エールカホール］ アミルアルコール

amylin［エーミリン］ アミリン ☆アミロイドーシスのとき膵などの組織に沈着する物質

amylogen［エーミラジャン］ アミロゲン ☆可溶性デンプン

amylohydrolysis［エーミロウハイドらリスィス］ デンプン加水分解

amyloid［エーミロイド］ アミロイド，類デンプン体
- body［- バディ］ アミロイド体
- disease［- ディズィーズ］ アミロイド病
- fibril［- ファイブリル］ アミロイド原線維
- kidney［- キドニー］ 類デンプン変性腎，アミロイド腎
- liver［- リヴァー］ アミロイド肝
- neuropathy［- ニューらパスィ］ アミロイド神経症

amyloidosis［エーミロイドウスィス］ アミロイド症，類デンプン症

amylolysis［エーミラリスィス］ デンプン分解

amylolytic ferment［エーミラリティック ファーメント］ デンプン酵素

amylopsin［エーミラプスィン］ アミロプシン，膵ジアスターゼ

amylose［エーミロウス］ アミロース

amylosis［エーミロウスィス］ 穀粉症

amyluria［エーミリューりア］ デンプン尿症

amyocardia［エーマイオウカーディア］ 心筋薄弱症

amyostasia［アマイオウステイズィア］ = anyostasis （使用時の）筋振戦

amyosthenia［アマイオウスィーニア］ 筋衰弱症，筋無力症

amyotaxia［アマイオウタクスィア］ 筋失調症

amyotonia［アマイオウトウニア］ 筋無緊張症 (myatonia, myatony). 筋緊張の欠如
- congenita［- カンジェニタ］ 先天性筋無緊張症 (Oppenheime's disease オッペンハイム病)

amyotrophia［アマイオウトろウフィア］ 筋萎縮症

amyotrophic［アマイオウトらフィック］ 筋萎縮性
- lateral sclerosis, ALS［- ラタらル スクリアろウスィス］ 筋萎縮性側索硬化

症
amyous [アミアス] 筋組織欠如の
amytis [アマイティス] 乱切
amyxorrh(o)ea [アミクサりーア] 粘液分泌欠如 ☆粘液の正常分泌しないこと
ana [アナ] （処方において）各同量に ☆『再』の意，処方には「いずれも」の意
ana- [アナ] （接頭語）後の，逆の，上に，戻って，さらに，通って
ANA (antinuclear antibody)
anabasis, anabasia [アネーバスィス, アナバスィア] （急性病の）病勢亢進期，病状悪化
anabiosis [エーナバイオウスィス] 蘇生
anabole [エーナバリー] 喀出，吐出，喀出物，吐出物
anabolic [エーナバリック] タンパク同化性の
　— **hormone** [- ホーモウン] タンパク同化ホルモン
anabolism [アネーバリズム] 同化
anacampsis [エーナキャンプスィス] 屈曲，反射
anacamptometer [エーナカンプタミター] 反射計 ☆深部反射の強さを測定する装置
anachlorhydria [エーナクローらイドりア] 胃酸欠乏症
anacholia [エーナコウリア] 胆汁分泌欠乏症
anacidity [エーナスィディティ] 酸欠乏，無酸性
anaclasimeter [エーナクラスィミター] （眼）屈折検査器
anaclasis [エーナクラスィス] 光の反射・屈折，挫折
anaclastic [エーナクラスティック] 屈折性の
anaclisis [エーナクリスィス] 横臥，感情的依存性
anaclitic [アネークりティック] 依存的
　— **depression** [- ディプれッション] 依存性抑うつ
anacroasia [エーナクろうエイズィア] 聴解不能 ☆患者自身読めば理解できが，これを言葉で聞くと分からないもの
anacrotism [エーナクらティズム] 上行脚隆起脈 ☆脈拍が異常なこと
anacusia, anacusis [エーナクースィア, アナクースィア] 耳の不自由なこと，聾
anadenia [エーナディーニア] 腺分泌減少，胃酸分泌欠如
anadicrotism [エーナディクらティズム] 上行脚性重複隆起脈
anadidymus [アナディディマス] 上半複体，複体奇形
anadipsia [アナディプスィア] 煩渇 ☆極度ののどの渇き
anaeroplasty [エーネアら・プレアスティ] 無気療法，排気療法，創傷部の空気を除去する
anaerosis [アネアろウスィス] 呼吸断絶
anagenesis [アナジェニスィス] 組織再生
anagogia [アナゴウジア] 逆上
anaima [アナイマ] 無血動物
anakatadidymus [アナカタディディマス] 上下両部結合奇形
anakatesthesia [アナカテススィーズィア] 浮遊感，ふわふわした落ち着かない感じ
anákhre [アナーカー] 巨鼻症，大鼻症
anakmesis [アナクマスィス] 骨髄細胞成熟停止
anakoluthie [エーナコウルースィー] 欠語症
anakusis, anakusia [エーナクースィス, アナクースィア] 聴覚消失，完全聾（ろう） (anacousia, anacusia, anacusis)
anal [エイナル] 肛門の
　— **artery** [- アータりー] 肛門動脈
　— **atresia** [- アトりーズィア] 肛門閉鎖症，鎖肛
　— **fissure** [- フィシャー] きれ痔
　— **gland** [- グランド] 肛門腺
　— **levator** [- リーヴェイター] 肛門挙筋
　— **sphincter** [- スフィンクター] 肛門括約筋
analbuminemia [アナルビューミニーミア] 無アルブミン血症
analepsis [エーナレプスィス] 回復，強壮
analeptic [エーナレプティック] 興奮性の，興奮薬，中枢神経興奮薬
analeptica, analeptics [エーナ レプティカ, エーナ レプティックス] 興奮薬，強壮薬
analgesia [エーナルジーズィア] 無痛覚症
　— **algera** [- アルジーら] 疼痛性無痛覚症．すべての感覚が脱失している部位の激痛
analgesic [エーナルジーズィック] 鎮痛薬
　— **nephropathy** [- ネフらパスィ] 鎮痛薬による腎症
analgetic [エーナルジーティック] 鎮痛性の；鎮痛薬
analog, analogue [エーナラグ] 類似の

analog 〜 anaplerosis

— computer [-カンピューター] （デジタルに対する）アナログ計算機 ☆数字でなく図形で示す方法
analogous [アネーラガス] 相似の，同族性の
analogy [アネーラジー] 類似，比喩，たとえ話
analysand [アネーリサンド] 精神分析対象患者
analysis [アネーリスィス] 分解，分析
— of variance, ANOVA [- アヴヴェアりアンス] 分散分析，変数分析
analyst [エーナリスト] 精神分析者
analytical chemistry [エーナリティカル ケミストりー] 分析化学
analytic [エーナリティック] 分析の，解析の
analyzer [エーナライザー] 分析器，分析者，分光鏡ニコルプリズム ☆振戦運動の分解
anamnesis [エーナムニースィス] 記録，既往歴，既往症，病歴口供
anamnestic [エーネームネスティック] 既往の，既往症の
— reaction [-リアクシャン] 記憶反応 ☆過去に接触したことのある抗原に対する反応が新しいものに対する反応と異なるもの
anamorphosis [エーネーモーファスィス] 変態形成，形成異常
ananabasia [エーネーナベイスィア] 高所登上不能
ananaphylaxis [エーナナフィラクスィス] アナナフィラキシー ☆過敏症を緩和する状態
ananastasia [エーネーナステイスィア] 起立不能症
anancastia [エーナンキャスティア] 強迫行為，強迫観念
anancastic [エーナンキャスティック] 強迫的な
anandria [アナンドりア] 陰萎 ☆男性の生殖力ないこと
anangioplastic [アナンジアプラスティック] 血管形成不全の
anapeiratic [エーナパイれーティック] （書痙のような）過労性痙攣
anaphalantiasis [エーネーファランタイアスィス] 眉毛欠如
anaphase [エーナフェイズ] 核間接分体の後期 ☆有絲分裂において染色体が赤道坂から細胞の両極へ動く時期
anaphia [アネーフィア] 触覚障害，無触感
anaphora [エーナフォら] 喀出，吐出，回復，逆上，激しい呼吸
anaphoresis [エーネーファりースィス] 陽極泳動（電気泳動において物質が陽極に移動すること），汗分泌減少，減汗症
anaphoria [エーナフォーりア] 上向斜視
anaphrodisia [アナフらウディスィア] 性欲欠乏，冷感症
anaphrodisiac [アナフらウディスィアック] 性欲減少に関する，性欲鎮静薬，制淫薬
anaphrodite [エーネーフらダイト] 性欲欠乏者
anaphylactic [エーナフィれークティック] 免疫性減少の，免疫力減少性血清
anaphylactogen [エーナフィれークタジャン] アナフィラクトゲン ☆アナフィラキシーを喚起する物質
anaphylactoid purpura [エーナフィれークトイド パーピュら] アナフィラキシー様紫斑病
anaphylatoxin [エーナフィラタクスィン] アナフィラトキシン
anaphylaxis [アナフィれークスィス] アナフィラキシー ☆過敏症
  passive — [ペーッスィヴー] 受身アナフィラキシー．あらかじめ感作した動物血清の非経口的投与による過敏状態
  passive cutaneous —（PCA）[ペーッスィヴ キューティニアス-] 受身皮膚アナフィラキシー
  reverse passive — [りヴァース ペーッスィヴ-] 逆受身アナフィラキシー．最初に抗原，次いで特異抗体を注射してショックを起こすアナフィラキシー
anaplasia [エーナプレイズィア] 退形成，退行発育
anaplastic [エーナプレースティック] 未分化の
— carcinoma [-カースィノウマ] 未分化癌
anaplastic carcinoma [エーナプレースティック カースィノウマ] 未分化癌
anaplasty [エーナプレースティ] 補正術，形成手術
anaplerosis [エーナプラろウスィス] 肉芽発

生，創面治癒
anapnograph [エーナプノウグらフ] 記録式肺活量計
anapnoic [エーナプノウイック] 呼吸促進の，呼吸を楽にする，呼吸促進薬
anapnotherapy [エーナプノアセらピー] 吸入療法
anapophysis [エーナポフィスィス] 椎骨副突起
anaptic [エーネープティック] 触覚障害の，無触感の
anarithmia [エーナりズミア] 計算不能症
anarrh(o)ea [エーナりーア] 上方流注，(血液の) 逆流
anarrhexis [エーナれクシス] 骨癒合離断術 ☆ゆがんで癒合した骨折端を外科的に離すこと
anarthria [アナースりア] 構語不能症，失構語症
anasarca [エーナサーカ] 全身性高度浮腫
anasomia [エーナソーミア] 無胴体
anastalsis [エーナスタルスィス] 上行性蠕動
anastaltic [エーナスタルティック] 収斂性の，求心的の，導入的の
anastasis [エーナスティスィス] 治癒，回復，液体上行，仮死者蘇生
anaster [アネースター] 無星体
anastigmatic [エーナスティグマティック] 無収差性の，無乱視性の
anastole [アネースタリー] 収縮，(創部皮膚などの) 引きつり
anastomat [アネースタマット] 吻合鉗子
anastomose [アネースタモウズ] 吻合する
anastomosis [アネースタモウスィス] 吻合術
anastrophe [アネーストラフィー] 転位，転倒
anatherapeusis [エーナせらピュースィス] 薬用量漸増治療法
anathrepsis [エーナすれプスィス] 組織再生
anatomic, anatomical [アネータミック, アネータミカル] 解剖学的の
 — barrier [－バリアー] 解剖学的障壁
 — occlusion [－アクルージャン] 解剖学的咬合
anatomical neck [アネータミカル ネック] (上腕骨の) 解剖頸
 — pathology [－パさロジー] 解剖病理学
 — wart [－ウォート] 解剖者の手の疣 (イボ)
anatomist [アネータミスト] 解剖学者

anatomize [アネータマイズ] 解剖する
anatomy [アネータミー] 解剖学
anatonosis [エーナトノウスィス] 増大，増張
anatopism [エーナタピズム] 場所にそぐわない，反社会性，風変わり
anatoxin [エーナタクスィン] アナトキシン，変性毒素
anatresis [エーナトりースィス] 穿孔，円鋸手術
anatripsis [エーナトりプスィス] 摩擦療法，摩擦，搔爬 ☆マッサージにおける求心性按摩，破砕，むず痒いこと (またそれを搔くこと)
anatriptis [エーナトりプティス] = anatriptics 塗擦薬
anaxon [エーナクサン] アナクソン ☆軸索突起のないニューロン
anazoturia [エーナゾウチューリア] 尿素減少尿
ANCA (anti-neutrophil cytoplasmic antibody)
anchone [エーンコウニー] ヒステリー患者における喉頭狭窄症状
anchor [エーンカー] 接極子，固定
 — drill [－ドリル] 固定ドリル
 — screw [－スクるー] 保持用ラセン合釘
anchorage [エーンカりジ] 固定〔術〕；支台歯．ブリッジを装着するときその支点となる歯；固定源
 — dependence [－ディペンダンス] 接着部依存性，基質依存性．培養細胞の依存性検査に用いる
anchoring callus [エーンカりング キャらス] 係留仮骨
anchylops [エーンキらプス] 上眼角膿瘍
ancillary [エーンスィらりー] 補助的の，付従の
ancistrum [エーンスィストらム] (外科用) 鉤
ancon [エーンカン] 肘の，肘頭
anconitis [エーンカナイティス] 肘関節炎
Ancylostoma braziliense, De-Faria [エーンスィろウストウマ ブらズィリアンス, デ・ファりア] ブラジル鉤虫，ブラジル十二指腸虫，ズビニ鉤虫
Ancylostoma duodenale, Dubini [エーンスィろウストウマ デューオウディーナル, ドゥビニ] ズビニ十二指腸虫
Ancylostoma malayanum,

Alessadrini [エーンスィロウス トウマ マレイ ヤナム, アレサドりーニ] マレー鉤虫

ancyroid [エーンサイろイド] 錨状の, 鉤状の

Andersen disease [エーンダーサン ディズィーズ] グリコーゲン蓄積病 IV 型

Anderson splint [エーンダーサン スプリント] アンダーソン副木 ☆内外二方向から固定する副木

Andes disease [エーンディズ ディズィーズ] アンデス山病 ☆アンデス山脈旅行者に見られる紅斑病

andranatomy [エーンドらネータミー] 男性の解剖学

Andre-Thomas' sign [エーンドれ トーマスズ サイン] アンドレ・トーマス徴候 ☆手を上げまた下ろすと逆にはね上がる. 小脳疾患で見られる

androblastoma [エーンドろウブレース トウマ] 男性ホルモン産生細胞腫

androgalactozemia [エーンドろウガレークトウズィーミア] 男性乳汁分泌

androgen [エーンドらジャン] アンドロゲン, 男性ホルモン
— resistance syndrome [—りズィスタンス スィンドろウム] 男性ホルモン抵抗性症候群
— therapy [—セらピー] 男性ホルモン療法

androgenesis [エーンドらジェニスィス] 雄核発生

androgenous [エーンドらジャナス] 男性(雄性)を生産する

androgynus [エーンドらジナス] 半陰陽

androgyny [エーンドらジニー] = androgyne 女性仮性陰陽, 雌雄同花

androlepsia [エーンドろウレプスィア] 受胎

andrology [エーンドらラジー] 男性学, 男性病学

andromania [エーンドろウメイニア] 女性色情症

andromimetic [エーンドろウミメティック] 男性化作用のある

andropathy [エーンドらペースィ] 男性特有の病気, 男性疾患

androphobia [エーンドろウフォウビア] 男性嫌悪症, 男ぎらい, 男性恐怖症

androphonomania [エーンドろウフォウナメイニア] 殺人狂

anebous [アニービス] 未成熟, 未成人

anecdotal [エーニクドウタル] 逸話的な, 話題的な

anectasis [エーネクテイスィス] 先天性無気肺, 無拡張(症)

aneilema [アナイリーマ] 腸内ガス, 放屁

anelectric [アニレクトリック] 非帯電性の, 良導体

anelectrode [エーニレクトろウド] 陽極

an(a)emia [アニーミア] 貧血

anemic [アニーミック] 貧血性の
— infarct [—インファークト] 貧血性梗塞
— murmur [—マーマー] 貧血性雑音

anemometer [エーニマミター] 風力計

Anemone [アネマニー] イナリンソウ属, アネモネ, オキナグサ

anemonism [アネマニズム] アネモネ中毒

anemopathy [アニモウペースィ] 吸入療法 ☆烈風による病気

anemophobia [アニモウフォウビア] 風恐怖症

anemotrophy, anaemotrophy [アニマトらフィ] 造血栄養欠乏 ☆血液栄養素の不足

anemotropism [アニマトらピズム] 向風性

anencephalia [アネンスィファリア] 無脳症

anencephalohernia [アネンセファロウハーニア] 脳貧血

anencephaloneuria [アネンセファロウニューりア] 脳神経作用不全

anencephalotrophia [アネンセファロウトろウフィア] = anencephalotrophy 脳萎縮

anencephalus [アネンセファルス] 無脳体

anenterous [エーネンテらス] 無腸の

anepia [アネピア] 失語症, 談話不能, 唖

anepithymia [エーネピサイミア] 異味症, 食欲倒錯

anerethisia [エーネりスィズィア] 興奮性欠如

anergasis [エーナーガスィス] 器質性精神病

anergia, anergy [エーナージア, エーナージー] アネルギー, 無作動, 勢力欠乏

anerobe, anaerobe [エーナろウブ, アネアろウブ] 嫌気性菌

anerobia, anaerobia [エーナろウビア, アネアろウビア] 嫌気性細菌

anerobiosis, anaerobiosis [エーナろウバイオウスィス, エーネアろウバイオウスィス] 嫌気的生存

aneroid [エーナろイド] 無水, 無液, 無水銀
— barometer [—バらミター] 無水銀気圧計

aneroplasty, anaeroplasty [エーナらプラスティ, アネアらプラスティ] 嫌気療法 ☆創傷部を空気から遮るために温湯に浸して治療する法

anerosia [エーナろウスィア] 性欲低下

anerythrochloropsia [エーニりスろウクローらプスィア] 赤緑色盲

anerythroplasia [エーニりスろウプレイズィア] 赤血球形成不全

anerythropsia [エーニりスらプスィア] 赤色盲

anesis [エーニースィス] 症状緩和, 軽快

an(a)esthesia [エーニススィーズィア, アネススィーズィア] 無感覚症, 麻酔法
— dolorosa [-ドウラろウサ] 有痛性知覚脱失

anesthesimeter [エーニススィーズィミター] 麻酔薬使用用量計

anesthesine [エーネスサスィン] アネステシン ☆局所麻酔薬

anesthesiologist [エーニススィーズィアラジスト] 麻酔医, 麻酔学者

anesthesiology [エーニススィーズィアラジー] 麻酔学

anesthetic [エーニスセティック] 無感覚の, 麻酔薬
— leprosy [-レプらスィ] 神経らい
— room [-るーム] 麻酔室

anesthetist [エーネスサティスト] (外科手術において)麻酔係, 麻酔士

anesthetization [エーネスサティゼイシャン] 麻酔すること

anesthetize [エーネスサタイズ] 麻酔させる

anetholtrithion [エーネソールトらイサイアン] アネトールトリチオン ☆胆道疾患治療薬, 胆汁酸利胆薬

anetic [アネティック] 鎮痛の, 鎮静薬

anetiological [アニティアラジカル] 無目的の, 非病因的な

anetodermia [アニトウダーミア] 皮膚弛緩, 斑状皮膚萎縮症

anetus [アニータス] 間欠熱

aneuploid [エーニュープロイド] 異数体 (heteroploidy). 染色体の基本数の増減

aneuploidy [エーニュープロイディ] 染色体数異常, 異数性

aneuria [アニューりア] 神経力欠如

aneurinase [アニューりネイス] アノイリナーゼビタミン B_1 分解菌

aneurinasis [アニューりネイスィス] アノイリナーゼ症 ☆腸内にサイアミン分解菌が寄生するために起こるビタミン B_1 欠乏症

aneurism, aneurysm [エーニューりズム] 動脈瘤, 脈瘤

aneurosis [アニューろウスィス] 神経機能欠如

aneurysmal [エーニューりズマル] 動脈瘤性
— murmur [-マーマー] 動脈瘤雑音
— thrill [-スリル] 動脈瘤振戦音

aneurysmectomy [エーニューりズメクタミー] 動脈瘤切除術

aneurysmorrhaphy [エーニューりズモーらフィ] 動脈瘤縫縮術

aneurysmus [エーニューりズマス] 拡張, 脈瘤形成, (動)脈瘤

ANF 1. (atrial natriuretic factor) / 2. (antinuclear factor)

angel's wing [エインジャルズ ウィング] 天使の翼 ☆肩状骨が異常に突出して天使の翼のように見える奇形

Anghelescu's sign [アンゲレスキュズ サイン] アンゲレスキュ徴候 ☆脊椎カリエスで背骨を曲げることができない

angiectasis [エーンジエクタスィス] 脈管拡張症

angiectopia [エーンジエクトウピア] 脈管走行位異常

angiitis, angitis [エーンジアイティス, アンジャイティス] 脈管炎, 血管炎
— hypersensitivity angitis [-ハイパーセンスィティヴィティ エーンジャイティス] 過敏性血管炎

angina [エーンジャイナ] アンギナ, 狭心症, 口狭炎
— abdominalis [-アブダミナーリス] 腹部狭心症
— capitis [-キャピティス] 頭痛
— cruris [-クるーリス] 間歇性跛行
— neurosa [-ニューろウサ] 神経性アンギナ
— pectoris [-ペクタリス] 狭心症
variant — [ヴェアりアント-] 異型狭心症 → Prinzmetal's —

anginoid [エーンジノイド] 類狭心症 ☆狭心症に似た症状

anginophobia [エーンジノウフォウビア] 狭心症恐怖症

angioasthenia [エーンジオウアススィーニア] 脈管薄弱症

angioblast [エーンジアブラスト] 血管芽細胞

angiocardiography ～ angiorrhaphy

angiocardiography［エーンジオウカーディアグらフィ］ 血管心臓造影法

angiocardiokinetic［エーンジオウカーディオウキネティック］ 血管心臓運動性，強心性，血管心臓運動の促進薬，強心薬

angiocarditis［エーンジオウカーダイティス］ 血管心臓炎

angiocholitis［エーンジオウコウライティス］ 血管胆管炎

angioclast［エーンジアクラスト］ 血管圧迫鉗子

angiodermatitis［エーンジオウダーマタイティス］ 皮膚脈管炎

angiodiastasis［エーンジオウダイアスタスィス］ 脈管の変位，拡張

angiodystrophia, angiodystrophy［エーンジオウディストろウフィア，アンジオウディストらフィ］ 脈管の栄養不良，血管異栄養症

angioedema［エーンジオイディーマ］ 血管性水（浮）腫 ＝ anagioneurotic edema

angiofibroma［エーンジオウファイブろウマ］ 血管性線維腫

angiogenesis［エーンジアジェニスィス］ 血管形成

angioglioma［エーンジオウグライオウマ］ 血管性膠腫

angiogram［エーンジアグらム］ 血管撮影像

angiography［エーンジアグらフィ］ 血管造影法

angiohemophilia［エーンジオウヒーマフィリア］血管性血友病 ☆常染色体性優性遺伝の出血素因で血管内皮の分泌する血症タンパク，Von Willebrand因子の欠乏による

angioimmunoblastic lymphadenopathy［エーンジオウ・イミュナブレースティック リンファディナパスィ］ 血管免疫芽球リンパ腺症

angiokeratoma［エーンジオウケらトウマ］ 角化血管腫

angiolith［エーンジアリス］ 脈管結石

angiolithic［エーンジアリスィック］ 血管結石の

angiology［エーンジアラジー］ 脈管学

angiolymphoma［エーンジオウリンフォウマ］ 血管リンパ腫

angioma［エーンジオウマ］ 血管腫
　— arteriale racemosum［- アーティりアーれ らスィモウサム］ つる状動脈性血管腫
　— cavernosum［- カバーノウサム］ 海綿様血管腫
　— cutis［- キューティス］ 皮膚血管腫
　— serpinginosum［- - サーピンジノウサム］ 蛇行性血管腫

angiomalacia［エーンジオウマレイシア］ 血管軟化

angiomatosis［エーンジオウマトウスィス］ 多発性血管腫症

angiomyocardiac［エーンジオウマイオウカーディアック］ 心筋および血管性

angiomyolipoma［エーンジオウマイオウリポウマ］血管筋脂肪腫

angiomyoma［エーンジオウマイオウマ］ 血管筋腫

angiomyopathy［エーンジオウマイアパスィ］ 血管性筋疾患

angiomyosarcoma［エーンジオウマイオウサーコウマ］ 血管筋肉腫

angionecrosis［エーンジオウネクろウスィス］ 血管壁壊（え）死，血管（脈管）壊死

angioneogenesis［エーンジオウニーアジェニスィス］ 血管新生

angioneoplasma［エーンジオウニーアプラズマ］ 血管腫

angioneurosis［エーンジオウニューろウスィス］ 血管神経障害

angioneurotic［エーンジオウニューらティック］ 血管神経性の
　— edema［- イディーマ］ 血管神経症性浮腫

angionoma［エーンジオウノウマ］ 血管潰瘍

angiopancreatitis［エーンジオウパンクりアタイティス］ 血管性膵炎

angioparalysis［エーンジオウパらリスィス］ 血管麻痺

angioparesis［エーンジオウパりースィス］ 血管不全麻痺

angiopathy［エーンジアパスィ］ 血管症，血管障害

angiophacomatosis［エーンジオウファコウマトウスィス］ 血管性母斑症

angiophorous［エーンジオウファらス］ 脈管支持組織の

angioplany, angioplania［エーンジオウプらーニー，エーンジオウプレイニア］ 血管走行異常

angioplasty［エーンジアプラスティ］ 血管形成術

angiopressure［エーンジアプれッシャー］ 圧迫止血

angiorrhaphy［エーンジアらフィ］ 脈管縫合

術
angiorrhexis [エーンジアれクシス] 血管破裂
angiosarcoma [エーンジオウサーコウマ] 血管肉腫
angiosclerosis [エーンジオウスクリアろウスィス] 血管硬化症
angioscotoma [エーンジオウスコウトウマ] 網膜血管性暗点
angiosialitis [エーンジオウサイアライティス] 唾液腺導管炎
angiospasm [エーンジオウスパズム] 血管痙攣
angiostasis [エーンジアスタスィス] 止血
angiostegnosis [エーンジオウスティグノウスィス] 血管狭窄
angiostenosis [エーンジオウスティノウスィス] 血管狭窄
angiotensin [エーンジアテンスィン] アンジオテンシン ☆血管収縮ホルモン
— converting enzyme, ACE [— カンヴァーティング エンザイム] アンジオテンシン転換酵素
— converting enzyme inhibitor [— カンヴァーティング エンザイム インヒビター] アンジオテンシン転換酵素阻害薬
angioteria [エーンジオウティーりア] 血管系発育異常
angiotitis [エーンジオウタイティス] 血管性耳炎
angiotomy [エーンジアタミー] 血管切開術
angiotonic [エーンジアタニック] 血管収縮性の, 血管収縮薬
angle [エーングル] 角, 隅, 角度
— closure glaucoma [— クロウジャー グローコウマ] 隅角閉鎖性緑内障
— head centrifuge [— ヘッド セントりフュジ] 斜頭遠心器
— of aberration [— アヴ アばれイシャン] 収差角
— of aperture [— アヴ アパーチャー] 瞳孔角
— of azimuth [— アヴ エーズィマス] 側位角
— of contingence [— アヴ カンティンジャンス] 続角
— of incidence [— アヴ インスィデンス] 入射角
costophrenic — [カスタフれニック—] 肋骨横隔膜角. 肋骨面と横隔膜のなす角
costovertebral — [カスタヴァテイブらルー] 肋骨脊椎角（X 線像の）
anglicus sudor [エーングリカス スードー] イギリス発汗熱
angophrasia [エーンゴウフれイズィア] 言語渋滞
angor [エーンガー] 苦悶, 激痛, 苦痛
Angstrom, Å [エーングストロウム] オングストローム ☆$10^{-10}m$
Anguilla [エーングウィラ] うなぎ
— japonica [— ジャポニカ] 日本うなぎ
anguish [エーングウィッシュ] 激しい苦痛
angular [エーンギュラー] 角（かく）の, かどの
— blephalitis [— ブレファライティス] 眼角眼瞼炎
— convolution [— カンヴァルーシャン] 角状回
— displacement [— ディスプレイスマント] 角変位
— glaucoma [— グローコウマ] 隅角緑内障
— gyrus [— ジャイらス] 角回
— momentum [— モウメンタム] 角運動量
— splint [— スプリント] 角副木
angulation [エーンギューレイシャン] 角形成
— osteotomy [— アスティアタミー] 角状骨切り術
angulus [エーンギュラス] 角
— costae [— カステ] 肋骨角
— oris [— オウりス] 口角
angusta pelvis [エーンガスタ ペルヴィス] 狭窄骨盤
anhedonia [エーンヒードウニア] 無快感症
anhelation [エーンハレイシャン] 呼吸促進
anhelous [エーンヘラス] 呼吸促迫
anhepatogenic [エーンヘパタジェニック] 非肝原性の
anhidrosis, anidrosis [エーンヒドろウスィス, アニドろウスィス] 無汗症
anhydrase [エーンハイドれイス] 脱水酵素
anhydration [エーンハイドれイシャン] 脱水, 脱水状態
anhydremia [エーンハイドりーミア] 乏水血症
anhydride [エーンハイドらイド] 無水物
anhydrous [エーンハイドらス] 無水の, 脱水の, 失水の
anhypnia [エーンヒプニア] 不眠症

anhypnosis 〜 ankylodactylia

anhypnosis [エーンヒプノウスィス] 不眠症
anianthinopsy [エーニアンスィナプスィ] 紫色盲
anideus [アニディアス] 無形体
anile [エーナイル] 高齢者のような，柔弱な
aniline [エーニリン] アニリン ☆芳香族アミンの一つ
　— cancer [- キャンサー] アニリンで動物に起こした膀胱癌
anilinophile [エーニリナファイル] アニリン親和性の
anilism [エーニリズム] アニリン中毒
anility [アニリティ] 老衰，もうろく
animal [エーニマル] 動物，獣
　— experiment [- イクスぺリマント] 動物実験
　— function [- ファンクシャン] 動物性機能，活躍機能
　— house [- ハウス] 実験動物舎
　— lymph [- リンフ] 動物から集めた痘苗
　— physiology [- フィズィアラジー] 動物生理学
　— tissue [- ティシュー] 動物性組織
　— toxin [- タクスィン] 動物毒素
animalcule [エーニマルキュール] 微生物（動物）
animalization [エーニマライゼイシャン] 動物化，酸化，同化
animation [エーニメイシャン] 生気を与えること，活力，動画
animism [エーニミズム] アニミズム，万有霊魂論
animosity [エーニマスィティ] 怨恨，敵意
anion [エーナイオン] 陰イオン
　— gap [- ギャップ] 陰イオン較差
anionic [エーナイアニック] 陰イオンの
　— detegent [-ディタージャント] 陰イオン洗浄薬
aniracetam [アニらセタム] アニラセタム ☆脳代謝改善薬
aniridia [アニリディア] 無虹彩症
Anisakis [エーニセイキィスィス] アニサキス属 ☆線虫類，胃痛，胃出血の原因
anischuria [エーニスキューりア] 尿失禁，遺尿
aniseikometer [エーニサイカミター] 不等像計
aniseikonia [エーニサイコウニア] 不等像症
anisergy [アニサージー] 不等血圧

anisochromatic [エーナイソウクろウメーティック] 不同色の
anisocoria [エーナイソウコーりア] 瞳孔不同症
anisocytosis [エーナイソウサイトウスィス] 赤血球不同症
anisodactylus [エーナイソウダクティラス] 指（趾）不同症
anisodont [エーナイサダント] 歯牙不同，異歯性
anisognathous [エーナイサグナサス] 顎不同
anisomelia [エーナイソウミーりア] 四肢不同
anisomeria [エーナイソウマーりア] 器官不同
anisometrope [エーナイサメトロウプ] 不同視，同種不同視
anisometropic [エーナイソウマトらピック] 屈折不同の，不同視の
　— amblyopia [- アンブリオウピア] 不同視性弱視
anisophoria [エーナイソウフォーりア] 斜位不同 ☆斜軸の程度が凝視の方向に従って変化すること
anisopia [エーナイソウピア] 不同視
anisopiesis [エーナイソウパイイースィス] 血圧不同
anisophygmia [エーナイソウフィグミア] 左右不同脈
anisotonic [エーナイサタニック] 非等張の
anisotropic [エーナイサトらピック] 異方性
anisotropy [エーナイサトらピー] 不同屈折，不同反応
anisuria [エーニシューりア] 排尿不均衡症
ankle [エーンクル] 足首，くるぶし（踝）
　— bone [- ボウン] 距骨
　— clonus [- クロウナス] 足クローヌス，足間代 ☆弛緩と収縮の反覆
　— dysarticulation [- ディスアーティキュレイシャン] 足関節離断
　— edema [- イディーマ] 足踝浮腫
　— jerk, AJ [- ジャーク] アキレス腱反射
　— joint [- ジョイント] 足関節
ankylenteron [エーンキレンテろン] 腸管癒着
ankyloblepharon [エーンキロウブレファらン] 眼瞼癒着
ankylochilia [エーンキロウカイリア] 口唇強直症
ankylocolpos [エーンキロウカルパス] 腟閉鎖
ankylodactylia [エーンキロウダクティりア]

（手足の）強直指症
ankylodontia [エーンキラドンティア] 歯列不整
ankyloglossia [エーンキロウグラッスィア] 舌小帯短縮症
ankylomele [エーンキラミール] 弯曲消息子
ankylopodia [エーンキロウポウディア] 足関節強直
ankyloproctia [エーンキロウプらクシア] 肛門閉鎖症
ankylorhinia [エーンキロウリニア] 鼻壁癒着
ankylose [エーンキロウズ] 強直，癒合
ankylosed [エーンキロウズド] 強直した，癒合した
ankylosing [エーンキロウジング] 強直性の
— spondylitis, AS [-スパンディライティス] 強直性脊椎炎，強直性脊椎症
ankylosis [エーンキロウスィス] 関節強直
ankylostomiasis [エーンキロウストウマイアスィス] 十二指腸虫病
Ankylostomum, ankylostoma [エーンキラスタマム，エーンキロウストウマ] 十二指腸虫
ankylotia [エーンキロウシア] 外聴道癒着
ankylotomy [エーンキラタミー] 短舌離断術
ankylourethra [エーンキロウユーりースら] 尿道閉鎖
ankyrin [エーンキリン] 赤血球の構成タンパク
ankyroid [エーンキロイド] 鉤状の
anlage [アーンラージ] （胎児における）原基，素質，発生原基
anneal [アニール] 焼きさます，緩徐に焼きまたはさます，（ガラス，金属などを）熱処理する
annectent [アネクタント] 連結する
— convolution [-カンヴァルーシャン] 移行回
annexin [アネクスィン] 細胞間結合物質の一つ
annexin V [アネクスィン ヴイ] アネキシンV ☆カルシウム依存性燐結合タンパク
anniversary reaction [エーニヴァーサりー アクシャン] 記念日憂鬱症 ☆過去の忌まわしい体験の回想により規則的に起こる抑うつ状態などの反応
annotation [エーノウテイシャン] 著者欄，注釈
annoyance [アノイアンス] 苦痛，不安，心労；煩悶；疾病
annual [エーニューアル] 一年生の，毎年の
annuity [アニューアティ] 年金
annular [エーニャラー] 輪状の，環状の
— placenta [-プラセンタ] 環状胎盤
— scotoma [-スコウトウマ] 環状暗点
— thrombus [-スらンバス] 環周血栓
annulate [エーニャレイト] 輪になっている
annulose [エーニュロウズ] 有輪（環）の
annulus [エーニュラス] 輪状の，環口の
annus [エーナス] 年
— bisexualis [-バイセクシュアーリス] うるう年
AnOC (anodal opening contraction)
anocatharthic [エーノカサースィック] 催吐薬
anoc(o)elia [エーノウスィーリア] 胸郭，胃
anochilon, anocheilon, anochilos [アノウカイラン，アノウカイラス] 上唇，巨大上唇
anochlesia [エーノウクリーズィア] 無感覚
anococcygeal [エイナカクスィジアル] 肛門尾骨の
anodal [エーナダル] 陽極の
— opening contraction, AnOC [-オウプニング カントらクシャン] 陽極性開放収縮
anode, a [エーノウド] （電池の）陽極
anodinia [エーナディニア] 無陣痛，無痛分娩
anodinous [エーナディナス] 陣痛のない
anodontia [エーナダンシア] 無歯症
anodyne [エーナダイン] 鎮痛薬
anodynia [エーナディニア] 無痛，無感覚
anoesia [エーノウイーズィア] 理解力欠如
anoia [アノイア] 白痴
anomalogy [アナマラジー] = anomanology 異常学
anomaloscope [アナマラスコウプ] 色盲検査鏡
anomalotrophy [アナマラトらフィ] 栄養失調
anomalous [アナマラス] 変則の，奇形の
anomaly [アナマリー] 異常，変則
  Ebstein's — [エブスティーンズ-] エブシュタイン奇形 (Ebstein's disease). 心臓の三尖弁の形成不全および位置異常．しばしば卵円孔開存，心房中隔欠損を伴う
  Klippel-Feil — [クリッペル-フィール-]

anomaly 〜 antabuse

クリッペルーファイル（フェーユ）奇形．先天性の短頸・頸椎癒合症 → syndrome

morning glory — [モーニング グローりー] あさがお（朝顔）異常．視神経乳頭がアサガオの花のように漏斗状を呈する先天奇形

anomia [アノウミア] 健忘性失語症，失名症

anonychia [エーナニキア] 無爪症

anonymate artery [アナニメイト アータりー] 無名動脈

anonymous [アナニマス] 無名の，作者不明の
— **artery** [- アータりー] 無名動脈
— **vein** [- ヴェイン] 無名静脈

anoopsia [アナアプスィア] 上向斜視

Anopheles [アナフィリーズ] アノフェレスカ属，ハマダラカ属

anophelicide [アナフェリサイド] アノフェレス駆除薬

anophelifuge [アナフェリフュージ] アノフェレス防御薬

anophelism [アナファリズム] アノフェレス侵入

anophoria [アナフォーりア] 潜在性上斜視

anophthalmia [エーナフサルミア] 無眼球症

anoplasty [エイナプレースティ] 肛門形成術

anopsia [アナプスィア] 盲，失明，視覚欠如

anorchism [アノーキズム] = anorchidism 無睾丸症

anorchus [アノーカス] 無睾丸者，睾丸未降垂者

anorectal [エーナれクタル] 肛門直腸の
— **abscess** [- アブセス] 肛門直腸膿瘍
— **disorder** [- ディスオーダー] 肛門直腸障害
— **fistula** [- フィスチュラ] 肛門直腸瘻

anorexia [エーナれクスィア] 食欲欠如，食欲不振症，拒食症
— **nervosa** [- ナーヴォウサ] 神経性食欲不振症

anorexiant [エーナれクスィアント] 食欲抑制薬

anorexigenic [エーナれクスィジェニック] 食欲不振を起こす
— **agent** [- エイジャント] 食欲抑制薬

anoria [アノーりア] 無口症

anorgasmy [アノーガズミィ] 性感異常症

anorrhorrh(o)ea [アノーろーりア] 漿液質分泌減少

anorthography [アノーサグらフィ] 運動性失書症，正書不能

anorthopia [エーノーソウピア] 歪視，斜視
☆直線が直線と見えず対称が対称と見えない，水晶体の不整変形による視力異常

anorthoscope [エーノーサスコウプ] 欠線描画を完像視とする器械

anorthosis [エーノーソウスィス] 起立不能症

anoscope [エイナスコウプ] 肛門鏡

anosia [アノースィア] 無病，健康

anosigmoidoscopy [エイナスィグモイダスカピー] 肛門S状腸検査法

anosmia [アナスミア] 無嗅覚症

anosognosia [アナサグノウスィア] 病的失認，自覚症欠如

anosphrasia [アナスフれイズィア] 無嗅覚症

anospinal [エイナスパイナル] 肛門脊髄性の

anostosis [アナストウスィス] 骨形成欠損

anotia [アノウシア] 無耳症

anotropia [エーナトろウピア] 視線上向

anotus [アノウタス] 無耳体

ANOVA (analysis of variance)

anovesical [エイナヴェスィカル] 肛門膀胱性の

anovulation [エーナヴュレイシャン] 無排卵

anovulatory [アナヴュラトりー] 無排卵性の
— **cycle** [- サイクル] 無排卵月経周期

anox(a)emia [エーナクスィーミア] 無酸素血症，酸素欠乏 ☆高山病，気球病のようなもの

anoxia [アナクスィア] 無酸素症

anoxic [アナクスィック] 無酸素の
— **encephalopathy** [- エンセファラパスィ] 無酸素脳症

anoxycausis [アナクスィコースィス] 無酸素燃焼

ANP (atrial natriuretic peptide)

ansa [エーンサ] 係蹄，わな，ループ

anserine [エーンサらイン] 鵞鳥様の
— **disease** [- ディズィーズ] 鵞手病 ☆手筋の萎縮で，鵞鳥の脚のような外形となること

ansiform [エーンスィフォーム] 係蹄状の

ansotomy [エーンサタミー] 係蹄切断

antabuse [エーンタビュース] アンタビュース ☆アルコールが嫌いになる薬，アルコール中毒治療に用いる

antacid ～ anterior

antacid [エーン**タ**スィッド] 酸中和, 制酸薬, アルカリ

antacrid [エーンテーク**り**ッド] 制辛性の

antagonism [エーン**タ**ガニズム] 拮抗作用, 相殺作用

antagonist [エーン**タ**ガニスト] 抑制薬, 拮抗筋, 拮抗物質

antagonization [エーンタガナイ**ゼ**イシャン] 拮抗

antalgesic [エンタル**ジェ**スィック] 鎮痛の

antalgic [エーン**タ**ルジック] 鎮痛の, 鎮痛薬
 — gait [— **ゲ**イト] 疼痛回避歩行

antalkaline [エーン**タ**ルカリーン] アルカリ中和性の, 制アルカリ薬, 制塩基剤, 酸

antanacathartic [エーンタナカ**サ**ーティック] 去痰, 去痰薬

antanemic [エーンタ**ニ**ーミック] 補血薬

antaphrodisiac [アンタふら**ディ**ズィアック] 性欲鎮静の, 制淫薬

antapoplectic [エーンタパプ**レ**クティック] 卒中薬

antasthenic [エーンタス**セ**ニック] 強壮薬

antasthmatic [エーンタタス**ス**マティック] 喘息治療の, 喘息薬

antatrophic [エーンタト**ら**フィック] 萎縮治療薬

ante [**エ**ーンティ] ☆「前」「前方」を表す接頭語
 — cibum, a. c. [— **サ**イバム] 食前
 — meridiem, a. m. [— メ**リ**ディアム] 午前
 — mortem [— **モ**ータム] 死前, 生前
 — mortem thrombus [— **モ**ータム ス**ら**ンバス] 生前血栓
 — partum [— **パ**ータム] 分娩前に
 — prandium [— プ**ら**ンティアム] 食前に

antecedent [エーンティス**ィ**ーダント] 前駆の, 先行の
 — sign [— **サ**イン] 前駆症状

antemetic [エーンティ**メ**ティック] 抗嘔吐薬

antebrachial [エーンティブ**れ**イキアル] = antibrachium 前腕の

antebrachium, antibrachium [エーンティブ**れ**イキアム] 前腕

antecubital [エーンティ**キュ**ービタル] 前肘の

antecurvature [エーンティ**カ**ーヴァチャー] 前弯曲部

antedate [エーンティ**デ**イト] 先立つ, 前屈する

antedisplacement [エーンティディスプ**レ**イスマント] 前方転位

antefebrile [エーンティ**フェ**ブリル] 発熱前の

antefixatio uteri [エーンティフィク**セ**イシオウ **ユ**ータり] 子宮前屈固定術

antefixation of uterus [エーンティフィク**セ**イシャン アヴ **ユ**ータらス] 子宮前屈固定

antegrade [**エ**ーンティグれイド] 順行性
 — amnesia [— アム**ニ**ーズィア] 前方健忘症 ☆考えていることを忘れ, 前後関係が分からなくなる

antelocation [エーンティロウ**ケ**イシャン] 前方転位

antemetic [エーンティ**メ**ティック] 鎮吐薬

antenarial [エーンティ**ネ**アリアル] 鼻孔前部の

antenatal [エーンティ**ネ**イタル] 出産前の

antenna [エーン**テ**ナ] アンテナ, 触覚

antephialtic [エーンティフィ**エ**ールティック] 抗悪夢性の

antepileptic [エーンティピ**レ**プティック] 抗てんかん薬

anteposition [エーンティパ**ズ**ィシャン] (子宮などの) 前転位

anteprostatic [エーンティプらス**タ**ティック] カウパー腺薬

antepyretic [エーンティパイ**れ**ティック] 発熱前の

antereisis [エーンティら**イ**スィス] 整復抵抗, 拮抗

antergia [エーン**タ**ージア] 反対の方向に作用する

anteriad [エーン**ティ**ーりアド] 前方へ

anterior [エーン**ティ**ーりアー] 前の, 前部の, 前方の
 — ascending cerebellospinal tract [— ア**セ**ンディング せりベロウスパイナル ト**れ**ークト] 前上行小脳脊髄索
 — central gyrus [— **セ**ントらル **ジャ**イらス] 中心前回
 — cerebral artery [— **さ**り — ブラル **ア**ータり —] 前大脳動脈
 — choroidal artery [— コー**ろ**イダル **ア**ータり —] (脳の) 脈絡叢動脈, (眼の) 脈絡膜動脈
 — communicating artery [— カ**ミュ**ーニケイティング **ア**ータり —] 前交通動脈
 — cruciate ligament [— ク**る**ーシエイト **リ**ガマント] 前十字靱帯
 — inferior iliac spine [— イン**フィ**ーり

anterior 〜 anthropophilic

アー イリアック スパイン] 下前腸骨棘
- **interbody fusion** [-インターバディ フュージャン] 前方椎体間固定
- **lobe of hypophysis** [- ロウブ アヴ ハイパフィシィス] 下垂体前葉
- **naris** [- ネアリス] 外鼻孔
- **spinal artery syndrome** [-スパイナル アータリー スィンドロウム] 前脊髄動脈症候群
- **tibial artery** [- ティビアル アータリー] 前脛骨動脈
- **tibial syndrome** [- ティビアル スィンドロウム] 前脛骨症候群
- **urethritis** [-ユーりスらイティス] 前部尿道炎

antero- [エーンテロウ-, アンテら-] ☆「前」を表す接頭語

arterocculusion [エータクロウアクルージャン] 前方咬合

anterodorsal [エーンタロウドーサル] 腹側(寄りの)背面

anterograde [エーンタらグれイド] 前転, 前方に動く

anteroinferior [エーンタろウインフェアリアー] 前下方の

anterointernal [エーンタろウインターナル] 前内側の

anterolateral [エーンタらラタラル] 前側方, 前方から側方へ

anteromedian [エーンタろウミーディアン] 前正中方向へ

anteroparietal [エーンタろウパりータル] 前頭頂の

anteroposterior, AP [エーンタろウパスティーりアー] 前後, 前から後へ

anterosuperior [エーンタろウスーピーりアー] 前上方の

anterotorsion [エーンタろウトーシャン] (大腿骨の)前捻

anteversion [エーンティヴァージャン] 捻の, 前

anthectic [エーンセクティック] 結核に有効の, 結核治療薬

anthelix [エーンスィーりクス] 耳殻の対輪

anthelminthic [エーンサルミンスィック] 駆虫に有効の, 駆虫薬

anthelotic [エーンサラティック] 魚の眼治療薬

anthema [エーンスィーマ] 皮疹, 発疹

anthemorrhagic [エーンセマらジック] 止血的の

antherpetic [エーンサーペティック] 疱疹に有効な, 疱疹治療薬

anthesis [エーンスィースィス] 開花期

anthocephal(o)us [エーンサセファラス] 花頭状の

anthology [エーンサらジー] 美文集, 賛歌

anthophobia [エーンソウフォウビア] 恐花症

anthorisma [エーンサりズマ] びまん性膨隆

anthracemia [エーンスらスィーミア] 炭疽菌血症 ☆一酸化炭素による窒息

anthracene [エーンスらスィーン] アントラセン ☆多環性有機化合物, フェナントレンの異性体. 青色蛍光を放つ

anthracic [エーンスらイシック] 炭疽病の

anthracite [エーンスらサイト] 無煙炭

anthracol(o)emus [エーンスらコウリーマス] 伝染性炭疽

anthracoma [エーンスらコウマ] 炭粉腫

anthraconecrosis [エーンスらコウニクろウスィス] 黒色壊死

anthracopesitis [エーンスらコペスィティス] 悪性炭疽病

anthracosis [エーンスらコウスィス] 炭粉症

anthragallol [エーンスらガロール] アントラガロール, 没食子酸

anthraquinone [エーンスらクウィノウン] アントラキノン ☆大黄末の成分. 濃赤色色素

anthrax [エーンスらクス] 炭疽, 炭疽病

anthropo- [エーンスらボウ-, エーンスらパ-] ☆「人」「人類」を表す接頭語

anthropogenesis [エーンスらボウジェニスィス] 人類発生(発達)論

anthropography [エーンスらパグらフィ] 人類誌, 人種分布研究

anthropoid [エーンスらボイド] 人類的の, 類人の

anthropoidea [エーンスらポイディア] 類人亜目(ヒト, 猿を含む)

anthropology [エーンスらパラジー] 人類学

anthropometer [エーンスらパミター] 人体計測定器

anthropometry [エーンスらパミトりー] 人体測定学, 人類学的計測法

anthropomorphic [エーンスらボウモーフィック] 人間形態の

anthropophagy [エーンスらパファジー] 食人症

anthropophilic [エーンスらパフィリック] 好人性の, 人に寄生する

anthropophobia [エーンスらポウフォウビア] 対人恐怖症

anthroposcopy [エーンスらパスカピー] 人体視察学

anthropotomy [エーンスらパタミー] 人体解剖

anthypnotic [エーンスィプナティック] 眠りを制止する，覚醒薬，気つけ薬

anti- [エーンティ-] ☆「反」「抗」を表す接頭語
— A agglutinin [- エイ アグルーティニン] 抗A凝集素
— B agglutinin [- ビー アグルーティニン] 抗B凝集素
— chief agglutinin [- チーフ アグルーティニン] 抗主凝集素
— DNA [- ディーエヌエイ] 抗DNA抗体
— Dallus agglutinin [-ダーラス アグルーティニン] 抗鳥赤血球凝集素
— Duffy agglutinin [-ダフィ アグルーティニン] 抗ダフィー凝集素
— GBM disease [- ジービーエム ディズィーズ] 抗糸球体基底膜疾患
— H agglutinin [- エイチ アグルーティニン] 抗H凝集素
— J agglutinin [- ジェイ アグルーティニン] 抗J凝集素
— Kell agglutinin [- ケル アグルーティニン] 抗ケル凝集素
— Lewis agglutinin [- ルイス アグルーティニン] 抗ルイス凝集素
— P agglutinin [- ピー アグルーティニン] 抗P凝集素
— Rh [- アーるエイチ] 抗Rh血液因子
— Rh agglutinin [- アーるエイチ アグルーティニン] 抗Rh凝集素

antiagglutinin [エーンティアグルーティニン] 抗凝集素

antianaphylaxis [エーンティアナフィレークスィス] 抗アナフィラキシー

antiandrogen [エーンティエーンドらジャン] 抗男性ホルモン
— therapy [- セらピー] 抗男性ホルモン療法

antianxiety drug (agent) [エーンティアングザイアティ ドらッグ (エイジャント)] 抗不安薬

antiarrhythmic [エーンティアりズミック] 抗不整脈性
— drug [- ドらッグ] 抗不整脈薬

antiarsenin [エーンティアースィニン] 抗ヒ素毒

antibacterial [エーンティバクティーりアル] 反細菌説の，抗細菌性の
— spectrum [- スペクトらム] 抗菌スペクトル

antibilious [エーンティビリアス] 胆汁性疾患に有効の，むねやけ治療の

antibiogram [エーンティバイアグらム] 耐性記録（抗生物質）

antibiosis [エーンティバイオウスィス] 抗生，抗生作用

antibiotic [エーンティバイアティック] 抗生の，抗生物質の

antibiotic-associated colitis [エーンティバイアティック-エーソスィエイティッド コウライティス] 抗生物質性大腸炎

antibiotics [エーンティバイアティックス] 抗生物質

antiblackout suit [エーンティブレーックアウト スート] 暗点予防飛行服

antiblennorrhagic [エーンティブレナらジック] 淋病予防薬

antibody, AB [エーンティバディ] 抗体
— dependent cell-mediated cytotoxicity (ADCC) [- ディペンダント セルミーディエイティッド サイトタクスィサティ] 抗体依存性細胞媒介性細胞傷（障）害．免疫細胞が抗原と結合した抗体によって標的細胞を破壊すること
 antistreptokinase — (ASK) [エーンティストれプトカイネース-] 抗ストレプトキナーゼ抗体．溶血性レンサ菌球菌産生のストレプトキナーゼに対する抗体

antibrachium [エーンティブれイキアム] 前腕

antibromic [エーンティブろウミック] 防臭薬

antibacachectic [エーンティカケクティック] 悪液質に有効の，悪液質治療薬

antibalculous [エーンティカルキュラス] 結石防止の，結石症

anticancer agent [エーンティキャンサー エイジャント] 抗癌薬

anticarcinomatous [エーンティカースィノウメイタス] 癌予防

anticarious [エーンティケアりアス] （歯牙などの）腐食防止の

anticathexis [エーンティキャセキスィス] 反対表出．ある感情が1つの衝動から出発して，反対の衝動に変ること．逆包囲 (counter investment)

anticaustic 〜 antigen

anticaustic [エーンティコースティック]（苛性）腐蝕性の

anticholinergic [エーンティコリナージック] 抗コリン作動性の副交感神経抑制薬

anticipate [エンティスィペイト] 先行する，予期する

anticipating [エンティスィペイティング] 早めに，先んじて，予期して

anticlimax [エンティクライマックス] 劇的な高まりの消失

anticlinal [エーンティクライナル] 背斜の

anticlockwise [エーンティ・クロックワイズ] 反時計方向の，時計の針と反対方向の，左回りの

anticnemion [エーンティクニーミアン] 向こうずね

anticnesmatic [エーンティクニスマティック] かゆみ止めの，止痒薬，かゆみ止め薬

anticoagulant [エーンティコウアギュラント] 凝固防止の，抗凝固薬

anticoagulin [エーンティコウアギュリン] 抗凝固素

anticomplement [エーンティカンプリマント] 抗補体の，抗補体薬 ☆補体の作用を抑制する

anticontagious [エーンティカンテイジャス] 抗（接触）伝染性の

anticonvulsive [エーンティカンヴァルスィヴ] 抗痙薬の

anticope [エーンティコウブ] 反響，反応，打ち返し，反撃

anticrisis [エーンティクらイスィス] 分利阻止薬

anticritical [エーンティクりティカル] 分利阻止の

anticteric [エーンティクテリック] 抗黄疸性の

anticus [エーンティカス] 前の，前方の

anticytolysin [エーンティサイタりスィン] 抗細胞溶解素

anticytotoxin [エーンティサイタタクスィン] 抗細胞毒素

antidepressant [エーンティディプれッサント] 抗うつ病薬

antidiabetic [エーンティダイアベティック] 抗糖尿病性の

antidiarrheal [エーンティダイアりーアル] 下痢止めの

antidigestive [エーンティダイジェスティヴ] 消化阻止の

antidinic [エーンティディニック] めまい止めの

antidiuretic [エーンティダイユーれティック] 抗利尿性の，抗利尿薬
— **hormone, ADH** [− ホーモウン] 抗利尿ホルモン

antidopaminergics [エーンティドウパミナージックス] 抗ドパミン作用性物質

antidote [エーンティドウト] 解毒剤

antidromic [エーンティドろウミック] 逆流性の，逆行性の
— **nerve impulses** [− ナーヴ インパルスィス] 逆行性神経興奮

antidynamic [エーンティダイナミック] 抑制的，減衰的，動力制止の

antidysenteric [エーンティディサンテりック] 抗赤痢性の

antidysuric [エーンティディシューりック] 抗排尿障害性の

antiemetic [エーンティイメーティック] 鎮吐性の，制吐性の，鎮吐薬

antiendotoxin [エーンティエンダタクサン] 抗菌内毒素

antienzyme [エーンティエンザイム] 抗酵素

antiepicenter [エーンティエピセンター] 対震央 ☆地下核実験爆心地点を通る地球直径の他端

antiestrogen [エーンティエストらジャン] 抗エストロゲン薬

antiexudative [エーンティエクシュダティヴ] 抗滲出性の

antifebrile [エーンティフェブリル] 解熱薬，解熱性の

antifertilization [エーンティファーティライゼイシャン] 抗受精作用

antiferment [エーンティファーマント] 酵素抗体，抗発酵体

antifibrinolysin [エーンティファイブりナリスィン] 抗線維素溶解素

antiflatulent [エーンティフラチュラント] 腸内ガス制止の，制風薬

antifolic [エーンティフォウりック] 抗葉酸性の，抗葉酸薬

antiformin [エーンティフォーミン] アンチフォルミン

antifriction [エーンティフりクシャン] 抗摩擦の

antifungal [エーンティファンガル] 抗真菌性の
— **agent** [− エイジャント] 抗真菌薬

antigen [エーンティジャン] 抗原
— **-antibody complex** [− エーンティバディー カンプれックス] 抗原抗体複合体
— **antibody reaction** [− エーンティバ

antigen 〜 antimicrobic

ディ りアクシャン] 抗原抗体反応
— binding fragment, Fab [－バインディング フらグマント] 抗原結合フラグメント
— presenting cell, APC [－プリゼンティング セル] 抗原提示細胞
— -recognition site [－れコグニシャン サイト] 抗原認識部位

carcinoembryonic — [カースィノエムブりアーニック－] 癌胎児性抗原．主として消化器腫瘍の指標抗原．胎児期の結腸粘膜と結腸癌組織に存在

conjugated — [カンジュゲイティッド－] 結合抗原，接合抗原．簡単な化合物または酸基が蛋白質に結合してできた抗原

major histocompatibility — [メイジャー ヒスタカンパティビラティ－] 主要組織適合抗原．自己の細胞・組織と非自己のものとを厳格に識別する蛋白質分子．同種異系移植で最も強い拒絶反応を引き起こす

prostate-specific — (PSA) [プろウステイトースペスィフィック－] 前立腺特異抗原

antigenemia [エーンティジャニーミア] 抗原血症

antigenicity [エーンティジャニスィティ] 抗原性

antigerminal [エーンティジャーミナル] 対胚芽薬

antigonorrheic [エーンティガナれイック] 治淋薬，淋疾患性の

antihelmintic agent [エーンティヘルミンティック エイジャント] 抗寄生虫薬

antihemagglutinin [エーンティヒーマグルーティニン] 抗赤血球凝集素

antihemolysin [エーンティヒーマリスィン] 抗溶血素

antihemolytic [エーンティヒーマリティック] 抗溶血素の

antihemophilic factor [エーンティヒーマフィリック フェクター] 抗血友病因子
— globulin, AHG [－グラビュリン] 抗血友病グロブリン

antiherpetic [エーンティハーペティック] 疱疹予防の

antihidrotic [エーンティヒドらティック] 制汗薬

antihistaminic [エーンティヒスタミニック] 抗ヒスタミン薬

antihypertensive [エーンティハイパーテンスィヴ] 抗高血圧性の，降圧性の
— therapy [－セらピー] 抗高血圧療法

antihysterical [エーンティヒステりカル] ヒステリーに効果ある

anti-idiotype antibody [エーンティーアイディアタイプ エーンティバディ] 抗イディオタイプ抗体

anti-inflammatory [エーンティーインフレーマトりー] 抗炎症性の

antiketogen [エーンティキータジャン] 抗ケトン作用薬，ケトン減少薬

antiketogenesis [エーンティ・キトジェナサス] 抗ケトン体産生．アシドーシスの抑制

antikinase [エーンティカイネイス] 抗キナーゼ酵素

antilactase [エーンティレークテイス] 抗乳糖分解酵素

antilepsis [エーンティレプスィス] 誘導治療法 ☆根のつくこと，効果あること，罹病，包帯支持

antilethargic [エーンチレサージック] 抗睡眠性の，昏睡防止薬

antileukocidin [エーンティリューカスィディン] 抗ロイコシジン

antileukotoxin [エーンティリューカタクスィン] 抗ロイコトキシン

antilipase [エーンティライペイス] 抗リパーゼ ☆抗脂肪分解酵素

antilobium [エーンティロウビアム] 耳株

antilogarithm [エーンティラがりズム] 真数

antiluetic [エーンティルーエティック] 駆梅的の，駆梅薬

antilymphocytic globulin, ALG [エーンティリンファスィティック グラビュリン] 抗リンパ球グロブリン

antilysin [エーンティライスィン] 抗溶解素

antilysis [エーンティリスィス] 抗溶解素作用

antimalarial [エーンティメーラりアル] マラリア防止の

antimephitic [エーンティマフィティック] 悪臭防止の

antimetabolite [エーンティマタバライト] 代謝拮抗薬

antimetropia [エーンティマトろウピア] 異種不同視

antimiasmatic [エーンティマイアズマティック] マラリア防止の

antimicrobic [エーンティマイクろウビック] 抗菌性の，抗微生物性の

antimicrophyte 〜 antiprothrombin

antimicrophyte [エーンティ マイクらファイト] 殺菌薬

antimicrosomal antibody [エーンティマイクロウ**ソ**ウマル エーンティバディ] 抗ミクロソーム抗体

antimitochondrial antibody [エーンティマイタ**カ**ンドリアル エーンティバディ] 抗ミトコンドリア抗体

antimony, Sb [**エ**ーンティマニー] アンチモン（元素）☆原子量121.75
 — **bloom** [ーブ**ルー**ム] アンチモン華

antimutagen [エーンティ **ミュ**ータジャン] 抗突然変異原

antimycetic [エーンティマイ**セ**ティック] 放線菌を殺菌する，殺菌薬

antimycin [エーンティ **マ**イスィン] 抗生物質の一つ

antimydriatic [エーンティミドり **ア**テック] 縮瞳孔性の，瞳孔縮小薬，抗散瞳薬

antinarcotic [エーンティナー**カ**ティック] 麻薬拮抗性の，麻薬拮抗薬

antineuralgic [エーンティニューらルジック] 抗神経痛性の，神経痛薬

antineuritic [エーンティ・ニューりティック] 抗神経炎の；神経炎治療薬

antineurotoxin [エーンティニューら**タ**クスィン] 抗神経毒素，神経毒拮抗薬

antineutron [エーンティ**ニュー**トロン] 反中性子

anti-neutrophil cytoplasmic antibody, ANCA [**エ**ーンティー**ニュー**トらフィル サイタプら**ズ**ミック **エ**ーンティバディ] 抗中性球細胞質抗体

antinuclear [エーンティ**ニュー**クリアー] 抗核の
 — **antibody, ANA** [ー**エ**ーンティバディ] 抗核抗体

antiodontalgic [エーンティオウダン**タ**ルジック] 歯痛薬

antioncogene [エーンティ **ア**ンカジーン] 発癌抑制因子

antiopsonin [エーンティ **ア**プサニン] 抗オプソニン ☆抗調理素

antioxidant [エーンティ **ア**クスィダント] 抗酸化薬

antioxidase [エーンティ **ア**クスィデイス] 抗酸化酵素

antiparasitic [エーンティパら**ス**ィティック] 抗寄生虫性の，寄生虫駆除薬

antipathic, allopathic [エーンティ **ペ**スィック, アラペイスィック] 異症性療法の，反対症状を起こすような，拮抗性の，鎮痛の

antipathy [エーン**ティパ**スィ] 憎悪，嫌悪，拮抗 ☆一定のものに対して反発的なこと，反発嫌悪の症状を発せしめるもの，化学的不両立性

antipepsin [エーンティ **ペ**プスィン] ペプシン中和酵素

antiperiodic [エーンティピアり**ア**ディック] 周期病薬，抗周期性の

antiperistalsis [エーンティペりス**テー**ルスィス] 逆蠕動

antiperistaltic anastomosis [エーンティペりス**タ**ルティック アナスタ**モ**ウスィス] 逆蠕動型吻合

antiphagocytic [エーンティファゴウ**サ**イティック] 抗食作用の

antiphlogistic [エーンティフロウ**ジ**スティック] 消炎性の，消炎薬

antiphospholipid antibody [エーンティフォスフォり**リ**ピッド **エ**ーンティバディ] 抗リン脂質抗体症候群

antiphthiriac [エーンティ**ス**ィーりアック] シラミ駆除の，シラミ駆除薬

antiphtisic [エーンティ**ティ**ズィック] 結核に有効な，結核治療薬

antiplasmin [エーンティプ**レー**ズミン] 抗プラスミン

antiplasm [エーンティプ**レー**ズム] 型（かた）通りに形成する，正規の型に直す

antiplastic [エーンティプ**レー**スティック] 瘢痕形成抑制の

antiplatelet [エーンティプ**レ**イトリット] 抗血小板性の
 — **agent** [ー**エ**イジェント] 血小板凝集抑制薬，抗血小板薬
 — **drug** [ー**ド**ラッグ] 抗血小板薬

antipodagric [エーンティパ**ダ**グりック] 抗痛風性の，痛風薬

antipadal [エーンティ**ペ**イダル] 正反対位の

antiport [**エ**ーンティ・ポート] 逆輸送，交互輸送＝countertransport ☆膜を通って二つの異なったイオンが反対方向に輸送されること

antiprecipitin [エーンティプり**ス**ィピティン] 抗沈降素

antiprothrombin [エーンティ・プろウス**ら**ムビン] 抗プロトロンビン．血中に存在する物質でプロトロンビンを中和して凝固を防ぐ．ヘパリン，ヒルジン，ジクマリンなども同様の作用をもつ

antiproton [エーンティプろウトァン] 反陽子

antiprotozoal [エーンティプらタゾウアル] 抗原虫性の
— agent [－エイジャント] 抗原性動物薬

antipruritic, antipsoric [エーンティ・プルーりティック, エーンティ・ソーロック] 鎮痒(よう)性の, 止痒性の. かゆみを緩和する；鎮痒薬
— drug [－ドらッグ] かゆみを止める薬

antipsychotic [エーンティサイカティック] 抗精神病の
— drug [－ドらッグ] 抗精神薬

antipyogenic [エーンティパイアジェニック] 抗化膿性の

antipyretic [エーンティピれティック] 解熱性の, 解熱薬

antipyrine [エーンティパイりーン] アンチピリン

antipyrotic [エーンティパらティック] 火傷に有効の, やけど治療薬

antirabic [エーンティれイビック] 狂犬病予防および治療の

antirabies serum, ARS [エーンティれイビースィーらム] 抗狂犬病血清

antirheoscope [エーンティりアスコウプ] 視性めまい検査器

antirheumatic [エーンティリューマティック] 抗リウマチ性の, リウマチ薬

antiricin [エーンティりスィン] 抗リチン性の, 抗リチン物質

antirickettsial [エーンティりケッチアル] 抗リケッチア性, 抗リケッチア薬の

antiscabietic [エーンティスケイビエティック] 抗疥癬薬

antiscolic [エーンティスコーリック] 駆虫薬

antisecosis [エーンティスィコウスィス] 健康回復, 食物調節

antisecretory [エーンティスィクりータりー] 抗分泌性の
— drug [－ドらッグ] 胃分泌抑制剤

antisense DNA sequelae [エーンティ・センス ディー・ヌ・エイ セクィーラ] アンチセンス DNA 配列 ☆タンパク合成を阻害する

antisense strand [エーンティ・センス ストらンド] アンチセンス鎖 → strand

antisensitizer [エーンティ・センスィタイザー] 抗感作物質

antisepsis [エーンティセプスィス] 制腐, 防腐

antiseptic [エーンティセプティック] 制腐薬, 防腐薬

antiserum [エーンティスィーらム] 抗血清

antishock garment [エーンティ・シャックガーマント] 抗ショック衣 ☆末梢血流を減少させ中枢の血流を維持しようとする試み

antisialagogue, antisialagog [エーンティ・サイアらガグ] よだれを止める, 制唾薬

antisideric [エーンティスィデリック] 鉄禁忌の, 鉄を含まない

antispasmodic [エーンティスパズマディック] 抗痙攣性の, 鎮痙薬

antispirochetic [エーンティスパイらキーティック] 抗スピロヘータ性の, 抗スピロヘータ薬

antistaphylolysin [エーンティ・スタフィラリスィン] アンチスタフィロリシン ☆健康血清中に存する抗ブドウ球菌溶解酵素

antistatic [エーンティ・スタティック] 対向的, 拮抗的, 帯電防止

antistreptococcic [エーンティストれプタカクスィック] 抗連鎖球菌性の

antistreptolysin [エーンティ・ストれプタライスィン] 抗ストレプトリジン (連鎖球菌溶血素) 抗体

antistreptolysin O, ASO [エーンティストれプタリスィン オウ] 抗ストレプトリジンO

antisudorific [エーンティスーダりフィック] 制汗的の, 制汗薬

antiragus [エーンティれイガス] [解] 対珠(たいじゅ). 耳介の一部で耳垂上部の軟骨突出

antitetanic [エーンティティタニック] 破傷風治療的の

antithermic [エーンティサーミック] 冷却性の, 解熱性の

antithrombin [エーンティスらンビン] 抗トロンビン

antitoxic [エーンティタクスィック] 抗毒素の

antitoxigen [エーンティタクスィジャン] 血中の抗毒素物質

antitoxin [エーンティタクスィン] アンチトキシン, 抗毒素 ☆白色粉の鎮痛解熱薬

antitrypsin [エーンティトりプスィン] アンチトリプシン, 抗トリプシン

antitussive [エーンティタスィヴ] 咳止めの, 鎮咳薬

antivenereal [エーンティヴァニーりアル] 性病防止の, 性病に有効な

antivenin [エーンティヴェニン] ＝antivenom 抗蛇毒素

antiviral [エーンティヴァイらル] 抗ウイル

antivirulent 〜 apallic syndrome

ス性の
antivirulent [エーンティ**ヴィ**リュラント] アンチウイルス性の，病毒制止の
antivivisection [エーンティヴィヴィ**セ**クシャン] 活体解剖ないし動物試験に反対すること
antixerophthalmic [エーンティズィーらフ**サ**ルミック] 抗眼球乾燥性の
antixerotic [エーンティザ**ら**ティック] 抗乾燥症性の
antizymotic [エーンティザイ**マ**ティック] 発酵防止剤
antlia [**エ**ーントリア] 注射器，洗浄器，(液体の) 注流管
antocular [エーン**タ**キュラー] 眼前の
antonym [**エ**ーンタニム] 反義語
antral [**エ**ーントらル] 洞の，腔の
— **gastritis** [−ガストら**イ**ティス] 胃前庭炎
antrectomy [エーント**れ**クタミー] 鼓室洞摘出術
antritis [エーントら**イ**ティス] 洞炎，上顎洞炎
antroatticotomy [エーントロウアティ**カ**タミー] 洞上鼓室切開術
antrocele [**エ**ーントウロスィール] 上顎洞嚢
antrodynia [エーントウロ**ディ**ーニア] 上顎洞痛
antroscope [**エ**ーントらスコウプ] 上顎洞鏡
antrospasm [**エ**ーントらスパズム] 幽門前庭痙攣症
antrotomy [エーント**ら**タミー] 乳突洞切開術
antrotympanic [エーントロウティン**パ**ニック] 鼓室の，乳突洞の
antrum [**エ**ーントらム] 洞，胃前庭
ANTU (ANT) (alpha-naphthyl-thiourea)
anuresis [エーニュー**り**ースィス] 無尿，尿閉
anuria [エー**ニュ**ーりア] 無尿
— **calculosa** [−カルキュ**ロ**ウサ] 結石性無尿
anurous [エー**ニュ**らス] 無尾の
anus [**エ**イナス] 肛門
anusitis [エイナ**サ**イティス] 肛門炎
anxiety [エーング**ザ**イアティ] 不安，心配，苦悩
— **neurosis** [−ニュー**ろ**ウスィス] 不安神経症
— **psychosis** [−サイ**コ**ウスィス] 不安性精神病
anxiolytic agent [エーングジオウ**リ**ティックエイジャント] 抗不安薬
aorta [エイ**オ**ータ] 大動脈
— **abdominalis** [−アブダミ**ナ**ーリス] 腹部大動脈
aortalgia [エイオー**タ**ルジア] 大動脈痛
aortarctia [エイオー**アー**クシア] 大動脈口の狭縮，または狭窄
aortectasia [エイオーテク**テ**イスィア] 大動脈拡張
aorteurysma [エイオー**テュ**ーりスマ] 大動脈瘤
aortic [エイ**オ**ーティック] 大動脈の
— **arch syndrome, AAS** [−**アー**チ **ス**ィンドろウム] 大動脈弓症候群
— **bifurcation** [−バイファー**ケ**イシャン] 大動脈分岐部
— **calcification** [−カルスィフィ**ケ**イシャン] 大動脈石灰化
— **foramen** [−フォー**れ**イマン] 大動脈孔
— **hiatus** [−ハイ**エ**イタス] 大動脈裂孔 ☆大動脈と胸管を通ずる横隔膜の裂孔
— **murmur** [−**マ**ーマー] 大動脈弁雑音
— **regurgitation, AR** [−りガージ**テ**イシャン] 大動脈弁逆流
— **second sound, A2** [−**セ**カンド **サ**ウンド] 第二大動脈音
— **stenosis, AS** [−スティ**ノ**ウスィス] 大動脈弁狭窄症
— **valve** [−**ヴェ**ルヴ] 大動脈弁
aortitis [エイオー**タ**イティス] 大動脈炎
— **syndrome** [−**ス**ィンドろウム] 大動脈炎症候群
aortocaval fistula [エイオー**タ**ケイヴァル **フィ**スチュラ] 大動静脈瘻
aortoclasia [エイオータク**レ**イズィア] 大動脈破裂
aortocoronary [エイオータ**カ**らナリー] 大動脈冠動脈の
— **bypass** [−**バ**イパス] 大動脈環状動脈バイパス
aortomalacia [エイオートウマ**レ**イシア] 大動脈軟化症
aortopulmonary window [エイオートゥパルマナリー **ウィ**ンドウ] 大動脈肺動脈窓
AP 1. (acute pneumoria / 2. (angina pectoris) / 3. (anteroposterior)
apagma [ア**パ**グマ] 骨折部の分利，骨折部の分離片
apallesthesia [エーパレス**スィ**ージア] 振動感覚消失 (pallanesthesia)
apallic syndrome [エー**パ**リック **ス**ィンドろ

ウム] 失外套症候群
apandria [アペーンドリア] 男性嫌い
apanthropy [アペーンスらピー] 社交嫌い，対人恐怖症
aparthrosis [アパースろウスィス] 全動関節，脱臼
apastia [アペースティア] 食物に対し無関心，または無欲，拒食症
apathetic, apathic [アペーセティック，エーパースィック] 無欲の
apathy [エーパスィ] 無関心，無感動
apatite [アパタイト] アパタイト ☆リン酸カルシウムを主とする骨や石灰化組織の成分
APB (atrial premature beat)
APC (antigen presenting cell)
ape [エイプ] 類人猿
 — hand [- ハンド] 猿手
apecitis [エイプサイティス] 錐体炎
apeidosis [アパイドウスィス] 特徴漸減
apella [アペラ] 包皮石灰を受けた人，短包皮の人
apellous [アペラス] 皮膚欠損の．瘢痕形成のない，治癒していない傷をいう；包皮欠如の，包皮切断を受けた，割礼を受けた
apepsia [アペプスィア] 消化不良
aperient [アピーりアント] 緩下的，緩下薬
aperistalsis [アペりスタルスィス] 腸蠕動停止
aperitive [アペりティヴ] 緩下的，食欲亢進薬
apertometer [アパータミター] 開角測定法
apertura [アパーテューら] 口，孔
aperture [アパーチャー] 口，開口
apetalous [アペタラス] 無弁の
apex [エイペックス] 頂，尖，前頂
 — beat [- ビート] 心尖拍動
 — (= apical) pneumonia [- (エーピカル) ニューモウニア] 肺尖肺炎
apexigraph [エイペクスィグらフ] 根端計
Apgar score [アプガー スコーァ] アプガー採点 ☆出産時の呼吸神経系異常の判定基準，皮膚の色，心拍数，呼吸，鼻カテーテルへの反応，筋緊張などにより，0, 1, 2とする
aphagia [アフェイジア] 飲み込み不能，嚥下不能
aphakia [アフェイキア] 無水晶体症
aphalangiasis [アファランジャイアスィス] 指（趾）脱落 ☆らい病などの

aphasia [アフェイズィア] 失語症
 conduction — [カンダクシャン-] 伝導性失語症 (commissural — 交連性失語症)．運動および感覚性言語中枢の連絡路の障害による障害
 fluent — [フルーアント-] 流暢失語．話すことは明瞭であるが，内容的に欠落のある失語
 graphomotor — [グらファモーター-] 書字運動性失語症
aphasiac [アフェイズィアック] 失語症患者
aphasiologist [アフェイズィアらジスト] 失語学者
aphasiology [アフェイズィアらジー] 失語学
aphelotic [アフェロウティック] 放心，追憶亡失
aphelxia [アフェルクスィア] 放心，無関心
aphemia [アフィーミア] （中枢性の）失語症
aphephobia [エーファフォウビア] 他人接触嫌悪症
apheresis [アフェりスィス] アフェレーシス ☆血液成分を採取して残りをまた元に戻すこと
aphilanthropy [エーフィランスらピー] 非社交性，孤独性，無愛情
aphlogistic [アフラジスティック] 非炎症的，不燃熱的
aphonia [アフォウニア] 失声症，無声症
aphonic [アフォウニック] 失声的，無声の
aphonogelia [アフォウナジェリア] 失哄笑症 ☆大声で笑うことができない
aphoresis [エーファりースィス] 部分切除 忍耐不足
aphoria [アフォウりア] 不妊
aphrasia [アフれイズィア] 連語不能症
aphrenia [アフリーニア] 狂気，痴呆
aphrenic [アフリーニック] = aphrenous 狂気の，痴呆の
aphrodisia [アフろディズィア] 性欲，色情，淫欲
aphrodisiac [アフろディズィアック] 色情挑性の，催淫薬
aphronesis [アフろウニースィス] 痴呆，狂気の
aphtha [エーフサ] アフタ ☆口内炎の一種
aphthenxia [アフセンクスィア] 有節音失語症
aphthoid [エーフソイド] アフタ様の，アフタ様発疹

aphthosis ～ apophlegmatic

aphthosis [エーフ<u>ソ</u>ウスィス] アフタ症
aphthous [エーフサス] アフタ性の
　— **stomatitis** [－ストウマ<u>タ</u>イティス] アフタ口内炎
　— **ulcer** [－<u>ア</u>ルサー] アフタ潰瘍
apical [<u>エ</u>ーピカル] 先端の, 頂上の
　— **abscess** [－<u>エ</u>ーブセス] 根尖膿瘍 ☆歯根尖
　— **beat** [－<u>ビ</u>ート] 心尖拍動
　— **growth** [－<u>グ</u>ろウ<u>ス</u>] 頂端成長
　— **projection** [－プら<u>ジェ</u>クシャン] 根尖投影法
　— **stitch** [－ス<u>ティ</u>ッチ] 先端縫合
　— **systolic murmur** [－スィス<u>タ</u>リック <u>マ</u>ーマー] 心尖収縮期雑音
　— **vertebra** [－<u>ヴァ</u>ーティブら] 頂椎
apiciform [エー<u>ピ</u>スィフォーム] 先鋭端の
apicitis [エーピ<u>サ</u>イティス] 尖端炎 (歯根炎, 肺尖炎など)
apicolocator [エーピコウ<u>ロ</u>ウケイター] 根尖計
apicolysis [エーピ<u>カ</u>リスィス] 肺尖剥離術
apicostome [エーピ<u>カ</u>ストウム] 歯根切開器
apinoid [エーピノイド] 清浄の
apiotherapy [エーピア<u>セ</u>らピー] 蜂毒療法
apiphobia [エーピ<u>フォ</u>ウビア] 蜂恐怖症
apisin [エーピスィン] 蜂毒
apituitarism [エーピ<u>チュ</u>ーイタりズム] 無(脳)下垂体症
aplacental [エープラ<u>セ</u>ンタル] 無胎盤の
aplanasia [エープラ<u>ネ</u>イスィア] 無収差
aplanatic [エープラ<u>ネー</u>ティック] 無収差の, 不遊の
aplanatism [アプ<u>レー</u>ナティズム] 不遊性. 球面収差のないこと
aplasia [エープ<u>レ</u>イズィア] 無形成症, 形成不全症
aplastic [エープ<u>レ</u>ースティック] 無形成, 再生不良性の
　— **anemia, AA** [－ア<u>ニ</u>ーミア] 再生不良性貧血
aplestia [アプ<u>レ</u>スティア] 無満腹感
apn(o)ea [エープ<u>ニ</u>ア] 無呼吸, 窒息
　— **of prematurity** [－アヴ プりマ<u>チュ</u>ーりティ] 未熟児呼吸停止
apneumatic [エープニュー<u>マ</u>ティック] (肺の) 無気, 空気外の, 無気性の
apobole [ア<u>ポ</u>ボウル] 排除, 墜胎
apocamnosis [エーポウカン<u>ノ</u>ウスィス] 疲労症
apocatharsis [エーポウカ<u>サー</u>スィス] 通利, 便通促進, 浣腸
apochromatic [エーポウクろウ<u>マ</u>ティック] 色消しの, 無色の, 後世の
apocope [ア<u>パ</u>カピー] 離断, 切除
apocrine [ア<u>パ</u>クリン] アポクリンの ☆大汗腺
　— **adenoma** [－アディ<u>ノ</u>ウマ] アポクリン腺腫
　— **gland** [－<u>グ</u>ランド] 離出分泌腺, アポクリン腺 ☆腋窩, 肛門, 陰部に多い. 分泌のとき細胞質の一部を失う
apocrustic [エーポウク<u>ら</u>スティック] 消散性の, ちらし薬, 収斂薬, 駆虫薬
apodactylic [エーポウダク<u>ティ</u>リック] 人指に触れない
apodal [ア<u>パ</u>ダル] 無足の
apodemialgia [エーポウデミ<u>ア</u>ルジア] 病的旅行癖, 放浪習慣
Apodemus [エーポウ<u>ディ</u>ーマス] アカネズミ属, 野生のハツカネズミ ☆流行性出血熱, 泉熱などの病原体を運ぶダニが寄生する
apoenzyme [エーポウ<u>エ</u>ンザイム] アポ酵素 (不完全酵素)
apoferritin [エーパ<u>フェ</u>りティン] アポフェリティン ☆鉄と結合してフェリティンとなるタンパク
apogamia [アパ<u>ゲ</u>イミア] 無配偶生殖. 配偶体 (gametophyte) から直接, 胞子体が形成される繁殖法
apogamy [ア<u>パ</u>ガミー] ＝apomixia 無配生殖, 単為生殖, 無生殖力
apogee [<u>エ</u>ーパジー] 病の極期
apolar [ア<u>ポ</u>ウラー] 無極の
　— **nerve cell** [－<u>ナ</u>ーヴ <u>セ</u>ル] 無極神経細胞
apolexis [エーパ<u>レ</u>クスィス] 衰残, 分解状態
apolipoprotein [エーパリポウプ<u>ろ</u>ウティーン] アポリポタンパク
apomixia, apomixis [エーパ<u>ミ</u>クスィア, アパ<u>ミ</u>クスィス] ＝apogamy 無配生殖, 単為生殖
apomorphine [エーポウ<u>モー</u>フィン] アポモルフィン催吐薬
aponeurology [エーポウニュー<u>ら</u>ラジー] 腱膜学
aponeurosis [エーポウニュー<u>ろ</u>ウスィス] 腱膜
aponeurositis [エーポウニューら<u>サ</u>イティス] 腱膜炎
aponia [ア<u>ポ</u>ウニア] 無痛, 無努力
apophlegmatic [エーポウフレグ<u>マ</u>ティック] 去痰的な, 去痰薬

apophylaxis [エーボウフィラクスィス] 防御力減退

apophyseal joint [エーボウフィジアル ジョイント] 骨端関節

apophyseopathy [エーボウフィズィアパスィ] 骨端症

apophysial, apophyseal [エーパフィジアル, エーパフィジアル] 骨端の, 骨突起の, 椎間の (apophysary)

apophysis [エーパフィスィス]〈pl. apophyses〉〔骨〕突起, 骨の一部の突起；骨端 (ことに肩甲骨)

apophysitis [エーパフィサイティス] (ことに肩甲骨の) 骨端炎

apoplectic [エーパプレクティック] 卒中性の
— retinitis [-れティナイティス] 溢血性網膜炎

apoplectiform [エーパプレクティフォーム] 卒中様の
— myelopathy [-マイアラパスィ] 卒中型脊椎症

apoplexy [エーパプレクスィ] 卒中, 溢血

apoprotein [エーボウプろウティーン] アポタンパク体

apopsychia [エーボウサイキア] 失神, 仮死

apoptosis [エーボウプトウスィス] アポトーシス. プログラムされた生活歴の中の細胞死

aporrhipsis [アポーりプスィス] 棄衣症, 衣服・夜具を捨てる病気

aposepsis [アポウセプスィス] 完全腐敗, 化膿

aposia [アポウスィア] 無渇症, のどが乾かないこと

apositia [エーパスィシア] 食嫌い, 拒食症

apostasis [エーパステイスィス] 膿瘍, 病症の極期 (峠), 脱皮

apostolic hand [アポウストウリック ハンド] ☆デュプイトレン痙縮に見る手姿

apothecary [エーパスィカりー] 薬剤師 ☆イギリスでは自ら処方調剤する医家をいう

apothesis [エーボウスィースィス] 骨折や脱臼の整復

apoxesis [エーボウクスィースィス] 剥離

apparatotherapy [エーパラタセらピー] 機械療法

apparatus [エーパれイタス] 装具, 装置, 器官, 病理学的資料

apparent [アペーらント] 外見ーに見える, ーらしい, 明らかな

— power [- パウアー] 見かけの電力

apparently [アペーらントりー] 明らかに, 一見, 見た所

apparition [エーパりシャン] 幻影, 幽霊, 分娩第2期の排臨

appear [エーピアー] 現れる, 世に出る, 出頭する, らしい
— in cup [-イン カップ] 続出する

appearance [エーピアランス] 出現, 出版, 外観, 容貌, 現象

appendage [アペンディジ] 付属物, 付属器

appendectomy, appendicectomy [アパンデクタミー, アペンディセクタミー] 虫垂切除術

appendiceal abscess [アペンディスィール アブセス] 虫垂炎膿瘍

appendices [アペンディスィース] 付属物

appendicitis [アペンディサイティス] 虫垂炎
— larvata [- ラーヴェイタ] 潜在性虫垂炎
— obliterans [- アブリタランス] 閉塞性虫垂炎

appendicular [アパンディキュラー] 虫垂部の, 肢部の
— artery [- アータりー] 虫垂動脈
— skeleton [- スケりタン] 肢帯骨

appendiculate [アペンディキュレイト] 付属器官を有する

appendix [アペンディクス] 付属物, 虫垂

apperception [アパーセプシャン] 無知覚, 不認知, 統覚

appersonation [アパーサネイシャン] 自他同一化, 擬自症

appestat [アパスタット] 食欲調節機序

appetite [アピタイト] 食欲

appetizer [アピタイザー] 食欲増進薬

appliance [アプライアンス] 装置, 歯科矯正器具

applicant [エープリカント] 志願者, 応募者

application [エープリケイシャン] 応用, 適用, 申請, 願書

applicator [エープリケイター] 適用物

applied [アプライド] 応用の
— physiology [- フィスィアらジー] 応用生理学

apply [アプライ] (物を) 当てる, (注薬を) 付ける, 使用する, 応用する, 適用する, (注意力, 精神を) 注ぐ, 依頼する, 照会する

appointment [アポイントマント] 指定, 任命, 任務, (会合などの) 取り極め, 面

会約束
apportion [アポーシャン] 配当する，配分する
apposition [エーパズィシャン] 付着，付加，増大
— **suture** [- スーチャー] 並置縫合
appraisal [アプれイザル] 評価，鑑定
appreciably [アプリーシャブリー] 感知できるほど，いくぶんか
apprehensible [エープリヘンサブル] 理解されうる，不安
apprehension [エープリヘンシャン] 理解，認識，理解力，懸念，不安
apprehensive [エープリヘンスィヴ] 気遣って，心配して
approximate [アプらクスィマット] 接近する，近似の，おおよその
approximating [アプらクスィメイティング] 近接する，隣接する
— **suture** [- スーチャー] 近接縫合
— **suture button** [- スーチャー バタン] 接近縫合ボタン ☆創傷面を傷つけないため両側にボタンを置いて行う縫合
approximation [アプらクスィメイシャン] 近似，推定
apraxia [アプれークスィア] 所作不能症，失行症
— **algera** [- アルゲーら] 有痛性失行症
aprication [アプリケイシャン] 日光浴，日射病
apricot [エイプリカット] 杏，梅
aprindin hydrochloride [アプリンディン ハイドロウクローらイド] 塩酸アプリンジン ☆抗頻脈性不整脈薬
aproctia [アプらクシア] 無肛門症
apron [エイプらン] 前掛，エプロン
aprophoria [エープろフォーりア] 失語症
apropos [エープろウパス] 具合よく，適当な，適切な，都合よく；〜について，〜に関して (a. of)
aprosexia [アプらセクスィア] 注意集中不能，注意散漫症，注意減退症
aprosopia [アプろウソウピア] 無顔症
aprotinin [アプろウティニン] アプロチニン ☆タンパク分解酵素阻害薬
apselaphesia [エープセラフィーズィア] 無触覚，触覚麻痺
apsithyria [アプスィサイりア] ヒステリー性失声症
apsychia [アプサイキア] 失神，無意識
aptation [エープテイシャン] 順応
aptitude [エープタテュード] 適合性，素質，習癖，才能
APTT (activated partial thromboplastin time)
APUD (amine precursor uptake and decarboxylation)
apulosis [エーピュロウスィス] 瘢痕形成
apus [エイパス] 無足症，無足体
apyretic [アパイれティック] 無熱の
apyrexia [アパイれクスィア] 無熱
AQ 1. (accomplishment quotient) ／ 2. (achievement quotient)
aq (aqua)
aq com (aqua communis)
aq dest (aqua destillate)
aqua, Aq [エークウァ] 水
— **aerata** [- エアれイタ] 炭酸水
— **calcis** [- カルスィス] = aqua calcariae 石灰水
— **communis** [- カミューニス] 常水
— **destillata** [- デスティラータ] 蒸留水
— **pura** [- ピューら] 純水
aquacapsulitis [エークウァカプシュライティス] デスメー膜炎，漿液性虹彩炎
aquagenic urticaria [エークウァジェニック アーティケアりア] 水源性蕁麻疹
aquaphobia [エークァフォウビア] 水恐怖症，病的に水を恐れること → hydrophobia
aquapuncture [エークウァパンクチャー] 水皮下注射
aquarium [アクウェアりアム] 養魚槽，水族館
aquatic [エークウァティック] 水の
aqueduct, aqueductus [エークウィダクト, アクウィーダクタス] 導管，水路
— **cerebri** [- セりブり] 大脳水道
aqueous [エイクイアス] 水の，水溶性の
— **humor** [- ヒューマー] （眼球内の）水様液，眼房液
— **phase** [- フェイズ] 水相
aquiferous [エークウィフェらス] 水，またはリンパを運ぶ
aquosity [エークウァスィティ] 水湿性
aquula [アクーラ] 迷路液
AR 1. (aortic regurgitaion) ／ 2. (autosomal recessive)
Ar (argon)
arabic acid [エーらビック エーサッド] アラビン酸

― numerals [-**ニュー**マルズ] アラビア数字
arabinose [エー**れー**ビノウス] ゴム糖, アラビノース
Ara-C (arabinosyl-cytosin)
arachidonic acid [アらキ**ダ**ニック エー**サッ**ド] アラキドン酸
arachnophobia, arachnophobia [エーれークニ**フォ**ウビア, エーれークナ**フォ**ウビア] クモ恐怖症
arachnitis [アれーク**ナ**イティス] くも膜炎
arachnodactylia [アれークノウデーク**ティ**リア] くも指症 ☆*指趾が長いこと*
arachnoid, arachnoidea [ア**れ**ークノイド, アれーク**ノ**イディア] くもの巣状の, くも膜, くもの素膜
Arachnoidea [アれーク**ノ**イディア] くも(蜘蛛)形綱
arachnoiditis [アれークノイ**ダ**イティス] くも膜炎
arachnolysin [アれーク**ナ**リスィン] アラクノリシン ☆*女郎くも毒中の強力な溶血性物質*
arachnorrhinitis [アれークナり**ナ**イティス] くも性鼻炎
aranidipine [アれー**ニ**ディピン] アラニジピン ☆*降圧薬, カルシウム拮抗薬*
arbekacin sulfate, ABK [アーベ**ケ**イスィン **サ**ルフェイト] 硫酸アルベカシン ☆*アミノグリコシド系抗生物質, MRSAに有効*
arbitrary [**アー**ビトらりー] 任意の, 気まぐれの, 独断的, 専断の
― unit [-**ユー**ニット] 任意の単位
arbor [**アー**バー] 木, 樹木
― vitae [-**ヴァ**イテ] 小脳活樹
arborescent [アーバ**れ**ッサント] 樹枝状の
arborization [アーバらイ**ゼ**ンシャン] 樹枝状の分岐
― block [-**ブ**らック] 樹枝ブロック
arbovirus [**アー**バ・**ヴァ**イらス] アルボウイルス ☆*脳炎などの原因となる*
― encephalitis [-エンセファ**ラ**イティス] アルボウイルス脳炎
ARC (AIDS-related complex)
arc [**アー**ク] 弓, 弧
Arca [**アー**カ] ワシノハ貝属, 赤貝
arcade [アー**ケ**イド] アーケード, 屋根付きの道, 眼鏡の弓
arcanum [アー**ケ**イナム] 秘法, 霊薬, 秘薬
arcate [アー**ケ**イト] 弓状, 弯曲の

arch [**アー**チ] 弓
― of palate [-**アヴ** ペーラット] 口蓋弓
― shaped [-**シェ**イプト] 弓状の, アーチ型の
archaebacteria [アーキバク**ティ**ーりア] 原始細菌
archaic [アー**ケ**イイック] 原始の, 古代の
archebiosis [アーキバイ**オ**ウスィス] 原始発生 (archegenesis, archegony)
archenteron [アー**ケ**ンタらン] 原腸
archeokinetic [アーキオウキ**ネ**ティック] 原運動性の, 古運動性の
archeologist [アーキ**ア**らジスト] 考古学者
archeology [アーキ**ア**ラジー] 考古学
archepyon [アー**ケ**ピアン] 濃縮された膿
archespore, archesporium [**アー**キスポァ, アーキスポ**ア**リアム] 原始細胞, 原細胞, 原胞子
archetype [**アー**キタイプ] 原形, 標準形
archiater [アーキ**エ**イター] 宮廷医, 侍医, 研究所医長
archiblast [**アー**キブラスト] 主核, 主胚
archiblastic [アーキブ**れ**ースティック] 主胚性の
archiblastoma [アーキブラス**ト**ウマ] 原芽胞腫
archiblastula [アーキブ**れ**ースチュラ] 原胞胚
archicerebellum [アーキせり**ベ**ラム] 原始小脳
archicytula [アーキス**ィ**チュラ] 早期受精卵
archigaster [アーキ**ゲ**ースター] 原腸
archigastrula [アーキ**ゲ**ーストるーラ] 原始腸胚
archil [**アー**キル] リトマス染料, リトマス苔
archimorula [アーキ**モ**ーりュラ] 原桑実胚
archindism [アー**キ**ンディズム] くも咬刺症
archinephric [アーキ**ネ**フリック] 原腎の
archinephron [アーキ**ネ**フらン] 原腎
archineuron [アーキ**ニュー**らン] 原神経単位, 中枢性運動ニューロン
archipallium [アーキ**パ**リアム] 嗅脳
archiplasm, archoplasm [アーキプラズム, アーカプラズム] 星芒状原形質
archistome [アーキストウム] 胚門, 原口
architectonics [アーキテクト**ゥ**ーニックス] 構築学
architecture [アー**キ**テクチャ] 建築術, 建築様式, 建築, 構造
architis [アー**カ**イティス] 肛門炎
archive [**アー**カイヴ] 文庫雑誌, 書庫, 記

archocele ～ argentaffinoma

録

archocele [アーコウスィール] 直腸ヘルニア

archocystocolposyrinx [アーコウ・スィストウ・カルポ・スィリンクス] 肛門膀胱腟瘻

archometrum [アーコウメトラム] 肛門測定器, 肛門括約開張器

archoptoma [アーコウプトウマ] 脱肛, 直腸脱

archoptosis [アーコウプトウスィス] 脱肛, 直腸脱

archoptotic [アーコプトウティック] 脱肛の

archorrhagia [アーカれイジア] 肛門出血

archorrh(o)ea [アーカりーア] 肛門漏

archos [アーカス] 肛門内

archostegnosis [アーコウスティグノウスィス] 肛門狭縮

archostenosis [アーコウスティノウスィス] 直腸狭窄

arciform [アースィフォーム] 弓形の

arctation [アークテイシャン] 狭窄, 収縮

arcuate [アーキュアット] = **arcual** [アーキューアル] アーチ形の, 弓状の
— **nucleus** [-ニュークリアス] 弓状核

arcula [アーキュラ] (骨の) 弯曲, 眼窩

arcus [アーカス] 弓
— **cornealis** [-コーニアリス] 角膜環
— **senilis** [-スィニーイリス] 老人環 (角膜の白い輪)

arc-welder's disease [アークーウェルダーズ ディズィーズ] 孤光溶接工病

ARD (acute respiratory disease)

ardent [アーダント] 熱烈な, 熱い

ARDS 1. (acute respiratory distress syndrome) / 2. (adult respiratory distress syndrome)

ardor [アーダー] 灼熱, 熱心

arduous [アーデュアス] 困難な, 刻苦の, 根気強い

area [エアリア] 領域, 部, 面積
— **amniotica** [-アムニアティカ] 羊膜部 (胎児の透明部)
— **cribrosa** [-クリブろウサ] 下前庭野, 篩状部 (内耳道底筋状部)
— **gastricaa**(単数)[-ゲーストリカ] 胃小区
— **gastricae** [-ガストりーケ] 胃小区
— **olfactoria** [-アルファクトーリア] 嗅覚野

motor — [モーター-] 運動野. 骨格筋の運動をつかさどる大脳皮質領域

motor speech — [モーター スピーチ-] 運動性言語中枢 (Broca's center ブローカ中枢). 破壊により運動性失語症 (motor aphasia) がおこる = Brodmann の第44野

premotor — [プリモーター-] 前運動域. 中心前回の前方, 錐体外路の起始部で, 一部は錐体路にも線維を送る = Brodmann の第6野

visual projection — [ヴィジュアル プらジェクシャン-] 視投射野 (calcarine —, striate —, visual —). 視覚刺激を受け取る大脳皮質中枢 = Brodmann の第17野

arecaine [アりカイン] アレカイン ☆檳榔子の毒成分

arecin [アりスィン] アレチン ☆キナ皮から得るブルーチン, 檳榔子赤

arefaction [アりファクシャン] 乾燥, 脱水, しなび

areflexia [アりフレクスィア] 無反射症, 反射欠損

arena [アリーナ] 砂, 脳砂, 砂尿, 舞台

Arena vidial [アリーナ ヴィディアル] アレナウイルス層

arenaceous [エーりネイシャス] 砂様の

arenation [エーりネイシャン] 熱砂浴, 砂浴療法

areocardia [エーりーオウカーディア] 心拍緩徐, 徐脈

areola, areolae [エーりーアラ, エーりーアリー] 暈, 小隙, 輪, 乳輪

areolar [エーりーアラー] 疎性, 小間 (腔) 隙
— **gland** [-グランド] 乳輪腺
— **tissue** [-ティシュー] 網状組織

areometer [エーりアミター] 液体比重計

areometry [エーりアメトりー] 比重測定法

areotica [エーりアティカ] やせ薬

ARF 1. (acute renal failure) / 2. (acute respiratory failure)

argamblyopia [アーガンブリオウピア] 廃用性弱視

Argas [アーガス] ナガヒメダニ属

Argasidae [アーガスィディー] ダニ族

argatroban [アーガトろウバン] アルガトロバン ☆抗血栓薬, 抗トロンビン薬

argema [アージーマ] 角膜白色潰瘍

argentaffin, argentaffine [アージェンタフィン] 銀親和性の, 嗜銀性の

argentaffinoma [アージェンタフィノウマ] 銀親和性細胞腫

argentation [アージャンテイシャン] 銀染色，銀剤汚染，銀めっき，解剖標本用の血管内水銀注入，銀症

argentide [アージェンタイド] ヨー化銀化合物

argentophil [アージェンタフィル] 好銀性の

argentum, Ag [アージェンタム] 銀（元素）☆原子量 107.868

argillaceous [アージレイシャス] 陶土質の，白土質の

arginase [アージネイス] アルギナーゼ．アルギニンをオルニチンと尿素とに分解する酵素

arginine [アージニーン] アルギニン ☆アミノ酸の一種
— vasopressin, AVP [-ヴェイサプれスィン] アルギニンバソプレッシン

argon, Ar [アーガン] アルゴン（元素）☆原子量 39.948

argonin [アーガニン] アルゴニン

Argyll Robertson pupil [アーガイル らバートサン ピュービル] アーガイル・ロバートソン瞳孔 ☆対光反射はないが調節反射はある縮瞳

argyria [アージりア] ＝argyriasis 銀中毒，銀沈着症

argyritis [アージらイティス] 密陀僧，一酸化鉛

argyrol [アージろール] 鉛アルギロール

arhinia [アりニア] 無鼻症

aridura [アりデューら] 乾燥，しなび，消耗熱

aristocardia [エーりスタカーディア] 心臓左方転位

aristogenetic [エーりスタジャネティック] 優生学

aristolochic [エーりスタラキック] 胎盤や悪露の排出を進める

arithmetic [アりスメティック] 算術の
— progression [-プろグれッシャン] 算術級数，等差級数

arithmomania [アりスモウメイニア] 計数狂

arm [アーム] 腕，上膊，上肢，腕木
— length [-レングス] 腕長
— lift-chest pressure [-リフトーチェスト プれッシャー] 上肢挙肢胸圧による人工呼吸
— presentation [-プれザンテイシャン] 上肢胎位先進
— sling [-スリング] 腕吊包帯
— span [-スパン] 腕スパン（両腕を水平に伸ばしたときの指端間の距離）☆若い時の身長とほぼ等しい

armadillo [アーマディろウ] アルマジロ

armamentarium [アーマメンテアりアム] 器械準備，医療（資材）の設備，武器

Armanni-Ehrlich degeneration [アるマーニーエーるリック ディジャナれイシャン] アルマニ・エールリッヒ変性 ☆糖尿病で見られる尿細管変性

armarium [アーメアりアム] 医学文献，参考図書室

armlet [アームリット] マンシェット，腕飾り

armo(u)r [アーマー] 武器，甲胄

armpit [アームピット] 腋窩

Armstrong disease [アームストろング ディズィーズ] リンパ球性脳脈絡膜炎

Arnold-Chiari malformation [アーナルドーキアり メールフォーメイシャン] アーノルド・キアリ奇形 ☆小脳が脊椎管内に陥入

Arnott's bed [アーノット ベッド] アーノット床 ☆褥瘡を防ぐために水を入れたゴム床敷

aroma [アろウマ] 香，芳香

aromatase [エーろウマテイス] 芳香化酵素 ☆エストロゲン合成に必要

aromatic [エーらメーッィック] 芳香族の，芳香剤 ☆ベンジンより誘導される炭化物につける名称
— acid [-エーサッド] 芳香酸
— compound [-カンパウンド] 芳香族化合物
— elixir [-イリクサー] 芳香剤，賦形薬

aromatization [アろメータイゼイシャン] 芳香化

Aronson's serum [アらンサンズ スィーらム] アロンソン血清

Arotinolol hydrochloride [アろティノロール ハイドろウクローらイド] 塩酸アロティノロール ☆α β遮断降圧薬

arrachement [アらシュマン][F] 被膜剥離，抜歯

arrange [アれインジ] 整える，配列する，取り決める，取り計らう，用意する

arrangement [アれインジマント] 整頓，配列，協定，用意，装置

arrector [アれクター] 起毛筋，挙筋

arrest [アれスト] 拘束，停止，馬の後脚を侵す疥癬様の病気
high sagittal — [ハイ・セジッタル-] [産] 高在縦定位固定．狭骨盤，骨盤の形態異常時の分娩で児頭の矢状縫

arrest 〜 arteriosclerosis

合が骨盤入り口の前後径に一致した状態で,分娩進行が停止した場合
- pelvic —[ペルヴィック-] [産]骨盤固定

arrested [アれスティド] 阻止された,停止された

arrestin [アれスティン] アデニル酸シクラーゼ,不活性化物質

arrhea [エィりア] 阻流,せき止め

Arrheniu's theory [アリーニアス スィーァりー] アレニウム理論,高浸透圧溶液の電離説

arrhenoblastoma [アれノゥブレーストウマ] 卵巣男性細胞腫,男性芽細胞腫瘍

arrhina [アらイナ] 無鼻症

arrhythmia [アりズミア] 不整脈

arrive [アらイヴ] 着く,(年齢・時期に)達する,(結論に)到達する,(事件が)起こる

arrosion [アろウジャン] (血管壁の)侵蝕

arrowroot [アろウるート] アロールート,デンプン

ARS (antirabies serum)

ars longa, vita brevis [アースランガ, ヴィタ ブれヴィス] 医術は長く人生は短い(ヒポクラテスのことば)

arsenic, arsenum, arsenicum, As [アーサニック, アースィーニアム, アーサニカム] ヒ素,ヒ素性毒物,ヒ素の(元素)
☆原子量 74.9216
- acid [-エーサッド] 亜ヒ酸

arsenical [アーサニカル] ヒ素の,ヒ素薬
- tremor [-トれマー] ヒ素中毒性振戦

arsenicalism [アーセニカリズム] 慢性ヒ素中毒

arsenite [アーサナイト] 亜ヒ酸塩

arsenization [アーサニゼイシャン] ヒ素療法

arsenoblast [アーセナブレースト] 雄性生殖細胞

arsenotherapy [アーセノウせらピー] ヒ素療法

arteria [アーティりア] 動脈

Arteria hepatica propria [アーティりア ヒパティカ プらプらイア][L] 固有肝動脈

arterial [アーティアりアル] 動脈の
- blood gas, ABG [-ブラッド ゲース] 動脈血ガス
- embolism [-エンブリズム] 動脈塞栓症
- hypertension [-ハイパーテンシャン] 動脈高血圧
- murmur [-マーマー] 動脈雑音
- pressure [-プれッシャー] 動脈圧
- sound [-サウンド] 動脈音
- tension [-テンシャン] 動脈圧
- transfusion [-トらンスフュージャン] 動脈内輸血

arterialization [アーティりアリゼイシャン] 動脈化,脈管化

arteriasis [アーティりエイスィス] 動脈退化

arteriectasia [アーティりエクテイズィア] 動脈拡張

arteriocapillary [アーティりアケーピラりー] 動脈毛細管性

arteriodialysis [アーティりオウダイアりスィス] 動脈透析

arteriodiastasis [アーティりオウダイアスタスィス] 動脈離開

arteriograph [アーティりアグらフ] 動脈造影(撮影)

arteriography [アーテりアグらフィー] 脈波図.脈波描写法(sphygmography); 動脈造影

arteriolar [アーテりオウラー] 小動脈の,細動脈の

arteriole [アーティりオウル] 細動脈

arteriolith [アーティりアりス] 動脈結石

arteriolitis [アーティりオウライティス] 細動脈炎

arteriology [アーティりアラジー] 動脈学

arteriolonecrosis [アーティりオウロウニクろウスィス] 細動脈壊死

arteriolosclerosis [アーティりオウロウスクりアろウスィス] 細動脈硬化症

arteriomalacia [アーティりオウマレイシア] 動脈軟化症

arterionecrosis [アーティりオウニクろウスィス] 動脈壊死

arteriophlebotomy [アーティりオウフリバタミー] 動静脈切開

arterioplania [アーティりオウプレイニア] 動脈迷行

arterioplasty [アーティりアプレースティ] 動脈形成術

arteriorrhagia [アーティりアれイジア] 動脈出血

arteriorrhaphy [アーティりオーらフィ] 動脈縫合

arteriorrhexis [アーティりアれクスィス] 動脈破裂

arteriosclerosis [アーティりオウスクりアろウスィス] 動脈硬化

── obliterans, ASO [-アブリタランス] 動脈硬化性閉塞症，閉塞性動脈硬化症
arteriosclerotic [アーティりオウスクリアろウティック] 動脈硬化の
── nephritis [-ニフらイティス] 動脈硬化性腎炎
arteriospasm [アーティりオウスパズム] 動脈痙攣
arteriostenosis [アーティりオウスティノウスィス] 動脈狭窄
arteriostosis [アーティりオウストウスィス] 動脈化骨
arteriostrepsis [アーティりオウストれプスィス] (止血のための) 動脈捻撚
arteriotomy [アーティりアタミー] 動脈切開術
arteriovenous anastomosis [アーティりオウヴィーナス アナスタモウスィス] 動静脈吻合
── aneurism [-アニュりズム] 動静脈瘤
── fistula [-フィスチュラ] 動静脈瘻
── malformation, AVM [-マルフォーメイシャン] 動静脈奇形
── oxygen difference [-アクスィジャン ディファランス] 動静脈酸素較差
arterioverter [アーティりオウヴァーター] 動脈血逆転防止器
arteritis [アーティらイティス] 動脈炎
artery [アータりー] 動脈の
── of cerebral hemorrhage [-アヴ サリーブラル ヒーマりッジ] 脳出血動脈
arthragra [アースらグら] 関節痛風
arthralgia [アースらルジア] 関節痛
arthrectasia, arthrectasis [アースれクテイズィア, アースれクテイスィス] 関節腔拡張症
arthrectomy [アースれクタミー] 関節切除術
arthr(o)edema [アースりディーマ, アースろウイディーマ] 関節水腫
arthremia [アースりーミア] 関節うっ血
arthrempyema [アースれンパイイーマ] 関節膿瘍
arthrentasis [アースれンテイスィス] (痛風のための) 肢部捻屈
arthritic [アースりティック] 関節炎の，痛風性の，関節の
arthritis [アースらイティス] 関節炎
── deformans [-ディフォーマンス] 変形関節炎
── mutilans [-ミューティランス] 破壊性関節炎
── nodosa [-ノウドウサ] 結節性関節炎
── pauperum [-ポーパらム] 貧困者関節炎
Heberden's ── [ヘバーディンズ-] ヘバーデン関節炎．指の末端の関節の変形性関節炎
arthritolith [アースりタリス] 関節結石
arthrocace [アースらカスィー] 関節カリエス，結核性関節炎
arthrocarcinoma [アースろウカースィノウマ] 関節癌
arthrocele [アースらスィール] 関節瘤
arthrocenchriasis [アースろウ・センクらイアスィス] 関節粟粒疹
arthrocentesis [アースろウ・センティースィス] 関節穿刺
arthrochondritis [アースろウ・カンドらイティス] 関節軟骨炎
arthroclasia, arthroclasy [アースら・クレイスィア, アースら・クレイスィ] (関節運動を自由にさせるための) 強直関節離開術
arthrodesia [アースろディーシア] 関節固定術
arthrodesis [アースろウディースィス] 関節固定術，関節止動術
arthrodia [アースろウディア] 滑動関節，球状関節
arthrodynia [アースらディニア] 関節痛
arthrodysplasia [アースろウディスプレイスィア] 関節異形成症，関節形成障害
arthroempyesis [アースろウ・エンパイイースィス] 関節蓄膿
arthroereisis [アースろ・イリースィス] 関節制動〔術〕 (arthrorisis). 筋麻痺のため過大運動をする関節の運動を阻止する手術
arthrography [アースらグらフィ] 関節腔造影法
arthrogryposis [アースろウグりポウスィス] 関節拘縮症 ☆先天性奇形，テタニー
── multiplex congenita [-マルティプレックス カンジェニタ] 先天性多発性関節強直症
arthrokinematic approach, AKA [アースろウキニマティック アプろウチ] 関節運動学的アプローチ
arthrolith [アースろリス] 関節石
arthrology [アースらロジー] 関節学
arthrolysis [アースらリスィス] 関節離解術
arthromeningitis [アースろウ・メニンジャイティス] 関節滑液膿炎

arthrometer 〜 artificial

arthrometer [アースらミター] 関節計 ☆関節運動の範囲を測定する機械

arthrometry [アースらミトリー] 関節測定法

arthroncus [アースらンカス] 膝関節内に発生することのある軟骨性体関節腫脹

arthroneuralgia [アースろウ・ニューらルジア] 関節神経痛

arthropathology [アースろウパサラジー] 関節病理学

arthropathy [アースらパスィ] = arthropathia 関節症
　osteopulmonary — [アスティアプルモナりーー] 骨肺性関節症. 心疾患や慢性肺疾患にみる遠位指骨間関節の棍棒様腫大. ばち状指

arthrophlogosis [アースろウフラゴウスィス] 関節炎

arthrophyma [アースろウファイマ] 関節腫脹

arthroplasty [アースらプレースティ] 関節形成術

arthropod [アースらパッド] 節足動物

Arthropoda [アースらパダ] 節足動物(学名)

arthropodology [アースら・ポウダラジー] 節足動物学

arthropyosis [アースろウパイオウスィス] 関節化膿症

arthrorheumatism [アースろウりューマティズム] 関節リウマチ

arthrorisis [アースろウらイスィス] 関節制動術

arthrorrhagia [アースられイジア] 関節出血

arthroscope [アースらスコウプ] 関節鏡

arthroscopy [アースらスカピー] 関節鏡検査

arthrosis [アースろウスィス] 関節症
　— deformans [ーディフォーマンス] 骨関節症, 変形性関節症

arthrospore [アースらスポァ] 分節胞子

arthrosteitis [アースろウスティアイティス] 関節骨炎

arthrosteophyma [アースろウステアフィーマ] 関節骨腫

arthrotome [アースらトウム] 関節刀

arthrotomy [アースらタミー] 関節切開術

arthrotrauma [アースろウトらウマ] 関節傷

arthrotropia [アースろウトろウピア] 関節親和性

arthrotyphoid [アースろウタイフォイド] 関節性腸チフス

arthroxerosis [アースろウズィろウスィス] 関節乾燥症 ☆慢性骨関節炎

arthroxesis [アースらクササィス] 関節摘除術

article [アーティクル] 関節, 連節, 論文

articular [アーティキュラー] 関節性の
　— cartilage [ーカーティりジ] 関節軟骨
　— cavity [ーケーヴィティ] 関節腔
　— contracture [ーカントらクチャー] 関節拘縮
　— neuralgia [ーニューらルジア] 関節神経痛
　— rheumatism [ーりューマティズム] 関節リウマチ

articulate [アーティキュレイト] 関節にて接続する, 明晰な

articulatio [アーティキュレイシオウ] 関節
　— metatarsophalangici (metatarsophalangeae) [ーメタターソ・ファレーンジェ][L] 中足指節関節
　— pedis [ーピーディス] 足関節
　— simplex [ースィンプレックス] 単純関節
　— temporomandibularis [ーテンプろウ・マンディビュらーりス] 側頭下顎骨関節

articulation [アーティキュレイシャン] 構語, 発音, 分節

articulationes metacarpophalangeae [アーティキュラティオーネス メタカーポウ・ファランギー] 中指骨指骨関節(複)

articulator [アーティキュレイター] 咬合器

artifact, artefact [アーティファクト] アーティ(チ)ファクト. 人工産物; 脳波以外の人工的電気変動; 真の生物現象には関係ない電流

artificial [アーティフィシャル] 人工の
　— abortion [ーアボーシャン] 人工妊娠中絶
　— breathing [ーブリーズィング] 人工呼吸
　— butter [ーバター] 人造バター
　— classification [ークラスィフィケイシャン] 人為分類
　— croup [ークるープ] 外傷性咽頭炎
　— denture [ーデンチャー] 義歯
　— eye [ーアイ] 義眼
　— feeding [ーフィーディング] 人工栄養
　— immunity [ーイミューニティ] 人工免疫
　— insemination [ーインセミネイシャン] 人工受精
　— joint [ージョイント] 人工関節

— kidney [- **キ**ドニー] 人工腎臓
— labor [- **レ**イバー] 人工分娩
— light [- **ラ**イト] 人工光線
— limb [- **リ**ム] 義肢
— menopause [- **メ**ナポーズ] 人工閉経
— mutation [-ミュー**テ**イシャン] 人工突然変異
— pacemaker [- **ペ**イスメイカー] 心人工調律器, ペースメーカー
— palate [- **パ**ラット] 人工口蓋
— parthenogenesis [-パーサナ**ジェ**ニスィス] 人工処女生殖
— pneumothorax [-ニューモウ**ソ**ーらックス] 人工気胸法
— pupil [- **ピュ**ーピル] 人工瞳孔
— respiration [-れス**ピ**れイシャン] 人工呼吸

artistomia [アーティス**ト**ウミア] 言語明晰, (手術局所の) 閉口適度

Artium Baccalaureus, A. B [**アー**ティアム バカ **ロ**ウりアス] 文学士

artus [**アー**タス] 関節, 肢節, (全体的に) 関節部

arytenoid [アり**ティ**ーノイド] 水差し口状の, 披裂軟骨の
— cartilage [- **カ**ーティりジ] 披裂軟骨

arytenoidectomy [アりティーノイ**デ**クタミー] 披裂軟骨切除術

arytenoiditis [アりティーノイ**ダ**イティス] (軟骨または筋の) 披裂炎症

AS 1. (ankylosing spondylitis) / 2. (aortic stenosis)

As (arsenic)

asab [**ア**サブ] アサブ ☆アフリカ性病

asaphia [ア**セ**ーフィア] (口蓋破裂による) 言語不明晰

asarcia [ア**サ**ーシア] やせ

asbestiform [アス**ベ**スティフォーム] 石綿状の

asbestos [エース**ベ**スタス] 石綿

asbestosis [エースベス**ト**ウスィス] 石綿肺, 石綿沈着症

asbolic, asbolicous [アス**バ**リック, アス**バ**リカス] 煤の, すすだらけの

ascariasis [アスカら**イ**アスィス] 回虫病

ascaricide [アス**ケ**ーりサイド] 回虫駆除薬

ascaridiasis [アスカり**ダ**イアスィス] 回虫病

Ascaris [**エ**ースカリス] 回虫属
— lumbricoides, Linnaeus [- **ラ**ンブりコイディス, リー**ニ**ーアス] 回虫

ascending [ア**セ**ンディング] 上行の, 上昇の
— aorta [-エイ**オ**ータ] 上行大動脈
— cervical artery [- **サ**ーヴィカル **アー**タりー] 上行頸動脈
— colon [- **コ**ウラン] 上行結腸
— neuritis [-ニュー**ら**イティス] 上行性神経炎
— paralysis [-**パ**らリスィス] 上行性麻痺
— pharyngeal artery [-ファ**リ**ンジアル **アー**タりー] 上行咽頭動脈
— poliomyelitis [-ポウリオウマイア**ラ**イティス] 脊髄上行灰白質炎

ascertainment [ア**サ**ーティンメント] [遺] 把握, 確認法. 調査者がある特質または疾患をもつ人を選び出す方法

asceticism [ア**セ**ティスィズム] 禁欲主義

ascheturesis [アシェテュ**れ**ースィス] 尿意急迫

Aschoff's bodies (= nodules) [**ア**ショフス **バ**ディーズ] アショッフ小体 ☆リウマチ心臓炎に見られる小結節

Aschoff node [**ア**ショフ **ノ**ウド] 房室結節

ascia [**エ**ースィア] 折り返しなしでらせん状に巻く包帯術

ascites [ア**サ**イティーズ] 腹水
— chylosa [- **カ**イロウサ] 乳び腹水
— internus [-イン**タ**ーナス] 間質 (皮下) 腹水症
— vaginalis [-ヴァジ**ナ**ーリス] 鞘性腹水 (腹直筋鞘内の水分貯留)

ascitic fluid [ア**サ**イティック フル**ー**イド] 腹水

Asclepius [アエスク**レ**ピウス] アスクレピウス (Asklepios アスクレピオス). ギリシャ神話中のアポロンの息子, 治療術に優れた医術の神

ascorbate [アス**コ**ーベイト] アスコルビン酸塩

ascorbic acid [アス**コ**ービック **エ**ーサッド] アスコルビン酸 ☆ビタミン C

ascospore [**エ**ースカスポーァ] 子嚢胞子

ascus [**エ**ースカス] 子嚢

ASD 1. (atrial septal defect) / 2. (autosensitized dermatitis)

asecretory [エースィク**リ**ータりー] 分泌のない, 乾いた

aselline [ア**セ**リン] 肝油中にある有毒ロイコマイン

asemasia [アスィー**メ**イスィア] 失象徴症

asemia [ア**ス**ィーミア] 象徴不能症, 失象

徴症
asepsis [アセプスィス] 無菌法
aseptic [アセプティック] 無菌的の
— meningitis [-メニンジャイティス] 無菌性髄膜炎
— necrosis [-ネクろウスィス] 無菌性壊死
— surgery [-サージャりー] 無菌的外科
asexual [アセクシュアル] 性別ない, 無性の
ash, ash can [エーッシュ] 灰入, 塵芥箱
— cart [-カート] 塵芥運搬車
— hole [-ホウル] 炉下部の灰落とし, 灰溜め場
— man [-マン] 塵芥人夫
ashen [エーシェン] 灰色の
Ashman's phenomenon [エーッシュマンズ フィナミナン] アッシュマン現象 ☆心房細動における迷入伝導
Asherman's syndrome [エーシャーマンズ スィンドろウム] アシャーマン症候群 ☆子宮内癒着による無月経
ashy-pale [エーッシィ-ペイル] 灰白, 蒼白の
asialia [アサイエーりア] 無唾液症
Asiatic cholera [エイジアティック カラら] アジアコレラ
asiderosis [アスィダろウスィス] 貯蔵鉄欠乏
asinergia [アスィナージア] ふらふらした歩行
asitia [エースィシア] 食欲不振, 食物嫌悪
asleep [アスリープ] 眠った, 睡眠の
ASO 1. (antistreptolysin O) /
  2. (aspartate aminotransferase)
asoma [エイソウマ] 無体奇形児
asomatognosy [アソウマタグノウスィ] 身体失認
asomus [エイソウマス] 無体奇形児 ☆ほとんど痕跡的な身体を有する奇形
asonia [エイソウニア] 音調ろう
asparaginase [エースパらジネイス] アスパラギナーゼ ☆アスパラギン酸水解酵素, 抗がん剤の一つ
asparagine [エースパらジン] アスパラギン
aspartate [エースパーテイト] パラギン酸塩
— aminotransferase, AST [-アミーナトらンスファれイス] アスパラギン酸アミノ転位酵素
aspartic acid [エースパーティック エーサッド] アスパラギン酸

aspect [エースペクト] 外観, 面, 向
aspergillosis [エースパージロウスィス] アスペルギルス症
Aspergillus [エースパージラス] アスペルギルス属
asperity [エースペりティ] 表面が滑らかでないこと, 苦い味, 厳しさ, しわがれ声
aspermatism [エースパーマティズム] 射精不能, 精液欠乏
aspermia [エースパーミア] 無精液症, 射精不能症
asperous [エースパラス] 隆起と陥没のある, 平坦でない, 凸凹の
asphalgesia [アスファルジースィア] 灼熱感 (睡眠中の)
aspheric [アスフェりック] 非球面の
asphyctic, asphyctous [アスフィクティック, アスフィクタス] 窒息性の, 仮死の
asphyxia [エースフィクスィア] 仮死, 窒息
asphyxial stage [エースフィクスィアル ステイジ] 窒息期
aspirate [エースピれイト] 気息音, 気息音字 (hの字), 気息音符 (;), 気息を強く出して発音する, 吸い込む, 吸い出す, (空気ガスなどを) 呼出する
aspiration [エースピれイシャン] 吸い込み, 吸入, 吸引器使用, 吸引法, 誤飲
— pneumonia [-ニューモウニア] 吸引性肺炎, 吸引肺炎 ☆異物吸引によって起こる
fine needle — [ファイン ニードルー] 細針吸引. 白内障手術に用いられる
aspirator [エースピれイター] (ガスまたは液の) 吸引器
aspirin [エースピりン] アスピリン ☆サリチル酸系非ステロイド抗炎症薬
asplenia [エースプレニア] 無脾症
asporogenic [エースポーらジェニック] 無芽胞の
Assam fever [アッサム フィーヴァー] アッサム熱 ☆カラアザール
assault [アソールト] 襲撃
assay [アーッセイ] 効力検定, 吟味, 被検定物
assayable [エーッセイアブル] 検定しうる
assemble [アセンブル] 集める, (部分品機械などを) 組み立てる, 集まる
assident [エースィダント] 随伴性の
assign [アサイン] 割り当てる
assimilable [アスィマラブル] 同化性の

assimilate [アスィマレイト] 同化する
assimilation [アスィマレイシャン] 同化，類化
　— phalangism [-ファランジズム] 癒合指節症
associate [アソウシエイト] 連合させる，提携する，連想する，大学講師（研究員）
associated [アソウシエイティッド] 同化した，連合した
　— movement [-ムーヴマント] 連合運動
association [アソウシエイシャン] 連合，会合，協会，連想
　— area [-エアリア] 連合野．大脳皮質のうち，運動野，感覚野以外の領域で，高次レベルの情報処理に関与している
　— center [-センター] 連合中枢
　— mechanism [-メカニズム] 連合機序
　— neurosis [-ニューろウスィス] 連想神経症
　— psychosis [-サイコウスィス] 連合性精神症
　— test [-テスト] （概念）連合，（能力）テスト
assonance [エーサナンス] 雑音，類音
assortment [アソートメント] 組み合せ．遺伝子，染色体などで用いられる
　independent — [インディペンデント-] [遺]独立組み合せ，独立遺伝
assuetude [エースウィチュード] 習慣性獲得，習慣性状態
assumption [アサンプシャン] 仮定，想定
astasia [エーステイスィア] 定位不能，失位
astasia-abasia [エーステイスィアーエーベイスィア] 失立失歩，失立性歩行不能症．患者は歩行も起立もできないが仰臥位であれば正常の運動ができること，ヒステリーの症状
astatic [エーステーティック] 不安定な，無定位な
　— abasia [-アベイスィア] 起立歩行不能
astatine, At [アスタティン] アスタチン（元素）☆原子量210
asteatosis [エースティアトウスィス] 乾皮症 ☆無脂肪皮膚病
astemizole [アステミゾール] アステミゾール ☆抗アレルギー薬，発作誘発物質遊離阻害薬
aster [エースター] 星形期（細胞分裂の一時期），核動期の染色体の星形群
astereognosis [エー・ステリア・グノウスィス] 立体認識不能
asterion [エースティーりアン] 星状点 ☆耳後部において頭頂側頭骨・後頭骨が接合する点
asterisk [エースタリスク] 星型の，星状の
asterixis [エースティりキスィス] 羽ばたき振戦．固定姿勢保持困難．手を伸ばしたときにみられる手の振戦，手の筋肉の急な収縮消失による
asternia [エースターニア] 無胸骨症
asteroid [エースタろイド] 星状，（神経膠）星状細胞
Asteroidea [エースタろイディア] ヒトデ類
asthenia [エーススィーニア] 無力症
asthenic [エースセニック] 無力の
　— fever [-フィーヴァー] 無力性熱
　— type [-タイプ] 無力体型
asthenobiosis [エースセノウバイオウスィス] （季節に関係がない）無活力状態
asthenometer [エーススィナミター] 無力症測定器
asthenopia [エーススィノウピア] 眼精疲労
　— of accommodation [-アヴ アカマデイシャン] 調節（機）性眼精疲労
asthma [エーズマ] 喘息
asthmatic [エーズメーティック] 喘息性の
　— bronchitis [-ブらンカイティス] 喘息性気管支炎
asthmatorthopn(o)ea [エーズマト・オーサプニア] 喘息性起座呼吸
astigmatism [アスティグマティズム] 乱視，非点収差
astigmatometer, astigmatoscope [アスティグマタミター，アスティグメータスコウプ] 乱視（度）計
astigmatoscopy [エースティグマタスカピー] 乱視度測定法（astigmoscopy）
astomatous [エースタマタス] 無口の，口がない
astomia [アストウミア] 無口症
astragalectomy [アストれーガレクタミー] 距骨切除術
astragalus [アストれーガラス] = talus 距骨
astraphobia, astrapophobia [エーストらフォウビア，エーストらボウフォウビア] 暴風恐怖症，雷電恐怖症
astringent [アストりンジャント] 拘縮性の，収斂薬
astro- [エーストろウー，エーストら-] ☆「星状」を表す接頭語

astroblast [エースとらブラスト] 神経膠星状芽細胞

astroblastoma [エーストロウブラストウマ] 神経膠星状芽細胞腫

astrocyte [エーストらサイト] 星状神経膠細胞, 星状骨細胞

astrocytoma [エーストロウサイトウマ] 神経膠星状細胞腫

astroglia [エーストらグリア] 星状膠細胞 (大膠細胞)

astrokinetic [エーストロウカイネティック] 中心体運動の

astrology [エーストらラジー] 占星術

astrometry [エーストらミトリー] 位置天文学

astromicin [エーストらマイスィン] アミノ配糖体系抗生物質

astronaut [エーストらノート] 宇宙飛行士

astrophobia [エーストロウフォウビア] 天体恐怖症

astrosphere [エーストらスフィアー] 星状球 ☆中心球の存する放線部を除く星状細胞の中心部, 中心球以外の全星状細胞

astrovirus [エーストロウヴァイらス] アストロウイルス ☆下痢を起こす

astysia [エースティズィア] 勃起不全, 陰萎, 性交不能

asyechia, asyndesis [エースィエキア, アスィンダスィス] 統合障害, 構成不連続性

asyllabia [エースィラビア] 失綴字症 ☆各個の文字は分かるが, これを綴りまた語とすることが不能

asylum [アサイラム] 避難所, 収容所, 療養所, 養育院, 託児所

asymbolia [エースィンボウリア] 象徴不能症

asymmetric [エースィメトリック] 非対称性の, 不斉の
— atom [-エータム] 不斉原子 ☆異なった原子と結合する原子
— compound [-カンパウンド] 不斉原子を含む化合物

asymmetry [エースィミトリー] 非対称性, 左右不同, (化合物の) 不斉

asynclitism [アスィンクリティザム] 不正軸 (傾軸) 進入. ☆分娩時, 児頭と骨盤軸の一致しないこと

asynergy [エィスィナージー] 失調, 共応運動障害

asynesia [エースィニーズィア] 愚鈍, 精神力障害

asynodia [エースィノウディア] 性交不能

asynovia [エースィノウヴィア] 滑液欠如

asynthesis [エースィンスィスィス] 結合不良, 合成欠落

asystematic [エースィスティメーティック] 散漫な, 無系統に, びまん性の

asystole, asystolia [エースィスタリー, アスィストウリア] 心無収縮 ☆心電図上の電気活動の完全消失

asystolism [アシストゥリズム] 不全収縮症

at one's disposal [アット ワンズ ディスポウザル] —の自由になる

at random [アット れーンダム] 無作為

atabrine [エータブりーン] 塩酸キナクリン

atactic [アテークティック] 失調の, 不整の
— abasia [-アベイズィア] 失調性失歩
— gait [-ゲイト] 失調歩行

atactiform [アテークティフォーム] 失調様の

atactilia [アテークティリア] 無触覚症

ataractic [エータれークティック] 精神安定薬

atasciagraph [エータサイアグらフ] 運動失調記録図

atavism [エータヴィズム] 隔世遺伝, 先祖返り

atavistic [エータヴィスティック] 隔世遺伝的

ataxaphasia [アテークサフェイズィア] 失調性失語症

ataxia [アテークスィア] 運動失調症
— teleangiectasia [-ティレーンジエクティスィス] 運動失調毛細血管拡張症候群 ☆常染色体劣性遺伝疾患

ataxiagraph [アテークスィア・グれーフ] 運動失調測定器 (ataxiameter)

ataxiamnesia [アテークスィアムニースィア] 健忘性運動失調症

ataxic [アテークスィック] 失調性の, 失調症者
— aphasia [-アフェイジア] 失調性失語症
— gait [-ゲイト] 失調歩行
— paraplegia [-ぱらプリージア] 失調対麻痺

ataxodynamy [アテークウソダイナミー] 運動失調性無力症

ataxophemia [アテークソウフィーミア] 言語共同運動障害

ataxophobia [アテークソウフォウビア] 運動失調恐怖症

atelectasis [エーティレクタスィス] 拡張不全症, 無気肺
tympanic membrane — [ティムペニックメンブレイン-] 鼓膜閉鎖症

atelectatic [エーティレクテーティック] 無気肺の

ateleiosis [エーティーリオウシス] ＝ atelia 発育不全症, 小人症

atelencephaly [アティリンセファリー] 脳発育不全

atelic [アティーリック] 発育不全の

ateliosis [アティーリオウシス] 発育不全, 小人症

atelo- [エーティロウ, アティラー] ☆「発育不全」を表す接頭語

atelocardia [エーティロウカーディア] 心臓発育不全

atelocephalous [エーティラセファラス] 頭発育不全

atelocheilia [エーティロウカイリア] 唇発育不全

atelocheiria [エーティロウカイりア] 手発育不全

ateloencephalia [エーティロウエンスィファリア] 脳発育不全

ateloglossia [エーティロウグラッスィア] 舌発育不全

atelognathia [エーティロウネイスィア] （下）顎発育不全

atelomyelia [エーティロウマイイーリア] 脊髄発育不全

atelopodia [エーティロウポウディア] 足発育不全

ateloprosopia [エーティロウプろウソウピア] 顔発育不全

atelorrhachidia [エーティロウらキーディア] 脊髄発育不全

atelostomia [エーティロウストウミア] 口発育不全

atenolol [エーティナロール] アテノロール ☆降圧薬, β_1選択性遮断薬, 高血圧, 狭心症に用いる

athalposis [エーサルポウスィス] 温度知覚不能

athelia [アスィーリア] 無乳頭症

athermal [アサーマル] 低温の ☆温泉の15℃以下のもの

athermic [アサーミック] 低温の, 無熱の, 不透熱の

athermosystaltic [アサーモウスィスタルティック] 熱性不攣縮の ☆温熱作用により筋収縮を起こさないこと

atheroma [エーさロウマ] 粥腫, 粉瘤

atheromatosis [エーさろマトウスィス] 粥腫症, 粉瘤症

atheromatous change [エーさろウマタスチェインジ] 粥状動脈硬化性変化
— plaque [-プラーク] 粥状動脈斑

atherosclerosis [エーさロウスクリアろウスィス] アテローム性動脈硬化症

athetosis [エースィトウスィス] アテトーゼ, 無定位運動症 ☆脳疾患の結果, 手足を絶えず動かし一定位をとることが不可能な状態

athlete [エースリート] 競技者, 運動家

athlete's foot [エースリーツ フット] 水虫

athlete's heart [エースリーツ ハート] 運動家の心臓

athlete's heart syndrome [エースリーツ ハート スィンドろウム] スポーツマン心臓症候群

athletic [エースレティック] 競技的, 体育の
— heart [-ハート] 運動家心臓
— type [-タイプ] 闘士体型

athletics [エースレティックス] 運動競技法, 諸種の運動競技

athopia [アソウピア] 精神薄弱

athrepsia [アスれプスィア] 栄養不良

athrocytosis [アスろウサイトウスィス] 細胞摂食作用 ☆腎上皮の選択的再吸収作用

athymia [アサイミア] 痴呆, 気ふさぎ, 失神, 狂気, 無胸腺症, 無感情

athymic [アサイミック] 気ふさぎの

athymism [アサイミズム] 無胸腺症

athyrea, athyria [アサイりア] 甲状腺欠落症, 無甲状腺性粘液浮腫

athyreosis [アサイりオウスィス] 無甲状腺症

athyroidea [アサイろイディア] 無甲状腺

atlantal [アトランタル] 環椎の, 第一頸椎の

atlantoaxial [アトラントウアクスィアル] 環椎軸椎の
— dislocation, AA dislocation [-ディスロウケイシャン] 環椎軸椎脱臼
— sublaxation [-サブラクセイシャン] 環椎軸椎亜脱臼

atlantodental distance [アトラントウデンタル ディスタンス] 環椎歯状突起間距離

atlanto-occipital joint [アトラントウーアクスィピタル ジョイント] 後頭骨環椎関節

atlas [エートラス] 環椎, 第一頸椎

atlodymus [エートラディマス] 両頭体, 双頭短躯奇形児

atmiatrics, atmiaty [エートミアトリックス, エートミアトリー] （薬物）蒸気療法, 気浴療法

atmic ～ atrial

atmic [エートミック] 蒸気の

atmo- [エートモウ-, エートマ-] ☆「蒸気」「気息」を表す接頭語

atmocausia, atmocausis [エートモウコウズィア, エートモウコウスィス] 蒸気腐蝕法 ☆子宮出血などに用いる

atmolysis [エートマリスィス] 分気法

atmolyzer [エートマライザー] ガス分析器

atmophile [エートマファイル] 親気性

atmos [エートマス] 気圧の一単位 ☆$1 cm^2$に1ダインの圧力

atmosphere [エートマスフィア] 大気, ガス体, 気圧

atmospheric [アトマスフェリック] 大気の, 空気の
— pressure [-プれッシャー] 気圧

atocia [アトウシア] 女性の不妊症

atom [エータム] 原子

atomerg [アトマーグ] 中性子より小さい粒子

atomic [アターミック] 原子の
— bomb [-バム] 原子爆弾
— distintegration [-ディスティンテグれイシャン] 原子崩壊
— energy [-エナージー] 原子力
— heat [-ヒート] 原子熱
— power [-パウアー] 原子力

atomization [エータマイゼイシャン] 噴霧

atomizer [エータマイザー] 噴霧器

atonia [エートウニア] 無緊張症

atonic [アターニック] 無緊張症の, 弛緩症の
— bladder [-ブラダー] 低緊張性膀胱

atony [エータニー] 無緊張症, 弛緩症

atophan [アトファン] アトファン ☆cinchophen, 痛風リウマチなどに用いる鎮静薬

atopic [アターピック] アトピー性の, 転位した
— cough [-カフ] アトピー咳
— dermatitis [-ダーマタイティス] アトピー性皮膚炎 (AD)
— disease [-ディズィーズ] アトピー疾患

atopomenorrh(o)ea [アタポウ・メナりーア] 代償性月経

atoxic [エータクスィック] 無毒の

atoxyl [アタキスィル] オトキシール ☆駆梅薬

atrabiliary [アトらビリアりー] 黒胆性の, 憂うつの

atrabilious temperament [エートらビリアス テンパらマント] 憂うつ質

atrachelia [エートらキーリア] 無頸症, 短頸症

atractenchyma [エートらクテンキーマ] 紡錘細胞組織

atraumatic [エートろーメーティック] 非外傷性

atremia [アトりーミア] 無振戦, 歩行不能症

atresia [アトりーズィア] 閉鎖症
— ani [-アーニ] 肛門閉鎖症
— uteri [-ユータり] 子宮閉鎖症
— vaginal [-ヴァジナル] 腟閉鎖症

atreto- [アトりートウ-, アトりーター] ☆「無穿孔」「閉鎖」を表す接頭語

atretolemia [アトりートウりーミア] 咽頭食道閉鎖

atretometria [アトりートウミートりア] 子宮口閉鎖

atretopsia [アトりタプスィア] 瞳孔閉鎖

atretorrhinia [アトりートウらイニア] 鼻孔閉鎖

atretostomia [アトりートウストウミア] 口腔閉鎖

atria [エートりア] 室, 房, 点 (atrium の複)
— mortise [-モーティス] 致命点 (肺, 心臓など)

atrial [エイトりアル] 心房性の
— ectopic tachycardia, AET [-エクタピック タキカーディア] 心房異所性頻脈
— fibrillation, Af [-ファイブりレイシャン] 心房細動
— flutter [-フラター] 心房粗動
— natriuretic factor, ANF [-ナトりユりティック ファクター] 心房性ナトリウム利尿因子
— natriuretic peptide (ANP) [-ナトりユーりティック ペプタイド] 心房性ナトリウム利尿ペプチド → peptide
— premature beat, APB [-プりマチュアー ビート] 心房性期外収縮
— premature complex [-プりマチュアー カンプレクス] 洞結節外の心房から発生する心電図所見複合体
— premature depolarization [-プりマチュアー ディポウラりゼイシャン] 心房性期外脱分極
— septal defect, ASD [-セプタル ディフェクト] 心房中隔欠損症

atrichia [アトリキア] 無毛症
atrichosis [アトリコウスィス] 無毛症
atrionector node [エイトりオウネクター ノゥド]
= sino-auricular node 房洞連合節
atrioventricular [エイトりオウヴェントりキュラー]
房室性の
— block [-ブラック] 房室ブロック
— node [-ノゥド] 房室結節
atrium, atria (複) [エイトりアム, エイトりア] 心房, 鼓室
— cordis [-コーディス] 心房
— dextrum [-デキストロム] 右心房
— of infection [-アヴ インフェクシャン] 感染門
— sinistrum [-スィニストロム] 左心房
atrophia, atrophy [アトろウフィア, エートろフィ] 萎縮症, 無栄養症, 消耗症
— chorioideae myopica [-コーりオイディエ マイオゥピカ] 近視性脈絡膜萎縮
— cutis [-キューティス] 皮膚萎縮
— fasciculi optici [-ファスティクリ アプティサイ] 視神経萎縮
— iridis essentialis [-イりディス エッセンティアーリス] 本態性虹彩萎縮
— of the alveolar bone [-アヴ ザ アルヴィーアラー ボゥン] 歯槽骨萎縮
dentato-rubro-pallido-luysian — [デンティトーるブろーパりドールイジアン-] (DRPLA) 歯状核赤核淡蒼球（ルイ体）萎縮症
atrophic [アトろフィック] 萎縮性の, やせた
— gastritis [-ガストらイティス] 萎縮性胃炎
— pharyngitis [-ファりンジャイティス] 萎縮咽頭炎
— rhinitis [-りナイティス] 萎縮性鼻炎
— thrombosis [-スろンボゥスィス] 栄養障害性血栓症
atrophedema [アトろウフィディーマ] 萎縮性浮腫
atrophoderma [アトろウフォウダーマ] 皮膚萎縮
atropholysis [アトろウフォりスィス] 栄養不良による弛緩るい痩
atropine sulfate [エートらピーン サルフェイト] 硫酸アトロピン ☆消化性潰瘍治療薬, 散瞳薬
attachment [アテーミンチマント] 取り付け, 付属物, 親近感
attack [アテーミンク] 攻める, (病が人を) 襲う, に罹る, (仕事に) 着手する, 攻撃, 発病, 発作
attempt [アテンプト] 企てる, (要塞などを) 奪う, 企図, 攻撃
attempted [アテンプティッド] 企図した
— suicide [-スーイサイド] 自殺未遂
attend [アテンド] 付き添う, 出席する, (結果として) 伴う, 意を用いる, 看護する
attendance [アテンダンス] 出席, 看病, 看護
attendant [アテンダント] 付き添い人
attending [アテンディング] 受持, 従待
— physician [-フィズィシャン] 顧問内科医
— staff [-スタフ] 顧問医, 対診医
— surgeon [-サージャン] 顧問外科医
attention [アテンシャン] 注意, 注目
— deficient disorder, ADD [-ディフィシャント ディスオーダー] 注意不全症
attenuated [アテニュエイティッド] やせた, 弱った
— tuberculosis [-テュバーキュロゥスィス] 弱性結核症
— virus [-ヴァイらス] 減弱ウイルス
attenuation [アテニュエイシャン] 薄弱, 減衰, (細菌活力の) 毒力を弱めること
attestation [エーテステイシャン] 証言, 診断書, 証明書
attic [エーティック] 上鼓室
atticoantrotomy [エーティコウアントらミー] 上鼓室乳様洞開孔術
atticotomy [エーティカトミー] 上鼓室切開
attitude [エーティチュード] 態度, 姿勢
attract [アトれークト] 引く, 誘引する, 誘致する
attraction [アトれークシャン] 引力, 牽引性, 親和力, 余興, アトラクション
— sphere [-スフィアー] 引力圏
attrahent [エートらヘント] 牽引性の
attributable [アトりビュータブル] (原因などに) 起因する
attrition [アトりシャン] 磨耗, 磨滅
atypical [アティピカル] 非定型の, 異型のAu (aurum)
audible [オーディブル] 可聴の
audiclave [オーディクレイヴ] 補聴器
audioepileptic [オーディオウエピレプティック] 聴覚てんかん性の
audiogenic [オーディアジェニック] 聴原性の
— epilepsy [-エピラプスィ] 聴原性て

audiogram 〜 Auspitz's phenomenon

んかん
audiogram [オーディアグラム] オージオグラム，聴力図
audiometer [オーディアミター] オージオメーター，聴力計
audiovisual [オーディオヴィジュアル] 視聴覚の
― **aid** [-エイド] 視聴覚補助装置
audiphone [オーディフォウン] (骨伝導による)補聴器
audit [オーディット] 監査
audition [オーディシャン] 聴覚，聴力
auditory [オーディタリー] 耳の，聴感の，聴覚の，聴衆
― **plate** [-プレイト] 聴板
― **threshold** [-スれショウルド] 最低可聴限
― **vertigo** [-ヴァーティゴウ] = aural vertigo 耳性眩暈
augment [オーグメント] (症状など)増悪する，増進する
augmentation [オーグメンテイシャン] 増大
― **of labor pains** [-アヴ レイバー ペインズ] 陣痛促進法
augmentor [オーグメンター] 白血球増加促進薬
― **nerve** [-ナーヴ] 促進神経
aula [オーラ] (種痘疱の)弱紅暈，脳の共通腔
aulophobia [オーロフォウビア] 笛声恐怖症
aura [オーら] (てんかんの)前兆
― **hysterica** [-ヒステリカ] ヒステリー性前兆
aural [オーらル] 耳または聴力の，気体の，前兆の
auranofin [オーらナフィン] オーラノフィン ☆抗リウマチ薬，遅効性消炎薬(経口金製薬)
aurantiasis cutis [オーらンタイアスィス クーティス] 柑皮症
aurantium [オーらンティアム] 橙，オレンジ
aureomycin [オーりオウマイスィン] オーレオマイシン
auriasis [オーらイアスィス] 金皮症
auric [オーりック] 耳の，金化合の
auricle [オーりクル] 耳介，心耳
auricula [オーりキュラ] 耳介，耳(みみ)
― **cordis** [-コーディス] 心耳
― **dextra** [-デクストら] 右心耳
― **sinistra** [-スィニストら] 左心耳

auricular [オーりキュラー] 心耳の，耳介の
― **cartilage** [-カーティりジ] 耳介軟骨
― **gland** [-グらンド] 耳腺
― **point** [-ポイント] 耳点
― **tachycardia** [-タキカーディア] 心房頻拍，心房性フラッター
auriculate, auriculated [オーりキュレイト, オーりキュレイティド] 耳形の
auriculoventricular [オーりキュロウヴェントりキュラー] (心臓の)心耳心室の，房室の
aurid [オーりド] 金疹
auriform [オーりフォーム] 耳形の
auriga [オーらイガ] 肝小葉
auriginous [オーりジナス] 黄疸の
aurigo [オーらイゴウ] 黄疸
aurin tricarboxylic acid stain [オーりン トらイカーバクスィりック エーサッド ステイン] 金トリカルボキシル酸染色 ☆アルミニウムを染める
aurinasal [オーりネイザル] 耳鼻の
auripuncture [オーりパンクチャー] 鼓膜穿刺
auris [オーりス] 耳，心耳
auriscalp [オーりスカルプ] 耳掻器
auriscope [オーりスコウプ] 耳鏡
aurist [オーりスト] 耳科専門医
aurometer [オーらミター] 聴力計
aurora [オーろーら] = aurora polaris オーロラ，極光
aurotherapy [オーらセらピー] 金療法
aurothioglucose [オーろウサイオウグルーコウス] オーロチオグルコース ☆チオグルコースの金誘導体，慢性関節リウマチの治療に使う
aurothiomalate [オーろウサイマレイト] 金チオリンゴ酸(リウマチ治療薬)
aurous [オーらス] 第一金酸の
aurum, Au [オーらム] 金(元素) ☆原子量 196.9665
auscult, auscultate [オースカルト, オースカルテイト] 聴診する
auscultation [オースカルテイシャン] 聴診
auscultatory [オースカルテイタりー] 聴診の
― **gap** [-ゲーップ] 聴診ギャップ ☆血圧測定時の血管音が聞こえない区間
auscultoscope [オースカルタスコウプ] 微音聴診器
Auspitz's phenomenon [オースピッツ フィナミナン] アウスピッツ現象 ☆尋常性乾

癬で鱗屑をとると点状出血が起こる

Australia antigene [オーストれィリア アンティジャン] オーストラリア抗原

autacoid [オータコイド] オータコイド, 小分子活性物質 ☆生長因子, プロスタグラジンなど

autarcesiology [オーターズィーズィ アラジー] 自己防御免疫学

autarcesis [オーターズィスィス] 自己防御

autechoscope [オーテカスコウプ] 自体聴音器

autecic, autecious [オーティースィック, オーティシャス] 一舎完成の ☆同一寄生体内で発育を完成する寄生体

autecology [オーティカラジー] 個体生態学

autemesia [オーティミースィア] 特発性嘔吐

authentic [オーセンティック] 信ずべき, 真正の

authenticity [オーセンティスィティ] 確実性；信頼性

authoritative [アソーりタティヴ] 権威ある

authorities concerned [アソーらティーズ カンサーンド] 当局関係者

authority [アソーらティ] 権威, 機能, 権威者, (通例複数として) 官憲, 当局

authorization [オーソらイゼイシャン] 権威づけ

authorize [オーサらイズ] 権限を与える, 認定する, (行動などを) 正当と認める

autism [オーティズム] 自閉症, 内閉症

autistic [オーティスティック] 自己中心の, 自閉の

autoactivation [オートウアクティヴェイシャン] 自己賦活

autoagglutination [オートウアグルーティネイシャン] 自己凝集反応

autoanalyzer [オートウエーナライザー] 自動分析装置

autoantibody [オートウエーンティバディ] 自己抗体

autoanticomplement [オートウエーンティカンプリマント] 自己抗補体抗体

autoaudible [オートウオーディブル] 自己可聴の

autoblast [オータブレースト] 独立性原生胞

autocatalysis [オートウカテーリスィス] 自家触媒作用

autocatharsis [オートウカサースィス] 自己清浄化 ☆胸中の悩みを告白する

autocatheterism [オータケーサタりズム] 自己カテーテル導入法

autocholecystectomy [オートウコウリスィステクトミー] 胆嚢自家切断 ☆胆嚢が腸管内に嵌頓して自然に脱落すること

autochthonous [オータクサナス] 先住の, 原生の
— malaria [-マレアりア] 自発性マラリア

autochthon [オータクサン] 原住民

autoclave [オータクレイヴ] 自己密閉の, 高圧蒸気消毒釜, 高圧釜で消毒する

autocondensation [オートウカンデンセイシャン] 自動縫合

autoconduction [オートウカンダクシャン] 高圧電流性自己感応療法 ☆電気療法の一種

autocytotoxins [オートウサイタタクスィンズ] 自己細胞毒素

autodidact [オートウダイダクト] 自習者

autodigestion [オートウダイジェスシャン] 自己消化

autoerotism [オータエらティズム] 自己愛, 自己欲情

autoerythrocyte sensitization syndrome [オートウイりスろウサイト センスィティゼイシャン スィンドろウム] 自己赤血球感作症候群

autofundoscope [オータファンダスコウプ] 自己眼底検査器

autogamy [オータガミー] 自己受胎, 自家生殖

autogenesis [オータジェニスィス] 偶生, 特発, 自己発生

autogenetic [オータジャネティック] 特発性の, 自発の

autogenous [オータジャナス] 自発的, 自発の
— vaccine [-ヴァクスィン] 自家ワクチン

autognosis [オータグノウスィス] 自己診断

autogony [オータガニー] 自家生殖

autograph [オータグらフ] 皮膚描記症, 自筆, 自署, サイン

autographic [オータグらフィック] 自記の

autography [オータグらフィ] 自己署名, 皮膚描画

autohemolysin [オートヒーマらィスィン] 自己溶血素

autohemolysis [オートヒーマりスィス] 自家溶血

autohemotherapy [オートヒーマセらピー]

自己血液治療
autohypnotism [オータヒプナティズム] 自己催眠術
autoimmune [オートウイミューン] 自己免疫性の
— disease [-ディズィーズ] 自己免疫疾患
— hemolytic anemia, AIHA [-ヒーマリティック アニーミア] 自己免疫性溶血性貧血
— hepatitis [-ヒーパタイティス] 自己免疫性肝炎
autoimmunity [オウトウ・イミュニティ] 自己免疫．自己抗原に対する免疫反応
autoimmunization [オートウ・イミューニゼイシャン] 自己免疫
autoinfection [オートウ・インフェクシャン] 自己感染
autoinfusion [オートウ・インフュージャン] 自己返血法 ☆四肢などを緊縛して心臓に血を返送すること
autoinoculation [オートウ・イナキュレイシャン] 自己接種
autointoxication [オートウ・インタクスィケイシャン] 自己中毒症
autoisolysin [オートウ・アイサリスィン] 自己同種溶解素
autokinesis [オートウ・カイニースィス] （内部刺激による）自発運動
autolaryngoscopy [オートウ・ラリンガスカピー] 自己喉頭検査
autolavage [オータラヴァージ] 自己胃洗浄
autolesion [オータリージャン] 自己加害
autologous [オータラガス] 自知の
— bone marrow transplantation, ABMT [-ボウン マろウ トらンスプランテイシャン] 自己骨髄移植
autolysate [オータリセイト] 自己溶解物
autolysin [オータリスィン] 自己溶解素
autolysis [オータリスィス] 自己溶解，自己消化
autolytic [オータリティック] 自己溶解の
— enzyme [-エンザイム] 自家溶解酵素
— ferment [-ファーメント] 自家溶解酵素
automated [オータメイティッド] 自動化した
automatic [オータマティック] 自動的な，自意志によらない
— balance [-バランス] 自動天秤
automaticity [オータマティスィティ]
= automatism 自動性
automation [オータメイシャン] 自動装置化
automatism [オータマティズム] 心臓自動性，自動性
automatograph [オータマタグらフ] 自動運動記録器
automutilation [オートウミューティレイシャン] 自傷
automysophobia [オートウミサフォウビア] 自己不潔恐怖症，自己悪臭恐怖症
autonephrectomy [オートウニフれクタミー] 腎自家切除，自然腎摘出
autonomic, autonomous [オータナミック，オータナマス] 自律の，内因の，自律の
— nervous system [-ナーヴァス スィスタム] 自律神経系
autonomy [オータナミー] 自律性
autonurse [オータナース] オートナース，自動看護婦 ☆看護婦の仕事をするロボット
autopepsia [オータペプスィア] 自己消化
autophagy [オータファジー] 自食症，自咬症
autophilia [オータフィリア] 病的自尊，自尊症，自己愛
autophobia [オータフォウビア] 自己恐怖症，孤独恐怖症
autophonia, autophony [オータフォウニア，オータファニー] 自声強聴，自体共鳴 ☆患者自己の胸から医師の声が聞こえること，自己音声が変化したようにみえること
autophthalmoscopy [オータフサルマスカピー] 自己検眼
autoplastic [オータプレースティック] 自己形成術
autopragnosia [オータプらグノウスィア] 自己身体部位失認
autopsy [オータプスィ] 剖検，検死
autopunition [オートウピューニシャン] 自己懲罰，自虐
autoradiography [オートウれイディアグらフィ] オートラジオグラフィー，切片放射能撮影 ☆組織切片上の放射能活性を撮影する
autoregulation [オートウれギュレイシャン] 自（己）調節
autoscopic phenomenon [オータスカピックフィナミナン] 自観現象
autoscopy [オータスカピー] 直達鏡検査法，自観症

autosensitization [オータセンスィティゼイシャン] 自己感作. 自己の個体を構成している成分（自己抗原）に免疫応答が引き起こされている状態

autosensitized [オータセンスィタイズド] 自己感作した
— **vaccine** [−ヴェークスィン] 自家感作ワクチン

autoserotherapy [オートスィらセらピー] 自己血清療法

autoserum [オートウスィーらム] 自己血清
— **therapy** [−セらピー] 自家血清療法

autosite [オータサイト] 自生体 ☆自営重複奇形児, 出生後その個体が独立生存を営み得るもの

autosmia [オータスミア] 自己嗅覚症

autosomal [オートウソウマル] 常染色体性
— **dominant, AD** [−ダミナント] 常染色体性優性遺伝
— **recessive, AR** [−りセッスィヴ] 常染色体性劣性遺伝
— **trisomy** [−トらイサミー] 常染色体性三染色体症 (13, 18, 21染色体の異常)

autosomatognosis [オートウソウマタグノウスィス] 幻体感

autosome [オータソウム] 常染色体（性染色体でない）

autospermotoxin [オートウスパーマタクスィン] 自精中毒

autosterilization [オートウステリリゼイシャン] 自己体液による滅菌

autostethoscope [オータステサスコウプ] 自己聴診器

autosuggestibility [オートウサジェスタビリティ] 自己暗示性

autosuggestion [オートウサジェスチャン] 自己暗示

autosynapsis [オートウシネープスィス] 同質接合

autosynnoia [オートウスィノイア] 自閉症

autotechnicon [オートウテクニカン] 自動組織標本作製装置

autotherapy [オータセらピー] 自然治療, 自己治療

autotomy [オータタミー] 自己分裂, 自己切開

autotoxemia [オートウタクスィーミア] 自己毒血症

autotoxicosis [オートウタクスィコウスィス] 自己中毒症

autotoxin [オータタクスィン] 自己毒素

autotoxis [オータタクスィス] 自己中毒

autotransformer [オータトランスフォーマー] 単巻変圧器

autotransfusion [オータトランスフュージャン] 自己移血, 返血

autotransplantation [オータトランスプランテイシャン] 自己移植

autotrophic [オータトらフィック] 自己栄養性の

autovaccination [オータヴェークスィネイシャン] 自家ワクチン接種

autoxidation [オータクスィデイシャン] 自己酸化

autumnal [オータムナル] 秋の, 初老の

auxanology [オークサナラジー] 発育学（植物の）

auxanometer [オークサナミター] 成長計

auxesis [オークスィースィス] 増大, 肥増

auxiliary [オーグズィリアリー] 補助の, 副の

auxin [オークスィン] オウキシン ☆植物生長ホルモン

auxocardia [オークソウカーディア] 心拡張期, 心拡大

auxochrome [オークサクロウム] 顕色性の, 助色の, 助染性の

auxocyte [オークササイト] 繁殖細胞

auxogram [オークサグらム] 成長図 ☆小児発育を身長, 体重, 胸囲の変化によって示す

auxometer [オークサミター] 拡大度測定計

auxospore [オークサスポーラ] 繁殖芽胞

auxotonic [オークサタニック] 発育による, 成長による

AV 1. (aortic value) /2. (azygos vein)

AV junctional arhythmia [エイヴイ ジャンクシャナル アりズミア] AV接合部性不整脈

availability [アヴェイラビリティ] 利用できること

available [アヴェイラブル] 利用できる, 有効な

avalanche [アヴァランシェ] 雪崩

avalent [アヴァラント] 無価の

avalvular [アヴァルヴュラー] 無弁の

avascularization [アヴァスキュラりゼイシャン] 駆血

Avellis syndrome [アヴェリス スィンドろウム] 声帯口蓋垂の同側麻痺, 対側の下肢躯幹, 上肢頸部の温痛覚消失

average [アヴァリジ] 平均, 定型の

— count [- **カ**ゥント] 平均数
— deviation [-ディーヴィ**エ**イシャン] 平均偏差
— dosage [-**ド**ウスィジ] 平均投与量決定
— life [-**ラ**イフ] 平均寿命
— life expectancy [-**ラ**イフ イクス**ペ**クタンスィ] 平均寿命
— value [-**ヴァ**リュー] 平均値

aversion [ア**ヴァー**シャン] 転位, 嫌忌

avian [エイ**ヴィ**アン] 鳥類の, 鳥の
— malaria [-マ**レ**アリア] 鳥類マラリア
— tuberculosis [-テュバーキュ**ロ**ウスィス] 鳥結核

aviation [エイヴィ**エ**イシャン] 飛行, 航空
— medicine [-**メ**ディスィン] 航空医学
— physiology [-フィズィ**ア**ラジー] 航空生理学

avicatonin [アヴィカ**トー**ニン] にわとりカルシトニンの誘導体

avidity [ア**ヴィ**ディティ] 結合力, 和合力 ☆とくに酸の塩基に対する比較的親和力

avirulent [ア**ヴィ**リュラント] 無発病性, 無病毒性

avitaminosis [アヴァイタミ**ノ**ウスィス] ビタミン欠乏症

AVM 1. (ateriovenous malformation) / 2. (atrioventricular malformation)

avocado [アーヴォゥ**カー**ドゥ] アボカド

avocalia [アヴォウ**ケ**イリア] 音痴

avocation [アヴォウ**ケ**イシャン] 副職, アルバイト

Avogadro's number [アヴォゥ**ガ**ドロウズ **ナ**ンバー] アヴォガドロ数 ☆気体1g中の分子数

avoid [ア**ヴォ**イド] 避ける

avoidance [ア**ヴォ**イダンス] 逃避
— behavior [-ビ**ヘ**イヴィアー] 回避行動. ある刺激を受ける前にその刺激を避けようとする行動

avoirdupois [アヴァーダ**ポ**イズ] 常衡 ☆英米で重さを測る貴金属宝石薬品以外に使用する衡量16オンスを1ポンドとする

AVP (arginine vasopressin)

avulsio, avulsion [ア**ヴァ**ルスィオ, ア**ヴァ**ルシャン] 挟出, 引き裂き, 裂離, 剥離
— injury [-**イ**ンジュリー] 引抜き損傷. 神経根の損傷

avulsion fracture [ア**ヴァ**ルシャン フら**ー**クチャー] 裂離骨折

awake [ア**ウェ**イク] 覚醒させる, 目が覚める

awaken [ア**ウェ**イクン] 喚起する, 覚醒させる

award [ア**ウォー**ド] 査定する, 与える, 賞

aware [ア**ウェ**ア] 意識のある, 気がついている

A wave [**エ**イ **ウェ**イヴ] A波 ☆静脈波で右心房による波

awkward [**オー**クウァド] 不器用の, ぎごちない, 厄介な

axanthocyanopsia [ア・クサン**ソ**ウ・サイア**ナ**プスィア] 青黄色盲

axanthopsia [ア・クサン**サ**プスィア] 黄色盲

Axenfeld syndrome [**ア**クセンフェルド **ス**ィンドロウム] 虹彩癒着と緑内障優生遺伝を示す症候群

axenic [エイ**ゼ**ニック] 無菌性の

axial [**エー**クスィアル] 軸の
— current [-**カ**らント] 軸流
— neuritis [-ニュー**ら**イティス] 軸性神経炎
— osteomalacia [-アスティオウマ**レ**イシア] 軸性骨軟化症

axanopsia [エークサ**ナ**プスィア] 黄色盲

axifugal, axofugal [エークスィ**フュー**ガル, エアキサ**フュー**ガル] 遠心的な (centrifugal). 体軸や軸索から離れていくこと

axilla [アク**ス**ィラ] 液窩, 腋の下, 肩峰

axillary [**エ**ークスィらりー] 液窩の
— artery [-**アー**タりー] 液窩動脈
— gland [-**グ**ランド] 液窩腺
— region [-**リ**ージャン] 液窩部

axin [**ア**キスィン] アキシン ☆メキシコ産昆虫 coccus axinus からとる脂肪様物質で傷薬

axis [**エー**クスィス] 軸, 枢軸 (第二頸椎), 短い幹動脈
— cylinder [-**ス**ィりンダー] 円筒軸
— fraction [-フら**ク**シャン] 地軸牽引
— oculi externus [-**オ**キュライ イクス**ター**ナス] 外眼球軸
— oculi internus [-**オ**キュライ イン**ター**ナス] 内眼球軸
— opticus [-**ア**プティカス] 視軸
— pelvis [-**ペ**ルヴィス] 骨盤軸

axodendrite [アクサ**デ**ンドらイト] 軸索樹枝

axofugal [アクサフュガル] 軸索遠心性

axon [**エー**クソウン] 体軸, 軸索突起, 脳

脊髄軸
— reflex [- **リー**フレクス] 軸索反射
axoneurone [アクソウ**ニュー**ろウン] アキソニューロン ☆脳あるいは脊髄の内部に神経細胞を有する神経単位
axonotmesis [アクサナト**ミー**スィス] 軸索断裂 ☆再生可能なもの
axopetal [ア**クサ**パタル] 軸索求心性の
axoplasm [**ア**クサプラズム] 軸索原形質
axostyle [**ア**クサスタイル] 軸索
axotomy [アク**サ**タミー] 軸索切断
Ayer-Tobey test [**エ**イヤー-**トゥー**ビー テスト] エーヤー・トビー試験 ☆脳脊髄液圧が頭側静脈洞血栓のとき同側の経静脈を圧迫しても上昇しない
Ayerza's disease [**ア**イエルザズ ディ**ズィー**ズ] アエルザ病 ☆慢性青藍症,赤血球増多症
8-**azaguanine** [**エ**イトーアザグ**ヴァ**ニーン] 8-アザグアニン ☆抗代謝薬の抗腫瘍薬
azasetron hydrochloride [アザ**セ**トロン ハイドロウク**ロ**ーらイド] 塩酸アザセトロン ☆セロトニン受容体拮抗制吐薬,アナフィラキシー症状に有効
azathioprine, AZP [アザ**サ**イアプリーン] アザチオプリン ☆免疫抑制薬
azelastine hydrochloride [アゼ**ラ**スティン ハイドロウク**ロ**ーらイド] 塩酸アゼラスチン ☆抗アレルギー薬,ヒスタミンH₁拮抗薬
azide [**ア**ザイド] アジ化合物
azidothymidine [アズィドウ**サ**イミディーン] アジドチミジン ☆抗ウイルス薬エイズ治療薬
azo-compound [**ア**ゾウー**カ**ンパウンド] アゾ化合物
azoic [ア**ゾ**ウイック] 無性の,無性物の,窒素の
azole dry [**ア**ゾウル ドらイ] (ケトコナゾール,フルコナゾールなど,一連の抗真菌薬)
azomethane [アゾメ**セ**イン] アゾメタン
azoospermia, azoospermatism [エーゾス**パー**ミア,エーゾス**パー**マティズム] 無精子症
azosemide [アゾウ**スィー**マイド] アゾセミド ☆ループ利尿薬,持続型製剤
azotemia [エーゾウ**ティー**ミア] 高窒素血症
azotemic [エーゾウ**ティー**ミック] 高窒素血症の
— **osteodystrophy** [- アスティア**ディ**ストらフィ] 高窒素血症性骨異栄養症
azotobacter [エーゾウタ**バ**クター] 窒素菌
azotometer [エーザ**タ**ミター] 窒素計,窒素定量器
aztreonam [エーゾトれ**ア**ナム] アズトレオナム ☆モノバクタム系抗生物質,グラム陰性菌に有効
azulene [エーズュ**リー**ン] アズレン ☆抗炎症治療薬,口腔内殺菌薬,消化性潰瘍治療薬
azure [**エ**ージュアー] アズール,淡青色の,淡青色,空色
azurophile [エー**ジュ**ろファイル] アズール好性,アズール色素に染まりやすい
azyges [エーズィジース] 蝶形骨
azygography [アザイ**ガ**ぐらフィ] 奇静脈造影法
azygos [エースィガス] 不対の,奇数の
— **vein, AV** [- **ヴェ**イン] 奇静脈
azymia [エー**ズィー**ミア] 無酵素,酵素欠如
azzle teeth [**エ**ーザル **ティ**ース] 大臼歯

B

B　1. (bacillus)／2. (bacterium)／3. (boron)
BA　1. (Bachelor of Arts)／2. (bilary atresia)／3. (blocking antibody)／4. (bronchial asthma)
Ba　(barium)
babbling [ベーブリング]　片言, 児童語, 喃語
Babesia [バビーズィア]　バベシア属　☆赤血球内に寄生する原生動物
babesiasis [バビーザイアスィス]　バベシア症　☆ダニの媒介による
babesiosis [バビーズィオウスィス]　バベシア症　☆属微生物による牛の病気, ダニに媒介される
Babinski's phenomenon [バビンスキーズ フィナミナン]　バビンスキー現象
Babinski's reflex [バビンスキーズ リーフレクス]　バビンスキー反射
Babinski's syndrome [バビンスキーズ スィンドロウム] = Frey's syndrome　バビンスキー症候群　☆脊髄造瘻, 麻痺性痴呆, 心動脈, 梅毒
Babinski-Nageotte syndrome [バビンスキーーナジオットスィンドロウム]　バビンスキー・ナジョット症候群　☆ホルネル症状, 嚥下困難, 反対の片麻痺と知覚障害, 同側の小脳症状
baboon [ベーブーン]　ひひ (猿の一種)
baby [ベイビー]　赤子, 乳児
　— boy [- ボイ]　乳男児
　— farm [- ファーム]　託児所, 乳児院
　— farmer [- ファーマー]　幼児養育業者
　— girl [- ガール]　女乳児
　— sitter [- スィッター]　子守
babyhood [ベイビーフッド]　乳児期, 幼児期, 幼少
bacampicillin hydrochloride, BAPC [ベーカンプスィリン ハイドロウクローらイド]　塩酸バカンピシリン　☆広範囲ペニシリン系抗生物質, ABPCのプロドラッグ
baccate [ベーケイト]　漿果の
bachelor [ベーチャラー]　未婚男子, 学士
　— of Arts, B.A [- アヴ アーツ]　文学士
　— of Medical Science, BMS　基礎医学士, 医師免許取得前の医学部卒業生
　— of Science, BS [- アヴ サイアンス]　理学士
bacillary [ベーサラリー] = bacillar　桿状菌の, 細菌性の, 桿菌の, 桿の
　— angiomatosis [- アンジオウマ トウスィス]　細菌性血管腫症
　— dysentery [- ディサンタリー]　細菌性赤痢
　— layer [- レイアー]　杆錐層
Bacille Calmette-Guerin, BCG [バスィール カルメット-ゲりン]　結核予防接種用菌株
bacill(a)emia [ベースィリーミア]　菌血症
bacilli [ベースィライ]　(細)菌, 桿菌, 桿剤, 桿状座薬, 桿状物 (bacillus の複)
　— carrier [- キャりアー]　保菌者, 病原体保有者
bacillicidal [ベースィリサイダル]　殺菌作用
bacillicide [ベースィリサイド]　殺菌作用の, 殺菌薬
bacilliculture [ベースィリカルチャー]　細菌培養
bacillomycin [ベースィロウマイスィン]　バシロマイシン　☆枯草菌から分離された真菌に対する抗生剤
bacillophobia [ベースィロウフォウビア]　細菌恐怖症
bacilluria [ベースィリューりア]　(細)菌尿症
Bacillus, B [ベースィラス] = bacilli　バシラス属, (細)菌, 桿菌, 桿剤, 桿状座薬, 桿状物
　— abortus Bang (cow) [- アボータス バング]　牛流産菌, バング菌
　— abortus equi (horse) [- アボータス イークウィ]　馬流産菌
　— abortus ovis (sheep) [- アボータス オウヴィス]　羊流産菌
　— acidi lactici [- アスィーディ ラクティスィ]　乳酸桿菌
　— acidophilus [- アスィダフィラス]　酸好性桿菌
　— aertrycke [- エアトらイク]　アールトリッケ菌
　— anthracis [- アンスれイスィス]　炭疽菌

Bacillus 〜 Bacillus

- avisepticus [−エイヴィ セプティカス] 鳥敗血症菌
- bifidus [−ビフィダス] 双枝菌, ビフィドウス菌
- botulinus [−ボチュリナス] 腸詰菌, ボツリヌス菌
- bovisepticus [−ボウヴィ セプティカス] 牛敗血症菌
- brevis [−ブれヴィス] 短バシルス
- bronchisepticus [−ブランキ セプティカス] 気管支敗血症菌
- buccalis maximum [−バカーリス マクスィマム] 巨大口腔菌
- bulgaricus [−ブルガりカス] ブルガリア菌
- butyricus [−ブーティりカス] = butyric bacillus 酪酸菌
- cholerae suis [−カラりー スイス] 豚コレラ菌
- cloacae [−クロウエイキー] 下水菌
- coli [−コウリ] = E coli 大腸菌
- coli anaerogenes [−コウリ アネアらジーニス] 非産気大腸菌
- coli communior [−コウリ カミュニアー] 蔗糖分解大腸菌
- coli communis [−コウリ カミューニス] 普通大腸菌
- coli mutabile [−コウリ ミュータビル] 変異大腸菌
- cuniculisepticus [−キューニキュライ セプティカス] 兎敗血症菌
- diphtheroid avian [−ディフサろイド エイヴィアン] 鳥型類ジフテリア菌
- dysenteriae [−ディサンティーりエ] 赤痢菌
- (o)edematiens [−イディーマティアンス] 水腫菌
- (o)edematis maligni [−イディーマティス マリグニイ] 悪性水腫菌
- (o)edematoides [−イディーマトイディス] 類水腫菌
- enteritidis [−エンタらイタイディス] 腸炎菌
- enteritidis sporogenes [−エンタらイタイディス スポーらジーニス] 蜂窩織炎菌
- erysipelatis suis [−エりスィピレイティス サイス] 豚丹毒菌
- faecalis alkaligenes [−フェカーリス アルケイリジーニス] アルカリ糞便菌
- fluorescence liquefaciens [−フルーアれッサンス リクウィフェイシャンス] 液化蛍光菌
- fluorescence nonliquefaciens [−フルーアれッサンス ナンリクウィフェイシャンス] 非液化蛍光菌
- fusiformis [−フュースィフォーミス] 紡錘状菌
- histolyticus [−ヒストリティカス] 組織溶解菌
- lactis aerogenes [−ラクティス エアらジーニス] 産気性乳菌
- leprae [−レプりー] らい菌
- leprae murium [−レプりー ミューりアム] 鼠らい菌
- mallei [−マリイ] 鼻疽菌
- megatherium [−メガスィーりアム] 巨大菌
- melitensis [−メリテンスィス] マルタ熱菌
- mesentericus [−メサンテりカス] 馬鈴薯菌
- mesentericus nigger [−メサンテりカス ニガー] 黒色馬鈴薯菌
- mesentericus ruber [−メサンテりカス るーバー] 赤色馬鈴薯菌
- mesentericus vulgatus [−メサンテりカス ヴァルゲイタス] 普通馬鈴薯菌
- mucosus [−ミューコウサス] 粘液菌
- mucosus capsulatus [−ミューコウサス カプシュレイタス] 肺炎桿菌
- mucosus ozaenae [−ミューコウサス オウズィーネ] 臭鼻症菌
- mycoides [−マイコイディス] 根状菌
- novyi [−ノウヴィ] ノーヴィ菌
- of Calmette-Guérin [−アヴ カルメット−ゲらン] BCGワクチン. 免疫作用ある弱毒ウシ型結核菌→ vaccine
- parabotulinus [−ぱらバチュリナス] パラ腸詰菌
- paradysenteriae [−ぱらディサンティーりエ] パラ赤痢菌
- paratyphosus [−ぱらタイフォウサス] パラチフス菌
- paratyphosus A [−ぱらタイフォウサス エイ] パラチフスA菌
- paratyphosus B [−ぱらタイフォウサス ビー] パラチフスB菌
- paratyphosus C [−ぱらタイフォウサス スィー] パラチフスC菌
- pertussis [−パータスィス] 百日咳菌
- pestis [−ペスティス] ペスト菌

— phlegmones emphysematosa［−フレグモニス エンフィスィーマトウサ］ 含気蜂窩織炎症
— pneumoniae［−ニューモウニー］ 肺炎菌
— prodigiosus［−プロウディジオウサス］ 霊菌
— proteus［−プろウティアス］ プロテウス菌
— proteus vulgaris［−プろウティアス ヴァルゲイリス］ 変形菌
— proteus X［−プろウティアス イクス］ プロテウスX菌
— pseudoanthracis［−スュードウアンスれイシス］ 偽炭疽菌
— pseudodiphthericus［−スュードウディフスィーりカス］ 偽ジフテリア菌
— pseudotetanus［−スュードウテタナス］ 偽破傷風菌
— pseudotuberculosis［−スュードウテュバーキュロウスィス］ 偽結核菌
— pseudotuberculosis murium［−スュードウテュバーキュロウスィス ミューりアム］ 鼠偽結核菌
— pseudotuberculosis ovium［−スュードウテュバーキュロウスィス オウヴィアム］ 羊偽結核菌
— pseudotuberculosis rodentium［−スュードウテュバーキュロウスィス ろウデンティアム］ 齧歯類偽結核菌
— pullorum［−ピュローらム］ 白痢菌
— pyocyaneus［−パイオウサイアニアス］ 緑膿菌
— ramosus［−れイモウサス］ 分枝菌
— sporogenes［−スポろジーニス］ スポロゲニス菌
— subtilis［−サブティリス］ 枯草菌
— suipestifer［−スイペスティファー］ 豚コレラ菌
— suisepticus［−スイセプティカス］ 豚敗血症菌
— tetani［−ティテイニー］ 破傷風菌
— tularensis［−テューラれンスィス］ 野兎病菌，ツラレミア菌
— typhi［−タイフィ］ チフス菌
— vaginalis［−ヴァジナーリス］ 腟桿菌
— vulgatus［−ヴァルゲイタス］ 枯草菌の一種
— welchii［−ウェルスィイ］ ウェルシュ菌
— whitmori［−ウィットモーり］ ウィトモア菌

Ducrey's —［デュくりー−］ デュクレー菌（Haemophilus ducreyi）

Morax-Axenfeld —［モーらックス−アクセンフェルド−］ モラー-アクセンフェルト菌

bacitracin, BC［バスィトれイスィン］ バシトラシン ☆ペプチド系抗生物質，抗生物質含有トローチ薬

back［ベック］ 背，背部，後，裏，手足の甲，書物の背，背部の，後の，奥の，既往の，逆の
— brace［−ブれイス］ 脊椎装具
— flow［−フロウ］ 逆流
— knee［−ニー］ 反張膝

backache［ベックエイク］ 背痛（鈍痛）

backbone［ベックボウン］ 背骨，脊椎

backcrossing［ベッククろスィング］ 戻し交配

backing［ベッキング］ 本の背付け，裏付け，後援，逆行の，（歯の）裏装

backward［ベックウァード］ 後方の，逆行の，尻込みがちの，内気な，発達の鈍い，時期遅れの

backpain［ベックペイン］ 背痛

backscatter［ベックスカター］ 後方散乱

backstitch［ベック−スティッチ］ 戻し針

baclofen［バクラフェン］ バクロフェン ☆中枢性筋弛緩薬，抗痙攣薬

bacteremia［ベクタりーミア］ 菌血症

bacteria, B［ベクティーりア］ 細菌，微生物，（細）菌，桿菌（bacterium の複）
facultative —［ファカルタティヴ−］ 通性嫌気性細菌．酸素があってもなくても生育しうる細菌

bacterial［ベクティーりアル］ バクテリアの，細菌性の
— endocarditis［−エンドウカーダイティス］ 細菌性心内膜炎
— food poisoning［−フード ポイザニング］ 細菌性食中毒
— pneumonia［−ニューモウニア］ 細菌性肺炎
— toxin［−タクスィン］ 細菌毒素
— vaccine［−ヴァクスィン］ 死菌ワクチン

bactericidal［ベクティーりサイダル］ 殺菌（性）の

bactericide［ベクティーりサイド］ 殺菌薬

bactericidin［ベクティーりサイディン］ 殺菌素

bacterid [ベークティリド] 細胞性皮疹，細菌疹
bacteriflora [ベークティーりフローら] 細菌叢
bacteriform [ベークティーりフォーム] 桿菌状の
bacterin [ベークティりン] バクテリン ☆細菌のワクチン
bacteriofluorescein [ベークティーりオウフルーアれスィーン] 細菌蛍光素
bacteriogenic [ベークティーりオウジェニック] 細菌性の
bacteriohemagglutinin [ベークティーりオウヒマグルーティニン] 細菌性血液凝集素
bacteriohemolysin [ベークティーりオウヒーマりスィン] 菌性溶血素
bacterioid [ベークティーりオイド] 細菌様の（作用・形状）
bacteriological [ベークティーりアラジカル] 細菌学の
bacteriology [ベークティーりアラジー] 細菌学
bacteriolysin [ベークティーりアリスィン] 溶菌素
bacteriolysis [ベークティーりアリスィス] 溶菌，溶菌反応（作用）
bacteriolytic [ベークティーりアリティック] 溶菌性の
bacteriopathology [ベークティーりアパサラジー] 細菌病理学
bacteriophage [ベークティーりアフェイジ] バクテリオファージ ☆細菌を食べるウイルス
bacteriophobia [ベークティーりオウフォウビア] 細菌恐怖症
bacteriophytoma [ベークティーりオウファイトウマ] 細菌腫
bacterioplasmin [ベークティーりオウプラズミン] バクテリオプラズミン ☆病原体から抽出した毒成分または毒タンパク質
bacterioprecipitins [ベークティーりオウプりスィピティンズ] 細菌性沈降素
bacterioprotein [ベークティーりオウプろウティーン] 細菌タンパク質
bacteriostasis [ベークティアりアスティスィス] 静菌作用，菌発育阻止
bacteriostatic [ベークティーりアスタティック] 静菌性の，菌の活動を抑制する
bacteriotherapeutic [ベークティーりオウせらピューティック] 細菌療法的の
bacteriotherapy [ベークティーりアせらピー] 細菌製剤療法

bacteriotoxin [ベークティーりアタクスィン] 細菌毒素
bacterium, B [ベークティーりアム] =bacteria 細菌，微生物，桿菌
bacteriuria [ベークティーりユーりア] 細菌尿症
Bacteroides fragilis [ベークテロイデス フらジリス] 正常糞便菌叢の主流
Baelz's disease [ベルズ ディズィーズ] ベルツ病 ☆口唇無痛丘疹，脚気
bag [ベーッグ] 袋，陰嚢
 — of waters [-アヴ ウォーターズ] 羊膜
 — valve-mask device [-ヴァルヴ マスク ディヴァイス] 救急蘇生用袋弁マスク
bagassosis [バガスコウスィス] サトウキビ肺炎
Bainbridge reflex [ベインブリッジ りーフレックス] ベインブリッジ反射 ☆心右房圧の亢進による心臓の反射性亢進と血圧の上昇
bake [ベイク] （パンなどを）焼く，あぶる，焼き乾かす，皮膚を紫外線で焼く
baker-leg [ベイカーレッグ] パン屋脚，X脚 = knock-knee
Baker's cyst [ベイカーズ スィスト] ベーカー嚢腫（膝窩筋滑液嚢腫）
bakers itch [ベイカーズ イッチ] パン焼工痒疹
baking [ベイキング] パン焼き，パン焼き用の
BAL 1. (British antilewisite) /2. (brochoalveolar)
Balaenidae [ベーりーニディー] セミクジラ
balaesitas [ベーレイスィタス] サ行発音障害
balance [ベーランス] 平衡，秤（はかり），てんびん
balanced [ベーランスト] 均衡のとれた
 — diet [-ダイアット] 均衡のとれた食事
 — suspension [-サスペンシャン] つり合い懸垂
balanism [ベーラニズム] 子宮輪または坐薬の挿入
balanitis [ベーラナイティス] 亀頭炎
balano- [ベーラノウ，バラナー] ☆「亀頭」を表す接頭語
balanoblennorrh(o)ea [ベーラノウブレナりーア] 淋疾性亀頭炎

balanocele [ベーラナスィール] 亀頭嵌頓

balanoplasty [ベーレーナプラレースティ] 亀頭成形術

balanoposthitis [ベーラノウパスサイティス] 亀頭包皮炎

balanopreputial [ベーラノウプりプューシャル] 亀頭包皮の

balanorrhagia [ベーラナれイジア] 膿漏性亀頭炎

balanorrh(o)ea [ベーラナリーア] 化膿性亀頭炎,亀頭漏

balantidiasis [ベーランティダイアスィス] バランチジウム ☆感染による下痢を主とする疾患

balanus [ベーラナス] 亀頭,陰核頭

balbuties [バルビュティーズ] = balbutia どもり,吶吃

bald [ボールド] はげの,禿頭の
— head [-ヘッド] 禿頭

baldness [ボールドニス] 脱毛,禿頭

Balint syndrome [バリント スィンドロウム] バリント症候群 ☆精神性注視麻痺

Balkan splint [ボールカン スプリント] バルカン副木 ☆大腿骨骨折の持続牽引に用いる副木

ball [ボール] 球,丸,丸薬,丸子
— and socket joint [-アンド サキット ジョイント] 球関節
— and socket osteotomy [-アンド サキット アスティアタミー] ドーム状骨切り術

ballast [ベーラスト] 安定 ☆砂利などを地固めに用いる

ballism, ballismus [ベーリズム, バリズムス] 舞踏病痙攣様運動

ballistocardiogram [ベーリストウカーディオウグラム] 心弾動図,バリストカルジオグラム

ballistocardiograph [ベーリストウカーディオウグラフ] 心弾動計

ballistocardiography [ベーリストウカーディアグラフィ] 心弾図法

ballistophobia [ベーリストウフォウビア] 弾丸恐怖症

balloon [バルーン] 短頭のガラス瓶,フラスコ,気嚢または水嚢をもって空腔部を膨らませる
— cell nevus [-セル ニーヴァス] 気球細胞母斑

ballooning [バルーニング] 気嚢または水嚢で空腔部を膨らませること,トルコ鞍の円形拡大

ballottement [ベーラトマン][F] 浮球法,浮球感 ☆妊娠診断に用いる

balm [バーム] 香膏,鎮静薬,芳香性樹脂

balneal [ベールニール] 浴湯の,湯治の

balneary [ベールニアりー] 治療浴室,湯治室

balneation [ベールニーシャン] 浴療浴

balneography [ベールニアグラフィ] 温泉学図説

balneology [ベールニアラジー] 温泉学

balneophysiology [ベールニアフィジアラジー] 温泉生理学

balneotherapy [ベールニアセらピー] 温泉療法

balneum [ベールニアム] 沐浴

balsam [ボールサム] バルサム ☆芳香性樹脂

Bamberger Marie's disease [ベーンバーガー マリーズ ディズィーズ] バンベルゲル・マリー病 ☆肥大性肺原性骨関節症

bamboo spine [ベーンブー スパイン] 竹筒状脊椎

bancroftosis [ベーンクろフトウスィス] バンクロフト糸状虫症

band [ベーンド] 縛るもの,捕縄,帯状の,紐(布片),バンド,帯,環帯,帯金,隊,群,バンドを着ける,団結する
— form [-フォーム] 桿状核白血球 ☆中性嗜好性白血球の桿状核
— keratopathy [-ケらタパスィ] 板状角膜症
— spectrum [-スペクトらム] 帯スペクトル

bandage [ベーンディジ] 包帯
four-tailed — [フォーテイルドー] 四頭帯.突出部分を覆う
spica — [スパイカー] 麦穂帯. 8の字様の交叉包帯法
spiral — [スパイらルー] らせん帯.ねじまき様包帯法

banding [ベーンディング] バンディング,クロモゾーム分染法 ☆染色体の帯状構造を染色する

bandy [ベーンディ] 彎(わん)曲した
— -legged [-レッグド] O脚の,彎脚の,がに股の

bane [ベイン] 毒,害毒

baneful [ベインフル] 有毒の,劇毒(性)の,有害な

Bang's disease [バングズ ディズィーズ]

バング病　☆家畜の伝染性流産
Bannister's disease [バニスターズ ディズィーズ] =Quinke's edema　バンニスター病　☆血管神経性浮腫
Banti's disease (syndrome) [ベーンティズ ディズィーズ (スィンドロウム)]　バンチ病（症候群）　☆脾腫と肝硬変
baptorrh(o)ea [ベープトリーア]（淋疾におけるような）伝染性粘膜炎症による分泌物流出
baptothecorrh(o)ea [ベープタスィカリーア]　女性淋疾
bar [バー]　杵，馬の歯の生えていない上顎部，アーチ，恥骨結合突起，棒，気圧単位（1cm^{2}には1メガダイン，百万ダインの圧力），法廷，酒場
Barany's sign [バラニーズ サイン]　バラニー徴候　☆前庭障害者は倒れやすく，その方向は頭の変位方向に一致する．迷路に水を注入すると眼球振盪が起こる
barba [バーバ]　あごひげ，須毛
barbarous [バーバラス]　野蛮の，未開の，野卑な
barbed wire disease [バーブド ウァイアーディズィーズ]　捕虜収容所病　☆拘禁神経症の一種
barber [バーバー]　理髪師
barber's itch [バーバーズ イッチ]（床屋で伝染し，または剃毛のために起こる）床屋疹，寄生性毛瘡
barbital [バービタル]　バルビタール　☆バルビツール酸系睡眠薬，長時間型
barbiturate [バービチュレイト]　バルビツール酸塩
Barcood's disease [バークーズ ディズィーズ]　バークード病　☆オーストラリア高地に発生する過度の食欲亢進と発疹
Bardet-Biedl syndrome [バるデービードル スィンドロウム] =Lawrence-Moon-Biedl syndrome　バルデ・ビードル症候群　☆色素性網膜炎
Bard-Pick syndrome [バード-ピック スィンドロウム]　バルド・ピック症候群　☆膵頭癌，黄疸，胆嚢腫大
Bard's sign [バーズ サイン]　バルド徴候　☆器質性眼振で眼前の指の動きを見つめると眼振が急速になる
bare [ベアー]　裸の，露出した，抜身の，空の，裸にする，露出する
　— **area** [-エアりア]　慢性関節リウマチの骨欠損

barefoot [ベアフット]　裸足の（で）
baresthesia [バりスィーズィア]　重圧感，圧覚
Baresthesiometer [バりスィーズィアミター]　圧覚計
baritosis [ベアりトウスィス]　バリウム肺塵症
barium, Ba [ベアりアム]　バリウム（元素）　☆原子力 137.34
　— **enema, BE** [-エニマ]　バリウム注腸
bark [バーク]　木の皮，樹皮
Barker's operation [バーカーズ アパれイシャン]　距骨切除術，寛骨関節切除術
barley [バーリー]　大麦
barnidipine hydrochloride [バーニディピン ハイドロウクローライド]　塩酸バルニジピン　☆降圧薬，カルシウム拮抗薬
baro- [バろウー，バら-]　☆「重さ」を表す接頭語
baroceptor [バらセプター]　圧受容器
baroelectroesthesiometer [バろウイレクトロウエススィーズィアミター]　電気痛覚測定器
barognosis [バらグノウスィス]　重量知覚
barology [バらロジー]　動学
baromacrometer [バろウマクろミター]　新生児の身長および体重の計測器
barometer [バらミター]　気圧計，時雨計
barometric [バらメトりック]　気圧の，気圧計の
barometry [バらメトりー]　気圧学，気圧測定法
baroreceptor [バろウりセプター]　圧受容器
barostat [バらスタット]　圧力調節器
barotaxis [バらテークスィス]　応圧（性），走圧（性）　☆圧の変化に対する生活体の反応
barotitis [バろウタイティス] =aerotitis　航空中耳炎
　— **media** [-ミーディア]　航空中耳炎，気圧中耳炎
barotrauma [バろトらウマ]　気圧傷害，気圧性外傷
Barrbody [バーバディ]　バール体　☆性クロマチン，女性の体細胞に見られる
Barraquer's disease [バらカーズ ディズィーズ]　バラケー病　☆進行性脂肪異栄養症
barrel [バル]　胴のふくれた樽，一樽の量（9，18，または36ガロン），樽に入れ

barren [バらン] 不妊の，不毛の
barreness [バらニス] 女性不妊症
Barret's esophagus [バれッツ イーサファガス] バレット食道 ☆逆行性食道炎のときに食道に見られる円柱上皮
Bartholin's duct [バーサリンズ ダクト] バルトリン管
Bartholin's gland [バーサリンズ グランド] バルトリン腺，大前庭腺
bartholinian abscess [バーサリニアン アブセス] バルトリン腺膿瘍
bartholinitis [バーサリナイティス] バルトリン腺炎
Barton caliper [バータン キャリパー] バートン・コンパス ☆頭蓋牽引具，小児にも使える
Bartonella bacilliformis [バータネラ バスィリフォーミス] 桿菌状バルトネラ
bartonellosis [バータニロウスィス] =Carrion disease バルトネラ症
Bartter's syndrome [バーターズ スィンドろウム] バーター症候群 ☆低カリウム血漿，代謝性アルカローシス，アルドステロン分泌亢進を起こす症候群
baruria [バリューりア] 高比重尿症
Barwell's operation [バーウェルズ アパれイシャン] バーウェル手術 ☆外反膝で脛骨の上端と大腿骨下端を切除する手術
bary- [ベーり-] ☆「重」「鈍渋」「難」を表す接頭語
baryecoia [ベーりイーコイア] 難聴
baryencephalia [ベーりエンスィファりア] 愚鈍
baryglossia [ベーりグラッスィア] 言語渋滞
barylalia [ベーりレイリア] 言語不明瞭
baryodynia [ベーりオウディニア] 激痛
baryphonia [ベーりフォウニア] 低音声
barysomatia [ベーりソウマティア] 体重過大
baryta [バーらイタ] 酸化バリウム
barythymia [ベーりサイミア] 憂うつ，陰気
basad [ベイセーッド] 基底へ向かって，基本的の
basal [ベイサル] 基底の，基礎の
— anesthesia [-アニススィーズィア] 基礎麻酔
— cell [-セル] 基底細胞
— cell carcinoma [-セル カースィノウマ] 基底細胞癌
— cell nevi syndrome [-セル ニーヴァイ スィンドろウム] 基底細胞母斑症候群 ☆下顎嚢腫・骨変形を伴う
— cell nevus [-セル ニーヴァス] 基底細胞母斑
— ganglia [-ギャングリア] 基底核，脳底神経節
— heat production [-ヒート プらダクシャン] 基礎熱産生量
— layer [-レイアー] 基底層
— membrane [-メンブれイン] 基底膜
— meningitis [-メニンジャイティス] 基底部髄膜炎
— metabolic rate, BMR [-メタバリック れイト] 基礎代謝率
— metabolism [-ミタバリズム] 基礎代謝
— rales [-らールズ] 肺基底部ラ音
— value [-ヴァリュー] 基礎値
basaloma [ベイサロウマ] 基底細胞癌
basculation [バスキューレイシャン] 後傾子宮整復術
bascule [バスキュール] 動揺性の
— movement [-ムーヴマント] 心臓の収縮期振動
base [ベイス] = basis 基，基礎，基台，基底，根拠，主薬，塩基
— excess, BE [-イクセス] 過剰塩基
— hospital [-ハスピタル] 基幹病院
baseball elbow [ベイスボール エルボウ] 野球肘
— pitcher's arm [-ピチャーズ アーム] (野球)投手腕症 ☆その過激使用によって筋力衰脱，筋痛，骨肥大炎症などを伴うもの
Basedow's disease [バスィドウズ ディズィーズ] バセドウ病 ☆眼球突出と甲状腺腫を示す甲状腺機能亢進症
Basel disease [バーザル ディズィーズ] バーゼル病 ☆流行性毛嚢角化症
basement [ベイスマント] 基部，基底，基盤
— membrane [-メンブれイン] 基底膜
— tissue [-ティシュー] 基礎組織
baseplate [ベイスプレイト] [歯]基礎床 (義歯原型採取用)
bashful [ベーシュフル] 内気な，すぐに顔が赤くなる
basial [ベイシャル] 基礎の，バジオン(大後頭骨孔の前正中点)の
basiarachnitis [ベイスィアらクナイティス] 脳底くも膜炎
basiator [ベイスィエイター] 口輪筋

BASIC (Beginner's All-purpose Symbolic Instruction Code)

basic [ベイスィック] 塩基の, 酸と結合(性)の
 — fibroblast growth factor, FGF [-ファイブらブラスト グろウス ファクター] 塩基性繊維芽細胞成長因子
 — multicellular unit, BMU [-マルティセルラー ユーニット] 基本多細胞単位 ☆骨のリモデリングを行う細胞群
 — science [-サイアンス] 基礎医学
 — stain [-ステイン] 塩基性色素

basichromatin [ベイスィクろウマティン] バシクロマチン ☆塩基性アニリン色素にて染まる核網状体

basicity [ベイスィスィティ] 塩基度

basicranial [ベイスィクれイニアル] 頭蓋基底の, 脳底部の

basidigital [ベイスィディジタル] 指骨基部の

Basidiomycetes [ベースィディアミセーテス] 担子菌類. 担子体上に胞子をつくる

basidium [バスィディアム] 担子器 ☆担子菌類の生殖器

basifacial [ベイスィフェイシャル] 顔底部の, 顔面下部の

basifier [ベイスィフィアー] 塩基化薬

basilar [バスィラー] 基底の, 基礎の
 — artery [-アータりー] 基底動脈, 脳底動脈
 — impression [-インプれッシャン] =basilar invagination 頭蓋底陥入
 — meningitis [-メニンジャイティス] 脳底髄膜炎
 — vertebra [-ヴァーティブら] 基底椎骨

basilemma [ベイスィレマ] 基底膜

basilobregmatic [バスィロウブれグマティック] 頭蓋基底前面(冠状矢状面交叉点)の

basiloma [ベイスィロウマ] 基底細胞癌

basilomental [ベイスィロウメンタル] 頭蓋基底下と頤との

basilysis [バスィリスィス] (胎児の)頭蓋底破砕術

basin [ベイスン] 第三脳室, 骨盤窩, 手洗鉢

basiocciptal [ベイスィアクスィピタル] 後頭骨基底の

basioglossus [ベイスィアグらッサス] 舌骨舌筋基底 ☆舌骨筋の舌骨に付着する部

basion [ベイスィアン] 基底点 ☆大後頭骨孔の前正中点

basiotribe [ベイスィアトらイブ] (胎児の)頭蓋破砕器

basipetal [ベイスィピタル] (植物発育において)基底方向の, 求基的, 求底的

basiphobia [ベイスィフォウビア] 歩行恐怖症

basis [ベイスィス] 底
 — cordis [-コーディス] 心底
 — cranii [-クれイニイ] 頭蓋底

basket [ベースキット] 小線維網(プルキニエ細胞); 細胞内神経線維結合

basket catheter [ベースキット キャスィター] バスケットカテーテル, 筐状カテーテル
 — cell [-セル] バスケット細胞 ☆他細胞の軸索突起から出た網状線維素で取り囲まれたもの
 — diagnosis [-ダイアグノウスィス] 包括的診断

basocyte [ベイササイト] 塩基細胞, 好塩基白血球

basocytosis [ベイソウサイトウスィス] 好塩基球増多症

basograph [ベイサグらフィ] 歩行異常記録器

basolateral [ベイサラタラル] 基底側の

basophile [ベイサフィル] 塩基親和性, 好塩基性の
 — stippling [-スティパリング] 塩基嗜好性斑点

basophilia [ベイサフィリア] 好塩基性赤血球症, 好塩基球増多症

basophilic [ベイサフィリック] 好塩基性の
 — leukocyte [-リューカサイト] 好塩基性白血球
 — myelocyte [-マイアラサイト] 好塩基性骨髄細胞

basophilism [ベイサフィリズム] 好塩基性細胞症

basophobia [ベイソウフォウビア] 直立歩行恐怖症

bass-deafness [バス-デフニス] 低音聾

Bassen-Kornzweig syndrome [バスン-コーンツヴァイグ スィンドろウム] バッセンコーンツヴァイク症候群 ☆無βリポタンパク血症

bassinet [バシネット] 乳児ゆりかご

bast [バスト] なめし皮

bastard [ベースタード] 私生児, 庶子, 雑種

Bastian aphasia [バスシャン アフェイジア]

=Wernicke's aphasia バスチアン失語症 ☆皮質性感覚性失語症

batch [ベーッチ] 一箆, パンなどの一焼分, 一度分, 一束, 一群
— **distillation** [-ディスティレイシャン] バッチ蒸留
— **operation** [アパれイシャン] 撹拌作業 (イオン交換)

Bateman's disease [ベイトマンズ ディズィーズ] ベイトマン病 ☆伝染性軟疣 (イボ)

Bate's operation [ベイツ アパれイシャン] ベーツ手術 ☆尿道狭窄を内部から外部に向かって切開する

bath [バス] 浴煎用物 (化学), 沐浴 ☆砂, 水, 油など
Russian — [らッシャン-] ロシア風呂. 蒸気浴, マッサージ・冷水浴と続ける
Scotch — [スカッチ-] スコッチ浴. 立ったままで噴出する温水と冷水を浴びる. スコッチウイスキーの略.

bathe [ベイズ] 浴する, 湯浴する, 入浴する

bathmism [バスミズム] 栄養および成長を調節する力

bathmotropic [バスモトらピック] 変閾値性の

bathmotropism [ベーズマトろゥビズム] 変閾性, 刺激変動性. 筋組織の興奮性に変化を及ぼす因子

bathochromic [バサクろウミック] 深色の

bathophobia [バソウフォウビア]
=batophobia 墜落恐怖症, 深所恐怖症

bathroom [バスるーム] 浴室, 便所

bathy- [ベイジー-] 「深い」を意味する接頭語

bathyan(a)esthesia [バスィアニスズィーズィア] 深部感覚消失

bathycardia [バスィカーディア] 心臓下垂症

bathyesthesia [バスィエスズィーズィア] 深部感覚

bathygastry [バスィギャストりー] 胃下垂症

bathyhyperesthesia [バスィハイパれスズィーズィア] 深部知覚過敏

batroxobin [バトらクサビン] バトロキソビン ☆抗血栓性末梢循環改善薬

Batson vein [ベートスン ヴェイン] 硬膜外静脈叢

battered child syndrome [ベータードチャイルド スィンドろウム] 虐待幼児症候群

battery [バタりー] 電池, 系 (列)
— **of tests** [-アヴ テスツ] 一連の試験

Battle's incision [ベートルズ インスィジャン] バットル切開 ☆腹直筋垂直切開. 腹部切開の一種

battledore [ベートルドーァ] へら (箆)
— **placenta** [-プラセンタ] へら状胎盤, 杓子状胎盤 ☆縁に紐を差し込んだような胎盤

Baudelocque's diameter [ボードロックズダイアミター] ボーデロック直径 ☆骨盤計測における外結合線

Baudelocque's operation [ボードロックズアパれイシャン] ボーデロック手術 ☆子宮外妊娠の手術

Bayard's ecchymosis [ベイヤーズ エキモウスィス] バヤール点状出血

Baye's rule [ベイズ るール] 統計的意志決定の法則

Bayle's disease [ベイルズ ディズィーズ] バイル病 ☆進行性麻痺性痴呆

bayonet-leg [ベイアネット-レッグ] 銃剣状脚

Bazer syndrome [ベイザー スィンドろウム]
=acrokeratosis paraneoplastica 腫瘍随伴性末端角化症

Bazin's disease [バザンズ ディズィーズ] バザン病 ☆硬化性紅斑症

BB (buffer base)

BBB 1. (blood brain barrier) /2. (bundle branch block)

BBC (British Broadcast Corporation)

BBT (basal body temperature) 基礎体温

B-cell [ビー セル] Bリンパ球

BCG (Bacillus Calmette-Guerin)

BCG vaccine, bacille Calmette-Guerin vaccine [ビースィージー ヴァクスィン, バスィーユ カルメットーゲらン ヴァクスィン] BCGワクチン ☆結核予防ワクチン, 弱毒牛型結核菌培養ワクチン

BE 1. (barium enema) /2. (base excess)

Be (beryllium)

beaded [ビーディッド] 細菌学において, 穿刺培養の接種線に沿って, 数珠状の群落

beading [ビーディング] 連珠形式 (肋骨な

ど)
― of ribs [-アヴ リプス] 肋骨数珠腫 ☆骨軟化症でみられる軟骨の肥大
beads [ビーズ] ビーズ
beak [ビーク] 鉗子の嘴部
beaker [ビーカー] ビーカー ☆化学実験用広口注入用のくちばしのついたガラス容器
beam [ビーム] 線束, 光線, 横材
bean curd [ビーン カード] 豆腐
bear [ベアー] 持って行く, 支持する, (苦痛, 手術, 不幸に)耐える, (名前, 関係などを)有する, (特徴などを)示す, (子を)生む, (花, 果実を)生ずる, (実を)結ぶ, 重荷を負う, 堪える, 苦しむ
beard [ビアード] ひげ, 顎髭
Beard's disease [ビアーズ ディズィーズ] ベアード病 ☆神経衰弱症
bearer [ベアラー] 運搬人, 担体, 実のなる草木, (手紙の)使者
bearing [ベアリング] 軸受
bearing-down pain [ベアリングーダウン ペイン] 娩出努力に伴う疼痛, 骨盤重圧痛
beast [ビースト] 広義の動物(四足獣)
beat [ビート] 続けざまに打つ, 叩く, 鳥が羽ばたきをする, 打ちのばす, (心臓が)鼓動する
Beatson's operation [ビートサンズ アパレイシャン] ビートソン手術 ☆乳癌における卵巣摘出術
bechesthesis [ベクエススィースィス] 催咳感
bechic [ベキック] 咳の, 鎮咳薬
Bechterew stoop [ベクタルー ストゥープ] 強直性脊椎炎による前屈状態
Bechterew's disease [ベクタルーズ ディズィーズ] = Bechterew-Strumpell's disease ベヒテレフ・シュトルンペル病 ☆進行性強直性脊椎炎
Becker dystrophy [ベッカー ディストロフィ] ベッカー筋ジストロフィー ☆比較的良性の経過をとる筋ジストロフィー
Beckwith-Wiedeman syndrome [ベックウィズーウィードマン スィンドロウム] ベックウィズ・ヴィーデマン症候群 ☆巨人症, 運動失調, 巨大頭蓋を示す症候群
beclomethasone propionate [ベクロウメサソウン プろウピアネイト] プロピオン酸ベクロメタゾン ☆気管支喘息治療薬, 吸入用ステロイド薬

Becquerel rays [ベカれル れイズ] ベクレル線 ☆ラジウムその他の放射能物質からの放射線の総称
bed [ベッド] 寝床, 墓, 苗床, 河床, 地層, 土台
― bug [-バグ] 南京虫
― cradle [-クれイドル] 離被架 ☆患者に直接寝具が触れないようにする器具
― net [-ネット] 蚊帳
― quilt [-キルト] 寝台用の掛布団
― sore [-ソーァ] 床ずれ, 褥瘡
― stead [-ステッド] 寝台, 床架
― water [-ウォーター] 水床, 水ベッド
― wetting [-ウェティング] 夜尿
bedding [ベディング] 寝具類, 地層
bedfast [ベッドファースト] 寝たきり
bedlam [ベッドラム] 精神病院
bedlamite [ベッドラマイト] 狂人, 精神病者
bedpan [ベッドペン] 病人用の差込み便器
bedridden [ベッドりドン] 寝たきり ☆病弱のため床につききりである
bedroom [ベッドるーム] 寝室
bedside [ベッドサイド] 病人の枕辺
bedtime [ベッドタイム] 就眠時間
bee [ビー] 蜂蜜, 非常な働き手
beech [ビーチ] ぶなの木
beef [ビーフ] 牛肉
― extract [-イクストらクト] 牛肉滲出液
― steak [-ステイク] ビーフステーキ
― steak hand [-ステイク ハンド] レイノー病にみるビーフステーキ様の手
― tallow [-タロウ] 牛脂
― tapeworm [-テイプウァーム] 牛肉条虫
beer [ビアー] ビール
beeswax [ビーズウァクス] 蜂蜜蝋
beet [ビート] 甜菜 ☆砂糖をとる野菜
― sugar [-シュガー] 甜菜糖
beetle [ビートル] かぶとむし
befunolol [ベヒューノロール] ベフノロール ☆β遮断薬, 緑内障用点眼薬
Begbie's disease [ベクビーズ ディズィーズ] ベグビー病 ☆ヒステリー性発作性舞踏病
beget [ビゲット] 子供をつくる, の父親となる, 結果として来す

Beginner's All-purpose Symbolic Instruction Code ～ bends

Beginner's All-purpose Symbolic Instruction Code, BASIC [ビギナーズ オール−パーパス スィンバリック インストラクシャン コウド] コンピュータの基礎的プログラム

beginning [ビギニング] 端緒, 発端, 起源

behave [ビヘイヴ] 振る舞う, 身を処する, (機械などが) 運転する, 行儀良くする

behavio(u)r [ビヘイヴィアー] 行為, 行動, 態度

 conflicting — [カンフリクティング−] 矛盾行動

behavioral [ビヘイヴィアラル] 行動の

 — physiology [−フィズィアラジー] 行動生理学

Behçet disease [ベーチェット ディズィーズ] ベーチェット病 ☆アフタ口内炎, 尿道炎, 紅彩炎などを示す原因不明の疾患

behind [ビハインド] (場所の) 後に, (時の) 後に, (仕事に) 遅れて, 臀部 (俗)

Behr's disease [ベアーズ ディズィーズ] ベール病 ☆網膜黄疸性変性

Beigel's disease [ビーグルズ ディズィーズ] バイゲル病, 砂毛症

Bekanamycin sulfate, AKM [ビカナマイスィン サルフェイト] 硫酸ベカナマイシン ☆アミノグリコシド系抗生物質

Bekhterev's disease [ベクテれヴズ ディズィーズ] ベクテレフ病 ☆原因不明の強直性脊椎炎

Bekhterev's reflex [ベクテれヴズ りーフレクス] ベクテレフ反射 ☆鼻粘膜の刺激による同側顔面筋の攣縮, 足指を打つと足底屈曲を起こす

belated [ビレイティド] 遅くなって, 行き暮れた, 手遅れになった

belch [ベルチ] 噯気を出す, (炎煙を) 噴出する, 噯気, げっぷ, 噴出する火煙

belching [ベルチング] 噯気, げっぷ

belief [ビリーフ] 信念, 信条, 所信, 信仰, 信用

believable [ビリーヴァブル] 信じ得べき

believe [ビリーヴ] 信ずる, だと考える, 信仰する

belittle [ビリトル] 軽視する, 縮小する

bell [ベル] 鐘, ベル, 鐘状のもの, ベルを付ける

Bell's palsy [ベルズ ポールズィ] ベル麻痺 ☆顔面神経麻痺

Bell's phenomenon [ベルズ フィナミナン] ベル現象 ☆目を閉じようとすると眼球が上外方に廻転する

belladonna [ベラダナ] ベラドンナ

bellows [ベロウズ] 通風器, ふいご (鞴)

belly [ベリー] 腹

 — ache [−エイク] 腹痛

 — bound [−バウンド] 便秘

beloid [ビロイド] 矢状

belonephobia [ビロウニフォウビア] 先端恐怖症

belong [ビロング] −に属する, −の物である, 分類状に属する, −の一員である

belonging [ビロンギングズ] 所有物

belonoid [ベラノイド] 針状の

belonospasis [ビロノウスペイスィス] チクチクと針で刺すような刺激感

below [ビロウ] 下に, 下へ, 下を, 天上に対して, 下界に, 地上に, 階下に, 街上に

 — elbow prosthesis [−エルボウ プラススィースィス] 前腕義手

 — knee prosthesis [−ニー プラススィースィス] 下腿義足

belt [ベルト] 腹帯, ベルト

bemegride [ベミグらイド] ベメグリド ☆異常脳波賦活薬, 抗バルビツール酸薬

benazepril hydrochloride [ベナゼプリル ハイドロウクローらイド] 塩酸ベナゼプリル ☆降圧薬, アンジオテンシン変換酵素阻害薬

Bence Jones' bodies, BJB [ベンス ジョウンズ バディーズ] ベンス・ジョーンズ (タンパク) 体

Bence Jones' H [ベンス ジョウンズ] ベンス・ジョーンズ. 英国の医師 (1814〜73). 骨髄腫で見られる異常蛋白の命名者

Bence Jones' protein [ベンス ジョウンズ プろウティーン] ベンス・ジョーンズタンパク ☆多発性骨髄腫で尿中に出現するタンパク

bencyclane fumarate [ベンサイクレイン フューマレイト] フマン酸ベンシクラン ☆脳代謝改善薬

bending fracture [ベンディング フらクチャー] 屈折骨折

bendroflumethiazide [ベンドろウフルーミサイアザイド] ベンドロフルメサイアザイド ☆利尿薬の一種

bends [ベンズ] 潜水夫や鉱内夫が気圧の急変に遭って起こす症状, 潜水病

bends ～ bepridil hydrochloride

— disorder [−ディスオーダー] 潜函病
beneath [ビニース] 下に, 地下に, 直ぐ一下に, (地位の) −より以上に, −する価値のない
Benedikt's syndrome [ベニディクツ スィンドロウム] ベネディクト症候群 ☆動眼神経麻痺と反側の錐体運動麻痺の交代麻痺
benefactor [ベネファクター] 寄贈者
beneficence [ベネフィスンス] 善行, 慈善
beneficial [ベネフィシャル] 有益な
beneficiary [ベネフィシャリー] (遺産, 年金, 保険金) 受取人
benefit [ベニフィット] 利益, 恩典, 寄附興行, (病気, 老年, 失職の際の) 救済, 相互救済の, ためになる, 利益を得る
benevolence [ビネヴァランス] 情深いこと, 慈悲心, 慈善
benexate hydrochloride, betadex [ベネクセイト ハイドロウクローらイド, ベータデクス] 塩酸ベネキサートベータデクス ☆消化性潰瘍治療薬, 微小循環改善薬
benfothiamine [ベンフォサイアミン] ベンフォチアミン ☆ビタミン$B_{1,2}$誘導体
benidipine hydrochloride [ベニディピン ハイドロウクローらイド] 塩酸ベニジピン ☆狭心症治療薬, 降圧薬, 血管拡張薬, カルシウム拮抗薬
benign [ビナイン] =benignant 良性の, 無害性の
　— albuminuria [−アルビューミニューりア] 良性タンパク尿
　— hypertension [−ハイパーテンシャン] 良性高血圧
　— monoclonal gemmopathy, BMG 良性単クローン性免疫グロブリン血症
　— prostate hyperplasia, BPH [−プらステイト ハイパープレイシィア] 良性前立腺過形成
　— tumor [−テューマー] 良性腫瘍
benignant [ビナイグナント] 良性の
Bennett's fracture [ベニッツ フらクチャー] ベネット骨折 ☆第一中手骨の縦骨折
Bennett's frame dislocation [ベニッツ フれイム ディスロウケイシャン] 第一中手骨基底部骨折と脱臼
Bennett's operation [ベニッツ アパれイシャン] ベネット手術 ☆蔓状静脈瘤摘出手術

benproperine phosphate [ベンプロパーりン ファスフェイト] リン酸ベンプロペリン ☆中枢性非麻薬性鎮咳薬
Benson's disease [ベンサンズ ディズィーズ] ベンソン病 ☆星状硝子体炎
benthos [ベンサス] 水底生物
bentiromide [ベンティーらマイド] ベンティロミド ☆キモトリプシンによる分解産物アリルアミンの尿中排泄による膵機能検査に用いる
bentonite [ベンタナイト] ベントナイト ☆膠状抱水珪酸アルミニウム
　— test [−テスト] ベントナイト反応 ☆慢性関節リウマチ診断の反応
benumb [ビナム] 無感覚にする, 凍えさせる, (心などを) 麻痺させる
benzaldehyde [ベンザルディハイド] ベンズアルデヒド
benzbromarone [ベンズブらマロン] ベンズブロマロン ☆痛風治療薬, 尿酸排泄促進薬
benzedrine [ベンゼドりン] ベンゼドリン ☆神経興奮薬
benzene [ベンズィーン] ベンゼン
benzidine [ベンズィディン] ベンジジン ☆糞便潜血反応応用試験
benzin(e) [ベンズィン] ベンジン ☆石油性揮発油
benzoate [ベンゾウエイト] 安息香酸塩
benzodiazepine [ベンゾウダイアザピーン] ベンゾジアゼピン抗精神薬 (マイナートランキライザー) の一つ
benzodioxine [ベンゾウダイアクスィン] アドレナリン作動神経遮断薬 ☆褐色細胞腫の診断に用いる
benzoic acid [ベンゾウィック エーサッド] 安息香酸
benzoin [ベンゾウィン] ベンゾイン ☆芳香性樹脂
benzolism [ベンザりズム] ベンゼン中毒
benzonaphthol [ベンゾナフソール] ベンゾナフトール
benzotrichloride [ベンゾトらイクローらイド] 三塩化ベンゾール
benzoyl [ベンゾウイル] ベンゾイル基
bepeptide [ビーペプタイド] 二つのアミノ酸からなるペタタイド
bepridil hydrochloride [ビプらイダル ハイドロウクローらイド] 塩酸ベプリジル ☆頻脈性不整脈治療薬, 狭心症治療薬, カルシウム拮抗薬

beraprost sodium ～ β protein

beraprost sodium [ビらプろウスト ソウディアム] ベラプロストナトリウム ☆抗血栓薬, 血小板凝集抑制薬

berberine chloride [バーバリーン クローライド] 塩化ベルベリン ☆下痢止め薬, 殺菌薬

bereaved [ビリーヴド] 親しい人に死なれた, 先立たれた
— **family** [−ファミリー] 遺族

bereavement [ビリーヴマント] 死別, 親しい人を失うこと

bergamot [バーガマット] ベルガモット
— **oil** [−オイル] ベルガモット油 ☆ *citrus bergamia* の皮より抽出した揮発性の油

Berger disease [バーガー ディズィーズ] ベルジェ病 ☆ *IgA* 腎症

Bergeron's disease [バージェランズ ディズィーズ] バージェロン病 ☆小児の局所性旋律性舞踏病

Bergonie-Tribondeau's law [バーゴニートらイボンドーズ ロー] ベルゴニエ・トリボンドー法則 ☆細胞の放射能に対する感受性は再生能と比例する

beriberi [ベりベり] 脚気
— **heart** [−ハート] 脚気心

Berkefeld filter [バークフェルド フィルター] ベルケフェルド濾過器 ☆ケイ土で作る

berkelium, Bk [バーキーリアム] バーケリウム(元素) ☆原子量247, カリフォルニア大学バークレー校からとった名

Berlin blue [バーリン ブルー] ベルリン青, 紺青

Berlin's disease [バーリンズ ディズィーズ] ベルリン病 ☆網膜震盪症, 外傷性網膜浮腫

Bernard-Sergent syndrome [バーナードサージャント スィンドろウム] ベルナール・セルジアン症候群 ☆アジソン病と甲状腺機能亢進症における嘔吐, 下痢

Bernard-Soulier syndrome [バーナードスーリアー スィンドろウム] ベルナール・スリエ症候群 ☆大血小板を伴う出血素因

Bernhardt's paresthesia [バーンハーズ パりスィーズィア] バーンハルト異感覚症

Bernhardt-Roth syndrome [バーンハーズらス スィンドろウム] バーンハルト・ロス症候群 ☆下肢異覚性神経痛

Bernheim's syndrome [バーンハイムズ スィンドろウム] バーンハイム症候群 ☆肺うっ血症を伴わない全身性静脈うっ血. 右心不全で左室肥大を伴う

berry aneurism [ベりー アニュりズム] 漿果(水分の多い小果実)性動脈瘤

Berry's method [ベりーズ メサッド] ベリー法 ☆生体における脳重量算出法

bertilliasis [バーティらイアスィス] ベルチュラ条虫寄生症

Bertolotti's syndrome [バータろッティス スィンドろウム] ベルトロッティ症候群 ☆座骨神経痛および側彎を伴う第5腰椎の仙椎化

beryl [ベりル] 緑柱石

berylliosis [ベりリオウスィス] ベリリウム症

beryllium, Be [バりリアム] ベリリウム(元素) ☆原子量9.01218

besetment [ビセットマント] = obsession 強迫観念, 妄想

besides [ビサイズ] なお, そのうえ, さらに, のほかに, 加えて

besmirch [ビスマーチ] 汚す, 汚染する

Besnier-Boeck-Schaumann disease [ベスニアー ベック−シャウマン ディズィーズ] ベスニア・ベック・シャウマン病 ☆サルコイドーシス, 原因不明の肉芽腫症

bestial [ベスチャル] 獣類のような, 凶暴な, 獣(性)の, 家畜, 牛

bestiality [ベスティアりティ] 獣姦

bestow [ビストウ] 贈与する, 置く, 泊める

bet [ベット] 心の傾向, 性癖, 彎曲(部), 賭ける

beta [ベイタ] ベータ (β) ☆ギリシア文字アルファベットの第2字

β₂-lipoprotein [ベイタトゥー らイポウプろティーン] $β_2$リポタンパク

β-blocker [ベイタブらッカー] ベータ遮断薬

β-galactosidase [ベイタガらクトウサイデイス] ベータガラクトシダーゼ ☆ガラクトース分解酵素

β hemolysis [ベイタ ヒーマりスィス] ベータ溶血

β-hemolytic streptococci [ベイタ−ヒーマりティック ストれプタカクサイ] β溶連菌

β-oxybutyric acid [ベーター アキスィビュティりック エーサッド] ベータオキシ酪酸. 脂肪酸の不完全酸化産物

β particle [ベイタ パーテイクル] ベータ粒子. 放射性物質より放出される粒子で, 原子の外部構造に見いだされる電子

β protein [ベイタ ブろウティーン] アルツ

ハイマー病のとき脳細胞に蓄積するアミロイドタンパク

beta ray, β ray [ベイタ れイ] ベータ線, β線

Beta vulgaris [ベイタ ヴァルゲイリス] 砂糖大根

β wave [ベイタ ウェイヴ] β波 ☆放射線の一種

betalipoprotein [ベイタライポプろウティーン] ベータリポタンパク

betamethasone [ベイタメサソウン] ベタメサゾン ☆合成副腎皮質ステロイド

betacism [ビータスィザム] バ行発音過多症 ☆bの音がとくに強く発音されること

betatron [ベイタトろン] ベータトロン ☆磁気誘導加速器

betaxolol hydrochloride [ベイタクソロール ハイドろウクロ—らイド] 塩酸ベタキソロール ☆選択性β遮断降圧薬, 眼科用剤

bethanechol chloride [ビサニコール クローらイド] 塩化ベタネコール ☆消化性潰瘍治療薬, コリン類似薬

betray [ビトれイ] (自国, 味方を)的に売る, 裏切る, 密告する

betterment [ベターマント] 改良, 改善, 出世

bevantolol hydrochloride [ビヴァントろロール ハイドろウクロ—らイド] 塩酸ベバントロール ☆選択性β遮断降圧薬

bevatron [ベヴェアトろン] 陽子シンクロトン ☆電子加速器

bevel [ベヴル] 斜角, 傾斜, 斜面, 規, 斜角の
 — **protractor** [-プろウトらクター] 分度器
 — **-ed anastomosis** [-アナェストモウスィス] 斜端吻合

bex [ベクス] せき(咳), 咳病

beyond [ビヨンド] (場所)の向きに, —を越えて, (時刻)よりも過ぎて, (実力, 理解などの)及ばぬところに, 彼方に, 彼方
 — **reasonable doubt** [-リーズナブル ダウト] 疑いの余地がない
 — **the call of the duty** [-ザ コール アヴザ デューティ] 義務の限度を超えて

bezafibrate [ビザファイブれイト] ベザフィブラート ☆フィブラート系抗高脂血症薬, 血中脂質低下薬

bezoar [ビーゾー] ベゾアール, 胃石 ☆胃内の毛髪を含む異物

Bezold's sign [ベゾルズ サイン] ベツォルト徴候 ☆乳頭突起炎の時の乳頭突起尖端の腫脹

Bezold's triad [ベゾルズ トらイアド] ベツォルト三徴 ☆音叉試験で認められる耳硬化症の所見. 下音界上昇, 骨伝導延長. 音の気界が骨導より短い

BF (blood flow)

BFP (biological false positive)

BFS (bronchofiberscope)

B. funduliformis [ビー ファンデュリフォーミス] 漏斗形菌 ☆尿路, 性器, 肺などの感染症を起こす

BG (bronchography)

BHL 1. (bilateral hilar lymphadenopathy) 2. (biological half-life)

Bi (bismuth)

biamniote [バイアムニオウト] 双羊膜児

Bianchi's syndrome [ビアンキーズ スィンドろウム] ビアンキー症候群 ☆左頭頂葉損傷の時の知覚性失語症と注意不能

biangulate [バイアンギュラット] 二角の

biapiculate [バイアピキュラット] 二頂の, 二峰の

biarticulate [バイアーティキュラット] 二重関節

bias [バイアス] 偏倚, 偏重, (球の)歪円形, 性癖, 偏り, 偏見, 筋違いの, 斜めの, 偏動の, 偏重をつげる, 偏見をもたせる

biased [バイアスト] 偏見ある, (統計上)誤った影響のある

biasteric [バイアステリック] (頭蓋の)両星状点(間)の

biaxial [バイアクスィアル] 二軸の
 — **joint** [-ジョイント] 二軸関節

bibasic [バイベイスィック] 二塩基性の

bibliographic [ビブリアグれーフィック] 文献的に

bibliography [ビブリアグらフィ] 文献

bibliophobia [ビブリアフォウビア] 書物恐怖症

bibulous [ビビュラス] 吸水性の, 吸収性の, 吸湿の
 — **paper** [-ペイパー] 吸水紙

bicameral [バイキャマラル] 二室の
 — **abscess** [-アブセス] 二房性膿瘍

bicapitate [バイキャピテイト] 二頭の

bicapsular [バイキャプシュラー] 二重被膜

の
bicarbonate [バイカーバネイト] 重炭酸塩
bicaudal, bicaudate [バイコーダル, バイコーデイト] 二尾のある
bicellular [バイセリュラー] 二胞性の
biceps [バイセプス] 二頭の, 二頭筋
— jerk [- ジャーク] 上腕二頭筋反射
biceptor [バイセプター] 双受体 ☆補体親和群を二つ有するもの
bichloride [バイクローらイド] 重クロール塩, 二塩化物
bichromate [バイクろメイト] 重クロム酸塩
biciliate [バイスィリエイト] 二重睫毛のある
bicipital [バイスィピタル] 二頭の, 二頭筋の
Bickerstaff brain stem encephalitis [ビッカースタフ ブれイン ステム エンセファラィティス] ビッカースティフの脳幹脳炎
biclonal [バイクロウナル] 二クローン（性）の
biconcave [バイカンケイヴ] 両凹面の
— lens [- レンズ] 両凹画レンズ
— vertebra [- ヴァーティブら] 上下陥凹椎体
biconcavity [バイカンキャヴィティ] 両凹面
biconvex [バイカンヴェクス] 両凸面の
— lens [- レンズ] 両凸面レンズ
bicornuate [バイコーニュイト] ＝bicornate 二角の
bicrural [バイクるーらル] 二足の
bicuspid [バイカスピッド] 両尖の, 二弁の
— aortic valve [- エイオーティック ヴェルヴ] 二尖大動脈弁 ☆先天性心疾患の一つ
— valve [- ヴァェルヴ] 二尖弁
bicytopenia [バイサイタピーニア] 造血三系統（赤血球・白血球・血小板生成）のなかの二つの障害
bid [ビッド] [L] マラリヤ病血中にみる半月体における赤血球の一部, よだれかけ, 胸当て
b.i.d. (bis in die) 1日2回
bidet [ビデ] [F] ビデ, 腰湯用洗浄器
Bielschowsky's stain [ビールショウスキーズ ステイン] ビールショウスキー染色法
Bielshowsky-Jansky disease [ビールショウスキージャンスキー ディズィーズ] ビールショウスキー・ヤンスキー病 ☆家族性黒内障白痴

biennial [バイエニアル] 二年ごとの
Biermer's disease [ビアマーズ ディズィーズ] ビールマー病 ☆悪性貧血
Bier's hyperemia [ビアーズ ハイパリーミア] ビーア充血 ☆静脈性充血
Bier's spot [ビアーズ スパット] ビーア斑点 ☆皮膚血行障害による蒼白斑点
bifacial [バイフェイシャル] 両面の, 二面ある
bifarious [バイフェりアス] 二つ折りにする, 二列にする
bifid [バイフィッド] 二つに裂けている, 二又の
— tongue [- タング] 分裂舌
— uvula [- ユーヴュラ] 二裂口蓋垂裂
bifidus [ビフィダス] 二分の, 双歧菌
— bacteria [- バクティーりア] 二分裂菌, ビフィドゥス菌
bifistulous [バイフィスチュラス] 二瘻管の
biflagellate [バイフラジェレイト] 二鞭の
bifocal [バイフォウカル] 二焦点の
— lens [- レンズ] 二重焦点レンズ
biforate [バイフォーれイト] 二孔の
bifurcate [バイファーケイト] 二股に分かつ, 分岐する
bifurcation [バイファーケイシャン] 分岐, 分枝
big gastrin [ビッグ ゲーストりン] 大分子ガストリン
bigemina [バイジェミナ] 二段脈, 二連脈
bigeminal [バイジェミナル] 二対の, 二重の
bigeminy [バイジェミニ] 二段脈, 二連脈
bigerminal [バイジャーミナル] 二卵性の
biglycan [バイグライカン] 二分子多糖類
bigonial [バイゴウニアル] 両角の
biguanide [バイグヴァーナイド] ビグアナイド ☆抗糖尿病薬
bihastate [バイハステイト] 二尖鋒の
bilabe [バイレイブ] 経尿道膀胱内異物除去器
bilamellar [バイラメラー] ＝bilamellate, bilamellated 二葉状片の, 二板状片の
bilaminar [バイラミナー] 二層の
bilateralism [バイラテらリズム] 両側（左右）対称の
bilateral [バイラタらル] 両側の, 左右の
— hilar lymphadenopathy, BHL [- ハイラー リンファディナパスィ] 両側性肺門リンパ節症
— strabismus [- ストラビズマス] 交代

斜視
bile [バイル] 胆汁
- **acids** [-エーサッズ] 胆汁酸　グリコール酸，タウロコール酸
- **pigment** [-ピグメント] 胆汁色素

Bilharzia [ビルハーズィア]
=Schistosomum　ビルハルツ住血吸虫属

bilharziasis [ビルハーザイアスィス] ビルハルツ吸虫症

biliary [ビリアりー] 胆汁の，胆嚢の
- **atresia, BA** [-アトりーズィア] 胆道閉塞
- **calculus** [-カルキュラス] 胆石
- **cirrhosis** [-スィろウスィス] 胆汁性肝硬変
- **cirrhotic liver** [-スィろティック リヴァー] 胆道性肝硬変症
- **tract** [-トれークト] 胆道

biliation [ビリエイシン] 胆汁分泌

bilifecia [ビリフィースィア] 糞便中の胆汁色素排泄

bilification [ビリフィケイシン] 胆汁生成

biliflavin [ビリフレイヴィン] ビリフラビン

bilifuscin [ビリファスィン] ビリフスチン　☆胆汁および胆石中に見出す暗褐色素

bilihumin [ビリヒューミン] ビリヒューミン　☆種々な溶剤で胆石を処理したあと残る残渣

bilin [バイリン] 胆汁素

bilious [ビリアス] 胆汁の，黄疸性の（俗）
- **fever** [-フィーヴァー] 胆汁熱
- **temperament** [-テンパらマント] 胆汁質
- **vomit** [-ヴァマット] 胆汁吐物

biliousness [ビリアスニス] 胆汁病（俗）

biliphein [ビリフィーン] ビリフェイン　☆胆汁褐色素

bilipurpurin [ビリパーピュりン] ビリプルプリン　☆ビリベルジンから誘導する紫色素

bilirubin [ビリるーバン] ビリルビン　☆胆汁色素

bilirubin(a)emia [ビリるービニーミア] ビリルビン血症，胆赤素血症

bilirubinuria [ビリるービニューりア] ビリルビン尿症，胆赤素尿

biliverdin [ビリヴァーディン] ビリベルジン　☆胆緑素

bill of health [ビル アヴ ヘルス] 健康診断書

Billroth's operation [ビルらス アぺれイシャン] ビルロート手術　☆幽門切除胃十二指腸縫合術

bilobular [バイラブュラー] 二小葉の

bilocular [バイラキュラー] 二房の
- **joint** [-ジョイント] 二房関節，二窩関節

bimalar [バイメイラー] 両頬骨間の

bimanual [バイマニュアル] 両手の
- **examination** [-イグザミネイシャン] 双合診，双手診療
- **palpation** [-パルペイシャン] 双合触診

bimastoid [バイメーストイド] 両乳頭突起の

bimaxillary [バイメークスィラりー] 両上顎骨間の

bimembral, bimembraic [バイメンブるル，バイメンブらイック] 両肢の

bimestral [バイメストるル] （生後）ふた月の，2ヵ月間の

binant [バイナント] 二象限の

binary [バイナりー] 二元素の，二連の

binasal [バイネイザル] 両鼻側

binate [バイネイト] 一対の

binauricular [ビノーりキュラー] 両耳介の

bind [バインド] 縛る，包帯で巻く，縁をつける，製本する，結合する

binder [バインダー] 腹帯，結合剤

binding [バインディング] 結合する，包帯
- **protein** [-プろウティーン] 結合タンパク

bindweb [バインドウェブ] =neuroglia　神経膠細胞，結合織

Binet's test [ビネーズ テスト] ビネー試験　☆知能係数を知能年齢／暦年齢で計算する

Bing-Neel syndrome [ビング-ニール スィンドろウム] ビング・ニール症候群　☆マクログロブリン血症，視神経炎を含む多発性神経炎

biniodide [ビナイアダイド] 二ヨード化合物
- **mercury, HgI₂** [-マーキュりー] 二ヨウ化水銀双

binocular [バイナキャラー] 両眼の，双眼鏡

binomial [バイノウミアル] 2名の，2命名法の；[生] 重名，複名；[数] 2項式

binovular [ビナヴュラー] 二卵性の

Binswanger disease [ビンスウァンガー ディズィーズ] ビンスワンガー病多発性脳梗塞による痴呆

binuclear [バイニュークリアー] 二核の
binucleolate [バイニュークリアレイト] 二小核の
bio- [バイオウ-, バイア-] ☆「生」「生命」を表す接頭語
bioactive [バイオウエークティヴ] 生物学的活性のある
— amine [-エーミーン] 活性アミン
bioassay [バイオウアッセイ] 生物学的検定法, 生物検査
bioastronautics [バイオウアストらノーティックス] 宇宙生物学
bioavailability [バイオウアヴェイラビリティ] 生物学的利用度
bioblast [バイオブレースト] バイオブラスト 原形質構造単位
bioceramics [バイアセれーミクス] バイオセラミックス ☆生体用陶材
biochemical [バイアケミカル] 生化学的
— oxygen demand, BOD 生物学的酸素必要量
biochemistry [バイアケミストリー] 生化学
bioclean [バイアクリーン] 生物学的清潔
bioclimatology [バイオウクライマタラジー] 生物気候学
bioculate [バイアキュレイト] 二(眼)点のある
biodynamics [バイオウダイネーミックス] 生体機能学, 生力学
bioecology [バイオウイーカラジー] 生態学
bioelectricity [バイオウイレクトりスィティ] 生物電気
bioengineering [バイアエンジニアりング] =biotechnology 生体工学
biofeedback [バイオウフィードベーック] 生体フィードバック
biogenesis [バイアジェニスィス] 生物由来説 ☆生物は生物よりのみ発生するとの説
biogeny [バイアジェニー] 生物発生
biogeochemistry [バイオウジアケミストりー] 生物地質化学 ☆地質の生物に及ぼす影響についての学問
biogeography [バイオウジアグらフィ] 生物地理学
biohydraulic [バイオウハイドろーリック] 生物水力学
biokinetics [バイオウカイネティクス] 生物動態学
biologic [バイアラジック] 生物学的の
— hemolysis [-ヒーマリスィス] 生物学的溶血
biological [バイアラジカル] 生物学的の
— false positive, BFP [フォールス ポァズィティヴ] 生物学的偽陽性
— half-life, BHL [-ハーフライフ] 生物学的半減期
— response modifier, BRM [-リスパンス マダファイアー] 生体反応修飾物質
— standard [-ステーンダート] 生物学的標準
biologicals [バイアラジカルズ] ワクチン血清その他生体物質の治療薬品
biologist [バイアラジスト] 生物学者
biology [バイアラジー] 生物学
bioluminescence [バイオウルーミネッサンス] 生物発光, 生体発光
biolysis [バイアリスィス] 生物分解, 生命破壊
biomantia [バイアマンティア] 命数予言
biomaterial [バイオウマティーりアル] 生体用材料
biomechanics [バイオウミケーニクス] 生体力学
biometer [バイアミター] 生体統計表, 生体聴音器, 生体計測器
biometrics [バイアメトりックス] 生体統計学, 生体計測学
biometry [バイアミトりー] 生物測定学
bionergy [バイオウナージー] 生活力
bionomics [バイアナミクス] = bionomy 生物機能学, 生活機能学
biophagism, biophagy [バイアフェージズム, バイアファジー] 生物摂取
biophilia [バイアフィリア] 生命保存欲, 生物嗜好
biophysics [バイアフィズィックス] 生物理学
biophysiology [バイオウフィズィアラジー] 生物生理学
bioplasm [バイアプラズム] 原生質, 原形質
bioplast [バイアブラスト] 原生体, 原生質細胞
biopsy [バイアプスィ] バイオプシー, 生検, 生体組織鏡検
biopsychic, biopsychical [バイアサイキック, バイアサイキカル] 生物精神的の
biorbital [バイオービタル] 両眼窩の
biorhythm [バイアりズム] バイオリズム, 生体リズム
bios [バイアス] 命, 生命
bioscopy [バイアスカピー] 生死鑑定

biostatics [バイアスタティクス] 寿命学，新陳代謝学
biostatistics [バイオウスタティスティクス] 生物統計学
biotaxis [バイアタクスィス] 解剖学的分類，系統的生物学
biothalmy [バイアサルミー] 長生術
biotics [バイアティクス] 生命力学
biotin [バイアティン] ビオチン ☆ビタミンH，ある種の細菌の発育に必要
biotomy [バイアタミー] 生体解剖
biotoxin [バイアタクスィン] ビオトキシン，生体毒素
Biot's respiration [ビオウズ れスピれイシャン] ビオー呼吸 ☆間欠髄膜炎性呼吸，短く速い呼吸で刻々中断するもの
bipara [バイパら] 2回経産婦
bipartition [バイパーティシャン] 二分，両分
biped [バイペッド] 二足の，二足獣
bipedal [バイペダル] 二足の
bipedicle flap [バイペディクル フれーップ] 双茎皮弁
bipennate [バイペネイト] 二翼の
biperforate [バイパーふァらイト] 二孔の
biperiden [バイペりデン] ビペリデン ☆パーキンソン病治療薬，副交感神経遮断薬
biphenyl [バイふィーニル] =diphenyl 二フェニル基の
bipolar [バイポウラー] 二極の，双極性の
　— affective disorder [-アふェクティヴ デスオーダー] 双極感情障害．躁とうつの両方の交代反復性の情緒障害
　— disorder [-ディスオーダー] 二相性精神障害
　— mood disorder [-ムード ディスオーダー] 二極性精神障害
　— nerve cell [-ナーヴ セル] 双極神経細胞
　— version [-ヴァージャン] 両極操作転向
bipolarity [バイポウラりティ] 双極形成，二極性，二突起性
bipunctate [バイパンクテイト] 二点の
biramous [バイれイマス] 二枝の，二又の
birch oil [バーチ オイル] 白樺油
bird arm [バード アーム] 鳥腕 ☆萎縮した矮小の腕
　— breeder's disease [-ブリーダーズ ディズィーズ] 鳥飼病
　— fancier's lung [-ふァエンスィアーズ ラング] 鳥飼病
birefringence [バイりフりンジェンス] 複屈折
birefringent [バイりフりンジャント] 重屈折の，不均等質の
birimose [バイらイモウス] 二裂孔の
birth [バース] 誕生，出産，分娩
　— canal [-カナル] 産道
　— certificate [-サーティふィケイト] 出生証明書
　— control [-カントろウル] 産児調節
　— defect [-ディフェクト] 先天異常
　— pain [-ペイン] 陣痛
　— place [-プれイス] 出生地
　— rate [-れイト] （人口1,000に対する）出生率
　— weight [-ウェイト] 生下時体重
birthmark [バースマーク] 母斑
bisacodyl [ビサカディル] ビサコジル ☆大腸刺激性下剤，坐剤
biscuit [ビスキット] ビスケット
bisect [バイセクト] 両断する，二等分する
bisection [バイセクシャン] 二分，両断
bisexual [バイセクシャル] 両性の，陰陽の
bisiliac [ビスィリアック] 腸骨櫛径の二点の
bis in die, b. i. d. [ビス イン ディエ] [L] 一日二回
bisk [ビスク] 鳥肉，魚肉などを煮詰めた濃厚スープ
Bismarck brown [ビズマーク ブらウン] ビスマルク褐色
bismuth, Bi [ビズマス] 蒼鉛，ビスマス（元素） ☆原子量208.9804
bismuthosis [ビズマソウスィス] ビスマス（蒼鉛）中毒症
bisoprolol fumarate [バイソプろロール ふューマれイト] フマル酸ビソプロロール ☆選択性β_1遮断降圧薬
bison [バイサン] 野牛
bispherical [バイスふェりカル] 両側球面
bisphosphonate [ビスふァスふァネイト] ビスフォスフォネート ☆二燐酸塩・骨吸収抑制剤，骨粗鬆症治療薬
bistellate [バイステレイト] 二星形の
bistoury [ビスタりー] 外科用（細長）のメス，柳葉刀
bisulfate, bisulphate [バイサルフェイト] 重（亜）硫酸塩，酸性（亜）硫酸塩，重硫化物，酸性硫化物
bit [ビット] 小部分，食物の小片，少量
bitartrate [バイタートれイト] 二酒石酸塩

bite ～ blastogenesis

bite [バイト] 腐蝕, 咬み合わせ, 咬む, 食いつく
 — **plate** [- プレイト] 咬合床（歯列矯正器）
 closed — [クロウズド -] 緊密咬合, 閉咬. 下顎門歯および犬歯が上方のものより著しく後方にあり, 歯肉にふれるような咬合, すなわち極端な過剰咬合をおこす
 edge-to-edge — [エッジ-トゥ-エッジ-] 端端咬合, 切縁咬合
 open — [オープン] 開咬・咬合時上下門歯が接触しない
bitemporal [バイテンパラル] 両耳側（性）
 — **hemianopsia** [- ヘミアナプスィア] 両耳側半盲
Bit ôt's spots [ビトーズ スパッツ] ビトー斑点 ☆角膜の灰白色斑点, 球結膜上の斑点, 剥離上皮による
bitter [ビター] にがい, 苦味
 — **milk** [- ミルク] 苦味乳
bitterness [ビターニス] 苦味
bitumen [ビチューミン] 瀝青, ビチューメン
biurate [バイユーれイト] 酸性尿酸塩
biuret [バイユれット] ビウレット
bivalence [バイヴェイランス] 二価性
bivalent [バイヴェイラント] 二価の
bivalve [バイヴァェルヴ] 二枚貝の, 二弁の
biventral [バイヴェントらル] 両胃の, 二腹の
BJB (Bence Jones bodies)
black [ブレーック] 黒
 — **body** [- バディ] 黒体 ☆すべての光線を吸収する物体. 黒色に見える
 — **cancer** [- キャンサー] 黒色癌
 — **cardiac syndrome** [- カーディアック スィンドろウム] = Ayerza's disease 黒色心臓症候群 ☆心不全によるチアノーゼと皮膚色素沈着を示すアイエルザ病
 — **smallpox** [- スモールパックス] 出血性痘瘡
 — **vitriol** [- ヴィトりオール] 黒色結晶硫酸塩
 — **vomit** [- ヴァミット] （黄熱病患者の）黒色吐物
 — **water fever** [- ウォーター フィーヴァー] 黒水熱 ☆マラリア性ヘモグロビン尿
blackberry [ブレーックべりー] 黒いちご
blackening [ブレーックニング] 黒化

blackhead [ブレーックヘッド] にきび, 面皰
black-leg [ブレーックーレッグ] 黒脚症, 気腫疽（そ）
blackout [ブレーックアウト] 失神
bladder [ブレーダー] （水またはガスの）囊, 膀胱
 — **neurosis** [- ニューろウスィス] 膀胱神経症
 — **training** [- トれイニング] 膀胱訓練, 排尿の調節を訓練し習慣づける
 hypertonic — [ハイパータニック -] 過緊張性膀胱
 neurogenic — [ニューろジェニック -] 神経因性膀胱. 中枢あるいは末梢神経系の障害による膀胱の機能不全
 spastic — [スペースティック -] 痙れん性膀胱. 膀胱は過敏となり容量減少し, 不随意的に排尿が起こる
blade [ブレイド] 扁平部分, 刃, 扁平な骨
 — **retractor** [- りトれークター] 扁平鉤
blain [ブレイン] 水疱, 炭疽, 膿疱
blanch [ブレーンチ] 漂白する, 白くなる, 蒼白になる
Bland-White-Garland's syndrome [ブランドーホワイトーガーランズ スィンドろウム] ブランド・ホワイト. ガーランド症候群 ☆冠動脈起始部の先天異常, チアノーゼ, 呼吸困難
blast [ブレースト] 芽細胞, 芽球, 爆風
 — **injury** [- インジャりー] 爆風傷害
blastema [ブレスティーマ] 原形質, （未分化の）原形質層
blasto- [ブレースター, ブラストウ-] ☆「芽」を表す接頭語
blastocele [ブレースタスィール] 肺胞腔
blastochyle [ブレースタカイル] 肺胞膜疱内の液体
blastocyst [ブレースタスィスト] 芽疱, 胚盤胞
blastocyte [ブレースタサイト] 芽細胞, 未分化胚芽細胞
blastocytoma [ブレーストウサイトウマ] 芽細胞腫
blastoderm [ブレースタダーム] 胚胞膜, 胚盤, 胚葉
blastodisc [ブレースタディスク] 胚盤
blastogenesis [ブレースタジェニスィス] 胚種発生論 ☆生物は胚種原形質から生ずるとの説

blastolysis 〜 blennothorax

blastolysis [ブレースタリシス] 胚子崩壊

blastoma [ブレーストウマ] 芽細胞腫, 芽腫瘍

blastomere [ブレースタミアー] (卵の) 受胎細胞, 分割細胞

Blastomyces [ブレーストウマイスィーズ] ブラストミセス属, 分芽菌属

blastomyces, blastomycetes [ブラストウマイスィーズ, ブラストウマイスィーティーズ] 分芽菌, 酵母菌
— dermatitides [-ダーマタイティディース] 皮膚炎ブラストミセス ☆皮膚炎酵母菌

blastomycetic [ブレーストウマイスィーティック] 分芽菌の

blastomycin [ブレーストウマイスィン] ブラストマイシン ☆ブラストミセスからとった菌体成分. ブラストミセス診断薬として用いる.

blastomycosis [ブレーストウマイコウスィス] ブラストミセス症 ☆分芽菌病, 分芽菌症

blastoneuropore [ブレーストウニューろポァー] 原神経孔 ☆胎生期に一時胚門と神経口との融合によって生ずる開口部

blastopore [ブレースタポァー] 胚孔

blastosphere [ブレースタスフィアー] 胞胚

blastula [ブレースチュラ] 胞胚

blastulation [ブレースチュレイシャン] 胞胚化, 胞胚形成

Blatin's syndrome [ブレイティンズ スィンドロウム] ブレチン症候群 ☆包虫症嚢胞病巣上の打診所見

Blatta [ブラッタ] ゴキブリ属
— orientalis [-オーリエンテイリス] 東洋ゴキブリ, コバネゴキブリ

Blattella [ブラッテラ] チャバネゴキブリ属

bleach [ブリーチ] 漂白する, さらす

bleaching [ブリーチング] 漂白, 退色
— fluid [-フルーイド] 漂白液
— powder [-パウダー] 漂白粉, さらし粉

blear [ブリアー] 目がかすんだ
— eye [-アイ] ただれ目, かすみ目 ☆目瞼炎などの涙液過剰分泌のため目がかすむこと

bleb [ブレブ] 水疱, 肺胞性肺嚢胞

blebbing [ブレビング] 水疱形成

bleed [ブリード] 血が出る, 出血する

bleeder [ブリーダー] 出血しやすい人, 血友病患者

bleeder's joint [ブリーダーズ ジョイント] 出血素因者 (とくに血友病患者) の関節内症状による関節疾患

bleeding [ブリーディング] 出血
— cramp [-クれーンプ] 失血性痙攣
— fluid [-フルーイド] 血液水
— tendency [-テンダンスィ] 出血素因
— time, BT [-タイム] 出血時間
— ulcer [-アルサー] 出血性潰瘍

blemmatrope [ブレンマトロウブ] 眼球儀

blenal [ブリーナル] ブレナール ☆サナトールの炭酸エステル, 治淋薬

blend [ブレンド] 混合する

blender [ブレンダー] 混合装置

blending [ブレンディング] 混合, 調合
— fuel [-フューアル] 配合燃料
— inheritance [-インヘりタンス] 融合遺伝

blennelytria [ブレネリトリア] 白帯下, こしけ, 粘液性子宮分泌

blennemesis [ブレネミスィス] 粘液性嘔吐

blennenteria [ブレニンティーりア] 粘液性下痢

blennisthmia [ブレニスミア] 喉頭炎

blenno- [ブレノウー, ブレナー] ☆「粘液」を表す接頭語

blennocele [ブレナスィール] 淋疾性精巣上体 (副睾丸) 炎

blennocystitis [ブレナスィスタイティス] 慢性膀胱炎

blennogenic [ブレナジェニック] 粘液産出性の

blennoid [ブレノイド] 粘液様の, 粘液 (性) の

blennoma [ブレノウマ] 粘液ポリープ, 粘液腫

blennometritis [ブレノウミートらイティス] 粘液性子宮炎

blennophlogisma [ブレノウフラジズマ] 粘膜炎, 粘液性炎症

blennophthalmia [ブレナフサルミア] 結膜炎

blennorrhagia [ブレノウれイジア] 粘液分泌, 膿漏

blennorrhinia [ブレノウりーニア] 鼻炎, 鼻感冒

blennosis [ブレノウスィス] 粘液分泌症

blennostasis [ブレナスタスィス] 粘液分泌抑制

blennostrumous [ブレナストるーマス] 淋疾性およびいれきの

blennothorax [ブレノウソーらックス] 粘液

blennotorrh(o)ea ～ blight

胸　☆胸膜腔粘液貯留
blennotorrh(o)ea [ブレノウトりーア]　粘液分泌
blennurethria [ブレニュれスりア]　尿道粘液分泌
blennuria [ブレニューりア]　粘液尿
blennymenerysipelas [ブレニーメネりスィペラス]　粘膜性丹毒
blennymenitis [ブレニーミナイティス]　粘膜面の炎症
bleomycin hydrochloride, BLM [ブレオマイスィン ハイドロウクローらイド]　塩酸ブレオマイシン　☆抗悪性腫瘍薬，*DNA*を切断する抗生物質
blepharadenitis [ブレファらディナイティス]　バイボーム腺炎，眼瞼腺炎
blepharal [ブレファらル]　眼瞼の，まぶたの
blepharedema [ブレファりディーマ]　眼瞼浮腫
blepharis [ブレファりス]　まつ毛，睫毛
blepharism [ブレファりズム]　眼瞼痙攣
blepharitic [ブレファりティック]　眼瞼炎の
blepharitis [ブレファらイティス]　眼瞼炎
　— **angularis** [- アンギュラーりス]　眼角眼瞼炎
　— **oleosa** [- オウリオウサ]　脂漏性眼瞼炎
　— **sycomatosa** [- サイコウマトウサ]　毛瘡性眼瞼炎
blepharo- [ブレファろウ-, ブレファら-]　☆「眼瞼」を表す接頭語
blepharoadenoma [ブレファろウアディノウマ]　眼瞼腺腫
blepharoatheroma [ブレファろウアサーろウマ]　眼瞼粉瘤
blepharoblennorrh(o)ea [ブレファろウブレナりーア]　眼瞼膿漏，眼瞼粘液分泌
blepharocarcinoma [ブレファろウカースィノウマ]　眼瞼癌腫
blepharochalasis [ブリファらキャラスィス]　眼瞼皮膚弛緩症
blepharochroia [ブレファろウクろイア]　眼瞼着色
blepharochromidrosis [ブレファろウクろウミドろウスィス]　眼瞼着色発汗症
blepharocleisis [ブレファろクライスィス]　眼瞼癒着
blepharoclonus [ブレファらクロウナス]　眼瞼間代性痙攣
blepharodiastasis [ブレファろウダイアスタスィス]　眼瞼離開過度，眼瞼閉鎖不全
blepharolithiasis [ブレファろウリサイアスィス]　眼瞼結石症
blepharon [ブレファン]　眼瞼，まぶた
blepharoncosis [ブレファらンコウスィス]　眼瞼腫症
blepharopachynsis [ブレファろウパキンスィス]　眼瞼肥厚症
blepharophimosis [ブレファろウフィモウスィス]　瞼裂縮小
blepharophryplasty [ブレファろフりプレースティ]　眼瞼睫毛矯正
blepharophthalmia [ブレファらフサルミア]　眼瞼および眼球結膜炎
blepharophyma [ブレファろウファイマ]　眼瞼腫瘤
blepharoplast [ブレファろウブラスト]　生毛体，毛基体
blepharoplasty [ブレファらプレースティ]　眼瞼形成術
blepharoplegia [ブレファろウプリージア]　眼瞼麻痺
blepharoptosis [ブレファろプトウスィス]　眼瞼下垂
　— **congenita** [- カンジェニタ]　先天性眼瞼下垂
blepharopyorrh(o)ea [ブレファろウパイアりーア]　眼瞼結膜膿漏
blepharorrhaphy [ブレファろーらフィ]　眼瞼裂縫合術
blepharorrh(o)ea [ブレファろウりーア]　眼瞼分泌
blepharospasm [ブレファェらスペーズム]　眼瞼痙攣
blepharosphincterectomy [ブレファろスフィンクタれクタミー]　眼瞼括約筋切除
blepharostat [ブレファらスタット]　開瞼保持器
blepharostenosis [ブレファろウスティノウスィス]　眼瞼裂狭窄
blepharosynechia [ブレファろウスィネキア]　眼瞼癒着
blepharotomy [ブレファらタミー]　眼瞼切開術
blepharoxysis [ブレファろウクサイスィス]　眼瞼結膜搔爬
Blick operation [ブリック アパれイシャン]　ブリック手術　☆冠状静脈洞と大動脈との静脈片移植による架橋手術
blight [ブライト]　顔面神経の不全麻痺，（植物の）胴枯れ病

blind [ブラインド] 盲目の
 — biopsy [-バイアプスィ] 盲目的生検
 — gut [-ガット] 盲腸
 — loop syndrome [-ループ スィンドろウム] 盲係蹄症候群
 — spot [-スパット] 盲点, 盲斑
blindness [ブラインドニス] 失明, 盲目
 amnesic color [エームネスィック カラー-] 健忘性色盲. 色の名を思い出せない失語症
 blue-yellow — [ブルー-イエロウ-] 青黄色盲（第三色盲）
 electric — [イレクトリック-] 電気盲. 強い電気照明に目を長く暴露したときの視力障害
 red-green — [れッド・グリーン-] 赤緑色盲
blink [ブリンク] まばたき, 瞬目
blinking [ブリンキング] まばたき, 瞬目
blister [ブリスター] 水疱, 水疱をつくる
 — fever [-フィーヴァー] 口唇ヘルペス
blistering [ブリスタリング] 水疱
BLM (bleomycin)
bloat [ブロウト] 浮腫, 鼓腸（家畜の消化不良）
block [ブラック] 遮断, 解離, 遮断する麻酔, 充填物
 air — [エアー-] 空気ブロック. 肺胞から空気がもれて, 正常の空気, 血液の流れを防げること
 Mobitz type I — [モウビッツ タイプ ワン-] モビッツⅠ型. PQ 間隔が漸次延長し, QRS 波が周期的に脱落する刺激伝導障害（＝ウエンケバッハ型ブロック）
  → Wenckebach's period
blockout [ブラックアウト] 遮断する
blocked pleurisy [ブラックト プルーりスィ] 閉塞胸膜炎
blocker [ブラッカー] 遮断薬, 遮断物
blocking [ブラッキング] 遮断 ☆麻痺薬で脊髄神経幹より末梢部の一時的知覚麻痺を起こさせること
 — antibody [-エーンティバディ], AB 遮断抗体, 阻止抗体
Blomstands chondrodysplasia [ブロンスタンズ カンドろウデイスプレイズィア] ブロンスタンドの軟骨異形成
blondine [ブロンダイン] 毛髪漂白用の, 過酸化水素薬

Blondlot rays [ブランドラット れイズ] ブロンドロット線 ☆エヌ線と同じ
blood [ブラッド] 血, 血液
 — bank [-バンク] 血液銀行
 — brain barrier, BBB [-ブれイン バリアー] 血液脳関門
 — cast [-キャスト] 血液円柱
 — cell [-セル] 血液細胞, 血球
 — center [-センター] 輸血センター
 — clot [-クラット] 血餅, 血塊
 — circulation [-サーキュレイシャン] 血液循環
 — corpuscle [-コーパスル] 血球
 — count [-カウント] 血算
 — crisis [-クらイスィス] 血液分利 ☆急激に多数の有核赤血球出現症
 — dyscrasia [-ディスクれイズィア] 血液病, 血液疾患
 — flow, BF [-フロウ] 血流
 — fluke [-フルーク] 住血吸虫
 — group [-グるープ] 血液群（ABO 群）
 — group system [-グるープ スィスタム] 血液群分類
 — islands [-アイランズ] ☆胎児初期において中胚葉の大枝状細胞に生ずる血球群
 — pigment [-ピグマント] 血液色素
 — plate thrombus [-プレイト スらンバス] 血小板血栓
 — pressure [-プれッシャー] 血圧
 — pressure cuff [-プれッシャー カフ] 血圧測定用被覆
 — sedimentation rate, BSR [-セディマンテイシャン れイト] 血沈, 血液沈降速度
 — smear [-スミアー] 血液塗抹標本
 — stained [-ステインド] 血痕のついた, 血染めの
 — substitute [-サブスティチュート] 血液代用剤, 代用血液
 — sugar, BS [-シュガー] 血糖
 — supply [-サプライ] 血液供給
 — transfusion [-トランスフュージャン] 輸血
 — type [-タイプ] 血液型
 — urea nitrogen, BUN [-ユリーア ナイトらジャン] 血液尿素窒素
 — vessel [-ヴェッサル] 血管
bloodless [ブラッドレス] 無血の, 悲観血的な

— operation［-アパれイシャン］ 非出血手術
bloodletting［ブラッドレティング］ 瀉血
bloody［ブラッディ］ 血液(性)の，充血の，血のような
 — sputum［-スピュータム］ 血痰
 — stool［-ストゥール］ 血便
Bloom's syndrome［ブルームズ スィンドロウム］ ブルーム症候群 ☆小人症と光線過敏症
blot［ブラット］ (インキなどの)汚れ，しみ，汚辱，汚名，汚点をつける，にじむ
blotch［ブラッチ］ 腫物，しみ(汚点)，斑点，あざ
blotchy［ブラッチー］ 疱のある，しみだらけの
Blount's disease［ブラウンツ ディズィーズ］ ブラウント病 ☆脛骨の骨軟骨症
blowfly［ブロウフライ］〈pl. blowflies〉クロバエ (blue bottle, flesh fly ニクバエ，クロバエ)
blow-pipe［ブロウ-パイプ］ 吹管
blue［ブルー］ 藍，青
 — algae［-アルジー］ 藍藻
 — asphyxia［-エースフィクスィア］ 青色仮死
 — baby［-ベイビー］ 紫藍児，先天性蒼白児 ☆チアノーゼを示す乳児
 — blindness［-ブラインドニス］ 青色盲
 — (copper) vitriol［-(カパー) ヴィトりオール］ 明礬，硫酸銅
 — diaper syndrome［-ダイアパースィンドロウム］ 青おむつ症候群
 — disease［-ディズィーズ］ 新生児の蒼白症，チアノーゼ，萎黄病
 — jaundice［-ジョーンディス］ 青色黄疸
 — litmus-paper［-リトマス-ペイパー］ 青色リトマス試験紙
 — nevus (naevus)［-ニーヴァス］ 青色母斑
 — rubber bleb syndrome［-らバーブレブ スィンドろウム］ 皮膚母斑と消化管出血を起こす症候群
blues［ブルーズ］ 憂うつ症，気ふさぎ(俗)
Blumberg' sign［ブラムバーグズ サイン］ ブルムベルグ徴候 ☆右下腹部触診の手を取り去るときのほうが激しく痛むこと
blunt［ブラント］ 鈍い，組織を傷つけない
 — dissection［-ディセクシャン］ 鈍的切開
 — hook［-フック］ (切胎術に使用する)鈍鉤
 — retractor［-りトラクター］ 鈍鉤
blunting［ブランティング］ 鈍感，愚鈍
blur［ブラー］ レントゲンフィルムなどのしみ，不鮮明，よごれ
blushing［ブラッシング］ 顔を赤らめる
B-lymphocyte［ビーリンファサイト］ Bリンパ球
BMC (bone mineral content)
BMD (bone mineral density)
BMES (bone marrow edema syndrome)
BMG (benign monoclonal gemmopathy)
BMI (body mass index)
B-mode［ビーモウド］＝brightness-mode 超音波検査の一つ，光輝法
BMP (bone morphogenic protein)
BMR (basal metabolic rate)
BMS (Bachelor of Medical Science)
BMT (bone marrow transplantation)
BMU (basic malticellular unit)
BNP (brain natriuretic peptide)
board［ボード］ 理事会，委員会
boat-shaped［ボウト-シェイプト］ 舟状の
 — s. abdomen (belly)［-アブドゥメン(ベリー)］ 舟状腹：舟状に凹んだ腹
BOD (biochemical oxygen demand)
body［バディ］ 体，身体，体質
 — cast［-キャスト］ 体幹ギプス
 — comoposition［-カンパジシャン］ 体組成
 — fat［-ファット］ 体脂肪
 — -frame［--フれイム］ 体格，体質
 — hair［-ヘアー］ 体毛
 — height［-ハイト］ 身長
 — image［-イミジ］ 身体自己表象像(自分の体をどの様に見るかの形)
 — language［-ラングエジ］ 身体言語．言葉の内容を動作で伝えること
 — lotion［-ロウシャン］ 身体に塗るローション
 — mass index, BMI［-マス インデックス］体格係数 ☆体重／身長^{2}で計算した肥満の程度の表現
 — size［-サイズ］ 身長
 — surface［-サーフィス］ 体表
 — surface area, BSA［-サーフィス エアりア］体表面積
 — surface electrocardiographic

mapping [− **サー**フィス イレクトろウカーディアグら**フィック マッピング**] 体表心電図分布図
— temperature, BT [−**テン**ぷらチャー] 体温
— water [−**ウォー**ター] 体水分
— weight [−**ウェ**イト] 体重
Leishman-Donovan — [**リー**シュマン−ド**ノー**ヴァン−] リーシュマン−ドノヴァン小体. カラアザール患者の肝, 脾臓中の寄生虫
mamillary — [**メー**ミらリー] 乳頭体. 脳底にある灰白質の２つの球状体
medial geniculate — [**ミー**ディアル ジェ**ニ**キュレイト−] 内側膝状体
bodybuild [**バ**ディビルド] 体格
Boerhaave's syndrome [**ブ**ァーハーヴズ **ス**ィンドろウム] ボールハーフェ症候群 ☆食道の穿孔と肺気腫, 短身長と両眼遊離
boil [**ボ**イル] できもの, 腫物, 腫瘍, 沸騰, 煮沸
boiled rice [**ボ**イルド **ら**イス] 米飯
boiler-maker's disease [**ボ**イラー−**メ**イカーズ ディ**ズ**ィーズ] 製罐工病 ☆高音調聾
boilermaker's deafness [**ボ**イラーメイカーズ **デ**フニス] ボイラー工場で働く人の騒音性難聴
boiling [**ボ**イリング] たぎらせ, 煮沸, 煮わかすこと
— point [−**ポ**イント] 沸点
Bolivian hemorrhagic fever [バ**リ**ヴィアン ヘモら**ジ**ック **フィー**ヴァー] ボリビア出血熱
bolometer [ボ**ラ**ミータ] 輻射熱計, 放射熱計
boloscope [**ボ**ウらスコウプ] 体内金属性異物探知器, ボロスコープ
bolus [**ボ**ウらス] 一塊, 飲み込むために口で丸めた食塊
bombesin [**ボ**ンバスィン] ボンベシン ☆消化管ホルモンの一つ
bombus [**バ**ンバス] 耳鳴
bone [**ボ**ウン] 骨
— accretion [−エーク**リー**シャン] 骨添加, 骨成長
— bank [−**ベ**ーンク] 骨銀行
— biopsy [−**バ**イアプスィ] 骨生検
— cell [−**セ**ル] 骨の細胞
— cement [−ス**ィ**メント] 骨セメント
— clamp [−ク**レー**ンプ] 骨鉗子
— conduction [−カン**ダ**クシャン] 骨伝導
— cutting forceps [−**カ** ティング **フォ**ーセプス] 破骨鉗子
— densitometer [−デンスィ**タ**ミター] 骨密度計
— flap [−**フ**レープ] 骨弁
— formation [−**フォー**メイシャン] 骨形成
— fusion [−**フュー**ジャン] 骨接合術
— graft [−グ**れー**フト] 移植骨
— induction [−イン**ダ**クシャン] 骨誘導
— life [−**ラ**イフ] 骨やすり
— marker [−**マー**カー] 骨代謝マーカー
— marrow [−**メ**ろウ] 骨髄
— marrow bank [−**メ**ろウ **バ**ンク] 骨髄バンク
— marrow edema syndrome, BMES [−**メー**ろウ イ**ディ**ーマ **ス**ィンドろウム] 骨髄浮腫症候群
— marrow smear [−**メ**ろウ ス**ミ**アー] 骨髄塗抹標本
— marrow transplantation, BMT [−**メ**ろウ トらンスプランテ**イ**シャン] 骨髄移植
— mass [−**メ**ース] 骨量
— metabolism [−ミ**テ**ーバリズム] 骨代謝
— mineral [−**ミ**ナラル] 骨塩
— mineral content, BMC [−**ミ**ナラル **カ**ンテント] 骨鉱質含量
— mineral density, BMD [−**ミ**ナラル **デ**ンスィティ] 骨鉱質密度
— morphogenetic protein, BMP [−モーファジャ**ネ**ティック プ**ろ**ウティーン] 骨形成タンパク
— nibble [−**ニ**ブル] 破骨鉗子
— physiology [−**フィ**ズィ**ア**らジー] 骨生理
— remodeling [−り**モ**デリング] 骨リモデリング, 骨再構築
— remodelling unit, BRU [−り**マ**ドリング **ユ**ーニット] 骨リモデリング単位
— resorption [−り**ゾー**プシャン] 破骨再吸収
— seeking isotope [−**ス**ィーキング **ア**イサトウプ] 骨親和性同位元素
— specific alkaline phosphatase, BAP [−スピス**ィ**フィック **ア**ルカラインファスファティース] 骨特異性アルカリフォ

bone ~ bothrion

スファターゼ
- turnover [-ターンオウヴァー] 骨回転
- type alkaline phosphatase [-タイプ アルカライン ファスファテイス] 骨型アルカリフォスファターゼ

Bonnevie-Ullrich syndrome [ボナヴィー-アルリッチ スィンドロウム] ボネビ・ウルリッヒ症候群 ☆翼状頸と手足のリンパ浮腫

bony [ボウニー] 骨（性）の
- ankylosis [-エーンキロウスィス] 骨性強直
- nasal cavity [-ネイザル キャヴィティ] 骨鼻腔

boomerang [ブーメラン] ブーメラン．オーストラリアの原住民が使用する「く」の字型の投げ棒

boopia [ブーピア] 牛眼．突出した眼球

booster [ブースター] 昇圧器，増強法，増強物質
- dose [-ドウス] 追加投与量
- dosage [-ドウスィジ] 追加投与量決定

boot [ブート] 長靴

bopindolol malonate [バピンドロール マロネート] マロン酸ボピンドロール ☆非選択性β1遮断降圧薬，プロドラッグ

borax [ボーラックス] ホウ酸

borborygmus [ボーバリグマス] 腹鳴，グル音

border [ボーダー] ふち，辺縁，境界
- rays [-れイズ] ボーダー線 ☆波長2 angstromでX線と紫外線の中間にある

borderline [ボーダーライン] 境界線，限界
- case [-ケイス] 境界症例
- diabetes [-ダイアビーティーズ] 境界型糖尿病
- hypertension [-ハイパーテンシャン] 境界型高血圧
- personality disorder [-パーソナリティー ディスオーダー] 境界〔的〕人格障害
- valve [-ヴァルヴ] 境界値

Bordetella [ボーデテラ] 〔属〕小型グラム陰性の球桿菌または桿菌属
- avium [-エイヴィアム] ボルデテラ・アビウム．動物の常在菌
- bronchiseptica [-ブランキセプティカ] 気管支敗血症菌．上気道感染症の原因になる
- parapertussis [-パラパータッスィス] パラ百日咳菌．上気道感染症の原因菌
- pertussis [-パータッスィス] 百日咳菌

bore [ボーァ] 孔をあける，うがつ，えぐりぬく，掘り抜く，管腔

boric [ボーリック] 硼素の，硼素を含む
- acid [-エーサッド] ホウ酸

boring pain [ボーリング ペイン] さし込む様な痛み

borism [ボーりズム] ホウ酸中毒，ホウ素中毒

born [ボーン] 生まれた

Bornholm disease [ボーンホウルム ディズィーズ] =epidemic pleurodynia ボーンホルム病 ☆流行性肋膜痛，発熱と筋肉痛を伴う

borocitric acid [ボーらサイトリック エーサッド] ホウクエン酸

boron, B [ボーらン] ホウ素（元素）☆原子量10.81

borosalicylic acid [ボーらサリスィリック エーサッド] ホウサリチル酸

borrelia [ボれリア] 回帰熱病原体
- anserina [-アンセリーナ] トリボレリア症の病原体
- burgdorferi [-バークドーフェーり] ライム（Lyme）病の病原体
- duttonii [-ダットゥニ] ダニに寄生する回帰熱病原体
- garinii [-ガりーニー] ライム病の病原体
- recurrentis [-れクれンティス] 回帰熱ボレリア
- turicatae [-ツりカタエ] トリカテ・ボレリア（米国西部回帰熱の病原体）
- vincentii [-ヴィンセンティ] ヴァンサン・ボレリア

borrow [ボろウ] 借用する，引き算のとき上の位から下ろす，剽窃する

boss [ボス] 突出．骨および腫瘍の一端にできる丸い突起物

botany [バタニー] 植物学

bother [バザー] 悩ます，いやがらせる

bothridium [ボスりディウム] 吸葉．条虫類の頭節の葉状構造

Bothriocephalus [バスりアセファラス] 裂頭条虫属

bothrion [バスりアン] 吸溝 ☆広節裂頭条虫の頭部にある

botryoid [バトリオイド] ブドウ状の
Botryomyces [バトリオウマイスィーズ] ボトリオミセス属
botryomycosis [バトリオウマイコウスィス] ボトリオミコーゼ
botryophyma [バトリオウファイマ] ブドウ状血管ポリープ
bottle [バトル] 壜, 瓶
— nose [-ノウズ] 大きい鼻
— wax [-ワックス] 瓶を封ずる蝋
bottleneck [バトルネック] 隘路, 問題点
bottom [バタム] 底, 根元, 根底, 土台, 底の, 最下の, 最後の ☆根本的の, 底をつける, 海などの底にふれる, 真相を究める
bottomless [バタムレス] 底がない
botuliform [バチュリフォーム] 腸詰型の
botulinus bacillus [バチュリナス バスィラス] ボツリヌス菌
botulism [バチュリズム] ボツリヌス中毒
botulismotoxin [バチュリズマタクスィン] ボトリヌス, ボツリン
Bouchard's node [ブーチャーズ ノウド] 変形性関節症における近位指骨間関節の軟骨性腫大
bougie [ブージー] [F] ブジー, 消息子, 坐薬
armed — [アームドー] 柄つきブジー
dilatable —, dilating — [ダイレイタブルー, ダイレイティングー] 拡張ブジー
bouginage [ブージナジ] [F] 消息子拡張法, 耳管拡張法
Bouillaud syndrome [ブロー スィンドろウム] ブイヨー症候群 ☆急性関節リウマチと心筋炎
bouillon [ブーイヤン] [F] 肉汁, ブイヨン
— cultivation [-カルティヴェイシャン] ブイヨン培養
bound [バウンド] 境界, 限界, 限界内, 境界線, の限界となる ☆境界をつける, 制限する, 束縛する
— form [-フォーム] 結合型
boundary [バウンダり] 境界, 界, 分野
— tension [-テンシャン] 界面張力
bouquet [ブーケイ] [F] 叢, 花束, 芳香 ☆解剖学において神経や血管または筋の塊をいう, 良いぶどう酒の芳香
bourdonnement [ブるドナマン] [F] (聴診器使用時の) 雑音, 筋線維収縮のためと思われる

Bourneville-Pringle's disease [ブーヌヴィユープりングルズ ディズィーズ] ブルネビル・プリングル病
bout [バウト] 発作
boutanniere deformity [ブタニエアー ディフォーミティ] 慢性関節リウマチで近位指骨間関節 (PIP) で屈曲, 遠位指骨間関節 (DIP) で過剰伸展を示す変形
bouton [ブータン] [F] ボタン, 膿胞
— terminal [-ターミナル] 神経線維の末端, 神経終末
bovine [ボウヴァイン] 牛のような, 牛型の
— malaria [-マレアりア] 牛マラリア, テキサス熱
— serum albumin, BSA [-スィーラム アルビューミン] 牛血清アルブミン
— smallpox [-スモールパックス] 牛痘
— tuberculosis [-テュバーキュロウスィス] 中結核症
— vaccine [-ヴェアクスィン] 牛痘種 ☆直接牛から取った痘種
bovovaccine [ボウヴァヴァクスィーン] ボボワクチン ☆人型結核菌を乾燥して作った牛結核免疫物質
bow [バウ] 弓, 彎曲, お辞儀をする
— leg [-レッグ] 内反膝O脚, 曲がった脚
bowed head sign [バウド ヘッド サイン] 低頭症状
→ Gould's bowed head sign
bowel [バウアル] 腸 (の一部), 内臓, 臓腑
— movement [-ムーヴマント] 排便
— obstruction [-アブストらクシャン] 腸閉塞
Bowen's disease [ボウアンズ ディズィーズ] ボーエン病 ☆皮膚癌の前癌状態の基底細胞腫, 多発性の皮膚癌で砒素摂取と関係がある
bowl [ボウル] 深い鉢, どんぶり, 椀, 茶碗
Bowman's capsule [ボウマンズ キャプスュール] ボーマン嚢
Bowman's gland [ボウマンズ グランド] ボーマン腺
Bowman's operation [ボウマンズ アペれィシャン] 白内障の手術法, 涙小管狭窄再開通術
boxcar pattern [バクスカー パターン] (貨物列車型) 網膜の動脈狭窄のパターン

boxer's disease ～ bradyphrenia

boxer's disease [バクサーズ ディズィーズ] 第Ⅴ中手骨骨折
boyhood [ボイフッド] 少年期，少年時代
boyish [ボイッシュ] 少年のような，男の子らしい
BPH (benign prostate hyperplasia)
BPh (British Pharmacopeia)
Br (bromine)
BRA (brain stem response autometer)
brace [ブレイス] 締める，支える，緊子，装具
bracelet [ブレイスリット] 腕輪
brachial [ブレイキアル] 上腕の
— artery [－アータりー] 上腕動脈
— gland [－グランド] 上腕腺
— neuralgia [－ニューらルジア] 上腕神経痛
— plexus [－プレクサス] 腕神経叢
brachialgia [ブレイキアルジア] 上腕痛
brachiform [ブレイキフォーム] 腕状
brachio- [ブレイキオウ-, ブレイキアー] ☆「上腕」を表す接頭語
brachiocephalus [ブレイキオウセファラス] 腕および頭の
brachiocrural [ブレイキオウクるーラル] 腕および脚の
brachiocubital [ブレイキオウキューピタル] 上腕および前腕の
brachiocyllosis [ブレイキオウスィロウスィス] 上腕骨彎曲
brachiofacial [ブレイキオウフェイシャル] 腕および顔面の
brachiorachidian [ブレイキオウれイキディアン] 腕および脊髄の
brachiotomy [ブレイキアタミー] 上腕切断術
brachium [ブレイキアム] 腕，上腕，腕状物
— conjunctivum [－カンジャンクティヴァム] 結合腕，小脳大脳脚
brachycardia [ブラキカーディア] 徐脈
brachycephalic [ブラキスィファリック] ＝brachycephalous 広頭，短頭の ☆頭蓋の横径が長径の1/2以上のもの
brachycephalus [ブラキセファルス] 短頭体
brachycheilia [ブラキカイリア] 唇の短いこと
brachydactyly, brachydactylia [ブラキダクティリー, ブラキダクティリア] 短指症
brachyglossal [ブラキグラッサル] 短舌の

brachygnatho(u)s [ブラキグナサス] 短顎症
brachykerkic [ブラキカーキック] 短腕の ☆上腕に比例して前腕の短いもの
brachymetacarpia [ブラキメタカーピア] 中手骨短縮
brachymetacarpal [ブラキメタカーパル] 中手骨の短い
— dwarfism [－ドウォーフィズム] 中手骨短縮性小人症
brachymetropia [ブラキミトロウピア] 近視
brachypn(o)ea [ブラキニーア] 呼吸促進
brachypodous [ブラキポウダス] 短足の
brachyrhinia [ブラキらイニア] 短鼻症
brachystaphylic [ブラキスタフィリック] 短口蓋の
bracket [ブラキット] 関節支持器，括弧
brackish [ブラキッシュ] 塩気のある，不快な
brady- [ブれーディ-] ☆「遅鈍」「緩徐」を表す接頭語
bradyacusia [ブラディアキュースィア] 難聴
bradyarrhythmia [ブれーディアリズミア] 徐脈性不整脈
bradyarthria [ブれーディアースりア] 言語緩徐，構語渋滞
bradycardia [ブれーディカーディア] 徐脈
— tachycardia syndrome [－タキカーディア スィンドロウム] 徐脈頻脈症候群
bradycrote [ブれーディクろウト] 脈拍のおそい
bradydiastole [ブれーディダイアスタリー] 弛緩期のおそいこと，拡張期延長
bradyecoia [ブれーディイーコイア] 部分的難聴．聞こえがおそい．
bradyglossia [ブれーディグラッスィア] 言語渋滞
bradykinesia [ブれーディキニースィア] 運動緩徐
bradykinin [ブれーディカイニン] ブラディキニン ☆血管系に作用する活性物質
bradylalia [ブれーディレイリア] 言語緩徐
bradylexia [ブれーディレキフィア] 読字緩慢．読むのが異常に遅いこと
bradypepsia [ブれーディペプスィア] 消化遅延
bradyphagia [ブれーディフェイズィア] 食べ方がおそい．
bradyphrasia [ブれーディフれイズィア] 言語がゆっくりしている．
bradyphrenia [ブれディ・フりーニア] 精神作用がゆっくりしている

bradypn(o)ea ～ brawn

bradypn(o)ea [ブれーディプニーア] 呼吸がおそい.

bradypsychia [ブれーディサイキア] 精神的ににぶい.

bradyspermatism [ブれーディスパーマティズム] 射精のおくれ

bradysphygmia [ブれーディスフィグミア] 脈拍がおそい, 徐脈

bradyteleokinesis [ブれーディテリオウカイニースィス] 動作完了困難症 ☆指でさすとき目標のところでふらふらして固定できない, 小脳障害の症状

bradyuria [ブれーディユーりア] 排尿がおそい.

Braidism [ブれイディズム] ブレイド式催眠術 ☆光輝体を注視させて眠らせる方法

brain [ブれイン] 脳
— abscess [－アブセス] 脳膿瘍
— case [－ケイス] 頭蓋冠
— damage [－デーミッジ] 脳障害
— death [－デス] 脳死
— edema [－イディーマ] 脳浮腫
— fag [－ファグ] 精神疲労, 神経衰弱
— fever [－フィーヴァー] 脳膜炎, 脳炎
— mantle [－メーントル] 脳皮質
— sand [－サンド] 脳砂
— stem [－ステム] 脳幹
— stem auditory evoked potential [－ステム オーディタリー イヴォウクト ポウテンシャル] 脳幹聴刺激誘発電位
— stem response audiometer, BRA [－ステム りスパンス オーディアミター] 脳幹反応聴力計
— storm [－ストーム] 突発的精神異常, 急激な精神教育
— syndrome [－スィンドろウム] 脳症候群
— tumor, BT [－テューマー] 脳腫瘍
— wash [－ウォッシュ] 洗脳 ☆急激な精神教育
— wave [－ウェイヴ] 脳波＝electroencephalogram ☆精神感応で思想を伝える
— work [－ウァーク] 頭脳を使う仕事, 頭脳の働き

brain's reflex [ブれインズ りーフレクス] ブレイン反射 ☆四つ這いになると屈曲した腕が伸びること

brainy [ブれイニー] 頭がよい

brake [ブれイク] 歯止め, 制動機, 制動装置, 歯止めをかける, ブレーキをかける

bran [ブれーン] ぬか
— bath [－バス] ブラン浴, ぬか湯 ☆鎮痛緩和浴にて皮膚の鱗状で敏感な状態に使用する湯

branch [ブれーンチ] 脈管の分岐, 動物界分類上の分派
— gap [－ギャップ] 枝と枝のすき間

branched chain amino acid [ブれーンチド チェイン アミーノウ エーサッド] 分枝アミノ酸

branchia [ブれーンキア] えら (鰓)

branchial [ブれーンキアル] えら (鰓) の
— fistula [－フィスチュラ] 鰓裂瘻
— gut [－ガット] 鰓腸

branching enzyme deficiency [ブれーンチング エンザイム ディフィシャンスィ] 分枝形成酵素

branchiogenic, branchiogenous [ブれーンキアジェーニック, ブれーンキアジナス] 鰓原性の

brandy [ブれーンディ] ブランディー

brary [ブれありー] 羊炭疽 ☆羊の伝染性肝炎

brash [ブれーッシュ] 胸焼け, むしず, 発疹, 発作, 発病

brass [ブれース] 真鍮, 黄銅, 真鍮飾 [器], 真鍮の, 真鍮楽器の

brass-founder [ブらスーファウンダー] 真鍮工
— -f.'s ague [－エイギュー] 真鍮工熱症
— -f.'s disease [－ディズィーズ] 真鍮工病
— -f.'s tremor(s) [－トれマー] 真鍮工振戦

brassy [ブれースィ] 真鍮 (性) [質] の, 真鍮色の, 騒音の, 低劣な
— cough [－カフ] 金属音の咳

Braun's anastomosis [ブらウンズ アネスタモウスィス] ブラウン吻号 ☆胃十二指腸内容の悪循環を防ぐために胃腸吻口の遠位端々輸出輸入係蹄を吻合する

Braun's tube [ブらウンズ テューブ] ブラウン管 ☆活動電流を検出する陰極線オッシログラムの主要構成分である真空管

brave [ブれイブ] 勇敢な, 健気な, 華やかな, 立派な, 勇士, (困難などに) 勇敢に当たる, 死をおかす

brawn [ブろーン] 筋肉, 肉

brawn ～ breviextensor

— induration [-インデュれイシャン] 肉質硬変
brawny [ブろーニー] 筋肉たくましい
— arm [-アーム] 肥大腕 ☆胸部手術後血管の圧迫による腕の病的肥大
— tetter [-テター] 頭部脂漏症
Brazilian purpuric fever [ブラズィリアン パーピューりック フィーヴァー] ブラジル紫斑熱 ☆*H. influenzae*による
breadth [ブれドス] 幅, 横幅
break [ブれイク] 電流回路を遮断する, 骨折, (青春初期などの)声変わり, 休憩
breakable [ブれイカブル] 破砕し得る, 壊れやすい, 破壊しやすい品物(複数)
breakage [ブれイキジ] 切断, 破損物, 破損品
breakbone fever [ブれイクボウン フィーヴァー] デング熱
breakdown [ブれイクダウン] 破壊, (建造物などの)倒壊, 没落, 挫折, 健康の障害, 力などの衰弱, 衰退, 分解
— voltage [-ヴォウルティジ] 破壊電圧
breakfast [ブれックファースト] 朝食
breaking [ブれイキング] 破壊
— point [-ポイント] 破壊点
— strength [-ストれングス] 破断強度
breakoff phenomenon [ブれイクオフ フィナミナン] 離脱現象
breakthrough [ブれイクスるー] 突破, 突破口, 研究の画起的成功
bream [ブリーム] 鯛
breast [ブれスト] 胸, 乳腺
— band [-バンド] 馬の胸帯, 胸部支索
— bone [-ボウン] 胸骨
— cancer [-キャンサー] 乳がん
— deep [-ディープ] 胸まで届くほどの深さまたは高さ
— fed infant [-フェド インファント] 母乳栄養児
— feeding [-フィーディング] 母乳栄養
— high [-ハイ] 胸の高さまで達する, 胸まで届く
— milk [-ミルク] 母乳
— pang [-ペーング] 狭心症
— plate [-プレイト] 胸当て, 胸板
breath [ブれス] いき, 気息, 呼吸
— holding [-ホウルディング] 息を止めること

— -h. spell [-スペル] 怒りけいれん, 泣き引きつけ
— sound [-サウンド] 呼吸音
breathe [ブリーズ] 呼吸する, そよぐ, 香気を発散する, 囁く, 精神などを発現する, 絶命する
breathing [ブリーズィング] 呼吸, 休息, 息を吹き込むこと, 霊感, 呼吸の
— reserve [-りザーヴ] 呼吸予備量
breathless [ブれスレス] 息切れて, 息をつかせない, そよとの風もない
breathlessness [ブれスレスニス] 息切れ
breathtaking [ブれステイキング] 息をのむような
Breda's disease [ブリーダズ ディズィーズ] ブレダ病 ☆いちご腫, 赤道アフリカに多いスピロヘータ病
bredouillement [ブラドゥーイルマン] [F] 早口で不明瞭な言語, 速話症
breech [ブリーチ] 尻, 臀部
— presentation [-プれザンテイシャン] 臀部先進, (分娩の)臀位
breed [ブリード] (動物が)子を産む, 無生物をずる, 繁殖させる, 飼養する
breeder [ブリーダー] 繁殖者, 種元
breeding [ブリーディング] 種の繁殖, 生殖, 飼育, 養育, 教育
— farm [-ファーム] 動物増殖場
— season [-スィーズン] 繁殖季節
breeze [ブリーズ] そよ風, 微風
bregma [ブれグマ] 前頂の
brei [ブらイ] [G] 粥, 粥状物質
Brennemann's syndrome [ブれンマンズ スィンドろウム] ブレンネマン症候群 ☆咽喉感染と腸間膜リンパ腺症
Brenner tumor [ブれナーズ テューマー] ブレンネル腫 ☆ホルモン分泌性卵巣腫瘍
brephic [ブれフィック] 発生初期の
Bretonneau's diphtheria [ブれトノーズ ディフスィーりア] ブレトノージフテリア, 咽頭ジフテリア
bretylium tosylate [ブれティリアム トウスィレイト] ☆交感神経節後ブロッカー, 不整脈治療薬
brevi- [ブれヴィー] ☆「短い」を表す接頭語
brevicollis [ブれヴィカリス] 短頸症
breviductor [ブれヴィダクター] 短内転筋
breviextensor [ブれヴィイクステンサー] 短

伸筋
breviflexor [ブれヴィフレクサー] 短屈筋
breviradiate [ブれヴィれイディエイト] 短突起の
brevissimus oculi [ブれヴィシマス アキュライ] 下斜筋 ☆最短の眼筋
brevity [ブれヴィティ] 短時, 簡潔さ, 簡約
brew [ブるー] 醸造する, 調合する, 茶を入れる, 醸造, 一回の醸造高
brewers yeast [ブるーアーズ イースト] 醸造酵母
brewery [ブるーアりー] ビール醸造所, 醸造所
bribe [ブらイブ] 買収, わいろ ☆精神分析で神経症の症状によって超自我をなだめる
brick [ブリック] 煉瓦, 煉瓦状の物, 煉瓦の, 煉瓦造りの
— **coal** [- コウル] 煉炭
brickdust deposit [ブリックダスト ディパズィット] 尿中の赤色沈殿物
bricklayer [ブリックレイアー] 煉瓦を積む人
bricklayer's itch [ブリックレイアーズ イッチ] 煉瓦工痒疹
Brickner's sign [ブリックナーズ サイン] 顔面神経麻痺で見られる目耳連合運動障害
bridge [ブリッジ] 橋, 鼻梁, 橋路 (電気)
— **graft** [- グれーフト] 橋渡し移植
— **of the nose** [- アヴ ザ ノウズ] 鼻橋
bridged binding [ブリッジド バインディング] 架橋結合 ☆一列の原子の中二個が他の原子と結合して環をつくる
bridgework [ブリッジワーク] [歯] ブリッジ, 架橋義歯
bridging [ブリッジング] 架橋, 橋渡し, 架橋義歯法
bridging cast [ブリッジング キャスト] 橋渡しギプス包帯
— **fold** [- フォウルド] 架橋襞
— **necrosis** [-ネクろウスィス] 架橋壊死
bridle [ブらイドル] 条索, 繋帯, 糸状帯
brief [ブリーフ] 暫時の, 短時間の, 手短の, 簡潔な, そっけない
— **case** [- ケイス] 書類鞄
briefly [ブリーフリー] 手短に, 簡単に, 簡潔に
bright [ブらイト] きらりと光る, 明るい, 透明な, 色の冴えた, 朗らかな, 栄ある
brightly [ブらイトリー] 輝いて, 光って, 明らかに, 鮮やかに
Bright's disease [ブらイツ ディズィーズ] ブライト病 ☆慢性腎炎
brilliant [ブリアント] 光る, 燦爛たる, 華麗な, 異彩を放つ
— **cresyl blue** [- クれスィル ブルー] ブリリアント・クレシル青 ☆オキザチン系色素
Brill's disease [ブリルズ ディズィーズ] =Brill-Zinsser disease ブリル病 ☆風が媒介する再発型発疹チフス
brimstone [ブリムストゥン] 硫黄 (いおう) (sulfur) の古名
— **in rolls** [- イン ろールズ] 棒状硫黄
— **liver** [- リヴァー] 硫黄色肝
brine [ブらイン] 塩水, 海水, 涙, 塩
brink [ブリンク] 断崖, 絶端, 水辺, 途端, 間際
Briquet syndrome [ブリケイ スィンドろウム] ブリケー症候群 ☆横隔膜のヒステリー性麻痺と失声
brisement [ブリーズマン] [F] 破砕, 破裂
brisk [ブリスク] 活発な, 飲料が盛んに泡立つ, 泡型(性)の, 活発にする
Brissaud's disease [ブリソーズ ディズィーズ] ブリソー病, 舞踏病 ☆粘液水腫性小児型発育
Brissaud-Sèquard disease [ブリソースィカーズ ディズィーズ] ブリソー・セカール病 ☆脳橋病変による痙攣性麻痺
bristle [ブリスル] 剛毛, 荒毛, とくに豚の頸部および背部の針毛, 剛毛, 羽毛, 毛髪が直立する, 逆立つ, 毛が密生する, 逆立てる
British Antilewisite, BAL [ブリティッシュ アンティルーイサイト] 解毒剤
British Broadcast Corporation, BBC [ブリティッシュ ブろードキャスト コーポれイシャン] 英国放送協会
British Pharmacopoeia, BPh [ブリティッシュ ファーマコウピーア] 英国薬局方
brittle [ブリトル] 脆い, 壊れやすい
— **bone** [- ボウン] 脆弱骨, 骨形成不全症
— **diabetes** [- ダイアビーティーズ] 不安定で治療に抵抗する糖尿病, 不安定型糖尿病
— **temperature** [- テンパらチャー] 破砕温度

broach ～ bronchial

broach [ブろウチ] 根管計, 歯科医の使用する穿孔錐

broad [ブろード] 広い, 広大な, (俗) 女

broadband attenuation [ブろードバンド アテニュエイシャン] 超音波の減衰 ☆骨微細構造の尺度として用いる

Broca's aphasia [ブろウカズ アフェイジア] ブローカ失語症, 運動性失語症

Broca's area [ブろウカズ エァリア] ブローカ野, 嗅覚旁野 ☆嗅領旁野障害によって運動性失語が起こる

Brock operation [ブろック アパれイシャン] ブロック手術 ☆経右心室肺動脈弁切離術

Brock syndrome [ブろック スィンドろウム] 中葉症候群

Brockenbrough method [ブろッカンブろウ メサッド] ブロッケンブロー法 ☆経静脈的心房中隔穿刺法

Brodie's abscess [ブろウディーズ アブセス] ブロディー膿瘍 ☆おもに脛骨頭に好発する限局性膿性脊髄炎

Brodie's disease [ブろウディーズ ディズィーズ] ブロディー病 ☆外傷性脊椎後彎症, 膝関節滑液のゲラチン様変性, ヒステリー性関節神経痛

broil [ブろイル] 肉を焼く, あぶる, 太陽が照りつける, 焼ける, 焼くこと, 焼肉

broiler [ブろイラー] 食肉用にわとり

broiling [ブろイリング] 暑さが焼くような, 焼けつくような

broken [ブろウクン] 壊れた, (病, 老齢のため) 衰弱した, 断続的, 支離滅裂な, 変則の, 端数の
— wind [- ウィンド] 呼吸困難

brom-, bromo- [ブろウム-, ブらム-, ブろモウ-, ブろウマ-] ☆「臭素」を表す接頭語

bromal [ブろウマル] =tribromacetaldehyde ブロマール

bromate [ブろウメイト] 臭素酸塩

bromated [ブろウメイティッド] 臭素酸化した

bromatology [ブろウマタラジー] 食品学, 栄養学

bromatometry [ブろウマタミトリー] 食事必要量測定

bromatotherapy [ブろウマタセらピー] 食事療法

bromatotoxin [ブろウマタタクスィン] 菌発生による食物中の毒素

bromatotoxism [ブろウマタタクスィズム] 食中毒

bromazepam [ブろウマザパム] ブロマゼパム ☆ベンゾジアゼピン系抗不安薬

brombenzoyl [ブろウムベンゾウイル] ブロム・ベンゾイール

bromcaffeine [ブろウムカフィーン] ブロム・カフェイン

bromelain [ブろウマレイン] ブロメライン ☆タンパク分解酵素

bromevalerylurea [ブろウムヴァラりりューりア] ブロムバレリン尿素 ☆催眠薬

bromhexine hydrochloride [ブらムヘクスィーン ハイドろウクろーらイド] 塩酸ブロムヘキシン ☆去痰薬, 気道分泌促進薬

bromhydric acid [ブろウムハイドリック エーサッド] ブロム水素酸

bromic acid [ブろウミック エーサッド] ブロム酸, 臭酸

bromide [ブろウマイド] 臭化物

bromidrosiphobia [ブろウミドろウスィフォウビア] 臭汗恐怖症

bromidrosis [ブろウミドろウスィス] 臭汗症

bromine, bromum, Br [ブろウミン, ブろウマム] 臭素 (元素) ☆原子量79.904

bromine poisoning [ブろウミン ポイズニング] 臭素中毒. 臭化物の長期投与による中毒症状

bromism [ブろウミズム] 臭素中毒

bromocriptine mesilate [ブろウマクりプティーン メスィレイト] メシル酸ブロモクリプチン ☆パーキンソン病治療薬, ドパミン受容体刺激薬

bromopn(o)ea [ブろウマプニア] 悪臭呼吸

bromosulphalein, BSP [ブろウマサルファりーン] ブロムスルフォフタレイン

bromperidol [ブろウムペりドール] ブロムペリドール ☆ブチロフェノン系向精神薬, 精神安定薬

bromulated [ブろウミュレイティッド] ブロム含有素の

bronchadenitis [ブらンカディナイティス] 気管支腺炎

bronchalveolitis [ブらンカルヴィオウらイティス] 気管支肺胞炎

bronchia [ブらンキア] 小気管, 気管支

bronchiadenoscirrhus [ブらンキアディノウスィーらス] 気管支腺硬性癌

bronchial [ブらンキアル] 気管支の
— adenomatosis [- アディノウマトウスィス] 気管支腺腫
— adenoma [- アディノウマ] 気管支

腺腫
- asthma, BA [-アズマ] 気管支喘息
- crisis [-クらイスィス] 脊髄癆の呼吸困難発作
- glands [-グランズ] 気管支腺
- hygiene [-ハイジーン] 気管支衛生
- hypersensitivity [-ハイパーセンスィティヴィティ] 気管支過敏症
- lavage [-ラヴィジ/ラヴァージ] 気管支内洗浄，気管支洗浄
- obstruction [-アブストらクシャン] 気管狭窄，気管支閉鎖
- pneumonia [-ニューモウニア] 気管支肺炎
- polyp [-パリプ] 気管ポリープ
- respiration [-れスピれイシャン] 気管支呼吸

bronchiectasis [ブらンキエクタスィス] 気管支拡張症

bronchiocele [ブらンキアスィール] 細気管支瘤

bronchiocrisis [ブらンキオウクらイスィス] 細気管支性発作，脊髄癆性痙咳

bronchiole [ブらンキオウル] 細気管支

bronchiolitis [ブらンキオウライティス] 細気管支炎
- obliterans [-アブリタらンス] 閉塞性細気管支炎
- obliterans organizing pneumonia, BOOP [-アブリタらンス オーガナイズィング ニューモウニア] 閉塞性細気管支炎器質化肺炎

bronchiolus [ブらンキアらス] 細気管支

bronchiospasmus [ブらンキアスペーズマス] 細気管支痙攣

bronchiostenosis [ブらンキオウスティノウスィス] 細気管支狭窄

bronchismus [ブらンキズマス] 細気管支痙攣

bronchitis [ブらンカイティス] 気管支炎
- obliterans [-アブリタらンス] 閉鎖性気管支炎

bronchium [ブらンキアム] 気管支，中型気管支 ☆気管支と細気管支の中間

bronchoalveolar [ブらンコウアルヴィーアラー] 気管肺胞性の
- lavage, BAL [-ラヴィジ] 気管肺胞洗浄

bronchoaspergillosis [ブらンコウアスパージロウスィス] 気管支アスペルギルス症

bronchoblennorhea [ブらンカブレナりーア] 気管支膿漏症 ☆大量の膿性粘液性分泌物を出す

bronchocandidiasis [ブらンカカンディダイアスィス] 気管支カンディダ症 ☆呼吸困難，咳を伴い結核に似た症状を示す

bronchocavernous [ブらンカキャヴァーナス] 気管支空洞性の
- respiration [-れスピれイシャン] 気管支空洞音呼吸

bronchocele [ブらンカスィール] 気管囊腫

bronchocephalitis [ブらンカセファらイティス] 百日咳

bronchoconstriction [ブらンコウカンストりクシャン] 気管支狭窄

bronchocontrictor [ブらンコウカンストりクター] 気管収縮薬

bronchodilation [ブらンコウディレイシャン] 気管支拡張

bronchodilator [ブらンコウディレイター] 気管拡張器（剤）

bronchoesophageal [ブらンコウイサファジール] 気管支食道の

bronchoesophagoscopy [ブらンコウイーサファガスカピー] 気管支食道鏡検査

bronchophony [ブらンコウイサファニー] 気管支声

bronchofiberscope, BFS [ブらンコウファイバースコウプ] 気管支ファイバースコープ

bronchogenic [ブらンカジェニック] 気管支原性
- carcinoma [-カースィノウマ] 気管支原性肺癌
- cyst [-スィスト] 気管支原性囊腫

bronchogram [ブらンカグらム] 気管支造影像

bronchography, BG [ブらンカグらフィ] 気管支造影法

bronchohemorrhagia [ブらンカヒーマれイジア] 気管支出血

broncholith [ブらンカりス] 気管支結石

broncholithiasis [ブらンコウリサイアスィス] 気管支結石症

bronchomalacia [ブらンコウマレイシア] 気管支軟化症 ☆気管支軟骨欠損，肺気腫などの換気障害を示すことがある

bronchomycosis [ブらンコウマイコウスィス] 気管支糸状菌症

bronchopathy [ブらンカパスィ] 気管支疾患

bronchophony [ブらンカファニー] 気管支

声
bronchophthisis [ブロンカ**サ**イスィス] 気管支結核
bronchophyma [ブロンカ**ファ**イマ] 気管支瘤腫
bronchoplasty [ブ**ら**ンカプレースティ] 気管支形成術
bronchoplegia [ブロンコウプ**リ**ージア] 気管支麻痺
bronchopleurisy [ブロンコウプ**ルー**りスィ] 気管支胸膜炎
bronchopleuropneumonia [ブロンカプリューろウニュー**モ**ウニア] 気管支胸膜炎性肺炎
bronchopneumonia [ブロンコウニュー**モ**ウニア] 気管支肺炎
bronchopulmonary [ブロンカパルマナりー] 気管支肺の
 — dysplasia [-ディスプ**レ**イズィア] 肺気管支異形成
 — sequestration [-スィークウァスト**れ**イシャン] 肺気管支隔離症
bronchorrhagia [ブロンカ**れ**イジア] 気管支出血
bronchorrh(o)ea [ブロンカ**り**ーア] 気管支漏, 気管支過剰粘液分泌
bronchorrhoncus [ブロンカ**ろ**ウンカス] 気管支水泡音
bronchoscope [ブ**ら**ンカスコウプ] 気管支鏡
bronchoscopy [ブロン**カ**スカピー] 気管支鏡検査法
 fiberoptic — [ファイバら**プ**ティック] ファイバー気管支鏡検査
bronchosinusitis [ブロンコウサイナ**サ**イティス] 気管支副鼻腔炎
bronchospasm [ブ**ら**ンカスペーズム] 気管支痙攣
bronchospirography [ブロンコウスパイら**グ**らフィ] 気管支呼吸計測法
bronchospirometry [ブロンコウスパイら**ミ**トりー] 気管支呼吸計測法
bronchostaxis [ブロンコウス**タ**クスィス] 気管支出血
bronchostenosis [ブロンコウスティ**ノ**ウスィス] 気管支狭窄
bronchostomy [ブロン**カ**スタミー] 気管支造瘻術
bronchotetany [ブロンカ**テ**タニー] 気管支テタニー ☆喘息を伴うテタニー
bronchotomy [ブロン**カ**タミー] 気管支切開術

bronchotracheal [ブロンコウト**れ**イキアル] 気管支および気管の
bronchovascular [ブロンカ**ヴァ**スキュラー] 気管支血管の
 — distribution [-ディストり**ビュ**ーシャン] 気管支血管性分布
bronchovesicular respiration [ブロンコウヴェ**スィ**キューラー れスピ**れ**イシャン] 気管支水泡音呼吸
bronchus, bronchi（複）[ブ**ら**ンカス, ブ**ら**ンカイ] 気管支
 — associated lymphoid tissue [-アソウシエイティッド リンフォイド **ティ**シュー] 気管支関連リンパ組織
 — segmentalis anterior [-セグメン**テ**イリス アン**ティ**ーりアー] 前上葉気管支
 — segmentalis apicalis [-セグメン**テ**イリス アピ**ケ**イリス] 肺炎気管支
 — segmentalis basalis anterior [-セグメン**テ**イリス ベイ**セ**イラス アン**ティ**ーりアー] 前肺底気管支
 — segmentalis basalis lateralis [-セグメン**テ**イリス ベイ**セ**イラス ラタ**れ**イリス] 外側肺底気管支
brontophobia [ブロントウ**フォ**ウビア] 雷鳴恐怖症
bronze [ブ**ら**ンズ] 青銅
 — diabetes [-ダイアビーティーズ] ヘモクロマトーシス, 血色素症, 青銅色糖尿病 ☆鉄の沈着による疾患
 — liver [-**リ**ヴァー] 青銅肝
 — phlegmon [-フ**レ**グマン] 青銅色蜂窩織炎 ☆腎切開に際して断面に青銅色斑点を見るもの
bronzed [ブ**ら**ンズド] 日焼けした, 青銅色の
brood [ブ**る**ード] ひよこ, 動物の一腹の子, 孵化, 考え込む
 — cell [-**セ**ル] 子持ち細胞
broom [ブ**る**ーム] 箒, エニシダ
brossage [ブロ**サ**ジ] [F] 搔爬, 擦過法, 摘除法
broth [ブ**ら**ス] 薄いスープ, 培養肉汁
brotizolam [ブロ**ティ**ゾラム] ブロチゾラム ☆短時間型睡眠導入薬, チエノジアゼピン系睡眠薬
brovincamin [ブロヴィン**カ**ミン] ブロビンカミン ☆脳代謝改善薬
brow [ブ**ら**ウ] 額, 眉毛, 眉間
 — presentation [-プれザン**テ**イシャン] 前頭先進

brown 〜 bubonopanus

brown [ブラウン] 赤茶色, 褐色
— algae [-エールジー] 褐藻類
— atrophy [-エートゥロフィ] (心臓, 肝臓などの) 褐色萎縮
— tumor [-テューマー] 褐色腫 ☆副甲状腺機能亢進症でみられる破骨細胞腫

brownian movement [ブラウニアン ムーヴマント] ブラウン運動 ☆鏡検における微分子の振戦的運動

Brown-Sequard's paralysis [ブラウンーセカーるズ パラリスィス] ブラウン・セカール麻痺

Brown-Sequard's syndrome [ブラウンーセカーるズ スィンドろウム] ブラウン・セカール症候群 ☆脊髄半裁症候群, 同側の運動麻痺, 深部知覚麻痺と反対側の温痛覚障害

BRU (bone remoselling unit)

brucellosis [ブるーセィロウスィス] ブルセラ症

brucine [ブるースィン] ブルシン ☆ストリキニン様の作用をもつアルカロイド

Bruck's disease [ブるックス ディズィーズ] ブルック病 ☆骨奇形, 多発骨折, 関節拘縮, 筋萎縮を示す

Brudzinski's sign [ブるズィンスキーズ サイン] ブルジンスキー徴候 ☆頸部を屈曲すると下肢が曲がること, 髄膜刺激症状の一つ

Brugia [ブるージャ] ブルジア菌 ☆糸状菌の一種

bruisability [ブるーザビリティ] 挫傷を起こしやすいこと, 敏感性, 挫傷性

bruise [ブるーズ] 挫傷

bruissement [ブるイスマン][F] 猫喘音 ☆猫の様にゴロゴロと鳴る聴診音

bruit [ブるート/ブるーイ][F] 音響, (聴診器により聞こえる) 雑音
— d'airain [-デらン] 金属性雑音
— de bois [-ドゥ ボァ] 木音
— de canon [-ドゥ キャノン] 大砲音
— de diable [-ドゥ ディアブル] こま音
— de lime [-ドゥ リーム] やすり音
— de parchemin [-ドゥ パるシマン] 羊皮低音
— de scie [-ドゥ スィ] のこぎり音

brunch [ブランチ] 朝食兼昼食 (breakfast-lunch の略)

brunet, brunett [ブるーネット] ブルネット, 茶色の髪の人, 浅黒い色の人

Bruns' syndrome [ブランズ スィンドろウム] ブルンス症候群 ☆第Ⅳ脳室および側脳室腫瘍で頭を動かすと間歇性頭痛, めまい, 嘔吐を起こす

Brunsting's syndrome [ブランスティングズ スィンドろウム] ブルンスティング症候群 ☆中年男性に多い反覆性小胞性発疹が頭部, 頸部に出現する症候群

brush [ブラッシュ] はけ (刷毛), 刷子
— burn [-バーン] 摩擦熱傷

brushborder [ブラッシュボーダー] 刷毛縁 ☆尿細管上皮の管腔側
— membrane [-メンブれイン] 刷子縁膜

brutal [ブるートル] 獣の, 獣(性)の, 禽獣的な ☆野卑, 粗暴, 野蛮, 残忍, 獣欲的なことをいう

brute [ブるート] 動物的, 無生(性)の, 無感覚の, 粗暴な, 肉欲的, 人間と区別した動物

Bruton's agammaglobulinemia [ブるートンズ アガマグラビュリニーミア] ブルートン型ガンマグロブリン欠損症 ☆X染色体遺伝(性)

bruxism [ブらクスィズム] 歯ぎしり

bruxomania [ブらクソウメニア] 歯ぎしり神経症 ☆緊張時における歯ぎしり

BS 1. (Bachelor of Science) /2. (blood sugar)

BSA 1. (body surface area) /2. (bovine serum albumin)

BSE (bovine spongeform encephalopathy)

BSP (bromosulphalein)

BSR (blood sedimentation rate)

BT 1. (bleeding time) /2. (body temperature) /3. brain tumor)

bubble [バブル] 泡, 気泡, 泡立ち, 泡沫的のもの, 泡立つ, フツフツと音をたてる, 一時的好景気

bubbling [バブリング] フツフツと音たてて流れる

bubo [ビューボウ] 横痃 (よこね) ☆梅毒の時の鼠径部リンパ腫腫脹

buboadenitis [ビューボウアディナイティス] 鼠径リンパ節炎

bubonalgia [ビューバナルジア] 鼠径痛

bubonic [ビューバーニック] 横痃の
— plague [-プれイグ] 腺ペスト

bubonocele [ビューバーナスィール] 鼠径ヘルニア

bubonopanus [ビューバナペイナス] 鼠径部

横痃
bubonulus [ビューバーニュラス] 小横痃
bucardia [ビューカーディア] 肥大心, 牛心
bucca [バッカ] 頬, ほお, 頬裡, 口
buccal [バッカル] 頬部の
— gland [-グレーンド] 頬腺
— hiatus [-ハイエイタス] 顔面横裂
— occlusion [-アクルージャン] 頬側咬合
— smear [-スミアー] 頬部粘膜塗抹標本
buccellation [バクセレイシャン] 布で圧迫する止血法
buccilingual [バクスィリングワル] 頬舌の
buccinator [バクスィネイター] 頬筋
buccobronchial [バコウブらンキアル] 口腔および気管腔の
buccogingival [バコウジンジャィヴァル] 頬および歯肉の, 頬側歯肉の
buccolabial [バコウレイビアル] 頬および唇の, 頬側唇の
buccolingual [バコウリングワル] 頬舌面の, 頬側舌面の
buccomesial [バコウミーズィアル] 頬側近心側の
buccopharyngeal [バコウファリンジアル] 頬および咽頭の
buccostomy [バコウスタミー] 頬造瘻術
buccula [バキュラ] 二重顎 (顎の下の過剰皮膚襞)
buchu [ブチュ/ブキュ] ブッコ ☆アフリカ産 Barosma 族の葉, 苦味, 食欲増進血行刺激薬
bucillamine [バスィレイミン] ブシラミン ☆抗リウマチ薬
bucket [バキット] バケツ, 手桶, バケツで水を汲む
bucladesine sodium [バクレイデスィン ソウディアム] ブクラデシンナトリウム ☆カテコラミン系昇圧薬, 皮膚潰瘍治療薬, ドパミンのプロドラッグ
bucn(a)emia [バクニーミア] 脚部肥厚性炎症, 疼痛白股腫, 象皮病
bucolome [ビュウコロームる] ブコローム ☆痛風治療薬, 尿酸排泄促進薬
bucumorol hydrochloride [ビュキューモろール ハイドロウクローらイド] 塩酸ブクモロール ☆選択性β遮断降圧薬, 狭心症治療薬
bud [バッド] 芽, 蕾, 芽体, 芽状突起, 発芽する

— off [-オーフ] 芽体となって母体から分離する
budding [バディング] 発芽
budralazine [ビュ-ダらラジン] ブドララジン ☆血管拡張性降圧薬
Buerger's disease [バージャーズ ディズィーズ] バージャー病, ビュルゲル病 ☆血栓性動脈炎, 間欠性跛行
bufetolol hydrochloride [ビュフェトロール ハイドロウクローらイド] 塩酸ブフェトロール ☆非選択性β遮断降圧薬, 狭心症治療薬
buffalo hump [バファロウ ハンプ] 野牛隆起, 野牛肩 ☆クッシング症候群のとき背部に脂肪が集まってできる隆起
buffer [バファー] 緩衝, 緩衝剤
— base, BB [-ベイス] 緩衝塩基
— solution [-サリューシャン] 緩衝液
— therapy [-セらピー] 緩衝療法
buffering [バファリング] 緩衝作用
buffy coat [バフィ コウト] 表層軟膜 ☆血液を遠沈したとき赤血球の上にできる白血球を主とした沈殿層
buformine hydrochloride [ビューフォーミン ハイドロウクローらイド] 塩酸ブホルミン ☆糖尿病治療薬, ビグアナイド薬
bug [バグ] 南京虫, 虫, 細菌
bugantia [ビューガンティア] しもやけ
Buhl's desquamative pneumonia [ブールズ ディスクウァマティヴ ニューモウニア] =Buhl's disease ブール剥離性肺炎, 新生児出血性敗血症
Bulama boil [ブラーマ ボイル] ブラマ腫
bulb [バルブ] 球状部, 延髄
bulbar [バルバー] 球の, 延髄の
— conjunctiva [-カンジャンクタイヴァ] 球結膜
— palsy [-ポールズィ] 球麻痺
— poliomyelitis [-ポウリオウマイアらイティス] 延髄性灰白質炎
bulbocavernosus [バルバカヴァーノウサス] 球海綿体筋
bulbonuclear [バルボウニュークリアー] 延髄および神経核の
bulbourethral [バルボウユリースらル] 尿道球の
— gland [-グレーンド] 尿道球腺
bulbous [バルバス] 球茎ある, 球根 (性) 状の
bulbus [バルバス] 球, 球根
— olfactorius [-アルフェクトーリアス]

嗅球
— vestibuli [-ヴェスティビュリ] 前庭球

bulesis [ビュリースィス] 意志，意志行為，意図

Bulgarian bacillus [バルゲアリアン バスィラス] ブルガリア菌

bulge [バルジ] 樽などの胴，張出，膨出，ふくれる

bulging [バルジング] 隆起，膨出；突出した；肥えた
— eye [- アイ] （俗）びっくり眼（まなこ）
— of fontanel [- アブ フォンタネル] 泉門膨隆

bulging annular fibrosis [バルジング アニュラー ファイブろウスィス] 線維輪突出

bulimia [ビュリミア] 大食症，過食症
— nerousa [- ニューろウサ] 神経性過食症

bulk [バルク] 大いさ，嵩，大多数，体の巨大，船や艙の容積，かさばる

bulkage [バルキジ] 腸拡張性食物

bulky [バルキー] かさ張った，膨大な

bulla [ブラ] 水疱，水疱 ☆肺気腫性囊胞

bullate [ブレイト] 水疱的の，（菌培養において）水疱状隆起

bullation [ブレイシャン] 膨隆，分房

bulldog forceps [ブルダック フォーセプス] ブルドック鉗子 ☆強い咬み合わせを有する

bullet [バレット／ビュリット] 弾丸，小銃弾
— train [- トれイン] 弾丸列車，新幹線
— wound [- ウーンド] 射創，弾丸創

bulletin [ブリティン] 患者容態の公表，公表板

bullosis [ブロウスィス] 水疱症，気疱症
— diabeticorum [- ダイアビーティカラム] 糖尿病性水疱症（下腿に起こる）

bullous [ブラス] 気胞性の，水疱性の
— emphysema [- エンフィスィーマ] 気胞性肺気腫
— pemphigoid [- ペンフィゴイド] 水胞性天疱瘡

bull's eye appearance [ブルズ アイ アピアらンス] 牛眼像．中心部が空いた円環状

bumetanide [ビューメタナイド] ブメタニド ☆ループ利尿薬

bump [バンプ] 振る，突く；衝き当てる，衝突する

bumper [バンパー] 満杯，豊年，大入，緩衝器，車の衝突衝撃緩和装置

BUN (blood urea nitrogen)

bunazosin hydrochloride [ビュナゾスィン ハイドロウクローらイド] 塩酸ブナゾシン ☆α遮断降圧薬

bunch [バンチ] 房，束，瘤，隆起，束にする，一団となる，瘤になる

bundle [バンドル] 束，線（繊）維束
— branch block, BBB [- ブらンチ ブラック] 脚ブロック

bungalow [バンガロウ] バンガロー，バンガロー式平家建 ☆屋根の勾配のゆるい，縁側付きの建築様式

bunion [バニアン] 底豆，腱膜瘤 ☆母趾蹠関節内側部の腫脹・外反母趾に伴う

bunionnette [バニアネット] 第5中足骨頭外側の腱膜腫

bunitrolol hydrochloride [バニトろロール ハイドロウクローらイド] 塩酸ブニトロロール ☆非選択性αβ遮断降圧薬

Bunsen burner [バンズン バーナー] ブンゼン灯

buoy [ボイ] 浮標，ブイ，浮輪，浮き出す

buoyant [ボイアント] 浮揚（性）の，浮力のある，軽快な
— force [- フォース] 浮力

buphthalmus [ビューフサルマス] （先天性緑内障による）牛眼，角膜膨出

bupranolol hydrochloride [ビュプらノロール ハイドロウクローらイド] 塩酸ブプラノロール ☆狭心症治療薬，非選択性β遮断薬

buprenorphine hydrochloride [ビュープらノーフィン ハイドロウクローらイド] 塩酸ブプレノルフィン ☆非麻薬性鎮痛薬

bupropion hydrochloride [ビュープろウピアン ハイドロウクローらイド] 塩酸ブプロピオン ☆抗うつ薬

bur, burr [バー] 耳介，外科器具，歯科で用いる回転性切削器具

burden [バードン] =burthen 荷，負担，負荷となって苦しめるもの，耐え難い心配，難渋，荷を負わせる，重荷を負わせる，負担させる

bureau [ビューろウ] 事務用の大机，官・省の局，課

bureaucrat [ビューらクラット] 官吏，官

bureaucratism 〜 butterfly

僚，官僚主義の人
bureaucratism [ビューらクラティズム]
=bureaucracy 官僚主義
buret, burette [ビュれット] （分析用の）ビュレット管 ☆*buriedsuture* 埋没縫合
Burkitt's lymphoma [バーキッツ リンフォウマ] バーキットリンパ腫 ☆*EB*ウイルス感染によるリンパ腫
burn [バーン] やける，くすぶる，灼熱感を有する，やけどする，酸化する，焼灼する
　heart — [ハートー] 胸やけ
　x-ray — [エックスーれイー] X 線熱傷 (radiation)
burned out syndrome [バーンド アウト スィンドロウム] 燃え尽き症候群
burner [バーナー] バーナー，焼灼器
Burnette syndrome [バーニット スィンドロウム] ミルクアルカリ症候群 ☆大量の牛乳とアルカリ剤を服用すると高カルシウム血症を起こす
burning [バーニング] 焼却
　— **feet syndrome** [-フィート スィンドロウム] 熱足症候群 ☆足の熱感を起こす症候群
　— **oil** [-オイル] 燃料油
　— **pain** [-ペイン] 灼熱痛
　— **question** [-クウェスチャン] どうしても聴きたいこと
　— **sensation** [-センセイシャン] 灼熱感
burnt [バーント] 燃焼した，火傷した
　— **alum** [-アラム] 焼明礬
　— **ochre** [-オウカー] 弁柄
　— **plaster** [-プラスター] 焼石膏
burring [バーリング] R の発音不能
burrow [バロウ] 穴をうがつ，疥癬などが皮膚に穴をうがつ
burrowing [バロウィングス] 瘻道，排瘻路
bursa [バーサ] 滑液囊，包
　— **of Fabricius** [-アヴ ファブリスィアス] ファブリキウス嚢 ☆鶏における哺乳類の胸腺に相当する構造で免疫機構の一部
　— **omentalis** [-オウメンテイリス] 網嚢
bursal synovitis [バーサル サイナヴァイティス] 滑液囊炎
bursalia [バーセイリア] 内閉鎖筋
bursiform [バースィフォーム] 嚢状
bursitis [バーサイティス] 滑液包囊炎
bursography [バーサグらフィ] 滑液包造影
bursolith [バーソリス] 滑液包結石
bursotomy [バーサタミー] 滑液囊切開
burst [バースト] （汽罐，大砲などが）破裂する，（火薬，爆弾が）爆発する，（帯，袋が）張り裂ける，（水疱，莢などが）はじける，突然あらわれる，破裂させる，裂く，破る，破裂，爆発，激発
　— **fracture** [-フらクチャー] 破裂骨折
bury [べりー] 埋葬する，埋蔵する
Bury's disease [べりーズ ディズィーズ] バリー病 ☆結節性紅斑
burying [べりイング] 埋葬
　— **ground** [-グらウンド] =burying-place 埋葬所，墓地
buserelin acetate [ビュゼれリン アスィティト] 酢酸ブセレリン ☆子宮用剤，ホルモン療法薬，性腺刺激ホルモン放出ホルモンで，フィードバック機序により性腺ホルモン分泌を抑制する
bush [ブッシュ] 小灌木，藪，茂み，叢林
busulfan, BUS [ビューサルファン] ブスルファン ☆アルキル化抗悪性腫瘍薬
busy [ビズィ] 寸暇ない，いつも忙しい，忙しくする，（人を）忙しく働かせる
butacaine [ビュータケイン] ブタカイン ☆粘膜表層麻酔薬
butane [ビューテイン] ブタン ☆石油より分離する炭化水素麻酔薬
butcher [ブチャー] 屠殺者，肉屋，ほふる
butcher's meat [ブチャーズ ミート] （ときに鳥肉，魚肉に対して）獣肉
butenafine hydrochloride [ビューテネイフィン ハイドろウクローらイド] 塩酸ブテナフィン ☆浅在性真菌症治療薬
butler [バトラー] 執事，召使い頭
butorphanol tartrate [ビュトーファノール タートれイト] 酒石酸ブトルファノール ☆オピオイド性非麻薬性鎮痛薬
butotoxin [ビュータタクスィン] ヒキガエルの皮膚から抽出した毒素
butt [バット] 大樽，一樽 ☆*108*ないし*140*ガロン
butter [バター] バター，乳脂
　— **milk** [-ミルク] バターミルク
　— **of zinc** [-アヴ ズィンク] 塩化亜鉛
butterfly [バターフライ] 蝶
　— **fracture** [-フれークチャー] 蝶型骨折
　— **patch** [-パッチ] 鼻および頬には

る狼瘡の膏薬
- **rash** [- **れ**ッシュ] 蝶形紅斑 ☆鼻の両側に見られる紅斑, SLE に特徴的
butterine [バタりーン] 人造バター, バターリン
buttermilk [バターミルク] バターミルク, 牛酪乳 ☆バター採取後の牛乳
buttocks [バタクス] 尻, 臀部
button [バタン] ボタン, 電鈴などの押ボタン, すべてボタン状のもの, ボタンをかける
- **suture** [- **スー**チャー] ボタン縫合
buttonhole [バタンホウル] ボタン穴 ☆腔内への直線形小切開
- **fracture** [- フ**れ**ークチャー] (砲丸などが穿孔した) 貫通骨折
- **incision** [- インス**ィ**ジャン] ボタン穴切開
butyl [ビューティル] ブチル基
butyrate [ビューティれイト] 酪酸塩
butyric [ビューティりック] バター(性)の, バターからの, 酢酸(性)の
- **acid** [- **エー**サッド] 酪酸
butyrometer [ビューティら**ミ**ター] 乳脂測定計
butyroscope [ビューティらス**コ**ウプ] 乳脂検定器
buzz [バズ] (蜂, 機械などが) ブンブン唸る, 人がガヤガヤ囁く, ガヤガヤ言い伝える, 蜂などの唸り, 機械の騒音, 人のざわめき ☆*give a buzz* 電話する
bynin [ビナイン] ビニン ☆麦芽中の水に不溶性の類タンパク体
bypass [バイパス] バイパス, 側副路
 extracranial-intracranial (EC-IC)
- [イクストらク**れ**イニアル・イントラク**れ**イアル -] 頭蓋外・頭蓋内側副路
bysma [ビスマ] タンポン
byssinosis [ビスィ**ノ**ウスィス] 綿花肺 ☆綿花を扱う人の職業病
byssocausis [ビサ**コ**ースィス] 灸点
byssus [ビサス] 陰毛, 絹の細糸, 斧足類の足糸, 生綿

C

C 1.(calory)／2.(carbon)／3.(cathode)／4.(Celsius)／5.(centigrade)／6.(closure)／7.(congius)／8.(consonane)／9.(contraction)／10.(circa)／11.(cylinder)／12.(cylindrical lens)
Ca (calcium の元素記号) カルシウム
ca [サーカ] [L] 大体, ほぼ (circa の略)
ca 癌 (carcinoma の略)
CA (California)
Ca 1.(cable)／2.(calcium)
CA19-9 ☆癌マーカーの一つ
cabinet [キャビニット] 小室, 無菌室
cable, Ca [ケイブル] ケーブル, 電線
Cabot's ring bodies [キャバット リング バディーズ] カボット環状体
CaC₂ (calcium carbide)
CaC₂C₄ (calcium oxalate)
cacaerometer [カカイらミター] 空気汚染度測定計
cacao [カケイオウ] カカオ, チョコレート
cacation [カケイシャン] 便通, 排便
cacatory [カケイタリー] 下痢便
caccagogue [カケイゴウグ] 緩下薬
cacesthesis [カスィススィースィス] 病的感覚, 感覚異常
cachectic [カケクティック] 悪液質の, 栄養不良の
cachexia [カケクスィア] 悪液質, 栄養不良
cachinnation [カキネイシャン] 哄笑, 高笑い, (精神分裂病等にみる) 笑痙
CaCl₂ (calcium chloride)
Ca (CLO)₂ (calcium chlorate)
caco- [ケーコウ-, ケーカ-] ☆「悪」「病」を表す接頭語
CaCO₃ (calcium carbonate)
cacocholia [ケーコウコウリア] 病的胆汁
cacochylia [ケーコウカイリア] 乳び欠乏
cacodemonomania [ケーコウディーマナメイニア] 悪霊のとりつき ☆悪霊にとりつかれたという妄想
cacodontia [ケーカダンシア] 不健全歯
cacodyl [ケーカデイル] カコジール ☆悪臭を出す物質
cacodylic acid [ケーカディリック エーサッド] カコジル酸
cacoepy [ケーコウイピー] 発育異常

cacoethes [ケーコウイースィス] 悪習, 悪癖
cacoethic [ケーコウイースィック] 悪性の, 悪習の
cacogalactia [ケーコウガラクシア] 乳汁分泌不全
cacogastric [ケーカギャストリック] 不消化の
cacogenics [ケーカジェニックス] 劣性的 (優性の反対), 人種退化
cacogeusia [ケーコウグースィア] 悪味, 味覚異常
cacoglossia [ケーカグラッスィア] 舌壊疽
cacomelia [カコウミーリア] 先天的肢部奇形
cacomorphia [カカモーフィア] 奇形
caconychia [カコウニキア] 爪の奇形, または病気
cacopathy, cacopathia [ケーカペースィ, ケーカパスィア] 重篤病状, 不良容態
cacopharyngia [ケーカファリンジア] 咽頭壊疽
cacophonia [ケーコウフォウニア] 声変わり, 悪声化, 発音不調
cacophony, cacophonia [ケーコフォニー, ケーコフォーニア] 異常な声, しわがれた声
cacophthalmia [ケーカフサルミア] 悪性眼炎
cacoplasia [ケーコウプレイズィア] 病的組織形成
cacoplastic [ケーカプラスティク] 病的組織形成の, 形成不全の
cacopragia [ケーコウプれイジア] 機能異常
cacoproctia [ケーカプらクシア] 直腸壊疽
cacorhythmic [ケーカリズミック] 不規則な
cacorrhachis [ケーコーれイキス] 脊椎異常
cacorrhinia [ケーコーらイニア] 鼻部異常
cacosmia [ケーカズミア] 悪臭, 異常臭覚
cacosomium [ケーコウソウミアム] らい, その他の難治悪疾の病院
cacosphyxis [ケーコウスフィクスィス] 脈拍異常
cacosplanchia [ケーコウスプランキア] 消化異常による衰弱 ☆そのための疲弊も含む
cacostomia [ケーコウトウミア] 口の疾病
cacothenics [ケーコウセニックス] (環境およ

び衛生不良状態による）人種の衰退
cacothymia [ケーコウサイミア] 胸腺機能異常, 精神異常
cacotrichia [ケーコウトリキア] 毛髪異常
cacotrophy [ケーカトらフィー] 栄養障害
cacozyme [ケーカザイム] 病原性微生物, 悪性酵素 ☆分解, 腐敗, 発酵を起こす
cactinomycin [ケークティノウマイスィン] カクチノマイシン ☆抗腫瘍抗生物質
cacumen [ケーキューマン] 頂部, 先端, 小脳虫部尖端
cacuminal [ケーキューミナル] 頂上の, 先端の, 口蓋音 ☆舌尖を硬口蓋の方へ後屈させ, 舌尖後屈で出す音
CAD（coronary artery disease）
cadaver [カデーヴァー] 死体, 屍
cadaveric [カデーヴェりック] 死体の
cadaverine [カデーヴァりン] カダベリン ☆動物組織の分解によって生ずるプトマイン
cadaverous [カデーヴァらス] 死体［様］の
cadence [ケイダンス] 韻律, 音声の抑揚, 楽章
cadherin [ケードヒアりン] カドヘリン, カルシウムによって細胞間の接着に作用する糖蛋白質
cadmiosis [ケードミオウスィス] カドミウム過剰症, カドミウム中毒
cadmium, Cd [ケードミアム] カドミウム（元素）☆原子量112.40
cadralazine [ケードれイラズィン] カドララジン ☆血管拡張性降圧薬
caduca [ケーデューカ]（妊娠時の肥厚した）子宮粘膜, 脱落膜
caduceus [ケーデュースィアス] 医師の象徴, ヘルメスの杖, エスクラピウスの杖
caducity [ケーデュースィティ] 老衰
caducous [ケーデューカス] 脱落する, 脱落性の, 転倒し易い
caecitas [スィーサイタス] 盲目
caecitis [スィーサイティス] 盲腸炎
caecum [スィーカム] 盲腸
caelotherapy [スィーラセらピー] 信仰療法
cafard [キャファード][F] 重症抑うつ
cafe [ケーフェ] カフェ, 喫茶店, コーヒー店
— au lait spots [-オウ レ スパッツ] コーヒー入りミルク色の斑点
caffeic acid [ケーフィーイック エーサッド] カフェイン酸

caffeine [ケーフィーイン] カフェイン ☆コーヒー, 茶のアルカロイド
— and sodium benzoate [-エーンド ソウディアム ベンゾウエイト] 安息香酸ナトリウムカフェイン ☆鎮痛薬, キサンチン製剤
caffeinism [ケーフィーイニズム] カフェイン中毒症
Caffey's disease [ケーフィーイズ ディズィーズ] カフィー病 ☆小児頭蓋骨肥厚症
CAG 1. (carotid angiography)／2. (cerebral angiography)／3. (coronary angiography)
cage [ケイジ] 鳥籠, 檻, 籠に入れる, 檻に入れる
CAH (congenital adrenal hyperplasia)
CaH$_2$O$_2$ (calcium hydroxide)
cainophobia [カイノウフォウビア] 新奇恐怖症
caisson [ケイサン] ケーソン, 弾薬箱, 潜函
— disease [-ディズィーズ] ケイソン病 ☆潜水病, 高圧から常圧に変わるときの空気塞栓
Cajal's (Ramony) cells [カハールズ（らモニー）セルズ] カハール（ラモニ）細胞
cake [ケイク] 菓子, 菓子状物体
caked [ケイクト] 餅菓状の, ケーキ様の
Cal (kilocalory)
calabarine [ケイラバりン] カラバリン ☆カラバル豆から得るアルカロイド
calacausis [ケイラコースィス] 自然燃焼
calage [カラジ][F] 船酔いの予防または療法, 腹部圧迫法
calamine [ケーラミーン] カラミン ☆酸化亜鉛と第二酸化鉄を加えたもの
— lotion [-ロウシャン] 皮膚病の薬, カラミン洗剤
calamity [カレーミティ] 災難, 惨禍
calamus [ケーラマス] 筆先, ショウブ根
calathiform [ケーラスィフォーム] 杯状
calbindin [ケールビュディン] ビタミンD依存性カルシウム結合蛋白質
calcaneitis [ケールキャネアイティス] 踵（しょう）骨炎
calcaneoapophysitis [ケールケイニオウアパフィサイティス] 踵骨骨端炎
calcaneodynia [ケールキャニアディーニア] 踵（しょう）骨痛, かかとの痛み
calcaneovalgocavus [ケールケイニオウヴァルゴウケイヴァス] 外反凹踵足

calcaneum [ケールケイニアム] 踵骨
calcaneus [ケールケイニアス] 踵骨
calcar [ケールカー] 距, 鶏のけづめ
— avis [- エイヴィス] 鳥距 ☆大脳側脳室の後角にある二つの正中隆起の中・下方のもの
calcarea [ケールケアリア] 石灰, カルシウム
calcareous [ケールケアリアス] 石灰を含む, 石灰質性
— infarct [- インファークト] 石灰性梗塞
calcaroid [ケールカロイド] 石灰様の
calcemia [ケールスィーミア] カルシウム血症
☆多量にカルシウムを含む血液
calcergy [ケールサージー] 誘導石灰化, 急性石灰化
calcibilia [ケールスィビリア] 石灰胆汁
calcic [ケールスィック] 石灰の
calcifames [ケールスィファミース] カルシウム飢餓症
calciferol [ケールスィファロール] カルシフェロール ☆ビタミンD
calciferous [ケールスィファラス] 石灰を含む
— canal [- ケーナル] 石灰管 ☆軟骨化骨部にある石灰を含む管
calcific [ケールスィフィック] 石灰性の
— tendinitis [- テンディナイティス] 石灰化腱炎
calcification [ケールスィフィケイシャン] (組織内の)石灰化, カルシウム沈着
— triangle [- トライアングル] 冠状動脈石灰化観察三角部
calcified [ケールスィファイド] 石灰化された
— density [- デンスィティ] 石灰化陰影
— tissue [- ティシュー] 石灰化組織
calcigrade [ケールスィグれイド] かかと(踵)歩き
calcimimetics [ケールスィミミーティックス] カルシウム様作用物質 ☆細胞膜のカルシウム受容体にカルシウムのように作用し, カルシウムがなくてもカルシウムのあるように感じさせて副甲状腺ホルモンの分泌を抑制する物質
calcination [ケールスィネイシャン] 加熱粉末化, 石灰化
calcine [ケールサイン] 焼いて生石灰にする, 灰化する
— alum [- アラム] 焼き明礬, 枯礬
— gypsum [- ジプサム] 焼き石膏
— lime [- ライム] 生石灰
calcined magnesia [ケールサインド マグニーズィア] 焼性マグネシア
calcineurin [ケールスィニューリン] カルシニューリン ☆カルモデュリンと結合して細胞内情報伝達に働く, カルシウム結合活性物質の一つ
calcinosis [ケールスィノウスィス] 石灰症
— cutis [- キューティス] 皮膚結石, 石灰沈着症
— cutis-Raynaud-sclerodactyly-telangiectasia syndrome, CRST syndrome [- キューティス-れイノースクリアらダクティリー ティランジエクテイスィア スィンドろウム] CRST症候群 ☆皮膚石灰化・レイノー現象・指尖硬化症・毛細血管拡張を示す
— intervertebralis [- インターヴァーデブらーリス] 椎間石灰症
— universalis [- ユーニヴァーサーリス] 全身石灰化症, 汎発性石灰症
calciostat [けールスィオスタット] カルシウム調節機構
calcipenic [ケールスィピーニック] カルシウム欠乏性の
calciphylaxis [ケールスィフィらクスィス] カルシフィラキシー ☆急激な局所石灰化
calcite [ケールサイト] 方解石
calcitonin, CT [ケールスィトウニン] カルシトニン ☆甲状腺から分泌され骨吸収を抑制するカルシウム調節ホルモンの一つ
— gene-related peptide, CGRT [- ジーン-りレイティッド ペプタイド] カルシトニン遺伝子関連ペプチド
calcitriol [ケールスィトらイオール] カルシトリオール ☆活性型ビタミンD, 1, 25 水酸化ビタミンD
calcium, Ca [ケールスィアム] カルシウム(元素) ☆原子量40.08
— absorption [- アブゾープシャン] カルシウム吸収
— acetate [- エースィテイト] 酢酸カルシウム
— aspartate [- アスパーテイト] アスパラギン酸カルシウム
— balance [- ベーランス] カルシウム平衡
— bilirubinate gallstone [- ビリるー

ビネイト **ゴー**ルストウン] ビリルビン・カルシウム胆石
— bromide [−**ブろ**ウマイド] 臭化カルシウム ☆石灰
— carbide [−**カー**バイド] 炭化カルシウム CaC_2
— carbonate [−**カー**バネイト] 炭酸カルシウム
— channel [−**チャ**ナル] カルシウム関門 ☆細胞内のカルシウム流入を調節する関門
— chlorate [−クロー**れ**イト] 塩素酸カルシウム
— chloride [−クロー**ら**イド] 塩化カルシウム
— citrate [−**スィ**トれイト] クエン酸カルシウム
— citrate malate (CCM) [−**スィ**トれイト **マ**レイト] クエン酸・リンゴ酸カルシウム
— content [−**カ**ンテント] カルシウム含量
— deficiency [−ディ**フィ**シャンスィ] カルシウム欠乏症
— disodium edetate, EDTA [−ディ**ソ**ウディアム **エ**ディテイト] エデト酸カルシウム二ナトリウム ☆金属解毒薬
— enriched diet [−エン**リ**ッチト **ダ**イアット] カルシウム強化食
— excretion [−イクスク**りー**シャン] カルシウム排泄
— gluconate [−グ**ルー**カネイト] グルコン酸カルシウム
— glycerophosphate [−グリサら **ファ**スフェイト] グリセロ燐酸カルシウム
— homeostasis [−**ホ**ウミオウス**テ**イスィス] カルシウム代謝調節, 恒常性
— hydroxide [−ハイド**ら**クサイド] 水酸化カルシウム
— hydroxyapatite crystal disease [−ハイドらクスィ**エー**パタイト ク**り**スタル ディ**ズィー**ズ] カルシウム・ハイドロキシアパタイト結晶病 ☆関節内にカルシウム・アパタイト結晶が沈着して起こる疾患
— imaging [−**イ**ミジング] カルシウム画像法 ☆細胞内カルシウムの動態を画像で示す
— intake [−**イ**ンテイク] カルシウム摂取量
— lactate [−レーク**テ**イト] 乳酸カルシウム
— metabolism [−マ**テー**バリズム] カルシウム代謝
— monoxide [−マ**ナ**クサイド] 一酸化カルシウム
— nitrate [−**ナ**イトれイト] 硝酸カルシウム ☆石灰
— output [−**ア**ウトプット] カルシウム排出量
— oxalate [−**ア**クサレイト] 蓚酸カルシウム
— oxide [−**ア**クサイド] 酸化カルシウム ☆石灰
— paradox [−**ペー**らダックス] カルシウム・パラドックス ☆カルシウムが欠乏すると逆に軟部組織でカルシウムが増加すること, カルシウム欠乏心筋再灌流時のカルシウムに対する過剰反応
— phosphate [−**ファ**スフェイト] 燐酸カルシウム ☆石灰
— phosphide [−**ファ**スファイド] 燐化カルシウム
— pump [−**パ**ンプ] カルシウムポンプ ☆細胞からカルシウムを汲み出す機構
— pyrophosphate [−パイら**ファ**スフェイト] ピロリン酸カルシウム
— pyrophosphate dihydrate crystal deposition disease [−パイら**ファ**スフェイト ダイハイドれイト ク**り**スタル ディパ**ズィ**シャン ディ**ズィー**ズ] 二水素ピロリン酸カルシウム結晶沈着病
— receptor [−り**セ**プター] カルシウム受容体
— sulfate [−**サ**ルフェイト] 硫酸カルシウム
— sulfide [−**サ**ルファイド] 硫化カルシウム
— tolerance test [−**タ**らランス **テ**スト] カルシウム負荷試験
precipitated - carbonate — [プリ**スィ**ピテイテッド **カー**バネイト−] 沈降性炭酸カルシウム
calcoglobule [ケールカグ**ラ**ビュール] カルシウム球 ☆象牙質形成過程で認められる
calcospherite [ケールカス**フィー**らイト] 石灰小球 ☆石灰化過程で形成される
calculable [**ケー**ルキュらブル] 計算しうるべき, 算出しうる
calculate [**ケー**ルキュレイト] 計算する, 予測する

calculated risk 〜 calor

calculated risk [ケールキュレイティド リスク] 予想計算しうる危険

calculating [ケールキュレイティング] 計算用の, 打算的
— machine [-マシーン] 計算器
— scale (rule) [-スケイル(るール)] 計算尺
— table [-テイブル] 計算表

calculation [ケールキュレイシャン] 計算, 計算法, 打算, 推定

calculator [ケールキュレイター] 計算者, 見積者, 計算表, 計算器, 電卓

calculifragous [ケールキュリフらガス] 膀胱結石破砕の

calculous [ケールキュラス] 結石の

calculus, calculi (複) [ケールキュラス, ケールキュライ] 石, 結石

caldarium [ケールデアリアム] 熱浴, 熱浴室

calefacient [ケーリフェイシャント] 温める, 引熱薬, 温める, 温感剤

calender [ケーリンダー] 暦法, 暦, カレンダー, 一覧表

calentura [ケーレンチュら] 熱病, 日射病

calenture [ケーレンチャー] (酷熱による)せん妄症, 日射症

calescence [ケーレッサンス] 発熱, 増温

calf [カーフ] こむら(腓), ふくらはぎ
— bone [-ボウン] 腓骨
— spasm [-スペーズム] 腓腹筋痙攣
— tenderness [-テンダニス] 腓腹痛

caliber [ケーリバー] 直径(銃口), 内径

calibrate [ケーリブれイト] 口径を測る, 度盛り(目盛り)をする, 度盛り(目盛り)の検査をする

calibration [ケーリブれイシャン] 度盛り, 目盛り ☆度盛り, 目盛りの検査

calibrator [ケーリブれイタ] 口径測定器, 管腔拡張器

caliceal [ケーリスィーアル] 腎杯の, 腎盂の

caliciform [ケーリスィフォーム] 杯状の

caliciviridae, calicivirus [ケーリスィヴィりデ, カリスィヴァイらス] カリシウイルス

caliculus [ケールキュラス] 小杯, 結石, 蕾 → calyx

caliculus ophthalmicus [ケーリキュラス アフサルミクス] 眼杯・眼胞遠位壁の陥没

caliectasis [ケーリエクタスィス] 腎杯拡張

California, CA [ケーリフォーニャ] カリフォルニア州 ☆アメリカ50州の一つ

— disease [-ディズィーズ] カリフォルニア病 ☆コクシディオイドマイコーシスと同じ

californium, CF [ケーリフォーニアム] カリフォルニウム (元素) ☆原子量 251

caligation [ケーリゲイシャン] 弱視, 視力低下

caligo [ケーライーゴウ] 弱視

calisthenics [ケーリスセニックス] 柔軟体操, 軽運動, 美容体操

calix, calices (複) [ケーリクス, ケーリスィーズ] 腎盂, 腎杯

Callander's amputation [ケーランダーズ アンピュテイシャン] キャランダー切断法 ☆長い前後皮膚弁を用いる膝関節での腱形成切断術

calligraphy [ケーリグらフィ] 書道, 習字

calling [コーリング] 天職, 職分, 職業, 点呼

callipedia [ケーリピーディア] 美しい子供を生みたいという欲望

callisection [ケーリセクシャン] (麻酔を施した動物の) 生体解剖

callomania [ケーロウメイニア] 自己美人妄想

callosal [ケーロウサル] 脳梁の
— convolution [-カンヴァるーシャン] 脳梁回

callositas [ケーロウスィタス] 胼胝(たこ) ☆皮膚の胼胝性硬化

callosity [ケーラスィティ] 仮骨, 胼胝

callous [ケーラス] 皮膚の硬結した, 胼胝になった

callus [ケーラス] 仮骨, 胼胝

calm [カーム] 静穏な, 平静な, 静める, 落ち着かせる, 鎮まる, 平穏, 無風状態
— down [-ダウン] 静まる, 落ち着く

calmant [ケールマント] 鎮静薬

calmative [ケールマティヴ] 鎮静の, 鎮静薬

Calmette's reaction [カルメッツ りアクシャン] カルメット(眼)反応 ☆ツベルクリン粘膜反応= ophthalmic reaction

calmly [カームリー] 平静に, 落ち着いて

calmodulin [ケールマデュリン] カルモデュリン ☆細胞内のカルシウム結合タンパク. 情報伝達に重要

calomel [ケーラマル] 甘汞, 塩化水銀

calomelol [ケーロメロール] カロメロール, 膠状甘汞

calor [ケイラー] 灼熱

calorescence [ケーラれッサンス] 非発光熱線の, 発光熱への変化
caloric [ケーローりック] 熱の, カロリーの, 熱
 — depletion [-ディプリーシャン] カロリー欠乏
 — disease [-ディズィーズ] 高温病
 — intake [-インテイク] 摂取熱量
 — nystagmus [-ニステーグマス] 温熱性眼球振
 — quotient [-クウォウシャント] カロリー係数 ☆生産熱量を酸素消費量で除した数
 — restriction diet [-りストリクシャン ダイアット] カロリー制限食
caloricity [ケーラりスィティ] 温熱発生能
calorifacient [ケーローりフェイシャント] 高い熱量の食物
calorific [ケーラりフィック] 熱発生の
calorigenic [ケーローりジェニック] 熱生産的
calorimeter [ケーラりミター] カロリーメーター, 熱量計
calorimetric equivalent [ケーラりメトリック エクウィヴァラント] 熱等量 ☆カロリーメーターの1°分に相当する熱量
calorimetry [ケーラりミトりー] 熱量測定法
calorimotor [ケーラりモーター] 発熱電池
calory, calorie, C [ケーラりー] カロリー ☆〔熱量〕単位
calpain [ケールパイン] カルパイン. カルシウム依存性の蛋白質分解酵素
calpastatin [ケールパスターティン] カルパインを阻害する蛋白質
calponin [ケールポウニン] 平滑筋細胞に含まれるアクチン結合蛋白質
calreticulin [ケールれティキュリン] カルレティキュリン ☆細胞内カルシウム結合タンパク
calsequestrin [ケールスィクウェストりン] 細胞内カルシウム結合タンパクの一つ
caluminate [ケーラムニエイト] 中傷する, 誹謗する
calvaria [ケールヴェアりア] 頭蓋冠
calvarium [ケールヴェアりアム] 頭蓋冠
calve [カーヴ] (牛などが) 子を生む, (氷河, 氷山が) 分離する
Calve-Perthes disease [カーヴ-ぺるテスディズィーズ] カルベ・ペルテス病 ☆大腿骨骨頭部骨端変化を起こす
calvities [ケールヴィシイーズ] 禿頭, 脱毛
calvous [ケールヴァス] はげ, 禿頭

calx [ケールクス] 石灰, 酸化カルシウム
calyx [ケーリクス] 萼, 腎盂, 腎杯
camara [ケーマら] 円天井の室, 頭蓋, 外耳のくぼみ
camber [ケーンバー] 上反り
camera [ケーマら] 房, 室, カメラ
 — anterior bulbi [-アンテりオー ブルビ] 前眼房
camostat mesilate [ケーモスタット メスィレイト] メシル酸カモスタット ☆タンパク分解酵素阻害薬, 急性膵疾患治療薬
camouflage [ケームフラージ] 迷彩, 偽装
camp [ケーンプ] キャンプ
 — cure [-キューア] テント (天幕) 生活療法, 野外療法
 — fever [-フィーヴァー] キャンプ病 ☆キャンプの集団生活によって起こる感染症
 — hospital [-ハスピタル] 野営治療所
camphenol [ケーンフェノール] カンフェノール ☆カンフルクレゾールとフェノールとの化合物, 消毒薬
camphor [ケーンファー] 樟脳, カンフル
 — oil [-オイル] 樟脳油
 — spirit [-スピりット] 樟脳精 ☆樟脳のアルコール溶液
camphoraceous [ケーンファれイシャス] カンフルに似た, カンフルを含んだ
camphorate [ケーンファれイト] カンフル酸の塩化物
camphorated [ケーンファれイティッド] 樟脳を加えた
 — oil [-オイル] 樟脳油, カンフル油
 — opium tincture [-オウピアム ティンクチャー] 樟脳加アヘンチンキ
camphoric [ケンファーりック] 樟脳質性の
 — acid [-エーサッド] 樟脳酸, ショウノウ酸
camphorism [ケーンファりズム] カンフル中毒
camphoromania [ケーンファろウメイニア] 常習性カンフル使用者, 樟脳嗜食症
camphor [ケーンファー] カンフル, 樟脳
campimeter [ケーンピミター] 視野計, 中心視野計
campimetry [ケーンピメトりー] 視野測定
campomelic dysplasia [ケーンポメリック ディスプれイズィア] 彎曲肢異形成
campsis [ケーンプスィス] 異常彎曲
camptocormia [ケンプトウコーミア] 胴体の前方屈曲

camptodactylia 〜 canine

camptodactylia [ケンプタデークティリア] = camptodactyly 屈指症
campus [ケーンパス] 校庭,野,敷地
Campylobacter [ケーンピラバクター] カンピロバクター ☆グラム陰性属の一種
— enteritis [-エンタらイティス] 腸炎性カンピロバクター
campylochirus [ケーンピロウカイらス] 屈手症
campylorrhachis [ケーンピロウらーキス] 脊椎奇形体
Camurati-Engelman disease [ケーミュらティ-エンゲルマン ディズィーズ] カムラティ・エンゲルマン病 ☆進行性骨幹形成不全症
Canada balsam [ケーナダ ボールサム] カナダバルサム,接着剤
Canadian crutch [ケーネイディアン クらッチ] 肘杖
canal, canalis [カネール,カネイリス] 管,道
— of Nuck [-アヴ ニューック] ヌック管 ☆幼女の子宮から鼠径管に達する管
— ray [-れイ] カナル線 ☆陰極をもつ真空管を通過する際に発する線
anal — [エイナル-] 肛門管
canaliculus, canaliculi (複) [ケーナリキュラス, ケーナリキュライ] 細管,小管
canalis [カネイリス] 管
— carpi [-カるピ] 手根管
— facialis [-フェイシャリス] 顔面神経管
— femoralis [-フェモらーリス] 大腿管
— hypoglossi [-ハイポウグラッスィ] 舌下神経管
— rotundus [-ろウタンダス] 正円管
— spinalis [-スパイネイリス] 脊髄管
— vertebralis [-ヴァーテブらーリス] 脊柱管
canalization [ケーナライゼイシャン] 疎通,促通,排出管形成
canalplasty, canaloplasty [ケーナルプレースティ, ケーナラプレースティ] 管形成術. 慢性鼓膜閉鎖症の手術
cancel [ケーンセル] 棒引きにする,消す,削除する,取り消す,抹殺,取り消し,削除
cancellated [ケーンサレイティド] 四つ目(方眼),格子状の
cancellation [ケーンサレイシャン] 四つ目格子,取り消し,抹殺

cancellous [ケーンスィラス] 方眼格子性の,網状組織の
— bone [-ボウン] 網状骨,海綿骨
— screw [-スクるー] 海綿骨ねじ
— tip graft [-ティップ グれーフト] 海綿骨細片移植
— tissue [-ティシュー] 海綿様組織
cancer [ケーンサー] 癌,悪性腫瘍
— associated anemia [-アソウシエイティッド アニーミア] 癌性貧血
— associated erythrocytosis [-アソウシエイティッド イリスろウサイトウスィス] 癌性赤血球増多症
— associated thrombocythemia [-アソウシエイティッド スらンボウサイスィーミア] 癌性血小板増多症
— cell [-セル] 癌細胞
cancerocidal [ケーンサろウサイダル] 癌細胞破壊的な
cancerogenic [ケーンセろウジェニック] 癌発生の
cancerous [ケーンセらス] 腫瘍性の,癌腫性の
— infiltration [-インフィルトれイシャン] 癌性浸潤
cancroid [ケーンクろイド] 類癌
cancrum [ケーンクらム] 癌,または進行の速い潰瘍,壊疽性潰瘍性炎症性病変
candelill wax [ケーンデリル ウァクス] 蝋燭
candescence [ケーンデッスンス] 白熱
candid [ケーンディド] 淡白な,率直な
Candida [ケーンディダ] カンジダ属 ☆真菌類の一種
— albicans [-アルビカンス] 鵞口瘡カンジダ ☆カンジダ症の主要起炎菌
candidate [ケーンディデイト] 候補者,志願者,候補に立つ,候補者となる
candidiasis [ケーンディダイアスィス] カンジダ感染症
candle [ケーンドル] 蝋燭,燭火,燈,燭光
— light [-ライト] 燭火(燈火)の照明,燈ともし頃
— power [-パウアー] 燭光力
candy [ケーンディ] キャンデー,糖菓,氷砂糖,糖漬けにする,砂糖状に固まる
cane sugar [ケイン シュガー] 蔗糖
canicaceous [ケーニケイシアス] 粃糠状の
canine [ケイナイン] 犬の,犬歯
— fossa [-フォッサ] 犬歯窩

― laugh [‐ラーフ] 冷笑
― madness [‐マッドニス] 狂犬病
― tooth [‐トゥース] 犬歯, 牙 (複 teeth)
caniniform [ケイナイニフォーム] 犬歯状の
canister [ケーニスター] ブリキの容器
canities [ケーニシシーズ] 白毛症, しらが
canker [ケーンカー] 口腔潰瘍, 鵞口瘡, 馬蹄瘍瘡
― rash [‐らッシュ] 猩紅疹
canna [ケーナ] 枝, 脛骨
cannabin [ケーナビン] カンナビン ☆インド大麻の結晶性樹脂
cannabis [ケーナビス] 大麻, あさ ☆マリファナ等 (ハシッシュを含む)
cannabism [ケーナビズム] 大麻嗜食症, 大麻中毒症
Cannon's sphincter [ケーナンズ スフィンクター] キャノン括約筋 ☆右結腸曲の遠位と横行結腸の間の括約筋
cannula [ケーニューラ] カニューレ, 套管, 排管
cannulate [ケーニュレイト] カニューレを挿入する
canon [ケーナン] 標準, 正典, 砲骨 ☆反芻哺乳類で掌骨と蹠骨の合同したもの
cant [ケーント] 傾斜, 勾配
cantankerous [ケーンテーンカラス] 不機嫌な
canteen [カンティーン] 酒保, (飯ごう, 水筒, 皿, 刃物類など一揃いの) 容器
canthal [ケーンサル] 眼角の
cantharides [ケーンサりディーズ] カンタリス, 豆はんみょう
cantharidic acid [ケーンサりディック エーサッド] カンタリジン酸
cantharidin [ケーンサりディン] カンタリジン, 豆はんみょうの有効成分, 発泡薬
canthectomy [ケーンセクトミー] 眼角切除術
canthitis [ケーンサイティス] 眼角炎
cantholysis [ケーンサリスィス] 眼角靱帯離断
canthoplasty [ケーンサプラスティ] 眼角成形術, 眼瞼開大術
canthorrhaphy [ケーンサらフィー] 眼角縫合縮小術
canthotomy [ケーンサタミー] 外眼角切開術
canthus [ケーンサス] 眼角, まなじり

canvas [ケーンヴァス] 帆布, ズック, 画布, 帆, 天幕
CaO (calcium oxide)
CaOC (cathodal opening contraction)
caoutchouc [カウチューク] インドゴム, 弾性ゴム
Cap (capiat)
cap, tegmentum [ケープ, テグメンタム] 天蓋, 頭冠状物
 duodenal ― [デュアディーナル‐] 十二指腸帽
 knee ― [ニー‐‐] 膝蓋骨
cap of Zinn [ケープ アヴ ズィン] チン帽 ☆心臓陰影の左上での突出で肺動脈拡張を示す
capability [ケイパビリティ] 性能, 利用の可能性 (力), 能力, (複数の) 才能, 未発の能力
capable [ケイパブル] 実力ある, 技量ある, 有為の, ～に耐えうる
capacitance [ケーパスィタンス] 電気容量 ☆電気を貯える能力
capacitor [ケーパスィター] 蓄電器
capacity [ケーパスィティ] 容量, 心身の能力
 concentrating ― [カンセントれイティング‐] 尿濃縮能
 cranial ― [クれイニアル‐] 頭蓋容積
 electric ― [イレクトリック‐] 電気容量, 電気量; 発電機の最大出力
 expiratory vital ―, EVC [イクスパイらトリー ヴァイタル‐] 呼息肺活量, 呼気肺活量
 forced vital ― [フォースト ヴァイタル‐] 努力〔性〕肺活量
 functional residual ―, FRC [ファンクシャナル りジデュアル‐] 機能的残気量. 正常の呼気後, 肺胞内に残る空気量
 inspiratory ― [インスパイらトリー‐‐] 深吸気量, 深吸息量. 1回換気量と予備吸気量の和 (合計)
 iron-binding ― [アイアン‐バインディング‐] 鉄結合能
 timed vital ―, TVC [タイムド ヴァイタル‐] 時間肺活量. 最大吸気時から一定時間内 (1～3秒) に呼出しうる最大空気量
 total iron-binding ― [トウタル アイアン‐バインディング‐] 総鉄結合能. トランスフェリンが血清中の輸送鉄と結

capacity 〜 capsula

合しうる容量
total lung —, TLC [トウタル ラング-] 全肺気量
unsaturated iron-binding — [アンセーチャレイティッド アイアン-バインディング-] 不飽和鉄結合能
vital —, VC [ヴァイタル-] 肺活量, 深呼吸の後に最大限に呼出しうる空気量
CAPD 1. (chronic ambulatory peritoneal dialysis) / 2. (continuous ambulatory peritoneal dialysis)
capiat (cap) [ケイピアット (キャップ)] 取らせる, 服用させる
capillarectasia [ケーピララクテイズィア] 毛細血管拡張症
Capillaria [ケーピレアリア] 毛頭虫属 ☆線虫類で人の腸管寄生虫
capillarimeter [ケーピレーリミター] 毛細管の直径を測定する器
capillarioscopy [ケーピラリオスカピー] 毛細管顕微鏡検査法
capillaritis [ケーピララィティス] 毛細血管炎
capillarity [ケーピラリティ] 毛細管現象
capillary [ケーピラリー] 毛細管
— bed [-ベッド] 毛細血管床
— blood vessel [-ブラッド ヴェッサル] 毛細血管
— electrophoresis [-エレクトロウファリースィス] 毛細管電気泳動
— hemorrhage [-ヒーマリッジ] 末梢血管出血
— pressure [-プレッシャー] 毛細血圧
— pulse [-パルス] 毛細管拍動
— repulsion [-リパルジャン] 毛細管反跳力
— resistance [-リズィスタンス] 毛細血管抵抗
— viscosimeter [-ヴィスカスィミター] 毛細管粘度計
capillation [ケーピレイシャン] 毛細管作用, 毛細管現象
capilliculture [ケーピリカルチャー] 美髪法, 毛髪手入れ法, 養毛法
capillitium [ケーピリシアム] 頭髪, 頭髪部
capillose [ケーピロウス] 毛深い
capillurgy [ケーピラージー] 脱毛術
capillus [ケーピラス] 毛, 毛髪, 頭髪, 綿毛, 毛細
capistrum [ケーピストラム] 絡頭包帯, 咬痙

capital [ケービタル] 頭の, 重要な
— operation [-アパれイシャン] 生命を左右する手術
— punishment [-パニッシュマント] 死刑, 極刑
capitate [ケーピテイト] 頭状の, 頭状花序の
capitatum [ケーピテイタム] 腕骨中の大骨
capitellum [ケーピテラム] (骨の) 小頭状突起物, 上膊骨小頭
capitium [ケーピシアム] 頭包帯
capitones [ケーピタニース] 巨頭奇形
capitulate [ケーピチュレイト] (条件付きで) 降伏する
capitulum [ケーピチュラム] 小頭
— ulnae [-アルネ] 尺骨小頭
Capivaccio's ulcer [ケーピヴァキオス アルサー] カピワッキオ潰瘍 ☆悪性転化する消化性潰瘍
Caplan's syndrome [ケープランズ スィンドロウム] キャプラン症候群 ☆慢性関節リウマチと肺陰影
capon [ケーパン] 去勢した雄鶏
— assay [-アッセイ] 雄鶏のとさかによる男性ホルモンの活性検定法
caponize [ケーパナイズ] (雄鶏を) 去勢する
capotement [ケーポットマン] [F] 胃拡張に聴診される飛沫音
capreolary, capreolate [ケープリアラリー, ケープリアレイト] 蔓 (つる) で絡みつく, 蔓状の, 巻毛状の
capric [ケープリック] 山羊の
— acid [-エーサッド] カプリン酸
capricious [ケープリシャス] 気の変わりやすい, 移り気の
caprylate [ケープリレイト] カプリル酸塩
caprylic acid [ケープリック エーサッド] カプリル酸
capsaicin [ケープサイスィン] カプサイシン ☆とうがらしの成分, とうがらしからとった苦味健胃薬
Capsicum [ケープスィカム] とうがらし属 (蕃椒)
capsid [ケープスィド] ウイルスの外膜
— antibody [-アンティバディ] ウイルスの外膜抗原
capsula [ケープスュラ] [L] 被膜, 嚢包
— articularis [-アーティキュラーりス] 関節嚢

capsula ~ carbolxylene

— interna [-インターナ] 内包
capsular [ケープスュラー] 嚢の，被膜の
　— laxity [-レークスィティ] 関節嚢弛緩
capsule [ケープスュール] 嚢，被膜
　— joint [-ジョイント] 関節嚢
capsulectomy [ケープスュレクタミー] 嚢切除術．水晶体包切除〔術〕；関節包切除術
capsulitis [ケープスュライティス] 眼球嚢炎
　adhesive — [アドヒースィヴ-] 癒着性肩関節包炎，有痛性肩関節拘縮，五十肩
capsulociliary [ケープスュロウスィリアりー] 眼球および毛様体嚢の
capsuloplasty [ケープスュラプレースティ] 関節包形成術
capsulorrhaphy [ケープスュローらフィ] 関節嚢縫合術
capsulotome [ケーピュスュラトウム] 包（嚢）または被膜切開刀．水晶体包切開に用いる刀　→ cystotome
capsulotomy [ケープスュラタミー] 切嚢法
captive penis [ケープティヴ ピーニス] 捕捉陰茎
captopril [ケープタプリル] カプトプリル　☆アンジオテンシン変換酵素阻害薬
capture [ケープチャー] 捕獲
capusula bulbi [ケープスュラ バルビ] 眼球被膜
caput [ケープート] 頭，カプト，端部
　— pancreatis [-パンクれアーティス] 膵頭
　— quadratum [-クワドれイタム] 四角頭　☆くる病でみられる
　— medusae [-ミデューセ] メズサの頭　☆肝硬変などの門脈循環障のときの副側路として臍部周囲の静脈怒張を見る
　— obstipum [-アブスティパム] 斜首
　— succedaneum [-サクスィディニアム] 産瘤
car [カー] 自動車
　— accident [-エークスィダント] 自動車事故
　— sickness [-スィックニス] 車酔い
caramel [ケーらミル] キャラメル，焼糖
caramiphen [カれーミファン] カラミフェン　☆アトロピン様作用をもつ物質
carapace [ケーらペイス] （かに，えび等の）背甲

carbachol [カーバコール] カルバコール　☆副交感神経刺激薬
carbamazepine [カーバメーズィピーン] カルバマゼピン　☆抗痙攣薬
carbamete [カーバミート] カルバミン酸　☆麻酔薬に用いる
carbarsone [カーバーソウン] カルバルソン　☆抗アメーバ薬
carbasus [カーバサス] ガーゼ，綿紗
carbazochrome sodium sulfonate [カーバザクロウム ソウディアム サルファネイト] カルバゾクロムスルホン酸ナトリウム　☆止血薬
carbazole [カーバゾウル] カルバゾーン　☆色素の一つ
carbenicillin [カーベニシリン]＝carboxybenzyl penicillin, CBPC カルベニシリン　☆広域作用抗生物質，ペニシリン系の広域抗生物質で pseudomonas にも有効
carberon [カーベろン] イソナイアジドのベンゾアルデヒド誘導体で抗結核薬
carbide [カーバイド] カバイド，炭化物
carbidopa [カービドウパ] カルビドーパ　☆脱カルボキシル基酵素抑制薬，dopa とともに投与するとその効果増大
carbinol [カービノール] カルビノール　☆メチルアルコール
carbo [カーボウ] [F] 炭
　— animalis [-アニマーリス] 獣炭
carbocisteine [カーボウスィステイン] カルボシステイン　☆去痰薬，気道粘液修復薬
carbohydrate [カーボウハイドれイト] 炭水化物，含水炭素
carbolate [カーバレイト] フェノール塩，フェノールを飽和させる
carbolfuchsin [カーバルフクスィン] カルボルフクシン
carbolic [カーバリック] コールタール性の，石炭酸の，フェノールの
　— acid [-エーサッド] 石炭酸，フェノール
carbolism [カーバリズム] 石炭酸中毒症
carbolize [カーバライズ] 石炭酸を混和する，石炭酸で処理する
carbolmarasmus [カーバルマれーズマス] 石炭酸中毒性衰弱
carboluria [カーバりューりア] 石炭酸尿症
carbolxylene [カーバルザイリーン] カルボルキシレン

carbon, C [カーバン] 炭素（元素）
☆原子量 12.011
— black [-ブレーック] 油煤（すす）
— dioxide, CO₂ [-ダイアクサイド] 二酸化炭素，炭酸ガス
— disulfide [-ダイサルファイド] 二硫化炭素
— filament [-フィラマント] 炭素線条
— monoxide, CO [-マナクサイド] 一酸化炭素
— monoxide poisoning [-マナクサイド ポイズニング] 一酸化炭素中毒
— paper [-ペイパー] 炭素紙
— point [-ポイント] （アーク燈の）炭素棒
— tetrachloride [-テトロクローらイド] 四塩化炭素
carbonaceus [カーバネイシャス] 炭素質の
carbonate [カーバネイト] 炭酸塩
— of magnesia [-アヴ マグニースィア] = magnesia alba 炭酸マグネシア ☆下剤
carbonated water [カーバネイティド ウォーター] 炭酸水
carbone [カーバン] よう（蕘）
carbon(a)emia [カーバニーミア] 炭酸ガス血症
carbonic [カーバニック] 炭素の
— acid [-エーサッド] 炭酸
— anhydrase [-エーンハイドれイス] 炭酸脱水酵素
— asphyxia [-エースフィクスィア] 炭酸ガス窒息
carbonization [カーバニゼイシャン] 炭化
carbonometer [カーバナミター] 炭酸ガス測定器
carbonyl [カーバニル] カルボニル基
carboplatin [カーバプラティン] カルボプラチン ☆抗悪性腫瘍薬，白金製剤
carboquone, CQ [カーバクオン] カルボコン ☆アルキル化抗悪性腫瘍薬
carbolic acid [カーバリック エーサッド] 石炭酸
carborundum [カーバらンダム] カルボランダム，金剛砂
carboxyhemoglobin [カーバクスィヒーマグロウビン] 一酸化炭素ヘモグロビン
carboxyl [カーバクスィル] カルボキシル基，炭酸基
— group [-グるープ] カルボキシル基，COOH
— terminus [-ターミナス] = c-terminus カルボキシル末端，C 末端 ☆ペプチド COOH で終わっている末端
carboxylase [カーバクスィレイス] カルボキシラーゼ ☆脱カルボキシル酵素
carboxypeptidase [カーバクスィペプチデイス] カルボキシペプチダーゼ ☆末端ペプタイド水解酵素
carbuncle [カーバンクル] = carbunculus よう（癰），ちょう（疔）
carbuncular fever [カーバンキュラー フィーヴァー] 疔熱 ☆皮膚限局化による発熱
carbunculosis [カーバンキュロウスィス] カルブンケル症
carburet [カービュれット] 炭素化合物
carcass [カーカス] 動物の死体
carcinoembryonic [カースィノウエンブりアニック] 癌胎児性の
— antigen, CEA [-アンティジャン] 癌胎児性抗原 ☆腫瘍で合成され，その マーカーとして使われる
carcinogen [カースィナジャン] 発癌物質
carcinogenesis [カースィナジェニスィス] 発癌現象
carcinogenicity [カースィノウジャニスィティ] 癌発生能
carcinoid [カースィノイド] カルチノイド，好銀腫
— syndrome [-スィンドろウム] カルチノイド症候群
— tumor [-テューマー] カルチノイド腫瘍
carcinolytic [カースィノリティック] 癌細胞破壊性物質
carcinoma [カースィノウマ] 癌，癌腫
— cauliflore [-コーりフローれ] 花キャベツ様癌
— durum [-デュアらム] 硬性癌
— ex ulcere [-エクス アルセーれ] 潰瘍癌
— in situ [-イン サイテュ] 局在癌，上皮内癌
— myxomatodes [-ミクソウマトウデス] 粘液腫様癌
— nigrum [-ニグらム] 黒色癌
— of the rectum [-アヴ ザ れクタム] 直腸癌
— simplex = simple carcinoma [-スィンプレックス] 単純癌
— solidum [-サりダム] 充実癌
carcinomatosis [カースィノウマトウスィス]

癌腫症
carcinomatous [カースィノウメイタス] 癌の, 癌にかかった
— infiltration [-インフィルトれイシャン] 癌浸潤
carcinomelcosis [カースィノウメルコウスィス] 悪性潰瘍, 潰瘍化した癌
carcinosarcoma [カースィノウサーコウマ] 癌肉腫
carcinosis [カースィノウスィス] 癌症
carcinostatic [カースィナステーティック] 抗癌性の
carcinous [カースィナス] 癌様の
cardamom, cardamomum [カーダマム, カーダモウマム] 小豆蔲, ショウズク (香辛料)
cardia [カーディア] 噴門, 胃噴門
cardiac [カーディアック] 心臓の, 胃噴門の, 心臓薬, 心臓病患者
— aneurysm [-エーニューりズム] 心臓瘤 (りゅう)
— apex [-エイペックス] 心尖
— arrest [-アれスト] 急性心停止
— allograft vasculopathy, CAV [-アラグラフト ヴァスキュラパスィ] 心移植後血管障害
— asthma [-アズマ] 心臓喘息
— callosity [-カラスィティ] 心臓胼胝 (べんち)
— catheterization [-カスィタりゼイシャン] 心カテーテル法
— contractility [-カントラクティりティ] 心〔臓〕収縮性
— cycle [-サイクル] 心臓周期
— decompensation [-ディカンパンセイシャン] 心不全
— diastasis [-ダイエースタスィス] 心拍静止期
— dullness [-ダルニス] 心濁音界
— edema [-イディーマ] 心性浮腫
— failure [-フェイリャー] 心不全
— glycoside [-グライカサイド] 強心配糖体
— index, CI [-インデクス] 心係数, 心臓指数
— liver [-リヴァー] 心臓性肝 ☆右心疾患による肝うっ血および拍動
— massage [-マサージ] 心マッサージ
— murmur [-マーマー] 心雑音
— myxoma [-ミクソウマ] 心粘液腫
— neurosis [-ニューろウスィス] 心臓神経症
— output (co) [-アウトプット] 心拍出量
— pacing [-ペイスィング] ペースメーカーによる心臓調律
— plexus [-プレクサス] 心臓神経叢
— resuscitation [-りサスィテイシャン] 心蘇生法
— standstill [-ステーンドスティル] 心停止
— stenosis [-スティノウスィス] 心臓狭窄
— surgery [-サージャりー] 心臓外科
— tamponade [-タンパネイド] 心タンポナーデ, 心臓圧迫
— thrombosis [-スらンボウスィス] 心臓血栓症
— reserve [-りザーヴ] 心予備能
cardiacos negros [カーディアコス ニーグロス] [L] 黒色心臓病患者
cardialgia [カーディエールジア] 心臓痛, 噴門痛
cardiameter [カーディアミター] 噴門計 ☆切歯から噴門までの距離を測定する器械
cardiamorphia [カーディアモーフィア] 奇形心臓
cardianastrophe [カーディアエーストろフィ] 先天性の心臓右側転位
cardian(a)esthesia [カーディアニススィーズィア] 心臓無感覚
cardianeurysma [カーディアエーニューりズマ] 心臓動脈瘤
cardiasthenia [カーディアススィーニア] 神経症性心臓衰弱
cardiasthma [カーディアエーズマ] 心臓喘息
cardiataxia [カーディアテークスィア] 心臓失調
cardiatrophia [カーディアエートろフィア] 心臓萎縮
cardiectasis [カーディエクタスィス] 心臓拡張
cardiectomy [カーディエクタミー] 心臓切除術, 胃噴門切除術
cardielcosis [カーディエルコウスィス] 心臓潰瘍
cardiemphraxia [カーディエンフれークスィア] 心臓血流障害
cardiethmoliposis [カーディエスモライポウスィス] 心臓結合組織内の脂肪沈着
cardieurysma [カーディウりズマ] 心臓拡張
cardinal [カーディナル] 主要の, 重要な,

cardinal 〜 cardiophtharsis

著しい，枢機官
— humor [-ヒューマー] 主要体液
— point [-ポイント] 枢要点，主要点
— symptom [-スィンプタム] 顕著な症候，主要症状（複）

cardio- [カーディオウ-，カーディア-] ☆「心臓」を表す接頭語

cardioaccelerator [カーディオウアクセラれイター] 心臓機能を促進するもの，心活動促進剤

cardioaortic [カーディオウエイオーティック] 心臓および大動脈の

cardioapoplexy [カーディオウエーパプレクスィ] 心臓卒中

cardioarterial [カーディオウアーティアリアル] 心臓と動脈の

cardioaugmentor [カーディオオーグメンター] 心動力増強因子

cardiocele [カーディアスィール] 心臓ヘルニア

cardiocentesis [カーディオウセンティースィス] 心臓穿刺術

cardiocerebral [カーディアセらブラル] 心と脳の

cardiocirrhosis [カーディオスィろウスィス] 心臓性肝硬変

cardiodilator [カーディオウダイレイター] 噴門拡張器

cardiodiosis [カーディオウダイオウスィス] 噴門部拡張術

cardiodynia [カーディオウディニア] 心臓痛

cardiodysesthesia [カーディオウディセススィーズィア] 心臓の神経支配障害

cardiofilariasis [カーディオウフィラらイアスィス] 心臓フィラリア症 ☆犬にみられる

cardiogenic [カーディアジェニック] 心臓に起因する，心臓性の
— shock [-シャック] 心原性ショック

cardiograph [カーディアグらフ] カルジオグラフ，心臓記録器

cardiography [カーディアグらフィ] 心拍記録法

cardiohepatic [カーディオウ・ヒペーティック] 心および肝の

cardioinhibitory [カーディオウ・インヒビタリー] 心臓機能抑制性の

cardiokinetic [カーディオウ・キネティック] 心臓促進性の，心動促進薬

cardiolith [カーディアリス] 心臓内結石

cardiologist [カーディアラジスト] 心臓病学者，心臓病専門家

cardiology [カーディアラジー] (解剖，生理，病理，臨床に関する) 心臓学，心臓病学

cardiolysis [カーディアリスィス] 心膜剥離術

cardiomalacia [カーディオウマレイシア] 心筋軟化

cardiomegalia, cardiomegaly [カーディオウメゲーリア，カーディアメガリー] 心臓拡大，心肥大

cardiomelanosis [カーディオウメラノウスィス] 心臓黒色症

cardiomelic syndrome [カーディオウメリックスィンドろウム] 心臓上肢症候群 ☆ Holt Oram 症候群

cardiomentopexy [カーディオウメンタ・ペクスィ] 心臓大網固定術 ☆大網の一部を横隔膜を越えて心臓に縫合して心臓の循環を改善する

cardiomotility [カーディオウモウティリティ] 心運動性

cardiomyoliposis [カーディオウマイオウリポウスィス] 心筋脂肪変性

cardiomyopathy [カーディオウマイアパスィ] 心筋症

cardiomyopexy [カーディオウマイアペクスィ] 心筋胸筋固定術

cardiomyotomy [カーディオウマイアタミー] 噴門筋切開術

cardioncus [カーディアンカス] 心臓（またはその大動脈）に近い部の動脈瘤

cardionecrosis [カーディオウニクろウスィス] 心臓壊死

cardionector [カーディアネクター] 心臓刺激伝導系

cardionephric [カーディアネフリック] 心腎の

cardioneurosis [カーディオウニューろウスィス] 心臓神経症

cardiopalmus [カーディアペールマス] 心悸症，心悸亢進症

cardiopath [カーディアペース] 心臓病患者

cardiopericarditis [カーディオウぺりカーダイティス] 心臓心膜炎

cardiopericardiopexy [カーディオウぺりカーディアペクスィ] 心臓心嚢癒合術

cardiophobia [カーディオウフォウビア] 心臓病恐怖症

cardiophone [カーディオウフォウン] 心音記録器

cardiophtharsis [カーディア・フサースィス] 心臓実質の疾病

cardioplasty [カーディア・プラスティ] 噴門形成術

cardioplegia [カーディア・プリージア] 心臓麻痺, 心臓外傷

cardiopneumatic [カーディア・ニューメーティック] 心臓および肺〔臓〕の

cardioptosis [カーディア・プトウスィス] 心臓下垂症

cardiopulmonary [カーディオウパルマナリー] 心肺の
— bypass, CPB [－バイパス] 心肺バイパス, 人工心肺装置
— murmur [－マーマー] 心肺雑音
— resuscitation, CPR [－りサスィティシャン] 心肺蘇生法

cardiopuncture [カーディアパンクチャー] 心臓穿刺

cardiorenal [カーディアりーナル] 心腎の

cardiorrhaphy [カーディアオゥらフィ] 心筋縫合術

cardiorrhexis [カーディアれクスィス] 心臓破裂

cardioschisis [カーディア・スキスィス] 心臓胸膜剥離術 ☆心臓と胸膜の癒着を剥離すること

cardiosclerosis [カーディオウ・スクリアろウスィス] 線維性心筋硬化症

cardioscope [カーディアスコウプ] 心臓鏡 ☆心臓内部をみる内視鏡

cardiospasm [カーディア・スパズム] 噴門筋痙攣

cardiosphygmograph [カーディオウ・スフィグマぐらふ] 心脈波記録器

cardiostenosis [カーディオウ・スティノウスィス] 狭心症

cardiotachometer [カーディオウ・テーカミター] 長期心拍計

cardiothoracic ratio [カーディア・ソーらスィック レイシオウ] 心胸廓係数

cardiotomy [カーディア・アタミー] 心臓切開, 開心術；噴門切開

cardiotonic [カーディア・タニック] 強心薬

cardiotopography [カーディアタパぐらフィ] 心臓部局所記載, 心臓部局所解剖

cardiotrauma [カーディア・トローマ] 心臓外傷

cardiovascular [カーディア・ヴェースキュラー] 心臓および脈管の
— collapse [－カレープス] 心血管虚脱
— disease, CVD [－ディズィーズ] 心血管疾患
— system [－スィステム] 心血管系, 循環系

cardioverter [カーディオウヴァーター] 心臓除細動器

carditic [カーダイティック] 心炎の

carditis [カーダイティス] 心〔臓〕炎

cardivalvulitis [カーディ・ヴァルヴュライティス] 心臓弁膜炎

care [ケア] 気がかり, 配慮, 注意, 世話, 管理, 監督, 保護, 気にかかる, 心配する, 世話する, 面倒をみる
— management [－マニジマント] 介護支援
— manager [－マニジャ] 介護支援専門員
critical — [クリティカル－] クリティカルケア, 救急救命医療→critical
intensive — [インテンスィヴ－] 集中治療
palliative — [ペーリアティヴ－] 緩和ケア．末期患者に対し可能な限り苦痛のない生活を援助するケア
primary 〔health〕— [プライマリー〔ヘルス〕－] プライマリ〔－〕ケア, 一次医療, 初期医療

carebaria [カりべアりア] 頭部圧迫感

career [キャリア] 疾走, (人生の)道程, 成功, 経歴, 履歴, 馳駆する, 疾走する

carefree [ケアフリー] のんきな, 楽しい, 取り扱いに心配のいらない

careful [ケアフル] 注意深い, 苦心する, (仕方などの)用意周到な

careless [ケアレス] 心配事(屈託)のない, 不注意な, 軽率な
— mistake [－ミステイク] 不注意の誤り

Carey-Coombs murmur [ケアりー・クームスマーマー] キャリー・クームスの雑音 ☆リウマチ熱の初期における雷鳴様の拡張中期および収縮期雑音

caribi [カりビ] 流行性壊疽性直腸炎

caries [ケアりーズ] カリエス, う歯
— humida [－ヒュミーダ] 湿性う歯
— necrotica [－ネクろウティカ] 壊疽性骨疽
— syphilitica [－スィフィリティカ] 梅毒性骨疽

carina [カらイナ] カリーナ, 舟弁, 隆線, 気管分岐部

carinamide [カらイナマイド] カリナマイド

☆ペニシリンの排泄を抑制し、その効果を増強する

carination [カりネイシャン] 櫛形成，龍骨形成

carious [ケアりアス] カリエスの，う歯の
— **teeth** [-ティース] う歯，虫歯

carmelose sodium [カーメロス ソウディアム] カルメロースナトリウム ☆膨張性下剤，大量の水とともに飲む

carminant [カーミナント] 駆風薬の，駆風薬，鼓腸の治療薬

carminative [カーミナティヴ] 駆風の，駆風薬

carmine [カーミン] カルミン，コチニール ☆臙脂虫を乾燥して得た赤色染料
— **red** [-れッド] カルミン赤

carmofur, HCFU [カーモファー] カルモフール ☆フルオロ・ウラシル系代謝拮抗抗腫瘍薬

carnal [カーナル] 肉の，肉体の，肉欲的，物質的，現世的
— **knowledge** [-ナリジ] 情交，肉交，性交

carnality [カーナリティ] 肉欲，肉欲にふけること

carnation [カーネイシャン] 肉色，カーネーション

carnification [カーニフィケイシャン] 肉変

carnitine [カーニティン] カルニチン
— **chloride** [-クローらイド] 塩化カルニチン ☆副交感神経興奮薬，肝でメチオニンとリジュから合成，脂肪酸の合成に必要
— **palmytoyl transferase deficiency** [-パルミトイル トランスファれイス ディフィシャンスィ] 筋痛とミオグロビン尿を伴う

Carnivora [カーナヴォうら] 食肉類，食肉目，食肉動物，肉食獣

carnivorous [カーニヴァらス] 肉食の，食肉の

carnoity [カーノイティ] 贅肉

Caroli disease [カろーリ ディズィーズ] 先天性胆道拡張症で胆内胆管拡張を伴う

carosis [カろウスィス] 熟睡

carotene [キャらティーン] カロチン，人参，トマトなどの中にある黄色素

carotenoid [カらティノイド] カロチン類似物質

carotenosis [カらティノウスィス] カロチン沈着症

carotic [カろティック] 頸動脈の，昏迷性の，催眠薬

carotid [カろティッド] 頸動脈
— **aneurysma** [-エーニューりズマ] 頸動脈瘤
— **arteriography** [-アーティりアグらフィ] 頸動脈造影
— **artery** [-アータりー] 頸動脈
— **ganglion** [-ゲーングリアン] 頸動脈神経節
— **gland** [-グレーンド] 頸動脈腺
— **sinus syncope** [-サイナス スィンカピー] 大動脈洞性失神
— **subclavian artery bypass** [-サブクレイヴィアン アータりー バイパス] 頸動脈鎖骨下動脈バイパス

carotidynia [カらティディニア] 頸動脈圧痛

carotin [キャらティン] カロチン，人参，トマトなどの中にある黄色素

carotinoid [カらティノイド] 類カロチン

carotis [カろティス] 頸動脈

carpal [カーパル] 手根骨の，手首の
— **instability** [-インスタビリティ] 手根不安定
— **tunnel syndrome, CTS** [-タナル スィンドろウム] 手根管症候群，手根トンネル症候群

carpectomy [カーペクタミー] 手根骨切除

carperitide [カーパーりテュード] カルペリチド ☆強心薬，循環改善薬

carphology [カーファらジー] 摸床，捜衣摸床 ☆そわそわして着床や床に触れまわること

carpipramine [カーピプれーミン] カルピプラミン ☆精神安定薬

carpitis [カーパイティス] 手根骨滑液膜炎

carp [カープ] 鯉，鯉属の魚

carpo- [カーボウ-，カーパー-] ☆「手腕」「手首」を表す接頭語

carpocarpal [カーボウカーパル] 手根関節各骨相互の

carpocervical [カーボウサーヴィカル] 手根と頸との

carpometacarpal [カーボウメタカーパル] 手首および中手の

carpo-olecranal [カーボ・オウレクらナル] 手首と肘頭部との

carpopedal [カーボウペダル] 手首と足との，手の指と足指との

― spasm [-スペーズム] 手と足の痙攣
carpoptosis [カーパプトウスィス] 手根下垂症
carpronium chloride [カープろニアム クローらイド] 塩化カルプロニウム ☆胃腸機能調整薬, 脱毛・白斑治療薬, 副交感神経興奮薬
carpus [カーパス] 「手首の骨」の総称
carrageenan, carrageenin [キャラジーナン] カラゲニン. 実験的炎症・肉芽を作るのに用いる
carreau [カーろウ] 消化器結核, 腸間膜腺結核
carriage [ケーりジ] 運搬, 運送, 運賃, 身のこなし, 態度, 姿勢
carrier [ケーりアー] 保菌者, 保有者, 担体
― free [-フりー] 担体のない
carrion [ケーりアン] 腐肉
Carrion's disease [ケーりアンズ ディズィーズ] カリオン病, オロヤ熱 ☆南米の伝染病, Bartonellabacilli Formis 感染症で発熱, 皮膚発疹を伴う
carron oil [ケーらン オイル] カロン油 ☆火傷薬
carrot [ケーらット] 人参
carry [ケーりー] 運ぶ, 運動する, 支持する, 携える, ある距離まで達する, 届く
― out [-アウト] 行う, 実行する
carrying angle [ケーりーイング アングル] 肘外偏角
carteolol hydrochloride [カーテオロール ハイドロウクろーらイド] 塩酸カルテオロール ☆非選択性β遮断降圧薬, 眼科用剤
cartilage, cartilago [カーティリジ, カーティラーゴウ][L] 軟骨
― of auricle [-アヴ オーりクル] 耳軟骨
― of nose [-アヴ ノウズ] 鼻軟骨
― plate [-プレイト] 軟骨板
bronchial ― [ブらンキアル-] 気管支軟骨
costal ― [カスタル-] 肋軟骨
ensiform ― [エンスイフォーム-] = xiphoid c.(剣状軟骨)
epiphyseal ― [エピフィジカル-] 骨端軟骨
cartilagenous [カーティレージナス] 軟骨性の
― exostosis [-エクサストウスィス] 軟骨性外骨腫
― fibrillation [-ファイブりレイシャン] 軟骨断裂
cartilagin [カーティラジン] カルチラギン ☆硝子様軟骨の特殊成分
cartilaginification [カーティラジニフィケイシャン] 軟骨化
cartilaginous [カーティレージナス] 軟骨性の, 軟骨様の
― tissue [-ティシュー] 軟骨組織
― tumor [-テューマー] 軟骨腫
cartilago [カーティラーゴウ]＝cartilage 軟骨
― articularis [-アーティキュラーりス] 関節軟骨
― arytenoidea [-アりティノイディア] 披裂軟骨
― auriculae [-オーりキュレ] 耳介軟骨
― corniculate [-コーニキュレイト] 小角軟骨
― costalis [-カスティリス] 肋軟骨
― cricoidea [-クらイコイディア] 輪状軟骨
― cuneiformis [-キューニーイフォーミス] 楔状軟骨
― epiglottica [-エピグラッティカ] 喉頭蓋軟骨
― meatus acustici [-ミーエイタス アクースティスィ] 外耳道軟骨
― nasi [-ナージ] 鼻軟骨
― thyreloidea [-サイれロイディア] 甲状軟骨
carumonam sodium, CRMN [カるモナム ソウディアム] カルモナムナトリウム ☆モノバクタム系セフェム抗菌薬
caruncle [ケーらンクル] 小丘, 子宮小丘
caruncula, caruncle [カらンキュラ, カらンクル] 息肉, 小肉阜
carunculate, carunculated [カらンキュレイト, カらンキュレイティッド] 息肉のある
carus [ケアらス] 死眠 ☆高度の昏眠
Carvallo's sign [カーヴァーロウズ サイン] カルヴァロ徴候 ☆三尖逆流雑音で吸気時に強い
carvedilol [カーヴェディロール] カルベジロール ☆α, β遮断降圧薬
caryenchyma [カりエンキマ] カリエンキマ ☆細胞核原形質の液体部
caryoblast [ケーりアブラスト] 有核芽細胞
caryocinesis [ケーりアスィネスィス] 核動

caryocinetic [ケーリアスィネティック] 核動の, アメーバ様の

cascara [カスカーら] 木皮, 樹皮, カスカラ (下剤)

case [ケイス] 特殊の事情, 場合, 立場, 真相, 事実, 病症, 患者, 特例, 例
— **by case** [−バイ ケイス] 一例ごと夫々に異なった
— **control study** [−カントろウル スタディ] 症例対照研究 ☆ある症例とそのコントロール症例とを比較していく疫学研究法
— **finding** [−ファインディング] 症例探索
— **history** [−ヒスタりー] 病歴
— **report** [−りポート] 症例報告
— **study** [−スタディ] 症例検討
— **taking** [−テイキング] 患者の診療記録をとること, 病歴聴取
— **worker** [−ウァーカー] 個々の事例(症例)を対象として仕事をする人

caseate [ケイスィエイト] カゼイン分解酵素, チーズ変化する, 乾酪化する

caseation [ケイスィーエイシャン] 乳汁が凝固する際のカゼインの沈殿, 乾酪化

caseiform [ケイスィーフォーム] ガゼイン状の, チーズ状の

casein [ケイスィーン] カゼイン, 乾酪素
— **milk** [−ミルク] カゼイン乳

caseinogen [ケイスィーイナジャン] カゼイノゲン ☆牛乳中の燐タンパク質

caseoma [ケイスィオウマ] 乾酪腫

caseose [ケイスィオウス] ガゼオース, カゼインの胃内消化物

caseous [ケイスィアス] 乾酪性の
— **abscess** [−エーブセス] 乾酪性膿瘍

caseworm [ケイスワーム] 包虫, みのむしなど

Casoni's test [カソーニーズ テスト] カソーニ試験 ☆包虫症の皮内反応

caspase [ケースペース] カスパーゼ. アポトーシス (apoptosis) と炎症反応に関係する蛋白質分解酵素

cassette [カセット] 取枠, カセット

cassia [ケーシア] カシア (桂皮樹), 桂皮, カンナ
— **buds** [−バッズ] 桂子
— **oil** [−オイル] 桂皮油
— **powder** [−パウダー] 桂皮末
— **twigs** [−トゥウィグズ] 桂枝

cast [ケースト] 投げる, 落とす, (目を)注ぐ, (着物を) 脱ぎ捨てる, (蛇が皮を) 脱ぐ, 脱落する, 鋳造する, 画策する, (習慣を) 廃する, 投げ捨てられた, 鋳造の, 投擲, 脱皮脱却されたもの, 鋳型, 尿円柱, 滲出液によって形成された円柱, 役割
— **off** [−オーフ] 脱ぎ捨てた, 捨てられたもの(人)

Castellani's test [カスティラーニズ テスト] カステラニ試験 ☆混合伝染と随伴凝集反応とを区別する方法

casting [ケースティング] 鋳造, 鋳込法

castor oil [ケースター オイル] ひまし油 ☆小腸刺激性下剤

castrate [ケーストれイト] 去勢する, 去勢体

castration [ケーストれイシャン] 去勢術
— **complex** [−カンプレックス] [精分] 去勢コンプレックス→ complex

casual [ケージュアル] 偶発の, 不時の, 臨時の, 不用意の, 臨時収入, 自由労働者, 浮浪人
— **poor** [−プア] 臨時救血を必要とする貧困者
— **ward** [−ウォード] (救貧院・病院等の) 臨時収容室

casualty [ケージュアルティ] 事故による死傷

casuistics [ケージュイスティックス] 症例報告, 症例研究

casuistry [ケーズイストリー] 症例研究 (casuistics)

CAT (computer assisted tomography)

cat [ケット] 猫
— **fish** [−フィッシュ] なまず
— **scratch disease** [−スクらッチ ディズィーズ] = cat-scratch fever 猫引っかき病 ☆グラム陰性菌の感染による皮膚とリンパ腺腫張を示す
— **'s cry syndrome** [ケーッツ クらイ スィンドロウム] = 5p syndrome 猫鳴き病 ☆第5染色体の異常による先天異常で猫の鳴くような声を出す
— **'s-eye pupil** [ケーッツアイ ピュービル] 猫の目瞳孔 ☆瞳孔が上下に切れている
— **'s eye syndrome** [ケーッツ アイ スィンドロウム] = partial trisomy 猫目症候群 ☆部分三染色体症候群, 虹彩欠如と鎖肛をみる

cata- [ケーター−] ☆「下方」「による」「に

対する」を表す接頭語
catabasis [ケータベイスィス] （病の）退行期, 回復期
catabiosis [ケータバイオウスィス] 細胞老化
catabolic [ケータバリック] 退行変化の, 分解作用の, 異化物
catabolism [ケータバリズム] 分解的破壊的変質, 異化
catabythismomania [ケータバスィズモウメイニア] 投身自殺衝動
catacausis [ケータコースィス] 自然発火
cataclasis [ケータクラスィス] 骨折
catacleisis [ケータクライスィス] （癒着または痙攣による）眼瞼閉鎖
cataclonus [ケータクロウナス] 心因性間代運動
cataclysm [ケータクリズム] 氾濫, 大変革
catadicrotism [ケータダイクらティズム] 下行脚重複隆起脈
catadidymus [ケータディディマス] カタ二重体, （奇形児の）上体重複体
catadioptrics [ケータダイアプトリックス] 反射屈折学
catagelophobia [ケータジェロウフォウビア] 嘲弄恐怖症
catagma [カテーグマ] 骨折
catagmatic [カテーグメーティック] 骨折整復の
catagraphology [ケータグらファジー] 処方学
catalase [ケータレイス] カタラーゼ ☆過酸化物を破壊する酵素, 酸化酵素
catalepsy [ケータレプスィ] 強硬症, 強直症 ☆情動反応によって起こる短時間の身体強直と麻痺
cataleptic [ケータレプティック] 強硬的の, 強硬症者
cataleptiform [ケータレプティフォーム] 強硬症様状態
cataleptoid [ケータレプトイド] 強硬症様の
cataleptolethargic [ケータレプトウレサージック] 強硬症および嗜眠病的の
catalysis [ケータリスィス] 触媒現象, 接触作用
catalyst [ケータリスト] 触媒
catalytic [ケータリティック] 触媒的の, 病害作用のある薬物に対抗する薬剤, 退行変化
catalyzation [ケータライゼイシャン] 触媒作用の行われること
catalyzer [ケータライザー] 触媒質

catamenia [ケータミーニア] 月経
catamite [ケータマイト] 男色に身をゆだねた少年
catamnesis [ケータムニースィス] 病後歴
catapasm [ケータペーズム] 散布薬
cataphasia [ケータフェイズィア] 応答反復症
cataphora [ケータファら] 不全昏睡
cataphoresis [ケータファりースィス] 電気泳動
cataplasia [ケータプレイズィア] 退化
cataplasis [ケータプレイスィス] 退化, 衰退期の
cataplasm [ケータプレーズム] パップ, 温湿布
cataplectic [ケータプレクティック] 電撃性の
cataplexis [ケータプレクスィス] カタプレキシー ☆急性発作, 催眠的眠り
catapophysis [ケータパフィスィス] 骨や脳実質の隆起
cataposis [ケータポウスィス] 嚥下
cataptosis [ケータプトウスィス] 卒中, てんかん, 麻痺, 下垂症
cataracta, cataract [ケータらクタ, ケータらクト] 白内障
― accreta [－アクれータ] 癒着性白内障
― complicata [－カンプリケイタ] 併発性白内障
― electrica [－イレクトりカ] 電気性白内障
― nigra [－ナイグら] 黒色白内障
hypermature ― [ハイパー・マテュアー－] 水晶体の線維が融解し, 完全に混濁化した過熟白内障
immature ― [イマテュアー－] 水晶体の一部だけ濁った白内障
irradiation ― [イらディエイシャン－] 放射線白内障
juvenile ― [ジューヴェナイル－] 若年性白内障
lamellar ― [ラメラー－] 層状白内障
mature ― [マテュアー－] 全水晶体皮質に混濁をきたした成熟白内障
polar ― [ポウラー－] 極白内障. 前方か後方の水晶体極にだけ混濁のある白内障
radiation ― [れイディエイシャン－] 放射線白内障（irradeation c.）. 放射線暴露による白内障
senile ― [スィーナイル－] 老人性白内障

cataractogenesis ～ catnap

soft －[ソフトー] 軟性白内障. 水晶体核は軟らかく牛乳の様に見える白内障

spindle-shaped －[スピンドル－シェイプト－] 紡錘形白内障. 紡錘形に濁った白内障

cataractogenesis [カタラクタジェニシィス] 白内障発生

cataractogenic [カタラクタジェニック] 白内障を起こす，白内障誘発性の

catarrh [カターる] カタル炎症

catarrhal [カターるル] カタル性の，炎症性の
— **bronchitis** [-ブらンカイティス] カタル性気管支炎
— **croup** [-くるープ] カタル性喉頭炎
— **fever** [-フィーヴァー] カタル熱
— **gastritis** [-ゲーストらイティス] 急性胃カタル
— **icterus** [-イクタらス] カタル性黄疸
— **jaundice** [-ジョーンディス] カタル性黄疸
— **ophthalmia** [-アフセールミア] 結膜カタル
— **otitis** [-オウタイティス] カタル性耳炎
— **pharyngitis** [-ファリンジャイティス] カタル性咽頭炎
— **pneumonia** [-ニューモウニア] カタル性肺炎

catarrhetic [ケータれティック] 下薬

catastaltic [ケータステルティック] 収斂薬，推進運動，鎮静薬

catastasis [カテーステーシィス] 状態，習慣，病状減退，復位

catastrophe [カテーストろフィ] 大変動，破局，大災害

catatonia, catatony [ケータトウニア，ケータトウニー] 緊張病，緊張性分裂病，カタトニー. 統合失調の症状の一つ，固定した姿勢が特色

catatricrotism [ケータトらイクロウティズム] 下降脚三脈波

catatropia [ケータトろウピア] 両眼下斜位の

catch [ケーッチ] 捕獲，捕獲高(物)，とめ金，引き手，ハンドル，(息，声の) 故障，捕手
— **basin** [-ベイスン] 下水はけ口の汚物受止め器

catching [ケーッチング] 接触伝染

catchment [ケーッチマント] 集水，流域

categorical [カティゴーりカル] 範疇に属する，無条件的，絶対的，断言的

category [ケティゴーりー] 範疇，部門，種目，部類分け

catenating [ケーティネイティング] 結合して，連関して

cater [ケイター] 食物を調達する，賄う

caterer [ケイタらー] 食物調達者，賄い方，仕出し屋

catering service [ケイタリング サーヴィス] 仕出し業

caterpillar [ケータピラー] 芋虫，毛虫
— **rash** [-れーッシュ] 毛虫疹

catgut [ケートガット] 腸線 ☆縫合に用い体内で自然に吸収され消失する糸

catharobia [ケーサろウビア] 淡水生物

catharometer [ケーサらミター] カタロメーター ☆加熱した白金線からの熱消失による空気の熱伝導度測定

catharsis [カサーシィス] 浄化，瀉下

cathartic [カサーティック] 洗浄の，下剤

cathepsin [カセプスィン] 組織タンパク分解酵素 ☆ライゾーム酵素の一つ

catheter [ケースィター] カテーテル

catheterization [ケースィタりゼイシャン] カテーテル導入，導尿

catheterize [ケースィタらイズ] カテーテルを入れる，導尿する

cathisophobia [ケースィソウフォウビア] 長時間正座不能症

cathodal [ケーソダル] 陰極の
— **closure contraction** [-クロウジャー カントらクシャン] 陰極閉鎖収縮
— **closure tetanus** [-クロウジャー テタナス] 陰極閉鎖強縮
— **opening contraction** [-オウプニング カントらクシャン] 陰極開放収縮

cathode, C[a] [ケーソウド] 陰極
— **glow** [-グロウ] 陰極グロー
— **rays** [-れイズ] 陰極線 ☆Crookes 管の陰極から出る放射線，ガラス壁を通ると X 線を出す

cathodic [カソディック] 陰極性の，(末梢方向の) 下降性

catholicon [カサりカン] 万能薬

cation [ケータイアン] 陽イオン，カチオン

cationic detergent [カタイアニック ディタージャント] 陽イオン洗浄薬

catnap [ケーットネーップ] 仮眠，仮睡，うたたね

catochus [ケータカス] 強直, 全身強直
cattle [ケートル] 畜牛, 牛, 水牛, 家畜
catulotic [ケーテュロ―ティック] 瘢痕形成治癒の促進
cauda [コーダ] 尾, 筋端
　— equina [-イクウィナ] 馬尾　☆脊髄の末端で神経が束になっているところ
　— equina syndrome [-イクウィナ スィンドロウム] 馬尾症候群
caudal [コーダル] 尾の, 身体長軸の尾端部の
　— aorta [-エイオータ] 尾動脈
　— appendage [-アペンディジ] 尾肢
　— fin [-フィン] 尾びれ
　— flexure [-フレクシャー] 胚子の反口曲
caudate [コーデイト] 有尾の, 尾状の
　— lobe [-ロウブ] 尾状葉
　— nucleus [-ニュークリアス] 尾状核
caudatolenticular [コーデイトウレンティキュラー] 尾状核およびレンズ核の
caudatum [コーデイタム] 線状体, 尾状核
caudle [コードゥル] コードル, 一種の玉子酒, 病弱者に与える温かい滋養流動食
caudocephalad [コーダセファラド] 尾方および頭方の両方向に
caudolenticular [コードウレンティキュラー] 尾状核およびレンズ核の
cauliflower excrescence [コーリフラウア イクスクれッサンス] 花キャベツ（カリフラワー）状隆起（腫瘍）
Caulobacter [コーロウバクター] コウロバクター属　☆有柄杆状の細菌
cauloplegia [コーロウプリージア] 陰茎麻痺
cauma [コーマ] 高熱, 灼熱
　— enteritis [-エンタらイティス] 高熱性腸炎
caumesthesia [コーメススィーズィア] 冷温に対し熱感を感ずる
causal [コーザル] 原因の, 因果の
　— indication [-インディケイシャン] 原因適用
causalgia [コーザルジア] 灼熱痛, 四肢切断後の疼痛
causality [コーザリティ] 原因作用, 原因, 因果
causation [コーゼイシャン] 惹起作用, 因果関係
causative [コーザティヴ] 原因となる, 惹起性の

　— agent [-エイジャント] 原因因子, 病原体, 代理人
cause [コーズ] 原因, 大義
　— of death [-アヴ デス] 死因
　predisposing — [プれディスポウジング-] 素因, 疫病素質
　ultimate — [アルティメイト-] 究極的原因
causis [コースィス] 火傷, 腐食
caustic [コースティック] 腐食剤, 苛性の
　— agent [-エイジャント] 腐食薬
　— alkali [-アルカリー] 苛性アルカリ, 水酸化ナトリウムと水酸化カリウム等
　— potash [-パタシュ] 水酸化カリウム
causticity [コースティスィティ] 苛性度, 腐食度
cauterization [コータらイゼイシャン] 焼灼, 腐食
cauterize [コータらイズ] 焼灼する
cautery [コータりー] 焼灼具, 焼灼, 腐食
　chemical — [ケミカル-] 化学的焼灼, 腐食物質による組織破壊
　electric —, galvanic — [イレクトリック-, ギャルヴァニック-] 電気焼灼
　Paquelin's — [パクランズ-] パクラン焼灼器
caution [コーシャン] 用心, 慎重, 警戒, 警告, 警戒する, 警告する
cautionary [コーシャナリー] 警戒の, 担保の, 保証の
cautious [コーシャス] 用心深い, 慎重な
cavalier [カヴァリアー] 騎手, 騎士
cavalry-bone [ケーヴァルりーボウン] 内転股筋における骨様突起物, 騎士骨
Cavare's disease [ケーヴァりズ ディズィーズ] キャバレ病　☆家族性周期性麻痺
cavascope [ケーヴァスコウプ] 空洞鏡
caverna < pl. cavernae; L > [カヴェるナ, カヴェるネ] 洞, 空洞
cavernogram [ケーヴァナグらム] 空洞造影図
cavernitis [ケーヴァナイティス] （陰茎の）海綿体炎
cavernoma [ケーヴァ―ノウマ] 海綿腫, 海綿状血管腫
cavernostomy [ケーヴァノウスタミー] 空洞開口術, 空洞吸引法
cavernosum [ケーヴァ―ノウサム] 海綿体

cavernotomy ～ cefaclor

cavernotomy [ケーヴァノウタミー] 空洞切開術
cavernous [ケーヴァーナス] 空洞性の
— respiration [-れスピれイシャン] 空洞音呼吸
— sinus [-サイナス] 海綿静脈洞
— sinus syndrome [-サイナス スィンドろウム] 海綿静脈洞症候群 ☆海綿静脈洞血栓による結膜浮腫，上眼瞼，鼻根部突出，動脈，滑車，外転神経の麻痺
CAVH (continuous arteriovenous hemofiltration)
cavitary [ケーヴァテり-] 空洞の，空洞形成の
cavitas [ケーヴィタス] [L] 空洞，腔
— abdominalis [-アブダミナーリス] 腹腔
— articulare [-アーティキュレアー] 関節腔
— dentis [-デンティス] 歯髄腔
— larynges [-ラりンジーズ] 喉頭腔
— medullaris [-メデュラーりス] 骨髄腔
— nasi [-ナージ] 鼻腔
— oris [-オウりス] 口腔
— pericardialis [-ぺりカーディアりス] 心膜腔
— peritonealis [-ぺりトウニアーリス] 腹膜腔
— pharyngis [-ファりンジス] 咽頭腔
— pleuralis [-プルーらりス] 胸膜腔
— thoracis [-ソーらスィス] 胸腔
— tympanica [-ティンパニカ] 鼓室
cavitation [ケーヴィテイシャン] 真空部，空洞化
cavitis [ケーヴァイティス] 大静脈炎
cavity [ケーヴィティ] 空洞，腔
cranial — [クれイニアルー] 頭蓋腔
epidural — [エピデューらるー] 硬膜外腔
medullary — [メデュらりー-] 髄腔
nasal — [ネイサルー] 鼻腔
oral — [オーるルー] 口腔
paranasal — [ぱらネイサルー] 副鼻腔
pelvic — [ペルヴィックー] 骨盤腔
pleural — [プリューらるー] 胸膜腔，肋膜腔
cavum [ケイヴァム] 空洞
— nasi osseum [-ナージ オッスィアム] 骨鼻腔

— subdurale [-サブデュらーレ] 硬膜下腔
cavus [ケイヴァス] 凹の
Cb (conlumbium)
CBA 1. (congenital biliary atresia) ／ 2. (cytochemical bioassay)
CBBB (complete bundle branch block)
CBC, CBCC (complete blood count)
CBF (cerebral blood flow)
CBPC (carboxyl benzyl penicilline)
CCC (cathodal closure contraction)
C-cell [スィーセル] C細胞 ☆甲状腺のカルシトニン分泌細胞
CCF (carotid-cavernous fistula) 頸動脈海綿洞瘻
CCK (cholecystokinin)
Ccr (creatinine clearance)
Cd (cadmium)
Ce (celium)
CEA (carcinoembryonic antigen)
cease [スィース] 止む，絶える，やめる，よす
ceaseless [スィースレス] 絶え間ない，不断の
cebocephalus [スィーバセファラス] 類猿頭蓋体
cecal [スィーカル] 盲腸の，盲端に終わった
cecitas [スィスィータス] 盲
cecitis [スィーサイティス] 盲腸炎
cecity [スィーサィティ] 盲，盲目
cecopexy [スィーカペクスィ] 盲腸固定術
cecoplication [スィーカプリケイシャン] 盲腸造襞術 ☆盲腸の延展部を襞に畳折する手術
cecoptosis [スィーカプトウスィス] 盲腸下垂症
cecorrhaphy [スィカろフィー] 盲腸縫合術
cecosigmoidostomy [スィーコウスィグモイダスタミー] 盲腸S状結腸吻合術
cecostomy [スィーカスタミー] 盲腸瘻造設術（盲腸人工肛門術）
cecotomy [スィーカタミー] 盲腸切開術
cecum, caecum [スィーカム] 盲腸
cecutiency [スィーキュティエンスィ] 目が見えなくなる，失明に向かう
cedar [スィーダ] すぎ，西洋杉
cedron [スィードろン] セドロン ☆シマバの種子で毒蛇の咬傷，マラリアなどに用いる
cefaclor, CCL [セファクロー] セファクロ

cefadroxil ～ cefpimizole sodium

ル ☆経口セフェム系抗生物質
cefadroxil, CDX [セファドらクスィル] セファドロキシル ☆経口セフェム系抗生物質
cefalescin [セファレススィン] セファレッシン ☆経口セファロスポリン薬
cefalexin, CEX [セファレキスィン] セファレキシン ☆経口セフェム系抗生物質
cefaloridine, CER [セファロりディン] セファロリジン ☆注射用セフェム系抗生物質
cefalotin sodium, CET [セファロティ ソウディアム] セファロチンナトリウム ☆注射用第一世代セフェム系抗生物質
cefalozin [セファロズィン] セファロジン ☆注射用セファロスポリン系抗生物質
cefamandole sodium, CMD [セファメーンドール ソウディアム] セファマンドールナトリウム ☆注射用セフェム系抗生物質
cefapirin [セファパイリン] セファピリン ☆注射用セファロスポリン系抗生物質
cefapirin sodium [セファピリン ソウディアム] セファピリンナトリウム．第二世代セフェム系抗生物質
cefasroxil [セファろキスィル] セファロキシル ☆経口セファロスポリン系抗生物質
cefatamet [セファタメット] セファタメット ☆βラクタマーゼ安定性経口セファロスポリン薬
cefatrexyl [セファトれクスィル] セファトレキシール ☆注射用セファロスポリン系抗生薬
cefatrizine [セファトらイズィン] セファトリジン ☆経口セファロスポリン系抗生物質
cefatrizine propylene glycol [セファトりジン プろウピレン グライコール] 第一世代セフェム系抗生物質
cefazolin sodium, CEZ [スィファザリン ソウディアム] セファゾリンナトリウム ☆注射性セフェム系抗生物質
cefbuperazone sodium, CBPZ [セフブペらゾン ソウディアム] セフブペラゾンナトリウム ☆βラクタマーゼ安定性セフェム系抗生物質
cefdinir, CFDN [セフディニア] セフジニル ☆経口セフェム系抗生物質
cefditoren pivoxil, CDTR-PI [セフディトーれン パィヴァクスィル] セフジトレンピボキシル ☆経口セフェム系抗生物質
cefeapene [セフェアピン] セフェアピン ☆経口セフェム系抗生物質
cefepime dihydrochloride, CFPM [セフェパイム ダイハイドろウクローらイド] 二塩酸セフェピム ☆注射用セフェム系抗生物質
cefetamet pivoxil hydrochloride [セフェタメット パイヴォキスィル ハイドロクロウらイド] 第三世代セフェム系抗生物質
cefixime, CFIX [セフィキサイム] セフィキシム ☆βラクタマーゼ安定性経口セフェム系抗生物質
cefmenoxine hemihydrochloride, CMX [セフメナキスィン ヘミハイドろウクローらイド] 塩酸セフメノキシン ☆注射用セフェム系抗生物質
cefmetazole sodium, CMZ [セフメタゾール ソウディアム] セフメタゾールナトリウム ☆注射用セフェム系抗生物質
cefminox sodium [セフミナックス ソウディアム] セフミノクスナトリウム ☆注射用セフェム系抗生物質
cefodizime sodium, CDZM [セフォディザイム ソウディアム] セフォジジムナトリウム ☆注射用セフェム系抗生物質
cefoperazone sodium, CPZ [セフォペらゾン ソウディアム] セフォペラゾンナトリウム ☆注射用セフェム系抗生物質
cefoselis sulfate [セフォセリス サルフェイト] 硫酸セフォセリス ☆βラクタマーゼ安定性注射用セフェム系抗生物質
cefotaxime sodium, CTX [セフォウタクスィーム ソウディアム] セフォタキシムナトリウム ☆注射用セフェム系抗生物質
cefotetan sodium, CTT [セフォテタン ソウディアム] セフォテタンナトリウム ☆注射用セフェム系抗生物質
cefotiam dihydrochloride, CTM [セフォティアム ディハイドロクローらイド] 塩酸セフォチアム．第二世代セフェム系抗生物質
cefotiam hexetil hydrochloride [セフォティアム ヘクセティル ハイドろウクローらイド] 塩酸セフォチアムヘキセチル ☆経口セフェム系抗生物質
cefoxitin sodium, CFX [セフォキスィティン ソウディアム] セフォキシチンナトリウム ☆注射用セフェム系抗生物質
cefozopran hydrochloride, CZOP [セフォゾプらン ハイドろウクローらイド] 塩酸セフォゾプラン ☆注射用セフェム系抗生物質
cefpimizole sodium, CPIZ [セフピミゾー

cefpiramide sodium 〜 celiorrhaphy

ル ソウディアム］セフピミゾールナトリウム．第三世代セフェム系抗生物質
cefpiramide sodium, CPM［セフピらマイド ソウディアム］セフピラミドナトリウム ☆注射用セフェム系抗生物質
cefprimizole［セフプりミゾール］セフプリミゾール ☆注射用セファロスポリン，緑膿菌等に有効
cefpirome sulfate［セフピろーム サルフェイト］硫酸セフピロム ☆注射用セフェム系抗生物質
cefpodoxime proxetil, CPDX-PR［セフポダクスィーム プろウキサティル］セフポドキシムプロキセチル ☆経口用セフェム系抗生物質
cefroxadine, CXD［セフろキサディン］セフロキサジン ☆経口セフェム系抗生物質
cefsulodin sodium, CFS［セフスローディン ソウディアム］セフスロジンナトリウム ☆注射用セフェム系抗生物質
ceftazidime, CAZ［セフタズィダイム］セフタジジム．第三世代セフェム系抗生物質 ☆注射用セフェム系抗生物質
cefterampivoxil, CFTM-PI［セフテらムパイヴォキスィル］セフテランピボキシル ☆βラクタマーゼ安定性経口セフェム系抗生物質
ceftezole CTZ［セフテゾール］セフテゾールナトリウム．第一世代セフェム系抗生物質
ceftibuten, CETB［セフティブテン］セフティブテン ☆経口用セフェム系抗生物質
ceftizoxime sodium, CZX［セフティザクスィーム ソウディアム］セフティゾキシムナトリウム ☆注射用セフェム系抗生物質
ceftriaxone sodium, CTRX［セフトりアクソン ソウディアム］セフトリアキソンナトリウム ☆注射用セフェム系抗生物質
cefuroxime axetil, CXM-AX［セフろキスィム アキセチル］セフロキシムアキセチル．第二世代セフェム系抗生物質
cefuroxime sodium, CXM［セフろクサイム ソウディアム］セフロキシムナトリウム ☆注射（経口）用セフェム系抗生物質
ceiling［スィーリング］天井，天井板
celation［スィレイシャン］病気，出産，妊娠などを隠し立てすること，隠ぺい
— **cele**［−スィール］ ☆「腫瘍」「膨隆部」「ヘルニア」を表す接尾語
celebrate［セリブれイト］（儀式を）挙行する，祝う，称揚する

celebrated［セレブれイティッド］有名な，名高い
celerity［スィレりティ］敏速，敏捷，急速性
celery［セラり］セロリー，オランダみつば
celia［スィリア］腹，胃，脳室
celiac［スィーリアック］腹の，腹腔の
— **disease**［−ディズィーズ］セリアック病 ☆小児脂肪便症，グルテン過敏による吸収不全症候群
— **ganglion**［−ギャングリオン］腹腔神経節
celiaca［スィーリアカ］腹腔内臓の病気
celiadelphus［セリアデルフス］臍部癒合双胎．腹部で癒合した双胎児
celialgia［スィーリエールジア］疝痛，腹痛
celianeurysm［スィーリアニューりズム］腹部動脈瘤
celibacy［セリバスィ］独身主義
celibate［セリビット］独身を守っている，独身主義の，独身の，独身者，独身主義者
celiectasia［スィーリエクテイズィア］腹腔異常膨大
celiectomy［スィーリエクタミー］腹腔臓器切除術，迷走神経腹腔枝切除術
celiocele［スィーリアスィール］腹部ヘルニア
celiocentesis［スィーリオウセンティースィス］腹部穿刺
celiocyesis［スィーリオウサイイースィス］子宮外妊娠
celiodynia［スィーリオウディニア］腹痛
celiogastrotomy［スィーリオウガストらタミー］腹腔からの胃切除術，腹式胃切除術
celiohysterectomy［スィーリオウヒスタれクタミー］腹式子宮摘出術
celioma［スィーリオウマ］腹部腫瘍
celiomyalgia［スィーリオウマイエールジア］腹筋痛
celiomyomectomy［スイリアマイオアメクトミー］腹式筋腫摘出術，腹式筋腫切除術
celiomyositis［スィーリオウマイオウサイティス］腹〔壁〕筋炎，腹筋炎
celioncus［スィーリアンカス］腹部腫瘍
celioparacentesis［スィーリオウパらセンティースィス］腹腔穿刺
celiopyosis［スィーリオウパイオウスィス］腹腔化膿症
celiorrhaphy［スィーリオーらフィ］腹壁縫

合

celiotomy [スィーリアタミー] = laparotomy 開腹術，腹部切開

celiprolol hydrochloride [スィーリプろロール ハイドロウクローらイド] 塩酸セリプロロール ☆選択性 β 遮断降圧薬

celitis [スィーらイティス] 腹部炎症

cell [セル] 細胞
— **biology** [-バイアラジー] 細胞生物学
— **culture** [-カルチャー] 細胞培養
— **mediated immunity** [-ミーディエイティッド イミューニティ] 細胞性免疫
— **wall** [-ウォール] 細胞壁

antigen-presenting —, APC [アンティジェン-プりゼンティング-] 抗原提示細胞．抗原情報を T 細胞に示す

argentaffin — [アージェンタフィン-] 銀親和細胞

basket —s [バースキット-] かご細胞．分泌腺の筋上皮細胞，小脳皮質分子層細胞，変性白血球等かご状に見えるもの

basophilic — [ベイソフィリック-] 好塩基性細胞 → beta c.-s.

bipolar — [バイポウラー-] 双極細胞

chromaffin — [クろウマフィン-] クロム親和性細胞．腸や副腎髄質にある

colony-forming — [カラニー-フォーミング-] コロニー形成細胞

cytotoxic T —, CTL [サイトタキスィックティー-] 細胞傷害性細胞 (cytotoxic T lymphocyte 細胞傷害性 T リンパ球)

foreign-body giant — [フォーりン-バディ ジャイアント-] 異物巨細胞．中央に多数の核を有する巨大細胞で，異物反応，またはある種の肉芽腫でみられる

giant — [ジャイアント-] 巨細胞．骨髄の巨核細胞，破骨細胞，結核結節のラングハンス巨細胞などをいう．多くは多核性

glial — [グリーアル-] グリア細胞，神経膠細胞＝ glia

hairy — [ヘアりー-] 毛様細胞

HeLa — [ヒーラ-] ヒトの子宮頸癌から分離された細胞株

helper — [ヘルパー-] ヘルパー細胞．免疫応答，抗体産生を助ける細胞

juxtaglomerular — [ジャックスタグラウメりュラー-] 傍糸球体細胞．レニンを産生する

K —, killer — [キらー-] キラー細胞．細胞傷害リンパ球

Kulchitsky's — -s [クルチツキー-] 腸のクロム親和性細胞 (enterochromaffin c.) に同じ

Kupffer's, — -s [クッパー-] 肝臓にある大食細胞

Langerhans' — -s [レーンガーハンス-] 表皮の抗原提示細胞

Langhans' giant — -s [レーングハンス ジャイアント-] ラングハンス巨細胞．結核等の肉芽腫に見られる

Leydig's — -s [らイディッグ-] 精巣間質細胞テストステロンを分泌する

lymphoid — [リンフォイド-] リンパ様細胞

lymphoid stem — [リンフォイド ステム-] リンパ様幹細胞，血球芽細胞

mast — [メースト-] 肥満細胞 (mastocyte) 結合組織中にあるヒスタミン分泌細胞

mesangial — [メセーンジアル-] メサンギウム細胞

microglia — [マイクログリア-] 小神経膠細胞

natural killer (NK) — [ナチュラル キらー-] NK 細胞，ナチュラルキラー細胞

prickle — [プリックル-] 有棘 (きょく) 細胞．棘の様な突起がある

primordial germ — [プりモーディアル ジャーム-] 原始生殖細胞

Purkinje's — -s [パーキンジェー-] プルキニエ細胞．小脳皮質の大きな細胞で，列をつくり分子層と顆粒層を分ける → Purkinje's fiber

Reed-Sternberg — -s [りードースターンバーグ-] ホジキン病の病理診断根拠になる

reticular — [れティキュラー-] 細網細胞，網状細胞

rod — [らッド-] 桿細胞，棒状の細胞

scavenger — [スケーヴェンジャー-] 清掃細胞＝ phagocyte

Sertoli's — -s [セるトウりー-] セルトリ細胞．精細管支持細胞

Sézary — [セザりー-] セザリー細胞．セザリー症候群の末梢血中にみられる異型 T リンパ球

sickle — [スィックル-] 鎌形状赤血球．

貧血を伴う症候群の一部
- singnet ring －[スィグネット リングー] 印環細胞. 粘液物質の蓄積により指輪状に見える細胞
- spindle －[スピンドル－] 紡錘細胞
- squamous －[スクェイマス－] 扁平上皮細胞
- stab －[ステーブ－] 杆状核白血球, 網膜視細胞
- stellate －[ステレイト－] 星状細胞
- stem －[ステム－] 幹細胞. 骨髄中の母細胞
- stromal －[ストろウマル－] 間質細胞, 基質細胞
- supporting －[サポーティング－] 支持細胞. コルチ器官支持細胞
- suppressor －[サプれッサーー] サプレッサー細胞, 抑制細胞 (suppressor). 免疫反応抑制細胞
- syncytial －[スィンスィチアル－] 合胞細胞
- T －[ティーー] T細胞, Tリンパ球, 胸腺由来リンパ球
- unipolar －[ユニポウラー－] 単極細胞. 1本の極突起のみをもつ神経細胞. 後根神経節にみられる

cella [セラ] 細胞, 側〔脳〕室の尾部に向かう部分, 小房

cellar [セラー] 地下室, 穴蔵 (食料品の貯蔵所), 酒蔵, 石炭貯蔵所, 穴蔵に蓄える

celloidin [サロイディン] セロイジン ☆濃厚コロジウム

cellophane [セラフェイン] セロファン

cellophane tape test [セラフェイン テイプ テスト] セロファンテープ試験 ☆皮膚にセロテープを貼ってその安定性をみる

cellular [セルュラー] 細胞の, 細胞性の
- infiltration [－インフィルトれイシャン] 細胞浸潤
- pathology [－パサラジー] 細胞病理学
- tumor [－テューマー] 細胞性腫瘍

cellularity [セリュレーりティー] 細胞充実性, 細胞の豊富な

cellule [セリュール] 小細胞, 小房

cellulitis [セリュライティス] 蜂窩織炎, 小胞炎

celluloid [セリュロイド] セルロイド

cellulose [セリュロウス] セルロース植物線維素

cellulotoxic [セルュラタクスィック] 細胞毒性の

celmoleukin [セルモリューキン] セルモロイキン ☆抗悪性腫瘍薬, インターロイキン2製剤

celology [スィーララジー] ヘルニア学

celom [スィーラム] 胎腔, 胎児体腔

celoscope [スィーラスコウプ] 体腔鏡, 腹腔鏡

celostomia [スィーラストウミア] 空洞性の音声

celotomy [スィーラタミー] ヘルニア切開術

celozoic [スィーロウゾウイック] 体腔寄性の

Celsius, C [セルスィアス] セルシウス ☆天文学者, 摂氏
- scale [－スケイル] 摂氏 (百分法) 度盛り (温度)
- thermometer [－サーマミター] ＝ centigrade thermometer 摂氏温度計

cement [スィメント] セメント, 膠着薬, 歯の白亜質

cementation [スィーマンテイシャン] セメント接合, 膠着, 癒着

cementing [スィメンティング] 合着法 (歯科)

cementitis [スィーマンタイティス] セメント炎

cementoblast [スィメンタブラスト] セメント芽細胞

cementoma [スィーマントウマ] セメント腫, 白亜質腫 ☆歯槽骨膜の刺激により膨隆した腫瘍

cementum [スィメンタム] セメント質

cemetery [セマテりー] 墓地, 特に共同墓地

cenesthesia [スィーニススィーズィア] セネステシア, 体感

cenesthesis [スィーニススィースィス] セネステシス ☆一般感覚

cenesthopathy [スィーニスサパスィ] 体感異常

cenobium [スィーナビアム] 群体 (連結生活体)

cenocyte [スィーナサイト] 無隔菌糸細胞

cenogenesis [スィーナジェネスィス] 個体新発生

cenophobia [スィーノウフォウビア] 広場恐怖症, 空間恐怖症

cenosis [スィーノウスィス] 排泄, 放出, 衰憊

cenotype [セナタイプ] 原型より発生した

形
- **censor** [センサー] （出版，興行物の）検閲官，監察官，御史，風紀係，検閲する
- **censorship** [センサーシップ] 検閲
- **census** [センサス] 人口調査，国勢調査
  - **paper** [-ペイパー] 国勢調査表
  - **taker** [-テイカー] 国勢調査員
  - **taking** [-テイキング] 国勢（人口）調査
- **centenarian** [センティネアリアン] 100歳代の人
- **centenary** [センティーナりー] 百の，百年の，百年祭
- **center, centre** [センター] 中点，中央，中枢，中心の，中心におく，中心点を見出す，集中させる
  - **of buoyancy** [-アヴ ブイアンスィ] 浮力の中心
  - **of curvature** [-アヴ カーヴァテュア] レンズ曲面中心
  - **of flexure** [-アヴ フレクシャー] たわみの中心
  - **of ossification** [-アヴ アッスィフィケイシャン] 化骨中心．化骨が最初に現れる部位
  - **of percussion** [-アヴ パーカッシャン] 打撃の中心
  - **of twist** [-アヴ トゥウィスト] ねじれの中心
  - Broca's - [ブろウカズ-] ブローカ中枢．運動性言語中枢
- **centesis** [センティースィス] 穿刺
- **centigrade, C** [センティグれイド] 百分度の，百度盛の摂氏
  - **temperature** [-テンパらチャー] 摂氏温度
- **centigram** [センティグらム] センチグラム ☆1／100グラム
- **centiliter** [センティりッター] センチリットル ☆1／100リットル
- **centimeter** [センティミーター] センチメートル ☆1／100メートル
- **centimorgan** [センティモーガン] センチモルガン単位 ☆平均組換数が一様であるような染色体地図上の距離．組換確率が1％となる距離，二つの遺伝子の再結合が1％で起こるような遺伝子間隔
- **centinormal** [センティノーマル] 0.01規定
- **centipoise** [センティボイズ] 液体粘稠度(cgs)単位 ☆ポイズ，cm, secの1／100

- **centrad** [セントれッド] 中心へ，中線へ ☆1／100ラジアン
- **central** [セントらル] 中心の，中心を通る
  - **angiospastic retinitis** [-アンジアスパスティック れティナイティス] 中心血管痙攣網膜炎
  - **convolution** [-カンヴァルーシャン] 中心回
  - **core disease** [-コーア ディズィーズ] セントラル・コア病 ☆先天性ミオパチーの一つ
  - **groove** [-グるーヴ] 中心溝
  - **implantation** [-インプランテイシャン] 中心着床
  - **incisor** [-インサイザー] 中央切歯
  - **lobe** [-ロウブ] 中葉
  - **nervous system, CNS** [-ナーヴァス スィスタム] 中枢神経系
  - **occlusion** [-アクルージャン] 中心咬合
  - **osteophyte** [-アスティアファイト] 中心性骨棘
  - **pneumonia** [-ニューモウニア] 大葉中心肺炎
  - **scotoma** [-スコウトウマ] 中心暗点
  - **tendon** [-テンダン] 中心腱
  - **terminal** [-ターミナル] 結合電極，中心電極
  - **venous pressure, CVP** [-ヴィーナス プれッシャー] 中心静脈圧
- **centraphose** [セントらフォウズ] 中枢性暗覚．視中枢に原因する主観的な暗い感じ→centrophose
- **centriciput** [セントりスィパット] 中頭 ☆後頭部と頭頂部の間
- **centrifugal** [セントりフュガル] 遠心的な，遠心性の
- **centrifugation** [セントりフュゲイシャン] 遠心法
- **centrifuge** [セントりフュージ] 遠心器，遠心分離する
- **centrifuged milk** [セントりフュージド ミルク] 脱脂乳
- **centrilobar pancreatitis** [セントりローバー パンクりアタイティス] 膵管周囲炎
- **centrilobular** [セントりラビュラー] 小葉中心性の
- **centriole** [セントりオウル] 中心小体
- **centripetal** [セントりピタル] 求心的な
  - **nerve** [-ナーヴ] 求心性神経
- **centro-** [セントろウー，セントら-] ☆「中心」

を表す接頭語
centrocinesia [セントロサイニージア] 中枢刺激による運動
centrocyte [セントロサイト] 中心細胞
centrodorsal [セントロウドーサル] 中心および背側の
centromere [セントロミアー] 中心節 ☆染色体の中心点，細胞分裂時に赤道面につく
centromeric instability [セントロメーリックインスタビラティ] 中心体不安定
centroplasm [セントラプレーズム] 中心形質
centrosome [セントロソウム] 中心体
centrosphere [セントラスフィアー] 中心球
centrum [セントラム] 中心，中枢，中心点，脊柱，突起部
centuple [センチュプル] 百倍する
cephalad [セファレッド] 頭部へ向かって
cephalalgia [セファレールジア] 頭痛
cephalalgic [セファレールジック] 頭痛の
cephalea [スィフェーリア] 頭痛 ☆重い慢性のもの，または感染初期のもの
cephalhematocele [セファルヒマタスィール] 頭部血瘤（りゅう）
　Stromeyer's — [ストロウマイアーズ-] 頭部のストロマイヤー型骨膜下血腫
cephalhematoma [セファルヒーマトウマ] 頭血腫，頭蓋骨骨膜下血腫
cephalic [スィフェーリック] 頭の，頭痛薬
　— flexure [-フレクシャー] 胚の頭蓋曲
　— presentation [-プれゼンテイシャン] 頭部先進
　— version [-ヴァージャン] 頭部先進操作転向
cephalo- [セファロウ-] ☆「頭」を表す接頭語
cephalocele [スィファラスィール] 頭瘤，脳瘤
cephalocentesis [セファロウセンティースィス] 頭蓋穿刺
cephalodynia [セファラディニア] 頭痛
cephalofacial [セファロフェイシャル] 頭蓋および顔面の
cephalography [セファラグらフィ] 頭部記録法
cephalohemometer [セファロウヒーマミター] 頭部内圧測定計
cephalohydrocele [セファロウハイドロスィール] 頭水腫
cephaloid [セファロイド] 頭状の
cephaloma [セファロウマ] 頭瘤，軟性癌

cephalomenia [セファロウミーニア] （月経の）代償性鼻出血
cephalomeningitis [セファロウメニンジャイティス] 脳髄膜炎
cephalometer [セファラミーター] 頭部計測器，頭蓋測定器
cephalometry [セファラメトリー] 頭部計測法，頭蓋測定法
cephalonasal [セファラネイサル] 頭蓋および鼻の
cephalonia [セファロウニア] 巨大脳症
cephalopagus [セファラパガス] 頭結合体
cephalopathy [セファラパスィ] 頭部疾患
cephalopelvic [セファロペルヴィック] （胎児の）頭と（母体の）骨盤の
cephaloplegia [セファロウプりージア] 頭顔筋麻痺
cephaloridine [セファラりディン] 広域抗生物質の一つ
cephalosporin [セファロウスポーりン] セファロスポリン ☆広域抗生物質
cephalotomy [セファラタミー] 胎児頭蓋切開術
cephalotractor [セファラトらクター] 頭蓋鉗子，頭蓋牽引器
cephalotribe [セファラトらイブ] 砕頭器
cephalotripsy [セファラトりプスィ]＝
cranioclasty 砕頭術
cera [スィーら] 蝋
　— alba [-アルバ] 白蝋
　— flava [-フレイヴァ] 密蝋
ceraceous [スィーれイシャス] 蝋の
ceramics [スィれーミックス] （歯科の）陶材術，陶材，セラミック材
ceramuria [スィーらミューりア] 燐酸塩尿
cerate [スィーれイト] 膏薬
cerated [スィーれイティド] 蝋を塗った
ceratonosus [セらタナサス] 角膜疾患
ceratum [スィれイタム] 蝋膏
cercaria [サーケアりア] セルカリア
cerchnus [サークナス] 粗雑呼吸音
cerclage [サークれイジ] 折骨端周囲縫合，締結法
Cercomonas [サーカマナス] セルコモナス属 ☆腸内寄生の鞭毛虫
cercus [サーカス] 尾角
cerea [スィーりア] 頭瘡
cereal [スィアりアル] 穀粒
cerebellar [セりベラー] 小脳の，小脳性の
　— ataxia [-アテークスィア] 小脳失調，小脳性運動失調

cerebellar ～ cerebrospinal

- — gait [-ゲイト] 小脳性歩行
- — gyrus [-ジャイらス] 小脳回
- — hemisphere [-ヘミスフィアー] 小脳半球
- — tract [-トれークト] 小脳索

cerebellifugal [セりベリフュガル] 小脳から遠ざかる

cerebellipetal [セりベリパタル] 小脳に向かう

cerebellitis [セりバらイティス] 小脳炎

cerebellocortex [セりベロウコーテクス] 小脳皮質

cerebello-olivary [セりベロウーアリヴァリー] 小脳オリーブ核の

cerebellopontile angle, CPA [セりベルパンティール エーングル] 小脳橋角

cerebellopontine angle tumor [セりベラパンティーン エングル テューマー] 小脳橋角腫瘍

cerebellorubral [セりベロウるーブラル] 小脳赤核の

cerebellospinal [セりベロウスパイナル] 小脳脊髄の

cerebellum [セりベラム] 小脳

cerebral [セリーブラル] 脳の, 大脳の
- — apoplexy [-アパプれクスィー] 脳卒中
- — arteriosclerosis [-アーティありオウスクりアろウスィス] 脳動脈硬化症
- — beriberi [-べりべり] 脳型脚気
- — blood flow, CBF [-ブラッド フろウ] 脳血流量
- — calcification [-カルスィフィケイシャン] 大脳石灰化
- — concussion [-カンカッシャン] 脳震盪
- — contusion [-カンチュージャン] 脳挫傷
- — cortex [-コーテクス] 大脳皮質
- — fornix [-フォーニクス] 脳弓
- — glucose metabolic rate [-グルーコウス メタバリック れイト] 脳糖消費率
- — gyrus [-ジャイらス] 大脳回
- — hemiplegia [-ヘミプリージア] 脳性片麻痺
- — hemisphere [-ヘミスフィアー] 大脳半球
- — hemorrhage [-ヒーマリッジ] 脳出血, 脳溢血
- — infarction [-インファークシャン] 大脳梗塞
- — meningitis [-メニンジャイティス] 大脳髄膜炎
- — neurasthenia [-ニューらススィーニア] 脳神経衰弱
- — palsy, CP [-ポールズィ] 脳性麻痺
- — paralysis [-パれーリスィス] 卒中
- — paraplegia [-パらプリージア] 大脳性対麻痺
- — pseudotumor [-スュードウテューマー] 偽性脳腫瘍
- — surgery [-サージャりー] 脳外科
- — tabes [-テイビース] = general paresis 進行性麻痺
- — vascular resistance [-ヴェースキュラー りズィスタンス] 脳血管抵抗
- — vertigo [-ヴァーティゴウ] 脳性眩暈

cerebration [セらブれイシャン] 脳〔髄〕作用

cerebrifugal [セらブろゥファガル] 末梢性, 遠心性

cerebro- [セりブろウ-, セりブら-] ☆「大脳」を表す接頭語

cerebrocardiac [セらブろウカーディアック] 脳および心臓の
- — pulmonary resuscitation, CCPR [-パルマナりー りサスィテイシャン] 心肺脳蘇生術

cerebromalacia [セらブろウマれイシア] 脳軟化症

cerebromeningitis [セらブろウメニンジャイティス] 脳髄膜炎

cerebropathy [セらブろパスィ] 脳病, 脳障害

cerebrophysiology [セらブろウフィズィアラジー] 大脳生理学

cerebropsychosis [セらブろウサイコウスィス] 脳性精神病

cerebrosclerosis [セらブろウスクリアろウスィス] 脳硬化症

cerebrose [セらブろウス] ガラクトース, セレブロース

cerebrosensorial [セらブろウセンソーりアル] 脳生感覚の

cerebroside [セらブらサイド] セレブロシード ☆脳および神経を構成する一物質

cerebrosis [セらブろウスィス] 大脳疾患

cerebrospinal [セらブろウスパイナル] 脳脊髄の
- — fever [-フィーヴァー] 脳脊髄膜炎
- — fluid [-フルーイド] 脳脊髄液
- — meningitis [-メニンジャイティス] 脳

脊髄膜炎
cerebrovascular [セらブらヴェースキュラー] 脳血管性の
— accident, CVA [-アクスィダント] 脳血管障害発作
— disease, CVD [-ディズィーズ] 脳血管疾患
cerebrum [セらブらム] 大脳，脳
cerement [スィーアマント] 屍衣，きょうかたびら
ceremonial [セらモウニアル] 儀式上の
ceremony [セらマニー] 儀礼，儀式，礼式
ceric [スィーりック] 蝋〔質〕の，第二セリウム質の
cerium, Ce [スィーりアム] セリウム（元素）☆原子量140.12
ceroid [スィーろイド] セロイド ☆色素物質，実験的肝硬変（メチオニン欠乏）の肝脂肪中にある物質
ceroma [スィーろマ] 蝋様嚢腫
ceroplastic [スィアろウプレースティック] 蝋模型の，蝋型細工の
ceroplasty [セロウプレスティ] 蠟（ろう）製模型．特に解剖の模型
cerosis [スィーろウスィス] 粘膜における鱗屑状病変
certain [サートン] 確実な，正確な，ある，若干の
certainly [サートンリー] 確実に，（人の言を受けて）確かに
certainty [サートンティ] 確実，確実性，確信
certifiable [サーティファイアブル] 保証しうるべき，証明しうる，特に精神錯乱であることを証明しうるべき
certificate [サーティフィケイト] 証明書，認証書
— of birth [-アヴ バース] 出生証明
— of death, death — [-アヴ デス] 死亡証明
— of fitness [-アヴ フィットネス] 適格証明，健康証明
— of health [-アヴ ヘルス] 健康診断書
— of marriage [-アヴ メーりジ] 結婚証明書
— of vaccination [-アヴ ヴェークサネイシャン] 接種証明書
certified milk [サーティファイド ミルク] 保証牛乳
certify [サーティファイ] （文書で）証明する，保証する，（医師が）精神錯乱だと証明する
ceruloplasmin [セりュラプレースミン] 銅結合蛋白の一種
cerumen [スィるーメン] 耳垢（みみあか）
ceruminal plug [スィるーミナル プラグ] 耳あか
ceruminosis [スィるーミノウスィス] 耳垢症
ceruminous [スィるーミナス] 耳脂の
— gland [-グレーンド] 耳道腺
ceruse [スィるース] 鉛白
cervical [サーヴィカル] 頸部の，歯頸側の
— canal [-カナル] 子宮頸管
— gland [-グレーンド] 頸部リンパ腺
— glands of uterus [-グランズ アヴ ユータらス] 子宮頸腺
— hypertrophic pachymeningitis [-ハイパートらフィック パキメニンジャイティス] 頸部肥厚性硬髄膜炎
— line [-ライン] 歯頸線
— myelopathy [-マイアラパスィ] 頸椎脊髄症
— paraplegia [-ペーらプリージア] 頸性対麻痺
— plexus [-プレクサス] 頸神経叢
— rib [-リブ] 頸肋骨
— rib syndrome [-リブ スィンドロウム] 頸肋症候群
— sinus [-サイナス] 頸洞
— spine [-スパイン] 頸椎
— spondylosis, CS [-スパンディロウスィス] 頸部脊椎症
— spondylotic myelopathy, CSM [-スパンディロティック マイアラパスィ] 頸椎症性脊髄症
— tabes [-テイビース] 頸部癆 ☆上肢麻痺を初期に起こす麻痺症
cervicectomy [サーヴィセクタミー] 子宮頸管切除術
cervicicardiac [サーヴィスィカーディアック] 頸および心臓の
cervicitis [サーヴィサイテイス] 子宮頸管炎
cervico- [サーヴィコウ-, サーヴィカ-] ☆「頸」を表す接頭語
cervicomuscular [サーヴィカマスキュラー] 頸筋の
cervicovaginal [サーヴィカヴェージナル] 子宮頸および腟の
cervicovesical [サーヴィコウヴェズィカル] 子宮頸および膀胱の
cervix [サーヴィックス] くび（頸）

— uteri [-ユータり] 子宮頸管
cesarean [スィーゼアりアン] 帝王切開の
— hysterectomy [-ヒスタれクタミー] 帝王切開後子宮切除
— section, CS [-セクシャン] 帝王切開
cesarotomy [スィザろタミー] 帝王切開
cesium, caesium, Cs [スィーズィアム] セシウム（元素）☆原子量132.9054
cess-pit [セスピット] 汚水溜め, 汚物を捨てる穴, 肥溜
— pool [-プール] 汚水溜め
cestode [セストウド] 条虫, 条虫様の
— infection [-インフェクシャン] 条虫感染
cestoid [セストイド] （さなだ）紐状の
cetylpyridinium [スィーティルピりディニアム] セチルピリジニウム ☆口内トローチ薬
cetraxate [セトらクセイト] セトラキサート ☆H_2遮断薬, 胃酸分泌抑制薬
cetrizine hydrochloride [セトりズィン ハイドろウクローらイド] 塩酸セチリジン ☆抗アレルギー薬, ヒスタミンH_1拮抗薬
CF 1. (cystic fibrosis) / 2. (cardiac failure)
Cf (californium)
CGD (chronic granulomatous disease)
CGRP (calcitonin gene-related peptide)
C. G. S. unit system [スィ・ジィ・エス ユーニット スィスタム] ☆cm／g／sec単位
Chaddock's sign [チャダックス サイン] チャドック徴候 ☆錐体路症状の一つで脛骨窩の周囲を上後部から下前部に環状に擦ると母趾の背屈が起こる
chafe [チェイフ] 擦って暖める, すりむく, （人を）いらだたせる, 擦傷, いらだち
chaffbone [チャフボウン] 下顎骨
chafing [チェイフィング] 皮膚［等］の摩擦, 保温, じれること, いらだち
Chagas' disease [チャガス ディズィーズ] シャガス病 ☆ブラジルの小児におけるトリパノゾーマ病
Chagres fever [チャグれス フィーヴァー] チャグレス熱 ☆悪性マラリア熱
chagrin [シャグりン] 無念, 憤懣, 口惜しがらせる, 煩悶させる
chain [チェイン] くさり（鎖）, 連鎖
— reaction [-りアクシャン] 連鎖反応
— reflexes [-りフレクスィズ] 連鎖反射
— suture [-スーチャー] 鎖状縫合
heavy — [ヘヴィー] H鎖, 重鎖

chair [チェア] 椅子, 大学の講座, 教授の職, 議長席, 会長席, 椅子につかせる
— ridden [-りドゥン] 椅子に座りきりで動けない
chairman [チェアマン] 議長, 会長, 会頭, 司会者, 委員長
chairperson [チェアパースン] （男女共通の）議長
chalania [カラーニア] 噴門弛緩症
chalastoderma [カレスタダーマ] 皮膚弛緩症
chalaza [カレイザ] 卵索 ☆卵黄を支持するらせん状の索
chalazion [カレイズィアン] 霰粒腫 ☆眼瞼炎の一種
chalicosis [ケーりコウスィス] 石〔粉〕肺症
chalinoplasty [ケーりナプラスティ] 口角形成術
chalk [チョーク] チョーク, 白墨, 白亜
chalkitis [カルカイティス] 真鍮工眼炎
chalky [チョーキー] 白亜質の, 白亜色の
challenge [チャりンジ] 挑戦, 挑戦する
chalodermia [ケーロウダーミア] 皮膚弛緩症
chalybeate [カリビーエイト] 鉄質の, 鉄含有の, 鉄剤の
chamber [チェインバー] 室房, へや
Chamberland filter [チェインバーラン フィルター] シャンベラン濾過器
Chamecranium [カマクれイニアム] 扁平頭蓋
chameprosopy [カミプらサピー] 扁平顔
chamois [シャマ] セーム革, シャミ革 ☆歯科, 山羊, カモシカなどの皮のなめしがわ
— skin [-スキン] セーム革, シャミ革
champagne [シャンペイン] [F] シャンペン酒, 発泡酒
championship [チャンピアンシップ] 選手権, 優勝
chance [チャンス] 偶然, 運命, 機会, 好機, 偶発の, はずみの, はからずも～する
— hematuria [-ヒーマチューりア] 偶発血尿
chancre [シャンカー] シャンクル, 下疳
— redux [-りダックス] 再発性下疳
chancroid [シャンクろイド] 軟性下疳 ☆疼痛を伴う性器潰瘍, *Hemophilus ducreyi* による感染症

chancroidal ulcer ～ chauffage

chancroidal ulcer [シャンクロイダル アルサー] 軟性下疳

chancrous [キャンクラス] 下疳性の

Chandler-Felt collar splint [チャンドラー-フェルト カラー スプリント] チャンドラー・フェルト襟副木

change [チェインジ] 変化, お釣り ☆俗に月経開始および閉止についていう
— **of life** [-アヴ ライフ] 更年期

changeable [チェインジャブル] 変わりやすい, 可変性の

changeful [チェインジフル] 変化の多い, 定まりない

channel [チャナル] 水路, 関門, 溝

chaos [ケイアス] 混沌, 混乱状態, 無秩序, カオス

chaotic [ケイアティック] 混沌とした, 無秩序の

chap [チェーップ] あかぎれ, 皮膚の荒れ, あかぎれをきらす (きれる), (皮膚を) 荒らす (荒れる), 男の人

chaperone [シェーペロン] シャペロン. 蛋白成熟過程で共存する蛋白

Chapman's test [チェーップマンズ テスト] チャップマン試験 ☆急性腹部疾患のとき疼痛のため腹筋のみで坐位をとることができない

chappy [チェーッピー] あかぎれのきれた

character [キャラクター] 記号, 符号文字, 特有性, 性質, 国民性, 性格, 記銘する, 刻する
— **of adaptation** [-アヴ エーダプティシャン] 適応形質

characteristic [キャラクタリスティック] 特質的, 特色的, 特質, 特性, 対数の指標

characterization [キャラクタリゼイシャン] 性格描写；特性を現すこと

characterize [キャラクタライズ] 特質を説く, 特色を表す, 特色づける

charbon [シャるボン] [F] 炭疽

charcoal [チャーコウル] 木炭

Charcot's arthropathy [シャるコウズ アーㇲㇻペㇲィ] シャルコー関節症 ☆神経性関節症

Charcot's disease [シャるコウズ ディズィーズ] シャルコー病 ☆筋萎縮性側索硬化症, 脊髄癆性関節, 神経性筋萎縮症, 多発性硬化症, 糖尿病性神経症

Charcot's fever [シャるコウズ フィーヴァー] シャルコー熱 ☆胆石の圧着による敗血症熱

Charcot's joint [シャるコウズ ジョイント] シャルコー関節病, 脊髄癆関節症

Charcot's triad [シャるコウズ トㇻイエーッド] シャルコー三徴 ☆多発性硬化症の症状企図振戦, 断続性言語, 眼振の三つ

Charcot-Leyden crystals [シャるコウ-ライデン クリスタルズ] シャルコー・ライデン結晶 ☆気管支炎喘息患者の咳痰中の微粒結晶

Charcot-Marie-Tooth disease [シャるコウ-マりートゥーㇲ ディズィーズ] シャルコー・マリー・トゥース病 ☆進行性神経性筋萎縮症で腓腹筋に好発

charge [チャージ] 荷重, 充電, 飽和 〔量〕, 負担, 費用, 責任
— **nurse** [-ナース] 病棟主任看護婦

charitable [チェーらタブル] 仁慈の, 同情心の深い, 慈善の

charity [チェーらティ] 博愛, 仁慈, 慈善行為, 寄附者, 救援金

charlatan [シャーらタン] 山師医者, もぐり医者

charlatanic [シャーらテーニック] 山師的の, いかものの

charm [チャーム] 不思議な力, 魔力, 魅力, (通例複数) 女の色香, 魅惑する, 慣らす

charmer [チャーマー] 魅惑者, 魔法使い

charming [チャーミング] (陶然とするほど) 非常に面白い, 魅惑的, 愛嬌に富む

charnel [チャーネル] 屍を納める, 納骨の, 納骨所

charring [チャーリング] 炭化

chart [チャート] 海図, 略図, 図表, 病歴

charta [カータ] 薬紙, 紙薬, 薬包紙

chartaceus [カータスィアス] 紙様の

chartala [カータラ] 紙片

chase [チェイス] 追跡する, 狩る, 追い出す, 追い立て, 追跡, 狩り, 追われる獣

chasma [ケーズマ] あくび

chasmus [ケーズマス] 痙攣性あくび

chaste [チェイスト] 純潔な, 貞節な, (思想, 言語の) 正しい, 純正の, 高雅

chastity [チェースタティ] 純潔, 身体の純潔, 思想感情の純潔

chaude pisse [ショード ピス] [F] 淋 (リン) 病排尿時灼熱感

chauffage [ショーファージ] [F] 低温焼灼法

Chauffard-Still syndrome ～ chemical

Chauffard-Still syndrome [ショーファーズ -スティル スィンドロウム] ショファール・スティル症候群 ☆非ヒト型結核菌感染症による発熱・関節腫脹・リンパ腺腫脹を示す症候群

chauffeur [ショウファー] [F] 運転手

chauffeur's fracture [ショウファーズ フらクチャー] 運転手骨折 ☆クランク棒を廻す時の橈骨遠位端骨折

chaulmoogra oil [ショールムーグら オイル] 大風子油

CHD 1.(congenital heart disease) ／ 2.(coronary heart disease)

cheap [チープ] 安価の，安っぽい，ひどい，安く，安価に

cheat [チート] 欺く，ごまかしをする，詐欺，詐欺師，カンニング

check [チェック] 突然の妨害，(呼気の)急止，頓挫，抑止物(止め具)，査照，小切手，くい止める，抑制する，査察する，怒る
　— experiment [－イクスペらメント] 中間試験
　— list [－リスト] 確認リスト
　— mate [－メイト] 王手(チェス)
　— up [－アップ] 診察
　— valve mechanism [－ヴァルヴ メカニズム] チェックバルブ機構，逆流阻止弁機構

checkerboard [チェッカーボード] 辺をもつ格子 ☆両親の配偶子とその可能な子孫を示す

Chediak-Higashi syndrome [チェディアック-ヒガシ スィンドロウム] シェディアック・東症候群 ☆免疫不全の一種で顆粒球の異常を伴う

cheek [チーク] ほお(頰)
　— bone [－ボウン] 頬骨

cheer [チアー] 陽気，元気，御馳走，激励，機嫌をよくさせる，慰める，元気づける，声援する

cheerful [チアフル] 機嫌のいい，元気のいい，愉快な，楽しい

cheese [チーズ] チーズ，乾酪

cheeseworker's lung [チーズウァーカーズ ラング] チーズ製造者の肺疾患 ☆過敏性肺臓炎の一種

cheesy [チーズィ] チーズの，乾酪性の
　— pneumonia [－ニューモウニア] チーズ肺炎 ☆剖検で断面が乾酪のように見えるもの

cheilectomy [カイレクトミー] 骨縁切除術

cheilectropion [カイレクトロウピアン] 口唇外反

cheilitis [カイライティス] 口唇炎
　actinic —, — actinica [アークティニック-，-アクティニカ] 光線口唇炎
　glandular —, — glandularis [グレーンデュラー-, -グランデュラーりス] 腺様口唇炎. ベルツ病，粘液腺膿瘍性口唇炎

cheiloangioscopy [カイロウ アンジアスカピー] 口唇血行顕微鏡検査

cheilognathopalatoschisis [カイロウ・ネイソウ・パラタスキスィス] 唇顎口蓋裂

cheilognathoschisis [カイロウネイサスキスィス] 唇顎裂

cheilon [カイラン] 口唇肥厚

cheiloncus [カイランカス] 口唇の腫瘍

cheiloplasty [カイラプラスティ] 口唇形成術

cheiloschisis [カイラスキスィス] 唇裂

cheilosis [カイロウスィス] 口角症，口唇症

cheilotomy [カイラタミー] 唇切開，長骨関節端の外骨切除

cheiragra [カイらゲーら] 手痛風

cheiralgia, chiralgia [カイれールジア] 手痛
　— paraesthetica [－パれススィーティカ] 異常感覚性手有痛症

cheirocinesthesia [カイろウスィニススィーズィア] 手運動知覚

cheirology [カイらロジー] 手話法

cheiromegaly [カイらメガリー] 巨大手症

cheiroplasty [カイろプれースティ] 手指形成[術](chiroplasty)

cheirospasm [カイらスパズム] 書痙

chelation [キーレイシャン] キレーシャン，キレート. 有機化合物が金属と環状に結合する相互作用

chemical [ケミカル] 化学の
　— analysis [－アネーらスィス] 化学分析
　— burn [－バーン] 化学熱傷
　— compound [－カンパウンド] 化学化合物
　— diabetes [－ダイアビーティーズ] 化学的糖尿病
　— mediator [－ミーディエイター] 化学伝導物質
　— spectrum [－スペクトらム] 化学スペクトル

chemicoanalytic [ケミコウアネーリティック] 化学分析の

chemicocautery [ケミコウコータリー] 化学的焼灼器, 化学的腐食器

cheminosis [ケミノウスィス] 化学的物質による病的状態

chemist [ケミスト] 化学者, 薬剤師

chemistry [ケミストリー] 化学

chemoantigen [ケモウエーンティジャン] 抗原性を有する化学物質

chemodectoma [ケマデクトウマ] ケモデクトーマ, 化学感受体腫 ☆頸動脈体の組織と発生学的に同じ組織から発生する腫瘍

chemoembolization [キモエムバリゼイシャン] 化学塞栓形成〔療法〕

chemoimmunology [ケモウイミューナラジー] 化学免疫学

chemokine [ケモウカイン] ケモカイン ☆微量化学物質で細胞の機能を調節する, 細胞活性化化学物質

chemoluminescence [ケモウルーミネッサンス] 化学発光

chemolysis [ケマリスィス] 化学的分解

chemoprevention [ケモプリヴェンシャン] 化学予防

chemoprophylaxis [ケモウプろウフィレークスィス] 化学的予防療法

chemoreceptor [ケモウりセプター] 化学受容器, 化学受容体

chemoserotherapy [ケモウスィーろセらピー] 化学血清療法

chemosis [ケモウスィス] 結膜浮腫

chemosmosis [ケモウズモウスィス] 化学浸透圧(現象)

chemosmotic [ケモウズモウティック] 化学的浸透の

chemosynthesis [ケモウスィンスィスィス] 化学合成

chemotactic [ケマテークティック] 走化性の, 化学走性の

chemotax [ケマテーックス] 走化性

chemotaxis [ケマテークスィス] 走化性, 化学走性

chemotherapy [ケモウセらピー] 化学療法

chemotropism [ケモウトろウピズム] 化学向性, 向化性

chenodeoxycholic acid [ケノディアクスィコーリック エーサッド] ケノデオキシコール酸 ☆胆汁酸利胆薬, 胆石溶解剤

chenopodium [キーノウポウディアム] キノポディウム油 ☆駆虫薬

cheoplastic [キアプレースティック] 熱により軟らかくする義歯製法, 合金義歯

cherish [チェりッシュ] 大事にする, 可愛がる, 撫育する, 思い出を懐かしがる

cheromania [キろウメイニア] 病的爽快狂喜症

cherophobia [キろウフォウビア] 快活恐怖症

cherubism [チェらビズム] ケルビム症 ☆天使のように頬がふくらんで見える, 家族性顎骨線維性異形成

chest [チェスト] 胸
— pain [－ペイン] 胸痛
— voice [－ヴォイス] 胸声. 胸壁上で聴診しうる言語音
— wall [－ウォール] 胸壁
— X-ray film [－エクスれイ フィルム] 胸部X線フィルム

funnel — [ファンネル－] 漏斗胸＝ pectus excavatum

chevron incision [シェヴらン インスィジャン] ジグザグ切開, 山形切開術

chew [チュー] (煙草などを)噛む, かみくだく, かむこと

Cheyne-Stokes breathing (respira-tion) [チェイン-ストウクス ブリーズィング (れスピれイシャン)] チェーン・ストークス呼吸 ☆深呼吸の後, 呼吸休止を伴う断続的呼吸, 重症の呼吸困難にみられる

Chi [カイ] カイ, χ ☆ギリシャ文字
— square test, χ^2 test [－スクウェア テスト] カイ自乗試験 ☆統計的分布の有意性試験

Chiari malformation [キアり メールフォーメイシャン] キアリ奇形 ☆脊髄嚢瘤と小脳と脳幹の尾側変位

chiasma [カイアズマ] 交叉
— opticum [－アプティカム] 視〔神経〕交叉
— fasciculorum opticorum [－ファスィキュロうらム オプティコるム] [L] ＝ optic chiasma 視束交叉

Chicago disease [シカーゴウ ディズィーズ] シカゴ病 ☆ブラストマイコーシス

chick [チック] ひな, 小児

chicken breast [チキン ブれスト] 鳩胸

chickenpox, varicella [チキンパックス, ヴァりセーら] 水痘

chicory [チカり] チコリ, きくにがな

chide [チャイド] 叱責する, たけり狂う,

波が立ち騒ぐ
chief［チーフ］　首領，頭，…長，物の主要点，第1位の，長たる
　— **agglutination**［-アグルーティネイシャン］　主凝集
　— **complaint**［-カンプレイント］　主訴
chigger［チガー］　恙虫（つつがむし）
chignon［チグナン］　砂毛菌症
chigoe［チゴウ］　砂ノミ
chilblain［チルブレイン］　凍瘡
child, children（複）［チャイルド，チルドレン］　子供，幼児，幼稚な人，（年齢に関係なく）子，（複数）子孫，弟子
　— **abuse**［-アビューズ］　児童虐待，小児虐待
　— **psychology**［-サイカラジー］　児童心理学
childbed［チャイルドベッド］　産褥
　— **fever**［-フィーヴァー］　産褥熱
childbirth［チャイルドバース］　分娩，お産
childhood［チャイルドフッド］　幼時，幼年時代，児童期
childish［チャイルディッシュ］　児童の，子供らしい，子供じみた（主として悪い点）
childlike［チャイルドライク］　子供らしい，子供のような（主としてよい点）
Chile saltpeter［チリ ソールトピーター］　チリー硝石
chilectropion［チレクトらピアン］　外反唇
chilitis［カイライティス］　口唇炎
chill［チル］　寒気，悪寒
chilled［チルド］　冷えている，冷蔵の，冷硬の
　— **meat**［-ミート］　冷蔵肉
chilli［チリ］　薬味用干しとうがらし
chilliness［チリニス］　寒冷，さむけ，悪寒，冷淡
chilling［チリング］　冷える，悪寒を感ずる
chills and fever［チルズ アンド フィーヴァー］　間欠熱，悪寒・発熱
chilly［チリー］　冷え冷えする，うすら寒い，冷淡の，冷淡に
chilo-［カイロウ-, カイラ-］　☆「唇」を表す接頭語
Chilomastix［カイロウメースティックス］　鞭毛虫属
chiloncus［カイランカス］　唇の腫瘍
Chilopoda［カイラパダ］　唇脚類（むかで等）
chim(a)era［カイミーら］　キメラ　☆異なる遺伝子の複合体

chimeric［カイメリック］　キメラの，空想的な，混在した
chimerism［カイメリズム］　キメラ現象．遺伝子型の異なる組織が共存する状態
chimney［チムニー］　煙突，煙突の屋根上の部分，煙突状のもの
　— **sweeps' cancer**［-スウィープス キャンサー］　煙突掃除人癌
chin［チン］　あご（顎）
chinch, chinch-bug［チンチ, チンチーバッグ］　ナンキンムシ（南京虫）
Chinese［チャイニーズ］　中国の
　— **cabbage**［-キャビジ］　白菜
　— **restaurant syndrome**［-れストラン スィンドろウム］　中華料理店症候群　☆高脂肪高カロリー食摂取後の心筋梗塞等の循環障害
　— **white**［-ホワイト］　（酸化亜鉛より採る）白色染料
chinoform［キノフォーム］　キノホルム（quinoform）．腸内殺菌薬，下痢止めに使われた，スモンの原因物質
chinol［カイノール］　キノール　☆ハイドロキノン
chinophobia［カイアノウフォウビア］　恐雪症
chinotoxin［カイナタクスィン］　キノトシン
chionyphe［カイオウナイフィ］＝ Madura-foot　マズラ足
chip［チップ］　屑片，破片，（りんごなどの）切干し，木片にする，削ぐ，削る，欠く，DNA 破片
　— **fracture**［-フれークチャー］　細片骨折
chipped［チップト］　削いだ，削片の
chiragra［カイれーぐら］　指痛風
chiro-, cheiro-［カイろウ-, カイら-］　☆「手」を表す接頭語
chirokinesthetic［カイろウカイネスセティック］　手運動の
chirology［カイらロジー］　手話
chiromania［カイろウメイニア］　手淫
chiromegaly［カイらメガリー］　大指，巨指
chiroplasty［カイらプレースティ］　手指形成術
chiropodist［カイらパディスト］　手足治療医
chiropractic［カイろウプれークティック］　脊椎指圧矯正法，カイロプラクティック
chiropractor［カイらプれークター］　カイロプラクター，脊椎指圧療法術者
chirospasm［カイらスペースム］　書痙
chisel［チザル］　（石，金属を彫る）のみ，彫刻刀，のみで彫る，彫刻する

— cold [－コウルド] たがね
chitinitis [カイティナイティス] 被膜炎
chitterling [チタリング] （豚, 子牛などの）小腸
Chlamydia trachomatis [クラミディア トらコウマーティス] トラコーマ・クラミディア, トラコーマ病原体
chlamydial disease [クラミディアル ディズィーズ] = chlomydiosis クラミディア症
chlamydobacteria [クラミドウバクティーりア] 有膜細菌
chlamydospore [クラミダスポァ] 有莢胞子
Chlamydozoa [クラミドウゾウア] クラミドゾア ☆細菌封入体
chloasma [クロウアズマ] 肝斑, 褐色斑
chlonorchiosis [クロウノーキオウスィス] 肝ジストマ症
chloracetization [クロらスィティゼイシャン] クロルアセチゼーシャン ☆クロロホルムおよび氷酢酸で局所麻酔を起こすこと
chloracne [クローれークニ] 塩素痤瘡
chloral hydrate [クローラル ハイドれイト] 抱水クロラール ☆非バルビツール酸系鎮静薬
chloralism [クローらリズム] クロラール中毒, クロラール使用常習性
chloralization [クローらリゼイシャン] クロラール中毒, 抱水クロラール麻酔
chloramine-T [クローらミン-ティー] クロラミン T 消毒薬
chloramphenicol, CP [クローらムフェニコール] クロラムフェニコール ☆クロラムフェニコール系抗生物質, 静菌性抗生物質でグラム陰性菌に有効
chlorate [クローれイト] 塩素酸塩
chlordiazepoxide [クローるダイゼパクサイド] クロルジアゼポキシド ☆ベンゾジアゼピン系抗不安薬
chloremia [クローりーミア] 貧血症, 高塩素血症
chloretone [クローりトウン] クロレトン ☆麻酔薬
chlorhexidine hydrochloride [クローヘクスィディーン ハイドロウクローらイド] 塩酸クロルヘキシジン ☆口腔内用薬（トローチ）
chloric [クローりック] 塩素の
— acid [－エーサッド] 塩素酸, クロール酸
— ether [－イーサー] 二塩化エチレン, クロロホルムエーテル
chloride [クローらイド] 塩化物
— of lime [－アヴ ライム] さらし, 塩化カルシウム
— shift [－シフト] クロール. 塩素イオンが細胞内および外液の間で, 対応する陽イオンの移動なしに交換されること
— space [－スペイス] 塩素空間
chloridimetry [クローりディミトりー] 塩酸塩定量
chlorinated [クローりネイティド] 塩素を含む, 塩素と化合した
chlorine, Cl [クローりン] 塩素（元素）☆原子量35.453
chlorisondamine [クローりサンダミーン] クロルイソンダミン ☆神経節遮断薬, 降圧薬
chlorite [クローらイト] 亜塩素酸塩, 緑泥石
chlormadinone acetate, CMA [クローメーディノウン アスィテイト] 酢酸クロルマジノン ☆黄体ホルモン製剤, 前立腺肥大の治療薬
chlormerodrin [クローメらドりン] クロルメロドリン ☆利尿薬
chlormezanone [クローメザノウン] クロルメザノン ☆中枢性筋弛緩薬, 精神安定薬
chlorocyte [クローらサイト] 蒼白赤血球
chloroform [クローらフォーム] クロロホルム ☆麻酔薬
chloroleukemia [クーろウリューキーミア] 緑色白血病
chloroleukosarcomatosis [クーろウリューコウサーコウマトウスィス] 緑色白血肉腫症
chlorolymphadenosis [クーろウリンファディノウスィス] 緑色リンパ節症
chlorolymphoma [クーろウリンフォウマ] 緑色リンパ腫
chlorolymphosarcomatosis [クーろウリンフォウサーコウマトウスィス] 緑色リンパ肉腫症
chloroma [クーろウマ] 緑色腫
chlorometry [クーろミトりー] 塩素滴定法
chloromyeloma [クーろウマイアろウマ] 骨髄性緑色腫
chloromyelosarcomatosis [クーろウマイアろウサーコウマトウスィス] 緑色骨髄肉腫症
chloromyelosis [クーろウマイアろウスィス]

緑色骨髄症
chloropenia［クローロウピーニア］ クロル低下症
chlorophyll［クローろフィル］ クロロフィル，葉緑素
chloropsia［クローろプスィア］ 緑視症
chloroquine［クローろクウィーン］ クロロキン ☆抗マラリア薬
chlorosis［クローろウスィス］ 萎黄病 ☆青年女子の貧血症
chlorothiazide［クローろウサイアザイド］ クロロサイアザイド ☆利尿薬の一種
chlorotic［クローらティック］ 萎黄病的
chlorous［クローラス］ 亜塩素酸の
chlorous acid［クローらス エーサッド］ 亜塩素酸
chlrphenesine carbamate［クローフェニスィン カーバメイト］ カルバミン酸クロルフェネシン ☆中枢性筋弛緩薬
chlorpheniramine［クローフェニレーミーン］ クロルフェニラミン ☆プロピルアミン系抗ヒスタミン薬
chlorpromazine［クロールプろマジン］ クロルプロマジン．抗精神病薬．統合失調症の治療に画期的な効果
chlorpromazine hydrochloride［クローブろウマズィーン ハイドロウクローらイド］ 塩酸クロルプロマジン ☆フェノチアジン系向精神薬，メージャー・トランキライザーの一つ
chlorpropamide［クロールプろパマイド］ クロルプロパミド．経口血糖降下糖尿病治療薬
chlorthalidone［クローサリドウン］ クロルサリドン ☆非サイアザイド系降圧利尿薬
chloruria［クローリューリア］［L］ 塩類尿症
chlorzoxazone［クローザクサゾウン］ クロルゾキサゾン ☆筋弛緩薬
choanae［コウアーネ］ 後鼻孔
choc［ショック］［F］ 衝撃
chocolate［チョカリット］ チョコレート
choice［チョイス］ 選択，選択力〔権〕，選抜，逸品，選りすぐった，精選した，好き嫌いのある
 ― drug［-ドゥラッグ］ 選択薬
choke［チョウク］ 窒息する
choked disc［チョウクト ディスク］ うっ血乳頭
chokes［チョウクス］ 圧窄空気症，空気塞栓症

choking gas［チョウキング ギャス］ 窒息ガス
chol-, cholo-［コウル−］ ☆「胆汁」を表す接頭語
cholagogic［カラガジック］ 胆汁排出促進の
cholagogue［カウラガグ］ 胆汁排泄促進物質
cholalic acid［コウラリック エーサッド］＝cholic acid 胆汁酸
cholangiogastrostomy［コウランジアガストらスタミー］ 胆管胃吻合術
cholangiography［コウランジアグらフィ］ 胆管造影法
cholangiohepatitis［コランジオヒパタイティス］ 肝胆管炎
cholangiolitic［コランジオリティック］ 胆細管炎の
 ― hepatitis［-ヒパタイティス］ 胆細管炎性肝炎
cholangioma［コウランジオウマ］ 胆管腫
cholangiostomy［コウランジアスタミー］ 胆管瘻造設術
cholang(e)itis［コウランジャイティス］ 胆管炎，胆道炎
cholechromeresis［コウリクろウマりースィス］ 胆汁色素増多
cholecystagogue［コレスィスタゴウグ］ 胆嚢胆汁分泌促進薬，胆嚢利胆薬
cholecystectomy［コウリスィステクタミー］ 胆嚢切除術
cholecystenterostomy［コウリスィステンタろウスタミー］ 胆嚢腸管吻合
cholecystic［コウリスィスティック］ 胆嚢の
cholecystitis［コウリスィスタイティス］ 胆嚢炎
cholecystocholedocholithiasis［コレスィストウ・コレドコウ・リサイアスィス］ 胆嚢総胆管結石症
cholecystocolostomy［コレスィストウ・カラスタミー］ 胆嚢結腸吻合〔術〕（cholocholecystostomy）
cholecystocolotomy［コレスィストウ・カラタミー］ 胆嚢結腸切開〔術〕
cholecystoduodenostomy［コウリスィストウ・デューオウディナスタミー］ 胆嚢十二指腸吻合術
cholecystokinin, CCK［コウリスィスタキニン］ コレシストキニン ☆*胆嚢を収縮させる消化管ホルモン*
 ― pancreozymin, CCK-PZ［-パンクりオウザイミン］ コレシストキニン・パ

cholecystokinin 〜 cholinesterase

ンクレオザイミン　☆消化管ホルモン，胆嚢を収縮させ膵液分泌を高める
— pancreozymin test［-パンクリオウザイミン テスト］　コレシストキニン・パンクレオザイミン試験

cholecystopathy［コウリスィスタパスィ］　胆嚢疾患

cholecystorrhaphy［コウリスィスタらフィ］　胆嚢縫合術

cholecystostomy［コウリスィスタスタミー］　胆嚢造瘻術

cholecystotomy［コウリスィスタタミー］　胆嚢切開術

choledochitis［コウレドウカイティス］　総胆管炎

choledochoduodenostomy［コレドカデュオディノウ・スタミー］　総胆管十二指腸吻合〔術〕

choledochogastrostomy［コレドカ・ガストろウスタミー］　総胆管胃吻合〔術〕

choledochojejunostomy［コレドカジェジェノウスタミー］　総胆管空腸吻合術

choledocholithiasis［コウレダコウ・リサイアスィス］　総胆管結石症

choledocholithotomy［コウレドコウ・リサタミー］　総胆管結石摘出術

choledochorrhaphy［コレドカらフィー］　総胆管縫合〔術〕

choledochostomy［コウレダカスタミー］　総胆管造瘻術

choledochotomy［コウレダカタミー］　総胆管切開術

transduodenal —［トランスデュオウディーナル-］　経十二指腸総胆管切開術

choledochus［コウレダカス］　総胆管
— duct［-ダクト］　総胆管

choleic［コウレイック］　胆汁の

cholekinesis［コウリキニースィス］　胆汁排泄

cholekinetic［コウリキネティック］　胆汁排泄促進物質，排胆薬

cholelith［コウリリサ］　胆石

cholelithiasis［コウリリサイアスィス］　胆石症

cholelithotomy［コウリリサタミー］　胆石摘出術

cholelithotrity［コウリリサトりティ］＝cholithotripsy　胆石破砕術

cholemesis［コウレミスィス］　胆汁吐出症

cholemia［コウリーミア］　胆血症，胆汁血症

cholenteron［コウレンタらン］　胆腸，胴腸

choleplasia［コウリプレイズィア］　黄疸

cholera［カらら］　コレラ
— spirillum［-スパイりラム］　コンマ菌　☆コレラの病原菌
— toxin［-タクスィン］　コレラ毒素
— vaccine［-ヴェクスィン］　（予防用）コレラワクチン　☆予防接種薬

choleraic diarrhea［カラれイイック ダイアりーア］　コレラ性下痢

choleresis［コウレりスィス］　催胆　☆胆汁分泌

choleretica［コウラりーティカ］　胆汁分泌促進質

choleric［コレりック］　怒りっぽい，胆汁質の

choleric temperament［カラりック テンパらマント］　胆汁質

choleriform［カレりフォーム］　コレラ様の

cholerine［カラりン］　軽症コレラ，霍乱

cholerotyphus［カレろウタイファス］　コレラチフス　☆コレラに伴い続発するチフス症状，重症のアジアコレラ

cholestasia［コウリステイズィア］　胆汁うっ滞

cholesteatoma［コウリスティーアトウマ］　コレステロール腫，真珠腫

cholesterol［カレスタろール］　コレステロール　☆動物性脂肪の一種，動脈に沈着して動脈硬化を起こす
— desmolase［-デスマレイス］　コレステロール分解酵素

cholesteroluria［コウレスタろウリューりア］　コレステロール尿

cholesterosis［コウレスタろウスィス］　コレステロール沈着症

cholestyramine［コレスティらミン］　コレスチラミン．血中コレステロール値下降剤

cholestyramine resin［コウレスティらミン れズィン］　脂質吸収抑制する陰イオン交換レジン

choleuria［コウリューりア］　胆汁尿

cholic［コウリック］　胆汁の
— acid［-エーサッド］　コール酸．胆汁酸の一つ

choline［コウリーン］　コリン　☆神経系，胆汁等に含まれる物質

cholinergic［コウリナージック］　コリン作働性

cholinesterase［コウリンエスタれイス］　コリンエステラーゼ　☆アセチルコリン分解酵

素
cholochrome [カラクロウム] 胆汁色素
choloscopy [カラスカピー] 胆道機能検査法
cholosis [カロウスィス] 胆汁分泌異常による病気
cholothorax [カロウソーらックス] 胆胸症
choluria [コウリューリア] 胆尿症
chondral [カンドルル] 軟骨の
chondralgia [カンドらルジア] 軟骨痛 (chondrodynia)
chondrification [カンドりフィケイシャン] 軟骨化
chondrify [カンドりファイ] 軟骨化する
chondriome [カンドりオウム] 粒体団
chondriosome [カンドりオウソウム] 粒体子
chondritis [カンドらイティス] 軟骨炎
chondro- [カンドろウ-, カンドら-] ☆「軟骨」を表す接頭語
chondroarthritis [カンドろウアースらイティス] 関節軟骨炎
chondroblast [カンドらブラスト] 軟骨芽細胞
chondroblastoma [カンドろウブレーストウマ] 軟骨芽細胞腫
chondrocalcinosis [カンドろウカルスィノウスィス] 軟骨石灰化症
chondrocarcinoma [カンドろウカースィノウマ] 軟骨癌
chondroclasis [カンドらクレースィス] 軟骨くだき術
chondroclast [カンドらクレースト] 軟骨破壊吸収細胞
chondrocostal [カンドろウカスタル] 肋軟骨の
chondrocyte [カンドらサイト] 軟骨細胞
chondrodermatitis [カンドろウダーマタイティス] 軟骨皮膚炎
chondrodynia [カンドらディニア] 軟骨痛
chondrodystrophia [カンドろディストロフィア] = chondrodystrophy (軟骨異栄養症)
— foetalis [-フェターリス] 胎児性軟骨異栄養症
chondrodystrophia fetalis [カンドろウデイストろフィア フィーテイリス] 胎児軟骨異栄養症, 胎児軟骨発育不全症
chondrodystrophy [カンドろディストロフィ] 軟骨異栄養症, 軟骨発育不全症
chondroepiphysis [カンドろウエピフィスィス] 骨端軟骨

chondrofibroma [カンドろウファイブろウマ] 軟骨線維腫
chondrogenesis [カンドろウジェニスィス] 軟骨生成
chondroglucose [カンドろウグルーコウス] 軟骨糖
chondroid [カンドろイド] 軟骨様の, 類デンプン
chondroitin [カンドろウイティン] コンドロイチン ☆軟骨に含まれるムコ多糖類, アセチルガラクトサミン
— sulfate [-サルフェイト] コンドロイチン硫酸塩 ☆軟骨成分
chondrolipoma [カンドろウライポウマ] 軟骨脂肪腫
chondroma [カンドろウマ] 軟骨腫
chondromalacia [カンドろウマレイシア] 軟骨軟化症
chondromatosis [カンドろウマトウスィス] 軟骨腫症
chondromere [カンドろウミーア] 軟骨椎 (胎児の)
chondromyxoid [カンドろミクソイド] 軟骨粘液様の
— fibroma [-ファイブろウマ] 軟骨類粘液線維腫
chondromyxosarcoma [カンドろミクソサーコーマ] 軟骨粘液肉腫
chondro-osseous [カンドろウ-アスィアス] 軟骨と骨との
chondropathy [カンドらパスィ] 軟骨疾患
chondrophyte [カンドろファイト] 軟骨棘
chondroporosis [カンドろウポーろウスィス] 軟骨粗少化
chondrorrhexis [カンドろれクスィス] 軟骨亀裂
chondrosarcoma, CS [カンドろウサーコウマ] 軟骨肉腫
chondrosis [カンドろウスィス] 軟骨形成, 軟骨症
chondrosteoma [カンドろスティオウマ] 骨軟骨腫
chondrotomy [カンドらタミー] 軟骨切離術
choose [チューズ] 選択する, (役に)選ぶ, 欲する, 望む
CHOP (cyclophosphamide adriamycin oncovin prednisolone therapy)
chop amputation [チャップ アンピューティシャン] 完全切断
chopping [チャッピング] 叩き切り, 切り刻むこと

chorda ~ Christ-Siemens syndrome

chorda [コーダ] 索，腱，神経線〔繊〕維
— arteriae umbilicalis [-アーティりエ アンビリカリス] 臍動脈索
— dorsalis [-ドーセイリス] 脊索
— gubernaculum [-カバーナキュラム] 導索．鼠径の隣接部に張られた陰部靭帯の一部
— tendinea [-テンディネ] 腱索．心室の乳頭筋の腱
— tympani [-ティンパニ] 鼓索神経
— uteroinguinalis [-ユータロウイングウィネイリス] 子宮鼠径索
— venae umbilicalis [-ヴィーネ アンビリカリス] 臍静脈索
— vocalis [-ヴォウカリス] 声帯

chordate [コーデイト] 脊索動物
chordee [コーディー] [F] 尿道索 ☆淋病患者にみる勃起痛
chorditis [コーダイティス] 声帯炎
chordoma [コードウマ] 脊索腫
chordotomy [コーダタミー] 脊髄前側索切除術
chorea [コーリーア] 舞踏病
— cordis [-コーディス] 心臓性舞踏病
— dimidiata [-ディミディエイタ] = hemichorea 半身舞踏病
— festinans [-フェスティナンス] 急速舞踏病
— gravidarum [-グらヴィダーらム] 妊娠舞踏病
— major [-メイジャー] 大舞踏病 ☆幼少時に起こる舞踏病．比較的経過良好
— minor [-マイナー] 小舞踏病 ☆サイデナムのコレア，リウマチ熱に合併
Huntington's — [ハンティントンズ-] ハンチントン舞踏病．重症の不随意運動の一つ
Sydenham's — [サイデナムズ-] リウマチ性小舞踏病

choreic [カりーイック] 舞踏病性の
— abasia [-アベイズィア] 舞踏病性失歩
— insanity [-インサニティ] 舞踏病性精神病

choreiform [カりーイフォーム] 舞踏病状の
choreoathetosis [コーりオウアスィトウスィス] 舞踏アテトーゼ症
chorioallantoic [コーりオウアラントウイック] 漿尿膜の
— membrane [-メンブれイン] 絨毛尿膜
chorioangioma [コーりオウアンジオウマ] 絨毛血管腫，脈絡血管腫
choriocarcinoma [コーりオウカースィノウマ] 絨毛癌
chorioepithelioma [コーりオウエピスィーりオウマ] 絨毛上皮腫
chorioepithelium [コーりオウエピスィーりアム] 絨毛上皮
choriogenesis [コーりオウジェニスィス] 絨毛発生
chorioides [コーりオイディース] 脈絡膜
chorioiditis [コーりオイダイティス] 脈絡膜炎
chorion [コーりアン] 絨毛膜
— frondosum [-フらンドウサム] 絨毛膜有毛部
— laeve [-リーヴィ] 絨毛膜無毛部
— membrane [-メンブれイン] 絨毛膜
chorionepithelioma [コーりオンエピセりオーマ] 絨（じゅう）毛上皮腫 (chorioepithelioma)
chorionic [コーりアニック] 絨毛膜の，脈絡膜の
— villus [-ヴィラス] 絨毛膜絨毛
— villus sampling, CVS [-ヴィラス サンプリング] 絨毛膜絨毛標本採取
chorionitis [コーりオウナイティス] 絨毛膜炎
chorioretinitis [コーりオウれティナイティス] 脈絡網膜炎
chorista [コーりスタ] 分離体，分離組織
choristoblastoma [コーりスタブラストウマ] 分離芽腫
choristoma [コーりストウマ] 分離腫
choroid [コーろイド] 絨毛膜，脈絡膜
— membrane [-メンブれイン] 脈絡膜
— plexus [-プレクサス] 脈絡膜叢
choroides [コーろイディス] 脈絡膜
choroiditis [コーろイダイティス] 脈絡膜炎
choroidocyclitis [コろイドサイクらイティス] 脈絡膜毛様体炎
choroidoiritis [コろイドアイりイティス] 脈絡膜虹彩炎
choronosology [コーろウナサらジー] 地方病学，疾病分布学
chosen [チョウズン] （特に）選ばれた，好きな
Christ-Siemens syndrome [クらイストズィーメンス スィンドろウム] クライスト・シーメンス症候群 ☆遺伝性外胚葉形成不全

Christian-Weber disease [クリスチャン-ウィーバー ディズィーズ] クリスチャン・ウェーバー病 ☆結節性非化膿性皮下脂肪組織炎

Christmas disease [クリスマス ディズィーズ] クリスマス病 ☆PTC因子の欠乏による血友病

Christmas factor [クリスマス フェクター] 血液凝固第IX因子

chroma-, chromato- [クロウマー, クロウマトウ-] ☆「色」「着色」を表す接頭語

chromaffin [クロウマフィン] クロム親和性
 ― cells [-セルズ] クロム親和性細胞

chromaffinoma [クロウマフィノウマ] クロム親和性細胞腫

chromate [クロウメイト] クロム酸塩

chromatelopsia [クロウマタラプスィア] 色盲

chromatic [クロウメーティック] 色の, 着色の
 ― aberrant [-アベラント] 色収差
 ― aberration [-アバレイシャン] 色収差
 ― audition [-オーディシャン] 聴覚性色感
 ― spectrum [-スペクトらム] 色スペクトル

chromatin [クロウマティン] 染色質, クロマチン
 ― negative [-ネガティブ] クロマチン陰性の
 ― positive [-パズィティヴ] クロマチン陽性の

chromatize [クロウマタイズ] クロム化する

chromatoblast [クロウマタブラスト] 色素保有芽細胞

chromatocoil [クロウマタコイル] クロマトグラフィー用巻紙

chromatocystoscopy [クロウマタスィスタスカピー] 色素膀胱検査法

chromatodysopia [クロウマトウディソウピア] 色盲

chromatogram [クロウマタグれーム] クロマトグラム像

chromatograph [クロウマタグれーフ] クロマトグラフ装置

chromatographic column [クロウマタグれーフィック カラム] クロマトグラフィーのカラム

chromatography [クロウマタグれーフィ] 色層分析, クロマトグラフィー

chromatokinesis [クロウマトウカイニースィス] 染色体運動

chromatology [クロウマタラジー] 色素学, 分光検査法, 色彩学

chromatolysis [クロウマタリスィス] 染色質溶解

chromatopathia [クロウマトペイスィア] 色素皮膚症

chromatopathy [クロウマタパスィ] 色素皮膚症

chromatophilia [クロウマトウフィリア] 好色素性, 好染性

chromatophore [クロウマタフォーァ] 色素保有細胞, 色素体

chromatophoroma [クロウマトウフォーろウマ] 色素保有細胞腫

chromatophorous [クロウマトウフォらス] 色素保有腫の

chromatopsia [クロウマタプスィア] 色視症 (chromopsia) 色のないものに色彩があるように見える, 色弱

chromatoptometry [クロウマタプタミトりー] 色覚検査法

chromatorrhexis [クロウマタれクスィス] 染色質分解

chromatosis [クロウマトウスィス] 皮膚着色症, 色素症

chromatosome [クロウマタソウム] 染色体

chromatotaxis [クロウマタタクスィス] 染色体走性

chromaturia [クロウマテューりア] 着色尿

chromesthesia [クロウメスィーズィア] 色幻覚 ☆聴覚, 嗅覚, 味覚に連合して感じる

chromic acid [クロウミック エーサッド] クロム酸

chromidrosis [クロウミドろウスィス] 色汗症

chromium, Cr [クロウミアム] クロム(元素) ☆原子量51.996

chromo- [クロウモウ-, クロウマ-] ☆「色」「着色」を表す接頭語

chromoblast [クロウマブレースト] クロモブラスト ☆胚の色素芽細胞

chromoblastomycosis [クロウマブラストウマイコウスィス] 黒色分芽菌症 ☆糸状菌の一種

chromocrinia [クロウマクりニア] 色素排泄

chromocyte [クロウマサイト] 有色細胞

chromodermatosis [クロウモウダーマトウスィス] 色素皮膚症, 皮膚変色症

chromogen [クロウマジャン] 色素原成分, 発色物質, 色原体

chromogenesis [クロウマジェニスィス] 色素

生成
chromometer [クロウマミター] 比色計
chromomycosis [クロウママイコウスィス] クロモミコーシス
chromophile [クロウマフィル] 好色素性
chromophobe adenomatosis [クロウマフォウブ アディノウマトウスィス] 嫌色素性腺腫
chromophobic [クロウマフォウビック] 嫌色素性,不染性
chromophore [クロウマフォーァ] 色素産生の,発色団
chromophyll [クロウマフィル] クロモフィール ☆植物の含有する色素
chromoplasm [クロウマプラズム] 網状核染色
chromoradiometer [クロウモウれイディアミター] 着色X線線量計
chromorhinorrh(o)ea [クロウモウらイナリーァ] 着色鼻汁
chromoscopy [クロウマスカピー] 検色,比色,色覚検査
chromosomal [クロウマソウマル] 染色体の
— aberration [-アバれイシャン] 染色体異常
— map [-メーップ] 染色体地図
— mapping [-メーッピング] 染色体地図作製
chromosome [クロウマソウム] 染色体
— aberration [-アバれイシャン] 染色体異常
— satellite [-サティライト] 染色体附随体
chromotherapy [クロウモウセらピー] 色光線療法
chronaxia, chronaxy [クろウナクスィア, クろウナクスィ] 時値電流
chronic [クらニック] 慢性の
— abacterial prostatitis [-アバクティーりアル プラスタタイティス] 慢性非細菌性前立腺炎
— active hepatitis [-アクティヴ ヘパタイティス] 慢性活動性肝炎
— airway disease [-エアーウェイ ディズィーズ] 慢性気道疾患
— ambulatory peritoneal dialysis, CAPD [-アンビュラタリー ぺりトウニーアル ダイアりスィス] 長期外来腹膜透析
— anovulation [-アナヴュれイシャン] 慢性排卵不全
— bacterial prostatitis [-バクティーりアル プラスタタイティス] 慢性細菌性前立腺炎
— congestive splenomegaly [-カンジェスティヴ スプリーナメガリー] 慢性うっ血性脾腫（バンチ症候群）
— course [-コース] 慢性経過
— cystic mastitis [-スィスティック マスタイティス] 慢性嚢腫性乳房炎
— disease [-ディズィーズ] 慢性病
— granulomatous disease, CGD [-グらニュロウマタス ディズィーズ] 慢性肉芽腫症
— inflammatory bowel disease [-インフラマタリー バウアル ディズィーズ] 慢性炎症性腸疾患
— interstitial nephritis [-インタースティシャル ニフらイティス] 慢性間質性腎炎
— intractable-pain syndrome [-イントれークタブルーペイン スィンドろウム] 慢性激痛症候群
— lobular hepatitis [-ラビュラー ヘパタイティス] 慢性小葉性肝炎 ☆小葉内に限局する慢性肝炎
— obstructive pulmonary disease, COPD [-アブストらクティヴ パルマナリー ディズィーズ] 慢性閉塞性肺疾患
— open angle glaucoma, COAG [-オウプン エーングル グローコウマ] 慢性開放角性緑内障
— ophthalmoplegia [-アフサルモウプリージア] 慢性眼筋麻痺
— pancreatitis [-パンクりアタイティス] 慢性膵炎
— parenchymatous nephritis [-パれンキマタス ニフらイティス] 慢性実質性腎炎
— persistent hepatitis [-パースィスタント ヘパタイティス] 慢性持続性肝炎
— pharyngitis [-ファりンジャイティス] 慢性咽頭炎
— pleurisy [-プルーりスィ] 慢性胸膜炎
— pneumonia [-ニューモウニア] 慢性肺炎
— poliomyelitis [-ポウリオウマイアライティス] 慢性脊髄灰白質炎
— posthemorrhagic anemia [-ポウストヘマらジック アニーミア] 慢性出血性貧血
— recurrent multiple focal osteomyelitis [-りカラント マルティプ

慢性再発性多発性単状骨髄炎
— renal failure, CRF [- リーナル フェイリャー] 慢性腎不全
— rheumatism [- リューマティズム] 慢性関節リウマチ
— venous insufficiency [- ヴィーナス インサフィシャンスィ] 慢性静脈不全
chronicity [クロウニスィティ] 慢性
chronobiology [クらノウバイアらジー] 時間生物学, 寿命学
chronofuser [クらナフューザー] 持続注入器
chronologic [クらナラジック] 年代順の, 年代学的
— age [- エイジ] 暦年齢
— table [- テイブル] 年表
chronological [クらナラジカル] 年代順の, 年代学的
— age [- エイジ] 暦年齢
chronometry [クらナミトリー] 時間測定法
chronophotograph [クらナフォウタグらフ] 測時写真
chronoscope [クらナスコウプ] クロノスコープ ☆光線の速度のような微細な速さを測る分秒器
chronotaraxis [クらノウタれークスィス] 時間見当識障害
chronotropic [クらナトらピック] 周期変動性, 変時性の
chrysalis [クリサリス] さなぎ, 繭, 準備期, 過渡期
chrysarobin [クリサろウビン] クリサロビン ☆ゴア粉の有効成分, 乾癬などに用いる
chrysoderma [クリソウダーマ] 金色皮膚症
Chrysomyia [クリソウマイア] クリソミア属
chrysotherapy [クリサセらピー] 金療法
chunk [チャンク] (チーズ, パン, 肉片, 木材などから切り取った) 厚ぎれ, 塊
Churg-Strauss syndrome [チャーグ・ストらうス スィンドろウム] チャーグ・シュトラウス症候群 ☆アレルギー性全身性血管炎の一つ
churn [チャーン] び乳器 (バター製造の大型), 罐型バターを製造する, 激しくかき回す
— dasher [- デーッシャー] = churn staff 攪乳装置
churning [チャーニング] (バター製造の) 攪乳方法, 攪乳器使用, 攪拌, 攪乱
— sound [- サウンド] 水をかきまわすような音, ピチャピチャ音
Chvostek's sign [シュヴァスティックス サイン] クボステック徴候
chylangioma [カイランジオウマ] 乳び管腫
chyle [カイル] 乳び
chylectasia [カイレクテイズィア] 乳び管拡張
chylemia [カイリーミア] 乳び血
chylidrosis [カイリドろウスィス] 乳び汗症
chylifactive [カイリフェークティヴ] 乳び化の
chyliferous [カイリファらス] 乳びを含有する
chylification [カイリフィケイシャン] 乳び形成 (機転)
chylificatory [カイリフィカトリー] 乳び形成
chylocyst [カイらスィスト] 乳び嚢
chyloderma [カイらダーマ] 陰嚢象皮病, リンパ陰嚢, 乳び皮膚症
chylomicron [カイロウマイクらン] カイロミクロン, 乳び脂粒
chylomicron(a)emia [カイラマイクロウニーミア] カイロミクロン血症, 乳び血症
chylopneumothorax [カイロウニューモウソーらックス] 乳び気胸
chylorrh(o)ea [カイラリーア] 乳び漏
chylosis [カイロウスィス] 乳び生成機構
chylothorax [カイロウソーらックス] 乳び胸症
chylous [カイらス] 乳び様の
chyluria [カイリューりア] 乳び尿
chylus [カイらス] 乳び
chyme [カイム] び汁
chymification [カイミフィケイシャン] び汁形成
chymorrh(o)ea [カイマりーア] び汁漏
chymosin [カイマスィン] チモジン ☆凝乳酵素
chymotrypsin [カイマトりプスィン] キモトリプシン, 膵の蛋白水解酵素の一つ ☆眼科用剤
chymotrypsinogen [カイモウトりプスィナジャン] キモトリプシノーゲン ☆膵に存在するキモトリプシン前駆物質
CI 1. (cardiac index) / 2. (cardiac insufficiency) / 3. (cytotoxic index)
cibarian [スィベアりアン] 食物摂取の, 食物咀嚼嚥下の

cibenzoline succinate ～ ciprofloxacin hydrochloride

cibenzoline succinate［サイベンゾリン サクシネイト］ コハク酸シベンゾリン ☆重症頻脈性不整脈治療薬

cibisotome［スィビサトウム］ 水晶体被膜切開器

cibophobia［スィバフォウビア］ 食事恐怖症，拒食症

cicatricial［スィカトリシャル］ 瘢痕性の
— contracture［－カントれークチャー］ 瘢痕拘縮
— stenosis［－スティノウスィス］ 瘢痕性狭窄
— tissue［－ティシュー］ 瘢痕組織

cicatrix［スィケイトリックス］ 瘢痕

cicatrization［スィカトリゼイシャン］ 瘢痕形成

cicatrize［スィケートらイズ］ 瘢痕を形成する，皮膚を生じて癒える（癒す）

ciclacillin, ACPC［サイクラスィリン］ シクラシリン ☆広範囲ペニシリン系抗生物質

ciclopirox olamine［サイクラピらックス オウラミーン］ シクロピロックスオラミン ☆浅在性真菌症治療薬

CID（combined immunodeficiency）

cideferron［スィデフェろン］ シデフェロン ☆注射用鉄剤

cigarette stub［スィガれット スタブ］ 煙草の吸い殻

cilazapril［スィラザプりール］ シラザプリル ☆降圧薬，アンジオテンシン変換酵素阻害薬

cilia［スィリア］ まつげ（睫毛），線毛（cliumの複）

ciliarotomy［スィリアらタミー］ 毛様体部切開術

ciliary［スィリアりー］ まつげの，線毛様運動の，線毛の
— ganglion［－ゲーングリアン］ 毛様神経節
— gland［－グレーンド］ 睫毛腺

Ciliata［スィリエイタ］ 繊毛虫網

ciliated［スィリエイティッド］ 線毛のある，線毛を有する細胞
— epithelium［－エピスィーリアム］ 線毛上皮
— respiratory mucosa［－りスパイらタリー ミューコウサ］ 繊毛呼吸上皮

ciliation［スィリエイシャン］ 線毛状態

ciliectomy［スィリエクタミー］ 毛様体切除術，眉毛床切除術

ciliospinal［スィリオウスパイナル］ 毛様体脊髄の
— reflex［－リーフレクス］ 毛様体脊髄反射 ☆頸部半側皮膚刺激すると同側の瞳孔が収縮する

cilium, cilia（複）［スィリアム, スィリア］ 睫毛，線毛

cillo［スィロウ］ 間代性眼瞼痙攣

cillosis［スィロウスィス］ 眼瞼間代

cilnidipine［スィルニディピン］ シルニジピン ☆降圧薬，カルシウム拮抗薬

cilostazol［スィロスタゾウル］ シロスタゾール ☆血小板凝集抑制薬

cimetidine［サイメチディーン］ シメチジン ☆消化性潰瘍治療薬，ヒスタミン H_2 受容体拮抗薬

cinching［スィンチング］ 斜視，腱縫揚術

cinchona［スィンコウナ］ キナ皮 ☆マラリア治療に使う

cinclisis［スィンクリスィス］ 間代性痙攣，急速反覆運動 ☆特に瞬目にいう

cineangiography［スィニアンジアグらフィ］ 血管造影法

cinepazide［スィネパザイド］ シネパジド ☆脳代謝改善剤

cineradiography［スィニれイディアグらフィ］ X線映画撮影法 ☆臓器の動きなどを撮影するX線撮影法

cinerea［スィニリーア］ 神経の灰白質

cinesalgia［スィニサルジア］＝ kinesalgia 運動痛，動作による筋肉痛

cineurography［スィニユーろグらフィ］ X線像による泌尿系撮影法

cingulate gyrus［スィンギュレイト ジャイらス］ 帯状回

cingulumometry［スィンギュリュマメトリー］ 帯状束破壊術

cinnamon［スィナマン］ 肉桂，肉桂樹，肉桂色
— bark［－バーク］ 桂皮 ☆漢方薬の成分

cinnarizine［スィナーりズィーン］ シンナリジン ☆末梢血管拡張薬，抗ヒスタミン，抗セロトニン作用がある

cinoxacin［スィナクサスィン］ シノキサシン ☆尿路感染治療薬，ニューキノロン系抗菌薬

cionitis［サイアナイティス］ 口蓋垂炎

cionoptosis［サイアナプトウスィス］ 口蓋垂下垂症

ciprofloxacin hydrochloride, CPFX

[スィプロフロークサスィン ハイドロウクローらイド]
塩酸シプロフロキサシン ☆ニューキノロン系抗菌剤

circa, c [サーカ] [F] 大約，約，およそ，略

circadian [サーケィディアン] 日周期の，日内（概日）周期の

circadian rhythm [サーケィディアン りズム] 日中変動リズム，日内変動

circellus [サーセラス] 小輪環，円，円周

circinate [サースィネイト] 輪状，輪環を有する
 ― retinitis [―れティナイティス] 輪状網膜炎

circle [サークル] 輪，円，円周
 ― absorption anesthesia [―アブゾープシャン アニススィーズィア] 循環吸収式麻酔
 ― of iris [―アヴ アイアらス] 虹彩輪
 ― of Willis [―アヴ ウィりス] ウイリス脈環 ☆脳底部の血脈環

circling [サークりング] 回旋運動，回旋病

circuit [サーキット] 回路，回線，（電流の）路

circular [サーキュらー] 円の，円形の，環状の，循環的の
 ― amputation [―アンピューテイシャン] 環状切断
 ― measure [―メジャー] 弧度

circulate [サーキュレイト] 循環する，運行する，（酒などを順次に）回す，（説などを）ふれ回る

circulating [サーキュレイティング] 巡回，循環，流通，血行

circulation [サーキュレイシャン] 循環，血行
 coronary ― [カらナりー―] 冠循環
 pulmonary ― [パルマナりー―] 肺循環

circulatory [サーキュらタりー] 循環の
 ― disturbance [―ディスターバンス] 循環障害
 ― organ [―オーガン] 循環器
 ― vitiosus [―ヴィティオースス] 悪循環 (vicious circle)

circum- [サーカム―] ☆「円周」を表す接頭語

circumanal gland [サーカメイナル グレンド] 肛囲腺

circumaxillary [サーカメークスィらりー] 腋窩周囲の

circumcision [サーカムスィジャン] 包皮切断，割礼，輪切 ☆ユダヤ教の儀式

circumduction [サーカムダクシャン] 循環運動

circumference [サーカムファらンス] 円周，周辺
 pelvic ― [ペルヴィック―] 骨盤周囲長，腰囲

circumflex [サーカムフレックス] 彎曲した，曲巻的，回旋した

circumfluence [サーカムフルーアンス] 回流，周流

circumfuse [サーカムフューズ] （光，液，気体などを）周囲に注ぎかける，浴びせる

circumgyrate [サーカムジャイれイト] 旋回する，回転する

circumjacent [サーカムジェイスント] 周囲にある，周辺の，四周の

circumpolarization [サーカムポウラりゼイシャン] 旋光性

circumscribed [サーカムスクらイブド] 回りに限界を画した，限局性の

circumstances [サーカムスタンスィス] （複数）周囲の状況，境遇，出来事，詳細，形式

circumstantial [サーカムスタンシャル] （証拠などが）状況的，その時の場合，次第の，詳しい，（複）付随的の事項
 ― evidence [―エヴィデンス] 状況証拠

circumstantiality [サーカムスタンシャりティ] 迂遠性，回りくどいこと

circumvallate [サーカムヴァレイト] 回りを取り囲む，有郭の

circumvascular [サーカムヴァスキュらー] 血管周辺の

circumvent [サーカムヴェント] （人を）出し抜く，（偽りを言って人を）陥れる，周囲を回る

circumvention [サーカムヴェンシャン] 出し抜くこと，欺瞞，奸曲

circumvolute [サーカムヴァりュート] 迂回の

cirrhonosus [スィらナサス] （胎児の）漿膜黄変症

cirrhosis [スィろウスィス] 硬変症，肝硬変症

cirrhotic [スィらティック] 硬変的の

cirrus [スィらス] 毛状突起，巻毛，棘毛

cirsocele [サーサスィール] 静脈瘤，精索静脈瘤

cirsodesis [サーサダスィス] 静脈瘤結紮

cirsoid [サーソイド] 静脈瘤状の，迂回性の

157

cirsotomy ～ claudication

— aneurysm [-エーニューりズム] 迂回性静脈瘤
cirsotomy [サーサタミー] 静脈瘤切開術
cisapride [スィサプらイド] シサプリド ☆腸管運動亢進薬, セロトニン作動薬
cisplatin, CDDP [スィスプラティン] シスプラチン ☆抗癌性腫瘍薬, 白金製剤
cissa [スィサ] 異物嗜食症 ☆妊娠中, 健康を害するような異常な物を食物として切望すること
cistern [スィスターン] 槽
cisterna [スィスターナ] [L] 大槽
cisternography [スィターノウ・グラフィー] 脳室造影(撮影)〔法〕
citation [サイテイシャン] 引用, 賞讃
— index [-インデクス] 引用率
cite [サイト] 引証する, 引用する
citenamide [サイテナマイド] 抗痙攣薬
citicoline, CDP [スィティコリン] シティコリン ☆膵炎治療薬, 注射用脳循環代謝改善薬
citrate [スィトれイト] クエン酸塩
citric acid [スィトリック エーサッド] クエン酸
citrulline [スィトるーリン] シトルリン. 樹脂様物質
Citrus [スィトらス] シトロン属, ダイダイ属
citta [スィッタ] = cittosis 異食症
cittosis [スィットウスィス] 異嗜症. 異食症 → citta, pica
city hospital [スィティ ハスピタル] 市立病院
CJ (craniocervical junction)
CJD (Creutzfeld-Jakob disease)
CK (creakinine kinase)
CKD (chronic kidney disease) [クらニック キドニー ディズィーズ] 最近よく使う. 腎不全などより広い
Cl (chlorine)
Cladothrix [クラダスりックス] 分岐糸状菌
claim [クレイム] (当然の権利として)要求する, 主張する, (注意に)価する, 要求, 当然の権利, 賠償請求, 弁償金 (複数)
clairvoyance [クレアヴォイアンス] 透視, 千里眼, 天眼通
clam [クレーム] 蛤, 二枚貝
clammy [クラミー] ねばねばする, じめじめにする
— hands [-ハンズ] 湿って冷たい手

— sweat [-スウェット] 冷汗
clamp [クレーンプ] 鉗子
— forceps [-フォーセプス] 圧挫鉗子
artery — [アータりー-] 動脈鉗子
Kelly — [ケリー-] ケリー 鉗子. 無鉤彎曲止血または血管把持用鉗子
Payr's — [パイアーズ-] パイル鉗子. 胃腸切除術に用いる
pedicle — [ペディクル-] 茎鉗子, 肉茎鉗子
stomach — [スタマック-] 胃鉗子
clap [クレーップ] 淋病
clarification [クラリフィケイシャン] 浄化, 創部をきれいにすること, 清澄化
clarify [クレーりファイ] (液体を)澄ます, きれいにする, (現象を)明らかにする, (思想, 文体などの)明快, (音色の)澄んでいること, 純粋, 透明さ
clarithromycin, CAM [クラリスらマイスィン] クラリスロマイシン ☆マクロライド系抗生物質
clasmatoblast [クラズマタブラスト] 肥満細胞, マスト細胞
clasmatocyte [クラズマタサイト] 崩壊細胞
clasp [クレースプ] 鉤
— knife phenomenon [-ナイフ フィナミナン] 折り畳みナイフ症状 ☆関節の屈曲が折りたたみナイフの様に不円滑
clasper [クレースパー] 捕握器, 把挾容
class [クラース] 級, 類, 綱
classic pathway [クラスィック ペースウェイ] 古典的経路 ☆補体合成
classification [クレースィフィケイシャン] 分類, 類別
— of NewYork Heart Association [-アヴ ニューヨーク ハート アソウシ エイシャン] ニューヨーク心臓協会心疾患分類
Borrmann's — [ボーマンズ-] ボルマン分類. 胃癌の肉眼的分類
Keith-Wagener — [キース・ウェイジナー-] キース-ウェージナー分類. 高血圧症の眼底所見分類
classify [クレースィファイ] 類別する, 分類する, 級別する
clastothrix [クレースタスりックス] 結節性裂毛症
claudication [クローディケイシャン] 跛行, 阻害, 閉鎖
intermittent — [インターミッタント-]

間欠性跛行，間欠歩行障害
venous － [ヴィーナス-] 静脈性跛行
claustrophobia [クローストラフォウビア] 密室恐怖症，閉所恐怖症
clavelization [クラヴェリゼイシャン] 羊痘接種法
clavicle, clavicula [クレーヴィクル，クラヴィキュラ] [L] 鎖骨
clavicular [クラヴィキュラー] 鎖骨の
— region [- リージャン] 鎖骨部
clavus [クレイヴァス] うおのめ，鶏眼
clawfoot [クローフット] 歪曲足，鉤爪足
clawhand [クローハンド] 鷲爪手
clay [クレイ] 粘土，陶製パイプ，粘土を塗る
— air system [- エアー スィスタム] 無菌空気装置
— colored stool [- カラード ストゥール] 白色（粘土色）便
— pipe [- パイプ] 陶製パイプ
— shoveler's fracture [- シャヴァラーズ フラクチャー] シャベル作業者骨折
clay-colored [クレイ-カラード] 粘土色の
CLDM (clindamycin)
cleaner [クリーナー] 洗浄薬
cleaning [クリーニング] （解剖で）脂肪や結合組織をきれいに取り除くこと
cleanse [クレンズ] 清潔にする，消毒する，浄化する
cleasing [クレンズィング] 浄化，掃除，清浄の効ある，洗浄に効く，掃除の
clear [クリアー] 明らかな，澄みきった，晴れた，明晰な，正味の，純粋な，明らかに，離れて，清くする，澄ます，（障害を）除く，（疑いを）晴らす，晴れる
clearance [クリアランス] 取り片付け，整理，開墾地，通関手続き，利益，ゆとり，クリアランス（血中の物質の尿への排泄率）
clearing [クリアリング] 清掃，障害物の除去，開拓地，清算
— agent [- エイジャント] （顕微鏡の標本作製時の）組織透明薬
— hospital [- ハスピタル] 野戦病院
cleavage [クリーヴィジ] 裂け目，裂開，〔細胞〕分裂
adequal － [アディークァル-] 準等割．分割球が多少異なるが左右ほぼ同大である分割
discoidal － [ディスコイダル-] 盤割．動物極に局限した円盤状の分割
equal － [イークァル-] 等割．大きさの等しい分割
cleave [クリーヴ] 裂く，分裂させる，裂ける，裂開する
cleaver [クリーヴァ] （大型）包丁
clebopride malate [クレボプライド マレイト] リンゴ酸クレボプリド ☆消化性潰瘍治療薬，抗ドパミン薬
cleft [クレフト] 裂けている，裂
— foot [- フット] 裂足
— hand [- ハンド] 裂手
— lip [- リップ] 唇裂，兎唇
— palate, CP [- パラット] 口蓋裂
facial － [フェイシァル-] 顔裂
transverse facial － [トランスヴァース フェイシァル-] 横顔裂．巨口症をおこす
cleid(o)- [クレイドウ-, クライダ-] ☆「鎖骨」を表す接頭語
cleidarthritis [クライダースらイティス] 鎖骨関節炎
cleidocostal [クライドウカスタル] 鎖骨肋骨の
cleidocranial [クライドウクれイニアル] 鎖骨頭蓋の
— dysplasia [- ディスプレイズィア] 鎖骨頭蓋異形成症
cleidorrhexis [クライダれクスィス] 鎖骨破砕術
cleidotomy [クライダタミー] 鎖骨切断術
cleio site [クレイオ サイト] 腹腔寄生物
cleithrophobia [クライスらフォウビア] 密室恐怖
clemastine fumarate [クレマスティーン フューマれイト] フマル酸クレマスチン ☆エタノールアミン系抗ヒスタミン薬
clench [クレンチ] 拳をつくる，歯ぎしりをする
— fist [- フィスト] 拳を握る
— teeth [- ティース] 歯ぎしりする
clenbuterol hydrochloride [クレンビュテろール ハイドロウクろーライド] 塩酸クレンブテロール ☆β刺激気管支拡張薬，泌尿器用剤
cleptomania [クレプトウメイニア] 窃盗癖，病的盗癖狂
Clérambault-Kandinsky complex [クレらムボールト-カンディンスキー カンプレクス] 自分の考え方が他から支配されているとする思い込み
click [クリック] 短く鋭い音

climacophobia ~ cloazepcite

climacophobia [クリマコフォウビア] 階段恐怖症

climacteric [クライマクテリック] 更年期の, 閉経期の
— **age** [-エイジ] 更年期, 閉経期
— **complaint** [-カンプレイント] 更年期症状
— **disturbance** [-ディスターバンス] 更年期障害
— **psychosis** [-サイコウスィス] 更年期精神障害

climacterium [クライマクティーりアム] 更年期

climagraph [クライマグらフ] 気候図

climate [クライミット] 気候

climatic [クライマティック] 気候上の, 風土的
— **diathesis** [-ダイアスィスィス] 気候性素質
— **variety** [-ヴァらイアティ] 風土的変種

climatology [クライマタらジー] 気候学

climatotherapy [クライマタせらピー] 気候療法

climax [クライメークス] クライマックス, 最高頂, 極期

clindamycin, CLDM [クリンダマイスィン] クリンダマイシン ☆リンコマイシン系抗生物質

clinic [クリニック] 臨床, 外来診療所
pain — [ペイン-] ペインクリニック. 麻酔科から分かれた神経遮断による鎮痛を全目的とした外来

clinical [クリニカル] 病床の, 臨床の
— **diagnosis** [-ダイアグノウスィス] 臨床診断, 症状に基づいて診断すること
— **diary** [-ダイアりー] 病床日誌
— **endocrinology** [-エンドウクりナラジー] 臨床内分泌学
— **evaluation** [-イヴァりュエイシャン] 臨床的評価
— **investigation** [-インヴェスティゲイシャン] 臨床研究
— **laboratory** [- ラバらトりー] 臨床検査室
— **lecture** [-レクチャー] = clinical grand round 臨床講義
— **manifestation** [-マニフェステイシャン] 臨床症状
— **medicine** [- メディスィン] 臨床医学
— **nutrition** [-ニュートりシャン] 病態栄養, 臨床栄養
— **path, — pathway** [-ペース, -ペースウェイ] クリニカルパス〔ウェイ〕
— **pathological conference, CPC** [-パサラジカル カンファらンス] 臨床病理会議
— **pharmacology** [-ファーマカラジー] 臨床薬理学
— **psychologist, CP** [-サイカラジスト] 臨床心理士, 臨床心理学者
— **study** [-スタディ] 臨床研究
— **thermometer** [-サーマミター] 検温器
— **trial** [-トらイアル] 臨床治験

clinician [クリニシャン] 臨床医家

clinicopathology [クリニコウパサラジー] 臨床病理学

clinker [クリンカー] 硬質煉瓦, 鉄滓, 溶滓, (セメント製造の) 焼塊, 溶滓になる

clinocephaly [クライナセファリー] 扁平頭

clinodactylism [クライナダクティリズム] 斜指症, 傾指症

clinography [クライナグらフィ] 臨床所見記録法, 臨床経過記録法

clinoid [クライノイド] 寝床様の
— **process** [-プろウセス] 床状突起

clinometry [クライナメトりー] 傾斜計

clinoscope [クライナスコウプ] 偏角計

clip [クリップ] (毛髪, 小枝等を) つむ, 刈る, (毛髪, 羊毛等の) 刈り込み, 刈られたもの, (一季節に刈り込んだ) 羊毛量, 挾み金具, 紙挾み, 止め金, 挾む

clipped [クリップト] 挾まれた, 削り取った
— **word** [- ウァード] 省略語, 短縮語

clipping [クリッピング] 挾み切り, 刈り込み, 剪毛, (草, 小枝などの) 挾み取った片, 新聞などの切り抜き

clitoralgia [クリタれールジア] 陰核痛

clitoridauxe [クリタりドークスィ] 陰核肥大

clitorism [クリタりズム] 陰核肥大

clitoris [クリタりス] 陰核
glans of — [グレーンス アブ-] 陰核亀頭 (glans clitoridis)

clitoritis [クリタらイティス] 陰核炎

clivus [クライヴァス] 斜台

cloaca [クロウエイカ] 汚溝, 排泄腔

cloak [クロウク] 外套, 引き回し, マント, 外套を着せる, 覆いかくす

cloazepcite [クロアゼプサイト] クロアゼプ

サイト ☆抗不安薬，マイナー・トランキライザー

clobenetropine [クロベネト**ろ**ピン] クロベネトロピン ☆抗ヒスタミン薬

clocapramine hydrochloride [クロカプ**ら**ーミン ハイドロウク**ロ**ーらイド] 塩酸クロカプラミン ☆向精神薬，メージャートランキライザーの一つ

clockwise [ク**ラ**ックウァイズ] 時計式の，右回り回転

clofazimine [クロウ**ファ**ズィミーン] クロファジミン ☆ハンセン病治療薬

clofedanol hydrochloride [クロ**フェ**ダノール ハイドロウク**ロ**ーらイド] 塩酸クロフェダノール ☆中枢性非麻薬性鎮咳去痰薬

clofibrate [クロウ**ファ**イブれイト] クロフィブレート ☆抗高脂血症薬

clog [ク**ラ**ッグ] 障害物，妨害物，邪魔もの；(穴)を塞ぐ，つめる，邪魔する

clominorex [クロ**ミ**ノれックス] クロミノレックス ☆食欲抑制薬

clomiphene [クロウ**ミ**フィーン] クロミフェン ☆排卵誘発剤の一つ

clomipramine hydrochloride [クロウ**ミ**プらミーン ハイドロウク**ロ**ーらイド] 塩酸クロミプラミン ☆三環性抗うつ薬

clonal [クロウナル] クローン〔性〕の，純株の，純系の

clonazepam [クロウ**ナ**ゼパム] クロナゼパム ☆ベンゾジアゼピン系抗てんかん薬

clone [ク**ロ**ウン] クローン ☆一個の細胞から発現した細胞群
 — **animal** [ー**ア**ニマル] クローン動物 ☆一個の受精卵から発生した動物個体

clonic [ク**ラ**ニック] 痙攣性の，間代性の
 — **spasm** [ース**パ**ズム] 間代痙攣

clonicity [クロウ**ニ**スィティ] 間代（かんたい）性痙攣→clonus

clonicotonic [クロウニコ**ト**ウニック] 間代（かんたい）強直性の

clonidine hydrochloride [クロウ**ニ**ディーン ハイドロウク**ロ**ーらイド] 塩酸クロニジン ☆交感神経中枢抑制降圧薬

cloning [クロウニング] クローン化する ☆ある物質を合成する核酸配列を細胞に導入してその物質を再製する

clonixine [クロウ**ニ**クスィン] クロニキシン ☆鎮痛薬

clonograph [クラ**ナ**グらフ] クロノグラフ ☆痙攣運動および腱反射を描記する器械

Clonorchis sinensis [クロウ**ノ**ーキス サイ**ネ**ンスィス] 肝臓ジストマ

clonospasm [ク**ラ**ナスペーズム] 間代性痙攣

clonus [ク**ロ**ウナス] 間代性痙攣（交替性運動），収縮と弛緩をくり返す
 ankle —[**エ**ーンクルー] 足クローヌス，足間代（foot c.）
 foot —[**フ**ットー] ＝ ankle c.
 hand —[**ヘ**ーンド] 手クローヌス，手間代（wrist c.）

cloperastine [クロペ**ら**スティン] クロペラスチン ☆中枢性非麻薬性鎮咳薬

clorprenaline hydrochloride [クロープ**れ**ナリン ハイドロウク**ロ**ーらイド] 塩酸クロルプレナリン ☆気管支拡張薬，β刺激薬

close [ク**ロ**ウズ] 閉じた，窮屈な，近似する，密接して，親密に，囲い地，構内

closed [ク**ロ**ウズド] 閉じてある，密閉した，締め切り，休業
 — **amputation** [ーアンピュー**テ**イシャン] 閉鎖的四肢切断
 — **circuit** [ー**サ**ーキット] 閉鎖回路
 — **dislocation** [ーディスロウ**ケ**イシャン] 閉鎖脱臼
 — **meeting** [ー**ミ**ーティング] 限られた人だけ出席できる会 ☆open meeting（誰でも出席できる会）に対する
 — **season** [ース**ィ**ーズン] 禁猟季
 — **tube thoracotomy** [ー**テュ**ーブ ソーらカタミー] 閉鎖管開胸
 — **wedge osteotomy** [ー**ウェ**ッジ アスティ**ア**タミー] 楔状骨切除後閉鎖

closely [クロウスリー] ぴったりと，きっちりと

closet [ク**ラ**ザット] 密室，便所，押入，物置

closing [クロウズィング] 閉鎖の，終止の，結尾の，決算の
 — **capacity** [ーカ**ペ**ースィティ] 閉鎖容量 ☆呼吸機能指標の一つ
 — **contraction** [ーカント**ら**クシャン] 閉鎖収縮
 — **volume** [ー**ヴァ**リューム] 閉鎖容量 ☆呼吸機能指標の一つ

clostridial [クラスト**り**ディアル] クロストリジウム属の
 — **infection** [ーインフェクシャン] クロストリジウム感染症
 — **myonecrosis** [ーマイオウニク**ろ**ウスィス] クロストリディウムによる筋肉壊死

clostridiform [クラスト**り**ディフォーム] 紡錘

Clostridium ～ coagglutination

型
Clostridium [クラストリディアム] クロストリジウム属 ☆嫌気性に近いグラム陽性桿菌の一種
— **botulinum** [-バチュリナム] ボツリヌス菌 ☆クロストリジウムの一種, ボトリヌス食中毒を起こす
— **difficile colitis** [-ディフィシル コウライティス] クロストリジウム・ディフィシレ大腸炎
— **histolyticum** [-ヒストリティカム] ヒストリチクス菌
— **perfringens (Welsh)** [-パーフリンジャンス] ウェルシュ菌, ガス壊疽を起こす
— **tetani** [-ティテイニー] 破傷風菌
closure [クロウジャー] 閉鎖, 縫合
clot [クラット] 凝塊, 凝血
cloth [クロス] 布, 反物, 羅紗, 表紙布, 食卓掛け, 布巾
— **pin graft** [-ピン グらフト] H型骨片移植, 洗濯ばさみ骨片移植
clothes [クロウズ] 着物, 夜具, 夜衣, (洗濯に出す)リンネル類
clothing [クロウズィング] 衣類, 被服, 布の覆い, 被覆
clotiazepam [クロティアゼパム] クロチアゼパム ☆抗不安薬, 催眠薬
clotting [クラッティング] 凝固する, 凝血する
cloud [クラウド] 雲, 雲煙, 透明なものの表面の曇り, 汚点, 疑雲, 曇らせる, 悩みの色を投ずる, 空が曇る, 心が暗くなる
cloudiness [クラウディネス] 混濁〔度〕, 濁り, 不明瞭; 曇天
— **of urine** [-アヴ ユアリン] 尿混濁
cloudy swelling [クラウディ スウェリング] 実質腫脹, 混濁腫脹
cloxacillin [クラクサスィリン] クロキサシリン ☆耐性ブドウ状球菌用ペニシリン製剤
cloxacillin sodium, MCIPC [クロキサスィリン ソウディアム] ペニシリン系抗生物質
cloxazolam [クロキサゾラム] クロキサゾラム ☆ベンゾジアゼピン系抗不安薬, マイナー・トランキライザーの一つ
cloy [クロイ] 飽食する
club [クラブ] 棍棒状のもの; 棒, ゴルフのクラブ; クラブ, 団体

— **-foot** [-フット] 彎曲足, 奇足, 内反足
— **-footed** [-フッティッド] 内反足の
— **-hand** [-ハンド] 彎曲手, 奇手, 内反手
— **-handed** [-ヘアンディッド] 内反手の
— **-shaped** [-シェイプト] 棍棒状の
clubbed finger [クラブド フィンガー] 太鼓のばち状指
clubbing [クラビング] (太鼓の)ばち指形成
clump [クランプ] 塊, 凝集塊, 凝集する; 群生する; 踏みつけて歩く
clumping [クランピング] 凝結する, 集結する
cluneal, clunial [クルーニアル] 殿部の, 特に下殿部を表すのに用いる
clunis, clunes (複)[クルーニス, クルーンズ] 臀部, 尻
clupanodonic acid [クルパンドウニック エーサッド] クルパノドン酸. 魚油中に存在する不飽和脂肪酸
cluster [クラスター] 集落
cluttering [クラッタリング] 音節を欠く速話症
clysis [クライスィス] 浣腸注入
clyster [クリスター] 浣腸薬
clysterize [クリスタらイズ] 浣腸する
CM (chloromycetin)
CMA (chlormadinone acetate)
CMI (Cornell Medical Index)
CMV (cytomegalovirus)
c-myc [スィミック] c-ミック ☆細胞性癌遺伝子の一つ
cnemis [ニーミス] 脛骨, すね
cnemitis [ニーマイティス] 脛骨炎
cnemoscoliosis [ニーモウスコウリオウスィス] 脚外屈
cnidocil [ナイダスィル] 刺毛
cNOS (constitutive nitric oxide synthase)
CNS (central nervous system)
CO 1. (carbon monoxide)／ 2. (carbonyl)
CO_2 (carbon dioxide)
COA (coenzyme A)
coadaptation [コウアダプテイシャン] 共同順応
coadunation [コウアデューネイシャン] 着生 ☆二つの異なったものが一つに付着する
coagglutination [コウ・アグルティネイシャン]

共同凝集（group agglutination）
coagulable [コウアギュラブル] 凝固し得る
coagulant [コウアギュラント] 凝固した，凝固薬
coagulase [コウアギュレイス] 凝固酵素
coagulate [コウアギュレイト] 凝固させる，固形にする
coagulated [コウアギュレイティド] 凝固して
coagulating [コウアギュレイティング] 凝固性
— enzyme [-エンザイム] 凝固酵素
— ferment [-ファーメント] 凝固酵素
coagulation [コウアギュレイシャン] 凝固，凝結，凝集
— factor [-フェークター]〔血液〕凝固因子→ factor
— inhibitor [-インヒビター] 凝固抑制因子
— necrosis [-ニクろウスィス] 凝固壊死
— thrombosis [-スランボウスィス] 凝固血栓症
— thrombus [-スらムバス] 凝固血栓
— time [-タイム] 凝固時間＝(clotting time)
accelerator of — [エークスィラれイターアヴ-] 凝固促進因子
blood — [ブラッド-] 血液凝固
diffuse intravascular — [ディフューズ イントらヴェスキュラー-] びまん性血管内凝固
disseminated intravascular — [ディセミネイテッド イントらヴェスキュラー-]〔syndrome〕(DIC) 播種性血管内凝固〔症候群〕→ syndrome
intravascular — [イントらヴェスキュラー-] 血管内凝固
coagulative [コウアギュラティヴ] 凝固的，凝結性の
coagulometer [コウアギュラミター] 凝固計
coagulum [コウアギュラム] 凝結物，凝塊
coal [コウル] 石炭，（複数）石炭小塊
— black [-ブレック] 漆黒の，真っ黒の
— mine [-マイン] 炭鉱
— miner's lung [-マイナーズ ラング] 炭鉱夫肺
— tar [-ター] コールタール，炭脂
coalescence [コウアレッサンス] 合着，合成，癒着
coalition [コウリシャン] 癒合
coaptation [コウエープテイシャン] 骨片または傷口等を接着させる，つぎ合わせる

coarctation [コウアークテイシャン] 縮窄症
— of aorta [-アヴ エイオータ] 大動脈縮窄症
coarse [コース] 雑の，粗悪な，（目の）粗い，野卑な，下品な
coarseness [コースニス] 粗雑，野卑
coarsening [コースニング] 皮膚があらくなること
coarticulation [コウアーティキュレイシャン] 関節癒合症
coat [コウト] 上衣，外套，獣の外被，外被物，塗る，覆う
coating [コウティング] 被覆，（舌）苔
— material [-マティーりアル] 塗装材料
— of pills [-アヴ ピルズ] 丸薬にかぶせる層
enteric — [エンテーリック-] 糖衣（丸薬を覆い胃では溶けず腸で溶ける様にする）
Coat's disease [コウツ ディズィーズ] コート病 ☆滲出性網膜炎で瘢痕形成
coaxial [コウエークスィアル] 同軸の，共軸の
cobalamine [コウベラミン] コバラミン ☆シアン基と結合してビタミンB_{12}をつくる
cobalt, Co [コウボールト] コバルト（元素）☆原子番号 58.53
— bloom [-ブルーム] コバルト華
— blue [-ブルー] 濃青色
cobamamide [カバママイド] コバマミド ☆補酵素型ビタミンB_{12}
cobble [カブル] 玉砂利，丸石，ごろ石大の石炭，ごろ石を敷く
cobblestone appearance [カブルストウン アピアランス] 敷石状外観，区域性回腸炎の腸粘膜所見
cobra [コウブら] コブラ ☆インド産毒蛇
cobraism [コウブらイズム] コブラ蛇毒症
cobweb [カブウェブ] くもの巣，くも糸，くも網のようなうすもの
coca [コウカ] コカ，コカ葉，コカ葉製剤
cocaine hydrochloride [コウケイン ハイドろウクローらイド] 塩酸コカイン ☆エステル型局所麻酔薬
cocainism [コウケイニズム] コカイン中毒
cocainize [コウケイナイズ] コカインを使用して麻酔をかける
cocainomania [コウケイノウメイニア] コカイン嗜好症，コカイン中毒

cocarcinogen [コウカースィナジャン] 発癌補助物質
coccal [カッカル] 球菌の
coccidial [カクスィディアル] コクシジウムの, 球虫類の
coccidioidomycosis [カクスィディオイドウマイコウスィス] コクシディオイデス症
coccidiosis [カクスィディオウスィス] コクシジウム症
coccidium [カクスィディアム] コクシジウム属 ☆原虫の一種
coccoid [カコイド] 球菌様の
coccus [カッカス] 球菌
coccyalgia [カクスィエールジア] 尾骨痛
coccygeal [カクスィジアル] 尾骨の
— gland [ーグレーンド] 尾間骨腺
coccygeus [カクスィジアス] 尾骨筋
coccygodynia [カクスィガディニア] 尾骨痛
coccygotomy [カクスィガタミー] 尾骨骨切除術
coccyx [カクスィックス] 尾骨
cochlea [カクリーア] 蝸牛殻
cochleare [カクリーエアりー] 蝸牛の
— duct [ーダクト] 蝸牛管
cochleitis [カクリアイティス] 蝸牛炎
cockroach [カックろウチ] ゴキブリ, アブラムシ
coco [コウコウ] 苺腫
cocoa [コウコウ] ココア, ココア飲料
— beans [ービーンズ] ココア豆
— butter [ーバター] ココア乳脂
cocomelasma [コウコウミレーズマ] 顆粒状黒皮症
coconut [コウカナット] やしの実
cocoon [カクーン] マユ(繭); 卵嚢, 子嚢
coction [カクシャン] 煮沸
coctoprecipitin [カクタプりスィピティン] 煮沸沈降素
coctostabile [カクトウステイバイル] 煮沸に耐える, 耐煮沸性
cod [カッド] 鱈
— liver [ーリヴァー] 鱈の肝
— liver oil [ーリヴァー オイル] 鱈の肝油 ☆ビタミンDを含む
coddle [カドル] 大事にする, 柔弱な人, 甘やかす
code [コウド] 法典, 規約, 慣例, 符号, 暗号, 電信略号にする
— word [ーウァード] 暗号用語
genetic — [ジェネティックー] 遺伝暗号 蛋白合成の筋道を決定する

codeine [コウディーン] コデイン (methylmorphine メチルモルヒネ). 鎮咳作用が強い
codein phosphate [コウディーイン ファスフェイト] リン酸コデイン ☆中枢性麻薬性鎮咳薬
codfish [カドフィッシュ] 鱈
codon [コウダン] コドン ☆タンパクをコードする核酸排列
c(o)ecoplication [スィーコプリケイシャン] 盲腸造襞術
coefficient [コウイフィシャント] 係数, 率
— capacity [ーキャパスィティ] 容量係数
— of absorption [ーアヴ アブゾープシャン] 吸収率
— of correlation [ーアヴ コーりレイシャン] 相関係数
— of partition [ーアヴ パーティシャン] 分配係数
— of reflexion [ーアヴ りフレクシャン] 反射係数
— of refraction [ーアヴ りフらクシャン] 屈折率
— of regression [ーアヴ りぐれッシャン] 回帰係数
— of restitution [ーアヴ れスティテューシャン] 反発係数
— of retraction [ーアヴ りトらクシャン] 肺弾性収縮係数
— of solubility [ーアヴ サリュビリティ] ガス溶解係数
— of thermal expansion [ーアヴ サーマル イクスパンシャン] 熱膨張率
— of variation, CV [ーアヴ ヴェありエイシャン] 変動係数 ☆標準偏差を平均で除したもの
— of viscosity [ーアヴ ヴィスカスィティ] 粘性率
correlation — [コーりレイシャンー] 相関係数. 観察した2つの特性間の相関度を示す
c(o)elarium [スィーレアりアム] 体腔膜
Coelenterata [スィーレンタれイタ] 腔腸動物門
c(o)eliac [スィーリアック] 腹(腔)の
— artery [ーアータりー] 腹腔動脈
— ganglion [ーギャングリアン] 腹腔神経節
c(o)elom [スィーラム] 体腔
coenzyme [コウエンザイム] コエンザイム, 補酵素

― A, Co A [-エイ] 補酵素A
― Q deficiency [-キュー ディフィシャンスィ] 補酵素Q欠乏症 ☆筋肉に脂肪が沈着し筋力低下を起こす
coerce [コウアース] 強制する，威圧する，強制によって得る
coercible [コウアースィブル] 強圧液化性の ☆ガス
coercion [コウアーシャン] 威圧，強制，圧制
coercive [コウアースィヴ] 強制的，威圧的，高圧的
― force [-フォース] 抗磁力
coeur en sabot [ケール アン サボー] [F] 木靴(きぐつ)心．木靴のような形をした心臓
coeval [コウイーヴァル] 同時代の，同年の，同時期の
coexist [コウイグズィスト] (同一場所に) 同時に存在する，(～と共に) 共存する
coexistence [コウイグズィスタンス] 共存
cofactor [コウフェークター] 補〔助〕因子．補酵素のように他の元素または物質と結合して初めて機能を発揮する元素または物質
coferment [コウファーマント] 補酵素
coffee [カフィ] コーヒー，コーヒーの樹，実
― break [-ブれイク] お茶飲み時間
― extract [-イクストらクト] コーヒーエキス
― ground vomit [-グらウンド ヴァミット] コーヒーかす様吐物
coffeinism [カフィーイニズム] コーヒー中毒
Coffey's operation [カフィーズ アパれイシャン] 尿管S字結腸吻合術
coffin [カフィン] 棺
― lid crystal [-リッド クリスタル] 柩蓋様結晶
Cogan's syndrome [コウガンズ スィンドろウム] コーガン症候群 ☆間質性角膜炎と内耳性難聴
cogitate [カジテイト] 深く考える，工夫する
cogitative [カジタティヴ] 思考力ある，思いをこらす，熟考的
cognac [コウニャック] コニャック ☆フランスのコニャック，地方産生のブランディー
cognition [カグニシャン] 認識，認識作用，認識作用の結果として生じた知識

cognitive [カグニティヴ] 認識の
― function [-ファンクシャン] 認知機能
cognizable [カグニザブル] 認識しうるべき
cognizance [カグニザンス] 認識，事実の認知，認識範囲，目印，記章
cogradient [コウグれイディアント] 共傾
cogwheel breathing [カグフウィール ブリーズィング] 断続的気息音
― respiration [-れスピれイシャン] 歯車音呼吸
cohabitation [コウハビテイシャン] 交接，同棲，同居，共同生活
cohere [コウヒア] 互いに相密着する，分子が凝集する
coherence [コウヒアらンス] 結合，分子の凝集力，結合力
coherent [コウヒアらント] 凝集性の，相互に密着する，理路整然とした
― smallpox [-スモールパックス] 密集性痘瘡
― therapy [-セらピー] 整合療法 ☆骨モデリング周期に合わせた治療
cohesion [コウヒージャン] (分子の) 凝集力
cohesive [コウヒースィヴ] 凝集性の，凝集力ある，結合力ある
― attraction [-アトらクシャン] 凝集力
― force [-フォース] 凝集力
cohort [コウホート] 群，疫学的な固定集団
coil [コイル] コイル
coincide [コウインサイド] 同一の空間を占める，合致する，同時である
coincidence [コウインスィダンス] 偶然の一致，偶発，同時に起こること；暗号，符号
― circuit [-サーキット] 同時放電回路
― phase [-フェイズ] [電] 同位相
coincident [コウインスィダント] ～と全く一致 (符号) している
coincidental [コウインスィデンタル] 符号している
coitus [コウイタス] 性交
colalgia [コウラルジア] 腸痛，大腸痛
colation [コウレイシャン] 濾過，うらごし
colatorium [カラトーリアム] ふるい，濾器
colature [コウラチャー] 濾液
colcemid [カルセミド] 白血病治療薬
colchicine [カルチスィン] コルヒチン ☆痛風発作予防薬
cold [コウルド] 寒冷，感冒，かぜ

cold ~ collecting

— abscess [-アブセス] 冷膿病 ☆主として結核性
— agglutinin [-アグルーティニン] 寒冷凝集素
— anesthesia [-アニススィーズィア] 寒冷麻酔法
— blooded [-ブラッディド] (魚類等の)冷血の, 冷え性の, 冷酷な
— compress [-カンプレス] 冷湿布
— flow [-フロウ] 低温流
— molding [-モウルディング] 常温成形
— pack [-ペーック] 冷包纏
— sore [-ソーァ] 口唇ヘルペス
— spot [-スパット] 冷点, 次点
— stage [-ステイジ] 冷感期
— storage [-ストーりジ] 食物の冷蔵, 冷蔵庫
— working [-ウァーキング] 冷加工
coldhearted [コウルドハーティッド] 冷淡な
coleocele [コウルスィール] 腟ヘルニア, 腟脱症
coleocystitis [カリオウスィスタイスィス] 腟膀胱炎
coleorrhexis [カリアれクスィス] 腟破裂, 腟裂傷
coleotomy [カリアタミー] 腟切開術
coles [コウリーズ] 陰茎
colestyramine [コウレスティらミン] コレスチラミン ☆抗高脂血症薬, 陰イオン交換樹脂
colibacillosis [コウリバスィロウスィス] 大腸菌症
colibacilluria [コウリバスィリューりア] 大腸菌尿
colibacillus [コウリバスィラス] 大腸菌
colic [カリック] 大腸の, 結腸の, 疝痛
colicolitis [カリカライティス] 大腸菌性結腸炎
colicoplegia [カリカプリージア] 鉛疝痛性麻痺
colicystitis [コウリスィスタイティス] 大腸菌性膀胱炎
coliform [コウリフォーム] 篩 (ふるい) 状の, 大腸菌状の
coli-group [コウリグるープ] 大腸菌類
colilysin [コウリリスィン] コリスチン ☆大腸菌融解酵素
colitis [コウライティス] 大腸炎, 結腸炎
  antibiotic-associated — [アンティバイオーティック アソスィエイティッド-] 抗生物質起因性大腸炎
  hemorrhagic — [ヒマらージック-] 出血性大腸炎
  membranous — [メンブれイナス-] 膜様大腸炎
  mucomembranous — [ミュコメンブれイナス-] 粘膜性大腸炎
  pseudomembranous — [スィウドメムブれイナス-] 偽膜性〔大〕腸炎
  radiation — [れイディエイシャン-] 放射線大腸炎
  ulcerative —, UC [アルセらティブ-] 潰瘍性大腸炎 (ulcerous-)
  ulcerous —, — ulcerosa [アルセらスー, -ウルセロウサ] = ulcerative- (潰瘍性大腸炎)
colitoxemia [コウリタクスィーミア] 大腸菌血症
collaborate [カラバれイト] 共同して働く, 共同研究する
collaborator [カラバれイター] 共編者, 合作者
collagen [カラジャン] コラーゲン
  — disease [-ディズィーズ] 膠原病, 結合組織病
  — fiber [-ファイバー] 膠原線維
collagenase [コウラジャネイス] コラゲナーゼ ☆コラーゲン分解酵素
collagenolytic [コウラジャナリティック] コラーゲン分解性の
collapse [カラプス] 虚脱, (器官, 組織の)収縮, 崩壊
collapsible [カラプスィブル] ひしげる, (椅子などが) 畳める
collapsotherapy [カラプサセらピー] 肺結核の虚脱療法
collar [カラー] カラー, 襟, 首飾り, 首環 (動物の頸の回りの) 斑線
  — bone [-ボウン] 鎖骨
collargol [カラーゴル] 銀コロイド
collateral [コウラタらル] 側副
  — circulation [-サーキュレイシャン] 側副循環
  — ligament [-リガマント] 側副靱帯
  bridging — [ブリッジング-] 架橋側副路 (枝)
collect [カレクト] 集める, 収集する, 集金する, 集中する
collected [カレクティド] 落ち着いている, 集めた, 集まった
  — papers [-ペイパーズ] 論文集
collecting [カレクティング] 集められた, 集

collecting ~ coloplication

合した
- duct [-ダクト] 集合管
- plate [-プレイト] 集合板
- tube, - tubule [-テューブ, テュビュール] 腎集合管
- tubule of kidney [-テュービュール アヴ キドニー] 腎集尿管

collection duct diuretic [カレクシャン ダクト ダイユれティック] 集合管利尿薬 ☆スピロノラクトン等

collective [カレクティヴ] 集合的, 集団的, 総体の, 共同の
- bargaining [-バーギニング] 団体協約
- economy [-イカナミー] 協同経済
- fruit [-フるート] 集合果
- psychology [-サイカラジー] 集合心理学
- whole [-ホウル] 内包的全体

collector [カレクター] 集電器

Colles' fracture [カリーズ フれークチャー] コーレス骨折 ☆橈骨遠位端骨折

Collet-Sicard syndrome [カリットースィカーる スィンドろウム] コレ・シカール症候群 ☆耳下腺頸動脈腫瘍, 第9, 10, 11, 12脳神経麻痺

colliculitis [コウリキュライティス] 精丘炎

colliculus [コウリキュラス] 小丘
- facialis [-ファスィアリス] 顔面神経丘
- urethralis [-ユりーストらリス] 尿道小丘
- rostralis [-らストれイリス] 上丘 (皿丘体)

collide [カライド] 激しくぶつかる, 衝突する, (意志, 目的が) 対立する

collifixation [カリフィクセイシャン] 子宮頸部の固定

collimation [カリメイシャン] 照準, 規準
- axis [-アクスィス] 規準軸

collimator [カリメイター] コリメーター ☆視準器, 視軸調器, 絞り構造

collin [カリン] 液状ゼラチン

colliquation [カリクウェイシャン] 組織融解, 液化

colliquefaction [カリクウェファクシャン] 融合

collision [コウリジャン] 衝突, (利害関係などの) 対立

collitis [コウライティス] 膀胱三角炎

collodiaphyseal angle [カロダイアフィズィアル エーングル] (大腿骨の) 頸体格

collodion [コウロウディアン] コロジオン ☆局所塗布薬

colloid [カロイド] コロイド, 膠状の
- adenomatosis [-アディノウマトウスィス] 膠質腺腫
- goiter [-ゴイター] コロイド甲状腺腫
- osmotic pressure [-アズマティック プれッシャー] コロイド浸透圧
- resuscitation [-りサスィテイシャン] コロイド蘇生法
- tumor [-テューマー] 膠様腫

colloidal [コウロイダル] コロイド性の, 膠質の
- gold [-ゴウルド] 金コロイド
- particle [-パーティクル] 膠質粒子
- solution [-サリューシャン] 膠質溶液

collum [カラム] くび (頸), のどくび

collutory [カリュタリー] うがい薬

collyrium [コウリりアム] 洗眼薬, 点眼薬

coloboma [カロウボウマ] 欠損症, 欠裂

coloclyster [コウラクリスター] 洗腸, 注腸

colocynth [カラスィンス] コロシント実, コロシント製剤

colohepatopexy [コウラヘパタペクスィ] 結腸肝臓固定術

cololysis [コウラリスィス] 結腸剥離術

colon [コウラン] 結腸
- bacillus [-バスィラス] 大腸菌

colonalgia [コウラナルジア] 結腸痛, 疝痛

colonic [コウロウニック] 結腸性の
- inertia [-イナーシア] 結腸無力症
- ischemia [-イスキーミア] 結腸虚血症

colonization [カラニゼイシャン] 転移増殖, 転地群居

colonofiberscope [コウロウナファイバースコープ] 大腸 (結腸) ファイバースコープ

colonogram [コウラナグれーム] 結腸運動曲線

colonoscope [コウラナスコウプ] 大腸内視鏡

colonoscopy [コウラナスカピー] 結腸鏡検査法

colony [カラニー] 群, 細菌集落
- stimulation factor, CNF [-スティミュレイシャン ファクター] コロニー形成刺激因子

colopexy [コウラペクスィ] 結腸固定術

colophony [コウラファニー] 松やに

coloplication [コウロウプリケイシャン] 結腸

造瘻術
coloproctia [コウラプらクシア] 結腸部の人工肛門形成
coloproctostomy [コウロウプらクタスタミー] 結腸直腸吻合術
coloptosis [コウラプトウシィス] 結腸下垂症
colo(u)r [カラー] 色,色彩
— blindness [-ブラインドニス] 色盲
— mixing [-ミクスィング] 色〔彩〕混合,混色
— substraction — [サブトれークシャン-] 差色.配色打ち消し
colorant [カラーらント] 着色剤
coloration [カラれイシャン] 着色法,彩色,(生物の)天然色
colorectal [コウラれクタル] 結腸・直腸の
colorectitis [コウロウれクタイティス] 結腸直腸炎
colorimeter [カラりミター] 比色計
colorimetry [カラりメトりー] 比色分析
coloring [カラりング] 着色法,彩色,(顔の)血色
colosigmoidostomy [コウロスィグモイダスタミー] 結腸S状結腸吻合術
colostomy [コウラスタミー] 結腸造瘻術
 ☆結腸を用いた人工肛門造設術
colostrum [カラストろム] 初乳
colotomy [コロウトミー] 結腸切開術
colovesical [コウロウヴェジカル] 結腸膀胱の
— fistula [-フィステュラ] 結腸膀胱瘻
colpalgia [カルペールジア] 腟痛
colpatresia [カルパトりーズィア] 腟閉鎖症
colpectasia [カルペクテイズィア] 腟拡張症
colpectomy [カルペクタミー] 腟切除術
colpedema [カルピディーマ] 腟腫脹,腟浮腫
colpemphraxis [カルペンフれークシィス] 腟閉鎖症
colpeurynter [カルピュりンター] 腟内に挿入するゴム嚢,腟拡張器
colpeurysis [カルピューりスィス] 手術による腟拡張術,腟拡張のためにゴム嚢を挿入する方法
colpexostomy [カルペクサスタミー] 腟固定造瘻術
colpexotomy [カルペクサタミー] 腟固定切開術
colpismus [カルピズマス] 腟痙攣
colpitis [カルパイティス] 腟炎
colpo- [コルポウー,コルパー] ☆「腟」を表す接頭語

colpocele [カルパスィール] 腟ヘルニアまたは腟腫脹
colpoceliotomy [カルポウスィーリアタミー] 腟式開腹術
colpocleisis [カルポウクライスィス] 腟閉鎖術
colpocystitis [カルポウスィスタイスィス] 腟膀胱炎
colpocystocele [カルパスィストスィール] 経腟膀胱脱.経腟膀胱下垂
colpocystotomy [カルポウスィスタタミー] 経腟膀胱切開術
colpodynia [カルパディニア] 腟痛
colpohyperplasia [カルポウハイパープレイズィア] 腟粘膜過形成
colpohysterectomy [カルポウヒスタれクタミー] 腟式子宮摘出術
colpohysterotomy [カルポウヒスタらタミー] 腟式子宮切開術
colpomicroscope [カルボウマイクろスコウプ] 腟顕微鏡
colpomyomectomy [カルボウマイアメクタミー] 腟式筋腫摘出術
colpopathy [カルパパスィ] 腟疾患
colpoperineoplasty [カルボウぺりニーアプレースティ] 腟会陰形成術
colpopexy [カルパペクスィ] 腟壁固定術
colpoplasty [カルパプレースティ] 腟形成術
colpopoiesis [カルポウポイイースィス] 造腟術
colpopolypus [カルパパリパス] 腟ポリープ
colpoptosis [カルパプトウスィス] 腟壁下垂
colporectocele [カルポウれクタスィール] 経腟直腸脱.経腟直腸下垂
colporectopexy [カルパれクタペクスィ] 腟直腸固定術
colporrhagia [カルパれイジア] 腟出血
colporrhaphia [カルパれイフィア] 腟壁縫合術
colporrhaphy [カルポゥらフィー] 腟壁縫合術
colporrh(o)ea [カルパりーア] 腟性帯下
colporrhexis [カルパれクスィス] 腟断裂
colposcope [カルパスコウプ] 腟鏡,コルポスコープ
colposcopy [カルパスカピー] コルポスコピー,腟鏡検査
colpospasm [カルパスペーズム] 腟痙攣
colpospasmus [カルパスペーズマス] 腟痙攣
colpostat [カルパスタット] 腟内薬物留置器
colpostenosis [カルポウスティノウスィス] 腟狭窄

colpotomy [カルパタミー] 腟切開〔術〕(vaginotomy)

colpoureterotomy [カルポウユーれクタらタミー] 腟式尿管切開術

colpoxerosis [カルポウズィろウスィス] 腟乾燥症

columbium, Cb [カランビアム] コランビウム

column [カラム] 支柱, 社説, カラム (クロマトグラフィー等に用いる)
— of fornix [-アヴ フォーニクス] 脳弓柱

columna [コルムナ][L] 支柱, 背梁, 腟壁柱, 社説
— anterior [-アンティーりアー] 脊髄前柱
— griseae [-グリセー] 脊髄灰白柱
— lateralis [-ラタれイリス] 脊髄側柱
— posterior [-パスティーりアー] 脊髄後柱

columnar [カラムナー] 円柱〔状〕の
— epithelium [-エピスィーりアム] 円柱上皮

columning [カラミング] タンポンで腟脱を支える

colypeptic [コウリペプティック] 消化抑制の

colyphrenia [カリフリーニア] 愚鈍

colytic [カリティック] 抑制的, 制止する

coma [コウマ] 昏睡
— carcinomatosum [-カースィノウマトウサム] 癌性昏睡
diabetic —, — diabeticum [ダイアベティック-, -デアベティクム] 糖尿病性昏睡
hepatic —, — hepaticum [ヒパティック-, -ヒパティクム] 肝性昏睡
hyperosmolar nonketotic — [ハイパーオスモウラー ナンキトゥティック-] 高浸透圧性ケトン性昏睡
hypoglycemic — [ハイポウグライスィーミック-] 低血糖性昏睡
uremic —, — uremicum [ユりーミック-, -ウれミクム] 尿毒症性昏睡

comatose [コウマトウス] 昏睡状態

comb [コウム] 櫛, 梳機, 櫛状の物, 鶏冠, 蜂の巣, 櫛ですく

combination [カンビネイシャン] 配合, 組合, 団結, 化合, 結晶の集合, シャツとズボン下が続いている肌着
— chemotherapy [-キモスィらピー] 多剤併用化学療法
— therapy [-セらピー] 併用療法

combine [カンバイン] 結合する, 併合する, 合同する, 化合する, 企業合同

combined [カンバインド] 結合した, 化合した
— cathode [-キャソウド] 焼きつけ陰極
— immunodeficiency, CID [-イミュノウディフィシャンスィ] 結合型免疫不全
— version [-ヴァージャン] 内外両部操作転向

combustible [カンバスタブル] 可燃性の, (複数) 可燃物

combustio [カンバスィオウ] 火傷, やけど, 熱傷
— bullosa [-ブロウサ] 水疱性熱傷
— erythematosa [-エりセマトウサ] 紅斑性熱傷
— escharotica [-エスカらティカ] 壊死性熱傷

combustion [カンバスチャン] 燃焼, 火傷

co-medical [コウ-メディカル] コメディカル, 医学 (医療) 協力者, 医療関係者 (医師以外の). paramedical より尊敬したいい方

comedo, comedones (複) [カミドウ, カミダンズ] にきび

comedogenic [カミダジェニック] にきび形成の

comes [コウミーズ] 伴走する, 側副 ☆神経に随伴する動静脈についていう

comet sign [コュメット サイン] 彗星 (ホウキ星) 様像. 超音波像の一つ

comfimeter [カンフィミター] カメ寒暖計 ☆湿度による大気冷却を測定する

comfort [カンフォート] 慰安, 慰安者, 慰問品, 慰める, 助ける

comfortable [カンファタブル] 楽々する, 気持のよい, 愉快な, 安楽な, 慰安の, 保温用毛糸性手首覆い

comfortably [カンファタブリー] 気楽に, 安らかに, 具合よく

comitance [カミタンス] 伴走性の

comma bacillus [カマ バスィラス] コンマ状菌

command [カマンド] 命令する, 指揮する

commemorate [カメマれイト] 祝する, 記念する

commence [カメンス] 開始する, 始まる, 開業する, 学位を受ける

commencement [カメンスマント] 卒業式

commend [カメンド] 推薦する, 物を人の

管理に託する，称賛する
commensal [カメンサル] 共生物，共生的
— parasite [-パらサイト] 共生寄生体
commensalism [カメンサリズム] 共生，共食
commensurate [コウメンシュれイト] 適応する，相応する，等しい，比例している
commensuration [コウメンシュれイシャン] 適応，均衡；約分
comment [カメント] 評論，注解，解説，評論する，注釈する
commentary [カメンタりー] 批評，論評，記事
commingle [カミングル] 混合する，混和する
comminute [カミニュート] （鉱石などを）粉末にする，分割する
comminuted [カミニューティッド] 細粉にする，細分割する，粉砕された
— fracture [-フらクチャー] 粉砕性骨折，複雑骨折
comminution [カミニューシャン] 粉砕，細分
commiserate [カミザれイト] 不憫に思う，同情を寄せる
commissioner [カミッショナー] 委員，理事，税官吏，事務官
commissura, commissure [カミスーら カミッシュアー] 交連
— alba [-アルバ] 白交連 ☆脊髄の交叉有髄線維
— anterior grisea [-アンティーりアーグりセア] 灰白質前交連
commissural [カミスーらル] 交連の，接合部
Ganser's — [ガンサーズ-] 視交叉上交連
Meynert's — [マイナーツ-] マイネルト交連．視交叉上交連
commissurotomy [カミシャらタミー] 交連切断術
commit [カミット] 犯す，罪過を行う，委託する，言質を与える
commitment [カミットメント] 委託，委任，付託
commodious [カモウディアス] 便利な，都合のよい，（家，室が）手広い，広くて便利な
commodity [カマディティ] 日用品，物品，商品，貨物の，公共地
common [カマン] すべての，普通の，共通の

— antigen [-エーンティジャン] 共通抗原
— bile duct [-バイル ダクト] 総胆管
— carotid artery [-カろティッド アータりー] 総頸動脈
— cold [-コウルド] 感冒
— hepatic artery [-ヒパティック アータりー] 総肝動脈
— iliac artery [-イりアック アータりー] 総腸骨動脈
— measure [-メジャー] 公約数
— sensation [-センセイシャン] 全身感覚，一般感覚
— variety [-ヴァらイアティ] 通常型
— variety immunodeficiency disease, CVID [-ヴァらイアティ イミュノウデフィシャンスィ ディズィーズ] 通常型免疫不全
commotio [カモウシオウ] 振盪症
— cerebri [-セりブり] 脳振盪
— labyrinthi [-ラビりンスィ] 迷路振盪症
— retinae [-れティネ] 網膜振盪症
commotion [カモウシャン] （波浪などの）激動，動揺，騒乱，暴動，（精神，器官の）激動
communicable [カミューニカブル] 伝達される，伝染性の，伝染力のある
— disease [-ディズィーズ] 伝染病
communicans [カミューニカンズ][L] 交通している，交通
communicate [カミュニケイト] 伝える，通ずる，（病を）感染させる，（他と）通信する
communication [カミューニケイシャン] 伝達，通信，交通，交通機関
community [カミューニティ] 共同生活体，部落，公衆，共有，（思想，利害関係の）共通，集団，地域社会
— dentistry [-デンティストりー] 社会歯学
— health [-ヘルス] 地域保健，コミュニティヘルス
— hospital [-ハスピタル] 地域病院
— nurse [-ナース] 保健師，訪問看護師
commutator [カミュテイター] 電流転換器，整流子
commute [カミュート] 通勤する
commuter train [カミューター トれイン] 通勤列車

comobility ～ complacence

comobility [コウマビリティ] 共同運動の, 同時移動の

comorbidity [コウモービディティ] 共存症 ☆二つ以上の病気の共存

comose [コウモウス] （植物の）毛のたくさん生えている, 柔毛の房を持つ

compact [カンパクト] 質の密な, 緻密な
— bone [- ボウン] 緻密骨

compactly [カンパクトリー] 緻密に, 緊密に, 簡潔に

companionate marriage [カンパニアネイト マリッジ] 男女同棲 ☆結婚せず義務を伴わない

comparable [カンペーらブル] ～と比較すべき～匹敵しうる

comparascope [カンパらスコウプ] 対比顕微鏡 ☆顕微鏡で二つの視野を同時に見て比較する装置

comparative [カンペーらティヴ] 比較の, 比較研究法による, 比較的の
— anatomy [- アナタミー] 比較解剖学
— biology [- バイアラジー] 比較生物学
— ecology [- イカラジー] 比較生態学
— endocrinology [- エンドウクりナラジー] 比較内分泌学
— method [- メサッド] 比較研究法
— pathology [- ペーサラジー] 比較病理学
— physiology [- フィスィアラジー] 比較生理学
— psychology [- サイカラジー] 比較心理学

comparatively [カンペーらティブリー] 比較的に, 比較上

comparator [カンパれイター] 比較測定器

compare [カンペアー] 比較する, ～に擬する, たとえる, 比較, 比類

comparison [カンペーりスン] 比較, 対照, 類似

compartment [カンパートマント] 区画, 区分, 脳などの区画構造, 区画された部分, 汽車などの車室

compartmentalization [カンパートメンタリゼイシャン] 区域形成性

compass test [カンパス テスト] 二点識別試験

compatibility [カンペーティビリティ] 適合性, 両立性, 薬剤の禁忌のないこと

compatible [カンペータブル] 両立しうるべき, 矛盾のない

compel [カンペル] 強いて～させる, 強要する

compelling [カンペリング] 止みにくい, -否定できない
— evidence [- エヴィデンス] 有力な証拠

compendium [カンペンディアム] 大要, 概要, 概説

compensate [カンペンセイト] 代償する, 補償する, 補正する

compensated [カンペンセイティッド] 代償された, 補われた
— heart failure [- ハート フェイリャー] 代償性心不全
— pendulum [- ペンデュラム] 補正振子

compensating [カンペンセイティング] 代償性の, 補償している

compensation [カンペンセイシャン] 代償（すること）, 謝礼, 賃金
— filter [- フィルター] 調整フィルター
— planimeter [- プラニミター] 補正測面器
— point [- ポイント] 補償点

compensative, compensatory [カンペンサティヴ, カンペンセータリー] 代償性の
— hypertrophy [- ハイパートらフィ] 代償性肥大
— pause [- ポーズ] 代償性休止

compete [カンピート] 競う, 対抗する, 比肩する

competence [カンピタンス] 相当の資産, 能力, （適任者たる）資格, 適応

competent [カンピタント] 有能の, （要求を満たすだけ）十分な, 相応な
— minister [- ミニスター] 主務大臣

competition [カンピティシャン] 競争, 試合, 張り合い
— in visual field [- イン ヴィジュアル フィールド] 両眼対抗, 視野競争

competitive [カンペティティヴ] 競争の, 競争的
— examination [- イグザミネイシャン] 競争試験
— inhibition [- インヒビシャン] 競合抑制

compilation [カンピレイシャン] 編集, 編集物

compile [カンパイル] 編集する

compimeter [カンピミター] 中心視野計

complacence, complacency [カンプレイスィンス, カンプレイスィンスィ] 自得, 安心, 自己満足, 自足

complain ～ comport

complain [カンプレイン] 不平を言う，不平を訴える，病苦（苦痛）を訴える

complaint [カンプレイント] （病患の）訴え，悩み

complement [カンプリマント] 補充，補体 ☆正常血中に存在する抗原抗体，複合体と結合する酵素
— convertase [- カンヴァーテイス] 補体転換酵素
— deviation [- ディーヴィエイシャン] 補体転向
— fixation [- フィクセイシャン] 補体結合
— system [- スィスタム] 補体系

complemental [カンプリメンタル] 補足的の，代償性の
— air [- エアー] 補気 ☆吸気後なお吸気しうる空気
— feeding [- フィーディング] 補充栄養

complementary [カンプリメンタりー] 補足的の，代償性の
— color [- カラー] 補色，余色
— DNA, cDNA [- ディーエヌエイ] 補完 DNA

complementation [カンプリマンテイシャン] 相補性，補足性 ☆二組の遺伝子単位間の相補作用．二組の単位遺伝子のいずれか一方に欠陥があっても両方が存在すると補い合って活性産物ができる

complementophil [カンプリメンタフィル] 体結合群

complete [カンプリート] 十分の，全部の，完全な，完了する，完成する
— adjuvant [- エージューヴァント] 完全アジュバント ☆C 免疫反応増強物質
— antigen [- エーンティジャン] 完全抗原
— blood count, CBC [- ブラッド カウント] 全血算 ☆赤血球，白血球，血小板数の測定
— dislocation [- ディスロウケイシャン] 完全脱臼
— ophthalmoplegia [- アフサルモウプリージア] 全眼筋麻痺
— remission, CR [- りミッシャン] 完全寛解
— right bundle-branch block, CRBBB [- らイト バンドル ブらンチ ブラック] 完全右脚ブロック
— works [- ウァークス] 全集，全部の仕事
— leg amputation [- レッグ アンピューテイシャン] 膝関節から下の下肢切断

completed stroke [カンプリーティッド ストろウク] 完成した卒中

completion [カンプリーシャン] 完成，成就，落成，完成期

complex [カンプレクス] 複合の，錯雑する，複雑な，複合物，一種の精神異常，変態心理，思考の組織化された複合体で強い影響を及ぼすもの
— number [- ナンバー] 複素数
— salt [- ソールト] 錯塩
AIDS dementia —[エイズ ディメンティアー] エイズ痴呆症候群
immune —[イミューン-] 免疫複合体
inferiority —[インフェりアりティー-] 劣等感

complexion [カンプレクシャン] 顔色，容貌，様子，形成

complexity [カンプレクスィティ] 複雑さ，錯綜状態，錯綜するもの

compliance [カンプライアンス] 承諾，従順，圧縮率，患者が医師の指示に従って服薬すること

complicate [カンプリケイト] 複雑にする，（事件に）巻き込まれる，複雑な，花，花弁の摺り合わせた

complicated [カンプリケイティッド] 複雑な，錯綜した，面倒な，解き難い

complication [カンプリケイシャン] 合併症 ☆手術のために起こる好ましくない症状

compliment [カンプリマント] 賛辞，（複数）辞礼，賀詞，進物，敬意を表する，ほめる，贈物する

comply [カンプライ] （要求，規則に）従う，応ずる，承諾する

component [カンポウナント] 組成分の，構成分子の，成分，構成分，分力
— motion [- モウシャン] 運動成分
— of complement [- アヴ カンプリマント] 補体成分 ☆C_1-C_9からなる
— of mastication [- アヴ マスティケイシャン] 咀嚼要素
— of occlusion [- アヴ アクルージャン] 咬合要素
— of force [- アヴ フォース] 力の要素
— part [- パート] 成分，構成分
— velocity [- ヴァラスィティ] 速度成分

comport [カンポート] （身をいかに）処す

compose ～ compute

る，似合う，釣り合う，適合する
compose [カンポウズ] 構成する，作詞，作曲する，調停する，死体を安置する，(心を)落ち着ける
composed [カンポウズド] 落ち着いて(いる)，自若とした
composite [カンパズィット] 混成の，複製の，合成の，菊科の，合成物，複合物，組成物，菊科植物
— article [- アーティクル] 複合品
— candle [- キャンドル] 獣脂と樹脂との混成蝋燭
— flap [- フレープ] 複合皮弁
— graft [- グれーフト] 複合移植
— joint [- ジョイント] 複合関節
— photograph [- フォウタグらフ] 合成写真
composition [カンパズィシャン] 合剤，組成分子，合成，組成
compost [カンポウスト] 混合肥料，混合物
composure [カンポウジュア] 自若，落ち着き，心の平静
compound [カンパウンド] 調剤する，合剤，化合物
— astigmatism [- アスティグマティズム] 複性乱視
— dislocation [- ディスロウケイシャン] 開放脱臼
— fracture [- フらクチャー] 複雑骨折
— gentian tincture [- ジェンシャン ティンクチャー] 複合ゲンチアナチンキ
— gland [- グランド] 複合腺
— reflex [- リーフレクス] 複合反射
aliphatic — [アリフェーティック -] 脂肪族化合物
organic — [オーガニック -] 有機化合物
compounding [カンパウンディング] 調剤する，配合する
comprehend [カンプリヘンド] 会得する，包含する，含蓄する
comprehensible [カンプリヘンサブル] 理解できる，合点がいく，(ある範囲等に)包含しうるべき
comprehension [カンプリヘンシャン] 理解，会得，包含，含蓄，包容力
compress [カンプレス] 圧定布，圧迫包帯，湿布
cold — [コウルド -] 冷湿布，冷罨法
compressed [カンプレスト] 圧縮した
— air [- エアー] 圧縮空気
compressibility [カンプレッスィビリティ] 被圧縮性，圧縮率
compressible [カンプれッサブル] 圧縮しうる，圧縮性の
compression [カンプれッシャン] 圧迫症
— bandage [- バンディジ] 圧迫包帯
— dressing [- ドれッスィング] 圧迫包帯
— fracture [- フれークチャー] 圧迫骨折 ☆とくに脊椎の骨折
— neuropathy [- ニューらパスィ] 脊椎圧迫神経症
— plate [- プレイト] 圧迫板
— thrombosis [- スらンボウスィス] 圧迫性血栓症
cerebral — [セリブラル -] 脳圧迫症. 頭蓋内腫瘍および出血により脳が圧迫されること
compressor [カンプれッサー] 圧迫器，圧縮器
— muscle [- マスル] 圧縮筋
compressorium [カンプれッソーリアム] 圧縮装置
comprise [カンプらイズ] 含む，(部分的に)包含する，(部分)からなっている
compromise [カンプロマイズ] 妥協，若い，折衷案，危うくすること，屈従，妥協で解決する，(軽率な行動のため立場を)危うくする
compromised [カンプロマイスト] 機能低下した，(免疫反応などが)妥協した
— host [- ホウスト] 機能低下した宿主
compulsion [カンパルシャン] 強制，脅迫，強迫観念
— (compulsive) neurosis [- (カンパルスィヴ) ニューろウスィス] 強迫神経症
compulsive [カンパルスィヴ] 強制的，強制力のある
— idea [- アイディア] 強迫観念
— laughter [- ラーフター] 強制笑い，強迫笑い→ laughter
— neurosis [- ニューろウスィス] 脅迫神経症
compulsory [カンパルサリー] 強制の，義務的な
— education [- エデュケイシャン] 義務教育
computation [カンピュテイシャン] 算定法，計算，算定の結果，計量，評価
compute [カンピュート] 計算する，推定する

computed tomography, CT [カンピューティッド トウマグらフィ] コンピューター断層撮影法

computer [カンピューター] 電算機, 電子計算器
— **assisted tomography, CAT** [- アスィスティッド トウマグらフィ] コンピューター断層撮影法
— **assisted tomography scan, CAT scan** [- アスィスティッド トウマグらフィ スキャン] コンピュータ断層撮影法

Con A (coenzyme A)

conation [コウネイシャン] 努力 (ことに心理的), 意欲

conative [コウナティヴ] 努力の, 試行の

conatus [コウネイタス] 試み, 自己保存の努力

concameration [カンカマれイシャン] 空洞連結術, 空洞連形

Concanavalin A, Con A [カンカナヴァリン エイ] コンカナバリンA ☆リンパ球の刺激物質

concatenate [カンキャティネイト] 連鎖の, 連続の

concatenation [カンキャティネイシャン] 連鎖

concave [カンケイヴ] 凹み, へこみ

concavity [カンキャヴィティ] 凹み, 凹窩

concavoconvex [カンケイヴォウカンヴェックス] 一面凹他面凸, 凹凸両面

conceal [カンスィール] 隠す, 秘する

concealed [カンスィールド] 潜在性の, 隠された
— **hemorrhage** [- ヒーマリッジ] 潜在出血, 内出血
— **ulcer** [- アルサー] 伏在潰瘍

concealment [カンスィールマント] 伏在, 隠されていること

concede [カンスィード] 譲歩する, 容認する, (権利, 特権を) 譲与する

conceit [カンスィート] 自己について抱く考え, 自負心, 幻想, …と想像する, 思う

conceited [カンスィーティッド] うぬぼれの強い

conceivable [カンスィーヴァブル] 考えうるべき, 想像に浮かぶ限りの

conceive [カンスィーヴ] 妊娠する, 懐胎する, 案出する

concentive [カンセンティヴ] 同心的

concentration [カンサントれイシャン] 集中, 濃縮, 濃度
— **camp** [- キャンプ] 収容所
— **polarization** [- ポウラらイゼイシャン] 濃度分極
— **power** [- パウアー] 濃縮力〔能〕

failure of — [フェイリュア アヴー] 集中力低下

maximum permissible —, **MPC** [メーキスィマム パーミッスィブル -] 最大許容濃度

median effective —[メディアン イフェクティブ -] 50%有効濃度

concentric [カンセントリック] 共心の, 中心の同じ
— **hypertrophy** [- ハイパートろフィ] 同心性肥大
— **needle electrode** [- ニードル イレクトろウド] 同心計電極
— **sclerosis** [- スクリアろウスィス] 急速に進行する脱髄疾患

concentrical, concentric [カンセントりカル, カンセントりック] 同一中心の, 同心の, 同軸の; 集中的

concept [カンセプト] 概念

conception [カンセプシャン] 受胎, 受精, 妊娠, 概念, 概念作用

conceptual [カンセプチュアル] 概念の

conceptus [カンセプタス] 受胎産物

concern [カンサーン] 〜に関係する, (人の) 利害に関わる, 懸念させる, 心配させる, 関係, 関心, 懸念, 会社, 商店, 営業

concerned [カンサーンド] 懸念する, 関係する, 利害関係のある, 当該の

concession [カンセッシャン] 譲歩, 許与, 免許, 特許, 特権, 租界, 租借地

concha [カンカ] 甲介, 耳甲介

conchitis [カンカイティス] 甲介炎

conchotomy [カンカタミー] 下甲介切除術

conciliate [カンスィリエイト] なだめる, 調停する, 歓心を買う

conciliation [カンスィリエイシャン] 宥和, 懐柔, 和解

concise [カンサイス] 簡潔な, 要領のよい

conclination [カンクリネイシャン] 輻輳性斜視

conclude [カンクルード] 終わる, 締結する, 結論を下す

conclusion [カンクルージャン] 終結, 決定, 判決, 結論, 締結

conclusive [カンクルースィヴ] 終結的, 究

極的，決定的，断固たる

concoct [カンカクト] （スープ，飲物などを）混ぜ合わせる，調合する，（脚色，話を）つくり上げる

concoction [カンカクシャン] 混合調製，調合

concomitance [カンカミタンス] 随伴，共在

concomitant [カンカミタント] 随伴の，共同の
— **strabismus** [-ストラビズマス] 共働斜視

conconscious [カンカンシャス] 精神解離 ☆自己が意識しない随伴精神過程

concordance [カンコーダンス] 一致した ☆心電図の波形の一致

concordant [カンコーダント] 一致した

concrement [カンクリマント] 石，結石

concrescence [カンクれッサンス] 合成，融合 ☆胚形成細胞が胚軸をつくること

concrete [カンクリート] コンクリート，具体的の

concretio [カンクリーシオウ] 結石，癒着
— **cordis** [-コーディス] 心膜癒着

concretion [カンクリーシャン] 凝固化，結石，癒合

concretism [カンクリーティズム] 具体論

concubitus [カンキュービタス] 交接

concur [カンカー] （綿などが）一点に集合する，符合する，（外部の事情などが）共に助ける

concurrence [カンカランス] 一致，協力，同意；併発；同時発生

concurrent [カンカラント] 同時〔発生〕の，共存の，共同の，同意の，同一権限の，偶発事情，併在原因，協力，共点
— **disinfection** [-ディスインフェークシャン] 伝染性排泄物 ☆衣類等の消毒

concuss [カンカス] 激しく振り動かす，激動させる，脅迫する

concussion [カンカッシャン] 振盪症
— **of the brain** [-アヴ ザ ブれイン] 脳振盪
— **of the spinal cord** [-アヴ ザ スパイナル コード] 脊髄振盪

concussor [カンカッサー] 振盪器

condemn [カンデム] 非とする，罵倒する，罪を申し渡す，医者が不治の病だと宣告を与える，廃棄処分に定める

condensability [カンデンサビリティ] 濃縮性，密集性

condensate [カンデンセイト] 濃縮する

condensation [カンデンセイシャン] 濃縮，圧縮，凝結；縮合，圧縮（いくつかの概念が一つにまとめられること）

condensed [カンデンスト] 凝縮した
— **milk** [-ミルク] 濃縮ミルク

condenser [カンデンサー] 集光装置，濃縮器，凝結器，蓄電器
dark field — [ダーク フィールドー] 暗視野コンデンサー．視野面で光を反射させ，被検物体のみを明るくし周囲を暗くする装置
variable — [ヴェアリブルー] バリコン，可変蓄電器．回転により容量が変る

condensing osteitis [カンデンスィング アスティアイティス] 濃縮骨炎

condescend [カンディセンド] 卑下する，謙遜する，（優越感を意識しながら）親切にする，屈従する

condiment [カンディマント] 調味料，薬味，香味料

condition [カンディシャン] 条件，箇条，要件，身分，（複数）状況，境遇，事情，〜という条件を付する，検査する，牛馬などを健全状態にする
general — [ジェネラルー] 全身状態，一般状態
mental — [メンタルー] 精神状態
physical — [フィジカルー] 身体的健康状態
serious — [スィアりアスー] 危篤〔状態〕，重態 (critical state)

conditional [カンディシャナル] 条件付きの，暫定的の，仮定的

conditioned [カンディシャンド] 条件をおかれている，制約のある，仮入学の，ある境遇（事情）の下におかれた
— **reflex** [-リーフレクス] 条件反射
ill- — [イルー-] 悪条件の，病気の
well- — [ウェルー-] 好条件の，健康な

conditioning [カンディシャニング] 条件付け
operant — [アパラントー] 道具的条件づけ．ある行動の結果の予測決定する過程

condolatory [カンドウラタリー] 哀悼の

condole [カンドウル] 弔慰する，悔やみをいう

condolence [カンダランス] 弔慰，弔詞，哀悼

condom [カンダム] コンドーム ☆受胎ま

たは感染を防ぐ陰茎被覆
conduce [カンデュース] (ある結果に)導く, ～に資する, 貢献する
conducive [カンデュースィヴ] ～を促すべき, 助成する, ～に資する
conduct [カンダクト] 行為, 品行, 指導, 処置の仕方, 経営, 導く, 処理する, 経営する, 管理する, 伝導する
conductance [カンダクタンス] コンダクタンス ☆伝導率の尺度, 導体を流れる電流と両端の電位差の比
conductibility [カンダクタビリティ] 伝導性, 伝導率
conductible [カンダクタブル] 伝導性の
conduction [カンダクシャン] 伝導
— **anesthesia** [－アニススィーズィア] 伝導麻酔
— **band** [－バンド] 伝導帯
— **disturbance** [－ディスターバンス] 伝音障害, 伝導障害
— **velocity** [－ヴァラスィティ] 伝導速度
craniotympanic — [クレイニアティムペーニック－] 音の頭蓋鼓室伝導, 骨伝導
decremental — [ディクリメンタル－] 減衰伝導
decrementless — [ディクリメントレス－] 不減衰伝導
reflex — [リフレックス－] 反射伝導
conductive [カンダクティヴ] 伝導の, 伝導力のある
— **heat** [－ヒート] 伝導熱
conductivity [カンダクティヴィティ] 伝導能, 伝導度, 伝導率
— **water** [－ウォーター] 伝導度水 ☆水溶液の電気伝導測定用の純水
conductor [カンダクター] 伝導体, (外科刀)の介添え, (神経刺激の)伝導者
conduit [カンデュイト] 導管, 水路
condurangin [カンデュランジン] コンズランギン ☆コンズランゴ皮中の配糖体
condurango [カンデュらンゴウ] コンズランゴ ☆南米産ガガイモ成分で健胃薬に使う
condyle, condylus [カンダイル, カンディラス] 顆, 顆状突起, 関節丘
condyloid [カンディロイド] 顆状, 顆状突起様の
— **joint** [－ジョイント] 顆状関節
condyloma [カンディロウマ] コンジローマ, 湿疣(イボ)
— **acuminatum** [－アキューミネイタム] 尖形コンジローマ
— **latum, condylomata lata** (複) [－レイタム, カンディロウマタ ラータ] 扁平コンジローマ
condylosis [カンディロウスィス] コンジローマ形成
condylotomy [カンディラタミー] 顆切離術
condylus [カンディラス] = condyle 顆
— **fibularis** [－フィブラーリス] 腓側顆
— **occipitalis** [－アクスィピテイリス] 後頭顆
— **tibialis** [－ティビエイリス] 脛側顆
cone [コウン] 円錐, 円錐形, 毬果, どんぐり, 芋貝
— **nose** [－ノウズ] 甲虫の一種
— **shaped** [－シェイプト] 円錐形の
confabulation [カンファビュレイシャン] 懇談, 打ち解けた談論, 精神病者の想像話, 作話症
confectio [カンフェクシオウ] 甘味
confection [カンフェクシャン] 糖剤, 甘味剤
confectionary [カンフェクシャナリー] 菓子
confer [カンファー] 授与する, 参照する, 相談する, 協議する
conference [カンファランス] 相談, 協議, 会議, 協議会
confert [カンファート] 融合性の
confess [カンフェス] 自白する, 明らかに～であることを示す
confession [カンフェッシャン] 告白
confide [カンファイド] 腹心の友とする, 信用する, 委託する, 打ち明ける
confidence [カンフィダンス] 信頼, 自信, 確信, 大胆さ, 秘密
— **interval** [－インターヴァル] 信頼間隔
— **limit** [－リミット] 信頼限界
confident [カンフィダント] 確信して, 自信に満ちた, 大胆な, 独断的な, 腹心の友, 秘密を明かされる人
confiding [カンファイディング] 信じて疑わない
configurate [カンフィギュれイト] 形成する, かたどる(出産児の胎児頭等)
configuration [カンフィギュれイシャン] (分子)構成, (分子中の原子の)配置
molecular — [モッレキュラー－] 分子形態
confine [カンファイン] 境界(通例複数), 国境, 限界, 限度
confinement [カンファインマント] 産褥, 分

娩，出産，幽閉
confirm [カンファーム] 確実にする，確立する，確認する
confirmation [カンファメイシャン] 確定，確立，確認，確証
confirmative [カンファーマティヴ] 確かめの，確証的，確認的
confirmatory [カンファーマタリー] 確認の
confirmed [カンファームド] 確認された，固まった
 — **cancer** [-キャンサー] 確認された癌
 — **habit** [-ハビット] 宿癖
 — **invalid** [-インヴァリッド] 廃疾患者
confiscate [カンフィスケイト] 没収する，押収する，徴発する
conflict [カンフリクト] 闘争，主義上の争い，精神上の葛藤，抵触，衝突する，矛盾する，抵触する，争う
confluence [カンフルアンス] 合流，合流点の，群集，集合
confluent [カンフルアント] 融合性の
 — **kidney** [-キドニー] 先天性融合腎
confocal [カンフォウカル] 同焦点の，共焦点の
conform [カンフォーム] （ある模範に）習わせる，順応させる，従う，則る
 — **ferment** [-ファーメント] 順応酵素，同型酵素
conformal [カンフォーマル] 等角の
conformation [カンフォーメイシャン] 配列 ☆分子の特定の立体配置
conformator [カンフォーメイター] 頭蓋測定器
confortation [カンフォーテイシャン] 強固，強壮
confront [カンフらント] 直面する，対立する，対峙する，対抗させる
confrontation [カンフらンテイシャン] 対診，対面，対比，対立，対決
 — **test** [-テスト] 被検者と術者が対面し，視野等を検査すること
confusable [カンフューザブル] 混乱しやすい
confusion [カンフュージャン] 混乱，混雑，錯乱
confusional [カンフュージャナル] 錯乱性の
 — **state** [-ステイト] 混乱状態
confusion-colors [カンフュージャン-カラーズ] 色盲・色弱検査に用いる混同しやすい色彩板

congeal [カンジール] 凍らせる，凝固させる，凍る
congelatio, congelation [カンジャレイシオウ, カンジュレイシャン] 凍傷，しもやけ
 — **erythematosa** [-エりセマトウサ] 紅斑性凍傷
 — **escharotica** [-エスカらティカ] 壊死性凍傷
congener [カンジナー] 同種，同属
congeneric [カンジェネりック] 同種；類似遺伝子型の
congenital [カンジェニタル] 先天的の
 — **adrenal hyperplasia, CAH** [-アドリーナル ハイパープレイスィア] 先天性副腎過形成
 — **arteriovenous malformation** [-アーティりオウヴィーナス マルフォーメイシャン] 先天性動静脈奇形
 — **disease** [-ディズィーズ] 先天性疾患
 — **dislocation** [-ディスロウケイシャン] 先天性脱臼
 — **dislocation of the hip** [-ディスロウケイシャン アヴ ザ ヒップ] 先天性股関節脱臼
 — **flat foot** [-フレート フット] 先天性扁平足
 — **grasped thumb** [-グれースプト サム] 先天性握り拇指
 — **heart disease, CHD** [-ハート ディズィーズ] 先天性心疾患
 — **immunity** [-イミューニティ] 先天免疫
 — **muscular torticollis** [-マスキュラー トーティカリス] 先天性筋性斜頸
 — **ophthalmoplegia** [-アフサルモウプリージア] 先天性眼筋麻痺
 — **paramyotonia** [-ぱらマイアトウニア] 先天性パラミオトニア
 — **pulmonary arteriovenous fistula** [-パルマナリー アーティりオウヴィーナス フィスチュラ] 先天性肺動静脈瘻
 — **pulmonary valve regurgitation** [-パルマナリー ヴェルヴ りガージテイシャン] 先天性肺動脈弁閉鎖不全
 — **scoliosis** [-スコウリオウスィス] 先天性側彎
 — **sensorineural hearing loss** [-センサりニューらル ヒアりング ロス] 先天性感音性神経性難聴
congenitally corrected transposition of the great arteries [カンジェニタリー

カれクティッド トランスパズィシャン アヴ ザ グれイト アーたりーズ] 先天的治癒済大血管転位

congested [カンジェスティッド] 密集した，うっ血した，充血した
— gallbladder, GB [-ゴールブレーダー] うっ血滞性胆嚢
— lung [-ラング] うっ血肺
— nose [-ノウズ] 鼻閉

congestion [カンジェスシャン] うっ血，充血
  passive — [ペーッスィヴー] 受動的うっ血．心臓の弁膜の機能不全による全身各部のうっ血
  pleuropulmonary — [プルーらパルマナリーー] 胸膜肺うっ血．肺うっ血による胸膜様症状

congestive [カンジェスティヴ] うっ血性の
— heart failure, CHF [-ハート フェイリャー] うっ血性心不全

congius, C [カンジアス] (液量の) 1ガロン

conglobation [カングラベイシャン] 凝塊，集積；球塊形成；球状体

conglomerate [カングラマれイト] 集合している，集団をつくった

conglomeration [カングラマれイシャン] (塊状の) 集積，凝塊，集塊

conglutinant [カングルーティナント] 粘着性の，癒着性の

conglutinate [カングルーティネイト] 膠着する，癒着させる，癒着する，膠着した，癒着した，癒合した

conglutination [カングルーティネイシャン] 癒着，膠着

conglutinin [カングルーティニン] コングルチニン，血球凝集素

Congo Red stain [カンゴウ れッド スティン] コンゴ赤染色

Congo Red test [カンゴウ れッド テスト] コンゴ赤試験 ☆アミロイド組織に取り込みが多いことからアミロイドーシスのテストに用いる

congratulate [カングらテュレイト] 祝する，祝詞を述べる，よろこびを述べる

congratulation [カングらテュレイシャン] 祝賀，祝詞 (複)

congregate [カングりゲイト] 集める，召集する，集合する

congregated glands [カングりゲイティッド グレーンズ] 集腺

congress [カングれス] (代表者，委員，使節等の正式の) 大会議，評議員会，(米国，南米，中米の) 国会，議会，会期

congruence [カングるーアンス] 適合性，適応性，一致，適合．図形の完全一致

congruity [カングるーイティ] 適合性，一致性 (点)，相合状態

congruous [カングるアス] 全く一致する点，適合する，適当の，合同の (数学)

conic [カニック] 円錐の，円錐形の，円錐曲線

conical [カニカル] 円錐形の，三角の

conimeter [コウニミター] 塵埃計算器

coniofibrosis [コウニオウファイブろウスィス] 塵埃線維症

coniosis [コウニオウスィス] 塵埃症 ☆塵を吸入して起こる肺疾患

conjoined [カンジョインド] 連合した
— anastomosis [-アナスタモウスィス] 連合吻合

conjugal [カンジューガル] 夫婦の

conjugata [カンジュガータ] 結合線
— diagonalis [-ダイアガナーリス] 対角結合線
— externa [-イクスターナ] 外結合線
— lateralis [-ラタれイリス] 側結合線
— vera [-ヴェら] 真結合線
— vera anatomica [-ヴェら アナトミカ] 解剖学的真結合線

conjugate [カンジュゲイト] 結合線，共役 ☆骨髄結合線
— acid [-エーサッド] 共役酸 ☆酸と塩基とは陽子によって共役関係にある
— angle [-アングル] 共役角
— d. double bond [-ダブル ボンド] [化] 共役 (対称性) 二重結合
— focus [-フォウカス] 共役焦点

conjugated [カンジュゲイティッド] 共役の，配合体の
— deviation [-ディーヴィエイシャン] 共同偏視
— protein [-プろウティーン] 複合タンパク

conjugation [カンジュゲイシャン] 結合線，(細胞の) 接合，共役

conjunct [カンジャンクト] 結合した，連結した，接続した，共同の

conjunction [カンジャンクシャン] 結合，連結 (作用または状態)，共同，関連，連絡

conjunctiva [カンジャンクタイヴァ] 結膜
conjunctivitis [カンジャンクティヴァイティス] 結膜炎
  acute contagious — [アキュート カンティジャス-] 急性感染性結膜炎
  allergic — [アラージック-] アレルギー性結膜炎
  follicular — [ファリキュラー-] 濾胞性結膜炎
  hypertrophic — [ハイパートろウフィック-] 増殖性結膜炎
  phlyctenular — [フリクテニュラー-] フリクテン性結膜炎
  pseudomembranous — [スュードメンブらナス-] 偽膜性結膜炎
conjunctivum [カンジャンクティヴァム] 小脳上皮の上脚
Conn's syndrome [カンズ スィンドろウム] コン症候群 ☆原発性アルドステロン症
connate [カネイト] 先天の, 結合した, 癒合した, 合着
connect [カネクト] つなぐ, 結合する, 連絡させる, 関係させる, 連想する
connected [カネクティッド] 連続している, ～と関係のある
connecting [カネクティング] つなぎの, 接合の
  — door [-ドー] 部屋と部屋の連絡ドア
  — line [-ライン] 接続線, 結合線
connection [カネクシャン] 接続, 結合, 連結, 連絡
connective [カネクティヴ] 連合, 結合
  — tissue [-ティシュー] 結合組織
connectivity [カネクティヴィティ] 連続性
connector [カネクター] 連結子, 介在ニューロン
connexus [カネクサス] 結合
connexon [カネクソン] コネクソン ☆細胞間結合物質
connubial [カニュービアル] 婚姻の, 夫婦の
conoid [コウノイド] 円錐状の
conoides [カノイディーズ] 犬歯, 円錐
conoscope [コウナスコウプ] 偏光顕微鏡
conquassation [カンクウァセイシャン] 圧潰, 挫傷
Conradi-Drigalski medium [カンらーディードりガルスキー ミーディアム] コンラジ・ドリガルスキー培養基
Conradi syndrome [カンらーディー スィンドろウム] 軟骨異形成の一つ
consanguineous [カンサンギナス] 血族の, 血のつながりのある, 同族の
consanguinity [カンサングウィニティ] 血族, 血縁, 血族結婚
consanguineous [カンサングィニアス] 血族の
conscience [カンシャンス] 良心, 道義心, 本心
conscientious [カンシエンシャス] (人, 行為が) 良心的な, 忠実な
  — objector [-アブジェクター] 良心的兵役忌避者
conscious [カンシャス] 知覚のある, 意識を有する, (苦痛, 感情, 寒気などが) 意識される, 自覚的
consciously [カンシャスリー] 意識的に, 自覚していて
consciousness [カンシャスニス] 意識
  clouding of — [クラウディング アヴ-] 意識混濁
  disturbance of — [ディスターバンス アヴ-] 意識障害
  double — [ダブル-] 二重意識. 2つに分離した意識が交互におこる状態
consecution [カンスィキューシャン] 連続, 連係, 続発
consecutive [カンセカティヴ] 連続的, 継続的, 論理的連絡のある, 結果的
  — dislocation [-ディスロウケイシャン] 漸進性脱臼
  — hemorrhage [-ヒーマりッジ] 連続出血
consensual [カンセンシュアル] 同感性の, 共感性の
  — light reflex [-ライト りーフレクス] 同感性, 対光反射. 一方の瞳孔を刺激すると他の瞳孔が反応して収縮すること
consensus [カンセンサス] 一致, 合意
  — development conference [-ディヴェラップマント カンファランス] 合意形成会議
  — of opinion [-アヴ アピニオン] 意見の一致, 大約, まとまり
consent [カンセント] (法医上) 内縁の, 合意の, 承諾, 同意
consequence [カンスィクウェンス] 結果, 結末, (理由根拠に対する) 帰結, 重大性
conservation [カンサーヴェイシャン] 保存
conservative [カンサーヴァティヴ] 保存力

conservative 〜 constriction

のある，保存性の，保守的な，因循姑息的，保存物，防腐剤，保守的の人，保守主義の政治家
— treatment [-トリートマント] 保存療法

conserve [カンサーヴ] 保存する，維持する点保護する，砂糖漬け（通例複数），ジャム，糖剤

consider [カンスィダー] 熟考する，考察する，重んずる，〜と考える，〜とみなす

considerable [カンスィダらブル] 考慮に入れた方がよい，注意すべき，著明な，（数量の）かなりの，よほどの

considerate [カンスィダりット] 思いやりのある，察しのよい，思慮ある，慎重な

consideration [カンスィダれイシャン] 考慮，考察，理由，斟酌，報酬，重要さ，価値考慮

considering [カンスィダリング] 〜を考慮する，〜としては，〜だから

consign [カンサイン] 交附する，託する，託送する，（金銭を）供託する

consist [カンスィスト] （部分，要素から）なる，に存する，両立する，存在する

consistence [カンスィスタンス] 無矛盾性，整合性

consistency [カンスィスタンスィ] 硬度，硬さ，矛盾のないこと

consistent with 〜 [カンスィスタント ウィズ] 〜と一致した

consolation [カンサレイシャン] 慰め

console [カンソウル] 慰める，慰問する

consolidate [カンサリデイト] 固める，強固にする，強化する，合併整理する

consolidation [カンサリデイシャン] 硬変，硬化，☆肺容積の減少を伴わない肺胞性病変，浸潤性変化

consomme [カンサメイ] [F] コンソメ，（脂肪分のない）澄ましスープ

consonancy [カンサナンスィ] 協和音，協音

consonant, C [カンサナント] 子音，共鳴音の

consonation [カンサネイシャン] 肺有響性水泡音

conspicuous [カンスピキュアス] 著しい，際立った，著明の，（人が）異彩を放つ

conspicuously [カンスピキュアスリー] 目立って，著しく

constancy [カンスタンスィ] 一定であること，安定度

constant [カンスタント] 一定の，恒常の

— **hematuria** [-ヒーマテューりア] 持続性血尿症
— **tachycardia** [-タキカーディア] 連続心拍急速
association — [アソウシエイシャン-] 連合定数，結合定数
dissociation — [ディソウシエイシャン-] 解離定数

constantly [カンスタントリー] 恒常的に，絶えず

constellation [カンスタレイシャン] 一連の，一組の，布置，星座
— **of symptoms** [-アヴ スィンプタンズ] 一組の症状

consternate [カンスターネイト] 驚愕させる

consternation [カンスターネイシャン] 驚き

constipated [カンスティペイティッド] 便秘性の

constipation — [カンスティペイシャン] 便秘
habitual — [ハビチュアル-] 常習〔性〕便秘，習慣〔性〕便秘

constituent [カンスティテュアント] 組織の，構成の，成分たる，要素たる，代議士選出の，指命権ある，成分，要素，組成物，選挙民

constitute [カンスティテュート] 人組成する，制定する，任命する，指令する

constitution [カンスティテューシャン] 組成，成分，体質，憲法

constitutional [カンスティテューシャナル] 組織上の，体質的の
— **medicine** [-メディスィン] 体質医学
— **symptom** [-スィンプタム] 全身症候

constitutive [カンスティテューティヴ] 構成性の，常に構成分として存在する
— **enzyme** [-エンザイム] 構成酵素
— **nitric oxide synthetase** [ナイトリック オァクサイド スィンスィテイス] 構成型酸化窒素合成酵素
— **protein** [-プろウティーン] 構成タンパク

constrain [カンストれイン] 強いる，圧迫する，拘束する，抑制する
— **force** [-フォース] 束縛力

constrained [カンストれインド] 強制的の，圧迫された，不自然な

constrict [カンストりクト] 締めつける，収斂させる

constriction [カンストりクシャン] 狭窄，収縮
bronchoaortic — [ブらンカ・エイオーティッ

constrictive ~ contemplation

ク-] 大動脈（第2）狭窄部，食道の狭窄部
- cricopharyngeal - [クリコーファリンジアル-] 輪状軟骨狭窄部，食道の気管輪状軟骨による狭窄部
- diaphragmatic - [ダイアフれーグメーティック-] 横隔膜狭窄部，食道の横隔膜による狭窄部

constrictive [カンストりクティヴ] 狭窄性の
- pericarditis [-ぺリカーダイティス] 狭窄性心膜炎

constrictor [カンストりクター] 括約筋，収縮筋，圧迫器

constringency [カンストりンジェンスィ] 収斂（れん）性；収縮性

construct [カンストらクト] 組み立てる，構成する，建設する，建造する

construction [カンストらクシャン] 建造，工事，構造，建築，作図（数学）

constructive [カンストらクティヴ] 構成的，建設的，解釈上の，推定的，作図の
- criticism [-クりティスィズム] 建設的批判

construe [カンストるー] 解釈を下す，翻訳する，構文を解剖する，文脈解剖

consult [カンサルト] 相談する，（医者に）診てもらう，鑑定を乞う，参考にする，受診する，立ち会い診察する

consultant [カンサルタント] 立ち会い医師，相談役

consultation [カンサルテイシャン] 立ち会い診察，相談

consultative [カンサルタティヴ] 相談の，評議の，諮問の
- body [-バディ] 諮問機関

consulting [カンサルティング] 諮問の，診察専門の
- physician [-フィズィシャン] 診察医，立ち会い医
- room [-るーム] 診察室
- staff [-ステーフ] 立ち会い医，顧問医

consumable [カンスューマブル] 消費しうる，消耗しうる，消耗品（通例複数）

consume [カンスューム] 消費する，消耗する，消尽する，（火炎が）焼き尽くす

consummate [カンサメイト] 完成の極致にある，無上の，完全な，途方もない，極点に達せさせる

consummation [カンサメイシャン] 仕上げ，成就，極致，達成

consumption [カンサンプシャン] 消耗，肺結核
- coagulopathy [-コウアギュラパスィ] 消費性凝固障害

consumptive [カンサンプティヴ] 肺結核の，肺結核患者

contact [カンタクト] 接触，保菌容疑者
- burn [-バーン] 接触熱傷
- dermatitis [-ダーマタイティス] 接触皮膚炎
- glass [-グラース] 接眼眼鏡
- lens [-レンズ] 接眼レンズ，接眼眼鏡（コンタクトレンズ）

contactant [カンタクタント] 接触物

contactologist [カンタクタラジスト] コンタクトレンズ学者・専門家

contactology [カンタクタラジー] コンタクトレンズ学

contactual [カンタクテュアル] 触れうる，接触伝播の

contagion [カンテイジャン] 接触伝染，伝染病

contagiosity [カンテイジアスィティ] 接触伝染性，伝播性

contagious [カンテイジャス] 接触伝染性の
- abortion [-アボーシャン] 伝染流産
- disease [-ディズィーズ] 伝染病
- hospital [-ハスピタル] 伝染病病院

contagium [カンテイジアム] 伝染病毒

contain [カンテイン] 容れる，包含する，辛抱する，制する，（数学上の）辺が角をはさむ，ある数を因子として含む

container [カンテイナー] 容器

contaminant [カンタミナント] 汚染物質，汚染源
- food - [フード-] 食品（物）汚染

contaminate [カンタミネイト] 汚す，汚染する，悪に染まる

contaminated [カンタミネイティッド] 汚染された
- instrument [-インストるマント] 汚染した器具
- material [-マティーりアル] 汚染材料
- room [-るーム] 汚染した部屋

contamination [カンタミネイシャン] 汚染

contaminative [カンタミナティヴ] 汚染的，汚濁性の

contemplate [カンタンプレイト] 熟視する，沈思黙考する，予期する

contemplation [カンタンプレイシャン] 凝視，

contemplative ～ contractile

熟視, 静観, 瞑想, 期待
contemplative [カンタンプレイティヴ] 性欲妄想, 静観的, 瞑想的, ～を熟考して〔いる〕
contemporary [カンテンポらりー] 同時代の
content [カンテント] 内容物 (通例複数), 中味, (論文, 文書の) 内容, 目次, 含有量, 容積, 面積, 満足, 満足である, 賛成の, 満足を与える
contention [カンテンシャン] 口論, 争論, 論点, 争点
contest [カンテスト] 論争する, 争訟する, 相争う, 論戦, 争い, 競争, 競技
contestable [カンテスタブル] 議論の余地のある
contiguity [カンティギューイティ] 接触, 隣接, 継続, 連絡
contiguous [カンティギュアス] 隣接の
— **receptor** [－りセプター] 隣接受容体
continence [カンティナンス] 自制, 克己, 禁欲
continent [カンティナント] 自制ある, 克己の, 節制を守っている, 禁欲して (いる), 貞節の, 大陸
continental [カンティネンタル] 大陸の
— **breakfast** [－ブれックファースト] パンとコーヒーだけの朝食 (卵なし) ☆ヨーロッパ大陸式朝食
contingency [カンティンジャンスィ] 偶発性, 不慮の出来事
contingent [カンティンジャント] 偶然的, 偶発的, 不慮の, 依存的, 偶然事項
continual [カンティニュアル] 継続, 連続, 持続, 延長, 継ぎ足し
continue [カンティニュー] 継続する, 延長する, 延期する, 存続する
continued fever [カンティニュード フィーヴァー] 稽留熱
continuing [カンティニューイング] 継続の
continuity [カンティニューイティ] 連続〔状態〕, 連続性, 連関
continuous [カンティニュアス] 連続的, 引き続きの, 間断ない, (植物などの) 節のない
— **ambulatory peritoneal dialysis, CAPD** [－アンビュラトリー ぺりトウニーアル ダイアリスィス] 持続的腹膜灌流
— **arteriovenous hemofiltration, CAVH** [－アーティりオウヴィーナス ヒーモウフィルタれイシャン] 持続性動静脈血液濾過, 持続性動静脈血液透析法
— **coughing** [－カフィング] 止まらない咳
— **current** [－カらント] 定電流
— **diaphragm sign** [－ダイアフらム サイン] 連続横隔膜所見 ☆縦隔気腫の所見
— **epidural anesthesia** [－エピデューらル アニススィーズィア] 持続硬膜外麻痺
— **intravenous hemofiltration** [－イントらヴィーナス ヒーマフィルタれイシャン] 連続経静脈血液濾過
— **positive airway pressure, CPAP** [－パズィティヴ エアーウェイ プれッシャー] 持続的気道内陽圧法
— **positive pressure breathing, CPPB** [－パズィティヴ プれッシャー ブりーズィング] 持続的陽圧呼吸
— **positive pressure ventilation, CPPV** [－パズィティブ プれッシャー ヴェンティレイシャン] 持続陽圧換気
— **suture** [－スーチャー] 連続縫合
— **traction** [－トれークシャン] 連続牽引
— **tremor** [－トれマー] 持続性振戦
— **variation** [－ヴェアりエイシャン] 連続的変異
contology [カンタラジー] コンタクトレンズ学
contort [カントート] ねじる, ゆがめる, 曲解する
contortion [カントーシャン] ねじれ, 引きゆがめ, 歪曲, 捻転
contour [カントゥアー] 輪郭, 輪郭線, 地形線, 概略, 輪郭を描く
— **line** [－ライン] 輪郭線, 外形線
— **map** [－メーップ] 等高線地図
contra [カントら] 反論
pro and — [プろウ アンド－] 賛否両論
contraception [カントらセプシャン] 避妊
contraceptive [カントらセプティヴ] 避妊薬
contract [カントれークト] 契約する, (親交などを) 結ぶ, 婚約する, (筋肉を) 緊縮する, 縮小する, 感染する, 契約, 請け負い, 定款
contracted [カントれークティッド] 収縮した, 引き寄せた, 省約せる, 狭量の
— **calculation** [－カルキュレイシャン] 省略算
contractibility [カントれークティビリティ] (筋の) 収縮性
contractile [カントれークティル] 収縮性あ

— protein [-プロウティーン] 収縮タンパク
— vacuole [-ヴァキュオウル] 収縮胞
contractility [カントれークティリティ] 収縮性
contraction, C [カントらクシャン] 収縮
contracture [カントれークチャー] 拘縮, 痙縮
　articular — [アーティキュラー-] 関節拘縮
　cicatricial —, scar — [スィカトりスィアル-, スカー-] 瘢痕(はんこん)拘縮
　Dupuytren's — [デュピュイトランズ-] デュピュイトラン〔型〕拘縮. 無痛性の慢性の手の拘縮で手指拘縮を伴う
　extension — [イクステンシャン-] 伸展拘縮
　flexion — [フレクシャン-] 屈曲拘縮
　hypertonic — [ハイパートーニック-] 高緊張性拘縮. 神経の連続刺激による拘縮で睡眠中は軽減する. 痙性麻痺筋で著名
　ischemic — [イスキーミック-] 阻血性拘縮. 局所の血行不全による拘縮
contradict [カントらディクト] 否認する, 矛盾する, 相反する, 抵触する
contradiction [カントらディクシャン] 反駁, 否定, 反抗, 反駁論, 矛盾, 抵触
contradictory [カントらディクタりー] 矛盾的, 両立しない, 正反対の, 反駁的, 反駁論, 否定的主張
contradistinction [カントらディスティンクシャン] 対照, 区別, 対比
contradistinguish [カントらディスティングウィシュ] 対照によって区別する
contrafissure [カントらフィッシャー] 対側骨折
contraincision [カントらインスィジャン] 対孔切開
contraindicant [カントらインディカント] 禁忌症候
contraindication [カントらインディケイシャン] 禁忌
contralateral [カントらラタラル] 反対側の
contraption [カントれープシャン] 工夫, 新案
contrariety [カントらイアティ] 相反, 反対, 背馳, 相反する点, 矛盾
contrary [カントらりー] 反対の, 〜に反すする, 片意地の, 正反対, 相反する事物または性質, 反対に, 〜反して
contrast [カントれースト] 対照法, 対照, 対比, 著しい差異, 対照的に, 正反対の物または人, 対照する, 〜に比べて著しい相違を示す
— medium (material) [-ミーディアム (マティーりアル)] 造影剤
— stain [-ステイン] 対照着色, 対照染色
contrastimulant [カントらスティミュラント] 反対刺激性の, 刺激抑制の, 鎮静薬
contrastimulus [カントらスティミュラス] 反対刺激
contratoxin [カントらタクスィン] 解毒素
contravolitional [カントらヴァリシャナル] 意思に反した, 不随意の
contrecoup [カントらクー][F] 反衝, 対側衝撃 ☆頭部外傷のとき力が加わったところの反対側で脳挫傷が起こる
contrectation [カントらクテイシャン] 触診, 手で扱うこと, 異性接触欲
contribute [カントりビュート] 寄附する, 出資する, 寄与する, (新知識を)与える, 寄稿する
contribution [カントりビューシャン] 出資, 貢献, 寄附金または品, 寄書, 寄稿
contributive [カントりビュティヴ] 寄与的, 貢献的, 出資的, 〜に資すべき
contrivance [カントらイヴァンス] 工夫, 考案, 発明, 考案品
contrive [カントらイヴ] 考案する, 工夫する, 設計する, 企図する, うまく〜してのける
control [カントろウル] 支配力, 取り締まり, 統制, 抑制力, 機械の操縦装置, 対照, 統御する, 支配する, 抑制する, 照らし合わせて調べる
— animal [-アニマル] 対照動物, 実験対照動物
— experiment [-イクスぺりマント] 対照実験
— limit [-リミット] 管理限界
— of bleeding [-アヴ ブリーディング] 止血法
controlled [カントろールド] 調節された, 管理された
— clinical study [-クリニカル スタディ] 無作為代臨床試験
controller [カントろウラー] 管理者, 調節者
controlling [カントろウリング] 制御するこ

controversial ～ convoluted tubule

と
controversial [カントらヴァーシャル] 論争の, 議論好きの
controversy [カントらヴァースィ] 論争, 論戦
contund [カンタンド] 打撲傷
contunding [カンタンディング] 挫傷, 打撲
contuse [カンテューズ] 挫傷せしめる
— wound [－ウーンド] 打撲傷, 打ち身
contused wound [カンテューズド ウーンド] 打撲傷, 挫傷
contusion [カンチュージャン] 挫傷, 打撲傷
conus [コウナス] コーヌス, 円錐
convalesce [カンヴァレス] 健康を回復する
convalescence [カンヴァレッサンス] 回復, 軽快
— stage [－ステイジ] 回復期
convalescent [カンヴァレッサント] 病み上がりの人, 快癒期の人, 快癒期の
convection [カンヴェクシャン] 対流, 環流
convective heat [カンヴェクティヴ ヒート] 対流熱
convene [カンヴィーン] 召集する, 集合する
convenience, conveniency [カンヴィーニアンス, カンヴィーニアンスィ] 便利, 好都合, 有利な事情, 有用品, 公衆便所
convenient [カンヴィーニアント] 便宜な, 都合のよい, 手近な, 適切な
convention [カンヴェンシャン] (公事の) 協議会, 申し合わせ, 因襲, 慣習
conventional [カンヴェンシャナル] 会議の, 協約の, 固定的, 通常の
conventionalism [カンヴェンシャナリズム] 因襲主義, 因襲的な事物, 慣例, 絞切型
conventionality [カンヴェンシャネーリティ] 慣習, 因襲, 常套的な特質または様式, 習俗
converge [カンヴァージ] 線などが漸次一点に集まる, 集中する, 収斂する (数学), 輻合させる
convergence [カンヴァージャンス] 輻輳, 収斂, 収束
— paralysis [－パれーリスィス] 輻奏麻痺
convergent strabismus [カンヴァージャント ストラビズマス] 内斜視
convergiometer [カンヴァージアミター] 潜伏斜視計
conversant [カンヴァーサント] ～に親しんでいる, ～に精通している
conversation [カンヴァセイシャン] 会話, 座談, 談話会, 社交
converse [カンヴァース] 談話する, 交際する, 親しむ, 談話, 社交, 逆の, 逆関係の, 倒逆の字句, 逆の隙述, 逆関係の事物
conversion [カンヴァージャン] 変調, 転化, 改造, 換算, 改心, 改宗
— symptom [－スィンプタム] 転換症状 ☆精神的原因が身体症状に転換したもの, ヒステリー神経症の症状
conversive heat [カンヴァースィヴ ヒート] 転換熱
convert [カンヴァート] 変える, 転化する, 転向させる, 改宗者, 改心者, 転向者
converter [カンヴァーター] 転炉, 転化器, 変換器
convertibility [カンヴァータビラティ] 転換性, 被交換性, 兌換性
convertible [カンヴァータブル] 変換しうるべき, 被交換性の, 転用しうる, 改宗 (転向) させうる
— car [－カー] オープン・カーと普通の状態の間の転換のできる自動車
— husbandry [－ハズバンドリー] 輪作
convex [カンヴェックス] 凸面の
convexity [カンヴェクスィティ] 凸面であること
convexoconcave [カンヴェクソウカンケイヴ] 凹凸両面
convey [カンヴェイ] 運搬する, (音, 香りなどを) 移す, (思想, 通信などを) 伝える, 譲渡する
conveyable [カンヴェイアブル] 運搬できる, 伝達される, 譲渡されるべき
conveyance [カンヴェイアンス] 運搬, 運輸, 伝達, 運輸機関 (すべての乗り物)
conviction [カンヴィクシャン] 確信, 固い所信, 罪を自覚すること
convince [カンヴィンス] 確信させる, 信服させる
convincing [カンヴィンスィング] (人を) 信服させるに足る, なるほどと首肯させる
— evidence [－エヴィデンス] 確実な証拠
convolute [カンヴァルート] 回旋状の
convoluted tubule [カンヴァルーティッド テュービュール] 曲尿細管

convolution [カンヴァルーシャン] 回旋, うず巻き, (脳の) 回転
convulse [カンヴァルス] 震動させる, (神経, 筋肉の) 痙攣を起こさせる, (激情などで) 身をもだえさせる, 笑いこける
convulsion [カンヴァルシャン] 全身 [間代] 痙攣
convulsive [カンヴァルスィヴ] 痙攣的
— seizure [-スィージュア] 痙攣発作
— shock therapy, CST [-シャック セらピー] 痙攣ショック療法
— tic [-ティック] 顔筋肉痙攣
— tremor [-トれマー] 不定筋痙攣
COOH (carboxyl)
cook [クック] 料理番, 炊事夫, 料理する, 煮焼きする, (食物が) 料理される
cookie [クッキー] 菓子パン, 自家製の小扁平ケーキ
cool [クール] 冷やす, 清涼にする, 鎮める, 冷却する, 涼しくなる
cooler [クーラー] 冷やすもの, 冷却器, 冷却剤, 清涼飲料, 冷房器
Cooley's anemia [クーリーズ アニーミア]＝β-thalassemia クーリー貧血 ☆サラセミア・ヘモグロビンのβグロビンの構造異常
Coolidge tube [クーリジ テューブ] クーリッジ放射管
coolie itch [クーリー イッチ] クーリーかゆみ症 ☆十二指腸虫病, 日雇い人夫に多いかゆみ症
cooling [クーリング] 冷却の
— drinks [-ドリンクス] 清涼飲料
— surface [-サーフィス] 冷却面
coop [クープ] (鶏などを入れる) 籠, 鳥小屋, 檻, 檻房, 檻に入れる, 監禁する
Cooper's gland [クーパーズ グランド] クーパー腺 ☆尿道腺
cooperate [コウアペれイト] 協力する, 協同する, 相助け合う
cooperation [コウアペれイシャン] 協力, 協同, 協同組合
cooperative [コウアパらティヴ] 協力的, 協同の, 組合 (組織) の
— society [-ササイアティ] 協同組合, 産業組合
coordinate [コウオーディネイト] 同格の, 同等の, 整合的, 同格者, 座標 (数学), 等にする, 同等にする
coordination [コウオーディネイシャン] 協調, 同格 (同位) 化, 同格を保つこと, 対等関係
coordinative [コウオーディナティヴ] 対等の, 整合の
coordinator [コウオーディネイター] 協調神経
Coote-Hunauld-Cooper syndrome [クート ハノールド クーパー スィンドろウム] クート・フノールド・クーパー症候群 ☆前斜角筋症候群, 前斜角筋によって上肢の血管, 神経の圧迫される症状
copaiba [コウパイバ] コパイバ・バルサム
COPD (chronic obstructive pulmonary disease)
cope [コウプ] 拮抗する, 衝突する, 成し遂げる
cophosis [コウフォウスィス] 聾, 難聴
copiopia [カピオウピア] 眼精疲労
copious [コウピアス] 豊富な, たくさんの, 内容の豊富な
— eloquence [-エらクウァンス] 能弁
copiously [コウピアスリー] 豊富に, おびただしく
copodyskinesia [カパディスキニーズィア] 疲労性運動障害
copolymer [コウパリマー] 共重合体
copos [コウパス] 病後衰弱, こむらがえり, 腓腸筋痙攣
copper [カパー] 銅
copperas [カパらス] 硫酸第一鉄
copra [カプら] 乾燥やし種子
copragogue [カプらゴウグ] 下剤
coprecipitation [コウプりスィピテイシャン] 共沈澱
copremia [カプりーミア] 便秘性中毒症
copro- [カプろウ-, カプら-] ☆「糞」「尿」を表す接頭語
coprolalia [カプらレーリア] 強迫的猥語症
coprolith [カプらリス] 糞石, 腸石
coprology [カプらラジー] 糞便学
coproma [カプろウマ] 糞便腫
coprophagia [カプらフェイジア] 糞食症, 食糞症
coprophagy [カプらファジー] 食糞症
coprophemia [カプらフィーミア] 猥談. 特に精神病者の猥談をいう
coprophilia [カプらフィリア] コプロフィリア, 汚物嗜好症
coprophilous [カプらフィラス] 嗜糞性 ☆細菌についていう
coprophyrinogen [カプらフィりナジャン] ポルフィリン前駆体

coproplanesis [カプらプラニスィス] 瘻孔などからの糞便漏出

coproporphyria [カプろウポーフィりア] コプロポルフィリア ☆ポルフィリン代謝物質

coprostasis [カプらスティスィス] 糞便蓄積, 宿便

Coptis [カプティス] 黄連属

copulation [カピュレイシャン] 交接, 融合

copy [カピー] 写し, 控え, 複写, 抄本, 原稿, 部, 冊

cor [コーる] [L] 心臓
— bovinum [-ボウヴィーナム] 牛心, 高度肥大心
— dextrum [-デクストラム] 右心
— mobile [-モウビール] 遊走心
— planum [-プレイナム] 扁平心
— pulmonale, CP [-パルマナーり] 肺性心
— triatriatum [-トライアトりエイタム] 三房心
— triloculare [-トロイラキュラーれ] 三腔心
— venosum [-ヴェノーサム] 右心

coraco- [コーらコウ-, コーらカ-] ☆「烏口突起」を表す接頭語

coracoid [コーらコイド] 烏口啄状の, 烏口突起

coracoiditis [コーらコイダイティス] 烏口炎

coral [コーらル] 珊瑚, 珊瑚製の, 珊瑚のような
— beads [-ビーズ] 珊瑚株

cord [コード] 索〔条〕, 臍帯, へその緒
— bladder [-ブラダー] 脊髄性膀胱障害

cordate [コーデイト] 心臓形の, 心状

cordein [コーディン] コルデイン ☆鎮痛防腐剤

cordial [コーディアル] 心からの, 衷心の, 興奮性の, 心臓の, 活力の, 興奮剤, 強壮剤
— apex [-エイペックス] 心尖
— drink [-ドりンク] 興奮性飲料
— medicine [-メディスィン] 強心薬, 興奮剤, 強壮剤

cordially [コーディアリー] 心から, 衷心から, 懇篤に

cordiform [コーディフォーム] 心臓形の

cordon [コードン] (伝染病発生地の) 交通遮断線

cordotomy [コーダタミー] コルドトミー. 除痛のための脊髄索切断〔術〕(chordotomy); 声帯切除術

core [コーァ] (りんごなどの) 芯, (すべての物の) 中心, 木の髄, (腫物などの) 心, 電線の心, 羊に生ずる腫瘤, 核, 心線

corectasis [カれクタスィス] 瞳孔拡大

corectopia [コーれクトウピア] 瞳孔変位

corelysis [コーれリスィス] 瞳孔剥離術

coreoplasty [コーりアプレースティ] 虹彩形成術

coretomy [コーれタミー] 虹彩切断術

Cori's disease [コりーズ ディズィーズ] コーリー病 ☆3型糖尿病, 分枝グリコーゲン分解酵素アミロ1,6グルコシデースの欠損

corium [コーりアム] 真皮

corkscrew [コークスクるー] 栓抜き, らせん状の, らせん状に進む, 栓抜きで抜く

corn [コーン] 1. 穀粒, 粒, 穀物／2. 胼胝 ☆英国では麦, スコットランド・アイルランドでは燕麦, 米国ではとうもろこし
— beef [-ビーフ] コンビーフ
— flour [-フラウア] (とうもろこし, 麦, 米などの) 穀粉
— meal [-ミール] ひき割り穀粉, ひき割りとうもろこし

cornea [コーニア] 角膜

corneal [コーニアル] 角膜の
— reflex [-リーフレクス] 角膜反射

Cornell Medical Index, CMI [コーナル メディカル インデックス] コーネル健康調査表

corneous [コーニアス] 皮膚角質の
— tissue [-ティシュー] 角質組織

corner [コーナー] 角, 曲り角, 隅, 角を作る, 隅に置く, 角で出会う, 買い占めする

corneum [コーニアム] 角質層

corniculate [コーニキュレイト] 小角状の
— cartilage [-カーティリジ] 小角軟骨

corniculum [コーニキュラム] 小角, 角状突起

cornification [コーニフィケイシャン] 角質化
— index [-インデックス] 角化係数. 腟細胞診の一つ

cornu [コーニュ] 角, 角質化

corometer [コーらミター] 瞳孔距離計

corona [カろウナ] 冠, 冠状物, 環状物
— dentis [-デンティス] 歯冠

— radiata [-れイディエイタ] 放線冠
coronal [カろウナル] 冠状, 冠側
— circulation [-サーキュレイシャン] 冠状循環
— suture [-スーチャー] 冠状縫合
coronaria [カろウネアりア] 冠状動脈
coronary [カろナりー] 冠状の
— angiography (arteriography), CAG [-アンジアグらフィー (アーティーりアグらフィ)] 冠〔状〕動脈造影
— artery [-アータりー] 冠状動脈
— artery bypass grafting [-アータりー バイパス グらフティング] 冠状動脈バイパス術
— artery disease, CAD [-アータりー ディズィーズ] 冠動脈疾患
— care unit, CCU [-ケアー ユーニット] 冠動脈疾患集中治療室
— circulation [-サーキュレイシャン] 冠状動脈循環
— heart disease, CHD [-ハート ディズィーズ] 冠状動脈性心疾患
— intervention [-インターヴェンシャン] 冠状動脈介入法
— odontoma [-オウダントウマ] 歯冠腫
— perfusion pressure [-パーフュージャン プれッシャー] 冠動脈灌流圧
— sinus [-サイナス] 冠状静脈洞
— thrombolysis [-スらンバリスィス] 冠状動脈血栓融解
— thrombosis [-スらンボウスィス] 冠状動脈血栓症
— thrombus [-スらンバス] 冠状動脈血栓
— valvule [-ヴェールヴュール] 冠状弁
coronary-aortic bypass graft, CABG [カろナりー エイオーティック バイパス グれーフト] 冠〔状〕動脈大動脈バイパスグラフト
Coronavirus [カろウナヴァイらス] コロナウイルス属
coroner [コーらナー] 検死官, 検察医
coroner's inquest [コーらナーズ インクウェスト] 検視官の審問
coroner's case [コーらナーズ ケイス] 検視官の症例
coronoid [カろノイド] 鳥口状の, 冠状の
coroplasty [コーらプレースティ] 虹彩形成術
coroscope [コーらスコウプ] 検影器
corotomy [カろタミー] 虹彩切開術
corpora [コーらぱ] 体, 腺 (corpusの複数)
— amylacea [-アミレイスィア] デンプン様小体
— libera [-リべら] 遊離体
— oryzoidea [-オりゾイディア] 米粒体
— quadrigemina [-クウァドりジェミナ] 四丘体
corporal [コーパる] 身体の, 肉体の, 伍長の
corporate [コーパりット] 法人組織の, 社団組織の, 社団の, 組合の, 団体的
— law [-ロウ] 会社関係の法律
corporately [コーパりトりー] 法人 (社団) として
corporation [コーパれイシャン] 社団法人, 有限 (株式) 会社, 協会, 体躯
corpse [コープス] [F] 死体, 物体
corpulence, corpulency [コーピュらンス, コーピュらンスィ] 肥満症
corpulent [コーピュらント] 肥満した, 肥大の
corpus, corpora (複) [コーパス, コーらぱ] [L] 体, 人体, 骨体 ☆形円味ある体部につけられる名称
— adiposum buccae [-アディポウサム ブッケ] 頬脂肪体
— adiposum orbitae [-アディポウサム オービテ] 眼窩脂肪体
— albicans [-アるビカンス] 白体
— amygdaloideum [-アミグダロイディアム] 扁桃体
— amylaceum [-アミラスィアム] デンプン様小体
— atreticum [-アトりティカム] 閉鎖体
— callosum [-カロウサム] 脳梁
— callosum syndrome [-カロウサム スィンドろウム] 脳梁症候群 ☆観念連合症候群, 健忘症, 不関症, 性格変化
— cavernosum clitoridis [-カヴァーノウサム クりタらイディス] 陰核海綿体
— cavernosum penis [-カヴァーノウサム ピーニス] 陰茎海綿体
— cavernosum urethrae [-カヴァーノウサム ユリースれ] 尿道海綿体
— ciliare [-スィリアー] 毛様体
— costae [-カステ] 肋骨体
— femoris [-フェモウりス] 大腿骨体
— fibulae [-フィビューレ] 腓骨体
— geniculatum laterale [-ジャニキュレイタム ラタらーレ] 外側膝状体

corpus 〜 corrode

　— geniculatum mediale [－ジャニキュレイタム メディアーレ] 内側膝状体
　— glandulae sudoriferae [－グランデュリー スーダりファりー] 汗腺体
　— humeri [－ヒューマり] 上腕骨体
　— linguae [－リングウェ] 舌体
　— luteum [－ルーティアム] 黄体
　— luteum graviditatis [－ルーティアム グらヴィディテイティス] 妊娠黄体
　— luteum menstruationis [－ルーティアム メンストるアティオーニス] 月経黄体
　— mamillare [－マミラーれ] 乳頭体
　— mammae [－マンメ] 乳房体
　— mandibulae [－マンディビュレ] 下顎体
　— maxillae [－マクスィレ] 上顎体
　— ossis hyoidei [－アースィス ハイオイディ] 舌骨体
　— pancreatis [－パンクれアーティス] 膵体
　— penis [－ピーニス] 陰茎体
　— pineale [－ピニアーレ] 松果体
　— radii [－れィディアイ] 橈骨体
　— restiforme [－れスティフォーメ] 索状体, 髄小脳脚
　— sterni [－スターニ] 胸骨体
　— striatum [－ストろイエイタム] 線条体
　— suprarenale [－スープらナーレ] 腎上体, 副腎
　— tibiae [－ティビエ] 脛骨体
　— ulnae [－アルネ] 尺骨体
　— unguis [－アングウィス] 爪体
　— uteri [－ユータり] 子宮体部
　— ventriculi [－ヴェントりキュリ] 胃体
　— vertebrae [－ヴァーティブれ] 椎体
　— vesicae [－ヴェスィケ] 膀胱体
　— vesicae felleae [－ヴェスィケ フェレエ] 胆嚢体
　— vitreum [－ヴィトれウム] 硝子体
corpuscula [コーパスキュラ] 小体, 球 (corpusculum の複)
　— articularia [－アーティキュラりア] 関節小体
　— neurosum terminalis [－－ニューろウサム ターミナーリス] 神経終末体
　— renis [－れニス] 腎マルピギ小体
corpuscle [コーパスル] 小体, 細粒
　Golgi's — [ゴルジズ－] ゴルジ小体. 皮下結合組織の感覚神経終末器官
　Hassall's — [ハッサルズ－] ハッサル小体. 胸腺小体

　Meissner's — [マイスナーズ－] マイスナー小体. 表皮内にある被嚢状神経終末
corpusculum [コーパスキュラム] 小体, 微分子, 分子, 原子
corradiation [コーらディエイシャン] 集束約放射, 同時照射
correct [カれクト] 正しい, 正当な, 直す, 校正する, (病, 不具の点などを) 矯正する, 補正する
correcting cast [カれクティング ケースト] 矯正ギプス包帯
correction [カれクシャン] 矯正, 修正, 補正
corrective [カれクティヴ] 矯正的な, 調整の, 矯正の, 矯正剤
　— surgery [－サージャりー] 矯正手術
correlated [コーりレイティッド] 相関の
correlation [コーりレイシャン] 相関
　— coefficient [－コウイフィシャント] 相関係数
　— ratio [－れイシォウ] 相関比
correlative [コれラティヴ] 相関的, 相関物, 相関者
correspond [コーらスパンド] 相応する, 一致する, 相当する, 文通する
correspondent [コーらスパンダント] 通信者, 寄稿家, 取引先
corresponding [コーらスパンディング] 該当する, 符合する, 通信関係の
　— vaccine [－ヴェークスィン] 同種菌ワクチン
corridor [コーらダー] 回廊, 廊下, コリドー地帯 ☆一国の領土を貫通して海港などに続く細長い地域
Corrigan's disease [カりガンズ ディズィーズ] コリガン病 ☆心内膜炎による大動脈弁逆流
Corrigan's pulse [カりガンズ パルス] コリガン脈 ☆大動脈閉鎖不全による高い脈圧を示す脈
corrigent [コーりジャント] 矯味剤
corrigible [コーりジブル] 矯正しうるべき, 矯正しやすい
corrigibly [コーりジブリー] 矯正しうるように
corroborant [カらバラント] 強壮剤
corroborate [カらバれイト] (所信等を) 強める, 確証する
corrode [カろウド] (酸, アルカリなどで) 腐食する, 徐々に腐る

corrosion [カろウジャン] 腐食, 侵食
— form [-フォーム] 腐食形
— inhibitor [-インヒビター] 腐食防止薬
corrosive [カろウスィヴ] 腐食の, 腐食剤
— sublimate [-サブリメイト] 昇汞（しょうこう）= mercury bichloride
— ulcer [-アルサー] 侵食性潰瘍
corrugate [カるーゲイト] 皺をつける, 皺のついた, 波形の
corrugator [カるーゲイター] 皺縮筋
corrupt [カらプト] 腐敗している, 汚濁した, 収賄性の, 腐らす, 汚濁する, 汚す, (原文に手を入れて)改悪する, 腐敗・堕落する
corruption [カらプシャン] 腐敗, 汚損, 背徳, 収賄, (言語の)訛り
corset [コースィット] コルセット, 躯幹支持帯
cortex [コーテックス] 木皮, 外皮, (脳の)皮質
— lentis [-レンティス] 水晶体皮質
— ovarii [-オウヴァりイ] 卵巣皮質
cortexone [コーテクサン] デスオキシコーチスコテロン, 副腎鉱質ステロイドの一つ
Corti's organ [コーティズ オーガン] コルチ器官
cortical [コーティカル] 皮質性, 木皮の, 外皮の, 外層の
— blindness [-ブラインドニス] 皮質性盲
— bone [-ボウン] 皮質骨
— deafness [-デフニス] 皮質性聾
— epilepsy [-エピラプスィ] 皮質性てんかん
— layer [-レイアー] (脳内の)皮質層
corticate [コーティキット] 皮層のある, 外皮のある, 外皮状の
corticectomy [コーティセクタミー] 脳皮質切除術
cortices [コーティスィーズ] 皮類, 皮部
— citri fructus [-スィトり フらクタス] レモン皮
corticifugal [コーティスィフュガル] 皮質遠心性の, 離れて
corticipetal [コーティスィピタル] 皮質求心性の
corticoafferent [コーティコウアファらント] 皮質求心的の
corticopontocerebellar [コーティコー・パント・セれベラー] 皮質橋小脳の

corticospinal [コーティコウ・スパイナル] 皮質脊髄の
corticosteroid [コーティコウ・ステろイド] 副腎皮質ステロイド
corticosterone [コーティカ・スティろウン] コーチステロン
corticotropin, ACTH [コーティカトろウピン] 下垂体副腎皮質刺激ホルモン
— releasing hormone, CRH [-りリースィング ホーモウン] ACTH放出ホルモン
cortisol [コーティソール] コルチゾル, ヒドロコーチゾン
cortisone acetate [コーティソウン エースィテイト] 酢酸コルチゾン ☆副腎皮質ステロイド
coruscation [コーらスケイシャン] 輝光感, 眼前閃輝症 ☆光の点滅感
corybanitism [コーりバンティズム] 不眠性せん妄症
Corynebacterium [コーりニ・バクティーりアム] コリネバクテリウム属 ☆桿菌の一種
coryza [カらイザ] 鼻かぜ, 鼻カタル
cosmetic [カズメティック] 化粧用の, 美容, 美髪用の, コスメチック, 美容術
— dentistry [-デンティストリー] 美容歯科
— surgery [-サージャりー] 美容外科
cosmetology [カズミタラジー] 美容学
cosmic [カズミック] 全世界の, 宇宙の
— ray [-れイ] 宇宙線 ☆宇宙から地球に衝突する陽子その他からなる放射線
cosmid [カズミッド] コスミド ☆コス部位をもつプラスミドでλファージDNAのコス部位をもつプラスミドベクター
cosmochemistry [カズマケミストリー] 宇宙化学
cosmopolitan [カズマパリタン] 全世界的の, 全世界分布の, 世界を家とする, 世界人, 世界主義者, 普遍の
cosmos [カズマス] (秩序整然たる渾一体と考えての)宇宙(天地万物, 全世界), 渾然たる体系, 秩序, 調和
cost [コースト] 原価, 費用, 損失
— benefit analysis [-ベニフィット アナリスィス] 価格効果分析
— effect relationship [-イフェクト りレイシャンシップ] 価格効果関係
costa [コスタ] [L] 肋骨
— spuriae [-スピューりエ] 仮肋骨 ☆胸骨に達していない下部5本

costa 〜 cough

— verae [-ヴェれ] 真肋骨 ☆胸骨に達している7本

costal [カスタル] 肋骨の, 肋骨部の, 脇腹の, 葉肋の
— arch [-アーチ] 肋骨弓
— cartilage [-カーティリジ] 肋軟骨
— pleura [-プルーら] 肋骨面胸膜
— respiration [-れスピれイシャン] 肋骨式呼吸, 胸式呼吸

costalgia [カステルジア] 肋骨痛
costectomy [カステクタミー] 肋骨切除術
Costen's syndrome [カスタンズ スィンドろウム] コステン症候群 ☆カタル性難聴, めまい, 耳鳴り, 関節痛, 耳痛をみる

costiform [カスティフォーム] 肋骨状の
costive [カスティヴ] 便秘な
costiveness [カスティヴニス] 秘結, 便秘
costo- [カストウー, カスタ-] ☆「肋骨」を表す接頭語
costochondral [カスタカンドらル] 肋骨とその軟骨の
— syndrome [-スィンドろウム]= Tietze's syndrome 肋軟骨症候群肋軟骨 ☆肋骨接合部の疼痛と腫脹

costogenic [カスタジェニック] 肋骨から発生する
costopneumopexy [カストウ・ニューマペクスィ] 肋骨肺固定術
costopulmonary [カスタ・パルマナりー] 肋骨および胸膜の
costosternal [カストウ・スターナル] 肋骨および胸骨の
costotomy [カスタタミー] 肋骨切開術
costotransverse [カスタトらンスヴァース] 肋骨および脊椎横突起の
costotransversectomy [コスタトらンスヴァーセクタミー] 肋骨横突起切除術. 肋骨頭と脊椎横突起を切除する手術
costovertebral [カストウヴァーティブらル] 肋骨と椎骨の
— angle, CVA [-エーングル] 肋椎角
— joint [ジョイント] 肋椎関節

costoxiphoid [カストウザイフォイド] 肋骨剣状突起
costume [カステューム] 衣装, 装束, 衣裳一揃い, 衣裳を着せる, 衣裳を調達する
cot [カット] 小舎, 檻, 茅屋, (指サックのような) 鞘, (羊などを) 小屋に入れる
Cotard's syndrome [コターズ スィンドろウム] コタール症候群 ☆否定妄想, 知覚障害, 自殺傾向

cotinine [コウティニーン] コチニン ☆ニコチンの代謝物質
co-trimoxazole [コートりマキサゾール] コトモキサゾール ☆スルファメトキサゾールとトリメトプリムの合剤のサルファ抗菌薬
cottage [カティジ] 小家, 田舎家, 田舎風の別荘, 温泉や海水浴場にある広荘の別荘 (米)
— hospital [-ハスピタル] 小病院
cotton [カトン] 綿 (草綿)
— pox [-パックス] 良性痘瘡
— seed [-スィード] 綿の種子
cottonseed oil [カトンスィード オイル] 綿実 (めんじつ) 油→oil
cotyloid [カティロイド] 盃状の, 盃状窩
couch [カウチ] 寝椅子, 寝床, 休息所, 獣類の巣穴, 麦麹の麦芽, 横たえる, (内障眼を直すために) 内障眼を圧低する, 撥瘍術を施す, 臥す
— potato [-パテイトウ] 椅子に座ってテレビばかり見ている人
couching [カウチング] 白内障の水晶体除去
Coué's treatment [クーエズ トりートマント] クーエ療法 ☆自己暗示療法
cough [カフ] せき, 咳嗽
— drop [-ドらップ] 咳止めドロップ
— lozenge [-ラズィンジ] 鎮咳錠 (トローチ)
— machine [-マシーン] 人工咳嗽器 ☆気道圧を増加し咳のような状態をつくる
— mixture [-ミクスチャー] 咳嗽用混合薬
— plate [-プレイト] 咳嗽平板 ☆咳をする患者の口の前に置いて百日咳菌, その他の病原菌を検出する
— syncope syndrome [-スィンカピー スィンドろウム] 咳失神症候群
— syndrome [-スィンドろウム] 激しい咳のため失神すること
hacking — [-ヘーッキング-] 頻発からせき (空咳)
hebetic — [-ヘベーティック-] 思春期からせき. 心因性のせき
moist — [-モイスト-] 湿性せき, 湿咳 (wet c.). 喀痰を伴うせき → productive c.
Morton's — [-モートンズ-] モートンせき. 肺結核にみられる持続性せき

nonproductive ― [ナンプロダクティヴ―] から咳

pleuritic ― [プルーリティック―] 胸膜炎性せき

productive ― [プロダクティヴ―] 痰の出る咳

reflex ― [りーフレックス―] 反射性せき. 遠隔器官の刺激により反射的に起こるせき

whooping ― [フービング―] 百日ぜき. Bordetella pertussis 感染による → pertussis

coumaphos [クーマフォス] 有機リン農薬

coumarin [クーマリン] クマリン ☆抗凝固薬

council [カウンスィル] 評議会, 協議, 宗教会議, 市, 郡, 町の参事会, 諮問会

count [カウント] 数をかぞえる, 計算する, みなす, 価値がある, あてにする, 数

countenance [カウンティナンス] 顔色, 容貌, 顔つきに表れている心理状態, 奨励, 支持, 賛意を表す, 好意を寄せる

hippocratic ― [ヒポクらティック―] ヒポクラテス顔貌, 死相

counter [カウンター] 反対の, 反動的, 交互作用的, 対応の, 副の, 計数管

― attack [―アテーック] 逆襲する, 逆襲

― attraction [―アトれークシャン] 反対傾向の牽引性

― balance [―ベーランス] 逆バランス (拮抗バランス)

― clockwise [―クラックウァイズ] 反時計回り, 左回り

― evidence [―エヴィデンス] 反証

― incision [―インスィジャン] 対向切開, 副切開

― irritation [―イりテイシャン] 反対刺激法

― suggestion [―サジェスチャン] 反対暗示

Geiger ―, Geiger-Müller ― [ガイガー―, ガイガー-ミュラー―] ガイガー-ミュラー計数管. 放射能の測定装置

liquid scintillation ― [リキッド スィンティレイシャン―] 液体シンチレーションカウンタ, 液浸計数装置

scintillaiton ― [スィンティレイシャン―] シンチ〔レーション〕カウンタ

counteract [カウンタれークト] 反対に行動する, 妨害する, (計画などを) 破る, (薬が) 反作用をなす, 中和する

counteraction [カウンタれークシャン] (薬の) 拮抗作用, 逆作用

counterbalance [カウンターベーランス] 平衡させる, 平衡する, (〜の効果を) 相殺する, (〜の不足を) 補う, 釣合錘, 平衡量, 対重, 平衡力

counterchange [カウンターチェインジ] (元と) 反対の位置に置く, 入れ替える, 交換する

countercharge [カウンターチャージ] 反撃, 逆襲する

countercurrent [カウンターカらント] 向流

― distribution [―ディストりビューシャン] 向流分配法 ☆腎の電解質濃縮排泄機序

― hypothesis [―ハイパセスィス] 尿濃縮の対向流仮説

― exchange(exchanger)system [―イクスチェインジ(イクスチェインジャー)スィスタム] 対向流交換系. 対行する腎尿細管により尿を濃縮するシステム

counterevidence [カウンターエヴィダンス] 反証

counterextension [カウンターイクステンシャン] 対側延長

counterfeit [カウンターフィット] 偽造の, 虚偽の, 偽造物, 模造品, 変造, 贋造する, 模造する

counterirritant [カウンターイりタント] (皮膚に誘導充血させる) 反対刺激薬

counterirritation [カウンターイりテイシャン] 反対刺激, 誘導発泡

countermeasure [カウンターメジャー] 対策

counteropening [カウンターオウプニング] 対向, 対向切開, 対向穿刺 ☆排膿などの目的のために反対側にも切開開口すること

counterpoise [カウンターポイズ] 平衡させる

counterpoison [カウンターポイズン] 毒を中和する毒, 解毒性毒素

counterpressure [カウンターブれッシャー] 対圧

counterpulsation [カウンターパルセイシャン] 反対拍動 ☆心臓の負荷を体外からの拍動で緩和する

countershock [カウンターシャック] カウンターショック ☆不整脈を止めるために心臓に与えるショック

counterstain [カウンターステイン] 対染色

☆組織の各部を対照的に着色させるため対色を用いる染色

countersuggestion [カウンターサ**ジェ**スチャン] 反対暗示

countertraction [カウンター**ト**れークシャン] 反対牽引, 逆牽引, 骨折を復位するために加える力と反対方向に行う牽引

countertransference [カウンター**トれ**ーンスファレンス] 逆転送

countertransport [カウンター**トれ**ーンスポート] 対向輸送

counterstroke [カウンタースト**ろ**ウク] 反撃

counterweight [**カ**ウンターウェイト] 対当重量, 対重, 平衡錐, 分銅

counting [**カ**ウンティング] 計算

country [**カ**ントりー] 国, 国民, 祖国, 郷里, (首都に対して)地方, 都会の近郊, 田舎の, 田舎生活の
— doctor [-**ダ**クター] 田舎医者
— hospital [-**ハ**スピタル] 田舎の病院

county [**カ**ウンティ] 郡
— hospital [-**ハ**スピタル] 郡立病院

coup de fouet [クー ド **フ**ーエ] [F] 足蹠筋の裂傷, 庭球脚

coup de sang [クー ド **サ**ン] [F] 脳充血

coup de soleil [クー ド **ソ**レイユ] [F] = sunstroke 日射病

coup sur coup [クー シュル クー] [F] 治療薬を少しずつ頻回に投与する

couple [**カ**ップル] (同種の物, 人)二つすなわち一組, 男女特に夫婦, 一番, 偶力, 熱電対, 連繋する, 一緒になる, 一対になる, 連想する

coupon [**ク**ーパン] [F] 切り取り机, 切り取り切符, 割引券, 景品券

courage [**カ**リッジ] 勇気, 剛胆

courap [**ク**ーらップ] (インドでみる)皮膚搔痒症

course [**コ**ース] 進行, 推移, 期間, 経過, (進行の)道程, 競技上のコース, 水路, 方向, 方針
— in the hospital [イン ザ **ハ**スピタル] 入院中経過

court [**コ**ート] 中庭, 庭, 競技場, 宮中会議, 裁判所, (会社等の)役員会, 役員集会所, 宮廷の, 宮中の
— house [-**ハ**ウス] 裁判所, 郡役所所在地
— marshal [-**マ**ーシャル] 軍法会議, 軍事裁判

Courvoisier-Terrier syndrome [クーる**ヴァ**ジェテ**り**エー ス**ィ**ンドろウム] クールボワジェ・テリエー症候群 ☆Vater乳頭部腫瘍による胆道閉塞と黄疸

cousin [**カ**ズン] いとこ, 親の兄弟姉妹の子

couveuse [クー**ヴ**ーズ] [F] 保温器, 育児用孵卵器

covalence [コウ**ヴェ**イランス] 共有原子価

covariance [コウ**ヴェ**アリアンス] 共分散

cover [**カ**ヴァー] 被覆, 潜伏所, 遮蔽物, 蓋, 包み紙, 表装
— glass [-**グ**ラース] 覆いガラス
— letter [-**レ**ター] 添付状

covering [**カ**ヴァリング] 被覆, 被覆物, 屋根, 援護, 遮蔽

cowardice [**カ**ウアディス] 臆病, 怯懦

Cowden's disease [**カ**ウディンズ ディ**ズ**ィーズ] カウディンズ病 ☆多発性過誤腫症候群

cowhide [**カ**ウハイド] 牛皮, 牛革, 牛革の鞭, 鞭打つ

Cowper's gland [**カ**ウパーズ グランド] カウパー腺 ☆男性尿道球部の両側にある粘液腺

Cowper's ligament [**カ**ウパーズ リガマント] カウパー靱帯 ☆大腿筋膜の恥骨に付着する部分

cowperitis [カウパ**ら**イティス] カウパー腺炎

cowpox [**カ**ウパックス] 牛痘

coxa [**カ**クサ] [L] 寛骨部, 股関節部
— magna [-**メ**ーグナ] 大股骨頭
— plana [-**プ**レーナ] 扁平股
— valga [-**ヴェ**ールガ] 外反股
— valga luxans [-**ヴェ**ールガ ラクサンス] 脱臼性外反股
— vara [-**ヴェ**アら] 内反股
— vara adolescentium [-**ヴェ**アら アドレッセンティアム] 青年性内反股 ☆大腿骨頭すべり症

coxal bone [**カ**クサル ボウン] 寛骨

coxalgia [カク**セ**ールジア] 股関節痛, 股関節病

coxalgy [カク**セ**ールジー] 股関節痛

coxarthrosis [カクサー**ろ**ウスィス] 変形性股関節症

coxitis [カク**サ**イティス] 股関節炎

coxotomy [カク**サ**ミー] 股関節切開術

Coxsackie virus [カク**サ**ッキー **ヴァ**イらス] コクサキーウイルス

cozymase [コウ**ザ**イメイス] 発酵補酵素

CP 1. (cerebral palsy)/2. (cleft

palate) / 3. (clinical psychologist) / 4. (cor pulmonale)
CPA (crebellopontine angle)
CPAOA (cardiopulmonary arrest on arrival)
CPAP (continuous positive airway pressure)
CPB (cardiopulmonary bypasss)
CPC (clinicopathological conference)
C-peptide [スィーペプタイド] C-ペプチド ☆インスリンの前駆物質
CPK=CK (creatinine phosphokinase)
CPM, continuous passive motion [カンティニュアス ペースィヴ モゥシャン] 持続的他動運動. 人工関節手術後の後療法として行われる
CPPB (continuous positive pressure breathing)
CPPV (continuous positive-pressure ventilation)
CPR (cardiopulmonary resuscitation)
CR 1. (complete remission) / 2. (computed radiography)
Cr (chromium)
crab [クレーブ] 蟹, 移動起重機, 爪でひっかく, 掴む, ケジラミ
— **apple** [-エーップル] 野生りんご
— **louse** [-らウス] ケジラミ
crack [クレーック] ひび割れ
cracked-pot sound [クレーック-パット サウンド] 破壺音
cracker [クレーッカー] パチパチ鳴るもの, 癇癪玉, 爆竹, カリカリビスケット, 破砕器
— **test** [-テスト] クラッカー試験 ☆唾液分泌をみる
crackle [クレーックル] パチパチ音, 小水胞音
cradle [クレイドル] 離被架（寝具を体から離す支持器), 揺りかご
crainiamphitomy [クレイニアムフィタミー] 頭蓋周囲切開
cram [クレーム] 無理に詰める, 押し込む, 無理に食わせる, 飽食させる, 受験準備の詰め込み, 詰め込み学問
cramp [クレーンプ] 痙攣
abdominal — [アブダミナル-] 腹部痙攣
CR-BSI (catheter-related blood stream infection) [ケースィター・りレイティッド ブラッド ストりーム インフェクシャン] カテーテル関連流血中感染

crampi [クレーンピ] こむらがえり
craniad [クレイニエッド] 頭方に
cranial [クレイニアル] 頭蓋の, 上方の
— **capacity** [-カーペスィティ] 頭蓋内容量
— **index** [-インデクス] 頭蓋指数
— **nerve** [-ナーヴ] 脳神経
cranio- [クレイニオウ-, クレイニアー] ☆「頭蓋」を表す接頭語
craniocervical [クレイニオウサーヴィカル] 頭蓋頸椎の
— **junction, CJ** [-ジャンクシャン] 頭頸部接合部
— **junction abnormality** [-ジャンクシャン アブノーマリティ] 頭頸部接合部異常
cranioclasm [クレイニアクラズム] 砕頭術
cranioclasty [クレイニアクラスティ] 胎児蓋破砕
craniocleidodysostosis [クレイニオウ・クレイド・ディソストースィス] 頭蓋鎖骨形成不全症
craniodiaphyseal dysplasia [クレイニア・ダイアフィズィアル ディスプレイズィア] 頭蓋骨骨幹胃形成
craniology [クレイニアラジー] 頭蓋学
craniomalacia [クレイニオウマレイスィア] 頭蓋骨軟化症
craniometaphysial dysplasia [クレイニア メタフィズィアル ディスプレイズィア] 頭蓋骨幹端異形成 ☆鼻側部突出, 頭部顔面骨形成異常
craniometer [クレイニアミター] 頭蓋測定器
craniometric points [クレイニアメトリック ポインツ] 頭蓋計測点
craniometry [クレイニアミトリー] 頭蓋計測法
craniopagus [クレイニアパガス] 頭蓋結合体
craniopharyngioma [クレイニオウファリンジオウマ] 頭蓋咽頭腫
cranioplasty [クレイニアプレースティ] 頭蓋形成術
craniostenosis [クレイニオウスティノウスィス] 頭蓋狭小症
craniosiosis [クレイニアストウスィス] 頭蓋縫合早期骨化
craniosynostosis [クレイニオウスィナストウスィス] 頭蓋骨早期癒合症
craniotabes [クレイニオウテイビーズ] 頭蓋瘻, 頭蓋軟化症
craniotomy [クレイニアタミー] 開頭術
cranitis [クレイナイティス] 頭蓋炎

cranium ~ creeping

cranium [クれイニアム] 頭蓋
cranter [クらンター] 智歯
crapulent, crapulous [クれーピューラント, クれーピュラス] 酒を飲み過ぎた, 宿酔の
crapulence [クれーピューランス] 宿酔, 飲み過ぎの
crapulous diarrhea [クれーピュラス ダイアリーア] 暴飲性下痢
crasis [クれイスィス] 気質, 素質
crassamentum [クらサメンタム] 血餅, 凝血塊
crate [クれイト] 大型バスケット, 折板箱, 包装枠
crater [クれイター] 噴火口
craterization [クれイタりゼイシャン] 穿頭術
craunotherapy [クらウノウセらピー] 温泉療法
craunology [クろーナラジー] 治療鉱泉学
cravat [クらヴァット] 三角布の先端を基底部へ向かって折った包帯
crave [クれイヴ] 懇願する, 渇望する, 熱望する
craving [クれイヴィング] 強い欲求, 憧憬, 懇願
crawl [クろール] 匍匐する, 爬行する, 徐行する, (病人などが) そろそろ歩く, 匍匐, 爬行, (水泳の) クロール (自由形
craze [クれイズ] 発狂する, 狂気, 熱狂, 熱狂的, 大流行
crazing [クれイズィング] 小割れ, ひび
crazy [クれイズィ] 狂気の, 熱狂している, (構造物の) 壊れかかった, 病弱な (身体の調子の狂っている)
C-reactive protein, CRP [スィ りアクティブ プろウティーン] C 反応性タンパク ☆炎症等で増加するグロブリン性急性相タンパクの一つ
creak [クりーク] 軋み, 軋り, 軋る音, 軋む, 軋らせる
cream [クりーム] クリーム, 乳脂
— of tartar [アヴ ターター] 酒石英＝potassium bitartrate
creamer [クりーマー] コーヒーに入れるクリームまたは代用品
creamometer [クりーマミター] クリーム測定計
creamy [クりーミー] クリーム状の, クリーム色の, クリーム質の
crease [クりース] 折り目, ひだ, しわ
create [クりエイト] 創造する, 創作する,
(新事情などを) 惹起する, 騒ぎ立てる
creatinase [クりーアティネイス] クレアチナーゼ ☆クレアチンをクレアチニンに変ずる酵素
creatine [クりーアティン] クレアチン ☆N- アミノイミノメチル, N－メチルグリシン, 筋肉中にクレアチン燐酸として存在する
— kinase, CK [-カイネイス] クレアチンキナーゼ
— phosphokinase, CPK [-ファスファカイネイス] クレアチニン燐酸キナーゼ, 燐酸化酵素
creatinine [クりアティニン] クレアチニン ☆クレアチンの代謝産物
— clearance [-クリアらんス] クレアチニンクリアランス
creatinuria [クりーアティニューりア] クレアチン尿
creation [クりエイシャン] 創造, 創始, 設定, 創作物
creative [クりエイティヴ] 創造物, 創造力ある, 独創的
— mind [-マインド] 創造的精神
creature [クりーチャー] 生物, 創造物, …の所産, (境遇, 想像などの) 生み出したもの
crebruria [クりービューりア] 尿意頻数
crèche [クれシュ][F] 託児所, キリストの生まれた馬槽
Credé's method [クれーデス メサッド] クレーデ点眼法
credential [クりデンシャル] 信任状 (通例複数), 国書, (候補者などの) 推薦状
credibility [クれディビリティ] 信頼性
credible [クれダブル] 信じうる
credit [クれディット] 信用, 評判, 信用貸し, クレジット, 貸方, 信用状, 信ずる, 貸方に記入する
creditable [クれディタブル] 名誉となる, 賞賛すべき, 信用ある
creep [クりープ] 這う, そっと歩く, 腹這い, 徐行, 岩石層の動き, 虫の這うようなゾッとする感じ
creeping [クりーピング] 匍匐する, 潜行性の, 這うようにのろい, 這うこと
— disease [-ディズィーズ] 蚓線 (いんせん) 病, みみず病
— substitution [-サブスティテューシャン] 漸時置換
— plants [-プランツ] 纏繞植物

― sensation [-センセイシャン] ムズムズする感じ
― things [-スィングス] 爬虫類
cremasteric [クレマスティアリック] 精巣挙筋の
― reflex [-リフレックス] 精巣挙筋反射,挙睾筋反射→ reflex
cremate [クリーメイト] (屍を)焼き尽くす,火葬にする,焼却する
cremation [クリーメイシャン] 火葬
crematorium [クレマトーリアム] 火葬場
crematory [クレマタリー] 火葬場,焼却場
cremnocele [クレムナスィール] 陰唇ヘルニア
cremnophobia [クレムノウフォウビア] 懸崖恐怖症,絶壁恐怖症
crena [クリーナ] 裂,溝,切痕
― ani [-アーニ] 臀裂,肛門溝
crenate, crenated [クリーネイト, クリーネイティッド] 溝のついた,隙のある,鋸状の
crenation [クリーネイシャン] 鋸状になる
crenocyte [クリーナサイト] 鋸状の形の赤血球
crenocytosis [クリーノウサイトウスィス] 鋸状赤血球
crenology [クリナラジー] 治療鉱泉学
crenotherapy [クリーナセらピー] 温泉療法
Crenothrix [クリーナスりックス] (井戸水中にいる)毛状属菌属
creophagy [クリアファジー] 肉食主義
creosote [クリーアソウト] クレオソート ☆石炭酸混合液,消毒,下痢止めに用いる
crepitant [クレピタント] コツコツ音のする,捻髪音の
― rale [-らール] 捻髪ラ音
― synovitis [-サイナヴァイティス] 轢音性腱鞘炎
crepitation, crepitus [クレピテイシャン, クれピタス] 捻髪音,(骨の)コツコツ音
crescendo [クリシェンドウ] 次第に強くなる
― murmur [-マーマー] 次第に増強す雑音
crescent [クレッサント] 三日月形の,弦月状の,マラリアのプラスモジウムの半月形
crescentic [クレサンティック] 三日月形の,玄参科,瓢箪の種類
crescograph [クレスカグらフ] 植物発育記録器
cresol [クリーソール] クレゾール ☆消毒液

crest [クれスト] (骨の)稜
CREST syndrome [クれスト スィンドロウム] レイノー鞏皮症,末梢血管拡張を伴う症候群 ☆ calcinosis, Raynaud's phenomenon, esophgeal hypomotility, scleroderma, telangiectasia の頭文字
cretaceous [クリテイシャス] 白亜質の,(地質学上の)白亜紀の,白亜系の
cretin [クリーティン] クレチン病患者
cretinism [クリーティニズム] クレチン病的,痴呆的
Creutzfeld-Jakob disease (syndrome), CJD [クロイツフェルトーヤコブ ディズィーズ (スィンドロウム)] クロイツフェルド・ヤコブ病(症候群) ☆スローウイルス感染によるとされる中枢神経の変性疾患
crevice [クれヴィス] 開隙,凹部
CRF (chronic renal failure)
CRH (corticotropin releasing hormone)
crib [クリブ] (横木付きの)子供用寝台
cribriform [クらイブりフォーム] ふるい(篩)状の
― fascia [-ファシア] 篩状筋膜
― lamina [-ラミナ] (篩骨の)篩状板
― plate [-プレイト] 篩板
cribrum [クリブム] ふるい(篩)
crick [クリック] (頭や首の)疼痛性痙攣
crico- [クりコウー, クりカー] ☆「輪状軟骨」を表す接頭語
cricoderma [クらイコウダーマ] 輪状皮膚症
cricoid [クらイコイド] 輪状の
― cartilage [-カーティらジ] 輪状軟骨
Crigler-Najjar syndrome [クリグラーーナジャースィンドロウム] クリグラー・ナジャー症候群 ☆遺伝性家族性非溶血性黄疸
crime [クらイム] 犯罪の,犯罪性の,犯罪的,犯罪となる,犯罪人
criminal [クりミナル] 犯罪者
― abortion [-アボーシャン] 罪的堕胎,堕胎,犯罪流産
― operation [-アパれイシャン] 堕胎手術
― psychology [-サイカらジー] 犯罪心理学
criminology [クりミナらジー] 犯罪学
crinis [クリニス] 毛髪
― capitis [-ケービティス] 頭髪
― pubis [-ピュービス] 陰毛
crinoid [クリノイド] 百合状の,海百合類の,海百合

crinosity ～ crossing

crinosity [クリナスィティ] 有毛性，多毛性
cripple [クリップル] 肢体不自由者
crippled [クリップルド] 肢体不自由の
　— **child** [-チャイルド] 肢体不自由児
crisis [クライスィス] 危機，発症，(病の)峠，分利期
　glaucomatocyclitic — [グローコメイタ・スィクリティック-] 緑内障性毛様体炎発症 (Posner-Schlossmann syndrome ポズスナー-シュロッスマン症候群)
　oculogyric — [アキュロウジャイリック-] 注視発症(クリーゼ)，両眼の緊張性上方偏倚が発作的に起こること．嗜眠性脳炎の症状の一つ
　thyroid — , **thyrotoxic** — [サイロイド-，サイロタクスィック-] 甲状腺クリーゼ(発症)，甲状腺中毒クリーゼ(発症)
crispation [クリスペイシャン] 収縮，攣(れん)縮
criss-cross [クリスークロス] 交差(又)した，十字形の；十文字，十字交差
crista [クリスタ] 稜
　— **arcuata** [-アーキュエイタ] 弓状稜
　— **capitis costae** [-ケーピティス カステ] 肋骨頸稜
　— **femoris** [-フェモウリス] 大腿骨稜
　— **iliaca** [-イリアーカ] 腸骨稜
　— **nasi** [-ナージ] 鼻中隔稜
　— **pubica** [-ピュービカ] 恥骨稜
criterion, criteria(複)[クライティーりアン，クライティーりア] (批判の)標準，軌範，準拠，標識
crith [クリス] クリス ☆気体重量の単位，真空中0℃における水素1リットルの重さ，すなわち0.0896g
critical [クリティカル] 批判の，批判的な，危機の，(病気が)危篤の，臨界の
　— **care medicine** [-ケアー メディスィン] 重症治療医学
　— **diarrhea** [-ダイアりーア] 重症期下痢
　— **hemorrhage** [-ヒーマりッジ] 分利期出血
　— **load** [-ロウド] 臨界荷重
　— **phenomenon** [-フィナミナン] 臨界現象
　— **point** [-ポイント] (温度の)臨界点
　— **pressure** [-プれッシャー] 臨界圧力
　— **stage** [-ステイジ] 分利期
　— **temperature** [-テンパらチャー] 臨界温度

crocodile [クラカアコダイル] ワニ
　— **tears syndrome** [-ティアズ スィンドろウム] そら(空)涙症候群，ワニの涙症候群
crocodile tears [クラカダイル ティアーズ] 鰐涙症 ☆食物を摂取すると涙の出る症状で顔面神経麻痺のときみられる
croconazole hydrochloride, CCZ [クろコナゾール ハイドろウクロらイド] 塩酸クロコナゾール ☆浅在性真菌症治療薬
Crocq's disease [クロックス ディズィーズ] 四肢尖端チアノーゼ症
Crohn's disease [クローンズ ディズィーズ] クローン病 ☆区域性回腸炎
cromobyn [クろモビン] クロモビン ☆抗アレルギー薬，発作誘発物質の遊離阻止剤
Cronkhite-Canada syndrome [クろンカイトーキャナダ スィンドろウム] 家族性腸管ポリポーシス，蛋白喪失胃腸症
crop [クらップ] 作物，統出，群れ
croquette [クらケット][F] コロッケ
cross [クろス] (十文字に)交叉させる，組み合せる，すれちがう，妨げる，(動植物を)交配する，越える，(動物が)雑種になる
　— **agglutinin** [-アグルーティニン] 交叉凝集素
　— **arm flap** [-アーム フれップ] 腕交叉皮弁
　— **breed** [-ブリード] 浅血，浅血児，雑種，異種交配する
　— **circulation** [-サーキュレイシャン] 交叉環流
　— **examination** [-イグザミネイシャン] 反対尋問，詰問
　— **match** [-メーッチ] 交叉試験 ☆輸血のとき血液型の判定に加え実際に供血者の血球受血者の血漿を混合して凝集反応のないことを確認する
　— **over** [-オウヴァー] 交叉，交配，遺伝子の相互転換
　— **section** [-セクシャン] 横断面
　— **stitch** [-スティッチ] 千鳥掛縫合，交叉縫合
　— **way** [-ウェイ]= crossroad 交叉，岐路
crossed(lateral)pyramidal tract [クろスト(ラタラル) ピらミダル トらクト] 交叉性または側錐体索
crossing [クろスィング] 横断，渡航，交叉，

踏切, 異種交配
cross-over test [クろスーオウヴァー テスト] 交叉試験
crotchet [クらッチット] 産科用の鉤
Croton [クろウタン] はず（巴豆）属
crotonism [クらタニズム] はず（巴豆）油中毒
croup [クるープ] クループ, クループ性喉頭炎, 喘鳴と吠えるような泣き声
croupous [クるーパス] 喉頭炎性の
— pharyngitis [-ファリンジャイティス] クループ咽頭炎
— pneumonia [-ニューモウニア] クループ性肺炎
croupy [クるーピィ] 喉頭炎性の
Crouzon's disease [クるーザンズ ディズィーズ] クルーゾン病 ☆顔面の奇形と塔状頭蓋を示す発育障害
crowd [クらウド] 群集, 混雑, 多数（通例複数）, 群がる, 混雑する, 詰め込む
crowded [クらウディッド] 混んでいる, 満員の,（物で）場所ふさぎになった
crowded-poison [クらウディッドーポイズン]（密室群集における）汚気毒
crown of a tooth [クらウン アヴァ トゥース] 歯牙のほうろう質部
crowning [クらウニング] 発露, 児頭排臨, 被覆
crown-rump length, CRL [クらウンーらンプ レングス] 頭殿長. 頭頂から殿部までの距離
CRP (C-reactive protein)
crucial [クるーシャル] 十字形の, 決定的な
— band [-バンド] = crucial bandage 十字包帯
— incision [-インスィジャン] 十字切開
— ligament [-リガメント] 十字靱帯
cruciate [クるーシエイト] 十字形の
— anastomosis [-アナスタモウスィス] 十字吻合
crucible [クるースィブル] るつぼ（坩堝）
cruciform [クるースィフォーム] 十字架状の
crude [クるード] 粗, 自然のままの
— extract [-イクストらクト] 粗抽出物
— petroleum [-ピトろウリアム] = raw pe-troleum 原油
crudivorous [クるーディヴァらス] 生食の
cruel [クるーアル] 残酷な, 無慈悲な, 悲惨な, 甚だしく
cruelly [クるーアリー] 残酷に, 残忍に

cruenturesis [クるーエンチュりースィス] 血尿
crumb [クらム]（パンまたは物の）小片（通例複数）, 食パン屑,（パンを）崩す, むしる
crumble [クらンブル] 屑にする, 粉にする, ボロボロに砕ける, 滅ぶ
cruor [クるーオー] 血塊, 血餅
crural [クるーらル] 腿の, 脳脚の
crus, crura [クらス, クるーら] 脚, 脚（茎）状, 下腿, 幹, 支柱
— ascendens [-アセンダンス]（ヘンレ係蹄の）上行脚
— cerebri [-セりブり] 大脳脚
— descendens [-ディセンダンス]（ヘンレ係蹄の）下行脚
— frontale [-フらンターレ]（内包の）前脚
— helicis [-ヘリスィス] 耳輪脚
— medullocerebellare [-ミダロウセりベラーれ] 延髄小脳脚
— occipitale [-アクスィピターレ]（内包の）後脚
— pontocerebellare [-ポントセりベラーれ] 橋小脳脚, 橋腕
— valgum [-ヴァルガム] 外反下腿
— varum [-ヴェアらム] 内反下腿
crush [クらッシュ] 押し潰す, 圧搾する, 粉砕する, 打ち挫く, 混雑する, 潰れる
— fracture [-フれークチャー] 圧迫骨折
— syndrome [-スィンドろウム] 挫滅症候群 ☆身体の一部の挫砕による症候群で腎機能障害, 下部ネフロン, ネフローシス等を起こすことがある
crusher [クらッシャー] 圧潰者,（岩石の）破砕機
crust [クらスト] 被覆, 痂皮（かさぶた）
crusted [クらスティッド] 外皮を生じた, 外殻ある, 古めかしい, 宿癖的
crusty [クらスティ] 皮殻質の, 外皮のような, 硬雪状態の
crutch [クらッチ] 松葉杖
— palsy [-ポールズィ] 松葉杖麻痺 ☆杖使用のための腋窩圧迫による
Crutchfield tong [クらッチフィールド タング] クラッチフィールド鉗子 ☆頭蓋牽引器
Cruveilhier-Baumgarten syndrome [クるヴァイリアーーバウムガーテン スィンドろウム] クリベイエ・バウムガルテン症候群 ☆副壁静脈の側副路形成
crux [クらックス] 十字架, 難点

— of the problem [-アヴ ザ プらブレム] 難点、中心問題
cry [クらイ] 叫声、泣き叫び
cryalgesia [クらイアルジーズィア] 寒冷痛
cryan(a)esthesia [クらイアニススィーズィア] 冷覚喪失、感冷麻痺
crymotherapy [クらイマセらピー] 寒冷療法
cryobiology [クらイオウ・バイアらジー] 低温生物学
cryocautery [クらイオウコータりー] 凍結腐食器
cryogenic [クらイアジェニック] 寒冷発生の
cryogenics [クらイアジェニックス] 寒冷学、冷凍学
cryoglobulin [クらイアグらビュリン] クリオグロブリン ☆寒性グロブリン、寒冷で沈澱するグロブリン
cryoglobulin(a)emia [クらイオウグらビュリニーミア] クリオグロブリン血症
cryolysate [クらイオウらイセイト] 冷凍溶解液
cryometer [クらイアミター] 冷度計、超低温計
cryophilic [クらイアフィリック] 寒冷親和性
cryoprostatectomy [クらイアプろスタテクトミー] 凍結前立腺切除術
cryoscope [クらイアスコープ] 氷点測定器
cryoscopy [クらイアスカピー] 凝固点降下法、結氷点測定
cryostat [クらイアスタット] 低温槽 ☆凍結切片作製機
cryosurgery [クらイオウサージャりー] 低温外科、冷凍手術 ☆患部を凍結によって除去する
cryotherapy [クらイアセらピー] 寒冷療法
cryotolerant [クらイアトれらント] (細菌の)耐寒冷性の
crypt [クりプト] 小濾胞、小窩
crypta [クりプタ] 陰窩
cryptic [クりプティック] 小窩炎、隠れた、潜在の
crypto- [クりプトウー、クりプター] ☆「隠ぺい」「陰窩」を表す接頭語
Cryptococcoideae [クりプトウカコイディ] 酵母菌亜科 ☆クリプトコッカスを含むこす病原体
cryptococcosis [クりプトウカコウスィス] クリプトコッカス症
Cryptococcus [クりプタカッカス] クリプトコッカス属
— neoformans [-ニーオウフォーマンス] ヒトや動物にクリプトコッカス病を起こす病原体
cryptocrystalline [クりプタクりスタリーン] 潜在結晶 ☆結晶でありながら結晶の外観を示さない
cryptoempyema [クりプトウエムパイイーマ] 潜在性膿胸
Cryptogam [クりプタガム] 隠花植物類
cryptogenic, cryptogenetic [クりプタジェニック、クりプタジャネティック] 原因のかくれている
— fibrosing alveolitis [-ファイブろウズィング アルヴィオウらイティス] 潜在性線維化性肺胞炎
— infection [-インフェクシャン] 侵入口不明感染
cryptography [クりプタグらフィ] 暗号、暗号解読法
cryptolith [クりプタリス] 陰窩結石
cryptomenorrh(o)ea [クりプトウメナりーア] 潜伏月経
cryptomnesia [クりプタニーズィア] 潜在記憶
cryptopodia [クりプトウポウディア] 隠足症
cryptorchid [クりプトーキッド] 潜伏睾丸
cryptorchism, undescended testicle [クりプトーキズム アンディセンディッド テスティクル] 非下降睾丸
cryptorrh(o)ea [クりプタりーア] 内分泌異常
cryptosporidiosis [クりプトウスポーりディオウスィス] クリプトスポリディウム症 ☆Cryptosporidium属の原虫によって生じる腸弛緩、胆管に多い
crystal [クりスタル] 結晶
Charcot-Leyden —-s [シャるコー らイデンズ] 気管支喘息患者の喀痰中の結晶体
crystalline [クりスタリン] 水晶からなる、結晶質状の、水晶のような、結晶質
— lens [-レンズ] (眼球の)水晶体
crystallization [クりスタらイゼイシャン] 晶出 結晶を形成すること
crystallize [クりスタらイズ] 結晶化させる、晶出させる
crystalloid [クりスタろイド] 結晶様の、晶質の、可結晶体、晶質、仮晶体
— resuscitation [-りサスィテイシャン] 乳酸化リンゲル液 ☆静脈内注入蘇生による
crystallose [クりスタろーズ] クリスタロース(商標) ☆糖より500倍甘いという
crystalluria [クりスタりューりア] 結晶尿症

CS 〜 cumulate

CS 1. (cervical spondylosis)／2. (cesarean section)／3. (chondrosarcomia)

Cs (cesium)

CSF (colony-stimulating factor)

CSM 1. (cerebrospinal meningitis)／2. (cerebral spondylotic myelopathy)

CT 1. (calcitonin)／2. (computed tomography)／3. (cerebral tumor)

C-terminus [スィ **ター**ミナス] C末端 ☆ペプチドのカルボキシル終末

CTS (carpal tunnel syndrome)

Cu 銅（元素）☆原子量 63.54

cube [**キュー**ブ] 立方体，正六面体，3乗，3乗する，体積を求める

cubic [**キュー**ビック] 立方体の，三次の
— **centimeter, cc, c.c.** [-**セ**ンティミーター] 立方センチメートル
— **measure** [-**メ**ジャー] 体積，容量
— **meter** [-**ミー**ター] 立方メートル

cubicle [**キュー**ビクル] 小さな部屋

cubiform [**キュー**ビフォーム] 立方体の，さい形の

cubital [**キュー**ビタル] 前腕の，肘の，尺骨の
— **tannel syndrome** [-**タ**ナル スィンドゥロウム] 肘部管症候群

cubitus [**キュー**ビタス] 前腕，肘，尺骨
— **valgus** [-**ヴァ**ルガス] 外反肘
— **varus** [-**ヴェ**アラス] 内反肘

cuboid [**キュー**ボイド] 立方形の，立方骨の
— **bone** [-**ボ**ウン] 立方骨

cuboidal epithelium [キューボイダル エピ**スィー**リアム] 立方上皮

cucumber [**キュー**カンバー] 胡瓜

cud [**カッ**ド] 食い戻し，反芻，動物が第一胃から口中に戻し噛む食物

cuddle [**カ**ドル] 抱きしめる，ぴったり寄り添って，気持よく寝る，抱擁

cuff [**カ**フ] カフ，被覆
— **around anastomosis** [-ア**ら**ウンド アナスタ**モ**ウスィス] 筒まき吻合

cuffed endotracheal tube [**カ**フト エンドウトれイキアル **テュー**ブ] カフ付き気管内挿入管

cuffing [**カ**フィング] 袖口様白血球集合 ☆血管周囲の白血球集合

cuirass respirator [クウィらス れ**ス**ピれイター] 胸甲型呼吸補助装置

cuisine [クウィ**ズィー**ン] 台所，料理場，料理法

cul-de-sac [**カ**ルーダー**サッ**ク] [F] 盲管，行き詰まりの穴
Douglas' — [**ダ**グラス-] = Douglas' pouch（ダグラス窩）

culdocentesis [カルダセン**ティー**スィス] 腟ダグラス穿刺術

culdoscopy [カル**ダ**スカピー] 骨盤腔鏡検査法

Culex [**キュー**レックス] イエカ属 ☆蚊の一種

culicide [**キュー**リサイド] 蚊取り薬

culicifuge [**キュー**リスィフュージ] 蚊予防塗布剤

culling [**カ**リング] 摘み取り，採集，選択

culmen [**カ**ルマン] [L] （小脳，虫部における）山頂

cult [**カ**ルト] 祈りによる治療

cultivate [**カ**ルティヴェイト] 耕す，開墾する，培養する，養殖する，養成する，教化する

cultivation [カルティ**ヴェ**イシャン] 培養，培養法

cultural [**カ**ルチャラル] 開拓上の，培養上の，栽培的，修養上の，教化的

culture [**カ**ルチャー] 栽培，培養，耕作，修養，開化，教化する，教養を与える，培養する
aerobic — [アエ**ろー**ビック-] 好気培養
agar — [**アガー**-] 寒天培養
anaerobic — [アナエ**ろー**ビック-] 嫌気培養
blood — [ブ**ら**ッド-] 血液培養
bone marrow — [**ボ**ーン メ**ア**ろウ-] 骨髄培養
hanging-drop — [**ヘー**ンギング-**ド**らップ-] 懸滴培養．微生物を含む培養液の1滴をカバーグラス上に置き，逆にし，中央に凹みのあるスライド上に重ねて培養する
slant — [ス**レー**ント-] 斜面培養（空気接触を広くする）
stab —, **thrust** — [ス**テー**ブ-，ス**ら**スト-] 穿刺培養
streak — [スト**リー**ク-] 画線培養．白金耳で線を引いて培養する
tissue — [**ティッ**シュ--] 組織培養．生体組織や器官による培養

cultured epidermal autografs [**カ**ルチャード エピ**ダー**マル **オー**タグれーフト] 培養上皮自己移植

cumulate [**キュー**マリット] 堆積した，累

cumulative ～ currently

積する，集積する
cumulative [キューマラティヴ] 蓄積の
　― **dose** [－ドゥス] 蓄積量
cumulus [キューミュラス] 丘
cuneate [キューニエイト] くさび（楔）形の
　― **convolution** [－カンヴァルーシャン] 楔状回
cuneiform [キューニーイフォーム] くさび（楔）状の
　― **cartilage** [－カーティリジ] 楔状軟骨
cuneihysterectomy [キューニーヒスタれクタミー] 子宮前屈手術のための楔状子宮切除
cunicular [キューニキュラー] 溝のある
cuniculus, cuniculi [キューニキュラス, キューニキュライ] 疥癬虫の潜行した通路，耳の三半規管
cunning [カニング] 狡猾；熟練；巧妙な
cunnus [カナス] 陰門
cup [カップ] 血を取る，瀉血する，茶碗，吸角，吸い玉
　― **arthroplasty** [－アースらプレースティ] 杯状関節形成術
cuplogram [キュプラグらム] クプログラム ☆クプロメトリーによって測定された後感覚と眼振の持続時間の記録
cuplometry [キュプラメトリー] クプロメトリー ☆内三半規管の回転刺激による機能検査の一つ，振り子原理によるクプラの感覚器上での変位に基づく
cupola [キューパラ] 杯，頂
cupping [カッピング] 吸い玉（吸角）をかけること
cupremia [キュープりーミア] 銅血症
cupric [キューブリック] 第二銅の
　― **chloride** [－クローらイド] 塩化第二銅
　― **oxide** [－アクサイド] 酸化第二銅
cupriuria [キュプリユーりア] 銅尿症
cuprous [キューブらス] 第一銅の
　― **oxide** [－アクサイド] 酸化第一銅
cuprum [キューブらム] = copper 銅
cupula [キューピュラ] 杯，頂
cupular [キューピュラー] 杯状の
cupulate [キューピュリット] 杯状の
curability [キュアらビラティ] 治癒の可能性
curable [キュアらブル] 治癒しうるべき，治しうる，矯正可能の
　― **disease** [－ディズィーズ] 全治可能な疾患
curage [キューりジ] [F]（子宮内容物の）用手搔除術，搔爬

curare [キュらーりー] クラーレ 樹脂抽出物で神経筋接合部を選択的に遮断し骨格筋を麻痺する．(南アメリカの矢毒)
curaremimetic [キューらりミメティック] クラーレ様の
curarization [キュらりゼイシャン] クラーレ麻酔導入
curative [キューらティヴ] 治効ある ☆手術の後完全治癒，後遺症も残遺症ないこと
　― **dose** [－ドゥス] 治療量
　― **operation** [－アパれイシャン] 根治手術
curb [カーブ] 拘束，障害，歩道の縁石
curd [カード] 凝乳，凝乳状食品（通例複数），凝結物（脂肪の煮こごり等）
curdle [カードル]（牛乳が）凝乳に固まる，凝乳状に凝結する，牛乳を固まらせて凝乳にする
cure [キュアー] 治癒，治療，療法
cure-all [キュアーオール] 万能薬
curet [キュれット] = curette かき取り用の窓つきの尖ったさじ
curettage [キュれッティジ] 搔爬，かき取り
curettement [キュれットマント] 搔爬（は），かき取ること
curie [キューりー] キューリー ☆放射能の単位，毎病の壊変数 3.7×10^{10}
curiosity [キュりアスィティ] 好奇心，物好き，珍奇，珍品
curious [キュアりアス] 好奇心を引くような，珍しい，物好きな
curium, Cm [キューりアム] キュリウム（元素）☆原子量 247
curl [カール] 頭髪の巻き毛の形，巻き毛，一般に毛髪，渦巻き形，巻くこと，毛髪をカールに巻く，(体などを）ねじらせる，渦巻く，蔓などが巻きつく
curly [カーリー] 巻毛の，巻縮性の，渦巻状の
currant [カらント] 種子なしの小粒の干しぶどう，すぐりの果実，すぐり属
　― **jelly thrombus** [－ジェリー スらンバス] カラント実様血栓，死後血栓
current [カらント] 流布されている，流通の，目下の，流動する，流動，流れ（海流，気流，電流），風潮
　― **gauge** [－ゲイジ] 流速計
　― **literature** [－リタらチャー] 最近の文献
currently [カらントリー] 現下，最近

200

curriculum [カりキュラム] 学課目

curry [カりー] カレー，カレー料理，カレー料理にする

curtain [カーティン] カーテン，幕，窓掛，幕状の仕切り，遮蔽物，カーテンをつける，幕（カーテン）で覆う

curtometer [カータミター] 胸囲計，彎曲計

curvature [カーヴァチャー] 彎〔曲〕，曲率
— aberration [-アバれイシャン] 曲率収差
— ametropia [-アマトろウピア] 屈折性非正視
— miopia [-マイオウピア] 屈折性近視
— movement [-ムーヴマント] 屈曲運動
— of hyperopia [-アヴ ハイパろウピア] 屈折性遠視
angular — [エーンギュラー-] 彎曲の（脊椎結核による）

curve [カーヴ] カーブ，彎曲，曲線
— of buoyance [-アヴ ボイアンス] 浮力曲線
— of floatation [-アヴ フロウテイシャン] 浮遊曲線
— of frequency [-アヴ フりークウァンスィ] 度数曲線
— of Gauss [-アヴ ガウス] ガウス曲線
— of thickening [-アヴ スィッカニング] 増厚曲線

curved [カーヴド] 曲がった

curvilinear [カーヴィリニア] 曲線の
— co-ordinates [-コーオーディネイツ] 曲線座標

Cushing's disease [クッシングズ ディズィーズ] クッシング病 ☆下垂体の*ACTH*分泌過剰による両側副腎過形成と副腎皮質ホルモン分泌過剰

Cushing's syndrome [クッシングズ スィンドロウム] クッシング症候群 ☆副腎皮質ホルモン分泌過剰による症候群

cushion [クッシャン] クッション，座布団，枕，気褥，空気褥，（豚などの）臀部の軟肉部，葉枕

cusp [カスプ] 咬頭，尖頭，心臓弁膜尖

cuspid [カスピッド] 犬歯，尖

custard [カスタード] カスタード，カスタード・プリン

custom [カスタム] 習慣，風習，得意，愛顧，関税（複数），税関，貢租

custom-house [カスタム-ハウス] 税関

cutal [キュータル] ホウ化アルミニウム塩

cutaneous [キューテイニアス] 皮膚の
— gland [-グレーンド] 皮膚腺
— lepra [-レプら] 皮膚らい
— reflex [-りーフレックス] 皮膚反射
— respiration [-れスピれイシャン] 皮膚呼吸

cuticle [キューティクル] 表皮，小皮

cuticula [キューティキュラ] 小皮，表皮膜

cuticular [キューティキュラー] 表皮の，表皮的の
— layer [-レイアー] 皮質層

cuticularization [キューティキュラりゼイシャン] 小表皮増殖

cutis [キューティス] 真皮，皮膚
— laxa [-ラクサ] 皮膚弛緩症

cutitis [キュータイティス] 皮膚炎

cutlet [カットリット] カツレツ

CV 1. (coefficient of variation) ／ 2. (cardiovascular)

CVA 1. (cerebrovascular accident) ／ 2. (cardiovascular accident)

CVD 1. (cardiovascular disease) ／ 2. (cerebrovascular disease)

CVID (common variable immuno-deficiency)

CVP (central venous pressure)

CVS (chrionic villus sampling)

cyanic acid [サイアニック エーサッド] シアン酸

cyanide poisoning [サイアナイド ポイズニング] シアン中毒

cyano- [サイアノウ-, サイアナ-] ☆「青」を表す接頭語

cyanocobalamin [サイアノウコウバラミン] シアノコバラミン ☆ビタミンB_{12}

cyanopia, cyanopsia [サイアノウピア, サイアナプスィア] 青視症 ☆視野が青色になること

cyanosis [サイアノウスィス] チアノーゼ

cyanotic [サイアノウティック] 紫藍の，チアノーゼの

cyasma [サイアズマ] 妊娠色素沈着

cybernetics [サイバーネティックス] サイバネティックス ☆通信，工学，統計動物の神経特に脳の生理および心理学を含む*information*の処理に関する学問

cyclandelate [スィクレーンディレイト] シクランデレート ☆末梢血管拡張薬

cyclase [サイクレイス] シクラーゼ ☆環状

cycle 〜 cyllosis

フォスフォディエステルの生成を触媒する酵素
- **cycle** [サイクル] 循環の，周期的，輪環的
- **cyclic** [サイクリック] 周期の，環式の
  - ― 3'5' adenosine monophosphate, ― AMP [-スリー プライム ファイヴ プらイム アデナスィーン マナファスフェイト] 環状アデノシン一燐酸
  - ― 3'5' guanine monophosphate, ― GMP [-スリー プライム ファイヴ プらイム グヮーニーン マナファスフェイト] 環状グアニン一燐酸
  - ― **albuminuria** [-アルビューミニューりア] 周期性タンパク尿
  - ― **vomiting** [-ヴァミッティング] 周期的嘔吐
- **cyclin** [サイクリン] サイクリン ☆細胞周期調節因子
- **cycliramine maleate** [サイクリらミン マレイト] 抗ヒスタミン薬
- **cyclitis** [サイクライティス] 毛様体炎
- **cyclo-** [サイクロウ-, サイクラ-] ☆「周期」「毛様体」を表す接頭語
- **cyclodialysis** [サイクロウダイアりスィス] 毛様体解離
- **cycloencephalia** [サイクラエンセフェーりア] 輪状脳症
- **cyclofenil** [サイクロフェニル] シクロフェニル ☆排卵誘発薬
- **cycloheptadine** [スィクラヘプタディン] 抗ヒスタミン，食欲亢進薬
- **cyclohexamide** [スィクラヘクサマイド] シクロヘキサミド ☆タンパク合成阻害剤
- **cyclone** [サイクロウン] サイクロン，旋風，暴風，竜巻
- **cyclonosis** [サイクロウノウスィス] 低気圧症
- **cyclopenthiazide** [サイクロウペンサイアザイド] シクロペンチアジド ☆サイアザイド系利尿薬
- **cyclopentolate hydrochloride** [サイクラペンタレイト ハイドロウクローらイド] 塩酸シクロペントラート ☆点眼散瞳薬
- **cyclophilin** [サイクラフィリン] サイクロフィリン ☆サイクロスポリンと結合して免疫を抑制する
- **cyclophoria** [サイクロウフォーりア] 回転斜位
- **cyclophosphamide, CPA** [サイクロウファスファマイド] シクロフォスファミド ☆アルキル化抗悪性腫瘍薬，代謝拮抗型免疫抑制薬
  - ― , adriamycin, oncovin, predni-solone therapy, CHOP [-アドリアマイスィン アンカヴィン プれドニサロウン セらピー] シクロホスファミド・アドリアマイシン・オンコビン・プレドニソロン療法
- **cyclopia** [サイクロウピア] 単眼症
- **cycloplegia** [サイクロウプリージア] （眼筋の）毛様筋麻痺
- **cyclopropane** [サイクラプろウペイン] シクロプロパン ☆全身麻酔薬
- **cyclops** [サイクラップス] 単眼体
- **cycloserine, CS** [サイクロセリン] サイクロセリン，抗結核薬
- **cyclosporine** [サイクロウスポーりン] シクロスポリン ☆免疫抑制剤
- **cyclotherapy** [サイクラセらピー] 回転式放射線療法
- **cyclothymia** [サイクロウサイミア] 循環気質，躁うつ症
- **cyclothymic disorder** [サイクロウサイミック ディスオーダー] 循環病，躁うつ病
- **cyclotome** [サイクラトウム] 毛様体剥離刀，毛様体剪刀
- **cyclotomy** [サイクラタミー] 毛様体切開
- **cyclotron** [サイクラトロン] サイクロトロン ☆軽元素イオン加速器
- **cyclotropia** [サイクロウトろウピア] 回転斜視
- **cyematocardia** [サイイーマトウカーディア] 胎児心音
- **cyesiology** [サイイースィアらジー] 妊娠学
- **cyesis** [サイイースィス] 妊娠
- **cylinder, C** [スィリンダー] 筒，円筒
  - ― **cast** [-キャスト] 筒状ギプス包帯
- **cylindrema** [スィリンドりーマ] 円柱腫
- **cylindrenchyma** [スィリンドれンキーマ] 円柱細胞組織
- **cylindrical** [スィリンドりカル] 筒状の
  - ― **lens, C** [-レンズ] 円筒形レンズ
- **cylindroadenoma** [スィリンドロウアディノウマ] 円柱腺腫
- **cylindroepithelial carcinoma** [スィリンドろウエビスィアリアル カースィノウマ] 円柱上皮癌
- **cylindromatous carcinoma** [スィリンドろウマタス カースィノウマ] 円柱腫様癌
- **cylindrosarcoma** [スィリンドろウサーコウマ] 円柱腫様肉腫
- **cylindrosis** [スィリンドろウスィス] 管形成性関節
- **cyllosis** [スィロウスィス] 彎曲脚

cyllum ~ cystofibroma

cyllum [スィラム] 膝内反
cymbacephaly [スィンバセファリー] 舟状頭蓋
cymoscopy [サイマスカピー] 検波器
cynanche [サイナンキー] 重症咽喉炎
— maligna [-マリグナ] 悪性咽喉炎
cynanthropia [サイナンスろウピア] 犬身妄想
cynanthropy [サイナンスらピー] 犬身妄想
cynic [スィニック] 犬の, 犬のような, 皮肉の
— spasm [-スペーズム] 痙笑
cynobex [サイノベックス] 青春期咳嗽
cynolyssa [サイナリッサ] 狂犬病, 狂水病
cynophobia [サイノウフォウビア] 恐犬症, 狂犬病恐怖症, 偽狂犬病
cyonin [サイアニン] シオニン ☆生殖腺刺激胎盤ホルモン
cyotropy [サイアトらフィ] 胎児栄養
cypress [サイプリス] いとすぎ属, いとひば, いとひば材
cypridology [サイプりダラジー] 性病学
cypridophobia [サイプりドウフォウビア] 交接恐怖症, 性病恐怖症
cyproterone acetate [サイプろウテろン アスィテイト] 酢酸シプロテロン ☆プロゲステロン様作用のある薬剤
cyrtosis [サートウスィス] 尖峰症 ☆骨, 特に脊柱の弯曲に用いる語
cysoscope [サイサスコウプ] 膀胱鏡
cyst [スィスト] 囊胞, 囊腫
　adventitious — [アドヴェンティシャス-] 外膜性囊胞. 異物を包含する囊腫
　pericardial — [ぺりカーディアル-] 心膜囊胞
　pilonidal — [パイロナイダル-] 毛巣囊胞. 仙骨尾骨部の皮膚上に開口する先天性瘻管の囊胞状拡張
　pulmonary — [パルモナりー-] 肺囊胞
　sebaceous — [セベイシャス-] 皮脂囊胞
cystadenoma [スィスタディノウマ] 囊腺腫
— papilliferum [-パピリファらム] 乳頭状囊腺腫
— proliferum [-プらリフェらム] 増殖性囊腺腫
— pseudomucinosum [-スュードウミュースィノウサム] 偽粘液〔素〕性囊腺腫
— serosum [-スィろウサム] 漿液性囊腺症
cystalgia [スィスタルジア] 膀胱痛
cystamine [スィスタミン] シスタミン ☆膀胱の殺菌防腐剤
cystatrophia [スィスタトろウフィア] 膀胱萎縮
cystectomy [スィステクタミー] 膀胱切除術, 胆囊切除術
cysteine [スィスティーイン] システイン ☆含硫アミノ酸の一種
cysthus [スィスサス] 陰門, 肛門
cystic [スィスティック] 囊胞性の
— duct [-ダクト] 胆囊管
— fibrosis, CF [-ファイブろウスィス] 囊胞性線維症 ☆汗成分異常, 呼吸不全, 膵不全, 粘液性濃厚分泌物を伴う
— goiter [-ゴイター] 囊腫甲状腺腫
— liver [-リヴァー] 囊胞肝
— neuroma [-ニューろウマ] 囊状神経腫
Cysticercus [スィスティサーカス] 胞虫, 囊尾虫 ☆条虫の幼虫期
cystiform [スィスティフォーム] 囊胞状の
cystine [スィスティーン] シスチン ☆含硫アミノ酸の一種, シテインの二分子の結合したもの
— storage disease, Lignac-Fanconi syndrome [-ストーりジ ディズィーズ, リニアック ファンコーニ スィンドろウム] シスチン貯蔵病
cystinemia [スィスティニーミア] シチスン血症
cystinosis [スィスティノウスィス] シスチン蓄積症
cystinuria [スィスティニューりア] シスチン尿
cystis [スィスティス] 囊胞, 膀胱, 囊腫
cystitis [スィスタイティス] 膀胱炎
cystitomy [スィスティタミー] 水晶体被膜切開術
cysto- [スィストウ-, スィスタ-] ☆「膀胱」を表す接頭語
cystoadenoma [スィストウアディノウマ] 囊腺腫
cystocele [スィスタスィール] 膀胱ヘルニア, 囊瘤, 膀胱瘤, 膀胱脱〔出〕
cystoclastic [スィストウクレースティック] 細胞破壊
cystocolostomy [スィストウコウラスタミー] 胆囊大腸吻合術
cystodynia [スィスタディニア] 膀胱痛
cystofibroma [スィストウフィブろウマ] 囊胞性線維腫

cystogram [スィスタグらム] 膀胱造影像
cystoid [スィストイド] 嚢腫の，嚢腫様の
cystolith [スィスタリス] 膀胱結石，胆石
cystolithiasis [スィスタウリサイアスィス] 膀胱結石症，胆石症
cystolithotomy [スィスタリソタミー] = cystolithectomy (膀胱結石除去術)
cystoma [スィストウマ] 嚢腫
— colossale [-コロサーレ] 巨大嚢腫
— invertens [-インヴァータンス] 内反性嚢腫
— multiloculare [-マルティラキュラーれ] 多房性嚢腫
— ovarii [-オウヴァりイ] 卵巣嚢腫
— pseudomucinosa [-スュードウミュースィノーサ] 偽卵巣嚢腫
— serosum [-スィろウサム] 漿液性嚢腫
— simplex [-スィンプレックス] 単純性嚢腫
— uniloculare [-ユーニラクラーれ] 単房性嚢腫
cystometer [スィスタミター] 膀胱内圧計
cystometrogram [スィスタメトらグラム] 膀胱内圧曲線
cystometry [スィスタミトりー] 膀胱内圧測定法
cystoncus [スィスタンカス] 膀胱腫脹
cystoparalysis [スィストウパらリスィス] 膀胱麻痺
cystopathy [スィスタパスィ] 膀胱症
cystopexy [スィスタペクスィ] 膀胱ヘルニア固定術
cystophyllum fusiforme [スィスタフィラム フュージフォーメ] ひじき (海草)
cystoplasty [スィスタプレースティ] 膀胱形成術
cystoplegia [スィスタプリージア] 膀胱麻痺
cystoptosis [スィスタプトウスィス] 膀胱下垂症
cystorrh(o)ea [スィスタりーア] 膀胱膿漏
cystosarcoma [スィストウサーコウマ] 嚢腫状肉腫
cystoscopy [スィスタスカピー] 膀胱鏡検査法
cystospermitis [スィストウスパーマイティス] 精嚢炎
cystostomy [スィスタスタミー] 膀胱造瘻術
cystourethroscope [スィストウユーりらスコウプ] 膀胱および後尿道鏡
cytarabine [サイタらビン] シタラビン ☆抗悪性腫瘍薬，代謝拮抗薬

cythemolytic icterus [サイスィーマリティック イクタらス] 溶血性黄疸
cyto- [サイトウー, サイター] ☆「細胞」を表す接頭語
cytoarchitecture [サイトウアーキテイクチャー] 細胞構造
cytochalasin B [サイトカラスィン ビー] サイトカラシン B. 菌類の代謝産物. 細胞ミクロフィラメントの働きを阻害
cytochemical [サイタケミカル] 細胞化学的
— assay [-アッセイ] 細胞化学的測定法
— bioassay, CBA [-バイオウアッセイ] 細胞化学検定
cytochemistry [サイタケミストりー] 細胞化学
cytochrome [サイタクろウム] チトクロム ☆補酵素の一種，細胞内の酵素の一つ
— oxidase [-アキスィディス] シトクロム酸化酵素
— reductase [-れドゥクティス] シトクロム還元酵素
cytochrome C [サイトクろウム スィー] チトクロム C. 脳代謝賦活薬
cytoclasis [サイタクラスィス] 細胞壊疽
cytode [サイトウド] 無核細胞
cytoderm [サイタダーム] 細胞壁
cytodieresis [サイタダイエりスィス] 間接細胞分裂の経過
cytogene [サイタジーン] 細胞遺伝子
cytogenesis [サイタジェニスィス] 細胞形成，細胞遺伝
cytogenetics [サイトウジャネティックス] 細胞遺伝学
cytogony [サイタガニー] 細胞性生殖
cytoid [サイトイド] 細胞状の
cytokine [サイタカイン] サイトカイン ☆細胞活性化物質
cytokinetics [サイトウカイニーティックス] 細胞動態試験
cytological [サイタラジカル] 細胞学的の
— diagnosis [-ダイアグノウスィス] 細胞学的診断
— examination [-イグザミネイシャン] 細胞学的検査
cytology [サイタラジー] 細胞学
cytolysin [サイタリスィン] シトリシン ☆細胞溶解素
cytolysis [サイタリスィス] 細胞溶解
cytoma [サイトウマ] 細胞腫

cytomachia 〜 Czerny's operation

cytomachia [サイタマキア]　侵襲菌と体細胞との闘争
cytomegalovirus, CMV [サイトウメガロウヴァイらス]　サイトメガロウイルス
　— **inclusion disease** [-インクルージャンディズィーズ]　サイトメガロウイルス封入体病
cytometaplasia [サイトウメタプレイズィア]　細胞の形または機能の変化
cytometer [サイタミター]　細胞計算または測定器
cytomorphology [サイトウモーファラジー]　細胞形態学
cytopathic [サイタペースィック]　細胞障害性の
cytopenia [サイタピーニア]　血液細胞欠乏，血球減少症
cytophysiology [サイトウフィズィアラジー]　細胞生理学
cytoplasm [サイタプラズム]　原形質，細胞形質
cytose [サイトウス]　シトース　☆セルロース溶解性酵素
cytosine [サイタスィーン]　サイトシン　☆核酸の一種
　— **arabinoside, Ara-C** [-アラビノウサイド]　シトシンアラビノシド
cytoskeleton [サイトウスケリタン]　細胞骨核

cytosol [サイタソール]　サイトゾル，細胞液
cytosolic [サイタサリック]　サイトゾル（細胞液）の
cytosome [サイタソウム]　細胞体
cytostasis [サイタスタスィス]　白血球による末梢血管閉塞
cytotaxis [サイタタクスィス]　細胞自発的配列　☆細胞自己が選択的に配列整位する機能
cytothesis [サイタスィスィス]　細胞回復
cytotoxic [サイトタキスィック]　細胞毒性の，細胞傷害性の
cytotoxicity [サイトタクスィスィティ]　細胞毒性，細胞傷害〔性〕
cytotoxin [サイタタクスィン]　細胞毒〔素〕
cytotrophy [サイタトらフィ]　細胞栄養
cytotropic [サイタトらピック]　細胞親和性
cytotropism [サイタトらピズム]　細胞向性
cytozoic parasite [サイトウゾウイック パラサイト]　体細胞寄生体
cyttarrhagia [スィタれイジア]　歯腔出血
cyturia [サイテューりア]　細胞尿
Czerny's anemia [チェるニーズ アニーミア]　チェルニー貧血　☆栄養不良性貧血，栄養不足による幼児貧血症
Czerny's operation [チェるニーズ アパれイシャン]　チェルニー手術　☆ヘルニア手術の一種

D

- **D** 1. (da) ／2. (de・tur) ／3. (density) ／4. (deuterium) ／5. (diagnosis) ／6. (diopter) ／7. (dopamine) ／8. (dosis) ／9. (dexter) ／10. (duration)
- **da, D** [ダー] 与えよ
- **DA** 1. (descending aorta) ／2. (developmental age)
- **dacarbazine** [ダカーバズィーン] ダカルバジン ☆アルキル化抗腫瘍剤，悪性黒色腫に用いる
- **dacnomania** [ダクナメイニア] 殺人狂
- **DaCosta's disease (syndrome)** [ダカスタズ ディズィーズ (スィンドロウム)] = effort syndrome, neurocirculatory asthenia, NCA ダコスタ病（症候群）☆心臓循環無力症，努力症候群
- **dacrocystitis** [デークロウスィスタイティス] 涙囊炎
- **dacry-, dacryo-** [デークり-, ダクりオ-] ☆「涙」「涙腺」を表す接頭語
- **dacryadenalgia** [デークりアディネールジア] 涙腺痛
- **dacryadenitis** [デークりアディナイティス] 涙腺炎
- **dacryadenoscirrhus** [デークりアディナスキらス] 涙腺硬腫
- **dacryagogatresia** [デークりアガガトりーズィア] 涙管閉鎖症
- **dacryagog** [デークりアガーグ] 催涙の，涙液分泌を促す；催涙薬 (lacrimator)
- **dacrycystalgia** [デークりスィステールジア] 涙嚢痛
- **dacryelcosis** [デークりエルコウスィス] 涙器潰瘍
- **dacrygelosis** [デークりジェロウスィス] 泣き笑い
- **dacryoadenectomy** [デークりオウ・アディネクタミー] 涙腺切除術
- **dacryoadenitis** [デークりオウ・アディナイティス] 涙腺炎
- **dacryoblenorrh(o)ea** [デークりオウ・ブレナりーア] 慢性涙嚢炎，涙嚢漏
- **dacryocele** [デークりアスィール] 涙嚢ヘルニア
- **dacryocyst** [デークりア・スィスト] 涙嚢
- **dacryocystalgia** [デークりオウスィステールジア] 涙嚢痛
- **dacryocystectasia** [デークりオウスィスタクテイズィア] 涙嚢拡張
- **dacryocystectomy** [デークりオウ・スィステクタミー] 涙嚢摘出
- **dacryocystitis** [デークりオウ・スィスタイティス] 涙嚢炎
- **dacryocystoblennorrh(o)ea** [デークりア・スィスタ・ブレナりーア] 慢性涙嚢炎
- **dacryocystocele** [デークりオウ・スィスタ・スィール] 涙嚢ヘルニア
- **dacryocystoptosis** [デークりオウ・スィスタ・プトウスィス] 涙嚢下垂
- **dacryocystostenosis** [デークりオウスィストウスティノウスィス] 涙嚢閉鎖症
- **dacryocystostomy** [デークりオウスィスタスタミー] 涙嚢開口術
- **dacryogenic** [デークりアジェニック] 催涙性の，涙液分泌を促す
- **dacryoh(a)emorrh(o)ea** [デークりオウヒーマりーア] 血涙流出
- **dacryolith** [デークりアりス] 涙道結石
- **dacryolithiasis** [デークりオウリサイアスィス] 涙管結石症
- **dacryoma** [デークりオウマ] 涙管腫，涙点閉塞
- **dacryon** [デークりアン] 涙骨点，ダクリオン ☆涙骨前頭骨上顎骨の接する所
- **dacryops** [デークりアプス] 涙腺嚢腫
- **dacryopyosis** [デークりオウパイオウスィス] 涙器化膿症
- **dacryorhinocystotomy** [デークりオうらイノウスィスタタミー] 涙嚢鼻腔吻合術
- **dacryorrh(o)ea** [デークりアりーア] 涙流過多
- **dacryoscintigram** [デークりオウスィンティグらム] 涙腺シンチグラム
- **dacryoscintigraphy** [デークりオウスィンティグらフィ] 涙腺シンチグラフィ
- **dacryosolenitis** [デークりオウソウリナイティス] 涙管炎
- **dacryospinx** [デークりオウスピンクス] 涙管
- **dacryostenosis** [デークりオウスティノウスィス] 涙管閉鎖症
- **dacryouria** [デークりオウユーりア] 泣き小便，号泣尿失禁 ☆ヒステリー，驚き，神経症などにおける号泣と共に遺尿すること
- **dactinomycin** [デークティノウマイスィン] ダ

クチノマイシン ☆抗癌剤
dactyl [デークティル] （手足の）指
dactylagra [デクティレーグら] 指痛
dactyledema [デークティリィディーマ] 指浮腫
dactylic [デークティリック] （手足の）指の
dactylion [デークティリアン] 合指症 ☆みずかきが趾の間にあること
dactylitis [デークティライティス] 指炎の
dactylium [デークティリアム] 指癒着
dactylocampsodynia [デークティラカンプサディニア] （手足の）指の彎曲症
dactylogram [デークティラグらム] 指紋
dactylography [デークティラグらフィ] 指紋学, 指紋法
dactylogryposis [デークティロウグりポウスィス] 指彎曲症
dactyloid [デークティロイド] 指状の
dactylology [デークティロラジー] 指話, 指語
dactylomegalia, dactylomegaly [デークティラメガリア, ダクティラメガリー] （手足の）巨指症
dactyloscopy [デークティロアスカピー] 指紋検査法
dactylospasm [デークティラスパズム] 指痙攣
dactylosymphysis [デークティラスィンフィスィス] 指, 癒合症
dactylus [デークティラス] （特に足の）指
dagger sign [ダガー サイン] 短剣症状. 強直脊椎炎で棘上棘下筋の石灰化をみる徴候
Dahl rat [ダール ラット] ダールの食塩感受性高血圧ラット
dahlin [ダーリン] ダーリン, イヌリン ☆染色剤
daily [デイリー] 毎日の, 日々の
 — dosage [- ドウスィジ] 毎日の投与量を決めること
 — dose [- ドウス] 一日投与量
dairy [デアりー] 搾乳場, 製酪場, 酪農の, 酪農場
 — council [- カウンスィル] 乳業協会
 — industry [-インダストりー] 酪農産業
 — product [-プらダクト] 酪農産物
daisy [デイズィ] 四日熱マラリア原虫の分裂相
Dakin's solution [デイキンズ サりューシャン] デーキン液 ☆水1,000ml, 石灰14, 無水炭酸20を混合溶解戸過後にホウ酸4を加えたもの

Dalteparin sodium [ダルタペイりン ソウディアム] ダンテパリンナトリウム ☆抗血栓薬, 低分子ヘパリン
Dalton-Henry's law [ダルタン—ヘンりーズ ロー] = Dalton's law ダルトン法則 ☆混合ガスの全圧は分圧の和に等しい
daltonism [ダルタニズム] （特に先天的な）赤緑色盲
damage [ダミジ] 損害, 損害を与える, 損傷する
dammar [ダマー] ダンマル樹脂
dammasan [ダンマザン] ダンマルから取る中性樹脂
damp [デンプ] 水気, 湿気, 坑中の毒気, 湿らせる, しめる, （振幅を）減衰せしめる, 有毒ガス
damper [デーンパー] （笛などにおける）響止め, 弱音装置, 第二電流の制止装置
damping syndrome [デーンピング スィンドろウム] ダンピング症候群 ☆胃切除後の併発症, 急速に糖が吸収され反応性低血糖が起こる
dampness [デーンプニス] 湿潤の状態
danazol [デーナゾール] ダナゾール ☆男性ホルモン作用のあるステロイドで子宮内膜症の治療に用いる
D&C (dilatation and curettage) 子宮内膜掻把
dander, dandruff [ダンダー, ダンドらフ] 頭垢, ふけ
Dandy-Walker's cyst [ダンディー—ウォーカーズ スィスト] ダンディーウォーカー嚢腫 ☆第四脳室の嚢腫様拡大
danger [デインジャー] 危険 [状態], 危難, 危険の原因となるもの
dangerous [デインジャらス] 危険な, 物騒な, 危篤な
dangle [デーングル] ふら下がる, ぶらぶらさせる
dantrolene sodium [デーントらリーン ソウディアム] ダントロレンナトリウム ☆末梢性筋弛緩薬
dapsone [デープソウン] = 4.4-diamino diphenylsulfon, DDS ダプソン ☆ハンセン病治療剤
Darier's disease [ダーりアーズ ディズィーズ] ダリエー病 ☆毛嚢角化症
dark [ダーク] 暗い, 黒ずんだ, （皮膚, 眼, 毛髪など）色の黒い, 暗黒的, 陰気な, 意味の曖昧な, 暗黒, 夕暮れ, 蒙昧

darken ～ DC cardioverter

- **darken** [ダークン] 暗くする，薄黒くする，不明瞭にする，暗くなる
- **darkness** [ダークニス] 暗さ，黒さ，闇，無知，邪悪，不明瞭
- **Darling's disease** [ダーリングス ディズィーズ] ダーリング病，ヒストプラスマ症
- **dark-room** [ダーク-ルーム] 暗室
- **darmous disease** [ダーマス ディズィーズ] フッ素中毒 ☆歯質のフッ素沈着による異常硬化，北アフリカで見られた
- **darnel** [ダーネル] 毒素，ドクムギ
- **Darrow's solution** [デーろウズ サリューシャン] ダロー液 ☆カリウム食塩乳酸ソーダを含む輸液
- **dartoic** [ダートイック] 肉様の，肉様膜様の
- **dartos** [ダータス] 陰嚢肉様膜，陰嚢皮下筋組織
- **dartre** [ダーター] [F] 疱疹，とくに匐行疹，ヘルペス
- **dartrous** [ダートらス] 疱疹を生じている，疱疹性の，疱疹類似の
- **Darwinian ear** [ダーウィニアン イアー] ダーウィン尖耳，ダーウィン隆起
- **Darwinism** [ダーウィニズム] ダーウィン説 ☆自然淘汰による生物進化論
- **dashboard injury** [デーッシュボード インジャリー] ダッシュボード損傷 ☆計器盤にあたって起こる損傷
- **dasymeter** [ダスィミター] 気体濃度計
- **data** [デイタ] 資料，実験成績 (datum の複)
  - **processing system** [-プらセスィングスィスタム] データ作成系
- **database** [デイタベイス] データベース ☆集積されたデータ
- **date** [デイト] 日付，期日，年代，日付をする，時日を定める，(事物の)年代を算定する
- **datum, data** (複) [デイタム, デイタ] データ，資料
- **daturine** [デイテューりン] ダツリン ☆朝鮮朝顔の成分ヒオスタチアミン
- **daturism** [デイテューりズム] ダツリン中毒
- **daucoid** [ドーコイド] にんじんに似ている
- **daughter** [ドーター] 娘
  - **cell** [-セル] 娘細胞 ☆母細胞の分裂によって生ずる
  - **lesion** [-リージョン] 娘病巣
  - **nucleus** [-ニュークリアス] 娘核
- **daunomycin, cytosine arabinoside, 6-mercaptopurine, prednisolone therapy, DCMP** [ドーナマイスィン, サイタスィーン アらビナサイド, スィックス-マーカプトピューりーン, プれドニサロン セらピー] ダウノマイシン，シトシンアラビノシド，6メルカプトプリン，プレドニソロン併用療法
- **Daunomycin, DM** [ドーナマイスィン] ダウノマイシン ☆ダウノルビシンの商品名 *daunomycin, cytosine arabinoside, mercaptopurine, prednisolone therapy* (ダウノマイシン，シトラシンアラビノイド，6メルカプトプリン，プレドニソロン併用療法)
- **daunorubicin hydrochloride** [ドーナビスィン ハイドロウクローライド] 塩酸ダウノルビシン ☆抗悪性腫瘍抗生物質
- **David's disease** [デイヴィッズ ディズィーズ] デイヴィット病 ☆脊椎骨腫瘍，女子の歯齦粘膜出血
- **Davidsohn's sign** [デイヴィッドゾーンズ サイン] デイヴィッドゾーン徴候 ☆口腔に電球を入れると瞳孔部を介して光が見え，上顎洞病変のときは見え方が少ない
- **day** [デイ] 日，昼
  - **blindness** [-ブラインドニス] 昼盲症
  - **care** [-ケアー] デイケア，日帰り介護サービス (病院で)
  - **care facility** [-ケアー ファスィリティ] 日帰り介護サービス施設
  - **dream** [-ドリーム] 白昼夢
  - **hospital** [-ハスピタル] 昼間だけ病院で介護を受ける
  - **nursery** [-ナーサりー] 託児所
  - **service** [-サーヴィス] 日帰り家事サービス (居宅で)
  - **work** [-ワーク] 日勤
- **daytime hypersomnolence** [デイタイム ハイパーサムナランス] 昼間睡眠過度
- **daylight** [デイライト] 日光，白昼
  - **saving time, DST** [-セイヴィング タイム] 夏時間，サマータイム
- **daze** [デイズ] 茫然とさせる，(光が)眩惑する，眩惑茫然とした状態
- **dazed** [デイズド] 茫然として
- **dazzling** [デーズリング] 眩惑的，燦爛たる
- **DB** 1. (direct bilirubin) / 2. (double blind test)
- **DBT** (double blind test)
- **DC** 1. (direct current) / 2. (dressing change)
- **DC cardioverter** [ディーシー カーディオウヴァー

DcM (dilated cardiomyopathy)
DCMP (daunomycin, cytosine arabinoside, mercaptopurine, prednisolone therapy)
DDA (desmopressin acetate)
DDAVP (deamino-D arginine vasopressin)
d-dimer [ディーダイマー] D二量体
DDS 1. (dapsone 44'-diamino diphonylsulfon) ／2. (doctor of dental surgery)
DDT (dichloro-diphenyl-trichloroethane)
deacidification [ディアシディフィケイシャン] 酸の中和作用, 酸性除去
deactivation [ディアクティヴェイシャン] 非活性化, 放射能崩壊
dead [デッド] 死んだ, 死者の, 全くの, 生気のない, 死者, 死のような静寂
 — as mackerel [ーアズ マッカれル] (水上げされた鯖の様に)完全に死んでいる
 — space [ースペイス] 死腔, 出口のない空間
 — water [ーウォーター] 死水, 静水
dead-born [デッドーボーン] 死産の
deadly [デッドリー] 致命的, 致死の, 死のような
 — nightshade [ーナイトシェイド] ベラドンナ
 — poison [ーポイズン] 致命毒, 劇毒
 — quartet [ークウォーテット] 死の四重奏 ☆高血圧, 肥満, 高脂血症, インスリン抵抗性で成人男子の最大の死因
deaf [デフ] 聾の, 耳の不自由な, 聴力障害
 — fields [ーフィールズ] (音叉振動に対する)聾域
 — points [ーポインツ] (音叉振動の)聾点
deaf-mute [デフーミュート] 聾唖者
deafen [デフン] 聾にする, 耳を聾する
deafferentation [ディアファレンテイシャン] 知覚神経切断
 — pain [ーペイン] 輸入路遮断または切断による疼痛
deafness [デフニス] 聾, 難聴
 sensorineural — [センサりニューらルー] 感音性難聴

DcM 〜 death

deal [ディール] 処置, 分量, 与える, 処置する
dealbation [ディアルベイシャン] 漂白
dealcoholization [ディアルカホーリゼイシャン] アルコール除去法, 脱アルコール
deambulation [ディアンビュレイシャン] (散歩のような)軽運動
deamidase [ディアミデイス] 脱アミド酵素
deaminase [ディアミネイス] 脱アミノ酵素 ☆有機化合物からアミノ基を遊離する酵素
deaminating enzyme [ディアミネイティングエンザイム] 脱アミノ酵素
deamination [ディアミネイシャン] アミノ体よりアミノ群 NH_2 を除去すること
deaminization [ディアミニゼイシャン] 脱アミノ反応
1-deamino-8-D arginine vasopressin, DDAVP [ウァンディアミノーエイトーディ アージニーン ヴェイサプれスィン] ヴァゾプレッシン誘導体で経鼻投与可能
deammoniated [ディアモウニエイティッド] アンモニアを除いた
dean(a)esthesiant [ディアニススィーズィアント] 知覚回復剤
deaquation [ディアクウェイシャン] 脱水, 水分を除去すること
deargentation [ディアージャンテイシャン] 銀メッキ
dearterialization [ディアーティりアリゼイシャン] 血液脱動脈化 ☆血液を動脈から静脈へ移行させること
death [デス] 死, 死亡, 滅亡
 — adder [ーアダー] ☆オーストラリア産毒ヘビの一種
 — agony [ーアガニー] 断末魔の苦悶
 — bed [ーベッド] 臨終の床
 — blow [ーブロウ] 致命的打撃
 — certificate [ーサーティフィケイト] 死亡診断書
 — conference [ーカンファランス] 死亡例検討会
 — control [ーカントろウル] (高度医療による)死の制御
 — due to overwork [ーデュー トゥ オウヴァーウァーク] = karoshi 過労死
 — mask [ーマスク] デスマスク, 死面
 — on arrival, DOA [ーオン アらイヴァル] (救急患者の)来院時死亡
 — fish [ーフィッシュ] フグ
 — penalty [ーペナルティ] 死刑

― rate [-れイト] 死亡率
― rattle [-らトル] 臨終喘鳴
― spot [-スパット] 死斑
― rigor [-らイガー] 死後硬直
― therapy [-セらピー] 対死療法
― throe [-スろウ] 死の苦悶
― trance [-トれーンス] 瀕死, 臨死幻想
brain ― [ブれイン-] 脳死 (cerebral d.). 脳幹と大脳の不可逆的機能停止状態

debilitant [ディビリタント] 緩和剤, 減弱作用, 衰弱化する
debilitate [ディビリテイト] 衰弱させる
debilitation [ディビリテイシャン] 虚弱にする作用, 衰弱, 虚弱
debility [ディビリティ] 無力状態, 衰弱
debouchement [ドブーシュマン] [F] 開口切開, 出口, 流出
débridement [デブりードマン] [F] 辺縁切除術 ☆異物を創傷から除去すること
debris [ドブりー] [F] 組織破片, くず, 汚物
debt [デット] 負債, 酸素負債
deca-[ディカ-] ☆「10」を表す接頭語
decaburization [ディカブりゼイシャン] 脱炭 ☆鋼鉄から表面の炭素を除く
decade [ディケイド] 十年
decadence, decadency [デカダンス, ディケイダンスィ] 衰微, 凋落, 墜落
decalcification [ディカルスィフィケイシャン] (骨の) 石灰除去, 脱灰
decalcify [ディケールスィファイ] (組織から) 石灰を除く
decalcifying fluid [ディケールスィファイングフルーイド] 石灰除去液, 脱灰液
decaliter, decalitre [デカリター] 10リットル
decalvant [ディケールヴァント] 脱毛の, 脱毛性の
decane [デケイン] デカン ☆パラフィンからとる炭化水素
decannulation [ディカニュレイシャン] カニューレを抜去する, 抜管法
decant [ディケーント] 傾瀉 ☆溶液の上澄みを静かに注ぐ
decantation [ディケーンテイシャン] 傾瀉 ☆沈殿をそっとしておいて上澄みを流し出す
decanter [ディケーンター] 溶液注ぎ器 (びん, 徳利)

decapeptide [デカペプタイド] アミノ酸10個からなるペプチド
decapitation [ディケーピテイシャン] = decollation 断頭術, 骨頭切除術
decapitator [ディケーピテイター] 断頭器, 斬首者
decapsulation [ディケープサレイシャン] 被膜剥離術
decarbazin [ディカーバズィン] ディカーバジン ☆抗癌剤
decarbonated [ディカーバネイティッド] 炭酸ガス除去の
decarbonization [ディカーバニゼイシャン] = decarburization 炭素除去
decarboxylation [ディカーバクスィレイシャン] 脱カルボキシル化
decate [ディケイト] 死亡, 死亡する
decay [ディケイ] 腐敗, 崩壊, 生命または機能の衰廃
― curve [-カーヴ] 減衰曲線
― of personality [-アヴ パースナリティ] 人格崩壊
― of variation [-アヴ ヴェありエイシャン] 遺伝変異減退
deceased [ディスィースド] 死亡した
deceitful [ディスィートフル] 偽りの, だます
deceleration [ディセラれイシャン] 減速, 減速力
decemfid [ディセンファイド] 10に分ける
decemipara [ディセミパら] 10回経産婦
decennary [ディセンナりー] 10年間
decennial [ディセニアル] 10年の
decennium [ディセニアム] 10年期
decent [ディースント] 不体裁でない, 相応な, 穏当な, 上品な
decentered [ディセンタード] 中心をはずれている
decentralization [ディセントらラリゼイシャン] 神経中枢隔離=脱中央化
decentration [ディセントれイシャン] 中心を外れること
deception [ディセプシャン] 瞞着, 詐欺手段, 欺瞞物
deceration [ディサれイシャン] 脱蝋
decerebrate [ディセりブれイト] 除脳する, 除脳の
― posture [-パステュア] 除脳姿勢
― rigidity [-りジディティ] 除脳強直
decerebrated [ディセりブれイティッド] 除脳された

decerebrize 〜 decoloration

decerebrize [ディセりブらイズ] 除脳する, (実験動物などで) 脳髄を除去する

dechloridation [ディクローりデイシャン] 無塩食事法 ☆食物中から塩分を除くこと

dechloruration [ディクローりュれイシャン] (無塩食による) 尿中の塩素減少

deci- [デスィ-] ☆「1/10」を表す接頭語

decibel [デスィベル] デシベル ☆音響の単位

decide [ディサイド] 決定する, 決意する, 決定させる, 判決する

decidedly [ディサイディッドリー] 確実に, 断固として, 明確に

decidua [ディスィデュア] 脱落膜
 — basalis [-ベイセイラス] 基底脱落膜
 — capsularis [-カプシュラーリス] 被包脱落膜
 — circumflexa [-サーカムフレクサ] 回旋脱落膜
 — graviditatis [-グらヴィディテイティス] 妊婦脱落膜
 — marginalis [-マージナリス] 辺縁脱落膜
 — menstruationis [-メンストるアティオーニス] 月経性脱落膜
 — parietalis [-パらイアテイリス] 壁脱落膜
 — polyposa [-パリポウザ] 息肉様脱落
 — reflexa [-りフレクサ] 反転脱落膜
 — serotina [-スィーろウタイナ] 基底脱落膜
 — vera [-ヴェら] 壁側脱落膜

decidual [ディスィデュアル] 脱落膜の

deciduation [ディスィデュエイシャン] 子宮粘膜脱落

deciduitis [ディスィデュアイティス] 脱落膜炎

deciduoma [ディスィデュオウマ] 脱落膜腫

deciduomatosis [ディスィデュオウマトウスィス] 脱落膜腫症

deciduosarcoma [ディスィデュオウサーコウマ] 脱落膜肉腫

deciduous [ディスィデューアス] 脱落性の
 — dentition [-デンティシャン] 乳歯列
 — teeth [-ティーズ] 乳歯, 脱落歯

decigram [デスィグらム] 1/10グラム

deciliter [デスィリター] 1/10リットル

decimal [デスィマル] 十進法の
 — point [-ポイント] 十進法による位取りの基準点 (小数点)

decimeter [デスィミーター] 1/10メートル

decinormal [デスィノーマル] 規定の1/10

decipara [デスィパら] 10回経産婦

decision [ディスィジャン] 決定, 解決, 決議, 判決, 決心
 — maker [-メイカー] 意志決定者
 — making [-メイキング] 意志決定
 — tree [-トリー] 決定樹. 分析項目を樹枝のように配列し, 決定分析を行うこと

decisive [ディサイスィヴ] 決定的の

deck plate [デック プレイト] 被覆板

declaration [デクラれイシャン] 宣言
 — of Helsinki [-アヴ ヘルスィンキ] ヘルシンキ宣言 ☆医療における患者の権利について
 — of human rights [-アヴ ヒューマン らイツ] 人権宣言
 — of independence [-アヴ インディペンダンス] 独立宣言
 — of Oslo [-アヴ アスロウ] オスロ宣言 ☆骨粗鬆症の患者は有効な治療を受ける権利があるという宣言
 — of war [-アヴ ウォー] 宣戦布告

declare [ディクレアー] 宣言する, 布告する, 言明する, 断言する

declimatization [ディクライマティゼイシャン] 気候不順化・不適応

declination [ディクリネイシャン] 偏角, 偏位

declinator [デクリネイター] デクリネータ, 開離器 ☆開頭術において硬膜を離し保つ器械

decline [ディクライン] 傾く, 下を向く, 垂れる, 下り坂になる, 衰微する, 辞退する, 日が傾くこと, 衰微, 凋落, 減退, 肺病

declinometer [デクリナミター] 方位角計

declive [ディクライヴ] [F] 山腹, 小脳の中腹部

declivitous [ディクリヴィタス] 下方に傾斜している

decoct [ディカクト] 煮詰める, 煎じ出す, 煎じる

decoction [ディカクシャン] = decoctum 煎出

decollator [ディカレイター] 断頭器

décollement [ディコルマン] [F] 臓器剥離術, 皮下剥離術

decolorant [ディカラらント] 脱色または漂白

decoloration [ディカラれイシャン] 脱色,

漂白
decolorize [ディーカラライズ] （組織の鏡検において）脱色する
decompensated [ディカンペンセイティッド] 非代償性の
— acidosis [-エースィドゥスィス] 非代償性アシドーシス
— alkalosis [-アルカロウスィス] 非代償性アルカローシス
decompensation [ディカンパンセイシャン] 代償不全, 代償機能障害
decompose [ディカンポウズ] 分解させる, 腐敗する
decomposite [ディカンパズィット] 混合物と混じた, 複混合の, 数回複生の（植物）, 複混合物
decomposition [ディカンパズィシャン] 分解, 腐敗発酵作用, 消耗
decompound [ディカンパウンド] 混合物とまぜ合わせる, 重ねて混合する
decompress [ディカンプれス] 圧力を減ずる
decompression [ディカンプれッシャン] 除圧, 減圧
— injury [-インジャりー] 減圧病, 潜函病
— operation [-アパれイシャン] 減圧手術
— sickness [-スィックニス] 減圧病
decompressor [ディカンプれッサー] 発動機の圧力軽減装置
deconditioning [ディカンディショニング] 脱条件付け ☆無動状態による循環状態改善
decongestant [ディカンジェスタント] うっ血除去剤
decongestive [ディカンジェスティヴ] うっ血除去的の
decontaminant [ディカンテーミナント] 汚染除去薬
decontamination [ディカンテーミネイシャン] 汚染除去
decorate [デカれイト] 飾る, -の装飾物となる
decorin [デカりン] デコリン ☆ムコ多糖類の一種
decortication [ディコーティケイシャン] 剥皮, （腎臓の）被膜剥離, （脳回転から）皮質の一部を剥除
decrease [ディークりーズ/ディークりース] 減少する, 縮小する/減少, 縮小, 減退
decrement [デクりマント] 減退, 減衰

— conduction [-カンダクシャン] 減衰伝導
decrementless [デクりマントリス] 不減衰
— conduction [-カンダクシャン] 不減衰伝導
decrepitate [ディクれピテイト] パチパチ音の, 湿音の, 肺胞音の
decrepitation [ディクれピテイシャン] 湿音, 肺胞音, 捻髪音
decrepitude [ディクれピテュード] 老衰状態
decrustation [ディクらステイシャン] 外皮除去, 皮殻除去
decubation [ディキューベイシャン] 回復期
decubital [ディキュービタル] とこずれの, 褥瘡の
— necrosis [-ニクろウスィス] 褥瘡壊死
— ulcer [-アルサー] 褥瘡性潰瘍
decubitus [ディキュービタス] 平臥, とこずれ, 褥瘡
— film [-フィルム] 体の側面を下に横臥して撮影したレントゲン写真
— ulcer [-アルサー] 褥瘡性潰瘍
decumbent [ディカンベント] 横臥している
decurtation [ディカーテイシャン] 短縮
decurvature [ディカーヴァチャー] 下降曲線
decussate [デカセイト] 交叉する, 十字形の
decussatio [デカセイシオウ] = decussation 交叉, 十字形
— lemniscorum [-レムニスカらム] 絨帯交叉
— pyramidum [-ピらミダム] 錐体交叉
dedentition [ディデンティシャン] 歯の脱落
dedifferentiation [ディディファらンシエイシャン] 逆分化, 退化
dedolation [ディドゥレイシャン] 水平位切除, 皮膚斜面切除
deduce [ディデュース] 推論する, 演繹する
deduct [ディダクト] 控除する, 差し引く, 推論する, 証書
deed [ディード] 行為, 行動, 実行, 事実, 証書を作成して譲渡する
deefferentation [ディエファらンテイシャン] 遠心路遮断, 輸出路切断
deem [ディーム] -だと思う, 信ずる
deep [ディープ] 深い
— brachial artery [-プれイキアルアータりー] 上腕深動脈

deep ～ defibrillation

— breathing [-ブリーズィング] 深呼吸
— circumflex iliac artery [-サーカムフレックス イリアック アーターりー] 深腸骨回旋動脈
— dermal burn [-ダーマル バーン] 深達III度火傷
— femoral artery [-フェマらル アーターりー] 大腿深動脈
— freeze [-フリーズ] 冷凍
— freezer [-フリーザー] 冷凍庫
— gyrus [-ジャイらス] 深回
— epigastric artery [-エピゲーストりック アーターりー] 下腹壁動脈
— reflex [-リフレクス] 深部反射
— sensation [-センセイション] 深部知覚
— sulcus sign [-サルカス サイン] 緊張性気胸徴候 ☆肋骨横隔膜陥凹大
— tendon reflex, DTR [-テンダン リフレクス] 深部腱反射
— vein [-ヴェイン] 深部静脈
— vein thrombosis, DVT [-ヴェイン スろンボウスィス] 深部静脈血栓

deep-rooted [ディープ-るーティッド] 根の深い, 根底の深い
de-epicardialization [ディ-エピカーディアらイゼイシャン] 心外膜除去術
def（decayed, extracted, filled の略）齲歯（虫歯）の状態を示す ☆齲歯があるか, 義歯ずみか, 充填ずみか
deface [ディフェイス]（外観を）毀損する,（銘刻などを）磨損する
defat [ディフェート] 脱脂する
defatted [ディフェーティッド] 脱脂した
— milk [-ミルク] 脱脂乳
defatigation [ディフェーティゲイシャン] 過労, 衰憊
defeasibility [ディフィーザビリティ] 破棄しうること
defeat [ディフィート]（敵, 相手を）破る,（計画, 希望などを）破る, 挫く, くつがえす, 打破, 敗北, 挫折
defecate [デフィケイト] 清める, 清くなる, 排便する
defecation [デフィケイシャン] 排糞, 浄化
defecography [ディフィカグらフィー] 排便造影法. バリウム注射により便を不透明性にして行う
defect [ディフェクト] 欠如, 欠損, 欠陥, 亡命, 亡命する
— schizophrenia [-スキゾウフリーニア] 欠陥分裂症

defect's of memory [ディフェクツ アヴ メムりー] 記憶障害
defective [ディフェクティヴ] 欠落した, 不良品
defemination [ディフェミネイシャン] 女子性徴欠損, 男性化
defence [ディフェンス] 防御, 防備, 防御施設, 弁明
— mechanism [-メカニズム] 防御機序
— medicine [-メディスィン]（過剰検査など）医師自衛的医療
— musculaire [-マスキュレーる] 筋性防御
defend [ディフェンド] 守る, 防ぐ, 擁護する
defensive [ディフェンスィヴ] 防御的, 自衛上の, 守備の, 守勢, 弁護
— protein [-プろウティーン] 防御疎白体
defer [ディファー] 延ばす, 延期する, 遷延する, 遅滞させる
deferent [デファらント] 排出の, 輸出の
— duct [-ダクト] 精管
deferentectomy [デファらンテクタミー] 精管切除術
deferential [デファれンシャル] 輸出管, 精管
deferentitis [デファらンタイティス] 輸出管炎, 精管炎
deferoxamine mesilate [ディファーらクサミン メスィレイト] メシル酸デフェロキサミン ☆金属解毒薬, 慢性鉄欠乏性貧血の治療薬
deferred [ディファード] 遅滞性, 延期の
— annuity [-アニュイティ] 据置年金
— instinct [-インスティンクト] 遅発本能
— shock [-ショック] 遅延[性]衝撃
defervescence [ディーファーヴェッサンス] 解熱
defervescent [ディーファーヴェッサント] 解熱作用の, 解熱薬
— stage [-ステイジ] 解熱期
defiant [ディファイアント] 挑戦性の, 反抗的な
oppositional — disorder [アポジシャナル-ディスオーダー] 反抗挑戦性障害
defibrillation [ディファイブりレイシャン] 組織を抵抗の少ない方向に裂き開くこと, 除細動

defibrillator ～ degenerative

defibrillator [ディフィブりレイター] 除細動器 ☆心室細動を解消する装置

defibrination [ディファイブりネイシャン] 線維素除去法
— **syndrome** [- スィンドろウム] 脱線維素症候群

defibulation [デフィビュレイシャン] 陰部開放

deficiency [ディフィシャンスィ] 不足, 欠乏, 不足量
— **disease** [-ディズィーズ] 欠乏性疾患 ☆ビタミン等の不足により生ずる病気
— **symptom** [-スィンプタム] 欠落症状

deficient [ディフィシャント] 不足の, 不十分な

deficit [デフィスィット] 欠損, 不足

define [ディファイン] 限定する, 解明する, 定義を下す

definite [デフィニット] 限定された, 一定の, 確定した, 明確な

definition [デフィニシャン] 定義

definitive [ディフィニティヴ] 定義的, 決定的, 一定の, 明確な, 恒久的な
— **erythrocyte** [-イりスろサイト] 恒久赤血球
— **host** [-ホウスト], final host 終末宿主
— **organs** [-オーガンズ] 完全形態の器官
— **surgery** [-サージャりー] 根治手術
— **therapy** [-セらピー] 根治療法

deflagration [デフラグれイシャン] 爆燃作用

deflagrator [デフラグれイター] 爆燃器

deflate [ディフレイト] (脹れた物を)すぼませる, (タイヤなどから)空気を抜く, (膨張した通貨を)収縮させる

deflation [ディフレイシャン] デフレ, 通貨収縮, 空気を抜くこと

deflect [ディフレクト] そらせる, 偏向させる

defloration [デフローれイシャン] 処女性を失うこと, 女子の初回性交

defluvium [ディフルーヴィアム] 脱落, 流出, 漏出, 脱毛

defluxion [ディフラクシャン] 排出, カタル, 液質分泌, 禿脱

defocus [ディフォウカス] (レンズなど)焦点がぼける, ピンボケ

deform [ディフォーム] 醜悪にする, —の形状を損ずる, 変形せしめる, 奇形にする

deformation [ディフォーメイシャン] 変形, 醜化, 奇形化, ひずみ
— **of character** [-アヴ キャらクター] 名誉棄損

deformed non-erosive arthritis (Jaccoud's) [ディフォームド ナンイろウスィヴ アースろらイティス(ジャクーズ)] 尺側変位を伴うがエロージョンを伴わない関節変化 ☆リウマチ熱で起こる

deforming [ディフォーミング] 変形する, 醜形化する

deformity [ディフォーミティ] 変形, 奇形
bayonet — [ベイアネット-] 銃剣型変形
Madelung's — [マーデラング-] マーデルング変形, 前腕・手指関節変形

defrayal, defrayment [ディフれイアル, ディフれイメント] 支出, 弁出

defunct [ディファンクト] 死去した; 消滅した, 現存しない
the — [ザ-] 故人

defundation [ディファンデイシャン] 子宮底部および卵管切除

defurfuration [ディファーフュれイシャン] 批糠疹, 糠状落屑

defuse [ディフューズ] 本能分離 ☆二つの原性本能に分ける(精神分析学)

deganglionate [ディギャングリアネイト] 節腫除去

degassing [ディガッスィング] 脱気, ガス抜き

degenerate [ディジェナれイト] 変性, 退化, 変質者

degeneration [ディジャナれイシャン] 変性, 退行, 変質

degenerative [ディジェナらティヴ] 変性的の, 変質的の
— **arthritis** [-アースらイティス] 変形性関節炎
— **atrophy** [-エートろフィ] 変性萎縮
— **change** [-チェインジ] 変性変化
— **disease** [-ディズィーズ] 変性疾患
— **joint disease** [-ジョイント ディズィーズ] = osteoarthritis 変性関節疾患, 変形性関節症
— **myelopathy** [-マイアラパスィ] 退行性脊髄症
— **nephritis** [-ニフらイティス] 変性腎炎

— neuralgia [-ニューれールジア] 退行神経痛
— neuritis [-ニューらイティス] 退行性神経炎
— psychosis [-サイコウスィス] 変質性精神病
degerm [ディジャーム] 除菌
deglabration [ディグラブれイシャン] 脱毛化
deglutible [ディグルータブル] 飲み込み得る，嚥下可能の
deglutition [ディグルーティシャン] 飲み込み作用，嚥下
— movement [-ムーヴマント] 嚥下運動
— pneumonia [-ニューモウニア] 嚥下肺炎
Degos disease [デゴス ディズィーズ] デゴス病 ☆悪性萎縮性丘疹症
degradation [デグらデイシャン] 変性，退行
degraded liver [ディグれイディッド リヴァー] 分割肝
degranulation [ディグれーニュレイシャン] 顆粒減少，消失
— abnormality [-アブノーマリティ] 白血球の脱顆粒障害
degrease [ディグリース] 脂肪分除去
degreasing [ディグリースィング] 脂肪分を除く
degree [ディグリー] 度，程度，学位
— of dispersion [-アヴ ディスパージャン] 分散度
— of freedom [-アヴ フリーダム] 自由度，自由運動性，自由変異性
— of transcendency [-アヴ トらンセンダンスィ] 超越次数
degustation [デガステイシャン] 試味，賞味
dehematize [ディヒーマタイズ] 血液を取る，血を失わせる
dehemoglobinize [ディヒーモウグロウビナイズ] 赤血球からヘモグロビンを除去する
dehiscence [ディヒッサンス] 裂開，破裂，骨間隙
surgical wound — [サージカル ウーンド-] 手術創離開
wound — [ウーンド-] 創咢(し)開，創離開
dehumanization [ディヒューマナゼイシャン] 人間性喪失，(菌毒性などにおいて)人型脱去
dehumidifier [ディヒューミディフィアー] 除湿器
dehydrase [ディハイドれイス] 脱水素酵素
dehydrate [ディハイドれイト] 脱水する
dehydration [ディハイドれイシャン] 脱水
7-dehydrocholesterol [セヴン-ディハイドろウカレスタろール] 7-デヒドロコレステロール ☆プレビタミンDの一つ
dehydroepiandrosterone, DHEA [ディハイドろウエピアンドらスタろウン] デヒドロエピアンドロステロン ☆副腎アンドロゲンの主成分
— sulfate, DHEA-S [-サルフェイト] 硫酸デヒドロエピアンドロステロン
dehydrogenase [ディハイドらジェネイス] 脱水素酵素
dehydrogenation [ディハイドろウジャネイシャン] 脱水素化作用
dehydrogenize [ディハイドろウジャナイズ] 水素を脱去する
dehydromorphine [ディハイドろウモーフィン] デヒドロモルフィン ☆モルフィンの酸化物で無毒
dehydropeptidase [ディハイドらペプティデイス] デヒドロペプチデース ☆腎臓の酵素の一つでアンモニア，フェニル集性ブトウ酸，グリシンを作る
dehypnotization [ディーヒプナティゼイシャン] 催眠状態からの覚醒
deinsectization [ディインセクティゼイシャン] 昆虫駆除
deintoxication [ディインタクスィケイシャン] 解毒作用
deionization [ディアイアニゼイシャン] 脱イオン，イオン消失
deionize [ディアイアナイズ] 脱イオン化する ☆イオン化した物質を取り除く
deionized water [ディアイアナイズド ウォーター] 脱イオン水
Deiters' cells [デイータース セルズ] ダイテルス細胞，星状細胞 ☆コルチ器室の外毛細胞間の支柱細胞
Deiters' nucleus [デイータース ニュークリアス] ダイテルス核 ☆第4脳室の索状体の内側の核
déjà [デジャ][F] すでに，既往の
— entendu [-アンタンデュー] 既聴感 ☆前に聞いたことがあるという感じ
— épouvé [-エプーヴ] 既経験感 ☆前に経験したことがある感じ
— fait [-フェ] 既起感 ☆前に行ったことがあるという感じ

déjà～ delirium

— pense [－パンス] 既想感 ☆前に考えたことがあるという気持ち
— voulu [－ヴリュ] 既願感 ☆前に願ったことがあるという感じ
— vu [－ヴュー] 既視感 ☆前に見たことがあるという感じ
— vu seizure [－ヴュー スィージュア] ☆前に見たことがあるという感じの発作

dejecta [ディジェクタ] 排泄物，廃物
dejection [ディジェクシャン] 排泄
dejecture [ディジェクチャー] 排泄物
Dejerine syndrome [デジェリーン スィンドロウム] デジェリン症候群 ☆皮質性知覚障害，脊髄根症候群
Dejerine-Landouzy dystrophy [デジェリーン-ランドウズィ ディストロフィ] 遠位筋異栄養症
Dejerine-Roussy syndrome [デジェリーン-るーシー スィンドロウム] デジェリン・ルシー症候群 ☆視床症候群，一側運動知覚麻痺
Dejerine-Sottas disease [デジェリーン-ソッタス ディズィーズ] デジェリン・ソッタス病 ☆遺伝性脊髄変性症で筋萎縮と知覚喪失を伴う
delacerate [ディラサれイト] 切裂する
delacrimation [ディラクりメイシャン] 流涙
delactation [ディラクテイシャン] 離乳，断乳
Delafield's hematoxylin [デラフィールズ ヒーマトァクスィリン] デラフィールドヘマトキシリン ☆核染色剤
delamination [ディラミネイシャン] 離層法，分離形成層
delapril hydrochloride [デラプリル ハイドロウクローらイド] 塩酸デラプリル ☆降圧薬，アンジオテンシン転換酵素阻害薬
delay [ディレイ] 遅延させる，延ばす，遅滞，遅延，猶予
delayed [ディレイド] 歯牙萌出遅延
— adolescence [－アダレッサンス] 遅発の，遅効性の，思春期遅発症
— dentition [－デンティシャン] 歯牙萌出遅延
— fixation [－フィクセイシャン] 二次的固定
— flap [－フレーップ] 遅延皮膚弁
— gastric emptying [－ゲーストリック エンプティイング] 胃食物通過時間延長
— hypersensitivity [－ハイパーセンスィティヴィティ] 遅延性過敏反応
— symptom [－スィンプタム] 遅延症状
— union [－ユーニアン] 遅延癒合

Del Castillo syndrome [デル カスティーヨ スィンドロウム] デ・カスティヨ症候群 ☆男子性腺機能低下，無精子症
delegation [デリゲイシャン] 代表任命，代表権，代表派遣，代理委員
delete [ディリート] 削除する
deleterious [デリティーりアス] 有害な，有毒の
deletion [ディリーシャン] 欠失（染色体），削除
deliberate [ディリバりット] 熟考する，熟議する，慎重な，悠長な，故意の
deliberately [ディリバりットりー] 熟考を凝らして，慎重に，悠長に，故意に
delicate [デリカット] かよわい，繊細な，病弱の
deligation [デリゲイシャン] 結紮，包帯
De Lima's operation [ダ リマズ アパれイション] デリマ手術 ☆上顎洞経由篩骨切除術
delimitation [ディリミテイシャン] 限界決定
delineate [ディリニエイト] 説明する，体系づける，輪郭を描く
delineation [ディリニエイシャン] 説明
delinquency [ディリンクウァンスィ] 非行，怠慢，過失，犯罪，青少年犯罪 (juvenile)
delinquent [ディリンクウァント] 怠慢の，不都合な，怠慢者，不良者，犯罪人
deliquescence [ディリクウェッサンス] 潮解，融化
deliquescent [ディリクウェッサント] 潮解する，融化する
deliquium [デリクウィアム] 放神，精神衰退，精神錯乱
deliriant [ディリりアント] ＝ delirifacient せん妄者，せん妄発生薬
delirious [ディリりアス] せん妄性の
delirium [ディリりアム] 気絶，卒倒，せん妄，うわごと
— alcoholicum [－アルカホーりカム] アルコール性せん妄
— ambitiosum [－アンビティアサム] 誇大的せん妄
— epilepticum [－エピレプティカム] てんかん性せん妄
— mussitans [－ムスィタンス] つぶや

216

きせん妄
- palingnosticum [-パリングノウスティカム] 経験せん妄
- sine delirio [-サイニ デリリオ] 無せん妄性せん妄
- tremens, DT [-トれメンス] 振戦せん妄 ☆アルコール中毒の症状
- vesanicum [-ヴェサニカム] 錯乱性せん妄

delitescence [デリテッサンス] 症状の突然消失

deliver [ディリヴァー] 分娩させる

delivery [ディリヴァリー] 分娩, 出産, 講演, 配達
- room [-るーム] 分娩室
  forceps — [フォーセップス-] 鉗子分娩鉗子で児頭をはさみ, 牽引により娩出する
  full-term — [フルターム-] 満期産, 正期産 (term d.) の旧語

dell, delle [デル] 圧痕, デレ, 谷

dellen [デラン] 角膜陥凹

delomorphous [デロウモーファス] 形態判然とした, 定形の

delousing [ディラウズィング] シラミ駆除

delphinine [デルフィニン] デルフィニン ☆キンポウゲからとるアルカロイド, 鎮痛剤に使う

delta [デルタ] 三角状のもの, 陰門, 三角州 ☆ギリシア文字のアルファベット第4字

δ-aminolevulinic acid, ALA [デルターアミノレヴュリンニック エーサッド] δアミノレブリン酸
- acid dehydrogenase [-エーサッド ディハイドろジェネイス] δアミノレブリン酸脱水素酵素

delta ray [デルタ れイ] = δ ray デルタ線, δ線 ☆放射能物質より発する透徹力の強い線

deltacism [デルタスィズム] ダ行発音不能

deltoid [デルトイド] デルタ状の, 三角状の, 三角筋
- muscle [-マスル] = deltoideus muscle 三角筋

delusion [ディリュージャン] 妄想
- of amnesty [-アヴ アムネスティ] 赦免妄想
- of belittlement [-アヴ ビリトルマント] 微小妄想
- of grandeur [-アヴ グらンデュアー] 誇大妄想
- of guilt [-アヴ ギルト] 罪業妄想
- of persecution [-アヴ パースィキューシャン] 迫害妄想, 被害妄想

delusional [ディリュージャナル] 妄想的の
- insanity [-インサニティ] 妄想幻覚性精神病

delusive manufacture of thought [ディリューシヴ マニュフェークチャー アヴ ソート] = lasse faire させられ思考, 作為体験

demagnetization [ディメーグニタイゼイシャン] 磁力脱去

demagnetize [ディメーグネタイズ] 磁力を失わす

demand [ディメーンド] 要求, 需要, 要求する, 強要する, (事物が-を) 要する
- pacemaker [-ペイスメイカー] デマンド型ペースメーカー ☆心臓自身の電気活動によってペースメーカーの活性が抑制される

demarcation [ディマーケイシャン] 分割, 分界
- current [-カれント] 限界電流
- line [-ライン] 分画線, 境界線. 脱疽部位の辺縁に形成される線で, 病変の境界を示す;[眼] 界線

Demarquay's symptom [ディマーキーズスィンプタム] デマルケー症候

demeano(u)r [ディミーナー] 品行, 振舞

demeclocycline [デミクロウサイクリーン] デメクロサイクリン ☆テトラサイクリン系抗生物質

demedication [ディメディケイシャン] 解毒浴法 ☆浴治法として, 電流を通じ有毒薬物を脱去すること

demembration [ディメンブれイシャン] 肢節離解, 離断, 去勢

dement [ディメント] 痴呆症者, 痴呆になる

dementation [ディメンテイシャン] 痴呆状態

demented [ディメンティッド] 痴呆状態の

dementia [ディメンシア] 痴呆症
- paralytica [-パらリティカ] 麻痺性痴呆
- paranoides [-パらノイディス] 妄想痴呆
- praecox [-プリーカックス] 早発性痴呆
  Alzheimer's — [アルツハイマーズ-] ア

dementia 〜 denote

　　　ルツハイマー〔型〕痴呆　→ disease
　senile ―[スィーナイル-] 老人痴呆．老年で進行性の脳の荒廃症状が明らかとなる精神障害
demethylation [ディメスィレイシャン] 脱メチル化
demi- [デミ-] ☆「半」を表す接頭語
demibain [デミバン][F] 座浴，行水
demifacet [デミフェーセット] 半関節面 ☆関節面の半ばが二骨と連結するのに適合している
demilune [デミルーン] 半月の，半月状の
demineralization [ディミナらラリゼイシャン] 脱灰（鉱質脱失），無機質脱落
demineralize [ディミナらライズ] 鉱質消失
demipenniform [デミペンニフォーム] 半翼性の ☆器官の一縁が羽毛状をなしている
demise [ディマイズ] 死亡，死去
demogram [ディマグらム] 人口図
demography [ディマグらフィ] 民勢調査学，人口学
demolish [ディマリッシュ] （建物，組織，計画などを）くつがえす，粉砕する，食い尽くす
demoniac [ディモーニアック] 悪魔的，激しい，荒れ狂う（frantic）; 狂人
demonomania [ディーマノウメイニア] 悪魔妄想
demonomy [ディマナミー] 習俗学，民族学
demonophobia [ディーマノウフォウビア] 悪魔恐怖症
demonstrate [デマンストれイト] 論証する，証明する，示威運動をする
demonstration [デマンストれイシャン] 表明，表示，実習教授，論証，示威運動
demostrator [デマンストれイター] 展示者，実習指導者，標示
demoralize [ディモらライズ] -の道義をそたらす，風紀を乱す
demorphinization [ディモーフィニゼイシャン] モルヒネ漸減中毒解除療法
demucosation [ディミュカゼイシャン] 粘膜除去
demulcent [ディマルサント] 鎮痛の，粘滑の，鎮痛剤，粘滑剤
demyelinating disease [ディマイアリネイティング ディズィーズ] 脱髄疾患
demyelination [ディマイアリネイシャン] 脱髄 ☆神経髄鞘脱落

demyelinization [ディマイアリニゼイシャン] 髄鞘脱落，脱髄
denarcotized [ディナーカタイズド] 麻酔を除去する ☆アヘンについてはナルコチンを除く
denaturation [ディネイチュれイシャン] 変性
denature [ディネイチャー] 変性させる
denatured [ディネイチャード] 変性した，変質した
　― alcohol [-アルカホール] 変性酒精，変性アルコール
　― protein [-プろウティーン] 変性タンパク質
　― tetracycline [-テトろサイクリーン] = epitetracycline 尿細管毒性がある
denaturing agent [ディネイチャリング エイジャント] 変質剤
denaturization [ディナチュりゼイシャン] （有機物の）性状変化
dendric [デンドリック] 樹状突起の
dendriform [デンドりフォーム] 樹枝状の
dendrite [デンドらイト] 樹状突起
dendritic [デンドりティック] = dendroid 樹枝状の
　― synovitis [-サイナヴァイティス] 樹枝状滑膜炎，滑液嚢絨毛発生
dendron [デンドらン] 神経細胞の樹状突起
denervate [ディナーヴェイト] 神経を除去する
denervation [ディナーヴェイシャン] 神経除去
dengue [デンジー] デング熱
　― fever [-フィーヴァー] デング熱
　― hemorrhagic fever [-ヒーマらジック フィーヴァー] デング出血熱
deniable [ディナイアブル] 否認し得べき，否定しうる
denidation [ディニデイシャン] 子宮粘膜表面の剥離排出，着床剥離
denigration [デニグれイシャン] 黒色化
denitration [ディナイトれイシャン] 脱硝
denitrify [ディナイトりファイ] 脱窒する
denitrifying [ディナイトりファイイング] 脱窒性の
Denny-Brown syndrome [デニー-ブらウン スィンドろウム] デニー・ブラウン症候群 ☆頸動脈閉塞による
denominator [ディナミネイター] 分母，分母
denote [ディノウト] 記号などで表す，示す，

記号などが示す，意味する
de novo [ドゥ ノウヴォウ][F] 新たに
dens, dentes (複)[デンス, デンティーズ] 歯
dense [デンス] 密集した，緻密な，稠密な，愚鈍な
— deposit disease [-ディパズィット ディズィーズ] 高密度物質基底膜沈着病，膜性増殖性腎炎II型
densimeter [デンスィミター] 比重計，密度計
densitometer [デンスィタミター] 密度計
densitometry [デンスィタメトリー] 密度計測
density, D [デンスィティ] 濃度，密度
densogram [デンサグらム] 密度分布図
dent [デント] へこみ，くぼみ
dentagra [デンテーグら] 歯痛，抜歯鉗子
dental [デンタル] 歯の
— arch [-アーチ] 歯列弓
— calculus [-カルキュラス] 歯石
— caries [-ケアりイーズ] 虫歯，う蝕歯
— extracting forceps [-イクストらクティング フォーセップス] 抜歯鉗子
— extraction [-イクストれークシャン] 抜歯
— floss [-フロス] デンタルフロス．扁平でろうが塗ってある軟らかな糸で歯間腔または歯牙面の清掃に用いる
— fremitus [-フれミタス] 歯軋
— groove [-グるーヴ] 歯溝
— health care [-ヘルス ケア] 歯科健康管理
— health service [-ヘルス サーヴィス] 歯科保健活動
— hygienist [-ハイジーニスト] 歯科衛生士
— plaque [-プレェーック] プラーク，歯垢(こう)
— prosthetist [-プらスせティスト] 歯科技工士
— pulp [-パルプ] 歯随
— sac [-サック] 歯嚢
— stump [-ステーンプ] 残存歯．折れた歯の根
— surgery [-サージャりー] 歯科的外科
— technician [-テクニシャン] 歯科技工士 (d. prosthetist)

— ulcer [-アルサー] 歯性潰瘍
dentalgia [デンテールジア] 歯痛
dentalis lapis [デンタリス ラピス] 歯石
dentate [デンテイト] 歯を有する，歯状の
— convolution [-カンヴァルーシャン] 歯状回
— gyrus [-ジャイらス] 歯状回
— nucleus [-ニュークリアス]
= nucleus dentatus(小脳の)歯状核
dentation [デンテイシャン] 歯状構造，鋸歯状のこと
dentelation [デンティレイシャン] 歯状突起装備
dentes [デンティーズ] 歯 (ラテン語 densの複)
— canini [-ケイニーニ] 犬歯
— concreti [-コンクリータイ] 癒着歯
— lacta [-ラクタ] 乳歯
— molares [-モウレイりス] 臼歯
— permanentes [-パーマネンティース] 永久歯
— perofini [-ペろフィナイ] 智歯
denticle [デンティクル] 小歯，歯状突起
denticulate [デンティキュラット] 小歯のあるのる，小歯突起の
denticulus [デンティキュラス] 小歯
dentification [デンティフィケイシャン] 歯の発生，生歯
dentiform [デンティフォーム] 歯状
dentifrice [デンティフリス] 歯磨き粉，歯磨き剤
dentilave [デンティレイヴ] 歯磨き水
dentin, dentine [デンティン] 象牙質
dentinalgia [デンティネールジア] 象牙質知覚過敏症
dentinification [デンティニフィケイシャン] 象牙質構成
dentinitis [デンティナイティス] 象牙質炎，象牙質小管炎
dentinoblast [デンティナブラスト] 歯芽細胞，デンティン芽細胞
dentinodontoma [デンティノウダントウマ] 象牙歯牙腫
dentinogenesis [デンティナジェニスィス] 象牙質形成
— imperfecta [-インパーフェクト] 遺伝性象牙質形成不全症．茶色がかった弱い歯
dentinoid [デンティノイド] デンチノイド，デンチン様の，象牙質様の
dentinoma [デンティノウマ] 象牙質腫

dentitio [デンティシオウ] 生歯
— difficilis dentis sapientiae [-ディフィシィリス デンティス セイピエンティエ] 智歯難生
— praecox [-プリーカックス] 早期生歯
— tarda [-タ一ダ] 生歯遅延
dentist [デンティスト] 歯科医
dentistry [デンティストリー] 歯科学
cosmetic —, esthetic — [カズメティック—, エスセティック—] 美容歯科学
forensic — [ファレンスィック—] 法歯〔科〕学
operative — [アぺらティヴ—] 保存修復学. 自然歯または口腔内軟部組織を手術する歯科学
prosthetic — [プらスセティック—] 歯科補綴（ほてつ）学, 補綴歯科学. 失われた歯牙または口腔組織の整備を行う歯科学
dention [デンティシャン] 歯牙発生, 生歯, 歯列, 歯群
dentium [デンシアム] 歯
— caverna [-カヴァーナ] 歯槽
— cortex [-コ—テクス] = dentium nitor エナメル
— dolor [-ドゥラー] 歯痛
— vacillantia [-ヴァスィランティア] 歯牙弛緩
dentoid [デントイド] 歯状の
dentoiletta [デントイレッタ] （本人自身用の）歯牙反射鏡
dentomental [デンタメンタル] 歯および頤の
denture [デンチャ—] 入れ歯, 義歯
— base [-ベイス] 義歯床
— fibroma [-ファイブろウマ] 義歯性線維腫症
— service [-サ—ヴィス] 義歯治療
complete — [カンプリ—ト—] = full d.
final — [ファイナル—] 本義歯
first — [ファ—スト—] 第一生歯
full — [フル—] 全部床義歯, 総義歯（旧）
partial — [パ—シャル—] 部分〔床〕義歯, 局所〔床〕義歯
denucleated [ディニュ—クリ—エイティッド] 核を除いた, 脱核した
denudation [ディニュ—デイシャン] 裸出, 露出
denuding [ディニュ—ディング] 裸にする
denutrition [ディニュ—トりシャン] 栄養欠如, 栄養欠如のための萎縮, 衰弱
deny [ディナイ] 否認する, 拒絶する, 謝絶する, 認めない
deodorant [ディオウドらント] 防臭の, 防臭剤
deodoriferant [ディオウドりファらント] 防臭力の
deodorized [ディオウダらイズド] 防臭した
deodorizer [ディオウダらイザ—] 防臭剤
deolepsy [ディオウレプスィ] 神に乗り移られたという信念, または妄想
deontology [ディ—アンタラジ—] 義務論, 職業道徳学
deopillation [ディアピレイシャン] 開通, 障害除去
deorsum [ディオ—サム] 下方へ
deorsumduction [ディオ—サムダクシャン] 下転（とくに眼球旋回）
deossification [ディアスィフィケイシャン] 骨脱灰
deoxidate [ディアクスィデイト] = deoxidize 酸素を除去する
deoxidation [ディアクスィデイシャン] 化合物から酸素除去, 還元
deoxycholic acid [ディアクスィカりック アスィッド] デオキシコール酸
deoxygenate [ディアクスィジャネイト] 酸素を除去する, 還元する
deoxygenation [ディアクスィジャネイシャン] 酸素除去, 還元
deoxypyridinoline [ディアクスィピりディナりン] デオキシピリジノリン ☆架橋アミノ酸の一種で骨コラーゲン分解の特異的な指標
deoxyribonuclease [ディアクスィらイボウニュ—クリエイス] DNA 加水分離酵素
deoxyribonucleic acid, DNA [ディアクスィらイボウニュ—クリ—イック エ—サッド] デオキシリボ核酸
deozonize [ディオウザナイズ] オゾンを除く
depancreatize [ディパンクりアタイズ] 膵臓を除去する
depart [ディパ—ト] 去る, 出発する, 死去する, 離れる
department of geriatrics [ディパ—トマント アヴ ジェりアトりクス] 老年病学教室
departure [ディパ—チャ—] 出発
depend [ディペンド] 頼る, 頼りにする, 依存する
dependable [ディペンダブル] 頼りになる
dependence [ディペンダンス] 依存症

dependent 〜 depurated

dependent [ディペンダント] 頼っている，従属関係の，垂下の，従僕，被扶養者
— edema [-イディーマ] 沈下性浮腫

depersonalization [ディーパーサナライゼイシャン] 離人症，離情症

dephlegmation [ディフレグメイシャン] 蒸留脱水法

dephlogisticate [ディフラジスティケイト] 燃素を除去する

depigmentation [ディピグマンテイシャン] 色素除去，脱色

depilate [デピレイト] 脱毛する

depilation [デピレイシャン] 禿髪，脱毛

depilatory [ディピラタりー] 脱毛性の，抜毛剤

depilous [デピラス] 無毛の

deplanate [デプラネイト] 平らかにした

deplethoric [ディプリソーりック] 除血性の，充血を去る

depletion [ディプリーシャン] 減少，欠乏，欠乏，除去

depletive [ディプリーティヴ] = depletory （血液，水分を）減少させる，減液剤（身体から排泄促進などで水分をとる）

deplorable [ディプローらブル] 悲しい，悲惨な

deplumation [ディプリューメイシャン] 睫毛（まつげ）喪失

depolarization [ディポウラりゼイシャン] 脱分極，復極

depolarize [ディポウラらイズ] 脱分極する

depolarizer [ディポウラらイザー] 脱分極させるもの，脱分極剤，脱分極器

depolymerase [ディパリマれイス] デポリメラーゼ解重合酵素

depolymerization [ディパリマりゼイシャン] 解重合

depolymerize [ディパリマらイズ] 重合を解く

depopulate [ディパピュレイト] （ある地域の）人口を減ずる，人口が減少する，動物を絶滅させる

depopulation [ディパピュレイシャン] 動物絶滅

deposit [ディパズィット] 沈殿物，老廃物，預金

deposition [ディパズィシャン] 沈着

depositive [ディパズィティヴ] （皮膚の）滲出性となって，水疱疹を生じさせる状態

depository [ディパズィタりー] 供託所，保管所，倉庫，被寄託者

depravation [ディプらヴェイシャン] 悪化，病変，腐敗

depraved [ディプれイヴド] 悪化した，腐敗した，堕落した

depravity [ディプれーヴィティ] 腐敗，堕落

deprementia [ディプりメンシア] うつ病

depressant [ディプれサント] 抑制作用の，鎮静剤

depressed [ディプれッスト] 圧下する，抑うつの，感冒の
— fracture [-フれークチャー] 陥没骨折
— nipple [-ニプル] 陥没乳頭

depressing [ディプれッスィング] 抑圧的，意気を抑圧するような，うっとうしい

depression [ディプれッシャン] 凹窩，へこみ，抑圧状態，抑うつ，抑うつ状態
— fracture [-フれークチャー] 陥没骨折

depressive [ディプれッスィヴ] 抑圧的の，抑うつ的の
— mood [-ムード] ゆううつ気分
— psychosis [-サイコウスィス] うつ病
— stupor [-ステューパー] 抑うつ昏迷

depressomotor [ディプれソウモウター] 運動機能抑制の，機能抑制薬

depressor [ディプれサー] 減圧神経，抑圧薬，降圧薬
— nerve [-ナーヴ] 運動抑制神経，減圧神経

deprivation [デプりヴェイシャン] 欠落，喪失，欠損
— syndrome [-スィンドろウム] 剥奪症候群

deprive [ディプらイヴ] 奪う，剥奪する

deproteinization [ディプろウティーニゼイシャン] 除タンパク

depth [デプス] 深さ，深度，奥行，深遠，深い所
— of anesthesia [-アヴ アニススィーズィア] 麻酔深度
— of field [-アヴ フィールド] 被写体深度
— of penetration [-アヴ ペニトれイシャン] 透過の厚さ
— psychology [-サイカらジー] 深層心理学

depucelation [ディピュスィレイシャン] 処女性凌辱

depulization [ディピュリゼイシャン] 殺蚤，のみ駆除

depurant [デピュらント] 浄化，浄血剤

depurated [デピュれイティッド] 浄化された

depurative ～ dermato-

depurative [デピュらティヴ] 浄化性の，浄化剤の

depurator [デピュれイター] 浄化剤，浄化装置

dequalinium chloride [デクアリニアム クローらイド] 塩化デカリニウム ☆トローチ薬，抗菌薬，殺菌剤

de Quervain's thyroiditis [ドゥ ケアーヴァンズ サイろイダイティス][F] ド・ケルバン甲状腺炎 ☆亜急性甲状腺炎

deradelphus [ディらデルファス] 頭頸結合体 ☆頭頸部が結合し他の部分が分かれている二個体接合奇形

derailment [ディれイルマント] 逸脱

derange [ディれインジ] 乱す，狂わせる，(精神を)錯乱させる，発狂させる，障害

derangement [ディれインジマント] 精神または身体の異常，障害
internal ― of knee [インターナル-アヴニー] 膝内障．内側半月状軟骨損傷による異常関節運動および疼痛がある亜脱臼

Dercum's disease [ダーカムズ ディズィーズ] = diposis dolorosa ダーカム病 ☆疼痛性肥満病

Dercum syndrome [ダーカム スィンドロウム] ダーカム症候群 ☆有痛性脂肪症

derealization [ディリアライゼイシャン] 現実感消失

dereistic [ディーりイスティック] 空想の，幻想の，非現実性の

derencephalocele [デりンセファらスィール] 頸椎裂よりの脳髄ヘルニア

derencephalus [デりンセファラス] 頭頸不全奇形

derepression [ディれプれッシャン] 抑制解除

deric [デりック] 外表の，外皮の

derivant [デりヴァント] 誘導体

derivation [デりヴェイシャン] 誘導

derivative [デりヴァティヴ] 誘導性の，誘導剤

derive [ディらイヴ] (他の物または根源から)得てくる，誘導する，(源に遡って)由来を尋ねる，派生する

derm, derma [ダーム，ダーマ] 皮膚

dermabrasion [ダーマブれイジャン] 皮膚擦過法，剥皮術，皮膚をかすりとること

Dermacentor [ダーマセンター] カクマダニ属 ☆ダニの一族

dermadrome [ダーマドロウム] デルマドローム ☆内科的疾患に現れる皮膚合併症

dermahemia [ダーマヒーミア] 皮膚充血

dermal [ダーマル] 皮膚の
― loss [-ロス] 皮膚からの喪失
― sense [-センス] 皮膚知覚
― system [-スィスタム] 皮膚系

dermalaxia [ダーマレークスィア] 皮膚弛緩症，皮膚軟化

dermamyiasis [ダーママイアイエースィス] 皮膚ハエウジ症 ☆ノミの咬傷に原因する皮膚病

dermapostasis [ダーマパスタスィス] 皮膚膿瘍

dermaskeleton [ダーマスケリタン] 外骨格 ☆中心部硬変する一種の皮膚病

dermatagra [ダーマテーグら] ペラグラ，皮膚疼痛

dermatalgia [ダーマタルジア] 皮膚疼痛

dermatan sulfate [ダーマタン サルフェイト] デルマタン硫酸 ☆ムコ多糖類の一種

dermatergosis [ダーマターゴウスィス] 職業性皮膚症

dermatic [ダーメーティック] 皮膚の，皮膚病薬

dermatin [ダーマティン] デルマチン ☆皮膚保護剤

dermatitis [ダーマタイティス] 皮膚炎
― aestivalis [-エスティヴェイリス] 夏季湿疹
― ambustionis [-アンバスティオーニス] 熱傷性皮膚炎
― atrophicans maculosa [-アトろフィカンス マキュロウサ] 斑状萎縮性皮膚炎
― bullosa [-ブロウサ] 水疱性皮膚炎
― escharotica [-エスカらティカ] 腐食性皮膚炎
― exfoliativa [-エクスフォウリアティヴァ] 剥脱性皮膚炎
― factitia [-フェークティシア] 人工皮膚炎
― herpetiformis [-ハーペティフォーミス] 疱疹状皮膚炎
― hiemalis [-ハイアマリス] 冬季皮膚炎
― hypostatica [-ハイパスタティカ] 沈降性皮膚炎
― verrucosa [-ヴェらカサ] イボ状皮膚炎

dermato- [ダーマトウ-，ダーマタ-] ☆「皮

膚」を表す接頭語
dermatoautoplasty [ダーマトウ**オー**タプレースティ] 自己植皮術
Dermatobia [ダーマ**ト**ウビア] 皮膚バエ属 ☆皮膚炎を起こすアメリカ産のハエの一種
dermatobiasis [ダーマトウバイアスィス] デルマトビア皮膚症, 皮膚バエ感染症
dermatocele [**ダー**マタスィール] 皮膚瘤
— **lipomatosa** [－リポウマ**ト**ウサ] 脂肪腫性皮膚瘤, 皮膚弛緩症
dermatocellulitis [ダーマトウスィリュ**ラ**イティス] 皮下結合織炎, 皮下蜂巣織炎
dermatochalasis [ダーマタカ**レ**イスィス] = chalodermia 皮膚弛緩症
dermatocyst [**ダー**マタスィスト] 皮膚嚢胞
dermatofibroma [ダーマトウファイブ**ろ**ウマ] 皮膚線維腫
— **lenticulare** [－レンティキュ**ラ**ーりー] レンズ状皮膚線維腫
dermatofibrosis [ダーマトウファイブ**ろ**ウスィス] 皮膚線維腫症
dermatoglyphics [ダーマタグ**リ**フィックス] 皮膚紋理, 皮膚紋理学, 掌紋学
dermatographism, dermographism [ダーマトウグ**れ**ーフィズム, ダーマグ**れ**ーフィズム] 皮膚描記症, 皮膚を引っ掻くと跡がのこる過敏反応
dermatoid [**ダー**マトイド] 皮膚様の
dermatokelidosis [ダーマトウキリ**ド**ウスィス] 皮膚斑点症, 斑状皮膚症
dermatol [**ダー**マトウル] デルマトール ☆皮膚外用剤
dermatologist [ダーマ**タ**ラジスト] 皮膚科医, 皮膚病学者
dermatology [ダーマ**タ**ラジー] 皮膚科学
dermatolysis [ダーマ**タ**リスィス] 皮膚弛緩症
dermatoma [ダーマ**ト**ウマ] 皮膚腫
dermatomalacia [ダーマトウマ**レ**イシア] 皮膚軟化
dermatome [**ダー**マトウム] 皮膚分節, (移植用)皮膚切断器
dermatomelasma [ダーマトウミ**レ**ーズマ] アジソン病 ☆皮膚メラニン沈着
dermatomycosis [ダーマトウマイ**コ**ウスィス] 皮膚真菌症, 皮膚糸状菌症
dermatomyiasis [ダーマトウマイ**ア**イアスィス] 皮膚ハエウジ寄生症
dermatomyoma [ダーマトウマイ**オ**ウマ] 皮膚筋腫

dermatomyositis, DM [ダーマトウマイオウ**サ**イティス] 皮膚筋炎
dermatoneuria [ダーマトウ**ニュ**ーりア] 皮膚神経障害
dermatoneurosis [ダーマトウニュー**ろ**ウスィス] 皮膚神経症
dermatopathy [ダーマ**タ**パスィ] 皮膚障害
dermatophiliasis [ダーマタフィ**ラ**イアスィス] 皮膚スナノミ症
Dermatophilus [ダーマタ**フィ**ラス] デルマトフィルス ☆皮膚感染を起こす
— **penetrans** [－**ペ**ナトランス] 砂ノミ
dermatophylosis [ダーマトウフィ**ロ**ウスィス] 皮膚放線菌症
dermatophyte [ダーマタファイト] 植物性皮膚病原菌, 皮膚附属物(毛髪, 爪, その他鱗, 角など)
dermatophytosis [ダーマトウファイ**ト**ウスィス] 皮膚糸状菌症, 白癬症
dermatoplasty [**ダー**マタプレースティ] 植皮術, 造皮術
dermatopolyneuritis [ダーマタパリニュー**ら**イティス] 皮膚多発神経炎
dermatorrhagia [ダーマタ**れ**イジア] 皮膚出血
dermatorrhexis [ダーマタ**れ**クスィス] 皮膚毛細血管破裂
dermatoscopy [ダーマ**タ**スカピー] 皮膚鏡検法
dermatosiophobia [ダーマトウサイア**フォ**ウビア] 皮膚病恐怖症
dermatosis [ダーマ**ト**ウスィス] 皮膚病
— **papulosa nigra** [－パピュ**ロ**ウサ **ナ**イグら] 黒色丘疹性皮膚症
dermatostomatitis [ダーマトウストウマ**タ**イティス] 皮膚口内炎
dermatotherapy [ダーマトウ**セ**らピー] 皮膚治療剤, 皮膚病治療学
dermatothlasia [ダーマトウス**レ**イジア] 皮膚破損症
dermatozoiasis [ダーマトウゾウイ**エ**イスィス] 皮膚寄生動物疾患
dermatozoon [ダーマタ**ゾ**ウアン] 皮膚寄生動物
dermatrophia [ダーマト**ろ**ウフィア] 皮膚萎縮
dermelminthiasis [ダーメルミンスィ**エ**イスィス] 寄生虫による皮膚病
dermexanthesis [ダーメクサン**セ**スィス] 発疹性皮膚病
dermic [**ダー**ミック] 皮膚の

dermis 〜 desequestration

dermis [ダーミス] 真皮
dermoactinomycosis [ダーモウアクティノウマイコウスィス] 皮膚放線菌症
dermoanergy [ダーモウエーナージー] 皮膚感受性不全
dermoautoplasty [ダーモウオータプレースティ] 自己植皮術
dermoblast [ダーマブレースト] 皮膚芽細胞 ☆中胚葉の真皮になる部分
dermoepidermal [ダーモウエピダーマル] 表皮ならびに真皮の
dermofluorometer [ダーモウフルアらミター] 皮膚毛細血管透過測定器
dermograph [ダーマグれーフ] 皮膚描記図 ☆皮膚病気症の皮膚変化の記録
dermography [ダーマグれーフィ] 皮膚描記症
dermoid [ダーモイド] 皮膚様の, 皮膚様嚢腫
— cyst [-スィスト] 皮様嚢腫
— tumor [-テューマー] 皮様腫
dermoidectomy [ダーモイデクタミー] 皮膚腫切除術
dermolection [ダーマレクシャン] 目を閉じて手の皮膚に文字を書き判読するテスト
dermolysis [ダーマリスィス] 皮膚壊死, 皮膚融解
dermometer [ダーマミター] 皮膚抵抗測定器
dermomycosis [ダーモウマイコウスィス] 皮膚糸状菌症, 皮膚真菌症
dermopapillary [ダーモウペーピラりー] 真皮の乳頭層の
dermophlebitis [ダーモウフリバイティス] 皮膚静脈炎
dermophyte [ダーマファイト] 皮膚寄生虫
— infection [-インフェクシャン] たむし感染症
dermoplasy [ダーマ・プレースティ] 皮膚形成術, 植皮術 (skin grafting)
dermoskeleton [ダーマスケリタン] 体外骨格
dermostenosis [ダーモウスティノウスィス] 皮膚緊張
dermostosis [ダーモウストウスィス] 皮膚骨化
dermosynovitis [ダーモウサイナヴァイティス] 皮下滑液嚢炎
dermosyphilopathy [ダーモウスィフィらパスィ] 梅毒性皮膚病
dermotropic [ダーマトらピック] 皮膚向性の

derogation [ディらゲイシャン] 損傷, 毀(き)損;(機能の)低下
deroncus [ダらンカス] 頸部腫脹
derospasmus [ディろウスペーズマス] 頸痙攣
derotation [ディろウテイシャン] ねじりもどし, 減捻
— osteotomy [-アスティアタミー] 減捻骨切り術. 長管骨の軸転位を矯正する手術
desamidize [ディサミダイズ] 脱アミノ化する
Descemet's membrane [デスメズ メンブれイン] デスメー膜 ☆水晶体膜
descemetitis [ディセミタイティス] デスメー膜炎
descendant [ディセンダント] 子孫, 相伝物, 直系卑属, 卑属親
descendens [ディセンダンス] 下垂性の, 下行性の
descending [ディセンディング] 下垂する, 降下する, 下向き
— anterolateral tract [-アンタらラタらル トらクト] 下行前側索
— aorta, DA [-エイオータ] 下行大動脈
— colon [-コウラン] 下行結腸
— current [-カらント] 下向き電流, 神経の2か所に導子をおいて刺激するとき, 陰極が筋に近い電流をいう
— infection [-インフェクシャン] 下行感染
— optical nerve atrophy [-アプティカル ナーヴ エートらフィ] 下行性視神経萎縮
descensus [ディセンサス] 下垂, 降下
— testis [-テスティス] 精巣降下
— ventriculi [-ヴェントりキュリ] 胃下垂
descent [ディセント] 下垂[運動], 降下
describe [ディスクらイブ] 述べる, 記述する, 描写する, (人を〜と) 評する
description [ディスクりプシャン] 記述, 叙述的描写, 種目, (物品の) 説明書
desensitization [ディセンスィティゼイシャン] 脱感作 ☆少量のアレルゲンの頻回投与によってアレルギー症状の発現を抑制する. ホルモンその他の活性物質の受容機構で少量頻回の接触で反応低下を起こす
desensitize [ディセンスィタイズ] 脱感作する, 知覚を失う
desequestration [ディ・スィークウァストれイシャ

224

deserpidine 〜 desternalization

ン] 隔離除去

deserpidine [ディサーピディン] デセルピジン ☆*Rauwolfia*からとったアルカロイドで降圧精神安定作用がある

deserve [ディザーヴ] （賞罰に）値する

desexualize [ディセクシュアライズ] 去勢する，−を受ける価値がある，報いを得るに足る

desferrioxamine [デスフェリオアクサミン] デスフェリオキサミン ☆アルミニウムなどを体内から取り出すイオン交換剤

desiccant [デスィカント] 乾燥，乾燥剤

desiccation [デスィケイシャン] 乾燥すること

desiccative [デスィカティヴ] 乾燥した，乾燥剤

desiccator [デスィケイター] 乾燥器

desichthol [デスィクトウル] デシクトール ☆無臭イヒチオール

design [ディザイン] 企画する，工夫する，設計する，意匠図案を作る，計画，陰謀，設計，図案意匠

designate [デスィグネイト] 明示する，指摘する，指名する，指名を受けた，指定の

designation [デスィグネイシャン] 指示，指定，名称，称呼

designer estrogen [ディザイナー エストらジャン] エストロゲン受容機構に作用してエストロゲンと類似作用をもつ合成物質

desipramine [ディスィプらミーン] デシプレーミン ☆抗うつ病薬

desirable [ディザイアらブル] 望まれる，望ましい，好ましい

desire [ディザイアー] 欲望，望み，要求，欲求する，願う

deslanoside [ディスラナサイド] デスラノシド ☆速効性の強心利尿薬，ジギタリス製剤

desmalgia [デスメールジア] 関節靱帯痛

desmectasia [デスメクテイズィア] = desmectasis 靱帯緊張

desmepithelium [デスメピスィーリアム] 脈管や滑液腔の内皮または表皮層

desmitis [デスマイティス] 靱帯炎

desmo- [デスモウ−，デスマ−] ☆「靱帯」を表す接頭語

desmocyte [デスモサイト] 靱帯細胞，線維細胞

desmocytoma [デスモウサイトウマ] 靱帯腫瘍，肉腫

desmodium [デスモウディアム] ぬすびとはぎ

desmodynia [デスマディニア] 靱帯痛

desmogenic contracture [デスマジェニック カントれークチャー] 結合織性拘縮

desmogenous [デスマジェナス] 靱帯原性，靱帯性由来の

desmography [デスマグれーフィ] 靱帯学

desmoid [デスモイド] 靱帯様の，類腱柄

desmolase [デスマレイス] デスモラーゼ ☆加水分解を伴わない反応を触媒する酵素，酸化還元酵素

desmoma [デスモウマ] 結合織腫瘍，線維腫

desmon [デスマン] デスモン，両受体

desmopathy [デスマペースィ] 靱帯病

desmopexia [デスマペクスィア] 子宮円靱帯固定術

desmoplastic [デスマプレースティック] 結合織形成の

desmopressin acetate, DDAVP [デスマプれッシャン アスィテイト] 酢酸デスモプレシン ☆点鼻用アルギニン・バゾプレッシン誘導体，血液製剤，下垂体後葉ホルモン

desmorrhexis [デスマれクスィス] 靱帯破裂

desmosis [デスモウスィス] 結合組織疾患

desmosome [デスマソウム] デスモゾーム，橋小体 ☆細胞間橋の中間にある膨大部

desmurgia [デスマージア] 包帯法，結紮法

desolution [ディサリューシャン] 溶解物質の分離

desoxycorticosterone, DOC [デソクスィコーティカステろウン] デスオキシコルチコステロン ☆鉱質コルチコイドの一つ

despeciation [ディスペスィエイシャン] 非特異化

despondency [ディスパンダンスィー] [神] 意気消沈，落胆，元気がなくなること

despumation [ディスピュメイシャン] うきかす（浮滓）を除去すること

desquamation [デスクウァメイシャン] 剥離，落屑

desquamative [デスクエーマティヴ] 落屑の，剥離性の
 — interstitial pneumonia [−インターステ ィシャル ニューモウニア], DIP 剥離性間質肺炎

dessert spoon [ディザート スプーン] （デザート用）中形さじ ☆およそ *8 ml*の量

desternalization [ディスターナリゼイシャン] 肋骨と胸骨の剥離

destine [デスティン] 運命づける，予定する，(ある目的，用途に)前もって定めておく

destitute [デスティテュート] 欠乏して，貧困状態に，貧窮に

destroy [ディストろイ] 打ち壊す，破る，滅ぼす，駆除する，論駁する

destruction [ディストらクシャン] 破壊，壊滅，撲滅，滅亡，倒壊

destructive [ディストらクティヴ] 破壊的の

desudation [ディスデイシャン] 発汗過多

desudatory [ディスデイタリー] 発汗浴

desulfurization, desulphurization [ディサルファらイゼイシャン] 硫分除去

desultory [デサルタリー] 漫然とした，放漫な，突飛な

desumvergence [デサンヴァージャンス] 眼球下転

desynchronization [ディスィンクろナイゼイシャン] 脱同期

det [デット] (detur の略) 投与させる

det in dup [デット イン ダップ] 2倍量を与えよ

detach [ディテーッチ] 引き離す，解放する，派遣する

detachable [ディテーッチャブル] 分離し得べき，取りはずしのできる，分造し得べき

detached [ディテーッチド] 分離した

detachment [ディタッチマント] 剥離，離解

detail [ディテイル] 細部，細目，委細，詳細(複数)，詳述する

detailed [ディテイルド] 詳細の

detain [ディテイン] 抑止する，(物を)保留する，留置する

detect [ディテクト] 見つける，見届ける，(過失などを)発見する

detectable [ディテクタブル] 見つけ得べき，看破できる，検出できる

detectability [ディテクテービリティ] 検出可能性

detector [ディテクター] 検出器，指示器

detention [ディテンシャン] 抑留，隔離

detergent [ディタージャント] 清浄にした，(創面などの)清浄剤

deteriorate [ディティーアりアれイト] 悪化する，劣等にする，健康が劣る，退廃する

deterioration [ディティアりアれイシャン] 衰退，老化，低下，悪化；変質，変敗；[化] 劣化

determinable [ディターミナブル] 確定し得べき，終結されるべき

determinant [ディターミナント] 決定因子，遺伝基質，遺伝素

determination [ディターミネイシャン] 決定，測定，確定
— factor [- ファクター] 決定因子

determine [ディターミン] 決断する，定める，確定する，測定する

determinism [ディターミニズム] 決定論，定命説

deterrent [ディターらント] 阻止因子

detersion [ディタージャン] 清浄作用

detest [ディテスト] 憎悪する，嫌悪する

detestable [ディテスタブル] 嫌忌すべき

detology [デタラジー] 義務学

detonation [デタネイシャン] 低音発声，爆鳴，爆燃

de Toni-Fanconi syndrome [ドゥ トニー-フェーンコーニ スィンドろウム] [F] デトニ・ファンコーニ症候群 ☆近位尿細管障害によりリン酸尿，アミノ酸尿，腎性糖尿を起こす

detorsion [ディトーシャン] 減捻

detoxicated vaccine [ディタクスィケイティッド ヴェークスィン] 無毒ワクチン

detoxication [ディタクスィケイシャン] 解毒性，解毒 ☆毒作用から回復する

detoxification [ディタクスィフィケイシャン] 解毒性，解毒力

detoxify [ディタクスィファイ] 解毒する

detriment [ディトりメント] 損傷，傷害，障害物

detrimental [ディトりメンタル] 有害な，不利益な

detrital [ディトらイタル] 退廃物の

detrition [ディトりシャン] 退廃，挫滅

detritus [ディトらイタス] 退廃物，歯垢

detruncation [ディトらンケイシャン] 断頭

detrusion [ディトるージャン] 圧下，圧出，射出

detrusor [ディトるーザー] 圧迫筋，排尿筋

detubation [ディテューベイシャン] 気管内の挿管を取り去ること

detumescence [ディテューメッサンス] 腫脹減退，勃起鎮止

de•tur, D 賞品本

deutan [デュータン] 第二色盲異常者

deutanomaly, deuteranomaly [デュータノゥマリー，デューティらノゥマリー] 第2色弱，緑色弱(旧)．色覚の3要素(赤・緑・青)のうち緑の要素に色覚異常を認めるもの

deuteranopia ～ devoid

deuteranopia [デュータらノウピア] 緑色盲, 第二色盲
deuteranopsia [デューティらノウプスィア] 第2色盲. 緑の色覚が不十分
deuterate [デュータれイト] 重水素処理する
deuteripara [デュタりパら] 2回経産婦
deuterium, D [デューティーりアム] 重水素
deutero- [デュータろウ, デュータら-] ☆「第二」「第二型」を表す接頭語
deuteroalbumose [デュータろウアルビューモウス] 第二アルブモーゼ
deuterofat [デュータらファット] デュテリウム脂肪 ☆重水を含む脂肪
deuterogenic [デュータらジェニック] 二次性の
deuterology [デュータらラジー] 胎盤生物学
deuteromyces [デュータろウマイスィス] 不完全菌類
deuteron [デュータらン] 二重子, 重陽子 ☆核破壊に用いられる重水素核
deuteropathy [デュータらペースィ] 二次性疾患, 後発症, 続発症
deuterostoma [デュータろウストウマ] 第二胚門
deuterotoxins [デュータらタクスィンズ] 第二毒素 ☆毒素の分解物
deutipara [デューティパら] 2回経産婦
deuto- [デュートウ, デュータ-] ☆「第二」「第二型」を表す接頭語
deutospermatoblast [デュートウスパーマタブレースト] 第二次精芽細胞
deutranopic [デュートらノウピック] 第二色盲の
Deutschländer disease [ドイチュランダーディズィーズ] ドイチレンデル病 ☆中足骨の骨折で外傷を伴わない
devalgate [ディヴェルゲイト] 彎脚, くぎ抜き脚
devaporation [ディヴェイパれイシャン] 蒸気を液化すること
devascularization [ディヴァスキュラりゼイシャン] 脈管切除, 組織血液除去
devastating [ディヴェーステイティング] 荒廃させる
develop [ディヴェラップ] 発育させる, 発達させる, 開発する, 展開する (数学), 顕出する, 出現する
developer [ディヴェラッパー] 現像剤, 開発家
developed country [ディヴェラップト カントリー] 先進国
developing country [ディヴェラッピング カントリー] 発展途上国
development [ディヴェラップマント] 発生, 発展, 開発, 発育
— of speech [-アヴ スピーチ] 言語発達
developmental [ディヴェラップメンタル] 開発的, 発育上の, 発生上の, 進化的
— age, DA [-エイジ] 発育年齢
— anomaly [-アナマリー] 発生異常
— arrest [-アれスト] 発育遅延
— defect [-ディフェクト] 発育異常
— diseases [-ディズィーズ] 発育病 ☆身体の発育, 成長の時期, 過程に従って起こる
Deventer's diameter [ディヴェンターズ ダイアミター] デヴェンテル直径 ☆骨盤斜径のこと
Deventer's method [ディヴェンターズ メサッド] デヴェンテル法 ☆骨盤位分娩で胎児の肩の位置を直す方法
Deventer's pelvis [ディヴェンターズ ペルヴィス] デヴェンテル骨盤 ☆扁平骨盤
deviate [ディーヴィエイト] それる, 外れる, 逸脱させる
deviation [ディーヴィエイシャン] かたより, 偏向, 偏視, 偏位, 変位
— of complement [-アヴ カンプリマント] 補体偏位
Devic's disease [デヴィックス ディズィーズ] = neuromyelitis optica デヴィック病 ☆急性播種性視神経脊髄炎
device [ディヴァイス] 工夫, 計略, 考案物, 装置
devil's pinches [デヴァルズ ピンチズ] 女性の紫斑病で軽度の外傷により皮下出血が起こる
Devine exclusion [ディヴァイン イクスクルージャン] ディヴァイン空置法 ☆十二指腸潰瘍のための幽門洞空置胃切除術
deviometer [ディーヴィアミター] 斜視の偏位度を計る器械, 斜視計
devirification [ディヴィりフィケイシャン] ガラス性除去, 失透現象
devisceration [ディーヴィサれイシャン] 内臓摘出
devise [ディヴァイス] 工夫する, 考案する, 創案する
devitalize [ディヴァイタライズ] 活力を奪う
devoid [ディヴォイド] 欠けている, ～がまっ

devolution 〜 dhad

たくない
devolution [デヴァルーシャン] 復旧, 分解, 退行, 退化
devote [ディヴォウト] 捧げる, 供する, 委ねる
devoted [ディヴォウティッド] 献身的な
devotion [ディヴォウシャン] 献身的になっていること, 無我の愛, 帰依, 三昧境
devulcanization [ディヴァルカニゼイシャン] ゴムの脱硫
dew [デュー] 露, 新鮮味, 爽やかさ, 露でうるおす, 露がおりる
  — itch [- イッチ] 水虫
  — point [- ポイント] 露点
dewatered [ディウォータード] 脱水した
  — sludge [- スラッジ] 脱水汚泥
dexamethasone [デクサメサソウン] デキサメタゾン ☆副腎皮質ステロイド, 口内炎等治療薬
  — suppression test, DST [- サプれッシャン テスト] デキサメサゾン抑制試験
dexiocardia [デクスィオウカーディア] 心臓の右側転位
dexiotropic [デクスィオウトらピック] 右方巻きの
dexpanthenol [デクスパンサノール] 術後腸管麻痺に用いる薬剤
dexter, D [デクスター] 右, 右側
dexterity [デクステリティ] 器用, 敏捷
dextral [デクストラル] 右の, 右側の, 右ききの
dextrality [デクストらリティ] 右側性, 右向き, 右転性, 右利き
dextran sulfate sodium sulfur [デクストレーン サルフェイト ソウディアム サルファ] デキストラン硫酸ナトリウムイオウ ☆抗高脂血症薬
dextrin [デクストりン] 糊精, デキストリン
dextrinase [デクストりネイス] デキストリナーゼ
dextrinate [デクストりネイト] 糊精に変ずる
dextrinuria [デクストりニューりア] 糊精尿症
dextro- [デクストろウー, デクストら-] ☆「右」を表す接頭語
dextro-amphetamine [デクストろウ アンフェタミン] 右旋性アンフェタミン
dextrocardia [デクストろウカーディア] 心臓の右側転位
dextrocerebral [デクストらセりブラル] 右脳の, 脳の右半球作用の

dextroclination [デクストろウクリネイシャン] 右旋斜位, 右方回旋
dextrococaine [デクストろウコウケイン] 右旋性コカイン
dextrocompound [デクストろウカンパウンド] 右旋性化合物
dextrocular [デクストらキュラー] 右眼の, 右眼ききの
dextrocularity [デクストらキュラりティ] 右眼利き
dextroduction [デクストらダクシャン] 視軸の右転
dextrogastria [デクストらギャストりア] 右胃症
dextrogyration [デクストろウ・ジャイれイシャン] 右旋
dextromanual [デクストろウマニュアル] 右手ききの
dextromethorphan hydrobromide [デクストらメソーファン ハイドろウブろウマイド] 臭化メトルファン ☆中枢性非麻薬性鎮咳薬
dextropedal [デクストらペダル] 右脚ききの
dextrorotary [デクストろウろウタりー] 右旋性の
dextrose [デクストろウス] デキストロース ☆ブドウ糖
dextrosinistral [デクストろウスィニストラル] 右より左へ
dextrosuria [デクストろウスューりア] ブドウ糖尿症
dextrotartaric acid [デクストろウタータりック エーサッド] (右旋性)酒石酸
dextrotorsion [デクストろウトーシャン] 右旋, 右捻り
dextrotropic [デクストろウトらピック] 右旋の
dextroversion [デクストろウヴァージャン] 右転
dezymotize [ディザイマタイズ] 発酵素を除く
DF (dietary fiber)
DFS (duodenofiberscope)
DHEA (dehydroepiandrosterone sulfate)
DHT 1. (dihydrotachysterole) ／ 2. (dihydrotestosterone)
DHEA (dehydroepiandrosterone)
DHEA-S (dehydroepiandrosterone sulfate)
dhad [ダード] インドの皮膚病

dhobie itch [ドゥビ イッチ] 頑癬 ☆インドで衣服から伝染する皮膚病
DI 1. (diabetes insipidus)／2. (drug information)
diabekacin [ダイアベカスィン] ダイアベカシン ☆アミノ配糖体抗生物質
diabetes [ダイアビーティーズ] 糖尿病
— decipiens [-デスィピエンス] 偽性糖尿病
— inositus [-イノウサイタス] イノシトール糖尿病 ☆尿中イノシトール排泄をみる
— insipidus, DI [-インスィピダス] 尿崩症
— intermittens [-インターミッタンス] 間代性糖尿病 ☆糖尿がときどき出現する糖尿病
— mellitus, DM [-メリタス] 真性糖尿病
— of bearded women [-アヴ ビアディッド ウィミン] 女性の男性化と糖尿病 ☆副腎性器症候群
diabetic [ダイアベティック] 糖尿病の, 糖尿病患者
— arthropathy [-アースらパスィ] 糖尿病性関節症
— cataract [-ケータラクト] 糖尿病性白内障
— coma [-コウマ] 糖尿病性昏睡
— foot [-フット] 糖尿病性足症
— gastropathy [-ガストらペースィ] 糖尿病胃症
— mother [-マザー] 糖尿病のある母親
— nephropathy [-ニフらパスィ] 糖尿病性腎症
— neuritis [-ニューらイティス] 糖尿神経炎
— neuropathy [-ニューらパスィ] 糖尿病性神経症
— retinitis [-れティナイティス] 糖尿病性網膜炎
— retinopathy [-れティナパスィ] 糖尿病性網膜症
— triopathy [-トロイオウパスィ] 糖尿病三大合併症
diabetid [ダイアベティド] 糖尿病疹
diabrosis [ダイアブろウスィス] 侵食, 腐食
diacele [ダイアスィール] 第三脳室
diacetanilide [ダイアセタナイライド] ジアセトアニリド

diacetin [ダイアセティン] ジアセチン
diaceturia [ダイアスィテューリア] アセト酢酸尿
diachorema [ダイアカリーマ] 糞便
diachoresis [ダイアカリースィス] 排便
diaclast [ダイアクラスト] 児頭破砕器
diacolation [ダイアカレイシャン] 濾液抽出法, 円柱カラムに抽出物をつめ滴下して抽出
diacrinous [ダイアクリナス] 炉出性 ☆腎臓の腺様細胞から炉出器を通るように直接排泄されること
diacrisis [ダイアクりスィス] 分泌異常による疾患
diad [ダイエード] 二価の基
diadochokinesis [ダイアドウコウ・カイニースィス] 交代運動, 拮抗運動反復
diaffinity [ダイアフィニティ] 二親和性
diagnose [ダイアグノウズ] 診断する, 鑑別する
diagnosis, diagnoses (複) [ダイアグノウスィス, ダイアグノウスィーズ] 診断, 鑑別
diagnostic [ダイアグナスティック] 診断上の
— and statistical manual of mental disorders Edition II, DSM II [-アンド スタティスティカル マニューアル アヴ メンタル ディスオーダーズ イディシャン ツー] 精神疾患診断統計規準第II版
diagnosticate [ダイアグナスティケイト] 診断する
diagnostician [ダイアグナスティシャン] 診断学者, 診断専門医
diagnostics [ダイアグナスティクス] 診断学, 診断法
diagnostitial [ダイアグナスティシャル] 診断上必要の
diagonal [ダイアガナル] 対角的, 対角線の, 斜行的, 筋違いの
— conjugate [-カンジュゲイト] 対角結合線
diagram [ダイアグれーム] 図解, 図表, 一覧図, 線図
diagrammatic [ダイアグらメーティック] 図形の, 図表の, 図式の
diagraph [ダイアグらフ] (頭蓋計測用の) 輪郭描画器, 分度尺
diakinesis [ダイアカイニースィス] 移動期 (有糸分裂)
dial osteotomy [ダイアル アスティアタミー] 円弧状骨切り術
dialypetalous [ダイアリペタラス] 多花弁の,

分離花弁の
dialysable [ダイアライサブル] 透析によって分離される
dialysate [ダイエーリセイト] 透析物
dialyse [ダイアライズ] 透析する
dialysis [ダイエーリスィス] 透析
 — dysequilibrium syndrome [-ディスィークウィリブリアム スィンドロウム] 透析平衡障害症候群
 — related amyloidosis [-りレイティッド アミロイドウスィス] 透析関連アミロイドーシス
dialytic [ダイアリティック] 透析の
dialyzed [ダイアライズド] 透析により分離された
dialyzer [ダイアライザー] 透析器,透析膜
dialyzing [ダイアライズィング] 透析
 — membrane [-メンブれイン] 透析膜
 — solution [-サリューシャン] 透析液
diamagnetic [ダイアメーグネティック] 偏磁気性の,反磁性の
diameter [ダイエーマター] 直径
 — obliquns externus [-オウブリクウァンズ イクスターナス] 外斜径
diametric [ダイアメトリック] 直径の,反対的の
diamine [ダイアミーン] ダイアミン ☆アミノ酸2個を含む化合物
diamino acid [ダイアミノウ エーサッド] 2アミノ酸
Diamond-Blackfan syndrome [ダイアマンド-ブラックファン スィンドロウム] 先天性純粋赤芽球形成不全
diamond inlay [ダイアマンド インレイ] 菱形埋込み材
diamorphosis [ダイアモーファスィス] 正常形態発生
diamotosis [ダイアマトウスィス] 包帯すること
Diana complex [ダイアナ カンプレクス] 女子が男子のように考える傾向
diapason [ダイアペイザン] 聴力試験用音叉,旋律
diapause [ダイアポーズ] 休止,休眠
diapedesis [ダイアピーディースィス] 漏出,遊出,漏出性出血
diapedetic [ダイアペディティック] 漏出の,遊出の
diaper [ダイアパー] おむつ
 — cover [-カヴァー] おむつカバー
 — dermatitis [-ダーマタイティス] おむつ皮膚炎
 — rash [-れーッシュ] おむつ負け,おむつかぶれ
diaphane [ダイアフェイン] 透明被膜,徹照燈,顕微鏡標本封入剤
diaphaneity [ダイエーファニーティ] 透明性
diaphanometry [ダイアファナミトりー] 透度測定法
diaphanoscopy [ダイアファナスカピー] 徹照診断法,透視法
diaphemetric [ダイアフィーメトリック] 触覚測定の
diaphorase [ダイアファれイス] ジアホラーゼ,NAD, NADP 酸化酵素
diaphoresis [ダイアファりースィス] 発汗
diaphoretic [ダイアファれティック] 発汗性の,発汗剤
diaphragm [ダイアフれーム] 横隔膜,レンズの絞り
diaphragma [ダイアフれーグマ] 横隔膜,膜壁
diaphragmalgia [ダイアフれーグメールジア] 横隔膜痛
diaphragmatic [ダイアフれーグメーティック] 横隔膜の
 — pleurisy [-プルーりスィ] 横隔膜胸膜炎
diaphragmatitis [ダイアフれーグマタイティス] 横隔膜炎
diaphragmatocele [ダイアフれーグマタスィール] 横隔膜ヘルニア
diaphragmodynia [ダイアフれーグマディニア] 横隔膜痛
diaphtherin [ダイアフスィーりン] ジアフテリン ☆防腐剤
diaphyseal [ダイアフィジアル] 骨幹部の
diaphysis [ダイエーフィスィス] 骨幹部
diaphysitis [ダイアフィサイティス] 骨幹炎
diapiresis [ダイアピりースィス] 漏出,血管外遊出
diaplasis [ダイアプレイスィス] 復位,整位,骨折整復
diaplastic [ダイアプレースティック] (骨折や脱臼の)整位の,復位の
diapnoic [ダイアプノウィック] 軽度発汗の,軽度発汗を起こす
diapyema [ダイアパイーマ] 膿瘍
diapyesis [ダイアパイイースィス] 化膿
diapyetic [ダイアパイアティック] 化膿させる,醸膿剤
diarrh(o)ea [ダイアりーア] 下痢

diarrhea ～ diazoreagent

— alba [－**ア**ルバ] 白痢 ☆白い下痢便で熱帯性フィラリア症のとき起こる
— chylosa [－**カイ**ロウサ] 乳じ性下痢
— dentientium [－デンティ**エ**ンティアム] 生菌下痢
— neonatorum [－ニーオウナ**ト**ゥらム] 新生児下痢
— praemonitoria [－プリマニ**ト**ゥりア] 予告性下痢 ☆前兆としての下痢
— uraemica [－ユー**リ**ーミカ] 尿毒症性下痢

diarrheal [ダイア**り**ーアル] 下痢性の
— stool [－ス**トゥ**ール] 下痢便

diarsenic trioxide [ダイ**アー**サニック トライ**ア**クサイド] 亜ヒ酸, 三酸化二ヒ素

diarthrosis [ダイアー**ス**ろウシス] 可動結合, 可動関節

diarticular [ダイアー**ティ**キュラー] 二関節の

diaschisis [ダイア**ス**キシス] 機能解離, 可動関節横分裂

diascope [**ダイ**アスコウプ] 圧視鏡

diastalsis [ダイアス**テ**ールシス] 波状蠕動

diastaltic [ダイアス**テー**ルティック] 反射性の, 波状蠕動の

diastase [**ダイ**アステイス] ジアスターゼ, デンプン酵素

diastasis [ダイ**エー**スタシス] 離開, 半関節の脱臼, (心収縮直前の)心拍停止期
— recti abdominis [－**れ**クティ・エーブドミニス] 直腹筋離開

diastatic ferment [ダイアス**テー**ティック ファーメント] 糖化酵素

diastema [ダイアス**ティ**ーマ] 歯隙, 正中離開

diastematia [ダイアス**ティー**メイシア] 縦裂, 長軸離開

diastematocheilia [ダイアスティーマトウ**カイ**リア] 口唇離開

diastematocrania [ダイアスティーマトウク**れ**イニア] 頭蓋正中離開

diastematometria [ダイアスティーマトウ**ミ**ートりア] (先天性)子宮正中離開

diastematorrhinia [ダイアスティーマトウ**ら**イニア] 鼻正中離開

diastematostaphylia [ダイアスティーマトウス**タ**フィリア] 口蓋垂正中離開

diastematosternia [ダイアスティーマトウス**ター**ニア] 胸骨正中離開

diaster [ダイ**エー**スター] (核分裂の)双星

diastimeter [ダイアス**ティ**ミター] 距離測定計

diastol [**ダイ**アストール] 心弛緩期

diastolic [ダイアス**タ**リック] 心弛緩期の, 拡張期の
— aortic root pressure [－エイ**オー**ティック **る**ート プ**れ**ッシャー] 拡張期大動脈根部圧
— hypertension [－ハイパー**テ**ンシャン] 拡張期高血圧
— murmur [－**マー**マー] 拡張期雑音
— overload [－**オ**ウヴァーろウド] 拡張期過負荷
— pressure [－プ**れ**ッシャー] 拡張期圧
— thrill [－**ス**リル] 心弛緩期の震動, 拡張期振戦

diastrephia [ダイアスト**れ**フィア] 凶暴性精神病

diatela, diatele [ダイア**テ**ラ, ダイア**テ**リ] (第三脳室の)膜様被蓋

diateretic [ダイアタ**れ**ティック] 衛生上の, 保健上の

diaterma [ダイア**ター**マ] (背腹方向にある部分)第三脳室床の一部

diathermal [ダイア**サー**マル] = diathermanous 透熱性の

diathermanous [ダイア**サー**マナス] 透熱の, 透熱性の

diathermia [ダイア**サー**ミア] = diathermy ジアテルミー ☆電気透熱療法

diathermy [ダァア**サー**ミー] ジアテルミー, 透熱療法

diathemic therapy [ダイア**サー**ミック **セ**らピー] 電気透熱療法

diathermometer [ダイア**サー**マミター] 透熱度計

diathesis [ダイ**エー**スィシス] 素質, 素因 ☆ケイ酸質被殻をもつ微生物性海藻

diatomic [ダイア**タ**ミック] 二原子の, 二塩基性の, ケイ藻土の

diatoms [**ダイ**アタムス] ケイ藻質

diaxon [ダイ**ア**クソウン] 二軸索 ☆二軸索をもつ神経細胞

diazepam [ダイ**ア**ズィパム] ジアゼパム ☆ベンゾジアゼピン系抗てんかん薬・抗不安薬

diazinon [ダイア**ザ**ナン] 有機リン農薬

diazo- [ダイエイ**ゾ**ウ, ダイエイ**ザ**ー] ジアゾ基

diazoreaction [ダイア**ゾ**ウりア**ク**シャン] ジアゾ反応 ☆尿のジアゾ試薬による濃赤色反応

diazoreagent [ダイア**ゾ**ウりエ**イ**ジャント] ジア

dibasic 〜 didymous

ゾ試薬
dibasic [ダイベイスィック] 二塩基の
dibenzyl [ダイベンズィル] ジベンジル
dibenzylamine [ダイベンズィラミン] ジベンジラミン
diblastic [ダイブレースティック] 二元性の
diblastula [ダイブレーストュラ] 二胚板胞胚 ☆内胚葉および外胚葉の両者を有する胚胞
dibothriocephaliasis [ダイバスりオウセファラィアスィス] 裂頭条虫症
Dibothriocephalus [ダイバスりオウセファラス] 裂頭条虫属
dibothrium [ダイバスりアム] ジボスリウム ☆条虫類の一族
dibromide [ダイブろウマイド] 二臭化塩
dibromomannitol [ダイブろウマニトール] ダイブロマニトール ☆慢性骨髄性白血病の治療剤
DIC 1. (direct infusion cholecystography) /2. (disseminated intravascular coagulation)
dicamphor [ダイカムファー] ジカンフル, カンファー関連化合物
dicephalus [ダイセファラス] 二頭体
dicethiamine [ダイセサイアミン] サイアミン誘導体
dichastasis [ダイケースタスィス] 特発性分裂
dicheilus [ダイカイラス] 重複唇
dicheiria [ダイカイりア] 重複指
dichloramine [ダイクロらミン] ジクロラミン ☆強力消毒剤
dichloride [ダイクローらイド] 二塩化物
dichlorodifluoromethane [ダイクローろウダイフルアろメセイン] ジクロロジフルオロメタン ☆噴霧剤
dichlorodiphenyl-trichloroethane, DDT [ダイクローろウダイフェニル トりクローろウイーセイン] 殺虫剤
dichlorophen [ダイクローらファン] ジクロロフェン ☆局所用抗菌抗真菌剤
dichotomize [ダイカトマイズ] 二群に分ける
dichotomy [ダイカタミー] 分岐, 分裂, 二区分, 謝礼金の分配, 立会い医師の謝礼中から主治医へ与える分け前
dichroism [ダイクろイズム] 二色性
dichromasia, dichromasy [ダイクろメイスィア, ダイクろゥマスィ] 2色視 (dichromatopsia). 二原色しか区別できない視覚

dichromate [ダイクろウマット] 重クロム酸塩
dichromatic [ダイクろメーティック] 二色性の
— system [- スィスタム] 二原色系
dichromatism [ダイクろウマティズム] 2色型色覚; [化] 2色性
dichromatopsia [- ダイクろウマタプスィア] 2色型色覚. 二原色しか識別できない色覚
dichronation [ダイクろネイシャン] 時間感覚障害
Dick test [ディック テスト] ディック試験 ☆猩紅熱に感受性の有無を判定する皮膚反応
dicliditis [ダイクリダイティス] 心弁炎 ☆弁の一つの炎症
diclofenac sodium [ディクロフェナック ソウディアム] ジクロフェナクナトリウム ☆アリール酢酸系非ステロイド消炎鎮痛薬, 外皮用剤, 眼科用抗炎症治療薬
diclofenamide [ディクロフェナマイド] ジクロロフェナミド ☆緑内障の眼圧降下剤
dicoria [ダイコーりア] 重複瞳孔
dicrotic [ダイクらティック] 重複拍性の
— elevation [- エラヴェイシャン] 重複隆起
— notch [- ナッチ] 重複切痕. 末梢動脈の下行脚にみられる切痕状脈波 → catacrotic, sphygmogram
— pulse [- パルス] 重複脈
dicrotism [ダイクろティズム] 重複脈波
dictate [ディクテイト] 書き取らせる, 口述する, 指令する, 指図する, 命令, 指図
diction [ディクシャン] 言葉使い
dictum [ディクタム] 格言
dictyitis [ディクティアイティス] 網膜炎
dictyoma [ディクティオウマ] 網膜腫
didactic [ダイダクティック] 説教的の, 教育的の
didactylism [ダイダクティリズム] 二指奇形
didanosine [ダイダナスィーン] ジダノシン ☆抗 HIV 薬, エイズ治療に用いる
didelphic [ダイデルフィック] 二子宮の
diduction [ダイダクション] 両部外反
diductor [ダイダクター] (両者) 外転筋
didymalgia [ディディマルジア] 精巣 (睾丸) 痛
didymitis [ディディマイティス] 精巣 (睾丸) 炎
didymous [ディディマス] 双生児, 双子,

対の
didymus [ディディマス] 精巣（睾丸），双子
die [ダイ] 死ぬ，鋳型
dielectric [ダイレクトリック] 誘電の，電気を通すことによる，電媒性の
diencephalon [ダイエンセファラン] 間脳 ☆視神経床と第三脳室
diener [ディーナー] 実験室の雑役者
dieresis [ダイリースィス] 分離，機械的に分割すること
dieretic [ダイリーティック] 破壊的
diestrus [ダイエストラス] 交尾間期，発情静止期
diet [ダイアット] 日常の食物，調理された食膳（食事），食事制限
　— **therapy** [-セラピー] 食事療法
　high protein — [-ハイ プロウティーン] 高蛋白食．大量の蛋白質を含んだ食事
　liqud — [リキッド-] 流動食
　normal — [ノーマル-] 普通食（ordnary d.）
　optimal — [アプタマル-] 適量食
dietary [ダイアタリー] 食事に関する
　— **calcium** [-ケールスィアム] 食事中のカルシウム
　— **fiber, DF** [-ファイバー] 食物繊維
　— **phosphorus** [-ファスファラス] 食事中のリン
　— **sodium** [-ソウディアム] 食事中のナトリウム
dietetics [ダイアテティックス] 食事療法
diethyl [ダイエセル] ジエチル基 ☆エチル基が二つある
diethylamine [ダイエスィラミン] ジエチルアミン ☆エチル基が二つとアミノ基がある
diethylcarbamazine citrate [ダイエスィルカーバマズィーン スィトれイト] クエン酸ジエチルカルバマジン ☆線虫症治療薬，フィラリア駆虫薬
diethylstilbestrol [ダイエスィルスティルベストろール] ジエチルスチルベストロール ☆合成エストロゲン
dietician, dietitian [ダイアティシャン] = dietist 栄養士
Dietl's crisis [ディートルズ クらイスィス] ディートル発症 ☆遊走腎の嘔気・嘔吐を伴う強激な腰痛
Dieulafoy's ulcer [デューラフォイ アルサー] デュラファ潰瘍 ☆粘膜下血管による出血胃潰瘍
Difenidol hydrochloride [ダイフェニダル ハイドろウクローらイド] 塩酸ジフェニドール ☆抗めまい薬
differ [ディファー] 異なる，意見が相達する
difference [ディファらンス] 相違，差別，争い，差額
different [ディファらント] （まったく）異なる，相違している，種々の
differential [ディファれンシャル] 識別上の，鑑別的の
　— **calculus** [-ケールキュラス] 微分学
　— **count** [-カウント] 百分率数
　— **count of leukocytes** [-カウント アブ リューカサイツ] 白血球百分率
　— **diagnosis** [-ダイアグノウスィス] 鑑別診断
　— **thermometer** [-サーマミター] 示差温度計
　— **threshold** [-スれショウルド] 最小識別限，識別閾値
differentiate [ディファれンシエイト] 差別する，特殊の発達をさせる，微分する，区別を生ずる，（器官，種，言語学が）分化する，特殊化する
differentiation [ディファれンシエイシャン] 識別，鑑別，分化，特殊な診断または機能を獲得すること
　— **antigen** [-アンティジェン] 分化抗原．細胞の分化により変化する抗原
　cell — [セル-] 細胞分化
　cluster of —, **CD** [クラスター アヴ-] 分化抗原群
difficult [ディフィカルト] 困難な，面倒な，分かりにくい，むずかしい
diffidence [ディファダンス] 内気，自信のないこと；臆病，はにかみ，逡巡
diffluence [ディフルーアンス] 溶化，潮解
diffraction [ディフれークシャン] 屈折，回折
　— **grating** [-グれイティング] 回折格子
　— **ring** [-リング] 回折輪
　— **spectrum** [-スペクトらム] 回折スペクトル
　x-ray — [エクス-れイ-] X線回折．X線通過状態から物質の構造をみる
diffractometer [ディフれークタミター] 回折計
diffusate [ディフューゼイト] 透析質

diffuse 〜 dihydrate

diffuse [ディフューズ] 広範性, びまん性, 散漫性
— **abscess** [-エーブセス] びまん性膿瘍
— **idiopathic skeletal hyperostosis, DISH** [-イディアパスィック スケリタル ハイパロストウスィス]
— **interstitial pulmonary fibrosis** [-インタースティシャル パルマナリー ファイブろウスィス] びまん性肺線維症
— **intravascular coagulation, DIC** [-イントらヴァスキュラー コウアギュレイシャン] びまん性血管内凝固
— **panbronchiolitis, DPB** [-ペーンブランキオウライティス] びまん性細気管支炎
— **phlegmon** [-フレグマン] びまん蜂窩織炎
— **varioliform gastritis** [-ヴェあリオァリフォーム ゲーストらイティス] = chronic erosive 天然痘様胃炎

diffusibility [ディフューズィビリティ] びまん性, 拡散性

diffusible [ディフューズィブル] びまん性の, 浸透する

diffusing capacity of the lung for carbon monoxide, DLCO [ディフューズィング キャパスィティ アヴ ザ ラング フォー カーバン マノアクサイド] 一酸化炭素に対する肺拡散能力

diffusion [ディフュージャン] 拡散, びまん
— **coefficient** [-コウイフィシャント] 拡散率
— **weighted MRI** [-ウェイティッド エムアーるアイ] 拡散強調格磁気共鳴画像

diflunisal [ディフルーニソール] ジフルニサル ☆サリチル酸系非ステロイド消炎鎮痛薬

digastric [ダイゲーストリック] 二腹性の, 二腹筋の

digastricus [ダイゲーストりカス] 二腹筋

digenetic [ダイジャネティック] 世代交番の

DiGeorge syndrome [ディジョージ スィンドロウム] ディジョージ症候群 ☆胸腺と副甲状腺の先天性欠損

digest [ダイジェスト] 消化する, 滲出する [ダイジェスト] まとめ

digestant [ダイジェスタント] 消化剤

digester [ダイジェスター] 浸漬器, 消化装置

digestibility [ダイジェスティビリティ] 被消化性

digestible [ダイジェスタブル] 消化できる

digestion [ダイジェスチャン] 消化作用

digestive [ダイジェスティヴ] 消化に関する, 消化剤, 消化
— **ferment** [-ファーメント] 消化酵素
— **gland** [-グレーンド] 胃液腺
— **system** [-スィスタム] 消化器系
— **tract** [-トらクト] 消化管

digit [ディジット] 指

digital [ディジタル] 指の, 指で行う, 指がた(指型)の, 指圧痕の
— **compression** [-カンプれッシャン] 指による圧迫
— **intravenous subtraction angiography, DISA** [-イントらヴィーナス サブトれークシャン アンジアグらフィ] 静注較差血管造影法
— **subtraction angiography, DSA** [-サブトらクシャン アンジオァグらフィ] 較差計数血管造影法 ☆コンピュータ処理で血管影を明瞭にする造影法

digitalis [ディジテイリス] ジギタリス

digitalism [ディジタリズム] ジギタリスの効果, ジギタリス中毒

digitalization [ディジタライゼイシャン] ジギタリス飽和, ジギタリス化

digitalize [ディジタライズ] ジギタリスを投与すること

digitation [ディジテイシャン] (組織の)指状突起, 指状分裂

digitonin [ディジタニン] ジギトニン ☆サポニンの一種

digitoxin [ディジタクスィン] ジギトキシン ☆強心薬, ジギタリス製剤

digitus [ディジタス] 指
— **annularis** [-アニュラーりス] 第4指, 輪指
— **medius** [-メディアス] 中指, 第3指
— **minimus** [-ミニマス] 小指
— **pedis** [-ピーディス] 足の指
— **valgus** [-ヴァルガス] 外反指
— **varus** [-ヴェあらス] 内反指

digloving injury [ディグラヴィング インジャりー] 手袋様剥離損傷

digoxin [ディジアクスィン] ジゴキシン ☆強心薬, ジギタリス製剤

Di Guglielmo's syndrome [ディグリエルモ スィンドろウム] ディグリエルモ症候群 ☆赤白血病

dihydrate [ダイハイドれイト] 二個の水酸基を有する化合物, 二分子の水を有する

化合物
dihydrated [ダイハイドれイティド] 二水酸基の，水二分子の
dihydride [ダイハイドらイド] 二水素化合物
dihydroergotamine mesilate [ダイハイドろウアーガタミン メシィレイト] メシル酸ジヒドロエルゴタミン ☆鎮痛剤，エルゴタミン製剤
dihydrolutidine [ダイハイドらルーティディン] ジヒドロルチジン ☆有毒油状塩基
dihydronicotinamide adenine dinucleotide, NADH [ダイハイドろウニカティーナマイド アディニン ダイニュークリアタイド] デヒドロニコチナマイド・アデニン・ジヌクレオチド
dihydrophenylamine, DOPA [ダイハイドろウフェニらミン] ドーパ ☆カテコラミンの一つ
dihydroresorcinol [ダイハイドろウりゾースィノール] ジヒドロレゾルシノール ☆防腐剤
dihydrotachysterol, DHT [ダイハイドろウタキスタロール] ジヒドロタキステロール ☆活性型ビタミン D_3 誘導体
dihydrotestosterone, DHT [ダイハイドろウテスタストゥロウン] ジヒドロテストステロン ☆テストステロンの活性型
2, 8-dihydroxy adenine renal stone [ダイハイドらクスィ アディニン りーナル ストウン] ジヒドロキシアデニン腎結石 ☆アデニンフォスフォリボシル転換酵素欠損のとき発生する
diiodide [ダイアイダイド] ニヨウ化物
diiodobetanaphthol [ダイアイアドウベタナフトール] ジヨードベタナフトール
diiodocarbazol [ダイアイアドウカーバゾール] ジヨードカルバゾル ☆防腐剤
diiodomethane [ダイアイアドウメセイン] ジヨードメセン
diiodosalicylic acid [ダイアイアドウサリスィリック エーサッド] ジヨードサリチル酸
dikephobia [ダイキーフォウビア] 正義恐怖症
diketone [ダイキートウン] ディケトン・チトン二個を含む化合物
dilaceration [ディラスィれイシャン] 切裂法，白内障切裂術
dilapidation [ディラピデイシャン] 悪化，退化
dilatation [ダイレイテイシャン] 拡張症，拡張法

— thrombosis [-スらンボウスィス] 拡張性血栓症
dilate [ダイレイト] 拡張する
dilated [ダイレイティッド] 拡張された，拡張性の
— cardiomyopathy, DCM [-カーディオウマイアパスィ] 拡張型心筋症
— congestive cardiomyopathy [-カンジェスティヴ カーディオウマイアパスィ] 拡大性うっ血性心筋症
dilation & curettage, D & C [ダイレイション アンド キュりタージ] 子宮内膜掻爬術，子宮頸管拡大および内膜掻爬
dilator [ダイレイター] 拡張器，拡張筋
dilazep hydrochloride [ディラゼップ ハイドろウクローらイド] 塩酸ジラゼップ ☆狭心症治療薬，冠動脈拡張薬
diltiazem hydrochloride [ディルティアゼム ハイドろウクローらイド] 塩酸ジルチアゼム ☆狭心症治療薬，カルシウム拮抗薬，ベンゾチアゼピン系降圧薬
diluent [ディルーアント] うすめた，希釈した，希釈剤，賦形薬
dilute [ダイルート] うすめる，希釈する
diluting fluid [ダイルーティング フルーイド] （血球計算などにおける）希釈[用]液
dilution [ダイルーシャン] 希釈，希釈された物，希釈液
— law [-ロー] 希釈律
— phenomenon [-フィナミナン] 希釈現象 ☆ウイルス中和抗体とウイルスの会合物を希釈すると解離により毒性のあるウイルスが得られること
— ratio [-れイシオウ] 希釈比
dimefline [ダイメフリーン] ジメフリン ☆呼吸促進薬，中枢性呼吸刺激薬
dimemorfan phosphate [ダイメモーファン フォスフェイト] リン酸ジメモルファン ☆中枢性非麻薬性鎮咳薬
dimenhydrinate [ダイマンハイドりネイト] ジメンヒドリナート ☆エタノールアミン系抗ヒスタミン薬，制吐薬
dimension [ディメンシャン] 寸法
dimer [ダイマー] 二量体
dimercaprol [ダイマーケプロール] ＝ BAL ジメルカプロール ☆金属解毒薬，水銀ヒ素クロム中毒などの治療薬
dimeric [ダイマりック] 二量体の
dimethicone [ダイメスィコーン] ジメシコン ☆消化管ガス排除薬，整腸剤
dimethylamine [ダイマスィラミン] ジメチ

dimethylaminoethyl reserpilinate 〜 diphtheritic

ルアミン
dimethylaminoethyl reserpilinate [ダイメスィルアミーノウエスィル りサーピリネイト] レセルピン系降圧剤
dimetria [ダイミートリア] 二子宮
dimetothiazine mesilate [ダイメトサイアズィン メスィレイト] メシル酸ジメトチアジン ☆非ピリン系解熱鎮痛薬, 偏頭痛・緊張性頭痛薬
diminution [ディミニューシャン] 細胞核質の部消失, 縮小, 減少
dimoprost [ダイモプろスト] PGF2α鎮痛促進(腸蠕動亢進)剤
dimorpholamine [ダイモーフォウラミン] ジモルホラミン ☆中枢性呼吸刺激薬
dimorphous [ダイモーファス] 二つの形の
dimple [ディンプル] えくぼ(靨), 小凹点 ☆knuckle, knuckle, dimple, dimple, こぶしとえくぼの徴候, 偽性副甲状腺機能低下症に伴う第3, 第4中手骨短縮の徴候
dimpling [ディンプリング] 陥凹, えくぼ
dim vision [ディム ヴィジャン] 薄明視
din [ディン] 騒音で耳を聞こえなくする;(耳の遠い人の耳元で)がなりたてる, 騒音(ジャンジャン, ガンガンなどの)
dineric [ダイネりック] 二溶液不混和性の
dineuric [ダイニューりック] 二神経軸索突起を有する
dinical [ディニカル] 眩暈の, めまいの
dinitrochlorobenzene, DNCB [ダイナイトらクローろベンズィーン] ジニストロクロロベンゼン ☆感作試験に用いる
dinitrocresol [ダイナイトらクリーソール] ジニトロクレゾール ☆駆虫殺鼠剤
dinomania [ダイノウメイニア] 舞踏狂
dinoprostone [ダイナプろウストウン] ジノプロストン ☆子宮収縮薬, PGE₂陣痛促進薬
dioecious [ダイオウイースィアス] 雌雄異株の
dionin [ダイアニン] ジオニン ☆鎮静剤, 鎮咳剤
dionym [ダイアニム] 二連語, 二語辞
diopsimeter [ダイアプスィミター] 視野計
diopter, D [ダイアプター] = dioptry ジオプトリー, 曲光度 ☆末単位で表した焦点距離の逆数
dioptometry [ダイアプタミトりー] 眼屈折機能測定法
dioptrics [ダイアプトりクス] 通光学, [屈]曲光学 ☆眼のような透明体を通過する光線の屈折を研究する光学の分野
diorthosis [ダイオーソウスィス] 整復, 整形
diosmotic [ダイアスモウティック] 浸透の
diostosis [ダイアストウスィス] 骨転位
dioxide [ダイアクサイド] 二酸化物
dioxine [ダイアクスィン] ダイオキシン ☆除草剤, ごみ焼却炉などから発生する有毒物質
dip [ディップ] 俯角, 下向きの角度(磁針などの), 谷状の凹み
DIP 1. (desquamative interstitial pneumonia) / 2. (direct infusion pyelography) / 3. (distal interphalangeal joint)
dipeptidase [ダイペプティデイズ] ジペプタイド水解酵素
dipeptide [ダイペプタイド] ジペプタイド ☆二つのアミノ酸から成るペプタイド
diphasic [ダイフェイズィック] 二相性の
diphenyl [ダイフェニル] ジフェニール ☆二つのフェニール基
diphenhydramin [ダイファンハイドらミン] ジフェンヒドラミン ☆エタノールアミン系抗ヒスタミン
diphenylamin [ダイファニラミン] ジフェニルアミン ☆酸化剤の検査に用いる
diphenylhydantoin, DPH [ダイフェニルハイダントイン] ジフェニルヒダントイン ☆抗てんかん剤
diphonia [ダイフォウニア] 複音症, 二重の声
diphtheria [ディフスィーりア] ジフテリア
 — **bacillus** [-バスィラス] ジフテリア菌
 — **tetanus, pertussis, DTP** [-テタナス パータスィス] ジフテリー, 破傷風, 百日咳, 予防接種のセット
diphtheric [ディフセりック] ジフテリア性
 — **pharyngitis** [-ファリンジャイティス] ジフテリア咽頭炎
 — **pseudomembrane** [-スューダメンブれイン] ジフテリア偽膜
diphtheriolysin [ディフセりアリスィン] ジフテリア毒溶解素
diphtheritic [ディフセらイティック] ジフテリア性
 — **croup** [-クるープ] ジフテリア性咽頭炎
 — **neuritis** [-ニューらイティス] ジフテリア神経炎
 — **ulcer** [-アルサー] ジフテリア性潰

diphtheroid ～ direct

瘍

diphtheroid [ディフサろイド] ジフテリア様の, 偽ジフテリアの

diphthongia [ディフサンジア] 重声, 複音, 二重音声

dipivefrine hydrochloride [ディビヴェフりン ハイドろウクろーらイド] 塩酸ジピベフリン ☆散瞳薬, エピネフリンのプロドラッグ

diplacusia [ディプラキュースィア] 複聴, 二重聴. 左右の耳で違う音が聞える

diplacusis [ダイプラクースィス] 複聴, 重聴, 一音の, 両耳異音聴, 一音の一耳両音聴
　biaural ―, ― binauralis [バイオーらル-, -ビノーらーリス] 両耳異聴
　monaural ―, ― monauralis [モノーらル-, -モノーらーリス] 単耳複聴. 一つの音が一つの耳に二音として聞こえる

diplegia [ダイプリージア] 両側麻痺

diplo- [ディプろウ-, ディプラ-] ☆「重複」を表す接頭語

Diplobacillus [ディプろウバスィラス] 双桿菌属

diploblastic [ディプラブレースティック] 二胚葉性の

diplocardiac [ディプろウカーディアック] 二心臓の

Diplococcus [ディプラカッカス] 双球菌属
　― gonorrheal [-ガナりーアル] 淋双球菌
　― pneumoniae Weichselbaum [-ニューモウニエ ヴァイクセルバウム] 肺炎双球菌

diplocoria [ディプろウコーりア] 複瞳孔症

diploë [ディプロイ] 板間層

diplogenesis [ディプラジェニスィス] 二重奇型発生

diploid [ディプろイド] 二倍体の ☆染色体数二倍の

diploma [ディプろウマ] 卒業証書, 免許書

Diploma in Tropical Medicine, DTM [ディプろウマ イン トらピカル メディスィン] 熱帯病学の免状

diplomellituria [ディプラ・メリトウりア] 二重糖尿に, 糖尿病性糖尿と非糖尿病性糖尿が1人に出る

diplomeric [ディプろウメリック] 二筋板性の

diplomyelia [ディプろウマイイーりア] 重複脊髄 ☆縦軸裂開により外見的に

diplophonia [ディプろウフォウニア] 二重音声

diplopia [ディプろウピア] 複視
　binocular ― [バイナキュラー-] 両眼複視
　paradoxic ― [ぺーらダックス-] 逆説複視. 眼位異常のない方向の複視
　physiologic ― [フィジアラジック-] 生理的複視

diplopiometer [ディプラピアミター] 複視計

diploscope [ディプラスコウプ] 両眼視測定器

dipolar ion [ディポウラー アイアン] 双極子イオン ☆＋と一の負荷をもつイオン

dipping [ディッピング] 急圧を加えて肝臓を触診する法, 液浸

diprophylline [ダイプろウファイリーン] ジプロフィリン ☆キサンチン系強心薬, 気管支拡張薬

dipsector [ディプセクター] 下方角度計

dipsesis [ディプスィースィス] 高度の渇感, 善渇, 口渇

dipsia [ディプスィア] 口渇

dipsogenic [ディプサジェニック] 口渇誘発の

dipsomania [ディプソウメイニア] 発作性大酒症 ☆急に大量に酒を飲みたくなる病気

dipsosis [ディプソウスィス] 病的口渇

dipsotherapy [ディプサセらピー] 水分制限療法

Diptera [ディプてら] 双翅目

dipterous [ディプタらス] 双翅の

dipygus [ダイパイガス] 二臀体

dipyridamole [ダイピリダモウル] ジピリダモール ☆狭心症治療薬, 冠動脈拡張薬, 抗血小板薬

direct [ディれクト] 直線の, 直接の
　― bilirubin, DB [-ビりるービン] 直接ビリルビン
　― current, DC [-カらント] 直流
　― infusion cholecystography, DIC [-インフュージャン コウリスィスタグらフィ] 点滴静注胆嚢撮影
　― infusion pyelography, DIP [-インフュージャン パイアラグらフィ] 直接静脈内点滴腎盂造影法
　― mail, DM [-メイル] 直接郵送
　― or anterior pyramidal tract

direct 〜 discoid

[-オア アンティーりアー ピらミダル トらクト] 直行性または前錐体索
— **transfusion** [-トランス**フュー**ジャン] = immediate transfusion 直接輸血

direction [ディ**れ**クシャン] 方向, 指示, 命令

director [ディ**れ**クター] 指示者, 標示するもの, 指揮者, 院長

directoscope [ディ**れ**クタスコウプ] 直達内視鏡

dirhinus [ダイらイナス] 二鼻体

dirigomotor [ディりゴウ**モ**ウター] 運動調節作用, 筋運動支配の

dirt [ダート] 汚物, 糞便, 泥, ごみ

dirty [**ダー**ティ] 汚して, 不汚な

dis- [ディス-, ダイ-] ☆「両」「重複」「分離」を表す接頭語

DISA (digital intravenous subtraction angiography)

disability [ディサ**ビ**リティ] 機能異常, 機能不全 ☆正常の機能が失われること

disabling [ディス**エ**イブリング] 弱らせる, 損傷する, 無能にする
— **pains** [-**ペ**インズ] 障害痛・体の働きを妨げる痛み

disaccharide [ダイ**サッ**カらイド] 二頭類, 重糖類

disagree [ディスアグ**りー**] 一致しない, 意義を唱える, (食物に) 中毒する, (気候などが) 体質に合わない

disagreeable [ディスアグ**りー**アブル] 不愉快な, いやな, 気にくわない

disallergization [ディスアラージ**ゼ**イシャン] 脱感作, アレルギー性中和作用

disappoint [ディスアポイント] 失望させる, 期待にそむく, (約束などを) 破る, (目的を) 頓挫させる

disappointed [ディスア**ポ**インティッド] 失望した

disapprove [ディスアプ**る**ーヴ] 賛成しない, 避難する, 不可とする

disarray [ディス・ア**れ**イ] 錯綜 (さくそう) 配列. 心筋線維などにみられる入り組んだ配列; 混乱, 乱雑, 錯綜

disarthral [ディス**アー**ズらル] 二関節にまたがった筋

disarticulation [ディスアーティキュ**レ**イシャン] 関節離開, 関節離断術

disassimilation [ディスアスィミ**レ**イシャン] 異化, 退行性代謝

disassociation [ディスアソウスィ**エ**イシャン] 分離 ☆熱のために分子が分離し, 熱が除かれるとふたたび結合する現象

disaster [ディ**ゼ**ースター] 天災, 災害, 不幸

disc, disk [**ディ**スク] 円板, [円] 盤, 円板状の器官, 椎間板
— **electrophoresis** [-イレクトろウファ**り**ースィス] ディスク電気泳動
— **planimeter** [-プら**ニ**ミター] 円盤側面器

discal [**ディ**スカル] 椎間板の
— **ballooning** [-バ**ルー**ニング] 椎間板膨張 ☆骨粗鬆症の時に起こる
— **cyst** [-**スィ**スト] 椎間板嚢腫

discard [ディス**カー**ド] 投げ捨てる, (不用として) 棄てる, 解雇する

discectomy [ディス**ケ**クタミー] 椎間板切除

discharge [ディス**チャー**ジ] 病的分泌物, 排出物, 放出, 放射, 退院, 退院させる, 放出する

discharger [ディス**チャー**ジャー] 放電器

discharging [ディス**チャー**ジング] 排出する, 放散する

dischromatopathia [ディスクろウマ**タ**パスィア] 色盲, 色覚異常

dischronation [ディスクろウ**ネ**イシャン] 時間的感覚錯誤

disciform [**ディ**スィフォーム] 円板状の

disciplinary [**ディ**スィプリナりー] 訓練の, 専門の

discipline [**ディ**スィプリン] 訓練, 修行

discission [ディ**スィッ**シャン] 切割術

disclination [ディスクリ**ネ**イシャン] 眼軸外傾, 両眼外反 ☆両眼の垂直軸は平行でなく直上に分散する

disclose [ディスク**ろ**ウズ] 顕わす, 露出させる, 暴露する, 摘発する

discoblastic [ディスカブ**れー**スティック] (卵黄の) 盤状分裂の

discoblastula [ディスカブ**れー**ステュら] 盤状胞胚 ☆受精卵の特殊分割形態の一つ

discogastrula [ディスカ**ゲー**ストらーら] 板状囊胚 ☆受精卵分割による平板状形態

discography [ディス**カ**グれーフィ] 椎間板造影法

discoid [**ディ**スコイド] 円板状の
— **lupus erythematosus, DLE** [-**ルー**パス えり**セ**マトウサス] 慢性円板状狼瘡

238

discoloration [ディスカラれイシャン] 変色
discometry [ディスカミトリー] 椎間板内圧測定法
discomfort [ディスカンフォート] 不快, 不安, いやな事, 困難, 不愉快にする
— **index** [-インデックス] 不快指数
urinary — [ユリナリー-] 排尿困難
disconnect [ディスカネクト] 連絡を絶つ, 分離する
disconnection [ディスカネクシャン] 切断, 断絶, 無連絡
— **syndrome** [-スィンドローム] 分断症候群, 別離症候群
disconnectivity [ディスカネクティヴィティ] 不連続性
discontinue [ディスカンティニュー] 中絶する, 中止する, 取止めになる
discontinuous [ディスカンティニュアス] 不連続の, 中絶的, 断続的
discopathy [ディスカパスィ] 椎間板症
discoplacenta [ディスコウプラセンタ] 円盤状胎盤
discoplasm [ディスカプレーズム] 赤血球形基質
discord [ディスコード] 不調和音, 不協音, 不機嫌
discordance [ディスコーダンス] 不一致, 不調和
discordant [ディスコーダント] (双生児間など)不一致の, 発育差
— **twin** [-トゥウィン] 二卵性双生児
discoria [ディスコーリア] 瞳孔異常
discotomy [ディスカタミー] 椎間板切開
discourage [ディスカリッジ] 落胆させる, 阻止しようとする
discous [ディスカス] 円板状の
discover [ディスカヴァー] 発見する, 見出す, 露顕させる, 顕す
discovery [ディスカヴァリー] 発見
discrepancy [ディスクれパンスィ] 不一致, 矛盾
discrete [ディスクりート] 分離した, 別個の, 非合生的(植物), 不連続の
— **smallpox** [-スモールパックス] 散在性痘瘡
discriminate [ディスクりミネイト] 識別する, 分け隔てをする, 区別する
discrimination [ディスクりミネイシャン] 識別, 差別, 区別
discriminator [ディスクりミネイター] 識別器

discus [ディスカス] = disc 円板
— **articularis** [-アーティキュラーリス] 関節円板
— **intervertebralis** [-インターヴァーテブらーリス] = intervertebraldisc 椎間円板
discuss [ディスカス] 論議する, 討論する, 賞味する, 吟味する(数学)
discussion [ディスカッシャン] 討論, 討議, 論考, 吟味(数学)
discussive [ディスカッスィヴ] 消散性の
discutient [ディスキューシアント] 散らし薬, 消散剤
disdiadochokinesis [ディス・ダイアドウコウ・カイニースィス] 拮抗運動反覆拙劣症
disease [ディズィーズ] 病気, 疾患
— **process** [-プろウセス] 疾病経過, 疾病機転
Abt-Letterer-Siwe — [アプトーレタらースィウィ-] アプト-レターラー-ジーヴェ病 = Letterer-Siwe d.
Addison's — [エーディサンズ-] アジソン病. 副腎皮質機能低下
adjuvant — [エージュヴァント-] アジュバント(免疫強化物質)病
adult-onset Still's — [アダルトオンセットスティルズ-] 成人型(成人期発症)スティル病 → Still's d.
Albarrán's — [アルバらンズ-] アルバラン病. 大腸菌による尿路感染症
Albers-Schönberg's — [アルバース-ションバーグズ-] アルベルス-シェーンベルク病. 大理石骨病(marble bones [d.])に同じ
Albert's — [アルバーツ-] アルベルト病. アキレス腱骨液包炎
Aleutian mink — [アリューシャン ミンク-] ミンクの致死性ウイルス病
Alexander's — [アエレクザンダーズ-] アレキサンダー病. 小児脳変性疾患. 組織学的には Rosenthal 線維, 星状グリア細胞に好銀性封入体の存在を特色とする
Alibert's — [アリベールズ-] アリベール病. 菌状息肉腫
Alibert-Bazin — [アリベール-バザン-] アリベール-バザン病. 関節炎を伴った鱗屑疹
Alpers' — [アルパーズ-] アルパーズ病. 乳児進行性脳灰白質ジストロフィー

disease ～ disease

alpha(a)chain ― [アルファ・チェインー] α鎖病

altitude ― [エールタテユードー] 高空病, 高原病

Alzheimer's ― [アルツハイマーズー] アルツハイマー病. 痴呆をおこす脳変性疾患, 認知症

Anders' ― [アンダーズー] アンダーズ病. 有痛性脂肪症

arc-welder's ― [アーク ウェルダーズー] アーク溶接工病

Asperger's ― [アスパーガーズー] アスペルガー障害. 対人関係障害

Baastrup's ― [バーストラップスー] バーストラップ病. 棘突起接触症, 起立時腰痛

Baelz's ― [ベルツー] ベルツ病. 粘液腺膿瘍性口唇炎

Baló's ― [バローズー] 脳変性疾患, Schilder病の異型

Bamberger-Marie ― [バンバーガー-マりー-] 慢性肺疾患にみる肥大指関節症, 太鼓のばち指

Bannister's ― [バニスターズー] バニスター病. 血管神経性浮腫

Barraquer's ― [バラカーズー] バラケル病. 骨盤部脂肪沈着症

Barthélemy's ― [バーセルミーズー] バーテルミー病. 丘疹性壊疽性結核疹

Basedow's ― [バーザドウズー] バセドウ病 (Graves' d. = グレーブス病). 甲状腺機能亢進症

Bateman's ― [ベイトマンズー] ベイトマン病. 伝染性軟疣症 (molluscum contagiosum)

Bayle's ― [ベイルズー] ベイル病. 進行性麻痺. 精神症状を主とする神経梅毒

Bazin's ― [バザンズー] バザン病. 結節性紅斑

Behçet's ― [ベーチェッツー] ベーチェット病 = Behçet's syndrome, 粘膜潰瘍, 神経症状などを示す

Behr's ― [ベーアズー] ベール病. 成人網膜黄斑変性

Bekhterev's (Bechterew's) ― [ベクテれフズー] ベクテレフ. 慢性強直性脊椎疾患

Benson's ― [ベンスンズー] ベンソン病. 星 [芒] 状硝子体症

Berger's ― [バージャーズー] ベルジェ病

Berlin's ― [べるリーンズー] ベルリン病. 網膜振盪症で

Besnier-Boeck-Schaumann ― [ベスニア・ベック・シャウマン-] ベスニエ-ベック [-シャウマン] 病. サルコイドーシス

Bielschowsky's ― [ビールショウスキーズー] ビールショースキー病. 若年型脳スフィンゴリピド症

Biermer's ― [ビーアマーズー] ビールマー病. 悪性貧血. ビタミン B_{12} の欠乏による

Binswanger's ― [ビンスワンガーズー] ビンスヴァンガー病. 脳動脈硬化性痴呆

bird breeder's ― [バード ブリーダーズー] 鳥飼病, 鳥飼育者肺. トリの排泄物吸引によって起こる過敏症性肺臓炎

Bornholm ― [ボーンホルムー] ボルンホルム病. 流行性胸膜痛

Bourneville-Pringle ― [ボーンヴィル-プリングルー] ブルヌヴィーユ-プリングル病. 皮脂腺腫合併結節性硬化症

Bouveret's ― [ブウベれズー] ブーヴレ病. 発作性上室性頻拍

Bowen's ― [バウエンズー] ボーエン病. 前癌性不全角化状態を示す表皮腫

Bright's ― [ブらイッー] ブライト病. 蛋白尿を伴う腎炎の総称

bronzed ― [ブらンズー] 青銅病 = Addison's d.

Buerger's ― [バージャーズー] バージャー病. 閉塞性血栓血管炎に同じ

Buhl's ― [ブールズー] ブール病. 新生児にみる急性出血性敗血症

Carrión's ― [カえりオンズー] カリオン病 (bartonellosis バルトネラ症). Bartonella bacilliformis 感染症. オロヤ熱も含む

Castleman's ― [カースルマンズー] キャッスルマン病. 良性の縦隔リンパ節増殖症

cat-scratch ― [ケート-スクれーッチー] ネコひっかき病. ネコに引っかかれた後, 発熱, 局所リンパ節腫脹と共に発病. 丘疹状膿疱を見る. Bordetella henselae 感染による

celiac ― [スィーリアックー] セリアック病, 小児脂肪便症 (Gee's d. ギー

病).グルテン感受性腸症
- central core —,CCD [セントラル コア−] 中心コア病,筋中心核病.先天性非進行性筋疾患の一つ
- Chagas' —[シャーガス−] シャーガス病.小児トリパノソーマ症
- Charcot's —[シャるコーズ−] シャルコー病.筋萎縮性側索硬化症,神経障害性関節症
- Charcot-Marie-Tooth —[シャるコーーマリーートゥース−] シャルコーーマリーートゥース病.腓腹筋の萎縮および脱力感を示す進行性神経性筋萎縮症
- Chédiak-Higashi —[チェディアックーヒガシー] チェディアックー東病.白血球中の巨大顆粒封入体を特徴とする免疫不全症
- Christian-Weber —[クリスチャン−ウェーバー−] クリスチャン-ウェーバー病.結節性非化膿性皮下脂肪組織炎
- Christmas —[クリスマス−] クリスマス病.血友病で,PTC因子の欠乏.第IX因子欠乏症
- chronic —[クろーニック−] 慢性疾患
- Coats' —[コウッ−] コーツ病.慢性進行性滲出性網膜症
- collagen —[カラジャン] 膠原病.結合組織の炎症性病変を特徴とする疾患群.全身性エリテマトーデス,強皮症,リウマチ熱,関節リウマチ,結節性動脈炎,多発性筋炎などが含まれる
- Concato's —[カンケイトウズ−] コンカート病.多発漿膜炎
- connective tissue —[カ ネ クティヴ ティッシュー−] 結合組織病,膠原病と同じ
- Cooley's —[クーリーズ−] クーリー病.家族性遺伝性溶血性貧血 → thalassemia
- Cori's —[コりズ−] コリ病.糖原病III型.脱分枝酵素欠損により肝臓・筋肉にグリコーゲンが蓄積する
- Corrigan's —[カりガンズ−] コリガン病.心内膜炎による大動脈弁閉鎖不全症
- Cowden's —[カウデンズ−] カウデン病.甲状腺,乳房等の多発性過誤腫を特徴
- creeping —[クリーピング−] 寄生幼虫の皮内移動による皮膚病
- Creutzfeldt-Jakob —[クろイツフェルトーヤーコブ−] プリオンによるとされる致死性神経変性疾患
- Crohn's —[クろーンズ−] クローン病.区域性回腸炎
- Crouzon's —[クるーゾンズ−] クルゾン病(craniofacial dysostosis)頭蓋顔面異骨症
- Cushing's —[クッシングズ−] クッシング病.下垂体ACTH分泌亢進による副腎皮質糖質コルチコイド分泌亢進
- cystine storage —[スィスティン ストーリジ] シスチン蓄積症 = cystinosis
- cytomegalic inclusion —[サイトメガリック インクルージャン−] 巨細胞性封入体病(サイトメガロウイルス感染症)
- Darier's —[ダりエズ−] ダリエ病.毛包性角化症(follicular keratosis)
- deficiency —[ディフィシィアンスィ−] 欠乏症
- degenerative —[ディジェネらティヴ−] 変性疾患.特定の栄養成分の欠乏や感染・腫瘍を認めないで衰弱していく病気.一般に高齢者に多い
- degenerative joint —[ディジェネらティヴ ジョイント−] 変性関節疾患.osteoarthritis(変性性関節症)に同じ
- Degos' —[ディゴス−] 悪性萎縮性丘疹症
- Dejerine-Sottas —[ディジェリン−ソッタス−] デジュリーヌーソッタス病.進行性肥厚性間質(progressive hypertrophic interstitial neuropathy)
- Dejerine-Thomas —[ディジェリン−タマス−] デジュリーヌ-トマ病.オリーブ橋小脳萎縮症(olivopontocerebellar atrophy)
- demyelinating —[ディマイエリネイティング−] 脱髄性疾患.神経線維の随鞘が変性脱落する疾患
- de Quervain's —[ドゥケるヴァンズ−] ド・ケルヴァン病.疼通性の腱鞘膜炎,急性甲状腺炎
- Dercum's —[ダーカムズ−] ダーカム病.有痛性脂肪症(adiposis dolorosa)
- Devic's —[デヴィックス−] ドゥヴィック病.脊髄視神経炎(neuromyelitis optica)
- Di Guglielmo's —[ディ・グリールモズ−]

disease ~ disease

ディ・グリエルモ病. 赤白血病
displaced person's ―[ディプレイスト パースンズ-] 難民病（栄養失調）
Duchenne-Aran ―[デュシエン-アラン-] デュシェンヌ-アラン病. 進行性脊髄性筋萎縮症
Duchenne-Griesinger ―[デュシエン-グリースィンガー-] デュシェンヌ-グリージンガー病. 偽性肥大を伴う小児進行性筋ジストロフィ
Duhring's ―[ターりングズ-] デューリング病. デューリング疱疹状皮膚病（dermatitis hepetiformis of Duhring）
Dukes' ―[デュークス-] デュークス病. 突発性発疹（exanthem〔a〕subitum）
Duncan's ―[ダンカンズ-] ダンカン病. X染色体性リンパ増殖症候群
Duroziez's ―[デュろジエズ-] デュロジェ病. 先天性僧帽弁狭窄（congenital mitral stenosis）のこと
Economo's ―[エコノーモズ-] エコノモ病（von Economo's d.）. 嗜眠性脳炎
endemic ―[エンデミック-] 地方病, 風土病
English ―[イングリッシュ-] 英国病, くる病（rachitis）
epidemic ―[エピデーミック-] 流行病
Eulenburg's ―[ユーレンバーグズ-] オイレンブルク病. 先天性筋強直症（トムセン病）の亜型, 寒冷による筋強直
extrapyramidal ―[イクストらパれーミダル-] 錐体外路系疾患
Fabry's ―[フェーブりーズ-] ファブリ病
Fahr's ―[ファーズ-] ファール病. 進行性脳基底核石灰症
familial ―[ファミリアル-] 家族性疾患. 同一家族内に発生する病気
Faber's ―[ファーバーズ-] ファーバー病. セラミド蓄積症（ceramidosis）
fatigue ―[ファティーグ-] 疲労性疾患
Favre-Durand-Nicolas ―[ファヴる-デュらン-ニコラス-] ファーヴル-デュラン-ニコラ病. 鼠径リンパ肉芽腫症（lymphogranuloma inguinale）
Feer's ―[フィーアズ-] フェール病. 肢端疼痛症（acrodynia）
feigned ―[フェインド-] 仮（け）病

fifth ―[フィフス-] 第五病. 伝染性紅斑. 麻疹, 猩紅熱, 風疹, 猩紅熱様風疹に続く（第六病は突発性発疹）
fish-handler's ―[フィッシューヘーンドラーズ-] 魚屋病（類丹毒）
fish-skin ―[フィッシュスキン-] 魚皮症, 魚鱗癬＝ichthyosis
flint ―[フリント-] 火打石（ひうちいし）病 ＝chalicosis
fluke ―[フルーク-] 吸虫病 → Trematoda
foot-and-mouth ―[フット-エーンド-マウス-] 足口病. 動物間に流行し口内と足の水疱をおこす
Forestier's ―[フォれスティエズ-] フォレスティエ病. 強直性変形脊椎症
Fox-Fordyce ―[ファックス-フォーダイス-] 乳房・陰部腋の下などのかゆみと丘疹
Franklin's ―[フらンクリンズ-] H鎖病. 免疫タン白の重鎖のみを産生する
Frei's ―[フらイズ-] 鼠径リンパ肉芽腫（lymphogranuloma inguinale）
Freiberg's ―[フらイバーグズ-] 第2中足骨骨頭壊死
Friedreich's ―[フリードらイクズ-] フリードライヒ病. 運動失調を示す疾患・多発性パラミオクローヌスをおこす疾患
Gaisböck's ―[ガイスボックス-] ガイスベック病. ストレスによる高血圧を伴う赤血球増加症
Garrés ―[がれーズ-] ガレー病. 硬化性骨髄炎で腫瘍形成はない
Gaucher's ―[ゴーシエズ-] ゴーシェ病. セレブレシド蓄積症（貧血, 脾腫, 皮膚色素沈着を示す）
Gerhardt's ―[ガーハーツ-] ゲルハルト病. 肢端紅痛症（erythromelalgia）
Gerstmann-Sträussler〔-Scheinker〕 ―[ガーストマン-ストらスラー（シャインカー）-] ゲルストマン-シュトロイスラー〔-シャインカー〕病. 海綿状尿症. プリオン病の一つ
gestational trophoblastic ―[ジェスティシャナル トろフォブれースティック-] 妊娠性絨（じゅう）毛性疾患. 胞状奇胎, 絨毛癌, 存続絨毛症等
Gilbert's ―[ギルバーツ-] ジルベール病. バラ色粃糠疹（pityriasis rosea）；家

族性非溶血性黄疸
Glanzmann's —[グランツマンズ-] グランツマン病. 血小板無力症 (G.,s thrombasthenia) に同じ
glass-blower's —[グラス-ブロウアーズ-] ガラス工病. ガラス工にみられる耳下腺の腫大
Goldstein's —[ゴールドスティーンズ-] ゴールドスタイン病. 遺伝性出血性末梢血管拡張症 (hereditary hemorrhagic telangiectasia) に同じ
graft-versus-host —, GVHD [グラフト-ヴァーサス-ホウスト-] 移植片対宿主病. 移植片対宿主反応が原因で起こる障害
granulomatous —[グラニュロウマタス-] 肉芽(にくげ)腫性疾患, 肉芽腫症
Graves' —[グれイヴズ-] グレーヴス病 (Basedow's d. バセドウ病). 甲状腺機能亢進症
Günther's —[ガンサーズ-] ギュンター病. 遺伝性の赤血球生成性ポルフィリン症
Hailey-Hailey —[ヘイリー・ヘイリー-] ヘイリー-ヘイリー病. 家族性良性慢性天疱瘡 (familial benign chronic pemphigus)
Hallervorden-Spatz —[ハラーヴォーディーンスパッツ-] ハラーフォルデン-シュパッツ病. 進行性脳変性疾患, 痙性麻痺をおこす
hand-foot-and-mouth —[ヘーンド・フット-エーンド・マウス-] 手足口病. 手足および口腔内の紅斑や水疱, 発熱を示すウイルス感染症
Hand-Schüller-Christian —[ヘーンド・シューラー・クリスチャン-] ハンド-シューラー-クリスチャン病. 頭蓋に多い組織球の腫瘤性増殖をおこす脂質蓄積症
Hansen's —[ヘアンスンズ-] ハンセン病 (leprosy らい病). Mycobacterium leprae による進行性の慢性感染症
Harada's —[ハらダズ-] 原田病, 両側性ブドウ膜炎
Hartnup's —[ハートナップス-] ハートナップ病. 遺伝性尿細管アミノ酸再吸収障害・小脳失調光線過敏を伴う
Hashimoto's —[ハシモートズ-] 橋本病. 橋本甲状腺炎, 自己免疫性慢性甲状腺炎

H(heavy)chain —[エイチ(ヘヴィー)チェイン-] H鎖病, 重鎖病. 免疫グロブリンの重鎖だけが形成される疾患
Hebra's —[ヘブらズ-] ヘブラ病. 多形滲出性紅斑 (erythena exsudativum multiforme)
Heine-Medin —[ヒーン・メディン-] ハイネ-メディン病. 急性脊髄前角炎 (acute anterior poliomyelitis), ポリオ
Hirschsprung's —[ハーシュスプラングズ-] 先天性巨大結腸 (congenital megacolon)
Hodgkin's —[ハジキンズ-] ホジキン病 (Hodgkin's lymphoma). 悪性リンパ腫の一つ
Huntington's —[ハンティントンズ-] ハンチントン病
hyaline membrane —[ハイアリン メンブレイン-] 硝子膜症. 未熟児で肺浮腫中の蛋白, ヒアリン膜を形成するため呼吸困難をおこす
hypertensive vascular —, HVD [ハイパーテンスィヴ ヴェースキュラー-] 高血圧性血管疾患
iatrogenic —[イアトろジェニック-] 医原病. 医師の診療行為によって起こり又は悪化する病気
inflammatory bowel —, IBD [インフレーマタリー バウエル-] 炎症性腸疾患. 潰瘍性大腸炎とクローン病等
ischemic heart —[イスキーミック ハート-] 虚血性心疾患
Kashin-Bek —, Kashin-Beck —[カシン・ベック-] カシン-ベック病. 中国東北・東シベリアの地方病で骨と関節の変形をおこす
Katayama —[カタヤーマ-] 片山病. 日本住血吸虫症. 広島県の片山渓谷に多かった
Kawasaki's —[カワサーキズ-] 川崎病. 急性熱性皮膚粘膜リンパ節症候群 (acute febrile mucocutaneous lymphnode syndrome)
Kienböck's —[キーンベックス-] キーンベック病. (lunatomalacia, 手月状骨軟化症)
Kinky hair —[キンキイ ヘアー-] 縮れ毛病
kissing —[キッスィング-] キス病. EBウイルス感染による感染性単核球増

disease 〜 disease

加症. 伝染経路からこの名がある

Klebs' —［クレブス-］ クレーブス病. 糸球体腎炎 (glomerulonephritis) に同じ

Klippel-Weber —［クリッペル-ウィーバー-］ クリッペル-ウェーバー病. 四肢の肥大と多発血管腫

König's —［コーニックス-］ ケーニッヒ病. 離断性骨軟骨炎 (osteochondrolysis dissecsns)

Krabbe's —［クラッベズ-］ クラッベ病. ガラクトシルセラミド脂質蓄積症による脳白質変性疾患

Kümmell's —［カムメルズ-］ キュンメル病. 脊椎損傷後数週で出現する脊椎痛, 肋間神経痛, 下肢運動障害

Kyrle's —［カールズ-］ キルレ病. 皮膚穿孔性毛包・毛包周囲性角質増殖症 (hyperkeratosis follicularis et parafollicularis in cutem penetrans)

Laënnec's —［ラエネックス-］ ラエネック病. 肝硬変症 (liver cirrhosis)

Lafora's —［ラフォらズ-］ ラフォラ病. ラフォラ小体を伴うミオクローヌスてんかんミオクローヌス, てんかん, 痴呆が3主徴

Leber's —［リーバーズ-］ レーバー病. 遺伝性視神経症 (hereditary optic neuropathy), 先天性黒内障 (congenital amaurosis)

Legg's —, Perthes' —［レッグス-, パースィーズ-］ レッグ-カルヴェ-ペルテス病, レッグ病, ペルテス病 (osteochondritis deformans juvenilis 若年性変形性骨軟骨炎). 大腿骨頭短縮をみる

Legionnaires' —［リジョネアーズ-］ レジオネラ病, 在郷（ざいごう）軍人病, レジョネラ菌による肺炎

Leigh's —［リーズ-］ リー病. 亜急性壊（え）死性脳症 (subacute necrotizing encephalopathy) に同じ

Leiner' —［リーナーズ-］ ライナー病. 落屑性紅皮症 (eythroderma dessquamatium)

Letterer-Siwe —［レッテらー-スィーウィー-］ レテラ-ジーヴェ病 (Abt-Letterer-Siwe d.). 急性の細網内皮症 (reticuloendotheliosis)

Lewy bodies —［ルーイー バディーズ-］ レヴィ小体病. 大脳皮質および皮質下にレヴィ小体の認められる疾患. パーキンソン病, アルツハイマー病に似た症状と知覚障害

Lhermitte-Duclos —［ラーミット-デュクラス-］ レルミット-デュクロー病. 小脳の異形成様肥大, 頭蓋内圧亢進

Lignac-Fanconi —［ライナック・ファンコーニー-］ リグナック-ファンコーニ病. シスチン蓄積症

Lobstein's —［ラブスティーンズ-］ ロープシュタイン病. 骨形成不全症 (osteogenesis imperfecta)

Luft's —［ルフツ-］ ルフト病. ミトコンドリア異状による筋肉機能障害

Lyme —［ライム-］ ライム病. スピロヘータによる全身感染症. 関節症状が主. 米国ライム町で発生

McArdle's —［マッカードルズ-］ マッカードル病. 糖原病Ⅴ型. 筋ホスホリラーゼの欠損によりグリコーゲンが蓄積する常染色体遺伝疾患

Machado-Joseph —［マシャード・ジョウゼフ-］ マシャド-ジョセフ病. 遺伝性線条体黒質変性症

Madelung's —［マーデラングズ-］ マーデルング病. 両側頸部対称的脂肪の異常増殖

Majocchi's —［マエジャッキーズ-］ マヨッキ病. 毛細血管拡張性輪状紫斑病 (purpura annularis telangiectodes)

malignant —［マリグナント-］ 悪性疾患癌 (cancer.)

maple syrup urine —［メイプル サイらップ ユアりン-］ メープルシロップ病, 楓シロップ様の尿. 分枝アミノ酸（バリン, ロイシン, イソロイシン）蓄積

marble bone —［マーブル ボーン-］ 大理石骨病 (marble bones, Albers-Schöngerg d. アルベルス-シェーンベルク病, osteopertrosis 骨硬化症)

Marburg —［マーバーグ-］ マールブルク病. Marburg virus の感染による致死性の出血熱

Marchiafava-Bignami —［マルキアファーヴァ-ビグナーミー-］ マルキアファーヴァ-ビニャミ病. 原発性脳梁変性症

Mediterranean —［メディタれィニアン-］ 地中海病 (β-thalassemia β サラセ

ミア)

Ménétrier's ― [メネトりアーズ-] メネトリエ病. 胃粘膜ひだのポリープ様過形成により巨大肥厚化して起こる吸収不全

Ménière's ― [メニエーアズ-] メニエール病. 原因不明再発性の耳性めまい, 難聴, 耳鳴などを特徴とする内耳疾患

Menkes' ― [メンキーズ-] メンキーズ病 (kinky hair d. 縮れ毛病). 銅の蓄積異常に基づく遺伝性の灰白質変性疾患

Milroy's ― [ミルロイズ-] ミルロイ病 (Meige's d. メージュ病). 常染色体優性遺伝性リンパ水腫

Minamata ― [ミナマター] 水俣病. 熊本県の水俣周辺に発生した有機水銀 (メチル水銀) 中毒で, おもに神経が障害される. 公害病

minimal change ― [ミニマル チェインジー] 微小変化症候群 (lipoid nephrosis リポイドネフローゼ). 臨床的にはネフローゼの所見を呈しながら, 病理組織学的には変化の少ない腎病態

moyamoya ― [モヤモーヤー] もやもや病. ウィリス [大脳] 動脈論閉塞症, 脳底部異常血管網症

Neumann's ― [ニューマンズ-] ノイマン病. 増殖性天疱瘡 (pemphigus vegetans) で水疱間擦部のびらんが乳頭状に増殖し悪臭を放つもの

Niemann's ―, Niemann-Pick ― [ニーマンズ-, ニーマン・ピックズ-] ニーマン病, ニーマン-ピック病. 代謝障害でスフィンゴミエリン (sphingomyelin) が肝・脾臓, リンパ節・骨髄などに蓄積する遺伝疾患. 乳幼児をおかし症状は急激で出生後, 数か月で死亡する

Oguchi's ― [オグチズ-] 小口病. 先天性夜盲症の一型. 白色光沢の特有眼底像を呈するが長時間の暗順応後正常化する. 視力は正常

Ollier's ― [オリエズ-] オリエ病. 非遺伝性の片側性多発性の内軟骨腫症 (enchondromatosis)

Oppenheim's ― [アッペンハイムズ-] オッペンハイム病. 先天性筋無緊張症 (myotonia congenita ; amyotonia congenita) に同じ

Oppenheim-Urbach ― [アッペンハイム・アーバック-] オッペンハイム-ウルバッハ病. 糖尿病性脂肪性類壊死 (necrobiosis lipoidica diabeticorum) に同じ

oral ― [オーらルー] 口腔疾患

Osler-Weber-Rendu ― [オスラー・ウィーバー-らンデュー] オスラー-ウェーバー-ランデュ病 (Osler,s d.). 遺伝性出血性末梢血管拡張症

Owren's ― [オウれンズ-] オーレン病. 第V [凝固] 因子 (factor V) の欠損による血友病

Paget's ― [ページェッツ-] パジェット病. 日本では少ない破骨吸収の異常亢進による骨の変形. 乳房の湿疹状表皮癌

Parkinson's ― [パーキンソンズ-] パーキンソン病 (paralysis agitans, shaking palsy 振戦麻痺), 錐体外路蒼白球のドパミン代謝異常による変性による

Pelizaeus-Merzbacher ― [ペリゼウス-マーズバッカー-] ペリツェウス-メルツバッハヘル病 (Merzbacher-Pelizaeus d.). 家族性痙性麻痺の一種

pelvic inflammatory ―, PID [ペルヴィック インフレーマトりー-] 骨盤内炎症性疾患

periodontal ― [ペりアダンタルー] 歯周疾患, 歯周病

peripheral vascular ― [ペりフェラル ヴェースキャラー-] 末梢血管疾患

Perrin-Ferraton ― [ペりン-フェらトン-] ペラン-フェラトン病. 弾発股 (snapping hip)

Pette-Döring ― [ペティー・ドーりングー] ペッテ-デーリング病. 亜急性全硬化性脳炎

Pfaundler-Hurler ― [フォンドラー-ハーラー-] プファウンドラー-ハーラー病. 多発性骨形成不全症 (dysostosis multiplex)

Plummer ― [プラマー-] プラマー病. 甲状腺中毒症で1個または多数のホルモン分泌亢進甲状腺腫を伴うもの

polyglandular autoimmue ― [パりグランデュラー オータ・イミューンー] 多腺性自己免疫疾患

Pompe's ― [パンピーズ-] ポンペ病. 糖原病II型 (全身型). 心筋・骨格筋

にグリコーゲン蓄積

Pott's — [パッツー] ポット病. 結核性脊椎炎 (tuberculous spondylitis) 脊椎カリエスに同じ

Raynaud's — [れイノーズー] レイノー病. 寒冷刺激や精神的ストレスによる四肢末端の発作性の局所貧血, 原因不明

Recklinghausen's — [れックリングハウゼンズー] レックリングハウゼン病. 神経線維腫症 (neurofibromatosis) に同じ

Refsum's — [れフサムズー] レフスム病. 末梢神経の肥厚を伴う慢性の末梢神経変性疾患, 常染色体劣性遺伝

Reiter's — [らイターズー] ライター病. 尿道炎, 結膜炎, 関節炎を主徴とする

Rokitansky's — [ろキタンスキーズー] ロキタンスキー病. 急性黄色肝萎縮症 (acute yellow liver atrophy)

Romberg's — [ろンバーグズー] ロンベルク病. 進行性顔面片側萎縮症 (progressive facial hemiatrophy)

Roussy-Lévy — [るースィーレヴィーー] ルシー・レヴィー病. 歩行障害, 足彎, 腱反射消失など示す遺伝性運動失調症

Schilder's — [シルダーズー] シルダー病 (Flatau-Schilder d. フラタウ・シルダー病, (encephalitis periaxialis diffusa) び慢性軸索周囲性脳炎)

Simmonds' — [スィマンズー] シモンズ (ジンモンツ) 病. 下垂体前葉不全

Spielmeyer-Vogt — [スピールマイヤーヴォークトー] シュピールマイヤー・フォークト病. 家族性黒内障性白痴の若年型

Sweet's — [スウィーツー] スウィート病 (acute febrile neutrophilic dermatosis 急性発熱性好中球性皮膚症)

system — [スィスタムー] 系統疾患. ある器官系統を特異的におかす疾患

Takayasu's — [タカヤスズー] 高安病. 大動脈炎症候群 (aortitis syndrome)

Tangier — [タンジアーー] タンジアー病. 家族性αリポ蛋白欠損症. 米国タンジア島に発生

Tay-Sachs — [ティ・サックスー] テイ・サックス病. 家族性黒内障性白痴 (amaurotic familial idiocy) の幼児型

thin basement membrane — [スィンベイスメント メンブレインー] 基底膜菲薄病. 糸球体基底膜の広範の菲薄化

Thomsen's — [トームサンズー] トムセン病. 先天性筋強直症 (myotonia congenita) に同じ

von Hippel-Lindau — [フォン ヒッペル・リンドーー] フォン・ヒッペル・リンダウ病 (Lindau's d. リンダウ病). 網膜と小脳 (血管芽細胞腫) を示す

von Willebrand — [フォン ウィルブランドー] ヴォン・ヴィレブランド病. フォン・ウィルブランド因子欠乏による先天性出血素因

Weil's — [ワイルズー] ワイル病. 黄疸出血性レプトスピラ症 (leptospirosis icterohemorrhagica)

Werdnig-Hoffmann — [ヴァードニック・ハフマンー] ヴェルドニッヒ・ホフマン病. 脊髄性筋萎縮症の一種

Werlhof's — [ワールホフズー] ヴェルルホーフ病. 特発性血小板減少性紫斑病 (idiopathic thrombocytopenic purpura)

Whipple's — [ホィップルズー] ウィップル病. (lipodystnophia intestinalis) 脂肪変性下痢症

Wilson's — [ウィルソンズー] ウィルソン病. 肝レンズ核変性症 (hepatolenticular degeneration). 銅結合タンパク (セルロプラスミン) の欠損による銅の沈着

Wohlfart-Kugelberg-Welander — [ウォールファートクーゲルバーグウィーランダーー] ヴォーランファルト・クーゲルベルグ ヴォーランダー病. 若年性脊髄性筋萎縮症

Wolman's — [ウォルマンズー] ウォルマン病. 先天性脂質代謝障害

Ziehen-Oppenheim — [ジーエンアッペンハイムー] ツィーエン・オッペンハイム病. 変形性筋ジストニア (dystonia musculorum deformans) に同じ

disease-free survival [ディズィーズフりーサーヴァイヴァル] 無病生存. 悪性腫瘍患者において, 臨床的に腫瘍病変が完全に消失したのちの生存期間

disengage [ディスエンゲイジ] 解く, 離す, 外す, 遊離させる (化学), 絶縁する

disengagement [ディスエンゲイジマント] 娩産 ☆とくに産児の頭部が腟外に出ている場合

disfigure [ディスフィギャー] (形状または外貌を)損ずる, 醜くする, (美点を)汚損する

disfigurement [ディスフィギャーマント] 奇形

disgerminoma [ディスジャーミノウマ] 未分化細胞腫

disgorge [ディスゴージ] 吐き出す, (河が)注ぐ

disgorgement [ディスゴージマント] 吐出, (血液や分泌物などの)うっ積, 鎮静, おさまり

disgregation [ディスグリゲイシャン] 分散, 分離

dish [ディッシュ] 皿

disimpaction [ディスィンペークシャン] 埋状骨片切除

disinfect [ディスインフェクト] 殺菌する, 消毒する

disinfectant [ディスインフェクタント] 殺菌剤, 消毒剤

disinfection [ディスインフェクシャン] ジスインフェクション, 消毒剤, 殺菌, 殺虫消毒

disinfector [ディスインフェクター] 消毒器

disinfestation [ディスインフェステイシャン] ノミ, ノミ駆除, 殺虫

disinhibition [ディスインヒビシャン] 脱抑制

disinsection [ディスインセクシャン] 駆虫

disintegrant [ディスインテグラント] 崩壊剤 ☆錠剤が水分と接触すると崩壊を起こす成分

disintegrate [ディスインテグレイト] 分解する, バラバラにする, 崩壊する

disintoxication [ディスインタクスィケイシャン] 解毒, 毒素中和

disinvagination [ディスインヴァジネイシャン] 重積解除

disjoint [ディスジョイント] 関節離断

disk electrophoresis [ディスク イレクトろウフォりースィス] 円板電気泳動

diskography, discography [ディスカグらフィ] 椎間板造影法

dislacement osteotomy [ディスレイスマント アスティアタミー] 移動性骨切り術

dislocate [ディスロウケイト] 転位する, 位置を移す, 脱臼させる

dislocation [ディスロウケイシャン] 関節離脱, 脱臼, 転位

— fracture [-フれークチャー] 脱臼骨折

complete — [カンプリート-] 完全脱臼

compound — [カンパウンド-] 複雑脱臼 → open d.

Smith's — [スミズ-] スミス脱臼. 全中足骨が内楔状骨と共に上後方に転位した状態

subastragalar — [サブアストらガラー-] 距骨下脱臼. 距骨から舟状骨と踵骨が脱分離した状態

dislodge [ディスラッジ] 移動させる, 移転させる, 追い立てる

dismember [ディスメンバー] 四肢を切り離す, 解体する (会員を)除名する

disodium [ディソウディアム] 二ナトリウムの

— cromoglicate [-クろマグライケイト] 抗アレルギー剤, 発作誘発物質遊離抑制剤

disopyramide [ダイソウピらマイド] ジソピラミド ☆抗不整脈薬, 心室性不整脈に有効

disorder [ディスオーダー] 不調, 異常, 障害, 疾病

mental — [メントル-] 精神障害

disorganization [ディスオーガニゼイシャン] 解体, (組織, 器官の)崩壊, 病変

disorganize [ディスオーガナイズ] (秩序ある組織の)機能を乱す, 混乱に陥らせる

disorganized [ディスオーガナイズド] 組織が乱れている, 混乱している

disorientation [ディスオーりエンテイシャン] 見当識障害 ☆時間・空間・人間関係などにおける

dispar [ディスパー] 不均等, 不同等

disparate [ディスパれイト] 不同等, 不相応, 非相対性の

— point [-ポイント] 不対点

dispensary [ディスペンサりー] 調剤所, 健康相談所, 薬局

dispensatory [ディスペンサトりー] 薬局方注解

dispense [ディスペンス] 投薬する, (薬, 処方を)調整する, 調剤する

dispensing [ディスペンスィング] (処方)調剤

dispensity [ディスペンスィティ] 不均等, 相違

dispermy [ダイスパーミー] 一卵子に二精子が進入すること

disperse [ディスパース] 散乱させる, 散布

disperse ～ dissociation

する，(光，波が) 分散する，離散する
― phase [－フェイズ] 分散相
dispersed [ディスパースド] 分散させた
― cell system [－セル スィスタム] 分散細胞系
― phase [－フェイズ] 分散相
dispersion, dispersal [ディスパージャン, ディスパーサル] 散布，散乱，分散
― power [－パウアー] 分散能
dispersity [ディスパースィティ] コロイドの分散度
dispersive [ディスパースィヴ] 散布的，分散的，散乱性の
― power [－パウアー] 分散率
dispersoid [ディスパーソイド] 分散体
dispersonalization [ディスパーサナリゼイシャン] 人格解体 ☆自分の人格を否定し他人のものと考えること
displace [ディスプレイス] 置き換える，(化学) 置換する，解職する，排水量－トンである
displaceability [ディスプレイサビリティ] 変位，遷移 ☆変位性クロマトフラフィーゼ電気泳動で物質の移動する性質
displaced [ディスプレイスト] 追放された，置き換えられた
― person [－パースン] 放浪者，難民
― person disease [－パースン ディズィーズ] 栄養失調ビタミンD欠乏など放浪者のかかりやすい病気，難民病
― testis [－テスティス] 転位睾丸
displacement [ディスプレイスマント] 変位，遷移，圧排
display [ディスプレイ] 展覧に供する，飾る，(旗翼を) 拡げる，(感情などを) 表明する，展覧，陳列，表明，誇示
disposal [ディスポウザル] 指令，処分，処方，廃棄，投棄，使い捨て
dispose [ディスポウズ] 配置する，処理する，結末をつける
disposed [ディスポウズド] 素因のある
disposition [ディスパズィシャン] 素因，素質
disprove [ディスプるーヴ] 不当であることを証する，反証をあげる，論駁する
dispute [ディスピュート] 論争する，激論する，論争，論議
disqualify [ディスクウォリファイ] 失格させる，不適任にする
disregard [ディスりガード] 無視する，無視，無頓着
disruption [ディスらプシャン] 分裂，破裂
disruptive [ディスらプティヴ] 破裂，切ης
dissect [ディセクト] 解剖する，分裂する
dissecting [ディセクティング] (解剖的な) 切開，解離
― aneurysm [－アニューりズム] 解離性動脈瘤
dissection [ディセクシャン] 解剖，離断，剖検
aortic ― [エイオーティック－] 大動脈解離
coronary artery ― [カらナリー アータりー] 冠動脈解離
dissector [ディセクター] 解剖者，解剖法，解剖書，解剖器，切開用器
disseminate [ディセミネイト] 種をばらまきにする，まき散らす，流布する
disseminated [ディセミネイティド] 散在，分散
― follicular lupus [－ファリキュラー ルーパス] 播種性毛孔性狼瘡
― intravascular coagulation, DIC [－イントらヴェースキュラー コウアギュレイシャン] 播種性血管内凝固症候群
― myelitis [－マイエライティス] 散在性脊髄炎，播種性脊髄炎
― sclerosis [－スクリアーろウスィス] 播種性硬化症 (multiple sclerosis 多発性硬化症)
dissemination [ディセミネイシャン] 分散，伝播，伝染
dissepiment [ディセピマント] 隔障，隔膜，障壁
Disse's space [ディッセズ スペイス] ディッセ腔 ☆肝細胞と肝類洞を分ける空間
dissident [ディスィダント] 異質の
― personality [－パースナリティ] 異質人格
dissimilate [ディスィミレイト] 同一語中にあって元来同類の二つの音を別々な音に転化させる，異化させる
dissimilation [ディスィミレイシャン] 異化
dissipation [ディスィペイシャン] 分散，伝播
dissociate [ディソウシエイト] 引き離す，意識を分離させる (精神に意識の中心を一つ以上生じさせる)，解離させる (化学)
dissociated anesthesia [ディソウシエイティッド アニススィーズィア] 解離，知覚消失
dissociation [ディソウシエイシャン] 解離
― constant [－カンスタント] 解離係数

— disorder [-ディスオーダー] 解離症状
dissolution [ディサリューシャン] 分解, 死, 崩壊, 溶解
dissolve [ディザルヴ] 溶解する
dissolvent [ディザルヴァント] 溶媒
dissonance [ディサナンス] 不共鳴, 不協和
distad [ディステード] 末端方向へ, 遠位に, 遠心方向へ
distal [ディスタル] 末端の, 遠位の, 遠心性の
— interphalangeal joint, DIP [-インターフャレーンジアル ジョイント] 遠位指骨間関節
— tubule [-テュービュール] 遠位尿細管
— tubule diuretic [-テュービュール ダイユれティック] 遠位尿細管利尿剤 ☆サイアザイドなど
— occlusion [-アクルージャン] 後側咬合
distally [ディスタリー] 末端方向へ
distance [ディスタンス] 距離
distant flap [ディスタント フレーップ] 遠隔皮弁
distaste [ディステイスト] 嫌い, 厭気
distemper [ディステンパー] (とくに動物の)病, 不機嫌, ジステンパー, (犬の)カタル性疾患
— virus [-ヴァイらス] ジステンパーウイルス
distend [ディステンド] (中空物, 気嚢など)を膨張させる, 膨張する
distended [ディステンディッド] 膨満した
distensible [ディステンサブル] 膨張性の
distensibility [ディステンスィビリティ] 伸展性, 膨脹性
distention [ディステンシャン] 拡張, 膨満
distichiasis [ディスティカイアスィス] 睫毛重生
distigmine bromide [ディスティグミーン ブろウマイド] 臭化ジスチグミン ☆抗コリンエステラーゼ薬, 重症筋無力症治療薬, 縮瞳薬
distil [ディスティル] 滴下する, 放散する, 蒸留する, 蒸留作用を受ける
distillate [ディスティレイト] 蒸留物
distillation [ディスティレイシャン] 蒸留
distilled [ディスティルド] 蒸留した
— water [-ウォーター] 蒸留水

distinct [ディスティンクト] 明瞭な, 分離的, まったく別な, 独特な
distinction [ディスティンクシャン] 区別, 差違, 特異性, (精神, 人格などの)卓越, 著明
distinctly [ディスティンクトリー] 明瞭に, 明確に
distinguish [ディスティングウィシュ] 識別する, 分類する, 顕著にする
distobuccal [ディスタバッカル] 遠心頬側の
distocclusion [ディスタクルージャン] 遠心咬合
distolabial [ディストウレイビアル] 遠心唇側の
Distoma [ディスタマ] = Distomum ジストマ, 二口虫
— hematobium [-ヒーマトウビアム] ビルハルツ住血吸虫
— ringeri [-リンジェーり] 肺吸虫
— sinensis [-スィネンスィス] 肝吸虫
— westermani [-ウェスターマニ] 肺吸虫
distomatosis [ダイストウマトウスィス] = distomiasis ジストマ症
distomia [ダイストウミア] 先天性二口
distort [ディストート] (顔, 手足などを)ゆがめる, 曲解する
distortion [ディストーシャン] 捻挫, 歪曲
— aberration [-アバれイシャン] ひずみ収差
distortor [ディストーター] 歪曲物
distract [ディストれークト] (心, 注意を)散らす, 紛らす, (心を)悩ませる
distraction [ディストれークシャン] 伸延
distracture [ディストれークチャー] 弛延
distress [ディストれス] 窮迫, 困難, 苦悩, 悲嘆, (身体上の)苦痛, 災難, 苦しめる, 疲れさす
distribute [ディストりビュート] 分配する, 配布する, 分布する
— board [-ボード] 配電盤
— station [-ステイシャン] 配電所, 図書配布所
distribution [ディストりビューシャン] 分布
— coefficient [-コウイフィシャント] 分布係数
— map [-メーップ] 分布地図
distributive shock [ディストりビューティヴ シャック] 血液分布異常によるショック
districhiasis [ディストりカイアスィス] 二重睫毛, 睫毛重生症

district ～ divest

district [ディストリクト] 地区, 行政区, 地方, 地域
— nurse [-ナース] 地域看護婦, 訪問看護婦
distrix [ディストリックス] 毛尖分裂
disturb [ディスターブ] かき乱す, 騒がす, 妨げる, 妨害する
disturbance [ディスターバンス] 乱すこと, 妨害, 騒ぎ, 暴動, 障害
— of consciousness [-アヴ カンシャスニス] 意識障害
circulatory — [サーキュラトりー-] 循環障害
climacteric — [クライメークティーりック-] 更年期障害
conduction — [カンダクシャン-] 伝音障害, 伝導障害
disulfate [ダイサルフェイト] 二硫酸塩
disulfide [ダイサルファイド] 二硫化物
— bond [-バンド] 二硫黄結合 ☆シ ステインの硫黄原子同士が分子内結合するタンパクまたはペプタイドの構造
disulfiram [ダイサルフィらム] ジスルフィラム ☆アルコール中毒解脱剤 (アンタビュース)
disunite [ディスユナイト] 分離させる, 分裂させる, 分離する, 分裂する
disuse [ディスユース] 使用をやめる, 不使用, 不用, 廃棄
— atrophy [-エートらフィ] 不用性萎縮
disvolution [ディスヴァりューシャン] 退化, 退行, 破壊的変質
ditto [ディトウ] = do 同上, 同断, 対 (複数), 酷似物
diuresis [ダイユりースィス] 排尿増加, 利尿
diuretic [ダイユれティック] 利尿の, 利尿剤
diuretin [ダイユーりティン] ジウレチン ☆利尿剤
diurnal [ダイアーナル] 昼間の, (花, 葉の)昼間開く, (動物の)昼間活動性の, 一日間の, 二日だけ存続の (動植物)
— enuresis [-エニュりースィス] 昼間遺尿症
— rhythm [-りズム] 日内リズム
— variation [-ヴェありエイシャン] 日毎変化
divalent [ダイヴァラント] 二価の
divarication [ディヴァりケイシャン] 分岐, 分離

dive bomber sound [ダイヴ バマー サウンド] 急降下爆撃音
diver's disease [ダイヴァーズ ディズィーズ] 潜水夫病
diverge [ディヴァージ] 分岐する, 一点から分出する, 放散状に発散する, 常態から離れる, (意見などが)異なる
divergence [ディヴァージャンス] = divergency 分岐, 放散, 発散 (数学), 葉の開度, 放散性, 眼球外転
— of opinions [-アヴ アピニオンズ] 意見の分裂
divergent [ディヴァージャント] 解散, 発散した
— dislocation [-ディスロウケイシャン] 離開脱臼
— strabismus [-ストらビズマス] 外斜視
diverse [ダイヴァース] 種々の, 異なった方向の
diversionary [ダイヴァーシャナりー] 分裂した
diversity [ダイヴァースィティ] 多様性
divert [ダイヴァート] (水流, 弾丸などの方向を)転換する, 流用する
diverticular [ダイヴァーティキュラー] 側室の, 側室よりの, 局部膨隆の, 憩室の
diverticulitis [ダイヴァーティキュライティス] 憩室炎
diverticulum [ダイヴァーティキュラム] 〈pl. diverticula; L〉憩室, 消化管などの管状の器官壁の嚢状隆起
allantoic — [アラントーイック-] 尿膜憩室. 内胚葉小嚢の尿膜包 (allantois) 原茎
congenital — [カンジェニタル-] 先天性憩室
duodenal — [デュアディーナル-] 十二指腸憩室
esophageal —, oesophagial [イソファジーアル-] 食道憩室
false — [フォールス-] 偽憩室. 大腸にできる憩室で, 真性憩室のような筋層をもたず, 粘膜層および漿膜層のみ
ureteral — [ユりーティアラル-] 尿道憩室
diverticulum ilei [ダイヴァーティキュラム イりアイ] 真性回腸憩室
divest [ダイヴェスト] (着物を)脱がせる, 剥奪する

divide ～ dog-sleep

divide [ディヴァイド] 分割する，裂く，隔離する，（数学）除する，目盛りする，分かれる，分割，分界，分水嶺

divided [ディヴァイディッド] 分割された，分離した，分裂した，裂開した（植物）
― dosage [－ドウスィジ] 分割投与法
― respiration [－レスピれイシャン] 分割呼吸 ☆呼音と吸音との間に合間のある型

diving goiter [ダイヴィング ゴイター] 遊走甲状腺腫

division [ディヴィジャン] 門，分割，除法，区分（生物の分類で kingdom 界の次に大きい分類species（種），kingdom（界），class（網），order（類），family（科），genus（属）の次の細別），局，課，師団，部門
― of geriatrics [－アヴ ジェりエートりクス] 老年病部門
cell ― [セルー] 細胞分裂

divorce [ディヴォース] 離縁，分離，離縁させる

divulsion [ダイヴァルシャン] 裂開

dizygotic [ダイザイガティック] 二接合体性の，二卵性の

dizziness [ディズィニス] 眩暈，めまい

dizzy [ディズィ] フラフラする
― sensation [－センセイシャン] めまい感覚
― spell [－スペル] めまい発作

DLCL (diffuse large cell lymphoma)

DLco (diffusion capacity of the lung for carbon monoxide)

DLE (discoid lupus erythematosus)

dl-sotalol [ディーエル－ソウタロール] dl ソタロール ☆抗不整脈剤，β遮断剤

DM 1. (daunomycin) ／2. (dermatomyositis) ／3. (diabetes mellitus) ／4. (direct mail)

DMARD (disease-modifying antirheumatic drugs)

DNA (deoxyribonucleic acid)
― cleavage [－クリーヴィジ] DNA 切断．制限酵素により DNA 鎖を切断すること
― homology [－ホウマラジー] DNA 相同性
― hybridization [－ハイブりダイゼイシャン] DNA ハイブリダイゼーシャン（異種結合）
― mappping [－マエッピング] 遺伝子地図作成作業
― restriction [－りストりクシャン] DNA 切断

DNCB (dinibochlorobenzene)

DOA (death on arrival)

Dobell's solution [ドウベルズ サリューシャン] ドーベル液

Dobutamine hydrochloride [ドウビュータミーン ハイドろウクローらイド] 塩酸ドブタミン ☆カテコラミン系強心薬・昇圧薬

DOC (deoxycorticosterone)

docarpamine [ドウカーパミン] ドカルパミン ☆カテコラミン系強心薬，経口用ドパミン誘導体，ドパミンのプロドラッグ

docetaxel hydrate [ドウセタクセル ハイドれイト] ドセタキセル水和物 ☆乳癌・非小細胞肺癌に用いる抗腫瘍薬

docimasia [ドウスィメイズィア] 検査法，試験法

doctor [ダクター] 博士，医師
― of Dental Surgery, D. D. S. [－アヴ デンタル サージャりー] 口腔外科医
― of Medicine, MD [－アヴ メディスィン] 医学博士，医師
― of Pharmacy, PD [－アヴ ファーマスィ] 薬学博士
― of Philosophy, Ph D [－アヴ フィらサフィ] 哲学博士，学術博士
― of Science, D.S., D. Sc. [－アヴ サイアンス] 理学博士
― of Veterinary Medicine, D.V.M. [－アヴ ヴェータりナりー メディスィン] 獣医

doctor's office [ダクターズ アフィス] 医師の診察室

doctor-patient relationship [ダクター－ペイシェント・りレイシャンシップ] 医師患者関係

doctrine [ダクトりン] 説，主義

document [ダキュマント] 文書，調書，証書，教訓，証書を交付する

Döderlein's bacillus [デーダらインズ バスィらス] デーデルライン菌

dodging time [ダジング タイム] まったく月経閉止になるまでの不定期，不規則的の通経期間

doe [ドウ] 牡鹿，兎の牝，牝鼠

dogma [ドーグマ] 独断；教義，信条
central ― [セントらルー] 中心

dog-sleep [ドッグースりープ] 微睡，仮眠

doghouse disease [ドッグハウス ディズィーズ] 犬小屋病
Döhle bodies [ドゥル バディーズ] デーレ体, 中毒顆粒 ☆重篤な感染症のとき好中球に出現する顆粒
dol [ダル] 痛覚の単位
dolabriform [ドゥラブリフォーム] = dolabrate 斧状の
doldrums [ダルドウラムス] うつ状態 (depression); 無風状態
dolicho- [ダリコウ-, ダリカ-] ☆「長」を表す接頭語
dolichocephalia [ダリコウスィフェーリア] 長頭症
dolichocephaly [ダリカセファリー] 長頭症
dolichocnemic, dolichoknemic [ダリコウニーミック] 長脛症, 長脛の
dolichoderus [ダリコウディーラス] 長脛体
dolichofacial [ダリコウフェイシャル] 長顔の
dolichogastry [ダリカゲーストリー] 長胃症, 胃下垂症
dolichokerkic [ダリコウカーキック] 長腕症
dolichomorphic [ダリコウモーフィック] 細長型の
dolichopellic [ダリコウペリック] = dolichopelvic 長径骨盤の
dolichostenomelia [ダリコウステノウミーリア] くも状肢
doll's eye phenomenon [ダルズ アイ フィナミナン] 人形の眼現象 ☆頭部の方向と眼球の方向が一致しないこと
dolorimeter [ドゥラリミター] 痛覚計
dolor [ドゥラー] (心身の)痛み, 悩み, 疼痛
— nocturni [-ノクターニ] 夜間疼痛
— praesagientes [-プれサギエンテス] 前徴陣痛. 陣痛開始2〜3日前に起こる偽陣痛
dolorology [ドゥラらラジー] 疼痛学
dolorous [ドゥラらス] 有痛[性]の
— anesthesia [-エーナススィージィア] 有痛性感覚消失 (anesthesia dolorosa)
dolorosus [ダらラス] 激痛の
domatophobia [ドゥマトウフォウビア] 屋内閉鎖恐怖症, 閉所恐怖症
dome [ドウム] ドーム, 円蓋, 丸屋根
— & spike [-アンド スパイク] 円蓋と尖形 ☆脳波のパターン, 精神運動発作に特有
domestic [ダメスティック] 家庭の, 家事の, 自国の, 自家製の, 人慣れた, 奉公人, 内地製品(複数), ☆自家製品, 定住の住所, 住居, 本籍住所を定める
— animals [-アニマルズ] = domesti fowls 家畜(禽)
— industry [-インダストリー] 家内工業
— medicine [-メディスィン] 家庭薬
— problem [-プらブレム] 家庭内問題
domesticate [ダメスティケイト] (動物を)飼い馴らす
dominant [ダミナント] 支配的, 最も夕力な, 顕著な, 優性の, 優性形質, 優性遺伝比, 主物
— character [-ケーらクター] 優性形質, 遺伝単位, 性質の優性
dominate [ダミネイト] 支配する, (激情などを)圧する, 優位を占める, 聳える
domiphen [ダミファン] ドミフェン ☆口腔消毒剤
domperidone [ドウムピアりドン] ドンペリドン ☆抗ドパミン薬
Donath-Landsteiner hemolytic anemia [ドナス-ランドスタイナー ヒーマりティック アニーミア] ドナート・ランドシュタイナー溶血性貧血
donee [ドウニー] 受血者
donor [ドウナー] (血液など)供給者, 給血者, 供給体
— card [カード-] ドナーカード; 給血者カード
— recipient matching [-りスィピアント マッチング] 供与者と受領者の釣り合い
blood — [ブラッド-] 給(供)血者, 血液提供者
donovanosis [ダナヴァノウスィス] = granuloma inguinale ドノヴァン症 ☆鼠蹊肉芽種症
Donovan's solution [ダナヴァンズ サリューシャン] ドノヴァン液 ☆1%亜ヒ素ヨード液と1%ヨード水銀液の混液
don'ts [ドゥンツ] 禁止〔事項〕, 禁令, 禁制
DOPA (dihydrophenylamine)
dopamine, D [ドウパミーン] ド(ー)パミン
dopamine-β-hydroxylose, DβH [ドウパミーン-ベータハイドらザイロウズ] ドパミンβ水酸化酵素
dope [ドウプ] 薬剤, とくに麻酔剤
Doppler echocardiogram [ダプラー エコウ

カーディアグラム] ドプラー心超音波図
Doppler effect[ダプラー イフェクト] ドップラー効果 ☆動く音は動かない音と伝達様式が異なる
doraphobia[ドらフォウビア] 獣皮恐怖症, 毛皮恐怖症
dormancy[ドーマンスィー] まどろみ状態；潜伏期, 休止
dormant[ドーマント] 睡眠状態の, 冬眠中の,（植物などの冬季間中）発育休止中の,（機能, 感情, 知能の）休止状態の
dormifacient[ドーミフェイシャント] 催眠性の
dormitio[ドーマティオ] 睡眠, 鎮静剤
dormitory[ドーミトリー] 寄宿舎
dorsad[ドーサッド] 背部へ, 背側へ向かう
dorsal[ドーサル] 背面の
— **circumflex humerus artery**[-サーカムフレックス ヒューマらス アータリー]= Arteria circumflexa humeri posterior 背側上腕回旋動脈
— **flexure**[-フレクシャー] 中背曲
dorsalgia[ドーセールジア] 背痛
dorsalis[ドーセーリス] 背の
— **pedis**[-ピーディス] 足背の
dorsicornu[ドースィコーニュー] 脊髄後角
dorsiduct[ドースィダクト] 背転, 背反
dorsiduction[ドースィダクシャン] 背側移動
dorsiflex[ドースィフレックス]（足を）背屈する（足尖を上げる）；（手を）伸展させる
dorsiflexion[ドースィフレクシャン] 背屈
dorsimeson[ドースィメサン] 正中面の背側縁, 背中線
dorsiventral[ドースィヴェントラル] 背腹の
dorsoabdominal[ドーサアブダミナル] 背面および腹面の, 背面から腹面へ
dorsoanterior[ドーサアンティーリアー] 胎児の背部が母の腹部に当たっている
dorsodynia[ドーサディニア] 背痛
dorsolateral[ドーサラタらル] 背部側面の
dorsothoracic[ドーサソーらスィック] 背胸の
dorsoventral[ドーサヴェントラル] 背腹の
dorsum[ドーサム] 背, ものの背部
dosage[ドウスィジ] 用量の決定, 用量, X線線量
dose[ドウス] 一回の薬用量, 線量
air —[エアー] 空中線量. X線治療局所の中心部における X 線量
cumulative —[キューミャラティヴー] 蓄積量
focal —[フォウカルー] 病巣線量
fractional —[フれークシャナルー] 分割量
permissible —[パーミッスィブルー] 許容〔線〕量
prophylactic —[プろウファれークティックー] 予防投与量, 予防線量
protective —[プらテクティヴー] 予防線量
dose-response curve[ドウスーりスパンス カーヴ] 用量反応曲線
dosimetry[ドウスィミトリー] 線量測定法
dosis, D[ドウスィス] 投与量, 線量
— **curativa**[-キューらティーヴァ] 治癒量, 治癒線量
— **letalis**[-レターリス] 致死量
— **letalis minima**[-レターリス ミニマ] 最小致死量
— **lethalis**[-レサーリス] 致死量, 致死線
— **lethalis minima**[-レサーリス ミニマ] 最少致死量, 最少致死線量
— **maxima**[-マクスィマ] 極量
— **medicamentosa**[-メディカマントウサ] 薬用量
— **therapeutica**[-セらピューティカ] 治療薬, 治療線量
— **tolerata**[-タられイタ] 耐容量
— **toxica**[-タキスィカ]〔中〕毒量
dossier[ダスィァー][F] 病歴書
dosulepin hydrochloride[ドスレピン ハイドろウクローらイド] 塩酸ドスレピン ☆三環系抗うつ薬
dot[ダット] 点
— **dash pattern**[-ダッシュ パターン] RAでみる断裂所見
dotage[ドウティッジ] 老衰, 老人, とくに精神的老衰
dotard[ドウタード] 老衰者
dotted[ダッティッド] 点をつけた
— **line**[-ライン] 点線
double[ダブル] 重複, 二重
— **athetosis**[-アセトゥスィス] 両側アテトーゼ
— **balloon**[-バルーン] 二連球
— **blind test, DBT**[-ブラインド テスト]= double masked test 二重盲検試験
— **contour**[-カントゥア] 二重〔輪郭〕

double 〜 drainage

— contrast gastrography [-カントれースト ゲーストろウぐらフィー] 二重〔胃〕造影（撮影）
— knee presentation [-ニー・プリザンテイシャン] 全膝位．分娩胎位の一つ
— personality [-パーソナリティ] 二重人格
— refraction [-リフれークシャン] 複屈折
— right angle suture [-らイト アングル スーチャー] 井桁縫合
— ureter [-ユりター] 二重尿管
— -breasted suture [-ブれスティッド スーチャー] 重ね縫合
— -breasted suit [-ブれスティッド スートゥ] ダブルの背広
— pneumonia [-ニューモウニア] 両側肺炎
— -point threshold [-ポイント スれショウルド] 最小間隔限，二点閾値

doublet [ダブリット] 二重線
doubly [ダブリー] 重複の
doubt [ダウト] 疑い，不確かさ，疑う，不審に思う
doubtful [ダウトフル] 疑いを抱いている，疑問のある
douche [ドゥーシュ] [F] 灌注法，洗浄，圧注法，腟洗浄
dough [ドウ] 煉り粉，生パン，生パンのような軟塊
Douglasitis [ダクラサイティス] ダグラス窩炎
Douglas' pouch [ダグラス パウチ] ダグラス窩 ☆直腸と膀胱の間の空間
Dover's powder [ドウヴァーズ パウダー] ドーフル散 ☆アヘン吐根散
dowager's hump [ダウアジャーズ ハンプ] 掃除人のこぶ ☆脊椎後彎で起こる
dowel [ダウアル] （歯科において）人工歯冠を健歯根に接合固定する木または金属片
— graft [-グれーフト] 骨栓移植，合針移植
down [ダウン] 下方，うぶ毛
— wear [-ウェアー] 羽毛入りジャケット
downgrowth [ダウングろウス] 深部成長，下方成長
downstream [ダウンストりーム] 【分生】下流．核酸鎖の糖の3'位水酸基が自由である方の末端
downward [ダウンウォード] 下方へ，下向きの，下押しの，（時間）〜以後の
doxapram hydrochloride [ダクサプれーム ハイドろウクローらイド] 塩酸ドキサプラム ☆末梢性呼吸刺激薬
doxazosin mesilate [ダクサゾウスィン メスィレイト] メシル酸ドキサゾシン ☆α_1遮断降圧薬
doxepine [ダクサピン] ドキセピン ☆抗うつ剤
doxifluridine [ダクスィフリュりデイン] ドキシフルリジン ☆抗悪性腫瘍薬，代謝拮抗薬
doxogenic [ダクサジェニック] 自分自身の考えによる疾患
doxorubicin hydrochloride, DXR [ダクサるービスィン ハイドろウクローらイド] 塩酸ドキソルビシン ☆抗悪性腫瘍抗生物質，DNA ポリメラーゼ抑制薬
doxycycline hydrochloride, DOXY [ダクスィサイクリーン ハイドろウクローらイド] 塩酸ドキシサイクリン ☆テトラサイクリン系抗生物質，腎毒性が少ない
doze [ドウズ] 居眠りする，仮睡，微睡
— off [-オーフ] うとうとする
DP 1. (displaced person) / 2. (Doctor of Pharmacy)
DPA (dual photon absorptiometry)
DPB (diffuse panbronchiolitis)
D-penicillamine [ディーペニスィらミーン] ☆コラーゲンの形成を抑制する
DPH (diphenylhydantoin)
dracontiasis [ドらカンタイアスィス] メジナ虫症
dracunculosis [ドらカンキュロウスィス] メジナ虫症 ☆ドラクンクルスによる感染症
draft [ドれーフト] 痛風，通気，通気室，徴兵，飲料
drag [ドれーッグ] フラスコ下部，運動妨害，抗力
dragée [ドれージェイ] [F] 糖衣錠，糖剤
dragging pain [ドれーッギング ペイン] 牽引痛
drain [ドれイン] ドレーン，排水管，流出管
drain-pipe [ドれイン-パイプ] 排水管，放水管
drain-trap [ドれイン-トれーップ] 下水溝の防気機
drainage [ドれイニジ] ドレナージ，排液

法，排膿法
— gauze [-ゴーズ] ガーゼ排液法
continuous —[カンティニュアス] 持続性排液法．カテーテルおよび管を留置して，内腔から絶えず排液する方法
postural —[パスチュらルー] 体位ドレナージ，体位排液法．患者の体位を変えて，気管支分泌物および肺膿瘍の内容物を排除する

dram [ドれーム] = drachm 1オンスの1/8（薬局衡），1オンスの1/16，3.9グラム（常衡）

dramatism [ドれーマチズム] 精神病者の芝居的挙動

drape [ドれイプ] 覆い布

drapetomania [ドらピートウメイニア] 徘徊症，出奔性

drastic [ドれースティック] 強烈の，峻下剤
— cathartic, — purgative [-ケーサーティック, -パーガティヴ] 峻下剤．効力の強い下剤
— measure [-メジャー] 激しい治療法，対策

draught [ドらフト] = draft （液またはガラスの）一吸引，一口

draw [ドロー] 吸出する，（罨法で）誘出する，抜歯する，（カテーテルで）排尿する
— game [-ゲイム] 引き分け試合
— sheet [-シート] 敷布 ☆患者が臥床中に取り換えやすい小さい敷布

drawer phenomenon [ドローアー フィナミナン] 引き出し現象 ☆引き出しにしまった，論文にならないデータ

drawer sign [ドローアー サイン] 引き出し徴候

dream [ドリーム] 夢，夢見ごこち

dreamy [ドリーミー] 夢の，夢ごこちの

drench [ドれンチ] （牛馬に）多量の水を飲ませる，浸す，ずぶ濡れになる

drenching sweat [ドれンチング スウェット] 大量の発汗

drepanocyte [ドれパナサイト] 鎌状赤血球，鎌状細胞

drepanocytic [ドれパナスィティック] 鎌状赤血球性
— anemia [-アニーミア] 鎌状赤血球性貧血

Dresbach's syndrome [ドれスパークズ スィンドろウム] ドレスバッハ症候群 ☆鎌形赤血球症

dress [ドれス] 装う，整頓する，特殊な処置をする，傷，負傷者に包帯その他の手当をする，食物を調理する，施肥する，着物を着る
— hygiene [-ハイジーン] 衣服衛生

dressed [ドれッスト] 正装した

dresser [ドれッサー] 包帯係

dressing [ドれッスィング] （包帯など）創傷に手当する，（包帯などの）創傷手当用材料，サラダのドレッシング
— apraxia [-アプれーキスィア] 着衣失行・着衣拙劣症
— change, DC [-チェインジ] 包帯交換
— forceps [-フォーセプス] 麦粒鉗子，包交鉗子
— material [-マティアりアル] 包帯材料
— room [-るーム] 処置室
adhesive〔plaster〕— [エードヒースィヴ〔プラスター〕-] 絆創膏包帯，接着包帯
occlusive — [アクルースィヴー] 密封包帯法，閉鎖包帯法，完全に創傷面を閉鎖する
pressure — [プれッシュアー] 圧迫包帯

Dressler's disease [ドれスラーズ ディズィーズ] ドレスラー病 ☆発作性血色素尿症

Dressler's syndrome [ドれスラーズ スィンドろウム] ドレスラー症候群 ☆心筋梗塞後症候群

dried ferrous sulfate [ドらイド フェらス サルフェイト] 乾燥硫酸第一鉄

drift [ドリフト] 変動，浮動

drill [ドリル] きり（錐），訓練
— sleeve [-スリーヴ] ドリル鞘

drilling [ドリリング] 穿孔術

drink [ドリンク] 飲む，飲料

Drinker respirator [ドリンカー れスピれイター-] ドリンカー呼吸保護器 ☆タンクの中に患者の身体を入れる呼吸器で長時間使用できる

drinking water [ドリンキング ウォーター] 飲料水

drip [ドリップ] 適注法，点滴
— infusion [-インフユージャン] 点滴注入
— sheet [-シート] 水切敷布
— transfusion [-トれーンスフユージャン] 点滴輸血

drivelling ～ dry

drivelling [ドリヴリング] 流涎, 老人性低能

dromograph [ドラモグラフ] 血流速度描記器, 速度計

dromomania [ドロモウメイニア] 徘徊症

dromotrope [ドラマトろウプ] 変伝導性

drooling [ドるーリング] 流涎

drop [ドらップ] 点滴, (麻痺などによる体部の)下垂
— attack [-アテーック] 転倒症候群 ☆意識はあるが下肢筋無力により転倒する症候群
— hand [-ヘーンド] 手下垂症
— shoulder [-ショウルダー] 下垂肩

droperidol [ドろウぺリドール] ドロペリドール ☆全身麻酔薬

droplet [ドらップリット] 小滴, 飛沫
— heart [-ハート] 滴状心
— infection [-インフェクシャン] 飛沫伝染

dropped [ドらップト] 下垂した, 落下した
— beat pulse [-ビート パルス] 断続脈

dropper [ドらッパー] 点滴瓶, 滴数瓶

dropsical [ドらプスィカル] 水腫的, 水症の
— nephritis [-ニフらイティス] 水腫性腎炎

dropsy [ドらプスィ] 水腫, 水症

drortanolone [ドろータノロン] 男性ホルモン剤

Drosophila [ドろウサフィラ] 猩々ばえ属

drought [ドらウト] 過度の乾燥, 人体の渇, 旱魃

drown [ドらウン] 溺れさせる

drowned [ドらウンド] 溺れる

drowning [ドらウニング] 溺れること

drowsiness [ドらウズィニス] ねむけ, 嗜眠

drowsy [ドらウズィ] ねむい, 嗜眠的

droxidopa [ドらクスィドウパ] ドロキシドーパ ☆パーキンソン病治療薬, ノルエピネフリン前駆体

drug [ドらッグ] 薬剤, 薬品
— abuse [エーブュース] 薬物乱用
— allergy [-エーラージー] 薬物アレルギー
— dependence [-ディペンダンス] 薬剤依存性
— eruption [-イらプシャン] 薬疹
— fast [-ファースト] 薬剤抵抗性
— fever [-フィーヴァー] 薬剤による発熱
— hypersensitivity [-ハイパーセンスィティヴィティ] 薬剤過敏症
— insanity [-インセーニティ] 薬物中毒性精神病
— psychosis [-サイコウスィス] 薬物性精神病
— rash [-れーッシュ] 薬疹
— resistance [-りズィスタンス] 薬剤耐性

anticholinergic — [アンティコリナージック-] 抗コリン〔作用〕薬, コリン〔作用〕抑制薬

antidepressive — [アンティ・ディプれッスィヴ-] 抗うつ薬

antidiabetic — [アンティ・ダイアビーティック-] 抗糖尿病薬

antihistaminic — [アンティ・ヒスタミーニック-] 抗ヒスタミン薬

antipruritic — [アンティ・プリューりティック-] 止痒薬, かゆ(痒)み止め

cholagogue — [コラゴウグ-] 利胆薬, 胆汁分泌〔促進〕薬

orphan — [オーフン-] 希少疾患用薬. 薬効があっても当該疾患の患者数が少なく商業ベースにのらない薬剤

over-the-counter —, OTCD [オウヴァー・ザーカウンター-] 一般用医薬品, 非処方箋薬

drug-associated enterocolitis [ドれーッグーアソウスィエイティッド エンタろウコウらイティス] 薬剤による腸炎

drum [ドれーム] 中耳鼓膜

drumstick [ドらムスティック] 太鼓のばち, ばち形の歯または器官
— bacillus [-ベースィーラス] 破傷風菌
— finger [-フィンガー]
= clubbed fuger (ばち指)
— leukocyte [-リューかサイト] ドラムスチック〔陽性〕白血球

drunkenness [ドらンカニス] 酔いしれ, 酩酊

druse, drusen (複)[ドるーズ, ドるーズィン] 結晶腔, イオウ顆粒

dry [ドらイ] 乾燥した, 乾性
— beriberi [-べりべり] 神経炎型脚気
— cough [-カフ] 虚咳, からせき
— drowning [-ドらウニング] 水による喉頭気管けいれん ☆気道に水が入らないのに起こる溺死
— heat [-ヒート] 乾燥熱
— ice [-アイス] ドライアイス ☆固

体炭酸ガスで-20℃ 近くの低音を保つ
— labor [-レイバー] (羊水過少または早期破水の) 乾性分娩
— nurse [-ナース] 保母, 守り育てる
— pack [-ペーック] 乾包纏
— pericarditis [-ペリカーダイティス] 乾性心膜炎
— pile [-パイル] 乾電池
— pleurisy [-プルーりスィ] 乾性胸膜炎
— rale [-らール] 乾性ラ音
— synovitis [-サイナヴァイティス] 乾性滑膜炎
— tetter [-テター] 鱗屑性疹
— top [-タップ] 無効穿刺
— vomiting [-ヴァミッティング] 空嘔吐

dry-cup [ドらイ-カップ] 乾性吸角
dryer [ドらイアー] 乾燥者, 乾燥装置, 乾燥剤
DS, DSc (Doctor of Science)
DSMII (Diagnostic and Statistical Manual of Mental Disorders. Edition II
DST 1. (daylight saving time) / 2. (dexamethasone suppression test)
DT (delirium tremens)
DTR (deep tendon reflex)
DTP (diphteria tetanus pertussis)
DU (duodenal ulcer)
dual [デューアル] 二元の
— energy X-ray absorptiometry, DXA [-エナージー エクスれイ アブゾープティアメトリー] 二重エネルギーX線吸収測定法 ☆骨量測定法
— origin [-オーりジン] 二原, 二つの起源
— personality [-パースナりティ] 二重人格
— photon absorptiometry, DPA [-フォウタン アブゾープシアメトリー] 二重光子吸収計 ☆骨量測定法
— porphyria [-ポーフィりア] 二つの酵素異常によるポルフィリア
dualism [デューアリズム] 二元主義
dualistic theory [デュアリステイック スィーアりー] 二元説
Duane's syndrome [デューエインズ スィンドろウム] デューエン症候群 ☆上眼瞼挙上筋と上直筋の線維化を起こす症候群, 眼球外転すると眼裂開大
DUB (dysfunctional uterine bleeding)
Dubin-Johnsons syndrome [デュービン-ジョアンサンズ スィンドろウム] デュビン・ジョンソン症候群 ☆家族性黄疸, ビリルビン排泄機能障害. 直接ビリルビンの上昇を見る
Dubini's disease [デュビニーズ ディズィーズ] ズビニ病 ☆電撃性舞踏病
dubious [デュービアス] はっきりしない, 疑わしい
Duchenne muscle dystrophy [デューシェン マスル ディストろフィ] デュシェンヌ筋ジストロフィー
Duchenne-Erb syndrome [デューシェン-アーブ スィンドろウム] デュシェンヌ・エルグ症候群 ☆上腕神経叢麻痺
Duchenne-Griesinger disease [デューシェンーグリーズィンガー ディズィーズ] デュシェンヌ・グリージンゲル病 ☆進行性筋ジストロフィー
duck [ダック] 家カモ (アヒル)
— -bill speculum [-ビル・スペキュラム] アヒルのくちばし型腟鏡. Sims型腟鏡に同じ
— heart [-ハート] アヒル型心臓 (wooden-shoe heart 木靴心). 大動脈弁閉鎖不全による左心室の肥大
duck gait [ダック ゲイト] アヒル様歩行
Duckworth syndrome [ダックウァース スィンドろウム] ダックワース症候群 ☆致命的能疾患で心停止前に呼吸が停止すること
Ducrey's bacillus [ダクりーズ バスィラス] デュクレー菌
duct [ダクト] 導管. 腺分泌物が通過する管; 管. 体液が通過する閉じられた小管 → ductus
— of Arantius [-アヴ アらンシアス] アランチウス管静脈管
— of Botallo [-アヴ ボタロウ] ボタロ管静脈管
— of epididymis [-アヴ エピディディミス] 精巣上体管
— of gallbladder [-アヴ ゴールブラダー] 胆嚢管
— of seminal vesicle [-アヴ セミナル ヴェスィクル] 精嚢管
— of Wharton [-アヴ ウォータン] ウォートン顎下管

duct ～ Duncan disease

accessory pancreatic ― [アクセッサリ パンクリエーティック-] 副膵管. 主膵管より分かれて十二指腸乳頭に開く小管

cloacal ― [クロウエイカル-] 総排泄管, 汚溝, 排泄腔. 尿直腸中隔が直腸と尿生殖洞とに完全に分かれる前の排泄口の下方の部分

cochlear ― [カクリアー] 蝸牛管 (ductus cochlearis)

common bile ― [カマン バイル-] 総胆管 (ductus choledochus)

common hepatic ― [カマン ヒパーティック-] 総肝管 → hepatic d.

efferent ― [エファらントー] 輸出管

ejaculatory ― [イジェーキュラタリー-] 射精管

epididymal ― [エピディディーマル-] 精巣上体管 (ductus epididymidis)

nasolacrimal ― [ネイソ・レークりマルー] 鼻涙管

pancreatic ― [パンクりエーティック-] 膵管 (d. of Wirsung) (胎児の主要膵管)

papillary ― [ペーピラりー-] 乳頭管

ductal [ダクタル] 管の
― carcinoma in situ [- カースィノウマ イン サイテュ] 局在乳癌

ductile [ダクティル] [伸] 延性

ductless glands [ダクトリス グランズ] 内分泌腺

ductor [ダクター] 牽引器

ductule [ダクテュール] = ductulus 小 [排] 管, 細管

ductus [ダクタス] = duct 管
― alveolaris [-アルヴィアらーリス] 肺胞管
― arteriosus [-アーティりオァサス] 動脈管 (Botallo's duct ボタロ管). 胎児の肺動脈分岐部と大動脈とをつなぐ動脈
― choledochus [-コウレダカス] 総胆管
― cochlearis [-カクリエアりス] 蝸牛管
― cysticus [-スィスティカス] 胆嚢管
― deferens [-ディフェれンス] 精管 (vas deferens, deferent duct). 精巣上体管より射精管まで
― ejaculatorius [-イジャキュラトウりアス] 射精管
― endolymphaticus [-エンドウリンフェーティカス] 内リンパ管
― epididymidis [-エピディディミディス] 精巣上体管
― hepaticus [-ヒパティカス] 肝管
― lacrimalis [-ラクりメイリス] 涙小管
― nasolacrimalis [-ネイザらクりメイリス] 鼻涙管
― pancreaticus accessorius [-ペーンクりアティカス アクセソーりアス] 副膵管
― pancreaticus major [-ペーンクりアティカス メイジャー] 大膵管
― pancreaticus minor [-ペーンクりアティカス マイナー] 小膵管
― parotideus [-パらティデュース] 耳下腺管
― semicircularis [-セミサーキュラリス] 膜半規管
― sublingualis major [-サブリンガリス メイジャー] 大舌下腺管
― submandibularis [-サブメーンディビュラーりス] 顎下腺管
― thoracicus [-ソーらスィカス] 胸管
― thoracicus dexter [-ソーらスィカス デクスター] 右胸管
― thyroglossus [-サイらグラッサス] 甲状舌管
― vitellointestinalis [-ヴァイタロウインテスティネイリス] 卵黄腸管

Duhring's dermatitis herpetiformis [デューりングス ダーマタイティス ハーペティフォーミス] デューリング疱疹状皮膚炎

duipara [デュイぱら] 2回経産婦

dulcin [ダルスィン] ズルチン, 甘味剤

dull [ダル] 理解ののろい, 鈍い, 濁音の, (外見の) にごり曇った, 暗い
― ache [-エイク] 鈍痛

dullness, dulness [ダルニス] のろい, にぶい, 打診の) 濁音界

dumb [ダム] おし (唖) の

dumbness [ダムニス] おし (唖)

dumdum fever [ダムダム フィーヴァー] = kala azar ダムダム熱, カラアザール ☆感染による熱病

dumping [ダンピング] 急速移動
― syndrome [-スィンドロウム] 落下症候群, ダンピング症候群 ☆胃切除食物の急速通過による高血糖とその後の低血糖

Duncan disease [ダンカン ディズィーズ] ダンガン病 ☆X染色体関連リンパ増殖疾患

duodenal ～ dwarfism

duodenal [デューオウディーナル] 十二指腸の
- diverticulum [－ダイヴァーティキュラム] 十二指腸憩室
- gland [－グランド] 十二指腸腺
- loop [－ループ] 十二指腸係蹄
- papilla [－ペーピラ] 十二指腸乳頭 ☆胆と膵の排泄管の開口部
- ulcer, DU [－アルサー] 十二指腸潰瘍

duodenectasia [デューオウディネクテイズィア] 十二指腸拡張症
duodenectomy [デューオウディネクタミー] 十二指腸切除術
duodenitis [デューオウディナイティス] 十二指腸炎
duodeno- [デューオウディノウ－, デューオウディナ－] ☆「十二指腸」を表す接頭語
duodenocholangitis [デューオウディーノウコウランジャイティス] 十二指腸総胆管炎
duodenocholecystostomy [デューオウディーノウコウリシィスタスタミー] 十二指腸胆嚢吻合術
duodenocholedochotomy [デューオウディーノウコウレダカタミー] 十二指腸総胆管切開
duodenocystostomy [デューオウディーノウスィスタスタミー] 十二指腸胆嚢吻合術
duodenoenterostomy [デューオウディーノウエンタらスタミー] 十二指腸小腸吻合術
duodenofiberscope, DFS [デューオウディナファイバースコウプ] 十二指腸ファイバースコープ
duodenography [デューオウディナグらフィ] 十二指腸造影法
duodenojejunostomy [デューオウディーノウジュジューナスタミー] 十二指腸空腸吻合術
duodenorrhaphy [デューオウディノーらフィ] 十二指腸縫合術
duodenum [デューオウディーナム] 十二指腸
Duplay's disease [デュプレイズ ディズィーズ] デュプレー病 ☆疼痛と関節挙上運動を制限するもの, 肩甲関節周囲炎
duplex placenta [デュプレクス プラセンタ] 二分胎盤
duplicature [デュープリケイチャー] 折返し膜, 重複膜
duplicity [デュープリスィティ] 重複, 二重性
Dupré's syndrome [デュプリズ スィンドろウム] デュプレー症候群 ☆漿液性髄膜炎
Dupuytren's contracture [デュピュイトらンズ カントれークチャー] デュピュイトラン拘縮 ☆手掌短縮肥厚

Dupuytren's tourniquet [デュピュイトらンズ ターニカト] デュピュイトラン圧迫帯
dura [デューら] = dura mater 硬[髄]膜
durability [デューらビリティ] 保存性, 持続性
dural [デューらル] 硬膜の
duration, D [デューれイシャン] 期間, 持続, 存続, 持続期間
durematoma [デュりマトウマ] 硬膜血腫
duritis [デューらイティス] 硬膜炎
duroarachnitis [デューろウアらクナイティス] 硬膜くも膜炎
Duroziez's disease [デュろウズィーズィズ ディズィーズ] デュロジェー病 ☆先天性僧帽弁狭窄症
dust [ダスト] 塵埃, 粉末, 塵などをまく, (粉末状物を)振りかける, 塵を払う
- infection [－インフェクシャン] 塵埃伝染
- pan [－ペーン] ちりとり

dust-counter [ダスト－カウンター] 粉塵計
dust-occupations [ダスト－アキュペイシャンズ] 粉塵性職業
dusting powder [ダスティング パウダー] 散布粉末, 散剤
Dutton's disease [ダッタンズ ディズィーズ] ダットン病 ☆スピロヘータによる回帰熱
Dutton's spirochete [ダタンズ スパイろキート] ダットン・スピロヘータ
DVM (doctor of veterinary medicine)
DVT (deep vein thrombosis)
dwarf [ドウォーフ] 小人, こびと
hypophysi(e)al — [ハイポフィジアル－] 下垂体性小人症
dwarfism [ドウォーフィズム] 小人, 侏儒, こびと症
achondroplastic — [アカンドろプレースティック－] 軟骨形成不全性小人症
brachymetacarpal — [ブれイキ・メタカーパル－] 中手短小性小人症
cretin — [クれティン－] クレチン病性低身長小人症. 甲状腺機能障害による低身長
Laron type — [ラろン タイプ－] ラロン型低身長小人症. 成長ホルモン抵抗性小人症
micromelic — [マイクロメリック－] 小肢症性小人症
rachitic — [らキーティック－] くる病

DXA ～ dyschiria

〔性〕小人症
DXA (dual energy X-ray absorptiometry)
dyad [ダイエーッド] 一対；二分染色体．(四分染色体の有系分裂によってできる)；2価の元素または基
dyaster [ダイエースター] （核分裂の）双星
dydrogesterone [ダイドロウジェスタラウン] ジドロゲステロン ☆黄体ホルモン製剤
dye [ダイ] 染色，色；色素，染料，染剤；【薬】毛髪染料；染める，染まる
 acidic — [エースィディック-] 酸性色素
 basic — [ベイスィック-] 塩基性色素
 fugitive — [フュージティヴ-] 偽性染料．退色しやすい染料
dyestuff [ダイスタッフ] 染料
dynamic [ダイネーミック] 力学，運動学，動力学
 — equilibrium [-イクゥイブリアム] 動的平衡
 — hemodynamics [-ヒーマダイネーミックス] 血流力学
 — ileus [-イーリアス] 痙攣性イレウス
 — lung compliance [-ラング カンプライアンス] (Cdyn) 動肺コンプライアンス
 — pelvis [-ペルヴィス] 分娩時の骨盤
 — phenomenon [-フィナミナン] 動的現象
 — psychology [-サイカラジー] 力学的心理学
 — rays [-れイズ] ダイナミック線 ☆生理作用や治療効果の強い線
 — refraction [-りフれークシャン] 動的屈折
 — splint [-スプリント] 動的副子
dynamics [ダイナーミックス] 動力学．精神運動論
dynamite [ダイナマイト] ダイナマイト
 — encephalosis [-インセファロウスィス] ダイナマイト脳症 ☆ダイナマイト製造工に現れる発汗，頭痛，不安，めまい，運動亢進
dynamo- [ダイナモウー, ダイナマー] ☆力，強さを示す接頭語
dynamogenesis [ダイナマジェニスィス] 動力の発生
dynamography [ダイナマグらフィ] 機械学，力学，力量記録器
dynamometer [ダイナマミター] 力量計
dynamopathic [ダイナマペースィック] 機能障害
dyne [ダイン] ダイン，力の単位 ☆質量1gの物体に1秒間作用して，1秒につき1cmの加速度を生ずる力
dys- [ディス-] ☆「悪」「困難」「障り」「痛」を表す接頭語
dysacousia, dysacousis [ディサクゥスィア, ディサクゥスィス] 聴覚異常，聴覚不全．ある種の音調を不快に感じること；聴力不全
dysacusis [ディサキュースィス] 異聴覚，難聴
dysadaptation [ディサダプテイシャン] 適応不全
dysalbumose [ディサルビューモウス] 不溶性変性アルブモース ☆水にも湯にも塩酸にも溶けないアルブモーゼの一変種
dysalgesia [ディセールジーズィア] 異痛覚症
dysanagnosia [ディセーナグノウスィス] 語盲症，誤読症，単語錯読
dysantigraphia [ディサンティグれーフィア] 写字困難症，誤写字症
dysaphia [ディセイフィア] 異触覚症，触覚異常
dysapocatastasis [ディセーポウカテースタスィス] 病的不安不満症
dysaponotocy [ディサポナタスィ] 無陣痛分娩困難
dysarthria [ディサースりア] 構音障害，どもり
 — literalis [-リテらーリス] 舌足らず
dysarthrosis [ディサースろウスィス] 関節異常，錯語症
dysautonomia [ディソートウノウミア] 自律神経失調症
 Riley-Day — [らイリー-デイ-] ライリー-デイ自律神経障害．局所感覚障害
dysbasia [ディスベイズィア] 歩行困難症
dysbetalipoprotein(a)emia β [ディスベータリポウプろウティニーミア] リポタンパク異常症
dysblennia [ディスブリーニア] 粘液異常
dysbulia [ディスブーリア] 意志障害，意思薄弱
dyscatabrosis [ディスカタブろウスィス] 飲み込み（嚥下）困難症
dyschezia [ディスキーズィア] 排便困難症
dyschiasis [ディスカイエイスィス] 局所感覚障害
dyschiria [ディスカイりア] 体側知覚困難症

dyscholia 〜 dysmimia

dyscholia [ディスコウリア] 胆汁異常

dyschondroplasia [ディスカンドろウプレイズィア] 軟骨異形成症

dyschroa, dyschroea [ディスクろウア, ディスクろイ] （皮膚）色素異常

dyschromasia [ディスクロウメイズィア] 色弱 ☆色盲の程度の軽いもの

dyschromatopsia [ディスクロウマタプスィア] 色弱症, 部分色盲

dyschromia [ディスクろウミア] （皮膚）色素異常症

dyschylia [ディスカイリア] 乳び異常

dyscinesia [ディスィニーズィア] 運動困難

dyscoria [ディスコーりア] 瞳孔異常

dyscrasia [ディスクれイズィア] 障害, 悪液質

dyscrasic, dyscratic [ディスクらスィック, ディスクれイティック] 疾患の

dysecoia [ディサコイア] 聴力不全, 難聴, 聴力低下

dys(a)emia [ディスィーミア] 血液異常

dysenteric [ディサンテりック] 赤痢の

dysentery [ディサンタり—] 赤痢
— **bacilli** [—ベースィライ] 赤痢菌

dysepulotic [ディセピューラティック] 瘢痕形成不全の

dyserethesia [ディセりスィーズィア] 感覚または刺激感覚性鈍麻

dysergasia [ディサーゲイスィア] 神経性機能障害

dysergia [ダイサージャ] 異作動, 異常作動

dysesthesia [ディセススィーズィア] = dysaesthesia 異常知覚, しびれ

dysfunction [ディスファンクシャン] 機能障害

sexual — [セクシュアル—] 性的機能障害

dysfunctional uterine bleeding, DUB [ディスファンクショナル ユータりン ブリーディング] 機能性子宮出血

dysgalactia [ディスガレークシア] 乳汁分泌異常

dysgammaglobulin(a)emia [ディスガマグロウビュリニーミア] γグロブリン異常症

dysgenesia [ディスジャニーズィア] 生殖力障害

dysgenesis [ディスジェニスィス] 不妊, 生殖障害, 発育不全

dysgenics [ディスジェーニックス] 劣性学. 種族的に有する障害因子を研究する学問

dysgenitalism [ディスジェニタリズム] 生殖器障害

dysgenopathy [ディスジャナパスィ] 身体発育異常

dysgerminoma [ディスジャーミノウマ] 未分化胚細胞腫

dysgeusia [ディスギューズィア] 味覚異常症

dysglycemia [ディスグライスィーミア] 糖代謝異常, 血糖異常

dysgnathia [ディスネイズィア] 顎骨異常

dysgrammatism [ディスグれーマティズム] 文法的錯誤症, 錯文法症

dysgraphia [ディスグれーフィア] 書字障害症, 書痙

dysidria [ディスィドりア] = dyshidria 発汗異常症

dysidrosis [ディスィドろウスィス] = dyshidrosis 汗疱, 発汗異常症

dyskaryosis [ディスカりオウスィス] 不良核形成

dyskaryotic [ディスカりアティック] 異常核変化保進性の

dyskeratoma [ディスケらトウマ] ジスケラトーマ ☆角化不全を示す皮膚腫瘍

dyskeratosis [ディスケらトウスィス] 角化異常, 角化不全症
— **congenita** [—カンジェニタ] 先天的角化細胞異常 ☆再生不良性貧血を伴う

dyskinesia [ディスカイニーズィア] 運動障害

dyskinetic [ディスカイネティック] 運動失調性

dyskoimesis [ディスコイミースィス] 就眠困難症

dyslalia [ディスレイリア] 構音障害

dyslexia [ディスレクスィア] 読字不能, 失読症

dyslochia [ディスロウキア] 悪露異常

dyslogia [ディスロウジア] 理解力不全, 談話困難

dysmasesis [ディスマスィースィス] = dysmastesis 咀嚼障害

dysmegalopsia [ディスメガラプスィア] 変形巨視

dysmelia [ディスミーリア] 異肢症

dysmenorrh(o)ea [ディスメナりーア] 月経困難症

dysmetria [ディスミートりア] 測度失調, 運動調整困難

dysmimia [ディスミミア] 表情障害, 手話障害

dysmnesia [ディスニーズィア] 記憶障害
dysmorphopsia [ディスモーファプスィア] 歪視症，錯視症
dysmyotonia [ディスマイオウトウニア] 筋萎縮，筋緊張異常
dysneuria [ディスニューりア] 神経機能障害
dysnoia [ディスノイア] 抑うつ的思念
dysnomia [ディスノウミア] 失名症 ☆物の名前が分からないこと
dysodia [ディソウディア] 悪臭症
dysopsia [ディサプスィア] 視力障害，弱視
dysorexia [ディソーれクシア] 味覚異常，食欲欠乏
dysosmia [ディサスミア] 異嗅覚症
dysostosis [ディサストウスィス] 異骨症
  — eleidocranialis [-エレイドクらニアーりス] 鎖骨頭蓋異骨症，鎖骨頭蓋形成不全症
  craniofacial — [クれイニオフェイスィアル-] 頭蓋顔面骨形成不全症，頭蓋顔面異骨症 = Crouzon's disease
  mandibulofacial — [マンディビュロフェイスィアル-] 下顎顔面骨形成不全症．下顎顔面異骨症（Treacher Collins' syndrome トレッチャー・コリンズ症候群）．下顎低形成，両側顔面形成不全
dyspallia [ディスペイリア] （脳）外套不全
dyspareunia [ディスパりューニア] 性交痛
  psychologic — [サイコロージック-] 心因性冷感症．解剖学的病理学的変化なしに，感情的要因で起こる性交不快症
dyspepsia [ディスペプスィア] 消化不良，胃液分泌異常
dyspeptic [ディスペプティック] 消化不良の；消化不良患者
dyspeptone [ディスペプトウン] 不溶性，不同化のペプトン
dysphagia [ディスフェイジア] 嚥下困難，嚥下痛
  — lusoria [-ルソーりア] 奇形性嚥下困難 ☆食道が右鎖骨下動脈などの異常血管によって圧迫されて起こる
dysphagy [ディスフェイジー] 嚥下（えんげ）困難
  — spastica [-スペースティカ] 痙性嚥下困難．食道または咽頭の痙攣による
  paralytic —, — paralytica [パれーりティック-，-パれーりティカ] 麻痺性嚥下困難
  sideropenic — [スィデろピーニック-] 鉄欠乏性嚥下困難
    →Plummer-Vinson syndrome
dysphasia [ディスフェイズィア] （中枢性の）談話困難
dysphemia [ディスフィーミア] どもり，構音障害
dysphonia [ディスフォウニア] 発声困難，発声異常
dysphoria [ディスフォーりア] 身体違和
dysphoriant [ディスフォりアント] 不快感をつくる，違和感を起こす
dysphrasia [ディスフれイズィア] （精神性）談話障害
dyspigmentation [ディスピグマンテイシャン] 色素異常
dyspituitarism [ディスピチューイタリズム] 脳下垂体機能不全
dysplasia [ディスプれイズィア] 異形成
dyspn(o)ea [ディスニア] 呼吸困難，呼吸促迫
  cardiac — [カーディアック-] 心［臓］性呼吸困難．心不全による呼吸困難
  orthostatic — [オーソステーティック-] 起立性呼吸困難
  paroxysmal nocturnal —, PND [パろキスイスマル ノクターナル-] 発作性夜間呼吸困難
dyspragia [ディス・プれイジア] 疼痛性機能障害
dyspraxia [ディス・プれーキスィア] 統合運動障害（apraxia 失行症）．ideomotor d. 観念運動失行
dysprosium, Dy [ディスプろウズィアム] ディスプロシウム（元素） ☆原子量 162.50
dysprosody [ディス・プらソディ] 韻律障害，失音調（aprosody）
dysprotein(a)emia [ディスプロウティーニーミア] 血漿タンパク異常
dysraphia, dysraphism [ディスれイフィア，ディスれイフィズム] 閉鎖不全，癒合不全
dysrhythmia [ディスりズミア] 律動不整，リズム障害，律動異常
  cerebral — [セれブルル-] 脳性律動異常
dysspermia [ディススパーミア] 精子異常
dysstasia [ディススティスィア] 起立困難，定位異常
dyssynergia [ディスィナージア] 共同運動

異常症，筋失調
dystaxia [ディステークスィア] 不全失調, 部分的運動失調
dysteleology [ディステリアラジー] （虫垂のような）無用器官学, 無目的論
dysthanasia [ディスサネイスィア] 苦悶死
dysthelasia [ディスセレイジア] 吸い込み困難, 哺乳困難
dysthermoaesthesia [ディスサーモウエススィーズィア] 温度感覚異常症
dysthermosia [ディスサーモウスィア] 発熱異常
dysthesia [ディススィーズィア] （無熱性, 循環系性）身体違和, 不快, 病中の焦燥感, 不機嫌, いらいら感
dysthymia [ディスサイミア] 情緒異常, 胸腺分泌障害
dysthymic disorder [ディスサイミック ディスオーダー] 発作性精神情緒異常
dysthyreosis [ディスサイりオウスィス] 異甲状腺症
dystithia [ディスティスィア] 哺乳困難
dystocia [ディストウシア] 難産, 分娩障害
— **musculorum deformans** [ーム ス ク ロ ー る ム デフォるマンス] 変形性筋ジストニア（Ziehen-Oppenheim disease ツィーエン-オッペンハイム病）
fetal — [フィータルー] 胎児性分娩障害. 胎児の位置, 大きさ, 形の異常による分娩障害
maternal — [マターナルー] 母体性分娩障害
dystonia [ディストウニア] 筋緊張異常
dystrophia syndrome [ディストろウフィアスィンドろウム] 骨盤狭窄のために起こる分娩障害, 異栄養症候群
dystrophic calcification [ディストろフィックカルスィフィケイシャン] 変性石灰化
☆ジストロフィー性石灰化
dystrophy [ディストろフィ] 栄養障害
dystropy [ディストろウピー] 異常行動
dysuresia [ディスュりースィア] 泌尿器病
dysuria [ディスューりア] 排尿困難
dysuric [ディスューりック] 排尿困難な
dysvitaminosis [ディスヴァイタミノウスィス] ビタミン欠乏症
dyszoospermia [ディスゾウオウスパーミア] 精子形成異常

E

E 1.(emmetropia)/2.(estrogen)/3.(eye)
E₁ (estrone)
E₂ (estradiol)
E₃ (estriol)
e (electron)
e- 「なし」から「より」を表す接頭語
ε-aminocaproic acid [イプスィロン-アミノカプろウイック エーサッド] イプシロンアミノカプロン酸 ☆止血薬, 抗プラスミン剤
EAC (external auditory canal)
ead [イードゥ] 同じ (eadem の略)
EAHF complex (eczema, asthme, hay fever complex)
Eales' disease [イールズ ディズィーズ] イールス病 ☆網膜硝子体反復出血
EAM (electroalgometer)
ear [イアー] 耳
  — ache [-エイク] 耳痛
  — bougie [-ブージー] 耳消息子
  — bone [-ボウン] 耳骨
  — cough [-カフ] 耳性咳
  — discharge [-ディスチャージ] 耳分泌物
  — drops [-ドろップス] 外耳道挿入用剤
  — drum [-ドらム] 鼓膜, 鼓室
  — dust [-ダスト] 耳石
  — faint [-フェイント] 耳気絶
  — lobe [-ロウブ] 耳介, 耳朶
  — mold [-モゥルド] = otomycosis 外耳真菌症
  — nose throat clinic, ENT [-ノウズ スろウト クリニック] 耳鼻咽喉科外来
ear-minded [イアーマインディッド] 耳性記憶
earphone [イアーフォウン] レシーバー, 受話器
earth [アース] 地, 土壌, 地球, 接地線 (電流を地表に導く線)
  — acid [-エーサッド] 土酸類
  — capacity [-ケーペースィティ] 地殻容量
  — crust [-クらスト] 地殻
  — eating [-イーティング] 土食症
early [アーリー] 早期の, 初期の
  — gastric cancer [-ゲーストリック キャンサー] 早期胃癌
  — morning awaking [-モーニング アウェイキング] 早朝覚醒 ☆睡眠障害の一種
  — repolarization syndrome [-りポウラりゼイシャン スィンドろウム] 早期再分極症候群
easement [イーズメント] 苦痛緩和, 苦痛を和らげること; 安楽(快楽)を与えるもの
easy [イージー] 安易な, (病人が)軽快に, (被服などが)ゆるやかな, やさしい, 楽に, ゆっくりと
eat [イート] 食べる, 蝕む
eating [イーティング] 摂食の
  — behavior [-ビヘイヴィアー] 摂食行動
  — disorder [-ディスオーダー] 摂食障害. 神経性食欲不振症, 神経性過食症などが含まれる
Eaton agent pneumonia [イータン エイジャント ニューモウニア] イートン病原体肺炎
Eaton Lambert syndrome [イータン ランバート スィンドろウム] イートン・ランバート症候群 ☆肺癌で見られる重症筋無力症様の症候群, カルシウムの受容体の異常による
eau [オウ] [F] 水
eau de cologne [オウ ドゥ コロウン] [F] コロン香水, オーデコロン
ebastine [イベースティン] エバスチン ☆抗アレルギー薬, ヒスタミンH1拮抗薬
ebb [エブ] 潮が引く
  — tide [-タイド] 干潮
ebbing [エビング] 引き潮; (発熱などの)寛解, (疼痛などの)緩和; 衰退, 減退, 退歩, 退行
Eberthella [エバースィラ] エベルテラ ☆腸内病原菌の一種
Eberthella typhi [エバースィラ タイフィ] 腸チフス菌
Ebola virus [イボウラ ヴァイらス] エボラウイルス ☆エボラ出血熱の原因
ebonation [イバネイシャン] 骨片除去 ☆創傷から骨片を取り出すこと

264

ebonite [エバナイト] エボナイト，硬質ゴム
ebony [エバニー] 漆黒の，黒檀の
ebriecation [イブらイアケイシャン] アルコール中毒性精神障害
ebriety [イブらイアティ] = ebriosity アルコール中毒
Ebstein's disease [エブスティーンズ ディズィーズ] エブスタイン病 ☆尿細管変性を伴う糖尿病，三尖弁位置異常，卵円孔開存，ASD を伴う先天性心疾患
ebullience [イバリアンス] 沸騰
ebullioscopy [イバリアスカピー] 沸点法 ☆溶液中の溶質の量を沸点上昇によって測る
ebullition [エバリシャン] 煮沸，沸騰
eburnation [エバーネイシャン] 骨の象牙様退行変化，化骨性骨炎
eburneous [エバーニアス] 象牙性の
eburnitis [エバーナイティス] 象牙質炎
EBV (epstein barr virus)
ECC (extracorporeal circulation)
ecabet sodium [イケーベット ソウディアム] エカベトナトリウム ☆消化性潰瘍治療薬，防御因子増強薬
écarteur [エカーテュアー][F] 開創器，拡張器，開瞼器
ecaudate [イーコーデイト] 無尾の
ecbolic [エクバリック] 娩産促進の，妊娠中絶の，堕胎剤
eccentric [イクセントりック] 偏心の，中心を外れた
 — occlusion [－アクルージャン] 離心咬合
eccentricity [イクセントりスィティ] 特殊の，普通と変わった，通常でない
ecchondroma [エカンドろウマ] 外軟骨腫
ecchondrosis [エカンドろウスィス] 外軟骨症
ecchymoma [エキモウマ] 皮下血腫
ecchymosis [エキモウスィス] 斑状出血，皮下溢血
ecchysis [エキスィス] 滲出性皮膚病
ecclisis [エクリスィス] 脱臼，骨折部転位
eccoprotic [エコウプらティック] 緩下性の
eccrine gland [エクりーン グランド] 顆粒分泌腺
eccrinology [エクりナラジー] 分泌排池学，外分泌学
eccrisis [エクりスィス] 老廃物の排出，排泄

eccyesis [エクサイイースィス] 子宮外妊娠
ecdemic [イクデミック] 他地方の病気，外来病，異所性疾患
ecdemomania [エクディマメイニア] 徘徊症，家出病癖
ecderon [エクダらン] 表皮
ecdysis [エクディスィス] 剥離，落屑（昆虫）の脱皮
ecesis [イスィースィス] 定着，定住
ECG (electrocardiogram)
ECG gated cardiac image [イースィージィ ゲイティッド カーディアック イミジ] 心電図同期心画像
ecgonine [エクガニン] エクゴニン ☆塩酸によってコカインから分離したアルカロイド
echaroticus [エカらティクス] 壊死
echelon [エシャラン] 階段，階級
 — grating [－グれイティング] 赤外線スペクトルの階段格子
echeosis [エキオウスィス] 高音神経症
echidnotoxin [エキドナタクスィン] エキドノトキシン ☆蛇毒素
echinate [エキネイト] 棘状
echinococciasis [エキナカクサイアスィス] 包虫症，エキノコッカ(ク)ス症 (hydatid disease, hydatidosis)
echinococcosis [イカイナカコウスィス] 包虫病，エヒノコッカス症
Echinococcus [イカイナカッカス] エキノコッカス属
 — cyst [－スィスト] 包虫嚢胞
 — granulosus [－グらニュウロウサス] 単包条虫
 — multilocularis [－マルティラキュラーりス] 多包条虫
 multilocular — [マルティラキャラー－] 多包包虫
 unilocular — [ユニラキャラー－] 単包包虫
echinocyte [イカイナサイト] 棘状の赤血球
echinoderm [イカイナダーム] 棘皮動物
Echinodermata [イカイナダーマタ] 棘皮動物門
echinophthalmia [イカイナサルミア] 腱毛性眼瞼炎
echinosis [イカイノウスィス] 棘状赤血球症
Echinostoma [イカイノウストウマ] 棘口吸虫属
echo [エコウ] 反響，山彦
 — virus [－ヴァイらス] エコーウイル

ECHO ~ ecthyma

ス ☆病原性ウイルスの一種
ECHO (enteric cytopathogenic human orphan (virus))
echocardiogram [エコウカーディアグラム] 心超音波図, 心エコー図
echocardiography [エコウカーディアグラフィ] 心臓超音波検査法, 心エコー図検査法
echogenic [エコー・ジェニック] エコー源性, エコー反射性
echography [エカグラフィ] 超音波エコー検査法
echolalia [エコウレーリア] 反響様言語模倣症 ☆言葉をオウム返しに繰り返すこと
echopathy [エカパスィ] 模擬神経症 ☆同じ言葉, 行動を意味なく繰り返すことを特徴とする
echophony [エコウフォニー] 聴診時の音声反響
echophotony [エコウファタニー] 色音関連症
echopraxia [エコウ・プれーエキスィア] 反響動作 (echokincsis, echomatism; echomimia 反響表情, echomotism 反響運動). 検者の動作や態度を患者がたちどころに模做すること. 精神分裂病の緊張型にみられる
echoscope [エコウスコウプ] 聴診器
echoscopia [エコウスコウピア] 聴診
echothiophate iodide [エコウサイアフェトアイアダイド] ヨウ化エコティオパート ☆眼圧下降縮瞳薬
Eck's fistula [エックス フィスチュラ] エック瘻 ☆門脈と下大静脈とを連ねるもの
eclabium [イクレイビアム] 口唇外反
eclampsia [イクレーンプスィア] 子癇 ☆妊娠中の痙攣発作
 — gravidarum [-グラヴィダーらム] 妊娠子癇
 — nutans [-ニュータンス] 点頭子癇
 — rotans [-ろウタンス] 頭部回転痙攣
eclamptic [イクレーンプティック] 子癇の
eclamptogenic [イクレーンプタジェニック] 子癇発生原因, 子癇誘発の
eclectic [イクレクティック] 折衷的の, 取捨選択的の
eclips [イクリップス] 日食
eclipsis [イクリプスィス] 一時的失神, 卒倒
eclysis [エクリスィス] 軽症な失神
ECMO 1. (extracorporeal membrane oxygenation/2. (extracorporeal membrane oxygenator)
ecmnesia [エクムニーズィア] (最近生活事件の) 記憶欠損
ecnea [エクニーア] 精神異常
(o)ecologist [イカラジスト] 環境学者, 生態学者
(o)ecology [イカラジー] 生態学, 環境衛生学
ecomania [エコウメイニア] 他人崇拝, 内弁慶 ☆家族を軽視し他人を崇拝すること
econazol nitrate [エコウナゾウル ナイトれイト] 硝酸エコナゾール ☆浅在性真菌症治療薬
economy [イカナミー] 経済, 新陳代謝 ☆身体成分の代謝出納, とくに浪費を避けること
 — class syndrome [-クラース スィンドろウム] エコノミークラス症候群 ☆長時間狭いエコノミークラスの席に座っているため起こる血栓症その他の症候群
ecphlysis [エクフリースィス] 小水疱疹
ecphoria [エクフォーりア] 連想, 記憶喚起
ecphronia [エクフろウニア] 精神異常
ecphyadectomy [エクファイアデクタミー] 虫垂切除術
ecphyaditis [エクファイアダイティス] 虫垂炎
ecphyma [エクファイマ] 皮膚腫瘍
ecphysesis [エクファイスィースィス] 急速呼吸
ecpyetic [エクファイエティック] 化膿促進の
ecsomatics [エクソウメーティクス] 臨床的実験医学 ☆喀痰や尿などを採って実験室で調べる類
ecstasy [エクスタスィ] 恍惚
ecstrophia [エクストろウフィア] 眼瞼外反
ECT 1. (eelcalcitonin /2. (electro-convulsive therapy)
ectad [エクテードッ] 外方へ
ectal [エクタル] 表面的, 外部の
ectasia, ectasis [エクテイズィア, エクタスィス] 拡張, 膨張, 腫脹
 hypostatic — [ハイポウスターティック-] 就下性血管拡張
 papillary — [ペーパラりー-] 乳頭状血管拡張
ectatic [エクテーティック] 膨張の, 伸長の
ecthyma [エクサイマ] 深部膿痂疹
 — gangrenosum [-ギャングれノウサム]

壊疽（えそ）性膿瘡
— simplex [- スィンプレックス] 単純性膿疹＝ e. vulgare
— syphiliticum [- スィフィリカム] 脳瘡性梅毒疹

ecto- [エクトウ-, エクタ-] ☆「外」を表す接頭語

ectoblast [エクタブレースト] 細胞の外膜
ectocardia [エクトウカーディア] 心臓転位
ectocolon [エクトウコウラン] 結腸拡張
ectocolostomy [エクトウ・コロウスタミー] 結腸外造瘻術
ectocornea [エクトウコーニア] 角膜上皮
ectocranial [エクトウクレイニアル] 頭蓋外側の, 頭蓋骨外面の
ectocyst [エクタスィスト] 皮様嚢腫外膜
ectodactylism [エクタデークティリズム] 指欠損
ectoderm [エクタダーム] 外胚葉
ectodermal [エクタダーマル] ＝ ectodermic 外胚葉性の
ectodermoidal [エクトウダーモイダル] 外胚葉様の
ectodermosis [エクトウダーモウスィス] 外胚皮膚症 ☆皮膚または神経のような外胚葉性組織の異常成育
— erosiva pluririficialis [- エロスィーヴァ ブリュリオリフィスィアーリス] 多開口ブびらん性外胚葉症. 多形紅斑の一つ
ectoenzyme [エクトウエンザイム] 細胞外酵素
ectogenous [エクタジャナス] ＝ exoge-nous (細菌や寄生虫における) 体外発育の, 外因の
ectogony [エクタガニー] 胎児が母体に及ぼす影響
ectomia [エクトウミア] 切除, 切断
ectomorphy [エクトウモーフィ] 外胚葉体型, 細長型
-ectomy [エクタミー] ☆「切除」を表す接尾語
ectoneurolysis [エクトウニューらリスィス] 神経外剥離術
ectopagus [エクトウペイガス] 〈pl.ectopagi〉胸壁結合奇形, 胸壁接着双胎児
ectoparasite [エクタパらサイト] 外部寄生体
ectoperitonitis [エクトウペりタナイティス] 外腹膜炎
ectophyte [エクタファイト] 外寄生植物

ectophytic parasite [エクタフィティック パらサイト] 外部寄生植物
ectopia [エクトウピア] 転位, 偏位, 異所
ectopic [エクタビック] 転位の, 偏位の, 異所性の
— calcification [-ケールスィフィケイシャン] 異所性石灰化
— gestation [-ジェステイシャン] 子宮外妊娠
— hormone [- ホーモウン] 異所性ホルモン
— hormone production [- ホーモウンプろダクシャン] 異所性ホルモン産生
— ossification [-アスィフィケイシャン] ＝ heterotopic ossification 異所性化骨
— secretion [-スィクりーシャン] 異所性分泌
ectopism [エクタピズム] 奇行症 ☆風変わりな挙動をする癖
ectoplasm [エクタプレーズム] (アメーバなど原虫類の) 外軟皮膚, 外肉 (細胞内の原形質の外層)
ectoplast [エクタブレースト] ＝ ectoplasm 外形質
ectopy [エクタピー] 転位, 転座
ectoscopy [エクタスカピー] 外診法
ectoskeleton [エクタスケリタン] 外骨格
ectostosis [エクトウストウスィス] 骨外生, 外骨化
ectosuggestion [エクトウサジェスチャン] 外性暗示
Ectothrix [エクタスリックス] 毛外菌属 ☆毛髪の外部に寄生する糸状菌
ectotoxin [エクタタクスィン] 体外毒素 ☆細菌の体外に放出される毒素
ectotrophic [エクタトらフィック] 外生の
ectozoic parasite [エクタゾウイック パらサイト] 外部寄生動物
ectozoon [エクトウゾウアン] 外皮寄生虫
ectro- [エクトろウ-, エクトら-] ☆「先天的欠損」を表す接頭語
ectrodactylia [エクトろウダクティリア] 先天的手指欠損症
ectrodactyly, ectrodactylism [エクトろウダエクティリー] 欠指 (趾) 症
ectrogenic [エクトらジェニック] 形成欠如の
ectromelia [エクトろウミーリア] 無肢症, 奇肢症
ectropic [エクトろウビック] 転位の, 外反の

ectropion [エクトろウピアン] 眼瞼外反
ectropium [エクトろウピアム] 外反症
 — cervicitis [-サーヴィサイティス] 子宮頸管外反症による頸管炎
ectropodism [エクトろウポウディズム] 先天性足指欠損
ectrosis [エクトろウスィス] 堕胎, 流産
ectrotic [エクトらティック] 頓挫的の, 堕胎の
eczema [エクスィマ] 湿疹
 — asthma hay fever complex, EAHD complex [-アズマ ヘイ フィーヴァー カンプレクス] 湿疹, 喘息, 枯草熱症候群
 — callosum [-カロウサム] 胼胝湿疹, 硬化角化した湿疹
 — caloricum [-カロウりカム] 温熱性湿疹
 — crustosum [-クらストウサム] 痂皮性湿疹
 — en plaque [-アン プラーク] 局面性湿疹
 — erythematosum [-エりセマトウサム] 紅斑性湿疹
 — fissum [-フィッサム] 亀裂性湿疹
 — flexuarum [-フレクシュアらム] 屈側部湿疹
 — herpeticum [-ハーペティクム] 疱疹性湿疹
 — hypertrophicum [-ハイパートろフィクム] 肥厚性湿疹
 — intertrigo [-インタートらイゴウ] 間擦性湿疹
 — seborrhoicum [-スィーバろイカム] 脂漏性湿疹
 — squamosum [-スクウェイモウサム] 落屑性湿疹
 — sudaminosum [-スダミノウサム] 汗疹性湿疹
 — sycosiforme [-スィコスィフォーメ] 毛瘡性湿疹
 — unguium [-アングウィアム] 爪甲湿疹
 — universalis [-ユニヴァーサリス] 全身性湿疹
 — vesiculosum [-ヴェズィキュロウサム] 小水疱性湿疹
 — vulgare [-ヴュルガーれ] 尋常性湿疹. 湿疹反応を示す疾患の総称
 — vulgaris [-ヴァルゲイりス] 尋常性湿疹

allergic — [アエラージック-] アレルギー〔性〕湿疹
anal — [エイナル-] 肛門湿疹, 肛囲湿疹
asteatotic — [アスティアトゥティック-] 皮脂欠乏性湿疹
atopic — [エートゥピック-] アトピー性湿疹
dyshidrotic — [デスィドウろウティック-] 異汗性湿疹. 異常発汗による汗疱
erythematous —, — erythematosum [エりセマタス-, -エりセマトウサム] 紅斑性湿疹. 最軽度の湿疹で, 皮膚発赤に軽度の腫脹を生じる
housewife's — [ハウスワイフス-] 主婦湿疹
hyperkeratotic — [ハイパー・ケらトゥティック-] 角化性湿疹
intertriginous —, — intertrigo [インタートりジナス-, -インタートりーゴウ] 間擦性湿疹
lichenoid — [リケノイド-] 苔癬状湿疹
marginated —, — marginatum [マージネイティッド-, -マージネィタム] 頑癬 (がんせん)
nummular —, — nummularis [ナミュラー-, -ナミュラーりス] コイン状湿疹
papular —, — papulosum [パエピャラー-, -パエピロウサム] 丘疹性湿疹
perioral — [ぺりオウラル-] 口囲湿疹
seborrheic —, — seborrhoeicum [スィバりーィック-, -スィバろイクム] 脂漏性皮膚炎
solar —, — solare [ソウラー-, -ソラーれ] 日光皮膚炎
toxic — [タクスィック-] 中毒性湿疹
vaccinated —, — vaccinatum [ヴァクスィネイティッド-, -ヴァクスィネイタム] 種痘性湿疹
vesicular —, — vesiculosum [ヴェジキュラー-, -ヴェジキュロウサム] 小水疱性湿疹
eczematization [エクスィマティゼイシャン] 湿疹化
eczematoid [エクゼマトイド] 湿疹様の
eczematosis [イクズィマトウスィス] 湿疹症
eczematous [エクゼマタス] 湿疹性の
 — dermatitis [-ダーマタイティス] 湿疹様皮膚炎

ED₅₀ (50% effective dose)
edacious [イデイシャス] 食欲の旺盛な, 大食の, 消耗性の
EDC 1. (expected date of confinement) /2. (extensor digitorum communis)
edea, aedea [イーデア] (とくに外部の) 生殖器, 外性器
edeitis, aedeitis [イーディアイティス] 外部生殖器炎
(o)edema [イディーマ] 水腫, 浮腫
— cutis circumscripta acutum [-キューティス サーカムスクリプタ アキュータム] 急性限局性皮膚浮腫
— ex vacuo [-エクス ヴァキュオウ] 真空による浮腫
— frigidum [-フリジダム] 寒冷浮腫
— of glottis [-アヴ グラッティス] 声門水腫
— pulmonum [-パルモナム] 肺水腫
edematization [イディエマティゼイシャン] 水腫化, 浮腫化
edematous [イデマタス] 水腫状の, 浮腫状の
edentulous [イーデンテュラス] 無歯の
edeology [イーディアラジー] 生殖器学, 性器学
edetate, EDTA [エディテイト] = ethylendiaminete traacetic acid エデト酸塩 ☆キレート剤, 金属と結合する
edge [エッジ] 縁, 端
— effect [-イフェクト] 近縁効果 ☆放射線透過が物体の辺縁で不規則になること
edgy [エッジー] かどのある; 鋭い; いらいらした
EDH (extradural hematoma)
EDHF (endothelium-derived hyperpolarizing factor)
edibility [エディビリティ] (食物としての) 適性, 食用価値, 可食性
edible [エディブル] 食用の, 食物として適する
EDIF (epithelium-derived inhibitory factor)
edit [エディット] 編集する
edition [イディシャン] 版
editor [エディター] 編集者
editor-in-chief [エディターインチーフ] 編集長

editorial [エディトーリアル] 編集者論説
EDP (endodiastolic pressure)
edrophonium chloride [エドロウフォウニアム クローらイド] 塩化エドロフォニウム ☆抗コリンエステラーゼ薬, 重症筋無力症診断薬
EDTA (ethylenediaminete traacetic acid)
education [エデュケイシャン] 教育
educt [イーダクト] 遊離体, 抽出物
eduction [イダクシャン] 抽出, 析出, 抽出物, 排気
edulcorant [イダルカラント] 甘味剤
edulcorate [イーダルカれイト] 辛味, 酸味, 渋みなどを除去する, 甘くする
edulcoration [イダルカれイシャン] 酸味 (しぶ味・辛味) の除去, 可溶性物質除去, 甘味
EDV (endodiastolic volume)
Edward's syndrome [エドウァーズ スィンドロウム] エドワーズ症候群 ☆トリソミー18, 頭蓋の小さい異常
EDX (endoxan)
EEG 1. (electroencephealogram) / 2. (electroencephalograph) /3. (electroencephalography)
eel [イール] うなぎ
— calcitonin, ECT [-カルスィトウニン] うなぎカルシトニン
EEM (erythema exsudativum multiforme)
EF (ejection fraction)
efface [イフェイス] 消す
effacement [エフェスマント] 抹殺, 消失; 伸展消失
effect [イフェクト] 結果, 効果, (薬などの) 効能, 感銘, 結果として (変化などを) 生ずる, (目的を) 果たす
Bohr — [ボーアー] ボーア効果. 二酸化炭素分圧 (Pco2) の増加およびpHの低下によるヘモグロビンの酸素親和性減少
Bucky — [バッキー] バッキー効果. バッキー遮光板の効果
bystander — [バイスタンダー] 傍観者効果. 遺伝子治療でみられる現象で, 遺伝子導入した周辺の非導入細胞にまで活性効果を及ぼすこと
cumulative — [キューミャラティヴ] [薬] 蓄積作用, 累加作用
curative — [キュアらティヴ] 治療効果, 治療作用
delayed — [ディレイド-] 遅効

Doppler ― [ダプラー－] ドプラー効果．観測者が波源から遠ざかれば振動数が高くなり，近づけば低くなる現象

local ― [ロゥカル－] 局所作用，局所効果

off ― [オーフ－] オフ効果，刺激終了効果．刺激を遮断した直後に現れる効果

on ― [オン－] オン効果，刺激開始効果．刺激を与えた直後に生じる効果

secondary ― [セカンダりー－] 二次効果，副作用

effective [イフェクティヴ] 有効な
― dose [－ドゥス] 有効量
― half life [－ハーフ ライフ] 有効半減期．実際に半減するに要する時間
― liver blood flow, ELBF [－リヴァー ブラッド フロウ] 有効肝血流量
― renal blood flow, ELBF [－リーナル ブラッド フロウ] 有効腎血流量
― renal plasma flow, ERPF [－リーナル プレーズマ フロウ] 有効腎血漿流量

50% effective dose, ED50 [フィフティ パーセント イフェクティヴ ドゥス] 有効率50％を示す投与量
― power [－パウアー] 有効電力

effectively [イフェクティヴりー] 有効に，有力に，効果的に，実際上

effector [イフェクター] 効果器
― organ [－オーガン] 効果器官

effectual [イフェクチュアル] 効果的な，実効ある

effemination [イフェミネイシャン] 女性化

efferent [エファラント] 輸出の，排出の，導出の，遠心性の
― nerve [－ナーヴ] 遠心性神経

effervescence [エファーヴェッサンス] （化学作用による）沸騰，沸き立ち（泡発溶解現象），泡立ち（作用，状態），興奮

effervescent [エファーヴェッサント] 沸騰性の，気泡を立てさせる
― magnesium citrate [－マグニージアム スィトれイト] クエン酸マグネシウム
― sodium phosphate [－ソウディアム ファスフェイト] 燐酸ナトリウム
― sodium sulfate [－ソウディアム サルフェイト] 硫酸ソーダ

efficacious [エフィケイシャス] 奏功性の，効き目ある

efficacy [エフィカスィ] 効能，効力あること，有効

efficient [イフィシャント] 有効な，有能な，過任の

efflorescent [エフラれッサント] 発疹の，結晶水離脱による粉状化

effluent [エフルアント] 流出の，放出的，（河，湖水などから放出する）放流，下水溜，（工場などからの）放出

effluvium [イフルーヴィアム] 発散気，悪臭呼気，剥離

efflux [エフラクス] 流出

effluxion [エフラクシャン] 早期流産

effort [エフォート] 努力，苦労
― angina [－アンジャイナ] 労作性狭心症
― syndrome [－スィンドロウム] 努力症候群 ☆心臓神経症

effraction [イフらクシャン] 裂開，弱化

effuse [イフューズ] （細菌培養において）拡散させる

effusion [イフュージャン] 滲出，溢出，滲出液

efonidipine hydrochloride [エフォニディピン ハイドろウクローらイド] 塩酸エホニジピン ☆狭心症治療薬，カルシウム拮抗降圧薬

egersis [イガースィス] 不眠，覚醒状態，異常興奮

egest [イジェスト] 排泄

egesta [イジェスタ] 排泄物

EGF（epidermal growth factor）

egg [エッグ] 卵
― nog [－ナッグ] 卵酒
― white [－ホゥァイト] 卵白
― yolk sputum [－ヨウク スピュータム] 卵黄痰
fertilized ― [ファーティライズド－] 受精卵

egg-shell [エッグ シェル] 卵殻

eglandular [イグランデュラー] 無腺の，腺欠如の

ego [イーゴウ] 自我

egobronchophony [イーゴウブランカファニー] 気管支山羊音

egocentric [イーゴウセントリック] 自己中心性の

egoism [エゴイズム] 利己主義

egoist [エゴイスト] 利己主義者，自我主義者，自己主義者

egomania [イーゴウメイニア] 自己優越症，独善的

egophony [イガファニー] 山羊音

egotism［エゴウティズム］自己中心主義，自分勝手
egotropic［イーゴウトらピック］自己本位の，自己中心の
egregorsis［エグれゴースィス］不眠症
Egyptian bath［イジプシャン バス］エジプト風呂
Ehlers-Danlos syndrome［エーラーズ ダンロス スィンドろウム］エーラース・ダンロス症候群 ☆弾性線維の異常のため過度伸展が起こる
ehrlichiosis［アーリキオウスィス］エールリヒア症 ☆リッケッチアのエールリヒアによる発熱
Ehrlich's reagent［アーリクス りエイジャント］エールリッヒ試薬，ジアゾ試薬
Ehrlich's side-chain theory［アーリクス サイド-チェイン スィーアりー］エールリッヒ側鎖説 ☆免疫的細胞融解を説明する仮説
eiconometer［アイカナミター］アイコノメーター ☆顕微鏡下物の大きさを計る器具
eicosanoic acid［アイコウサノウイック エーサッド］エイコサン酸 ☆アラキドン酸由来の有機酸で生理活性をもつ
eicosanoid［アイコウサノイド］エイコサノイド ☆アラキドン酸由来の生物活性物質
eidetic［アイデティック］直視像の，直観像の，直観者
eidoptometry［アイダプタミトりー］視力測定法
eikonometer［アイカナミター］アイコノメーター
eilema［アイリーマ］腹痛，疝気，差し込み
eiloid［アイロイド］コイル状の
Eimeria［アイミーりア］アイメリア属，球虫属
— clupearum［-クルペアーらム］ニシン球虫
— gubleri［-ギュブレーり］グブレル球虫
— sardinae［-サーディーネ］イワシ球虫
einsteinium, Es［アインスタイニアム］アインシュタイニウム（元素）☆原子量252
eisanthema［エイサンサマ］粘膜疹
Eisenlohr's syndrome［アイゼンローアズ スィンドろウム］アイゼンローア症候群 ☆球麻痺の一種，全身倦怠，四肢脱力，構音障害を示す

Eisenmenger complex［アイゼンメンガー カンプレクス］アイゼンメンガー症候群 ☆心室中隔欠損，大動脈右房転位，右室肥大をみる先天性心疾患
eisodic［アイサディック］輸入の，求心性の
eisoptrophobia［アイサプトろウフォウビア］鏡恐怖症
eispasis［アイスペイスィス］薬疹
eispn(o)ea［アイスニーア］吸入，吸気
EJ（elbow jerk）
ejaculate［イジャキュレイト］突然叫ぶ，射精する
ejaculatio praecox［イジャキュレイシオウ プリーカックス］早漏，早期射精
ejaculation［イジャキュレイシャン］射精
  extravaginal —［イクストらヴェージナル-］腟外射精
  precocious —, premature —［プりコウシャス-, プりマテュアー-］早発射精，早漏（propermia）
ejaculator［イジャキュレイター］射出筋
ejaculatory duct［イジャキュラタりー ダクト］射精管
eject［イジェクト］放射する，排出する
ejecta［イジェクタ］喀出物，排泄物
ejection［イジェクシャン］喀出，喀出物
  — fraction, EF［-フらクシャン］駆出分画
  — murmur［- マーマー］駆出性雑音
  — time, ET［- タイム］駆出時間
  systolic —［スィストゥりック-］収縮期駆出
ejector［イジェクター］排出器，放出器，放射管，放射排気器
EKC（epidemic keratoconjunctivitis）
EKG（electrokardiogram）
ekphorize［エクファらイズ］連想する，喚気する，記憶再生
elaborate［イラバれイト］苦心の，精巧な，念入りに作る，複雑なものを作り出す
  — new method［-ニュー メサッド］新しい方法を考案・発見する
elaboration［イラバれイシャン］入念，苦心，加工，生産
elaioma［イレイオウマ］油腫
elaiometer［イレイアミター］油脂比重計
elaiopathy［イレイアパスィー］脂肪浮腫
elapse［イレープス］（時が）経過する，経つ，過ぎ去る
elasmobranch［イーラスマブらンク］板鰓類
elastance［イレースタンス］エラスタンス，

elastase ～ electrocoagulation

弾性
- **elastase** [イレースティス] エラスターゼ, 弾性線維分解酵素 ☆抗高脂血症薬, 血管代謝改善薬
- **elastic** [イレースティック] 弾性の, 伸縮自在の
  - — bandage [-バンディジ] 弾力包帯
  - — constant [-カンスタント] 弾性定数
  - — fibrodysplasia [-ファイブろウディスプレイズィア] 弾性線維異形成
  - — hysteresis [-ヒスタりースィス] 弾性永続歪 ☆弾性によって起こり永続する歪
  - — instability [-インスタビラティ] 弾性不安定性
  - — limit [-リミット] 弾性限界
  - — tension [-テンシャン] 弾力
  - — tissue [-ティシュー] 弾力性組織
  - — traction [-トれークシャン] 弾性牽引
- **elasticity** [イラスティスィティ] 弾力性
- **elastin** [イレースティン] エラスチン, 弾性素
- **elastolysate** [イレースタリセイト] 弾力線維溶解物
- **elastometer** [イレースタミター] 弾力計
- **elastopathy** [イレースタパスィ] 弾力線維欠乏
- **elastose** [イレーストウス] エラストース ☆アルブモーゼの一種
- **elastosis** [イレーストウスィス] 弾力線維症
  - — dystrophica [-ディストろウフィカ] 異栄養性弾力線維症
- **elation** [イレイシャン] 意気高揚, 得意
- **elbow** [エルボウ] 肘
  - — jerk, EJ [-ジャーク] 肘反射
  - — joint [-ジョイント] 肘関節
- **elcatonin** [エルカトウニン] エルカトニン ☆うなぎカルシトニン誘導体, 骨粗鬆症の治療に使う
- **elcosis** [エルコウスィス] 潰瘍形成
- **elderly** [エルダリー] 年を取った ☆元来中年ということであるが, だいたい70歳代が標準
  - — primigravida [-プリミグらーヴィダ] 高年初産婦
- **eleclecticism** [イレクレクティスィズム] 折衷学派 ☆いろいろの意見のよいところをとる立場
- **elective** [イレクティヴ] 選択的な
  - — lymph node dissection [-リンフ ノウド ディセクシャン] 選択性リンパ腺切除
  - — surgery [-サージャりー] 選択的手術
- **Electra complex** [イレクトら カンプレックス] エレクトラコンプレックス ☆父に対する愛情と母に対する憎悪をもつ娘の精神症候群
- **electric** [イレクトリック] = electrical 電気の
  - — burn [-バーン] 電気熱傷
  - — capacity [-ケーペースィティ] 電気容量, 静電容量
  - — cautery [-コータりー] 電気焼灼(しゃく)器
  - — charge [-チャージ] 電荷
  - — circuit [-サーキット] 電流回路
  - — conductivity [-カンダクティヴィティ] 導電率
  - — countershock [-カウンターシャック] 電気カウンターショック, 直流電撃療法
  - — drill [-ドリル] 電気ドリル
  - — polarization [-ポウラライゼイシャン] 電気分極
  - — power [-パウアー] 電力
  - — quantity, Q [-クウァンティティ] 電気量
  - — surgery [-サージャりー] 電気外科
- **electro-** [イレクトロウ-, イレクトら-] ☆「電気」を表す接頭語
- **electroalgomexer** [イレクトロウエールガグらム] 痛電計
- **electrobiology** [イレクトろウバイアラジー] 電気生物学
- **electrocardiogram, ECG** [イレクトろウカーディアグらム] = elektrokardiogram, EKG 心電図
- **electrocardiograph** [イレクトろウカーディアグらフ] 心電図計
- **electrocardiography** [イレクトろウカーディアグらフィ] 心電図記録法
- **electrocatalysis** [イレクトろウカテーリスィス] 電気触媒
- **electrocautery** [イレクトろウコータりー] 電気焼灼法
- **electrochemistry** [イレクトらケミストリー] 電気化学
- **electrocision** [イレクトろウスィジャン] 電気切開
- **electrocoagulation** [イレクトろウコウアギュレイシャン] 電気凝固法

electrocochleography ～ electropositive

electrocochleography [イレクトろウカクリアぐらフィ] 蝸電図法 ☆第8脳神経の活動電位

electroconductivity [イレクトろ・カンダクティヴィティ] 電気電導性；導電率

electrocontractility [イレクトろ・カントロクティリティ] 電気収縮性

electroconvulsive therapy, ECT [イレクトろウカンヴァルスィヴ セらピー] 電気刺激痙攣療法

electrocution [イレクトろキューシャン] 電気死刑, 電気殺害

electrode [イレクトろウド] 電極, 導子
— potential [－ポウテンシャル] 電極電位

electrodermogram [イレクトろダーマグラム] 皮膚電気抵抗図, 皮膚電位図

electrodynamics [イレクトろウダイネーミクス] 電気力学

electroencephalogram, EEG [イレクトろウエンセファラグラム] 脳波

electroencephalograph [イレクトろウエンセファラグらフ] 脳波計 EEG

electroencephalography [イレクトろウエンセファラグらフィ] 脳波記録法 EEG

electroenterostomy [イレクトろウエンタらスタミー] 電気外科的腸造瘻術

electrogastrogram [イレクトろゲーストろグラム] 胃筋電図

electrogram [イレクトろグラム] 電気図

electrohemostasis [イレクトろウヒーマスタスィス] 電気止血法

electrokinetic [イレクトろウカイネティク] 静電気学的の

electrokymography [イレクトろウカイマグらフィ] 心運動撮影法

electrolysis [イレクトろリスィス] 電解, 電気分解

electrolyte [イレクトろライト] 電解質

electrolytic [イレクトろリティック] 電解の

electrolyze [イレクトろウライズ] 電解する

electromagnet [イレクトろメーグニット] 電磁石

electromagnetics [イレクトろマグネティクス] 電磁作用, 電磁気学

electromechanical [イレクトろウミカニカル] 電気機械的の
— force [－フォース] 電気機械力

electrometry [イレクトろミトりー] 電力測定, 電圧計測

electromicrography [イレクトろウマイクろグらフィ] 電子顕微鏡撮影法

electromotive [イレクトろウモウティヴ] 電動の, 起電の, 動電の
— force, EMF [－フォース] 起電力

electromyogram, EMG [イレクトろウマイアグらム] 筋電図

electromyograph [イレクトろウマイアグらフ] 筋電計

electromyography, EMG [イレクトろウマイアグらフィ] 筋電図記録法

electron, E [イレクトろン] 電子, エレクトロン
— capture detector [－キャプチャーディテクター] 電子捕獲式発見器
— collision [－コウリジャン] 電子衝突
— isomer [－アイサマー] 電子異性体
— microscope [－マイクろスコウプ] 電子顕微鏡
— microscopy [－マイクろスカピー] 電子顕微鏡観察法, 電子顕微鏡検査法
— shell [－シェル] 電子殻
— spin resonance [－スピン れザナンス] 電子スピン共鳴

electronegative [イレクトろウネガティヴ] 陰電気の

electronic [イレクトろニック] 電子の

electronics [イレクトろニクス] 電子工学

electronization [イレクトろニゼイシャン] 電子照射

electronmicrogram [イレクトろンマイクろグらム] 電子顕微鏡像

electronystagmogram, ENG [イレクトろウニスタグマグらム] 電気眼振図

electronystagmography [イレクトろウニスタグマグらフィ] 電気眼振記録法

electro-oculogram, EOG [イレクトろウーアキュラグらム] 電気眼球図

electrophobia [イレクトろフォウビア] 電気恐怖症

electrophoresis [イレクトろウファりースィス] 電気泳動

electrophoretic mobility [イレクトろフォれティック モウビリティ] 電気泳動移動度

electrophoretogram [イレクトろウファれタグらム] 電気泳動図

electrophysiology [イレクトろウフィズィアらジー] 電気生理学

electropolar [イレクトろウポウラー] 電気極性の

electropositive [イレクトろパズィティヴ] 陽電気の

electropyrexia ～ eliminate

electropyrexia [イレクトろウパイれクスィア] 電気発熱療法 ☆電流により体温を上昇させること

electroretinogram, ERG [イレクトろれティナグラム] 網膜電気図

electrosalivogram [イレクトろサライヴァグラム] 唾液腺電図

electroshock, ES [イレクトろシャック] 電気ショック療法

electrostatic [イレクトらスタティック] 静電の
— **capacity, K** [-キャパスィティ] 静電容量

electrostatics [イレクトろステーティックス] 静電気学

electrostethography [イレクトろステサグらフィ] 電気聴診法

electrostimulation [イレクトろウスティミュレイシャン] 電気刺激装置

electrosurgery [イレクトろウサージャりー] 電気外科手術

electrosynthesis [イレクトらスィンスィスィス] 電気合成

electrotaxis [イレクトらタクスィス] 電流の影響による細胞運動,走電性

electrothanasia [イレクトろウサネイスィア] 感電死

electrotherapeutics [イレクトろウセらピューティックス]＝electrotherapy 電気治療学,電気療法

electrothermal [イレクトらサーマル] 熱および電気の,電熱の

electrotome [イレクトろトウム] 電気メス

electrotomy [イレクトらタミー] 熱電気切開術

electrotonic [イレクトらタニック] 電気緊張性

electrotonus [イレクトろウトウナス] 電流による神経または筋肉の変化,電気緊張

electrotropism [イレクトらトろウピズム]＝eletrotaxis 走電性,向電性

electrovagogram [イレクトらヴェイガグラム] 電気迷走神経図

electrovection [イレクトろウヴェクシャン] 電気的透徹法

electrovert [イレクトろウヴァート] 電気刺激する

electuary [イレクチュアりー] 舐め薬,舐剤

element [エリマント] 元素

elemental [エリメンタル] 元素の
— **analysis** [-アネーりスィス] 元素分析

elementary [エリメンタりー] 基本の,初歩の,元素的
— **analysis** [-アネーラリスィス] 元素分析
— **body** [-バディ] 基本小体
— **composition** [-カンパズィシャン] 元素組成

eleoma [エリオウマ] 油腫

eleometer [エリアミター] 油脂比重計

eleomyenchysis [エリオマイエンキスィス] 油剤筋肉内注射,パラフィン注入造形術

eleopathy [エリアパスィ]＝elaiopathy 油症

eleoptene [エリアプティーン] エレオプテン ☆揮発性の液体成分

eleotherapy [エリアセらピー] 油剤治療

eleothorax [エリオウソーらックス] 油剤胸腔注射

elephantiasis [エリファンタイアスィス] 象皮症 ☆リンパ管閉塞による皮膚硬化
— **cruris** [-クるーりス] 下腿象皮症
— **dura** [-デューら] 硬性象皮症
— **filariensis** [-フィラりエンスィス] フィラリア性象皮病.バンクロフト糸状虫感染による象皮病
— **mollis** [-モーりス] 軟性象皮症
— **scroti** [-スクろウタイ] 陰嚢象皮症
— **telangiectodes** [-ティランジエクトウディーズ] 末梢血管拡張性象皮症

lymphangiectatic — [リンファンジエクテーティック-] リンパ管拡張性象皮病

elephantoid [エリファントイド] 象皮症様の

elevate [エリヴェイト] 上げる,登用する,(心を)高尚にする

elevated scapula [エリヴェイティッド スキャピュラ] 肩甲骨高位症

elevation [エリヴェイシャン] 上昇,挙上,高位

elevator [エリヴェイター] 起子,エレベーター
— **disease** [-ディズィーズ] 昇降機病 ☆エレベーター運転手の心臓病,塵肺病

elicit [イリスィット] 得る,引き出す

eligible [エリジャブル] 適する,適している

eliminant [イリミナント] 除去促進の,除去促進剤

eliminate [イリミネイト] 除去する,排出する

274

elimination [イリミネイシャン] 除去，排出
eliminative [エリミナティヴ] 排出の；排泄の
　— process [-プロウセス] 排出過程
eliminator [イリミネイター] 除去物，排除器
elinguation [エリンギュエイシャン] 舌切除術
eliquation [イリクウェイシャン] 溶解分離
ELISA (enzyme-linked immuno-sorbent assay)
elixir [イリクサー] エリキジール剤，仙丹 ☆芳香性興奮剤
　— of iron, quinine and strychnine phosphates [-アヴ アイアン，クウァイナイン アンド ストリクニン ファスフェイツ] 鉄・キニーネおよび燐酸ストリキニンのエリキジール剤
ellipsis [イリプスィス] 省略症 ☆自分の経歴を省略すること
ellipsoid [エリプソイド] 楕円体，楕円
ellipsoidal joint [イリプソイダル ジョイント] 楕円関節
elliptical [イリプティカル] 楕円形の
　— cone [-コウン] 楕円錐
elliptocyte [イリプタサイト] 楕円形赤血球
Ellis-Damoiseau's curve [エリス-ダモイソーズ カーヴ] エリス・ダモアソー曲線 ☆肋膜腔内貯留液体の上縁を示す
Ellis-van Creveld disease [エリス-ヴァン クれヴェルド ディズィーズ] エリス・ヴァンクレベルド病 ☆多指症軟骨異形成を伴う先天性心疾患
elongate [イーロンゲイト] 延長する，伸長する，伸長した
elongation [イーロンゲイシャン] 延長，伸長，伸長状態
eluate [エリュエイト] 溶出物，溶出液
elucidate [イリュースィデイト] (事柄，記述を) 明らかにする
elude [イルード] 避ける，逃げる
elurophobia [イーリュロウフォウビア] 恐猫症
elusive [イルースィヴ] 逃げやすい
　be — [ビー-] (症状，原発巣などが) 隠れたままである，見つかりにくい，眼を逃れる
elute [エリュート] 溶出する
elution [イリューシャン] 溶出
elutriation [イリュートりエイシャン] 傾瀉選別，ふるい ☆物質を粉砕してその比重によって分別する方法
elytra [エリトら] 腟
elytritis [エリトらイティス] 腟炎
elytoro- [エリトロウ-，エリトら-] ☆「腟」を表す接頭語
elytrocele [エリトらスィール] 腟ヘルニア
elytroclasia [エリトロウクレイズィア] 腟破裂
elytrocleisis [エリトロウクライスィス] 腟閉鎖
elytronitis [エリトロウナイティス] 腟炎，被膜炎
elytrophyma [エリトらフィーマ] 腟腫瘍，腟腫脹
elytroplasty [エリトらプレースティ] 腟形成術
elytroptosis [エリトらプトウスィス] 腟壁下垂
elytrorrhagia [イリートられイジア] 腟出血
elytrorrhaphy [エリトろーらフィ] 腟壁縫合術
elytrorrh(o)ea [エリトらリーア] 腟性帯下
elytrostenosis [エリトロウスティノウスィス] 腟狭窄
elytrotomy [エリトらタミー] 腟切開
EM 1.(endometrium)/2.(erythromycin)
emaciate [イメイシエイト] 衰弱させる
emaciated [イメイシエイティッド] 衰弱した
emaciation [イメイシエイシャン] やせ，やつれ，瘠痩
emaculation [イマキュレイシャン] (顔のあざなどを) 除く
emagram [エマグらム] 断熱図
emanate [エマネイト] 発生する，(光・熱・音・蒸気などが) 発散する
emanation [エマネイシャン] 放射，放射物，エマナチオン
emanative [エマネイティヴ] 流出的，発生的性質の，発散性の，放射性の
emanatorium [エマナトーりアム] エマナチオン治療院
emancipation [イマンスィペイシャン] 解放
emanotherapy [イマナセらピー] 放射能療法
emasculation [イマスキューレイシャン] 去勢，睾丸ならびに陰茎切断
EMB (ethambutol)
Embadomonas [エンバダマナス] エンバドモナス属
　— intestinalis [-インテスティネイリス] 腸エンバドモナス
embalm [エンバーム] 死体を香詰めにし

embalming ～ emergency

て保存する，ミイラ化する；永く後世に伝える；香気を与える

embalming [エンバーミング] （死体の）防腐処置，防腐，保存

embalmment [エンバームマント] 外傷防腐処置

embarrassed [エンベーらスト] 戸惑う，恥ずかしい

embarrassing [エンベーらスィング] 厄介な，困った　恥かしい

Embden-Meyerhof pathway [エンブダン-マイヤーホフ ペーズウェイ] エムデン・マイエルホフ経路　☆好気性エネルギー代謝経路

embed [エンベッド] 包埋する

embedding [エンベッディング] 組織固定，包埋　☆（組織学において）パラフィンやセイロジンを組織内に流入させて，組織切片用に便にすること

embolalia [エムボレイリア] ＝ embololalia（冗語挿入症）

embolectomy [エンボレクタミー] 塞栓切除術

embolic [エンバリック] 塞栓の
— **infarct** [-インファークト] 塞栓性梗塞
— **thrombus** [-スらンバス] 塞栓性血栓症

embolism [エンボリズム] 塞栓症

embololalia [エンボロウレイリア] 語句挿入症

embolus [エンバラス] 塞栓

embrasure [エンブれイジャー] （歯の）傾斜面

embrocate [エンブロウケイト] （疾患部に薬液を）塗擦する，塗布する，温蒸する

embrocation [エンブロウケイシャン] 湿布，湿布剤，外用塗擦薬

embrynectomy [エンブりネクタミー] （子宮外妊娠における）胎芽切除

embryo [エンブりオウ] 胚（胚子，胚芽），妊娠第4月以内の胚子，動物の受胎した胎芽
— **transfer** [-トらンスファー] 胚芽移植　☆人工妊娠法の一つ

embryocardia [エンブりオウカーディア] 胎児心音，胎児調律

embryoctony [エンブりアクタミー] 殺胎術

embryogenesis [エンブりアジェニスィス] 胚芽発生

embryogeny [エンブりアジェニー] 胚子成育，受胎

embryoid [エンブりオイド] 胎児様の

embryologist [エンブりアラジスト] 胎生学者，発生学者

embryology [エンブりアラジー] 胎生学，発生学

embryoma [エンブりオウマ] 胚芽腫（奇形腫）

embryonal connective tissue [エンブらイアナル カネクティヴ ティシュー] 胎児結合組織

embryonic [エンブりアニック] 胚子の，胎児の

embryonization [エンブりアニゼイシャン] 胚組織化　☆組織の胎子型に退行

embryopathia [エンブりアペースィア] 胎芽病
— **diabetica** [-ダイアベティカ] 糖尿病性胎芽病
— **rubeolosa** [-るーベアロウザ] 麻疹性胎芽病

embryopathic disorder [エンブりアペースィック ディスオーダー] 胎児疾患による異常

embryotocia [エンブりオウトウシア] 流産，堕胎

embryotomy [エンブりアタミー] 切胎術　☆摘出するために胎児破壊

embryotoxicity [エンブりオウタクシスィティ] 胎芽毒性，胎児毒性　☆胎芽に対する毒性

embryulcus [エンブりアルカス] 死胎児摘出具，切胎用鉗子

emedastine [イメデースティン] エメダスチン☆抗アレルギー薬，ヒスタミンH_1拮抗薬，発作誘発物質の遊離阻害薬

emerge [イマージ] 出現する，新事実などが現れる

emergence [イマージャンス] 出現
— **of head** [-アヴ ヘッド] 胎児出現．胎児の頭が母体の腟を通過して現れること

emergency [イマージャンスィ] 脱出，突発事故，応急の，緊急の際の，救急の
— **case** [-ケース] 救急例
— **clinic** [-クリニック] 救急外来
— **cricothyreotomy** [-クらイコウサイれオウタミー] 救急輪状甲状腺軟骨間（気管）切開術
— **department** [-ディパートメント] 救急部門
— **entrance** [-エントらンス] 救急入口

emergency ～ emphysematous

― hospital [－ハスピトル] 救急病院
― laparotomy [－レーパラタミー] 救急開腹術
― room [－るーム] 救急室
― service [－サーヴィス] 救急診療
― surgery [－サージャリー] 救急外科
― ward [－ウォード] 救急病室

emergent [イマージャント] 突発的の，事故的の
― colonoscopy [－コウラナスカピー] 救急結腸鏡

emerging infection [イマージング インフェクシャン] 新興感染症

emesis [エミスィス] 嘔出，嘔吐
― basin [－ベイスン] 嘔吐物盆

emetic [イメティック] 催吐剤，吐剤
― tartar [－ターター] 吐酒石

emeticology [イメティカラジー] ＝emetology 嘔吐学，吐剤学

emetine [エミティン] エメチン ☆吐剤

emetocatharsis [エミトウカサースィス] 吐瀉，吐き下し

EMF (electromotive force)
EMG 1. (electromyogram) /2. (electromyograph) /3. (electromyography)

EMI scan [エミスキャン] エミスキャン，初期のコンピュータ式断層撮影法

emiction [イミクシャン] 利尿，尿意頻数，放尿

emictory [イミクタリー] 利尿性の，利尿剤

emigration [エミグれイシャン] 滲出，転移
eminence [エミナンス] 突起，隆起
eminent [エミネント] 傑出した
eminentia [エミネンシア] 突起，隆起
― acustica [－アクースティカ] 聴神経核隆起
― capitata [－カピタータ] 骨頭隆起
― hypoglossi [－ハイポウグラッスィ] 舌下神経核隆起
― jugularis [－ジャギュラーリス] 頸静脈隆起
― lateralis [－ラタらーリス] 外側隆起 ☆環状軟骨と甲状軟骨前面角と関節による隆起
― medialis [－ミーディアーリス] 第四脳室内側隆起

emissary [エミサリー] 導出部，輸出孔
emission [イミッシャン] 射出，精漏，放出
― CT, ECT [－スィーティー] エミッションCT

emissive power [イミッスィヴ パウアー] 放射能

emit [イミット] (光，熱，蒸気などが)発出する，射出する

emmenagogic [イメナゴウギック] 月経を促す，経通性の

emmenagogue [イミーナガグ] 催経薬，催経剤，月経促進薬

emmenia [イメニア] 月経 menstruation
emmenic [イメニック] 月経の
emmenin [イメニーン] エメニン ☆卵巣刺激胎盤ホルモン

emmeniopathy [イメニアパスィ] 月経異常
emmenology [イミナラジー] 月経学
emmetrope [エマトろウプ] 正視眼者
emmetropia, E [エマトろウピア] 正視眼
emmetropic [エマトろピック] 正視眼の
emollient [イマリアント] 軟化させる，緩和する，(皮膚の)軟化，粘滑剤，(内用の)刺激緩和剤

emorfazone [イモーファゾーン] エモルファゾン ☆塩基性非ステロイド消炎鎮痛薬

emotion [イモウシャン] 感情，熱情，感激
emotional [イモウシャナル] 感情的，感動的

emotive [イモウティヴ] 感情的な
emotivity [イモウティヴィティ] 感情反応能力，感動性

empathy [エンペースィ] 感情移入
emphasis [エンファスィス] 重要さ，強調
emphasize [エンファサイズ] 強調する，力説する

emphractic [インフれークティック] 毛孔閉塞性の，皮膚分泌阻止性の，(皮膚)分泌阻止剤

emphysema [エンフィスィーマ] 気腫，肺気腫
― conjunctivae [－カンジャンクティーヴェ] 結膜気腫
― palpebrarum [－パルピーブれイらム] 眼瞼気腫

emphysematous [エンフィスィマタス] 気腫状の
― cholecystitis [－コウリスィスタイティス] 気腫性胆嚢炎
― pyelonephritis [－パイアロウニフらイティス] 気腫性腎盂炎 ☆ E. coli, Klebsiella pneumoniae, proteus mirobilis などによる
― vaginitis [－ヴァジナイティス] 気腫性

腔炎

empiric [エンピリック] 経験的の, 経験者, 山師医者

empirical [エンピリカル] 経験的, 経験主義の, 藪医者的, 経験上の
— **medicine** [-メディスィン] 経験医学

emplastic [インプレースティック] 粘着性の

emplastrum [インプレーストラム] 硬膏
— **adhaesivum** [-アドヒースィヴァム] 絆創膏
— **medicinalis** [-ミディスィナーリス] 薬剤硬膏
— **protectivum** [-プらテクティヴァム] 被覆硬膏
— **vesicatorium** [-ヴェスィカトーりアム] 発疱膏

emprosthotonos [エムプろウスサトウナス] 前方反張 (episthotonos). 破傷風にみられる筋強直性痙攣と体幹, 頭部が前屈

emprosthotonus [エンプらスサタナス] 前彎痙攣

empty [エンプティ] 空の, 空虚な, 空の物, 空にする, 河が海に注ぐ
— **handed** [-ハンディッド] 徒手で, 空手で
— **sella** [-セラ] トルコ鞍空虚
— **sella syndrome** [-セラ スィンドろウム] 鞍空虚症候群

emptysis [エンプタイスィス] 喀血

empyema [エンパイーマ] 蓄膿症, 膿胸
— **articuli** [-アーティキュライ] 関節膿瘍
— **frontale** [-フらンターレ] 前頭洞蓄膿症
— **maxillaris** [-マクスィラーリス] 上顎洞蓄膿症
— **necessitatis** [-ニセスィタティス] 胸壁穿孔性膿胸

empyesis [エンパイースィス] 膿疹, 虹乳畜膿

emulgent [イマルジェント] 排液法, 排出管, 排出機能促進剤

emulsifiable [イマルスィファイアブル] 乳化可能の, 乳化できる

emulsification [イマルスィフィケイシャン] 乳状化, 乳剤化

emulsify [イマルスィファイ] 乳状にする

emulsion [イマルジャン] エマルジョン, 乳剤, 乳濁液

emulsionize [イマルショナイズ] 乳酸化する

emulsive [イマルスィヴ] 乳剤質の, 乳状化性のある, 乳剤化的

emulsoid [イマルソイド] 乳濁質

emusculate [イマスキュレイト] 無筋の

EN (erythema nodosum)

en bloc [アン ブロック][F] 一塊として, 全体に

enable [イネイブル] 叶えさせる, (〜することを) 可能にする

enact [イネークト] 法律化する, (法を) 制定する, 設ける

enalapril maleate [イネーラプリル マレイト] マレイン酸エナラプリル ☆降圧薬, アンジオテンシン変換酵素阻害薬

enamel [イネーマル] エナメル, ほうろう質
— **column** [-カラム] エナメル柱
— **cuticle** [-キューティクル] エナメル質表面被膜
— **fiber** [-ファイバー] エナメル線維

enameloma [イナマロウマ] エナメル腫

enanthem [イナンセム] 〈pl. enanthemata; enanthems〉粘膜疹, 内疹

enanthema [イナンスィーマ] 内発疹, 粘膜疹

enanthrope [イナンスろウプ] 内因病

enantiolalia [イナンティアレイリア] 逆語症

enantiomer [イネーンティオマー] 鏡像異性体 (enantiomorph)

enantiomerism [イナンチオメりズム] 鏡像異性

enantiomorphism [イナンティオウモーフィズム] 鏡像異性の, 左右結晶体

enantiopathy [イナンティアペースィ] 反対症, 拮抗症

enarthrosis [エナースろウスィス] 球窩関節, 球状関節

encanthis [エンケーンスィス] 涙阜病, 眼角贅肉増殖

encapsulate [エンケープスュレイト] 被包する

encapsulation [エンケープスューレイシャン] 包埋, 被包

encase [インケイス] 箱に入れる, (箱で) 包装する, 包む, 覆う

enc(o)elialgia [エンスィーリエールジア] 腹部内臓痛

enc(o)elitis [エンスィーライティス] 腹部内臓炎

encephalalgia [エンセファレールジア] 頭痛

encephalatrophic [エンセファラトろフィック] 脳萎縮の

encephalic [エンスィフェーリック] 脳髄の
— **arachnoid** [-アれークノイド] 脳くも膜

encephalitis [エンセファライティス] 脳炎
— **epidemica** [-エピデミカ] 流行性脳炎
— **hemorrhagica** [-ヒーマらジカ] 出血性脳炎
— **lethargica** [-レサージカ] 嗜眠性脳炎
— **periaxialis diffusa** [-ぺりアクスィアリス ディフューザ] びまん性軸索周囲脳炎
— **postvaccinalis** [-パストヴァクスィネイリス]〔予防〕接種後脳炎, ワクチン接種後脳炎；種痘後脳炎. 痘瘡予防接種に続発する脳炎
— **subcorticalis chronica** [-サブコーティカリス クろュニカ] 慢性皮質下脳炎

encephalo- [エンセファロウ-, エンセファラ-]
☆「脳髄」を表す接頭語

encephalocele [エンセファラスィール] 脳ヘルニア

encephalomalacia [エンセファロウマレイシア] 脳軟化症

encephalomeningitis [エンセファロウメニンジャイティス] 脳髄膜炎

encephalomeningocele [エンセファロウミニンガスィール] 脳髄脳膜瘤

encephalomyelitis [エンセファロウマイアライティス] 脳脊髄炎

encephalon [インセファラン] 脳髄, 大脳

encephalopathy [エンセファラパスィ] 脳疾患, 脳症
alcoholic — [アルコホーリック-] アルコール性脳症
Leigh's — [リーズ-] リー脳症. 小児の亜急性壊(え)死性脳症
punch-drunk — [パンチードらンク-] ボクサー脳症 = boxer's dementia (ボクサー痴呆)
saturnine — [サターニン-] 鉛脳症, 鉛脳障害
spongiform — [スパンジフォーム-] 海綿状脳症
Wernicke-Korsakoff — [ワーニッケ-コるサコフ-] ヴェルニッケ脳症

encephalorrhagia [エンセファラれイジア] 脳出血

encephalosepsis [エンセファラセプスィス] 脳敗血症

encephalospinal [エンセファロウスパイナル] 脳脊髄の

encephalothlipsis [エンセファロウスリプスィス] 脳圧迫

encephalotomy [エンセファラタミー] 脳解剖, 脳切開

encheiresis [エンカイリースィス] (ブジー, 消息子などの) 操作, 挿入法

enchondral [エンカンドラル] 軟骨内の
— **dysostosis** [-ディサストウスィス] 軟骨内異骨症
— **ossification** [-アスィフィケイシャン] 軟骨内化骨

enchondroma [エンカンドろウマ] 真性軟骨腫

enchondromatosis [エンカンドろウマトウスィス] 内軟骨腫症

enchondrosarcoma [エンカンドろウサーコウマ] 軟骨肉腫

enchondrosis [エンカンドろウスィス] 軟骨発生, 軟骨腫発生

enchylema [エンカイリーマ] 細胞原形質液

enchyma [エンカイマ] 体液, 組織液

enclave [エンクレイヴ] 包入物, 包埋されている

enclitic [エンクリティック] 斜位の

encliticism [エンクリティスィズム] 斜位 ☆胎児の骨盤内での位置

enclose [エンクロウズ] 囲む, 包む

enclosed [エンクロウズド] 封入した

enclosure [エンクロウジャー] 封入物

encode [インコウド] 暗号化する ☆DNA配列を決める

encoding [エンコウディング] コード化, 符号化 (coding)

encolpism [エンカルピズム] 腟坐薬挿入, 経腟用剤

encompass [エンカンパス] 包む, 包含する

encopresis [エンカプリースィス] 遺糞症, 大便失禁. 小児が糞便を精神的原因により失禁すること

encounter [エンカウンター] 出会う

encroachment [エンクろウチメント] 侵入, 侵害, 侵食；蚕 (さん) 食像

encrust [エンクらスト] 外皮状または皮殻状をなして覆う, 被せる, (固まって) 外殻 [状物] を形成する

encrustment [エンクらストメント] 皮殻形成, 外皮層

encumber [エンカンバー] 阻害する, 邪魔

encyesis 〜 endocarditic

する，厄介ものとなる
encyesis [エンサイイースィス] 正常妊娠
encyprate [エンサイプれイト] エンシプラート ☆抗うつ剤
encyst [エンスィスト] 嚢（または胞）に包む
encystation [エンスィステイシャン] 被嚢形成，被胞過程
encysted [エンスィスティッド] 被嚢した，被胞した
— **pleurisy** [-プルーりスィ] 嚢胞胸膜炎
end [エンド] 終末，末端，目的
— **artery** [-アータりー] 終末動脈，終動脈
— **bud** [-バッド] ＝ end bulb 神経末梢球
— **lobe** [-ロウブ] （脳の）後葉
— **organ** [-オーガン] 終末器官
— **organ failure** [-オーガン フェイりャー] 終末器官障害
— **plate** [-プレイト] （運動神経の）終板，脊椎の終板，運動神経末端盤
— **stage** [-ステイジ] 末期
end-bearing socket [エンドーベアりング サキット] 末端負荷ソケット
Endamoeba [エンダミーバ] エンドアメーバ属 ☆アメーバの一種
— **hystolytica** [-ヒストりティカ] アメーバ赤痢の原因アメーバ
— **nana** [-ナーナ] ナナ赤痢アメーバ
endangeitis, endangiitis [エンダンジアイティス, エンダンジアイティス] 血管内膜炎
endangium [エンダンジアム] 血管内膜
endaortitis [エンダオータイティス] 大動脈内膜炎
endarterectomy [エンダーティれクタミー] 動脈内膜切除術
endarteritis [エンダーティらイティス] ＝ enoarteritis 動脈内膜炎
end-diastolic [エンドーダイアストーリック] 拡張終期の
— **blood volume** [-ブラッド ヴォりューム] 拡張終（末）期血液量
endeavo(u)r [インデヴァー] 努力，力強い試み，尽力する
endeictic [エンダイクティック] 徴候の，症状の
endemic [エンデミック] 地方流行の，地方流行病
— **goiter** [-ゴイター] 地方病性甲状腺腫
— **hematuria** [-ヒーマチューりア] 地方性血尿
— **neuritis** [-ニューらイティス] 地方病性神経炎
— **treponematosis** [-トれポウニーマトウスィス] 地方病性梅毒性トレポネマ感染症
endemicity [エンディミスィティ] ＝ endemism 地方［的］流行
endemiology [エンディミアラジー] 地方流行病学，風土病
endemo-epidemic [エンディモウ エピデミック] 流行性地方病
endepidermis [エンデピダーミス] 表皮内層
endergonic [エンダーガニック] エネルギー吸収性の
endermatic [エンダーメーティック] ＝ endermic 真皮の
endermic [エンダーミック] 真皮吸収性の
endermism [エンダーミズム] 皮下注射法
endermosis [エンダーモウスィス] 薬剤皮内注射，粘膜疱疹
enderon [エンダらン] 真皮
ending [エンディング] 終末，末端，最後
endo- [エンドウー, エンダー] ☆「内」を表す接頭語
endoabdominal [エンドウ・アブダミナル] 腹内の
endoaneurysmorrhaphy [エンドウ・エーニューりスマらフィー] 動脈瘤縫縮術．動脈瘤の嚢を開いて，その瘤壁を折り曲げ，縫合し，内腔をほぼ正常の大きさにする手術
endoangiitis [エンドウ・アンジアイティス] 血管内膜炎
endoappendicitis [エンドウ・アペンディサイティス] 虫垂粘膜炎
endoarteritis [エンドウ・アーティらイティス] 動脈内膜炎
endoblast [エンダブレースト] 細胞核
endobronchitis [エンドウ・ブランカイティス] 気管支上皮炎
endocardiac [エンドウ・カーディアック] ＝ endocardial 心臓内の
endocardial [エンドカーディアル] 心内の；心内膜の
endocardial murmur [エンダカーディアル マーマー] 心臓内膜雑音
endocarditic [エンドウカーディティック] 心内膜炎の

endocarditis 〜 endometrial

endocarditis [エンドウカーダイティス] 心内膜炎
— lenta [ーレンタ] 亜急性心内膜炎 ☆streptococcus viridansによる慢性心内膜炎
— simplex [ースィンプレックス] 単純性心内膜炎
Libman-Sacks — [リブマン-サェックスー] リブマン-サックス心内膜炎, 非定型いぼ状心内膜炎
prosthetic valve —, PVE [プロスセティック ヴェールヴー] 人工弁心内膜炎
endocardium [エンドウカーディアム] 心内膜
endocavitary [エンドケーヴィタリー] 空洞内の
endocervicitis [エンドウサーヴィサイティス] 子宮頸内膜炎
endochondral [エンダカンドラル] 軟骨内の
endocolitis [エンドウコウライティス] 大腸粘膜炎
endocolpitis [エンドウカルパイティス] 膣粘膜炎
endocomplements [エンドウカンプリマント] 細胞内補体
endocranitis [エンドウクれイナイティス] 硬膜炎
endocrine [エンダクらイン] 内分泌の
— control [ーカントろウル] 内分泌調節
— function [ーファンクシャン] 内分泌機能
— glands [ーグランズ] 内分泌腺
— organs [ーオーガンズ] 内分泌器官
endocrinologist [エンドウクりナラジスト] 内分泌学者, 内分泌専門医
endocrinology [エンドウクりナラジー] 内分泌学
endocrinopathic [エンドウクりナペースィック] 内分泌腺疾患の
endocrinopathy [エンドウクりナパスィ] 内分泌疾患
endocytosis [エンドサイトースィス] エンドサイトーシス. 種々の物質を細胞内に取り込む作用
endodermal [エンドウダーマル] = endodermic 内胚葉の, 内皮性の
endodermoreaction [エンドダーマ・りエークシャン] 皮内反応
endodiastolic [エンドウダイアスタリック] 拡張終期
— pressure, EDP [ープれッシャー] 拡張終末期圧
— volume, EDV [ーヴァリューム] 拡張終期容量
endodontia [エンダダンシア] = endodontology 歯内療法学
endodontitis [エンドウダンタイティス] 歯髄炎
endodontology [エンドウダンタラジー] 歯内療法学
endoenzyme [エンドウエンザイム] 細胞内酵素
endoesophagitis [エンドウイーサファジャイティス] 食道粘膜炎
endogamy [エンダガミー] 配偶子接合 ☆同一祖先に属する細胞による
endogastritis [エンドウガストらイティス] 胃粘膜炎
endogenous [エンダジャナス] 内因の, 内原の
— depression [ーディプれッシャン] 内因性抑うつ
— fecal calcium [ーフィーカル ケールスィアム] 内因性糞便中カルシウム ☆消化液などに排泄されたカルシウム
— infection [ーインフェクシャン] 内因的伝染
— pyrogen, EP [ーパイらジャン] 内因性発熱物質
endognathia [エンダグネイスィア] 顎狭小症
endolabyrinthitis [エンドウラビリンサイティス] 膜迷路炎
endolaryngeal [エンドウラリンジアル] 喉頭内の
Endolimax nana [エンドウリマックス ナーナ] 矮小アメーバ
endolymph [エンダリンフ] 内リンパ
endolymphangeal [エンドウリンファンジアル] リンパ管内の
endolymphatic duct [エンダリンフェーティック ダクト] 内リンパ管
endolysin [エンドウライスィン] 白血球溶菌素
endolysis [エンダライスィス] 細胞原形質溶解
endomastoiditis [エンダマストイダイティス] 乳様突起洞炎
endomenix [エンドウメニクス] 内髄膜
endometrial [エンドウミートリアル] 子宮内膜の
— carcinoma [ーカースィノウマ] 子宮内

膜癌
endometriosis［エンドウミートりオウスィス］子宮内膜症
— externa［-イクスターナー］ 外性子宮内膜症
endometritis［エンドウミトらイティス］ 子宮内膜炎
— decidualis［-ディスィデュアリス］＝deciduae 脱落膜性子宮内膜炎
— necroticans［-ネクらティカンス］ 壊死性子宮内膜炎
endometrium, EM［エンドウミートりアム］ 子宮内膜
endomorphism［エンドウモーフィズム］ 自己準同形，内胚型
endomorphy［エンドウ・モーフィー］ 内胚葉性体型
endomycosis［エンドウ・マイコウスィス］ 鵞口瘡
endomyocarditis［エンドウマイオウカーダイティス］ 心筋内膜炎
endomysium［エンドウミスィアム］ 筋線維内鞘
endonephritis［エンドウニフらイティス］ 腎盂炎
endoneurium［エンドウニューりアム］ 神経線維鞘
endoneurolysis［エンドウ・ニューろウリスィス］ 神経内剥離
endonuclear［エンドゥ・ニュークリアー］ 核内の，核内にある
endonuclease［エンドウニュークリエイス］ エンドヌクレアーゼ ☆RNAまたはDNAを分子内部で切断する酵素．核酸分解酵素
endonucleolus［エンドウニューク リーアラス］ 核小体内
endo-osseous implant［エンドウーアスィアス インプラント］ 骨内インプラント
endoparasite［エンドウペーらサイト］ 内部寄生虫
endopathic［エンドウペイスィック］ （病原の）内部性，内発生，内因性
endopathy［エンダペースィ］ 内因性の病気
endoperiarteritis［エンドウペりアーティらイティス］ 動脈内膜周囲炎
endopericarditis［エンドウペりカーダイティス］ 心膜心内膜炎
endoperimyocarditis［エンドウペりマイオウカーダイティス］ 心膜心内膜心筋炎
endoperineuritis［エンドウペりニューらイティス］ 神経線維鞘内鞘炎
endoperitonitis［エンドウぺりトウナイティス］ 腹腔漿膜炎
endophlebitis［エンドウフリバイティス］ 静脈内膜炎
endophytic parasite［エンダフィテック パらサイト］ 内部寄生性生物
endoplasm［エンダプレーズム］ 細胞原形質中央部，内質
endoplast［エンダプレースト］ 細胞核
endorhinitis［エンドウらイナイティス］ 鼻腔粘膜炎
endorphin［エンドーフィン］ エンドルフィン ☆内因性モルヒネ様物質
endorse［エンドース］ （書状などに）裏書きする，（人の説などを）確認する
endorsement［エンドースマント］ 裏書
Endo's medium［エンドウズ ミーディアム］ 遠藤培養基
endosalpingitis［エンドウサルピンジャイティス］ 卵管内膜炎
endoscope［エンダスコウブ］ 直達鏡，内視鏡
endoscopic［エンダスカピック］ 内視鏡的
— echography［-エカグらフィ］ 内視鏡的超音波法
— magnetic resonance imaging［-メーグネティック れザナンス イミジング］ 内視鏡的核磁気共鳴画像法
— operation, — surgery［-アパれイシャン，-サージャりー］ 内視鏡下手術
— pancreaticocholangiography, EPCG［-ペーンクりアティコウ・コウランジアグらフィ］ 内視鏡的膵胆管造影
— polypectomy［-パリペクタミー］ 内視鏡的ポリープ摘除
— retrograde cholangiography, ERC［-れトらグれイド コウランジアグらフィ］ 内視鏡的逆行性胆管造影（撮影）〔法〕
— retrograde cholangiopancreatography, ERCP［-れトらグれイド コランギアパンクりアトゥグらフィー］ 内視鏡的逆行性胆〔管〕膵管造影（撮影）〔法〕
— retrograd cholangiopancreatography, ERCP［-れトらグれイド コウランジオウパンクりアタグらフィ］ 内視鏡的逆行性胆道膵管造影法
— retrograde cholecystography［-れトらグれイド コウリスィスタグらフィ］ 内視鏡的逆行性胆嚢造影法

endoscopic 〜 enfold

— retrograde sphincterotomy, ERS [-れトログレイド スフィンクタろァタミー] 内視鏡性逆行性括約筋切断術

— ultrasonography, EUS [-アルトら・サナグらフィー] 超音波内視鏡検査

endoscopy [エンダスカピー] 内視鏡検査法

endoskeleton [エンダ・スケラトン] 内骨格．高等動物の骨や軟骨をいう．これに対し甲殻類などの殻を外骨格（exosleleton）という

endosmosis [エンダズモウスィス] 内方浸透

endosteal [エンダスティアル] 骨内膜の

— hyperostosis [-ハイパらスト**ウ**スィス] 骨内骨過剰形成

endosteoma [エンドウスティ**オ**ウマ]＝endostoma 骨内膜腫

endosteum [エンダスティアム] 骨内膜

endothelial [エンドウス**ィ**ーリアル] 内皮の

— dependent relaxing factor [-ディペンダント りラクスィング フェークター] 内皮依存性血管弛緩因子

— tissue [-ティシュー] 内皮組織

endothelin [エンドウス**ィ**ーリン] エンドセリン ☆血管内皮から分泌され血管を収縮させる物質

endothelioangiitis [エンダスィーリア・エーンジャイティス] 内皮血管炎

endothelioma [エンドウスィーリ**オ**ウマ] 内皮腫

endotheliomyoma [エンドウスィーリオウマイ**オ**ウマ] 内皮筋腫

endothelium [エンドウス**ィ**ーリアム] 内皮

— derived growth factor, EDGF [-ディらイヴド グらウス フェークター] 内皮由来成長因子

endothermic [エンドウ**サ**ーミック] [化] 吸熱的の，吸熱に関する→exothermic

endothoracic [エンドウ**ソ**ーらスィック] 胸 [郭] 内の

Endothrix [エンダスりックス] 毛内糸状菌属

endotoscope [エン**ド**ウタスコウプ] 耳直達鏡

endotoxin [エンドウ**タ**クスィン] 菌体内毒素

— shock [-ショック] 菌体内毒ショック

endotracheal [エンドウト**れ**イキアル] 気管内の

— intubation [-インテュ**ベ**イシャン] 気管内挿管

endotrypsin [エンダト**り**プスィン] 酵母トリプシン

endovenitis [エンドウヴィー**ナ**イティス] 静脈内膜炎

endow [イン**ダ**ウ] 財産を贈る，賦与する，授ける

end-systolic [エンド-スィスト**ゥ**リック] 収縮終（末）期の，収縮末期の

end-to-end anastomosis [エンド-トゥ-エンド アネースタ**モ**ウスィス] 端々吻合

end-to-side anastomosis [エンド-トゥ-**サ**イド アネースタ**モ**ウスィス] 端側吻合

endurable [インデュ**ア**らブル] 耐え得る，耐え得べき

endurance [イン**デュ**アらンス] 忍耐，辛抱，持続，耐久性

endure [インデュア] （病苦などに）耐える，持ちこたえる，持続する

enechema [エニ**キ**マ] 耳鳴

enecia [イニーシア] 持続熱

enema [エニマ] 浣腸，注腸

barium —, BE [ベァりアム-] バリウム注腸，造影注腸 [法]

cleaning — [クリーニング-] 腸洗浄

glycerin — [グリセリン-] グリセリン浣腸

nutrient — [ニュートりアント-] 栄養浣腸，滋養浣腸

purgative — [パーガティヴ-] 下剤浣腸

enemator [エニ**メ**イター] 浣腸器

enepidermic [エニピ**ダ**ーミック] 外用剤の経皮吸収，経皮的

energetic [エナー**ジェ**ティック] = energetical 精力的な，活気に満ちた，精力の旺盛な

energetics [エナー**ジェ**ティクス] エネルギー学

energometer [エナー**ガ**ミター] エネルギー測定計，脈拍計

energy [エナージー] エネルギー，勢力，熱力

— metabolism [-ミ**タ**ボリズム] 新陳代謝エネルギー

enervate [エナーヴェイト] 衰えさせる，弱める

enervation [エナー**ヴェ**イシャン] 神経衰弱，衰弱，神経除去

enfeeble [インフィーブル] 弱める，弱々しくする

enflurane [エンフルれイン] エンフルラン ☆全身麻酔薬，ハロゲン化エーテル製剤

enfold [エン**フォ**ウルド] 包む，覆う，抱く

enforce [エンフォース] 実施する，強要する，強く主張する
enforced [エンフォースド] 強制的
enforcement [エンフォースマント] （法令などの）施行，実施，強要
ENG 1. (electronystagmogram) /2. (electronystagmograph) /3. (electronystagmography)
engage [エンゲイジ] （言質を）入れる，約束する，契約する，従事させる，引き受ける
engagement [エンゲイジマント] 約束，婚約，嵌入
Engelman's disease [エンガルマンズ ディズィーズ] エンゲルマン病☆進行性骨幹過骨症
English disease [イングリッシュ ディズィーズ] イギリス病 ☆くる病，梅毒
engorge [エンゴージ] むやみに詰め込む，（血液，分泌物などの）うっ積
engorged [エンゴージド] 充血した，うっ血した，うっ積した
engorgement [エンゴージマント] 充血，うっ血，腫脹
engraft [エングれーフト] （接ぎ穂を）挿入する，（心に思想，主義，徳などを）植え付ける
engraving [エングれイヴィング] 彫刻
enhancer [エンヘーンサー] エンハンサー．近接遺伝子の転写を顕著に促進する真核細胞のシスエレメント（DNA塩基配列の同側鎖上にある転写調節領域）
enhydrous [エンハイドロス] （結晶において）含水の
enigma [エニグマ] 謎
enissophobia [エニサフォウビア] 非難恐怖症
enkephalin [エンケファリン] エンケファリン ☆ペンタペプチドの内因性モルフィン様物質で脳内に見出される．メトエンケファリン，ロイエンケファリン，プロエンケファリンがある
enlarge [エンラージ] 大きくする，拡げる，拡がる，詳述する
enlargement [エンラージマント] 増大，拡大，腫腸
enliven [インライヴィン] 活気を添える，（人に）元気をつける
enneurosis [エニューろウスィス] 神経支配，神経分布
ennui [アーンウィー] [F] 倦怠，退屈
enocitabine [エノーサイタビン] エノシタビン ☆抗悪性腫瘍薬，代謝拮抗薬

enology [エーナラジー] ブドウ酒学
enomania [イーノウメイニア] （酒の）飲み過ぎ，渇酒症，アルコール性精神病，振戦せん妄
enophthalmos [イナフサルマス] 眼球陥没
enorchia [イノーキア] 潜睾，潜状睾丸
enorganic [エノーゲーニック] 有機体固有の，有機体生来の
enormity [イノーマティ] 巨大さ，莫大
enormous [イノーマス] 巨大な
eNOS (endothelial nitric oxide synthase)
enosimania [エノウスィメイニア] 戦慄性恐怖症 ☆常に恐怖のために震えている
enostosis [エナストウスィス] 内骨症
enoxacin, ENX [エナクサスィン] エノキサシン ☆ニューキノロン系抗生物質，アキレス腱炎に用いる
enrich [エンリッチ] 富ませる，濃厚にする，（地味を）肥やす
enrichment [エンリッチマント] 豊かにすること，強化，濃縮
enroll [インろウル] 登録する
ensiform [エンスィフォーム] 剣状の
ensisternum [エンスィスターナム] 胸骨軟骨の剣状突起
enstrophe [エンストらフィ] 内皮，内翻
ensue [エンシュー] 後から起こる，次いで来る，従う
ensuing [エンシューイング] 次の，続く，結果として続く
ENT (ear nose throat clinic)
entamebiasis [エンタミーバイアスィス] アメーバ症
Entamoeba [エンタミーバ] アメーバ属
— **coli** [- コウリ] 大腸アメーバ
— **gingivalis** [- ジンジヴァーリス] 歯肉アメーバ
— **histolytica** [- ヒスタリティカ] 赤痢アメーバ
entangle [エンテーングル] もつれさせる，（陥穽などに）陥らせる
entasia [エンテイズィア] 強直性痙攣
entecephalic [エンティスィフェリック] 脳内性の感覚 ☆外界性でないこと
enter [エンター] 〜に入る，（刺などが）入り込む，（団体・会などに）入会する，挿入する
enteradenitis [エンタらディナイティス] 腸腺炎
enteral [エンタラル] 腸内の，経腸の

enteralgia [エンタらルジア] 腸痛
enteratrophia [エンタトろウフィア] 腸萎縮
enterauxe [エンタろークスィ] 腸壁肥厚
enterectasis [エンタれクタスィス] 小腸部拡張
enterectomy [エンタれクタミー] 腸切除
enterelcosis [エンタれルコウスィス] 腸潰瘍
enteremia [エンテリーミア] 腸内充血
enteric [エンテリック] 腸の
 ― coated tablet [― コウティド タブレット] 腸衣錠
 ― cytopathogenic human orphan virus [サイトウパサジェニック ヒューマン オーファン ヴァイらス] = echo virus エコーウイルス
 ― fever [― フィーヴァー] 腸熱, 腸チフス
enteric-coated [エンテリック-コウティッド] 被包錠の. 腸内で溶解するようにカプセルに包んである錠剤
enteritic [エンタりティック] 腸炎の
enteritis [エンタらイティス] 腸炎
 ― anaphylactica [― アナフィれークティカ] アナフィラキシー性腸炎
 ― apostematosa [― アパスティマトーサ] 化膿性腸炎
 ― colostralis [― カラストらーリス] 初乳性腸炎
 ― follicularis [― ファリキュラーリス] 濾胞性腸炎
 ― membranacea, membranous [― メンブらーナセア, メンブれイナス] 膜様腸炎 → acute fibrinous e.
 ― nodularis [― ナデュラーりス] 結節性腸炎
 necrotizing ― [ネクらタイジング-] 壊(え)死性腸炎
entero- [エンタろウー, エンタら-] ☆「腸」を表す接頭語
enteroanastomosis [エンタろウアネースタモウスィス] 腸吻合術
Enterobacter [エンタらベークター] エンテロバクター属
Enterobius vermicularis [エンタろウビアス ヴァーミキュラーりス] 蟯虫
enteroblast [エンタらブレースト] 腸胚葉
enterobrosia [エンタろウブろウズィア] 腸穿孔
enterocele [エンタらスィール] 腸ヘルニア, 脱腸

enterocentesis [エンタろウセンティースィス] 腸穿刺
enteroceptive [エンタろウセプティヴ] 内受容性, 内感受性
 ― impulses [― インパルスィス] (神経の)内臓性刺激(複)
enterocholecystostomy [エンタろウ・コウリスィスタスタミー] 腸胆嚢吻合術
enterocinesia [エンタろウスィニースィア] 腸蠕動
enteroclysis [エンタらクリスィス] 高位浣腸法 ☆小腸まで到達させるため
enteroclysis [エンタらクリスィス] 浣腸, 注腸
enteroclyster [エンタらクリスター] 浣腸
Enterococcus [エンタらカッカス] 腸球菌
enterocoele [エンタろスィール] 腸体腔
enterocolectomy [エンタろウコウレクタミー] 小腸結腸切除術 ☆小腸と大腸の切除
enterocolitis [エンタろウコウライティス] 小腸結腸炎
enterocyst [エンタらスィスト] 腸嚢腫
enterocystocele [エンタらスィスタスィール] 腸膀胱ヘルニア
enterodynia [エンタらディニア] 腸痛
enteroenterostomy [エンタろウエンタらスタミー] 小腸間吻合
enterofetive [エンタろウフィーティヴ] 内奏効性, 内反応性
enterogastritis [エンタろウゲーストらイティス] 胃腸炎
enterogastrone [エンタろウゲーストろウン] エンテロガストロン ☆腸から分泌され胃液分泌を抑制する物質
enterogenous [エンタらジャナス] 腸原発の, 腸由来の
enteroglucagon [エンテロゥグルーカガン] 腸〔性〕グルカゴン, エンテログルカゴン
enterograph [エンタらグらフ] 腸運動記録器
enterohemorrhage [エンタろウヒーマりジ] 腸出血
enterohepatic circulation [エンタろウヒペーティック サーキュレイシャン] 腸肝循環
enterohydrocele [エンタろウハイドらスィール] 腸水瘤ヘルニア
enteroidea [エンタろイディア] 腸性熱
enterokinase [エンタろウカイネイス] エンテロキナーゼ ☆腸活素
enterokinesia [エンタろウカイニースィア] 腸運動機能, 蠕動機

enterolith [エンタらりス] 腸結石，糞石
enterology [エンタらラジー] 腸学，腸論
enterolysis [エンタらリシス] 腸癒着剥離術
enteromalacia [エンタろウマレイシア] 腸壁軟化症
enteromenia [エンタろウミーニア] （月経の）代償性腸出血
enteromerocele [エンタろウミーらスィール] 大腿［腸］ヘルニア
Enteromonas hominis [エンタらモナス ホウミニス] ヒトエンテロモナス
enteromycosis [エンタろウマイコウスィス] 腸真菌症
enteron [エンタらン] 腸，腸管
enteroneuritis [エンタろウニューらイティス] 腸神経炎
enteronitis [エンタろウナイティス] 小腸炎
enteroparalysis [エンタろウパれーリスィス] 腸麻痺
enteroparesis [エンタろウパりースィス] 腸不全麻痺
enteropathic [エンタろウペースィック] 腸疾患の
 — arthropathy [-アースらパスィ] 腸疾患による関節症
enteropathogenic [エンタろウパサジェニック] 腸病原性の
 — E. coli, EPEC [-イー コウらイ] 腸病原性大腸菌
enteropathy [エンタらパスィ] 腸疾患
enteropexia [エンタろペクスィア] 腸固定術
enteroplegia [エンタろウプリージア] 腸麻痺
enteroplexy [エンタらプレクスィ] 腸結合術
enteroproctia [エンタろプらクシア] 人工肛門，腸瘻孔
enteroptosis [エンタらプトウスィス] 腸下垂症
enteroptycia [エンタらプティスィア] ＝ enterptychy 腸襞形成術
enterorrhagia [エンタろれイジア] 腸出血
enterorrhexis [エンタられクスィス] 腸破裂
enterosarcoma [エンタろウサーコウマ] 腸肉腫
enteroscope [エンタらスコウプ] 腸鏡
enterosepsis [エンタらセプシス] 腸腐敗中毒血，腸性敗血症
enterospasm [エンタらスペーズム] 腸痙攣
enterostenosis [エンタろウスティノウスィス] 腸狭窄

enterostomy [エンタらスタミー] 腸瘻管形成術，腸瘻造設術
enterotome [エンタらトウム] 腸切開刀
enterotomy [エンタらタミー] 腸切開術
enterotoxemia [エンタろウタクスィーミア] エンテロトキシン血症，腸毒素血症
enterotoxin [エンタらタクスィン] 腸毒素
 — induced diarrhea [-インデューストダイアりーア] エンテロトキシンによる下痢 ☆コレラなど
enterotropic [エンタらトらピック] 向腸性
enterotyphus [エンタろウタイファス] 腸チフス熱
enterovirus infection [エンタろウヴァイらス インフェクシャン] エンテロウイルス感染症
enterozoon [エンタろウゾウン] 腸寄生虫
enterprise [エンタープらイズ] 企画，大計画，企業心
entertain [エンターテイン] （人を）もてなす，慰める，興を添える
entertainment [エンターテインマント] 余興，娯楽
enthelminth [エンセルミンス] 腸内寄生虫
enthesis [エンスィースィス] 埋植，腱付着部 ☆欠損組織補充に無機的物質を用いること
enthesopathy [エンスィサパスィ] 腱付着部症
enthlasis [エンスラスィス] 頭骨の陥没粉砕骨折
entirely [エンタイアリー] 全然，もっぱら，ひたすら
entity [エンティティ] 実在物，存在単位，実体
ento- [エントウー，エンタ-] ☆「内」「内側」を表す接頭語
entoblast [エンタブレスト] 内胚芽
entocele [エンタスィール] 内部ヘルニア，内臓の病的転移
entochoroidea, entochorioidea [エントウコーろイディア，エントウコーりオイディア] （眼の）脈絡膜内板
entocinerea [エントウスィニーりア] 灰白内板 ☆脳および脊髄の腔周辺部に当たる
entocondyle [エンタカンディル] 内顆
entocornea [エントウコーニア] 内角膜（デスメ膜）
entocuneiform [エントウキューニーイフォーム] （足の）内側楔状骨
entocyte [エンタサイト] 細胞内容物 ☆核・核小体・顆粒体など

entoderm [エンタダーム] 内胚葉
entogastric [エンタゲーストリック] 胃内の
entomarginal [エンタマージナル] 内部縁側の
entome [エントウム] 尿道狭窄切開器
entomere [エンタミアー] エントメール ☆哺乳類胎生学において卵の受胎細胞の中心部内となる板
entomiasis [エンタマイアスィス] 昆虫による病気
entomology [エンタマラジー] 昆虫学
entomophagous [エンタマファガス] 昆虫を食べる，食虫性の
entomophilous [エンタマフィラス] 虫媒の
entomophobia [エンタモウフォウビア] 昆虫恐怖症
entonia [エントウニア] 緊張，強直
entoperipheral [エンタペりフェラル] 内部性，中心性
entophthalmia [エンタサルミア] 眼球内炎
entophyte [エンタファイト] （細菌のような）体内植物性寄生体
entopic [エンタピック] 正常位置の
entoptic [エンタプティック] 眼内の
— phenomenon [-フィナミナン] 内視現象
entoptoscope [エンタプタスコウプ] 眼内鏡
entoptoscopy [エンタプタスカピー] 眼内検査法
entoretina [エンタれティナ] 網膜内層
entorrhagia [エンタれイジア] 内出血
entostosis [エントウストウスィス] 軟骨内骨形成，骨内膜増殖症
entotic [エンタティック] 耳内の
entozoic [エントウゾウイック] 体内寄生虫類の，体内寄生虫による
— parasite [-パらサイト] 内部寄生動物
entozoon [エントウゾウアン] 体内寄生虫
entrails [エントれイルズ] 腹部内臓
entrapment neuropathy [エントれーメントニューらパスィ] 絞扼性神経障害
entropion [エントろウピアン] = entropium （眼瞼）内反
entropium [エントろゥピアム] 内反．組織の一部が内方に転位または回転すること
entropy [エントろピー] エントロピー ☆熱力学上の関数
entrust [エントらスト] 託する，預ける，任せる

enucleate [イニュークリエイト] 明らかにする，（腫瘍などを）摘出する，核出する
enucleation [イニュークリエイシャン] 核摘出術，眼球摘出術，摘出
enula [イーニュラ] 歯肉内面
enumerate [イニューマれイト] 数え上げる，列挙する
enuresis [イニュりースィス] 夜尿症（寝小便），遺尿症
— diurna [-ダイアーナ] 昼間遺尿症（不随意排尿）
— nocturna [-ナクターナ] 夜尿症
envenomation [エンヴェナメイシャン] 動物性毒物中毒
environment [エンヴァイらンマント] 環境，周囲の影響
environmental [エンヴァイらンメンタル] 環境の，周囲の
— assessment [-アセスマント] 環境予知，環境アセスメント
— destruction [-ディストらクシャン] 公害，環境破壊
— deterioration [-ディティアリアれイシャン] 環境悪化
— factor [-フェークター] 環境因子
— medicine [-メディスィン] 環境医学
— pollution [-パルーシャン] 環境汚染
— Pollution Prevention Act [-パルーシャン プりヴェンシャン エックト] 公害対策基本法
environs [インヴァイらンス] 包囲，環境
envisage [インヴィジズ] 直視する；観察する；（予後などを）予測する；想像する
enzootic [エンゾウアティック] 家畜地方病の，動物地方病の
enzyme [エンザイム] 酵素
— kinetics [-キネティクス] 酵素力学
— linked immunosorbent assay, ELISA [-リンクト イミューノウソーバント アッセイ] 酵素結合免疫検定法
— reaction [-りエークシャン] 酵素反応
— worker's lung [-ウァーカーズ ラング] 酵素作業者の肺
enzymology [エンザイマラジー] 酵素学
enzymopathy [エンザイマパスィ] 酵素異常，酵素異常症
enzymuria [エンザイミューりア] 酵素尿症
EOA (esophageal obturator airway)
EOG (electro-oculogram)

EOM (extraocular movement)
eonism [イーアニズム] 男性の衣裳倒錯症 ☆男性が女性の着物を着ること
eosin [イーアスィン] エオジン, エオシン (染料)
eosinocyte [イーアスィナサイト] エオジン嗜好性細胞, 好酸球
eosinopenia [イーアスィノウピーニア] エオジン嗜好性細胞減少症, 好酸球減少症
eosinophil [イーアスィナフィル] ＝ eosinophilous エオジン好性の, 好酸球の
eosinophilia [イーアスィナフィリア] エオジン細胞増殖, 好酸球増加症
eosinophilic [イーアスィナフィリック] 好酸球性
— fascitis [-ファサイティス] ＝ Shulman's syndrome 好酸球性筋膜炎
— leukocyte [-リューカサイト] エオジン好性白血球
— myelocyte [-マイアラサイト] エオジン好性骨髄細胞
— pneumonia [-ニューモウニア] 好酸球性肺炎
— syndrome [-スィンドロウム] 好酸球増多症候群
EP 1. (endogenous pyrogen) /2. (epilepsy)
epactal [イペークタル] 過剰の, 挿間の; 挿間骨. 頭頂間骨, あるいは縫合のような骨
epalrestat [エパルれスタート] エパルレスタット ☆糖尿病性神経症治療薬, アルドース還元酵素阻害薬
eparsalgia [エパーセールジア] 過労痛
EPCG (endoscopic pancreaticocholangiography)
EPEC (enteropathogenic E. coli)
epencephalon [エパンセファラン] 上脳, 小脳
ependyma [エペンディマ] 脳室上皮, 上衣脳室, 脳室被膜
— layer [-レイアー] 上衣層
ependymitis [エペンディマイティス] 脳室上衣炎
ependymocyte [エペンディマサイト] 脳室上衣細胞
ependymoma [エペンディモウマ] 脳室衣腫, 上衣腫
eperisone hydrochloride [エペりソーン ハイドロウクローらイド] 塩酸エペリゾン ☆中枢性筋弛緩薬
ephamony [エファーマニー] 環境調和性
ephebiatrics [エフィービエートりックス] 青年期医学
ephebic [イフィービック] 春期発動期の, 思春期の, 若年の
ephebogenesis [イフィーバジェニスィス] 思春期の体型変化
ephebology [イフィーバラジー] 思春期学
ephedrine hydrochloride [エファドりーン ハイドロウクローらイド] 塩酸エフェドリン ☆β刺激気管支拡張薬
ephemera [イフェメラ] 一過性事象
ephemeral [イフェマるル] 一過性の, 一時期性の, 臨時の, 短時間の
— fever [-フィーヴァー] 一過熱, 一時熱
— pneumonia [-ニューモウニア] 一過性肺炎
ephidrosis [エフィドろウスィス] 多汗症
epi- [エピ] ☆「上」を表す接頭語
epiblast [エピブレースト] 上胚葉
epicanthus [エピケーンサス] 眼内角の贅皮 ☆鎌状皮膚皺襞
epicardia [エピカーディア] 食道下部, 噴門上部
epicardiolysis [エピカーディアりスィス] 心外膜剥離術
epicardium [エピカーディアム] 心外膜
epicele [エピスィール] 第四脳室
epicerebral [エピセりブラル] 脳髄上皮の, 脳外の
epicondyle [エピカンダイル] 上顆
epicondylitis [エピカンディライティス] 上顆炎
epicondylus [エピカンディラス] 上顆
— fibularis [-フィビュラーりス] 腓骨上顆
— radialis [-れイディエイりス] 橈骨上顆
— tibialis [-ティビエイりス] 脛骨上顆
— ulnaris [-アルナりス] 尺骨上顆
epicranium [エピクれイニアム] 頭蓋外被
epicrisis [エピクらイスィス] 分利後症, 二次的分利
epicritic [エピクりティック] (温度および触覚に対して) 判別性の, 断定的の ☆皮膚の感覚神経に関する
— sensation, — sensibility [-センセシャン, -センスィビリティ] 識別性感覚,

触覚，温度の微小な変化の判別に関与する皮膚神経のもつ感覚
epicystic［エピスィスティック］膀胱上の
epicystotomy［エピスィスタタミー］高位膀胱切開術
epicyte［エピサイト］細胞壁，上皮細胞，外膜細胞
epidemic［エピデミック］流行の，流行病の
— **catarrhal icterus**［-カターらル イクタラス］流行性カタル性黄疸
— **cerebrospinal meningitis**［-セリブろウスパイナル メニンジャイティス］流行性脳脊髄膜炎
— **disease**［-ディズィーズ］流行病
— **encephalitis**［-エンセファらイティス］流行性脳炎
— **hemorrhagic fever**［-ヒーマらジック フィーヴァー］流行性出血熱
— **hepatitis**［-ヘパタイティス］流行性肝炎
— **keratoconjunctivitis, EKC**［-ケラトウカンジャンクティヴァイティス］流行性角結膜炎
— **parotitis**［-パろウタイティス］流行性耳下腺炎，おたふくかぜ
— **pleurodynia**［-プルーろディニア］流行性胸膜痛 ☆コクサキー・ウイルスによる感染
epidemicity［エピデミスィティ］流行性
epidemiologic［エピディーミアラジック］流行病学の，疫学の
epidemiologist［エピディーミアラジスト］流行病学者，疫学者
epidemiology［エピディーミアラジー］流行病学，疫学
epiderma［エピダーマ］表皮性増殖
epidermal［エピダーマル］表皮の，表面の
— **burn, EB**［-バーン］表皮火傷，1度火傷
— **growth factor, EGF**［-グろウス フェークター］上皮成長因子
epidermalization［イピダーマライゼイシャン］表皮化，表皮化生
epidermatoplasty［エピダーマタプラスティ］表皮移植術
epidermic［エピダーミック］表皮の
epidermis［エピダーミス］表皮
epidermodysplasia［エピダーモウディスプレイズィア］表皮異形成，表皮発育異常
epidermoid［エピダーモイド］類表皮の，表皮細胞腫
— **cyst**［-スィスト］類表上皮嚢腫
epidermolysis［エピダーマリスィス］表皮剥離
— **bullosa**［-ブロウサ］表皮水疱症
— **bullosa dystrophica**［-ブロウサ ディストろウフィカ］栄養障害性表皮水疱症
— **bullosa hereditaria**［-ブロウサ ヘれディタりア］遺伝性表皮水疱症
Epidermophyton［エピダーマフィタン］表皮菌属
epidermophytosis［エピダーマファイトゥスィス］表皮糸状菌症．有毛表皮糸状菌 (Epidermophyton floccosum) の感染症．掻痒を伴う痂皮（かひ）および水疱を生じる足の真菌感染症
epidiascope［エピダイアスコウプ］実体映写機
epididymectomy［エピディディメクタミー］精巣上体，副睾丸切除術
epididymis［エピディディミス］睾上体，副睾丸
epididymitis［エピディディマイティス］精巣上体（副睾丸）炎
epididymo-orchitis［エピディディモウ-オーカイティス］精巣・精巣上体炎
epidosis［エピドウスィス］増大，増加，増悪
epidrome［エピドろウム］充血
epidural［エピデューらル］硬膜外上の
— **anesthesia**［-アニススィーズィア］硬膜外麻酔
— **hematoma**［-ヒーマトウマ］硬膜外血腫
— **pachymeningitis**［-パキメニンジャイティス］硬膜外硬髄膜炎
epidurography［エピデュらグらフィー］硬膜外腔造影〔法〕
epifolliculitis［エピファりキュらイティス］（頭部の）毛嚢周囲炎
epigastralgia［エピガストらルジア］上腹部痛，心窩部痛の
epigastric［エピゲーストリック］上腹部の，胃部の，心窩部の
— **region**［-リージャン］上腹部
— **spot**［-スパット］上腹点
epigastrium［エピゲーストリアム］上腹部，前胃部，心窩部
epigenesis［エピジェニスィス］個体新生説，新生発育説

epiglottic ～ epiploitis

epiglottic [エピグラティック] 喉頭蓋の
— **cartilage** [-カーティリジ] 喉頭蓋軟骨
epiglottis [エピグラッティス] 喉頭蓋
epiglottitis [エピグラタイティス] 喉頭蓋炎
epihyoid [エピハイオイド] 舌骨上にある, 上舌
epilation [エピレイシャン] 抜毛, 脱毛
epilatorium [エピラトリアム] 抜毛剤
epilatory [エピラタリー] 抜毛の, 抜毛剤
epilemma [エピレマ] 神経線維鞘, 神経内膜
epilepsy, EP [エピラプスィ] てんかん
 diencephalic autonomic — [ダイエンサファリック オートノーミック-] 間脳性自律性てんかん. 脳室底刺激性麻痺による
 Jackson's —, jacksonian — [-ジャエックスンズ-, ジャエクソウニアン-] ジャクソンてんかん. 進行波及性てんかん
 photogenic — [フォウトジェニック-] 光原性てんかん
epileptic [エピレプティック] てんかん性の, てんかん発作の, てんかん患者
— **attack** [-エータック] てんかん発作
— **aura** [-オーら] てんかん前兆
— **dementia** [-ディメンシア] てんかん性痴呆
— **psychosis** [-サイコウスィス] てんかん性精神病
— **seizure** [-スィージュア] てんかん発作
— **vertigo** [-ヴァーティゴウ] てんかん眩暈
epileptiform [エピレプティフォーム] てんかん発作様
— **convulsion** [-カンヴァルシャン] てんかん様痙攣
— **neuralgia** [-ニューれールジア] てんかん神経痛
epileptogenic [エピレプタジェニック] てんかんの原因となる
epileptoid [エピレプトイド] てんかん様の, てんかん患者
— **tremor** [-トれマー] 振戦性痙攣発作
epilog [エピローグ] 序論, 序幕
epilymph [エピリンフ] 骨様および膜様迷路間の液
epimenorrhagia [エピメナれイジア] 月経過多
epimenorrh(o)ea [エピメナりーア] 頻発月経
epimerase [エピマれイス] エピメラーゼ ☆異性体間の転換を触媒する酵素
epimerization [エピマらゼイシャン] エピマー化
epimysium [エピミスィアム] 筋肉鞘, 筋外膜
epinastine hydrochloride [イピナスティーン ハイドロウクローらイド] 塩酸エピナスチン ☆抗アレルギー剤, ヒスタミンH_1拮抗薬
epinephrectomy [エピナフれクタミー] 副腎切除術
epinephrine [エピネフリン] エピネフリン ☆カテコラミン系昇圧薬, β刺激気管支拡張薬, 散瞳薬
epinephros [エピネフらス] 副腎
epineural [エピニューらル] 神経鞘の
epineurium [エピニューりアム] 鞘神経上膜
epinosic [エピノウスィック] 二次的効果の
epinosis [エピノウスィス] 二次性疾患仮想症
epiorchium [エピオーキアム] 睾丸外膜
epiotic [エピアティック] 耳軟骨上の
epiperipheral [エピペりフェらル] 外の, 末梢の
epipharyngeal [エピファりンジアル] 鼻咽頭の
epiphora [エピフォーら] 流涙
epiphylaxis [エピファイレークスィス] 感染正常抵抗力増強
epiphyseal [エピフィズィアル] 骨端の
— **cartilage** [-カーティリジ] 骨端軟骨
— **disc** [-ディスク] 骨端板
— **plate** [-プレイト] 骨端板
— **syndrome** [-スィンドろウム] 骨端症候群
epiphysis [エピフィスィス] 骨端
— **cerebri** [-セりブり] 松果体
epiphysitis [エピフィサイティス] 骨端炎
epipial [エピパイアル] 柔膜上の, 軟膜上の
epiplexus [エピプレクサス] 第四脳室脈絡膜層
epiplocele [エピプらスィール] 大網膜ヘルニア
epiploic [エピプロウイック] 大網膜の
epiploitis [エピプろウアイティス] 大網膜炎

epiploon [イピプロウアン] 大網膜
epiplopexy [イピプラペクスィ] 大網膜固定術
epiploplasty [エピプラプレースティ] 大網膜形成術 ☆内臓傷面に大網膜を被覆する手術
epiploscheocele [エピプラスキアスィール] 大網膜陰嚢ヘルニア
epipolic [エピパリック] 蛍光の
epipteric [エピテリック] 蝶形骨大翼後上頂上の
epirizole [エピりゾール] エピリゾール ☆塩基性非ステロイド消炎鎮痛薬
epirubicin hydrochloride, EPI [エピるブスィン ハイドロクローらイド] 塩酸エピルビシン ☆抗悪性腫瘍抗生物質
episclera [エピスクリアら] 上強膜 ☆強膜と結膜との間にあるゆるい結合組織
episcleritis [エピスクリアらイティス] 上強膜炎
— partialis fugax [ー パーティアーリス フューガックス] 一過性部分的上強膜炎
episio- [イピズィオウー, イピズィアー] ☆「陰部」を表す接頭語
episiocele [エピズィアスィール] 陰唇ヘルニア, 腟脱
episioclisia [イピズィオウクイラズィア] 外陰閉塞術
episioelytrorrhaphy [イピズィオウエリトろーらフィ] 外陰腟縫合術
episioitis [イピズィアイティス] 陰門炎
episioperineorrhaphy [イピズィオウペりニオーらフィ] 外陰会陰縫合術 ☆子宮脱垂予防のため
episioplasty [イピズィアプレースティ] 外陰成形術
episiorrhagia [イピズィアれイジア] 外陰出血
episiorrhaphy [イピズィオーらフィ] 外陰縫合術
episiostenosis [イピズィオウスティノウスィス] 外陰狭窄症
episiotomy [エピジアタミー] 会陰切開 (perineotomy). 分娩中過度の裂傷を避けるために, 陰唇に加える正中ないし外側切開
episode [エピソウド] エピソード, 挿話, 突発症状
episodic [エピサディック] 突発的な, 挿話的, 発作的な
— angioedema with eosinophilia [ーアンジオウイディーマ ウィズ イーアスィナフィリア] 発作性好酸球増多性血管浮腫
— dyscontrol [ーディスカントろウル] ときどき発作的にコントロールを脱した激しい行動をすること
episome [エピソウム] 染色体外の複製遺伝子, エピソウム
epispadias [エピスペイディアス] 尿道上裂
epispastic [エピスペースティック] 引赤性の, 刺激性の, 引赤剤, 発疱剤
epistasis [エピスタスィス] うっ滞, 尿の浮遊物, 止血剤, 分泌制止
epistaxis [エピステークスィス] 鼻出血
episternal [エピスターナル] 胸骨上の
epistemology [エピスティーマラジー] 認識学
epistropheus [エピストろウフィアス] 軸, 第二頸椎
epitaxy [エピテークスィ] エピタクシー ☆一つの結晶とこれと接する他の結晶がある方向に成長すること
epitetracycline [エピテトらサイクリーン] エピテトラサイクリン ☆テトラサイクリン変性物質で尿細管毒性がある
epithelial [エピスィーりアル] 上皮性の
— case [ーケイス] 上皮円柱
— cell [ーセル] 上皮細胞
— cyst [ースィスト] 上皮囊腫
— gland [ーグレーンド] 上皮線
— growth factor, EGF [ーグろウス フェークター] 上皮成長因子
— rest [ーレスト] 残存上皮
— tissue [ーティシュー] 上皮組織
epithelioblastoma [エピスィーりオウブレーストウマ] 上皮芽細胞腫
epithelioglandular [エピスィーりオウグレーンデュラー] 上皮腺の
epitheliolysis [エピスィーりアりスィス] 上皮融解
epithelioma [エピスィーりオウマ] 上皮腫
— adenoides cysticum [ーアディノイダス スィスティカム] 囊状腺様上皮腫
— capitis [ーケーピティス] 頭部上皮腫
— contagiosum [ーカンテイジオーサム] 伝染性上皮腫
— myxomatodes psammosum [ーミクソウマトウデス サモウサム] 脳砂腫性粘液腫叢上皮腫
epitheliomatosis [エピスィーりオウマトウスィス] 上皮腫症

epitheliomatous [エピスィーリオウマタス] 上皮腫の

epitheliosis [エピスィーリオウスィス] 上皮症 (とくに結膜上皮)

epithelite [イピサライト] 上皮疹

epithelium [エピスィーリアム] = epithelia 上皮細胞, 上皮
— corneae [-コーニエ] 角膜上皮
— derived inhibitory factor, EDIF [-ディらイヴド インヒビタリー フェークター] 上皮由来抑制因子
— lentis [-レンティス] 水晶体上皮

epithelization [エピスィーリゼイシャン] 上皮形成, 上皮形成化

epithymia [エピサイミア] 欲望, あこがれ

epitiostanol [エピティオウスタートル] エピチオスタノール ☆抗乳腺腫瘍薬

epitonic [エピトウニック] 過緊張の

epitope [エピトゥプ] エピトープ ☆ペプチドの構造上の一定のアミノ酸配列で抗体によって認識される

epitrochlear [エピトらクリアー] 滑車上部の, 上腕骨の, 内上顆の

epitympanic [エピティムペーニック] 上鼓室の

epizoic [エピゾウィック] 体外寄生虫の

epizoology [エピゾウアアラジー] 動物伝染病学

epizoon [エピゾウアン] 外部寄生虫

epizoonosis [エピゾウアノウスィス] 外部寄生虫症

epizootic [エピゾウアティック] 動物間流行性の, 動物間流行病

EPO (erythropoietin)

epoetin α, epoetin β [エパアティン アルファ, ベータ] エポエチンアルファ, ベータ ☆造血薬, エリスロポエチン注射剤

eponychium [エポウニキアム] 上爪皮

eponym [エパニム] 名祖, 名親 ☆病気, 臓器などの名の起こりとなった人名

epoophoron [エポウアファロン] 卵巣上体, 副卵巣
— cyst [-スィスト] 副卵巣嚢胞

epornitic [エポーニティック] 鳥類伝染病の

eprazinone hydrochloride [エプらズィノンハイドロウクローらイド] 塩酸エプラジノン ☆中枢性非麻薬性鎮咳薬

EPS 1. (exophthalmos producing substance) /2. (extrapyramidal system)

Epsom [-] salt [エプサム ソールト] エプサム瀉利塩, 硫酸マグネシウム ☆下剤に使う

Epstein-Barr virus, EBV [エプスタインーバーヴァイらス] エプスタイン・バー・ウイルス ☆流行性単核症などの原因となるウイルス

eptazocine hydrobromide [エプタゾスィンハイドロウブろウマイド] 臭化水素酸エプタゾシン ☆オピオイド非麻薬性鎮痛薬

epulis [イピューリス] 歯肉腫 ☆非特異性外方増殖性腫隆

epulosis [エピュロウスィス] 瘢痕形成

equal [イークウァル] 相等しい, 平等の, 同等の人, 匹敵者, ～に等しい, 匹敵する

equalze [イークウァライズ] 平等化する, 同等にする, 同点になる

equation [イークウェイシャン] 等式, 化学方程式

equatorial [イークウォトーりアル] 赤道の
— plate [-プレイト] 赤道板

equilibrate [イークウィリブれイト] (二つのものを)平衡させる, 平衡する, 平均が取れる

equilibration [イークウィリブれイシャン] 平衡, つり合い

equilibrium [イークウィリブりアム] 平衡状態, つり合い

equimolar [イークウィモウラー] 等モルの

equine [イークウァイン] 馬属の, 馬の(ような)

equinia [イークウィニア] 馬鼻疽

equinus [イークウァイナス] 内反馬足, 馬の

equip [イクウィップ] 支度を整える, 用意する, 設備する, 用意させる

equipment [イクウィップマント] 準備, 設備, 備品

equivalence [イークウィヴァランス] = equivalency 等量, 原子量

equivalent [エクウィヴァラント] 等量の

equivocal [イクウィヴァカル] はっきりしない, どちらにもとれる
— symptom [-スィンプタム] 不定症状, 不特定症状

ER (emergency room)

Er (erbium)

eradicate [イらディケイト] たやす, 根絶する

eradication [イらディケイシャン] 根治, 根絶

erasion [イレイジャン] くりぬき，関節掻爬，関節切除術，剥離
Erb's palsy [アーブズ ポールズィ] 分娩麻痺 ☆脊髄錐体索路退行変化による
Erb's point [アーブズ ポイント] エルブ点 ☆鎖骨上の上肢筋刺激部位
Erb's syndrome [アーブズ スィンドろウム] エルブ症候群 ☆5,6頸神経麻痺による運動神経麻痺
erbium, Er [アービアム] エルビウム（元素）☆希土類元素，原子量167. 26
ERCP (endoscopic retrograde cholangiopancreatography)
erect [イレクト] 組織隆起，直立
erectile [イレクタイル] 拡張性の，勃起性の，起立性の
— tissue [- ティシュー] 起立性組織，勃起組織
— tumor [- テューマー] 勃起性腫瘍，起立性腫瘍
erection [イレクシャン] 起立，勃起
erector [イレクター] 起立筋，勃起筋
eredosome [イれダソウム] 非結晶性血色素
eremacausis [イりマコースィス] 緩慢な酸化作用，腐敗作用
eremophobia [エりモウフォウビア] 孤立恐怖症，広場恐怖症
erethism [エりスィズム] = erethismus 神経的興奮
erethismic [エりスィスミック] = erethistic 興奮症の
erethizophrenia [エりスィゾウフりーニア] 神経異常興奮性
ERG (endoscopic retrograde sphincterotomy)
erg [アーグ] エルグ ☆仕事およびエネルギーの絶対単位，1dyneの力が物体に働いて，それを1cmだけ移動させる仕事
ergametrine maleate [アーガミトりン マレイト] マレイン酸エルゴメトリン ☆ヒスチジン誘導子宮収縮止血剤
ergasiomania [アーガスィオウメイニア] 作業嗜好症，作業狂
ergasthenia [アーガスィーニア] 過労性衰弱
ergocardiography [アーガカーディアグらフィ] 労作心電図
ergogenic [アーガジェニック] 仕事量増加の
ergogram [アーガグれーム] 作業曲線
ergograph [アーガグらフ] エルゴグラフ，作業記録器
ergometer [アーガミター] 作業計 ☆握力計の一種
ergometry [アーガメトりー] エルゴメトリー，運動量測定
ergonovine [アーガノウヴィーン] = ergometrine エルゴノビン ☆子宮収縮剤・偏頭痛治療剤
ergophobia [アーゴウフォウビア] 労働恐怖症
ergostat [アーガスタット] 筋肉運動機
ergosterol [アーガスタろール] = ergosterin エルゴステロール ☆抗くる病物質，ビタミンD_2の前駆物質
ergot [アーガット] = ergota 麦角
— alkaloid [- アルカロイド] 麦角アルカロイド
ergotamine [アーガタミン] エルゴタミン，麦角アルカロイド
ergotherapy [アーガセらピー] 運動療法，作業療法
ergotin, ergotine [アーガティン] エルゴチン，麦角アルカロイド
ergotinine [アーガティニン] エルゴチニン，裸麦の麦角アルカロイド
ergotism [アーガティズム] 麦角中毒
ergotoxine [アーガタクスィーン] エルゴトキシン ☆子宮収縮薬
ergotropic [アーガトろピック] 非特異方向性の
eriometer [エりアミター] （血球などの）微小物体直径測定器
Erlenmeyer flask [アーレンマイアー フラスク] エーレンマイアー瓶，エルレンマイヤーフラスコ，三角フラスコ
erode [イろウド] （病が）食い入る，（酸などで）腐植する，（岩石を）侵蝕する
erodent [イろウダント] 腐蝕剤
erogenic [いらジェニック] = erogenous 催淫性の，性欲刺激の
erosio [イろウジオウ] = erosion びらん
— carcinomatosa [- カースィノウマトウザ] 癌性びらん
— corneae recidiva [- コーニエ れスィディーヴァ] 再発性角膜表皮剥離
— follicularis [- ファりキュラーりス] 濾胞状びらん
— portionis [- ポーシオウニズ] 子宮腟部びらん
— simplex [- スィンプレックス] 単純性びらん

erosion ～ erythroclastic

erosion [イロウジャン] ただれ，びらん
☆慢性関節リウマチでは関節近くの骨の欠損

erosive [イロウシヴ] ただれた，びらん性の，びらん剤
— gastritis [-ガストらイティス] びらん性胃炎

erotic [イらティック] 性欲的の，色情的

eroticism [イらティシズム] 性欲性，性的刺激のある

erotogenic [イろウタジェニック] 性欲挑発

erotomania [イろウトウメイニア] 色情狂，性欲異常

erotopath [エらタパス] 色情倒錯患者

erotopathia [エらタペイスィア] 性の倒錯，変態性欲

erotophobia [イろウトウフォウビア] 色情恐怖症

erratic [イらティック] 迷走性の，奇異の，随伴性の
— reaction [-りエークシャン] 随伴反応

errhysis [エらイスィス] 緩徐出血

erroneous [エろウニアス] 誤謬のある，間違った
— diagnosis [-ダイアグノウスィス] 誤診

error [エらー] 誤り
standard —, SE [ステーンダード-] 標準誤差，標準偏差の変動度

ERS (endoscopic retrograde sphincterotomy)

erubescence [イるーベッサンス] 皮膚の発赤，潮赤

eruct [イらクト] = eructate 嘔気を出すまたは漏らす，吐き出す

eructation [イらクテイシャン] = eructatio げっぷ

erugation [イるゲイシャン] 皺をのばすこと

erugatory [イらガタりー] 皺のばしの，皺のばし薬

erupt [イらプト] 噴火する，噴出する，歯が生える

eruption [イらプシャン] 発疹，歯の萌出

eruptive [イらプティヴ] 発疹性の
— fever [-フィーヴァー] 発疹熱
— stage [-ステイジ] 発疹期

ERV (expiratory reserve volume)

erysipelas [エりスィピラス] 丹毒

erysipeloid [エりスィピロイド] 類丹毒

erythema [エりスィーマ] 紅斑症
— bullosum [-ブロウサム] 水疱性紅斑
— diffusum [-ディフユサム] び漫性紅斑
— dose [-ドウス] 紅斑量
— exsudativum multiforme, EEM [-イクスュダティーヴァム マルティフォるメ] 多形滲出性紅斑
— fugax [-フューガックス] 一過性紅斑え
— gyratum [-ジャイらタム] 迂回状紅斑
— infectiosum [-インフェクシアサム] 感染性紅斑
— marginatum [-マージネイタム] 有縁性紅斑
— migrans [-マイグらンス] 遊走性紅斑
— nodosum, EN [- ノウドウサム] 結節性紅斑
— nodosum arthritis [-ノウドウサム アースらイティス] 結節性紅斑関節炎
— perstans [-パースタンス] 固定性紅斑
annular —, — annulare [エーニュラー-, -アヌラーれ] 環状紅斑

erythematous [エりスィーマタス] 紅斑の

erythra [イりスら] 紅斑，潮紅

erythrasma [エりスらスマ] 紅色陰癬．腋窩，鼠径部，恥骨部に発生する皮膚紅斑紋．Corynebacterium minutissimum 感染

erythredema [エりスりディーマ] 紅色水腫症
— polyneuropathy [-パラニューらパスィ] 多発神経症性紅色水腫 = acrodynia

erythremia [エりスりーミア] 赤血球過多症

erythristis [イりスりスティス] 赤毛の

erythro- [イりスろウー，イりスら-] ☆「赤」を表す接頭語

erythroblast [イりスらブレースト] 赤芽球

erythroblastic [イりスらブレースティック] 赤芽球性の
— shower [- シャウァー] 赤芽球急激破壊

erythroblastoma [イりスろウブレーストウマ] 赤芽球腫

erythroblastosis [イりスろウブレーストウスィス] 赤芽球症の
— fetalis, foetalis [-フィターリス] 胎児赤芽球症．母が Rh (−) で，Rh (＋) である胎児に対する抗体産生による溶血性貧血

erythroclastic [イりスらクレースティック]

赤血球破壊の
erythrocyte [イリスらサイト] 赤血球
— sedimentation rate, ESR [ーセディマンテイシャン れイト] 赤血球沈降速度
erythrocytoblast [イリスろウサイタブレースト] 有核赤血球症
erythrocytometer [イリスろウサイタミター] 赤血球計
erythrocytosis [イリスろウサイトウスィス] 赤血球増多症
erythrocyturia [イリスろウサイテューりア] 血尿症, 赤血球尿症
erythroderma [イリスろウダーマ] 紅皮症
erythrodermia [イリスろウダーミア] 紅皮症
erythrodontia [イリスらダンシア] 赤色歯
erythrohepatic porphyria [イリスろウヒパティック ポーフィりア] 肝性骨髄性ポルフィリン症
erythroid [イリスろイド] 赤色の, 赤血球の
erythrokatalysis [イリスろウカテーリスィス] 赤血球貪食
erythrokeratodermia [イリスろウケらタダーミア] 紅斑角皮症
erythrokinetics [イリスろウカイネティクス] 赤色球動態力学
erythroleukemia [イリスろウリューキーミア] 赤白血病
erythroleukosis [イリスろウリューコウスィス] 赤白血病
erythrolysis [イリスらリスィス] 溶血現象
erythromeralgia [イリスろウマれールジア] 先端紅痛性疼痛
erythromycin, EM [イリスろウマイスィン] エリスロマイシン ☆静菌性マクロライド系抗生物質, マイコプラズマやグラム陽性菌に有効
erythroneocytosis [イリスろウニーオウサイトウスィス] 新生赤血球増加症
erythropathy [エリスらパスィ] 赤血球異常
erythropenia [イリスらピーニア] 赤血球減少症
erythrophagia [イリスろウフェイジア] 赤血球貪食細胞
erythrophil [イリスらフィル] = erythrophilous 赤色染嗜好の
erythrophobia [イリスろウフォウビア] 赤面恐怖症, 赤色恐怖症
erythrophthoric [イリスらフソーりック]

急激な赤血球破壊の
erythroplakia [イリスらプレーキア] 赤色斑 (陰部などにみる), 口内赤苔
erythroplasia [エリスろプレイスィア] 紅色肥厚症
— of Queyrat, Queyrat's — [ー アヴ・ケイらット, ケイらッツー] ケーラー紅色肥厚症. 扁平上皮細胞癌の前癌状態
erythroplastid [イリスろウプラスティッド] 哺乳動物の成熟型赤血球 ☆無核を特徴とする
erythropoiesis [イリスろウポイイースィス] 赤血球形成
erythropoietin, EPO [イリスろウポイアティン] エリスロポエチン ☆赤血球増殖促進ホルモン, 赤血球形成刺激ホルモン
erythropsia [エリスらプスィア] 赤色視
erythropsin [エリスらプスィン] 視紅, 視紫紅, 紅紫視素
erythropyknosis [イリスろウピクノウスィス] 赤血球濃縮症
erythrosin [イリスらスィーン] エリスロシン (染料)
erythrosinophil [イリスらスィナフィル] 好エリスロシン性 ☆たやすくエリトロジンで染まる
erythrosis [エリスろウスィス] 全身紅色症, 造血症
erythruria [エリスユーりア] 赤色尿症
ES (elctroshock)
escape [イスケイプ] 逃れる, (危険・病気から) 助かる, (液・蒸気・電気などが) 漏出する, 免れる, 逃避, ホルモンなどの作用が消失する
— beat [ー ビート] 補充収縮
— phenomenon [ーフィナミナン] 逃避現象, 作用消失
escharosis [エスカろウスィス] 焼形痂成
escharotic [エスカらティック] 結痂性の, 腐食の, 焼灼剤
escharotomy [エスカらタミー] 焼痂切開
eschar [エスカー] 痂, 焼痂
Escherichia [エシャりキア] エシェリキア属 ☆大腸菌属
Escherichia coli [エシャりキア コウリ] 大腸菌
eschromythesis [エスクろウマイスィースィス] 猥語せん妄
eserine [エセリン] 副交感神経刺激物質
Esmarch bandage [エスマーク ベーンディ

Esmarch mask ～ estazolam

ジ] エスマルヒ駆血帯 ☆四肢切断の時に用いる駆血帯

Esmarch mask [エスマーク メースク] エスマルヒマスク ☆エーテル麻酔の時に用いる

esodic [イサディク] 求心性の

esogenetic [イサジャネティック] 有機体内発生の

(o)esophagalgia [イーサファゲールジア] 食道痛

(o)esophageal [イーサファジーアル] 食道の
— **manometry** [-マナメトリー] 食道内圧測定
— **obturator airway, EOA** [-アブテュレイター エアーウェイ] 食道閉塞式気道
☆医師以外でも挿管しうる食道管で側面の開孔部から酸素を補給しうる
— **ring** [- リング] 食道輪
— **spillover syndrome** [-スピルオウヴァー スィンドロウム] (食道狭窄などによる) 食道漏出症候群
— **webs** [-ウェブス] 食道膜 ☆食道内腔に形成される粘膜で高度の鉄欠乏性貧血のときなどにみられる

esophagectomy [イーサファジェクタミー] 食道切除

esophagitis [イーサファジャイティス] 食道炎
— **erosiva** [-エロスィーヴァ] びらん性食道炎
— **exfoliativa, exfoliative** — [-イクスフォリアティーヴァ, イクス・フォウリアティヴ-] 剥脱性食道炎

esophagocele [イーサファガスィール] 食道ヘルニア

esophagodynia [イーサファガディニア] 食道痛

esophagogastric junction [イーサファゴウゲーストリック ジャンクシャン] 食道胃接合部

esophagogastroduodenoscopy [イーサファゴウ・ガストロウ・デューオウディナスカピー] 食道胃十二指腸鏡

esophagogastroscopy [イーサファゴウ・ガストらスカピー] 食道胃鏡検査法

esophagomalacia [イーサファゴウマレイシア] 食道軟化症

esophagoplasty [イーサファガプラスティ] 食道形成術

esophagoptosis [イーサファガプトウスィス] 食道下垂症

esophagoscope [イーサファガスコウプ] 食道鏡

esophagoscopy [イーサファガスカピー] 食道鏡

esophagospasm [イーサファガスパズム] 食道痙攣

esophagostenosis [イーサファゴウスティノウスィス] 食道狭窄

esophagostomiasis [イーサファゴウスタマイアスィス] エソファゴストーム感染症

esophagostomum [イーサファガストウマム] エソファゴストーム ☆人体に感染を起こす

esophagostomy [イーサファガスタミー] 食道瘻造設術

esophagotomy [イーサファガタミー] 食道切開術

esophagus [イーサファガス] 食道

esophoria [イーソウフォーりア] 内斜位 ☆視線が平行せず内方で交叉すること

esoteric [エサテリック] 秘密の

esotropia [エソウトろウピア] 輻輳性斜視, 内斜視

esquillectomy [エスキレクタミー] 骨片除去

ESR (erythrocyte sedimentation rate)

ESS (euthyroid sick syndrome)

essay [エッセイ] 論文, 随筆

essence [エッサンス] 本質, 本性, 真髄

essential [イセンシャル] 実質上の, 特発性の, 真性の
— **amino acid** [-アミーノウ エーサッド] 必須アミノ酸
— **anemia** [-アニーミア] 本態性貧血
— **blepharospasm** [-ブレファらスペーズム] 特発性眼瞼痙攣
— **fatty acid** [-フェーティ エーサッド] 必須脂肪酸
— **hematuria** [-ヒーマチューりア] 本態性血尿
— **hypertension** [-ハイパーテンシャン] 本態性高血圧
— **pruritus** [-プるーらイタス] 真性掻痒
— **tachycardia** [-タキカーディア] 本態性頻脈
— **thrombocythemia** [-スらンボウサイスィーミア] 本態性血小板増多症
— **vertigo** [-ヴァーティゴウ] 真性眩暈

estazolam [エスタゾラム] エスタゾラム

ester 〜 etherochloroform

☆ベンゾジアゼピン系（中間型）精神安定薬，睡眠薬

ester [エスター] エステル ☆痩およびアルコール両基を有する複性エーテル

esterase [エスタれイス] エステル分解酵素

esterification [エステリフィケイシャン] エステル化

esterize [エスタらイズ] エステル化する

esthematology [エスセマタらジー] 感覚および感覚器学

esthesia [エススィーズィア] 感覚，知覚，感覚障害

esthesiodic [エススィーズィアディック] 感覚インパルス伝導

esthesiology [エススィーズィアらジー] 感覚学，感覚論

esthesiomania [エススィーズィオウメイニア] 異常感覚狂，道徳感情異常

esthesioneurosis [エススィーズィオウニューろウスィス] 感覚神経症

esthesiophysiuology [エススィーズィアフィズィアらジー] = esthophysiology 感覚生理学

esthesodic [エスサディック] 感覚インパルス伝導

estimate [エスティメイト] 評価する，見積もり，見積書，評価，推定値

estimation [エスティメイシャン] 評価

(a)estival [エスティヴァル] 夏時の，夏季の

estivation [エスティヴェイシャン] （動植物の）夏眠，芽層

(a)estivoautumnal [エスティヴォウオータムナル] 夏秋型，晩夏の
　— **fever** [- フィーヴァー] 夏秋熱
　— **malaria** [- マレアりア] 夏秋型マラリア

(o)estradiol [エストらダイオール] = E₂ エストラジオール ☆最も作用の強い卵胞ホルモン製剤

estramustine sodium phosphate [エストらマスティーン ソウディアム ファスフェイト] リン酸エストラムスチンナトリウム ☆抗悪性腫瘍薬，合成エストロゲン製剤，前立腺癌に用いる

(o)estriol [エストりオール] E₃ エストリオール ☆卵胞ホルモン製剤

estrogen [エストらジャン] E エストロゲン ☆卵胞ホルモン製剤

estrogenic [エストらジェニック] エルトロゲンの

estrone [エストろウン] E₁ エストロン

☆エストロゲンの代謝物

estrual [エストるアル] 性周期の，発情の

estruation [エストるエイシャン] 交尾期，発情期

estrum [エストろム] = (o)estrus 性欲，色情，発情期

estrus [エストらス] 発情期の
　— **cycle** [- サイクル] 発情周期，性発情期

estuarium [エスチュエーりアム] 蒸し風呂

estuation [エスチュエイシャン] 加熱，煮沸，発熱，ほてり

ESV (end-systolic volume) 収縮終期容積（量）

ET (ejection time)

et および [エト]

et al [エト アール] （筆者名などの）その他

etafenon hydrochloride [エターフェノン ハイドろウクろーらイド] 塩酸エタフェノン ☆狭心症治療薬，冠動脈拡張薬

etamsylate [エタンスィレート] [F] エタンシラート ☆血液凝固促進剤

état criblé [エタ クリブル] [F] 篩（ふるい）状態．エタ・クリブレ

état lacunaire, lacunar state [エタ ラキュネイアー, ラキュナー ステイト] [F] 小窩状態 ☆脳内小軟化症の集合．エタ・ラミネール

ethacrynic acid [エサクりニック エーサッド] エタクリン酸 ☆利尿剤の一つ，ループ利尿剤

ethambutol hydrochloride, EB [イサンビュトール ハイドろウクろーらイド] 塩酸エタンブトール ☆抗結核薬

etheogenesis [エスィアジェニスィス] 原生動物の雄性生殖子によって無性生殖の行われること

ether, aether [イーサー] 光エーテル ☆全身麻酔薬，有機溶媒

ethereal [イスィーりアル] エーテル性の，揮発的の

etheride [エサらイド] エテリド ☆蟻酸基とハロゲン塩との化合物の総称

etherification [イーサりフィケイシャン] エーテル化

etherify [イーサりファイ] エーテル化する

etherization [イーサらイゼイシャン] エーテル麻酔法

etherize [イーサらイズ] エーテルを用いる

etherochloroform [イーサらクろーらフォーム]

エーテルクロロホルム ☆エーテルとクロロフォルムの混合物. 全身麻酔に用いる
etheromania [イーサろウメイニア] エーテル嗜好症, エーテル飲用中毒
ethics [エスィックス] 倫理学
ethionamide, ETH [イーサイアナマイド] エチオナミド ☆ピラジナマイド系抗結核薬
ethiopification [イーサイオウピフィケイシャン] 黒皮化
ethmocarditis [エスモウカーダイティス] 心壁結合織の慢性炎症
ethmodermatitis [エスモウダーマタイティス] 皮膚結合織炎, 皮膚硬化症
ethmoid [エスモイド] 篩状の, 篩骨
ethmoidal sinus [エスモイダル サイナス] 篩骨洞
ethmoiditis [エスモイダイティス] 篩骨炎
ethnic [エスニック] 人種的, 種族の
— **group** [-グるープ] 人種別の群
ethnicity [エスニスィティ] 人種
ethnocentrism [エスナセントりズム] 人種中心主義, グループ中心主義
ethnography [エスナグらフィ] 人種論
ethnology [エスナラジー] 人種学
ethology [イサラジー] 行動学, 生態学
ethosuximide [イササクシマイド] エトスクシミド ☆抗てんかん薬
ethotoin [イサトウイン] エトトイン ☆ヒダントイン系抗てんかん薬
ethyl [エスィル] エチル
— **chloride** [-クローらイド] 塩化エチル
— **ether** [- イーサー] エチルエーテル
— **icosapentate** [-アイコウサペンテイト] イコサペント酸エチル ☆血小板凝集抑制薬, 抗閉塞性動脈硬化症薬
— **nitrite spirit** [- ナイトらイト スピリット] 亜硝酸エチルのアルコール溶液
ethylamine [エスィルエーミーン] エチルアミン
ethylaminobenzoate [エスィルアミノウベンゾウエイト] ☆胃の局所麻酔薬
ethylate [エスィレイト] エチル化合物
ethylcysteine [エスィルスィスティーン] ☆去痰剤
ethylene [エスィリーン] エチレン
— **glycol** [-グライコール] エチレングリコール. 多価アルコールの一つ. 溶媒や不凍液として使う

— **oxide** [-アクサイド] 酸化エチレン. 消毒ガス
— **series** [-スィァりーズ] エチレン系化合物. CnH2nという一般式をもつ炭化水素群で1個の二重結合を有する
— **tetrachloride** [-テトらクローらイド] = tetrachloroethylene (テトラクロロエチレン, 四塩化エチレン)
ethylenediaminetetra-acetic acid, EDTA [エスィリーン・ダイアミーン・テトらーエースィーティック エーサッド] エチレンジアミン四酢酸 ☆キレート剤の一種
ethylmorphine hydrochloride [エスィルモーフィーン ハイドろクローらイド] 塩酸エチルモルヒネ ☆麻薬, 点眼用鎮痛薬
ethynyl estradiol [エスィニル エストらダイオール] エチニールエストラジオール ☆エストラジオールの誘導体
etidronate disodium [イーティドろウネイト ダイソウディアム] エチドロン酸二ナトリウム ☆ビスホスホネート系骨代謝改善薬
etilefrine hydrochloride [エチルフリーン ハイドろクローらイド] 塩酸エチレフリン ☆非カテコラミン系昇圧薬
etiolate [イーティオウレイト] (日光遮断による)蒼白化
etiolation [イーティオウレイシャン] (日光欠乏の)蒼白化, (病で)青白いこと
etiologic [イティアラジック] = etiological 病因学的の, 病因の
etiological indication [イティアラジカル インディケイシャン] 原因適用
etiological role [イティアラジカル ろウル] 病因の役割
etiology [イティアラジー] 病因, 病因学
etiopathogenesis [イーティアパサジェニスィス] 病因発生病理, 発生機序
etizolam [エーティゾーラム] エチゾラム ☆チエノジアゼピン系抗フアン薬
etodolac [エトダラック] エトドラク ☆アリール酢酸系非ステロイド消炎鎮痛薬
etomidoline [エトマイドリン] エトミドリン ☆鎮痙剤
etoposide [イータポウサイド] エトポシド ☆抗悪性腫瘍薬
etoretinode [エトれティノウド] エトレチナート ☆ビタミンA製剤
etrotomy [エトらタミー] 骨盤切開術
ETT (eye track test)
eubacterium [ユーベアクティァりウム]

〈pl. eubacteria〉真正細菌属. 古細菌以外の原核生物
eubiose [ユーバイオース] ユービオース ☆造血強壮剤
eubiotics [ユーバイアティックス] 健康生活学
eubolism [ユーバリズム] 正常代謝
eucaine [ユーカイン] ユーカイン ☆コカインの代用品
eucalyptene [ユーカリプティーン] ユーカリプテン ☆腸内防腐剤
Eucalyptus [ユーカリプタス] ユーカリ属 ☆ユーカリ樹属
eucanthus [ユーケーンサス] 内眼角乳頭様増殖
eucaryote [ユーケーりオウト] 真核生物
eucholia [ユーコウリア] 胆汁正常
euchromatin [ユークろウマティン] 真性染色質
euchromatopsia, euchromatopsy [ユークろウマタプスィア, ユークろウマタプスィ] 正常色視, 正常色覚
euchromatopsy [ユークろウマタプスィ] 正常色視
eucona [ユーコウナ] 正円錐眼
eucrasia [ユークれイスィア] 強壮状態, 健康正常, 達者, まめ
eucyesia [ユーサイイースィア] = eucyesis 妊娠正常
eudiaphoresis [ユーダイアフォーりースィス] 発汗正常
eudiometer [ユーディアミター] (酸素量などの) 検気器
euesthesia [ユーエススィーズィア] 感覚正常, 壮健感
Eugenic Protection Act [ユージェニック プらテクシャン アクト] 優生保護法
eugenics [ユージェニックス] 優生学
eugenol [ユージャノール] オイゲノール ☆局所麻酔剤
— acid [- エーサッド] オイゲノール酸 ☆香油の成分
euglobulin [ユーグラビュリン] オイグロブリン ☆グロブリンの一種
— lysis time [- ライスィス タイム] ユーグロブリン溶解時間
eugnosia [ユーノウスィア] 正常知覚
eukaryote [ユーケーりオウト] 成熟核, 真核 ☆有糸分裂を行い得る細胞
eukaryotic cell [ユーケーりアティック セル] 真核細胞
eukinesia [ユーカイニースィア] 運動正常

Eulenburg's disease [ユーレンバーグズ ディズィーズ] オイレンブルグ病 ☆Thomsen病の亜型, 寒冷により筋が強直する, 遺伝性先天性異常筋緊張症
eulyptol [ユーリプトール] ユーリプトール ☆防腐剤
eulysin [ユーライスィン] ユーリシン ☆胆汁中ビリンとともに存する
eunoia [ユーノイア] 意志正常, 意志活発
eunuch [ユーナック] 去勢された人, 宦官
eunuchoid [ユーナコイド] 去勢者様の外観を示す人, 類宦官症
eunuchoidism [ユーナコイディズム] 男性性腺機能低下症, 類宦官症
eunysom [ユーニサム] 広身型 ☆幅の広い体格の人
eupancreatism [ユーペーンクりアティズム] 膵機能正常の状態
eupareunia [ユーペーりューニア] 婦人の正常性交感
eupathia [ユーペイスィア] 壮ązanie感, 感覚正常, 感受性過敏
eupepsia [ユーペプスィア] 消化良好
eupeptic [ユーペプティック] 消化良好の, 消化促進性の
euphonia [ユーフォウニア] 音声清明
euphoria [ユーフォーりア] 強壮感, 多幸感, 上機嫌
euphoriant [ユーフォーりアント] 強壮薬, 多幸薬
euphoric [ユーファリック] 強壮感の
euplastic [ユープレースティック] 健康組織に変化できる能力, 真原性質性の
euploid [ユープロイド] 倍数性, 正倍数性
eupn(o)ea [ユープニーア] 呼吸正常, 安静呼吸
eupractic [ユープれークティック] 機能適度活動の
eupraxic [ユープれークスィック] 正常機能
eupyrexia [ユーパイれクスィア] 感染初期の軽発熱
europium, Eu [ユーろウピアム] ユウロピウム ☆希土類元素. 原子価 151. 96
eurosmia [ユーろウスミア] 嗅覚正常
eurycephalic [ユーりスィフェーリック] 広頭の
euryphagous [ユーりファガス] 広食性の
euryphotic [ユーりファティック] 広域明視の
eurythermal [ユーりサーマル] 大温度差耐久性の

eurythermic [ユーりサーミック] 大温度差耐久菌

euryzonous [ユーりザナス] 広帯性の ☆生物の広い垂直分布

euscope [ユースコウブ] 顕微鏡映写器

eusemia [ユースィーミア] 予後良好, 良兆

Eusitia [ユースィシア] 食欲正常

Eustachian tube [ユーステキアン テューブ] ユースタキー管, 耳管

eustachitis [ユースタカイティス] 耳管炎

eusystole [ユースィスタリー] 正常心収縮

eutectic [ユーテクティック] 融解しやすい, 共融の

eutexia [ユーテクスィア] 安全融合, 易溶性

euthanasia [ユーサネイズィア] 安楽死

euthenics [ユーセニックス] 優境学, 環境改善法

euthermic [ユーサーミック] 正体温性の

euthymia [ユーサイミア] 精神安定, 幸福

euthymism [ユーサイミズム] 胸腺機能正常

euthyphoria [ユースィフォーりア] 正常眼位

euthyroid [ユーサイろイド] 甲状腺機能正常の
 — Graves' disease [-グれイヴズ ディズィーズ] 甲状腺機能性正常グレーブス病 ☆甲状腺機能正常であるが眼球突出や脛骨前粘液水腫のみをみるグレーブス病
 — sick syndrome, ESS [-スィック スィンドろウム] 甲状腺機能正常重症者 ☆非甲状腺疾患の重症者で甲状腺ホルモン代謝の異常

eutocia [ユートウシア] 分娩正常, 安産

eutrichosis [ユートりコウスィス] 毛髪正常

eutrophia [ユートろウフィア] = eutrophy 栄養正常, 栄養良好

eutrophic [ユートろフィック] 正常栄養の

evacuant [イヴェーキュアント] 排気的の, 真空にする, 排除剤, とくに下剤

evacuate [イヴェーキュエイト] (内容物を)あける, 排泄する, (膿などを)抜く

evacuation [イヴェーキューエイシャン] (器官内容の) 排除, 排出内容
 — hospital [-ハスピタル] 撤退病院, 避難病院

evacuator [イヴェーキューエイター] 吸引器

evaginate [イヴェージネイト] (管状器官を)外転する, 翻転する, 膨出する

evagination [イヴェージネイシャン] 外反, 外翻, 膨出

evalvate [イヴェールヴェイト] 弁欠如

evanesce [イーヴァネス] 消失する

evanescence [イヴァネッサンス] 消失, 消失性

evanescent [イヴァネッサント] 消失性の, 不安定の

evaporate [イヴェーパれイト] 蒸発させる, 蒸発する

evaporating dish [イヴェーパれイティング ディッシュ] 蒸発皿

evaporation [イヴェーパれイシャン] 蒸発, 蒸泄

evasion [イヴェイジャン] 逃避

evasive [イヴェイスィヴ] 回避的の, とどめ難い, 捉えところのない, 言いぬけの
 — answer [-アンサー] 言い逃れの答え

evectics [イヴェクティックス] 健康的習慣を獲得する方法を学ぶこと, 健康学

event [イヴェント] 〔偶発〕事件, 結果

eventration [イーヴァントれイシャン] 腹部内臓脱出
 diaphragmatic — [ダイアフらグメーティック-] 横隔膜挙上症

eventual [イヴェンテュアル] 終局的, 将来あるいは起こり得べき, 偶発的

eventually [イヴェンテュアリー] 結局

ever green [エヴァー グリーン] 常緑

eversion [イヴァージャン] 外転, 外反

evert [イヴァート] (眼瞼・内臓などを)外にめくり返す, 外翻しめる

evidence [エヴィドンス] 証拠, 形跡

evidence-based medicine, EBM [エヴィドンス-ベイスト メディスィン] 確証に基づいた診療

evidently [エヴィダントリー] 明らかに, 明瞭に, まごうかたなく

evincive [イヴィンスィヴ] 明白な, 証拠となる
 — sign [-サイン] 明白な所見

evirate [イーヴァイれイト] 去勢する, 男性たる特質(生殖力)を奪う

eviration [イーヴァイれイシャン] 去勢, 男性特質喪失, 女性器官を有すると信ずる男性偏執病

eviscerate [イーヴィサれイト] 腸(内臓)を摘出する, (議論などを)骨抜きにする

evisceration [イーヴィサれイシャン] 内臓または内容物除去

evocation [エヴォウケイシャン] 喚起

evoked [イヴォウクト] 誘発〔性〕の
— potential [-パテンシャル] 誘発電位
— response [-りスパンス] 誘発反応
evolution [イヴァリューシァン] 進化, 進展；進化論；娩出
emergent — [イマージェント-] 偶発性, 突発性
evolutional [イヴァリューショナル] 進化的, 進化論的, (系統的) 発達の
evolutionize [イヴァリューショナイズ] (動植物を) 改良する
evulsio [イヴァルシォウ] = evulsion 摘出
— bulbi [-バルビ] 眼球摘出
— nervi optici [-ナーヴァイ アプティスィ] 視神経切断
evulsion [イヴァルシァン] 抜取り, 引抜き
Ewald's test [イウァールズ テスト] エワルド試験 ☆試験食, 乾パン2個と水の9-12オンスからなる試験食. 胃酸検査用
Ewald's test-breakfast [イウァールズ テスト－ブれックファースト] エーワルド試験朝食 ☆胃酸分泌, 胃機能検査用
Ewing's sarcoma [ユーイングズ サーコウマ] ユーイング肉腫
Ewing's sign [ユーイングズ サイン] ユーイング徴候 ☆1. 心膜滲出液のある時, 左肩甲骨下角側に濁音があること／2. 前額洞閉鎖があれば眼窩上内角に疼痛があること
ex vivo [エクス ヴィーヴォウ] 生体外にとり出して ☆生体材料を取り出して生体外で研究する
exacerbate [イグザサーベイト] (病気などが) 増悪する
exacerbation [イグザサーベイシァン] (病状の) 増悪, 激変
exacrinous [イグザクりナス] 外分泌の, 腺からの, 排泄の
exact [イグザクト] 正確な, 精密な, 強要する
exacting [イグザクティング] 無理強いの, 厳格な
exactitude [イグザクティテュード] 正確さ
exaggerate [イグザジェれイト] 過大視する, 誇張する, (器官の大きさを) 病的に拡張させる, (疾患を) ますます激しくする
exaltation [イグゾールテイシァン] 亢進, 興奮, 発揚
examination [イグザミネイシァン] 試験, 診察, 検査
examine [イグザミン] 検査する, 審査する, 吟味する, 試験する
exanguinotransfusion [イグザンギノウトランスフュージァン] 交換輸血
exanimation [イグザニメイシァン] 意識消失, 昏睡
exanthem, exanthemata (複) [イクサンサム, イグザンセマタ] = exanthema 発疹, 皮疹
exanthema [イクサンスィーマ] 発疹, 皮疹
— menstrualis [-メンストるアーリス] 月経疹
exanthematicous [イグザンセマティカス] 発疹, 熱疹
exanthematology [イクサンスィーマタラジー] 発疹学
exanthematous fever [イクサンスィーマタス フィーヴァー] 発疹熱
exanthesis [イグザンスィースィス] 発疹すること, 発疹性皮膚病, 前駆発疹
exanthrope [イグザンスろウプ] 外的病因
exarteritis [エクサーティらイティス] 動脈外膜炎
exarticulate [エクサーティキュレイト] 関節を離断する
exarticulation [エクサーティキュレイシァン] 関節脱臼, 関節離断
exasperate [イグザースパれイト] 激化, 粗剛化, とげとげしいこと, 怒ること
exasperation [イグザースパれイシァン] 激怒, 悪化
excalation [イクスカレイシァン] 欠損 (脊椎など)
excarnation [エクスカーネイシァン] 剰余筋肉切除
excavation [エクスカヴェイシァン] 陥凹, 腔窩, (歯の) 削掘
excavator [エクスカヴェイター] 穿孔器, (歯の) 掘洞器
exceed [イクスィード] 度を超える, 凌駕する
excel [イクセル] 卓越する
excellence [エクセレンス] 卓越, 美点
excentric [イクセントリック] 離心, 中心外
— implantation [-インプランテイシァン] 偏心着床
excerebration [イクセらブれイシァン] (胎児の) 脳髄除去法
excess [イクセス] 過多, 超過, (とくに飲食上の) 不節制, 暴飲暴食 (複数), 余分の

excessive [イクセッスィヴ] 過度の
exchange [イクスチェィンジ] 交換する，(場所・境遇などを) 換える
excise [エクスィズ] 切開する，切除する
excision [エクスィジャン] 切採術，切除術
excitability [イクサイタビリティ] 興奮性の
excitable [イクサイタブル] 興奮しやすい
excitant [イクサイタント] 興奮性の，興奮剤
excitation [エクサイテイシャン] 興奮
 — contraction coupling [−カントらクシャン カップリング] 興奮収縮連係
 — secretion coupling [−スィクりーシャン カップリング] 興奮分泌連係
excitative [イクサイタティヴ] 刺激力ある，興奮性の，刺激性の
excitatory [イクサイタタりー] 刺激的，興奮性の
excite [イクサイト] (神経病人などを) 興奮させる，(乾板を) 感光させる，(電気を) 起こす，激発させる，気が立って，興奮した
excitement [イクサイトマント] 興奮
exciting [イクサイティング] 興奮させる，誘発する
 — cause [−コーズ] 病因
excitoglandular [イクサイタグランデュラー] 腺分泌刺激性の
excitometabolic [イクサイタメタバリック] 代謝促進の
excitomotor [イクサイトウモウター] 運動機能促進の，運動中枢刺激剤
 — system [−スィスタム] 運動刺激系
excitonutrient [イクサイトウニューとりアント] 栄養増進の
excitor [イクサイター] 興奮するもの，励磁機，刺激導子
 — nerve [−ナーヴ] 興奮神経
exclave [エクスクレイヴ] (卵巣，膵のような) 分離孤立している器官
exclude [イクスクルード] 閉め出す，排斥する
exclusion [イクスクルージャン] 遮断，除外
exclusive [イクスクルースィヴ] 除外的，排除的，唯一の独占的
excochleation [エクスコウクリエイシャン] 搔爬
excoriate [エクスコーりエイト] 皮を剝ぐ，擦りむく
excoriation [イクスコーりエイシャン] 擦傷，すり傷

excrement [エクスクりマント] 排泄物，糞便
excrescence [イクスクれッサンス] 突出物，異常増殖
excreta [イクスクりータ] (尿，糞などの) 排泄物
excrete [エクスクりート] 排泄する，排便
excretion [イクスクりーシャン] 排泄物
excretory [エクスクりータりー] 排泄管の，糞便の
excruciating [イクスクるーシエイティング] 非常に苦しい，非常に辛い，耐え難い
 — pain [−ペイン] 激痛
excruciation [イクスクるスィエィシャン] 激痛；苦悶
excursion [イクスカーシャン] 可動域，転移
excurvation [エクスカーヴェイシャン] 脊柱彎曲，せむし
excurvature [イクスカーヴァチャー] 脊柱彎曲
excyclophoria [イクスサイクロウフォーリア] 外旋斜位
execute [エクスィキュート] (目的・仕事・計画などを) 遂行する，果たす，実行する
execution [エクスィキューシャン] 完成，実行，死刑，死刑の執行
exemia [イクスィーミア] (臓器などにうっ血などして) 血管内出血量減少，血液水分脱出
exemplify [イグゼンプリファイ] 例示する，−の例となる
exempt [イグゼンプト] 免除する，免れた，免疫の，免除された人
exemption [イグゼンプシャン] 免除
exenteritis [イクセンタらイティス] 腸外膜炎，腸腹膜炎
exercise [エクササイズ] 運動，練習，修練，演習
 — therapy [−セらピー] 運動療法
exercise-induced [イクササイズ・インデュースト] 運動誘発〔性〕の
exercise-induced urticaria (anaphylaxis) [エクササイズ−インデュースト アーティケアリア (アナフィレークスィス)] 運動によって起こる蕁麻疹
exeresis [イクセらスィス] 摘除，切除
exert [イグザート] (力・知力などを) 出す，行使する
exertion [イグザーシャン] 力を出すこと，

（心を）砕くこと，発揮，努力
exertional [イグザーショナル] 労作性
　— angina [-アンジャイナ] 労作性狭心症
　— dyspnea [-ディスプニア] 労作性呼吸困難
exesion [イグズィージャン] 表面破壊
exfetation [エクスフィーテイシャン] 子宮外妊娠
exflagellation [エクスフラジャレイシャン] 鞭毛遊出
exfoliate [エクスフォウリエイト] （身体組織が）剥脱する
exfoliation [エクスフォウリエイシャン] 剥皮
exfoliative [エクスフォウリアティヴ] 剥脱性の
　— dermatitis [-ダーマタイティス] 剥脱性皮膚炎
exhalation [エクスハレイシャン] 気化，蒸発，気体，発散，呼気
exhale [エクスヘイル] 空気を吐き出す，（蒸気などを）発散する，放出する，蒸発させる，蒸発する
exhaust [イグゾースト] （空気，ガスなどを）排出する，発散する，意気を吐き出す，疲弊させる，消耗する，排出，排気装置，疲労，困憊
exhaustibility [イグゾースタビリティ] 消耗性
exhaustion [イグゾースシャン] 溶出，消耗，高度疲労
　— delirium [-デリリアム] 消耗性せん（譫）妄
　— depression [-ディプれッシャン] 消耗性うつ病，疲労性うつ病
　— psychosis [-サイコウスィス] 疲労性精神病
　nervous — [ナーヴァス-] 精神消耗，神経疲はい（憊）
exhaustive [イグゾースティヴ] 詳細な，完全な
exhibit [イグズィビット] （薬剤を）処方する，薬を与える，展示する，示す
exhibition [エクサビシャン] （商品などの）展示，薬物投与
exhibitionism [エクサビショニズム] 陰部露出症
exhibitionist [エクサビショニスト] 露出狂
exhilarant [イグズィラらント] 興奮剤，昂揚性の
exhilaration [イグズィラれイシャン] 快活，愉快
exhumation [エクシューメイシャン] 死体発掘
exist [イグズィスト] 存在する，生存する
existence [イグズィスタンス] 存在，生存，生存態様，実存物
existing [イグズィスティング] 現存する，現行の，目下の
exit [エグズィット] 出口，射出
　— window [-ウィンドウ] 射出窓
exitus [エグズィタス] 出口，死亡
exo- [エクスオウ-, エクスア-] ☆「外」「外側」を表す接頭語
exocardia [エクソウカーディア] 心臓転移
exocarditis [エクソウカーダイティス] 心臓周囲炎，心膜炎
exocataphoria [エクソウカタフォーりア] 外側回転斜位
exochelation [エクソウキーレイシャン] 掻き出し術
exochorion [エクソウコーりアン] 脈絡膜外層
exocranium [エクソウクれイニアム] 頭蓋外被
exocrine [エクサクらイン] 外分泌の
　— gland [-グレーンド] 外分泌腺
exocyclic [エクソウサイクリック] 環外の
exocytosis [エクソウサイトウスィス] 細胞外放出
exoderm [エクサダーム] （下皮の）外皮層，外胚葉
exodic [エクサディック] 遠心性の，輸出の
exodontia [エクサダンシア] 抜歯，抜歯学
exodontics [エクサダンティクス] 抜歯
exodontist [イクソダンティスト] 抜歯専門医
exodontology [イクサダイタラジー] 抜歯学
exoduction [エクサダクシャン] 眼球外転
exoenzyme [エクソウエンザイム] 細胞外酵素
exogamy [イクサガミー] 体外生殖，異系交配
exogenetic [エクサジャネティック] 体外性の
exogenous [エクサジャナス] = ectogenous 外因，外因性の
　— cycle [-サイクル] 体外生活環 ☆寄生虫の人体外での発育と生活の経路
　— factors [-フェークターズ] 外因栄養素
　— hypertriglyceridemia [-ハイパートらイグリセりディーミア] 外因性他科トリ

グリセリド血症
— infection [-インフェクシャン] 外因的伝染
— obesity [-オウビースィティ] 外因性肥満症
— toxin [-タクスィン] 外因性毒素
— toxinosis [-タクスィノウスィス] 外因性中毒症

exognathia [エクサグネイスィア] 上顎前突

exohysteropexy [エクサヒスタろペクスィ] 腹膜外子宮固定術

exometra [イクソウミトら] 子宮脱症

exometritis [イクソウミトらイティス] 子宮外膜炎

exomphalos [イクサンファラス] 臍ヘルニア

exomysium [エクサミスィアム] 筋周膜

exon [エクサン] エクソン ☆遺伝子DNA鎖上の遺伝情報伝達部分

exonuclease [エクソウニュークリエイス] エキソヌクレアーゼ ☆ポリヌクレオチドの末端から切断する酵素

exopathic [イクサペイスィック] 外発生の, 外因的

exopathy [イクサパスィ] 外因病

exophoria [エクソウフォーリア] 外斜視, 外斜位

exophthalmic [イクサフセールミック] 眼球突出の
— goiter [-ゴイター] 眼突出甲状腺腫

exophthalmos [イクサフセールマス] 眼球突出症
— producing substance, EPS [-プらデュースィング サブスタンス] 眼球突出催起因子

exopneumopexy [エクソウニューマペクスィ] 肺胸壁固定術

exormia [イクソーミア] 丘疹, 蕾疹

exoskeleton [エクサスケリタン] 外骨格

exosmotic [エクサスモウティック] 滲出的の

exospore [エクサスポァ] 外生芽胞, 分生芽胞

exostosis [エクサストウスィス] 外骨症, 外骨腫
— bursata [-バーセイタ] 嚢状外骨腫 ☆骨端から発生して嚢状となる外骨腫
— cartilaginea [-カーティラジニア] 軟骨外骨腫
multiple cartilaginous — [マルチプル・カーティラジナス-] 多発性軟骨性外骨腫症

subungual — [サブアングヮルー] 爪下外骨腫

exothermal [イクソサーマル] 放熱性の, 熱放出性の

exothermic [エクソウサーミック] = exothermal 放熱性の, 外熱性の
— reaction [-りアクシャン] 発熱反応, 熱放出反応

exotic [エグザティック] 外国産の, 外来性の, エキゾチックな

exotoxin [エクサタクスィン] 細菌体外毒素

exotropia [エクソウトろウピア] 斜視, 外斜視

expand [イクスペーンド] 伸張する, 膨張させる, 展開する

expander [イクスペーンダー] 血漿増量剤

expanse [イクスペーンス] 拡げられたもの, 空間の〔広い〕拡がり, 広々とした表面

expansible [イクスペーンサブル] 伸張できる, 膨張できる

expansion [イクスペーンシャン] 膨張, 拡がり

expansive [イクスペーンスィヴ] 膨張性の, 拡張性の

expect [イクスペクト] 期待する, 予想する

expectancy [イクスペクタンスィ] 予期, 予想

expectant [イクスペクタント] 予期して
— mother [-マザー] 妊婦
— treatment [-トリートマント] 対症療法

expectation [エクスペクテイシャン] 予想, 予期, 期待
— neurosis [-ニューろウスィス] 待望神経症
— of life [-アヴ ライフ] = life expectancy 期待余命

expected date of confinement (delivery), EDC [エクスペクティッド デイト アヴ カンファインマント (ディリヴァりー)] 分娩予定日

expectorant [イクスペクタらント] 去痰の, 去痰剤

expectorate [イクスペクタれイト] 咳出す, 吐き出す, 痰または血を咳出す, (痰唾) を吐く

expectoration [イクスペクタれイシャン] 去痰, 喀痰, 喀出

expedient [イクスピーディアント] 便宜である, 好都合で〔ある〕, 有利な, 手段, 方便, 策

expedite 〜 express

expedite [エクスパダイト] (〜の進み方を)早める, 捗らせる, 手早く片づける, 急速な, 迅速な

expel [イクスペル] 追い出す, (病を)追い出す, 駆除する

expellent [イクスペラント] 排毒剤, 毒下し

expenditure [イクスペンディチャー] 費用, 経費

expense [イクスペンス] 費用, 消費, 支出

expensive [イクスペンスィヴ] 高価な
— medical instrument [- メディカル インストゥるマント] 高額医療機械

experience [イクスピアりアンス] 経験, 体験, 経験する

experienced death rate [イクスピアりアンスト デス れイト] 実死亡率

experiment [イクスペらマント] (科学上の)実験, 実験する

experimental [イクスペらメントル] 実験上, 実験に基づく
— design [-ディザイン] 実験計画
— medicine [-メディスィン] 実験医学
— method [-メサッド] 実験方法
— pathology [-パサらジー] 実験病理学
— physiology [-フィズィアらジー] 実験生理学
— psychology [-サイカらジー] 実験心理学

expert [エクスパート] 熟練した, 専門家の, 巧妙な, 熟練者, 大家, 専門家, 技師
— opinion [-アピニオン] 専門家の意見

expertise [エクスパーティーズ] 専門家の技術, 知識

expertness [エクスパートニス] 熟練, 手慣れ

expiration [エクスピれイシャン] 呼息, 呼気, 死, 終了

expiratory [イクスパイらトリー] 呼息の
— reserve volume, ERV [-りザーヴ ヴァりューム] 呼気予備量

expire [イクスパイアー] 息を吐く, 死ぬ

expired air [イクスパイアード エアー] 呼気

explain [イクスプれイン] (事実, 方法, 意義などを)解明する, 説明する, 弁明する

explanation [イクスプラネイシャン] 説明すること, 解説

explanatory [イクスプラナトりー] 説明上の, 説明的

explantation [エクスプランテイシャン] 体外移植

explicit [イクスプりスィット] 明白な
— function [-ファンクシャン] 陽関数

explode [イクスプロウド] 爆発

exploratio [エクスプローれイシオウ] = exploration 診断的検査
— bimanualis [-バイマニュアーリス] 双合診
— rectalis [-れクテイリス] 直腸診
— rectoabdominalis [-れクトウアブダミナーリス] 直腸腹壁双合診
— vaginoabdominalis [-ヴァギノウアブダミナーリス] 腟腹壁双合診

exploration [エクスプローれイシャン] 探索, 調査, 試験切開

exploratory [イクスプローらトリー] 診査の, 試験的な
— biopsy [-バイアプスィー] 検査生検(バイオプシー)
— curettage [-キュれテイジ] 試験掻爬(そうは)
— excision [-イクスイジャン] 診査切除
— laparotomy [-ラパろタミー] 試験開腹
— operation [-アペれイシャン] 試験手術
— puncture [-パンクチャー] 試験穿刺

explorer [イクスプローらー] 研究器具, 探針

exploring needle [イクスプローりング ニードル] 穿刺針, 探索針

explosion [イクスプロウジャン] 爆発, 症候突発
— injury [-インジャりー] 爆発損傷

explosive [イクスプロウスィヴ] 爆発的, 激烈な, 爆発物
— speech [-スピーチ] 爆発的言語

exponent [イクスポウネント] 例証的, 解釈的, 指数, 指標

exponential [イクスパネンシャル] 指数関数的の

expose [イクスポウズ] (日光・風雨などに)曝す, (写真を)露出する, (乾板を)焼きつける, 陳列する, (事実を)暴露する

exposition [エクスパズィシャン] 暴露, 解説, 展覧会

exposure [イクスポウジャー] 露出, 露光, 露出量
— meter [-ミーター] 露出計

express [イクスプれス] (意志・思想を)表

出する，表示する，至急便で送る，急行列車，至急便
expressibility [イクスプれスィビリティ] 遺伝質の表現率，表現度
expression [イクスプれッシャン] 表出，表現，顔つき
— **of fetus** [-アヴ フィータス] 胎児娩出
expressionless [イクスプれッシャンレス] 表情の乏しい
expressivity [エクスプれッスィヴィティ] = penetrance 表現度
expressor [イクスプれッサー] 圧潰器 ☆トラコーマ結節を潰す器械
expulsion [イクスパルジャン] 排出，排斥，追放，喀出，去痰
expulsive [イクスパルスィヴ] 駆出性，排泄の
— **pain** [-ペイン] 娩出期陣痛
— **stage** [-スティジ] 娩出期，胎児が子宮外へ脱出する期
exsanguinate [エクサングウィネイト] 血を採る，貧血にする，駆血の，無血の
exsanguination [エクサングウィネイシャン] 瀉血，全脱血
exsanguine [エクサングウィン] 瀉血する
exsection [エクセクシャン] 切除
exsiccant [エクスィカント] 乾燥剤
exsiccate [エクスィケイト] 乾燥させる，乾燥する
exsiccated alum [エクスィケイティッド アラム] 乾燥明礬（みょうばん）
exsiccation [エクスィケイシャン] 乾燥，結晶物から結晶水を除くこと
exsiccator [エクスィケイター] 乾燥器
exsiccosis [エクスィコウスィス] 脱水症
exstrophy [エクストろフィ] 外転，翻転
exsufflation [エクサフレイシャン] 強制呼吸
extemporaneous [エクステンパれイニアス] 即時，即座に
extend [イクステンド] 伸張する，(全身・手足などを) 十分のばす，拡がる
extensibility [イクステンスィビリティ] 伸展性；伸長性，膨張性
extensile approach [イクステンサイル アプろウチ] 拡張進入法
extension [イクステンシャン] 伸展，牽引，拡大
extensive [イクステンスィヴ] 広い，大規模の，大延的
— **review** [-りヴュー] 広汎な文献総説
— **study** [-スタディ] 広汎な研究
extensor [イクステンサー] 伸筋
— **digitorum communis, EDC** [-ディジトゥらム カミューニス] 総指伸筋
— **retinaculum** [-れティナキュラム] 伸筋支帯
extenuate [イクステニュエート] 弱める，和らげる
extenuation [イクスティニュエイシャン] やせ，蒲柳
exterior [イクスティーりアー] 外の，外観上の，対外的，外部，外形
exteriorization [イクスティりアりゼイシャン] [精] 具現化，外面化
exterminate [エクスターミネイト] 撲滅する
extermination [エクスターミネイシャン] 撲滅
exterminator [エクスターミネイター] 撲滅者
exterminatory [エクスターミナタりー] 根絶的，絶滅的
extern, externe [イクスターン] エキスターン生の (院内宿泊インターン生に対して)
external [エクスターナル] 外部の，外側の
— **cardiac compression** [-カーディアック カンプれッシャン] 体外心臓圧迫 ☆人口蘇生術の一つ
— **carotid artery** [-カろティッド アータりー] 外頸動脈
— **conjugate** [-カンジュゲイト] 外結合線
— **cuneiform bone** [-キューニーイフォーム ボウン] 外側楔状骨
— **fixator** [-フィクセイター] 外固定器
— **hordeorum** [-ホーディーアらム] 麦粒腫
— **iliac artery** [-イリアック アータりー] 外腸骨動脈
— **limiting membrane** [-リミティング メンブれイン] 外境界膜 ☆眼網膜の外核体層と桿状錐体層との間の薄層
— **ophthalmoplegia** [-アフサルモウプリージア] 外眼筋麻痺
— **otitis** [-オウタイティス] 外耳道炎
— **pacemaker** [-ペイスメイカー] 体外式ペースメーカー
— **rotation** [-ろウテイシャン] 外旋
— **strabismus** [-ストらビズマス] 外斜視
— **version** [-ヴァージャン] 外部操作

306

転向
externalize [エクス**ター**ナライズ] 外面化する
exteroceptive [エクスタらセプティヴ] 外受容性の，外感受性の
— impulse [-インパルス] 外来性神経刺激
exterofective [エクスタらフェクティヴ] 随意的，外奏効性，外反応性
extinction [イクスティンクシャン] 消滅，減少，清光，光の吸収
extinguish [イクスティングウィシュ] （火・光などを）消す，（生命を）滅す
extirpate [エクスターペイト] 根を絶つ，まったく除去する，摘出する
extirpation [エクスターペイシャン] 摘出術
— of pulp [-アヴ パルプ] 抜随
subtotal — [サブ トウタル-] 亜全摘，亜全摘出〔術〕
total — [トウタル-] 全摘，全摘出〔術〕
extorsion [イクストーシャン] 外反 ☆垂直眼球経線上部が顔の中央線に対して傾いていること
extra- [エクスト5-] ☆「外側」「範囲外」を表す接頭語
extra-articular [エクスト5アーティキュラー] 関節外の
extrabronchial [イクスト5ブらンキアル] 気管支外の
extracapsular [イクスト5ケープスュラー] 嚢外の
— cataract extraction, ECCE [-キャタらクト イクスト5ークシャン] 被膜外白内障摘出術
extracellular [エクスト5セルュラー] 細胞外の
— enzyme [-エンザイム] 細胞外酵素
— fluid, ECF [-フルーイド] 細胞外液
— toxin [-タクスィン] 細胞外毒素
extracorporeal [エクスト5コーポーりアル] 体外の
— circulation, ECC [-サーキュレイシャン] 体外循環
— membrane oxygenation, ECMO [-メンブれイン アクスィジャネイシャン] 膜型人工肺体外循環
— membrane oxygenator, ECMO [-メンブれイン アクスィジャネイター] 体外膜型人工肺

extracostal [イクスト5カスタル] 肋骨外の
extracranial [エクスト5クれイニアル] 頭蓋外の
extract [イクスト5クト] = extractum エキス剤，抽出物
— of belladonna leaves [-アヴ ベラダナ リーヴス] ベラドンナ葉滲出液
— of glycyrrhiza [-アヴ グリスィらイザ] = liquorice 甘草エキス
— of nux vomica [-アヴ ナクス ヴァミカ] ホミカエキス
— of opium [-アヴ オウピアム] アヘンエキス
— wound [-ウーンド] 抜歯創
extraction [イクスト5ークシャン] 摘出術，挽出術，抜去術，抽出
— of cataract [-アヴ ケータれークト] 白内障摘出
— of square root [-アヴ スクウェアるート] 開平，平方根を求める
— of tooth [-アヴ トゥース] 抜歯
breech — [ブリーチ-] 骨盤位牽出術
cataract — [ケータれークト-] 白内障摘出〔術〕．白内障の水晶体を摘除する手術
extractive [イクスト5ークティヴ] 摘出物
extractor [イクスト5ークター] 摘出器，抽出器
extradural [エクスト5デューるル] 硬〔脳〕膜外の
— cavity [-ケーヴィティ] 硬膜外腔
— hematoma, EDH [-ヒーマトウマ] 硬膜外血腫
— hemorrhage [-ヒーマリッジ] 硬膜出血
extragenital [エクスト5ジェニタル] 生殖器外の ☆下疳についていう
extralobular [イクスト5ラビュラー] 葉外の
extraocular [イクスト5アキュラー] 眼球外の，昆虫の眼より離れて存する触覚についていう
— movement, EOM [-ムーヴマント] 外眼筋運動，眼球運動
extrapelvic [エクスト5ペルヴィック] 骨盤外の
extrapleural [エクスト5プルーらル] 胸腔外の
— pneumothorax [-ニューモウソーらックス] 胸膜外気胸
extrapyramidal [エクスト5ピれーミダル] 錐体系の

extrapyramidal ～ eye

— tract [-トらクト] 錐体外路系
extrarenal [エクストらリーナル] 腎外の
extrasensory perception [イクストらセンサりー パーセプシャン] 超感覚性知覚
extrasystole [エクストらスィスタリー] 期外収縮
extrathoracic [エクストらソーれースィック] 胸腔外の
extrauterine [エクストらユータりーン] 子宮外の
extravasation [イクストれーヴァセイシャン] 液の滲出
extravascular [エクストらヴェースキュラー] 脈管外の
extraversion [エクストらヴァージャン] 外向性, 外向き ☆精神を外に表現する
extravert [イクストらヴァート] 外向型, 外向性, 外向者. 自己内部よりも外界に関心が集中している人
extreme [イクストりーム] (場所など)最端の, (質の)極端な, (意見・文物など)過激の, 極端
— pressure [-プれッシャー] 極圧, 限界圧
extremitas [エクストれミタス] 端, 四肢
— pelvina [-ペルヴィーナ] 下肢, 骨盤肢
— superior [-スーピーりアー] 上端
extremity [エクストれミティ] 肢端, 最外部
extricate [イクストりケート] 引き寄せる; (困難・拘束などから)救出する, 解放する; 遊離させる
extrinsic [イクストりンスィック] 外側的の, その本来または固有のものでない, 外因性の
— asthma [-エーズマ] 外因性喘息
— factor [-フェークター] 外因子 ☆欠乏が悪性貧血を起こす
— muscle [-マスル] 外来筋
— potential [-ポウテンシャル] 外来電位
extrophia [エクストろウフィア] 外反, 外向
extrospection [エクストらスペクシャン] 外観重視
extrovert [エクストらヴァート] 外観尊重者, 外向患者, 外向型
extrude [イクストるード] 突出する, 排出する
extrusion [イクストるージャン] 突出
extubation [エクステューベイシャン] (気管の)抜管法

exuberance [イクステューバランス] 突起, 隆起, 膨脹
extumescence [エクステューメッサンス] 突出, 膨脹
exuberant granulation [エグズューバラント グらニュレイシャン] 肉芽増殖
exudate [エクシュデイト] 滲出物, 滲出液
 fibrinous — [ファイブりナス-] 線維素性滲出物
 hard — [ハード-] (網膜上の)硬性白斑
 inflammatory — [インフレーマタりー-] 炎症性滲出液
 pericardial — [ぺりカーディアル-] 心膜滲出液
 pleural — [プりューらル-] 胸水, 胸膜滲出液
 purulent — [ピュりュラント-] 化膿性滲出物
 sanguineous — [サエンギナス-] 血性滲出物
exudation [エクシュデイシャン] 滲出
exudative [イクスューダティヴ] 滲出性
 — diathesis [-ダイアスィスィス] 滲出性素質
 — nephritis [-ニフらイティス] 滲出性腎炎
 — retinitis [-れティナイティス] 滲出網膜炎
exude [イグズュード] (汗が)滲出する, 滲出させる, しみ出る
exulceration [エクサルセれイシャン] 潰瘍化, 潰瘍形成
exumbilication [エクサンビリケイシャン] 臍突出, 出べそ
exutory [イクスュータりー] 吸出性の, 吸出剤
exuviae [イクスウヴィエ][L] 表皮剥離;粃糠(ひこう)
exuvial fluid [イクスューヴィアル フルーイド] 脱皮液
exuviate [イクスューヴィエイト] 脱皮する
exuviation [イクスューヴィエイシャン] 落屑, 乳歯の脱落
eye, E [アイ] 眼
— bank [-ベーンク] 眼球銀行, 角膜銀行
— brow [-ブらウ] 眉, 眉毛
— closure reflex. [-クロウジュア りフレックス] 開眼反射→ reflex
— drops [-ドラップス] 点眼液(薬)

— glasses [-グラスィズ] めがね，眼鏡
— ground [-グらウンド] 眼底
— lashes [-ラェシュズ] まつげ，睫毛
— lens [-レンズ] 接眼レンズ
— memory [-メマりー] 視覚的記憶
— point [-ポイント] （接眼レンズにおいて）光線集約点，眼点
— shadow [-シャドウ] アイシャドウ
— sign [-サイン] 眼徴候 ☆目を立体的に見せるため陰影様の化粧をする
— strain [-ストれイン] 眼精疲労
— strings [-ストリングス] 眼睫
— track test, ETT [-トらック テスト] 注視線試験
— vesicle [-ヴェスィクル] 眼胞
— wash [-ウォッシュ] 目薬，洗眼剤，点眼水
— water [-ウォーター] 目薬，点眼水，（眼の）水様液

bulging —[バルジングー] （俗）びっくり眼（まなこ）→ lid retraction
compound —[カンパウンドー] 複眼
eye-ball [アイーボール] 眼球
— compression reflex [-カンプれッション りーフレックス] 眼球圧迫反射 → reflex
eyelid [アイリッド] まぶた，眼瞼
eyepiece [アイピース] 接眼レンズ
eye-pit [アイーピット] 眼窩，眼の窪み
eye-sight [アイーサイト] 視覚，視力，視界
eye-spot [アイースパット] 眼点
eyestrain [アイストれイン] 眼精疲労 (asthenopia). 眼の使い過ぎ
eye-wink [アイーウィンク] まばたき，目くばせ，瞬時

F

F 1. (female) /2. (field of vision) /3. (fluorine) /4. (formula) /5. (fusiform)

F_1 = first filial generation 1代目の子孫

F_2 = second filial generation 2代目の子孫

FA (fatty acid)

FAB (French American Brithish) classification [エフエイビー クラスィフィケイシャン] フランス，アメリカ，イギリス式分類 ☆急性白血病の分類

fabella [ファベラ] 腓腸筋頭種子骨

fabere sign [フェイビアー サイン] ファベレ徴候 ☆屈曲 (flexion), 外転 (abduction), 外施 (external rotation), 伸展 (extension) のときに痛みが起こること，股関節疾患の徴候

fabric [フェーブリック] 建物，構成，織物，質，組織

fabrication [フェーブリケイシャン] 生成，虚構，病的作話

Fabry's disease [フェーブリーズ ディズィーズ] ファブリー病 ☆α-ガラクトシダーゼ欠損症，セラシドトリヘキソシドが蓄積する．脳内石灰化などを起こす

face [フェイス] 顔面
— ache [-エイク] 顔面神経痛
— bow [-バウ] 顔弓
— presentation [-プれザンテイシャン] 顔面位先進
— scale [-スケイル] 疼痛を顔面の表情で示す尺度

dish —, dished — [ディッシュ-, ディッシュト-] 皿状顔. 前額が突出, 顔面中央部の陥没, 上顎前突. 舟状顔

hatchet — [ヘーチット-] 斧（おの）状顔貌. 筋強直性ジストロフィでみられる

masked —, mask-like — [マースクト-, マースク・ライク-] 仮面様顔貌. 無表情な顔つき

moonshaped — [ムーン・シェイプト-] 満月様顔貌. Cushing症候群や副腎皮質ホルモンの過量投与による

facet [フェースィット] 面, (骨などの) 表面
— block [-ブラック] 椎間関節ブロック
— cyst [-スィスト] 椎間関節嚢腫
— fusion [-フュージャン] 椎間関節固定術
— hemiatrophy [-ヘミエートろフィ] 顔面片側萎縮症
— joint [-ジョイント] 椎間関節

articular — [アーティキュラー-] 関節面；関節窩

facetectomy [フェースィテクタミー] 椎間関節切除術

facial [フェイスィャル] 顔の, 面の
— artery [-アータりー] 顔面動脈
— expression [-イクスプれッシャン] 顔つき, 表情, 顔面, 表情
— hemiplegia [-ヘミプリージア] 顔面片麻痺
— index [-インデクス] 顔面指数
— nerve [-ナーヴ] 顔面神経
— neuralgia [-ニューれールジア] 顔面神経痛
— paralysis [-パれーリスィス] 顔面麻痺
— spasm [-スペーズム] 顔面神経痙攣

facies [フェイスィーズ] 顔つき, 表面
— abdominalis [-アブダミナーリス] 腹部疾患顔貌
— approximalis [-アプらクスィマーリス] 隣接面
— articularis [-アーティキュラーりス] 関節面
— auricularis [-オーりキュラーりス] (仙骨および寛骨の) 耳状面
— basialis [-ベイスィアーリス] (大脳の) 底面
— buccalis [-バカーリス] 頬側面
— cholerica [-コレりカ] コレラ顔貌
— contactus [-カンタクタス] 隣接面
— convexa [-カンヴェクサ] (大脳の) 凸面
— distalis [-ディステイリス] 遠心面
— hippocratica [-ヒパクらティカ] ヒポクラテス顔貌 ☆瀕死の顔貌
— infratemporalis [-インフらテンパらーリス] 側頭下面
— labialis [-レイビアーリス] 唇側面
— leontiana [-リーアンティアナ] 獅子面

facies ~ facultative

- lingualis [-リンガリス] 舌側面
- masticatoria [-マスティカタリア] 咬合面
- maxillaris [-マクスィラーリス] 上顎面
- medialis [-ミーディエイリス] (大脳の) 内側面
- mesialis [-ミーズィアーリス] 近心面
- myopathica [-ミオパスィカ] 筋病性顔貌. 筋萎縮症に特有な顔つきで, 顔面筋が萎縮する
- nasalis [-ネイザーリス] 鼻腔面
- palatina [-パラティーナ] 口蓋面
- patellaris [-パテラーりス] 膝蓋面

facilitate [ファスィリテイト] 容易にする
facilitation [ファスィリテイシャン] 促進；促通, 疎通
facilitory [ファスィリタりー] 促進的
facility [ファスィリティ] 平易, 無造作, 便宜
facing [フェイスィング] 面すること, 向き, 表面仕上げ, 被覆, 前歯
faciobrachial [フェイシオウブれイキアル] 顔と腕の
faciocervical [フェイシオウサーヴィカル] 顔と頸の
facioplasty [フェイシアプレースティ] 顔面成形術, 美容術
facioplegia [フェイシオウプリージア] 顔面神経麻痺
facioscapulohumeral (type muscle) **dystrophy, FSH** [フェイシオウスカピュロウヒューマラル (タイプ マスル) ディストロフィ] 顔面肩甲上腕型筋ジストロフィー
FACP (Fellow of the American College of Physicians)
FACS 1.(Fellow of the American College of Surgeons)/2.(fluorescence-activated cell sorter)
fact [フェークト] 事件, 真実, 事柄, 行為
factitial [フェーエクティスィアル] 人為的な, 人工的の, 模倣した
factitious [フェークティシャス] 人為的の, 人工的の
factor [フェークター] 因子, 要素, 要因
— Ⅰ 第Ⅰ因子. 血液凝固第Ⅰ因子フィブリノゲン ＝ fibrinogen
— Ⅱ 第Ⅱ因子. 血液凝固第Ⅱ因子プロトロンビン ＝ prothrombin
— Ⅲ 第Ⅲ因子. 血液凝固第Ⅲ因子組織ティッシュー トロンボプラスティン
＝ tissue thromboplastin
— Ⅳ 第Ⅳ因子. 血液凝固第Ⅳ因子カルシウム. カルシウムイオンに同じ
— Ⅴ 第Ⅴ因子 (proaccelerin プロアクセレリン). 血液凝固第Ⅴ因子
— Ⅵ 第Ⅵ因子 (accelerin アクセレリン). 血液凝固第Ⅵ因子
— Ⅶ 血液凝固第Ⅶ因子
☆プロトロンビン転換促進因子
— Ⅷ 血液凝固第Ⅷ因子
☆抗血友病グロブリン因子
— Ⅸ 血液凝固第Ⅸ因子
☆クリスマス因子
— Ⅹ 血液凝固第Ⅹ因子
☆ Stewart Bower 因子
— Ⅺ 血液凝固第Ⅺ因子
☆血球トロンボプラスチン前駆物質
— Ⅻ 血液凝固第Ⅻ因子
☆ハーゲマン因子
— ⅩⅢ 血液凝固第ⅩⅢ因子
☆フィブリン安定因子
— **power** [-パウアー] (電気の) 力率
leukemia inhibitory — [リューキーミアインヒビタりー-] 白血病阻害因子
osteoclast-activating — [アスティアクラストーエークティヴェイティング-] 破骨細胞活性化因子
factorial [フェークトーりアル] 因子の
— **analysis** [-アナリスィス] 因子分析
— **design** [-ディザイン] 要因配置法
factorization [フェークタらイゼイシャン] 因数分解
facultas [フェーカルタス] 能力
— **reigendi** [-れイジャンディ] 勃起力
facultative [フェーカルタティヴ] 任意的の, 随意的の, 通性の
— **aerobe** [-エイアろウブ] 任意的好気性菌 ☆場合によって, 好気性となるもの
— **anaerobe** [-アネアろウブ] 状況依存性嫌気性菌
— **anaerobia** [-アネアろウビア] 任意的嫌気性細菌 ☆場合によっては嫌気性となる細菌
— **hypermetropia** [-ハイパーミトろウピア] 仮性遠視
— **parasitism** [-パらスィティズム] 条件寄生 ☆一定期間だけの寄生
— **parasite** [-パらサイト] 通性寄生体

311

facultative ～ falsify

[フェーカルティ] 能力，技術，学部，教育スタッフ

FAD (flavin adenine dinucleotide)

fade [フェイド] しぼむ，生気を失う，消失する

faded [フェイディッド] 色のあせた，衰えた

fading [フェイディング] 褪色

fadrozole hydrochloride hydrate [ファドゾール ハイドロウクロローライド ハイドれイト] 塩酸ファドゾール水和物　☆抗悪性腫瘍薬，アロマターゼ阻害薬，エストロゲン合成阻害薬

faex [フェイエクス] 残渣

fag [フェーグ] 疲労

Faget's sign [ファジェーズ サイン] ファジェー徴候　☆黄熱で脈拍は減少するが熱に変化を見ない

Faggot cell [ファゴット セル] 急性前骨髄性白血病細胞　☆針状の Auer 小体が多数見られる

Fahrenheit, F [ファーらンハイト] 華氏
— **temperature** [- テンパらチャー] 華氏温度
— **thermometer** [- サーマミター] 華氏温度計

Fahr's disease [ファーるズ ディズィーズ] ファール病　☆特発性非動脈硬化性脳内脈管石灰化症

fail [フェイル] 欠けている，足りない，不足する，衰える，弱る

failure [フェイリャー] 不全，破損，失敗，不足，減退

faint [フェイント] 薄弱な，(呼吸・鼓動・体力などの) 微弱な，ふらふら (めまい) して，重苦しい，失神する，弱る

fainting [フェインティング] 失神，卒倒
— **spell** [- スペル] 失神発作

faintness [フェイントネス] 衰弱，疲労，消耗；失神

fair [フェア] 美しい，色白の，順調の，正しく，好都合に

fairly [フェアリー] 正しく，相当に

faith-cure [フェイス-キュアー] 信仰療法

faithful [フェイスファル] 誠実な，事実に忠実な，信頼するに足る

falcate [フェールケイト] 鎌形の

falcial [フェールスィアル] 鎌形の

falciform [フェールスィフォーム] 鎌形の

falcular [フェールキュラー] 鎌形の

fall [フォール] 落ちること，減少，転倒，秋，落ちる，脱落する

— **asleep** [- アスリープ] 眠り込む，眠りに落ちる
— **of temperature** [- アヴ テンパらチュア] 体温下降
— **on one's feet** [- オン ワンズ フィート] うずくまる
— **short** [- ショート] 不足である，不十分である．

fallacia [ファレーシア] 錯覚，幻覚

fallacy [フレーラスィ] 誤謬，虚偽，錯誤

falling [フォーリング] 落下
— **of womb** [- アヴ ウーム] 子宮脱

fallopian [ファロウピアン] ファロピアの
— **canal** [- カナル] 輸卵管
— **ligament** [- リガマント] 子宮円靱帯
— **tube** [- テューブ] ファロピアン管，輸卵管

fallostomy [ファラスタミー] 卵管開口術

Fallot's syndrome [ファロウズ スィンドロウム] ファロー症候群

Fallot's tetralogy [ファロウズ テトらラジー] ファロー四徴　☆チアノーゼを伴い肺動脈狭窄，心中隔欠損，大動脈右方変位，右室肥大を示す先天性心疾患

fallotomy [ファラタミー] 卵管切開術

fallout [フォールアウト] 降下物

false [フォールス] 偽りの，仮性の，模擬の
— **ankylosis** [- アンキロウスィス] 偽性強直
— **congenital dextrocardia** [- カンジェニタル デクストロウカーディア] 偽先天性心臓右側転位
— **croup** [- クループ] 偽性咽頭炎
— **image** [- イミジ] 仮像，偽像
— **joint** [- ジョイント] 仮関節，偽関節
— **negative** [- ネガティヴ] 偽陰性
— **neuroma** [- ニューろウマ] 仮性神経腫
— **pain** [- ペイン] 偽陣痛
— **pelvis** [- ペルヴィス] 擬似骨盤
— **positive** [- パズィティヴ] 偽陽性
— **rib** [- リブ] 仮肋骨
— **voice** [- ヴォイス] 仮声，裏声

falsetto [フォールセトウ] こわいろ，仮声，(個人本来の声域以上の) 高声の作り声

falsification [フォールスィフィケイシャン] 偽造，虚偽

falsify [フォールスィファイ] 偽造する，反証をあげる

faltering [フォールタリング] よろめく，どもる
falx [フェールクス] 鎌，鎌状構造
— cerebelli [-セりベリ] 小脳鎌
— cerebri [-セれブリ] 大脳鎌
— inguinalis [-イングウィネイリス] 鼠径鎌
— ligamentosa [-リガマントーサ] 鎌状靱帯
FAMA (Fellow of the American Medical Association)
fames [フェーミーズ] 飢餓
familial [ファミリアル] 家族の，家族性の
— adenomatous polyposis [-アディノウマタス パリポウスィス] 家族性腺腫ポリープ症
— amyloid polyneuropathy, FAP [-アミロイド パリニューろパスィ] 家族性アミロイド多発神経症
— disease [-ディズィーズ] 家族性疾患
— expansile osteolysis [-イクスパンサイル アスティアりシス] 家族性拡大性骨溶解
— glucose-galactose malabsorption syndrome [-グルーコウス-ガラクトウス マルアブソープシャン スィンドろウム] 家族制ブドウ糖ガラクトース吸収不全症候群
— Mediterranean fever, FMF [-メディタれイニアン フィーヴァー] 家族性地中海熱
— occurrence [-アカーらンス] 家族的発生
— paroxysmal serositis [-パルクスィズマル スィーろウサイティス] 家族性地中海熱，発作性漿肝炎
— hypertriglyceridemia [-ハイパートらイグリせりディーミア] 家族性抗トリグリセライド血症
— polyposis [-パリポウスィス] 家族制ポリポーシス
familiar [ファミリアー] 親しい，打ちとけた，熟知している
familiarity [ファミリアりティ] 親密，愛想よいこと，精通
familiarize [ファミリアらイズ] 習熟させる，親しませる
family [フェーミリー] 家族，一世帯，種族，科
— history, FH [-ヒスタリー] 家族歴
— medicine [-メディスィン] 家庭医学
— planning [-プラニング] 家族計画
famine [フェーミン] 飢饉，欠乏，栄養不足
— edema [-イディーマ] 飢餓性浮腫
— fever [-フィーヴァー] 飢餓熱
— psychosis [-サイコウスィス] 飢餓性精神病
famished [フェーミッシュト] 飢えた
famotidine [ファマティディン] ファモチジン ☆消化性潰瘍治療薬，ヒスタミンH2受容体拮抗薬
fan [フェーン] 扇，あおる，あおぐ，ひらひらひらひらうごく
— sign [-サイン] 扇形徴候 ☆足趾が扇のように開く徴候．錐体路障害によるBanbinski徴候の一部
fanatic [ファネーティック] 熱狂的の，熱狂者，迷信家
fanaticism [ファネーティスィズム] 迷信的心酔，狂信
Fanconi's syndrome [ファンコウニーズ スィンドろウム] ファンコーニ症候群 ☆1. 腎性糖尿・燐酸尿・アミノ酸尿・骨軟化症を示す近位尿細管障害／2. 小児低形成貧血
fang [フェング] 歯根，牙
fango [フェンゴウ] 泥土
— therapy [-セらピー] 泥土療法
fanning [フェーニング] 扇のように開くこと
fantascope [フェーンタスコウプ] 眼球輻輳装置
fantast [フェーンタスト] 夢遊病患者
fantasy [フェーンタスィ] 想像力，空想
FAO (Food and Agriculture Organization). 国連食糧農業機関
FAP (familial amyloid polyneuropathy)
far [ファー] 遠方に，大いに
— point [-ポイント] 遠点
— reaching [-リーチング] （効果，影響などが）遠く（広範に）及ぶ，遠大な
— sighted [-サイティッド] 遠目の利く，遠視眼の，先見の明ある
— sightedness [-サイティッドニス] 遠視
farad [フェーらッド] ファラド ☆電気容量の単位，すなわち1クーロン，1ボルトを保つ電気量
faradic [ファれーディック] = faradaic 感

応電気の
faradimeter [フェーらディミター] 感伝電気計, 感応電流計
faradism [ファらディズム] 感応電気, 感応電気療法
faradization [フェーらダイゼイシャン] 感応電気, 感応電気を応用すること
faradocontractility [フェーらドウカントラクティリティ] 感応電気収縮性
faradopuncture [フェーらダパンクチャー] 感応電流穿刺
faradotherapy [フェーらダセらピー] 感応電流療法
farcinoma [ファースィノウマ] 馬鼻疽腫
farcy [ファースィ] (皮膚・リンパ腫の)馬鼻疽
farina [ファらイナ] 粉, デンプン
farinaceous [フェーりネイシャス] デンプン様の
farm [ファーム] 農園, 農家, 農事用に供する, 農作する
farmer's lung [ファーマーズ ラング] 農夫肺 ☆過敏性肺臓炎の一つ
faropenem sodium, FRPM [ファろペネム ソウディアム] ファロペネムナトリウム ☆ペネム系抗生物質
far-reaching [ファーリーチング] 遠くまで達する, 遠隔の
farther [ファーザー] さらに遠く, かつまた, さらに遠い, それ以上の
FAS (fetal alcohol syndrome)
Fas antigen [ファス アンティジャン] ファス抗原 ☆アポトーシス誘導因子
fascia [ファシア] 筋膜, 包帯
— **brachii** [-ブれイキイ] 上腕筋膜
— **bulbi** [-バルビ] 眼膜
— **recta** [-れクティ] 腹直筋膜
— **temporalis** [-テンポらーリス] 側頭筋筋膜
— **thoracolumbalis** [-ソーらカラムベイリス] 胸腰筋膜
Colles' — [カりーズ-] コリーズ(コレース)筋膜. 表在性会陰筋膜深層
Sibson's — [スィブソンズ-] シブソン筋膜. 胸膜上畝 (suprapleural membrane)
fascial [フェースィアル] 筋膜の
fasciation [ファシエイシャン] 包帯術, 帯化
fascicular [ファスィキュラー] 線維束の, 維管束の
— **keratitis** [-ケらタイティス] 束状角膜炎
— **neuroma** [-ニューろウマ] 有髄神経腫
fascicularis [ファスィキュラーりス] = fasciculosus 束状
fasciculated [ファスィキュレイティッド] 束ねられた, 束状の
fasciculation [ファスィキュレイシャン] 筋線維性攣縮, 線維束形成
fasciculus, fasciculi (複)[ファスィキュラス, ファスィキュライ] 〔小〕束, 筋線維束
fasciectomy [フェースィエクタミー] 筋膜切除術
fasciitis [フェースィアイティス] 筋膜炎
fascinating [フェースィネイティング] 心魂を奪うような, 絶妙な
fasciodesis [ファスィアディスィス] 筋膜腱縫合術
Fasciola hepatica (Linnaeus) [フェサイアラ ヒパティカ(リーニーアス)] 肝蛭, 肝ファススィオーラ
fascioliasis [ファスィオウライアスィス] 肝吸虫病, 肝ファススィオーラ症
Fasciolopsis buski (Lankester) [フェスィアラプスィス バスキ(ランキスター)] 肥大吸虫
fascioplasty [フェースィアプレスティ] 筋膜形成術
fasciorrhaphy [フェースィオーらフィ] 筋膜縫合術
fasciotomy [フェースィアタミー] 筋膜切開術
fascitis [フェーサイティス] 筋膜炎
fast [ファースト] 断食する, 断食, 断食日, 定着した, 固着した, 急速な, 耐性, 抵抗性
— **asleep** [-アスリープ] 熟睡した
— **green** [-グリーン] 緑の色素(マラカイト・グリーン)
fastening [ファースニング] 締めること, 定着物, 留金具
fastidium [フェースティディアム] 偏食, (食物の)好き嫌い, 気むずかしいこと
fastigium [フェースティジアム] (病の)極期, (第四脳室の)脳室頂
fasting [フェースティング] 断食, 絶食
— **blood sugar** [-ブラッド シュガー] 空腹時血糖
— **plasma glucose** [-プラズマ グルーコウス] 空腹時血漿ブドウ糖
fat [フェーット] 脂肪

— embolism syndrome [-エンバリズム スィンドロウム] 脂肪塞栓症候群 ☆肺や脳に脂肪塞栓の起こるときの症状
— free mass [-フリー マス] 非脂肪体成分
— marrow [-マろウ] 黄色骨髄
— pad [-ペード] 脂肪体
— pad sign [-パッド サイン] 脂肪塊症候群 ☆関節腫張のとき脂肪が変位して起こる
fatal [フェイタル] 宿命的な, 必然的な, 致命的な
— dosage [-ドウスィジ] 致死量
— familial insomnia, FFI [-ファミリアル インサムニア] 家族性致死性不眠症（プリオン病とされる）
fate [フェイト] 運命, 宿命をおわす
fatigability [フェーティガビリティ] 易疲労感
easy — [イージー] 易疲労性
fatigue [ファティーグ] 疲労
— contracture [-カントらクチャー] 疲労性拘縮
— fever [-フィーヴァー] 疲労熱
— fracture [-フらクチャー] 疲労骨折
— neurosis [-ニューろウスィス] 疲労神経症
— toxin [-タクスィン] 疲労毒素
fatten [フェートゥン] 太らせる, 肥やす
fattening [フェートゥニング] 太らせるような
fatty [フェーティ] 脂肪性の, あぶらみの, 多脂肪の
— acid, FA [-エーサッド] 脂肪酸
— cast [-キャスト] 脂肪円柱
— cirrhosis [-スィろウスィス] 脂肪性肝硬変
— degeneration [-ディジャナれイシャン] 脂肪変性
— diarrhea [-ダイアリーア] 脂肪性下痢
— heart [-ハート] 脂肪心
— infiltration [-インフィルトれイシャン] 脂肪浸潤
— kidney [-キドニー] 脂肪変性腎
— layer [-レィアー] 脂肪層
— liver [-リヴァー] 脂肪肝
— stool [-ストゥール] 脂肪下痢
— streak [-ストリーク] 線状脂肪沈着
— tissue [-ティッシュー] 脂肪組織
— tumor [-テューマー] 脂肪腫
fatuity [ファテューイティ] ばか, 痴呆

fauces [フォースィーズ] 口蓋扁桃および口蓋垂の間の部分, 口峡, 咽喉
faucet [フォースィット] 注ぎ口, 栓口, （管の挿し口をうける）うけ口
faucial [フォースィアル] 口峡の
faucitis [フォーサイティス] 口峡炎
fault [フォールト] きず, 欠点, 失策, 過失
faultless [フォールトレス] 欠点のない
fauna [フォーナ] 動物相, 動物群 ☆一地方に特有な動物界
fava beans [フェイヴァ ビーンズ] ファバ豆 ☆溶血を起こす
faveolate [ファヴィーアレイト] 蜂窩状の
faveolus [ファヴィーアラス] 小窩のある
favides [フェイヴィディース] 黄癬疹
favism [フェイヴィザム] そら豆中毒症
favo(u)r [フェイヴァー] 好意を示す, とくに目をかける, 有利である
favo(u)rable [フェイヴァラブル] 好意的である, 有為な, 順調な
favus [フェイヴァス] 黄癬
Fc 免疫グロブリンのC末端
FcR 免疫グロブリンのC部分と結合する受容体
FDP (fibrin degradation product)
FE (fetal echo)
fear [フィアー] おそれ, 恐怖, 心配, 心配する, 恐れる
— reaction [-りアクシャン] 恐怖反応
feasible [フィーザブル] 実行しうる, 可能性ある
feather [フェザー] 羽毛, 毛並
feature [フィーチャー] 容貌, 目鼻立ち, 形状, 特色, 主要点, 特色をなす
febricide [フェブりサイド] 解熱剤
febricity [フィブりスィティ] 熱病性の, 熱発の
febricula [フィブりキュラ] 軽熱症
febrifacient [ファブりフェイシャント] 発熱性の
febrifuge [フェブりフュージ] 解熱的, 解熱剤
febrile [フィーブりル] 熱性の, 熱病の
— albuminuria [-アルビューミニューりア] 熱性タンパク尿
— convulsion [-カンヴァルシャン] 熱性痙攣
— crisis [-クらイスィス] 高熱急下降
— delirium [-ディりりアム] 熱せん妄
— episode [-エピソウド] 発熱発作

febrile ～ Felty's syndrome

— icterus [－イクタらス] 熱性黄疸
— jaundice [－ジョーンディス] 発熱性黄疸
— psychosis [－サイコウスィス] 熱病性精神病
febris [フェブリス] 熱病, 有熱性
— continua [－カンティニュア] 持続熱
— hectica [－ヘクティカ] 消耗熱
— recurrence [－りカんス] 回帰熱
— urethralis [－ユりーズらリス] カテーテル熱
FECG (fetal electrocardiogram)
f(a)ecal [フィーカル] 廃物の, 糞便性〔質〕の, 脱糞の
— incontinence [－インカンティナンス] 排便失禁
fecalith [フィーカリス] 糞石
fecaloma [フィーカロウマ] 糞石
f(a)eces [フィースィス] 大便, 糞, 沈殿物
fecula [フェキュラ] 種子の泥糊状分, おり, かす (糟)
feculent [フェキュラント] かすのある, 沈殿物のある
fecundability [フィーカンダビリティ] 受胎確率
fecundate [フィーカンデイト] 妊娠させる, 受胎させる
fecundatio [フェクンダチオ] [L] 受精；授精
— artificialis [－アーティフィスィアーリス] 人工授精
— externa [－イクスターナ] 体外受精
— interna [－インターナ] 体内授精
fecundation [フィーカンデイシャン] 受胎, 受精
fecundity [フィーカンディティ] 繁殖力
fee [フィー] 診療代金, 会費
— splitting [－スプリッティング] 診療料分配, 診療費分割取得. 医師間の診療料の分配
doctor's — [ダクターズ－] 診療報酬
feeble [フィーブル] 弱い, 衰弱した
feebleness [フィーブルニス] 倦怠感
feeble-minded [フィーブルーマインディッド] 精神薄弱な, 低能な
feeble-mindedness [フィーブルーマインディッドネス] 精神薄弱
feed [フィード] 飼養する, 食べる, 食餌
feedback [フィードバック] 情報還元, 帰還
— inhibition [－インヒビシャン] フィードバック抑制, 拂い戻し, 抑制
negative — [ネガティブ－] 負のフィードバック
positive — [パジティヴ－] 正のフィードバック
feeder [フィーダー] (拒食患者の) 強制栄養器
feeding [フィーディング] 摂食, 栄養を取る
— artery [－アータりー] 栄養動脈
feel [フィール] 感ずる, さわる
feeling [フィーリング] 感じ, 触り, 感情, 感覚性
FEF$_{25\sim75\%}$ (forced expiratory volume flow between 25～75%)
feigned disease [フェインド ディズィーズ] 仮病
fel [フェル] 胆汁
— bovis [－ボウヴィス] 牛胆汁
felbamate [フェルバメイト] てんかん治療剤
feline [フィーライン] 猫の, 猫属の, 猫
fellinac [フェリナック] 消炎外用薬
fellow [フェロウ] 学術協会会員, 研究員
— of the American College of Physicians, FACP [－アヴ ザ アメりカン カリッジ アヴ フィズィシャンス] アメリカ内科学会正会員
— of the American College of Surgeons, FACS [－アヴ ザ アメりカン カリッジ アヴ サージャンズ] アメリカ外科学会正会員
— of the American Medical Association, FAMA [－アヴ ザ アメりカン メディカル アソウシエイシャン] アメリカ医師会正会員
— of the Royal College of Physicians, ERCP [－アヴ ザ ろイアル カリッジ アヴ フィズィシャンス] 英国王立内科学会会員
— of the Royal College of Surgeons, FRCS [－アヴ ザ ろイアル カリッジ アブ サージャンズ] 英国王立外科学会会員
felodipine [フィロウディピン] フェロジピン ☆降圧薬, ジヒドロピリジン系カルシウム拮抗薬
felon [フェラン] ひょう疽, 重罪犯人 ☆指末節の感染症
Felty's syndrome [フェルティズ スィンドろウム] ファルティ症候群 ☆脾腫を示す,

慢性関節リウマチ

female, F［フィーメイル］女性，雌，（はめこみ器具の）補助，受けの部分
— **intersex**［-インターセックス］雌間性

feminine［フェミニン］婦女子の，女子特有の

femininity［フェミニニティ］女性らしさ

feminism［フェミニズム］男性の女性化，女性権利主張

femoral［フェマラル］大腿〔骨〕の
— **artery**［-アータりー］大腿動脈
— **canal**［-カナル］大腿管
— **head**［-ヘッド］大腿骨頭
— **hernia**［-ハーニア］大腿ヘルニア
— **neck**［-ネック］大腿骨頚部
— **region**［-リージャン］大腿部
— **ring**［-リング］大腿輪

femorocele［フェマろスィール］大腿ヘルニア

femoropopliteal［フェマらパプリティアル］大腿膝窩の，もも（腿）の背面の

femto-［フェムトウ-］☆10^{-5}を示す接頭語

femur［フィーマー］大腿骨，大腿
— **recurvatum**［-りカーヴァータム］前反大腿
— **varum**［-ヴェアらム］内反大腿

fenbufen［フェンビューファン］フェンブフェン ☆アリール酢酸系非ステロイド消炎鎮痛薬，プロドラッグ

fence［フェンス］防柵〔切〕線 ☆病原性炎症を防ぐために皮膚上に行う乱切線

fencer's stance［フェンサーズ スタンス］フェンシング姿勢

fenestra［フィネストら］（耳内の）窓
— **choledocha**［-コウレドーカ］胆管窓
— **cochleae**［-カクレ］蝸牛窓
— **membrane**［-メンブれイン］動脈内膜外層
— **ovalis**［-オウヴァーリス］卵円窓
— **rotunda**［-ろウタンダ］正円窓
— **vestibuli**［-ヴェスティビュリ］前庭窓

fenestrate［フェニストれイト］有窓の

fenestrated［フェニストれイティッド］有窓の，穿孔された

fenestration［フェニストれイシャン］開窓術，造窓術，穿孔術

fenipentol［フェニペントール］フェニペントール ☆慢性膵疾患治療薬，膵外分泌刺激薬

fennel［フェナル］ウイキョウ（植物）

— **water**［-ウォーター］ウイキョウ水，健胃剤

fenoterol hydrobromide［フェノテろール ハイドロウブろマイド］臭化水素酸フェノテロール ☆気管支拡張薬，β刺激薬

fentanyl［フェンタニール］合成麻薬（注射用）

feral［フィーらル］危険な，致命的な

ferine［フィアらイン］凶暴の，凶悪の

ferment［ファーメント］酵素

fermentable［ファーメンタブル］発酵性の

fermentation［ファーメンテイシャン］発酵

fermentogen［ファーメンタジャン］酵素原

fermentoid［ファーマントイド］酵素力を失った酵素

fermium, Fm［ファーミアム］フェルミウム（元素）☆原子量257

fern［ファーン］しだ（羊歯）類

fern-leaf pattern tongue［ファーン-リーフ パターン タング］しだの葉模様舌

ferralbumose［フェらルビュモウス］鉄アルブモーゼ塩 ☆人工胃酸と塩化第二鉄とをもって処理された食用肉の凝渣

ferrated［フェあれティッド］含鉄性の，鉄と化合する

ferredoxin［フェらダクスィン］フェレドキシン ☆非フェリ鉄結合タンパク

ferret［フェリット］フェレット（黄色のイタチ）☆実験動物として使う

ferri-［フェリ-，フェらイ-］☆「第二鉄」を表す接頭語

Ferribacterium［フェリバクティーりアム］フェリバクテリウム

ferric［フェリック］第二鉄塩，鉄の
— **citrate**［-スィトれイト］クエン酸第二鉄

ferricyanide［フェリサイアナイド］フェロシアン化第二鉄

ferritin［フェりティン］フェリチン・鉄タンパク質 ☆貯蔵鉄

ferro-［フェろウ-，フェら-］☆「第一鉄」を表す接頭語

ferrokinetics［フェらカイネティックス］鉄動態

ferrometer［フェろウミター］血中鉄定量器

ferropectic［フェろウペクティック］鉄固定性の

ferropexia［フェろウペクスィア］凝固鉄

ferrous［フェらス］第一鉄

ferruginous［ファるージナス］鉄分含有の，鉄さびのような

ferrum, Fe [ファらム] 鉄(元素) ☆原子量55.847
― reductum [-りダクタム] 還元鉄
fertile [ファータイル] 多産の, (地の)肥沃な
― eunuch syndrome [-ユーナックスィンドロウム] 受精可能宦官症
fertility [ファーティリティ] 受精率, 繁殖率, 受胎力
fertilization [ファーティライゼイシャン] 受精
fertilizer [ファーティライザー] 肥料
fertination [ファーティネイシャン] 歩行強迫
fervent [ファーヴァント] 熱, 熱烈な
fervescence [ファーヴェッサンス] 発熱または体温上昇
fessitude [フェスィテュード] 衰弱感
fester [フェスター] 浅在小潰瘍, 化膿巣
festering wound [フェスタリング ウーンド] 膿創
festinant [フェスティナント] 促進の, 加速の
festination [フェスティネイシャン] 加速歩行 (festinating gait). 無意識に歩行数が増加し急ぐこと, 振戦麻痺の症状
festishism [フェスティシズム] 愛する人の象徴としてその持ち物を崇拝すること
fetal [フィータル] 胎児の
― alcoholism [-アルコホーリズム] 胎児アルコール症
― alcohol syndrome, FAS [-アルカホール スィンドロウム] 胎児アルコール症候群
☆顔面異常, 心異常, 関節拘縮を示す
― asphyxia [-エースフィクスィア] 胎児仮死
― circulation [-サーキュレイシャン] 胎児循環
― death [-デス] 胎児死亡
― dystocia [-ディストウシア] 胎児による分娩障害
― echo, FE [-エコウ] 胎児エコー
― electrocardiogram, FECG [-イレクトロウカーディアグラム] 胎児心電図
― heart beat, FHB [-ハート ビート] 胎児心拍
― heart rate, FHR [-ハート れイト] 胎児心拍数
― heart sound [-ハート サウンド] 胎児心音
― position [-パズィシャン] 胎位
― sac [-サック] 胎囊
fetalis [フィティリス] 胎児, 胎内
fetalism [フィータリズム] 出産後の胎児状態
fetalization [フィータライゼイシャン] 胎児化
fetalometry [フィータラミトリー] 子宮内胎児計測
fetation [フィーテイシャン] 胎生, 妊娠
feticide [フィーティサイド] 胎児殺し, 堕胎
fetid [フィーティッド] 悪臭の
fetishism [フェティシズム] 対物性色欲異常症
fetishist [フェティシスト] フェチシスト ☆女性体部ないし女性衣片に対して倒錯性欲を感ずるもの
fetography [フェタグらフィー] 胎児撮影
fetoplacental [フィートウプラセンタル] 胎児胎盤の
― unit [-ユーニット] 胎児胎盤単位
fetoprotein [フィートウプろウティーン] 胎児性タンパク
fetor [フィーター] 悪臭, 刺激臭
― ex ore [-エクス オーれ] 口腔悪臭
fetoscope [フィータスコウプ] 胎児鏡
f(o)etus [フィータス] 胎児
FEV₁ (forced expiratory volume one second)
FEV₁% (forced expiratory volume one second percent)
fever [フィーヴァー] 発熱, 発病
― and neutropenia [-アンド ニュートろウピーニア] 発熱と中性球減少
― of unknown etiology, FUE [-アヴ アンノウン イティオらジー] 原因不明熱
― of unknown origin, FUO [-アヴ アンノウン オーりジン] 原因不明熱
Ebola hemorrhagic ― [イボウラ ヒマらジック -] エボラ出血熱. 危険なアフリカ出血熱の一つ. Ebola はザイールにある川
Korean hemorrhagic ― [カりーアン ヒマらジーク-] 朝鮮(韓国)出血熱. 胃機能障害を伴う
pretibial ― [プりティビアル-] 前脛骨熱. 前脛骨部紅斑を伴う
ragweed ― [れーグウィード-] 枯草(こそう)熱, 花粉症 → hay f.
feverish [フィーヴァりッシュ] 熱病性の, 発熱性の

few 〜 fibroconnective

few [フュー] 少ない，多くない，少数，数人，数個
FF (filtration fraction)
FFA (fluorescent fundus angiography)
FGF (fibroblast growth factor)
FGS 1. (fibergastroscope) /2. (focal glomerulosclerosis)
FH (family history)
FHB (fetal heart beat)
FHR (fetal heart rate)
fiat, fiant (複)[ファイアト，ファイアント] （薬剤を）造って〜とせよ
fiber, fibre [ファイバー] 線維，線維組織
— enriched diet [-エンリッチト ダイアット] 線維強化食
　argyrophilic — -s [アージャイらフィリック-] 銀親和性線維，嗜銀線維
　red muscle — [れッド マッスル-] 赤色筋線維
fibergastroscope, FGS [ファイバーギャストらスコウプ] 胃ファイバースコープ
fiberglass dermatitis [ファイバーグラス ダーマタイティス] ガラス線維皮膚炎 ☆皮膚搔痒感が強い
fiberoptic [フィバらプティック] 光ファイバーの
— gastrointestinal endoscopy [-ガストロウインテスティナル エンダスカピー] 消化管ファイバースコープ法
fiberscope [ファイバースコウプ] ファイバースコープ
fibra, fibrae (複)[ファイブら，ファイブりー] 線維
— auriculae [-オーりキュレ] 耳介
— nasi [-ナージ] 鼻翼
fibrae [ファイブりー] 線維
— arcuatae [-アーキュエイテ] 弓状線維
— rectae [-れクテ] 直線維
fibremia [ファイブりーミア] 線維素血症
fibriforme [フィブりフォーメ] 線維状の
fibril [ファイブりル] 原線維，神経原線維
fibrillar [ファイブりラー] 原線維の
fibrillary [ファイブりラりー] 原線維性の
— glomerulopathy [-グロウメりュラパスィ] 線維原性糸球体疾患
— tremor [-トれマー] 筋線維性振戦
fibrillation [ファイブりレイシャン] 原線維形，筋線維の局部的振戦，神経・筋線維の細動
fibrin [ファイブりン] 線維素

— degradation product, FDP [-デグらデイシャン プらダクト] フィブリン分解産物
— ferment [-ファーメント] フィブリン溶解酵素
— stabilizing factor [-ステービライズィング ファェクター] 線維素安定因子 ☆凝固因子
fibrination [ファイブりネイシャン] 線維素増加
fibrino- [ファイブりノウ-，ファイブりナ-] ☆「線維素」を表す接頭語
fibrinogen [ファイブりナジャン] 線維素原
fibrinogenic [ファイブりナジェニック] = fibrinogenous, fibrinoid 線維素原の
fibrinoid degeneration [ファイブりノイド ディジャナれイシャン] フィブリノイド変性
fibrinolysin [ファイブりナライスィン] 線維巣溶解巣
fibrinolysis [ファイブりナリスィス] 線維巣溶解
fibrinolytic [ファイブりナリティック] 線維溶解の
fibrinosis [ファイブりノウスィス] （血中の）線維素増加
fibrinous [ファイブりナス] 線維素性の
— bronchitis [-ブらンカイティス] 線維素性気管支炎
— pleurisy [-プルーりスィ] 線維性胸膜炎
— pneumonia [-ニューモウニア] 線維素性肺炎
— polyp [-パリプ] 線維素性ポリープ
fibrinuria [ファイブりニューりア] 線維素尿
fibro- [フィブロウ-，ファイブロ-] ☆「線維」を表す接頭語
fibroadenoma [ファイブロウアディノウマ] 線維腺種
fibroblast [ファイブらブレースト] 線維芽細胞
— growth factor, FGF [-グろウス フェークター] 線維芽細胞成長因子
fibroblastoma [ファイブロウブラストウマ] 線維芽細胞腫
fibrocarcinoma [ファイブろウカースィノウマ] 線維癌腫
fibrocartilage [ファイブロウカーティリジ] 線維軟骨
fibrochondroma [ファイブロウカンドろウマ] 線維軟骨腫
fibroconnective [ファイブろウカネクティヴ]

線維結合組織の
fibrocyst [ファイブらスィスト] 囊様変性線維腫
fibrocystoma [ファイブろウィストウマ] 線維囊腫
fibrocyte [ファイブらサイト] 線維細胞
fibroelastic [ファイブろウイラスティック] 線維弾性組織の
fibroelastica [ファイブろウイラスティカ] 線維弾性膜
fibrogenesis imperfecta ossium [ファイブろジェニスィス インパーフェクタ オァスィアム] 骨線維形成不全症 ☆骨軟化症を起こす
fibrogenic dust disease [ファイブらジェニック ダスト ディズィーズ] 線維原性塵肺症
fibroglia [ファイブらグリア] 線維性神経膠
fibroglioma [ファイブろウグライオウマ] 線維性神経膠腫
fibrohamartoma [ファイブろウハマートウマ] 線維過誤腫
fibroid [ファイブろイド] 線維様の, 類線維腫
fibroin [ファイブろイン] フィブロイン, 絹タンパクの主成分
fibrolipoma [ファイブろウリポウマ] 線維脂肪腫
fibrolysin [ファイブらリスィン] フィブロリシン ☆瘢痕軟化剤
fibroma [ファイブろウマ] 線維腫
fibromatous [ファイブらマタス] 線維腫の
fibromectomy [ファイブろメクタミー] 線維腫切除
fibromembranous [ファイブろウメンブらナス] 線維膜組織の
fibromuscular [ファイブらマスキュラー] 線維と筋肉の
　— **dysplasia, FMD** [ー ディスプレイズィア] 線維性筋異形成 ☆腎動脈狭窄を起こす
　— **hyperplasia** [ー ハイパープレイスィア] 線維筋肉性過形成
fibromyalgia [フィブろウマイエールジア] 線維筋肉痛 ☆MPD症候群
fibromyositis [ファイブろウマイアサイティス] 線維筋炎
fibromyxoma [ファイブろウミクソウマ] 線維粘液腫 ☆MPD症候群
fibromyxosarcoma [ファイブろウミクソウサーコウマ] 線維粘液肉腫
fibronectin [ファイブらネクティン] フィブロネクチン ☆結合組織の成分, 接合因子
fibroneuroma [ファイブろウニューろウマ] 線維神経腫
fibropapilloma [ファイブろウペーピロウマ] 線維乳頭腫
fibropericarditis [ファイブろウペりカーダイティス] 線維心外膜炎
fibroplasia [ファイブろウプレイスィア] 線維組織増殖症
fibroplastic [ファイブらプレースティック] 線維組織発生の
fibropurulent [ファイブろウピューらラント] 線維化膿性の
fibrosarcoma [ファイブろウサーコウマ] 線維肉腫
fibrosing alveolitis [ファイブろウズィング アルヴィオウらイティス] 線維化性肺胞炎
fibrosis [ファイブろウスィス] 線維組織増殖, 線維症
fibrositis [ファイブろウサイティス] 線維組織炎, 結合組織炎
fibrothorax [ファイブろウソーらックス] 胸膜線維性癒着
fibrotic [ファイブろウティック] 線維組織的の
fibrous [ファイブらス] 線維性の
　— **ankylosis** [ー アンキロウスィス] 線(織)維性強直
　— **connective tissue** [ー カネクティヴ ティシュー] 線維性結合組織
　— **dysplasia** [ー ディスプレイズィア] 線維性異形成
　— **goiter** [ー ゴイター] 線維性甲状腺腫
　— **myositis** [ー マイオウサイティス] 線維性筋炎
　— **nephritis** [ー ニフらイティス] 線維性腎炎
　— **pericarditis** [ー ペりカーダイティス] 線維心膜炎
　— **plaque** [ー プラーク] 線維板 ☆粥状動脈硬化の初期巣
　— **pneumonia** [ー ニューモウニア] 線維性肺炎
　— **polyp** [ー パリプ] 線維性ポリープ
　— **protein** [ー プろウティーン] 線維タンパク
fibula [フィビュら] 腓骨
fibular [フィビュらー] 腓骨の, 腓骨部の
　— **artery** [ー アータりー] 腓骨動脈
ficiform [ファイスィフォーム] いちじく状の
ficin [ファイスィン] イチジクエキス

Fick's method [フィックス メソッド] フィック法 ☆心拍出量の計算法，心拍出量＝全酸素消費量／動静脈血液酸素差

Fick's principle (law of diffusion) [フィックス プリンスィブル (ロー アブ ディ フュージャン)] フィック原理 ☆溶質拡散の原理

fiction [フィクシャン] 物語，小説

fictional [フィクショナル] 物語の，絵空事

fictitious feeding [フィクティシャス フィーディング] 偽餌

fidgets [フィジット] そわそわする，落ち着かないこと

fidgety [フィジティ] じっとしていられない，落ち着かない，気むずかしい

fiducial [ファイデューシャル] 標準の，信頼しうる
— limit [- リミット] 信頼限界

Fiedler's myocarditis [フィードラーズ マイオウカーダイティス] フィードレル心筋炎 ☆特発性心筋炎

field [フィールド] 野原，視界，電場，磁場，(研究・作用) 範囲
— block anesthesia [- ブラック アニスィーズィア] 周囲浸潤麻酔
— hospital [- ハスピタル] 野戦病院
— lens [- レンズ] 双眼鏡
— of fixation [- アヴ フィクセイシャン] 注視野
— of vision, F [- アヴ ヴィジャン] 視野
— stop [- スタップ] 視野絞り
— work [- ウァーク] フィールド・ワーク ☆現場での調査研究

fifth disease [フィフス ディズィーズ] 第5病 ☆伝染性紅斑症

fig [フィグ] イチジク
— wart [- ウォート] イチジク状疣 (イボ)

figurate [フィギュれイト] (皮膚発疹において) 定形的の

figure [フィギュアー] 形，図
— of 8 bandage [- アヴ エイト ベーンディジ] 8字型包帯
— of 8 suture [- アヴ エイト スーチャー] 8字型縫合

filaceus [ファイレイシャス] 糸状の

filament [フィラマント] 糸状体，索状体，線条

filamentation [フィラメンテイシャン] 糸形成

filamentous bacteriophage [フィラメンタス バクティーりアフェイジ] 糸状バクテリオファージ

filamentum [フィラメンタム] 花糸

fila olfactoris [ファイラ アルファクタリス] 嗅糸

filar [ファイラー] 糸状の，線維状の

Filaria [フィレアりア] フィラリア属 ☆糸状菌属
— bancrofti [- バンクろフティ] バンクロフト糸状虫
— loa [- ロウア] ロシア糸状虫
— perstans [- パースタンス] 常在糸状虫

filariasis [フィラらイアスィス] 住血糸状虫症，フィラリア症

filaricide [フィラりサイド] 糸状菌殺菌剤

Filde's law [フィルディズ ロー] フィルズ法則 ☆胎児梅毒反応は母胎の梅毒を示す

file [ファイル] やすり，書類束

filgrastim [フィルグらスティム] 遺伝子組みかえ G-CSF

filial [フィリアル] 子女の，子の
— duty [- デューティ] 子としての義務

filiform [ファイリフォーム] 糸状
— wart [- ウォート] 糸状疣 (イボ)

fill [フィル] 満たす，豊富にする，(歯を) 充填する，充満する，詰め込み，存分

filler [フィラー] 賦形薬 ☆微量の薬剤に加え服用しやすい一定の量とする

fillet [フィリット] 細長い紐，帯，(帯状の束になっている) 線維，肉片，紐を巻く
— layer [- レイアー] 絨帯層

filleted flap [フィリッティド フレーップ] 指貫抜き皮弁

filling [フィリング] 充填，充填物
— defect [- ディフェクト] 陰影欠損

film [フィルム] 薄膜，眼のかすみ，くもり，(写真などの) フィルム
— badge [- バージ] 放射線測定のためのフィルム入りのバッチ

filopodium [フィロウポウディアム] 糸状〔偽〕足

filter [フィルター] 濾過器，濾過装置，濾過物，濾す
— bed [- ベッド] 濾床，濾過池，濾水タンク
— paper [- ペイパー] 濾紙

filtering ～ fish

filtering［フィルタリング］濾過作用
filth［フィルス］汚物，不潔
filthy［フィルスィ］不潔な，不浄な
filtrability［フィルトラビリティ］濾過能
filtrable［フィルトラブル］濾過性の
 — virus［-ヴァイらス］濾過性ウイルス
filtrate［フィルトれイト］濾液
filtration［フィルトれイシャン］濾過
 — fraction, FF［-フれークシャン］濾過率
filtrum［フィルトらム］フェルト，濾過器
filum［ファイラム］糸
fimbria［フィンブりア］（卵管の）采
fimbrial［フィンブりアル］采の，房の
fimbriate［フィンブりエイト］ふさ（総）状の
fimbriation［フィンブりエイシャン］マラリア原虫による赤血球辺縁の凹凸
fimbriatum［フィンブりエイタム］采体
final［ファイナル］終末の，最後の，確定的，決勝，最終試験
 — common path［-カマン ペース］終末共通径路
find［ファインド］発見する，在る，調達する，掘り出し物，見出しもの
finder［ファインダー］見出し装置 ☆映像を見出す装置
finding［ファインディング］所見・観察結果
 autopsy — s［オータプスィー］剖検所見
 microscopical — s［マイクロスカピカル-］顕微鏡所見
 urinary — s［ユアらナりー-］尿所見
fine［ファイン］立派な，（純度）純分-の，微細な，晴天，細かに，純良にする，純化する
 — seramics［-セらミックス］人口無機材料の熱処理によるセラミック
 — structure［-ストらクチャー］微細構造
fineness［ファインニス］細かさ
finger［フィンガー］手指，指をふれる，指を用いる
 — flexion reflex［-フレクシャン リーフレクス］指屈曲反射
 — mark［-マーク］指痕，指紋
 — nail［-ネイル］指爪
 — protector［-プらテクター］指甲
 — tip［-ティップ］指先，指端
fingeragnosia［フィンガらグノウスィア］指尖失認

fingerprint［フィンガープリント］指紋
 — edema［-イディーマ］指紋浮腫 ☆指で圧迫すると指紋がみられるような浮腫
fingerprinting［フィンガー・プリンティング］フィンガープリント法，DNA 指紋法．二次元分画によるアミノ配 DNA 等の配列比較
finger-stall［フィンガーーストール］指套
finger-sucking［フィンガーーサッキング］吸指症
fingertip pinch［フィンガーティップ ピンチ］指尖つまみ
finish［フィニッシュ］終える，仕上げをなす，片づける，終結，仕上げの仕方
finite［ファイナイト］有限の
Finsen light［フィンセン ライト］フィンゼン光線 ☆主として紫外線
fire［ファイアー］火，皮膚炎（俗）
 — extinguisher［-イクスティングウィシャー］消火器
firm［ファーム］堅固な，確固不動の，しっかりと，商社
firmly［ファームリー］確固とした
first［ファースト］第一の，最初の
 — aid［-エイド］応急手当，救急
 — filial generation［-フィリアル ジェナれイシャン］雑種第一式
 — hand［-ハンド］直接の，直仕入れの
 — heart sound, S_1［-ハート サウンド］第 1 心音
 — intention［-インテンシャン］一次性癒着
 — intention healing［-インテンシャン ヒーリング］（創面の）非化膿治癒，第一期癒合
 — pass study［-パス スタディ］1 回循環法 ☆RI 注射後第 1 回右心，左心通過時の検査
 — stage［-ステイジ］第一期
 — sound［-サウンド］第 1 音
fish［フィッシュ］魚，魚類
 — handler's disease［-ハンドラーズ ディズィーズ］魚屋病（丹毒）
 — meal lung［-ミール ラング］魚の飼料肺 ☆過敏性肺臓炎の一つ
 — mouth amputation［-マウス アンピューテイシャン］魚口状切断
 — mouth suture［-マウス スーチャー］魚口状縫合

fish ~ flagellar

— vertebra [-ヴァーティブら] 魚椎 ☆中央がくぼんだ椎体
fisher bed [フィッシャー ベッド] フィッシャー床 ☆脊髄支持床
fish-skin disease [フィッシュ-スキン ディズィーズ] = ichthyosis 魚鱗癬
fishy [フィッシー] 魚質の, 生臭い, あやしい
fission [フィッシャン] 二分裂, 二分体, 核分裂
— fungus [-ファンガス] 分裂菌
— product [-プらダクト] 核分裂生成物
fissiparity [フィスィぺーリティ] 分裂増殖
fissura [フィスーら] 裂, 裂溝
— ani [-アーニ] 肛門裂創, 切れ痔
— cerebri lateralis [-セれブリ ラテらーリス] 外側大脳裂
— interhemispherica [-インターヘミスフェリカ] 半球間裂
— interlobaris [-インタロバーリス] (肺の) 葉間裂
— mediana ventralis [-メディアーナ ヴェントらーリス] (脊髄の) 前正中裂
— orbitalis [-オービテイリス] 眼窩裂
— petrotympanica [-ペトロティンパニカ] 錐体鼓室裂
— prima [-プリーマ] 小脳第一裂
— pudendi [-ピューデンディ] 陰裂
— telodiencephalica [-テロウダイエンセファリカ] 終脳間脳裂
fissural [フィスらル] 溝の, 裂の
— angioma [-アンジオウマ] 〔胚〕裂口部血管腫
fissure [フィシャー] 裂, 裂溝
fistula [フィスチュラ] 瘻孔
anal —, in ano [エイナル-, イン アノウ] 肛門フィステル (瘻), 痔瘻
fistular [フィスチュラー] 瘻孔のある
fistulectomy [フィステュレクタミー] 瘻孔切開術
fistulotomy [フィステュラタミー] 瘻孔切開術
fistulous [フィスチュラス] 瘻の, 瘻孔の
fit [フィット] 発作, (ヒステリー, 卒中, 癲癇などの) 急激な発病, (感情の) 激発, 気まぐれ, 適当な, 設備する, (ぴったりと) 合う, 健康な
fitful [フィトフル] 気が変わりやすい, 気分屋の; 発作的な, 一過性の, 一時的の

fitness [フィットニス] 適応度, 適性, 健康, 体力
certificate of — [サーティフィケイト アヴ -] 健康証明書
physical — [フィジカル -] 体力良好
Fitzgerald factor [フィッツジェらルド ファクター] フィッツジェラルド因子 ☆高分子キニノーゲン, 凝固因子の一つ
five-day fever [ファイヴーデイ フィーヴァー] = vander Scheer's fever 五日熱
five-in-one repair [ファイヴ-イン-ワン リペアー] 五者同時修復術
fix [フィックス] 固定させる, 捉えつける, 凝固させる, (時間・場所などを) 定める, じっと見つめる, 苦境, 限定
fixation [フィクセイシャン] 固定術, 注意, 注視
— of impression [-アヴ インプれッシャン] 記銘力
— point [-ポイント] 注視点, 凝視点
fixative [フィクサティヴ] (組織鏡検の) 固定の
fixed [フィクスト] 固定した, 固定された
— air [-エアー] 炭酸ガスの旧称
— base [-ベイス] 固定塩基
— field radiography [-フィールド れイディオァグらフィ] 固定照射法
— oil [-オイル] 不揮発油
— splitting [-スプリッティング] 心音固定分裂
— torticollis [-トーティカリス] 固定斜頸
— virus [-ヴァイらス] 固定毒
fixed-rate pacemaker [フィクスト-れイト ペイスメイカー] 固定レート型ペースメーカー
fixing [フィクスィング] (組織鏡検の) 固定
fixture [フィクスチャー] 定着物, 備品, 居着きの人
FMD (fibromuscular dysplasia)
FMF (familial Mediterranean fever)
flabby [フレービー] 弛緩する, ゆるんだ, だぶついた
flaboxate [フラバクセイト] フラボクセート ☆頻尿治療剤
flaccid [フレークスィド] 軟らかい, ゆるんだ, 弛緩性の
— paralysis [-パれーリスィス] 弛緩性麻痺
flagellar [フレージェラー] 鞭毛の

flagellar ～ fleshly

— **agglutinin** [-アグルーティニン] 線毛凝集素

— **antigen** [-エーンティジャン] 鞭毛抗原

Flagellata [フレージャレイタ] 鞭毛虫属

flagellate [フレージャレイト] 鞭毛のある

flagellation [フレージャレイシャン] 鞭打, 鞭毛運動, (マッサージの) 拍打法

flagellosis [フレージャロウスィス] 鞭毛虫症

flagellum [フレージェラム] 鞭毛

flail joint [フレイル ジョイント] 動揺関節

flair [フレア] 切開

flame [フレイム] 炎, (知力・想像力などの) 燃焼, 火炎を吐く, 急激に激昂する

— **photometer** [-フォウタミター] 炎光光度計

flank [フレーンク] 脇腹, ひばら

— **pain** [-ペイン] 側腹痛

flap [フレーップ] (手術時その軟部と共に切り残した) 皮膚の片, 組織片

— **amputation** [-アムピャテイシャン] 皮弁切断術

— **operation** [-アパれイシャン] 皮弁切断術

abdominal — [アブダミナル-] 腹部皮弁

amputation — [アムピャテイシャン-] 切断部皮弁

flapping tremor [フレーッピング ドれマー] 羽ばたき振戦 → tremor

flare [フレアー] 発赤, 再燃

flash [フレーッシュ] 閃光, (ラム酒, ブランデーなどの) 着色料, 俗美の, 不良社会の

flashback [フレーシュベーック] フラッシュバック, 再然現象, 幻覚剤使用中の知覚障害の再現

flashy [フレーッシー] (閃光的に) 豪華な, 俗悪で派手な

flask [フレースク] フラスコ ☆液体を入れる細首のびん

flat [フレーット] 平らな, 単調無味の, 平らに, 断然, 平面, アパート

— **back** [-ベーック] 平背

— **bone** [-ボウン] 扁平骨

— **cell carcinoma** [-セル カースィノウマ] 扁平細胞癌

— **chest** [-チェスト] 扁平胸

— **epithelium** [-エピスィーりアム] 扁平上皮

— **hand** [-ヘーェンド] 扁平手

— **refusal** [-りフューザル] 断固とした拒否

— **vault** [-ヴォールト] 扁平口蓋弓

— **vertebra** [-ヴァーティブら] = vertebra plana 扁平椎

— **wart** [-ウォート] 扁平疣 (イボ)

— **worm** [-ウァーム] 扁虫

flat-chested [フレット-チェスティッド] 扁平胸の

flatfoot [フレートフット] 扁平足, 巡査 (蔑称)

flatness [フレートニス] 濁音 ☆打診において無気性または浸潤を示す音

flatten [フレートン] 平らにする, 気が抜ける, 調子が下がる

flatulence [フレーチュランス] 鼓腸, 放屁

flatulent [フレーチュラント] 鼓腸の

flatus [フレイタス] 腸内ガス, 呼気, おくび, 放屁

flavin(e) [フレイヴィン] フラビン黄色素, アクリジン色素

— **adenine dinucleotide sodium, FAD** [-アディニン ダイニュークリアタイド ソウディアム] フラビンアデニンディヌクレオチドナトリウム

flavo(u)r [フレイヴァー] (独特の) 味, 香気, 風味を添える

flavus [フレイヴァス] 黄

flax [フレーックス] アマ (亜麻)

flax-dresser's disease [フレーックスードれッサーズ ディズィーズ] 阿麻仕上げ工病

flax seed [フレーック スィード] アマニン ☆亜麻の種

flea [フリー] 蚤 (ノミ), 小さいまたはくだらない生物

— **bites** [-バイッ] 蚤 (ノミ) の咬傷, (蚤の痕ほどの) わずかな痛痒を感じる苦痛

fleam [フリーム] 瀉血刀ランセット, 静脈切開刀

flecainide acetate [フリーケイナイド アスィテイト] 酢酸フレカイニド ☆頻脈性不整脈治療薬

fleroxacin, FLRX [フレろクサスィン] フレロキサシン ☆ニューキノロン系抗生物質

flesh [フレッシュ] 肉, 皮膚, 肌

fleshly [フレッシュリー] 肉体上の, 官能的

fleshy [フレッシー] 肉の，肉質の，よく肥えた

Fletcher factor [フレッチャー ファクター] フレッチャー因子 ☆プレカリクレイン，第2因子

fletcherism [フレチャリズム] フレッチャー摂取法，完全咀嚼

flexibility [フレクスィビリティ] 曲げやすい，柔軟性，（光の）屈折性，適応性

flexible [フレクスィブル] 屈曲的の，屈曲性の

flexibly [フレクサブリー] 曲げやすく，柔順に

flexion [フレクシャン] 屈曲，（四肢，関節の）屈筋作用，彎曲部
— contracture [-カントれークチャー] 屈曲性攣縮

Flexner's bacillus [フレクスナーズ バスィラス] フレキシネル菌，赤痢菌の一つ

Flexner's dysentery [フレクスナーズ ディサンタリー] フレクスネル菌による赤痢

flexor [フレクサー] 屈筋

flexuous [フレクシュアス] 屈曲性の，波状に動く

flexura [フレクシュら] 曲（彎曲）
— duodenojejunalis [-デューオウディーノウジェジュナーリス] 十二指腸空腸曲
— sigmoidea [-スィグモイディア] S字状曲

flexure [フレクシャー] 屈曲

flicker [フリッカー] 閃光，揺光
— effect [-イフェクト] ちらつき効果

flight [フライト] 逃走，飛行，夢幻
— of ideas [-アヴ アイディアズ] 観念弁逸，思考心迫
— of stairs [-アヴ ステアーズ] 階段（一連の）

flint [フリント] 火打ち石，フリント
— disease [-ディズィーズ] = chalicosis 珪肺症，石肺症
— murmur [-マーマー] フリント雑音

flinty liver [フリンティ リヴァー] 燐石状肝臓

flittering scotoma [フリッタリング スコウトウマ] = teichopsia 閃光状暗点

floating [フロウティング] 遊走する，移動性の，浮揚する
— kidney [-キドニー] 浮遊腎
— liver [-リヴァー] 遊走肝

floccillation [フラッスィレイシャン] 捜衣摸床（そういもうしょう），無意味に寝具などをひっぱったり，むしったりすること

floccose [フラコウス] 毛状の

flocculence [フラキュランス] 絮毛，羊毛状

flocculent [フラキュラント] 絮状の，羊毛状の

flocculus [フラキュラス] （小脳の）小葉，小房毛，絮片

flock [フラック] 毛房，叢毛状の膠質沈殿物，鳥獣の群

flomoxef sodium, FMOX [フロマクセフ ソウディアム] フロモキセフナトリウム ☆オキサセフェム系抗生物質

flood light [フラッド ライト] 強い照明

flooding [フラッディング] 洪水，（子宮の）多量出血，心理療法の一種（恐れているものに慣れるまで精神的に直面させる）

floor [フローァ] 床
— of mouth [-アヴ マウス] 口腔底
— of pelvis [-アヴ ペルヴィス] 骨盤底部
— plate [-プレイト] 床板

floppy [フラッピー] ばたばたする，だらしのない
— disc [-ディスク] フロッピーディスク
— infant [-インファント] 低緊張性乳児

flopropine [フロプろピン] フロプロピオン ☆結石排出促進薬，排胆薬

flora [フローら] 植物群，植物区系

florid [フローりッド] 開花性の

floriformis [フローりフォーミス] 開花状の

floropipamide [フロろピパミド] フロロピパミド ☆向精神薬，メジャートランキライザー

flour [フラウアー] こな（粉），麦粉

flow [フロウ] 流出，月経
— cytometry [-サイタメトりー] 細胞を水に流し，これにレーザー光を照射に対する反応により細胞の性質を知る
— rate, FR [-れイト] 流量率
— volume curve [-ヴァリューム カーヴ] 流量カーブ
— volume loop [-ヴァリューム ループ] 流量ループ
maximal expiratory —, MEF [マェキスィマル イクスパイらトアりー] 最大呼気流量

flowmeter [フロウミーター] 流量計，流速計

flowmeter ～ flutamide

blood — [ブラッド] 血流計
electromagnetic — [イレクトロゥマグネティック-] 電磁流量計
fluconazole, FLCZ [フルコナゾール] フルコナゾール ☆深在性真菌症治療薬, トリアゾール系抗真菌薬
fluctuate [フラクテュエイト] （波動的に）動揺する, 安定しない
fluctuation [フラクチュエイシャン] （波動的）動揺
flucytosine [フルーサイタスィーン] フルシトシン ☆深在性真菌症治療薬
fluid [フルーイド] 液体, 流体
— extract [-イクストらクト] 流動エキス
— extract of ergot [-イクストらクト アヴ アーガット] 麦角流動エキス
— intake [-インテイク] 水分摂取〔量〕
— ounce [-アウンス] = 8 fluidrams 液量オンス
— supplementation [-サプリマンティシャン] 液体補給
bronchoalveolar lavage — BALF [ブらンカ・アルヴィアラー ラヴァージ-] 気管支肺胞洗浄液
fluidity [フルーイディティ] 流動性, 変移性, 流動質
coefficient of — [コウ・イフィスィエント アヴ-] 流動率. 粘性率の逆数
fluidram [フルーイドらム] 液量ドラム ☆蒸留水の56.96grainsに当たる, 約4ml
fluke [フルーク] 吸虫類
flunarizine [フルネーりズィン] フルナリジン ☆脳代謝改善薬
flunisolide [フルニサライド] フルニソリド ☆アレルギー鼻炎用点鼻薬, 副腎皮質ホルモン
flunitrazepam [フルニトらゼパム] フルニトラゼパム ☆ベンゾジアゼピン系（中間型）精神安定剤
fluor [フルーアー] 液体, 月経
fluorescein, fluorescin [フルーアれスィーン] フルオレセイン ☆フタレイン染料, 角膜検査に用いられる
fluorescence [フルーアれッサンス] 蛍光
— microscope [-マイクろスコゥプ] 蛍光顕微鏡
fluorescence-activated cell sorter, FACS [フルアれッセンス-アクティヴェイティッド セル ソーター] 蛍光化細胞分離装置, 蛍光式細胞分取器
fluorescnct [フルーアれサント] 蛍光性の
— antibody method [-アンティバディ メサッド] 蛍光抗体法
— fundus angiography, FAG [-ファンダス アンジアグらフィ] 蛍光眼底造影法
— treponemal antibody absorption, FTA-ABS [-トれポウニーマル アンティバディ アブゾープシャン] 蛍光トレポネーマ抗体吸収試験
fluoride [フルーアりド] フッ化物, 弗化物
fluorine, F [フルーアりン] フッ素（元素） ☆原子量18.99840
fluorocarbon [フルーアろゥカーバン] フッ化炭素 ☆人工血液として用いる
fluorochrome [フルーアらクろウム] 蛍光色素
fluorol [フルアろール] フルオロール ☆NaF防腐剤
fluorometholone [フルーアろウメサロウン] フルオロメトロン ☆ステロイド点鼻点眼薬
fluorosclerosis [フルーアろウスクリアろウスィス] フッ素性硬化症
fluoroscope [フルーアらスコウプ] X線蛍光透視装置
fluoroscopy [フルーアらスカピー] X線透視検査法
fluorosis [フルアろウスィス] フッ素症,（斑状歯骨硬化）
5-fluorouracil, 5FU [ファイヴ-フルーアろウユーらスィル] 5フルオロウラシル ☆抗悪性腫瘍薬, 代謝拮抗薬
fluoxetine [フルオクセティン] フルオクセチン ☆セロトニン再取り込み抑制剤
fluoxymesterone [フルーアクスィメスタろウン] フルオキシメステロン ☆男性ホルモン製剤
fluphenazine [フルーフェナズィーン] フルフェナジン ☆フェノチアジン系向精神薬
flurazepam hydrochloride [フルアらズィパム ハイドろウクローらイド] 塩酸フルラゼパム ☆ベンゾジアゼピン系精神安定剤
flush [フラッシュ] 一時的紅潮, 発赤
flushing [フラッシング] 赤面, 潮紅
fluster [フラスター] 興奮する, 興奮させる；うろたえさせる, あわてさせる；泥酔させる
flutamide [フルタマイド] フルタミド ☆非ステロイド性経口抗アンドロゲン薬,

前立腺癌治療ホルモン薬
flutazolam [フルタゾラム] フルタゾラム ☆ベンゾジアゼピン系抗不安薬
flutoprazepam [フルトアプれイゼパム] フルトプラゼパム．抗不安薬
flutropium bromide [フルトらピアム ブロウマイド] 臭化フルトロピウム ☆気管支拡張薬，抗コリン薬
flutter [フラッター] 震える，(心筋の)粗動する，フラッター，心筋粗動
fluvastatin sodium [フルヴァスタティン ソウディアム] フルバスタチンナトリウム ☆抗高脂血症薬，還元酵素阻害薬
flux [フラックス] 下痢，下剤，体液の病的流出，流速
fly [フライ] 蠅．ズボンの前空け
  black ― [ブレーック―] 黒バエ
    → Simulium ブユ
  bot ― [バット―] ウシバエ
    → Oestridae
  caddis ― [キャダス―] トビケラ
    → caddis fly
  horse ― [ホース―] ウマバエ
  sand ― [セーンド―] 砂バエ
    → Phlebotomus
flying flies [フライング フライズ]
  = myodesopsia (飛蚊症)
FMD (fibromuscular dysplasia)
FMF (familial Mediterranean fever)
fms [フムス] 癌遺伝子の一つ
focal [フォウカル] 焦点の，病巣の
  ― depth [―デプス] 焦点深度
  ― dermal hypoplasia [―ダーマル ハイポウプれイズィア] 局在性真皮形成不全
  ― distance [―ディスタンス] 焦点距離
  ― glomerulonephritis [―グロウメりュロウニフらイティス] 巣状糸球体腎炎
  ― glomerulosclerosis, FGS [―グロウメりュロウスクリアろウスィス] 巣状糸球体硬化症
  ― infection [―インフェクシャン] 巣感染，病巣感染
  ― nodular hyperplasia of the liver [―ナデュラー ハイパープれイスィア アヴ ザ リヴァー] 巣状結節状肝細胞過形成
  ― segmental ischemia of small bowel [―セグメンタル イスキーミア アヴ スモール バウル] 小腸分節巣状虚血
focalization [フォウカライゼイシャン] 焦点集中，(眼，眼鏡などの)焦点調整
focile [フォウシル] 前腕骨，下腿骨
focimeter [フォウスィミーター] 焦点距離計
focus [フォウカス] 病巣，焦点
  ― skin distance [―スキン ディスタンス] 焦点皮膚間距離
fog [ファッグ] 霧，もや，霧で覆う，もうろうとさせる
fogging [ファッギング] [眼] 雲霧法．凸レンズにより患者を人工的に近視状態にしてから円柱レンズによる検査を行う
foil [フォイル] はく，薄片
Foix's syndrome [フォイス スィンドろウム] フォー症候群 ☆上眼裂付近の腫瘍による圧迫症状
fold [フォウルド] 折返し，ひだ (襞)
  ― convergency [―カンヴァージャンスィ] 粘膜ひだ集中
  convergence of mucosa ― [カンヴァージェンス アヴ ミュコーサー] ひだ集中像
  palpebral ― [ペールペブラル―] 眼瞼粘膜ヒダ (円蓋)
  Schultze's ― [シュルツェズ―] シュルツェ・ヒダ．胎盤付着部から卵黄嚢に続く羊膜ヒダ
  sublingual ― [サブリンガル―] 舌下ヒダ
  urethral ― [ユァリースらル] 尿道ヒダ．陰茎下面両側のヒダ
folia [フォウリア] 藻類
folian [フォウリアン] 葉の
foliate papillae [フォウリエイト パピリー] 葉状乳頭 ☆舌縁の後端にある
folic acid [フォウリック エーサッド] 葉酸
folie [フォリー] [F] 狂気
  ― à deux [―ア デュー] 感応性精神病 (一人の精神症状に反応して他の人にもおこる)
folium [フォウリアム] (小脳の)葉
folk [フォウク] 国民，民族，家族
  ― psychology [―サイカラジー] 民族心理学
follicle [ファリクル] 小胞，濾胞
  growing ― [グロウイング―] 成長卵胞
follicle-stimulating hormone, FSH [ファリクル―スティミュレイティング ホーモウン] 卵胞刺激ホルモン
follicular [ファリキュラー] 嚢胞の，濾胞の
  ― adenoma [―アディノウマ] 濾胞線腫

follicular ~ Food and Agriculture Organization

— **goiter** [-ゴイター] 濾胞性甲状腺腫, 実質性甲状腺腫
— **keratosis** [-ケラトウスィス] 濾胞性角化症
— **odontoma** [-オウダントウマ] 歯性嚢腫, 歯性嚢胞
— **pharyngitis** [-ファリンジャイティス] 濾胞咽頭炎
— **phase** [-フェイズ] 卵胞期
— **tonsillitis** [-タンスィライティス] 濾胞性扁桃炎

folliculitis [ファリキュライティス] 濾胞炎, 毛嚢炎
— **agminata parasitaria** [-アグミナータ パラスィテイリア] 寄生虫性密集性毛嚢炎
— **atrophicans** [-アトらフィカンス] 委縮性毛嚢炎
— **barbae** [-バーベ] 白癬症毛嚢炎
— **decalvans** [-ディキャルヴァンス] 脱毛性毛嚢炎
— **eczematosa** [-エクズィマトウサ] 湿疹状毛嚢炎
— **gonorrhoica** [-ガナろイカ] 淋菌性濾胞炎
— **nuchae scleroticans** [-ニューキ スクリアらティカンス] 項部硬化性毛嚢炎
— **paraurethralis** [-ぱらユリスらーリス] 副尿道炎性毛嚢炎
— **rubra** [-るーブら] 紅色毛嚢炎
— **trichophytica** [-トりカフィティカ] 白癬性毛嚢炎
— **ulcerosa tropica** [-アルサろーサ トらピカ] 熱帯潰瘍性毛嚢炎

folliculoma [ファリキュロウマ] 濾胞腫
folliculosis [ファリキュロウスィス] 濾胞殖増症
folliculus [ファリキュラス] 濾胞
— **ovarii** [-オウヴァりイ] 卵胞
— **ovarii atreticus** [-オウヴァりイ アトれテイカス] 閉鎖卵胞
— **ovarii involutus** [-オウヴァりイ インヴァリュータス] 退縮卵胞
— **ovarii primarius** [-オウヴァりイ プらイマりアス] 原始卵胞
— **ovarii vesiculosus** [-オウヴァりイ ヴァスィキュローサス] 胞状卵胞
— **pili** [-パイライ] 毛包, 毛嚢

follow [フォらロウ] 追求する, 従う, 意味を会得する, 引き続いて起こる
follow-through study [フォロウ-スるー スタディ] 持続追跡調査
follow-up [フォらロウ-アップ] (調査などを) やり通す, (病気の経過などを) 継続して観察する
following [フォらロウィング] 次の, (以下に) 述べる
foment [フォウメント] (患部を) 温湿布する, 罨法を施す, 促す
fomentation [フォウマンテイシャン] 温湿布, 罨法, 罨法剤
fomes, fomites (複) [フォウミーズ, フォウミティーズ] 接触伝染媒介物質
fominobene hydrochloride [ファミノベン ハイドろクローライド] 塩酸ホミノベン ☆中枢性非麻薬性鎮咳薬
Fontan operation [フォーンタン アぱれイシャン] フォンタン手術 ☆右房と肺動脈を吻合, 三尖弁または肺動脈弁を修復する
fontanel(le) [ファンタネル] 泉門
fonticulus [ファンティキュラス] 泉門
— **major** [-メイジャー] 大泉門
— **mastoideus** [-マストイディアス] 後側頭泉門
— **minor** [-マイナー] 小泉門
— **sphenoidalis** [-スフィーノイダーリス] 前側頭泉門

food [フード] 食物, 栄養物, 特殊の食物
— **allergy** [-アらージー] 食物アレルギー, 食品アレルギー
— **composition** [-カンパジシャン] 食品組成成分
— **contamination** [-カンタミネイシャン] 食品汚染
— **control** [-カントろウル] (非常時の) 食物管理, 食料統制
— **inspection** [-インスペクシャン] 食品監視
— **intake** [-インテイク] 食物摂取
— **poisoning** [-ポイズニング] 食品中毒
— **preservative** [-プりザーヴァティブ] 食品保存剤
— **stuff** [-スタフ] 食料品
— **fortified** — [フォーティファイドー] 強化食品. 栄養の改善のための必要栄養素添加食品

Food and Agriculture Organization, FAO [フード エーンド アグりカルチュア オーガニゼイシャン] 〔国連〕食糧農業機関

foot [フット] 足
— clonus [-クロウナス] 足クローヌス, 足間代
— plate [-プレイト] 足板
— presentation [-プレザンテイシャン] 足位先進（分娩時）
drop — [ドらップ-] 下垂足
 = footdrop
hollow — [ホロウ-] = pes cavus（凹足）
foot-and-mouth-disease [フットアンドマウスーディズィーズ] 口蹄疫
foot-bath [フット-バス] 足部温浴, 洗足, 洗足盤
foot-candle [フット-キャンドル] 足下用ろうそく
foot-drop [フット-ドらップ] （足根屈筋の麻痺による）垂足
footling [フットリング] 足位
— presentation [-プりザンテイシャン] 足前進, 足位 → presentation
forage [フォーりジ] 牛馬の飼料, まぐさ
foramen [フォーれイマン] 穴, 胚孔
— epiploicum [-エピプロウアイカム] 網嚢孔
— incisivum [-インサイスィヴァム] 切歯孔
— infraorbitale [-インフらオービテイリー] 眼窩下孔
— interventriculare [-インターヴェントりクラーれ] 脳の室間孔
— intervertebrale [-インターヴァーティブらーれ] 脊椎間孔
— ischiadicum [-イスキアディアム] 坐骨孔
— jugulare [-ジャギュラーれ] 頸静脈孔
— magnum [-メーグナム] 大孔 ☆ 後頭骨の脊髄を通す穴
— mandibulae [-メーンディビュレ] 下顎孔
— mentale [-メンターレ] オトガイ孔
— nutricium [-ニュートりスィアム] 栄養孔
— obturatum [-アブテュれイタム] 閉鎖孔
— occipitale magnum [-アクスィピターレ メーグナム] 大後頭孔
— of Magendie [-アヴ マェジャンディ] マジャンディー孔
— ovale [-オウヴァーレ] 卵円孔
— palatinum [-パラティーナム] 口蓋孔
— ptergopalatinum [-プターゴウパラティーナム] 翼口蓋孔
— rotundum [-ろウタンダム] 正円孔
— stylomastoideum [-スタイラマストイディアム] 茎乳突孔
— vertebrale [-ヴァーティブらーレ] 椎孔
Magendie's — [マジャンディズ-] マジャンディ孔, 菱脳正中口. 第4脳室の室頂の中央部にある孔
mastoid —, mastoideum [メーストイド-, メーストイディアム] 乳突孔. 側頭骨乳様突起の後方にある小孔
oval —, ovale [オウヴァル-, オウヴァーレ] 卵円孔
foraminal encroachment [フォーらミナル インクろウチマント] 椎間腔狭窄
foraminated [フォウらミネイティッド] 穴のある, 有孔の
foraminotomy [フォーらミナトミー] 椎間孔天蓋切除術
foration [フォーれイシャン] 穿孔術, 円鋸術
forbearance [フォーベアらンズ] 忍耐
force [フォース] 勢力, 精力, 効力, 強要する, 押しつける
— and rhythm, F & R [-アンド りズム] 脈圧および律動
— plate [-プレイト] 床反力測定板
forced [フォースト] 強制的, 強迫した
— expiratory volume in one second percent, FEV1% [-イクスパイらタリー ヴァリューム イン ワン セカンド パーセント] （肺活量の%として表した）1秒強制呼吸量
— feeding [-フィーディング] 強制食餌
— grasping [-グれースピング] 強制把持（腱反射亢進による）
— movement [-ムーヴマント] 強制運動
— respiration [-れスピれイシャン] 強制呼吸
— tremor [-トれマー] 強制振戦
— version [-ヴァージャン] 鉗子回転術
— vital capacity, FVC [-ヴァイタル キャパスィティ] 呼気肺活量
force majeure [フォるス マジューる] [F]

強圧, 優勢；不可抗力
forceps [フォーセプス] 鉗子
— **delivery** [-ディリヴァりー] 分娩
artery — [アータりー-] 動脈鉗子
clamp — [クレーンプー] 圧挫鉗子. 大きい組織や肉茎などを結紮する前に押しつぶすする鉗子
Elliot — [エリアット-] エリオット鉗子. 産科用鉗子
obstetric — [アブステトりっく-] 分娩鉗子
forcible [フォーサブル] 強制的, 有力な, 有効な
forcibly [フォーサブリー] 力づくで, 不法に, 強制的に
forearm [フォーアーム] 前腕
— **ischemic exercise testing** [-イスキーミック エクサーサイズ テスティング] 前腕虚血運動試験
forebrain [フォーブれイン] 前脳
forefinger [フォーフィンガー] 示指, 人さし指, 前指
foregut [フォーガット] 前腸
forehead [フォーりッド] 前頭, 額
foreign [フォーりン] 外国の, 外物の
— **body** [-バディ] 異物
forelimb [フォーリム] 前肢
foremilk [フォーミルク] 初乳
forensic [ファれンスィック] 法廷上の
— **dentistry** [-デンティストリー] 歯科法医学
— **medicine** [-メディスィン] 法医学
— **odontology** [-オウダンタラジー] 法歯学
— **psychiatry** [-サイカイアトりー] 司法精神医学
forequarter amputation [フォークウォーター アンピューテイシャン] 肩甲帯離断術
foreskin [フォースキン] 包皮
forewaters [フォーウォーターズ] 前羊水
form [フォーム] 形状, 外形, 形式, 案出する, 出現する
formal [フォーマル] 形式上の, 形式的, 形式に関する, 表面的
formaldehyde [フォームエールディハイド] ホルムアルデヒド, 蟻酸アルデヒド
— **solution** [-サリューシャン] ホルムアルデヒド液
formalin [フォーマリン] フォルマリン, フォルムアルデヒド溶剤
formality [フォーメーラティ] 形式

format [フォーマット] 判型；書式, データーの配列；構成
formate [フォーメイト] 蟻酸塩
formation [フォーメイシャン] 形成, 形態, 構成, 編成
formative [フォーマティヴ] 組織形成上の, 構成的, 構成分子, 形成層
former [フォーマー] 前の, 以前の, 往時の
formeterol [フォーメテロール] フォルメテロール ☆気管支拡張剤の一つ
formic [フォーミック] 蟻の
— **acid** [-エーサッド] 蟻酸, ギ酸
formication sign [フォーミケイシャン サイン] 蟻走感
formidable [フォーミダブル] 恐るべき, 圧倒的, 侮りがたい
forminotomy [フォーミナタミー] 椎間腔拡大
formite [フォーマイト] 媒介物
formoterol fumarate [フォーモテロール フューマれイト] フマル酸ホルモテロール ☆気管支拡張薬, β刺激薬
formula, F [フォーミュラ] 処方, 公式, 形式
empirical — [エムピりカル-] 実験式
structural — [ストらクテュルル-] 化学構造式. 原子の結合様式を示す
European drug — [エアロピアン ドらッグ-] 欧州薬剤処方集
formulary [フォーミュラりー] 処方集
formulation [フォーミュレイシャン] 公式化, 処方化
fornicate [フォーニケイト] 弓状の, 姦通する
— **convolution** [-カンヴァルーシャン] 脳梁回
— **gyrus** [-ジャイらス] 脳弓回
fornication [フォーニケイシャン] 私通, 和姦, 姦淫
fornix [フォーニクス] 円蓋, 脳弓
— **conjunctivae** [-カンジャンクティーヴェ] 結膜円蓋
— **pharyngis** [-ファりンジス] 咽頭円蓋
— **vaginae** [-ヴァジャイニ] 腟円蓋
Forrestier's disease [フォれスティーズ ディズィーズ] = ankylosing spinal hyperostosis 強直性脊椎性骨増殖症
fortified milk [フォーティファイド ミルク] 強化乳

fortuitous [フォーテューイタス] 偶発性の
fortuity [フォーテューイティ] 偶然性, 偶然の運, 偶発事件
fortunate [フォーチュニット] 幸運な, 幸先良い
fortunately [フォーチュニットリー] 好運にも, 仕合わせよく
fortune [フォーチュン] 財産, 富, 幸運
forward [フォーウォード] 先方に, 前進して, 今後
  — failure [-フェイリャー] 前方不全
foscarnet sodium hydrate [フォスカーネット ソウディアム ハイドレイト] ホスカルネットナトリウム水和物 ☆抗サイトメガロウイルス薬, エイズ網膜炎治療剤
fosfestrol [フォスフェストロール] ホスフェストロール ☆エストロゲン製剤, 前立腺癌に用いる
fosfomycin calcium, FOM [フォスファマイスィン ケールスィアム] ホスホマイシンカルシウム ☆抗生物質
fosinopril [フォスィナプリル] ホシノプリル ☆アンジオテンシン転換酵素阻害剤, 降圧剤
fossa [ファッサ] 窩
  — axillaris [-アクスィラーリス] 腋窩, わきのした
  — canina [-ケイニーナ] 大歯窩
  — capitis femoris [-キャピティス フェモウリス] 大腿骨頭窩
  — coronoidea [-カらノイディア] 烏口窩
  — cranii anterior [-クれイニイ アンティーりアー] 前頭蓋窩
  — cranii media [-クれイニイ ミーディア] 中頭蓋窩
  — cranii posterior [-クれイニイ パスティーりアー] 後頭蓋窩
  — cubitalis [-キュービテイリス] 肘窩
  — hypophyseos [-ハイポウフィズィアス] 下垂体窩
  — iliaca [-イリアーカ] 腸骨窩
  — infraclavicularis [-インフらクラヴィクラーりス] 鎖骨下窩
  — infraspinata [-インフらスパイネイタ] 棘下窩
  — infratemporalis [-インフらテンパらーリス] 側頭骨下窩
  — jugularis [-ジャギュラーりス] 頸静脈窩
  — mandibularis [-マンディビュラーりス] 下顎窩
  — occipitalis cerebellaris [-アクスィビテイリス せれベラーりス] 小脳後頭窩
  — occipitalis cerebralis [-アクスィビテイリス せれブらーリス] 大脳後頭窩
  — olecrani [-オウレクらニ] 肘頭窩
  — ovalis [-オウヴァーリス] 卵円窩
  — poplitea [-パプリティア] 膝窩, ひかがみ
  — pterygopalatina [-プテリゴウパラティーナ] 翼口蓋窩
  — rhomboidea [-らンボイディア] 菱形窩
  — sacci lacrimalis [-サクサイ ラクりメイリス] 涙嚢窩
  — scaphoidea [-スキャフォイディア] 舟状窩. 蝶形骨翼状突起の内側にある
  — supraclavicularis [-スプらクラヴィクラーりス] 鎖骨上窩
  — subarcuata [-サブアーキュエイタ] 弓隆下窩
  — subinguinalis [-サブインギナーリス] 鼠径下窩
  — supraclavicularis major [-スープらクラヴィクらーりス メイジャー] 大鎖骨上窩
  — supraclavicularis minor [-スープらクラヴィクらーりス マイナー] 小鎖骨上窩
  — supraspinata [-スープらスピナータ] 棘上窩
  — supratonsillalis [-スープらタンスィラーりス] 扁桃上窩
  — temporalis [-テンパらーリス] 側頭窩
iliac —, iliaca [イリアック-, イリアーカ] 腸骨窩
infraclavicular —[インフらクラヴィキュラー-] 鎖骨下窩
posterior cranial — [パスティアりアー クれイニアル -] 後頭蓋窩
fosset(te) [フォセット] [F] 小凹窩, 角膜の小深潰瘍
fossil [ファスィル] 化石, (化石のように)頭の古い人, 旧制度, 化石の, 化石質性の, 過去の
foster [ファスター] 養育の, 養い〔の〕
  — brother [-ブらザー] 乳兄弟
  — child [-チャイルド] 養子, 里子, 乳母(うば)子
  — daughter [-ドーター] 養女

foster 〜 fracture

- ― father [-ファーザー] 養父
- ― mother [-マザー] 養母
- ― nurse [-ナース] （里子の）乳母, 保母
- ― parents [-ペアランツ] 養父母
- ― sister [-スィスター] 乳姉妹
- ― son [-サン] 養子

foul [ファウル] 甚だしく不快な, 汚い, 粗悪な, 不正な, 違法的に, 不正行為, 反則, 汚す, 塞ぐ, ファウルボール
- ― breath [-ブレス] 吸気悪臭

foulage [フーラジ] [F] マッサージ, 按摩

foundation [ファウンデイシャン] 建物, （学校・病院などのような）基本金寄付による設立物, 財団, 基礎

foundational [ファウンデイショナル] 基礎的, 財団の

founder [ファンダー] 創立者, 設立者

fountain [ファウンティン] 泉水, 水源, 貯蔵, 容器

four chamber view [フォー チェインバー ヴュー] 四腔断面像 ☆心エコー法

fourchet(te) [フーるシェット] 陰唇小帯

Fourier analysis (transformation) [フーりアー アナリスィス (トらンスフォーメイシャン)] フーリエ分析（交換）

fourth [フォース] 第四の
- ― disease [-ディズィーズ] 第四病 ☆麻疹, 猩紅熱, 風疹, 薔薇疹などに似た伝染性皮膚病
- ― heart sound, S4 [-ハート サウンド] 第四心音
- ― venereal disease [-ヴァニーりアル ディズィーズ] 第四性病

fovea [フォウヴィア] 窩
- ― centralis [-セントれイリス] （網膜の）中心窩
- ― granularis [-グらニュラーりス] 脳膜顆粒小窩
- ― inguinalis lateralis [-イングウィナーリス ラタらーりス] 外側鼠径窩
- ― inguinalis medialis [-イングウィナーリス ミーディエイリス] 内側鼠径窩

foveal vision [フォウヴィアル ヴィジャン] 中心窩視

foveate [フォウヴィエイト] 窩状の, 陥凹した

foveation [フォウヴィエイシャン] 窩, 陥凹

foveola [フォウヴィーアラ] 小窩

Foville's peduncular syndrome [フォウヴィルズ ピダンキュラー スィンドろウム] フォヴィユ大脳脚症候群 ☆上方注視麻痺

Foville's pontine syndrome [フォウヴィルズ ポンタイン スィンドろウム] フォヴィユ脳橋症候群 ☆同側外転神経のみの交代性麻痺

Foville's syndrome [フォウヴィルズ スィンドろウム] フォヴィユ症候群 ☆脳橋性交代性麻痺, 同側性外転神経, 顔面神経麻痺, 対側上下肢麻痺

fowl [ファウル] 鶏, 鳥, 鳥肉, 鳥を撃つ

Fox-Fordyce disease [フォックス—フォーダイス ディズィーズ] フォックス・フォーダイス病（アポクリン汗疹）

FR （flow rate）

fractals [フれクタル] フラクタル集合. 自己相似構造をもつ単位の集合

fraction [フれークシャン] 小片, 小部分, 少量, 蒸留分別物, 骨折
- ― collector [-カレクター] 分画採取装置

fractional [フれークシャナル] 分別性の, 断片的
- ― absorptionrate [-アブゾープシャンれイト] 分画吸収率 ☆食物中の栄養成分の腸管からの吸収率
- ― crystallization [-クリスタライゼイシャン] 分別結晶
- ― cultivation [-カルティヴェイシャン] 単一培養
- ― dose [-ドウス] 分割投与量
- ― excretion [-イクスクリーシャン] 排泄分画

fractionate [フれークショネイト] （混合物を蒸留などによって）分別する

fractionation [フれークショネイシャン] 分留法, 分別法

fractography [フれークタグらフィ] 鉤裂撮影法

fractura [フらクトゥら] 骨折 [L]

fracture [フれークチュア] 骨折
- ― bed [フれークチャー ベッド] 骨折床
- ― -dislocation [フれークチャー— ディスロウケイシャン] 脱臼骨折
- ― fever [-フィーヴァー] 骨折熱
- ― incidence [-インスィダンス] 骨折発生率
- ― of the alveolar process [-アヴ ザ アルヴィーアラー プろウセス] 歯槽突起骨折
- ― of the spine [-アヴ ザ スパイン] 脊椎骨折

fracture ～ free

― line [-ライン] 骨折線
― prevalence [-プレヴァランス] 骨折有病率
closed ― [クロウズド-] 皮下骨折, 閉鎖骨折, 単純骨折 (simple f. 単純骨折). 外部との交通のない骨折
complete ― [カンプリート-] 完全骨折
complicated ― [カンプリケイティッド-] 複雑骨折. 周囲の組織の損傷を伴うもの
epicondylar ― [エピカンディラー-] 上顆骨折
floating elbow ― [フロウティング エルボウ-] 浮遊肘(ひじ)骨折. 同側上腕骨・前腕骨骨折
floating knee ― [フロウティング ニー-] 浮遊膝(ひざ)骨折. 同側大腿骨・下腿骨骨折
impacted ― [インペークティッド-] 嵌入骨折. 骨折片が他の骨部位に食い込んだ骨折
incomplete ― [インカンプリート-] 不完全骨折. 骨のヒビ
Moore's ― [ムーアズ-] ムーア骨折. 橈骨下端の骨折. 尺骨骨頭転位を伴う
Pott's ― [パッツ-] ポット骨折. 下脛腓関節の骨折

fradiomycin sulfate, FRM [フラディオウマイスィン サルフェイト] 硫酸フラジオマイシン ☆アミノグリコシド系抗生物質
Fraenkel's diplococcus [フレンケルズ ディプラカッカス] フレンケル双球菌
fragile [フレージャイル] 壊れやすい, 虚弱な
― X [-エクス] 不安定X染色体 ☆精神発達不全を伴う
― X syndrome [-エクス スィンドロウム] X染色体脆弱症候群 ☆知能発育障害を示す, X染色体長腕の近くに狭窄がある
fragilitas [フレージリタス] 脆いこと, 脆弱
― ossium [-オァスィアム] 骨形成不全症
fragility [フレージリティ] 脆弱質, 脆弱性
fragilocyte [フレージラサイト] 脆弱赤血球
fragment [フレーグマント] 破片, 断片
fragmentation [フレーグマンテイシャン] 破片にすること
frail [フレイル] 薄弱な, 虚弱な
framb(o)esia [フレーンビーズィア] フランベシア, イチゴ腫
frame [フレイム] 形づくる, 考察する, 案出する, 形式する, 副木, 骨格
Balkan ― [バルカン-] バルカン副子 (B. splint). 大腿骨骨折に対する持続的牽引装置. バルカン住民に初めて行った
frameshift [フレイムシフト] 遺伝暗号の枠組
― mutation [-ミューテイシャン] フレームシフト突然変異
framework [フレイムウァーク] 枠組
Framingham Study [フレーミンガム スタディ] ボストン郊外のフラミンガムでの疫学研究
francium [フランスィウム] フランシウム (Fr). 原子番号87, 原子量233の元素
frangible [フレーンジブル] 骨折しやすい, 破砕しやすい
frangulin [フレーングギュリン] フラングリン
frank [フレーンク] 素直な
― opinion [-アピニオン] 素直な意見
― pneumonia [-ニューモウニア] 真性肺炎
Frank-Hochwart's disease [フランク-ホックウォート ディズィーズ] フランク-ホッホヴァルト病 ☆メニエール症候群と顔面神経麻痺
frantic [フレーンティック] 夢中な, あわてた
fraserin [フレイザリン] フラセリン
FRC (functional residual capacity)
FRCP (Fellow of the Royal College of Physicians)
FRCS (Fellow of the Royal College of Surgeons)
freckle [フレックル] そばかす, 夏日斑, 汚染
free [フリー] 自由な, 任意の, 自由に, 無料で, 解放する
― air [-エアー] 遊離ガス
― airway [-エアーウェイ] 開放気道
― energy [-イナージー] 自由エネルギー
― flap [-フレーップ] 遊離皮弁
― nerve endings [-ナーヴ エンディング] 遊離神経終末
― radical [-レーディカル] 遊離基
― radical theory [-レーディカル スィーアりー] 老化の遊離基説
― thyroxine, FT_4 [-スィらクスィン] 遊離サイロキシン

free ~ frontopontine tract

— **triiodothyronine, ZFT**₃ [－トゥイアイアドサィらニーン] 遊離トリヨードサイロニン

freeze [フリーズ] 凍結する、寒さが身にしみる、ひやりとする、(肉などを) 冷凍する、動くな

freezer [フリーザー] 冷凍器、冷凍庫

freezing [フリーズィング] 凍結、氷結、凝固
— **point** [－ポイント] 氷点、凝固点

fremitus [フれミタス] 振盪音、液体の揺れ動く音

French-American-British (FAB) classification [フれンチー アメリカン― ブリティッシュ クらスィフィケイシャン] (リンパ腫の) FAB分類 ☆フランス、アメリカ、イギリス共同グループの白血病の分類法

frenetic [フリネティック] 精神障害の

frenulum lingae [フれニュラム リンゲ] 舌小帯

frenum [フリーナム] 小帯、繋帯

frenzy [フれンズィ] 狂暴な、逆上の

frequency [フリークウァンスィ] 頻発、(統計上などの) 度数、頻度
— **analyzer** [－エーナライザー] 周波数分析器
— **distribution** [－ディストリビューシャン] 頻度分布
— **meter** [－ミーター] 周波数計
— **of occurrence** [－アヴ アカーらンス] 出現頻度
— **spectrum** [－スペクトラム] 周波数スペクトル、音響の周波数比率の図式
— **polygon** [－パリガン] 度数多角計

frequent [フリークウァント] 頻繁な、(脈拍が常より) 速い、回数が多い、常に-に出入りする
— **pulse** [－パルス] 頻脈

fresh [フれッシュ] 新しい、新鮮な、(大気の) 清新な、元気がいい
— **reflex** [－リーフレクス] 貪食反射
— **water** [－ウォーター] 清水、淡水

Freudian [フろイディアン] フロイト派の精神分析 ☆無意識の性的印象の影響がその後の行動力心理の基礎にあるとする説
— **theory (School)** [－スィーアりー (スクール)] フロイド説 (学派)

Freund's adjuvant [フろインズ エージャヴァント] フロイントのアジュバント ☆免疫反応増強物質

friability [フらイアビリティー] 砕けやすさ、もろさ

friable [フらイアブル] 砕けやすい、脆い

friction [フリクシャン] 摩擦
— **angle** [－アングル] 摩擦角
— **fremitus** [－フれミタス] 摩擦振盪音
— **murmur** [－マーマー] 摩擦雑音
— **neuritis** [－ニューらイティス] 摩擦神経炎
— **rub** [－らブ] 摩擦音

Fried's rule [フリーズ るール] フリード法則 ☆2歳以下の小児の投与量は月齢に成人量を乗じ150で割る

Friedländer's bacillus [フリードランダーズ ベスィラス] フリードレンデル肺炎菌

Friedreich's ataxia [フリードりッヒス アテークスィア] フリードライヒ遺伝性失調症

fright [フらイト] 驚き、驚怖

frightful [フらイトフル] 驚くべき、醜悪な

frigid [フリジッド] 寒冷な、冷淡な

frigidity [フリジディティ] (性的) 冷感症、不感症

frigorific [フリガりフィック] 冷凍の、寒冷の

frigostable [フリゴウステイブル] 低温に抵抗力の強い

frigotherapy [フリガセらピー] 寒冷療法

frog [フラッグ] 蛙
— **gait** [－ゲイト] 蛙様歩行

Fröhlich's syndrome [フろリックス スィンドろウム] = dystrophia adiposogenitalis フレーリッヒ症候群 ☆脂肪性性発育不全

frôlement [フろールマン] [F] (マッサージの) 軽擦法、(聴診時の) 軽摩擦音

Frommel's disease [フろンメルズ ディズィーズ] フロンメル病 ☆妊娠後持続性乳汁分泌

frontad [フらンタッド] 前方へ、前面へ

frontal [フらンタル] 前面の、前頭の
— **bone** [－ボウン] 前頭骨
— **lobe** [－ロウブ] (大脳の) 前頭葉
— **lobotomy** [－ロウバタミー] 前頭葉切離術
— **plane** [－プレイン] 前頭面
— **region** [－リージャン] 大頭部
— **sinus** [－サイナス] 前頭洞

frontomaxillary [フらンタメークスィラリー] 前頭骨および上顎骨の

frontometaphysial dysplasia [フらンタメタフィズィアル ディスプレイズィア] 前頭骨中手骨異形成

frontopontine tract [フらンタパンタイル ト

334

れークト] 前頭橋索
frost [フろスト] 霜
frostbite [フろストバイト] 凍傷, しもやけ
froth [フろーズ] 泡, 泡沫, 泡だった唾液
frottage [フろタージ] [F] (マッサージの)摩擦法, 自己の陰部を異性の体部に摩触またはその衣片をなぶることによって快を感ずる性欲倒錯の一種
frozen [フろウズン] 凍結した; すくんだ; 動けない
 ― gait [-ゲイト] すくみ足
 ― section [-セクシャン] 凍結切片作製
 ― sections [-セクシャンズ] 凍結組織切片
frozen shoulder [フろウズン ショウルダー] 肩関節症, 不動肩関節 ☆五十肩などのための肩関節運動制限
fructivorous [フラクティヴァラス] 果物を食べる, 果食性の
fructose [フラクトウス] 果糖
fructosemia [フラクタスィーミア] 果糖血症
fructose-1-phosphate [フラクトウスーファスフェイト] ＝ F-1-P 果糖-1-リン酸
fructose-6-phosphate [フラクトウスースィックスーファスフェイト] ＝ F-6-P 果糖-6-リン酸
fructosuria [フラクタスューリア] 果糖尿症
fructus [フラクタス] 果実
 ― capsici [-カプスィスィ] トウガラシの実
 ― piperis nigri [-ピパーりス ナイグり] コショウ
frugacity [フるーガスィティ] 逸散能 ☆ある物質の他の相への移り変わりやすさ
frugal [フるーガル] 倹約の
frugality [フるーガりティ] 倹約, 節約
frugivorous [フるージヴァラス] 果実を食する
fruit [フるート] 果実, 動物の子孫
 ― body [-バディ] 子実体
 ― of womb [-アヴ ウーム] 子供
 ― sugar [-シュガー] 果糖
fruitful [フるートフル] 益多い, 有効な
frumentaceous [フるーマンテイシャス] 穀粒様の
frumentum [フるーメンタム] 小麦その他の穀類
frustrate [フらストれイト] 挫折した, あだの, 破る

frustration [フらストれイシャン] 挫折, 頓挫, 欲求不満
FRV (functional residual volume)
fry [フらイ] 天ぷら, (揚げ物)にする, 苦悩する
FSH 1. (follicle stimulating hormone) /2. (facioscapulohumeral type muscle dystrophy)
FT_3 (free triiodothyronine)
FT_4 (free thyroxine)
FTA-ABS (fluorescent treponemal antibody absorption)
FTG (full-thickness skin graft)
FU (fluorouracil)
Fuchs-Rosenthal counting chamber [フュークスー ろウゼンサル カウンティング チェインバー] フックス・ローゼンタル血球計算器
fuchsin, fuchsine [フクスィン] フクシン小体 ☆細胞核染色剤
fuchsinophile [フクスィナフィル] フクシン親和性の, フクシン染色体
fucose [フューコウス] フコース ☆六炭糖の一つ
FUE (fever of unknown etiology)
fuel [フューアル] 燃料, 薪
fugacious [フュゲイシャス] 揮発性の, 飛散性の
fugacity [フューギャスィティ] 逃散能, 揮発力
fugax [フューガックス] 一過性の
fugitive [フュージティヴ] 逃散する, 移動的の, 一時的の
 ― from justice [-フらム ジャスティス] 逃亡者, 脱走者
 ― wart [-ウォート] 消散性疣 (イボ)
fugu [フグ] フグ ☆日本産の毒魚
fugue [フューグ] 逃げること. 健忘状態 (逃避のため)
fugue state [フューグ ステイト] 逃亡症, 徘徊症 ☆過去の経験を忘れて歩き廻る
fuguism [フグイズム] フグ中毒
fugutoxin [フグタクスィン] フグ毒
fulcrum [ファルクラム] 支点, 支持台
fuldiazepam [フルデイアゼパム] フルジアゼパム ☆抗不安剤
fulfenamic acid [フルフェネーミック エーサッド] フルフェナミン酸 ☆非ステロイド消炎鎮痛剤
fulfill [フルフィル] 全うする, 実現させる
fulfillment [フルフィルマント] 履行, 実践,

fulgurant ～ fungous

達成
fulgurant[ファルギュらント] 電光的の, 閃光性の, きらきらと, チカッと
— **pain**[-ペイン] 電撃痛
fulguration[ファルギュれイシャン] 電撃, 電撃痛, 高周波放電療法
full[フル] 満ちて, -が豊富な, 完全な, 全部, 十分に
— **blown**[-ブラウン] 完全な, 十分発展した
— **fledged**[-フれッジド] 完全な, 一人前の
— **pulse**[-パルス] 充実脈
— **thickness burn**[-スィックネス バーン] 皮膚全般火傷, Ⅲ度火傷
full-grown[フルー グろウン] 発育の十分な, 立派に成熟した
full-thickness skin graft, FTG[フル スィックネス スキン グらフト] 全層植皮術
fuller's earth[フラーズ アース] 白土, 漂土, フラー土
fulminant[ファルミナント] = fulminating 電撃性の, 激烈なる
— **hepatitis**[-ヘパタイティス] 重症肝炎, 電撃性肝炎
fulminate[ファルミネイト] 放電する, 爆鳴する, 爆粉, 雷酸塩
fulminating[ファルミネイティング] 閃光性の, 電撃性の, 雷酸塩の
fumble[ファンブル] 手探りする
fume[フューム] 煙霧, 臭気, (悪臭ある)蒸発気, (酸などが)発煙する, (アンモニアガスなどで)いぶす
fumigate[フューミゲイト] (煙で)いぶす, くん蒸消毒する
fumigation[フューミゲイシャン] くん蒸, くん煙消毒法
fumigator[フューミゲイター] くん蒸者, くん蒸消毒者(器, 装置)
fuming[フューミング] 発煙, 煙霧を発散する
— **nitric acid**[-ナイトリック エーサッド] 発煙硝酸
function[ファンクシャン] 機能, 官能, 性状, 性質, 作用
— **test**[-テスト] 機能検査
functional[ファンクシャナル] 機能の, 作用の
— **analysis**[-アネーりスィス] 関数解析
— **brace**[-ブれイス] 機能装具
— **contracture**[-カントらクチャー] 機能性拘縮
— **determinant**[-ディターミナント] 関数行列式
— **disorder**[-ディスオーダー] 機能異常
— **dyspepsia**[-ディスペプスィア] 機能性消化障害
— **gastrointestinal disorder**[-ガストロウインテスティナル ディスオーダー] 機能的消化管障害
— **group**[-グるープ] 機能群 ☆ある化合物の中でその機能に影響を与える一定の構造
— **impairment**[-インペアマント] 機能障害
— **lesion**[-リージャン] 機能的傷害
— **murmur**[-マーマー] 機能性雑音
— **occlusion**[-アクルージャン] 機能咬合
— **residual capacity, FRC**[-りズィデュアル キャパスィティ] 機能的残気容量
— **residual volume, FRV**[-りズィデュアル ヴァリューム] 機能的残気量
fundal[ファンダル] 基底部の
fundament[ファンダマント] 基底, 肛門
fundamental[ファンダメンタル] 基本の, 主要な, 原則, 基礎
— **tone**[-トウン] 原音, 基音
fundamentally[ファンダメンタリー] 基本的に, 本質的に, 全然
fundic gland[ファンディック グレーンド] 胃底腺
fundus[ファンダス] 底, 基底部
— **gland**[-グランド] 胃底腺
— **uteri**[-ユータり] 子宮底
— **ventriculi**[-ヴェントりキュリ] 胃底
— **vesicae**[-ヴェスィケ] 膀胱底
funeral[フューナらル] 葬儀
fungate[ファンゲイト] 菌状の発育, 菌のような早急に発育する腫瘍, 菌類酸の塩
fungicide[ファンジサイド] 真菌の殺菌剤
fungiform[ファンジフォーム] 真状菌状の, キノコ状の
— **papillae**[-パピリー] キノコ状乳頭 ☆舌の表面に散在している
fungoid[ファンゴイド] 真菌様の, キノコ状の
fungous[ファンガス] 茸性[質]の, 茸状腫の

— synovitis [-サイナヴァイティス] 真菌性滑膜炎

fungus [ファンガス] 真菌類, キノコ類, 茸状病的新生物
— ball [-ボール] 真菌球
— profundus [-プロファンダス] 深在性真菌
— superficialis [-スーパフィシエイリス] 浅在性真菌

funic [フューニック] 索帯の, 臍帯の
— souffle [-スフル] 胎児心音

funicular [フューニキュラー] 索帯の, 精索の, 臍帯の
— suture [-スーチャー] 神経束縫合

funiculitis [フューニキュライティス] 精索炎, 髄索炎

funiculus [フューニキュラス] 索帯, 鞘膜に包まれた神経線維束, 延髄および脊髄中の索
— spermaticus [-スパーマティカス] 精索

funiform [フューニフォーム] 類索帯, 類臍帯

funis [フューニス] 索帯, 臍帯
— presentation [-プレザンテイシャン] 臍位先進

funnel [ファナル] 漏斗
— breast [-ブレスト] 漏斗胸

FUO (fever of unknown origin)

fur [ファー] (舌) 苔, 毛皮

furan [フューらン] フラン ☆ホタール由来の有機物質

furcal [ファーカル] 分枝の

furcate [ファーケイト] 叉状の, ふたまたに分かれている, 分岐する, 叉をなす

furcula [ファーキュラ] = furculum 胎児咽頭部素地の叉状隆起, 鳥の鎖骨部総義

furfur [ファーファー] ぬか, 粃糠疹

furfuraceous [ファーフュれイシャス] 糠状の, ふけの多い

furibund [フューりバンド] 狂暴な

furnace [ファーニス] 炉, 暖房炉, 炉を備える

furnish [ファーニッシュ] 備えさせる, 供給する, 備えつける

furnished apartment [ファーニッシュト アパートマント] 家具付きのアパート

furor [フューらー] 狂暴発作
— epilepticus [-エピレプティカス] てんかん性の怒りの発作

paroxysmal — [パラクスィズマルー] 発作性の怒り, てんかん患者の急激な怒り

furosemide [フューろウスィマイド] フロセミド ☆ループ利尿剤

furred [ファード] 柔毛で覆われた, 白くなった, 苔状の
— tongue [-タング] 舌苔

furrow [ファろウ] 溝

fursultiamine [ファースルタイアミン] フルスルチアミン ☆ビタミンB_1製剤

further [ファーザー] さらに遠く, その上に, それ以上の, 向こう側に, 促進する

furuncle [フューらンクル] = furunculus せつ, 疔 (おでき)

furunculoid [フューらンキュロイド] = furunculous 疔 (おでき) に似た

fusaric acid [フューサリック エーサッド] フザリン酸 ☆植物ホルモンキベレリンの拮抗物

Fusarium [フューサりアム] フザリウム属 ☆モニリア科の不完全菌類の一つ ☆日和見感染を起こす

fuscin [ファスィン] フスチン, 網膜の赤茶色の色素

fuscous [ファスカス] 黒ずんだ, 褐色の

fuse [フューズ] 溶かす, 溶解する, ヒューズ (危険な電流が通ると融解絶縁する)

fusible [フューズィブル] 溶かしやすい

fusibility [フューザビリティ] 可融性

fusiform, F [フューズィフォーム] 紡錘状
— aneurism [-エーニュりズム] 紡錘型動脈瘤
— bacillus [-バスィラス] 紡錘状菌
— gyrus [-ジャイらス] 紡錘状回
— muscle [-マスル] 紡錘型筋

fusimotor [フューズィモウター] 紡錘運動の

fusion [フュージャン] 融合, 融解

fustigation [ファスティゲイシャン] 皮膚鞭打療法

futile [フュータイル] (一向) 役に立たない, 空しい, 無効の

futility [フューティリティ] 役に立たない

future [フューチャー] 未来の, 未来に関する, 将来

fututrix [フューテュトりックス] 同性愛

FVC (forced vital capacity)

F wave [エフ ヴェイヴ] = flutter 心房粗動波

f wave [エフ ヴェイヴ] = fibrillation 心房細動波

G

g 1. (gingiva) /2. (gram)/3. (gravity)
G6P (glucose-6-phosphate)
G6PD (glucose-6-phosphate dehydrogenase)
G6PD deficiency グリコース6リン酸脱水素酵素欠乏症
Ga (gallium)
GABA (gamma aminobutyric acid)
GABOB (gamma amino beta hydroxybutryric acid)
gabexate mesilate [ゲーベキセイト メシレイト] メシル酸ガベキサート ☆膵疾患治療薬, 低分子タンパク分解酵素阻害薬
gadoleic acid [ゲーダレイック エーサッド] ガドレイン酸
gadolinium, Gd [ゲーダリニアム] ガドリニウム（元素）☆原子量157.25
gag [ゲーッグ] さるぐつわ, 開口器, 吐くようにする, 嘔吐しようとする
— reflex [- リーフレクス] 嘔吐反射
gage, gauge [ゲイジ] 口径
Gaillard's syndrome [ガイラーズ スィンドろウム] ガイラール症候群 ☆肺および胸膜萎縮による右心室症
gain [ゲイン] 取得する, 体重が増す, 経験を積む, （目的を）遂げる, 進歩する, 利益, （量の）増加, 増大
Gairdner's disease [ガードナーズ ディズィーズ] ガードナーズ病 ☆精神不安を伴う狭心
Gaisböck's disease [ガイスボックス ディズィーズ] ガイスベック病 ☆多血症と高血圧
gait [ゲイト] 歩行
— disturbance [-ディスターバンス] 歩行障害
choreic — [カリーイック-] 舞踏病歩行
circumduction — [サーカムダクション-] ［リハ］分（ぶん）回し歩行, 足を廻して歩く
gluteal — [グルーティアル-] 殿筋歩行
parkinsonian — [パーキンソニアン-] パーキンソン病様歩行, 歩み出しおそく前のめりになり, 小刻みな爪先歩行
galactacrasia [ガラクタクれイスィア] =
galactocrasia 異常母乳, 母乳成分の異常
galactagogin [ガラクタガギン] 胎盤催乳ホルモン
galactagogue [ガラクタガグ] =
galactagog 催乳薬, 催乳剤
galactapostema [ガラクタパスティマ] 乳腺膿瘍
galactase [ガラクテイス] ガラクターゼ ☆チーズ熟成酵素, カゼイン分解酵素
galactic [ガレークティック] 乳の, 催乳の
galactoblast [ガレークタブレースト] 乳胚種, 初乳球
galactocele [ガレークタスィール] （乳腺の）乳腫, （精巣の）乳様水腫
galactolipin [ガレークトウライビン] ガラクトリピン ☆糖脂質の一つ
galactometer [ガレークタミター] 牛乳比重計
galactophora [ガレークタフォーら] 催乳剤
galactophoritis [ガレークトウファろイティス] 乳管炎
galactophthisis [ガレークトウスィースィス] 授乳やせ, 授乳性衰弱
galactophygous [ガレークタフィガス] 乳汁流出防止, 乳汁分泌抑制
galactopoietic [ガレークトウボイエティック] 乳汁産生の, 乳汁促進性の, 催乳剤
galactopyra [ガレークタパイら] 授乳熱
galactorrh(o)ea [ガレークタりーア] 乳漏泄, 乳汁異常分泌
galactosamine [ガレークタサミーン] ガラクトサミン ☆結合組織に多く含まれるアミノ糖
galactoschesis [ガレークタスキスィス] 乳汁分泌低下, 閉乳
galactose [ガレークトウス] ガラクトース ☆ブドウ糖とともに乳糖を作る
galactosemia [ガレークトウスィーミア] ガラクトース血症 ☆ガラクトカイネース欠損による疾患
galactosuria [ガレークトウスーりア] ガラクトース尿症
galactotherapy [ガレークタセらピー] 乳汁療法 ☆授乳者に薬剤を与えてその乳により間接的に哺乳児を治療する方法
galactotrophy [ガレークタトろフィ] 乳汁栄養
galactozymase [ガレークトウザイメイス] ガ

ラクトチアーゼ ☆乳汁中のデンプン溶解酵素

galactozyme [ガレークタザイム] アルコール発酵を起こした乳汁，酸乳，普通の酵母によって発酵した乳

galairy [ガレアりー] 卵白様の

Galant sign [ギャラント サイン] ギャラント徴候，新生児原始反射の一つ，脊柱に沿って胸椎部を押すと側彎を起こす

galazyme [ゲーラザイム] 砂糖および特殊の酵素をもって製する欧州の発酵乳

galea [ゲイリア] 帽状腱膜

galenicals [ゲイレニカルズ] = galenics 植物性薬物，生薬

galeophilia [ガリアフィリア] 愛猫症，ネコ嗜好症，猫を好む

galeophobia [ガリオウフォウビア] 猫を憎む，恐猫症，猫恐怖症

galeropia [ガリろピア] = galeropsia 光線過敏症 ☆視力異常に過敏な状態

galeropsia [ガリーろウプシア] 光線過敏症，異常に明瞭に明るく見える

galium [ゲーリアム] ガリウムの樹 ☆尿道鎮静薬

gall [ゴール] 胆汁，すり傷，五倍子（ふし），没食子

galla [ゲーラ] 五倍子，没食子 ☆収斂，止血薬

gallacetophenone [ガラスィートウフィーノウン] ガルアセトフェノン ☆乾癬剤

gallamine [ゲーラミーン] ガラミン ☆筋弛緩剤

gallate [ゲーレイト] 没食子酸塩

Gallavardin's phenomenon [ガラヴァーダンズ フィノァミナン] ガラヴァルダン現象 ☆大動脈弁狭窄症の雑音が心尖部に伝達され僧帽弁閉鎖不全のそれと誤られること

gallbladder, GB [ゴールブラダー] 胆嚢

gallduct [ゴールダクト] 胆管

gallein [ゲーリーン] ガレイン，焦性没食子酸フタレイン ☆指示薬

gallic [ゲーリック] 五倍子の，没食子性の
— **acid** [-エーサッド] 没食子酸

gallicin [ガリスィン] ガリチン ☆結膜炎の治療薬

gallinarum typhoid bacillus [ガリナーラム タイフォイド バスィラス] = shigella gallinarum 鳥チフス菌

gallium, Ga [ゲーリアム] ガリウム（元素）☆原子量69.72

gallon [ゲーラン] ガロン ☆容量単位，4 quart，約4.5リットル（英），3.7リットル（米）

gallop rhythm [ゲーラップ リズム] 奔馬性調律 ☆三拍子の心調律

galloping consumption [ゲーラッピング カンサンプシャン] 奔馬性結核（俗）

galloping pulse [ゲーラッピング パルス] 急脈，奔馬調

gallstone [ゴールストウン] 胆石

galophobia [ガロフォウビア] ネコ恐怖症

Galton's system of identification [ゴールタンズ スィスタム アヴ アイデンティフィケイシャン] ガルトン指紋分類法

galvanic [ゲルヴァニック] 直流電気の
— **cell** [-セル] 電池
— **current** [-カらント] ガルバーニ直流
— **nystagmus** [-ニスタグマス] 電気性眼球振戦
— **skin reflex, GSR** [-スキン リーフレックス] 皮膚直流反射

galvanism [ゲールヴェーニズム] 化学的電流現象，直流電気，直流電気療法

galvanization [ゲールヴェーナイゼイシャン] 直流通電療法，直流電気刺激

galvanize [ゲールヴェーナイズ] 〜に電気を作用させる，電気メッキする

galvanocautery [ゲールヴェーノウコータりー] 電気焼灼術器

galvanofaradization [ゲールヴェーノウファらディゼイシャン] 直流交流療法

galvanolysis [ゲールヴェーナリスィス] 電解，電気分解

galvanometer [ゲールヴェーナミター] 直流計，検電器，電器心臓計

galvanopalpation [ゲールヴェーノウパルペイシャン] 電流触診法

galvanosurgery [ゲールヴェーノウサージャりー] 直流電気外科

galvanotonus [ゲールヴェーノウトウナス] 電流緊張

galvanotropism [ゲールヴェーノウトろウピズム] 向電性

game [ゲイム] 遊戯，娯楽，競技，鳥獣類またはその肉，計略，方針

gamete [ゲーミート] 生殖細胞，配偶子
— **intra-falopian transfer** [-イントらーフェーロピアン トらンスファー] 人工妊娠

gametic [ゲーメティック] 生殖細胞の，配偶子の

gametocyte [ゲーミータサイト] 生殖母細

gametogenesis ～ ganglioside

胞，配偶子細胞

gametogenesis [ゲーミタジェニスィス] 生殖子発生，雌雄生殖，配偶子形成

gametogonia [ゲーミタゴウニア] 配偶子形成期

gametogony [ゲーメタガニー] ガメトゴニー，有配偶子生殖

gamma [ゲーンマ] ガンマ，γ ☆ギリシア文字第3字，μgと同じ重量単位
— **amino beta-hydroxybutyric acid, GABOB** [-アミーノウ ベイターハイドラクスィビューティリック エーサッド] ガンマアミノβ水酸化酪酸
— **aminobutyric acid, GABA** [-アミーノウビュティリック エーサッド] ガンマアミノ酪酸．
— **fiber** [-ファイバー] ガンマ線維
— **globulin** [-グラビュリン] ガンマグロブリン
— **knife** [-ナイフ] ガンマ線を集中させて組織をナイフで切る様に切断するのに使う
— **ray** [-れイ] ガンマ線，γ線

γ-glutamyl transpeptidase, γ-GTP [ゲーンマーグルータミル トランスペプティデイス] γグルタミルトランスペプチダーゼ ☆診断に用いる血清酵素の一つ．肝機能異常時とくにアルコール摂取後に血中中で上昇

gammopathy [ゲーンマペースィ] 高ガンマグロブリン血症，ガンマグロブリン異常症
monoclonal — [マノウクロウナル-] 単クローン性免疫グロブリン血症

gamo- [ゲーモウ，ゲーマ-] ☆「結合」「接合」を表す接頭語

gamogenesis [ゲーマジェニスィス] 有性生殖，雌雄生殖

gamomania [ゲーモウメイニア] 結婚狂，求婚狂

gamont [ゲーマント] 生殖母細胞

gamophobia [ゲーモウフォウビア] 結婚恐怖症

ganciclovir, GCV [ゲーンスィクローヴィア] ガンシクロビル ☆抗CMV薬，エイズ・サイトメガロウイルス治療薬

gander couph [ゲーンダー カフ] 気管閉鎖のときに起こる喘息様の咳

ganglia [ゲーングリア] 神経節（ganglionの複）
— **lumbalia** [-ランベイリア] 腰神経節
— **of sympathetic trunk** [-アヴ スィンパセティック トランク] 交感神経幹神経節
— **trunci sympathici** [-トランキ スィンパスィキ] 交感幹神経節
cardiac — [カーディアック-] 心臓神経節

gangliated [ゲーングリエイティッド] = **ganglionated** 神経節を有する

gangliectomy [ゲーングリエクタミー] 神経節切除術

gangliform [ゲーングリフォーム] 神経節状の，小結節状の

ganglioblast [ゲーングリアブレースト] 神経節芽細胞

ganglioma [ゲーングリオウマ] = neuroganglioma 神経節腫

ganglion [ゲーングリアン] = ganglia 神経節，結節腫
— **cervicale medium** [-サーヴィカール ミーディアム] 中頸神経節
— **cervicale superium** [-サーヴィカール スーペリアム] 上頸神経節
— **ciliare** [-スィリアー] 毛様体神経節
— **extracraniale** [-エクストラクれイニアール] （舌咽神経の）外神経節
— **intracraniale** [-イントラクれイニアール] （舌咽神経の）内神経節
— **mesentericum inferius** [-メザンテりカム インフェりアス] 下腸間膜動脈神経節
— **mesentericum superius** [-メザンテりカム スーピーりアス] 上腸間膜動脈神経節
— **superius** [-スーペりアス] 上神経節
gasserian — [ゲーッセりアン-] ガッセル（ガッサー）神経節．三叉神経節

ganglionated [ゲーングリアネイティッド] 神経節を有する
— **neuroma** [-ニューろウマ] = ganglionic neuroma 神経節神経腫

ganglionervous [ゲーングリオウナーヴァス] 交感神経節性の

ganglioneuroma [ゲーングリオウニューろウマ] 神経節神経腫

ganglionic [ゲーングリアニック] 神経節の
— **layer** [-レイアー] 神経節層

ganglionitis [ゲーングリオウナイティス] 神経節炎

ganglioplegic agent [ゲーングリオウプリージック エイジャント] 神経節遮断剤

ganglioside [ゲーングリアサイド] ガングリオシド ☆ガラクトース含有のセレブロサイド

gangliosidosis [ゲーングリアスィドウスィス] 〈pl. gangliosidoses〉, ガングリオシドーシス, ガングリオシド蓄積症

gangrene [ゲーングリーン] 壊疽

gangrenous [ゲーングリナス] 壊疽の, 脱疽
 — pneumonia [-ニューモウニア] 壊疽性肺炎

Ganser's syndrome [ゲーンザーズ スィンドロウム] ガンサー症候群 ☆ヒステリーによる不正確な回答, 仮性痴呆

gap [ギャップ] 裂け目, 割れ目, 裂
 — junction [-ジャンクシャン] 細胞間結合部, 裂隙接合
 — theorem [-スィアラム] 空隙定理

garb [ガーブ] (とくに職業・時代・国柄に特有の)服装, —の服装をさせる

garbage [ガービジ] ゴミ, (台所から生ずる)あくた

Garcin's syndrome [ガースィンズ スィンドロウム] ガルサン症候群 ☆片側脳底神経症候群, 片側脳神経の広範な麻痺

Gardner's syndrome [ガードナーズ スィンドロウム] ガードナー症候群 ☆遺伝性腸ポリポーシスと骨腫などの腸管外良性腫瘍を示す症候群

gargalanesthesia [ガーガラニススィーズィア] くすぐったい感覚の欠如

gargalesthesia [ガーガレススィーズィア] くすぐったい感覚

gargle [ガーグル] うがいする, うがい薬

gargoylism [ガーゴイリズム] ガーゴイリズム Hurler's s ハーラー症候群, 脂肪軟骨ジストロフィ

garlic [ガーリック] ガーリック, にんにく

garment [ガーマント] 衣服とくに長上衣, 外套, 着物(複数), 衣裳

garner [ガーナー] 穀倉, 貯蔵, 貯蔵する

garnet [ガーニット] ザクロ石 ☆義歯研磨に使う

Garrel-Gignoux syndrome [ゲーれルージノースィンドロウム] 頚静脈孔下方で迷走神経と副神経の圧迫されたために起こる症状

Garré's disease [ゲーれイズ ディズィーズ] ガレー骨髄炎 ☆硬化性非化膿性骨髄炎

garrulity [ガるーラティ] 多弁, おしゃべり

garrulouseness [ゲーリュラスニス] おしゃべり, 多弁

Gärtner's bacillus [ガートナーズ ベースィラス] ゲルトネル菌

gas [ゲース] ガス

— embolism [-エンボリズム] 空気栓塞
— gangrene [-ゲーングリーン] ガス壊疽
— phlegmon [-フレグマン] ガス蜂窩織炎

gas-furnace [ゲース-ファーニス] ガス炉

gas-jet [ゲース-ジェット] ガス燈口, ガス燈炎

gas-main [ゲース-メイン] ガス輸送本管

gas-oxygen-fluothane, GOF [ゲース-アクスィジャン-フルアセイン] 笑気フローセン麻酔

gas-proof [ゲース-プるーフ] ガスを防ぐ, ガス抵抗性の
 — clothing [-クロウズィング] 防ガス衣
 — room [-るーム] 防ガス室

gaseous [ゲースィアス] ガスの, 気体の
 — spectrum [-スペクトらム] 白熱気体スペクトル

gasifiable [ゲースィファイアブル] 気化できる

gasify [ゲースィファイ] ガスに変ずる, 気化する

gasolene [ゲーサリーン] ガソリン

gasometer [ゲサミター] ガス計量器

gasp [ゲースプ] 喘ぐ, 臨終呼吸

Gasperini's syndrome [ゲースペらニズ スィンドロウム] ガスペリーニ症候群 ☆脳橋・被蓋部の病変による麻痺, 顔面・外転・三叉神経麻痺

gasphlegmon [ゲースフレグマン] ガス蜂窩織炎

gasping [ゲースピング] あえぎ呼吸, 息づかいのせわしい

gasserectomy [ゲーサれクタミー] ガッセル神経節切除術

gassy [ゲーッスィ] ガス状の, ガスの充満した

gasthermometer [ゲースサーマミター] 気体寒暖計

gastralgia [ゲーストらルジア] 胃痛

gastrasthenia [ゲーストらスィーニア] 胃弱

gastratrophia [ゲーストらトろウフィア] 胃萎縮

gastrectasia [ゲーストれクテイズィア] = gastrectasis 胃拡張

gastrectomy [ゲーストれクタミー] 胃切除術

gastrenteralgia [ゲーストれンタらルジア] 胃腸神経痛

gastrenteromalacia [ゲーストれンタろウマレイシア] 胃腸軟化

gastric [ゲーストリック] 胃の
 — biopsy [-バイアプスィ] 胃生検

— crisis [-クらイスィス] 胃発症 ☆脊髄癆の強激な腹痛発作
— fever [-フィーヴァー] 胃性熱
— fornix [-フォーニクス] 胃円蓋部
— gland [-グレーンド] 胃腺
— hemorrhage [-ヒーマリジ] 胃出血
— hypothermia [-ハイポウサーミア] 胃冷却法
— inhibitory polypeptide, GIP [-インヒビタリー パリペプタイド] ☆消化管ホルモンの一つで胃酸分泌抑制ホルモン
— juice [-ジュース] 胃液
— neurasthenia [-ニューらスィーニア] 消化不良神経衰弱
— plexus [-プレクサス] 胃神経叢
— tetany [-テタニー] 胃性テタニー
— ulcer [-アルサー] 胃潰瘍
— vertigo [-ヴァーティゴウ] 胃性眩暈

gastrin [ゲーストりン] ガストリン,胃ホルモン ☆胃幽門腺より製する胃液分泌促進ホルモン
— releasing peptide, GRP [-りリースィング ペプタイド] ガストリン放出ペプチド

gastrinoma [ゲーストりノウマ] ガストリン産生腫瘍
gastritic [ゲーストりティック] 胃炎の
gastritis [ゲーストらイティス] 胃炎,胃カタル
gastro- [ゲーストろウー, ガストろ-] ☆「胃」を表す接頭語
gastroanastomosis [ゲーストろウアナスタモウスィス] 胃吻合術
gastroataxia [ゲーストろウアテークスィア] 胃失調
gastroatonia [ゲーストろウアトウニア] 胃アトニー症,胃弛緩症
gastroblenorrh(o)ea [ゲーストろウブレナりーア] 胃粘液分泌過多
gastrobrosis [ゲーストろウブろウスィス] 胃潰瘍穿孔
gastrocamera [ゲーストらキャマら] 胃カメラ
gastrocardiac syndrome [ゲーストろウカーディアック スィンドろウム] 胃心臓症候群 ☆胃膨満による心圧迫
gastrochronorrh(o)ea [ゲーストろウクろナりーア] 慢性胃液分泌過多
gastrocnemius [ゲーストらクニーミアス] 腓腹筋
gastrocolic [ゲーストらカリック] 胃結腸
— ligament [-リガマント] 胃結腸靱帯
gastrocolitis [ゲーストろウコウライティス] 胃大腸炎
gastrocoloptosis [ゲーストろウコウラプトウスィス] 胃結腸下垂症
gastrocolostomy [ゲーストろウコウらスタミー] 胃結腸吻合術
gastroduodenal [ゲーストろウデューオウディーナル] 胃十二指腸の
— artery [-アータりー] 胃十二指腸動脈
gastroduodenitis [ゲーストろウデューオウディナイティス] 胃十二指腸炎
gastroenteralgia [ゲーストろウエンタらルジア] 胃腸痛
gastroenteric [ゲーストろウエンテリック] 胃腸の
gastroenteritis [ゲーストろウエンタらイティス] 胃腸炎
gastroenteroanastomosis [ゲーストろウエンタろウアナスタモウスィス] 胃腸吻合術
gastroenterocolostomy [ゲーストろウエンタろウコウらスタミー] 胃腸結腸吻合術
gastroenterology [ゲーストろウエンタらラジー] 胃腸病学,消化器病学
gastroenteropathy [ゲーストろウエンタらパスィ] 胃腸病
gastroenteroptosis [ゲーストろウエンタらプトウスィス] 胃腸下垂症
gastroenterostomy [ゲーストろウエンタらスタミー] 胃腸吻合術
gastroesophageal [ゲーストろウイーサフェージーアル] 胃食道の
— reflux, GER [-りーフラクス] 胃食道逆流現象,食道胃逆流
— reflux disease [-りーフラクス ディズィーズ] 食道胃逆流病
gastrofiberscope [ゲーストろウファイバースコウプ] 胃ファイバースコープ
gastrogastrostomy [ゲーストろウゲーストろウスタミー] 噴門幽門吻(ふん)合〔術〕(gasutroanastomosis 胃吻合〔術〕).砂時計胃の吻合手術法で幽門と噴門間を吻合する手術
gastrogavage [ゲーストろウガヴァージ] 腹式胃栄養法,胃瘻栄養法 ☆腹壁切開口を通じて直接胃中に食物を入れること
gastrogenic [ゲーストらジャニック] 胃に由来して,胃性の,胃原性の
gastrography [ゲーストらグらフィ] 胃運動記録法
gastrohelosis [ゲーストろウヒーロウスィス] 胃潰瘍

gastrohepatic [ゲーストロウヒペーティック] 胃と肝臓の

gastrohepatitis [ゲーストロウヘパタイティス] 胃肝臓炎

gastrohydrorrh(o)ea [ゲーストロウハイドろりーア] 水様胃液分泌

gastrohyperneuria [ゲーストロウハイパーニューりア] 胃神経機能亢進症

gastrohypertonic [ゲーストロウハイパータニック] 胃過敏状態の

gastrohyponeuria [ゲーストロウハイポウニューりア] 胃神経機能減退症

gastrohysterectomy [ゲーストロウヒスタれクタミー] 腹式子宮摘出術

gastrointestinal [ゲーストロウインテスティナル] 胃腸の
 — fiberscope, GIF [ーファイバースコウプ] 消化管ファイバースコープ
 — tract [ートれークト] 胃腸管, 消化管

gastrojejunostomy [ゲーストロウ・ジジューナスタミー] 胃空腸吻合術

gastrokateixia [ゲーストロウ・カタイクスィア] 胃転位, 胃下垂

gastrolavage [ゲーストロウ・ラヴァージ] 胃洗浄

gastrolienal [ゲーストロウライイーナル] 胃と脾臓と
 — ligament [ーリガマント] 胃脾靱帯

gastrolith [ゲーストロリス] 胃石

gastrology [ゲーストらラジー] 胃論, 胃病学

gastrolysis [ゲーストらリスィス] 胃剥離術

gastromalacia [ゲーストロウ・マレイシア] 胃壁軟化症

gastromegaly [ゲーストらメガリー] 胃異常膨大, 巨胃症

gastromyotomy [ゲーストロウ・マイアタミー] 胃筋切開術. 胃潰瘍周辺の胃筋肉を外側より円形に切開し, 局部的に胃の収縮を緩め潰瘍を治癒させる手術→pyloromyotomy

gastronephritis [ゲーストロウ・ニフらイティス] 胃腎炎

gastropagus [ゲーストらパガス] 胃部結合奇形

gastropancreatitis [ゲーストロウパンクりアタイティス] 胃膵炎

gastroparesis [ゲーストロウパりースィス] 胃不全麻痺

gastropathy [ゲーストらパスィ] 胃病, 胃疾患

gastroperiodynia [ゲーストロウペりアディニア] 周期性胃痛

gastroperitonitis [ゲーストロウペりトウナイティス] 胃腹膜炎

gastropexy [ゲーストらペクスィ] 胃腹壁固定術

gastrophrenic [ゲーストらフれニック] 胃横隔膜の

gastroplasty [ゲーストらプレースティ] 胃形成術

gastroplication [ゲーストロウ・プリケイシャン] 胃ひだ形成〔術〕. 慢性胃拡張に対する手術で, 胃壁の大きい水平の皺(しわ)を縫合し内容を縮小する

Gastropoda [ゲーストろパダ] = gastropad 腹足類 ☆軟体動物の一綱

gastroptosia [ゲーストロプトウスィア] = gastroptosis 胃下垂症

gastropylorectomy [ゲーストロウパイラれクタミー] 幽門切除術

gastropyloric [ゲーストロウパイローりック] 胃幽門の

gastrorrhagia [ゲーストロウれイジア] 胃出血

gastrorrhaphy [ゲーストろーらフィ] 胃縫合術

gastrorrhexis [ゲーストロウれクスィス] 胃破裂

gastrorrr(o)hea [ゲーストらりーア] 胃液分泌過多

gastrosalpingotomy [ゲーストロウサルピンガタミー] 腹式卵管切開術

gastroschisis [ゲーストらスキスィス] 胃分破裂症 ☆小児臍後部からの内臓ヘルニア

gastroscope [ゲーストらスコウプ] 胃鏡

gastroscopy [ゲーストらスカピー] 胃鏡検査法

gastrospasm [ゲーストらスパズム] 胃痙攣

gastrostaxis [ゲーストロウスタクスィス] 胃漏血, 胃出血

gastrostenosis [ゲーストロウスティノウスィス] 胃狭窄

gastrostogavage [ゲーストらガヴァージ] 胃瘻栄養

gastrostolavage [ゲーストロウスタラヴァージ] 胃瘻洗浄

gastrostomy [ゲーストらスタミー] 胃瘻造設術

gastrotomy [ゲーストらタミー] 胃切開術

gastrotympanites [ゲーストロウ・ティンパナイティーズ] 胃鼓腸

gastroxia [ゲーストらクスィア] = gastroxynsis 周期性胃酸漏

gastrula [ゲーストるーラ] 腸胚, 嚢胚

gastrulation [ゲーストるレイシャン] 腸胚形成

Gatch bed [ゲーッチ ベッド] ギャッチベッド ☆機械的に傾斜を調節できるベッド

gate [ゲイト] 門, 出入口, 関門, 通用門, 水門

gather [ゲーザー] 集める, 引き寄せる, 蓄積する, 収集する, 収穫する, (腫物が)化膿する, 腫れ上がる

gatism [ゲイティズム] 大小便失禁

Gaucher's disease [ゴーシャーズ ディズィーズ] ゴーシェ病 ☆脂質(グルコセレブロサシド)蓄積症, 肝脾腫を伴う

gauge [ゲイジ] 標準, 寸法, 軌間, 計器(雨量計, 圧力計, 速度計など), 寸法・数量・力などを測定する

gaultheria [ゴールスィーりア] オホウメガ草, シラタマノキ

gaultheric acid [ゴールスィーりック エーサッド] メチルサリチル酸, ガウルテリン酸

gauntlet [ゴーントりット] 手袋状包帯 ☆手および指を手袋式にまき包むこと

gauntlet flap [ゴーントりット フれーップ] 手背皮弁

Gauss curve [ガウス カーヴ] ガウス曲線, 正規分布曲線

gauze [ゴーズ] ガーゼ
— **bandage** [-ベーンディジ] ガーゼ包帯
— **drainage** [-ドれイニジ] ガーゼ排液法(ドレナージ)
— **tampon** [-テーンパン] ガーゼタンポン
aseptic — [エーセプティック-] 滅菌ガーゼ
sterile — [ステらイル-] 滅菌ガーゼ

gavage [ガヴァージ] 流動食人工栄養, 経管栄養

gaze [ゲイズ] 凝視する, 凝視, 熟視

GB (gallbladder)

GBM (glomerular basement membrane)

GC (glucocorticoid)

GC content [ジースィ カンテント] グアニンとシトラン含量

GCP (good clinical practice)

G-CSF (granulocyte colony stimulating factor)

Gd (gadolinium)

GDM (gestational diabetes mellitus)

GDP (guanosine diphosphate)

gear [ギアー] 歯車, 連動装置, 滑車, 引き具, 引き具をつける, 連動させる, 歯車が噛み合う

gefarnate [ゲファーネイト] ゲファルナート ☆消化性潰瘍治療薬, 防御因子増強薬

Geiger-Müller counter [ガイガー-ミューラー カウンター] ガイガー・ミューラー計算管 ☆放射線による気体の電離を利用した放射線測定器

gel [ジェル] ゲル ☆コロイドが膠様に硬化したもの
— **electorophoresis** [-イレクトろウファりースィス] ゲル電気泳動

gelasma [ジャレースマ] = gelasmus 狂者またはヒステリー患者の哄笑

gelasmus [ジェレースマス][G=laugh] ヒステリー性哄(こう)笑. ヒステリー性(痙攣性)の大口をあけての笑い

gelatification [ジャレーティフィケイシャン] 膠化, 糊化

gelatin [ジェラティン] ゼラチン, 膠
— **cultivation** [-カルティヴェイシャン] ゼラチン培養

gelatinize [ジャラテイナイズ] ゼラチン化する

gelatinoid [ジャラティノイド] ゼラチン様の, 膠様の

gelatinosa [ジェラティノウサ] 膠様質

gelatinous [ジャラティナス] ゼラチン状の, 膠状の, 膠質の
— **carcinoma** [-カースィノウマ] 膠様癌
— **granule** [-グれーニュル] 膠様顆粒
— **tissue** [-ティシュー] 膠質組織
— **tumor** [-テューマー] 膠様瘤

gelation [ジェレイシャン] 凝固, 凍結, 膠質ゾルのゲルへの変化

geld [ジェルド] 去勢する

gelding [ジェルディング] 去勢, 去勢された者(人, 獣)

gelodiagnosis [ジェロウ・ダイアグノウスィス] ゲル鑑別法

gelometer [ジェラミター] ゲル化測定器

gelosis [ジェロウスィス] 硬結塊

gelotherapy [ジェラセらピー] 哄笑療法

gelotolepsy [ジェラタレプスィ] 哄笑中に意識が一時なくなること

gelotripsy [ジェラトりプスィ] (肩こりのような)按摩による筋硬結寛解

gelsemium [ジェルスィーミアム] 黄素馨, ゲルセミウム

gelsolin [ジェルサリン] ゲルゾリン ☆アクチン結合タンパク質

gemellary [ジェマラりー] 双子の

gemeprost [ジェメプろウスト] ゲメプロスト ☆子宮収縮薬
geminal [ジェミナル] 二重の，双生の
geminate [ジェミネイト] 双生の，一対の
gemination [ジェミネイシャン] 双生，双胎児出生，一歯槽の二歯発生
gemma [ジェマ] 芽状体
gemmation [ジェメイシャン] 芽生，発芽
genal [ジーナル] 頬の
gender [ジェンダー] 性
gene [ジーン] 遺伝因子
 — amplification [-エーンプリフィケイシャン] 遺伝子増幅
 — bank [-ベーンク] 遺伝子銀行
 — deletion [-ディリーシャン] 遺伝子欠失
 — dosage [-ドウスィジ] 遺伝子量
 — expression [-イクスプれッシャン] 遺伝子発現
 — extinction [-イクスティンクシャン] 遺伝子消失
 — frequency [-フリークウァンスィ] 遺伝子頻度
 — interaction [-インタれークシャン] 遺伝子相互作用
 — knock out animal [-ナック アウト アニマル] 遺伝子ノックアウト動物（遺伝子の特定部分を消去した動物）
 — locus [-ロウカス] 遺伝子座．染色体上の位置
 — map [-メーップ] 遺伝子地図
 — splicing [-スプリスィング] 遺伝子断片化
 — rearrangement [-りアれインジマント] 遺伝子再配列
 — redundancy [-りダンダンスィ] 遺伝子重複
 — targeting [-ターギティング] 遺伝子標的法
 — therapy [-セらピー] 遺伝子療法
tumor suppressor — [テューマー サプれッサー-] 癌抑制遺伝子（antioncogene）
genealogy [ジーニアラジー] 家系，血統，系統，系図学
general [ジェナラル] 通常，一般の，全身の
 — anesthesia [-アニススィーズィア] 全身麻酔
 — duty nurse [-デューティ ナース] 一般看護婦
 — fatigue [-ファティーグ] 全身疲労
 — hospital [-ハスピタル] 総合病院
 — malaise [-マレイズ] 全身倦怠
 — paralysis [-パれーリスィス] 進行性麻痺
 — pathology [-パサラジー] 病理総論
 — physiology [-フィズィアラジー] 一般生理学
 — practitioner [-プれークティシャナー] （専門医に対して内外科を兼ねた）一般医，一般開業医
 — prostration [-プラストれイシャン] 全身衰弱
 — symptom [-スィンプタム] 全身症候
 — trend [-トれンド] 一般的傾向
 — tuberculosis [-テュバーキュロウスィス] 全身性結核症
generality [ジェナらリティ] 一般性，普通性，概略，概論，大部分，通則
generalization [ジェナらライゼイシャン] 一般化，総合，概括の結果
generalize [ジェナらライズ] 概括的に結論する，総合する，全身化する，広める
generalized [ジェナらライズド] 全身的
generally [ジェナらリー] 一般に，広く，大体において，普通，大抵
generate [ジェナれイト] （自己と同種の生物を）生む
generation [ジェナれイシャン] 産生，世代（およそ30年）
generative [ジェナらティヴ] 発生の，生殖力ある
 — cell [-セル] 生殖細胞
 — force [-フォース] 発生力
 — organs [-オーガンズ] 生殖器
generator [ジェナれイター] 発生器，発電器
generic [ジャネリック] 属の，一般の
 — name [-ネイム] 化合物の一般名
generosity [ジェナらスィティ] 寛大さ，好意
generous [ジェナらス] 立派な，寛大な，高潔な
genesial [ジャニースィアル] 発生の，生成由来の，世代の
genesic [ジャネスィック] = genetic 世代の，発生の
genesis [ジェニスィス] 産出，発生，（生成）由来 ☆ Genesis 創世記
genetic [ジャネティック] 遺伝の，発生の
 — distance [-ディスタンス] 二つの遺伝子再結合の頻度によって測定した染色体上の遺伝子の距離

― load [-ロウド] 遺伝的負荷（ある人口全体の）
genetics [ジャネティックス] 遺伝生理学, 遺伝学
 clinical ― [クリニカル-] 臨床遺伝学
 developmental ― [ディヴェラップメンタル-] 発生遺伝学
 molecular ― [マレキャラ--] 分子遺伝学
 reverse ― [りヴァース-] 逆遺伝学
genetopathy [ジェネタパスィ] 生殖機能障害
genial [ジーニアル] = genian 顎の, 頤の
genic [ジェニック] 遺伝子の
geniculate [ジェニキュレイト] = geniculated 膝状に屈曲する
 ― neuralgia [-ニューらルジア] 膝神経痛
genio- [ジェニオウ-, ジェニア-] ☆「頤」を表す接頭語
genion [ジェニアン] 頤, 頤点
genioplasty [ジェニアプレースティ] 頤点, 頤形成術
genistein [ジャニスティーン] 植物エストロゲン ☆イソフラビン誘導体の一つ
genital [ジェニタル] 生殖の, 生殖器の
 ― atresia [-アトリーズィア] 性器閉鎖症, 鎖陰
 ― centrum [-セントらム] 生殖器中枢, 性器中枢
 ― corpuscles [-コーパスルズ] 外陰部神経末梢球
 ― fold [-フォウルド] 生殖皺襞
 ― hemorrhage [-ヒーマりジ] 性器出血
 ― herpes [-ハービーズ] 性器ヘルペス
 ― organ [-オーガン] 生殖器官
 ― plate [-プレイト] 生殖口板
 ― ridge [-りッジ] 生殖隆起
 ― tuberculosis [-テュバーキュロウスィス] 性器結核
 ― warts [-ウォーツ] 性器疣（イボ）, 尖形コンジローマ
genitalia [ジェニテイリア] = genitals 生殖器官
genito- [ジェニトウ-, ジェニタ-] ☆「生殖器」を表す接頭語
genitoinfection [ジェニトウ・インフェクシャン] 性器感染症
genitoplasty [ジェニタプレースティ] 生殖器成形術
genitourinary [ジェニタユーりナりー] 泌尿生殖器の
 ― tract [-トれークト] 泌尿生殖器
genius [ジーニアス] 天才, 特質
genoblast [ジェナブレースト] 受精卵核, 卵または精虫
genocide [ジェナサイド] 民族絶滅
genocopy [ジェナカピー] 遺伝子コピー
genodermatosis [ジェノウダーマトウスィス] 遺伝性皮膚病
genome [ジーノウム] ゲノム ☆総遺伝子, 細胞中の遺伝子の総称
 ― library [-ライブらりー] ゲノム書庫
genomic [ジーナミック] 遺伝子の, ゲノムの
 ― imprinting [-インプりンティング] ゲノム刷込み
genonema [ジーナニーマ] 染色体軸糸, 因子系
genoplasty [ジェナプレースティ] 頬成形術
genotype [ジェナタイプ] 遺伝因子型, 遺伝素質
genotypic [ジェナティピック] 遺伝素質の, 遺伝子型
gentamicin, gentamycin [ジェンタミスィン, ジェンタマイスイン] ゲンタマイシン. アミノ配糖体系抗生物質
gentamicin sulfate, GM [ジェンタマイスィン サルフェイト] 硫酸ゲンタマイシン ☆アミノグリコシド系抗生物質
gentian [ジェンシャン] ゲンチアナ ☆強壮薬
 ― extract [-イクストれークト] ゲンチアナエキス
 ― violet [-ヴァイアリット] 紫色素
gentle [ジェントル] 温和な
gently [ジェントリー] 温和に, 静かに, 適度に, 徐々に
genu [ジェニュー] 膝, 膝状物
 ― extrorsum [-エクストローサム] 外反膝
 ― introrsum [-エントローサム] 内反膝
 ― recurvatum [-りカーヴァータム] 前反膝
 ― valgum [-ヴェールガム] 外反膝
 ― varum [-ヴェアらム] 内反膝
genuclast [ジェニュクレースト] 膝関節癒着破砕器
genucubital position [ジェニューキュービタル パズィシャン] 膝肘位の
genuine [ジェニュイン] 純種の, 純粋の, 真正の, 誠実な, 真面目な

genuine 〜 Gerstmann-Straussler-Scheinker syndrome

― epilepsy [-エピラプスィ] 特発性てんかん

genupectoral posture [ジェニュペクタラル ペースチャー] 膝胸姿勢の

genus [ジーナス] 属（科 family と種 species との中間に位する），（一般に）種類，部類

geny-, genyo- [ジェニー-, ジェニオウ-, ジェニア-] ☆「頤」「顎」を表す接頭語

genyantritis [ジェニ・アントらイティス] 上顎洞炎

genyantrum [ジェニ・エーントらム] 上顎洞

geobiology [ジーオウバイアラジー] 地球生物学

geochemistry [ジーアケミストり-] 地球化学

geode [ジーオウド] リンパ間隙拡張

geographic [ジーアグれーフィック] 地図状

geographical tongue [ジーアグれーフィカル タング] 地図状舌

geomedicine [ジーアメディスィン] 気候環境医学，地理医学

geometric [ジーアメトりック] = geometrical 幾何学の，幾何学的
― mean [-ミーン] 幾何平均
― progression (series) [-プらグれッシャ（スィーりーズ)] 幾何級数，等比級数

geomorphology [ジーアモーファラジー] 地形学

geopathology [ジーアパサらジー] 地理病理学

geophagism [ジーアファジズム] 土食病

geophilic [ジーアフィリック] 好地性の

geotaxis [ジーアテークスィス] 走地性

geotragia [ジーオウ・トれイジア] 土食症

geotrichosis [ジーオウ・トらイコウスィス] ジオトリクム症 ☆ Geotrichum candidum による感染症

geotropism [ジーアトろピズム] 向地性

gephyrophobia [ジェフィろウフォウビア] 渡橋恐怖症

GER (gastroesophageal reflux)

geranic acid [ジャれーニック エーサッド] ゲラン酸

geratic [ジャれーティック] 老年の

Gerhardt's syndrome [ガーハーツ スィンドろウム] ゲルハルト症候群 ☆両側外転神経麻痺

geriatrician [ジェりアトりシャン] 老人病専門医

geriatrics [ジェりエートりクス] 老年に関する臨床医学，老人病学

geriopsychosis [ジェりオウサイコウスィス] 老年期精神病

Gerlier's disease [ジェリアーズ ディズィーズ] ジェリエー病 ☆首下り病，麻痺性めまい

germ [ジャーム] 幼芽，成長点，胚，胚種，微生物，病原菌，発芽する，発生する，胚胎する
― free animal [-フりー アニマル] 無菌動物
― layer [-レイアー] 胚葉
― theory [-スィーアり-] 細菌説
― wall [-ウォール] 胚壁

German measles [ジャーマン ミーズルズ] 風疹

Germanium, Ge [ジャーメイニアム] ゲルマニウム ☆原子番号32の元素

germicide [ジャーミサイド] 殺菌剤，殺菌性

germifuge [ジャーミフュージ] 殺菌性の，殺菌剤

germinal [ジャーミナル] 芽の，胚種の，組織発生の
― epithelium [-エピスィーりアム] 胚上皮
― spot [-スパット] 胚斑，胎暈，胚子部（領域）

germinate [ジャーミネイト] 発芽する（させる），発生する

germination [ジャーミネイシャン] 発芽，孕胎

germinative [ジャーミネイティヴ] 発芽の，発芽性の

germinoma [ジャーミノウマ] 胚芽細胞腫

gerocomia [ジェろウコウミア] 老人衛生

geroderma [ジェろウダーマ] 老人様皮膚

geromarasmus [ジェろウマれーズマス] 老衰，老人の痩せ

gerontal [ジャらンタル] 老人性の，老年期の

gerontic [ジャらンティック] 老年の

gerontology [ジェらンタらジー] 老人学 ☆老年に発生する変化研究

gerontopia [ジェらントウピア] 老視眼

gerontotherapy [ジャらンタセらピー] 老人病治療

gerontoxon [ジャらンタクサン] 老人弓，老人環

Gerstmann-Straussler-Scheinker syndrome [ガーストマン-ストろースラー-シャインカー スィンドろウム] ゲルストマン・シュ

トロイスラー・シャインカー症候群 ☆プリオンタンパクの蓄積によるとされる遺伝病，運動失調から痴呆を起こす

Gerstmann's syndrome [ガースタマンズ スィンドゥローム] ゲルストマン症候群 ☆手指失認，左右の識別不能などを示す症候群．左大脳半球の病変

Gersuny's symptom [ガーサニーズ スィンプタム] ゲルスニー症候 ☆糞塊を診断する圧迫試験．しばらく圧迫してから少しずつ弛めると，糞塊は腸管から離れる

gestagen [ジェスタジャン] ゲスタゲン ☆黄体ホルモン群

gestalt psychology [ガシュトールト サイカラジー] 形態心理学，ゲシュタルト心理学

gestation [ジェステイシャン] 妊娠
— **period** [- ピアりアッド] 妊娠期間

gestational [ジェステイシャナル] 妊娠の
— **age** [- エイジ] [産] 在胎期間，妊娠期間．最終月経第1日から起算し，280～286日の満40週
— **diabetes mellitus, GDM** [- ダイアビーティーズ メリタス] 妊娠時糖尿病

gesticulative [ジェスティキャラティヴ] 身振り(手まね)の，手まね(身振り)で話す

gestonorone caproate [ジェスタノロン ケープロウエイト] カプロン酸ゲストノロン ☆前立性肥大治療薬，黄体ホルモン製剤

gestosis [ジェストウスィス] 妊娠中毒症

geumaphobia [ジューマフォウビア] 味覚恐怖症．味わうことを病的に恐怖すること

GFR (glomerular filtration rate)

GH (growth hormone)

Ghon complex [ゴーン カンプレクス] ゴーン初期変化群 ☆肺結核初期変化群．初期病巣と所属リンパ腺病変

ghost [ゴウスト] 幽霊，残影（赤血球溶血後など）

GHRH (growth hormone releasing hormone)

GI (gastrointestinal) **tract** [ジーアイ (ゲーストロウインテスティナル) トれークト] 消化管

Gianotti-Crosti's disease [ジアノッティ-クらスティーズ ディズィーズ] ジアノッティ・クロスティ病 ☆小児にのみ見られるB型肝炎の皮膚症状

giant [ジャイアント] 巨大な，巨人
— **axon** [- エークソウン] いかの巨大神経単位 ☆電気生理実験に用いる
— **baby** [- ベイビー] 巨大児
— **cell** [- セル] 巨細胞
— **cell arteritis** [- セル アーティらイティス] 巨細胞動脈炎
— **cell tumor** [- セル テューマー] 巨大細胞腫
— **colon** [- コウラン] 巨大結腸
— **ruga** [- るーガ] 巨大皺襞
— **rugae gastritis** [- るーギ ゲーストらイティス] 巨大皺襞胃炎

giantism [ジャイアンティズム] 全身または部分的異常成長，巨人症

giardiasis [ジアーダイアスィス] ランブル鞭毛虫症

gibberish aphasia [ジバりッシュ アフェイジア] 錯語

gibbosity [ギバスィティ] 凸隆起，角状脊柱後後彎症

gibbous [ギバス] 柱後彎の，凸隆起の

gibbus [ギバス] 突背，隆肉

giblets [ジブりット] 家畜の臓物 ☆料理する前に切り離す部分

Gibraltar fever [ジブろールター フィーヴァー] ジブラルタル熱 ☆波状熱

giddiness [ギディニス] めまい，眩暈

giddy [ギディ] めまいがする，浮薄な，軽率な

Giedion-Langer syndrome [ギーディアン-レーンガー スィンドゥローム] 外骨腫を伴う先端の異常

Giemsa's stain [ギムザズ スティン] ギムザ染色

GIF (growth hormone inhibiting factor)

gift [ギフト] 贈物，資性，天賦の才能，贈物する，与える

gifted [ギフティッド] 才能ある

gigantism [ジャイゲーンティズム] 巨人性，巨大性

gigantoblast [ジャイゲーンタブレースト] 有核大赤血球

gigantocyte [ジャイゲーンタサイト] 無核大赤血球

giggle [ギッグル] くすくす笑う

Gilbert's disease [ギルバーツ ディズィーズ] ギルバート（ジルベール）症候群 ☆肝機能正常の黄疸，家族性，非溶血性

Gilchrist's disease [ギルクらイスツ ディズィーズ] = blastomycosis ギルクリスト病 ☆分芽菌症

gill [ギル] えら（鰓）

Gilles de la Tourette's disease [ギルドゥラ トゥーれッツ ディズィーズ] ジルドラトゥレット病 ☆習慣性痙攣
gin [ジン] ジン酒
 — and tonic [-アンド タニック] 混合酒（カクテル）の一つ
gin-drinkers' liver [ジンードりンカーズ リヴァー] ジン酒飲用者肝, 萎縮硬変症
ginger [ジンジャー] しょうが, 精力, 元気, 生姜で香味をつける
 — ale [- エイル] ジンジャーエール ☆しょうがで味をつけた一種の沸騰飲料
gingerbread [ジンジャー・ブれッド] 生姜入りケーキ
gingerly [ジンジャリー] 用心深い, 慎重な, 潔癖な, 用心深く, 慎重に
gingerol [ジンジャロール] 生姜油
gingery [ジンジャりー] 生姜の, 幸い, 短気な, 頭髪の赤い
gingiva [ジンジャイヴァ] 歯肉
gingival, G [ジンジャイヴァル] 歯齦の, 歯肉の
 — abscess [- エーブセス] 歯肉膿瘍
gingivalgia [ジンジヴェールジア] 歯肉痛
gingivectomy [ジンジヴェクタミー] 歯肉切除術
gingivitis [ジンジヴァイティス] 歯肉炎
ginglymoid [ジングリモイド] 蝶つがいの
 — joint [- ジョイント] 蝶番関節
ginglymus [ジングリマス] 蝶番関節
ginkgo [ギンコウ] 銀杏
ginseng [ジンセン] にんじん（人参）, 朝鮮人参 ☆強壮薬として使う
GIP (gastric inhibitory polypeptide)
girdle [ガードル] 帯, 腰帯
 — pain [- ペイン] 帯状痛
girt [ガート] 礫砂, 粗粒
girth [ガース] （馬などの）腹帯, 人間の胴回りの寸法, 肥満, まわりの長さ
 abdominal — [エーブダミナル-] 腹囲
gist [ジスト] 要点, 精髄, 主眼, 主旨
githagism [ジサジズム] ムギナデシコ中毒
giving way [ギヴィング ウェイ] 膝くずれ（足くずれ）
gizzard [ギザード] （鳥の）砂嚢
GL (glaucoma)
glabella [グラベラ] みけん（眉間）（glabellum の複）
glabellar reflex [グラベラー りーフレクス] 眉間反応
glabellum [グラベラム] みけん（眉間）

glabrate [グレイブれイト] 平滑になる, 禿頭になる, 無毛の
glabrification [グレイブりフィケイシャン] 滑化, 禿頭化
glabrous [グレイブラス] 無毛の, 滑らかな
glacial [グレイシャル] 氷の, 氷状の
 — acetic acid [-アスィーティック エーサッド] 氷酢酸
gladiate [グレーディエイト] 剣状の
gladiolus [グレーダイアラス] 剣状軟骨
glair [グレア] （ワニスや糊用の）卵白, 卵白様粘液
gland [グレーンド] 腺
 — of biliary mucosa [-アヴ ビリアリーミューコウサ] 胆管粘液腺
glanders [グレーンダーズ] 馬鼻疽（ばびそ）
 — bacillus [-バスィラス] 鼻疽（びそ）菌
glandilemma [グレーンディレマ] 腺被膜, 腺外被
glandula, glandulae (複) [グレーンデュラ, グレーンデュリー] 腺
 — sublingualis [-サブリンガーリス] 舌下腺
 — vesiculosa [-ヴァスィキュローサ] 精嚢腺
glandulae [グレーンデュリー] 腺 (glandula の複)
 — cutis [- キューティス] 皮膚腺
 — duodenales [-デューオウディナーレス] 十二指腸腺
 — gastricae [-ガストりーケ] 胃腺, 胃底腺
 — glomiforms [-グロウミフォームス] 糸球状腺
 — mucosa [-ミューコウサ] 粘液腺
 — parathyreoideae [-パらサイりオイディー-] 副甲状腺, 上皮小体
 — pyloricae [-ピロりーケ] 幽門腺
glandular [グレーンデュラー] 腺の
 — fever [- フィーヴァー] 腺熱
 — gastritis [-ゲーストらイティス] 胃腺性胃炎
 — lobe [- ロウブ] （下垂体の）腺葉
 — tissue [- ティシュー] 腺組織
 — vaginitis [-ヴェージナイティス] 腺性腔炎
glandule [グレーンデュール] 小腺
glans [グレーンズ] 亀頭
 — clitoridis [-クリタらイディス] 陰核亀頭

glans ～ globe

— penis [- ピーニス] 陰茎亀頭
Glanzmann's thrombasthenia [グレーンツマンズ スらンバス スィーニア] グランツマンの血小板無力症
glare [グレアー] ぎらぎら輝く，まぶしく光る，眼をいからせる，閃光，きらめき，睨み
glaring [グレアリング] ぎらぎら輝く，華美な，目立った，歴然たる
glarometer [グレアらミター] 眩輝計 ☆まぶしさの程度を測る方法
glary [グレアりー] ぎらぎら光る，ぎらぎらする，滑らかな
Glasgow coma scale [グレースゴウ コウマ スケイル] グラスゴー昏睡尺度
glass [グラース] ガラス，ガラス製の器物
— electrode [- イれクトろウド] ガラスの電極
— fibers [- ファイバーズ] ガラス線維
glasses [グラースィ] 眼鏡，レンズ
glassy [グラースィ] ガラス様の
Glauber's salt [グラウバーズ ソールト] グラウベル塩，芒硝，硫酸ナトリウム
glaucoma, GL [グローコウマ] 緑内障
glaucomatous [グローコウマタス] 緑内障の，緑内障に罹った，緑内障性の
glaucosis [グローコウスィス] 緑内障性失明
glaucosuria [グローコウスューりア] 緑色尿，インジカン尿
glazed [グレイズド] ガラスをはめた，釉薬をかけた，光沢ある，眼のかすんだ
gleam [グリーム] 光，閃光，微光，光を発する，きらめく，輝く
gleet [グリート] 後淋，後部尿道炎 ☆排尿の最後に濃汁が出る
Glénard's disease [グレナーズ ディズィーズ] グレナール病 ☆内臓下垂症
glenohumeral [グレノ・ヒューメらル] 上腕関節窩の，肩甲上腕の
— ligament [- リガメント] 関節上腕靱帯
glenohumeral joint [グレーノウヒューマらル ジョイント] 肩上腕骨関節
glenoid [グリーノイド] 関節面の，浅窩面の
— cavity [- ケーヴィティ] 肩甲骨関節窩
glenoplasty [グレナ・プレースティ] 関節窩形成〔術〕
glenosporosis [グリーナスポーろウスィス] グレノスポラ症
GLI (glucagon-like immunoactivity)
glia [グライア] = neuroglia 神経膠，グリア
— cell [- セル] 神経膠細胞
— fiber [- ファイバー] 神経膠線維
— tissue [- ティシュー] 神経膠組織
gliadin [グライアディン] グリアジン ☆小麦のアルカリ可溶タンパク質
glibenclamide [グリベンクラマイド] グリベンクラミド ☆糖尿病治療薬，スルフォニル尿素血糖下降薬
glide [グライド] 音もなく静かに歩く，滑走する，滑らす，滑り，滑走，音もなく動くこと
glider [グライダー] グライダー，滑空機
glim [グリム] 燈火，ランプ
— relay [- りレイ] グリム継電管
glioblast [グライアブレースト] 神経膠芽細胞
glioblastoma [グライオウブレーストウマ] 神経膠芽細胞腫
glioma [グライオウマ] 神経膠腫，グリオーマ
gliomatosis [グライオウマトウスィス] 神経膠腫症
gliomatous [グライオウマタス] 神経膠腫の，神経膠腫類似の
gliomyxoma [グライオウミクソウマ] 神経膠粘液腫
glioneuroma [グライオウニューろウマ] 神経膠腫
gliosarcoma [グライオウサーコウマ] 膠肉腫
gliosis [グライオウスィス] 神経膠症
glisten [グリスン] ぴかぴか光る，輝く，閃光，きらめき
glister [グリスター] きらめく，輝く，きらめき，輝く
glitter [グリター] ぴかぴか光る，輝く，光，輝き
glittering [グリタリング] きらめく，華麗な，めもあやなる
global [グロウバル] 全体的
— amnesia [- アンニーズィア] 総健忘
— approach [- アプろウチ] 世界的視野からの対策
— assessment [- アセスマント] 総合的判断
— judgement [- ジャッジマント] 総合的判断
— view [- ヴュー] 世界的視野
globalization [グロウベーリゼイシャン] 世界化，国際化，地球規模
globate [グロウベイト] 球状の
globe [グロウブ] 眼球，球，地球，天体，

globin ~ glossocele

球状の物，電球，球状にする，球状になる

globin [グロウビン] グロウビン，血色素タンパク，球形タンパク

globoid [グロウボイド] 球状の
— **bodies** [-バディーズ] 球状小顆粒微生物，ウイルス

globomyeloma [グロウボウマイアロウマ] 円形細胞性肉腫

globose [グロウボウス] 球状の，丸味を帯びた

globoside [グロウボウサイド] グロボシド
☆ヒト赤血球膜の腫瘍糖脂質

globular [グラビュラー] 円形の，小球の
— **heart** [-ハート] 球状心
— **sputum** [-スピュータム] 球状痰

globule [グラビュール] （血球やリンパ球のような液体の）小球，薬球，丸薬

globulicidal [グラビューリサイダル] 血球破壊性の

globulin [グラビュリン] グロブリン
☆水に溶けず塩類溶液に溶けるタンパクで，血漿タンパクの大きな部分を占め抗体タンパクもその中に含まれる

globulinuria [グラビュリニューりア] グロブリン尿症

globulolysis [グラビュラリスィス] 血球溶解

globulolytic [グラビュラリティック] 血球溶解の

globulysis [グラビュリスィス] 溶血，赤血球溶解

globus [グロウバス] 球
— **abdominalis** [-アブダミナーリス] 腹部腫瘤感
— **hystericus** [-ヒステりカス] ヒステリー球 ☆ヒステリーのとき喉に玉のつかえた感じのすること
— **major** [-メイジャー] 精巣上体頭部
— **minor** [-マイナー] 精巣上体尾部
— **pallidus** [-パリダス] 淡蒼球
— **sensation** [-センセイシャン] 喉に玉のつかえた感じ

gloclazide [グロウクラザイド] スルフォニル尿素血糖下降剤

glomangioma [グロウマンジオウマ] = glomus tumor グロムス血管腫

glomerate [グラマれイト] 球状に巻く，（血管などの）球状に集まった，密集している

glomeration [グラマれイシャン] 球状に巻くこと，球状に集まった物，団塊，集塊

glomerular [グラメりュラー] 糸球体の
— **basement membrane, GBM** [-ベイスマント メンブれイン] 糸球体基底膜
— **filtration rate, GFR** [-フィルトれイシャン れイト] 糸球体濾過率
— **nephritis** [-ニフらイティス] 糸球体腎炎

glomerulitis [グロウメりュライティス] 糸球体炎

glomerulocapsular nephritis [グロメりュロウキャプスュラー ニフらイティス] 腎糸球体嚢炎

glomerulonephritis [グロウメりュロウニフらイティス] 糸球体腎炎

glomerulopathy [グロウメりュラパスィ] 糸球体症

glomerulosclerosis [グロウメりュロウスクリアろウスィス] 糸球体硬化症
focal segmental —, FSGS [フォウカル セグメンテル-] 巣状分節型糸球体硬化症．予後不良の原発性糸球体疾患の一つ

glomerulus, glomeruli（複）[グロウメりュラス, グラメりュライ] 糸球体，糸球腎

glomiform gland [グロウミフォーム グランド] 糸球状腺

glomus [グロウマス] 末梢血管集結，血管球
— **caroticum** [-カらティカム] 頸動脈球
— **tumor** [-テューマー] グロムス腫，糸球腫瘍

glonoin [グラノウイン] グロノイン（ニトログリセリン）

gloomy [グルーミー] 暗い，陰気な，性質の暗い，不機嫌な

glossa [グラッサ] 舌

glossagra [グラッサグら] 舌痛

glossal [グラッサル] 舌の

glossalgia [グラッサルジア] 舌痛

glossanthrax [グラッサンスらックス] 舌庁，悪性舌疽

glossectomy [グラッセクタミー] 舌切除

glossitis [グラサイティス] 舌炎
— **areata** [-エアりエイタ] 地図状舌炎
— **exfoliativa** [-エクスフォウリアティヴァ] 剥脱性舌炎
— **interstitialis** [-インタースティスィアーりス] 間質性舌炎

glosso- [グラッソウ, グラッサ-] ☆「舌」を表す接頭語

glossocele [グラッサスィール] 舌脱
☆舌が膨張して口外に出ること

glossocinesthetic ~ glucose-6-phosphate dehydrogenase deficiency

glossocinesthetic [グラッソウスィナスセティック] 舌運動自覚の
glossodynia [グラッソディニア] 舌痛
glossoepiglottic [グラッソウエピグラティック] = glossoepiglottidean 舌咽頭蓋の
glossograph [グラッサグらフ] 舌動計
glossokinesthetic [グロッソ・キネスセティック] 舌運動自覚〔性〕の. 話すときの自覚的な舌の動き
glossolabial [グラッソウレイビアル] 舌唇の
glossolalia [グラッサレイリア] 舌語
glossolaryngeal [グラッソウラリンジアル] 舌咽頭の
glossology [グラッサラジー] 舌学, 名称学
glossolysis [グラッサリスィス] 舌麻痺
glossoncus [グラッサンカス] 舌腫脹
glossopalatine [グラッソウパラティーン] 舌口蓋の
— arch [-アーチ] 舌口蓋弓
glossopathy [グラッサパスィ] 舌の疾患
glossopharyngeal [グラッソウファリンジアル] 舌咽頭の
glossoplasty [グラッサプレースティ] 舌成形術
glossoplegia [グラッソウプリージア] 舌運動麻痺
glossoptosis [グラッサプトウスィス] 舌下垂
glossorrhaphy [グラッソーらフィ] 舌縫合術
glossospasm [グラッサスパズム] 舌痙攣
glossotomy [グラッサタミー] 舌切開術
glossy [グラッスィ] 光沢のある
— skin [-スキン] 負傷または疾病により皮膚が栄養障害のためにつやつやした光沢になること
— photograph [-フォウタグらフ] 光沢ある写真
glottal [グラッタル] 声門の
glottic [グラッティック] 声門の
glottis [グラッティス] 声門
— edema [-イディーマ] 声門浮腫
— spasm [-スペーズム] 声門痙攣
glottitis [グラッタイティス] 声門炎
glottology [グラッタラジー] 音声学, 舌学
glove [グラヴ] 手袋
— and stocking type sensory defect [-アンド スタキング タイプ センサリー ディフェクト] 手袋靴下型知覚脱失
— anesthesia [-アニススィーズィア] 手袋知覚脱失
glover's stitch [グラヴァース スティッチ] 手袋縫い式縫合
glow [グロウ] 白熱する, 光る, 熱中する, 輝く, 紅潮する, 白熱, 赤熱, 紅潮, 熱心
glowing [グロウイング] 白熱した, 真赤な, 熱中している, 紅潮した
GLP (good laboratory practice)
glucagon [グルーカガン] グルカゴン
glucagon-like immunoreacitivity, GLI [グルーカガン-ライク イミュノウりアクティヴィティ] グルカゴン様免疫活性
glucagonoma [グルーカガノウマ] グルカゴン産生腫瘍
glucase [グルーケイス] グルカーゼ ☆麦芽糖をブドウ糖に分解する酵素
glucatonia [グルーカトウニア] 低血糖状態
glucide [グルーサイド] 糖質
glucocorticoid, GC [グルーコウコーティコイド] 糖質コルチコイド, 糖質性ステロイド
glucogenic [グルーカジェニック] ブドウ糖産生の
glucokinase [グルーコウカイネイス] グルコキナーゼ ☆グルコールリン酸化酵素
glucokinetic [グルーコウカイネティック] グルコース動員性の
glucolysis [グルーカリスィス] 糖分解
glucomannan [グルーカマナン] グルコマンナン ☆こんにゃくの成分
gluconate [グルーカネイト] グルコン酸塩
gluconeogenesis [グルーコウ・ニーアジェニスィス] 糖新生, タンパクからのブドウ糖生成
gluconic acid [グルーカニック エーサッド] グルコン酸 ☆糖を酸化して得られる酸
glucopenia [グルーコウピーニア] 血糖減少
glucoprotein [グルーコウプろウティーン] 糖タンパク質
glucosamin [グルーコウサミーン] グルコサミン ☆ムチンおよびホチンの誘導体
glucose [グルーコウス] グルコース ☆ブドウ糖
— tolerance test, GTT [-タらランス テスト] ブドウ糖負荷試験
— transporter, GLOT [-トれーンスポーター] グルコース輸送物質
glucose-6-phosphate [グルーコウス-スィクス-ファスフェイト] = G-6-P 6リン酸
glucose-6-phosphate dehydrogenase deficiency [グルーコウス-スィクス-ファスフェイト ディハイドらジャネイス ディフィシャンスィ] = G6PD deficiency グルコース6リン

酸脱水素酵素欠損症　☆貧血を起こす
glucosic [グルーコウスィック]　ブドウ糖の
glucoside [グルーカサイド]　糖原質, 配糖体　☆植物性成分にてブドウ糖に分解できるもの
glucosuria [グルーカスューりア]　糖尿
glucuronamide [グルーキュロウナマイド]　グルクロン酸アミド
glue [グルー]　にかわ, 〜に膠を塗る, 膠づけにする
gluma [グルーマ] = glume　莢, つと, 苞, 草苞
gluside [グルーサイド]　糖質
glusidum [グルースィダム]　グルシード, サッカリン
glut [グラット] = glucose transporter　グルット　☆ブドウ糖輸送因子
glutaeus [グルティーアス]　臀筋
glutamate [グルータメイト]　グルタミン酸塩
glutamic acid [グルーテーミック エーサッド]　グルタミン酸
glutamic-oxalacetic transaminase, GOT [グルーテーミック-アクサラスィーティック トれーンスアミネイス]　グルタミン酸オキサロ酢酸トランスアミナーゼ
glutamic-pyruvic transaminase, GPT [グルーテーミック パイるーヴィック トらンスアミネイス]　グルタミン酸ピルビン酸トランスアミナーゼ
glutamine, gln [グルータミーン]　グルタミン　☆てんさいなどに含まれるグルタミン酸アミド
glutathions [グルータサイオウン]　グルタチオン　☆白内障治療薬, 解毒薬, 白血球減少症治療薬
gluteal [グルーティアル]　臀筋の
　— **region** [- りージャン]　臀部
gluten [グルータン]　グルテン　☆小麦などの穀類から得られるタンパク
gluten-free diet [グルーテン-フりー ダイアット]　グルテン非含有食事
gluten-sensitive enteropathy [グルーテンセンスィティヴ エンタらペースィ]　グルテン感受性腸症
glutenin [グルーテニン]　グルテニン　☆小麦のグルテニン
gluteoplasty [グルティア・プレースティ]　殿部形成術. 加齢にともなう殿部の垂れ下がりを, おもに脂肪吸引法により治療すること
gluteus [グルーティアス]　臀筋

　— **maximus gait** [- マクスィマス ゲイト]　大殿筋歩行
glutin [グルーティン]　グルチン　☆小麦中の植膠
glutinous [グルーティナス]　膠質の, 粘着性の
　— **rice** [- らイス]　糯, もちごめ
glutitis [グルータイティス]　臀筋炎
gluton [グルートン]　グルトン　☆純ゼラチンに酸を高温度で作用させて得る水溶性栄養剤
gluttonous [グラタナス]　大食の, 暴食の
glyburide [グライビュらイド]　グリブリド　☆スルフォニル尿素血糖降圧剤
glycase [グライケイス]　グリカーゼ　☆マルトーゼをブドウ糖に変える酵素
glycation [グライケイシャン]　糖化
glycerin [グリサりン] = glycerinum, glycerol　グリセリン　☆浣腸剤, 浸透圧利尿薬, 内服眼科用剤
glycerol [グリサろール]　グリセロール, グリセリン
glycerose [グリサろウス]　グリセロス基
glyceryl [グリサりル]　グリセリール　☆グリセリンの三価基
glycine [グライスィーン]　グリシン　☆アミノ酸の一つ, 最も単純な構造をもつ
glycin(a)emia [グライスィニーミア]　高グリシン血症
glyclopyramide [グリクロピらマイド]　グリクロピラミド　☆糖尿病治療薬, スルフォニル尿素系血糖下降薬
glyco- [グライコウ-, グライカ-]　☆「甘」を表す接頭語
glycocholic acid [グライコウカリック エーサッド]　グリココール酸, 甘胆酸
glycogen [グライカジャン]　糖原, グリコーゲン
　— **storage disease** [-ストーりジ ディズィーズ]　糖原蓄積病
glycogenesis [グライカジェニスィス]　肝糖, 糖生成, グリコーゲン形成
glycogenic [グライカジェニック]　肝糖結成の, 糖原の
glycogenolysis [グライコウジャナりスィス]　グリコーゲン分解
glycogenosis [グライコウジャノウスィス]　糖原症
glycogenous [グライカジャナス]　糖形成の
glycogeusia [グライコウグースィア]　自覚的甘味感

glycohemoglobin ～ goggle

glycohemoglobin [グライコウヒーマグロウビン] グリコヘモグロビン

glycol [グライコール] グリコール ☆二価アルコール
— **vapour** [-ヴェイパー] グリコール蒸気 ☆室内空気消毒剤

glycolic acid [グライカリック エーサッド] グリコール酸

glycolysis [グライカリシス] 糖分解

glycolytic [グライカリティック] 糖酸化
— **enzyme** [-エンザイム] 糖酸化酵素
— **enzyme defect** [-エンザイム ディフェクト] 解糖酵素欠損 ☆運動過度でミオグロビン尿を起こす
— **ferment** [-ファーメント] 解糖酵素, 孤although原酵素

glyconeogenesis [グライコウニーア ジェニシス] 糖新生 ☆アミノ酸, 脂肪酸からの糖新生

glycopenia [グライコウピーニア] 低血糖症

glycopexic [グライカペクスィック] 貯糖の

glycophilia [グライカフィーリア] 少量の糖を摂取して高血糖が起こる状態

glycopolyuria [グライコウパリユーりア] 糖尿病性多尿症

glycoprotein [グライコウプろウティーン] 糖タンパク質, グリコプロテイン
— **Tamm-Horsfall** [-タム-ホースファル] タム-ホースフォール糖蛋白質. 正常尿中に含まれる高分子糖蛋白質. ヘンレ係蹄で産生され尿細管円柱基質を構成する. 正常尿中に排泄されるが, 慢性の腎障害では排泄量が減少する

glycopyrronium bromide [グライコピろニアム ブろウマイド] 臭化グリコピロニウム ☆消化性潰瘍治療薬, 抗コリン薬

glycoregulatory [グライコウれギュラタリー] 糖代謝調節の

glycorrh(o)ea [グライカりーア] 糖液漏, 糖尿

glycosaminoglycan [グリコサミノウ・グライキャン] グリコサミノグリカン（ムコ多糖類）

glycosemia [グライコウスィーミア] 血糖

glycoside [グライカサイド] = glucoside 糖原体

glycosuria [グライカスューりア] 糖尿

glycosuric [グライカスューりック] 糖尿病の

glycosylation [グライカスィレイシャン] グリコシル化

glycyrrhiza [グリスィらイザ] 甘草

glycyrrhizie acid [グリサーりジック エーサッド] グリチルリチン酸, 甘草酸. 甘草（カンゾウ）の成分

glycyrrhizin [グリスィらイズィン] グリシルリジン

GM-CSF（granulocyte macrophage colony-stimulating factor）

gnathic [ナスィック] 顎の

gnathion [ナスィアン] 下顎点 ☆顎骨の正中線の最下点

gnatho- [ネイソウー, ナソウ, ナサー] ☆「頤」「顎」を表す接頭語

gnathodynamometer [グナソダイナモミータ] 顎力測定計, 顎力量計, 顎を閉鎖する力を記録する装置

gnathology [ネイサラジー] ナソロジー ☆咀嚼系を研究する学問

gnathoplasty [ナサプレースティ] 顎成形術

gnathospasm [ナサスペーズム] 牙関緊急（口が開けられない）

gnathostatic [ナサスタティック] 顎態の歯と頭蓋の形態的測定関係に基づく
— **diagnostics** [-ダイアグナスティクス] 顎態診断法
— **model** [-マデル] 顎態模型

Gnathostoma [ネイサストウマ] 顎口虫属

gnathostomiasis [ナソウストウマイアスィス] 顎口虫症

gnaw [ノー] 噛み切る, 噛み減らす, 肉体的の苦痛, 病気が絶えず苦しめる

gnawing [ノーイング] 噛むこと, 肉体的の絶え間ない苦痛, 精神的の耐えざる苦悩, 噛む
— **animal** [-アニマル] 齧歯動物

gnosia [ノウスィア] 認識力

gnosis [グノウスィス] 認識能力. 外部刺激の強さ, 位置などを明瞭に知りうること

gnotobiology [ノウトウバイアラジー] 無菌動物学

GnRH（gonadotropin-releasing hormone）

goal [ゴウル] 目的地, 目標

goat-leap pulse [ゴウトーリープ パルス] 跳躍脈

goblet cell [ガブレット セル] 杯状細胞 ☆粘膜中に見るビーカー状またはコップ状細胞

GOF（gas-oxygen-fluothane）

goggle [ガグル] 保護眼鏡・水中眼鏡

goggle ～ goniocraniometry

― eye［－**ア**イ］ 突出眼
goiter［**ゴ**イター］ 甲状腺腫
goitrogen［**ゴ**イトろジャン］ 甲状腺腫誘発物質
gold［**ゴ**ウルド］ 金（元素）
― crown［－ク**ら**ウン］ 金冠
― standard［－ス**タ**ンダート］ 金標準 ☆通貨の基準が金であるように治療や診断の基準となる方法
Goldblatt hypertension［**ゴ**ウルドブラット ハイパー**テ**ンシャン］ ゴールドブラット型高血圧症 ☆ゴールドブラット法（腎血管狭窄）による実験的高血圧
goldenseal［**ゴ**ウルダンスィール］ ヒドラスチス ☆毛茛科
Goldflam's disease［**ゴ**ウルドフラムズ ディ**ズ**ィーズ］ ゴールドフラム病 ☆偽麻痺性重症筋無力症
Goldstein's disease［**ゴ**ウルドスタインズ ディ**ズ**ィーズ］ ゴールドスタイン病 ☆遺伝性家族性出血性血管腫をみる
Goldstein's ray［**ゴ**ウルドスタインズ **れ**イ］ ゴールドスタイン線 ☆X線が透明体を通過する際に発する
Golgi complex［**ゴ**ルジ **カ**ンプレクス］ ゴルジ複合体
Golgi's apparatus［**ゴ**ルジズ エーパ**れ**イタス］ ゴルジ装置
Golgi's cells［**ゴ**ルジズ **セ**ルズ］ ゴルジ神経細胞 ☆短い突起を有する神経節細胞
Golgi's circle［**ゴ**ルジズ **サ**ークル］ ゴルジ環
Golgi's corpuscle［**ゴ**ルジズ **コ**ーパスル］ ゴルジ小体 ☆腱線維と筋線維との接合部にある紡錘形小体にて知覚神経の終末器官
Golgi's staining method［**ゴ**ルジズ ス**テ**イニング **メ**サッド］ ゴルジ染色法 ☆神経節細胞およびその突起を硝酸銀にて黒染する法
Goltz syndrome［**ゴ**ルツ ス**ィ**ンドろウム］ ゴルツ症候群 ☆局在性真皮形成不全
Gomori's stains［**ゴ**モリズ ス**テ**インズ］ ゴモリ染色
gomphosis［ガン**フォ**ウスィス］ 釘状関節
gonacratia［ゴウナク**れ**イシア］ 遺精, 精液漏
gonad［**ガ**ナド］ 生殖腺
gonadal［**ゴ**ウナダル］ 生殖腺の
― dysgenesis［－ディスジェ**ネ**スィス］ 性腺形成不全症, 生殖腺発生異常

gonadectomize［ゴウナ**デ**クタマイズ］ 性腺摘除する, 去勢する
gonadectomy［ゴウナ**デ**クタミー］ 生殖摘出術, 去勢
gonadial［ガナ**ディ**ール］ 生殖腺の
gonadoadvent［ガナドウ**エ**ードヴァント］ 思春期において生殖腺の活動開始
gonadopathy［ガナ**ダ**パスィ］ 生殖腺疾患, 性腺異常
gonadorelin［ガナ**ダ**れリン］ ゴナドレリン ☆LHRH 視床下部ホルモン, 性腺刺激ホルモン分泌を刺激し, フィードバックにより逆に性ホルモン分泌を抑制する
gonadotherapy［ガナダ**セ**ラピー］ 生殖ホルモン療法
gonadotropin［ガナドウ**ろ**ウピン］ = gonadotrophin ゴナドトロピン ☆性腺刺激ホルモン
　chorionic ―［コリ**オ**ウニック－］ 絨（じゅ）毛ゴナドトロピン. 絨毛中でつくられる性腺刺激ホルモン
gonadotropin-releasing hormone, GnRH［ガナドウ**ろ**ウピン-り**リ**ースィング **ホ**ーモウン］ 性腺刺激ホルモン放出ホルモン ☆視床下部から分泌される, 子宮内膜症の治療に用いる
gonalgia［ゴウ**ネ**ールジア］ 膝痛
gonarthritis［ガナース**ら**イティス］ 膝関節炎
gonarthrocace［ガナース**ら**カスィー］ 膝関節白腫
gonarthromeningitis［ガナースろウメニン**ジャ**イティス］ 膝関節滑液膜炎
gonarthrosis［ガナース**ろ**ウスィス］ 膝関節症
gonarthrotomy［ガナース**ら**タミー］ 膝関節切開
Gonda's sign［**ガ**ンダズ **サ**イン］ ゴンダ徴候 ☆第2または第4趾の受動的な蹠側屈曲時の拇指背反
gonecyst［**ガ**ニスィスト］ = gonecystis 精嚢腺
gonecystitis［ガニスィス**タ**イティス］ 精嚢炎
gonecystolith［ガニス**ィ**スタリス］ 精嚢結石
gonecystopyosis［ガニスィスタパイ**オ**ウスィス］ 精嚢化膿
gonepoiesis［ガニーポイ**イ**ースィス］ 精液分泌
gongyloid［**ガ**ンギロイド］ 不整円形の
gonidium［ガ**ニ**ディアム］ = gonidia 胞子体, 緑顆体
goniocraniometry［ゴウニオウクれイニ**ア**ミト

goniodialysis ～ grade

りー] 頭蓋骨角度測定
goniodialysis [ゴウニオウダイアリスィス] 隅角解離術
goniometer [ゴウニアミター] 角度計, 傾斜〔度〕計
　biometer － [バイミーター-] 生体計測用隅角鏡検査
goniometry [ガニオゥメトリー] ゴニオメトリー. 転倒角度の測定法
goniopuncture [ゴウニアパンクチャー] 眼前房穿刺 ☆緑内障手術
gonioscope [ゴウニアスコウプ] 隅角鏡
goniosynechia [ゴウニオウスィネキア] 隅角癒着
goniotomy [ゴウニアタミー] 隅角隅切開術 ☆緑内障手術
gonitis [ゴウナイティス] 膝関節炎
gonocampsis [ガナケーンプスィス] 膝関節屈曲
gonocele [ガナスィール] 精液瘤
gonocide [ガナサイド] 殺淋菌の, 淋菌滅殺剤
gonococcemia [ガナカクスィーミア] 淋菌血症
gonococcus [ガナカッカス] 淋菌
gonocyte [ガナサイト] 胚芽細胞 ☆雌性前核のみを有し雄成分は指導体として排出された卵細胞
gonophore [ガナフォーァ] 生殖器性組織, 生殖付属器
gonopoietic [ガナポイイーティック] (卵や精子のような) 生殖要素産生の
gonorrh(o)ea [ガナリーァ] 淋疾患, 淋病
gonorrheal [ガナリーアル] 淋菌性の
　－ ophthalmia [-アフサルミア] 淋菌性眼炎
　－ urethritis [-ユーリスらイティス] 淋菌性尿毒炎
gonotoxin [ガナタクスィン] 淋菌毒素
gonybatia [ガニベイスィア] 膝歩行
gonycampsis [ガニキャンプスィス] 膝関節屈曲
gonycrotesis [ガニクろウティースィス] 内彎膝
gonyectyposis [ガニエクティポウスィス] 外彎膝
gonyocele [ガニアスィール] 膝腫脹 ☆膝関節の結核, 滑膜炎
gonyoncus [ガニアンカス] 膝腫脹, 膝腫瘍
Good Clinical Practice, GCP [グッドクリニカル プれークティス] 医薬品の臨床試験実施に関する基準
Good Laboratory Practice, GLP [グッドラボーらタりー プれークティス] 医薬品の安全性動物実験の実施に関する基準
Good Manufacture Practice, GMP [グッドマニュファクチャー プれークティス] 医薬品製造に関する基準
Goodpasture's syndrome [グッドペースチャーズ スィンドろウム] グッドパスチャー症候群 ☆抗基底膜抗体によって起こる肺および腎出血
goody [グッディ] 菓子, おいしいもの
goose flesh(skin) [グース フレッシュ(スキン)] 鳥肌
goserelin [ゴーセれリン] ゴセレリン ☆LH-RH作動薬, 性腺刺激ホルモン放出促進ホルモン
Gosselin's fracture [ゴウセリンズ フれークチャー] ゴスラン骨折 ☆脛骨遠位端V字型骨折
GOT (glutamic oxaloacetic transaminase)
gouge [ガウジ] 切骨器, 丸鑿 (のみ)
goundou [グーンドゥー] 大鼻症
gourd [ゴード] ひょうたん
gourd-shaped [ゴード-シェイプト] ひょうたん型
gourmand [グーるマン] 大食の, 大食家, 美食家
gout [ガウト] 痛風
gouty [ガウティ] 痛風の
　－ arthritis [-アースらイティス] 通風性関節炎
　－ kidney [-キドニー] 痛風腎
　－ urethritis [-ユーリスらイティス] 痛風性尿毒炎
govern [ガヴァン] 統治する, 管理する, 抑制する
Gowers tract [ガウアーズ トれークト] ガワース束, ゴワーズ路 ☆脊柱の腹側にある線維束
G protein [ジー プろウティーン] Gタンパク ☆GTPと結合するタンパク. 細胞内の情報伝達に関与する
GPT (glutamic pyruvic transaminase)
Graafian follicle(vesicle) [グらーフィアン ファリクル(ヴェスィクル)] (卵巣の) グラーフ濾胞, 胞状卵胞
gradate [グれイデイト] 次第に変化させる, 色をぼかす, ぼかされる
grade [グれイド] (品位, 価値などの) 等

級，学級，傾斜度，改良雑種，等級に分ける．良種を交配して種を改良する

Gradenigo's syndrome [グらーデニーゴウズ スィンドろウム] グラデニーゴ症候群 ☆中耳炎，外転神経麻痺，側頭部痛を示す

gradient [グれイディアント] （温度の）変化率，階調度，勾配
— of approach [－アヴ アプろウチ] 接近勾配
— of avoidance [－アヴ アヴォイダンス] 回避勾配
electrochemical potential －[イレクトろウケミカル パテンシャル－] 電気化学電位勾配
pressure － [プれッシュアー] 圧較差

gradual [グれーデュアル] 段々の，漸進的，徐々に

graduate [グれーデュエイト] 専門学校または大学より学位をとる，学士，メートルグラス，目盛り器
— nurse [－ナース] 養成所卒業看護婦
— school [－スクール] 大学院
— student [－ステューダント] 大学院生

graduated [グれーデュエイティッド] 目盛り付きの，階級をつけた
— cylinder [－スィリンダー] 刻度盛り円筒

graft [グれーフト] 移植片 ☆植皮・植肉その他骨・骨膜・神経などの移植用の部分
— schizophrenia [－スキゾウフりーニア] 接枝分裂病 ☆精神薄弱のある患者に起こる分裂病
— versus host effect, GVHE [－ヴァーサス ホウスト イフェクト] 移植片宿主効果
— versus host reaction, GVHR [－ヴァーサス ホウスト りアクション] 移植片宿主反応，GVH反応
— versus leukemia effect, GVLE [－ヴァーサス リューキーミア イフェクト] 移植片白血症効果
aortofemoral bypass － [アオートフィーマラル バイペース－] 大動脈大腿動脈バイパス移植（片）
autogenous －, autoplastic － [オータジナス－, オータプレースティック－] 自家移植〔片〕(autograft). 患者自身からとった組織移植〔片〕
autogenous bone － [オータジナス ボウン－] 自己骨移植〔片〕
corneal － [コーニアル－] 角膜移植片
implantation － [インプレーンテイシャン－] 内移植片 → implantation.
Thiersch's － [スィーシュ－] ティールシュ移植〔皮膚〕片．植皮片のうち，表皮からなる最も薄いもの
tunnel － [タヌル－] トンネル移植片
vein valve － [ヴェイン ヴェールヴ－] 静脈弁移植片
zooplastic － [ゾウプレーアスティック－] 動物形成移植片

grafting [グれーフティング] 接木法，移植法，接皮法

Graham bread [グれイアム ブれッド] グラハムパン ☆酵母や酸泥を加えずに作ったパン

grain [グれイン] 穀粒，小丸子 ☆重量単位グレイン，0.065g

gram, gramme, gm, G [グれーム] メートル法の衡量単位，グラム ☆水1cm³の重さ

Gram negative [グれーム ネガティブ] グラム陰性

Gram positive [グれーム パズィティヴ] グラム陽性

gramicidin [グれーミサイディン] グラミシディン ☆土壌からとった抗生物質

Gram's solution [グれームズ サリューシャン] グラム〔染色〕溶液 ☆ヨード1, ヨードカリ2, 水300

Gram's stain [グれームズ ステイン] グラム染色法

Gram-molecule [グれーム－マラキュール] グラム分子，モル ☆分子量に相当するグラム数

grand mal [グれーン メール] 大発作（てんかん）

granisetrone hydrochloride [グれーニセトローン ハイドラウクローらイド] 塩酸グラニセトロン ☆5-HT3受容体拮抗制吐薬，消化骨機能調整剤

granite [グれーニト] 花崗岩
— hard [－ハード] 花崗岩のように硬い

granula [グれーニュら] 顆粒，粒子
— meningica [－ミニンジカ] 脳膜顆粒

granular [グれーニュらー] 顆粒状の
— cast [－キャスト] 顆粒円柱
— decalcification [－ディカルスィフィケイシャン] 顆粒状脱灰 ☆原発性，または続発性副甲状腺機能亢進症などのと

granular ～ grapho-

きの頭蓋 X 線像
- **kidney** [-キドニー] 萎縮腎, 顆粒腎
- **lids** [-リッズ] 顆粒眼瞼 ☆トラコーマによる変形
- **ophthalmia** [-アフセールミア] 顆粒眼炎
- **pharyngitis** [-ファリンジャイティス] 顆粒性咽頭炎
- **vaginitis** [-ヴェージナイティス] 顆粒腟炎

granulase [グレーニュレイス] グラヌラーゼ, デンプン顆粒酵素

granulated [グれーニュレイティッド] 顆粒のある, 顆粒性の

granulation [グれーニュレイシャン] 肉芽, 顆粒
- **tissue** [-ティシュー] 肉芽組織
- **tube** [-テューブ] 肉芽管
- **tumor** [-テューマー] 肉芽腫瘍

granule [グれーニュル] 顆粒, 丸薬

granuloblast [グれーニュラブレースト] 幼若顆粒血球, 肉芽性芽細胞

granulocyte [グれーニュラサイト] 顆粒球
- **colony stimulating factor, G-CSF** [-カラニー スティミュレイティング フェークター] 顆粒球コロニー刺激因子
- **macrophage colony stimulating factor, GM-CSF** [-メークろフェイジ カラニー スティミュレイティング フェークター] 顆粒球マクロファージ・コロニー刺激因子

granulocytopenia [グれーニュロウサイトウピーニア] 血中顆粒細胞減少

granulocytosis [グれーニュロウサイトウスィス] 顆粒球増加症

granulofilocyte [グれーニュラフィラサイト] 網状赤血球

granuloma [グれーニュロウマ] 肉芽腫
- **annulare** [-エーニュラーれ] 環状肉芽腫
- **endemicum** [-エンデミカム] 地方病性肉芽腫
- **fungoides** [-ファンゴイディス] キノコ状肉芽腫
- **gluteale infantum** [-グルティアール インフェンタム] 小児臀部肉芽腫
- **inguinale** [-イングウィナーレ] 鼠径肉芽腫
- **iridis** [-イリディス] 虹彩肉芽腫
- **malignum** [-マリグナム] 悪性肉芽腫
- **multiforme** [-マルティフォーム] 多形肉芽腫
- **multiplex hemorrhagicum** [-マルティプレックス ヒーマらジカム] 出血性多発肉芽腫
- **pediculatum benignum** [-ペディキュレイタム ベニグナム] 良性有茎肉芽腫
- **pudendi** [-ピューデンディ] 陰部肉芽腫
- **sarcomatodes** [-サーコウマトーディス] 肉腫性肉芽腫
- **telangiectodes tropicum** [-ティランジエクトーディス トろピカム] 熱帯毛細管拡張性肉芽腫
- **trichophyticum** [-トりカフィティカム] 白癬性肉芽腫
- **tropicum** [-トろピカム] 熱帯肉芽腫
- **venereum** [-ヴェニーりアム] 性病性肉芽腫

lethal midline - [リーサル ミッドライン-] 致死性正中肉芽腫, 壊疽(えそ)性肉芽腫

granulomatosis [グれーニュロウマトウスィス] 肉芽腫症
- **bronchocentric** - [ブろンカセントりック-] 気管支中心性肉芽腫症
- **lymphomatoid** - [リンフォマトイド-] リンパ腫様肉芽腫症

granulomatous pouch [グれニュロウマタス パウチ] 肉芽腫嚢

granuloplastic [グれニュラプレースティック] 顆粒形成

granulopoiesis [グれニュラポイースィス] 顆粒球形成

granulosa [グらニュロウサ] 顆粒膜
- **cell tumor** [-セル テューマー] 顆粒膜細胞腫瘍

granulose [グらニュロウス] グラヌロース ☆デンプン顆粒質

granulosis [グれニュロウスィス] 顆粒症

grape [グれイプ] 葡萄, ブドウ瘡(複数)

grapes [グれイプス] ウシ結核, ウマ肉芽腫

grapefruit [グれイプフるート] グレープフルート

graphesthesia [グらフィススィージア] 皮膚書字覚. 皮膚面上に描かれた数, 形または文字を認知する感覚

graphic [グれーフィック] = graphical 文字を書く, 絵画彫刻(的)の, 図式によって表した, グラフ式, 描記の

grapho- [グらフォウ-, グらファー-] ☆「記写」

graphoanalogist [グレーファナラジスト] 筆跡学者
graphoanalysis [グレーフォウ・アネーリスィス] 書字分析学
graphology [グレーファラジー] (神経病の)筆跡試験, 筆相学
graphomania [グレーファメイニア] 書字狂. 書くことを病的に欲望すること
graphospasm [グレーファ・スペーズム] 書痙
grasp [グレースプ] 把握
grate [グレイト] 擦りつぶす, こする, 擦れる, 軋る
grater [グレイター] 粗やすり
gratify [グレーティファイ] (欲情などを)満足させる, 欲しいままにさせる
gratifying [グレーティファイング] 満足すべき
grating [グレイティング] きしる, 耳ざわりな音がする；きしり, ギシギシ音, 軋音(あつおん)
 — sounds [-サウンズ] 軋轢(あつれき)音, 捻髪音. ぎしぎしいう音
 bony — [ボウニー-] こつこつ音. 骨折の際に生じる骨のきしる音
gratitude [グレーティテュード] 感謝
grattage [グレーティジ] 摩擦による顆粒除去
gratuitous [グレーテューイタス] 無料の, 無報酬の, 必要のない, 根拠のない
grave [グレイヴ] 墓穴, 墓所, 死地, 重態, 危篤な
gravel [グレーヴァル] 砂利, バラスト, 結砂, 腎砂, 結砂病, 砂利で覆う
Graves' disease [グレイヴズ ディズィーズ] グレーヴス病, バセドウ病 ☆甲状腺機能亢進症
graveyard [グレイヴヤード] 墓場
gravid [グレーヴィッド] 妊娠している, 妊娠の
 — uterus [-ユータらス] 妊娠子宮
gravida [グレーヴィダ] 妊婦
gravidic retinitis [グレーヴィディック レティナイティス] 妊娠網膜炎
gravidin [グレーヴィディン] グラビディン ☆妊娠尿中にある一物質
gravidism [グレーヴィディズム] 妊娠期
gravidity [グレーヴィディティ] 妊娠
gravidocardiac [グレーヴィドウカーディアック] 妊娠性心臓障害
gravimetric [グレーヴィメトリック] 重量計測的の

gravitate [グレーヴィテイト] 引力に作用される, 沈下する, 重力の作用で沈下させる
gravitation [グレーヴィテイシャン] 引力
gravity, g [グレーヴィティ] 重力, 重さ, 重力加速度
Grawitz's tumor [グレーウィッツ テューマー] グラウィッツ腫瘍 ☆腎に発生する副腎腫(腎細胞癌)
gray [グレイ] 灰色
 — atrophy [-エートらフィ] 灰色萎縮
 — powder [-パウダー] 水銀灰粒
grayish stool [グレイッシュ ストゥール] 灰色便
grease [グリース] 軟獣脂, 半固体の油質, グリース, 水疵病, 馬の距毛部の炎症
greasy [グリーズィ] 脂を塗った, 脂のついている, 脂肪質の
greater curvature [グレイター カーヴァチャー] 大彎
greater multangular bone [グレイター マルタンギュラー ボウン] 大菱形骨
greedy [グリーディ] 大食する, 暴食の(むやみに大食する性質の場合にいう)
green [グリーン] 緑
 — sickness [-スィックニス] 萎黄病
 — softening [-サフニング] 神経組織の化膿性軟化
 — sputum [-スピュータム] 緑痰
 — vegetable [-ヴェジタブル] 緑色野菜
 — vitriol [-ヴィトりオール] 硫酸第一鉄, 緑礬, 硫酸鉄
 — yellow vegetable [-イェロウ ヴェジタブル] 緑黄色野菜
greenstick fracture [グリーンスティック フらクチャー] 若木骨折, 不全骨折 ☆小児に多く, 骨折による離断が少ないもの, 一側は屈曲し他側が骨折
green-stuff [グリーン-スタフ] 青物, 野菜類
greffotome [グれファトウム] 植皮刀
gregarious [グりギャりアス] 群の, 集団の, 群居性の, 房をなす(植物)
grenz rays [グれンズ れイズ] 境界線, グレンツ線 ☆X線と紫外線の境界の線, ボーダー線と同じ
grid [グりッド] 格子 ☆X線の散乱を少なくする
grief [グりーフ] 悲嘆, 悲痛, 苦痛, 不幸
Griesinger's disease [グりーズィンガーズ ディズィーズ] グリージンゲル病 ☆非定型

Griesinger's sign ～ grow

再帰熱
Griesinger's sign [グリーズィンガーズ サイン] グリージンゲル徴候 ☆横静脈同血栓による乳様突起後部の浮腫状の隆起
grievance [グリーヴァンス] 苦情の種, 不平の申し立て
grieve [グリーヴ] 悲嘆させる, 心痛させる, 悲嘆する, 心痛する
grievous [グリーヴァス] 悲しませる, 苦痛を与える, 圧制的な, 悲しむべき, 痛心の至りの
griff [グリフ] 鷲爪手
grimace [グリマス] しかめ面, ひそめ眉
grind [グラインド] 砕く, 擦り減らす, 心身をすり減らす, -の膏血を絞る, 粉をひきうすく, 粉にすること, ひきうすくこと
　— **up** [-アップ] 完全にひきつぶす
grinder [グラインダー] うすをひく人, 家庭教師, ひく物, 臼歯, 粉砕機
grinder's asthma [グラインダーズ アズマ] 金属粉・石粉などを吸い込んだために起こる喘息, 結核, 病気（腐敗）
grinding [グラインディング] ひくこと, 研ぐこと, 軋り, 退屈な, 圧制する, じりじり痛み続けさせる
　— **pain** [-ペイン] 激しい痛み
Grindon's disease [グリンダンズ ディズィーズ] グリンドン病 ☆脱落性毛嚢炎
grindstone [グラインドストウン] 回転研磨盤, 円砥石
grip [グリップ] グリップ, インフルエンザ, 流行性感冒, 把握
gripe [グライプ] しくしく痛む, 疝痛, 腹痛
grippe [グリップ] [F] 流感, 仙痛, 神経痛
griseofulvin, GRF [グリズィオウフルヴィン] グリセオフルビン ☆浅在性真菌症治療薬, 水虫治療薬
groan [グロウン] うなる, うめく, 呻ぎ苦しむ, うなり声, うめき声
grocer [グロウサー] 食料品商, 食料雑貨商, 乾物屋
grocer's itch [グロウサーズ イッチ] 一種の湿疹 ☆砂糖虫のために起こる
grocery [グロウサリー] 食料雑貨商, 食料雑貨類（通例複数）
groin [グロイン] 鼠径下部腹側, 鼠径部
Grönblad-Strandberg syndrome [グランブラッド-ストれーンドバーグ スィンドロウム] グレンブラット-ストランドベルク症候群 ☆眼底変化と皮膚の弾力線維性仮性黄色腫
groove [グルーヴ] 木材, 石, 金属などの表面に刻した溝, ～に溝をほる
gross [グロウス] 粗大な, 肉眼的な
　— **anatomy** [-アナタミー] 肉眼解剖学
　— **appearance** [-アピアランス] 肉眼的外観
　— **lesion** [-リージャン] 肉眼的病変
Gross' disease [グロウス ディズィーズ] グロス病 ☆胞状直腸
Grossman's sign [グロウスマンズ サイン] 肺結核の徴候としての心臓肥大
ground-glass appearance [グラウンド-グラース エーピアランス] すり硝子状外観 ☆頭蓋のびまん性脱灰を示すレントゲン像
ground substance [グラウンド サブスタンス] 間質物質
ground water [グラウンド ウォーター] 地下水, 坑内水
group [グループ] 群, 集団, 塊, 群にする, 集団にする, まとめる, 系統的に分類する
　— **agglutination** [-エーグルーティネイシャン] 同群凝集
　— **agglutinin** [-エーグルーティニン] 同群凝集素
　— **diagnosis** [-ダイアグノウスィス] 総合診断法, グループ診断法
　— **dynamics** [-ダイネーミックス] 集団心理教育, 集団力学
　— **examination** [-イグザミネイシャン] 集団検診
　— **medicine** [-メディスィン] 協議医学 ☆専門医が協議して診療すること
　— **practice** [-プれークティス] 集団医療開業, チーム開業, グループ開業
　— **prosthetic** [-プラススィーティック] 配合群, 配合族
　— **reaction** [-りエークシャン] 群反応, 集団反応
　— **specific** [-スピスィフィック] 群特異的な
　— **therapy** [-セらピー] = psychodynamic group therapy 集団療法
grouping [グルーピング] 集団, 型に集めること
　— **of blood** [-アヴ ブラッド] 血液型試験
grow [グろウ] 新組織の生成によって発育する, 生長する, 成育させる, 栽培する

growing [グロウイング] 成長期の
— pain [-ペイン] 青少年の成長期骨神経痛 ☆成長期年齢の仮性リウマチ様痛
growth [グロウス] 成長, 発育, 新生物, 増殖物
— chart [-チャート] 成長図, 成長曲線
— curve [-カーヴ] 成長曲線
— factor [-フェークター] 成長因子
— hormone, GH [-ホーモウン] 成長ホルモン
— hormone inhibiting factor, GIF [-ホーモウン インヒビティング フェークター] 成長ホルモン抑制因子
— hormone releasing hormone, GHRH [-ホーモウン りリースィング ホーモウン] 成長ホルモン放出ホルモン
— plate [-プレイト] 骨端板
— quotient [-クウォウシャント] 発育指数
— retardation [-りターデイシャン] 成長遅延
— ring [-リング] 成長輪
— spurt [-スパート] 急速成長
grub [グラブ] 昆虫の幼虫, 蛆, 毛虫
grubelsucht [グルーベルズフト] 詮索癖
gruel [グルーアル] かゆ (粥)
gruma [グルーマ] 歯石
grume [グルーム] 凝血, 血餅
grumous [グルーマス] 塊の, 凝固の, 凝血塊のようにドロドロに固まった様子
grunt [グラント] 咽喉音. ブタがブーブーいうのに似た低音で短い呼吸音
gryposis [グらイポウスィス] 爪の彎曲
GSR (galvanic skin reflex)
GSS (Gerstmann-Sträussler-Scheinker syndrome)
gt (gutta)
GTP (guanosine triphosphate)
GTP binding protein [ジーティーピー バインディング プろウティーン] GTP結合タンパク
GTT (glucose tolerance test)
guaiac [グワイアック] = guaiacum 癒瘡木 ☆ハマビシ科植物
— test [-テスト] グアヤク検査法 ☆弁潜血発見のために行う
guaiacol [グワイアコール] グアヤコール ☆肺結核, 気管支炎に使用された去痰薬
guaifenesin [グワイフェニスィン] グアイフェネシン ☆鎮咳剤

guanabenz acetate [グワナベンズ アスィテイト] 酢酸グアナベンズ ☆中枢性交感神経抑制降圧薬
guanase [グワネイス] グアナーゼ ☆グアニン分解酵素, 膵・胸腺・副腎中にある
guanethidine [グワネスィディン] グアネチジン ☆交感神経末梢遮断降圧剤
guanidine [グワーニディーン] グアニジン
guanine [グワーニーン] グアニン (アミノハイポキサンチン)
guano [グワーノウ] グワノ, 鳥糞 ☆南米太平洋岸の海鳥糞堆積
guanosine diphosphate, GDP [グワーナスィーン ダイファスフェイト] グアノシン二リン酸
guanosine triphosphate, GTP [グワーナスィーン トらイファスフェイト] グアノシン三リン酸
guarantee [ガらンティ] 保証人, 引受人, 保証, 引受け, 抵当, 引き受ける, 保証する, 保証人に立つ
guard [ガード] 見張り, 警戒, 保護者, 守衛, 歩哨, 見張る, 安全にする, 警戒する, 防止する
guarded [ガーディッド] 慎重に考える必要がある, 要注意
— prognosis [-プらグノウスィス] 注意すべき予後
gubernaculum [ギューバーナエキュラム] 〈pl. gubernacula ; L〉導帯. 組織間線維帯
gubernaculum testis [ギューバーナキュラム テスティス] 精巣導帯
guidance [ガイダンス] 指導, 案内
guide [ガイド] 案内する, 指導する, 統治する, 案内者, 指導者, 指揮者, 導子
guideline [ガイドライン] 指導書, マニュアル, 指針
guide wire [ガイドウ ワイア] ガイドワイヤー. 血管撮影などの際に用いられる誘導線線
Guillain-Barré syndrome [ギラン-ベーりー スィンドろウム] ギラン・バレー症候群 ☆運動神経の麻痺を起こす自己免疫疾患
guinea-pig [ギニーピッグ] モルモット
guise [ガイズ] 服装, 態度, 流儀, 外観, 外見, 口実
Gull's disease [ガルズ ディズィーズ] ガル病 ☆粘液水腫を伴った甲状腺萎縮
gullet [ガリット] 食道, 咽喉

gulp [ガルプ] 大口に飲む，ごくごく飲むこと，またはその音，量
gulping [ガルピング] のどが詰まって苦しむ
gum [ガム] ゴム，歯肉
— Arabic [-アラビック] アラビアゴム
gumboil [ガンボイル] 歯槽膿漏
gumma [ガマ] ゴム腫
gummatous [ガマタス] ゴム腫の
Gunn sign [ガンズ サイン] ガン徴候 ☆網膜動静膜交叉現象
gunshot [ガンショット] 射撃による
— injury [-インジャリー] 射創
— wound [-ウーンド] 射創，弾丸創
gurgle [ガーグル] ゴロゴロいう音，腹鳴
gurgling [ガーグリング] ゴボゴボ，ブクブクという音
gush [ガッシュ] （とくに水・血などが）流れ出る，噴き出る，激しい流出，噴出
gusperimus hydrochloride [ガスペリマス ハイドロクロ―ライド] 塩酸グスペリムス ☆免疫抑制薬
gustation [ガステイシャン] 味わうこと，味感，味覚
gustatory [ガステイタリー] 味覚の
— anesthesia [-アネススィ―ジア] 味覚消失
— hyperesthesia [-ハイペれススィ―ジア] = hypergeusia（味覚過敏）
gustolacrimal reflex [ガストレ―クりマルりーフレクス] 摂食流涙反射，鰐涙症
gustometry [ガスタミトり―] 味覚測定
gut [ガット] 腸，臓器，消化管
gutta [ガッタ] = guttae, gt, gtt 滴
guttatim [ガテイティム] 一滴一滴（処方箋）
gutter [ガッター] 樋，水跡，溝，～に樋をつける，～に溝をつける，流れ跡を作る，凹みができる
guttur [ガッター] のど，咽喉
guttural [ガタるル] のどの，咽喉の，ガラガラ声の
gutturotetany [ガッタらテタニー] 喉頭痙攣，どもりがおこる
Guyon's sign [ガイヨンズ サイン] ギヨン徴候 ☆腎浮遊感，舌下神経との位置関係から内外頸動脈を区別する方法
GVHE (graft versus host effect)
GVHR (graft versus host reaction)
GVLE (graft versus leukemia effect)
Gy 放射線の吸収線量を表す単位で100 rad に当たる (gray の略)
gymnasium [ジムネイズィアム] 体操場
gymnast [ジムナスト] 体操専門家，体操教師
gymnastics [ジムネースティックス] 体操
gymnocolon [ジムノウコウラン] 灌腸
gymnocyte [ジムナサイト] 裸細胞
gymnophobia [ジムノウフォウビア] 裸体恐怖症
gymnosis [ジムノウスィス] 剥脱
GYN (gynecology)
gynandrism [ジネーンドりズム] 両性，半陰陽
gynandroblastoma [ジネーンドロウブレーストウマ] 男女性胚細胞腫
gynandroid [ジネーンドロイド] 男性化女性
gynatresia [ジネートりーズィア] 性器閉鎖症，鎖陰
gynecic, gynesic [ジネスィック] 婦人の，婦人病の
gynecogen [ガイニカジャン] 女性徴発現物質
gynecogenic [ガイニカジェニック] 女性化
gynecoid [ガイニコイド] 婦人様の
gynecological [ガイニカラジカル] 婦人科の
gynecologist [ガイニカラジスト] 婦人科医
gynecology, GYN [ガイニカラジー] 婦人科学
gynecomastia [ガイニカメースティア] 女性化乳房
gynecopathy [ガイニカペースィ] 婦人の病気
gyniatrics [ガイニエートりックス] 婦人科学
gynogamete [ガイナゲーミート] 雌性配偶子
gynopathic [ガイナペイスィック] 婦人病特有の疾患の
gynoplastic [ガイナプレースティック] 婦人性器造成形術
gypsum [ジプサム] 石膏，天然硫酸石灰
gyral [ジャイラル] 大脳回転の，旋回する
gyrate [ジャイれイト] 盤旋状の，（植物）渦巻状の，迂曲状の
gyration [ジャイれイシャン] 迂曲，旋回，めまい
gyrectomy [ジャイれクタミー] 脳回切除術
gyrencephalus [ジャイリンセファラス] 多回転脳の
gyri breves insulae [ジャイらイ ブりーヴス インシュレ] 短回
gyri orbitales [ジャイらイ オービテイリス]

眼窩回
gyroma［ジャイろウマ］回転状卵巣筋腫
gyrosa［ジャイろウサ］胃性眩暈
gyrospasm［ジャイらスペーズム］頭部回転痙攣
gyrotrope［ジャイろウトろウプ］転向機，整流子
gyrus, gyri(複)［ジャイらス，ジャイらイ］

脳の回
— **callosus**［−カろウサス］梁回
— **cerebri**［−セりブり］大脳回
— **dentatus**［−デンテイタス］歯状回
— **postcentralis**［−ポウストセントれイリス］中心後回
— **precentralis**［−プりーセントれイリス］中心前回

H

H 1. (haustus) / 2. (hour) / 3. (hydrogen) / 4. (hyperopia) 5. haustrum (haustra)
H7 (C-kinase inhibitor)
HA (hepatitis A)
Haab-Dimmer syndrome [ハーブーディマースィンドローム] ハーブーディンメル症候群 ☆遺伝性実質性角膜異栄養症
Haase's method [ハーゼズ メソッド] ハーゼ法 ☆妊娠中の胎児の身長概算法, 5カ月までは（月数）2, 以後は月数×5
habena [ハビーナ] 松果腺小帯, 手綱
habenal [ハビーナル] = habenar 松果腺脚の, 手綱の
habenula [ハベニュラ] 松果体脚, 手綱
habenular [ハベニュラー] 手綱の（松果体の柄）
— **nucleus** [-ニュークリアス] 手綱核
— **tract** [-トレークト] 手綱路
habiliment [ヘビリマント] 衣服, 服装（複数）, 表束
habit [ヘビット] 性質, 体質, くせ, 習慣
— **forming** [-フォーミング] 習慣形成性の
— **spasm** [-スペーズム] 習慣痙攣
habitable [ヘビタブル] 住むに適した, 住むことができる
habitat [ヘビタート] （動植物の）原産地, 本場, 環境
habitual [ヘビチュアル] 習慣的, 例の, 不断の, 常習的
— **abortion** [-アボーシャン] 習慣流産, 常習性流産
— **constipation** [-カンスティペイシャン] 習慣性便秘
— **dislocation** [-ディスロウケイシャン] 習慣性脱臼
— **vomiting** [-ヴァミッティング] 習慣性嘔吐症
habituate [ヘビチュエイト] 慣らす（慣れる）, 癖をつける
habituation [ヘビチュエイシャン] 習性, 慣習
habitude [ヘービテュード] 習慣, 性質, 体質
habitus [ヘービタス] 体型, 体質
— **apoplecticus** [-アパプレクティカス] 卒中性体格
— **carnivorus** [-カーニヴァラス] 肉食体質
— **enteroptoticus** [-エンタらプトウティカス] 内臓下垂体質
— **phthisicus** [-スィズィカス] 肺癆体型
habromania [ハブロウメイニア] 爽快狂, 病的快活症
habu [ハブー] 琉球に多い毒蛇
hacking [ヘーッキング] 叩打法
— **cough** [-カフ] 頻発虚咳
Haden's syndrome [ヘイダンズ スィンドろウム] ヘーデン症候群 ☆遺伝性大血球性貧血
hadephobia [ヘイディフォウビア] 地獄恐怖症
H(a)emam(o)eba [ヒーマミーバ] 住血アメーバ ☆マラリヤ原虫の一種で血中に住むアメーバ
h(a)emam(o)eba [ヒーマミーバ] 白血球
Haemophilus [ヘモフィラス] ヘモフィルス〔属〕(Hemophilus). グラム陰性通性嫌気性悍菌
— **influenzae** [-インフルエンゼ] インフルエンザ菌
hafnium, Hf [ハフニアム] ハフニウム（元素）☆原子量178.49
Hagedorn needle [ハーガドーン ニードル] ハーゲドロン針 ☆（外科用）扁平彎曲の縫合針
Hageman factor [ハーガマン フェークター] ハーゲマン因子, 血液凝固 ☆第XII因子, 接触因子
haggard [ヘーガード] （睡眠不足, 苦痛, 困苦による）やつれ, 憔悴した
hagiotherapy [ヘージアセらピー] 祈祷療法
hail-stone [ヘイルーストゥン] 霰粒腫
hair [ヘアー] 毛, 毛髪
— **ball** [-ボール] 毛髪結石
— **bulb** [-バルブ] 毛根球
— **bundle** [-バンドル] 毛束
— **cell** [-セル] 有毛細胞
— **cone** [-コウン] 毛円錐
— **cortex** [-コーテクス] 毛皮質
— **cut** [-カット] 散髪
— **cuticle** [-キューティクル] 毛小皮

― dye [－ダイ] 毛髪着色剤
― esthesiometer [－エスセジアミータ] 毛髪触覚計．棒の先にウマの毛をつけ，触覚を検査する
― follicle [－ファリクル] 毛包，毛囊
― follicular gland [－ファリキュラー グレーンド] 毛包腺，毛囊腺
― line [－ライン] 毛状線
― lip [－リップ] 毛唇
― matrix [－メートリクス] 毛球
― medulla [－ミダラ] 毛髄質
― papilla [－パピラ] 毛芽，毛乳頭
― root [－ルート] 毛根
― shaft [－シェーフト] 毛幹
― sheath [－シース] 毛根鞘
hairy [ヘアリー] 有毛の
― cell [－セル] 有毛細胞
― cell leukemia, HCL [－セル リューキーミア] 有毛細胞白血病
halakone [ヘーレイコン] 鼻孔に合うように固めたガーゼ．吸入治療に用いる
halation [ヘーレイシャン] 光暈，ハレーション ☆影反射光線による写真乾板のくもり
Haldane's apparatus [ホールデインズ アパれイタス] ＝Haldane's chamber ハルデーン呼吸代謝測定器
half-baked [ハーフーベイクト] 生焼の，生の，不完全な，無経験な，愚鈍な
half-baked life [ハーフーベイクト ライフ] 半減期
half bath [ハーフ バス] 半身浴
half-blindness [ハーフーブラインドニス] 半盲
half-boiled [ハーフーボイルド] 生煮の
half element [ハーフ エリマント] 半電極
half-life [ハーフーライフ] 半減期
half-plaid [ハーフープレイド] 半格子の
half tide [ハーフ タイド] 間潮，半潮
halfway house [ハーフウェイ ハウス] 中間施設 ☆医療施設と社会の中間，回復期患者を収容する
halibut liver oil [ヘーラバッド リヴァー オイル] オヒョウ（オオヒラメ）肝油
halimetry [ヘーリミトリー] 混合物中の塩類測定
halisteresis [ヘーリスタリースィス] 骨から石灰を失うこと，骨脱灰症
halitosis [ヘーリトウスィス] 口臭
halitous [ヘーリタス] 息で皮膚を潤すこと

halitus [ヘーリタス] 呼気，蒸気
― satarninus [－サタニナス] 鉛中毒性呼気
Hallervorden-Spatz disease [ハラーヴォーディンースパッツ ディズィーズ] ハレルフォルデン・スパッツ病 ☆淡蒼球および黒質の変性を起こす神経変性疾患
halling [ホーリング] 停止の
hallmark [ホールマーク] 主要な目印，玄関の印
hallucal [ハルカル] 母趾の，母指の
hallucination [ヘールースィネイシャン] 幻覚
― of sensibility [－アヴ センスィビリティ] 感覚性幻覚
― of sight [－アヴ サイト] 幻視
hallucinatory [ヘールースィネイタリー] 錯覚性の
― neuralgia [－ニューらルジア] 錯覚神経痛
― psychosis [－サイコウスィス] 幻覚性精神病
hallucinogen [ヘールースィナジャン] 催幻覚薬，玄関の標識
hallucinosis [ハルースィノウスィス] 幻覚症
hallux [ヘーラックス] 足の親指，第1指
― valgus [－ヴァルガス] 外反拇趾
― varus [－ヴェァらス] 内反拇趾
halmatogenesis [ヘールマタジェニスィス] 突然世代変異
halmatogenous [ヘールマタジャナス] 突然変異催起性の
halo [ヘイロウ] 暈輪，かさ，光輪（光のまわりに見られる色のついた輪）
― satarnius [－サターニアス] 鉛毒性暈輪
― traction [－トれークシャン] 頭蓋輪牽引法
halodation [ヘイロウデイシャン] ハロゲン化
halogen [ハラジャン] ハロゲン，成塩素 ☆塩素・沃素・臭素およびフッ素をいう
halogenation [ハラジェネイシャン] ハロゲン置換，ハロゲン化
halometer [ハラミター] 暈輪計，遮光計
haloperidol [ハラペリドール] ハロペリドール ☆強力精神安定剤，ブチロフェノン系向精神薬
halopredone acetate [ハロウプリドン アスィテイト] 酢酸ハロプレドン ☆副腎皮質ステロイド
haloprogin [ハロウプろウジン] ハロプロジン ☆白癬治療剤

halothane [ヘーラセイン] ハロタン ☆吸入用全身麻酔薬，ハロゲン炭化水素製剤

halothane-related hepatitis [ヘーラセインーりレイティッド ヘパタイティス] ハロタン関連肝炎

halotolerant [ヘーラタラうント] 耐塩性の

haloxazolam [ヘーラクサゾラム] ハロキサゾラム ☆ベンゾジアゼピン系（長時間型）睡眠薬

Halsted's operation [ホールステッズ アパれイシャン] ホルステッド手術 ☆鼠径ヘルニアの根治的手術法

ham [ヘーム] 膝背，膕（ひかがみ），尻，臀部，豚のもも肉，大根役者，アマチュア無線家

HAM (HIV associated myelopathy)

hamarthritis [ヘーマースらイティス] 多発性関節炎

hamartia [ヘーマーティーア] 過誤組織

hamartoblastoma [ハーマートウブれスートウマ] 過誤芽腫

hamartoma [ヘーマートウマ] 過誤腫

hamatum [ヘーメイタム] 鉤状骨，有鉤骨

Hamman-Rich syndrome [ヘーマンーりッチ スィンドろウム] ハンマン・リッチ症候群 ☆びまん性間質性肺線維症

hammer [ヘーマー] 槌骨
— finger [-フィンガー] 槌指
— toe [-トウ] （足の）親指の屈曲奇形

Hammer syndrome [ヘーマー スィンドろウム] 小指球症候群 ☆反覆外傷による尺骨動脈血栓，痙攣による症状

hammock [ヘーマック] ハンモック
— band [-バンド] ハンモック包帯

Hampton hump [ヘーンプトン ハンプ] 肺栓塞のとき胸膜に接する逆円錐状陰影

hamster [ヘームスター] ハムスター ☆実験用の一種の大鼠

hamstring [ヘーンストリング] 膝腱，大腿部膝屈筋
inner — [イナー-] 内膝屈筋．半膜様筋および半腱様筋群

hamulate [ヘーミュレイト] 鉤の，鉤状の

hamulus [ヘーミュラス] （骨などの）鉤状突起，鉤

hand [ヘーンド] 手
— drill [-ドりル] 手廻しドリル
midwife's — [ミッドワイフス-] 助産婦の手＝ accoucheur's h.

hand-foot-and-mouth disease [ヘーンドーフットーアンドーマウス ディズィーズ] 手足口病 ☆コクサキー・ウイルスによる小児の疾患

Hand-Schüller-Christian disease [ヘーンドーシュラーークりスチャン ディズィーズ] ハンド・シュラー・クリスチャン病 ☆脂質蓄積症, histiocytosis の一つ

handedness [ヘーンディッドネス] 利き手

handicap [ヘーンディカップ] 障害，不利なこと，ハンディキャップ

handicapped [ヘーンディケープト] 障害された，不利な，ハンディキャップのある

handicraft spasm [ヘーンディクれーフト スペーズム] 職業痙攣

handle [ヘーンドル] 柄，とっ手，ハンドル，口実，手を触れる，使う，処理する，統御する

handling [ヘーンドリング] 処置

HANE (hereditary angioedema)

hanging [ヘーンギング] 懸垂，吊り下げ
— arm cast [-アーム キャスト] 吊り下げギプス包帯
— cast [-キャスト] 吊り下げギプス包帯
— position [-パジシャン] 懸垂位．分娩時の体位の一つ

hanging-drop cultivation [ヘーンギングードラップ カルティヴェイシャン] 点滴培養

hanging-drop culture [ハンギングードラップ カルチャー] 懸滴培養

hangnail [ヘーングネイル] さかむけ，ささくれ

Hanot's cirrhosis [アノウズ スィろウスィス] アノー肝硬変 ☆肥大性胆汁性肝硬変

Hansen's bacillus [ヘーンスンズ ベースィラス] ハンセン菌，らい菌

Hansen's disease [ヘーンスンズ ディズィーズ] ハンセン病，らい病

hapalonychia [ヘーパラニキア] 軟化爪

hapantismus [ヘーパンティスマス] 完全癒着

haphalgesia [ヘーファルジーズィア] 接触痛

haphazard [ヘープヘーザード] 偶然の，いい加減な

haphephobia [ヘーファフォウビア] 接触恐怖

haplodermatitis [ヘープロウダーマタイティス] 単純皮膚炎

haploid [ヘープロイド] （生殖細胞中の）

体細胞の１／２数の染色体
haplopia [ヘープロウピア] 単視
haplosporidia [ヘープロウスポウリディア] 単胞子虫類
happen [ヘープン] （出来事などが起こる），偶然〜する（である）
haptene [ヘープタン] ハプテン，付着体
haptephobia [ヘープティフォウビア] 接触恐怖症
haptic [ヘープティック] 触覚的，接触の
haptics [ヘープティクス] 触覚学
haptoglobin [ヘープトグロウビン] ハプトグロビン ☆遊離ヘモグロビンと結合する性質をもつ$α_2$グロブリン分画中の糖分画
haptophil [ヘープタフィル] 結合手，親和性の
haptophore [ヘープタフォー] 結合簇 ☆免疫体と抗体，毒素と抗毒素とが結合するとき，その結合を営む分子のこと
Harada's syndrome [ハラダズ スィンドろウム] 原田症候群，原田病 ☆網膜剥離，ブドウ膜炎，難聴，白皮病などを示す
haramaitism [ヘーらマイティズム] インドの少年結婚制度，その弊害
hard [ハード] 硬い，硬調の
  — chancre [- シャンカー] 硬性下疳
  — glass [- グラース] 硬質ガラス
  — metal disease [- メタル ディズィーズ] 硬金属病 ☆金属が肺に沈着する病気
  — palate [- パラット] 硬口蓋
  — rubber [- らバー] 硬質ゴム
  — water [- ウォーター] 硬水
hard-boiled [ハード-ボイルド] （卵を）硬くゆでた，暴力・アクシャン映画，小説
hardening [ハーダニング] （鏡検用組織の）硬化
  — agent [- エイジャント] ＝ hardener 硬化剤
  — bath [- バス] 硬化浴
  — time [- タイム] 硬化時間
hardness [ハードネス] 硬さ，硬度
  — of water [- アヴ ウォーター] 水の石灰含有量，硬水の程度
hare [ヘア] 野兎，兎
harelip [ヘアリップ] みつくち，兎唇
harm [ハーム] 害，損害，害（損害）を与える，傷つける，いためる

harmonia [ハーモウニア] 調和接合，和声 ☆直線上の骨接触面で接合している不動関節
harmonic [ハーマニック] 調和の
  — analysis [- エーナリスィス] 調和分析
  — function [- ファンクシャン] 調和関数
  — overtone [- オウヴァトウン] 倍音
  — progression [- プろグレッシャン] 調和級数
  — scale [- スケイル] 和音的音階
harmony [ハーマニー] 調和，和声
harpaxophobia [ハーペークサフォウビア] 強盗恐怖症．盗賊に対する病的恐怖
harpoon [ハープーン] （鏡検用の）組織切取器，銛（鯨や魚を刺す槍）
Harrison's groove [ハりサンズ グるーヴ] ハリソン溝 ☆くる病のとき見られる胸郭下縁の溝，横隔膜の肋骨付着部にあたる
harrowing [ハろウィング] 組織を引っ掻き傷つけ裂くこと
harsh [ハーシュ] 粗い，目立つ，ぶしつけな
  — sound [- サウンド] 耳ざわりな音
Hartmann's operation [ハートマンズ アぺレイシャン] ハートマン手術 ☆直腸Ｓ字結腸手術，人工肛門造設術
Hartmann's solution [ハートマンズ サリューシャン] ハートマン溶液 ☆乳酸ナトリウム１／６モル液
hartnup disease [ハートナップ ディズィーズ] ハートナップ病 ☆中性アミノ酸尿を起こす
hartshorn [ハーツホーン] 鹿角，アンモニア水（俗）
harvest fever [ハーヴィスト フィーヴァー] 収穫熱
hash [ヘーッシュ] 切り刻む
hashed potatoes [ヘーッシュド パテイトウズ] 切り刻んだジャガイモ
  — rice [- らイス] ハヤシライス ☆切り刻んだ肉・野菜を入れたライス
Hashimoto's thyroiditis [ハシモトズ サイろイダイティス] 橋本甲状腺炎
hatchability [ヘーチャビリティ] 孵化可能なこと，孵化促進性の
Hatter's disease [ハッターズ ディズィーズ] 帽子工病 ☆水銀とヒ素とを使用して起こる中毒症とその皮膚病
haustellum [ホーステラム] 吻管，吸管

haustrum ~ healthy

haustrum, haustra(複)[ホーストロム, ホーストロ]（結腸などの）膨起
— **coli.**[-コウリ] 結腸隆起

haustus, H[ホースタス] 飲料，頓服水剤

haut-mal[オーマル][F] 大てんかん

HAV（hepatitis A virus）

haversian canal[ヘイヴァーシアン カナル] ハヴァース管 ☆皮質骨中にある血管の通路

hawking[ホーキング] せきばらい，せきばらいして痰を出すこと

hay fever[ヘイ フィーヴァー] = pollinosis 枯草熱

hazard[ヘーザード] 偶然，運，冒険，危険を冒してやる，賭する

HB（hepatitis B）

Hb（hemoglobin）

HbA₁c, hemoglobin A₁c[ヒーモウグロウビン エィ ワン スィー] ヘモグロビン A₁c. 糖化ヘモグロビンで過去3ヵ月の血糖値の水準を示す

HBcAg（hepatitis B core antigen）

HBeAg（hepatitis B envelope antigen）

HBV（hepatitis B virus）

HC（hepatitis C）

HCA（hypothalamic chronic anovulation）

HCC（hepatocellular carcinoma）

HCG（human chorionic gonadotropin）

HCL（hairy cell leukemia）

HCM（hypertrophic cardiomyopathy）

HCV（hepatitis C virus）

HCVD（hypertensive cardiovascular disease）

HD 1.（hearing distance）/2.（hemodialysis）

HDCV（human diploid cell vaccine）

HDL（high-density lipoprotein）高比重リポ蛋白〔質〕．動脈硬化を抑制する．所謂善玉コレステロールの略

HDL cholesterol[エイチ ディー エル カレスタロール] HDL（高比重リポタンパク）結合コレステロール ☆動脈硬化を阻止する

HE 1.（hematoxylin-eosin）/2.（hereditary elliptocytosis）

He（helium）

head[ヘッド] 頭，頂
— **gut**[-ガット] 前腸
— **nurse**[-ナース] 看護主任．英国で用いられる→ charge nurse
— **nystagmus**[-ニスタグマス] 眼球振盪（とう），眼振；頭部振盪
— **presentation**[-プれゼンテイシャン] 頭位先進
— **strong**[-ストロング] 強引な，向こう意気の強い

after-coming —[アフターカミングー] 後続児頭．骨盤位における胎児の頭

headache[ヘデイク] 頭痛
cluster —[クラスター-] 群発頭痛
histamine —[ヒスタミン-] ヒスタミン頭痛．ヒスタミンの血管拡張によるもの

heal[ヒール] 直す，（病を）治す

healer[ヒーラー] 治療者，（非医者の）民間療法者，医者

healing[ヒーリング] 治癒
— **by first intension**[-バイ ファーストインテンシャン] = primary healing 一次性治癒 ☆骨折や傷などが化膿することなしに癒合すること
— **by second intention**[-バイ セカンドインテンシャン] 二次性治癒 ☆肉芽発生による治癒
— **by third intention**[-バイ サードインテンシャン] 三次性治癒 ☆二つの肉芽面が接近してついに癒合するもの

health[ヘルス] 健康，壮健無病
— **center**[-センター] 保健所
— **certificate**[-サーティフィケイト] 健康診断書
— **Insurance Act**[-インシュアらンス エークト] 健康保険法
— **nurse**[-ナース] 保健婦
— **personnel**[-パーソネル] 保険医療従事者，医療関係者
— **screening**[-スクリーニング] 人間ドック．生活習慣病などの早期発見を目的として短期入院あるいは日帰りで行われる多種目検査

health-office[ヘルス-アフィス] 衛生課（部，局）

health-officer[ヘルス-アフィサー] 衛生吏，検疫官，衛生技官

health-resort[ヘルス-りゾート] 保養地

healthful[ヘルスフル] 健康的，衛生的，有益な，健康な

healthily[ヘルスィリー] 健康で

healthiness[ヘルスィニス] 健康

healthy[ヘルスィ] 健康状態にある，健全

な，衛生的な，健康に益のある
hear [ヒアー] 聞く，聞こえる
hearing [ヒアりング] 聴覚
 — aid [-エイド] 補聴器
 — distance, HD [-ディスタンス] 可聴距離
heart [ハート] 心臓
 — block [-ブラック] 心ブロック，心遮断，房室ブロック
 — crest [-クれスト] 心隆起
 — infusion [-インフュージャン] 心抽出液
 — murmur [-マーマー] 心雑音
 — muscle tissue [-マスル ティシュー] 心筋組織
 — rate, HR [-れイト] 心拍数，心拍度
 — sound [-サウンド] 心音
 armored — [アーマード-] 装甲心．心膜の石灰化した状態
 hairy — [ヘアりー-] 絨(じゅう)毛心．心臓外面に毛状腺維性隆起
 kyphotic — [カイフォーティック-] 脊柱後彎心．脊柱後彎により圧迫された心臓
 pulmonary — [パルマナりー-] 肺性心(cor pulmonale). 肺高血圧・右心負荷による心変化
heart-beat [ハート-ビート] 心臓の鼓動，心拍動
 arborization — block [アーバらイゼイシャン-ブラック] 分枝ブロック (intraventricular h. 心室内刺激伝導障害)
 intraatrial — block [イントら・エイトりアル-ブラック] 心房内ブロック (刺激伝導障害)
 intraventricular — block [イントら・ヴェンりキュラー ブラック] 心室内ブロック = arborization h. b.
heart-failure [ハート-フェイリャー] 心不全
heart-lung machine [ハート-ラング マシーン] 人工心肺装置
heart-lung transplantation [ハート-ラング トれーンスプレーンテイシャン] 心肺移植
heartburn [ハートバーン] 胸やけ
hearth [ハース] 炉床 ☆暖炉で火を燃やす場所
heartily [ハーティりー] 心から，誠意をもって
heartworm [ハートゥァーム] 犬の心内のフィラリア，糸状虫
hearty [ハーティ] 心からの，親切な，元気な，達者な男達(複数)
 — breakfast [-ブれックファスト] 腹一杯の朝食
heat [ヒート] 熱，(動物の)発情
 — apoplexy [-アパプれクスィー] 熱中症，熱射病
 — capacity [-ケーパスィティ] 熱容量
 — collapse [-カラップス] 熱虚脱
 — conduction [-カンダクシャン] 熱伝導
 — conductor [-カンダクター] 熱伝導体
 — congestion [-カンジェスシャン] 熱うっ滞，うつ熱
 — cramp [-クれーンプ] 熱性痙攣
 — deterioration [-ディティーりあれイシャン] 加熱劣化
 — distortion [-ディストーシャン] 加熱ひずみ
 — exhaustion [-イグゾースシャン] 熱射病
 — -labile [-レイビル] 易(い)熱性の，熱不安定性の，熱に弱い (thermolabile)
 — loss [-ロス] 熱損失
 — pain [-ペイン] 温痛
 — permeability [-パーミアビリティ] 透熱性
 — production [-プらダクシャン] 熱生産
 — prostration [-プらストれイシャン] = heat exhaustion 熱射病
 — puncture [-パンクチャー] 熱穿刺
 — radiation [-れイディエイシャン] 熱放散
 — ray [-れイ] 熱線
 — regulation [-れギュレイシャン] 熱調節
 — resistance [-りズィスタンス] 耐熱度
 — restitution [-れスティテューシャン] 復旧熱
 — rigor [-らイガー] 熱硬直，熱凝固
 — sensation [-センセイシャン] 熱感覚
 — shock [-シャック] 熱ショック
 — shock protein [-シャック プろウティーン] 熱ショックタンパク
 — spot [-スパット] 温点
 — stroke [-ストろウク] 熱射病
 — treatment [-トリートマント] 熱処理

heat ～ Heidenhain's iron hematoxylin stain

— unit［-ユーニット］熱単位，カロリー

heating［ヒーティング］加熱する，温める，建物の暖房

heatproof, heat-proof［ヒートプるーフ］耐熱〔性〕の

heat-stable［ヒートステイブル］耐熱性の
— enterotoxin［-エンタろタクシン］耐熱性エンテロトキシン（腸毒素）

heave［ヒーヴ］持ち上げる，隆起させる，張れる，波動する，（努力して）挙げること，隆起，馬の喘息，肺気腫

heavily［ヘヴィリー］どっかりと，重そうに，大きく，著明に

heaviness［ヘヴィニス］重いこと，倦怠，無気力

heavy［ヘヴィ］重い，圧制的な，過酷な，気分の重い
— chain disease, HCD［-チェインディズィーズ］重鎖病 ☆免疫グロブリンの重鎖のみ増加する疾患
— electoron［-イレクトろン］重電子
— solution［-サリューシャン］重液

heavy-for-dates infant, HFD［ヘヴ-フォー-ディッツ インファント］過重児 ☆在胎期間に比べ体重の重い胎児

hebdomadal［ヘブダマダル］生後1週間の

hebephrenia［ヒービフりーニア］破瓜病 ☆分裂病の一型

hebephreniac［ヒービフりーニアック］破瓜病の，破瓜病者 ☆精神分裂病の一種，精神構造の統一に欠陥

Heberden's nodule［ヒーバーダンズ ナデュール］ヘバーデン結節 ☆変形性関節症のために遠位指骨間関節に起こる腫脹と結節

hebetic［ヒベティック］年頃の，思春期の，破瓜期の，春期発動の

hebetude［ヘビテュード］遅鈍

hebiatrics［ヒービエートりックス］青年学

heboidparanoid［ヘボイドウペーらノイド］破瓜期偏執病

heboidphrenia［ヘボイドウフりーニア］早発性痴呆，破瓜期痴呆

hebosteotomy［ヘバスティアタミー］= hebotomy 恥骨骨切り術

Hebra's disease［ヘブらズ ディズィーズ］= erythema multiforme exsudativa ヘブラ病 ☆多形滲出性紅斑

Hebra's prurigo［ヘブらズ プるーらイゴウ］ヘブラ痒疹

Hecker's law［ヘカーズ ロー］ヘッケル法則 ☆分娩を重ねる度に新生児の体重は100〜150g 増加する

hectic［ヘクティック］消耗熱の，結核性の，肺病質の，消耗熱患者
— fever［-フィーヴァー］消耗熱
— spots［-スパッツ］消耗性疾患で皮膚に見られる紅斑

hecto-［ヘクトゥー，ヘクター］☆「百」を表す接頭語

hectogram, hg［ヘクタグれーム］100グラム

hectopascal［ヘクタパエスカル］ヘクトパスカル（圧力の単位 100パスカル）

Hedblom's syndrome［ヘッドブラムズ スィンドロウム］ヘッドブロム症候群 ☆急性原発性横隔膜炎

hederiform［ヒデリフォーム］（皮膚の神経末端について）蔦状の

hedgehog［ヘッジハッグ］はりねずみ，（軟骨などの発生に重要な）ヘッジホッグタンパク

hedonia［ヒードウニア］快活症

hedonism［ヒーダニズム］快楽主義

hedrocele［ヘドらスィール］直腸ヘルニア，脱肛

heed［ヒード］心をとめる，注意する，留意する，注意，用心，留意

heel［ヒール］かかと（踵）
— bone［-ボウン］= calcaneus 踵骨
— gait［-ゲイト］踵歩行

Heerfordt's disease［ヒールフォールツ ディズィーズ］ヘールフォルト病 ☆ぶどう膜耳下腺炎

Hefner's candle［ヘフナーズ ケーンドル］ヘフネル燭光 ☆酢酸アミルランプで芯の直径8 mm, 火燭の高さ40mmの光の強さ

hegemony［ヒゲマニー］指導権, 覇権, 盟主権

Hegglin syndrome［ヘグリン スィンドロウム］ヘグリン症候群 ☆QT延長症候群

Hegglin phenomenon［ヘグリン フィナミナン］ヘグリン現象 ☆重症代謝疾患で心収縮気管（QT間隔）の延長するときは第2心音が心収縮期の終末期より早期に出現する

Heidenhain's iron hematoxylin stain［ハイダンハインズ アイアン ヒーマタクスィリン ステイン］ハイデンハイン鉄ヘマトキシリン染色法

Heidenhain's pouch [ハイダンハインズ パウチ] ハイデンハイン小胃 ☆外部への瘻管をもつ除神経部の胃の嚢状突出

heifer [ヘファー] 幼牝牛（未産）

height [ハイト] 高さ，高度，極点，絶頂，身長

Heim-Kreysig sign [ハイム-クれイスィック サイン] ハイム・クライジッヒ徴候 ☆心収縮のとき肋間が陥凹する所見，癒着性心外膜炎のとき見られる

Heimlich maneuver [ハイムリック マニューヴァー] ハイムリッヒ手技 ☆急性気管閉塞のとき上腹部を強く圧迫する蘇生術

helcodermatosis [ヘルコウダーマトウスィス] 潰瘍性皮膚病

helcoma [ヘルコウマ] 角膜潰瘍

helcosis [ヘルコウスィス] 潰瘍形成

helenien [ハレニアン] ヘレニエン ☆内服眼圧降下薬，網膜色素変性における一次的な視界，暗順応の改善薬

helical CT [ヘリカル スィーティー] らせん走査型CT ☆自由に投影軸を変化できるコンピュータ断層法

Helicobacter pylori [ヘリカベークター ピロり] ヘリコバクター・ピロリ菌 ☆胃粘膜常在菌で慢性胃炎，潰瘍を起こす

Helicobacter pylori-induced gastritis [ヘリカベークター ピロり-インデューストゲーストらイティス] ヘリコバクター・ピロリ胃炎

helicoid [ヘリコイド] らせん形の，らせん体，らせん面

helicopodia [ヘリカポウディア] 環状脚歩行．足が円形を描く

helicotrema [ヘリコトりーマ] 蝸牛孔．鼓室階と前庭階とを結ぶ

heliencephalitis [ヒーリエンセファらイティス] 日射性脳炎

helioaerotherapy [ヒーリオウエアらセらピー] 大気日光療法

heliochrome [ヒーリアクろウム] 天然色写真

heliomyelitis [ヒーリオウマイアらイティス] 日射性脊髄炎

heliopathia [ヒーリアペースィア] 日射病

heliopathy [ヒーリアペースィ] 光線皮膚疾患（病）

heliophilia [ヒーリアフィリア] 日光好性の疾病

heliophobia [ヒーリオウフォウビア] 日光恐怖症

helioscope [ヒーリアスコウプ] 太陽鏡

heliosis [ヒーリオウスィス] 日射病

heliostat-taxis [ヒーリアスタット-タクスィス] 向日性，走日性

heliostat-therapy [ヒーリアスタット-セらピー] 日光療法，日光浴

heliotropic [ヒーリアトろウピック] 向日性の

heliotropism [ヒーリアトろピズム] 向日性

helium, He [ヒーリアム] ヘリウム（元素） ☆原子量4.00260，化学的に不活性な無色無臭のガス

helix [ヒーリクス] 耳輪，ラセン

Heller's test [ヘラーズ テスト] ヘラー試験 ☆タンパク（血液）尿検査

HELLP syndrome [ヘルプ スィンドろウム] = hemolysis elevated liever enzymes and low platelet 溶血，肝酵素上昇，血小板減少症候群

helminth [ヘルミンス] 寄生虫，蠕虫

helminthiasis [ヘルミンサイアスィス] 寄生蠕虫病

helminthic [ヘルミンスィック] 蠕虫の，寄生虫の，駆虫剤

helminthicide [ヘルミンスィサイド] 駆虫剤

helminthism [ヘルミンスィズム] 寄生虫症

helminthoid [ヘルミンゾイド] 虫状の，腸虫状の，寄生蠕虫様の

helminthology [ヘルミンサらジー] 腸虫学，寄生蠕虫学

helminthoma [ヘルミンソウマ] 寄生虫による瘤腫

heloma [ヘロウマ] 手足の胼胝（たこ），底豆，魚の目

helosis [ヒーロウスィス] 鶏眼症．局在性皮膚角化症（うおの目）

helotomy [ヒラタミー] 魚の目切除

ha(e)m-, ha(e)ma- [ヒーム-，ヒーマ-] ☆「血液」を表す接頭語

hemachromatosis [ヒーマクロウマトウスィス] 血色素症

hemacytopoiesis [ヒマサイタポイイースィス] 血球生成，造血

hemacytozoon [ヒーマサイタゾウン] マラリア原虫，住血原虫

hemaden [ヒーマディン] 血液腺，内分泌腺

hemafacient [ヒーマフェイシャント] 造血剤

hemagglutination [ヒーマグルーティネイシャン] = hemogglutination 赤血球凝集反応，赤血球凝集現象

hemagglutinin [ヒーマグルーティニン] 赤

血球凝集素
- **hemagog** [ヒーマガグ] = hemagogue　月経または痔出血促進剤の, 通経剤, 痔出血促進剤
- **hemagonium** [ヒーマゴウニアム] = hemocytoblast　血球芽細胞
- **hemal** [ヒーマル]　血液または脈管の, 臓血
  - **― flexure** [フレクシャー]　血管測彎曲
- **hemalum** [ヘマラム]　ヘマラム☆ヘマトキシリンとミョウバンの合剤の骨組織染色剤
- **Hemameba** [ヒーマミーバ]　住血アメーバ (マラリア原虫) 属
- **hemanalysis** [ヒーマナリシス]　血液分析
- **hemangioblastoma** [ヒマンジアブレーストウマ]　血管芽細胞腫
- **hemangioendothelioblastoma** [ヒーマンジオウ・エンドウスィーリオウ・ブレーストウマ]　血管内皮芽細胞腫
- **hemangioendothelioma** [ヒーマンジオウ・エンドウスィーリオウマ]　血管内皮腫
- **hemangioma** [ヒーマンジオウマ]　血管腫
- **hemangiomatosis** [ヒーマンジオウマトウスィス]　血管腫症
- **hemangiopericytoma** [ヒーマンジア・ぺりサイトウマ]　血管外皮腫, 血管周囲細胞腫
- **hemangiosarcoma** [ヒマンジア・サーコーマ]　血管肉腫
- **hemapoiesis** [ヒーマポイイースィス] = hematopoiesis (造血, 血液新生)
- **hemapophysis** [ヒーマパフィスィス]　骨端出血
- **hemarthrosis** [ヒーマースろウスィス]　血関節症
- **hematedema** [ヒーマティディーマ]　血瘤, 血腫
- **hematemesis** [ヒーマテミスィス]　吐血症
- **hemathermous** [ヒーマサーマス]　温血の
- **hemathorax** [ヒーマソーらックス]　血胸
- **hematic** [ヒーマティック]　血性の, 血色の, 血液の, 補血剤
  - **― abscess** [-アブセス]　血性膿瘍
- **hematidrosis** [ヒーマティドろウスィス]　血汗症 (hematidrosis, hematohidrosis)
- **hematin** [ヒーマティン]　ヘマチン☆ヘモグロビンの分解産物
- **hematinuria** [ヒーマティニューりア]　ヘマチン尿症, 血色素尿素
- **hemato-, haemato-** [ヒーマトウー, ヘムトウー]　☆「血液」を表す接頭語
- **hematobilia** [ヒーマトウビりア]　胆汁内出血
- **hematobium** [ヒーマトウビアム]　住血生物, 住血虫
- **hematoblast** [ヒーマタブレースト]　血小板, 未熟赤血球, 赤芽球
- **hematocatharsis** [ヒーマトウカサースィス]　血液浄化
- **hematocele** [ヒーマタスィール]　血瘤, 血腫
- **hematocelia** [ヒーマトウスィーりア]　腹腔内出血
- **hematochezia** [ヒーマタキーズィア]　血便排泄
- **hematocolpos** [ヒーマタカルパス]　腟内血液貯留
- **hematocrit** [ヒーマタクリット]　ヘマトクリット法, 赤血球容量
- **hematocyst** [ヒーマタスィスト]　血腫, 膀胱出血, 血液嚢腫
- **hematocyte** [ヒーマタサイト]　血球
- **hematocytosis** [ヒーマトウサイトウスィス]　血球増加症
- **hematocyturia** [ヒーマトウサイテューりア]　血球尿
- **hematodermia** [ヒーマトウダーミア]　血皮症
- **hematogaster** [ヒーマタゲースター]　胃内血液滲出
- **hematogenesis** [ヒーマタジェニスィス]　血液または血球の生成, 造血
- **hematogenous** [ヒーマタジャナス]　血液生成の, 血行性の
  - **― jaundice** [-ジョーンディス]　血液性黄疸
  - **― metastasis** [-ミテースタスィス]　血行性転移
- **hematoglobulin** [ヒーマタグラビュリン] = hemoglobin　血色素, 血球素
- **hematography** [ヒーマタグらフィ]　血液記載, 血液学
- **hematoid** [ヒーマトイド]　血液様の, 血性の
- **hematoidin** [ヒーマトイディン]　ヘマトイジン
  - **― crystal** [-クりスタル]　ヘマトイジン結晶, 類血色素結晶
- **hematologist** [ヒーマタらジスト]　血液学者, 血液病専門医
- **hematology** [ヒーマタらジー]　血液学
- **hematolytic** [ヒーマタリティック]　溶血性の
- **hematoma** [ヒーマトウマ]　血腫, 血瘤

subgaleal —［サブギャリアル-］〔帽状〕腱膜下血腫
hematomancy［ヒーマタメーンスィ］ 血液診断学, 血液鑑定
hematometra［ヒーマトウミートら］ 子宮血腫, 子宮留血症
hematometry［ヒーマタミトリー］ 血液検査 ☆血球数・種類・血色素量など
hematomyelia［ヒーマトウマイイーリア］ 脊髄出血
hematoperitoneum［ヒーマトウぺりトウニーアム］ 血腹症
hematophage［ヒーマタフェイジ］ 赤血球貪食, 食血する生物
hematophagous［ヒーマタファガス］ 吸血の, 食血の
hematophobia［ヒーマトウフォウビア］ 血液恐怖症, 汚血恐怖症
hematoplastic［ヒーマタプレースティック］ 血液形成の, 造血の
hematopoiesis［ヒーマトウポイイースィス］ 造血, 血液生成
hematopoietic［ヒーマタポイエティック］ 造血の
 — cell［-セル］ 造血細胞
 — organ［-オーガン］ 造血器官
 — stem cell［-ステム セル］ 造血幹細胞
 — system［-スィスタム］ 造形系
 — tissue［-ティシュー］ 造血組織
hematoporia［ヒーマトウポーリア］ 貧血
hematoporphyrin［ヒーマトウポーフィりン］ ヘマトポルフィリン
hematoposia［ヒーマトウポウズィア］ 飲血
hematopyuria［ヒーマトウパイユーりア］ 血膿尿
hematosalpinx［ヒーマタサルピンクス］ 輸卵管血腫
hematoscheocele［ヒーマタスキアスィール］ 陰嚢血腫
hematoscope［ヒーマタスコウプ］ 血液計
hematosepsis［ヒーマタセプスィス］ 敗血症
hematosis［ヒーマトウスィス］ 血液生成, 造血
hematotherapy［ヒーマタセらピー］ 血液療法
hematotherma［ヒーマトウサーマ］ 温血脊椎動物
hematothermal［ヒーマトウサーマル］ 温血の
hematothoracic［ヒーマトウソーらスィック］ 血胸症の
hematotoxic［ヒーマタタクスィック］ 毒血の
hematoxylin［ヒーマタクスィリン］ ヘマトキシリン
hematoxylin-eosin, HE［ヒーマタクスィリン-イーアスィン］ ヘマトキシリンエオジン染色
hematozoon［ヒーマトウゾウアン］ 住血虫
hematozymosis［ヒーマトウザイモウスィス］ 血液発酵
hematuria［ヒーマチューりア］ 血尿症
 asymptomatic —［アスィムプトメーティック-］ 無症候性血尿
 benign familial —［ビーナイン フェーミリアル-］ 良性家族性血尿
 false —［フォールス-］ 偽血尿. 血液以外の原因による赤色尿
 macroscopic —［メークらスカピック］ 肉眼的血尿
 microscopic —［マイクらスカピック-］ 顕微鏡的血尿
 recurrent —［りカらント-］ 反復性血尿
 renal —［リーナル-］ 腎性血尿
 terminal —［ターミナル-］ 終末〔時〕血尿. 排尿末期に出る血尿
 urethral —［ユリースらル-］ 尿道性血尿
 vesical —［ヴェジカル-］ 膀胱性血尿
hemautograph［ヒモータグらフ］ 血書, 動脈血流出像の記録法
hemaxis［ヒーマクスィス］ 瀉血
heme［ヒーム］ ヘム ☆血色素の前駆体, グロビンと結合してヘモグロビンとなる
hemeralopia［ヒーメらロウピア］ 昼盲
hemeraphonia［ヒーメらフォウニア］ 昼間失声症
hemeropathia［ヒーメらペイスィア］ 一日病, 昼間増悪
hemi-［ヘミー］ ☆「半」を表す接頭語
hemiachromatopsia［ヘミアクロウマタプスィア］ 半視野色盲症
hemiageusia［ヘミアグースィア］ 半側味覚脱失症
hemialgia［ヘミエールジア］ 片頭痛
hemianacusia［ヘミエーナクースィア］ 一側難聴, 半聴
hemianalgesia［ヘミアネールジージア］ 片側痛覚消失. 体および四肢の一側の痛覚消失
hemianasarca［ヘミアナサーカ］ 半側浮腫

hemian(a)esthesia 〜 hemiplegia

hemian(a)esthesia [ヘミアニススィーズィア] 半身知覚脱失
— **dolorosa** [-ドラろウサ] 半身知覚脱失と痛覚過敏
alternate —, **alternans** [オータネイトー, アルターナンス] 交叉性片側感覚消失 (crossed h.). 頭部の半側と体の反対側をおかす感覚消失
cerebral — [セれブらルー] 脳性片無感覚症. 内包かレンズ核の麻痺による感覚消失
crossed — [クろすとー] = alternate h. (交叉性片側感覚消失)
hysterical — [ヒステりカルー] ヒステリー性片無感覚症

hemianopia [ヘミアノウピア] = hemianopsia 半盲症
binasal — [バイネイサルー] 両鼻側半盲
heteronymous — [ヘタろニマス] 異側性半盲. 各眼の異なる側の半側の視野欠損

hemianosmia [ヘミアナスミア] 一側嗅覚喪失

hemiasynergia [ヘミアスィナージア] 片側失調症

hemiataxia [ヘミアテークスィア] 半側運動失調症

hemiatonia [ヘミアトゥニア] 半側筋無緊張症, 半側筋弛緩症

hemiatrophy [ヘミエートろフィ] 半側萎縮症

hemiballism [ヘミボーリズム] 片側バリズム ☆投げる動作に似た不随意運動

hemiblock [ヘミブラック] 半ブロック ☆心室刺激伝導の一部が障害を受けること

hemic [ヒーミック] 血液の, 血液内発生の

hemichromatopsia [ヘミクろウマタプスィア] 半視野色盲症

hemicolectomy [ヘミコレクタミー] 結腸半側切除〔術〕

hemicorporectomy [ヘミコーパれクタミー] 下半身切除術

hemicrania [ヘミクれイニア] = migraine 片頭痛
alternate —, **alternans** [オータネイトー, アルテるナンス] 交叉性片頭痛
epileptic —, **epileptica** [エピレプティックー, エピレプティカ] てんかん性片頭痛
ophthalmic —, **ophthalmica** [アフサルミックー, アフサルミカ] 眼性片頭痛
ophthalmoplegic —, **ophthalmoplegica** [アフサルマプリージックー, アフサルモプレギカ] 眼筋麻痺性片頭痛
sympathicotonic — [スィムパスィコタアニックー] 交感神経緊張性片頭痛

hemicraniosis [ヘミクれーニオースィス] 半頭蓋肥大症

hemidecortication [ヘミデコーティケイシャン] 片側皮質切除

hemidiaphoresis [ヘミダイアファりースィス] 半身発汗

hemiepilepsy [ヘミエピレプスィ] 半側てんかん

hemifacial [ヘミフェイシャル] 半面の

hemigeusia [ヘミグースィア] 半側味覚異常

hemiglossal [ヘミグラッサル] 半舌の

hemiglossectomy [ヘミグラッセクタミー] 半側舌切除〔術〕

hemiglossoplegia [ヘミグラッサプリージア] 舌片麻痺

hemihidrosis [ヘミヒドろウスィス] 半側発汗症

hemihypalgesia [ヘミハイペールジースィア] 片側痛覚低下症

hemihyperesthesia [ヘミハイペれスィージア] 片側感覚過敏

hemihypertonia [ヘミハイパートウニア] 半側過緊張症

hemihypotonia [ヘミハイポウトウニア] 半側低緊張症

hemilabyrinthectomy [ヘミラビリンセクタミー] 片側迷路摘出術

hemilaminectomy [ヘミラミネクタミー] 片側椎弓切除術

hemilateral [ヘミラタらル] 外側面の

hemilethargy [ヘミレサージー] 半嗜眠〔状態〕

hemin crystal [ヘミン クりスタル] ヘミン結晶

hemiparaplegia [ヘミペーらプリージア] 半側下肢麻痺

hemiparesis [ヘミパりースィス] 半側不全麻痺

hemiparesthesia [ヘミパれスィーズィア] 半側倒錯感覚症, 片側異感覚症

hemiparetic [ヘミパりーティック] 半側不全麻痺の

hemiplegia [ヘミプリージア] 片麻痺, 半身不随

— alternans [-オールターナンス] 交代性片麻痺
hemiplegic [ヘミプリージック] 片麻痺の
— gait [-ゲイト] 片麻痺歩行
— migraine [-マイグれイン] 片麻痺性片頭痛
hemiprosoplegia [ヘミプらソウプリージア] 顔面半側麻痺
hemirachischisis [ヘミらキスィースィス] 半脊椎裂
hemiscotosis [ヘミスコウトウスィス] 半暗点症,半側性暗点
hemisection [ヘミセクシャン] 両半側分割,片側切断
hemispasm [ヘミスペーズム] 半側痙攣
hemisphaerium [ヘミスフィアりアム] 半球
— cerebelli [-セりベリ] 小脳半球
— cerebri [-セりブリ] 大脳半球
hemisphere [ヘミスフィアー] 半球
dominant —[ダマナント-] 優位半球. 発声運動のように,ある運動の活動性を調節する大脳半球. 一般に右利きの人では左半球である
hemitetany [ヘミテタニー] 半身テタニー
hemithermoan(a)esthesia [ヘミサーモウアニスィースィア] 半側冷温覚脱失
hemithorax [ヘミソーらックス] 片側胸郭
hemitomias [ヘミトウミアス] 睾丸半側欠失者
hemo-, haemo- [ヒーモウ-, ヒーマ-] ☆「血液」を表す接頭語
hemoagglutination [ヒーモウアグルーティネイシャン] 血液凝集反応,血液凝集現象
hemobilinuria [ヒーモウビリニューりア] ウロビリン血症およびウロビリン尿症
hemoblast [ヒーマブレースト] 血球芽細胞
hemochromatosis [ヒーモウクろウマトウスィス] ヘモクロマトーシス,血色素症
hemochromogen [ヒーモウクろウマジャン] ヘモクロモゲン
hemochromogenic crystal [ヒーモウクろウマジェニック クリスタル] ヘモクロゲン結晶
hemochromometer [ヒーモウクろウマミター] 血流速度計
hemoclasis [ヒーマクラスィス] 血球崩壊,溶血,血色素計
hemoconcentration [ヒーモカンセントれイシャン] 血液濃縮. 水分が喪失し,血液濃度が高まった状態
hemoconia [ヒーマコウニア] 血塵
hemocryoscopy [ヒーマクりアスカピー] 血液氷点測定法
hemocyanin [ヒーモウサイアニン] ヘモシアニン ☆軟体動物の血色素
hemocyte [ヒーマサイト] 血球
hemocytoblast [ヒーモウサイタブレースト] 血球芽細胞
hemocytogenesis [ヒーモウサイタジェニスィス] 赤血球形成
hemocytoma [ヒーモウサイトウマ] 血球計
hemocytometer [ヒーモウサイタミター] 血球計算器
hemocytopoiesis [ヒーモウサイトウポイースィス] 造血
hemodiagnosis [ヒーモウダイアグノウスィス] 血液診断法
hemodialysis, HD [ヒーモウダイアリスィス] 血液透析
hemodiapedesis [ヒーモウダイアピディースィス] 血液漏出
hemofiltration, HF [ヒーモウフィルタれイシャン] 血液濾過法
hemofuscin [ヒーモウフュースィン] ヘモフスチン ☆ヘモグロビン分解産物
hemogenesis [ヒーマジェニスィス] 血液生成
hemoglobin, Hb [ヒーモウグろウビン] ヘモグロビン,血色素
— A₁ ヘモグロビンA₁, A₁糖化ヘモグロビン ☆糖尿病患者の血中に増える糖結合ヘモグロビン
— A₁c, HbA₁c ヘモグロビンA₁c ☆糖結合ヘモグロビン,長期高血糖に伴い出現,糖尿病患者の血中に増える
— C disease [-スィー ディスィーズ] ヘモグロビンC病 ☆遺伝的ヘモグロビン異常による貧血疾患
— crystal [-クリスタル] ヘモグロビン結晶,血色素結晶
— disease [-ディスィーズ] 不安定なヘモグロビンによる貧血
— E disease [-イー ディスィーズ] ヘモグロビンE病 ☆遺伝的ヘモグロビン異常症
— SC disease [-エススィー ディスィーズ] ヘモグロビンSC病 ☆遺伝的ヘモグロビン異常症
hemoglobin(a)emia [ヒーモウグろウビニーミア] 血色素血症
hemoglobinolysis [ヒーモウグろウビナリスィス] ヘモグロビン溶解
hemoglobinometer [ヒーモウグろウビナミター] 血色素計

hemoglobinopathy [ヒーモウグロウビナパスィ] 異常ヘモグロビン症
hemoglobinuria [ヒーモウグロウビニューリア] 血色素尿
hemogram [ヒーマグらム] 血液像
hemohydraulics [ヒーモウハイドローリクス] 血液水力学
hemolet [ヒーマリット] 採血用の小刀
hemoleukocyte [ヒーモウリューカサイト] = leukocyte 白血球
hemolipase [ヒーモウライペイス] ヘモリパーゼ ☆血液中の脂肪分解酵素
hemolymph [ヒーマリンフ] 血液とリンパ ☆ある種の無脊椎動物における循環体液
— **gland** [-グレーンド] 血リンパ腺
hemolysin [ヒーマリスィン] 溶血素
hemolysis [ヒーマリスィス] 溶血現象
hemolytic [ヒーマリティック] 溶血の, 溶血剤, 溶血性の
— **anemia** [-アニーミア] 溶血性貧血
— **icterus** [-イクタらス] 溶血黄疸
— **uremic syndrome, HUS** [-ユリーミック スィンドロウム] 溶血尿毒症症候群
— **disease of the newborn, HDN** [-ディズィーズ アヴ ザ ニューボーン] 新生児溶血性疾患
hemomanometer [ヒーモウマナミター] 血圧計
hemopathic [ヒーモウペイスィック] 血液病の
hemopexis [ヒーモウペクスィス] 血液凝固
hemophagic [ヒーモウフェイジック] 食血の
hemophagocyte [ヒーマファガサイト] 血食細胞, 白血球
hemophilia [ヒーマフィリア] 血友病
— A 血友病 A ☆第 VIII 因子欠乏による血友病
— B 血友病 B ☆第 IX 因子欠乏による血友病
— C 血友病 C ☆第 XI 因子欠乏による血友病
— **neonatorum** [-ニーオウナトゥらム] 新生児血友病
hemophiliac [ヒーマフィリアック] 血友病者
— **arthritis** [-アースらイティス] 血友病性関節炎
hemophilic [ヒーマフィリック] 血液好性の. 血色素含有培地によく発育する細菌をいう；血友病の；血友病患者の
— **arthritis** [-アースらイティス] 血友病関節炎
— **carrier** [-キャりアー] 血友病保因者
— **joint** [-ジョイント] 血友病関節症 (bleeder's joint)
hemophiloid [ヒーマフィロイド] 類血友病
Hemophilus [ヒーマフィラス] 培養に血液を必要とする菌
— **ducreyi** [-デュクれイ] デュクレイ桿菌
— **influenzae** [-インフルエンゼ] インフルエンザ桿菌
— **pertussis** [-パータスィス] 百日咳菌
hemophobia [ヒーモウフォウビア] 血液恐怖症, 恐血症
hemophthalmia [ヒーマフセールミア] 眼球出血
hemopleura [ヒーモウプルーら] 血胸
hemopleuropneumonic syndrome [ヒーモウプルーら・ニューマニック スィンドロウム] 血胸肺炎症候群
hemopneumopericardium [ヒーモウニューモウ・ペりカーディアム] 血気心嚢, 血気腫 ☆心膜腔に血液と空気の溜まること
hemopoietic [ヒーモウポイエティック] 造血性の
hemoptysis [ヒーマプティスィス] 喀血
hemopyelectasis [ヒーモウパイアれクタスィス] 腎盂血性拡張症
h(a)emorrhage [ヒーマりジ] 出血
intraventricular — [イントらヴェントりキュラー] 脳室内出血 (a) は英国ではつける
h(a)emorrhagic [ヒーマらジック] 出血性の
— **diathesis** [-ダイアスィスィス] 出血性素因
— **disease of the newborn** [-ディズィーズ アヴ ザ ニューボーン] 新生児出血症
— **encephalitis** [-エンセファらイティス] 出血性脳炎
— **fever** [-フィーヴァー] 出血熱
— **infarct** [-インファークト] 出血性梗塞
— **pericarditis** [-ペりカーダイティス] 出血心膜炎
— **peritonitis** [-ペりトウナイティス] 出血性腹膜炎
— **pleurisy** [-プルーりスィ] 出血胸膜炎
— **retinitis** [-れティナイティス] 出血網

膜
- smallpox［-スモールパックス］ 出血性痘瘡
- tendency［-テンダンスィ］ 出血傾向

hemorrheology［ヒーマりアラジー］ 血流動態学

hemorrhoid［ヒーマろイド］ 痔
- nodule［-ナデュール］ 痔核
external -［イクスターナル］ 外痔. 括約筋の外部にある痔

hemorrhoidal［ヒーマろイダル］ 痔の, 痔疾の
- fissure［-フィシャー］ 裂痔

hemorrhoidectomy［ヒーマろイデクタミー］ 痔切除術

hemosiderin［ヒーマスィダりン］ ヘモジデリン ☆血色素変性物質

hemosiderosis［ヒーモウスィダろウスィス］ ヘモジデリン沈着症

hemospermia［ヒーモウスパーミア］ 血精液症

hemostasia［ヒーモウステイズィア］= hemostasis 止血, 血流停止

hemostat［ヒーマスタット］ 止血鉗子, 鼻血止め薬 ☆タンニン, 硫酸キニーネおよび安息香酸で作られる

hemostatic［ヒーマステーティック］ 止血の, 止血剤
- forceps［-フォーセプス］ 止血鉗子

hemotachometer［ヒーモウタカミター］ 血流速度計

hemothorax［ヒーモウソーらックス］ 血胸

hemotoxic［ヒーマタクスィック］ 血液毒の

hemotoxin［ヒーマタクスィン］ 血液毒

hemotropic［ヒーマトろウピック］ 向血球の

hemp［ヘンプ］ 大麻, インド大麻

Henderson-Hasselbalch equation［ヘンダーサン-ハッセルバルチ イークウェイシャン］ ヘンダーソン・ハッセルバルチ式 ☆溶液中のpHと炭酸塩の関係を示す

Henderson-Jones disease［ヘンダーサン-ジョウンズ ディズィーズ］ ヘンダーソン・ジョーンズ病 ☆関節内軟骨性異物

Henke's retrovisceral space［ヘンケズ れトろウヴィサラル スペイス］ ヘンケ後内臓腔

Henle's loop［ヘンレズ ループ］ ヘンレ係締 ☆腎尿細管の彎曲部

Henoch-Schönlein syndrome［ヒーノック-シェーンライン スィンドろウム］ ヘノッホ・シェーンライン症候群 ☆血液の異常による非血小板減少性紫斑症

henodia［ヒーノウディア］ 歯芽知覚過敏

hepaptosis［ヘパプトウスィス］ 肝下垂症

hepar［ヒーパー］ 肝
- adiposum［-アディポウサム］ 脂肪肝
- lobatum［-ラバートゥム］ 分葉肝. 分葉した肝臓

heparan sulfate［ヘパラン サルフェイト］ ヘパラン硫酸

heparin sodium［ヘパリン ソウディアム］ ヘパリンナトリウム ☆抗凝固薬

heparinized［ヘパりナイズド］ ヘパリン処理した
- syringe［-スィリンジ］ ヘパリン処理注射器

hepatalgia［ヘパテールジア］ 肝臓痛

hepatatrophia［ヘパタトろウフィア］ 肝萎縮

hepatauxe［ヘパトークスィ］ 肝腫脹

hepatic［ヒペーティック］ 肝の
- blood flow, HBF［-ブラッド フロウ］ 肝血流量
- coma［-コウマ］ 肝性昏睡
- duct［-ダクト］ 肝管
- dullness［-ダルニス］ 肝濁音界
- encephalopathy［-エンセファラペースィ］ 肝性脳症
- failure［-フェイリャー］ 肝不全
- fever［-フィーヴァー］ 肝臓熱
- flexure［-フレクシャー］ 右結腸曲
- function test［-ファンクシャン テスト］肝機能試験

hepatica［ヒペーティカ］ 肝治療剤, 肝苔植物, ぜにごけ (キンポウゲ科)

hepatico-, hepato-［ヒパティコウ-, ヒパティカ-］ ☆「肝」を表す接頭語

hepaticoenterostomy［ヒパティコウ・エンタらスタミー］ 肝管腸吻合術

hepaticogastrostomy［ヒパティコウ・ガストらスタミー］ 肝管胃吻合術

hepaticostomy［ヒパティカスタミー］ 肝管瘻設置術

hepaticotomy［ヒパティカタミー］ 肝管切開術

hepatism［ヘペーティズム］ 肝臓性の病患, 肝性衰弱

hepatitic［ヘパティティック］ 肝炎の

hepatitis, hepatitides (複)［ヘパタイティス, ヘパティティディーズ］ 肝炎
- A, HA A型肝炎
- A virus［-エー ヴァイラス］, HAV A型肝炎ウイルス

hepatitis 〜 hepatopulmonary syndrome

- ― B, HB　B 型肝炎
- ― B core antigen [-ビー コア・エーンティジャン], HBcAg　B 型肝炎, core 抗原
- ― B envelope antigen [-ビー エンヴェロウプ エーンティジャン], HBeAg　B 型肝炎, envelope 抗原
- ― B surface antibody [-ビー サーフィス エーンティバディ], HBsAb　B 型肝炎, surface 抗体
- ― B surface antigen [-ビー サーフィス エーンティジェン], HBsAg　B 型肝炎, surface 抗原
- ― B virus [ビー ヴァィラス], HB virus [ヴァィラス], HBV　肝炎 B 型ウイルス
- ― B virus antigen [ビー ヴァィラス エーンティジェン], HBV antigen [エーンティジェン]　肝炎 B 型ウイルス抗原
- ― C, HC　C 型肝炎
- ― C virus [スィー ヴァィラス], HCV　C 型肝炎ウイルス
- ― D　D 型肝炎　☆消化管外経路で感染. B 型肝炎に合併してみられることが多い
- ― E　E 型肝炎. 消化管を介して感染する☆消化管から感染.
- ― G　G 型肝炎

hepatization [ヘパタイゼイシャン]　肝変 ☆肺炎など肺の炎症で肝のような外観を呈すること

hepatize [ヘパタイズ]　(肝臓を) 肝質に変ずる

hepato- [ヘパトウー, ヘパター]　☆「肝」を表す接頭語

hepatobiliary [ヘパタビリアりー]　肝胆道の

hepatobronchial [ヘパタブらンキアル]　肝気管支の

hepatocellular [ヘパタセリュラー]　肝細胞の

- ― adenoma [-エーディノウマ]　肝細胞腺癌
- ― carcinoma, HCC [-カースィノウマ]　肝細胞癌

hepatocerebral syndrome [ヘパタセリーブラル スィンドろウム]　肝脳症候群

hepatocholangioenterostomy [ヘパトウ・コウランジオウ・エンタらスタミー]　肝胆管腸吻合術

hepatocholangiostomy [ヘパトウ・コウランジアスタミー]　肝胆管瘻設置術

hepatocirrhosis [ヘパトウスィろウスィス] = liver cirrhosis　肝硬変

hepatocolic [ヘパタカリック]　肝結腸の

hepatocuprein [ヘパトウキューパりーン]　肝臓の銅結合タンパク

hepatocystic [ヘパタスィスティック]　肝および胆嚢の

hepatoduodenal [ヘパトウ・デューオウディーナル]　肝十二指腸の

hepatoduodenostomy [ヘパトウ・デューオウディナスタミー]　肝十二指腸吻合術

hepatodystrophy [ヘパタディストらフィ]　急性肝黄萎縮

hepatoenteric [ヘパトウエンテリック]　肝腸の

hepatogastritis [ヘパトウガストらイティス]　肝胃炎

hepatogenic [ヘパタジェニック] = hepatogenous　肝由来の, 肝臓で形成された

hepatogenous jaundice [ヘパトウジナス ジョーンディス]　肝臓性黄疸

hepatoid [ヘパトイド]　肝様組織の

hepatolenticular degeneration [ヘパトウレンティキュラー ディジャナれイシャン]　肝臓レンズ核変性　☆Wilson 病

hepatolienal [ヘパトウライイーナル]　肝脾の

hepatolith [ヘパタリス]　胆石, とくに肝内胆石

hepatolithiasis [ヘパトウリサイアスィス]　胆石症

hepatology [ヘパタラジー]　肝臓病学

hepatoma [ヘパトウマ] = hepatocellular carcinoma　肝細胞癌

hepatomalacia [ヘパトウマレイスィア]　肝軟化症

hepatomegaly [ヘパトウメガリー]　肝腫大

hepatomelanosis [ヘパトウメラノウスィス]　肝黒色症

hepatonecrosis [ヘパトウニクろウスィス]　肝壊死

hepatonephritis [ヒパトニフらイティス]　肝腎炎

hepatoperitonitis [ヘパトウぺりトウナイティス]　肝臓部腹膜炎

hepatopexy [ヘパタペクスィ]　肝固定術

hepatophlebitis [ヘパトウフリバイティス]　肝静脈炎

hepatophyma [ヘパトウファイマ]　肝膿瘍

hepatoptosis [ヘパタプトウスィス]　肝下垂症

hepatopulmonary syndrome [ヘパタ・パ

ルマナリー スィンドロウム] 肝肺症候群
☆肝疾患で肺血管拡張による動脈酸素飽和度の低下をみるなど
hepatorenal syndrome [ヘパトゥリーナル スィンドロウム] 肝腎症候群
hepatotherapy [ヘパタセらピー] 肝臓製剤療法
hepatotomy [ヘパタトミー] 肝臓切開術
hepatotoxicity [ヘパタタクスィシティ] 肝毒性
hepatotoxin [ヘパタタクスィン] 肝毒素
hepronicate [ヘプロニケイト] ヘプロニカート ☆ニコチン酸系末梢血管拡張薬
heptadactylia [ヘプタデークティリア] 七指症
herald [ヘらルド] 告げる, 予告する
herb [ハーブ] 草, 草本, 薬草
— **medicine** [- メディスィン] 薬草医学
herbal [ハーバル] 薬草の
herbalism [ハーバリズム] 草療学, 薬草療法
herbicarnivorous [ハービカーニヴァラス] 草食兼肉食の
herbicide [ハービサイド] 除草剤
herbivora [ハービヴョら] 草食獣
herbivorous [ハービヴァラス] 草食性の
hereditary [ヘれディタりー] 遺伝の
— **angioedema, HANE** [-アンジオウイディーマ] 遺伝性血管性浮腫 ☆補欠欠乏によって起こる
— **elliptocytosis, HE** [-イリプタサイトゥスィス] 遺伝性楕円赤血球症
— **hydrocytosis** [-ハイドらサイトウスィス] 遺伝性細胞水腫症 ☆Na 輸送障害のため赤血球など細胞内水分が増加し膨満する
— **immunity** [-イミューニティ] 遺伝免疫
— **non-polyposis colorectal cancer, HNPCC** [-ノン-パリポウスィス コウられクタル キャンサー] 遺伝性非ポリポージス性結腸直腸癌
— **pyropoikilocytosis** [-パイろウポイキろウサイトウスィス] 遺伝性耐熱変形赤血球症
— **renal hypouricemia** [- リーナル ハイポウユーりスィーミア] 遺伝性腎性低尿酸血症
— **spherocytosis** [-スフィアろウサイトウスィス] 遺伝性球形赤血球症
— **tabes** [- テイビース] = Friedreich's ataxia 遺伝癆, 遺伝的運動失調
heredity [ヘれディティ] 遺伝
heredoakinesia [ヘれドウアカイニースィア] 遺伝性運動欠損症
heredoataxia [ヘれダテークスィア] 遺伝性運動失調症→Friedreich's ataxia, Marie's a.
heredofamilial [ヘれドウファミリアル] 遺伝家族性
heredogeneration [ヘれダジャナれイシャン] 遺伝的変性
— **of macula lutea** [-アヴ マキュラ ルーティア] 黄斑遺伝変性
heritability [ヘりタビリティ] 遺伝の可能性のある
heritable [ヘりタブル] 遺伝可能な
hermaphrodism [ハーマフらディズム] = hermaphroditism 半陰陽, 両性体
hermaphrodite [ハーマフらダイト] 半陰陽者
hermetic [ハーメティック] = hermetical 気管の, 密閉した, 密封した
— **art** [- アート] 錬金術
hernia [ハーニア] ヘルニア, 脱腸
— **adiposa** [-アディポウサ] 脂肪ヘルニア
— **corporis vitrei** [- コーポーりス ヴィトりー] 硝子体脱出
— **epiploica** [-エピプライカ] 網嚢ヘルニア
— **nuclei pulposi** [- ニュークリアイ パルパジ] 髄核ヘルニア
congenital — [カンジェニタル-] 先天性ヘルニア
diaphragmatic — [ディアフれーグメイティック-] 横隔膜ヘルニア
foraminal — [フォれイミナル-] 頭蓋大孔ヘルニア;網嚢孔ヘルニア
incarcerated —, **incarceration** — [インカースィれイティッド-, インカースィれイシャン-] 嵌頓 (かんとん) ヘルニア. 用手操作で復元できない非還納性ヘルニア
incomplete — [インカンプリート-] 不完全ヘルニア (bubonocele). ヘルニア囊が鼠径管中より外に出てこない鼠径ヘルニア
intersigmoid — [インタースィグモイド-] S状結腸間ヘルニア
irreducible — [イりデューサブル-] 非還納性ヘルニア. 容易に復元出来ないヘルニア

labial —［レイビアル−］ 陰唇ヘルニア，大陰唇中に突出するヘルニア
　lumbar disk —［ラムバー ディスク−］ 腰椎椎間板ヘルニア
　reducible —［りデューサブル−］ 還納性ヘルニア．ヘルニア孔を通じて復元できる
hernial［ハーニアル］ ヘルニアの
herniated［ハーニエイティド］ 脱出した
　— disc［− ディスク］ 椎間板ヘルニア
　— intervertebral disc［−インターヴァーティブラル ディスク］ 椎間板ヘルニア
　— nucleus pulposus, HNP［−ニュークリアス パルポウズス］ 椎間板ヘルニア，髄核ヘルニア
herniation［ハーニエイシャン］ ヘルニア形成
herniology［ハーニアラジー］ ヘルニア学
hernioplasty［ハーニアプレースティ］ ヘルニア根治手術
herniotomy［ハーニアタミー］ ヘルニア切開術
heroic［ハろウイック］ 大胆な，思い切った
　— dose［− ドゥス］ 思い切った投与量，大胆な投与量
heroin［ヘろウイン］ ヘロイン ☆モルフィンの誘導体でアゴニスト
herpangina［ハーページャイナ］ ヘルパンギーナ，疱疹性咽頭炎 ☆主としてコクサキー・ウイルスによって起こる小児発疹と咽頭炎
herpes［ハービーズ］ 疱疹 ☆集合性小水疱を示す皮膚疾患
　— bullosus［−ブロウサス］ 水疱性疱疹
　— catarrhalis［−カタれイリス］ カタル性ヘルペス
　— circinatus［−サースィネイタス］ 重環状疱疹 ☆ tinea circinata による感染
　— conjunctivae［−カンジャンクティーヴェ］ 結膜疱疹
　— corneae［−コーニエ］ 角膜疱疹
　— corneae simplex［−コーニエ スィンプレックス］ 単純性角膜ヘルペス
　— corneae zoster［−コーニエ ザスター］ 角膜帯状疱疹
　— criticus［−クリティカス］ 分利時疱疹
　— desquamans［−ディスクワマンス］ 落屑性疱疹
　— facialis［−フェイシャリス］ 顔面疱疹
　— febrilis［−フィブリーリス］ 熱性疱疹

　— genitalis［−ジェニテイリス］ 陰部疱疹
　— gestationis［−ジェステイショニス］ 妊娠疱疹
　— iris［− アイリス］ 虹彩疱疹
　— labialis［−レイビアーリス］ 口唇疱疹
　— menstrualis［−メンストるアーリス］ 月経疱疹
　— nasalis［−ネイザーリス］ 鼻翼疱疹
　— ophthalmicus［−アフサルミクス］ 眼囲疱疹
　— oticus［− アティカス］ 耳性ヘルペス
　— parasiticus［−ぱらスィティカス］ 寄生疱疹
　— pharyngis［−ファリンジス］ 咽頭疱疹
　— praeputialis［−プリープティエイリス］ 包皮疱疹
　— recurrens［−りカレンス］ 回帰性疱疹
　— sexualis［−セクシュアーリス］ 性的疱疹
　— simplex［− スィンプレックス］ 単純疱疹
　— simplex virus, HSV［−スィンプレックス ヴァイらス］ 単純ヘルペスウイルス
　— tonsurans［−タンシュらンス］ 断髪性帯状疱疹
　— urethralis［−ユリースらリス］ 尿道疱疹
　— vegetans［−ヴェジタンス］ 増殖疱疹
　— virus［−ヴァイらス］＝ herpes simplex 単純性ヘルペスの原因
　— zoster, HZ［−ザスター−］ 帯状疱疹，帯状匐行疹
　— zoster ophthalmicus［−ザスター アフサルミクス］ 眼神経帯状疱疹
　— zoster opticus［−ザスター アプティカス］ 眼性ヘルペス，（帯状疱疹）
　— zoster oticus［−ザスター アティカス］ 耳性ヘルペス（帯状疱疹）
herpesvirus［ハーピーズヴァイらス］ ヘルペスウイルス
herpetic［ハーペティック］ 疱疹性の
　— fever［− フィーヴァー］ 匐行疹熱
　— neuralgia［−ニューれールジア］ 疱疹性神経痛
　— stomatitis［−ストウマタイティス］ ヘルペス口内炎
　— tonsillitis［−タンスィライティス］ 疱疹

性扁桃炎
- **urethritis** [-ユーりスらイティス] 水疱疹尿道炎
herpetiformis [ハーペティフォーミス] 疱疹状の，ヘルペス状の
herring [へリング] 鰊，にしん
- **bone appearance** [-ボウン アピアランス] 魚骨様所見 ☆腸閉塞のとき腸管ガス発生のため見られる所見
Herxheimer's reaction [ハークス・ハイマーズ りアクシャン] ヘルクスハイマー反応 ☆サルバル酸などの治療により誘発される梅毒組織の炎症反応
hesitancy in voiding [ヘジタンスィー インヴォイディング] 遅延性排尿，還延性排尿
hesitate [ヘズィテイト] ためらう，口ごもる
hesperanopia [ヘスパらノウピア] 夜盲症
hesperidin [ヘスペりディン] ヘスペリジン ☆ビタミンPに含まれるフラビン配
Hess' diaphragmatic reflex [ヘス ダイアフらグメーティック りーフレックス] ヘス横隔膜反射 ☆乳房を摩擦すると横隔膜が収縮する
Hesse's symptom [ヘサズ スィンプタム] ヘッセ徴候 ☆後腹膜腫瘤により腰部交感神経が刺激されまたは麻痺し，下肢温が低下または上昇する
Hesselbach's hernia [ヘッセルバックス ハーニア] ヘッセルバッハヘルニア ☆憩室性分葉状股ヘルニア
Hesselbach's triangle [ヘッセルバックス トらイアングル] ヘッセルバッハ三角 ☆プパート靭帯・直腹筋外縁・深在上腹動脈により境される
heteradelphus [ヘタらデルファス] 無頭不完全体癒着体 ☆無頭の不完全奇形児が主胎の腹部に癒着しているもの
heteradenia [ヘタらディーニア] 異常腺組織
hetero- [ヘタろウー，ヘタら-] ☆「異」，「不同」を表す接頭語
heteroagglutinin [ヘタろウアグルーティニン] 異種凝集素
heteroantibody [ヘタろウエーンティバディ] 異種抗体
heterocele [ヘテろスィール] 異所ヘルニア
heterochromia [ヘタろウクろウミア] 異色症
- **iridis** [-イりディス] 虹彩異色症
heterochromosome [ヘタろウクろウマソウム] 異形染色体
heterochronic encephalitis [ヘタろウクろウニック エンセファライティス] 期外発生脳炎
heteroclicity [ヘタろクリスィティ] 抗体異親和性 ☆ある物質で免疫して得られた抗体がそれ以外の物質より強い親和性を示す
heterocomplement [ヘタろウカンプルマント] 異種補体
heterocrine gland [ヘタろクリーン グランド] 異質分泌腺
heterocrisis [ヘタらクリスィス] 異常分利 ☆回復悪化の状況が異常なこと
heterocyclic [ヘタらサイクリック] 異種環状化合物の
- **antidepressant** [-アンティディプれッサント] 異種環状化合物抗抑うつ剤，異種環状性抗うつ病剤
heterodermic [ヘタろウダーミック] 他人の皮膚をもって行う，異種植皮の
heterodimer [ヘタろウダイマー] 受容体などの異質二量体
heterodromia [ヘタろウドろウミア] 逆運動性，逆伝導性
heterodymus [ヘタろディマス] 異種結合体 ☆頭頸部だけの不完全副胎が主胎の腹部に寄生虫のように癒着した双胎奇形
heteroepidermic [ヘテろウエピダーミック] 異種上皮の
heteroform ferment [ヘテらフォーム ファーメント] 異型酵素
heterogametic [ヘタろウガミーティック] 異型配偶子を有する
heterogen [ヘタらジャン] 異原
heterogeneity [ヘタろウジャニーイティ] 異種，異質，異類混交，異成分
heterogeneous [ヘタろウジーニアス] 異種の，異質の
heterogenetic [ヘタろウジャネティック] 異質の，異種の
- **antigen** [-エーンティジャン] 異種抗原
heterogenic [ヘタらジェニック] 異種発生の
heterogeusia [ヘタろギューズィア] 異味症
heterography [ヘタらグらフィ] 異種書字症
heterohemolysin [ヘタろヒーマライスィン] 異種溶血素．異種動物の血液を溶解する

heteroid [ヘタロイド] 異質の

heteroinfection [ヘテロインフェクシャン] 媒介伝染 ☆健康者が病巣を媒介すること，自体所生でない伝染毒に侵されること

heteroinoculation [ヘテロウイナキューレイシャン] 他人からの接種

heterokaryon [ヘタらキャりアン] ヘテロカリオン，異核共存体

heterokinesia [ヘタろウカイニースィア] ヘテロキネシア ☆命ぜられた以外の運動をすること

heterolalia [ヘタろウレイリア] 異語症 ☆言おうとする語とは違った語を発するもの

heterologous [ヘタらラガス] 非定形の
— insemination [-インセミネイシャン] 非配偶者間人工受精

heterolysin [ヘタらライスィン] 異種溶解素 ☆異種動物の血球に対する溶解素

heterolytic [ヘタらリティック] 異種溶解性または異種溶解素性の

heterometropia [ヘタロウミトろウピア] 異視症

heterometry [ヘタらミトりー] 異常計測値，量的異常性

heteromorphic [ヘタろウモーフィック] 異形の，変態の

heteromorphism [ヘタろウモーフィズム] 異形，変態

heteronomy [ヘタらナミー] 異法則性，分節化，分化，不等性

heteronyma [ヘタらニーマ] 異名，反対の関係

heteronymous [ヘタらニマス] 逆にした，反対にした，反対の位置

heterophasia [ヘタろウフェイズィア] 異語症

heterophil antigen [ヘタらフィル エーンティジャン] 好異種抗原，異種親和性抗原

heterophile [ヘタらフィル] 異種抗原あるいは抗体に親和性を有する
— agglutinin [-アグルーティニン] 異種嗜好性凝集素

heterophonia [ヘタろウフォウニア] 異音症

heterophoria [ヘタろウフォーりア] 眼球斜位

heteroplasia [ヘタろウプレイズィア] 組織の異常発生，異形成

heteroplasm [ヘタろウプレーズム] 異常組織

heteroplasty [ヘタろウプレースティ] 異種組織移植術

heteroploidy [ヘタろプロイディ] 非倍数性

heteropolymer [ヘタらパリマー] ヘテロ重合体

heteropsia [ヘタろプスィア] 不同視

heteroptics [ヘタろプティックス] 視力異常，曲視，幻覚

heterorexia [ヘタられクスィア] 食味異常，食欲異常

heterosexual [ヘタらセクシュアル] 異性の

heterosis [ヘタろウスィス] 雑種強勢

heterosuggestibility [ヘタろサジェスタビリティ] 他人被暗示性

heterotaxy [ヘタろテークスィ] 内臓変位，異常分布（植物）

heterothermy [ヘテろサーミー] 異温性．定温動物であるのに体温が正常の変動幅を超えて変動する現象

heterotonia [ヘタろトウニア] 緊張変動

heterotopia, heterotopy [ヘタろ・トウピア ヘタろタピー] 異所性

heterotopic [ヘタろタピック] 異所性
— calcification [-カルスィフィケイシャン] 異所性石灰化

heterotoxin [ヘタらタクスィン] ヘテロトキシン ☆体外より輸入される外来毒素

heterotransplantation [ヘタろ・トらンスプランテイシャン] 異種移植〔術〕（xenograft, xenotransplantation）

heterotrophia [ヘタろウトろフィア] = heterotrophy 栄養異常

heterotropia [ヘタろウトろウピア] 異方視，斜視

heterotropic [ヘタろウトろウピック] 異所指白性

heterovaccine [ヘタらヴェークスィン] 異種ワクチン

heterozoic [ヘタろウゾウイック] 異種動物の

heterozygote [ヘタろウザイゴウト] ヘテロ接合体，異種接合体

heterozygous [ヘタろウザイガス] ヘテロ接合の，異種接合の

hexa- [ヘクサー] ☆「六」を表す接頭語

hexabasic [ヘクサベイスィック] 六塩基性の

hexadactylism [ヘクサデークティリズム] 六指症

hexadactyly [ヘクサデークテイリー] 六指（趾）症．六本の指（趾）をもつ奇形

hexafluoro-1,25 (OH)$_2$ vitamin D$_3$ [ヘクサフルオろーワン・トゥエンティーファイヴーダイハイドらクスィーヴァイタミンーディー] 六弗化 1,25 (OH)$_2$ ビタミン D$_3$ ☆6個の弗素

の添加によって1,25 $(OH)_2$ ビタミン D_3 の作用を強化したもの

hexamethonium [ヘクサメソウニアム] ヘキサメソニウム ☆降圧剤

hexamethylenamine [ヘクサメスィリーナミーン] ヘキサメチレンアミン, ウロトロピン

hexamethylmelamin, HMM [ヘクサメスィルメラミン] 抗癌剤

hexane [ヘクセイン] ヘキサン ☆揮発性パラフィン系炭水化物

hexatomic [ヘクサトウミック] 原子の, 六価の, 置換性の, 六水素原子を有するアルコールないしその他の化合物

hexavalent [ヘクサヴェイラント] 六価の

hexaxial [ヘクセークスィアル] 六軸性の ☆心電図記録装置など

hexestrol [ヘクセストロール] ヘキセストロール ☆合成エストロゲン

hexiology [ヘクスィアラジー] 習性学

hexokinase [ヘクソウカイネイス] ヘキソキナーゼ ☆六燐酸化酵素

hexone bases [ヘクソウン ベイスィズ] ヘキソン塩基類 ☆リジン, アルギニン, ヒスチジンなど炭素六原子を有する塩基性アミノ酸

hexoprenaline sulfate [ヘクソプリーナリンサルフェイト] 硫酸ヘキソプレナリン ☆気管支拡張薬, β刺激薬

hexosamine [ヘクサーサミン] ヘキサミン, 六炭糖アミン

hexose [ヘクソウス] ヘキソース, 六炭糖

hexose monophosphate [ヘクソウス マノウファスフェイト] ヘキソース1リン酸塩

hexosemonophosphate shunt [ヘクソウス マノウファスフェイト シャント] 六炭糖一燐酸塩回路

hey fever [ヘイ フィーヴァー] 枯草熱

HF (hemofiltration)

Hf (hafnium)

H-FABP (heart-type fatty acid binding protein)

HFD (heavy-for-dates infant)

HFV (high frequency ventilation)

Hg (hydrargyrum) [L=mercury] 水銀

HGF (hepatocyte growth factor) 肝細胞増殖因子

hGH (human growth hormone) ヒト成長ホルモン

5-HIAA (5-hydroxyindole acetic acid)

hiant [ハイアント] 欠伸 (あくび), 離開する

hiatus [ハイエイタス] 裂孔, 陰門
— **canalis facialis** [-カネイリス フェイシャリス] 顔面神経管裂孔
— **canalis sacralis** [-カネイリス セイクれイリス] 仙骨管裂孔
— **esophageus** [-イーサファジアス] 食道裂孔 ☆食道と迷走神経とを通ずる横隔膜の裂孔
— **femoralis** [-フェモらーリス] 大腿裂孔
— **hernia** [-ハーニア] 食道裂口ヘルニア
— **maxillaris** [-メークスィラーリス] 上顎洞裂孔
— **of maxillary sinus** [-アヴ マクスィラリー サイナス] 上顎洞裂孔
— **semilunaris** [-セミルーナーリス] 半月裂孔

semilunar—, **semilunaris** [セミリュナー-, セミルナーリス] 半月裂孔. 鼻腔の中鼻道の側壁にある溝;腕部の深筋膜中にある基底静脈の出口

hibernal [ハイバーナル] 冬眠の, 冬眠する

hibernate [ハイバーネイト] 冬眠する, 避寒する

hibernation [ハイバーネイシャン] 冬眠

hiccough, hiccup [ヒカプ] しゃっくり (吃逆)

hiccoughing [ヒッカッピング] 吃逆, しゃっくり

hidden [ヒドン] 隠された, 秘密の, 神秘の

hidradenitis, hydradenitis [ヒドらディナイティス] 汗腺炎
— **suppurativa** [-サピュらティーヴァ] 化膿性汗腺炎

hidrodermia [ヒドロウダーミア] 発汗異常

hidropedesis [ヒドロウピーディースィス] 多汗症

hidropoiesis [ヒドロウポイイースィス] 発汗

hidrorrh(o)ea [ヒドろリーア] 発汗過多

hidrose [ヒドロウス] 汗の

hidrosis [ヒドロウスィス] 発汗, 多汗

hidrotic [ヒドろティック] = diaphoretica 発汗薬, 発汗剤

hieralgia [ハイアれールジア] 仙骨痛

hierarchy [ハイアらーキー] 階級制度

hieromania [ハイアろウメイニア] 宗教狂

hierotherapy [ハイアろセらピー] 信仰療法

high [ハイ] 高い
— **altitude cerebral edema** [-エール

high ～ Hippocratic

ティチュード サりーブラル イディーマ] 高所脳浮腫
- **altitude pulmonary edema** [−エールティチュード パルマナリー イディーマ] 高所肺水腫
- **altitude retinal hemorrhage** [−エールティチュード れティナル ヒーマりジ] 高所網膜出血
- **altitude sickness** [−エールティチュード スィックニス] 高所病
- **density lipoprotein, HDL** [−デンスィティ リポウプろティーン] 高比重リポタンパク
- **density lipoprotein cholesterol, HDL cholesterol** [−デンスィティ リポウプろウティーン カレスタロール] 高比重リポタンパクコレステロール
- **dizziness** [−ディズィニス] 高所めまい
- **enema** [−エニマ] 高圧浣腸
- **frequency** [−フリークウァンスィ] 高周波
- **frequency amplification** [−フリークウァンスィ エーンプリフィケイシャン] 高周波増幅
- **frequency ventilation, HFV** [−フリークウァンスィ ヴェンティレイシャン] 高頻度換気
- **intensity zone** [−インテンスィティ ゾウン] 核磁気共鳴装置（MRI）でT₂高信号 ☆椎間板線維輪断裂などのとき起こる
- **operation** [−アパれイシャン] 恥骨上位切開術, 上位鉗子分娩術
- **pressure** [−プれッシャー] 高圧
- **resolution CT, HRCT** [−れザルーシャン] 高分解能CT
- **responder** [−りスパンダー] 高度反応者
- **tension** [−テンシャン] 高圧
- **tension pulse** [−テンシャン パルス] 高圧脈
- **visibility** [−ヴィズィビリティ] 高視度
- **voltage** [−ヴォウルティジ] 高電圧
- **water** [−ウォーター] 高潮

Highmore's antrum [ハイモーズ アントろム] ハイモア洞, 上顎洞

highmoritis [ハイモーらイティス] 上顎洞炎

high-strung [ハイーストらング] 過敏性の, 興奮した, 神経質の

high-voltage radiography [ハイ−ヴォウルテイジ れイディアグらフィー] 高圧撮影〔法〕

hilar [ハイラー] 門の, 肺門の
- **lymphadenopathy** [−リンファディナパスィ] 肺門リンパ腺腫脹

hilitis pulmonum [ハイライティス パルマナム] 肺門炎

hillock [ヒラック] 小丘

Hill's sign [ヒルズ サイン] ヒル徴候 ☆下肢の*血圧*が上肢の血圧より50～100 mmHg高い

hilum [ハイラム] = hilus 門, へそ

hilus [ハイラス] 門, へそ
- **lienis** [−ライアニス] 脾門
- **pulmonis** [−パルモーニス] 肺門
- **renalis** [−りナーリス] 腎門

hind [ハインド] うしろの, あとの
- **gut** [−ガット] 後腸
- **limb** [−リム] 後肢
- **quarter** [−クウォーター] 体の後半分の1／2, 全身の1／4
- **quarter amputation** [−クウォーター エーンピューテイシャン] 片側下肢離断術

hinge [ヒンジ] 蝶番（ちょうつがい）
- **joint** [−ジョイント] 蝶番関節

hint [ヒント] 暗示, あてこすり, 指針, ほのめかす, におわす

hip [ヒップ] 臀, 股関節部
- **bath** [−バス] 坐浴
- **bone** [−ボウン] 寛骨
- **fracture** [−フれークチャー] 股関節部骨折, 大腿骨近位部骨折, 大腿骨頸部骨折
- **joint** [−ジョイント] 股関節
- **replacement** [−りプレイスマント] 股関節置換術
- **roll back pressure** [−ろウル ベック プれッシャー] 腰部回転背圧（人工呼吸法）

hippocampal [ヒパケーンパル] 海馬の
- **commissure** [−カミッシュア] 海馬交連
- **gyrus** [−ジャイらス] 海馬回

hippocampus [ヒパケーンパス] 海馬

Hippocrates fingers [ヒパクらティーズ フィンガーズ] ヒポクラテス指, ばち状指

Hippocratic [ヒパクれーティック] ヒポクラテスの
- **face** [−フェイス] ヒポクラテス顔貌, 瀕死顔貌
- **oath** [−オウス] ヒポクラテスの誓

Hippocratic ～ history

詞
☆医師が資格を得る時に行う
— sound [-サウンド] ヒポクラテス振盪音
hippocratism [ヒポクれーティズム] 自然療法
hippuria [ヒピューりア] 馬尿酸尿症
hippuric acid [ヒピューりック エーサッド] 馬尿酸
hippus [ヒッパス] 瞳孔変動 ☆散瞳と縮瞳を繰り返す
Hirschsprung's disease [ハーシュスプ랑グズ ディズィーズ] ヒルシュスプルング病 ☆先天性巨大結腸
hirsute [ハースュート] 粗毛の, 毛むくじゃらの, 多毛の
hirsutism [ハースューティズム] 多毛症, 男性化毛症
hirudin [ヒるーディン] ヒルジン ☆蛭の口腔腺中の抗凝血素
hirudiniasis [ヒるーディナイアスィス] ヒルの口腔迷入による疾患, ヒル症
His-Purkinje system [ヒス-パーキンジェスィスタム] 心臓の刺激伝導系
His's bundle [ヒスズ バンドル] ヒス束 ☆心臓の刺激伝導系
His's bundle rhythm [ヒスズ バンドル りズム] ヒス束調律
histaffine [ヒスタフィン] 組織親和性の
histaminase [ヒステーミネイス] ヒスタミン分解酵素 ☆ヒスタミン中毒の治療に用いる
histamine [ヒスタミン] ヒスタミン
histic [ヒスティック] 組織の
histidase [ヒスティデイス] ヒスチジン分解酵素
histidine [ヒスティディン] ヒスチジン ☆アミノ酸の一種
histiocyte [ヒスティアサイト] 組織球
histiocytic leukemia [ヒスティアサイティック リューキーミア] 組織球性白血病
histiocytosis [ヒスティオウサイトウスィス] 組織球増加症
— X [-エクス] 組織球症X ☆Handschuller-Christian病, Letterer-Siwe病, 好酸性肉芽腫など一群の肉芽腫症
histo- [ヒストウ-, ヒスタ-] ☆「組織」を表す接頭語
histoblast [ヒスタブレースト] 組織芽細胞
histochemistry [ヒスタケミストりー] 組織化学

histoclastic [ヒスタクレースティック] 組織崩壊の, 組織破壊性の
histocompatibility [ヒストウカンパティビりティ] 組織適合性
histodiagnosis [ヒスタダイアグノウスィス] 組織学的診断
histogenesis [ヒスタジェニスィス] 組織発生
histogenic [ヒスタジェニック] 組織内に生ずる
histogram [ヒスタグらム] ヒストグラム ☆度数分布図の一種
histohematic barrier [ヒストウヒマーティック バりア] 組織血液関門 ☆血液が組織中に浸透することの制限機構
histoincompatibility [ヒスタ・インカンペータビりティ] 組織不適合性
histologic [ヒスタラジック] = histological 組織学的の, 組織学上の
histological findings [ヒスタラジカル ファインディングス] 組織学的所見
histology [ヒスタラジー] 組織学
  normal — [ノーマル-] 正常組織学
  pathologic — [パサラージック-] 病理組織学
  topographic — [タパグれーフィック-] 局所組織学. 器官の微細構造, 組織的発生を研究する
histolysis [ヒスタリスィス] 組織溶解
histoma [ヒストウマ] 組織腫
histomorphometry [ヒストウモーファミトりー] 組織形態計測
histon [ヒストウン] ヒストン, 細胞核タンパク質
histopathology [ヒストウパサラジー] 組織病理学
histophysiology [ヒストウフィズィアラジー] 組織生理学
histoplasmin [ヒスタプラスミン] ヒストプラスミン
histoplasmosis hominis [ヒストウプラズモウスィス ホウミニス] ヒトヒストプラズマ病
historical [ヒスタりカル] 歴史の, 史学の, 史実に属する
histrionic [ヒスタりアニック] 劇的な, 芝居がかった
history [ヒスタりー] 歴史, 病歴
  — of the present illness [-アヴ ザ プれゼント イルニス] 現病歴
  — taking [-テイキング] 病歴聴取
  natural — [ナチュラル-] 自然史, 自

然歴. 感染等の自然経過歴；博物学
histotomy [ヒスタトミー] 組織切片作成
histotrophic [ヒスタトろフィック] 組織発生促進の, 組織栄養性の
histotropic [ヒスタトろピック] 組織指向性の, 組織親和性の
histrionism [ヒストりアニズム] 芝居がかった動作, 誇張的な模倣 ☆狂人・ヒステリーなど
HIV (human immunodeficiency virus)
HIV associated myelopathy, HAM [エイチアイヴイ アソウシエイティッド マイアラパスィ] HIV関連脊髄障害
hives [ハイヴズ] 蕁麻疹, (英国で) クルップ, 咽頭炎, 水痘
HLA 1. (histocompatibility leukocyte antigen) /2. (human leukocyte antigen)
HLS 1. (hypertonic lactated Ringer's solution) /2. (hypertonic lactated saline solution)
HMG (human menopausal gonadotropin)
HNP (herniated nucleus pulposus)
H₂O₂ (hydrogen peroxide)
hoarse [ホース] かれた声の, 嗄声の
hoarseness [ホースニス] かれた声, 嗄声
hobnail liver [ハブネイル リヴァー] 鋲釘肝 ☆肝硬変のときの肝の外観の一つ
hock [ハック] 踵関節
hodegentics [ハディジェンティックス] 医師倫理
Hodgkin's disease [ハジキンズ ディズィーズ] ホジキン病 ☆リンパ肉芽腫症
hodograph [ホウダグらフ] 速度計
Hofbauer respiration [ホフバウアー れスピれイシャン] 周期一定で振幅のみ変わる呼吸異常
Hoffmann's bacillus [ホフマンズ ベースィラス] ホフマン菌
hog [ハッグ] 豚
— **cholera** [- カらら] 豚コレラ
— **cholera bacillus** [- カらら ベースィラス] 豚コレラ菌
holagogue [ハラガグ] 根治療法, 峻下剤
holarthritis [ハラースらイティス] 全関節炎
holder [ホウルダー] (外科用器の) 支持器
holiday blues [ハリデイ ブルーズ] 休日憂うつ症
holistic [ホウリスティック] 全体的な, 全体論的な, あらゆる要素を考慮した

— **health care** [- ヘルス ケア] 全人的ケア. 身体的, 精神的, 社会的, 経済的, 情緒的などあらゆる面からの援助
hollow [ハロウ] から, 空洞, 凹窩
— **back** [- ベーック] 凹背, 脊椎前彎
holmium, Ho [ホウルミアム] ホルミウム (元素) ☆原子量164.93
holo- [ハロウー, ハラー] ☆「全」を表す接頭語
holocrine gland [ハラクリン グレーンド] 全分泌腺 ☆分泌のとき全細胞の変化を起こす
holodiastolic [ハロウダイアスタリック] 全拡張の, 全拡張期の, 心臓拡張期全体の
— **murmur** [- マーマー] 全拡張期にわたる雑音
hologram [ハラグれーム] ホログラム ☆レーザー光線を当てて干渉波の強度と位相を記録する
holography [ホウログれーフィー] ホログラフィ. 物体からの回折信号波と, これと干渉性のある別の光波とを干渉させて元の物体の立体像を出す方法
holonarcosis [ハロウナーコウスィス] 完全麻酔, 全身麻酔
holophytic [ハラフィティック] 全植物栄養の
holosteric [ハラステリック] 完全固体の
holosystolic [ハロウスィスタリック] 完全収縮の, 心臓収縮期全体の
holotetanus [ハラテタナス] 全身強直, 全身性破傷風
holotomy [ハラタミー] 完全切除
holotonia [ハロウトウニア] 全身筋痙攣, 全身筋緊張
holotopic [ハロウタピック] 全体に対する部分の位置的関係
holozoic [ハロウゾウイック] 動物栄養の
Holt-Oram syndrome [ホウルトーオウらムスィンドろウム] ホルト・オーラム症候群 ☆心房中隔欠損と四肢・指の異常を含む奇形
Holter' electrocardiograph [ハルターズ イレクトろウカーディアグらフ] = Holter ECG ホルター心電図計 ☆装着して24時間モニターできる心電図計
holting [ホウルティング] ホルト拡張器で尿道狭窄を開くこと
Holzknecht's phenomenon [ホルズクネクト フィナミナン] ホルツクネヒト現象

Holzknecht's space 〜 homocystinuria

☆吸気の際，縦隔が一方に偏位するのは，その側の気管が閉側しているからである

Holzknecht's space [ホルズクネクト スペイス] ホルツクネヒト腔 ☆心臓と脊椎の間の空間

homaluramus [ハマリューらマス] 扁平口蓋

Homan' sign [ハマンズ サイン] ホーマンス徴候 ☆血栓静脈炎のとき腓腹部を把握すると痛む

homatropine [ハマトらピン] ホマトロピン ☆アトロピン誘導体

homaxial [ホウマクスィアル] 等軸性の

home care program [ホウム ケア プろグらム] 在宅医療プログラム

home care service [ホウム ケア サーヴィス] 家庭看護，在宅ケア

home doctor [ホウム ダクター] 家庭医；一般医

home enteral nutrition, HEN [ホウム エンティらル ニュートりシャン] 在宅経腸栄養法

home for the aged [ホウム フォー ザ エイジド] 老人ホーム

home nursing [ホウム ナースィング] 家庭看護，在宅介護

home parenteral nutrition [ホウム パれンタラル ニュートりシャン] 在宅経管栄養

homeo- [ホーミオウー，ホウミアー] ☆「同様」「類似」を表す接頭語

homeobox [ホミオバックス] ホメオボックス．DNA上の相同性の高い領域をコードする領域

homeochronous [ホウミオウクろウナス] 類似構造の，同周期に

homeograft [ホウミオフグれーフト] 同種移植〔片〕

homeo-osteoplasty [ホウミオウ-アスティアプレースティ] 類似骨移植術

home oxygen therapy, HOT [ホウム アクスィジェン セらピー] 在宅酸素療法

homeopathy [ホウミアパスィ] ホメオパシー，同種療法 ☆少量の病毒を用いて治療する方法

homeoplastic [ホーミアプレースティック] 同質形成性の

homeosis [ホウミオウスィス] = homeoeosis 同化，同種再生

homeostasis [ホウミオウステイスィス] 生体調節機構，生体恒常性，ホメオスタシス

homeostatic control [ホウミオウステーティック カントろウル] ホメオスターシスによる調節

homeotherapy [ホウミアセらピー] 同種療法

homeothermal [ホウミオウサーマル] = homoiothermal 温血動物の，恒温性の

homeothermy [ホウミオウサーミー] （外境に影響されない）恒常温の

home parenteral nutrition, HPN [ホウム パれンタラル ニュートりシャン] 在宅中心静脈栄養法

homesickness [ホウムスィックニス] ホームシック，望郷病

homichlophobia [ハミクロウフォウビア] 霧恐怖症

homichlophobic [ハミクロウフォウビック] 霧やもやに対する恐怖症

homicide [ハミサイド] 殺人，殺人者

homiculture [ハミカルチャー] 人種改良

homigrade thermometer [ハミグれイド サーモミター] 標準体温計

homilopathy [ホウミラパスィ] 交際狂

homilophobia [ホウミロウフォウビア] 交際恐怖症

homing [ホウミング] 帰還，帰巣
— **behavior** [-ビヘイヴィアー] 帰巣行動

Hominoidea [ホウミノイディア] 類人上科 ☆霊長類の上科，類人猿から成る

homo- [ホウモウ，ホウマー] ☆「同一」を表す接頭語

homoblastic [ホウマブレースティック] 同種細胞発達の，同一胚芽性の

homocentric [ホウマセントリック] 同心の，共心性の

homochlorcyclizine hydrochloride [ホウマクローサイクリズィン ハイドロウクローらイド] 塩酸ホモクロルシクリジン ☆ピペラジン系抗ヒスタミン薬

homocrine gland [ホウマクりン グレーンド] 同質分泌腺

homocysteine [ホウマスィスティーイン] ホモシステイン ☆アミノ酸の一種で生体内でメチオニンに転化する，メチオニンの脱メチル産物

homocystine [ホウマスィステイン] ホモシスティン ☆ホモシステインの二硫化産化物

homocystinemia [ホモスィスティニーミア] ホモシスチン血症

homocystinuria [ホウモウスィスティニューり

homodimer 〜 hooked

ア] ホモシスチン尿症 ☆水晶体偏位, 骨格異常などを示す先天異常

homodimer [ホウマダイマー] 同質二量体 ☆受容体等

homodromous [ホウマドらマス] 同方向性の

homoeology [ホウミアラジー] 同族関係

homoerotism [ホウモウイらティズム] 同性愛

homogamous [ホウマゲイマス] 同子生殖の, 類種交殖性の, 同性化を生ずる

homogenate [ホウマジネイト] ホモジネート, 均一化処理物

homogeneity [ホウモウジャニーイティ] 同種性, 均等性

homogeneous [ホウモウジーニアス] 同種の, 均質の, 均等性の

homogenesis [ホウマジェニスィス] 純一発生 ☆子が親と同一変化を経過するもの

homogenization [ホウマジナイゼイシャン] 均質化

homogenize [ホウマジャナイズ] 均質にする, 均一化する

homogenized milk [ホウマジナイズド ミルク] 均一化牛乳

homogenizer [ホウマジナイザー] 均一化装置

homogeny [ホウマジャニー] (発生構造の)相同性, 同質性

homograft [ホウマグれーフト] 同種移植

homografting [ホモグれーフティング] 同種動物間移植〔術〕

homoiotoxin [ホウモイアタクスィン] 同種毒素

homoisothermal [ホウモウ・アイソウサーマル] = homoisothermic 温血の, 恒温

homolateral [ホウモウラタラル] 同側の

homolog, homologue [ホウマラグ, ホウマローグ] 同類, 同体, 同類型器官, 異体同形物

homologous [ホウマラガス] 相同の, 発生機嫌が共通の, 同種の, 一致の, 同相の, 同族の
— **insemination** [-インセミネイシャン] 配偶者間人工受精

homology [ホウマラジー] 相同性, 同族関係

homolysin [ホウマリスィン] 同種溶血素

homonymous [ホウマニマス] 同音, 同名, 同種関係の
— **diplopia** [-ディプロウピア] 同側復視 → diplopia
— **hemianopsia** [-ヘミアナプスィア] 同側半盲

homoplastic [ホウマプれースティック] 同種形成性の

homoploidy [ホウマプロイディ] 染色体同数性

homoserine [ホウマセリーン] ホモセリン ☆セリンよりアミノ基の一つ多いもの

homosexual [ホウモウセクシュアル] 同性の

homosexuality [ホウモウセクシュアリティ] 同性愛

homostimulant [ホウマスティミュラント] 同種興奮性の, 同種刺激薬

homothallic [ホウマサリック] 同株性の, 同質接合性の

homothermal [ホウモウサーマル] 温血の

homotonic [ホウマタニック] 均一調の

homotopic [ホウマタピック] 同一部位の

homotransplantation [ホウモウ・トランスプランテイシャン] 同種移植

homozoic [ホウモウゾウイック] 同一動物の

homozygote [ホウモウザイゴウト] ホモ接合体, 同型複合個体

homozygous [ホウモウザイガス] 同型接合体の

homunculus [ハマンキュラス] 小人, 侏儒

honest [アナスト] 正直, 実直, 誠実

honestly [アナストリー] 正直に, 実直に, 律義に

honey [ハニー] 蜂蜜, 糖蜜, 甘味, 蜂蜜の, 蜜を生ずる, 甘美な

honeycomb [ハニーコウム] 蜂巣
— **lung** [-ラング] 蜂巣状肺 ☆レントゲン写真で肺野が蜂巣状にみえる状態
— **ringworm** [-リングヴァーム] 黄癬

honeymoon [ハニムーン] 新婚の, 新婚旅行

Hong Kong foot [ハング カング フット] 熱帯足白癬, ホンコン足

honk [ハンク] 雁の鳴き声に似た喉頭音

honorarium [アナれアリアム] 講演謝礼

hoof [フーフ] 蹄, ひづめ

hook [フック] 鉤, かぎ
squint — [-スクウィント-] 斜視鉤. 斜視の際に外眼筋を牽引するために使われる直角または彎曲した器具

hooked [フックト] かぎ形の, フックのついた
— **forceps** [-フォーセップス] 有鉤ピンセット

hooked bone ～ hospitalitis

hooked bone [フックト ボウン] 有鉤骨

hookworm [フックウァーム] 十二指腸虫, 鉤虫

Hope's murmur [ホウプス マーマー] ホープ雑音 ☆僧帽弁閉鎖不全症における心尖部腫縮期雑音

hopping [ハッピング] ひょいひょい跳ぶ, 跛行の, 片足跳び

hora [ホら] [L = hour] 時間, 時 (記号 h)
— decubitus [-デクビウス] [処方] 就床時間に (記号 hd)
— somni [- ソムニ] [処方] 就眠時 (記号 hs)

hordein [ホーディーン] ホルデイン ☆大麦のアルコール可溶タンパク

hordeolum [ホーディーアラム] 麦粒腫
  internal — [インターナル-] 内麦粒腫. 急性化膿性マイボーム腺炎

horizontal [ホらザンタル] 水平(線)の, 水平動の
— bar [-バー] 水平棒
— line [-ライン] 水平線, 地平線
— nystagmus [-ニスタグマス] 水平眼〔球〕振〔盪〕, 水平性眼球振〔盪〕
— plane [-プレイン] 水平面
— position [-パズィシャン] 水平位

hormephobia [ホーミフォウビア] ショック恐怖症

hormonagogue [ホーマナガグ] ホルモン分泌促進性の, ホルモン分泌促進薬

hormonal [ホーモウナル] ホルモン性の

hormone [ホーモウン] ホルモン
— receptor [-りセプター] ホルモン受容体
— replacement therapy, HRT [-りプレイスマント セらピー] ホルモン補充療法
— therapy [- セらピー] ホルモン療法
  atrial natriuretic — [エイトりアル ナトりューれティック-] 心房性ナトリウム利尿ホルモン
  growth hormone-inhibiting —, GH-IH [グろウス ホるモン-インヒビティング-] 成長ホルモン分泌抑制ホルモン
  peptide — [ペプタイド-] ペプチドホルモン. アミノ酸約100以下のもの.

hormonogenic [ホーモウナジェニック] ホルモン発生の

hormonopenic [ホーモウナピーニック] ホルモン欠乏性の

hormonoplethoric [ホーモウナプリソーりック] ホルモン充足性の

hormonopoietic [ホーモウナポイエティック] ホルモン生産性の

horn [ホーン] 角質, つの
— of Ammon [-アヴ アモン] アンモン角

Horner teeth [ホーナーズ ティース] ホルナー歯 ☆前歯の小窩状エナメル不全

Horner's phenomenon [ホーナーズ フィナミナン] ホルナー現象

Horner's sign [ホーナーズ サイン] ホルナー徴候 ☆片側交感神経機能低下のための眼球陥凹縮瞳, 発汗減少

hornification [ホーニフィケイシャン] 角化, 角質化

horniness [ホーニニス] 角質, 硬質, 角類似性

horny [ホーニイ] 角質の, 硬化する, 角類似の
— epithelium [-エピスィーりアム] 角膜上皮
— layer [-レイアー] 角質層

horology [ホらラジー] 測時学, 時計学

horopter [ホーらプター] 単視軌跡, 同視点

horrible [ハりブル] 恐ろしい, 恐るべき, 物凄い

horrify [ハりファイ] 恐怖させる, ぞっとさせる

horripilation [ホーりピレイシャン] 鷲皮, 毛髪起立症

horse-foot [ホースフット] 尖足

horse-power [ホース-パウアー] 馬力

horseradish [ホースれーディッシュ] わさびダイコン, 西洋わさび

horseshoe [ホースシュー] 蹄鉄
— abscess [-エーブセス] 馬蹄形膿瘍
— kidney [-キドニー] 馬蹄腎, 馬蹄形腎
— placenta [-プラセンタ] 馬蹄状胎盤

hospice [ハスピス] ホスピス ☆末期緩和ケア施設

hospital [ハスピタル] 病院
— chart [-チャート] 病歴, カルテ
— diet [-ダイアット] 病院食
— nurse [- ナース] 病院看護士

hospitalism [ハスピタリズム] 長期入院による神経症, 病院の衛生管理欠陥による疾患

hospitalitis [ハスピタライティス] 病院炎 ☆病院感染の俗語

hospitality [ハスピタリティ] 好意，もてなし
hospitalization [ハスピタリゼイシャン] 入院
hospitalize [ハスピタライズ] 入院させる
host [ホウスト] 宿主（寄生虫の），寄生植物，寄生細胞
 — selection [－セレクシャン] 宿主選択
hostility [ハスティリティ] 敵意
HOT (home oxygen therapy) 在宅酸素療法
hot [ハット] 熱い，刺激性の，痛烈の，放射性の
 — bath [－バス] 湯浴
 — flushes [－フラッシュズ] 顔面潮紅
 — pack [－ペーック] 温包纏
 — stage [－ステイジ] 熱感期
hour, H [アウアー] 時間
hourglass [アウアーグラス] 砂時計，漏刻
 — contraction [－カントれークシャン]（時計）凸ガラス収縮，砂時計状収縮 ☆子宮が収縮して凸ガラス形をなすこと
 — deformity [－ディフォーミティ] 時計皿様変形
 — stomach [－スタマック] 砂時計状胃
house [ハウス] 家
 — dust, HD [－ダスト] ハウスダスト，室内じん（塵），ダニの死骸などを含みアレルゲンとなる
house-physician [ハウス－フィズィシャン] 病院住込みの内科医（インターン，レジデント），宿直医
house-surgeon [ハウス－サージャン] 病院住込みの外科医，宿直外科医
household [ハウスホウルド] 家庭，家族，一家内
housekeeper [ハウスキーパー] 家政婦，家屋管理人
housekeeping [ハウスキーピング] 家政，家計，家庭の，家政の
 — announcement [－アナウンスマント] 学会等で日常的活動に必要な案内
 — gene [－ジーン] 汎用物質〔日常的な細胞の機能に不可欠な物質〕合成遺伝子
housemaid's knee [ハウスメイズ ニー] 女中膝炎 ☆膝蓋関節嚢の慢性炎症
housing [ハウズィング] 家を給すること，家，住宅
Howship's lacunae [ハウシップス ラキューネ] ハウシップ窩 ☆骨の吸収によって形成された骨空間
HPCX X連鎖型遺伝性前立腺癌 (hereditary prostate cancer, X-linked) X遺伝子関連の前立腺癌
HPETE (hydroperoxyeicosatetraenoic acid) ヒドロペルオキシエイコサテトラエン酸
HPFH (hereditary persistence of fetal hemoglobin) 遺伝性高胎児ヘモグロビン血症
HPL (human placental lactogen) ヒト胎盤性乳汁分泌促進因子
HPLC (high-performance liquid chromatography) 高性能液体クロマトグラフィ
HPN (home parenteral nutrition) 在宅（腸管外）静脈栄養法
HRCT (high resolution CT)
HRT (hormone replacement therapy)
HSP (heat-shook protein) 熱ショック蛋白
HSV (herpes simplex virus) 単純ヘルペスウイルス，単純疱疹ウイルス
HTLV (human T cell leukemia virus)
HTLV-1 associated myelopathy [－アソウスィエイティッド マイアラパスィ] HTLV-1関連脊髄疾患
hub [ハブ] 車軸
 — airport [－エアポート] 中軸空港
hue [ヒュー] 色調，色相
hum [ハム] コマ音，ブーンという音
 venous — [ヴィーナス－] 静脈雑音，こま音
human [ヒューマン] 人の，人間的，人類の，人間らしい
 — chorionic gonadotropin, HCG [－コーりアニック ガナドウトろウピン] ヒト繊毛性ゴナドトロピン ☆性腺刺激ホルモン
 — diploid cell vaccine, HDCV [－ディプロイド セル ヴェークスィン]（狂犬病に対する）人二倍体細胞ワクチン
 — genome project [－ジーノウム プろジェクト] ヒトゲノム研究計画
 — growth hormone, HGH [－グろウス ホーモウン] ヒト成長ホルモン
 — immunodeficiency virus, HIV [－イミュノウデフィシャンスィー ヴァイらス] ヒト免疫不全ウイルス ☆AIDSの病因ウイルス

― immunoglobulin ［-イミュナグラビュリン］ ヒト免疫グロブリン
― Leukocyte Antigen, HLA ［-リューカサイト エーンティジャン］ ヒト白血球抗原
― measles immuneserum ［-ミーズルズ イミューニスィーらム］ ヒト麻疹（はしか）免疫抗血清
― papilloma virus, HPV ［-パピロウマ ヴァイらス］ ヒト乳嘴腫ウイルス
― physiology ［-フィズィアラジー］ 人体生理学
― T cell leukemia virus, HTLV ［-ティー セル リューキーミア ヴァイらス］ ヒトT細胞白血球ウイルス ☆HTLV-2はAIDSの病原体

humane ［ヒューメイン］ 人間的な
humanics ［ヒューマニックス］ 人間学, 人文学
humanism ［ヒューマニズム］ 人間主義, 人本主義
humanity ［ヒューメナティ］ 人間性, 人類, 慈愛, 慈善行為
humanization ［ヒューマナイゼイシャン］ 人間化, 教化, 人間らしくすること
humanized ［ヒューマナイズド］ 人化した, 人体に適応させた
― vaccine ［-ヴェークスィン］ ヒト痘化ワクチン
human placental lactogen, HPL ［ヒューマン プラセンタル レークトゥジェン］ ヒト胎盤性ラクトゲン, ヒト胎盤性乳汁分泌促進因子
human T-cell leukemia, HTL ［ヒューマンティー・セル リウキーミア］ ヒトT細胞白血病
humectant ［ヒューメクタント］ 潤す, 湿潤剤
humectation ［ヒューメクテイシャン］ 湿すこと, ぬらすこと
humic acid ［ヒューミック エーサッド］ 腐植酸, フミン酸
humeroscapular ［フメロスキャブュラー］ 上腕骨と肩甲骨の
humerus ［ヒューマラス］ 上腕骨
humid ［ヒューミッド］ ぬれた, 湿った
― tetter ［-テター］ 湿疹
humidification ［ヒューミディフィケイシャン］ 加湿
humidifier ［ヒューミディファイアー］ 加湿器
― lung ［-ラング］ 加湿器肺 ☆過敏性肺膜炎の一種

― vapor ―［ヴェイパー-］ 蒸気加湿器
humidify ［ヒューミディファイ］ ぬらす, 湿らす
humidity ［ヒューミディティ］ 湿度
― drier ［-ドらイアー］ 調湿ドライヤー
humo(u)r ［ヒューマー］ 体液, 気質, 機嫌
― corporis vitrei ［-コーポーリス ヴィトリー］ 硝子体液
humoral ［ヒューマらル］ 体液の, 液性の
― antibody ［-エーンティバディ］ 液性抗体
― immunity ［-イミューニティ］ 体液性免疫
― theory ［-スィーアりー］ 液体説
― transmission ［-トれーンスミッシャン］ 液性伝達
hump ［ハンプ］ 瘤, 隆起
humpback ［ハンプベーック］ 脊椎後彎, 円背
humus ［ヒューマス］ 腐蝕土
hunchback ［ハンチベーック］ 後彎, せむし
hunger ［ハンガー］ 飢餓, 空腹
― contraction ［-カントれークシャン］ （胃の）飢餓収縮
― cure ［-キュアー］ 飢餓療法
― day ［-デイ］ 絶食日
― edema ［-イディーマ］ 飢餓性浮腫
― fever ［-フィーヴァー］ 飢餓熱
― pain ［-ペイン］ 飢餓痛, 空腹時痛
― sterility ［-スタりリティ］ 飢餓性不妊症
― therapy ［-セらピー］ 飢餓療法
hungry ［ハングりー］ 飢えた
Hunt's geniculate syndrome ［ハンツ ジャニキュレイト スィンドろウム］ 耳の帯状疱疹
Hunt's syndrome ［ハンツ スィンドろウム］ ハント症候群 ☆眼部帯状疱疹
Hunter-Russel syndrome ［ハンターらッセル スィンドろウム］ ハンターラッセル症候群 ☆慢性有機水銀中毒
Hunter's glossitis ［ハンターズ グラサイティス］ ハンター舌炎 ☆悪性貧血に見られる萎縮性舌炎
Hunter's syndrome ［ハンターズ スィンドろウム］ ハンター症候群, ムコ多糖症
Huntington's chorea ［ハンティンタンズ コーりア］ ハンチントン舞踏病
Huntington's sign ［ハンティンタンズ サイン］ ハンチントン徴候 ☆脳外套脊髄間の病変のとき下腿を床端から下垂して仰臥させたとき咳をすると病変側の大腿が

曲がる

Hurler syndrome [ハーラーズ スィンドロウム] ハーラー症候群 ☆ムコ多糖症の一つ

hurt [ハート] 怪我をさせる，苦痛を与える，痛む，害する

HUS (hemolytic-uremic syndrome)

husk [ハスク] 殻，莢，皮，苞，牛疫，皮を剥ぐ，ーの殻をとる

huskiness [ハスキーネス] 嗄（さ）声，声がしわがれていること

husky [ハスキー] 低声の，がっちりした
— voice [- ヴォイス] 低声

Hutchinson-Gilford disease [ハチンサン-ギルフォード ディズィーズ] ハッチンソン・ギルフォード病 ☆早老症の一つ

Hutchinson's pupil [ハッチンサンズ ピュービル] ハッチンソン瞳孔 ☆一方が散大し他方が正常である瞳孔

Hutchinson's tooth [ハッチンソンズ ティース] ハッチンソン歯牙 ☆遺伝梅毒で歯牙が不整で凹陥するもの

H wave [エイチ ウェイヴ] H波

hyalin(e) [ハイアリン] 硝子質，ガラス様の，透明の
— bodies [- バディーズ] 硝子体
— cartilage [- カーティリジ] 硝子軟骨
— cast [- キャスト] 硝子質円柱
— degeneration [- ディジャナれイシャン] 硝子変性
— membrane disease [- メンブれインディズィーズ] ヒアリン膜病 ☆肺胞膜面を硝子状物質が覆い呼吸不全に陥る小児の疾患
— thrombus [- スらンバス] 硝子血栓

hyalinization [ハイアリナイゼイシャン] ヒアリン化

hyalinuria [ハイアリニューりア] 硝子質尿

hyalitis [ハイアライティス] 硝子体炎
— punctata [- パンクテイタ] 点状硝子体炎
— suppurativa [- サピューらティーヴァ] 化膿性硝子体炎

hyalo- [ハイアロウ-，ハイアラ-] ☆「透明」「硝子質」を表す接頭語

hyalogen [ハイアラジャン] 硝子原質

hyaloid [ハイアロイド] 透明の，ガラス様の
— artery [- アータりー] 硝子体動脈

hyaloma [ハイアロウマ] 胎児髄組織腫

hyaloplasm [ハイアラプレーズム] 透明質，硝子形質

hyaloserositis [ハイアロスィアろウサイタス] 硝子質漿膜炎

hyaluronic acid [ハイアルろニック エーサッド] ヒアルロン酸

hyaluronidase [ハイアルろニデイス] ヒアルロニダーゼ ☆ヒアルロン酸を分解する酵素

hybrid [ハイブリッド] 混種，雑種
— variation [- ヴェアりエイシャン] 雑種変異
— vigor [- ヴィガー] 雑種強勢 ☆雑種生物の方が強く長寿である現象

hybridism [ハイブりディズム] = hybridity 雑交，雑種性

hybridization [ハイブりディゼイシャン] 雑種交配，DNA再結合

hybridize [ハイブりダイズ] 雑種交配する，DNAを混合する

hybridoma [ハイブりドウマ] 融合雑種腫瘤細胞

hydantoin [ハイダントイン] ヒダントイン ☆グリコリル尿素

hydatid [ハイダティッド] 胞虫嚢の子胞，胎芽組織の嚢状物痕跡，包虫，水包体
— disease [- ディズィーズ] = echinococcus エキノコッカス症，包虫症
— mole [- モウル] = hydatidiform mole ブドウ状奇胎，胞状奇胎
— polyp [- パリプ] 嚢状ポリープ

hydatidiform [ハイダティディフォーム] 胞嚢状の，水胞形の
— mole [- モール] 胞状奇胎→ mole

hydatidoma [ハイダティドウマ] 胞嚢状腫瘍，胞虫腫

hydatism [ハイダティズム] 病的体液の振動音

hydra-, hydro- [ハイドら-，ハイドろ-] ☆「水」「水素」を表す接頭語

hydradenitis [ハイドらディナイティス] 汗腺炎

hydraeroperitoneum [ハイドらエアろウペりタニーアム] = hydropheumoperitoneum 腹膜水気腫，水気腹症

hydragogue, hydragog [ハイドらガグ] 駆水の，駆水剤

hydralazine hydrochloride [ハイドらラズィーン ハイドろウクローらイド] 塩酸ヒドララジン ☆血管拡張性降圧薬

hydramnios [ハイドらムニア] =

hydramnion 羊水過多症
hydrangitis [ハイドれーンジャイティス] リンパ管炎
hydrargyrate [ハイドらージれイト] 水銀の，水銀含有の
hydrargyria [ハイドらージリア] ＝ hydrargyrism 慢性水銀中毒，水銀疹
hydrargyrism [ハイドらージリズム] 水銀中毒症
hydrargyrum, Hg [ハイドらージらム] 水銀（元素）☆原子量 200.59
hydrarthrosis [ハイドらースろウスィス] 関節水腫
hydrase [ハイドれイス] ヒドラーゼ．ヒドラターゼの旧語→ hydratase
hydrastine hydrochloride [ハイドれースティーン ハイドロウクローらイド] 塩酸ヒドラスチン
hydratase [ハイドらティス] ヒドラターゼ，加水酵素
hydrate [ハイドれイト] 含水化合物，水和物
hydrated [ハイドれイティッド] 水と化合した，水和物の
hydration [ハイドれイシャン] 水化，水と化合すること，水和，水分補給
 — isomerism [-アイサマりズム] 水和異性
 — polymer [-パリマー] 水和重合体
hydraulic [ハイドローリック] 水力の，動水の，水圧の，水圧利用の，含水の，動水学（複数），水力学，水理学
hydraulicity [ハイドローリスィティ] 水硬性
hydrazide [ハイドらザイド] ヒドラジド ☆ヒドラジンの NH_2 と酸のカルボキシル基の結合した化合物
hydrazine [ハイドらズィーン] ヒドラジン ☆ジアミン
hydrectasis [ハイドれクタスィス] 水性膨張
hydremesis [ハイドれミスィス] 吐水，水様物吐出
hydremia [ハイドりーミア] 水血症
hydrenterocele [ハイドれンタらスィール] 腹水ヘルニア
hydrenterorrh(o)ea [ハイドれンタらりーア] 水様下痢
hydriatric [ハイドりアトりック] 水療法の
hydric [ハイドりック] 水素の
hydride [ハイドらイド] 水素化合物
hydro- [ハイドろウ-，ハイドら-] ☆「水」「含水」「水素」を表す接頭語
hydroa [ハイドろウア] 水疱症
hydroargentic [ハイドろウアージェンティック] 水素と銀とを有する
hydroarthrosis [ハイドろウアーろウスィス] 関節水症，関節水腫
hydrobiosis [ハイドろウバイオウスィス]（微生物における）液質中の発生
hydrobromic acid [ハイドろウブろウミック エーサッド] ブロム水素酸
hydrocarbon [ハイドろウカーバン] 炭水化物
 saturated — [セーチャれイティッド-] 飽和炭化水素．炭素原子との結合が単結合のみからなる炭化水素
 unsaturated — [アンサチャれイティッド-] 不飽和炭化水素
hydrocele [ハイドらスィール] 水腫，水瘤，陰嚢水腫
hydrocephalic [ハイドろウスィフェリック] 水頭症の
hydrocephalus [ハイドらセファラス] 水頭症，脳水腫
 — externus [-イクスターナス] 外水頭症→ external hydrocephaly
 — internus [-インターヌス] 内水頭症→ internal hydrocephaly
hydrocephaly [ハイドらセファリー] 水頭症
 congenital — [カンジェニタル-] 先天性水頭症
 external — [イクスターナル-] 外水頭症
 internal — [インターナル-] 内水頭症
 noncommunicating — [ナンカミュニケイティング-] 非交通性水頭症．脳室系の閉塞による水頭症
 obstructive — [アブストらクティブ-] 閉塞性水頭症．髄液循環路の閉鎖による
hydrochlorate [ハイドろウクローれイト] 塩酸塩類
hydrochloric acid [ハイドろウクローりック エーサッド] 塩酸
hydrochlorothiazide [ハイドろウクロろウサイアザイド] ヒドロクロロチアジド ☆サイアザイド系利尿薬
hydrocholecystitis [ハイドろウコウリスィスタイティス] 水腫性胆嚢炎
hydrocyanic acid [ハイドろウサイエーニック エーサッド] シアン化水素酸
hydrocyst [ハイドらスィスト] 水疱，包虫嚢

hydrocystoma 〜 hydrophobic

hydrocystoma [ハイドロウスィストウマ] 水胞腫, 汗腺嚢腫

hydroderma [ハイドロウダーマ] 皮膚水腫

hydrodiffusion [ハイドロウディフュージャン] 液体拡散

hydrodiuresis [ハイドロウダイユリースィス] 水利尿, 希薄尿過多排泄

hydrodynamics [ハイドロウダイネーミックス] 流体力学

hydroelectric [ハイドロウイレクトリック] 水力電気の

hydroflumethiazide [ハイドロウフルーミサイアザイド] ヒドロフルメチアジド ☆サイアザイド系利尿剤の一つ

hydrogen, H [ハイドロジャン] 水素（元素） ☆原子量1.0079
 — **acceptor** [−アクセプター] 水素受容体
 — **bond** [−バンド] 水素結合
 — **dioxide** [−ダイアクサイド] 過酸化水素
 — **ion** [−アイアン] 水素イオン
 — **peroxide, H_2O_2** [−パロクサイド] 過酸化水素
 — **sulfide, hydrogen sulphide** [−サルファイド ハイドらジャン サルフェイト] 硫化水素

hydrogenation [ハイドロウジャネイシャン] 水素添加作用, 添水素化作用

hydrogenesis [ハイドらジェニスィス] 水様液形成ないし貯留, 分泌異常を起こしている病気

hydrographic chart [ハイドロウグれーフィック チャート] 水路図

hydrogymnastics [ハイドロウジムネースティックス] 水中運動

hydrohemothorax [ハイドロウヒマソーらックス] 水様血胸症

hydrohymenitis [ハイドロウハイミナイティス] 漿膜炎

hydrokinetics [ハイドロウカイネティックス] 流体力学

hydrolability [ハイドロウラビリティ] 水分結合不安定性

hydrolase [ハイドらレイス] 水解酵素 ☆加水分解酵素

hydrology [ハイドらラジー] 水文学. 水科学

hydrolysate [ハイドらリセイト] 水解物, 水解質

hydrolysis [ハイドらリスィス] 加水分解

hydrolyte [ハイドらライト] 水解産物

hydrolytic [ハイドらリティック] 水解物の, 加水分解の
 — **ferment** [−ファーメント] 加水分解酵素

hydrolyze [ハイドらライズ] 加水分解する

hydroma [ハイドろウマ] 水腫, 水瘤, 滑液嚢水腫

hydromassage [ハイドロウマサージ] 水中マッサージ

hydromeningitis [ハイドロウメニンジャイティス] 水髄膜炎, デスメー膜炎

hydromeningocele [ハイドロウミニンガスィール] 水髄膜瘤

hydrometer [ハイドらミター] 体液比重計

hydrometra [ハイドロウミートら] 子宮水腫

hydromyelia [ハイドロウマイイーリア] 脊髄中心水腫
 acquired — [アクワイアード−] 後天性水脊髄症
 congenital — [カンジェニタル−] 先天性水脊髄症

hydromyoma [ハイドロウマイオウマ] 水腫性筋腫

hydronephrosis [ハイドロウニフろウスィス] 水腎症

hydronephros [ハイドロウネフロス] 水腎腫

hydroparasalpinx [ハイドロウペーらサルピンクス] 副卵管水腫

hydropathic [ハイドらペースィック] 水療法の

hydropathy [ハイドらペースィ] 水療法

hydropenic [ハイドロウピーニック] 水欠乏症の

hydropericarditis [ハイドロウペりカーダイティス] 水貯溜性心膜炎

hydropericardium [ハイドロウペりカーディアム] 水分貯溜性心外膜炎

hydroperitoneum [ハイドロウペりタニーアム] 腹水症

hydrophallus [ハイドロウフェーラス] 陰茎水腫

hydrophilia [ハイドらフィリア] 親水性, 吸水性

hydrophobe [ハイドロウフォウブ] 恐水病者, 疎水性の

hydrophobia [ハイドロウフォウビア] 恐水症状, 恐水病

hydrophobic [ハイドロウフォウビック] 疎水性の
 — **tetanus** [−テタナス] 恐水性破傷風

hydrophthalmos [ハイドろフ**サ**ルマス] 水眼
hydropic [ハイドらピック] 水腫性の
hydroplasmia [ハイドらプ**レー**ズミア] 希釈血漿症
hydropleuritis [ハイドろウプルー**ら**イティス] 湿性胸膜炎
hydropneumatosis [ハイドろウニューマ**ト**ウスィス] 水気症, 水気腫
hydropneumothorax [ハイドろウニューモウ**ソー**らックス] 水気胸症
hydroponic [ハイドらパニック] 水耕の
hydroposia [ハイドら**ポ**ウズィア] 飲水の, 水の
hydrops [ハイドらップス] 水症
　— **abdominis** [－アブ**ダ**ミニス] 腹水
　— **ad matulum** [－**アド** メー**チュ**ラム] 多尿症
　— **amnii** [－**ア**ムニイ] 羊水過多症
　— **anasarca** [－アナ**サー**カ] 全身水腫
　— **articuli** [－アー**ティ**キュライ] 関節水腫
　— **fetalis** [－フィ**テ**イリス] 胎児水腫
　— **labyrinthi** [－ラビ**リ**ンスィ] 迷路水腫
　— **placentae** [－プラ**セ**ンテ] 胎盤水腫
　— **spurious** [－ス**ピュー**りアス] 偽性水腫
hydropsia [ハイドらプスィア] 水腫
hydropyonephrosis [ハイドろウ・パイオウニフ**ろ**ウスィス] 水膿腎症
hydropyopneumothorax [ハイドろウ・パイオウ・ニューモウ**ソー**らックス] 水膿気胸症
hydroquinone [ハイドろウクウィ**ノ**ウン] ヒドロキノン ☆写真の現像に用いる
hydrorenal [ハイドら**リー**ナル] 水腎性の
hydrorrh(o)ea [ハイドら**リー**ア] 水液漏, 漏水症
　— **uteri** [－**ユー**テり] 子宮漏水症. 粘液性白帯下の流出
　— **uteri gravidarum** [－**ユー**テり グらヴィ**ディ**らム] 脱落膜性妊娠子宮漏水症
　nasal, nasalis — [**ネ**イサル, ナ**サー**リス－] 水様鼻漏
hydrosalpinx [ハイドら**セー**ルピンクス] 卵管水腫症
hydrosol [ハイドらソール] ヒドロゾル, 水性ゾル
hydrospermatocyst [ハイドろウス**パー**マタスィスト] 精液性水瘤
hydrospirometer [ハイドろウスパイらミター] 水式肺活量計
hydrostability [ハイドろウステー**ビ**リティ] 水分結合安定性
hydrostat [**ハ**イドらスタット] 警水器, 漏水検出器
hydrostatics [ハイドらス**テー**ティック] 流体静力学
　— **bed** [－ベッド] 水床
hydrosudotherapy [ハイドろウスューダ**セ**らピー] ＝ hydrosudopathy 発汗水療法
hydrosyntasis [ハイドろウスィン**テ**イスィス] 水腫
hydrotalcite [ハイドろウ**テー**ルサイト] ヒドロタルサイト ☆消化性潰瘍治療薬, マグネシウム・アルミニウム塩の制酸薬, 透析患者に用いる
hydrotaxis [ハイドら**テー**クスィス] 向水性, 走水性
hydrotherapeutics [ハイドろウセらピュー**ティ**ックス] 水治療学
hydrothrapy [ハイドろウ**セ**らピー] 水療法
hydrothermal [ハイドろウ**サー**マル] 温水の
hydrothion [ハイドろウ**サ**イアン] 硫化水素
hydrothorax [ハイドろウ**ソー**らックス] 水胸症
hydrotympanum [ハイドら**ティ**ンパナム] 鼓室水腫
hydroureter [ハイドうら**ユ**りター] 水尿管症
hydrous [**ハ**イドらス] 含水の
hydrovarium [ハイドろウ**ヴェ**アりアム] 卵巣水腫
hydroxide [ハイドらクサイド] 水酸化物
hydroxy acid [ハイドら**ク**スィ **エー**サッド] ヒドロキシ酸
hydroxyapatite [ハイドらクスィ**エー**パタイト] ヒドロキシアパタイト ☆骨塩の主要な結晶, 主に Ca と PO_4 から成る
hydroxychloroquine [ハイドろウクスィク**ロー**らクウィン] ヒドロキシクロロキン ☆慢性関節リウマチの薬
25-hydroxycholecalciferol [25－ハイドらクスィコウリカル**ス**ィファろール] 25－ヒドロキシコレカルシフェロール
17-hydroxycorticosterone [17－ハイドらクスィコーティ**カ**スタろウン] 17－ヒドロコルチコステロン
5-hydroxyindole acetic acid, 5-HIAA [5－ハイドろクスィイン**ドー**ル アス**ィー**ティック **エー**サッド] 5－ヒドロキシインドール酢酸 ☆セロトニン代謝物
hydroxyl, -OH [ハイド**ら**クスィル] 水酸基

hydroxylamine 〜 hyper-

hydroxylamine [ハイドらクスィラミーン] ヒドロキシルアミン ☆皮膚消毒剤
hydroxylase [ハイドらクスィレイス] ヒドロキシラーゼ,水酸化酵素
hydroxylation [ハイドらクスィレイシャン] 水酸化
17-hydroxyprogesterone [17-ハイドらクスィプらジェスタろン] 17-ヒドロキシプロゲステロン
hydroxyproline [ハイドらクスィプろウリーン] ヒドロキシプロリン ☆コラーゲンに特異的に含まれるアミノ酸
hydroxyprolin(a)emia [ハイドらクスィプろウリニーミア] ヒドロキシプロリン血症 ☆アミノ酸先天代謝異常の一つで知能低下を起こす
hydroxyurea [ハイドらクスィユーリア] ヒドロキシ尿素 ☆抗腫瘍薬,慢性骨髄性白血病等に用いる
hydroxyzine [ハイドらクスィズィーン] ヒドロキシジン ☆ピペラジン系抗ヒスタミン薬,抗アレルギー性抗不安薬
hydruresis [ハイドるリースィス] 水尿性
hydruria [ハイドるーリア] 水尿症
hyetometry [ハイアタミトりー] 雨量測定法
Hygeia [ハイジーア] ハイジーア ☆医療の神 Aesculapius の娘で健康の女神
hygiene [ハイジーン] 衛生学
　dental — [デンタル-] 口腔衛生
　food — [フード-] 食品衛生
　individual — [インディヴィデュアル-] 個人衛生
hygienic [ハイジエニック] 衛生学の,衛生上の
hygric [ハイグリック] 湿気の,湿度の
hygro- [ハイグろウー,ハイグら-] ☆「湿潤」を表す接頭語
hygroblepharic [ハイグろウブレフェーりック] 眼瞼湿潤の
hygrodermia [ハイグろウダーミア] 皮膚水腫
hygrology [ハイグらラジー] 体液論
hygroma [ハイグろウマ] 水滑液嚢腫
hygrometer [ハイグらミター] 湿度計
hygrometry [ハイグらミトりー] 湿度計測法
hygroscope [ハイグらスコウプ] 湿度計.大気中の湿度を示す装置
hygroscopic [ハイグらスカピック] 検湿器の,湿りやすい,吸湿性の
　— water [-ウォーター] 湿分

hyle [ハイル] 物質,原始物質
hyloma [ハイロウマ] 髄質腫
hylophobia [ハイラフォウビア] 森林恐怖症
hymecromone [ハイメクろウモン] ヒメクロモン ☆胆道疾患治療薬,利胆薬
hymen [ハイマン] 処女膜
Hymenolepis [ハイマナリピス] 膜様条虫属
hymenology [ハイマナラジー] 膜質学
hymenomalacia [ハイミノウマレイシア] 膜軟化
hymenorrhaphy [ハイメノらフィー] 処女膜縫合術
hyo- [ハイオウー,ハイア-] ☆「舌骨」を表す接頭語
hyoglossus [ハイオウグラッサス] 舌骨,舌筋
hyoid [ハイオイド] 舌骨,ギリシア文字イプシロン Upsilon (U) の字形
　— arch [-アーチ] 舌骨弓
hyolaryngeal [ハイオウラりンジアル] 舌骨喉頭
hyoscine [ハイアスィーン] ヒヨスチン
　— hydrobromide [-ハイドロウブろウマイド] 臭化水素酸ヒヨスチン
hyoscyamine [ハイオウサイアミーン] ヒヨスチアミン
Hyoscyamus [ハイオウサイアマス] ヒヨス属 ☆茄子科の一属
hypacidemia [ハイパスィディーミア] 低酸血症
hypacusia [ハイパクースィア] = hypacusis 遠耳,難聴
hypalgesia [ハイパルジースィア] 痛覚減退症,痛覚低下
hypalgia [ハイペールジア] 軽痛
hypanakinesis [ハイパナカイニースィス] 運動機能不全(胃腸のような)
hypanapophy [ハイパネーパフィ] 骨隆起の関節端 ☆人体においては脊椎骨中心より前方すなわち腹側にある
hypapoplexia [ハイペーパプレクスィア] 不全中風
hypatmism [ハイペートミズム] 薫蒸,燻煙
hypatonia [ハイパトウニア] 弛緩,緊張減弱
hypencephalon [ハイペンセファラン] 下脳 ☆四丘体・端・延髄の総称
hypeosinophil [ハイピーアスィナフィル] 弱エオジン好性,エオジン染色不良の
hyper- [ハイパー] ☆「上方」「超」を表す接頭語

396

hyperabduction [ハイパーアブダクシャン] 過外転 (superabduction). 体軸から外方に向う過度の動き

hyperabduction syndrome [ハイパーアブダクシャン スィンドロウム] 過外転症候群

hyperacanthosis [ハイパらカンソウスィス] 棘細胞増殖症

hyperacidity [ハイパれースィディティ] 過酸症
  gastric — [ゲーストリック-] 胃酸過多
  larval — [ラーヴァル-] 仮面性胃酸過多症

hyperactivity [ハイパらクティヴィティ] 機能亢進

hyperacusis [ハイパーらクスィス] 聴覚過敏症 (hyperacusia)

hyperacute [ハイパらキュート] 過敏性の, 超急性の
  — rejection, HAR [-りジェクシャン] 以前に感作された物質が再投与されたとき急性拒否反応が起こる

hyperadenosis [ハイパらディノウスィス] 肥大性腺疾患

hyperadiposis [ハイパらディポウスィス] = hyperadiposity 脂肪性肥大

hyperadrenocorticism [ハイパらドりーナコーティスィズム] 副腎皮質機能亢進症

hyperaeration [ハイパれアれイシャン] 曝気過多, 通気過多

hyperaffectivity [ハイパらフェクティヴィティ] 敏感症, 反応過敏症

hyperalbumin(a)emia [ハイパらルビュミニーミア] 高アルブミン血症

hyperaldosteronism [ハイパらルダスタらニズム] 高アルドステロン症

hyperalgesia [ハイパれールジーズィア] 痛覚過敏症

hyperalgia [ハイパれールジア] 激痛

hyperalimentation [ハイパらリマンテイシャン] 非経口過剰栄養補給

hyperalkalescence [ハイパらルカれッサンス] 過アルカリ性

hyperaminoacidemia [ハイパー・アミーノウ・アサーディーミア] 高アミノ酸血症

hyperaminoaciduria [ハイパー・アミーノウ・アスィデューりア] = aminoaciduria 高アミノ酸尿症

hyperammon(a)emia [ハイパらマニーミア] 高アンモニア血症

hyperamylasemia [ハイパらミレイスィーミア] 高アミラーゼ血症

hyperanakinesis [ハイパらナカイニースィス] 運動機能亢進, 多動

hyperaphic [ハイパれーフィック] 触覚過敏

hyperarthritis [ハイパーアースらイティス] 激痛関節炎

hyperasthenia [ハイパーれースィーニア] 過度衰弱

hyperbaric [ハイパーベーりック] 高比重性の, 高圧性の
  — anesthesia [-アニスィーズィア] 高圧麻酔
  — oxygenation [-アクスィジェネイシャン] 高〔気〕圧酸素化 (HBO); 高圧酸素療法→oxygenation
  — oxygen therapy [-アクスィジャン セらピー] 高圧酸素療法

hyperbolic [ハイパーバリック] 誇張の, 誇大の

hyperbulia [ハイパービューリア] 病的意欲

hypercachexis [ハイパーカケクスィス] 焦点過度精神集中, 精神力過度集中

hypercalcemia [ハイパーカルスィーミア] 高カルシウム血症

hypercalciton(a)emia [ハイパーカルスィタニーミア] 高カルチトニン血症

hypercalciuria [ハイパーカルスィユーりア] 高カルシウム尿症

hypercapnia [ハイパーケープニア] 高炭酸ガス血症

hypercapnic hypoxic respiratory failure, HHRF [ハイパーキャプニック ハイパクスィック れスパらタリー フェイリャー] 高炭酸ガス低酸素血症性呼吸不全

hypercatabolism [ハイパーカタバリズム] 異化亢進

hypercatharsis [ハイパーカサースィス] 過度下痢症

hypercementosis [ハイパースィーマントウスィス] 過セメント症, セメント質増殖症

hypercenesthesia [ハイパースィネスィーズィア] 健康過信, 多幸症

hypercenosis [ハイパースィーノウスィス] 排出過多

hyperceruloplasminemia [ハイパーセりュラプラスミニーミア] 高セルロプラスミン血症

hyperchamaerrhine [ハイパーキャミらイン] 過度扁平鼻

hyperchloremia [ハイパークローりーミア] 高クロール血症, 高塩素血症

hyperchlorhydria [ハイパークローハイドりア]

過塩酸症
hypercholesteremia, hypercholesterolemia [ハイパーコレスタりーミア, ハイパーコレスタロウりーミア] 高コレステロール血症
hypercholia [ハイパーコウリア] 胆汁分泌過多症
hyperchondroplasia [ハイパーカンドロウプレイズィア] 軟骨過形成
hyperchromasia [ハイパークロウメイズィア] 過色素状態
hyperchromatism [ハイパークろウメーティズム] 高血色素症, 血色素増多症；クロマチン増加症；皮膚色素過剰症
hyperchromatopsia [ハイパークロウマタプスィア] 過色視症
hyperchromatosis [ハイパークろウマトウスィス] 過色素症
hyperchrome [ハイパークろウム] 過色
hyperchromia [ハイパークろウミア] 過色素症, 過染色症
hyperchromic anemia [ハイパークろウミック アニーミア] 高色(素)性貧血
hyperchylia [ハイパーカイリア] 胃酸過多症
hypercoagulability [ハイパーコウアギュラビリティ] 血液凝固亢進
hypercompensation [ハイパーカンパンセイシャン] 代償過多
hypercythemia [ハイパーサイスィーミア] 赤血球過多症, 赤血球増加症
hyperdactyly [ハイパーデークティリー] 多指(趾)症 (polydactyly)
hyperdermatosis [ハイパーダーマトウスィス] 皮膚肥厚
hyperdeviation [ハイパーディヴィエイシャン] 上方偏位. 視線が上方に変異する
hyperdiastole [ハイパーダイアスタリー] 心臓拡張過度
hyperdicrotic [ハイパーダイクらティック] 超重拍脈の
  — pulse [-パルス] 過重複脈
hyperdistention [ハイパーディステンシャン] 過度拡張
hyperdiuresis [ハイパーダイユりースィス] 利尿過多
hyperdynamic [ハイパーダイナミック] 筋力過多の, 収縮過多性の
  — ileus [-イリアス] 痙攣性腸閉塞
hyperemesis [ハイパれミスィス] 嘔吐過多
  — gravidarum [-グらヴィダーらム] 悪阻, つわり

hyperemia [ハイパーりーミア] 充血
  — ex vacuo [-エクス ヴァキュオウ] 真空性充血, 虚血充血
hyperemization [ハイパりミゼイシャン] 充血療法
hyperemotivity [ハイパりモウティヴィティ] 感情異常過敏, 刺激反応過敏
hyperendemic [ハイパれンデミック] 地方病の頻発する
hyperendophasia [ハイパれンドウフェイズィア] 内言語過多
hyperenergy [ハイパーれナージー] エネルギー過多, 活力過多
hyperenteritis [ハイパれンタらイティス] 急性腸炎
hyperergasia [ハイパらーゲイズィア] 作用亢進, 機能亢進
hypererythrocythemia [ハイパりりスろウサイスィーミア] 赤血球過多症
hyperesthesia [ハイパりススィーズィア] 知覚過敏症
hyperexophoria [ハイパれクサフォーりア] 眼球の外上方転
hyperexplexia [ハイパれクスプレクスィア] びっくり病
hyperextension [ハイパりクステンシャン] 伸展過度
hyperfine [ハイパーファイン] 超微細な
hyperflexion [ハイパーフレクシャン] 屈曲過度
hyperfunction [ハイパーファンクシャン] 機能亢進
hypergasia [ハイパーゲイズィア] 作用減退, 機能減弱
hypergastrin(a)emia [ハイパーガストりニーミア] 高ガストリン血症
hypergeusia [ハイパーグースィア] 味覚過敏症
hyperglobulin(a)emia [ハイパーグラビュリニーミア] 高グロブリン血症
hyperglucagon(a)emia [ハイパーグルカガニーミア] 高グルカゴン血症
hyperglycemia [ハイパーグライスィーミア] 高血糖
hyperglycin(a)emia [ハイパーグリスィニーミア] 高グリシン血症
hyperglycinuria [ハイパーグライスィニューりア] 高グリシン尿症
hyperglycistia [ハイパーグライスィスティア] 過糖症
hyperglycogenia [ハイパーグライコウジーニア]

グリコーゲン過産症

hyperhematosis [ハイパーヘマトウシス] 過多血, 多血

hyperhidrosis [ハイパりドろウシス] 発汗過多症, 多汗症 → hidrosis
　palmar —[パーマー-] 手掌発汗過多症

hyperhydroxyprolinemia [ハイパーハイドろクシプろリニーミア] 高ヒドロキシプロリン血症, 血中ヒドロキシプロリン上昇

hyperhypnosis [ハイパーヒープノウシス] 睡眠の過度または頻繁

hyperideation [ハイパらイディエイシャン] 精神作用の異常亢進

hyperidrosis [ハイパりドろウシス] 多汗症

hyperimmunoglobulin E [ハイパりミュノウグラビュリン イー] 免疫不全の一種 ☆ブドウ状球菌膿瘍を伴う

hyperinosemia [ハイパりノスィーミア] 血中線維素形成過度

hyperinosis [ハイパりノウシス] 高線維素原

hyperinsulinemia [ハイパーインスリニーミア] 高インスリン血症, 血中インスリン上昇

hyperinsulinism [ハイパりンスュリニズム] インスリン過多症

hyperinvolution [ハイパりンヴァリューシャン] 過度退縮

hyperisotonic [ハイパらイサタニック] 過高張力の

hyperkalemia, hyperkaliemia [ハイパーカリーミア] 高カリウム血症 (hyperpotassemia)

hyperkeratinization [ハイパーケらティニゼイシャン] 過度角質化

hyperkeratosis [ハイパーケらトウシス] 角質増加
　— **linguae** [-リングウェ] 遠心性角化症, 舌角質増加症
　— **penetrans** [-ペナトランス] 貫通性角質増加症
　— **subungualis** [-サバングエーリス] 爪床肥厚症, 爪甲下角質増殖症
　— **universalis congenita** [-ユーニヴァーサーリス カンジェニタ] 先天性汎発性角質増殖症

hyperketonuria [ハイパーキートウニューりア] 高ケトン尿症

hyperkinesia [ハイパーカイニースィア] 多動, 運動高進 (過多) 症

hyperkinesia, hyperkinesis [ハイパーカイニースィア, ハイパーカイニースィス] 運動過多症
　essential —[エッセンシャル-] 本態性運動過多症

hyperlactation [ハイパーレークテイシャン] 長期授乳, 乳汁分泌過多

hyperleukocytosis [ハイパーリューコウサイトウシス] 白血球増加症

hyperlipemia [ハイパーライピーミア] 高脂血症

hyperlipoproteinemia [ハイパーライポプろティニーミア] 高リポ蛋白血症

hyperlordosis [ハイパーロードウシス] 過前弯 (わん) 症

hyperlucent lung [ハイパールーサント ラング] 過透過肺

hyperlymphia [ハイパーリンフィア] リンパ過多

hyperlysin(a)emia [ハイパーライスィニーミア] 遺伝性高リジン血症

hypermagnesemia [ハイパーメーグニスィーミア] 高マグネシウム血症

hypermania [ハイパーメイニア] 重症躁病

hypermastia [ハイパーメースティア] 乳房過大, 乳房肥大症

hypermature [ハイパーメーテュア] 白内障の過熟. 手術に適当な時期を過ぎて進行すること

hypermedication [ハイパーメディケイシャン] 薬量過多

hypermenorrh(o)ea [ハイパーメナりーア] 月経過多

hypermetabolism [ハイパーミタバりズム] 新陳代謝異常亢進

hypermetria [ハイパーメトりア] 測定大症

hypermetropia [ハイパーミトろウピア] 遠視

hypermimia [ハイパーミーミア] 表情過多, 過度の感情の表現

hypermnesia [ハイパームニーズィア] = hypermnesis 記憶力異常増進

hypermnesis [ハイパームニースィス] 記憶異常亢進

hypermotility [ハイパーモウティリティ] 運動機能亢進

hypermyotonia [ハイパーマイオウトウニア] 筋緊張過度

hypernasality [ハイパーネイサリティ-] 過度鼻声, 鼻声が強過ぎる

hypernatremia [ハイパーナトりーミア] 高ナトリウム血症

hypernephroma [ハイパーニフろウマ] 副腎腫 ☆副腎起源細胞による腎腫瘍の一種
hyperneuria [ハイパーニューりア] 神経機能亢進
hypernormal [ハイパーノーマル] 正常を超えて，正常より高い
hyperology [ハイパろラジー] 子宮学
hyperonychia [ハイパろウニキア] 爪の異常肥大，爪肥厚
hyperopia, H [ハイパろウピア] = hypermetropia 遠視，遠視眼
　absolute — [アブサルートー] 絶対遠視. レンズを使用しないと矯正できない遠視
hyperorexia [ハイパろウれクスィア] 食欲異常亢進
hyperosmia [ハイパろズミア] 嗅覚過敏症
hyperosmolarity [ハイパーアズモレーりティー] 高浸透圧症 → osmolality
hyperostosis [ハイパろストウスィス] 過度の骨増殖症
　— frontalis interna [—フろンターリス インターナ] 前頭骨内板過骨症 → Morgagni's symdrome
　diffuse idiopathic skeltal —[ディフューズ イディアペースィック スケラタル] び漫性持発性骨化過剰症，び慢性特発性骨増加症
hyperoxaluria [ハイパろクサリューりア] 高蓚酸血症
hyperoxemia [ハイパろクスィーミア] 高酸素血症
hyperoxygenation [ハイパろキシジェネイシャン] 過剰血液酸素付加. 正常以上の酸素を含有する血液
hyperparathyroidism [ハイパーパらサイろイディズム] 副甲状腺機能亢進症. 異常大量の副甲状腺ホルモンの分泌が続くこと
hyperpepsia [ハイパーペプスィア] 高ペプシン症
hyperperistalsis [ハイパーペりステールスィス] 蠕動亢進
hyperphagia [ハイパーフェイジア] 過食症，摂食亢進症
hyperphenylalanin(a)emia [ハイパーフェニルアラニニーミア] 高フェニルアラニン血症 ☆知能低下を伴う先天異常
hyperphonesis [ハイパーフォウニースィス] 高音 ☆打聴診上の
hyperphonia [ハイパーフォウニア] 発声過度. 大声を出す
hyperphrenia [ハイパーフりーニア] 病的精神興奮
hyperpiesia [ハイパーパイイーズィア] = hyperpiesis 高血圧
hyperpipecolic acidemia [ハイパー・ピパコリック アスィディーミア] 高ピペコール酸血症
hyperpituitarism [ハイパーピテューイタリズム] 脳下垂体機能亢進
hyperplasia [ハイパープレイジア] 過形成, 増殖，肥厚
hyperplastic [ハイパープレースティック] 異常増殖の
　— gastritis [—ガストらイティス] 過形成胃炎
　— gingivitis [—ジンジヴァイティス] 増殖性歯肉炎
　— inflammation [—インフラメイシャン] 増殖性炎症
hyperpn(o)ea [ハイパープニーア] 過度呼吸，呼吸過剰
hyperpolarization [ハイパーポラりゼイシャン] 過分極. 細胞膜内外の電位差が過度に増大すること
hyperpotassemia [ハイパーパタスィーミア] 高カリウム血症
hyperpragia [ハイパープれイジア] 精神高揚，亢奮
hyperprosexia [ハイパープろウセクシア] 注意力亢進
hyperpselaphesia [ハイパーセラフィーズィア] 触覚亢進，触覚過敏症
hyperptyalism [ハイパープチアリズム] 唾液分泌過多 (hypersalivation, ptyalism, ptyalorrhea)
hyperpyrexia [ハイパーパイれクスィア] 異常高熱症
hyperreflexia [ハイパーりフレキスィア] 反射亢進
hyperregeneration [ハイパーりジャナれイシャン] 過再生
hyperrenin(a)emia [ハイパーれニーミア] 高レニン血症
hyperresonance [ハイパーれサナンス] 共鳴過度
hypersalivation [ハイパーサリヴェイシャン] 唾液分泌過剰
hypersecretion [ハイパースィークりーシャン] 分泌過多
hypersensitive [ハイパーセンスィティヴ] 感

hypersensitive ～ hypertrophic

覚過敏
— reaction [-りアクシャン] 過敏性反応
hypersensitivity [ハイパーセンスィティヴィティ] 過敏症
— angitis [-アンジャイティス] 過敏性血管炎
— pneumonitis [-ニューモウナイティス] 過敏性肺臓炎
delayed-type — [ディレィドータイプ-] 遅延型過敏症
food — [フード-] 食物過敏性
hypersialosis [ハイパーサイアロウスィス] 唾液分泌過多症
hypersomnia [ハイパーサムニア] 過眠症
hypersonic [ハイパーサニック] 極超音速の
hypersplenism [ハイパースプリーニズム] 脾機能亢進症
hypersteatosis [ハイパースティアトウスィス] 皮脂分泌過多
hypersthenia [ハイパーススィーニア] 過度強力, 異常緊張
hypersusceptibility [ハイパーサセプタビリティ] 過敏感性, アナフィラキシー
hypersystole [ハイパースィスタリー] 異常強収縮亢進
hypertelorism [ハイパーテラリズム] 隔離症 ☆二つの器官の間の距離が異常に広いこと
ocular — [アキュラー] 両眼異常隔離
hypertension [ハイパーテンシャン] 高血圧
benign intracranial —, BIH [ビナイン イントラクれイニアル-] 良性頭蓋内圧亢進症
hypertensive [ハイパーテンスィヴ] 高血圧性の, 高血圧患者
— cardiovascular disease, HCVD [-カーディアヴェースキュラー ディズィーズ] 高血圧性心血管疾患
— crisis [-クらイスィス] 高血圧発症
— encephalopathy [-エンセファラパスィ] 高血圧性脳症
— retinitis [-れティナイティス] 高血圧網膜炎
hyperthecosis [ハイパースィーコウスィス] 莢膜細胞過形成症
hyperthelia [ハイパースィーリア] 乳頭過剰
hyperthermalgesia [ハイパーサーマルジーズィア] 温覚過敏
hyperthermia [ハイパーサーミア] 異常高体温症, 加温療法
hyperthermic syndrome [ハイパーサーミック スィンドろウム] 高体温症候群
hyperthermy [ハイパーサーミー] 高体温症; 温熱療法, ハイパーサーミア
hyperthymia [ハイパーサイミア] 発揚性変調気分
hyperthyroidism [ハイパーサイろイディズム] 甲状腺機能亢進症
hypertonia [ハイパートウニア] 高血圧, 過度筋緊張
hypertonic [ハイパータニック] 過張力, 過強力
— contracture [-カントれークチャー] 高張性拘縮
— dehydration [-ディハイドれイシャン] 高張性脱水症
— lactated Ringer's solution, HLS [-ラクテイティッド リンガーズ サリューシャン] 高張乳酸加食塩水
— lactated saline solution, HLS [-ラクテイティッド セイライン サリューシャン] 高張乳酸加食塩液
— saline [-セイライン] 高張食塩水
hypertrichophrydia [ハイパートりコウフりディア] 眉毛過多症
hypertrichosis [ハイパートりコウスィス] 多毛症
hypertriglyceridemia [ハイパートらイグリセりディーミア] 高トリグリセリド血症
hypertrophia [ハイパートろウフィア] 肥大, 栄養過度
hypertrophic [ハイパートらフィック] 過栄養の, 肥大の, 増大の
— arthritis [-アースらイティス] 肥厚性関節炎
— cardiomyopathy, HCM [-カーディオウミアパスィ] 肥大性心筋症
— gastritis [-ゲーストらイティス] 肥大性胃炎
— interstitial neuropathy [-インタースティシャル ニューらパスィ] = Charcot-Marie-Tooth 肥大性間質性神経症
hypertrophic [ハイパートらフィック] 肥大性の, 肥厚性の
— pharyngitis [-ファリンジャイティス] 粘膜肥大咽頭炎
— pulmonary osteoarthropathy [-パルマナリー アスティオウ・アースらパスィ] 肺性肥大性関節炎
— pyloric stenosis [-パイローりック ス

hypertrophic ～ hypocapnia

ティノウスィス] 肥大性幽門狭窄
hypertrophy [ハイパートらフィー] 肥大, 増大
 adaptive — [アデープティブ-] 適応肥大
 combined ventricular —, **CVH** [カンバインド ヴェントりキュラー-] 両室肥大
 compensatory — [カンペンセータりー] 代償性肥大. 欠損, 障害のときその機能を補うため他の器官が肥大する
hypertropia [ハイパートろウピア] 上斜視
hypertryptophanemia [ハイパートリプトファニーミア] 高トリプトファン血症
hyperuremia [ハイパりュリーミア] 過尿素血症, 尿毒症
hyperuricemia [ハイパりューりスィーミア] 高尿酸血症
hyperuricuria [ハイパりューりキューりア] = hyperuricaciduria 高尿酸尿症, 尿酸過剰症
hypervascularity [ハイパー・ヴェースキュラりティ] 血管増生
hypervenosity [ハイパーヴィナスィティ] 静脈過度増生
hyperventilation [ハイパーヴェンティレイシャン] 過度換気, 過度呼吸
 — syndrome [- スィンドろウム] 過換気症候群, 過呼吸症候群
 — tetany [- テタニー] 過呼吸テタニー
 alveolar — [アルヴェオラー-] 肺胞過換気
 involuntary — [インヴァランタりー-] 不随意過換気. 恐怖または不安のとき, 脳疾患, ヒステリーなどで起こる
hyperviscosity [ハイパー・ヴィスカスィティ] 血液過粘稠度状態
 — syndrome [- スィンドろウム] 血液過粘稠症候群
hypervitaminosis [ハイパーヴァイタミノウスィス] ビタミン過剰症
hypervolemia [ハイパーヴァりーミア] 血液量過大症
hypesthesia [ハイペススィーズィア] 感覚減退
hypha [ハイファ] 菌糸
hyphema [ハイフィーマ] 前房出血
hyphidrosis [ヒップ・ヒドろウスィス] 乏汗症
hypinosis [ハイピノウスィス] 線維素形成不全
hypisotonicity [ヒパイサタニスィティ] 浸透圧低下

hypnagogic [ハイプナガジック] 催眠的の, 睡眠に陥った
 — phenomenon [-フィナミナン] 睡眠初期の幻覚症状の強い夢
hypnalgia [ヒプネールジア] 夜間神経痛
hypnesthesia [ヒプニススィーズィア] 半眠, 眠気
hypno- [ヒプノウ-, ヒプナ-] ☆「睡」,「催眠」を表す接頭語
hypnobatia [ヒプノウベイシア] 夢遊行症, 夢遊病者
hypnocinematograph [ヒプノウスィナマタグらフ] 睡眠運動記録図
hypnogenetic [ヒプナジャネティック] 睡眠の
hypnoid [ヒプノイド] 催眠の, 催眠状態の
hypnolepsy [ヒプナレプスィ] 嗜眠症
hypnopathy [ヒプナパスィ] 病的睡眠, 睡眠病
hypnosis [ヒプノウスィス] 催眠, 催眠状態
hypnotherapy [ヒプナせらピー] 睡眠療法
hypnotic [ヒプナティック] 催眠の, 催眠術の, 催眠剤
hypnotism [ヒプナティズム] 催眠術
hypnotize [ヒプナタイズ] 眠らせる
hypo- [ハイポウ-] ☆「不全」「欠」「下」「次亜」を表す接頭語
hypoacidity [ハイポゥアスィディティ] 低酸症 = hypacidity [ハイペースィディティ]
 gastric — [ゲーストリック-] 胃低酸症
hypoactivity [ハイポゥアクティヴィティ] 機能または活動の低下
hypoacusis, hypoacusia [ハイポゥアクスィス, ハイポゥアキュスィア] 聴力低下, 聴覚減退 (hypacusia, hypacusis)
hypoadrenocorticism [ハイポゥアドりーナコーティスィズム] 副腎皮質機能低下症
hypoalimentation [ハイポゥアリマンテイシャン] 栄養不足
hypoalkalinity [ハイポゥアルカりニティ] 低アルカリ度
hypoalon(a)emia [ハイポゥアロウニーミア] 血液塩類不足, 低塩類血症
hypobaric [ハイポゥベーリック] 低圧性の
hypobaropathy [ハイポゥベーらペスィ] 高山病
hypoblast [ハイポゥブレスト] 内胚葉
hypobulia [ハイポゥビューりア] 意志薄弱, 意欲減退
hypocapnia [ハイポゥケープニア] 炭酸減少

hypocardia [ハイポゥカーディア] 心臓下垂症

hypocatharsis [ハイポゥカサースィス] 緩下剤

hypocathexis [ハイポゥケーセクスィス] 精神集中不全症→hypercathexis

hypochloremia [ハイポゥクロウリーミア] 低クロール血症

hypochlorite [ハイポゥクローらイト] 次亜塩素酸塩

hypochlorous [ハイポゥクロウらス] 次亜塩素酸
— acid [－エーサッド] 次亜塩素酸

hypocholesteremia [ハイポゥカレスタりーミア] ＝hypocholesterolemia 低コレステロール血症

hypochondria [ハイポゥカンドリア] 右季肋部，ヒポコンドリア，気病み

hypochondriac [ハイポゥカンドりアック] 心気的な，心気病の
— region [－リージャン] 上腹外側

hypochondriacal [ハイポゥカンドりアカル] 心気性の；うつ病の；病気のことを過度に気にする
— state [－ステイト] 心気状態

hypochondriasis [ハイポゥカンドらイアスィス] 憂うつ症，心気症

hypochondrium [ハイポゥカンドりアム] 腹側季肋部

hypochromatemia [ハイポゥクろウマティーミア] 血色素不足

hypochromatic [ハイポゥクろウメーティック] 色素不全

hypochromatosis [ハイポゥクろウマトウスィス] 核染色体減少

hypochromia [ハイポゥクろウミア] 皮膚蒼白，血色素減少症

hypochromic [ハイポゥクろウミック] 低色素性
— anemia [－アニーミア] 低色（素）性貧血

hypochrosis [ハイポゥクろウスィス] 蒼白，色つやのよくないこと，低色素性貧血

hypochylia [ハイポゥカイリア] 分泌不全，腸液分泌不全

hypocitraturia [ハイポゥスィトらテューリア] 尿中クエン酸排泄低下

hypoclysis [ハイポゥクらイスィス] 浣腸施行

hypocoagulability [ハイポゥコウアギュラビリティ] 血液凝固能低下，血液凝固不全

hypocomplementemia [ハイポゥカンプリマンティーミア] 低補体血症，血液補体低値

hypocrinia [ハイポゥクりニア] 内分泌不全症，内分泌低下症

hypocupremia [ハイポゥキューブりーミア] 低銅血症

hypocytosis [ハイポゥサイトウスィス] 血球減少症

hypoderm [ハイポゥダーム] 皮下組織，皮下注射，節足動物の小皮皮殻ないし角質被覆の下層を成す上皮細胞膜

hypodermatic [ハイポゥダーメーティック] ＝hypodermic 皮下の

hypodermatoclysis [ハイポゥダーマタ・クリスィス] ＝hypodermoclysis 皮下注入

hypodermic [ハイポゥ・ダーミック] 皮下の，皮下にある
— canal [－カナル] 皮下管
— injection [－インジェクシャン] 皮下注射
— needle [－ニードル] 皮下注射針
— syringe [－スィりンジ] 皮下注射器

hypodermis [ハイポゥダーミス] 真皮，皮下組織

hypodermotherapy [ハイポゥダーモウセらピー] 皮下薬療法

hypoendocrinism [ハイポゥエンダクりニズム] 内分泌腺機能低下症

hypoeosinophilia [ハイポゥイーアスィナフィリア] 好酸球減少症

hypoerythrocythemia [ハイポゥイりスろウサイスィーミア] 赤血球減少症

hypoestrin(a)emia [ハイポゥエストりニーミア] 低エストリン血症

hypoexcitability [ハイポゥイクサイタビリティ] 低興奮性

hypoexophoria [ハイポゥエクサフォーりア] ＝hypoesophoria 下外斜位 ☆眼の視軸が外下方に転ずること，斜視

hypofibrinogenemia [ハイポゥファイブりノジェニーミア] 低フィブリノゲン血症

hypofunction [ハイポゥファンクシャン] 機能低下

hypogalactia [ハイポゥガレークシア] 乳汁分泌減少

hypogammaglobulinemia [ハイポゥギャンマ・グロブリニーミア] 低ガンマグロブリン血症

hypogastralgia [ハイポゥゲーストらルジア] 下腹痛

hypogastric [ハイポゥゲーストリック] 下腹の

hypogastric ～ hypophyseal

― region [-リージャン] 下腹部

hypogastrium [ハイポゥゲーストリアム] 下腹部

hypogenesis [ハイポゥジェニスィス] 発育不全, 減形成

hypogeusia [ハイポゥギュースィア] 味覚減退

hypoglossal [ハイポゥグラッサル] 舌下の
― alternating hemiplegia [-オールターネイティング ヘミプリージア] 舌下神経性交代麻痺 ☆一側の舌下神経と他側の片麻痺

hypoglottis [ハイポゥグラッティス] 舌下, 舌下腫脹

hypoglycemia [ハイポゥグライスィーミア] 低血糖

hypoglycemic coma [ハイポゥグライスィーミック コウマ] 低血糖昏睡

hypognathus [ハイパグナサス] 長下顎骨の顎下癒着体, 下口体

hypohemia [ハイポゥヒーミア] = anemia 貧血

hypohepatic [ハイポゥヒパティック] 肝不全

hypohydremia [ハイポゥハイドリーミア] 血中水分減少

hypoinsulinism [ハイポゥインスュリニズム] 低インスリン血症

hypoisotonic [ハイポゥアイサタニック] 低浸透圧の

hypokinesia [ハイポゥカイニースィア] = hypokinesis 運動反応不全

hypolemmal [ハイポゥレマル] 膜下の, 鞘下の

hypolethal [ハイポゥリーサル] 致死量以下の

hypoleukemia [ハイポゥリューキーミア] 白血球減少を伴う白血病, 不全型白血病

hypoleydigism [ハイポゥライディジズム] ライディヒ細胞からの男性ホルモン分泌減少

hypolipemia [ハイポゥライピーミア] 血中脂肪減少症

hypolipoprotein(a)emia [ハイポゥリポゥプロゥティーニーミア] 低リポタンパク症

hypoliposis [ハイポゥリポウスィス] 脂肪分解酵素減少症

hypolympha [ハイポゥリンファ] リンパ球産生減退

hypomagnesemia [ハイポゥマグニスィーミア] 低マグネシウム血症

hypomania [ハイポゥ・メイニア] 軽度躁病

hypomanic personality [ハイポゥメイニック パースナリティ] 軽度躁病質

hypomastia [ハイポゥマスティア] = hypomazia 乳房発育不全

hypomenorrh(o)ea [ハイポゥメナリーア] 月経過少

hypometabolism [ハイポゥミタバリズム] 新陳代謝低下

hypometria [ハイポゥミートリア] 測定過少症

hypometropia [ハイポゥミトろウピア] 近視

hypomnesia [ハイパムニースィア] = hypomnesis 記憶減退

hypomorph [ハイポゥモーフ] 短(立位)身長

hypomyotonia [ハイポゥマイオウトゥニア] 筋弛緩症

hyponitrite [ハイポゥナイトらイト] 次亜硝酸塩

hyponoetic [ハイポゥノウエティック] 意志薄弱の, 意志低下の, 精神機能低下の

hyponychium [ハイパニキウム] 下爪皮, 爪床

hypopancreatism [ハイポゥパンクりアティズム] 膵機能減退

hypoparathyroidism [ハイポゥぱらサイろイディズム] 副甲状腺機能低下症

hypopepsia [ハイポゥペプスィア] ペプシン分泌不足, 消化減退

hypophalangia [ハイポゥファェランジア] = hypodactylia 指数減少

hypophonesis [ハイポゥフォウニースィス] 聴診打診音減退

hypophoria [ハイポゥフォーりア] 不斜位

hypophosphatemia [ハイポゥファスファティーミア] 低リン血症

hypophosphatemic reckets [ハイポゥファスファティーミック りケッツ] = osteomalacia 低燐血症性クル病 ☆骨軟化症

hypophosphorous acid [ハイフファスふらス エーサッド] 次亜燐酸

hypophrenia [ハイポゥフりーニア] 精神力(意志)薄弱

hypophrenic [ハイポゥフれニック] 横隔膜下, 精神力薄弱の

[ハイポゥフりーニアム] 横隔膜下腔

hypophrenosis [ハイポゥフりノウスィス] 精神身体異常症

hypophyseal [ハイポゥフィズィアル] 下垂体の

hypophysis［ハイパフィスィス］ 脳下垂体
— cerebri［-セレブリ］ 脳下垂体
hypophysoma［ハイポゥフィソウマ］ 下垂体腫
hypopiesis［ハイポゥパイイースィス］ 低血圧症，本態性低圧症
hypopigmentation［ハイポゥピグメンテイシャン］ 色素脱失，低色素〔沈着〕症
hypopinealism［ハイポゥピニアリズム］ 松果腺分泌機能低下症
hypopituitarism［ハイポゥピテューイタリズム］ 下垂体機能不全
hypoplasia［ハイポゥプレイズィア］ 発育不全，形成不全体質
hypoplastic［ハイポゥプレースティック］ 低形成性の
— anemia［-アニーミア］ 低形成性貧血
— constitution［-カンスティテューシャン］ 減形成体質，形成不全体質
hypoploidy［ハイポゥプロイデイ］ 低倍数性．染色体の数が正常数より少ないこと
hypopn(o)ea［ハイポゥプニア］ 異常浅在急促呼吸運動，減少呼吸
hypoprolactin(a)emia［ハイポゥプロラクティニーミア］ 低プロラクチン血症
hypopraxia［ハイポゥプレークスィア］ 機能減弱，行動減退
hypoprosexia［ハイポゥプロウセクスィア］ 注意減退
hypoptassemia［ハイポゥポタエスィーミア］ 低カリウム血症（hypokalemia）
hypopyon［ハイポウピアン］ 前房蓄膿
hyporeflexia［ハイポゥリフレクスィア］ 反射減弱
hyposalemia［ハイポゥサリーミア］ 血中食塩濃度低下
hyposecretion［ハイポゥスィクりーシャン］ 分泌機能低下
hyposmia［ハイポゥズミア］ 嗅覚低下
hyposomnia［ハイポゥサムニア］ 不眠症
hypospadia［ハイポゥスペイディア］＝ hypospadias 陰茎下面に尿道開口，尿道下裂
hyposphyxia［ハイポゥスフィクスィア］ 低血圧と血液粘稠度増加による循環障害
hyposplenism［ハイポゥスプレニズム］ 脾機能低下
hypospray［ハイポゥスプれイ］ 皮下噴射器
hypostaphylitis［ハイポゥステーフィライティス］ 軽度口蓋垂炎
hypostasis［ハイポゥ・スタスィス］ 沈渣，沈殿，血液沈降，体液沈下
hypostatic［ハイポゥステーティック］ 血液降下の，就下性の；(肺炎など) 遺伝子下位性の
— pneumonia［-ニューモウニア］ 沈下性肺炎
hyposthenia［ハイポゥスィーニア］ 衰弱状態
hyposynergia［ハイポゥスィナージア］ 共同運動失調
hyposystole［ハイポゥスィスタリー］ 心臓収縮機能不全
hypotaxia［ハイポゥタクスィア］ 調和減退，協応不良
hypotelolism［ハイポゥテラリズム］ 両眼間隔減少症 ☆三角頭
hypotension［ハイポゥ・テンシャン］ 低張力，低圧力，低血圧
postural —［パスチャラル］ 体位性低血圧症
hypotensive［ハイポゥテンスィヴ］ 低血症性の
— anesthesia［-アニススィーズィア］ 低血圧麻酔
— duodenography［-デューオゥディナグらフィ］ 低緊張性十二指腸造影法
hypothalamic［ハイポゥ・サラミック］ 視床下部性の
— chronic anovulation, HCA［-クらニック アノヴュレイシャン］ 視床下部性慢性無排卵
— obesity［-オウビースィティ］ 視床下部性肥満
hypothalamotomy［ハイポゥサラマタミー］ 視床下部破壊
hypothalamus［ハイポゥサラマス］ 視床下部
hypothenar［ハイポゥスィーナー］ 小指球
— fascia［-ファシア］ 小指球筋膜
hypothermal［ハイポゥサーマル］ 低体温の
hypothermia［ハイポゥサーミア］ 低体温症
hypothermoesthesia［ハイポゥサーモウ・エススィーズィア］ 温度感覚低下
hypothesis［ハイパスィスィス］ 仮説，仮定，憶説
hypothetic［ハイポゥセティック］＝ hypothetical 仮説の，仮定の
hypothrombon(a)emia［ハイポゥらンバニーミア］ 低トロンビン血症
hypothymergasia［ハイポゥサイマーゲイスィア］ 気分低調症
hypothyrosis［ハイポゥサイろウスィス］＝

hypotonia ~ hysterical

hypothyroidism 甲状腺機能低下症
hypotonia [ハイポゥトウニア] = hypotonus 低血圧，低血圧
hypotonic [ハイポゥタニック] 低張の，低圧力の，低浸透圧の
— duodenography [－デューオウディナグらフィ] 低緊張性十二指腸造影
— saline [－セイライン] 低張食塩水
hypotonicity [ハイポゥトウニスィティ] 低張性；緊張低下状態
hypotony, hypotonia [ハイポゥトニー, ハイポトーニア] 筋緊張低下症
— maculopathy [－メーキュラペースィ] 低眼圧黄斑症
ocular — [アキュラー－] 低眼圧
hypotrichosis [ハイポゥトりコウスィス] 乏毛症
hypotrophy [ハイポゥトらフィ] 栄養不良
hypovaria [ハイポゥヴェアりア] 卵巣内分泌減退
hypovascularity [ハイポゥヴェースキュラりティ] 血管過少．血管の数が少ないこと
hypoventilation [ハイポゥヴェンティレイシャン] 肺気量減退
hypovitaminosis [ハイポゥヴィタミノウスィス] ビタミン不足症
hypovolemia [ハイポゥヴォリーミア] 〔循環〕血液量減少症．血液容量が減少すること
hypovolemic [ハイポゥヴァリーミック] 循環血液量減少の
— shock [－ショァック] 低循環血液量ショック
hypoxanthine-guanine phosphoribosyl transferase, HGPRT [ハイポゥザンスィーン－グアニン フォスフらイボスイル トらエンスフェれイス] ヒポキサンチン－グアニンホスホリボシルトランスフェラーゼ．この酵素の欠損症はレッシュ－ナイハン症候群と呼ばれ高尿酸血症をおこす→Lesch-Nyhan symdrome
hypoxemia [ハイパクスィーミア] 血液酸素減少
hypoxic respiratory failure, HRF [ハイパクスィック れスパらトりー フェイリャー] 低酸素血症性呼吸不全
hypoxidosis [ハイパクスィドウスィス] 酸化機能不足
hypozincemia [ハイボウ・ジンスィーミア] 低亜鉛血症

hypsarrhythmia [ヒプサりズミア] 不規則高電位棘徐波を示す脳波異常．点頭てんかんでみられる
hypsicephaly, hypsiphalia [ヒプセファリー, ヒプスィセファりア] 塔状頭蓋 (oxycephaly 尖頭症)
hypsistaphylia [ヒプスィスティフィーりア] 高狭口蓋症．狭く高い口蓋弓をいう
hypsonosus [ヒプサナサス] 高山病，高空病
hypsophobia [ヒプソフォウビア] 高所恐怖症
hypsotherapy [ヒプサセらピー] 高山療法
hypurgia [ハイパージア] 看病
hyster- [ヒスティアー] ☆「子宮」「ヒステリー」を表す接頭語
hystera [ヒスタら] 子宮
hysteralgia [ヒスタらルジア] 子宮痛
hysteranesis [ヒスタらニースィス] 子宮の弛緩無力
hysteratresia [ヒスタらトりースィア] 子宮口閉鎖症
hysterauxesis [ヒスタろークセスィス] 子宮増大
hysterectomy [ヒスタれクタミー] 子宮摘出術
hysterelcosis [ヒスタれルコウスィス] 子宮潰瘍
hysteresis [ヒスタりースィス] ヒステレシス，履歴現象 ☆他の現象に追従して起こること，遅発効果
hystereurynter [ヒステりューりンター] 子宮口拡張器 = metreurynter
hysteria [ヒスティーりア] ヒステリー
conversion — [カンヴァージャン－] 転換ヒステリー．転換機構がおもに働いているヒステリー（固着性ヒステリー）と呼ぶ
dissociative — [ディソスィアティブ－] 解離ヒステリー．心的過程が意識と遊離し，統一性を欠くヒステリー
major — [メイジャー－] ヒステリー大発作，大ヒステリー．てんかんの大発作の様な痙攣運動が出現するヒステリー
hysteric [ヒステりック] = hysterical ヒステリー性の，病的興奮の
— neurosis [－ニューろウスィス] ヒステリー神経症
hysterical [ヒステりカル] ヒステリー性の
— arch [－アーチ] ヒステリー弓

— vertigo [-ヴァーティゴウ] ヒステリー性眩暈
hystericism [ヒステりスィズム] ヒステリー性素質
hysteriform [ヒステりフォーム] ヒステリー様の
hystero- [ヒステロウ-, ヒステら-] ☆「子宮」「ヒステリー」を表す接頭語
hysterocatalepsy [ヒスタらキャタレプスィ] ヒステリー性強直症
hysterocele [ヒスタらスィール] 子宮脱
hysterocleisis [ヒスタロウクライスィス] 子宮口縫合術
hysterocyesis [ヒスティアロウサイイースィス] 子宮妊娠, 正常妊娠
hysterocystic [ヒスタらスィスティック] 子宮および膀胱の
hysterodynia [ヒスタらディニア] 子宮痛
hysterogenic [ヒスタらジェニック] ヒステリーを引き起こす
hysterogram [ヒスタらグらム] 子宮収縮記録法
hysteroid [ヒスタろイド] 子宮状の, ヒステリー性てんかんの
hysterolaparotomy [ヒスタロウラパろタミー] 腹式子宮切開術 (帝王切開術)
hysterolith [ヒスタらリス] 子宮結石
hysteroloxia [ヒスタらラクスィア] 子宮斜転位
hysterolysis [ヒスタらリスィス] 子宮剥離術
hysteromalacia [ヒスタロウマレイシア] 子宮軟化症
hysteromania [ヒスタロウメイニア] ヒステリー性躁病
hysterometry [ヒスタらミトりー] 子宮計測法
hysteromyoma [ヒスタロウマイオウマ] 子宮筋腫
hysteromyomectomy [ヒスタロウ・マイアメクタミー] 子宮筋腫摘出術
hysteromyotomy [ヒスタロウ・マイアタミー] 子宮筋腫切開術
hysteroncus [ヒスタらンカス] 子宮腫瘍
hysteroneurasthenia [ヒスタロウニューらススィニーニア] ヒステリー性神経衰弱症
hysteroneurosis [ヒスタロウ・ニューろウスィス] 子宮性神経症
hystero-oophorectomy [ヒスタロウ・オウファれクタミー] 子宮卵巣摘出術
hysteropathy [ヒスタろパスィ] 子宮病
hysteropexy [ヒスタらペクスィ] 子宮固定術
hysterophore [ヒスタらフォーァ] 子宮復位器, ペッサリー
hysteropsychosis [ヒスタロウ・サイコウスィス] 子宮病性精神障害
hysteroptosis [ヒスタら・プトウスィス] 子宮下垂症
hysterorrh(o)ea [ヒスタらりーア] こしけ, 白帯下
hysterorrhexis [ヒスタられクスィス] 子宮破裂
hysterosalpingectemy [ヒスタアロウサルピンゲクタミー] 子宮卵管切除〔術〕
hysterosalpingography [ヒスタらサルピンガグらフィ] 子宮卵管造影法
hysterosalpingo-oophorectomy [ヒスタらサルピンゴウーオウファれクタミー] 子宮卵管卵巣摘出術
hysterosalpinx [ヒスタら・サルピンクス] 卵管
hysteroscope [ヒスタらスコウプ] 子宮鏡
hysteroscopy [ヒスタらスカピー] 子宮鏡検査法
hysterospasm [ヒスタら・スパズム] 子宮痙攣
hysterostomatomy [ヒスタロウストウメータミー] 子宮口切開術
hysterotokotomy [ヒスタロウタカタミー] 帝王切開術
hysterotome [ヒスタらトウム] 子宮切開刀
hysterotomotokia [ヒスタロウトウマトウキア] (胎児摘出のため) 帝王切開
hysterotomy [ヒスタらタミー] 子宮切開術
hysterotrachelorrhaphy [ヒスタロウトれイコーらフィ] 子宮頸縫合術
hysterotrachelotomy [ヒスタロウトれイキラタミー] 子宮頸切開
hysterotraumatism [ヒスタロウトろーマティズム] 外傷性ヒステリー
hysterotrismus [ヒスタロウトりスマス] 子宮痙攣
hystriciasis [ヒストりサイアスィス] = hystricism 硬毛起立症
hyther [ハイサー] 温湿作用
HZ (herpes zoster)

I

I 1. (iodine, iodinium の元素記号) ヨウ素, ヨード / 2. (intensity of magnetism)

IA (induced abortion)

IABP (intra-aortic balloon pumping) 大動脈内バルーンパンピング

iamatology [アイアマタラジー] 治療薬学

— **iasis** [-アイアスィス] ☆「病的状態」を表す接尾語

IAO (intermittent aortic occlusion) 間欠的大動脈閉塞

iateria [アイアティアリア] 治療学

iatraliptics [アイアトらリプティクス] 塗擦療法, 摩擦療法

iatrarchy [アイアトらーキー] 医政, 医師による管理

iatreusis [アイアトりュースィス] 医療, 治療

iatro- [アイアトろウー, アイアトら-] ☆「医学」「医師」を表す接頭語

iatrochemistry [アイアトろケミストリー] 医化学

iatrogenic [アイアトろジェニック] 医原性の, 医師による, 医療による

— **disease** [-ディズィーズ] 医原病

— **disorder** [-ディスオーダー] 医原病 → disease

iatroleptica [アイアトろレプティカ] 皮膚上の塗油・摩擦・運動などによる療法

iatrology [アイアトろラジー] 医療学, 医学

iatromathematics [アイアトろウメーサメーティックス] 数理医学

iatrophysics [アイアトろフィズィックス] 理学的療法, 理学的医療論

iatrotechnics [アイアトろテクニクス] 医術, 治療法, 診断法

-iatry [-イアトリー] ☆「医師」「治療」を表す接尾語

IBD (inflammatory bowel disease)

ibidem, ib [イバイデム] 同じ箇所に, 同書に, 同章に

IBL (immunoblastic lymphadenopathy)

ibofenac [アイボフェナック] 鎮痛剤

ibudilast [アイビュディラスト] イブジラスト ☆抗アレルギー薬, 気管支喘息治療薬, 脳循環代謝改善薬

ibuprofen [イブプろウフェン] イブプロフェン ☆プロピオン酸系非ステロイド消炎鎮痛薬

IC 1. (immune complex) / 2. (inspiratory capacity) / 3. (integrated circuit)

ICA 1. (internal carotid artery) / 2. (islet cell anibody) 膵島細胞抗体

ICAM (intercellular adhesion molecule) 細胞間接着分子

ICD 1. (International Classification of Diseases) / 2. (immune complex disease) / 3. (intrauterine contraceptive device)

ICDRG (International Contact Dermatitis Research Group)

ice [アイス] 氷, 氷菓子, 凍らす, 氷で冷やす

— **compress** [-カンプれス] 氷湿布, 圧着氷嚢

ice-bag [アイス-ベーッグ] 氷嚢, 浮水群

ice-breaker [アイス-ブれイカー] (橋梁などの) 避氷装置, 砕氷船, 砕氷器

ice-cap [アイス-ケーップ] 氷帽, (山頂の) 万年雪

ice-chest [アイス-チェスト] 氷箱, 冷蔵庫

ICF (intracellular fluid)

ICG (indocyanine green)

ICH 1. (International Conference on Harmonization) / 2. (intracerebral hematoma) / 3. (intracerebral hemorrhage)

ichnogram [イクナグらム] 足跡図

ichnograph [イクノゥグれーフ] 平面図; 足紋, 足跡図

ichnography [イクノゥグれーフィ] 平面図法; 足紋法

ichor [アイコーァ] 膿漿

ichoremia [アイカりーミア] 敗血症

ichorous [アイカらス] 悪膿性の, 膿漿の

— **pleurisy** [-プルーりスィ] 化膿胸膜炎

ichorrh(o)ea [アイカりーア] 膿漿液性漏

ichthyism [イクスィズム] = ichthyotoxism (魚) [肉] 中毒

ichthyismus [イクスィイズマス] 魚肉中毒

ichthyo- [イクスィオウ-, イクスィア-] ☆「魚」を表す接頭語

ichthyoid [イクスィオイド] 魚形の, 魚のような

ichthyol [イクサイオール] イヒチオール, イクタモール

ichthyology [イクスィアラジー] 魚類学

ichthyo-ovegetarian [イクスィオウ-オウヴェジテアリアン] 魚と卵以外は野菜だけ食べる人

ichthyophagous [イクスィアファガス] 魚食の

ichthyophobia [イクスィオウフォウビア] 魚恐怖症

ichthyosiform dermatitis [イクスィアスィフォーム ダーマタイティス] 魚鱗癬様皮膚炎

ichthyosiformis [イクスィアスィフォーミス] 魚鱗癬様

ichthyosis [イクスィオゥスィス] 魚鱗癬（ぎょりんせん）．皮膚の乾燥と著しい鱗状化を特徴とする先天性角化異常；病的角質で皮膚が乾燥し魚の鱗状となる (sauriasis, sauriosis トカゲ様皮膚)
 — **acquisita** [-アクウィスィタ] 後天性魚鱗癬
 — **buccalis** [-バカーリス] 頬部魚鱗癬
 — **congenita** [-カンジェニタ] 先天性魚鱗癬
 — **cornea** [-コーニア] 角性魚鱗癬
 — **follicularis** [-ファリキュラーリス] 毛孔性魚鱗癬 = keratosis follicularis
 — **hystrix** [-ヒストリックス] 猪状魚鱗癬
 — **linearis circumflexa** [-リニアーリス サーカムフレクサ] 曲折線状魚鱗癬
 — **linguae leukoplakia** [-リングウェ リューコウプレイキア] 舌魚鱗癬
 — **nacreous** [-ネイクりアス] 真珠様魚鱗癬
 — **palmaris** [-パルマーりス] 手掌角化症
 — **pilaris** [-ピラーりス] = ichen pilaris 毛孔性魚鱗癬
 — **plantaris** [-プランターりス] 足底角化症
 — **sebacea** [-スィベイシャ] 皮脂性魚鱗癬
 — **serpentina** [-サーペンティーナ] 蛇皮状魚鱗癬
 — **simplexis** [-スィンプレクスィス] 単純性魚鱗癬
 — **vulgaris** [-ヴァルゲイりス] 尋常性魚鱗癬
 — **vulvae** [-ヴァルヴェ] 角質増殖性陰唇象皮病, 陰部魚鱗癬

ichthyotic [イクスィアティック] 魚鱗癬の

ichthyotoxicism [イクスィアタクスィスィズム] 魚中毒

ichthyotoxicology [イクスィアタクスィカラジー] 魚中毒学

ichthyotoxicon [イクスィアタクスィカン] 魚の血清中の毒素, 魚毒

ichthyotoxism [イクスィオウタクスィズム] 魚〔肉〕中毒．魚の生食で起こる消化管中毒

ICN (intensive care nursery) 集中治療〔育児〕室；(International Council of Nurses) 国際看護師協会

icon [アイカン] 像, 肖像

iconography [アイカナグらフィ] 図解, 図像学

iconolagny [アイカナラグニー] 絵画彫刻などによる性的刺激

ictal [イクタル] 発作の

icterencephalotyphus [イクタりンセファロウ・タイファス] 黄疸性脳性チフス

icterepatitis [イクタりパタイティス] 黄疸性肝炎

icteric [イクテりック] 黄疸の
 — **index** [-インデクス] 黄疸指数
 — **sputum** [-スピュータム] 黄疸痰

icterogenic [イクタらジェニック] 黄疸の

icterohematuria [イクタろウヒーマテューりア] 黄疸性血尿

icterohemoglobinuria [イクタろウ・ヒーモウグろウビニューりア] 黄疸性血色素尿

icterohemorrhagic fever [イクタろウヒーマらジック フィーヴァー] 出血性黄疸熱

icterohemorrhagic Leptospira [イクタろウヒーマらジック レプタスパイら] 黄疸出血性レプトスピラ

icteroid [イクタろイド] 黄疸様の

icterus [イクタろス] 黄疸
 — **graviditatis** [-グらヴィディテイティス] 妊娠黄疸
 — **gravis** [-グらーヴィス] 重症黄疸 ☆急性肝黄色萎縮
 — **mechanicus** [-メカニカス] 閉塞性黄疸
 — **neonatorum** [-ニーオウナトゥラム] 新生児黄疸
 — **precox** [-プりーカックス] 早発黄疸
 — **simplex** [-スィンプレックス] 単純黄疸

ictometer [イクタミター] 心拍動計

ictus 〜 idiopathic

ictus [イクタス] 急発症，発作症状，拍動
— larynges [ーラリンジーズ] 喉頭発症
— solis [ーソーリス] 日射病
ICU (intensive care unit) 集中治療室(部)(病棟)
icy [アイスィ] 氷の多い，氷の張りつめた
ID (intrinsic deflection) [心電図] 近接様効果
IDA (iron deficiency anemia)
idant [アイダント] 複胚葉性染色体
idarubicin hydrochloride, IDR [アイダるービアン ハイドろウクローらイド] 塩酸イダルビシン ☆抗生物質，急性骨髄性白血病治療薬
— ide [ーイド] ☆二つの元素もしくは元素と根基との化合を示す接尾語
IDDM (insulin-dependent diabetes mellitus) インスリン依存型糖尿病
Ide's test [イデス テスト] 井出梅毒反応
idea [アイディア] 思想，考え
— chase [ーチェイス] 観念奔逸
compulsive — [カンパルスィヴー] 強迫観念．強く迫りつづけ振り切れない観念
fixed — [フィックストー] 固定観念．どうしても離れない観念
ideal [アイディアル] 理想〔的〕の，観念上の
— gas [ーゲース] 理想気体
— liquid [ーリクウィド] 理想流体
ideation [アイディエイシャン] 観念化，観念作用，思考過程
idee fixe [イデー フィクス] [F] 固定観念
identical [アイデンティカル] 同一の
— point [ーポイント] 同一点
— twins [ートゥウィンズ] 一卵性双生児
identification [アイデンティフィケイシャン] 身分証明，個人同定
identify [アイデンティファイ] 同一視する，同一であることを確認する，同定する
identity [アイデンティティ] 絶対的一致，同一性(状態)
ideodynamism [アイディーアダイナミズム] 観念刺激
ideogenous pain [アイディーアジナス ペイン] 精神的に起こる疼痛のこと
ideology [アイディアラジー] 観念学，観念論
ideometabolic [アイディーアメタバリック] 観念作用による代謝の
ideomotion [アイディーアモウシャン] 観念作用的行動

ideomotor [アイディーアモウター] 観念運動性の
ideophrenia [アイディーアフリーニア] 観念錯誤症，分裂性思考
idio- [イディオウー，イディアー] ☆「特」「自発」「自」を表す接頭語
idioagglutinin [イディオウアグルーティニン] 自発性(天然)凝集素
idioblapsis [イディアブレープスィス] 非反応性食物アレルギー ☆反応体が証明できない
idioblast [イディアブレースト] 固有芽細胞
idiocratic [イディアクれイティック] 特異体質の
idiocrasy [イディアクれイズィ] 特異体質
idioctonia [イディアクトウニア] 自殺
idiocy [イディアスィ] 白痴 ☆IQ25以下
idiodynamic control [イディアダイネーミック カントろウル] 特異力学的調節
idiogenesis [イディアジェネスィス] 自然発生
idioglossia [イディアグラスィア] 発音が悪く意味がわからない
idiogram [イディアグらム] 核型図式
idiohypnotism [イディアヒプナティズム] 自己催眠術
idioisoagglutinin [イディア・アイサ・アグルーティニン] 自発性同種凝集素
idioisolysin [イディア・アイサライスィン] 自発性同種溶解素
idiolysin [イディアライスィン] 自発性溶解素
idiometritis [イディオウ・ミトらイティス] 子宮実質炎
idiomuscular [イディアマスキュラー] 筋自発性の．神経の関与しない
— contraction [ーカントらクシャン] 特発性筋収縮 ☆粘液水腫時に出現する筋叩打時の筋収縮
idiopathic [イディアペースィック] 特発性の，原発性の
— anemia [ーアニーミア] 特発性低色貧血
— atrophy [ーエートらフィ] 特発性萎縮
— edema [ーイディーマ] 特発性浮腫
— hypertrophic subaortic stenosis, IHSS [ーハイパートろフィック サブエイオーティック スティノウスィス] 特発性肥大性大動脈弁下部狭窄
— hypoparathyroidism [ーハイポウパー

ら サイロイディズム] 特発性副甲状腺機能低下症
— inflammatory myopathy [-インフレーマタリー マイアパスィ] 特発性炎症性筋症
— interstitial pneumonia, IP [-インタースティシャル ニューモウニア] 特発性間質性肺炎
— multicenter osteolysis [-マルティセンター アスティアリスィス] 特発性多中心骨溶解
— neuralgia [-ニューれールジア] 特発神経痛
— orthostatic hypotension, IOH [-オーサスタティック ハイポウテンシャン] 特発性起立性低血圧
— portal hypertension, IPH [-ポータル ハイパーテンシャン] 特発性門脈高血圧
— pulmonary fibrosis [-パルマナリー ファイブろウスィス] 特発性肺線維化症
— pulmonary infiltration, IPI [-パルマナリー インフィルトれイシャン] 特発性肺浸潤
— respiratory distress syndrome, IRDS [-れスパらタリー ディストれススィンドろウム] 特発性呼吸促進症候群
— restrictive disease [-りストりクティヴ ディズィーズ] 特発性拘束性心疾患
— synovial chondromatosis [-スィノウヴィアル カンドろマトウスィス] 特発性滑液膜軟骨腫症
— thrombocytopenic purpura, ITP [-スらンバサイタピーニック パーピュら] 特発性血小板減少性紫斑病
— thrombopenic purpura [-スらンボウピーニック パーピュら] 特発性血小板減少性紫斑病
idiopathy [イディアパスィ] 特発症
idiosome [イディアソウム] 生活原素, 生活体元基
idiospasm [イディアスペーズム] 限局性痙攣
idiosyncrasy [イディアスィンクらスィ] 特異性, 個人的性癖, 特異性体質
idiot [イディアット] 白痴者
idiotia [イディオウシア] 白痴
idiotic [イディオウティック] 白痴の, 白痴のような
idiotrophic [イディオトらフィック] 自分で栄養を選択する
idiotropic [イディアトらピック] 自己満足, 内省型の
idiotype, Id [イデアタイプ] 個体固有の抗原性
idioventricular rhythm [イディオウヴェントりキューラー りズム] 心室固有調律
IDL (intermediate density lipoprotein)
idle [アイドル] 怠惰な, 仕事をしない, (機械などが) 使用されずにある, 無益な, 怠けている, ぶらつく, 徒費する
idoxuridine [アイダクスューりディーン] イドクスウリジン ☆抗ウイルス薬, 単純ヘルペス・結膜炎に使用
IE (infectious endocarditis)
I/E ratio (inspiratory time/expiratory time ratio)
IF (interferon)
ifenprodil tartrate [イフェンろウディル タートれイト] 酒石酸イフェンプロジル ☆脳循環代謝改善薬
ifosfamide [アイファスフェーマイド] イホスファミド ☆アルキル化抗悪性腫瘍薬
Ig (immunoglobulin)
IgA nephropathy [アイ・ジー・エイ ネフらペースィー] IgA 腎症
IGF (insulin-like growth factor)
igneous [イグニアス] 火の, 火熱作用による
— rock [-らック] 火成岩
ignipedites [イクニピーダイティーズ] 脚気, 足蹠温感
ignipuncture [イグニパンクチャー] 烙刺法
ignitable [イグナイタブル] 発火しやすい
ignite [イグナイト] 火をつける, 火がつく, 燃やす, 燃える
ignition [イグニシャン] 点火, 発火, 燃焼
ignoramus [イグナれイマス] 無知の人
ignorance [イグナらンス] 無学, 無知, 知識の欠如, 不案内
ignorant [イグナらント] 無学の, 無知の, 不案内の
ignorantia [イグナらーンシア] 無識, 無知
— crassa [-クれーッサ] 無識
— facti [-ファクティ] 事実無識
— juris [-ジューりス] 法律無識
ignore [イグノーァ] 無視する
IGTT (intravenous glucose tolerance test)
IHD (ischemic heart disease)
IHSS (idiopathic hypertrophic subaortic stenosis)
IIP (idiopathic interstitial pneumonia)

IL (interleukin)
ileac [イリアック] 回腸の, イレウス様の
ileal [イリアル] 回腸の
— intussusception [-インタサセプシャン] 回腸重積
ileectomy [イリエクタミー] 回腸切除術
ileitis [イリアイティス] 回腸炎
ileo- [イリオウ-, イリアー] ☆「回腸」を表す接頭語
ileocecal [イリオウスィーカル] 回盲腸の
ileocecum [イリオウスィーカム] = ileocecus 回盲部
ileocolic [イリオウカリック] 回結腸の
ileocolostomy [イリオウコウラスタミー] 回結腸吻合術
ileocolotomy [イリオウコウラタミー] 回結腸切開術
ileodicliditis [イリオウディクリダイティス] 回盲弁炎
ileosigmoid [イリオウスィグモイド] 回腸S状結腸部の
ileosigmoidostomy [イリアスィグモイダスタミー] 回腸S字結腸吻（ふん）合術
ileostomy [イリアスタミー] 回腸瘻造設術
ileothoracopagus [イリアソらカパガス] 腸骨胸結合体
ileotomy [イリアタミー] 回腸切開術
ileum [イリアム] 回腸
ileus [イリアス] 腸閉塞症, 吐糞症, イレウス
— busparta [-ブスパータ] 分娩下イレウス
— duplex [-デュプレックス] 重複イレウス
iliac [イリアック] 腸骨の, 横腹の
— crest [-クれスト] 腸骨稜
— crest biopsy [-クれスト バイアプスィ] 腸骨稜骨生検
ilikibiology [イリキバイアラジー] 老人生物学
ilio- [イリオウ-, イリアー] ☆「腸骨」を表す接頭語
iliocolic artery [イリオウカリック アータりー] 回結腸動脈
iliocolotomy [イリオウコウラタミー] 腸骨切開
ilioperoneal [イリオウペろウニーアル] 腸骨および腓骨の
iliopsoas [イリオウソウアズ] 腰腸筋
iliosacral [イリアセークらル] 腸骨および仙骨の

ilium [イリアム] 腸骨
ill [イル] 不健康で, 病気で, 不徳な, 下手な, 悪く, 誤って, 不完全に
ill-bred [イルーブれッド] 育ちの悪い
illegal [イリーガル] 不法の, 違法の
illegitimacy [イリジティメースィ] 不法, 非合法, 私生
illegitimate [イリジティメイト] 非合法の, 私生の
illicit [イリスィット] 不法の, 不正の, 禁制の
— intercourse [-インターコース] 姦通
illinition [イリニシャン] 油塗擦療法, 軟膏ぬり込み法
illiterate [イリタりット] 教養のない, 無筆, 無学者
illness [イルネス] 病気
compressed-air —, compression — [カンプれストーエアー, カンプれッシャン-] = compression sicknes 潜函病, 高圧病
illogical [イラジカル] 非論理的な, 不合理な
illuminant [イリューミナント] 照らす, 火を発する, 発光体
illuminate [イリューミネイト] 照明する, 燈火で飾る, 啓発する
illumination [イリューミネイシャン] 照明, 照度
illumine [イリューミン] 照らす, 光明を与える, 啓発する
illuminism [イルーミナズム] 超自然との交流を信ずる状態
illusion [イリュージャン] 錯覚, 幻影
— of memory [-アヴ メマりー] 追想錯覚
illusional [イリュージャナル] 錯覚の, 幻覚の
illusory [イリューサりー] 偽りの, 虚構の, 錯覚に基づく
illustrate [イラストれイト] 例解する, 図解を入れる, 実例挿絵を入れる
illustration [イラストれイシャン] 例, 実例, 挿絵, 図解
illustrative [イラストれイティヴ] 実例となる, 説明的
IM (intramuscular)
im- [イム-] ☆二価基の−NHを示す接頭語
IMA (inferior mesenteric artery)
image [イミジ] 形像, 影像
— amplifier [-アンプリファイアー] =

image intensifier 像強化装置
imaginable [イマジナブル] 想像のできる，考えられる
imaginary [イマジナリー] 想像の，仮想の，空な，虚の（数学）
　— number [-ナンバー] 虚数
　— root [-るート] 虚根
imagination [イマジネイシャン] 想像，観念
imaginative [イマジナティヴ] 想像の，想像力に富む
imagine [イマジン] 想像する，企てる，推量する
imaging [イミジング] 画像形成
　thallium reinjection — [サりウム りィインジェクシャン-] タリウム再静注心筋造影法
imago [イメイゴウ] 像，成虫
imbalance [インベーランス] 不均衡，失均衡
imbecile [インビスィル] 痴愚の
imbecility [インビスィリティ] 痴愚
imbed [インベッド] 固定液に浸す，包埋
imbedding [インベディング] 浸漬固定
imbibe [インバイブ] 吸引する
imbibition [インビビシャン] 吸飲，吸染
imbricate [インブリケイト] 瓦状の
imbricated [インブリケイティッド] 縁と縁とを重ね合わす
imbue [インビュー] 湿す，浸み込ます，塗る，染色する
imidapril hydrochloride [イミダプりル ハイドろウクローらイド] 塩酸イミダプリル ☆降圧薬，アンジオテンシン変換酵素阻害薬
imidazole [イミダゾウル] イミダゾール
imid(e) [イマイド] イミド類
imine [イミーン] アンモニアの水素2原子を2価の炭化水素期で置換した化合物
imino acid [イミノウ エーサッド] イミノ酸 ☆アミノ酸の中間産物
imipeneme [イミピーニム] イミペネム ☆カルバペネム系セフェム抗生物質
imipramine hydrochloride [イミプれーミン ハイドろウクローらイド] 塩酸イミプラミン ☆三環性抗うつ薬
imitate [イミテイト] 見倣う，偽造する
imitation [イミテイシャン] 模造，模擬
imitative [イミタティヴ] 真似する，模倣の，模擬的
immaculate [イメキュりト] 汚点のない，純な
　— conception [-カンセプシャン] 純潔受胎
immaterial [イマティアリアル] 実体のない，無形の，精神上の
immature [イマチュアー] 未成熟の
immaturity [イマチューりティ] 未熟，未完成
immeasurable [イメジャらブル] 測ることのできない，限りのない，巨大な
immediate [イミーディアト] 直接の，密接して，早速の，即座の
　— auscultation [-オースカルテイシャン] 直接聴診
　— cause [-コーズ] 直接原因
　— contagion [-カンテイジャン] 接触感染
　— reaction [-りアクシャン] 直接反応
　— union [-ユーニアン] 第一次癒合
immedicable [イメディカブル] 不治の
immerse [イマース] 浸す，沈める，没頭させる
immersion [イマージャン] 浸漬
　— lens [-レンズ] 液浸レンズ
immigrant [イミグらント] 移民
immigrate [イミグれイト] 移住してくる，移入する，移住させる
imminent [イミナント] 差し迫った，切迫した，危急の
immiscible [イミッサブル] 混合できない，混ざらない
immiscibility [イミスィビリティ] 非混合性，不混和性
immissio [イミスィオウ] 挿入
immixture [イミクスチャー] 混合，混和，連座
immobile [イモウバイル] 動かし難い，動かない，静止の
immobility [イモウビリティ] 不動状態
immobilization [イモウビらイゼイシャン] 不動化，固定化
　— osteoporosis [-アスティオウポろウスィス] 不用性骨粗鬆症
immobilize [イモウビらイズ] 固定する，不動にする
immoderate [イマダりト] 節制のない，中庸をかいた，過度の
immortality [イモータりティ] 不死
immortalize [イモータらイズ] 不死化
immovable [イムーヴァブル] 動かすことのできない，確固たる，固定した，静止し

immune ～ immunotactoid A glomerulopathy

た
immune [イミューン] 免疫の，免疫者
— **adherence** [-アドヒーらンス] 免疫固着
— **body** [-バディ] 免疫体
— **complex, IC** [-カンプレクス] 免疫複合体
— **complex disease, ICD** [-カンプレクス ディズィーズ] 免疫複合体病，免疫複合体疾患
— **compromised host** [-カンプらマイスト ホウスト] 免疫機能低下宿主 ☆免疫機能低下した患者
— **enhancement** [-インヘーンスマント] 免疫促進現象
— **renal disease, IRD** [-リーナル ディズィーズ] 免疫性腎疾患
— **thrombocytopenia** [-スらンバサイタピーニア] 免疫性血小板減少
— **tolerance** [-タらランス] 免疫的寛容
immunity [イミューニティ] 免疫性
adoptive — [エーダプティヴ-] 養子免疫・間接免疫．免疫された個体のリンパ球を注入する
allogen(e)ic — [エーロジェーニック-] 同種異系免疫
immunization [イミューニゼイシャン] 免疫法
immunizator [イミューニゼイター] 免疫元
immunize [イミュナイズ] 免疫する
immunoadsorbent [イミュノウアドソーベント] 免疫吸着剤
immunoblast [イミュナブレースト] 免疫芽球
immunoblastic lymphadenopathy, IBL [イミュナブレースティック リンファディナパスィ] 免疫芽球性リンパ節症
immunoblot, immunoblotting [イミュノウブラット, イミュナーブラッティング] 免疫ブロット法，免疫転写法
immunochemistry [イミュナケミストリー] 免疫化学
immunocompetence [イミュナカンパタンス] 免疫適格性
immunocompetent cell [イミュナカンパタント セル] 免疫適格細胞，免疫機能細胞
immunocompromised [イミュナカンプらマイスト] 免疫不全の
immunocyte [イミュナサイト] 免疫細胞（免疫担当細胞）
immunocytolysis [イミュノウサイタリスィス] 免疫細胞融解
immunodeficiency [イミュノウデフィシャンスィ] 免疫不全，免疫力低下
— **with thrombocytopenia and eczema** [-ウィズ スらンバサイタピーニア エーンド エクズィマ] = Wiskott-Aldrich syndrome 血小板減少と湿疹を伴う免疫不全
common variable —, **CVID** [カマン ヴェーりアブル-] 通常型分類不能原発性免疫不全症
immunodeficient [イミュノウディフィシャント] 免疫不全の
immunodiffusion [イミュノウディフュージャン] 免疫拡散法
immunoelectrophoresis [イミュノウウイレクトろウファリースィス] 免疫電気泳動
immunofluorescence [イミュナフルアれッセンス] 免疫蛍光抗体法
immunoglobulin, IG [イミュナグロゥブリン] 免疫グロブリン
immunomagnetic beads [イミュナメーグネティック ビーズ] 免疫磁気ビーズ
immunomodulatory agent [イミュノウマデュラトりー エイジャント] 免疫調整因子
immunomodulatory drug [イミュナマデュラタりー ドゥらッグ] 免疫調節薬
immunopotentiation [イミュノウポウタンシエイシャン] 免疫強化
immunoprecipitation [イミュノウプりスィピテイシャン] 免疫沈降
immunoradiometric assay [イミュノウれイディアメトリック アッセイ] = immunoradiometry 免疫放射定量
immunosuppressant [イミュノウサプれッサント] 免疫抑制物質
immunosuppressed patient [イミュナサプれスト ペイシエント] 免疫抑制患者
immunosuppression [イミュナ・サプれッシャン] 免疫抑制
immunosuppressive [イミュノウサプれッスィヴ] 免疫抑制の
— **acidic protein** [-アスィディック プろウティーン] 免疫抑制の酸性タンパク
immunosurveillance [イミュノウサーヴェイランス] 免疫監視機構
immunosympathectomy [イミュノウスィンパセクタミー] 免疫交感神経切除術
immunotactoid A glomerulopathy [イミュノタクトイド エイ グロウメりュラパスィ] 免疫活性糸球体病

immunotolerance [イミュナタラランス] 免疫寛容
immutability [イミュータビリティ] 不変性
impact [インペークト] 衝撃
 — factor [－フェークター] 衝撃係数. 学術論文の引用度を雑誌間で比べる指数
 — force [－フォース] 衝撃力
 — resistance [－りズィスタンス] 衝撃抵抗
impaction [イムペークション] 食い込み
impaired [インペアード] 障害の, 障害された
 — glucose tolerance [－グルーコウス タラランス] 耐糖能低下
 — orientation [－オーりエンテイシャン] 見当識障害
impalement [インペイルマント] 穿通
impatency [インペイタンスィー] 閉鎖, 閉塞, 非開存性
impatience [インペイシャンス] 辛抱できないこと, 焦慮, 短期, 性急
impatient [インペイシャント] 短気な
impeccable [インペカブル] 非の打ち所のない
impedance [インピーダンス] インピーダンス, 見かけ上の交流抵抗
 — amplification [－アンプリフィケイシャン] インピーダンス増幅
impede [インピード] (身体の運動を)妨げる, 困らす, 反対する
impediment [インペディマント] 妨害[物], 障害, 故障
impedin [インピーディン] インペジン, 補体結合反応阻止物質
impel [インペル] 推しやる, 前へ進める, 促す, 強いて〜させる
impend [インペンド] 垂れ下がる, (出来事などが)起ころうとしている, 発展しようとしている
impending [インペンディング] 起ころうとしている, 切迫した
 — coma [－コウマ] 昏睡準備状態
impenetrable [インペネトらブル] 貫きがたい, 光線の透らない, 不可解の, 浸透不能の
impenetrate [インペニトれイト] 貫通する, 透徹する
imperative [インペらティヴ] 命令的の, 強迫的の
 — conception [－カンセプシャン] 強迫観念
imperceptible [インパーセプタブル] 気がつかないほどの, 目に見えないほどの, 微細な
imperceptive [インパーセプティヴ] 感知しない, 知覚力を欠いた
imperfect [インパーフィクト] 不完全な, 未完成の, 欠点のある
imperfection [インパーフェクシャン] 不具, 不完全
imperforate [インパーファれイト] 無孔の, 不穿孔性の, 閉塞した
imperforation [インパーファれイシャン] 無孔, 閉塞
impermeability [インパーミアビリティー] 不透過性, 非浸透性
impermeable [インパーミアブル] 透らない, 不透徹の
impersonation [イムパーサネイシャン] 擬人, 人にたとえること
imperturbability [イムパータベービリティ] 沈着, 自若, 平然
impervious [インパーヴィアス] 不浸透の
impetiginization [インペティジニゼイシャン] 膿痂疹化
impetiginous [インピティジナス] 膿痂疹の
impetigo [インピタイゴウ] 膿痂疹
 — bullosa [－ブロウサ] 水疱性膿痂疹
 — contagiosa [－カンテイギオーサ] 伝染性膿痂疹(連鎖球菌による)
 — eczematodes [－エクズィマトーデス] 湿疹性膿痂疹
 — herpetiformis [－ハーペティフォーミス] 疱疹状膿痂疹
 — simplex [－スィンプレックス] 単純性膿痂疹
 — streptogenes [－ストらプタジェーニス] 連鎖状球菌性膿痂疹
 — syphilitica [－スィフィリティカ] 梅毒性膿痂疹
impetus [インピタス] 力, はずみ, 激発作
impilation [インピレイシャン] 連銭形成. 赤血球連銭現象
impinge [インピンジ] うつ, 突き当たる, 犯す, 破る
impingement [インピンジマント] 衝撃, 衝突
impinger [インピンジャー] 塵埃測定器
 ☆一定の空気を水中で運動させ, その数を数える
implant [インプラント] 移植物, 移植片

implantable ～ imputability

implantable [インプランタブル] 埋込可能な

implantation [インプランテイシャン] (胚子)着床, (皮膚や歯など)移植
— **metastasis** [-ミタスタスィス] 播種性転移

implement [インプルマント] 装置

implicate [インプリケイト] もつれさせる, 包含する, (人を)関係させる, 包含されたもの

implication [インプリケイシャン] 含蓄, 関係, 意味

imply [インプライ] 含蓄する, 包含する, 意味する, 蔵する

imponderable [インパンダラブル] 重さがない, 微量の, 計量することのできない, 不可量物

importance [インポータンス] 重要性, 有力, 卓越

important [インポータント] 重要な, 大事な, 肝要な, 著明な

importation [インポーテイシャン] 輸入

impose [インポウズ] 置く, 課する, 強いる

impotence [インパタンス] = impotentia 陰萎, 無力, 勃起力のない

impotent [インパテント] 身体虚弱な, 老衰した, 交接不能の, 陰萎の, 虚弱者, 老衰

impotentia [インパテンシア] 陰萎, 性交不能症
— **coeundi** [-コウユンディ] 性交不能症
— **generandi** [-ジェナランディ] 受胎不能症

impoverish [イムパヴァリッシュ] 欠乏させる, 疲弊させる, やせさせる

impracticable [インプレークティカブル] 実行不能の, (性格が)御し難い, 頑固な

impractical [インプレークティカル] 実際的でない

impregnant [インプれグナント] 含浸剤
☆有効成分を水中に抽出して用いる薬剤

impregnate [インプれグネイト] 妊娠させる, 浸み込ませる, 飽和させる

impregnation [インプれグネイシャン] 精子進入, 飽和

impress [インプれス] 押す, 印する, ～に跡をつける, 印象づける, 押印, 刻印, 痕跡, 特徴

impressibility [インプれスィビリティ] 記銘力

impressio [インプれシオウ] (頭蓋骨の)陥凹, 圧痕, 圧入法, 印象
— **cardiaca** [-カーディアーカ] 心の肺や肝に対する圧痕
— **carotica** [-カラティカ] 頸動脈圧痕
— **digitatae** [-ディジターテ] 指圧痕
— **gastrica** [-ゲーストリカ] 胃の圧痕(肝に対する)
— **hepatica** [-ヒパティカ] 肝の圧痕(腎に対する)

impression [インプれッシャン] 押印, 痕跡, 印象, 結果, 影響, 印像
— **material** [-マティーりアル] 印象材
— **method** [-メサッド] 印象法

impressive [インプれッスィヴ] 強い印象を与える, 感銘的

impressorium [インプれッソリアム] 感受器, 感官

imprinting [インプリンティング] 捺印, 刻印, 父および母親由来の対立遺伝子の行動が異なること

improcreant [インプろウクリアント] 生産不能の

improper [インプらパー] 不適当な, 間違った, 妥当でない, 不都合な

improsulfan tosilate [インプろサルファントスィレイト] トシル酸インプロスルファン ☆アルキル化抗癌薬, 慢性骨髄性白血病治療薬

improve [インプるーヴ] 改善する, 増進する, 上達させる, 利用する

improvement [インプるーヴマント] 改善すること(またはされた状態), 進歩, 増進, 改良点

improvise [インプらヴァイス] (詩, 音楽などを)即興する, 間に合わせに即席に作る

impuberal [インピューバル] 陰毛のない, 未成熟の

impuissant [イムピューアサント] 弱い, 無気力な, はかない

impulse [インパルス] 衝動, 衝撃, インパルス

impulsive [インパルスィヴ] 衝動的, 瞬動的, 一時の感情に駆られた

impure [インピュアー] 不潔な, 不純な, 濁った

impurity [インピューりティ] 不純, 不潔, 夾雑物のあること, 心音不純, 不純物

imputability [インピュタビリティ] 自己行為に対して責任を負い得る程度の精神状

416

態

IMV (intermittent mandatory ventilation)

In (indium)

in- [イン-] ☆「中」「無」「不」または強力的運動，線維組織を表す接頭語

in articulo mortis [イン アーティキュロウ モーティス] 臨終の

in dies [イン ディエス] [L] [処方] 毎日

in extremis [イン イクストリーミス] 結局，臨終に際して

in-knee [イン-ニー] 内反膝

in series [イン スィアリーズ] 直列 ☆電池の配列，縦並べ，並列に対して

in situ [イン サイテュ] 自然の位置で，そのままで

in tera [イン テら] 組織内の

in utero [イン ユータろウ] 子宮内，子宮内で

in vitro [イン ヴィトろウ] [L] ガラス瓶中に，試験管中に，生体外で

in vivo [イン ヴィヴォウ] [L] 生体内において

INAH, INH (isonicotinic acid hydrazide (isoniazid) イソニコチン酸ヒドラジド (イソニアジド)．抗結核薬

inability [イナビリティ] 無力，無能，不能

inaccessibility [イナセクスィビリティ] 非疎通性．接近し難いこと

inaccessible [イナクセサブル] 近づき難い，得難い，到達し難い

inaccurate [イネーキュレイト] 不正確な，不精密な，粗漏な

inaction [イネークシャン] 反応鈍麻

inactivate [イネークティヴェイト] 非動性にする，不活性にさせる

inactivation [イネークティヴェイシャン] 非動性化，不活性化

inactivity [イネークティヴィティ] 不動状態

inactive [イネークティヴ] 活動力のない，不活発な，静止の，怠惰な

inadequacy [イネーディクウァスィ] 不十分

inadequate [イネーディクウィト] 必要を満たすに足らない，不適当な，不十分な

inadvertent [イナドヴァータント] 不注意の，粗漏な，怠慢な，ふとした

inalterable [イノールタらブル] 不変の，普変性の

inanimate [イネーニメイト] 生命のない，活気のない，非情の

inanimation [イネーニメイシャン] 生命のないこと，非情，無気力

inanition [イネーニシャン] 飢餓，栄養不良
— **fever** [-フィーヴァー] (新生児初期の) 栄養不良熱，飢餓熱

inanity [イネーニティ] 空虚

inapparent [イナペーらント] 不顕性の

inappetence [イネーピタンス] 食欲不振

inapplicable [イネープリカブル] 適用できない，不適当な

inappreciable [イネープリーシアブル] 評価し得ないほど小さい，ごくわずかな

inapproachable [イナプろウチャブル] (主として道徳的に) 近づき難い，うち解けない

inappropriate [イナプろウプリアト] 不適当な
— **secretion** [-スィクリーシャン] 不適分泌
— **secretion of antidiuretic hormone, SIADH** [-スィクリーシャン アヴ アンティダイユーれティック ホーモウン] 不適ADH分泌

inapt [イネープト] 下手な，不適当な，要領を得ない

inaptitude [イネープティテュード] 素質のないこと，無能，不適当
— **for work** [-フォー ワーク] 労働不能

inaptly [イネープトリー] 不器用に，不適当に

inaptness [イネープトニス] 不器用，不適当

inarticulate [イナーティキュレイト] 無関節の，言語不明瞭の

inassimilable [イナスィミラブル] 不同化の

inattention [イナテンシャン] 不注意，粗漏，怠慢，閑却

inattentive [イナテンティヴ] 不注意な，構わない，無愛想な，怠慢な

inaudible [イノーディブル] 聞こえない，不可聴の

inaxon, inaxone [イネークサン] イナキソン ☆長軸のニューロン

inborn [インボーン] 生来の
— **error of metabolism** [-エらー アヴ ミタバリズム] 先天的代謝障害異常

inbred [インブれッド] 同系の
— **line** [-ライン] 近交系

inbreeding [インブリーディング] 同系交配

incalculable [インケールキュラブル] 無数の，

予測できない
incandescent [インカンデサント] 白熱の, 灼熱の
incanous [インカナス] = hoarty white 霜白の
incapable [インケイパブル] 不能な, 無能な, 無力な
incapacitate [インカペースィテイト] 無能力にする, 不適当にする, 失格させる
incapacitated [インカペースィテイティッド] 身体不自由の
incapacity [インカペースィティ] 無能, 不適当, 失格
incarcerated [インカーされイティッド] 監禁する, 嵌頓された
— placenta [-プラセンタ] 嵌頓性胎盤
incarceration [インカーサれイシャン] 嵌頓症
incarnant [インカーナント] 肉芽形成促進の
incarnation [インカーネイシャン] 肉芽発生, 筋肉形成, (キリストの)受肉
incendiarism [インセンディアリズム] 放火狂
incendiary [インセンディアリー] 発火の, 焼夷の
— bomb [-バム] 焼夷弾
incentive [インセンティヴ] 刺激的, 誘発的, 刺激, 誘因
incessant [インセスント] 間断ない
incest [インセスト] 近親相姦
incestuous [インセステュアス] 間断ない
inch [インチ] 2.54cm, 1フィートの1/12
inchoative [インコウエイティヴ] 最初の
inchworm [インチウァーム] 尺取り虫
incidence [インスィダンス] 事件発生率, 疾患発生率
— rate [-れイト] 疾患発生率
angle of — [エーングル アヴー] [光] 入射角. 光線が反射面または屈折面にあたるときの角度
point of — [ポイント アヴー] [光] 入射点
racial — [れイスィアル-] 種族内発生率
incident [インスィダント] 落ちかかる, 偶発的, 輸入的, 導入的
— light [-ライト] 入射光線
incidental [インスィデンタル] 偶然の, 偶発的の
— image [-イミジ] 残像
incidentaloma [インスィデンタロウマ] 偶発腫

incinerate [インスィナれイト] 焼いて灰にする, 焼却する
incineration [インスィナれイシャン] 焼却, 焼却炉, 火葬
incipient [インスィピアント] 発端の, 初期の
— cataract [-ケータれークト] 初期白内障
incise [インサイズ] 切り込む, 刻む, 切開する
incised [インサイズド] 切り込んだ, 切開した
— wound [-ウーンド] 切創
incision [インスィジャン] 切開, 切傷
incisive [インサイスィヴ] 鋭利な, 切歯の
— bone [-ボウン] 切歯骨
— foramen [-ファれイマン] 切歯孔
— papilla [-パピラ] 門歯乳頭 ☆口蓋縫際の前端にある
incisor [インサイザー] 切歯, 門歯
incisura [インスィスューら] 切痕
— acetabuli [-アスィタビュリ] 寛骨臼切痕
— angularis [-アンギュラーりス] 角切痕
— cardiaca [-カーディアーカ] 心臓切痕
— cerebelli anterior [-セりベリ アンティーりアー] 前小脳切痕
— clavicularis [-クラヴィクラーりス] 鎖骨切痕
— ethmoidalis [-エスモイダーリス] 篩骨切痕
— frontalis [-フらンテイリス] 前頭切痕
— hepatica [-ヒパティカ] 肝臓切痕
— lacrimalis [-ラクりメイリス] 涙骨切痕
— nasalis [-ネイザーリス] 鼻骨切痕
— pterygopalatina [-テリゴウパラティーナ] 翼口蓋切痕
incite [インサイト] 刺激する, 興奮させる, 刺激, 興奮
inclement [インクレマント] (天候の)険悪な, (気候の)きびしい
inclinatio [インクリネイシオウ] 傾き, 傾斜, (歯の)傾斜度
inclination [インクリネイシャン] 傾向, 性癖, 傾斜
incline [インクライン] 傾ける, 向ける, 曲げる, 心が傾く, 傾向がある, 傾斜面
inclined plane [インクラインド プレイン] 傾斜面
inclinometer [インクリナミター] 伏角計,

傾斜計
include [インクルード] 含む，包括する，（全体の一部または一員として）算入する
including [インクルーディング] 〜を含めて，〜を計算に入れて
inclusio [インクルージオウ] 封入，包蔵，封入物
inclusion [インクルージャン] 封入，封入体
　— **body** [−バディ] 封入体
　— **body encephalitis** [−バディ エンセファライティス] 封入体脳炎
inclusive [インクルースィヴ] 含めて，算入して
incoagulable [インコウアギュラブル] 非凝固性の
incoercible [インコウアースィブル] 抑制しがたい，頑固の，強制できない
　— **vomiting** [−ヴァミッティング] 抑制できない嘔吐
incoherence [インコウヒーらンス] 支離滅裂，辻褄の合わないこと，非連続性
incoherent [インコウヒーらント] 支離滅裂の，辻褄のあわない，非連続性の
incombustibility [インカンバスティビリティ] 不燃焼
incombustible [インカンバスタブル] 燃えない
incompatibility [インカンパタビリティ] 両立し難い，相反すること，輸血用血液の不適合
incompatible [インカンペータブル] 相反する，相容れない，禁忌の
incompensation [インカンペンセイシャン] 代償不全，無償
incompetence [インカンピタンス] = incompetency　不十分，不適当，無能力
incompetent [インカンピタント] 無能な，不適任な，能率の上がらない
incomplete [インカンプリート] = partial　不全，完成しない
　— **abortion** [−エーボーシャン] 不全流産
　— **adjuvant** [−エージューヴァント] 不完全アジュバント
　— **antibody** [−エーンティバディ] 不完全抗体
　— **atrioventricular (AV) block** [−エートりア・ヴェントりキュラー ブらック] 不全房室ブロック，不全AVブロック
　— **bundle branch block** [−バンドル ブれーンチ ブらック] 不全脚ブロック

　— **cure** [−キュア] 不全治癒
　— **dislocation** [−ディスロウケイシャン] 不全脱臼
incomprehensible [インカンプりヘンサブル] 把握できない，理解できない，無限の
incompressible [インカンプれッスィブル] 圧縮不可能の
inconceivable [インカンスィーヴァブル] 人知で考えられない
incongruence [インカングるーアンス] 不調和，不適合
incongruent [インカングるアント] 不適合の
incongruity [インカングるーイティ] 不調和性，不適合性
incongruous [インカングるアス] 一致しない，調和しない，不適当な
inconsequence [インカンスィクウァンス] 無関係，不合理，矛盾
inconsiderate [インカンスィダりット] 察しのない，思いやりのない，無分別な，軽率な
inconsistent [インカンスィスタント] 合致しない，調和しない，矛盾する，気の変わりやすい
inconstant [インカンスタント] 不恒常な，定まらない
incontinence [インカンティナンス] = incontinentia　失禁，淫奔
　paradoxical — [ペーらダキスィカル−] 奇異性尿失禁，矛盾性尿失禁．排尿困難にかかわらず尿失禁がおこる
　passive — [ペースィヴ−] 受動失禁
incontinent [インカンティナント] 自制のできない，（両便）失禁の，不節制な，淫乱な
incontinentia [インカンティネンシア] [L]　失禁，失調症
　— **alvi** [−アルヴィ] = fecal incontinence　（大）便失禁
　— **paradoxa** [−ペーらダクサ] 奇異失禁，矛盾性尿失禁
　— **urinae** [−ユリーネ] = urinary incon-tinence　尿失禁
incontrovertible [インカントらヴァータブル] 争う（論議の）余地のない
inconvenience [インカンヴィーニアンス] = inconveniency　不便，不都合，不快，迷惑をかける
inconvenient [インカンヴィーニアント] 不便な，不都合な，困った
incoordinate [インコウオーディネイト] 同格

incoordination ～ indeterminate

でない
incoordination [インコウオーディネイシャン] 不協調，協同運動障害
incorporate [インコーパれイト] （会社などが）合同した，法人組織の，十分に混合させる（する），組み入れる，結合する
incorporation [インコーパれイシャン] 完全混合，とりこみ
incorrect [インカれクト] 誤った，不正確の，標準に合わない
incorrigible [インコーりジブル] 矯正できない，（人，性根，行状などが）直せない
incostapedial [インカスタピーディアル] 砧骨，鐙骨
incrassate [インクれースィト] 肥厚した，膨れた
increase [インクリース（名），インクリース（動）] 増加，拡張，（嵩，額，数が）増す，繁殖する，（質が）著しくなる（する），強める
increasingly [インクリースィングリー] 次第に度を増して，増大して
incredible [インクれダブル] 信じられない，驚くほどの，非常な
incredulous [インクれデュラス] 懐疑的な，容易に信じない
increment [インクりマント] 増大，増殖，増強
incretin [インクらティン] 血糖を下降させるが膵分泌を刺激しないセクレチン分離物質
incretion [インクリーシャン] 内分泌
incretogenous [インクリータジャナス] 内分泌またはホルモンに原因して
incretology [インクリータラジー] 内分泌学
incretopathy [インクリータパスィ] 内分泌病
incretory [インクリータりー] 内分泌の
incriminate [インクりミネイト] 有罪にする，〜の罪のあることを示す
incrustation [インクらステイシャン] 外被形成，痂皮形成
incubate [インキュベイト] （卵を）孵化する，抱卵する，かえる，インキュベント（孵置）する，反応物質などを一定状態におく
incubation [インキュベイシャン] 孵卵，孵置，卵をかえすため巣につくこと，卵を抱くこと，恒温器に培養物を入れておくこと
— **period** [－ピアりアッド] ＝ incubation time 潜伏期，ふ置時間

incubator [インキュベイター] ふ卵器，恒温器，早産児保温器
incubus [インキュバス] 悪夢，うなされること
incudal [インキュダル] 砧骨の
incudius [インキューディアス] 鼓膜弛緩筋
incuneation [インキューニエイシャン] 骨折または胎児頭を圧着すること，楔状縫合
incur [インカー] （損害を）招く，負う，受ける
incurability [インキューらビリティ] 不治
incurable [インキューらブル] 不治の
— **disease** [－ディズィーズ] 全治不能の疾患
incurrent [インカらント] 流入の
incurvation [インカーヴェイシャン] （内方への）彎曲，屈曲
incus [インカス] 砧（きぬた）骨
incyclotropia [インサイクロウトろウピア] 内転斜視
indacrine [インデークりン] インダクリン
☆ループ利尿剤の一つ
indagation [インダゲイシャン] 注意深く慎重な診察
indapamide [インダパマイド] インダパミド
☆非サイアザイド系利尿薬
indebted [インデティド] 負い目がある
indecent [インディーサント] 卑猥な，不作法な
indecision [インディスィジャン] 病的意志薄弱，意志欠如
indefinite [インデフィニット] 明らかな限界のない，不確定の，漠然とした，不明瞭の
indelicate [インデリキット] 感情の繊細さを欠いた，下品な，粗野な
indenization [インデニゼイシャン] 細胞着床，転移増殖
indenolol hydrochloride [インデノロールハイドロウクローらイド] 塩酸インデノロール
☆降圧薬，非選択性β遮断薬
indent [インデント] 凹みを作る，捺する，つける，凹み
indentation [インデンテイシャン] 刻みめ，鋸歯状，刻みめをつけること
indented [インデンティッド] 凹みのある
indescribable [インディスクらイバブル] 名状し難い，言語に絶した
indeterminable [インディターミナブル] 確かめることのできない，解決のつかない
indeterminate [インディターミネイト] （範

index ～ indistinguishable

囲・性質などの）決定しない，明確でない，疑わしい

index [*イン*デックス] 指示，指数，係数
— case [－ケイス] 指標となる症例
— finger [－フィンガー] 人差し指
— Medicus [－メディカス] 米国国立医学図書館（National Library of Medicine）でつくる世界医学文献集
— of refraction [－アヴ りフラクシャン] 屈折率
Quetelet's — [ケトレー] ケトレー指数．「体重（kg）／身長（cm）×100」

India ink method [*イン*ディア インク メソッド] 墨汁法 ☆原虫などを標本上で墨汁で染色する方法

Indian [*イン*ディアン] インドの，アメリカン・インディアンの
— corn [－コーン] とうもろこし

indican [*イン*ディカン] インジカン ☆トリプトファンの分解産物

indicant [*イン*ディカント] 指示的な

indicanuria [インディカニューりア] インジカン尿

indicate [*イン*デケイト] 指摘する，表示する，暗示する

indicatio [インディケイシオウ] ＝ indication 指標，適用，適応症，徴候
— causalis [－コーザーリス] 原因的適応
— curativa [－キューらティーヴァ] 治療的適応
— symptomatica [－スィンプトウマティカ] 対症的適応

indicator [*イン*ディケイター] 指示，示指，指示薬，指針，指標

indifferent [インディファらント] 不分化の，不関心の，無刺激の，中性の
— bacteria [－バクティーりア] 常在菌
— electrode [－イレクトろウド] 不関電極

indigenous [インディジャナス] 地元の，元来の

indigeous [インディジアス] 土着の，その土地固有の

indigent [*イン*ディジャント] 貧困の，欠如した

indigestibility [インディジェスタビリティ] 不消化性

indigestible [インディジェスタブル] 不消化の，受け入れにくい

indigestion [インディジェスシャン] 不消化，消化不良

indigestive [インディジェスティヴ] 消化不良の

indigitation [インディジテイシャン] 腸管嵌入による腸転位，重積

indignant [インディグナント] 憤った

indigo [*イン*ディゴウ] インディゴ，藍 ☆藍染料の一種

indinavir sulfate ethanolate [インディナヴィア サルフェイト イセーナレート] 硫酸インジナビルエタノール付加物 ☆抗HIV薬

indirect [インディれクト] 間接の
— analysis [－アネーリスィス] 間接分析
— force [－フォース] 間接力
— proof [－プるーフ] 間接証明法
— transfusion [－トれーンスフュージャン] 間接輸血
— visi [－ヴィスィ] ＝ mediate transfusion 間接視 ☆網膜辺縁部で見ること

indirectly [インディれクトリー] 間接に，不正に，遠回しに

indiscernible [インディサーナブル] 識別し得ない，知覚できない，見分けがたい物，見えない物

indiscreet [インディスクりート] 思慮のない，無分別の，軽率な

indiscrete [インディスクりート] 均質の，等質の，自明な

indiscretion [インディスクれッシャン] 無分別，軽率，不謹慎な行為

indiscriminate [インディスクりミニト] 乱雑な，混乱させる

indispensability [インディスペンサビリティー] 必須性，欠くことのできないこと

indispensable [インディスペンサブル] 欠くべからず，免れられない，欠くべからざる物，または人

indispose [インディスポウズ] する気をなくさせる，思い止まらせる，不適当にする，不能にする

indisposition [インディスパズィシャン] 軽症，気分の悪いこと，不機嫌

indissoluble [インディソリュブル] 分解し得ない，不溶解の

indistinct [インディスティンクト] 印象が明瞭でない，不分明な，曖昧な

indistinctly [インディスティンクトリー] 不明瞭に，曖昧に，かすかに

indistinctness [インディスティンクトニス] 不明瞭，曖昧

indistinguishable [インディスティングウィッシャ

indium ～ inebriation

ブル〕区別のできない
- **indium, In** [インディアム] インジウム（元素）☆原子量114.82
- **individual** [インディヴィデュアル] 単一の，単独の，独自の，特有の，個体，一個人
  - **— difference** [-ディファランス] 個体差
  - **— variation** [-ヴェァりエイシャン] 個体変異，個人差，個体差
- **individualism** [インディヴィデュアリズム] 個人主義
- **individuality** [インディヴィデュエリティ] 個性，人格
- **individualization** [インディヴィデュアリゼイシャン] 個別化
- **individualize** [インディヴィデュアライズ] 個別化する，区別を示す，特記する
- **indivisible** [インディヴィザブル] 分割できない，極微分子，極少量
- **indocile** [インドウサイル] 教えにくい，扱いにくい，不柔順の
- **indocyanine green, ICG** [インドサイアニングリーン] インドシアニングリーン〔色素〕
- **indole** [インドウル] インドール
- **indolent** [インダラント] 無痛の，無刺激の，不精な
  - **— bubo** [-ビューボウ] 無痛性横痃
  - **— ulcer** [-アルサー] 無痛潰瘍
- **indomethacin** [インドウメサスィン] インドメタシン ☆アリール酢酸系非ステロイド消炎鎮痛薬
- **indophenol** [インドウフィーノール] インドフェノール ☆キノンの窒素誘導体色素の一つ
- **indoxyluria** [インダクスィリューりア] インドキシル尿症 ☆フェニルケトン尿症で見られる
- **induce** [インデュース] 説いて〜させる，誘致させる，生ずる，惹起する，誘発する，（電気）誘導する
- **induced** [インデュースト] 感応の，誘発された
  - **— abortion, IA** [-アボーシャン] 人工流産
  - **— fever** [-フィーヴァー]（ジアテルミー，マラリア療法などの）誘発熱
  - **— hypothermia** [-ハイポウサーミア] 人工低体温麻酔法
- **inducement** [インデュースマント] 誘因（誘導・勧誘）する物，誘因，刺激，動機
- **inducer** [インデューサー] 反応を起こすもの，誘発因子
- **inductance** [インダクタンス] 自己誘導 ☆回路に電流が流れるとき磁場が発生すること
- **induction** [インダクシャン] 導入，誘導，感応，感電
- **inductive** [インダクティヴ] 帰納の，帰納的，（電気）誘導の，感応の
  - **— capacity** [-ケーペースィティ] 誘導容量
- **inductometer** [インダクタミター] 感応電気計
- **inductor** [インダクター] 誘導源
- **inductorium** [インダクトーりアム] 感応電流発生器，誘導電流発生器
- **indulge** [インダルジ] 耽る，満たす，好きなようにさせる，甘やかす，奮発する
- **indulgence** [インダルジャンス] 耽溺，わがまま，放縦，寛大
- **indulgent** [インダルジャント] 気ままにさせる，寛大な，情のある
- **indulin** [インデュリン] インズリン ☆組織標本用の色素
- **indulinophil** [インデュリナフィル] インズリン染色性の
- **indurate** [インデュれイト] 硬くする，無感覚にする，頑固にする，硬くなる，頑固になる
- **indurated** [インデュれイティッド] 硬化した
- **induration** [インデュれイシャン] 硬化，硬結
- **indurative** [インデュれイティヴ] 硬化の，硬結の
- **indurescent** [インデュれッサント] 硬化性の
- **indusium** [インデューズィアム] 被膜，羊膜
- **industrial** [インダストリアル] 生産業の，工業の，工業用の，工業化，製産業者，製造家
  - **— hygiene** [-ハイジーン] 産業衛生
  - **— physician** [-フィズィシャン] 産業医
- **industrialization** [インダストりアリゼイシャン] 工業化
- **industrialized country** [インダストりアライズド カントりー] 工業国
- **industry** [インダストりー] 勤勉，勤労，産業，製造工業
- **inebriant** [イニーブりアント] 酩酊の，酩酊剤，麻酔薬
- **inebriate** [イニーブりエイト] 酔わせる，気を引き立たせる
- **inebriation** [イニーブりエイシャン] 酔っぱらい，酩酊，麻酔

inebriety [イニーブらイアティ] 常習的酩酊, 飲酒癖

inedia [イニーディア] 絶食, 断食

ineffective [イニフェクティヴ] 所期の効果の得られない, 無効な, 無能な

inefficient [イニフィシャント] 能力のない, 無能の, 技量のない, 効果のない

inelastic [イニレースティック] 弾力のない, 弾性のない, 順応性のない, 固定的な

inelasticity [イニレースティシティ] 弾性力のないこと, 不適応性

ineligible [イネリジブル] 選ばれることができない, 不選任な, 選ばれる資格のない人

in(a)emia [イニーミア] 線維素血症

inenucleable [イニニュークリアブル] 摘出不能

inept [イネプト] 不適当な, 馬鹿げた

ineptitude [イネプティテュード] 愚, 愚かしさ

inequality [イニクオーリティ] 不同, 不平均, 変化性, 不平滑

ineqitable [イネクウィタブル] 不公平な, 不公正な

inequity [イネクウィティ] 不公平, 不公正

ineradicable [イニれーディカブル] 根絶し得ない

inerasable [イニれイザブル] 消すことのできない

inert [イナート] 自動力のない, 活性のない(化学), 化学作用を起こさない, 不活発な
 — **gas** [-ゲース] 無作用ガス

inertia [イナーシア] 惰性, 惰力, 不活発, 不精
 — **uteri** [-ユータり] 子宮無力, 陣痛微弱
uterine — [ユタらイン-] 陣痛微弱

inessential [イニセンシャル] 緊要でない, 緊要でない物

inestimable [イネスティマブル] 計算できないほどの

inevitable [イネヴィタブル] 不可避の, やむを得ない, 必然的な

inexact [イニグザクト] 不精密な, 厳密でない

inexcusable [イニクスキューザブル] 言い訳の立たない, 許し難い

inexhaustible [イニグゾースタブル] 無尽蔵の, 疲れない, 不撓不屈の

inexhaustive [イニグゾースティヴ] すべて揃ってない, 完全でない

inexorable [イネクさらブル] 情を知らない, 過酷な, 容赦のない

inexpectant [イニクスペクタント] 期待していない

inexpediency [イニクスピーディアンスィ] 不便, 不都合, 不適当

inexpedient [イニクスピーディアント] 不適当な, 不便な, 不都合な

inexpensive [イニクスペンスィヴ] 安価な

inexperience [イニクスピアりアンス] 無経験, 未熟

inexperienced [イニクスピアりアンスト] 無経験な

inexpert [イニクスパート] 未熟な, 不器用な

inexplicable [イネクスプリカブル] 説明がつかない, 不可解な

inexplicit [イニクスプリスィット] 明瞭でない, 明白でない

inexplosive [イニクスプロウスィヴ] 不爆発性の

inexpressible [イニクスプれサブル] 言い表せない, 言語に絶した

inextensible [イニクステンスィブル] 拡げることができない, 延びない

inextinguishable [イニクスティングウィッシャブル] 消すことができない, 抑えきれない

inextricable [イネクストりカブル] 解けない, 解決できない

infallible [インファラブル] 間違いのない, 確実な, 狂いのない, 避けられない, 間違いをしない人

infancy [インファンスィ] 幼稚, 幼時

infanette [インファネット] 乳児用床

infant [インファント] 赤子, 幼児, 乳児
 — **mortality** [-モータリティ] 乳児死亡率
 light-for-dates (—), **LFD** [ライト-フォー-デイツ(-)] 在胎週数に比して出生体重が軽い小児
 low birth weight — [ロウ バース ウェイト-] 低出生体重児 (2,500g 未満)

infanticide [インフェーンティサイド] 幼児殺し, 幼児を殺した者

infantile [インフェーンタイル] 小児の, 幼児の
 — **autism** [-オーティズム] 幼児自閉症
 — **cortical hyperostosis** [-コーティカルハイパラストウスィス] 小児頭蓋過骨症
 — **encephalitis** [-エンセファライティス]

infantile ～ infiltration

幼児脳炎
- paralysis [-パれーリスィス] 小児麻痺
- scurvy [-スカーヴィ] 小児壊血病

infantilism [インフェーンティリスム] 幼児症, 小児型発育

infantorium [インファントーりアム] 乳幼児病院

infarct [インファークト] 梗塞
- avid imaging [-エーヴィッド イメジング] 梗塞親和性造影

infarction [インファークシャン] 梗塞形成
lacunar — [レーキュナー-] ラクナ梗塞；小窩性梗塞

infatuate [インフェーテュエイト] 判断力を失わせる, ぼんやりさせる, 夢中にならせる

infaust [インフォースト] 好ましくない

infect [インフェクト] 伝染する, 感染する

infecting [インフェクティング] 感染させる, 伝染させる

infection [インフェクシャン] 伝染, 感染, 伝染物質

infectious [インフェクシャス] ＝ infective 伝染性の, 感染性の
- disease [-ディズィーズ] 伝染病
- Disease Prevention Act [-ディズィーズ プりヴェンシャン アクト] 伝染病予防法
- endocarditis, IE [-エンドウカーダイティス] 感染性心内膜炎
- hepatitis [-ヘパタイティス] 伝染性肝炎
- icterus [-イクタらス] 伝染性黄疸
- jaundice [-ジョーンディス] 伝染性黄疸

infective [インフェクティヴ] 伝染性の, 感染の
- agent [-エイジャント] 感染体
- angioma [-アンジオウマ] 感染性血管腫
- endocarditis [-エンドウカーダイティス] 感染性心内膜炎
- zone [-ゾウン] 感染層

infectivity [インフェクティヴィティ] 伝染性, 感染度

infecundity [インフィーカンディティ] 不妊症

infer [インファー] 推論する, 結論を引き出す, 推断させる

inference [インファらンス] 推論, 演繹

inferior [インフィーりアー] 下位の, 劣った
- angle [-エーングル] 下角, 劣角
- cervical ganglion [-サーヴィカル ゲーングリアン] 下頸神経節
- frontal gyrus [-フらンタル ジャイらス] 下前頭回
- gluteal artery [-グルーティアル アータりー] 下臀動脈
- mesenteric artery, IMA [-メザンテりック アータりー] 下腸間脈動脈, 下腸膜動脈
- quality [-クウァらティ] 質の劣ること
- rectal artery [-れクタル アータりー] 下直腸動脈
- sagittal sinus [-サジタル サイナス] 下矢状静脈洞
- temporal gyrus [-テンパらル ジャイらス] 下側頭回
- thyroid artery [-サイろイド アータりー] 下甲状腺動脈
- turbinated bone [-タービネイティッド ボウン] 下鼻甲介
- tympanic artery [-ティンパニック アータりー] 下鼓室動脈
- vesical artery [-ヴェスィカル アータりー] 下膀胱動脈

inferiority [インフィーりアりティ] 下等, 粗悪, 下位, 劣性
- complex [-カンプレクス] 劣等感

inferolateral [インファろウらタらル] 下および側方の

inferoposterior [インファろウ・パスティーりアー] 下および後方の

infertility [インファーティりティ] 不育症, 不妊症

infest [インフェスト] （害虫・動物など一般に好ましくないものが）寄生する, はびこる

infestation [インフェステイシャン] 侵襲, （昆虫の）寄生

infiltrate [インフィルトれイト] 浸潤する, 浸潤物

infiltrating tumor [インフィルトれイティング テューマー] 浸潤性腫瘍

infiltration [インフィルトれイシャン] 浸潤, 浸潤物
- anesthesia [-アニススィーズィア] 浸潤麻酔法
dripping — [ドりッピング-] 点滴注入〔法〕；点眼〔法〕, 点眼薬, 点眼剤
paraneural —, parineural — [ペー

424

infiltration ～ infrared

らニューらルー, ぺリニューらルー] 神経周囲浸潤麻酔

infiltrative [インフィルトれイティヴ] 浸潤性の

infimum [インフィマム] 下限

infinite [インフィニット] 無限の, 無量の

infinitesimal [インフィニテスィマル] 微小の, 無限小の

infinitesimalism [インフィニテスィマリズム] 薬物の微量有効論

infinitive [インフィニティヴ] 無限の, 不定の, 不定詞

infinity [インフィニティ] 無限, 無辺

infirm [インファーム] 弱い, 衰えた

infirmary [インファーマりー] 病院, 施療院, 保養所

infirmity [インファーミティ] 衰弱, 病弱

infix [インフィックス] 固定する, 覚え込ませる

inflame [インフレイム] 発赤する, 炎症となる, ほてる

inflammation [インフラメイシャン] 炎症

inflammatory [インフラマタりー] 炎症性の
― **bowel disease, IBD** [ーバウアル ディズィーズ] 炎症性腸疾患
― **pseudotumor** [ースゥードウテューマー] 炎症性偽性腫瘍
― **tissue** [ーティシュー] 炎症性組織

inflate [インフレイト] (ガス, 空気, 液体など) で膨張させる

inflation [インフレイシャン] 膨張, インフレ

inflator [インフレイター] 膨張器

inflected [インフレクティッド] 屈曲した

inflection, inflexion [インフレクシャン] 屈曲, 音声の抑揚調節

inflict [インフリクト] 加える, 負わせる, 課する

inflictive [インフリクティヴ] 加える, 課する, 刑罰の, 苦痛の

inflow [インフロウ] 流入

influence [インフルアンス] 影響, 効力, 結果, 感応 (電気) 誘導, 影響する, 左右する

influential [インフルエンシャル] 影響力のある, 強力な

influenza [インフルエンザ] インフルエンザ, 流行性感冒
― **bacillus** [ーバスィラス] インフルエンザ菌, パイフェル菌
― **virus** [ーヴァイらス] インフルエンザウイルス

influx [インフラクス] 流入

infolding [インフォウルディング] しわを作る手術, 包埋術 ☆周囲の組織を縫い合わせて欠損を修復する方法

infooted [インフティッド] 足趾内転

inform [インフォーム] 告げる, 聞かせる, 教える, 通知する, 活気づける

informal [インフォーマル] 正式でない, 異例の, 変則の, 略式の

information [インフォーメイシャン] 通知, 報告, 知識, 参考

informative [インフォーマティヴ] 説明十分な

informed consent [インフォームド カンセント] 充分な説明による同意

informer [インフォーマー] 密告者

infra- [インフら-] ☆「下」「下方」を表す接頭語

infra-axillary [インフら- アクスィラりー] 腋下
― **region** [ーりージャン] 腋窩下部

infracapsular [インフらケープスュラー] 皮膜下の

infraclavicular [インフらクラヴィキュラー] 鎖骨下の
― **region** [ーりージャン] 鎖骨下部

infracommissure [インフらカミシュアー] 下交連

infracortical [インフらコーティカル] 皮質下の

infracostal [インフらカスタル] 肋骨下の

infraction [インフれークシャン] 不完全骨折

infradian variation [インフれイディアン ヴェあり エイシャン] 24時間より長い周期で起こる変化

infradiaphragmatic [インフらダイアフらグメーティック] 横隔膜下の

inframammary region [インフらメーンマりー りージャン] 乳房下部

infraorbital artery [インフらオービタル アータりー] 眼窩下動脈

infrapatellar fat pad [インフらパテラー ファット ペッド] 膝蓋骨下脂肪塊

infrapsychic [インフらサイキック] 自律的な

infrared [インフられッド] 赤外線
― **photography** [ーフォウタグらフィ] 赤外線写真
― **ray** [ーれイ] 赤外線
― **spectroscopy** [ースペクトらスカピー] 赤外線スペクトラム

425

infrascapular [インフらスケーピュラー] 肩甲骨下の
— region [- リージャン] 肩甲下部
infraspinous [インフらスパイナス] 肩甲棘下の
— region [- リージャン] 肩甲棘下部
infrasternal [インフらスターナル] 胸骨下の
infrastructure [インフらストれークチャー] 下部構造
infrathoracic [インフらソーらスィック] 胸郭下の
infraumbilical [インフらアンビリカル] 臍下の
infraversion [インフらヴァージャン] 咬合低下
infrequent [インフリークウェント] 滅多にない，稀有な，ときどきの，処々の
infriction [インフリクシャン] 塗擦
infringe [インフリンジ] 破る，違反する，侵害する
infundibular [インファンディビュラー] 漏斗状の
infundibuliform [インファンディビュリフォーム] 漏斗状
infundibulum [インファンディビュラム] 漏斗
infuse [インフューズ] 注ぐ，移す，滲出する，煎じる
infused [インフューズド] 降り出した，滲出した
infusible [インフューズィブル] 溶けない，不溶性の
infusion [インフュージャン] 滲出，滲剤，注入
infusodecoction [インフューザディカクシャン] = infusodecoctum 浸煎剤
Infusoria [インフューゾーりア] 滴虫亜門
infusorial diarrhea [インフューゾーりアル ダイアリーア] 滴虫性下痢
infusum, infusa (複)[インフューサム, インフューザ] 浸剤
— calide paratum [- カりーデ パらータム] 温浸剤
— digitalis [- ディジテリス] ジギタリス浸剤
— frigide [- フりジャイド] 冷浸剤
— sennae compositum [- セネ カンパズィタム] 複合センナ浸剤
ingesta [インジェスタ] 体内摂取物，飲食物
ingestion [インジェスチャン] 摂取，摂食

ingot [インゴット] 鋳型
ingravescent [イングらヴェッサント] 次第に悪化する，悪性の
ingredient [イングリーディアント] 要素，成分
ingrowing [イングろウイング] 内部に成長する，内へ伸びる
— nail [- ネイル] 爪嵌入症
— toenails [- トゥネイルズ] 足の爪が肉の中に食い込む，陥入爪
ingrown [イングろウン] 内生する，内方へ成長する
— nail [- ネイル] 陥入爪 → nail
— toenail [- トゥネイル] (足の)陥入爪，食い込み爪
inguinal [イングウィナル] 鼠径の，もものつけ根の
— canal [- カナル] 鼠径管
— gland [- グランド] 鼠径腺
— hernia [- ハーニア] 鼠径ヘルニア
— region [- リージャン] 鼠径部
inguinoabdominal [イングウィノウ・アブダミナル] 鼠径および腹の
ingulation [インギュレイシャン] 喉に入れること
ingurgitation [インガージテイシャン] 飲み込み，うのみ，むさぼり食う
inhabit [インハビット] 住む，存在する，拡がる，遍在する
inhabitable [インハビタブル] 住むに適した，居住できる
inhabitant [インハビタント] 住人
inhabited [インハビッティド] 人に住んでいる，住民のある
inhalant [インヘイラント] 吸入剤
inhalation [インハレイシャン] 吸入
— bronchial challenge test [- ブらンキアル チャリンジ テスト] 吸入気管支刺激試験
inhalator [インハレイター] 吸入器
inhale [インヘイル] 吸入，吸気する
inhaled corticosteroid [インヘイルド コーティコウステろイド] 吸入副腎ステロイド
inhalent [インヘイラント] 入水の
inhaler [インヘイラー] 吸入器
inherent [インヒーらント] 固有の，生まれつきの
inherit [インヘりット] (肉体的・精神的性格を)親または先祖から受ける，遺伝する，相続する
inheritable [インヘりタブル] 子孫に伝える

inheritance 〜 inoculate

ことができる，相続させ得る
inheritance［インヘリタンス］遺伝，遺伝特質
inherited［インヘリティッド］遺伝した
 — **cancer predisposition syndrome**［−キャンサー プリーディスパズィシャン スィンドロウム］遺伝癌素因症候群
 — **polyposis syndrome**［−パリポウスィス スィンドロウム］遺伝結腸ポリポージス症候群
inhibin［インヒビン］インヒビン ☆FSHを抑制するエストロゲン以外の卵胞ホルモン
inhibit［インヒビット］抑止する
inhibition［インヒビシャン］抑止，制止
inhibitory［インヒビタりー］抑止的の，制止的の
 — **nerve**［−ナーヴ］抑制神経
inhibitrope［インヒビトロウプ］インヒビトロープ ☆刺激による部分的機能抑制を起こす人
inhumation［インヒューメイシャン］土葬，埋葬
iniglia［イニグリーア］線維性グリア
iniodymus［イニアディマス］後頭結合体
inion［イニアン］外後頭隆起点
iniops［イニアプス］二顔面体
iniquitous［イニクウィタス］不正の，不公平な，邪悪な
iniquity［イニクウィティ］不正，不法，罪悪
inirritative［イニりタティヴ］非刺激性の
initial［イニシャル］初期の，最初の
 — **condition**［−カンディシャン］初期条件
 — **heat**［−ヒート］初期熱 ☆筋が収縮前緊張時に産生する熱
 — **phase**［−フェイズ］初期相
 — **pressure**［−プれッシャー］初期圧
 — **stage**［−ステイジ］初期段階
initial weight loss［イニシャル ウェイトゥ ロス］生理的体重減少．新生児の体重が胎便の排出などで生後3〜5日頃一時的に減少すること
initiate［イニシエイト］始める，創始する，加入させる，入会させる
initis［イナイティス］筋実質炎，線維組織炎
inject［インジェクト］注入する，注射する
injecta［インジェクタ］注入物
injection［インジェクシャン］注入，注射，注入物
injure［インジャー］害する，毀損する，怪我させる，傷つける
injurious［インジュアリアス］（行為が）不法な，中傷的，侮辱する，有害な
injury［インジャリー］きず，負傷
 — **potential**［−ポウテンシャル］損傷電位差
 contrecoup —［コントるクー］［F］対側脳損傷．受傷対側の脳損傷
inlay［インレイ］インレー ☆歯の充填物
 — **graft**［−グれーフト］埋込み移植
inlet［インレット］（換気用空気の）入口部
inmate［インメイト］居住者，同居人，同宿者，入院者，収容者
innate［インネイト］生来の，生まれつきの，固有の
inner［イナー］内の，内心の，内的，的の中心
 — **potential**［−ポウテンシャル］内部電位
 — **speech**［−スピーチ］内部音声
 — **term**［−ターム］内項
innervate［イナーヴェイト］神経を分布する，刺激する
innervation［イナーヴェイシャン］神経支配，神経作用の発起
innidiation［イニディエイシャン］転移増殖
innocent［イナサント］良性の，無害の
 — **bystander**［−バイスタンダー］（免疫現象において）無害の第三者
 — **murmur**［−マーマー］無害性心雑音
innocuous［イナキュアス］無害の
innominate［イナミネイト］無名の
 — **bone**［−ボウン］寛骨
 — **vein**［−ヴェイン］無名静脈
innovate［イノウヴェイト］改革を行う，刷新する，新生面を開く
innoxious[イナクシャス]良性の，無害の
innumerable［イニューマらブル］無数の，夥しい
innutrition［イニュートりシャン］栄養不良
inoblast［イナブラスト］結合組織芽細胞
inocarcinoma［イノウカースィノウマ］線維癌腫
inochondroma［イノウカンドろウマ］線維軟骨腫
inoculability［イナキュラビリティ］接種可能性，接種感受性
inoculable［イナキュラブル］接種可能の
inoculate［イナキュレイト］接種する，（病気，病菌を）植える，接木する

inoculation [イナキューレイシャン] 接種
— smallpox [-スモールパックス] 接種性痘瘡
inoculator [イナキュレイター] 接種器
inoculum [イナキュラム] 接種物
inocuous [イナキュアス] 無害の
inocurity [イノウキュりティ] 無害性
inocyst [イナスィスト] 線維性被囊
inocyte [イナサイト] 線維細胞
inoendothelioma [イノウ・エンドウスィーリオウマ] 内皮細胞性線維肉腫
inoepithelioma [イノウエピスィーリオウマ] 線維上皮腫
inoffensive [イナフェンスィヴ] 無害の, 目立たない, 障りのない
inogen [イナジャン] イノゲン ☆筋肉の収縮物質
inogenesis [イナジェニスィス] 線維組織形成
inogenous [イナジャナス] 組織形成または発生した
— jaundice [-ジョーンディス] 組織性黄疸
inohymenitis [イノウ・ハイミナイティス] 線維膜炎
inolith [イナリス] 線維結石
inoma [イノウマ] 線維腫
inomyoma [イノウマ・イオウマ] 線維筋腫
inomyxoma [イノウ・ミクソウマ] 線維粘液腫
inopectic [イナペクティック] 凝血傾向の
inoperable [イナパラブル] 手術不可の, 手術不能の
inopexia [イナペクスィア] 凝血傾向
inorganic [イノーゲーニック] 無機の
— chemistry [-ケミストリー] 無機化学
— compound [-カンパウンド] 無機化合物
— enzyme [-エンザイム] = metalsol 金属膠状ゾル ☆金属コロイド溶液で酵素作用を有するもの
inoscleroma [イノウスクリアろウマ] 線維硬腫
inosclerosis [イノウスクリアろウスィス] 線維硬化症
inoscopy [イナスカピー] 線維診断法
inosculate [イナスキュレイト] 吻合する
inosculation [イナスキュレイシャン] 血管交通, 血管吻合
Inose disease [イノセ ディズィーズ] 猪瀬病 ☆肝性脳症の一つ
inosemia [イナスィーミア] イノシトール血症, フィブリン血症
inosine pranobex [イナスィン プらナベックス] イノシンプラノベクス ☆白血球減少症治療薬, 白血球増加薬
inosit [イノウスィット] = inosite イノシット, イノシトール ☆六炭糖の一種
inositis [イノウサイティス] 線維組織炎
inositol [イナスィトール] イノシトール ☆芳香六価アルコール
inositol-3-phosphate [イナスィトール-スリー-ファスフェイト] イノシトール三リン酸
inostosis [イナストウスィス] 内骨症 ☆破壊された骨組織の再骨化
inotagma [イナタグマ] 線状配列 ☆筋細胞束構造部分が線状に配列していること
inotropic [イナトらピック] 変力性の
inotropism [イナトらピズム] 変力作用
inpatient [インペイシャント] 入院患者
inquest [インクウェスト] 検死, 訊問, 審理
inquietude [インクウァイアテュード] 苦悩, 悩み, 苦悶
inquination [インクウァイネイシャン] 汚染
inquire [インクウァイアー] 尋ねる, 質問する
inquiry [インクウァイアりー] 質問
inquisition [インクウィズィシャン] 調査, 探索, 取り調べ
insalivation [インサリヴェイシャン] 唾液混和
insalubrity [インサルーブりティ] 不健康的なこと, 有害
insane [インセイン] 精神異常の
insaniensa [インセイニエンサ] 躁狂性舞踏病
insanitary [インサニタりー] 不健康な, 不衛生な
insanitation [インサニテイシャン] 不健康, 不衛生
insanity [インサニティ] 発狂, 精神異常
insatiable [インセイシャブル] 飽くなき, どん欲な
inscriptio [インスクりプチオ] = 〈inscription〉[L] 処方箋記入部
— tendinea [-テンディネア] 腱画. 腹直筋の筋節間にある腱部分
inscription [インスクりプシャン] (処方箋の)主要部 ☆薬名・用量記載の部
inscrutable [インスクる一タブル] 不可解な, 詮索することのできない

insect [インセクト] 昆虫
— powder [-パウダー] 殺虫粉
— sting allergy [-スティング アラージー] 昆虫刺傷アレルギー

Insecta [インセクタ] 昆虫類

insectarium [インセクタリアム] 昆虫飼育箱

insecticide [インセクタサイド] 殺虫剤
— lung [-ラング] 殺虫剤肺 ☆過敏性肺臓炎の一種

insectivorous [インセクティヴァラス] 昆虫を食べる

insectology [インセクタラジー] 昆虫学

insecure [インスィキュアー] 不安全な, 不安定な, 険な, 壊れやすい

insemination [インセミネイシャン] 播種, 射精, 妊孕

insenescence [インサネッサンス] 頑健の老年, 老年に向かうこと

insensate [インセンセイト] 知覚をもたない, 感覚をもたない, 生のない, 無意識の, 理性を欠いた

insensibility [インセンスィビリティ] 無感覚, 無意識

insensible [インセンスィブル] 無感覚な, 無意識の
— perspiration [-パースピれイシャン] 不感発汗

insensitive [インセンスィティヴ] 感受性のない, 不感の

inseparable [インセパラブル] 分離できない, 不可分の

insert [インサート] 入れる, 加える, 書き込む, 挿入物, 押し込み

insertio [インサーシオウ] = insertion 付着, 挿入, 挿入物
— centralis [-セントれイリス] (臍帯の)中心付着
— furcata [-ファーカータ] 分岐付着
— lateralis [-ラタれイリス] 側方付着
— marginalis [-マージナリス] 辺縁付着
— velamentosa [-ヴィラマントーサ] 卵膜付着

insertion [インサーシャン] 挿入, 付着, 着点

insheathed [インシースド] 鞘内の, 包嚢を形成した

insidious [インスィディアス] 密かに, 潜行性の
— onset [-オンセット] 潜在的発症, 徐々に発症すること

insight [インサイト] 眼識, 明察, 病識

insignificant [インスィグニフィカント] 無意味の, 些細な, 微々たる

insinuate [インスィニュエイト] だんだん入る(しみ込む), ほのめかす, におわせる

insinuating [インスィニュエイティング] うまく取り入る, 媚びるような

insipid [インスィピッド] 味のない, 気の抜けた, 面白味のない

insist [インスィスト] 詳説する, 力説する, 固執する, 強いて求める

insistent [インスィスタント] 強要する, しつこい, 後に引かない

insobriety [インソウブらイアティ] 不摂生, 暴飲, 大酒

insolation [インサレイシャン] 日光に曝すこと, 日射病, 熱射病

insolubility [インサリュービリティ] 不溶性

insoluble [インサリュブル] 不溶性の

insomnia [インサムニア] 不眠症

insomniac [インサムニアック] 不眠症患者

inspect [インスペクト] 視察(点検・検査)する

inspection [インスペクシャン] 視診, 検査

inspectionism [インスペクシャニズム] 窃視症 ☆何でも覗き見たがること

inspector [インスペクター] 検査者, 視察者, 監督者

inspersion [インスパージャン] 散布

inspiration [インスピれイシャン] 吸息, 吸気

inspirator [インスピれイター] 吸入器

inspiratory [インスパイらトリー] 吸息の
— capacity, IC [-ケーパスィティ] 吸気量
— rale [-らール] 吸気性ラ音
— reserve volume, IRV [-りザーヴ ヴァリューム] 吸気予備量
— spasm [-スペーズム] 吸気痙攣
— time [-タイム] 吸気時間
— time expiratory time ratio [-タイム イクスピらトリー タイム れイショ] 吸気呼気時間比

inspire [インスパイアー] 吸う, 吸入する, 生気づける, 鼓舞する, 霊感を与える

inspired air [インスパイアード エアー] 吸気

inspirium [インスピりアム] 吸気

inspirometer [インスピらミター] 吸気測定計

inspissant [インスピサント] 濃厚な, 濃縮

剤
inspissate [インスピセイト] 濃厚にする
inspissated [インスピセイティッド] 濃縮した
inspissator [インスピセイター] 血液濃縮器
instability [インステービリティ] 不安定性
install [インストール] 任ずる,座につける,(装置などを)取り付ける,設備する
installation [インスタレイシャン] 設備,装置
instauration [インストーれイシャン] 機能発現,新機能再開始
instep [インステップ] 足背,足の甲
instil [インスティル] 滴注する
instillation [インスティレイシャン] 滴注,点眼
instillator [インスティレイター] 点滴器,点眼器
instinct [インスティンクト] 本能,本性,自然性
instinctive [インスティンクティヴ] 本能的の,衝動感の
institute [インスティティート] 設ける,制定する,始める,開く,任命する,学会,協会,会,研究所
 — of medicine [-アヴ メディスィン] 医学研究所
institution [インスティテューシャン] 設立,制定,制度,学会,研究所
Institutional Review Board, IRB [インスティテューシャナル りヴュー ボード] 病院内治験検討委員会
institutionalism [インスティテューシャナリズム] 施設症
institutionalized [インスティテューシャナライズド] 施設に収容された
instruct [インストらクト] 教授する,教育する,指図する,命令する
instruction [インストらクシャン] 教授,指図,命令,訓令
instructive [インストらクティヴ] 教育的,教訓的
instructor [インストらクター] 教師,講師
instrument [インストゥるマント] 器具,器械
instrumental [インストゥるメンタル] 器具の,役に立つ,役割を果たす
 — labor [-れイバー] 機械分娩
 — tie [-タイ] 器具結び
instrumentarium [インストゥるメンタりアム] 器具一式,整備箱
instrumentation [インストゥるメンテイシャン] 器具使用,手段
insubstantial [インサブスタンシャル] 実体がない,実質のない,無形の,虚妄の
insuccation [インサケイシャン] (薬剤の)浸漬
insufficiency [インサフィシャンスィ] 不全,不十分,閉鎖不全
insufficientia [インサフィスィエンシア] 不全
insufflation [インサフレイシャン] 吹き入れ,ふくらますこと,通気
 mouth-to-mouth — [マウス-トゥーマウス-] 口・口通気〔法〕.口から空気を吹き込み肺を膨らませる蘇生法
 perirenal — [ぺりリーナル-] 腎臓周囲ガス注入〔法〕.腎の輪郭を描くための空気注入
 tubal — [テューバル-] 卵管通気法
insula [インスューラ] (脳,膵の)島
insular [インスュラー] (脳,膵の)島の
 — convolution [-カンヴァルーシャン] 島回
 — gyrus [-ジャイらス] 島回
insulate [インスュレイト] 孤立させる,絶縁する
insulation [インスュレイシャン] 孤立化,絶縁,断熱
insulator [インシュレイター] 絶縁体,絶縁ガラス
insulin [インスュリン] インシュリン,インスリン ☆膵ランゲルハンス島のβ細胞から分泌される糖代謝調節ホルモン
insulin-dependent diabetes mellitus, IDDM [インスュリン-ディペンダント ダイアビーティーズ メリタス] インスリン依存性糖尿病
insulin-like growth factor, IGF [インスュリン-ライク グろウス フェークター] インスリン様成長因子 ☆細胞の増殖,組織の成長を促進するIGFIとIGFIIがある
insulinase [インスュリネイス] インスリン分解酵素
insulinization [インスュリニゼイシャン] インスリン治療
insulinogenic [インスュリナジェニック] インスリン生成の
insulinoma [インスュリノウマ] インスリン産生腫瘍,島細胞腫
insult [インサルト] 発作,障害,侮辱
insultus [インサルタス] 発作
insupportable [インサポータブル] 支持できない,堪えられない,忍びがたい

insurable [インシュアらブル] 保険加入可能の

insurance [インシュアランス] 保険証，保険料，保険券，保険
　catastrophic health — [ケータストろゥフィック ヘルスー] 災害用高額医療保険
　malpractice — [メールプらクティスー] 医療過誤保険

insure [インシュア] 保険に附する，保険をつける，確かにする

insurmountable [インサマウンタブル] 越せない，打ち勝ちがたい

insusceptibility [インサセプタビリティ] 不感受性，免疫

insusceptible [インサセプタブル] （肉体的に）容れない，（病気に）感受性がない，動かされない

intact [インテークト] 手をつけない，そのままの，無傷の，完全な

intake [インテイク] 水または空気の取り入れ口，取り入れ口，通気坑，摂取量

intangibility [インテーンジビリティー] 触知しにくい，把握できない

intangible [インテーンジャブル] 触れることができない，触知しがたい，無形の

intensifier [インテンスィファイアー] 増幅器；強調遺伝子，強化因子
　image — [イミジー] イメージ増倍管，蛍光増強管（image amplifier）

integral [インティグらル] 全体の，総合的な
　— calculus [カルキュラス] 積分

integrate [インティグれイト] （部分，要素を）完全にまとめる，統合する，完全にする，積分する（数学），部分からなる，合成した，完全な

integrated circuit, IC [インティグれイティッド サーキット] 集積回路

integration [インティグれイシャン] 結合，統合，同化

integrin [インタグリン] インテグリン ☆接着因子の一つ
　— receptor [りセプター] インテグリン受容体

integrity [インテグリティ] 正直，方正，誠実，完全，総合性

integument [インテギュマント] 外被

integumentary [インテギュメンタりー] 外被の

integumentum commune [インテギュメンタム カミューン] 外被

intellect [インタレクト] 知性，知力

intellectual [インティレクチュアル] 知的の，知的作用の，聡明な，知識人，識者

intelligence [インテリジャンス] 理解力，知能
　— quotient, IQ [クウォウシャント] 知能指数 ☆ビネーシモン法によって検査された知的年齢を実際の年齢数で除した数

intelligent [インテリジャント] 理性的，知的

intelligible [インテリジャブル] 理解できる，解りよい，意味の明らかな

intemperance [インテンパランス] 不節制，耽溺

intemperant [インテンパラント] 不節制者

intemperate [インテンパリット] 不節制な，過激な，耽溺する，大酒を飲む
　— habit [ヘービット] 大酒癖

intend [インテンド] するつもりである，欲する，志す

intense [インテンス] （性質，感情，行動等の）激しい，極端な，熱心な，熱情的

intensification [インテンスィフィケイシャン] 強化

intensimeter [インテンスィミター] 強度計

intensity [インテンスィティ] 強烈さ，強度
　— of magnetism, I [アヴ マグニティズム] 磁力

intensive [インテンスィヴ] 増強の，強化の
　— care unit, ICU [ケアー ユーニット] 集中治療室

intention [インテンシャン] 意思，目的，主義，癒合
　— to treat analysis [トゥ トリート アナリシィス] 治療意図分析 ☆薬剤効果判定で脱落したものを除外しないで判定する統計法
　— tremor [トレマー] 企図振戦，企図振顫

intentionality [インテンショナリティ] 故意性

inter- [インター] ☆「中間」を表す接頭語

interaccessory [インタらクセサりー] 脊椎副突起間の

interacinar [インタれースィナー] = interacinous 腺小胞間の，細葉間の

interact [インタらクト] 互いに作用する，互いに影響しあう

interaction [インタらクシャン] 相互作用，相互の影響

interallelic recombination [インターアリーリック りカンビネイシャン] 対立遺伝子間組換え

interalveolar [インタらルヴィーアラー] 肺胞間の

interarticular [インタらーティキュラー] 関節間の

interatrial [インタれイトリアル] = interauricular 心房間の

interbody fusion [インターバディ フュージャン] 椎体間固定術

interbreeding [インターブリーディング] 同種間繁殖

intercadence [インターケイデンス] 間入脈 ☆2拍動間に1拍動が余分に加わる不整脈

intercalary [インターカラりー] 介在する
— graft [-グらフト] 介在移植片

intercalation [インターカレイシャン] 介在, 挿入

intercanalicular [インターカナりキュラー] 小管間の

intercapillary [インターケーピラりー] 毛細血管間の

intercellular [インターセリュラー] 細胞間の
— fluid [-フルーイド] 細胞間液

intercerebral [インターセりブルム] 脳間の

interchange [インターチェインジ] 交換する, 取り換える, 交代させる, 交換, 授受

intercolumner [インターカラムナー] 円柱間の

intercondylic [インターカンディリック] 顆間の

interconversion [インターカンヴァージャン] 相互転化（クレブス環内など）

intercostal [インターカスタル] 肋間の, 肋突間の
— artery [-アータりー] 肋間動脈
— neuralgia [-ニューれールジア] 肋間神経痛

intercourse [インターコース] 交通, 交接

intercurrent [インターカらント] 病気が併発する, 介入性の, 間欠的に発する
— infection [-インフェクシャン] 介在疾患, 併発疾患
— disease [-ディズィーズ] 介入疾患, 併発症

intercuspation [インターカスペイシャン] 咬頭嵌合

intercusping [インターカスピング] 正常咬頭咬合

interdental papilla [インターデンタル パピラ] 歯間乳頭

interdependence [インターディペンダンス] 相互依存

interdiciplinary [インターディスィプリナりー] 専門領域間の

interdiction [インターディクシャン] 禁止, 禁制, 停止

interdigital [インターディジタル] 指間の

interdigitate [インターディジテイト] 相互に関連した

interdigitation [インターディジテイシャン] 指状突起交合, 交互嵌入交合（犬歯, 臼歯の咬合について）

interface [インターフェイス] 境界面

interfere [インターフィアー] 干渉する, 仲裁する, 妨害する, （光波, 音波, 電波が）干渉する

interference [インターフィアらンス] 干渉
— refractionometer [-りフラクシャナミター] 干渉屈折計

interferometer [インターファらミター] 干渉計

interferon, IFN [インターフェらン] インターフェロン ☆サイトカインの一種で α, β, γ の区別があり抗ウイルス, 抗腫瘍効果がある

interflow [インターフロウ] 合流する, 混流する, 混合する, 混流, 混合

interganglionic [インターゲーングリアニック] 神経節間の

interglandular implantation [インターグレーンデュラー インプランテイシャン] 腺間着床

intergroup comparison [インターグるープ カンペーりスン] 群間比較

interim [インタりム] 当座の, 臨時の, 仮の, 暫時, その間の時間

interior [インティーりアー] 内の, 内部の, 奥地の, 内部, 内地, 奥地, 内心, 本性

interjected [インタージェクティッド] 不意に挿入した, さしはさむ

interjectional [インタージェクショナル] 感嘆の

interlabial [インターレイビアル] 唇間の

interleukin, IL [インターリューキン] インターロイキン（サイトカイン）☆IL-1からIL-14以上まである

interlibrary loan [インターライブらりー ロウン] 図書館間の本の貸借

interlobar [インターロウバー] 葉間の
interlobular [インターラビュラー] 小葉間
— **pleurisy** [-プルーりスィ] 肺葉間胸膜炎
interlocking [インターラキング] 抱き合わせ, 咬合 ☆分娩の際双生児が互いに絡み合うこと
intermarriage [インターメーりッジ] 近親結婚, (異種族間の) 雑婚
intermedial sinus [インターミーディアル サイナス] 中間洞
intermediary [インターミーディありー] 仲介の, 中間の, 介在する, 仲介者, 仲裁人
— **host** [-ホウスト] 中間宿主
— **metabolism** [-ミタバリズム] 中間代謝
intermediate [インターミーディエイト] 中間にあるまたは起こる, 中間の, 中間物, 介在物, 中間生産物, 仲立ちする, 仲介する, 媒介する
— **density lipoprotein, IDL** [-デンスィティ リポプろウティーン] 中間比重リポタンパク
— **lobe** [-ロウブ] (下垂体の) 中間葉
— **tract** [-トらクト] 中間索
intermedin [インターミーディン] インテルミジン ☆下垂体中間葉からのホルモン
intermediolateral tract [インターミーディアラタらル トれークト] 中間外側路
intermedium [インターミーディアム] 中間物, 浮遊性介在物
intermeningeal [インターミニンジアル] 脳膜間の
intermenstrual [インターメンストるアル] 月経期間の
interment [インターマント] 埋葬
intermingle [インターミングル] 混和する
intermission [インターミッシャン] 中断, 間欠, 幕合, 休憩
intermitotic [インターマイトーティック] 有糸分裂間の
intermittent [インターミッタント] 間欠的, 継続する, 間欠熱
— **claudication** [-クろーディケイシャン] 間欠的跛行
— **cramp** [-クれーンプ] 間欠痙攣
— **fever** [-フィーヴァー] 間欠熱
— **hydrarthrosis** [-ハイドらーろウスィス] 間欠性関節水腫
— **mandatory ventilation, IMV** [-メーンダタりー ヴェンティレイシャン] 間欠的強制換気
— **pulse** [-パルス] 断続脈, 間欠脈
— **spring** [-スプりング] 間欠泉
— **strabismus** [-ストらビズマス] 間欠斜視
— **therapy** [-セらピー] 間欠療法
intermuscular [インターマスキュラー] 筋肉間の
intern(e) [F] [インターン] 病院の住み込み医, 実地修練医, インターン
internal [インターナル] 内の, 内部の
— **absorption** [-アブゾープシャン] 内吸収, 分解産物の組織内吸収, 栄養物の組織内吸収
— **carotid artery, ICA** [-カろティッド アータりー] 内頸動脈
— **cuneiform bone** [-キューニーイフォーム ボウン] 内方側楔状骨
— **fixation** [-フィクセイシャン] 内固定
— **hemorrhoids** [-ヒーマろイズ] 内痔核
— **iliac artery** [-イリアック アータりー] 内腸骨動脈
— **medicine** [-メディスィン] 内科
— **pubic artery** [-ピュービック アータりー] 内陰部動脈
— **strabismus** [-ストらビズマス] 内斜視
— **thoracic artery** [-ソーらスィック アータりー] 内胸動脈
— **version** [-ヴァージャン] 内部操作転向
internalization [インターナライゼイシャン] 内在化 ☆ある物質が細胞の中に取り込まれること, 他を精神的に取り入れること
international [インターナシャナル] 国際的な
— **classification of diseases, ICD** [-クレースィフィケイシャン アヴ ディズィーズ] 国際疾患分類
— **Conference on Harmonization** 日米欧医薬品規制
— **unit, IU** [-ユーニット] 国際単位
internet [インターネット] 国際電子メール網 (ネットワーク)
internist [インターニスト] 内科医
internode tract [インターノウド トれークト] 結節間刺激伝導経路
interneuron [インターニューらン] 介在ニューロン; 中継ニューロン
internship [インターンシップ] 実地研修, インターン制

internucleus [インターニュークリアス] 核間の
internus [インターナス] 内部の
interoceptive [インタらセプティヴ] 内受容の
interoceptor [インタらセプター] 内部刺激に感応する, 内受容器
interofective [インタらフェクティヴ] 内部環境に影響する, 内部を変化させる
 — system [-スィステム] 内部環境調節系
interosseous [インタらスィアス] 骨間位の
interphyletic [インターファイレティック] 移行型の, 中間型の
interpolated VPC [インターポウレイティッド] 間入性心室性期外収縮
interpolation [インターポウレイシャン] 組織の移植, 介入
interpose [インターポウズ] 挿入する, 間に挟む, 異議を挟む, 持ち出して干渉する
interposition [インターパズィシャン] 中間階級物, 介入, 間置術
interpositional arthroplasty [インターパズィショナル アーすらプレースティ] 間置関節形成術
interpret [インタープりット] 解明する, 演奏する, 演出する, 通訳する
interpretation [インタープりテイシャン] 解説, 意義, 判断, 演出, 演奏
interpretor [インタープりター] 通訳
interproximal [インタープらクスィマル] 両隣接面間の
interrelated [インターりレイティッド] 相互関係のある
interrupt [インタらプト] 中断する, さえぎる, 阻止する, 妨害する, 中断する
interrupted [インタらプティッド] 中絶した, 途切れた
 — breathing [-ブリーズィング] 断続的気息音
 — respiration [-れスピれイシャン] 断続呼吸
 — suture [-スーチャー] 断続縫合
interscapular [インタースケーピュラー] 両肩間の
 — region [-りージャン] 肩甲部間
intersect [インターセクト] 横切る, 横断する, 交叉する
intersection [インターセクシャン] 交差点
interseptum [インターセプタム] 横隔膜
intersex [インターセックス] 間性, 中性
 — syndrome [-スィンドロウム] 中間性症候群
intersexuality [インターセクスアりティ] インターセックス. 男女中間性, 中性 (hermaphroditism 半陰陽)
interspace [インタースペイス] 間腔, 間隙, 肋間腔
intersternocostoclavicular ossification [インター・スターノウ・カスタ・クレーヴィキュラー アスィフィケイシャン] 胸骨肋骨鎖骨関節骨化症 ☆掌跡膿胞症のとき見られる
interstice [インタースティス] 組織の中間, 間隙, 割れ目, 裂孔
interstitial [インタースティシャル] 間隙の, 中間の, 間質性の
 — cell [-セル] 間質細胞
 — connective tissue [-カネクティヴ ティシュー] 間質結合組織
 — cystitis [-スィスタイティス] 間質性膀胱炎
 — fibrosis [-ファイブろウスィス] 間質線維化
 — gastritis [-ガストらイティス] 間質性胃炎
 — gland [-グレーンド] 間質腺
 — implantation [-インプランテイシャン] 壁内着床
 — keratitis [-ケらタイティス] 角膜実質炎
 — myositis [-マイオウサイティス] 間質性筋炎
 — nephritis [-ニフらイティス] 間質性腎炎
 — neuritis [-ニューらイティス] 神経間質炎
 — pneumonia [-ニューモウニア] 間質性肺炎
 — pulmonary emphysema [-パルマナり エンフィスィーマ] 間質性肺気腫
intersystole [インタースィスタリー] 心収縮の中間
intertriginous [インタートりジナス] 間擦疹の, 間擦性の
intertrigo [インタートらイゴウ] 間擦疹, 股ずれ
intertrochanteric fracture [インタートろウカンテりック フれークチャー] 転子間骨折 (大腿骨頸部)
intertubular tissue [インターテューピュラー ティシュー] 象牙質緻密組織
interval [インターヴァル] 間の場所, 差異,

懸隔，間の時間，音程
intervene [インターヴィーン] （無関係な事が）間に入る点（出来事が）起こる，（物が）介在する，口を出す，干渉する
intervention [インターヴェンシャン] 介入
interventional radiology, IVR [インターヴェンショナル れイディアラジー] 介入放射線学
intervertebral [インターヴァーティブラル] 〔脊〕椎間の
— disc hernia [- ディスク ハーニア] 椎間板ヘルニア
— foramen [- ファれイマン] 椎間孔
— osteochondrosis [- アスティオウカンドろウスィス] 椎間骨軟骨症
interview [インターヴュー] 面接
intestinal [インテスティナル] 腸の
— absorption [- アブゾープシャン] 腸管吸収
— catarrh [- カター] 腸カタル
— gland [- グランド] 腸腺
— hemorrhage [- ヒーマりジ] 腸出血
— juice [- ジュース] 腸液
— lavage [- ラヴィジ] 腸管灌流
— obstruction [- アブストらクシャン] 腸閉塞
— pseudo-obstruction syndrome [- スュードウ-アブストらクシャン スィンドろウム] 偽性腸閉塞症候群
— sand [- セーンド] 腸砂
— sepsis [- セプスィス] 腸敗症
— tonic [- タニック] 腸強壮剤
— tuberculosis [- テュバーキュロウスィス] 腸結核
— worm [- ウァーム] 腸寄生虫
intestinum [インテスティナム] 腸
— crassum [- クれーッサム] 大腸
— ileum [- イリアム] 回腸
— jejunum [- ジジューナム] 空腸
— tenue [- テニューイー] 小腸
intima [インティマ] 血管内膜
intimal [インティマル] 血管内膜の
— flap [- フラップ] 内皮弁
— thickening [- スィッカニング] 内膜肥厚
intimitis [インティマイティス] 動脈内膜炎
intoe [イントウ] 内反母趾
intolerable [インタラらブル] 堪えられない，忍びがたい
intolerance [インタらランス] 不耐性
intonation [イントウネイシャン] 音の抑揚，腹鳴
intorsion [イントージャン] 内方捻転
intoxicant [インタクスィカント] 酩酊の，酩酊剤
intoxicate [インタクスィケイト] 酔わせる，中毒する，麻酔剤，興奮剤，酒類
intoxication [インタクスィケイシャン] 酩酊，中毒
intra- [イントろ-] ☆「内」「期間中」を表す接頭語
intra-abdominal [イントろ-アブダミナル] 腹腔内の
intra-alveolar fibrosis [イントろ-アルヴィーアラー ファイブろウスィス] 肺胞内線維化症
intra-aortic balloon pumping, IABP [イントろ-エイオーティック バルーン パンピング] 大動脈内バルーンポンピング
intra-arterial baffle operation [イントろ-アーティアリアル ベーフル アペれイシャン] 動脈内隔壁手術 ☆先天大動脈転移のため
intra-articular [イントろ-アーティキュラー] 関節内の
— arthrodesis [- アースろウディースィス] 関節内関節固定術
— balloon counterpulsation [- バルーン カウンター-パルセイシャン] 動脈内バルーン逆拍動法
— cartilagenous osseous bodies [- カーティラジナス アスィアス バディーズ] 関節内軟骨骨塊・関節鼠
intra-atrial block [イントろ-エイトりアル ブラック] 心房内ブロック
intracapsular [イントろケープスュラー] 囊内，包内
intracellular [イントろセリュラー] 細胞内の
— enzyme [- エンザイム] 細胞内酵素
— fluid, ICF [- フルーイド] 細胞内液
— toxin [- タクスィン] 細胞内毒素
intracerebral [イントろセりブラル] 脳内の
— hematoma, ICH [- ヒーマトウマ] 脳内血腫
— hemorrhage, ICH [- ヒーマりジ] 脳内出血
intracisternal [イントろスィスターナル] 槽内の，小脳延髄槽内の
intraconazole [イントろカナゾール] 内臓と皮膚深部の真菌症に用いる薬剤
intracranial [イントろクれイニアル] 頭蓋骨内の

intracranial ～ intrauterine

- **— aneurysm** [-アニューリズム] 頭蓋内動脈瘤
- **— hypertension** [-ハイパーテンシャン] 頭蓋内圧上昇
- **— pressure, ICP** [-プれッシャー] 頭蓋内圧

intractable [イントれークタブル] （人，動物）御しがたい，制しがたい，不従順な，強情な
- **— disease** [-ディズィーズ] 難治疾患，難病
- **— edema** [-イディーマ] 治療抵抗性浮腫
- **— pain** [-ペイン] 難治疼痛，頑固な痛み

intracutaneous [イントらキューテイニアス] ＝ intradermal 皮内の

intracystic [イントらスィスティック] 水疱内の，囊腫内の

intracytoplasmic [イントらサイタプれーズミック] 細胞質内，原形質内の

intradecidual implantation [イントらディスィデュアル インプランテイシャン] 脱落膜内着床

intradermic [イントらダーミック] ＝ intradermal 皮内の

intraductal [イントらダクタル] 導管内の

intradural [イントらデューラル] 硬膜内の

intraepidermal [イントらエピダーマル] 表皮内の

intraepiphysial [イントらエピフィーズィアル] 骨端内の

intrafistular [イントらフィステュラー] 瘻孔内の

intraglandular [イントらグれーンデュラー] 腺内の

intragyral [イントらジャイラル] 脳回内の

intrahepatic [イントらヒパティック] 肝臓内の

intralingual [イントらリングァル] 舌内の

intraluminal [イントらルーミナル] 管腔内の

intramedullary [イントらメデュラりー] 髄質内の

intramural [イントらミューラル] 壁質内の

intramuscular, IM [イントらマスキュラー] 筋肉内，筋肉内の
- **— injection, IM injection** [-インジェクシャン] 筋肉内注射

intranasal [イントらネイザル] 鼻腔内の

intranatal [イントらネイタル] 出生時の

intranet [イントらネット] ある施設内での電子メール網

intraneural [イントらニューらル] 神経内の

intranodular AV block [イントらナデュラー エイヴイ ブラック] 結節内 AV ブロック

intraocular [イントらアキュラー] 眼内の
- **— implant** [-インプラント] 眼内インプラント
- **— pressure, IOP** [-プれッシャー] 眼〔内〕圧

intrapartum [イントらパータム] 分娩期中

intrapelvic [イントらペルヴィック] 骨盤腔内の

intraperineal [イントらペりニーアル] 会陰部組織内の

intraperitoneal [イントらペりトウニーアル] 腹膜内の，腹腔内の
- **— injection** [-インジェクシャン] 腹腔内投与，腹腔内注射
- **— pyelography, IP** [-パイアラグらフィ] 腹腔内腎盂撮影

intraplacental [イントらプラセンタル] 胎盤組織内の

intrapleural [イントらプルーらル] 胸膜腔内の

intrapolar [イントらポウラー] 両極間腔内の

intraseller [イントらセラー] トルコ鞍内の

intraspinal [イントらスパイナル] 脊髄内の

intrasynovial [イントらスィノウヴィアル] 滑液膜囊内の

intratesticular [イントらテスティキュラー] 睾丸内の，精巣内の

intrathecal [イントらスィカル] 硬膜内の；腱鞘（しょう）内の；髄腔内の，膜下〔腔〕の
- **— injection** [-インジェクシャン] 髄腔内注入

intrathoracic [イントらソーらスィック] 胸腔内の
- **— goiter** [-ゴイター] 胸郭内甲状腺腫

intratympanic [イントらティンペーニック] 鼓室内の

intraureteral [イントらユりータラル] 尿道内の，尿管内の

intrauterine [イントらユータりーン] 子宮内の
- **— contraceptive device, ICD** [-カントらセプティヴ ディヴァイス] 子宮内避妊用具
- **— growth retardation, IUGR** [-グろ

436

ウス りターデイシャン] 子宮内成長遅延
- **intravasation** [イントらヴぁセイシャン] （外物の）血管内注入，血管内異物侵入
- **intravascular** [イントらヴァスキュラー] 血管内の
  - **agglutination** [-アグルーティネイシャン] 血管内凝集
- **intravenous** [イントらヴィーナス] 静脈内の，静脈内へ
  - **drip** [-ドりップ] 静脈点滴投与
  - **drug use, IVDU** [-ドらッグ ユース] 静脈内薬剤使用
  - **glucose tolerance test, IGTT** [-グルーコウス タらランス テスト] 静脈内ブドウ糖負荷試験
  - **injection** [-インジェクシャン] 静脈内注射
  - **pyelography, IP** [-パイアラグらフィ] 静脈性腎盂撮影
  - **tension** [-テンシャン] 静脈圧
  - **urography, IVU** [-ユーらグらフィ] 静脈内泌尿器撮影法
- **intraventricular** [イントらヴェントりキュラー] 心室内の，脳室内の
  - **conduction defect** [-カンダクシャン ディフェクト] 心室内刺激伝導障害
- **intravital** [イントらヴァイタル] = intravitam 生存中に，生体内の
  - **stain** [-ステイン] 生体染色
- **intrepid** [イントれピッド] 恐れを知らない，大胆な
- **intricate** [イントりキト] 入り組んだ，錯雑した
- **intrigue** [イントリーグ] 好奇心をそそる，感嘆させる，ひそかに謀る
- **intriguing** [イントりーギング] 興味ある；複雑でわかりにくい；注意をひく
- **intrinsic** [イントリンスィック] 内的な，内在性の，本来の，固有の
  - **asthma** [-エーズマ] 内因性喘息
  - **factor** [-フェークター] 内因子 ☆悪性貧血の原因の内因子
  - **muscle** [-マスル] 固有筋 ☆一つの器官とその附属器のみに附着している筋，内在性
- **intro-** [イントロウー，イントろ-] ☆「内」を表す接頭語
- **introcession** [イントろセッシャン] 陥入，くぼみ，陥没
- **introduce** [イントろデュース] 挿入する，導き入れる，採用する，流布させる，紹介する
- **introducer** [イントろデューサー] 挿入器
- **introitus** [イントろイタス] 開口，入り口
- **intromission** [イントろウミッシャン] 送入，挿入
- **intron** [イントろン] イントロン ☆遺伝子DNA鎖の中で情報を伝えない部分，挿入部
- **introspect** [イントろウスペクト] 内省する，内観する
- **introspection** [イントらスペクシャン] 反省
- **introsusception** [イントろウサセプシャン] 重積，腸管嵌入
- **introversion** [イントろウヴァージャン] 裏返し，内向性
- **introvert** [イントろヴァート] （心，考えを）内へ向ける，器官を内へ引き込める，内向者
- **intrude** [イントるード] 無理に入れる，押し込む，乱入する，邪魔する
- **intubate** [インテュベイト] （傷口，喉頭等に）管を挿入する
- **intubation** [インテュベイシャン] 挿管法
- **intubator** [インテュベイター] 挿管器
- **intuition** [インテューイシャン] 直覚，直観，直覚的真理
- **intuitive** [インテューイティヴ] 直覚の，直観の
- **intumescence** [インテュメッサンス] 膨大性の，膨張部
- **intumescentia** [インテュマセンシア] 膨大
  - **cervicalis** [-サーヴィケイリス] 頸部脊髄膨大
  - **lumbalis** [-ランベイリス] 腰部膨大
- **intussusception** [インタサセプシャン] 重積嵌頓，腸重積 ☆腸のある部分が隣接部分に嵌入すること
- **inulase** [イニュレイス] イヌラーゼ ☆イヌリン分解酵素
- **inulin** [イニュリン] イヌリン ☆$C_6H_{10}O_5$，植物受糖類糸球体で濾過されるのみで再吸収を受けないので糸球体濾過率の測定に用いる
  - **clearance** [-クリアらンス] イヌリン・クリアランス，イヌリン清掃試験
- **inunction** [イナンクシャン] 油脂の塗擦，擦入用油脂剤
- **inundate** [イナンデイト] 溢れる
- **inundation** [イナンデイシャン] 洪水
- **inurement** [イニューらマント] 鍛錬，慣らすこと

invaccination [インヴァクスィネイシャン] 偶然予防接種
invade [インヴェイド] 侵略する，侵す，押し寄せる，侵襲する
invader [インヴェイダー] 侵入者
invaginate [インヴァジネイト] 陥入する，重積する，空洞を形成する
invagination [インヴァジネイシャン] 陥入，重積
invalid [インヴェーリッド] 病弱の，病人用の，病弱者
invalidate [インヴェーリデイト] 病弱にする，無効にする
invalidism [インヴェーリディズム] 病弱
invariable [インヴェアリアブル] 不変の，一定の，不変の物（または量），常数
invasion [インヴェイジャン] 病の侵襲，侵入，発病
invermination [インヴァーミネイシャン] 腸寄生虫病，寄生虫感染症
inversed [インヴァースト] = inverted 逆倒
inversio [インヴァージオウ] = inversion 内反，逆転，（歯の）逆生，倒錯
 — of chromosome [- アヴ クロモゾーム] 染色体逆位
inversus [インヴァーサス] 倒性の，逆の
invert [インヴァート] 動 [インヴァート] 名，形 反対にする，転倒させる，転化する（化学），性欲倒錯者，同性愛者
 — sugar [- シュガー] 転化糖
invertase [インヴァーテイス] 転化酵素 β-フラクトフラノシデアス
invertebrate [インヴァーティブれイト] 無脊椎の，無脊椎動物
inverted [インヴァーティド] 逆転した，反対にした，倒立した
 — ferment [- ファーメント] 逆転酵素
 — papilloma [- ペーピロウマ] 内反性乳頭腫，反転性乳頭腫
 — radial reflex [- れイディアル りフレックス] 逆橈（とう）骨反射. 橈骨下端を叩くと手指が屈曲
 — sleep rhythm [- スリープ りズム] 睡眠リズム反転
 — testis [- テスティス] 反転睾丸 ☆睾上体がその前部に附着した睾丸
invertin [インヴァーティン] = invertase 転化酵素
inverting enzyme [インヴァーティング エンザイム] 転化酵素
invertose [インヴァートウス] = invert sugar 転化糖
invest [インヴェスト] 埋没，投資する
investigate [インヴェスティゲイト] 吟味する，調査する，研究する
investigation [インヴェスティゲイシャン] 調査，研究
investing [インヴェスティング] 埋没，かぶせる，着せる，歯に冠する，包む
investiture [インヴェスティチャー] 被覆，冠，授与
investment [インヴェストマント] 埋没材，投資，出資，被覆，着せること
inveterate [インヴェタれイト] 慢性の，不治の，頑固の，痼疾の
invigorate [インヴィがれイト] …に元気をつける，励ます
invigorating [インヴィがれイティング] 元気づける，爽快な，鼓舞的，勇壮な
inviolable [インヴァイアラブル] 傷つけられていない，破られない，汚されない
inviolate [インヴァイアリト] 破られていない，侵されない，汚されない
invirility [インヴィりリティ] 男らしくない，活気のない，勃起不能
inviscation [インヴィスケイシャン] 混唾 ☆食物が唾液と混ざること
invisibe [インヴィズィブル] 不可視の
 — spectrum [- スペクトらム] 不可視スペクトル
involucre [インヴァリューカー] = involucrum 被包，（骨片などの）鞘，慢性骨髄炎のとき壊死した腐骨の周囲の骨
involuntary [インヴァランタりー] 不随意の
 — movement [- ムーヴマント] 不随意運動
 — muscle [- マスル] 不随意筋
involution [インヴァリューシャン] 内転，内巻，退縮
 — melancholia [- メランコウリア] 退行性憂うつ病
involutional [インヴァリューシャナル] 退化の，退行の
 — psychosis [- サイコウスィス] 退行期精神病
involve [インヴァルヴ] 包み込む，覆う，囲む，陥る，伴う
involved [インヴァルヴド] 複雑な，不明確な，混雑した
involvement [インヴァルヴマント] 関連，

invulnerable 〜 iridodialysis

疾変，併発
invulnerable [インヴァルナらブる] 傷つけることのできない，損なわれない，不死身の
inward [インウァード] 内方へ
Iodamoeba [アイオウダミーバ] ヨードアメーバ属 ☆ヨード液でよく染まる大型グリコーゲン顆粒がある
iodate [アイアデイト] ヨウ素酸塩
iodide [アイアダイド] ヨウ化物
iodination [アイアディネイシャン] ヨウ素化
iodine, I [アイアダイン] ヨード，ヨウ素，ヨード（元素） ☆原子量126.9045
— **solution** [-サりューシャン] ヨード液
iodisation [アイアディセイシャン] ヨード添加
iodism [アイアディズム] ヨード中毒
iodocasein [アイオウダケイスィーン] ヨードカゼイン ☆中にヨード化チロジンを含む，甲状腺ホルモン様作用がある
iododerm [アイオウダダーム] ヨード疹
iodoform [アイオウダフォーム] = iodoformum ヨードフォルム ☆消毒薬，ヨウ素製剤
iodometric [アイオウダメトリック] ヨード測定の
iodotannin [アイオウダタニン] ヨードタンニン
IOH (idiopathic orthostatic hypotension)
ion [アイアン] イオン，電荷をもつ原子
— **exchange resin** [-イクスチェインジれズィン] イオン交換樹脂
ionium [アイオウニアム] イオニウム
ionization [アイアニゼイシャン] イオン化，電離
ionizing radiation [アイアナイズィング れイディエイシャン] 電離放射線
ionogram [アイアナグらム] イオノグラフ ☆体液中の各イオンの組成
ionophore [アイアナフォーァ] イオノフォア，イオン透過担体 ☆イオンと結合して膜を透過させるもの
IOP (intraocular pressure)
iophobia [アイアフォウビア] 毒物恐怖症
IP 1. (intraperitoneal pyelography) / 2. (intravenous pyelography)
ipecac [イピカック] = ipecacuanha 吐根（トコン） ☆麻薬
IPH (idiopathic portal hypertension)
IPI (idiopathic pulmonary infiltration)
IPPB (intermittent positive pressure breathing)
ipratropium bromide [イプらトろウピアム ブろウマイド] 臭化イプラトロピウム ☆気管支拡張薬，副交感神経遮断薬，抗コリン薬
iproniazid [イプろナイアズィド] イプロニアジド ☆MAO阻害剤
iprotropium [イプろトろウピアム] イプロトロピウム ☆抗コリン系気管支喘息吸入治療剤
ipsilateral [イプスィラタらる] = ipsolateral 同側の
ipsism [イプスィズム] = ipsismus 自慰，手淫
IQ (intelligence quotient)
Ir (iridium)
IRB (Institutional Review Board)
IRD (immune renal disease)
IRDS (idiopathic respiratory distress syndrome)
iridadenosis [イリダディノウスィス] 紅彩腺症
iridal [イりダる] 虹彩の
iridalgia [イりダるジア] 虹彩痛
iridectomy [イりデクタミー] （部分的）虹彩切除術
iridemia [イりディーミア] 虹彩出血
irideremia [イりダりーミア] = aniridia 無虹彩症
iridescence [イりデッサンス] 虹色を示すこと，真珠光沢
iridesis [イりディースィス] 人工虹彩形成術
iridic [イりディック] 虹彩の
iridin [イりディン] イリジン ☆アヤメ・イチハツ科の抽出沈殿物，イリス根中の配糖体
iridium, Ir [イりディアム] イリジウム（元素） ☆原子量192.22
iridization [アイりディゼイシャン] 虹視症．緑内障で光の周辺に虹色が出現する現象
irido- [イりドウ-, イりダ-] ☆「虹彩」を表す接頭語
iridoavulsion [イりドウアヴァるジャン] 虹彩完全剥離，虹彩切除
iridocoloboma [イりドウコウろウボウマ] 虹彩破裂，虹彩欠損症
iridocystectomy [イりドウスィステクタミー] 虹彩形成術
iridodialysis [イりドウダイアりスィス] 虹彩

iridodilator ～ irritable

離断

iridodilator [イリドウダイレイター] 瞳孔拡張, 散瞳筋, 散瞳薬

iridokeratitis [イリドウケらタイティス] 虹彩角膜炎

iridomalacia [イリドウマレイシア] 虹彩軟化症

iridoplegia [イリドウプリージア] 瞳孔括約筋麻痺

iridoptosis [イリダプトウシス] 虹彩下垂

iridorrhexis [イリダれクシス] 虹彩裂開

iridosclerotomy [イリドウスクレろタミー] 虹彩強膜切開術 ☆緑内障療法

iridoscope [イリダスコープ] 虹彩鏡

iridosteresis [イリドウスタリースィス] 虹彩欠損症

iridotasis [イリダタスィス] 虹彩伸展法, 虹彩拡張術

iridotomy [イリダタミー] 虹彩切開術, 瞳孔形成術

Iridovirus [イリドウヴァイらス] イリドウイルス属

irinotecan hydrochloride [イりノウティカン ハイドろウクローらイド] 塩酸イリノテカン ☆肺癌, 子宮癌治療薬

iris [アイりス] 虹彩, 絞り

irisopsia [アイりソウプスィア] 虹視症

iritic [アイリティック] 虹彩炎性の

iritis [アイらイティス] 虹彩炎

iron [アイアン] 鉄
 — **and ammonium citrate** [−アンドアモウニアム スィトれイト] クエン酸鉄アンモニウム
 — **deficiency** [−ディフィシャンスィ] 鉄欠乏
 — **deficiency anemia, IDA** [−ディフィシャンスィ アニーミア] 鉄欠乏性貧血
 — **overload** [−オウヴァーロウド] 鉄過剰負荷
 — **perchloride** [−パークローらイド] 塩化第二鉄
 — **phosphate** [−ファスフェイト] 燐酸鉄
 — **rations** [−れイションズ] 非常携帯食料, 危急糧食
 — **reutilization anemia** [−りユーティリゼイシャン アニーミア] 鉄再利用貧血 ☆慢性疾患貧血
 — **transport deficiency anemia** [−トれーンスポート ディフィシャンスィ アニーミア] = iron utilization anemia, atransferrinemia 鉄利用障害性貧血, 鉄芽球貧血

irradiate [イれイディエイト] ～に光を投ずる, 照らす, 啓発する, 明るくする, 放射線を照射する

irradiating [イれイディエイティング] 照射する, 放散する

irradiation [イれイディエイシャン] 照射, 放散, 放射, 光線療法

irrational [イらシャナル] 理性のない, 分別のない, 不合理な, 無理数（数学）

irreconcilable [イれカンサイラブル] 和解のできない, 調和しない, 両立しない, 矛盾する

irreducible [イりデュースィブル] 整復不能の

irregular [イれギュラー] 不規則の, 変則の
 — **pulse** [−パルス] 不整脈

irregularity [イれギュレーりティ] 不規則, 異常, 反則, 不法

irreinoculability [イりナキュラビリティ] 再接種不要 ☆はじめから抗体価が高く接種の必要がない

irremediable [イりミーディアブル] 不治の, 取り返しのつかない

irreparable [イれパらブル] 回復のできない, 修繕のできない

irreplaceable [イりプレイサブル] 置換できない, 代わりのない

irrepressible [イりプれサブル] 制することができない, 抑えられない

irresistible [イりズィスタブル] 抗することのできない, (感情などを) 制御することのできない

irreversibility [イりヴァーサビリティ] 不可逆性

irreversible [イりヴァースィブル] 不可逆性の

irrigate [イりゲイト] (傷に) 灌注する; (土地に) 水を注ぐ, 潤す, (土地を) 灌漑する

irrigation [イりゲイシャン] 灌注法

irrigator [イりゲイター] 灌注器

irritability [イりタビリティ] いらいらすること, 興奮性, 過敏性
 — **of the bladder** [−アヴ ザ ブラダー] 膀胱被刺激性

irritable [イりタブル] いらいらする, 過敏の, 刺激反応性の
 — **bladder** [−ブレーダー] 膀胱神経症
 — **bowel syndrome** [−バウアル スィン

irritable ～ isogamy

ドロウム] 腸管刺激症候群
— colon [- コウラン] 刺激性大腸
— colon syndrome [- コウラン スィンドロウム] 刺激大腸症候群
— heart [- ハート] 心悸亢進, 過敏心臓, 神経性心臓衰弱
— joint [- ジョイント] 関節過敏症

irritant [イリタント] 刺激する, 刺激薬剤, 刺激物

irritation [イリテイシャン] 刺激, 過敏
— therapy [- セらピー] 刺激療法
peristaltic — [ぺりステールティック-] 蠕(ぜん)動不安
sympathetic — [スィムペーセティック-] 交感性過敏. 別の器官の刺激によって現れる興奮

irritative [イリタティヴ] 刺激性の, いらいらさせる
— lesion [- リージャン] 刺激性傷害

irrumation [いるメイシャン] = fellatio 口淫, 吸茎

irsogladine maleate [アーソグレイディン マレイト] マレイン酸イルソグラジン ☆消化性潰瘍治療薬, 防御因子増強薬

IRV (inspiratory reserve volume)

Isaacs' syndrome [アイザックズ スィンドロウム] アイザック症候群 ☆全身的神経性筋緊張

ischemia [イスキーミア] 虚血, 局所貧血, 乏血
cerebral — [セれブルル-] 脳虚血
myocardial — [マイアカーディアル-] 心筋虚血

ischemic [イスキーミック] 虚血の
— contracture [- カントれークチャー] 局所貧血性拘縮
— enterocolitis [- エンタろウコウライティス] 虚血性腸炎
— heart disease, IHD [- ハート ディズィーズ] 虚血性心疾患
— myositis [- マイオウサイティス] 乏血性筋炎

ischesis [イスキースィス] 排液貯留
ischia [イスキア] 坐骨 (ischium の複)
ischial [イスキアル] = ischiatic 坐骨の
ischialgia [イスキエールジア] = sciatica 坐骨神経痛
ischidrosis [イスキドろウスィス] 制汗法
ischio- [イスキオウ, イスキアー] ☆「坐骨」を表す接頭語
ischiocavernosus [イスキアカヴァーノウサス] 坐骨海綿体筋

ischiodynia [イスキアディニア] 坐骨痛
ischiohebotomy [イスキアヒーバタミー] 坐骨恥骨骨切り術
ischiopubic [イスキオウピュービック] 坐骨恥骨の
ischiopubiotomy [イスキオウピュービアタミー] 坐骨恥骨骨切り術
ischium [イスキアム] 坐骨
ischo- [イスコウ, イスカー] ☆「閉塞」を表す接頭語
ischuria [イスキューりア] 尿閉
isepamicin sulfate, ISP [イセパマイスィン サルフェイト] 硫酸イセパマイシン ☆アミノグリコシド系抗生物質
islet [アイリット] 小島, 島
— cell antibody, ICA [- セル アンティバディ] 膵島細胞抗体
iso- [アイソウ-, アイサ-] ☆「同」「類似」「同分異性」を表す接頭語
isoagglutinin [アイソウアグルーティニン] = isohemagglutinin 同種血球凝集素
isoaminile [アイソアミニール] 鎮咳剤
isobar [アイサバー] 同重体
isobolism [アイサバリズム] 等興奮症 ☆刺激による運動神経線維の極大興奮性
isochromosome [アイソウクろウマソウム] 同腕染色体
isochronous [アイソゥクらナス] 同時に
isocitric dehydrogenase [アイサスィトりック ディハイドろジャネイス] イソクエン酸脱水素酵素
isoconazole nitrate [アイソカナゾール ナイトれイト] 硫酸イソコナゾール ☆浅在性皮膚用抗真菌薬
isocoria [アイソウコーりア] 両眼瞳孔同大
isodynamic [アイソウダイナミック] 等力の
isoelectric [アイソウイレクトりック] 等電の
— focusing [- フォウカスィング] 等電点焦点分画法
— point [- ポイント] 等電点
isoenergic [アイソウイナージック] 等エネルギーの
isoenzyme [アイソウエンザイム] アイソエンザイム ☆同位酵素
isoflurane [アイソウフルーれイン] イソフルラン ☆ハロゲン化エーテル系全身麻酔薬
isogamous [アイサガマス] 同型配偶子の, 同種配偶の
isogamy [アイサガミー] 同種配偶, 同形融

合
isogenesis [アイサジェニスィス] 同一発育
isohemolysin [アイソウヒーマリスィン] 同種族溶血素
isohydria [アイソウハイドリア] 体内水分均衡
isohypercytosis [アイソウハイパーサイトウスィス] 等率白血球増加症 ☆中性好性白血球と他の白血球との正常な百分比を保ちながら白血球が増加すること
isohypocytosis [アイソウハイポウサイトウスィス] 等率白血球減少症 ☆好性白血球と他の白血球との正常な百分比を保ちながら白血球が減少すること
isoiconia [アイソウアイコウニア] 両網膜上等像
isokinetic contraction [アイソウキネティック カントれークシャン] 等運動性収縮
isolate [アイサレイト] 隔離する,孤立させる,(化学的に)培養分離する
isolated lysinuria [アイサレイティッド リズィニューりア] 単独リジン尿症
isolation [アイサレイシャン] 隔離,孤立,分離
— **hospital** [-ハスピタル] 隔離病院
— **ward** [-ウォード] 隔離室
isoleucine [アイソウリュースィン] イソロイシン ☆アミノ酸
isolog [アイサラグ] 同級体
isologous [アイサラガス] 同系の,相同の
isolophobia [アイソウラフォウビア] 孤独恐怖症
isolysin [アイサリスィン] イソライシン,同種溶血素
isolysis [アイサリスィス] 同種溶血
isomer [アイサマー] 異性体の
isomerase [アイサマれイス] イソメラーゼ,異性化酵素.物質間の(互変)異性〔体〕化を触媒する酵素
isomerism [アイサマリズム] 異性体形成
isomerization [アイサマらイゼイシャン] 異性化
isometric [アイサメトリック] 等容の,等長の,等尺の
— **contraction** [-カントらクシャン] (心筋の)等長性収縮,等尺性収縮
— **exercise** [-イクササイズ] 等尺〔性〕運動.関節を固定して行う筋運動
isometropia [アイソウミトろウピア] 両眼屈折力均等,同等視の
isomotic [アイサマティック] 等動性の

isonicotinic acid hydrazide, INAH [アイソウニカティニック エーサッド ハイドらザイド] = isoniazid [アイソウナイアズィド] イソニアジド ☆抗結核剤
iso-oncotic [アイソウーアンカティック] 同膨張性の
isopathy [アイソウパスィ] 同種毒療法
isopentane [アイサペンテイン] イソペンタン ☆ペンタンの異性体
isophoria [アイソウフォーりア] 眼球正位
isoplastic [アイサプレースティック] (植皮の)同種組織移植の
isoprecipitin [アイソウプりスィピティン] 同種族沈降素
isoprenaline hydrochloride [アイサプれナリーン ハイドろウクローらイド] 塩酸イソプレナリン ☆カテコラミン系昇圧薬,β刺激気管支拡張薬,抗不整脈薬
isoprene [アイサプりーン] イソプレン ☆ゴムを蒸留して得た炭化水素
isoproterenol [アイソウプらテらノール] イソプロテレノール ☆β刺激剤気管支拡張剤
isopter [アイサプター] 等視力線
isosorbide [アイソウソーバイド] イソソルビド ☆浸透圧利尿薬,眼圧下降薬
— **dinitrate** [-ダイナイトれイト] 硝酸イソソルビド ☆長時間作用性抗狭心症薬
isothermal [アイソウサーマル] 等温の
isotonia [アイソウトウニア] = isotonicity 等張,等圧,等張力
isotonic [アイソウタニック] 等張の,等圧の,等張力の
— **contraction** [-カントれークシャン] 等張〔力〕性収縮
— **saline** [-セイライン] 等張食塩水
isotonicity [アイサトニスィティ] 等張性;等滲透圧溶液の浸透性が等しい
isotope [アイサトウプ] 同位元素,同位体 ☆互いに化学的性質は同じであって原子量を異にするもの
isotopic [アイサタピック] 放射性同位元素の
isotoxine [アイサタクスィン] イソトキシン,同種毒素
isotransplant [アイソウトれーンスプレント] 同種移植(植皮)
isotropic [アイソウトらピック] = isotropous 等方性の,不偏性の,均質性の,同位置の

― substance [－サブスタンス] 単屈折質
isotropy [アイサトろピー] 均質性，不偏性
isoxsuprine hydrochloride [アイサクスユープりン ハイドろウクローらイド] 塩酸イソクスプリン ☆血管拡張薬，β受容体興奮薬，子宮運動抑制薬
isradipine [イスらディピン] イスラジピン ☆カルシウム関門阻害剤
issue [イシュー] 流出点，はけ口，発行，論争点，出る，流出する，打膿
isthmitis [イスマイティス] 口峡炎
isthmoplegia [イスモウプリージア] 口峡部麻痺
isthmus [イスマス] 峡〔部〕，小脳と脊髄との境界部
― faucium [－フォーサイアム] 口峡部
― uteri [－ユータり] 子宮峡部
itai-itai disease [イタイーイタイ ディズィーズ] イタイイタイ病 ☆カドミウム中毒による尿細管障害と骨軟化症
itch [イッチ] かゆみ，痒感，痒性皮膚病，疥癬
itching [イッチング] かゆさ，痒感，搔痒症
item [アイタム] 箇条，項目，品目，同じく，さらにまた
itemize [アイタマイズ] 項目に分ける，内訳する，明細に記す
iter [イター] 通路，入口
― ad infundibulum [－アド インフンディビューらム] 漏斗部交通路
― a tertio ad quartum ventriculum [－ア ターチオ アドゥ クワるトウム ヴェントりクらム] 第3・4脳室交通路 (aqueductus cerebri)
― of Sylvius [－アヴ スィルヴィウス] シルヴィウス水道，中脳水道
― urinae [－ユりーネ] 尿路

iteral [イタらル] 通路の，入口の
iterate [イタれイト] 繰り返し言う，繰り返す
iteration [イタれイシャン] 反復
iterative [イタらティヴ] 繰り返しの，反復性の
itinerary [アイティナらりー] 巡回する，巡回中の，旅程の，道程の，旅程，道程，旅行案内
itopride hydrochloride [アイタプらイド ハイドろウクローらイド] 塩酸イトプリド ☆胃腸機能調整薬，慢性胃炎薬，抗ドパミン薬
ITP 1. (idiopathic thrombocytopenic purpura) /2. (immunogenic thrombocytopenic purpura)
ITT (insulin tolerance test)
IU (international unit)
IUCD (intrauterine contraceptive device)
IVGG (intravenous gamma-globulin infusion)
ivory [アイヴァりー] 象牙，象牙質
― vertebra [－ヴァーティブら] 象牙症脊椎
IVR (interventional radiology)
IVU (intravenous urography)
ivy [アイヴィ] つた（蔦）
Ivy-League [アイヴィーリーグ] アメリカ東部の名門大学群
ixodes [イクソウディーズ] マダニ
ixodiasis [イクソウダイアスィス] マダニ症
ixodic [イクサディック] マダニの
ixodin [イクサディン] イクソジン ☆低血圧剤
ixomyelitis [イクソウマイアらイティス] 腰部脊髄炎

J

- **J** エネルギーの単位，ジュール
- **jabber**［ジェバー］ 訳の分からないことを早口でしゃべる
- **jaborandi**［ジャボレーンディ］ ジャボランジ ☆利尿発汗剤，ピロカルピン原料の植物から採取する
- **Jaboulay's button**［ジャブレイズ バタン］ ジャブーレーボタン ☆腸腔内に挿入する
- **Jaccoud's arthropathy**［ジャクーズ アースらパスィ］ ジャクー関節病 ☆尺骨側指骨の中手骨指骨関節と指骨間関節の関節症
- **jack-rabbit**［ジェック-れービット］ 長耳の野兎
- **jackscrew**［ジェクスクるー］ らせん万力，圧開らせん
- **Jackson's syndrome**［ジェクサンズ スィンドろウム］ ジャクソン症候群 ☆球症候群の一つ，第10, 11, 12脳神経の麻痺
- **Jacksonian epilepsy**［ジェクソウニアン エピラプスィ］ ＝ Jacksonian march ジャクソンてんかん，皮質てんかん，外傷性てんかん
- **Jacob's membrane**［ジェイカブス メンブれイン］ ジェーコブ膜 ☆角膜の柱状細胞層および乳嘴体
- **Jacquemier's sign**［ジャクミーアズ サイン］ ジャックミエー徴候 ☆リビド着色，妊娠第4週の頃より現れる腟粘膜の帯青着色
- **jactatio**［ジャクタチオ］［L］ ＝ jactitation 展転反側，絶えず寝返りを打つ
- **jactatio capitis nocturna**［ジャクテイシオウ キャピティス ナクターナ］ 夜間点頭てんかん
- **jactation**［ジェークテイシャン］ 体の頻回反転
- **jactitation**［ジェークティテイシャン］（急性患者の）たびたび寝返りをうつこと
- **jaculiferous**［ジャキュリファらス］ 刺(とげ)状の
- **Jaeger's test type**［ジェイガーズ テスト タイプ］ イエガー視力検査文字
- **Jaffe-Lichtenstein disease**［ジェーッフェーリクテンスティーン ディズィーズ］ ヤッフェ・リヒテンシュタイン病 ☆骨の多発性線維性裏腫
- **jail fever**［ジェイル フィーヴァー］ 刑務所熱 ☆発疹チフス
- **Jaksch's anemia**［ジェークシュズ アニーミア］ ヤクシュ貧血 ☆幼児仮性白血病性貧血
- **jam**［ジェーム］ 押し込む，詰め込む；通信を妨害する，故障する；ジャム
- **have one's foot — -med**［ヘーヴ ワンズ フット-ジェームド］ 足をはさむ
- **jamais vu (phenomenon)**［ジャメイ ヴュー (フィナミナン)］［F］ 未視現象 ☆まだ見たことがないと思うこと
- **jamais vu seizure**［ジャメイ ヴュー スィージュア］［F］ 未視発作 ☆見たことのあるものを今までみたことのない新しい体験として感じる発作
- **Jamestown weed**［ジェイムズタウン ウィード］ 朝鮮朝顔，曼陀羅華（まんだらげ） ☆喘息治療剤
- **Janet's disease**［ジャネッツ ディズィーズ］ ジャネ病 ☆精神衰弱症
- **janiceps**［ジャニセップス］ 頭胸結合体
- **Jansen type metaphysial dysplasia**［ジャンサン タイプ メタフィズィアル ディスプレイズィア］ ジャンセン型骨幹端異形成 ☆小人症，関節腫脹，下肢彎曲を来す
- **janus**［ジェイナス］ ヤーヌス体 ☆頭部胸部が合一して両側に顔が二つある奇形
- **Japanese encephalitis**［ジャパニーズ エンセファライティス］ 日本脳炎
- **Japanese Pharmacopoeia**［ジャパニーズ ファーマコウピーア］ 日本薬局方
- **Japanese river fever**［ジャパニーズ リヴァー フィーヴァー］ ツツガムシ病
- **Japanese (Chinese) yam**［ジャパニーズ (チャイニーズ) ヤム］ つくねいも
- **japonic acid**［ジャパニック エーサッド］ 日本酸 ☆木ろうの成分
- **jar**［ジャー］ 瓶，つぼ，一瓶の量
- **jargon**［ジャーガン］ 訳の分からない言語，錯語症，仲間だけで分かる言葉
- **jargonaphasia**［ジャーガナフェイスィア］ 不明語症 ☆数語を一語につめていう
- **jargonize**［ジャーガナイズ］ 訳の分からないことをしゃべる
- **Jarvis' snare**［ジャーヴィス スネアー］ ジャルビス係蹄 ☆鼻腔などの息肉を摘出するときに用いる針金の環

jasmin [ジェーズミン] ジャスミン(ソケイ) ☆香料

jaundice [ジョーンディス] = icterus 黄疸
— **of the newborn** [- アヴ ザ ニューボーン] 新生児黄疸
hepatocellular — [ヒパトセルラー] 肝細胞性黄疸. 肝細胞破壊による黄疸
mechanical — [メカニカル-] 機械性黄疸, 閉塞性黄疸. 胆道閉塞による黄疸
regurgitation — [りガージテイシャン-] 逆流性黄疸. 胆汁色素の血中への逆流による黄疸

jaundiced [ジョーンデイスト] 黄疸の; ひがみのある, 偏見のある
— **eye** [- アイ] 偏見のある見方

jaw [ジョー] 顎, 顎骨
— **deformity** [-ディフォーミティ] 顎変形症
— **jerk** [- ジャーク] 顎反射
— **restoration apparatus** [-れスタレイシャン アパれイタス] 顎補綴装置

jawbone [ジョーボウン] 下顎骨

jaw-winking [ジオー-ウインキング] 下顎眼瞼連合運動 → (Gunn's syndrome)

jealous [ジェラス] 嫉妬の, 嫉妬心からの, ねたんで

jecoleic acid [ジェカリーイック エーサッド] 肝油酸, ジエコレイン酸 ☆*肝油中の不飽和脂酸*

jecur [ジェカー] [L] 肝臓

Jehovah's Witness [ジェホヴァズ ウィットネス] エホバの証人. 輸血を禁じられている

jejunal [ジジューナル] 空腸の

jejunectomy [ジジューネクタミー] 空腸切除術

jejunitis [ジジューナイティス] 空腸炎

jejunocolostomy [ジジューノウコウラスタミー] 空結腸吻合術

jejunoileitis [ジジューノウイリアイティス] 空回腸炎

jejunoileostomy [ジジューノウイリアスタミー] 空回腸吻合術

jejunostomy [ジジューナスタミー] 空腸瘻造設術

jejunotomy [ジジューナタミー] 空腸切除術

jejunum [ジジューナム] 空腸

jell [ジェル] 膠様溶液の沈澱

jelly [ジェリー] ゼリー, 寒天状膠状物

jelly-fish [ジェリーフィッシュ] 水母, クラゲ

jelly-sheath [ジェリーシーズ] ガレルト鞘 ☆*細菌の菌体を取り巻く膠質膜*

jellygraph [ジェリーグれーフ] こんにゃく版

Jennerian vaccination [ジェナりアン ヴェクスィネイシャン] ジェンナー種痘法

jennerize [ジェナらイズ] 種痘する

jeopardize [ジェパダイズ] 危うくする, 危地に身を陥らせる

jerk [ジャーク] 急激な動き (または停止), 痙攣的な筋肉運動, 急躍動, 急動作で動かす, 手足をぴくぴくさせる

jerky nystagmus [ジャーキー ニスタグマス] 律動性眼 [球] 振 [盪]

jet [ジェット] 孔口または嘴管から連続的に噴出, 射出する
— **duct counter** [- ダクト カウンター] 空気中の塵埃の数の測定
— **lag** [- レーッグ] 時差ボケ
— **lesion** [- リージャン] ジェット血流による心内膜病変
— **plane** [-プレイン] ジェット機

jet-stream [ジェット-ストリーム] ジェット気流, 地球の自転に伴い成層圏を西から東に吹く風

JOD (juvenile onset diabetes)

join [ジョイン] 接合する, 合着させる, 連絡する, 接合箇所

joint [ジョイント] 関節, 分節, 肢部, 接合, 接合箇所, 合わせめ, 接合する, つなぎ合わせる
— **capsule** [-ケープスュール] 関節囊
— **disease** [-ディズィーズ] 関節疾患
— **mouse** [- マウス] 関節鼠
— **venture** [- ヴェンチャー] 合併企業
amphiarthrodial — [アムフィアースろゥデイアル-] = amphiarthrosis 半関節
amphidiarthrodial — [アムフィダイアースろゥデイアル-] 複合関節 (蝶番及び全動関節の機能)
Chopart's — [ショパーるズ-] [F] 関節 (articulatio tarsitransversa 横足根関節)
Lisfranc's — [リスフらンズ-] [F] リスフラン関節. 足根中足関節 (tarsometatarsal joint)

joule, J [ジュール] ジュール ☆*1アンペアの電流が1秒間1オームの抵抗に対して消費する熱, 1千万エルグに相当する*

Joule's equivalent [ジュールズ エクウィヴァラント] ジュール等量 ☆*1グラムの水を*

1℃上げる熱に相当する

JRA (juvenile rheumatoid arthritis)

jugal [ジューガル] 頬骨の
— bone [-ボウン] 頬骨
— ligament [-リガマント] 頬骨靱帯
— point [-ポイント] 頬骨点
— process [-プろウセス] 頬骨突起

jugular [ジャギュラー] 頸の, 頸静脈の
— ganglion [-ゲーングリアン] 頸静脈神経節
— pulse [-パルス] 頸静脈波
— pulse tracing [-パルス トれイスィング] 頸静脈波図
— vein [-ヴェイン] 頸静脈
— venous pressure [-ヴィーナス プれッシャー] 頸静脈圧

jugulation [ジャギュレイシャン] 病状制止

jugulum [ジャギュラム] 頸骨, 咽頭

jugum [ジューガム] 隆起

juice [ジュース] 液汁, 体液
— fruit [-フるート] 液果

juicy [ジュースィ] 汁液の多い, 多汁質の, 水分の多い

jumentous [ジューメンタス] 動物臭尿のある, 馬臭のある

jump flap [ジャンプ フレープ] 跳び越し

jumper [ジャンパー] ジャンパー (袖が短いかまたはない胴衣), ジャンパー服

junction [ジャンクシャン] 接合, 連絡, 分岐点, 接続点, 境界

junctional escape beat [ジャンクシャナル イスケイプ ビート] 房室接合部補充収縮

junctura [ジャンクテュら] 接合点, 連結

jungle fever [ジャングル フィーヴァー] (インド地方の) ジャングル熱, 熱帯性マラリア

junior [ジューニアー] 未成年者, 4年制大学の3年生

juniper [ジューニパー] ジュニパー (利尿剤), 杜松果

junket [ジャンキット] 凝乳製食品

jurisprudence [ジューリスプるーダンス] 法学, 法理学

justifiable [ジャスティファイアブル] 正当視しうべき, 正当化しうべき

justify [ジャスティファイ] 正当化する, 正当である理由を示す

juvantia [ジューヴァンシア] 補薬 ☆一時の緩和剤

juvenile [ジューヴィナイル] 年少の, 幼者の, 少年少女
— ataxia [-アテークスィア] 幼年性運動失調症
— court [-コート] 少年裁判所
— deforming metatarsophalangeal osteochondritis [-ディフォーミング メタターサファレーンジアル アスティオウカンドらイティス] = Köhler's disease 若年性変形性中足骨趾骨骨軟骨症
— delinquency [-ディリンクウァンスィ] 少年非行
— onset diabetes, JOD [-オァンセット ダイアビーティーズ] 若年発症糖尿病
— rheumatoid arthritis, JRA [-りューマトイド アースらイティス] 若年性慢性関節リウマチ

juxta-articular [ジャクスターアーティキュラー] 関節付近の

juxtaglomerular cells [ジャクスタグロウメりュラー セルズ] 傍糸球体細胞

juxtamural [ジャクスタミューらル] 壁に近い

juxtangina [ジャクステーンジナ] 咽喉筋炎

juxtapose [ジャクスタポウズ] 並列する

juxtaposition [ジャクスタパズィシャン] 並列, 併置, 近位

juxtapyloric [ジャクスタパイローりック] 幽門付近の

juxtaspinal [ジャクスタスパイナル] 脊柱付近の

K

K 1.（コンタクトレンズの）曲率半径／2.（Kalium）
Ka（kathode）
kabure［カブれ］ 片山病 ☆日本住血吸虫症
Kahn's test［カーンズ テスト］ カーン梅毒血清試験 ☆梅毒沈降反応
kaif［カイフ］ 嗜眠鎮静状態（アラビア語）
kainic acid［カイニック エーサッド］ カイニン酸 ☆回虫駆除剤
kainophobia［カイノウフォウビア］ 新品・新事態に対する恐怖症
Kaiserling's solution［カイザーリングズ サリューシャン］ （臓器保存液のための）カイザリング液
kakergasia［カカーゲイスィア］ 部分的機能不全
kakergastic［カカーゲースティック］ 軽症の精神病，機能不全の
kakesthesia［カキスィーズィア］ 感覚障害，病的感覚
kakidrosis［カキドろウスィス］ 悪臭汗症
kakorrhaphiophobia［カコーらフィオウフォウビア］ 過誤恐怖症
kakosmia［カカズミア］ 悪臭症
kala-azar［カーラーアーザー］ カラアザール ☆Leishmania感染症
kale［ケイル］ 甘藍，キャベツ，ちりめんキャベツ ☆カルシウムの吸収が良い野菜
kaleidoscope［カライダスコウプ］ 万華鏡
kalium, K［ケーリアム］＝potassium カリウム（元素） ☆原子量39.098
kallidinogenase［カリディナジェネイズ］ カリジノゲナーゼ ☆膵臓系循環系作用酵素の一つ，カリクレイン様作用がある
kallikrein［キャリクリーン］ カリクレイン ☆キニノーゲンをブラジキニンに転換する酵素
kamala［キャマラ］ カマラ ☆条虫と横川吸虫駆除薬
kanamycin sulfate, KM［カナマイスィンサルフェイト］ 硫酸カナマイシン ☆アミノグリコシド系抗生物質，抗結核薬
Kanner's syndrome［カナーズ スィンドロウム］ カンナー症候群 ☆幼児自閉症
kaolin［ケイアリン］ 高陵土，陶土，カオリン ☆含水ケイ酸アルミニウム
kaolinize［ケイアリナイズ］ 高陵土質に化する，陶土化する
kaolinosis［カオリノゥスィス］ カオリン塵肺
Kaposi's sarcoma, KS［カポウスィズ サーコウマ］ カポジ肉腫，特発性多発性出血性肉腫 ☆AIDS患者に多く発生する
Karell's cure［キャらルズ キュアー］ カレル牛乳療法 ☆心臓・腎臓・高血圧などに対して休息を与え牛乳摂取量などを制限する
karoshi［カろウシ］ 過労死
Kartagener syndrome［カータジナー スィンドろウム］ カルタゲナー症候群 ☆内臓左右反転と慢性気管支炎を示す
karyo-［カりオウー，カりアー］ ☆「細胞核」を表す接頭語
karyapsis［カりアプスィス］ 核接合
karyaster［カりエースター］ （細胞分裂の）星形期
karyoblast［キャりアブレースト］ 原始赤芽球
karyochromatophil［カりオウクロウメータフィル］ 染色性核の，染色性核
karyochrome［キャりアクろウム］ 染色性神経細胞
karyoclastic［カりアクレースティック］ 核の破壊の
karyogamy［カりアガミー］ 核の合体による細胞の接合，細胞核融合
karyogen［キャりアジャン］ 細胞核の鉄成分，カリオゲン
karyokinesis［カりオウカイニースィス］ 間接核分裂，有糸核分裂
karyolobism［カりアろウビズム］ 葉状核
karyolymph［キャりアリンフ］ 核液
karyolysis［カりアリスィス］ 核溶解
karyolytic［カりアリティック］ 核破壊の
karyomegaly［カりアメガリー］ 核肥大
karyometry［カりアミトりー］ 核測定法
karyomitome［カりアミトウム］ 核基質，核梁
karyomitosis［カりオウマイトウスィス］ 核動，間接核分裂
karyomitotic［カりオウマイタティック］ 核動の
karyon［ケーりアン］ 細胞核

karyophage [キャりアフェイジ] 核を食する寄生体, 核食原虫
karyoplasm [キャりアプレーズム] 核質
karyorrhexis [カりアれクシィス] 細胞核崩壊
karyosome [キャりアソウム] 核体
karyostasis [カりアステースィス] 核静止
karyostenosis [カりオウスティノウスィス] 直接核分裂
karyota [カりオウタ] 有核細胞
karyotaxonomy [カりオウタクサナミー] 核学的分類法
karyotheca [カりオウスィーカ] 細胞核膜
karyotype [キャりアタイプ] 核型, 核形
karyozoic parasite [カりオウゾウイック パらサイト] 住核寄生体
Kasabach-Merritt syndrome [カサバック-メりット スィンドろウム] カサバッハ・メりット症候群 ☆血小板減少性紫斑病を伴う毛細血管腫
Kashin-Beck disease [カーシン-ベックディズィーズ] カッシン・ベック病 ☆蒙古やシベリア東部に見られる脊椎関節変形症
kata- [カタ-] ☆「下方」「激しい」を表す接頭語
katadidymus [カタディディームス] カタ二重体 (catadidymus, superior duplcity 上部二重体). 身体の上端が重複している奇形
Katathermometer [カタサーマイター] カタ寒暖計 ☆空気の冷却力測定器
katatonia [カタトウニア] 緊張症 ☆精神分裂病の症状
Katayama disease [カタヤマ ディズィーズ] 片山病 ☆日本住血吸虫症
katharometer [カさろミター] 新陳代謝率電気測定器
kathode, Ka [カソウド] 陰極
kation [ケータイアン] 陽イオン
katolysis [カタりスィス] カトリシス ☆化学複合物の単純になる成分の不完全転換
Katzenjammer [カツァンジャマー] 宿酔
Kaup index [カウプ インデックス] カウプ指数 ☆体重/身長^2
Kawasaki disease [カウァサーキ ディズィーズ] 川崎病 ☆幼児にみられる粘膜皮膚血管を侵す症候群
Kayser-Fleischer ring [カイザー-フライシャーズ りング] カイザー・フライシャー輪 ☆ウイルソン病の所見, 角膜に銅沈着
Kearns-Sayre syndrome [カーンズ-セイアー スィンドろウム] キーンズ・セイア症候群 ☆ミトコンドリア DNA の先天的欠損と眼球運動麻痺を示す
keen [キーン] 鋭利な, (眼光などが) 鋭い, (視覚, 聴覚などが) すこぶる鋭敏な, 強烈な
Keen's point [キーンズ ポイント] キーン点 ☆耳の後の側脳室穿刺点
keep [キープ] 保持, 維持, 生活の資料, 取得する, 養う, 守る, 引き籠もる
keeper [キーパー] 保護者, 持ち主
kefir [ケファー] = kefyr 発酵乳, 酸乳, 馬乳酒
kelectome [キーラクトウム] ケレクトム ☆検査のため腫瘍組織の一部摘除器
keloid [キーロイド] ケロイド
keloidosis [ケロイドウスィス] ケロイド症, 蟹状腫
keloma [キーロウマ] 蟹状腫, ケロイド
keloplasty [キーラプれースティ] 瘢痕整復術
kelotomy [キラタミー] 絞扼ヘルニア狭窄部切除術
kelp [ケルプ] ケルプ (昆布, あらめなど漂着海草の総称), ケルプ灰
kenogenesis [キーノウジェニスィス] 不適合的発育
kenophobia [キーノウフォウビア] 空間恐怖症
kenosis [キーノウスィス] 排泄, 栄養不良
kenotoxin [キーノウタクスィン] ケノトキシン, 疲労毒
Kent-His bundle [ケント-ヒス バンドル] ケント・ヒス束, 心臓の刺激伝導系
kephalin [ケファりン] = cephalin ケファりン ☆脳の脂質
keratalgia [ケらテールジア] 角膜痛
keratan sulfate [ケらタン サルフェイト] ケラタン硫酸 ☆グルコサミノグリカンの一つ
keratectasia [ケらテクテイズィア] 円錐角膜, 角膜拡張
keratectomy [ケらテクタミー] 角膜切除術
keratiasis [ケらタイアスィス] 角質疣 (イボ) 症
keratic [キれーティック] 角質の, 角膜の
keratin [ケらティン] ケラチン, 角素 ☆角・爪・羽・髪などの形成素
keratinization [ケらティナイゼイシャン] 角

化，（丸薬の）ケラチン被膜
keratinocyte [キらティナサイト] ケラチン細胞，角化細胞
keratinosis [キらティノウスィス] 角質病
keratinous [キらティナス] 角質の
keratitis [ケらタイティス] 角膜炎
— **arborescens** [－アーバれサンス] 樹枝状角膜炎
— **bullosa** [－ブロウサ] 水疱性角膜炎
— **diffusa superficialis** [－ディフューザ スーパーフィスィエイリス] びまん性浅在性角膜炎
— **disciformis** [－ディスィフォーミス] 円板状角膜炎
— **eczematosa** [－エクズィマトウサ] 湿疹性角膜炎
— **nodosa** [－ノウドウサ] 結節性角膜炎
— **petrificans** [－ペトりフィカンス] 石灰化角膜炎
— **punctata** [－パンクテイタ] 点状角膜炎
— **sicca** [－スィッカ] 乾性角膜炎
keratocele [ケらタスィール] 角膜脱
keratocentesis [ケらトウセンティースィス] 角膜穿刺
keratoconjunctivitis [ケらトウカンジャンクティヴァイティス] 角結膜炎
— **sicca** [－スィッカ] 乾燥性角結膜炎
keratoconometer [ケらトウカナミター] 角膜隆起測定器
keratoconus [ケらトウコウナス] 円錐角膜
keratoderma [ケらトウダーマ] 皮膚角化症，角膜
— **blennorrhagica** [－ブレノウれイジカ] 角質増殖性皮膚炎
— **climacterium** [－クライマクティーりアム] 更年期角化症
keratodermatitis [ケらトウダーマタイティス] 角皮性皮膚炎
keratodermia [ケらトウダーミア] 皮膚角化症
— **tylodes palmaris progressiva** [－タイロウディス パルマーりス プろグれッスィーヴァ] 進行性掌角化症
keratoectasia [ケらトウエクテイズィア] 角膜突出
keratogenesis [ケらタジェニスィス] 角質形成
keratogenous [ケらタジャナス] 角質組織生成の
keratoglobus [ケらトウグロウバス] 球状角膜
keratohelcosis [ケらトウヘルコウスィス] 角膜潰瘍
keratohyalin [ケらトウハイアリン] ケラトヒアリン，角膜硝子質状の
keratoid [ケらトイド] 角状の，角膜様の
keratoiditis [ケらトイダイティス] 角膜炎
keratoiritis [ケらトウアイらイティス] 角膜虹彩炎
keratoleptynsis [ケらトウレプティンスィス] 角膜表皮剥離，角膜部結膜の移植
keratoleukoma [ケらトウリューコウマ] 角膜混濁，角膜白斑
keratolysis [ケらタリスィス] 表皮剥脱
keratolytic [ケらタリティック] 角膜剥離，角質溶解剤
keratoma [ケらトウマ] 角膜腫，角化瞳
keratomalacia [ケらトウマレイシア] 角膜軟化症 ☆ビタミンA不足のときに起こる
keratometry [ケらタミトりー] 角膜曲率測定法
keratomileusis [ケらタミリュースィス] 角膜曲率形成術
keratonyxis [ケらタニクスィス] 角膜穿刺
keratopathy [ケらタパスィ] 角膜疾患
keratoplasia [ケらトウプレイズィア] 角質層形成
keratoplasty [ケらタプレースティ] 角膜形成術，角膜移植術
keratorrhexis [ケらタれクスィス] 角膜破裂
keratoscleritis [ケらトウスクリアらイティス] 角膜強膜炎
keratoscope [ケらタスコウプ] 角膜鏡 ☆角膜表面の平滑度を見る
keratoscopy [ケらタスカピー] 検影法 ☆角膜の彎曲率の測定法
keratose [ケらトウス] 角質の，角質線維
keratosis [ケらトウスィス] 角化症
— **corneae** [－コーニエ] 角膜角化症
— **linguae** [－リングウェ] 舌角化症
— **multiformis** [－マルティフォーミス] 多発性角化症
— **pilaris** [－ピラーりス] 毛孔性角化症
— **senilis** [－スィニーリス] 老年角化症
keratotomy [ケらタティミー] 角膜切開術
keraunoneurosis [ケらウノウ・ニューろゥスィス] 電撃性神経症
keraunophobia [ケろーノウフォウビア] 雷恐怖症
Kerckring fold [カークりング フォウルド] ケルクリング皺壁 ☆腸粘膜バリウム造影像

kerectasis [キレクタスィス] 角膜膨隆
kerion [ケリアン] 禿瘡（とくそう）
keritherapy [ケリセらピー] 流動パラフィン療法，パラフィン浴
Kerleys lines [カーリー ライン] カーリー線 ☆胸部X線状で肺病変が間質性であることを示す所見，含気線
kernel [カーナル] （果実の）仁，核，心，顆粒，要点
kernicterus [カーニクタらス] 核黄疸 ☆重症新生児黄疸
Kernig's sign [カーニクス サイン] ケルニッヒ徴候 ☆跨関節の屈曲状態で膝関節を伸展すると痛みが強い症状，髄膜刺激症状の一つ
keroid [ケろイド] = keratoid 角膜様の
ketamine hydrochloride [キータミーン ハイドロウクロらイド] 塩酸ケタミン ☆解離性麻酔薬
ketchup [ケチャプ] ケチャップ ☆茸・トマトなどから作ったソース
ketoconazole, KCZ [キートウコウナゾウル] ケトコナゾール ☆浅在性皮膚用真菌症治療薬
ketogenesis [キータジェニスィス] ケトン体形成
ketogenic [キータジェニック] ケトンを形成する，ケトン合成の
ketolytic [キータリティック] アセトン体の分解
ketone [キートウン] ケトン ☆カルボニル基に二つのアルキル基とフェニル基が結合した化合物
— body [-バディ] ケトン体
keton(a)emia [キートウニーミア] 過ケトン血症
ketonuria [キートウニューりア] = ketosuria ケトン尿症，過ケトン尿
ketophenylbutazone [キータフェニルビューティゾン] ケトフェニルブタゾン ☆ピリン系非ステロイド消炎鎮痛剤
ketoplastic [キータプレースティック] ケトン体形成の
ketoprofen [キートウプろウフェン] ケトプロフェン ☆プロピオン酸系・外皮用非ステロイド消炎鎮痛薬
ketosis [キートウスィス] ケトン血症
ketotifen fumarate [キートウティフェン フューマれイト] フマル酸ケトチフェン ☆抗アレルギー剤，ヒスタミン H₁ 拮抗薬
kettle [ケトル] 茶釜，湯沸，やかん

keyboard sign [キーボード サイン] 小腸閉塞ガス像
keynote address [キーノウト アドれス] 基調講演
kibe [カイブ] （ひびの入った）しもやけ，（踵の）あかぎれ
kid [キッド] 仔山羊，子供，冗談をいう
kidnap [キドネープ] 誘拐する
kidney [キドニー] 腎〔臓〕，（食品としての）羊・豚などの腎臓
— bank [-ベーンク] 腎臓バンク
— disease [-ディズィーズ] 腎疾患
— function [-ファンクシャン] 腎機能
— pad [-ペーッド] 腎臓あて
— stone [-ストウン]
  = kidney calculus 腎結石
kidney-shaped [キドニー- シェイプト] 腎臓型の
Kielland's forceps [キーランズ フォーセプス] キーランド鉗子 ☆産科用鉗子の一つで，柄は短く，両葉は相互関節運動が可能
Kienböck's disease [キーンベックス ディズィーズ] キーンベック病 ☆手の月状骨の無菌的壊死
Kienböck's unit, X [キーンベックス ユーニット] キーンベック単位 ☆X線量の単位
kieselguhr [キーザルグーア] ケイ藻土
Kiesselbach's area [キーセルバックス エアりア] = Kiesselbach's space キーセルバッハ部位 ☆軟骨鼻中隔の前端にある出血しやすい部
Kilian's pelvis [キリアンズ ペルヴィス] キリアン骨盤，軟骨化骨盤
Killian's operation [キリアンズ アパれイシャン] キリアン手術 ☆前頭洞の手術
kiln [キルン] （石灰・煉瓦などを焼く）窯，炉
kilobase [キラベイス] キロベース ☆核酸の塩基配列の長さを示す単位，1,000塩基または1,000塩基対
kilocalorie, kcal [キラキャラりー] 大カロリー（キロカロリー）
kilogram, kg [キラグらム] キログラム ☆重量の単位，水1,000ccの重さ
Kimmelstiel-Wilson syndrome [キマルスティール-ウィルサン スィンドロウム] キンメルスティール・ウィルソン症候群 ☆糖尿病性腎症における糸球体の結節病変
kin [キン] 親族
kin(a)esthesia [キニースィーズィア] 筋運

動感覚喪失

kinase [カイネイス] キナーゼ ☆組織内酵素を活性化する物質, 燐酸化酵素

kind [カインド] 種類, (動植物などの)類, 族, 本性, 親切な, 情深い

kindle [キンドル] 燃やす, 火をつける, 明るくする, 燃え上がる, 興奮する

kinematics [キネメーティックス] 運動学

kinematograph [キネメータグらフ] 活動記録図

kineplasty [キニプレースティ] 動形成切断術 ☆切断後筋の末端を新運動に利用する目的

kinesalgia [キニセールジア] 筋運動痛

kinesiatrics [カイニーシエートりックス] = kinesitherapy, kinetotherapy 運動療法

kinesiology [カイニースィエーラジー] 運動学

kinesioneurosis [カイニースィオウニューろウスィス] 神経性運動失調症

kinesis [カイニースィス] (船酔のように)運動からくる病気, 運動力変形

kinesitherapy [カイニースィセらピー] 筋肉運動療法

kinesodic [キニサディック] 運動興奮伝達性の

kinesophobia [キネソフォウビア] 運動恐怖症

kinesthesia [キニススィーズィア] = kinesthesis 筋運動感覚

kinesthesiometer [キニススィーズィアミター] 筋運動感覚測定器

kinesthetic [キニスセティック] 筋運動感覚の

kinetic [キネティック] 運動の, 運動学上の, 活動的な

kinetics [キネティクス] 運動学, 速度論

kinetism [カイニティズム] 筋運動能力

kinetocyte [キニータサイト] 血小体

kinetocytopenia [キニートウサイタピーニア] 血小体欠乏症

kinic acid [キニック エーサッド] キナ酸

kinin [キニン] キニン ☆ブラジキニン様作用をもつペプタイドの総称

kinin-kallikrein system [キニンキャリクリーン スィステム] キニンカリクレイン系 ☆キニン産生がカリクレインによって調節される系

kink [キンク] よれ, もつれ, ねじれ, よじれる, こぐらかす

kink-cough [キンクーカフ] 百日咳

kinship [キンシップ] 親類関係, 血族関係, (性質の)近似

kiotomy [カイアタミー] 口蓋垂切除術

Kirschner wire [カーシュナー ウァイア] キルシュナー針金 ☆骨折固定用

kitasamycin, LK [キタサマイスィン] キタサマイシン ☆マクロライド系抗生物質

kitchen [キチン] 台所, (肉・魚・バターなどの)副食物, (病人に与える)滋養物

kitchenette [キチネット] 簡易台所 ☆とくにアパートの室内台所

Kjeldahl apparatus [キェルダール アパれイタス] ケルダール装置

Klebs-Loeffler bacillus [クレブスーロエフラーベースィラス] クレブスーレフレル桿菌 ☆ジフテリア菌

Klebsiella [クレブスィエラ] クレブシエラ属
— **pneumonia** [ーニューモウニア] クレブシエラ肺炎桿菌

Klein-Levin syndrome [クラインーレヴィン スィンドろウム] クライン・レヴィン症候群 ☆若年者に見られる過食事の周期的嗜眠症

Klemperer's meal [クレンパらーズ ミール] クレムペラー試験食 ☆パン70gと牛乳500ml

kleptomania [クレプトウメイニア] 窃盗癖, 病的な盗癖

Kline's test [クラインズ テスト] = Kline-Young test クライン試験, クライヤング試験 ☆クライン梅毒沈降反応

Klinefelter's syndrome [クラインフェルターズ スィンドろウム] クラインフェルター症候群 ☆47XXY型染色体, 先天異常, 類宦官症を示す男性性機能障害

Klippel-Feil syndrome [クリッパルーファイル スィンドろウム] クリッペル・ファイル症候群 ☆頸椎融合症

Klippel-Trenaunay syndrome [クリッパルートりノウナイ スィンドろウム] クリッペル・トレノーナイ症候群 ☆静脈瘤・軟部組織の骨の肥大, 皮膚の血管腫

Klondike bed [クランダイク ベッド] クロンダイク床, 野外床

Klumpke's paralysis [クルーンプキーズ パれーリスィス] クランプケ麻痺 ☆出産時障害による手, 前腕の麻痺

knead [ニード] (練粉土を)こねる, こねて造る, 混合する

knee [ニー] 膝[関節]

knee-cap [ニーーケーップ] 膝の皿, 膝蓋骨, 膝あて

knee-chest position [ニーーチェスト パズィシャン] 膝胸位

knee-elbow position [ニー エルボウ パズィシャン] 膝肘位

knee-heel test [ニー ヒール テスト] 膝踵試験

knee-jerk [ニー ジャーク] 膝蓋腱反射

knee-joint [ニー ジョイント] 膝関節

knee-position [ニー パズィシャン] 膝位

knee-reflex [ニー リフレックス] 膝蓋腱反射

knee-walker [ニー ウォーカー] 膝行者

knife [ナイフ] 小刀, (外科の)手術刀, 包丁, 小刀で切る, 短刀で刺す

Knipping's method [ニッピングス メサッド] クニッピング法 ☆O_2消費量とCO_2発生量を測定し, これから熱量計算を行う方法

knismogenic [ニスマジェニック] くすぐり誘発性の

knitting [ニティング] (骨折の)結合

knob [ナブ] 瘤, 節瘤, こぶ

knock knee [ナック ニー] 外反膝(状態), 内鰐足(複数), わにまた

knocked-down [ナックト ダウン] 乱闘肩 ☆運動に際して起こる肩峰鎖骨関節の分離または脱臼

knot [ナット] 結節, 結び目, 要点, 疣(イボ), 結ぶ, もつれさす, 節をとりさる, 瘤(または節)ができる

knotted interrupter [ナティド インタらプター] 電流断続器

know-how [ノウ ハウ] 方法, こつ

knowledge [ナリジ] 知識, 理解, 認識

knuckle [ナックル] 〔指〕関節, (とくに指の付け根の)指節, 拳骨, (四足獣の)漆関節突起, 拳骨で打つ, 指節で打つ

— bone [- ボウン] (こぶしの)指骨関節部の骨, 指の付け根の骨片

— joint [- ジョイント] (こぶしの)指骨関節, 指の付け根の関節

—, knuckle dimple, dimple sign [- ナックル ディンプル, ディンプル サイン] こぶしとえくぼの徴候 ☆偽性副甲状腺機能低下症で4～5中手骨短縮による. 人さし指, 中指の中手骨が長く遠位端が突出. (こぶし), 薬指, 小指の中手骨は短いためにへこみが起こる(えくぼ)

— pad [- ペッド] 指関節背結節症

— sign [- サイン] 塞栓血管末梢の急激な先細り

Koch-Weeks bacillus [コーク ウィークス バスィラス] コッホ・ウィークス菌, 結膜炎菌

Koch's bacillus [コックス バスィラス] コッホ菌, 結核菌, コレラ菌

Koch's lymph [コックス リンフ] コッホリンパ, ツベルクリン

Kocher's forceps [コッカーズ フォーセプス] コッヘル鉗子

Köhler's disease [コーラーズ ディズィーズ] ケーラー病 ☆足舟状骨の骨軟骨炎

koilonychia [コイロウニキア] スプーン状爪 ☆鉄欠乏性貧血のときに見られる

koinoniphobia [コイノウニフォウビア] 群集恐怖症

koinotropic [コイナトらピック] 社会人として均衡のとれた人格

kojic acid [コウジック エーサッド] 麹酸

Kolmer's test [コーマーズ テスト] コルマー試験 ☆ワッセルマン試験の変法

kolp-peptic [カルプ ペプティック] 消化障害の, 消化阻止の

kolpseptic [カルプ セプティック] 感染阻止性の

kolytic [カリティック] 自重自制の性質

König's syndrome [カーニッグス スィンドろウム] ケーニッヒ症候群 ☆腸結核で便秘と下痢が交互に出現し, 腸痛・鼓腸・腹鳴をみる

koniology [コウニアらジー] 塵埃学

koniometer [コウニアミター] 塵埃計数器

konometer [コウナミター] 空中塵埃数測定器

kononiphobia [コウノウニフォウビア] 群集恐怖症

kophemia [カフィーミア] 言語聾

kopiopia [カピオウビア] 眼精疲労

Koplik's spots [カプリックス スパッツ] コプリック紅斑点 ☆麻疹初期に口中粘膜に生ずる

kopophobia [カポウフォウビア] 疲労恐怖症

koprikin [カプリキン] コプリキン ☆糞便中の不消化性動物成分

koroscopy [からスカピー] 検影法

Korotkoff's sound [コウろトコフズ サウンド] コロトコフ音 ☆血圧を測定するときに聞こえる動脈音

Korsakoff's psychosis [コるサコフ サイコウスィス] = Korsakoff's syndrome コルサコフ精神病, コルサコフ症候群 ☆近い事件の記憶が著しく障害された時間と空間とに関する定位力障害, 虚構談話な

どが起こる精神病
Krabbe's disease [クラッベズ ディズィーズ] クラッベ病 ☆家族性びまん性小児脳硬化症
Kraepelin's classification [クレペリンズ クラスィフィケイシャン] クレペリン分類 ☆精神病を分裂病とうつ病に分ける
krauomania [クローアメイニア] 律動性筋攣縮
kraurosis [クローロウスィス] 陰門萎縮症
Krause's gland [クラウスィズ グレーンド] クラウゼ腺 ☆結膜腺
Krebs-Henseleit urea cycle [クレブス-ヘンセリート ユーリア サイクル] クレブス・ヘンスライトの尿素サイクル
kr(a)eotoxin [クリアタクスィン] 肉腐敗毒
Kretschmer types [クレッチマーズ タイプス] クレッチマー体型 ☆体格と性格の相関を指摘する
Krukenberg's tumor [クルーケンバーグズ テューマー] クルーケンベルグ腫瘍 ☆転移性卵巣癌
Kruskal-Wallis test [クラスカルー ウォーリス テスト] クラスカル・ワリス試験 ☆ウィルコクソン順位和検定を3群以上の比較に用いる統計解析法
kryptomnesic [クリプタムニースィック] 潜在意識の
krypton [クリプタン] クリプトン ☆希ガス類の元素の一つ
KS（Kaposi's sarcoma）
K-shell-radiation [ケイーシェルーレイディエイシャン] K殻X線 ☆L殻X線よりエネルギーが大きい
Kugelberg-Welander disease [クーゲルバーグーウィーランダー ディズィーズ] クーゲルベルク・ヴェランデル病 ☆若年遺伝性筋萎縮症
k(o)umiss [クーミス] = kumys クミス（洋酒），乳酒 ☆牛乳から作り多少のアルコールを含んでいる
Kupperman's scale [クッパーマンズ スケイル] クッパーマン尺度 ☆更年期症状の判定
kurtosis [カートウスィス] 尖度 ☆頻度曲線の尖り方
Kuru [クーるー] クール病 ☆ニューギニア原住民にみられる神経変性疾患で人肉食によるスローウイルスによるとされる
Kussmaul's respiration [クースマウルズ れスピれイシャン] クスマウル大呼吸 ☆糖尿病昏睡などでみられる，アシドシスによる深く喘ぐ呼吸
Kussmaul's sign [クースマウルズ サイン] クスマウル徴候 ☆吸気時頸静脈圧上昇，収縮性心嚢炎で見られる
Kwashiorkor [クウァシオーカー] クワシオーカー ☆タンパク摂取不全による栄養失調と低タンパク血症
kyllosis [カイロウスィス] 内反足
kymatology [カイマタラジー] 脈波学
kymograph [カイマグらフ] キモグラフ，波動記録装置
kymoscope [カイマスコウプ] 血流を観察する装置
kynurenine [カイニューらニン] キヌレニン ☆トリプトファンの中間代謝産物
kyogenic [カイアジェニック] 妊娠発現の
kyphoplasty [カイファプレースティ] 脊椎形成療法
kyphoscoliosis [カイフォスコウリオウスィス] 脊柱後側彎
kyphosis [カイフォウスィス] = kyphotic 脊柱後彎
kyphotic pelvis [カイフォウティック ペルヴィス] 脊柱後彎骨盤
kysthitis [カイスサイティス] 腟炎
kysthoptosia [キスサプトウスィア] = kysthoproptosis 腟下垂
kythemolytic [カイスィマリティック] 細胞融解の
kytomitome [カイタミトウム] 細胞核体の網状構造

L 1.(lactobacillus) / 2.(latin) / 3.(left) / 4.(length) / 5.(lethal) / 6.(libra) / 7.(light sense) / 8.(liter) / 9.(low)
LA 1.(left atrium) / 2.(Los Angeles)
La (lanthanium)
lab [レーブ] 凝乳酵素
 — ferment [-ファーメント] レンネット酵素
 — ferment zymogen [-ファーメント ザイマジャン] レンネット酵素原
label [レイバル] 札, 付箋, レッテル, 札を貼る, 分類する
labeled [レイバルド] 標識した
 — antibody method [-アンティバディ メサッド] 標識抗体法
 — compound [-カンパウンド] 標識化合物
 — hormone [-ホーモウン] 標識ホルモン
labeling [レイバリング] 標識
 — index [-インデクス] 標識係数
labetalol hydrochloride [レイベタロール ハイドロウクローらイド] 塩酸ラベタロール ☆降圧薬, 交感神経末梢遮断薬
labia [レイビア] 唇 (labium の複)
 — majora [-マジョら] 大陰唇
 — minora [-マイノら] 小陰唇
 — oris [-オウリス] 口唇
 — pudendi [-ピューデンディ] 陰唇
 — urethrae [-ユリーすれ] 尿道唇
 — uteri [-ユータリ] 子宮口唇
labial [レイビアル] 唇の, 唇側の
 — gland [-グレーンド] 口唇腺
 — groove [-グるーヴ] 唇側面溝
 — occlusion [-アクルージャン] 唇側咬合
 — ridge [-リッジ] 唇側面隆線
 — surface [-サーフィス] 唇側面
labialism [レイビアリズム] 唇音化. すべての子音を b, p, m 唇音と同様に発音すること
labile [レイバイル] 不安定な, 変化しやすい, (電気療法で患部に) 伝わりやすい
 — factor [-フェークター] 不安定因子
lability [レイビリティ] 不安定性

labio- [レイビオウ, レイビアー] ☆「唇の」「唇を用いる」を表す接頭語
labiodental [レイビオデンタル] 歯と唇面の ☆「f・r」のように下唇と上歯とで発する唇歯音
labioglossolaryngeal [レイビオウ・グラッソウ・ラリンジアル] 唇, 舌, 咽頭の
labiomancy [レイビアメーンスィ] (言葉の不自由な者における) 読唇法
labionasal [レイビオウネイザル] 唇鼻の, 唇鼻音, 唇鼻音字
labiopalatine [レイビアペーラティーン] 唇口蓋の
labitome [レイビトウム] 有刃鉗子
labium, labia (複) [レイビアム, レイビア] 唇, 縁
 — cerebri [-セれブリ] 脳縁 ☆脳梁の上を覆う脳半球縁
 — duplex [-デュプレクス] 二重唇
 — externum [-イクスターナム] 外唇
 — externum cristae iliacae [-イクスターナム クリステ イリアーケ] 腸骨稜外唇
 — fissum [-フィッサム] 兎唇, みつくち, 口唇裂
 — frenum [-フリーナム] 陰唇帯
 — glenoideum [-グリーノイディアム] 関節唇, 関節間軟骨
 — inferius oris [-インフェりアス オウリス] 下唇
 — leporinum [-レパリナム] = harelip 兎唇
 — majus pudendi [-メイジャス ピューデンディ] 大陰唇の一片縁
 — mandibulare [-マンディビュラーれ] 下唇
 — maxillare [-マクスィラーれ] 上唇
 — minus pudendi [-マイナス ピューデンディ] 小陰唇の一片縁
 — ossis [-オァスィス] 骨縁
 — tympanicum [-ティンパニカム] 鼓室唇
 — urethrae [-ユリーすれ] 尿道唇
 — vestibulare [-ヴェスティビュラーれ] 前庭唇
 — vocale [-ヴォウカーレ] 声帯唇
labo(u)r [レイバー] 分娩, 労働, 勤労,

labo(u)r ~ lactalbumin

努力
— **accident** [-**エー**クスィデント] 労働災害
— **pains** [-**ペ**インズ] 分娩陣痛
— **room** [-**る**ーム] 分娩室
Labor Standard Act [-ス**タ**ンダート **ア**クト] 労働基準法
Labor Standard Law [-ス**タ**ンダート **ロ**ー] 労働基準法
laboratory [**レー**バらトりー] 実験場，(とくに化学上の)実験室，製薬所，研究所
— **manual** [-**メー**ニュアル] 実験室手引き
— **procedure** [-プろ**スィー**ジャー] 検査過程
— **technician** [-テク**ニ**シャン] 検査技師
labored respiration [**レ**イバード れスピ**れ**イシャン] 呼吸困難
laborious [レー**ボー**りアス] 労力の要る，困難な，面倒な
labrum [**レ**イブらム] 唇，唇状部，(昆虫・甲殻類動物などの)上唇
labyrinth [**レ**ビりンズ] 迷路，迷園，内耳，三半規管の迂曲部
labyrinthal [**レ**ビりンサル] = labyrinthine 迷路
labyrinthectomy [レビりン**セ**クタミー] 迷路切除術
labyrinthine [レビ**り**ンサイン] 迷路の
— **system** [-**スィ**スタム] 迷路系
— **vertigo** [-**ヴァー**ティゴウ] 迷路性眩暈(めまい)
labyrinthitis [レビりン**サ**イティス] 迷路炎
labyrinthotomy [レビりン**サ**タミー] 迷路切開術
labyrinthus [レビ**り**ンサス] 迷路
— **ethmoidalis** [-エ**ス**モイ**ダー**リス] 篩骨迷路
— **membranaceous** [-メンブら**ネ**イシャス] 膜迷路
— **osseus** [-**ア**スィアス] 骨迷路
— **ossis ethmoidis** [-**ア**スィス エ**ス**モイディス] 篩骨迷路
labzymogen [**レ**ブ**ザ**イマジェン] レンネット酵素原
lac [**レ**ーック] 乳汁，乳剤
— **vaccinum** [-**ヴァ**クスィナム] 牛乳
lacerate [**レ**ーされイト] 裂く，傷つける，悩ます
lacerated wound [**レ**ーされイティッド **ウー**ンド] 裂傷
laceration [レー**サ**れイシャン] 切り裂くこと，破裂傷
lacertus [レー**サー**タス] 上膊の筋肉部
lachrymal [**レ**ークりマル] 涙もらい，涙を分泌する，涙壺，涙に関する諸器官
lachrymation [レークり**メ**イシャン] 涙を流すこと，落涙，涕泣
lachrymatory [**レ**ークりマトりー] 催涙性の
lacinate ligament [**レ**スィネイト **り**ガマント] 足の屈筋支帯
lacinia [レ**スィ**ニア] 鋸歯
laciniate [レ**スィ**ニイト] 辺縁のふさのある，細長い破片になった，ギザギザ切り込みのある
lack [**レ**ーック] 欠乏，払底，不足のため，欠いている，足りない
lacmus [**レ**ークマス] リトマス試験紙
laconic [レー**カ**ニック] 簡潔な，寸鉄的な，簡明に書く
lacquer [**レ**ーカー] ラッカー，漆器，金色仮漆を塗る，蒔絵にする
lacrima [**レ**ークりマ] 涙液
lacrimal [**レ**ークりマル] 涙または涙器の
— **bay** [-**ベ**イ] 涙嚢溝，涙窩 ☆涙小管のある内凹部
— **duct** [-**ダ**クト] 涙管，涙小管
— **ductule** [-**ダ**クテュール] 涙小管
— **fistula** [-**フィ**スチュら] 涙瘻
— **gland** [-グ**ら**ンド] 涙腺
— **point** [-**ポ**イント] 涙点
— **sac** [-**サ**ック] 涙嚢
lacrimale [レークり**マ**り] = lacrimal point 涙点 ☆後戻稜に前頭戻嚢縫合の交叉点
lacrimation [レークり**メ**イシャン] 流涙，催涙
lacrimotomy [レークり**マ**タミー] 涙管涙腺切開術
lact- [**レ**ークトウ-，**レ**ークター] ☆「乳」を表す接頭語
lactacidase [レーク**タ**スィデイス] 乳酸菌酵素
lactacidemia [レークタスィ**ディー**ミア] = lacticemia 乳酸血
lactagogue [**レ**ークタガグ] 母乳分泌促進，催乳薬
lactalase [**レ**ークタレイス] ラクタラーゼ ☆ブドウ糖を乳酸に分解する酵素
lactalbumin [レーク**タ**ルビューミン] ラクトアルブミン，乳タンパク素 ☆乳汁中の

lactam 〜 lacunar

タンパク質

lactam [レークタム] ラクタム ☆環状アミド

lactase [レークテイス] ラクターゼ ☆乳糖分解酵素
 — **deficiency** [-ディフィシャンスィ] ラクターゼ欠乏症

lactate [レークテイト] 乳を生ずる，乳を分泌する，授乳する，乳酸塩

lactated Ringer's solution, LRS [レークテイティッド リンガーズ サリューシャン] 乳酸加リンゲル液

lactation [レークテイシャン] 乳汁分泌，哺乳，哺乳期

lacteal [レークティアル] 乳汁の，乳状の，乳び管

lactescent [レークテッサント] 乳〔状〕化する，乳白の，乳液状の，乳状液を分泌する

lactic [レークティック] 乳汁の，乳汁から得る
 — **acid** [-エーサッド] 乳酸
 — **acid bacillus** [-エーサッド バスィラス] 乳酸桿菌
 — **acidosis** [-エースィドウスィス] 乳酸アシドーシス
 — **dehydrogenase, LDH** [-ディハイドらジェネイス] 乳酸脱水素酵素
 — **ferment** [-ファーメント] 乳酸酵素

lactiferous [レークティファラス] =
 lactigenous 乳汁分泌の，催乳性の
 — **duct** [-ダクト] 乳管
 — **gland** [-グレーンド] 乳腺

lactification [レークティフィケイシャン] 乳酸化

lactifuge [レークティフュージ] 乳分泌抑制の，乳分泌抑制剤

lactigenous [レークティジナス] 乳汁分泌性の，催乳性の

lactigo [レークタイゴウ] 乳痂，哺乳児湿疹

lactim [レークティム] ラクチム，異性体ラクタムの enol 型である

lactin [レークティン] = lactose 乳糖

lactinated [レークティネイティド] 乳糖を含有した

lactiphagous [レークティファガス] 乳飲用の

lactivorous [レークティヴァラス] 哺乳の，乳飲用の

Lactobacillus, L [レークトウヴァスィラス] =
 lactobacter 乳酸桿菌属
 — **bifidus** [-ビフィダス] 分枝乳酸桿菌

 — **brevis** [-ブれヴィス] 乳酸短桿菌

lactobutyrometer [レークトウビューティろミター] 乳脂定量計

lactochrome [レークタクろウム] ラクトローム ☆乳汁中のアルカロイド

lactoconium [レークトウコウニアム] 乳汁微粒子

lactocrit [レークタクリット] 乳脂肪計

lactodensimeter [レークトウデンスィミター] 乳汁計の一種，牛乳比重計

lactoflavin [レークトウフレイヴィン] ラクトフラビン ☆乳より分離した細胞色素

lactogen [レークタジャン] ラクトゲン，催乳物質

lactoglobulin [レークタグらビュリン] ラクトグロブリン ☆乳タンパクの一種

lactoglucose [レークトウグルーコウス] 乳ブドウ糖，ラクトグルコース

lactometer [レークタミター] 検乳器，乳汁比重計

lactone [レークトウン] ラクトン ☆-OH と-COOH から水をとることによってできる

lacto-ovo-vegetarian [レークト-オウヴォウ-ヴェジテアリアン] 牛乳，卵，野菜食者

lactoperoxidase [レークトウパらクスィデイス] 乳酸菌ペルオキシダーゼ

lactoprotein [レークトウプろウティーン] 乳汁中のタンパク質

lactoscope [レークタスコウプ] 検乳器

lactose [レークトウス] ラクトース，乳糖
 — **intolerance** [-インタらランス] 乳糖不耐性

lactosuria [レークトウスューりア] ラクトーゼ尿，乳糖尿

lactotherapy [レークタせらピー] 牛乳療法

lactotoxin [レークタタクスィン] 乳汁毒素

lactovegetarian [レークタヴァジテアリアン] 牛乳および野菜食者

lactulum unguis [レークテュラム アングウィス] 爪床

lacuna [レーキューナ] 裂口，隙，細胞間の空隙，気胞，（骨・組織間の）隙窩，小窩，脳の腺窩状小軟化巣

lacunae urethrales [レーキューニ ユリースらーレス] 尿道小窩

lacunar [レーキューナー] 空隙の，隙窩状の，小孔（凹所）の多い
 — **state** [-ステイト] 腺窩状状態
 — **stroke** [-ストろウク] 腺窩状卒中 ☆脳の腺窩状小軟化症を起こす卒中

lacunar ～ lamina

— tonsillitis [-タンスィ**ライ**ティス] 腺窩扁桃炎

lacunose [レー**キュ**ノウス] 間隙のある，溝のたくさんある，脱漏の多い

lacunule [レー**キュー**ニュール] 小裂孔，細窩

lacus [**レ**イカス] 小空洞，湖

ladder [**レ**ーダー] はしご

laemoparalysis [リーモウパ**ら**リスィス] 咽喉麻痺

Laennec's cirrhosis [レー**ネ**ックス スィ**ろ**ウスィス] ライネック肝硬変

laevo-, levo- [**リー**ヴォウ, リー**ヴァ**]
☆「左」を表す接頭語，(とくに化学用語に付して)左方に偏することを表す

laevogastrin [リーヴァ**ギャ**ストリン] 左旋ガストリン

laevorotatory [リヴォウ**ろ**ウタタリー] 左方回転旋回の，左旋性の

laevulose [**レ**ビュロウス] 果糖 ☆蜜・果実などの内にある左旋性の糖分

Laewen-Roth syndrome [リー**ウァ**ン-**らス**ィンドロウム] レーウェン・ロート症候群 ☆甲状腺機能低下と斑状骨端を示す

LAG (large for gestational age)

lag [レ**ーッ**グ] 後になる，追い越される，時間のずれ，遅延，遅滞量，最後の，遅れた
— period [- **ピ**アりアッド] 遅延時間
— phase [- **フェ**イズ] 遅延期，遅滞期
— time [- **タ**イム] 遅れ時間

lagarous [**レ**イガラス] ゆるい，軟らかい

lagena [レー**ジー**ナ] 薬瓶，フラスコ

lagging [**レ**ーッギング] 呼吸運動遅延

lagmi [レー**ゲ**ミ] ラグミ ☆なつめ椰子から作るアラビアの醸造酒

lagophthalmos [レー**ガ**フ**サ**ルマス] 兎眼 ☆眼瞼の短縮または瘢痕収縮にて眼が完全にふさがらないこと

la grippe [ラ グ**リ**ップ] インフルエンザ

LAH (left anterior hemiblock)

laity [**レ**イティ] 大衆，素人，門外漢

LAK cells [**ラ**ック **セ**ルズ]＝lymphocyte activated killer cell リンパ球活性化キラー細胞

lake-colored [**レ**イク-**カ**ラード]＝laky 深紅色の

laking of blood [**レ**イキング アヴ ブ**ラ**ッド] 赤血球から血色素の分離

laky blood [**レ**イキィ ブ**ラ**ッド] 血色素に着色された溶血血液

laliatry [レー**ラ**イアトリー] どもりまたは発音不明に関する研究と治療の総称

lallation [レー**レ**イシャン] ラ行発音不良症，冗舌

laloneurosis [レーロウニュー**ろ**ウスィス] 神経性言語障害

lalopathy [レー**ラ**パスィ] 言語障害

laloplegia [レーロウプ**リー**ジア] 言語能力麻痺

lalorrhea [レーラ**リー**ア] 病的によくしゃべる，話が止まらない

lamb [レーム] 子羊，羊肉，(子羊のような)柔和な人，素人，(羊が)産む，(産期の牡羊を)番する

lambda [レームダ] ラムダ縫合頂点

lambdacism [**レ**ームダスィズム] L音発音困難症

Lamblia intestinalis [**レ**ームブリア インテスティ**ネ**イリス] ランブル鞭毛虫 ☆鞭毛虫の一種

lambrophonic [レームブら**フォ**ウニック] 音声明瞭な

lame [**レ**イム] 足の不自由な，不具の，不完全な，不具にする

lamella [レー**メ**ラ] 薄板，薄片，薄葉，(とくに骨または組織の)薄膜

lamellar [レー**メ**ラー] 薄片よりなる，薄片をなす，薄層をなす

lamellated corpuscle [レー**マレ**イティッド **コ**ーパスル] 層板小体 ☆皮膚感覚受容器の一つ

lameness [**レ**イムニス] 足の不自由なこと，跛行

lament [レー**メ**ント] 悲しむ，悔やむ，後悔する，号泣，悲嘆

lamina [**レー**ミナ] (骨，動植物組織の)薄板，薄膜
— arcus vertebrae [- **アー**カス **ヴァー**ティブれ] 椎弓板
— basalis [-ベイ**セ**イラス] 基底板
— basilaris [-バスィ**ラー**リス] 基礎板
— cribriformis [-ク**ら**イブリ**フォ**ーミス] 篩状板
— dentalis [-デン**タ**リス] 歯板
— dura [- **デュー**ら] 歯槽硬膜
— ganglionaris [- ガングリア**ネ**イリス] 神経細胞層
— limitans [- **リ**ミタンス] 外境界板
— mediana [-メディ**アー**ナ] (篩骨の)正中板
— multiformis [- **マ**ルティ**フォー**ミス]

lamina ~ lansoprazole

外形細胞層
- muscularis mucosae [-マスキュラーりス ミューコウセ] 粘膜筋層
- orbitalis [-オービテイリス] （篩骨の）眼窩板，紙様板
- propria mucosae [-プロプライア ミューコウセ] 粘膜固有層
- pyramidalis [-ピラミデイリス] 錐体層
- quadrigemina [-クヮドりジェミナ] 四丘板
- septi pellucide [-セプティ パルーサイド] 透明中隔板
- vitrea [-ヴィトりア] 硝子板
- zonalis [-ゾウネイリス] 表在層

laminage [レーミニジ] （胎児頭が）産道通過のために扁平になること
laminar [レーミナー] 薄層からできている，薄層に配列する
- air flow unit [-エアー フロウ ユーニット] 層気流装置，無菌装置

laminaria [レーミネイりア] ラミナリア桿 ☆人工妊娠中絶用具
laminate [レーミネイト] 薄板にする，箔にする，薄片に切る，薄片になる
laminated [レーミネイティッド] 薄膜を有する，薄板〔片〕状の
lamination [レーミネイシャン] 薄板〔片〕にすること，電動子用軟鉄板
laminectomy [レーミネクタミー] 椎弓切除術
laminine [レーミニン] 結合組織の成分
laminitis [レーミナイティス] 椎弓炎
lamivudine [レーミヴディン] ラミブジン ☆抗 HIV 薬，エイズ治療薬
lamp [レーンプ] ランプ，燈，燈をつける
lampas [レーンパス] 馬の口蓋腫，上顎腫瘍
lampblack [レーンプブレーック] 油煙，煤煙
lana [レイナー] 羊毛
lanampicillin [レイナンピスィリン] ラナムピシリン ☆広域ペニシリン
lanate [レイネイト] 羊毛状の，羊毛で覆われた
lanatoside C [レーナタサイド スィー] ラナトシド C ☆強心薬，ジギタリス製剤
lance [ランス] 刺す，切開する；ランセット
lancet [レーンスィット] ランセット，卵刺針，乱切刀
lanciform [レーンスィフォーム] ランセット状の

lancinated [レーンスィネイティッド] 裂く，刺す，突き刺す
lancinating [レーンスィネイティング] 刺すような，鋭い，電撃性の
- pain [- ペイン] 刺痛，激痛，電撃痛

landmark [レーンドマーク] 目印，目標
Landolt's optotypes [レーンドルツ オプタタイプス] ランドルト視力検査表
Landry's paralysis [レーンドりーズ パラりスィス]= Landry's syndrome ランドリー麻痺 ☆脊髄上行急性麻痺で知覚障害が少ない
Landsteiner's classification [レーンドスタイナーズ クラスィフィケイシャン] ランドシュタイナー分類法 ☆血液型の ABO 分類
Lane's kink [レインズ キンク] レーン捻転 ☆結腸最後の18cm 以内で屈曲のため腸管閉塞を起こす状態
Lane's operation [レインズ アペれイシャン] レーン手術 ☆宿便に回腸 S 状結腸を吻合する手術
Lange's test [レーンガス テスト] ランゲ試験 ☆脊髄液中にグロブリンの存在を証明し脳脊髄梅毒の診断をする試験
Langerhans' cell [レーンガーハーンス セル] ランゲルハンス細胞
Langerhans' islets [レーンガーハーンス アイりッツ] 膵のランゲルハンス島，ラ島
Langhans' cell [レーングハーンス セル] ラングハンス細胞 ☆結核結節の巨細胞
language delay [レーングウィジ ディレイ] 言語発達遅延
languid [レーングウィッド] 物憂い，不活発な，無神経な，弱々しい
languish [レーングウィッシュ] だるくなる，衰える，活気がない
languor [レーンガー] だるいこと，倦怠，無気力
lank [レーンク] やせた，ほっそりした，長くて軟らかい
Lannelongue's operation [ランネロンギューズ アペれイシャン] ランネロング手術 ☆頭内除圧の目的で，矢状縫合の近くの頭蓋骨の小片を切除する方法
lanolin [レーナリン] ラノリン，羊毛脂 ☆羊毛から取る脂肪質で膏薬の主成分として用いる
lansoprazole [ランソプらゾール] ランソプラゾール ☆消化性潰瘍治療薬，プロトン

ポンプ阻害薬
lanthanum, La［レーンサナム］ ランタン（元素） ☆原子量137.9055
lanthinopia［レーンサイノウピア］ 紫色視
lanuginous［ラヌウジナス］ うぶ毛の，毳（ぜい）毛の，うぶ毛（毳毛）で覆われた
lanugo［レーニューゴウ］ 胎児または嬰児のうぶ毛，毳毛（ぜいもう）
lap［レープ］ 膝，包む，巻く，重なり
lap-belt injury［レープ-ベルト インジャりー］＝seat belt injury シートベルトによる腰椎外傷
lapactic［レーパクティク］ 瀉下剤
laparectomy［レーパれクタミー］ 腹壁切除術
laparo-［レーパろウ-，レーパら-］ ☆「腹」を表す接頭語
laparoclysis［レーパらクリシス］ 腹膜腔注入
laparocolostomy［レーパろウコウラスタミー］ 腹式結腸開口術
laparocolpotomy［レーパろウカルパタミー］ 腹式腟切開術
laparocystectomy［レーパろウスィステクタミー］ 腹式卵巣嚢腫摘出術
laparoenterostomy［レーパろウエンタらスタミー］ 腹式腸瘻造設術
laparoenterotomy［レーパろウエンタらタミー］ 腹式腸切開術
laparogastrostomy［レーパろウガストらスタミー］ 腹式胃瘻造設術
laparogastrotomy［レーパろウガストらタミー］ 腹式胃切開術
laparohepatotomy［レーパろウヘパタタミー］ 腹式肝臓切開術
laparohystero-oophorectomy［レーパろウヒスタろウオウファれクタミー］ 腹式子宮卵巣摘出術
laparohysterotomy［レーパろウヒスタらタミー］ 腹式子宮切開術
laparomyositis［レーパろウマイオウサイティス］ 側腹筋炎
laparonephrectomy［レーパろウニフれクタミー］ 腹式腎摘出術
laparosalpingotomy［レーパろウサルピンガタミー］ 腹式卵管切開術
laparoscopy［レーパらスカピー］ 腹腔鏡検査法
laparosplenectomy［レーパろウスプリーネクタミー］ 腹式脾摘出術
laparotomy［レーパらタミー］ 開腹術

laparotrachelotomy［レーパろウトれキラタミー］ 子宮下部帝王切開術
lapis［レーピス］ 結石，石
　— **albus**［- アルパス］ 白石
lapse［レープス］ （時間の）経過，失効，無効
　— **of time**［- アヴ タイム］ 時の経過
lapsus［レープサス］ 下垂，脱垂
　— **calami**［- キャラミ］ 筆の誤り
　— **linguae**［- リングウェ］ 失言
　— **pilorum**［- ピローらム］ 脱毛
LAR（late asthmatic response）
Larcher's sign［ラーチャーズ サイン］ ラルヘル徴候 ☆死後眼球結膜が灰白色～暗灰色に変わること
lard［ラード］ 豚脂，ラード，脂肪をつける，肥満させる
lardaceous［ラーデイシャス］ 豚脂様の
large［ラージ］ 大きな，大規模な
　— **calorie, Cal**［- キャラりー］ 大カロリー（キロカロリー）
　— **cell dysplasia**［- セル ディスプレイズィア］ 肝大細胞異形成
　— **for gestational age, LAG**［- フォー ジェステイシャナル エイジ］ 妊娠期間に比して大きい児
　— **mononuclear leukocyte**［- マノウニュークリアー リューカサイト］ 大単核白血球
　— **pulse**［- パルス］ 大脈
　— **white kidney**［- ホワイト キドニー］ 白色肥大腎
larithmics［ラりズミックス］ 数量的人口学
Laron typed warfism［レーろン タイプド ウォーフィズム］＝Laron's dwarfism ラロン型小人症 ☆成長ホルモン受容体障害による小人症
Larrey's amputation［レーれイズ アンピューテイション］ ラレー切断術 ☆二皮膚片式切断法
Larsen's syndrome［ラーセンズ スィンドろウム］ ラーセン症候群 ☆関節弛緩，骨異常を伴う多発性先天性脱臼
larva［ラーヴァ］ 幼虫，幼態動物 ☆おたまじゃくしのように変態過程にあるもの
larvate［ラーヴェイト］ 隠れた，不明瞭な ☆疾病の症状についていう
laryngalgia［ラりンギャルジア］ 喉頭痛
laryngeal［ラりンジアル］ 喉頭の
　— **cavity**［- キャヴィティ］ 喉頭腔
　— **crisis**［- クらイスィス］ 喉頭痙攣
　— **gland**［- グランド］ 喉頭腺

laryngeal ~ lateral

- — pouch [－パウチ] 喉頭嚢
- — spasm [－スペーズム] 喉頭痙攣
- — tuberculosis [－テュバーキュロウスィス] 喉頭結核症

laryngectomy [レーリンジェクタミー] 咽頭切除術

laryngismus [レーリンジズマス] 喉頭痙攣

laryngitis [レーリンジャイティス] 喉頭炎, 喉頭カタル

laryngocele [レーリンガスィール] 喉頭粘膜腫, 咽頭気腫, 喉頭ヘルニア

laryngology [レーリンガラジー] 喉頭病学

laryngonecrosis [レーリンゴウニクロウスィス] 喉頭壊疽

laryngoparalysis [レーリンゴウパらリスィス] 喉頭麻痺

laryngopharyngeal [レーリンゴウファりンジアル] 咽喉頭の

laryngopharyngitis [レーリンゴウファリンジャイティス] 咽喉頭炎

laryngorhinology [レーリンガらイナラジー] 喉頭鼻科学

laryngorrhagia [レーリンガれイジア] 喉頭出血

laryngorrh(o)ea [レーリンガりーア] 咽頭粘液漏

laryngoscope [レーリンガスコウプ] 喉頭鏡

laryngoscopy [レーリンガスカピー] 喉頭鏡検査法

laryngospasm [レーりンガスペーズム] 喉頭痙攣, 声門痙攣

laryngostasis [レーリンガステースィス] クループ, 喉頭狭窄

laryngostenosis [レーリンゴウスティノウスィス] 喉頭狭窄

laryngostomy [レーリンガスタミー] 喉頭開口術

laryngostroboscope [レーリンゴウストろウバスコウプ] 喉頭ストロボスコープ

laryngotomy [レーリンガタミー] 喉頭切開術

laryngotracheal [レーリンゴウトれイキアル] 喉頭気管の

laryngotracheitis [レーリンゴウトれイキアイティス] 喉頭気管炎

laryngoxerosis [レーリンゴウズィろウスィス] 喉頭乾燥症

laryngydrops [レーリンジドらップス] 喉頭浮腫

larynx [レーりンクス] 喉頭

lasanum [レーサナム] 出産用椅子

lascivia [ラスィヴィア] 病的性欲症

Lasegue's sign [ラセーグーズ サイン] ラセーグ徴候　☆下肢を屈曲位から伸展するときの坐骨神経に沿った疼痛

Laser Doppler flowmetry [レイザー ダプラー フロウミトリー] レーザードップラー気流計

laser ray [レイザー れイ] レーザー光線

lash [レーッシュ] 睫毛, 鞭のしなやかな部分, 鞭打ち, 刺激

L-asparaginase [エルーエースぺらジャネイス] L-アスパラギナーゼ　☆急性リンパ性白血病の治療に用いる代謝拮抗剤

Lassa fever [ラッサ フィーヴァー] ラッサ熱　☆ウイルスによる伝染病

lassitude [ラスィテュード] 倦怠, だるいこと, 疲労

last [ラースト] 継続する, (命などを) 持ちこたえる, 衰えない, 足りる, 保つ, 根気, 耐久力, 最後の

- — asthmatic response, LAR [－エーズマティック りスパンス] 遅発生気管支反応
- — menstrual period, LMP [－メンストるアル ピアりアッド] 最終月経

lasting [ラースティング] 永続する, 耐久力のある, もちの良い一種の羅紗

latamoxef, LMOX [レイタマクセフ] ラタモキセフ　☆オキサセフェム系抗生物質

late [レイト] 遅い, 後期の, 近頃の, 晩くまで, 最近, 故 (死んだ人の名の前に使う)

- — gestational toxicosis [－ジェスティショナル タクスィコウスィス] 晩期妊娠中毒

latency [レイタンスィ] 潜伏時間

latent [レイタント] 潜在の, 潜伏の

- — beriberi [－べりべり] 潜在脚気
- — gout [－ガウト] 潜在性痛風
- — heat [－ヒート] 潜熱
- — hyperopia [－ハイパろピア] 潜在遠視
- — image [－イミジ] 潜像
- — infection [－インフェクシャン] 潜在〔性〕感染
- — period [－ピアりアッド] 潜伏期, 刺激潜伏期
- — pleurisy [－プルーりスィ] 潜在胸膜炎
- — strabismus [－ストらビズマス] 潜在斜視

lateral [レータらル] 側面の, 外側の

- — aberration [－アバれイシャン] 側方収差
- — cavernous sinus wall syndrome

[- キャヴァーナス サイナス ウォール スィンドロウム] 海綿静脈洞側壁症候群 ☆主として外転神経, その他動眼活車神経の麻痺を起こす
— column [- カラム] 側索
— conjugate [- カンジュゲイト] 側結合線
— film [- フィルム] 側面撮影X線図
— occipital gyrus [-アクスィピタル ジャイラス] 外後頭回
— plantar artery [-プランター アータリー] 外側足底動脈
— recess [-りセス] 脊椎外側窩
— root [-るート] 側根
— symmetry [-スィミトリー] 左右様相
— thoracic artery [-ソーれースィック アータりー] 外側胸動脈
— thrombus [-スらンバス] 周縁血栓
lateralize [レータらライズ] 横の方へ向ける, 側方にかたよる
laterality [レータらリティ] 一側性, 左右差
latero- [レータろウー, ラタら-] ☆「側面」を表す接頭語
lateroabdominal [レータろウアブダミナル] 側腹の, 外側腹部の
laterodeviation [レータろウディーヴィエイシャン] 側方偏位, 側方偏差
lateroduction [レータろウダクシャン] (眼の)側方運動, 側方偏視
lateroflexion, lateroflection [レータろウフレクシャン] 側方屈折
lateroposition [レータろウパズィシャン] 側位置, 側方転位
lateropulsion [レータろウパルシャン] 側方突進現象 ☆パーキンソン症候群の一症状
laterotorsion [レータろウトーシャン] 側方捻転
lateroversion [レータろウヴァージャン] 側方傾斜, 側彎屈
latex [レイテックス] ラテックス, 乳液 ☆種々の生物材料から得られる乳状液
— agglutination test [-エーグルーティネイシャン テスト] ラテックス凝集試験
— cell [- セル] 乳細胞
— tube [- テューブ] 乳管
— vessel [- ヴェッサル] 乳導管
lather [レーザー] 石鹸泡, (馬の)泡汗, 石鹸を塗る, 泡立つ
lathery [レーざりー] 泡だらけの, 空虚な
lathyrism [レースィりズム] エジプトマメ中毒

Latin, L [レーティン] ラテン語
latitute [レーティテュード] 緯度, 寛容度
latraliptic method [レートろリプティック メサッド] 塗擦療法
latreusiology [レートりースィアラジー] 治療学
latric [レートりック] 医師の, 治療の, 薬学の
latricumbent [レートりカンベント] 横臥, 側臥
latrine [レートりーン] (とくに病院などの)便所
laudable [ローダブル] 健康な, 立派な, 称賛すべき
laudanum [ローダナム] アヘンチンキ
laugh [ラーフ] 笑いさざめく, 嘲笑する, 無視する, 一笑に付す, 笑い, 笑い声
laughing [ラーフィング] 笑っている, 嬉しそうな, おかしい, 笑うこと
— gas [- ギャス] (麻酔薬をして用いる)笑気ガス, 一酸化窒素, 笑気 N_2O
launoconazole [ローノ コウナゾール] ラウノコナゾール ☆抗真菌剤
Launois' syndrome [ローノイズ スィンドろウム] ローヌア症候群 ☆巨人症
lauprolelin, LHRH [ローブろウレリン] ラウプロレリン ☆ゴナドトロピン分泌刺激ホルモン
Laurence-Moon-Biedl syndrome [ローらンス—ムーン—ビードル スィンドろウム] ローレンス・ムーン・ビードル症候群 ☆脂肪性異栄養症に多指症を伴う
lauric acid [ローりック エースッド] ラウリン酸 (dodecanoic acid ドデカン酸). 直鎖不飽和脂肪酸
lavage [ラヴィジ/ラヴァージ] 灌流, 洗浄, 洗腸
lavatory [レェーヴァタりー] 洗面所, (病院などの)洗い場, 洗死台 (埋葬場に死体を洗うのに用いた石台), 便所
lave [レイヴ] 洗う, 浸す, 水を浴びる, 入浴する
lavement [レイヴマント] 洗うこと, 洗浄, 洗腸
lavender [レーヴィンダー] ラベンダー ☆芳香ある花
law [ロー] 法律, 法則
— of anticipation [- アヴ アンティスィペイシャン] 先発法則 ☆両親の精神病が子供に発生するときはより若い年齢で起こること

law ～ league

- — of avalanche [- アヴ アヴァランシェ] 雪崩の法則 ☆神経刺激が雪崩のように増幅されること
- — of definite proportions [- アヴ デフィニット プらポーシャンズ] 定比例の法則
- — of dominance [- アヴ ダミナンス] [遺] 優劣の法則. 雑種の遺伝では対立形質の一方だけが現れる
- — of facilitation [- アヴ フェーシィリテイシャン] 神経疎通の法則 ☆ある刺激は神経単位を通過するたびに通過しやすくなること
- — of forward direction [- アヴ フォーウォード ディれクシャン] 一方向伝達の法則. ニューロンの興奮伝導の法則で方向が一定していること
- — of independent assortment [- アヴ インディペンデント アソートメント] [遺] 独立組み合せの法則. 異なった対をなす遺伝子は核分裂において, 相互に独立して分離する
- — of inverse squares [- アヴ インヴァース スクウェアズ] 逆二乗の法則 ☆照射線の強さは線原との距離の二乗に反比例する
- — of mass action [- アヴ メース エークシャン] 質量作用の法則
- — of multiple proportions [- アヴ マルテイプル プらポーシャンズ] 倍数比例の定律. 化合物で1つの元素の重さは一定で, これに反応する他の元素の重量はその倍数量
- — of segregation [- アヴ セグりゲイシャン] [遺] 分離の法則. 遺伝子の対の2つの構成単位は, 核分裂において分離する

lawrencium, Lr [ローれンスィアム] ローレンシウム (元素) ☆原子番号103
lax [レーックス] 緩い, 締まりのない, 曖昧な, (筋肉の張りの) 弛緩した
laxation [レークセイシャン] 弛緩, 便通
laxative [レークサティヴ] 弛緩薬, 緩下剤, 通じ薬
laxity [レークスィティ] 緩いこと, だらしなさ, 曖昧さ
laxpericardial effusion [レークスぺりカーディアル イフュージャン] 定圧心膜腔滲出液
layer [レイアー] 層
layout [レイアウト] 配置, 設計, 割付け
LB (left bronchus)
LBW (low birth weight)
LC 1. (liver cirrhosis)/ 2. (laparoscopic cholecystectomy)
LCA (left coronary artery)
LCAT (lecithin-cholesterol acyltransferase)
LCM (lymphocytic choriomeningitis)
LD (lethal dose)
LD_{50} (50% lethal dose)
LDH (lactic dehydrogenase)
LDL (low density lipoprotein)
LDL cholesterol [エル・ディー・エル カレステロール] LDL (低比重リポ蛋白) 結合コレステロール
LDR (labor, delivery, recovery の略) 陣痛, 分娩, 回復を一つの部屋で済ませる設備
LE (lupus erythematosus (erythematodes))
LE cell [エル イー セル] LE 細胞, ルーパス・エリテマトーデス細胞
leaching [リーチング] 濾すこと, 浸出すること
lead, Pb [レッド] 鉛 (元素) ☆原子量 207.19
- — chloride [- クローらイド] 塩化鉛
- — chromate [- クろウメイト] クロム酸鉛
- — colic [- カリック] 鉛疝痛
- — encephalopathy [- エンセファラパスィ] 鉛脳症
- — placement [- プレイスマント] ペースメーカーの誘導子の埋め込み
- — plaster [- プレースター] 酸化鉛絆創膏
- — poisoning [- ポイズニング] 鉛中毒

lead-pipe contraction [レッド-パイプ カントれークシャン] 鉛細工様屈曲
lead-pipe rigidity [レッド-パイプ りジディティ] 鉛管様強剛
leader [リーダー] 指導者, 腱膜
- — sequence [- スィークウァンス] 先導配列 ☆ DNA によるタンパク合成のとき本来のタンパクより先に合成される部分

leading [リーディング] 指導, 指揮, (指導者たる) 手腕, 指揮する, 目立つ, 抜群の, 主な
- — sign [- サイン] 最も目立つ徴候

leaflet [リーフりット] 小葉, 小冊子
league [リーグ] 同盟, 盟約, 同盟する

leak [リーク] 漏口，裂口，漏出蒸気（ガス），漏出量，漏る，漏口がある，漏らす

leakage [リーキッジ] 漏出，漏出量，漏損

lean [リーン] やせている，脂肪のない（肉にいう）
— body mass [- バディ メース] 除脂肪重量 ☆脂肪などを除いた体重

least [リースト] 最小の
— interval [- インターヴァル] 最小間隔
— square method [- スクウェア メサッド] 最少自乗法

leathery [レザりー] 革のような，革色の，革のように硬い

Leber's disease [リーバーズ ディズィーズ] = Leber amaurosis レーベル病 ☆遺伝性家族性視神経萎縮

lechery [レチャりー] 色欲，淫奔

lechopyra [レカパイら] 産褥熱

lecithin [レスィスィン] レシチン
— cholesterol acyltransferase, LCAT [- カレスタロール アスィルトらンスファれイス] レシチン・コレステロール・アシルトランスフェラーゼ転位酵素

lecithinase [レスィスィネイズ] レシチナーゼ ☆レシチン分解酵素

lecithoblast [レスィサブれースト] 卵黄胚

lecithus [レスィーサス] 卵黄

lectin [レクティン] レクチン ☆細胞刺激物質，植物成分の糖タンパク

lectotype [レクタタイプ] 選定基準標本

lectual [レクテュアル] 寝台の，長椅子の

leech [リーチ] ヒル（蛭）

leeching [リーチング] ヒルによる吸血

leeting [リーティング] 湿疹の滲出液

left, L [レフト] 左，左方の
— anterior hemibloch, LAH [- アンティーりアー ヘミブラック] 左前半ブロック
— atrium, LA [- エイトりアム] 左心房
— bronchus, LB [- ブらンカス] 左気管支
— coronary artery, LCA [- カらナりー アータりー] 左冠状動脈
— gastric artery [- ゲーストりック アータりー] 左胃動脈
— lower lobe, LLL [- ロウアー ロウブ]（肺の）左下葉
— lower quadrant [- ロウアー クウァドらント] 左下四半分
— main bronchus [- メイン ブらンカス] 左主気管支
— occiput anterior position, LOA [- アクスィパット アンティーりアー パズィシャン] 第1後頭前位第1分類
— occiput posterior position, LOP [- アクスィパット パスティーりアー パズィシャン] 第1後頭後位第2分類
— occiput transverse position, LOT [- アクスィパット トらンスヴァース パズィシャン] 第1後頭横位
— sacroanterior position [- セイクロウアンティーりアー パズィシャン]（胎児の）左仙骨前位
— sacroposterior position [- セイクロウパスティーりアー パズィシャン]（胎児の）左仙骨後位
— sacrum anterior position, LSA [- セイクらム アンティーりアー パズィシャン] 第1骨盤前位第1分類
— superior vena cava, LSVC [- スーピーりアー ヴィーナ ケイヴァ] 左上大静脈
— upper quadrant [- アパー クアドらント] 左上四半分
— ventricle, LV [- ヴェントりクル] 左心室
— ventricular end diastolic pressure, LVEDP [- ヴェントりキュラー エンド ダイアスタリック プれッシャー] 左心拡張終期圧

left-handed [レフト-ヘーンディッド] 左利きの

left-handedness [レフト-ヘーンディッドニス] 左利き

left-to-right shunt, L-R shunt [レフト トゥ らイト シャント] 左右短絡

leftover [レフトオウヴァー] 残されたもの（食物など）

leg [レッグ] 脚，下肢
— cramp [- クれーンプ] 脚痙攣

legal [リーガル] 法律上の
— abortion [- アボーシャン] 合法的妊娠中絶
— medicine [- メディスィン] 法医学

legalise [リーガライズ] 法律上正当と認める，公認する，適法にする

Legg-Calve-Perthes disease [レッグ-カルヴェーパーセス ディズィーズ] レッグ・カルベ・ペルテス病 ☆大腿骨上部骨端の骨軟骨炎

Legionella [リージャネら] レジオネラ属 ☆在郷軍人病の病原菌

legionellosis ～ lenticulostriate

legionellosis [リージャネロウスィス] レジオネラ感染症

Legionnaires' disease [リージャネアーズ ディズィーズ] レジョネア病 ☆在郷軍人病

legislate [レジスレイト] 法律を制定する, 立法する

legislation [レジスレイシャン] 法律規定, 法令, 法律

legitimacy [リジティメースィ] 合法になること, 適法になること, 嫡出, 正統, 正系

legitimate [リジティミット] 合法の, 適法の, 本物の, 嫡出の, 合法と認める, 適法と認める, 嫡出の者と認める

legume [レギューム] えんどう, 豆類

leiasthenia [ライアスィーニア] 平滑筋無力症

Leiner's disease [ライナーズ ディズィーズ] ライネル病 ☆落屑性紅皮症

leiodermia [ライオウダーミア] 異常に滑沢ある皮, 平滑皮膚症

leiomyoma [ライオウマイオウマ] 平滑筋腫

leiomyosarcoma [ライアマイオウサーコウマ] 平滑筋肉腫

leiphemia [ライフィーミア] 貧血, うすい血

leipothymia [ライポウサイミア] 意識消失, 失神

Leishmania [リーシュメイニア] リーシュマニア ☆住血鞭毛虫属の一種
 — **braziliensis** [-ブラズィリアンスィス] ブラジル型リーシュマニア
 — **donovani** [-ダナヴェイニ] ドノバン型リーシュマニア
 — **tropica** [-トラピカ] 熱帯リーシュマニア

leishmaniasis [リーシュマナイアスィス] リーシュマニア症

leishmanicidal [リーシュマニサイダル] リーシュマニア殺虫の

leisure [レジァー] 暇, 安逸, 好い折, 手すきな, 有閑の

Leloir's disease [ルラズ ディズィーズ]= discoid lupus ルロア病 ☆円板状狼瘡

lema [リーマ] 眼脂, めやに ☆マイボーム腺の分泌物

lemic [リーミック] 疾病の ☆ペストのようなものについていう

lemma [レマ] 鞘膜

lemmocyte [レマサイト] 神経線維細胞

lemniscus [レンニスカス] 絨帯, 係蹄状束
 — **lateralis** [-ラタれイリス] 外側絨帯
 — **medialis** [-ミーディエイリス] 内側絨帯

lemology [ラマラジー] 疫学 ☆とくにペストに関する疫学

lemon [レマン] レモン

lemoparalysis [リーモウパれーリスィス] 咽頭麻痺

lemositas [リーマスィタス] 眼からの分泌液, 涙漏

lemostenosis [リーマスティノウスィス] 咽喉狭窄

length, L [レングス] 長さ, 長短, 延長, 範囲

lengthen [レングズン] 延長する, 長くなる, 延ばす

leniceps [レニセップス] (産科用の) 安全鉗子

lenient [リーニアント] 寛容な, やさしい, 慈悲深い, 緩和剤, 鎮痛剤

leniment [リーニマント] レニメント ☆皮膚を保護し, 乾燥硬化を防ぐ

lenitive [レニティヴ] 鎮痛性の, 緩和力のある, 鎮痛剤

Lennox's syndrome [リーナクス スィンドろウム] レンノックス症候群 ☆小児てんかん症状, 広汎な徐波を示す

lens [レンズ] レンズ, 水晶体
 aplanatic — [アープラネーティック-] 無収差レンズ. 収差 (球面収差と色収差) を矯正したレンズ
 apochromatic — [アーパクロメーティック-] 高度色消しレンズ
 astigmatic — [エースティグメーティック-] 乱視レンズ

lensometer [レンザミター] レンズ屈折計

lenticonus [レンティコウナス] 円錐水晶体

lenticular [レンティキュラー] レンズ様の, 水晶体の, 脳のレンズ核の, (眼の) 水晶体の
 — **degeneration** [-ディジャナれイシャン] レンズ核変性
 — **ganglion cell** [-ゲーングリアン セル] 視神経節細胞
 — **gland** [-グレーンド] レンズ状腺
 — **nucleus** [-ニュークリアス] レンズ核
 — **papillae** [-パピリー] レンズ状乳頭 ☆舌根の側方にある

lenticulostriate [レンティキュロウストらイエイト] レンズ核線条体の

lenticulostriate ～ Leriche,s syndrome

— artery [-アータりー] レンズ核線条体動脈
lenticurate [レンティキュれイト] レンズ状の, 扁豆状の
lentiform [レンティフォーム] レンズ状の
lentiginosis [レンティジノウスィス] 黒子症
lentiginous [レンティジナス] 黒子症の
lentigo [レンタイゴウ] 黒子, しみ
lentil [レンティル] レンズ豆, 扁豆
lentinan [レンティナン] レンチナン ☆免疫強化薬, 抗胃癌薬, テガフールと併用して生存期間延長
lentitis [レンタイティス] 水晶体炎
leontiasis [リーアンタイアスィス] ライオン様顔貌
— ossea [-アスィア] 骨性ライオン様顔貌
leothrix [リーアスりックス] 黄菌毛
leotropic [リーアトらピック] 右から左らせん巻の
leper [レパー] ハンセン病患者
lepidic [レピディック] ウロコ状の
lepidoma [レピドウマ] ウロコ状腫
lepidosarcoma [レピドウサーコウマ] ウロコ状肉腫
lepidosis [レピドウスィス] ウロコ状疹, ウロコ状発疹
lepothrix [ラパスりックス] 黄菌毛症, 殻毛症
lepra [レプら] ハンセン病, らい
— alba [-アルバ] 白らい
— anaesthetica [-アネススィーティカ] 感覚脱失らい
— arabum [-アらバム] 真性らい
— bacillus [-バスィラス]= lepra graecorum らい菌
— maculosa [-マキュロウサ] 斑紋らい
— mutilans [-ミューティランス] 断節らい
— nervosa [-ナーヴォウサ] 神経らい
leprechaunism [レプりコーニズム] 妖精症 ☆劣性遺伝病, 内分泌異常, 妖精状外見を示す
leprid(e) [レプりド] らい性皮膚傷, らい疹
leprology [レプらロジー] らい病学
leproma [レプろウマ] らい腫, らい結節
lepromatous leprosy [レプろウマタス レプらスィ] らい腫性らい
leprosarium [レプろウセアりアム] らい病院
leprosy [レプろスィ] らい, ハンセン病, 腐敗, 堕落
leprous [レプらス] らい病の, 鱗状の
— neuritis [-ニューらイティス] らい神経炎
leptin [レプティン] レプチン ☆脂肪組織から分泌されるホルモン
leptocephalia [レプトウスィフェーりア] 狭小頭蓋
leptocyte [レプタサイト] 異常菲薄赤血球, 標的赤血球
leptodermic [レプトウダーミック]= leptodermous 繊弱皮の, 皮膚の薄い
leptomeninges [レプトウミニンジーズ] くも膜および軟脳膜 (leptomeninx の複)
leptomeningitis [レプトウメニンジャイティス] 軟髄膜炎
leptomeninx [レプトウメニンクス] 軟 (髄) 膜
leptophonia [レプトウフォウニア] 弱声症
leptoprosopia [レプトウプらソウピア] 長顔症
leptorrhine [レプトーらイン] 細鼻症
leptorrhinia [レプタりーニア] 狭鼻
leptosomatic [レプトウソウマティック] やせ型の
Leptospira [レプタスパイら] レプトスピラ属
leptospiral jaundice [レプタスパイらル ジョーンディス] ワイル病性黄疸
leptospirosis [レプトウスパイろウスィス] レプトスピラ症
— icterohemorrhagica [-イクティろヒモらジカ] 黄疸出血性レプトスピラ症 (Weil's disease ワイル 稲田病, Wassilieff's d. ワシリエフ病)
leptostaphyline [レプタスタフィリーン] 狭口蓋垂の
leptothricosis [レプトウスりコウスィス] 長線状菌症
Leptothrix [レプタスりックス] レプトスリックス属 ☆毛状菌, 分裂菌の一種, 長線状菌
— buccalis [-バカーリス]= Leptotrix gigantea 巨大口腔毛状菌, 巨大レプトスリックス
leptotrichosis [レプタトりコウスィス] レプトトリックス症, 毛状菌症, 毛状菌感染症
leresis [ラりースィス] 饒舌, 多弁 ☆とくに老人性の
Leriche's syndrome [レりクス スィンドろウ

lesbianism ～ leukemoid

ム] ルリーシュ症候群 ☆先天性梅毒で両側腸骨動脈閉塞
lesbianism [レスビアニズム] 女性同性愛
Lesch-Nyhan syndrome [レッシューナイハン スィンドロウム] レッシュ・ナイハン症候群 ☆高尿酸血症と自損症を示す
Leschke's syndrome [レシュケズ スィンドろウム] レシュケ症候群 ☆低血糖，皮膚褐色斑，全身倦怠
Leser-Trélat sign [リーサー トれラット サイン] レゼル・トレラ徴候 ☆悪性腫瘍に伴う多発性脂漏性角化症
lesion [リージャン] 病変，傷害，病的組織変化
　elevated ― [イレヴェイティッド―] 隆起性病変 (protruding l.)．粘膜の隆起性の変化をいう
　excavated ― [イクスケーベイティッド―] 陥凹性病変，陥没性病変．粘膜の陥凹性の変化をいう
　focal ― [フォウカル―] 脳の局在病変，限局性損傷
lessen [レッスン] 少なくする，減ずる，小さくする
lesser curvature [レッサー カーヴァチャー] 小彎
lesson [レッスン] 教訓，学課，学業
lethal, L [リーサル] 致死の，致命の，(動物を) 苦痛なく殺す
　― dose, LD [― ドウス] 致死量
　― effect [―イフェクト] 致死効果
　― gas [― ギャス] 殺人ガス
　― weapon [― ウェパン] 致死武器
lethargic [レサージック] 昏睡の，眠たい，生気のない，鈍感な，嗜眠性
　― encephalitis [―エンセファらイティス] 嗜眠性脳
lethargy [レサージー] 昏睡，嗜眠状態，無感覚
lethe [リースィ] 健忘症
letheomania [リースィオウメイニア] 麻薬狂
letheral [リーサらル] 健忘症
lethologica [リーサらジカ] 適切言語忘却
letter of reference [レター アヴ れファらンス] 紹介状，推薦状
Letterer-Siwe disease [レッテらー ― スィウィズ ディズィーズ] レッテルルシヴェ病 ☆ histioctosis X の一種，悪性細胞腫
lettering [レタりング] 文字を書く
lettuce [レタス] チシャ，レタス
leucan(a)emia [リューカニーミア] 貧血性白血病
leucine [リュースィン] ロイシン ☆アミノ酸の一つ
　― aminopeptidase [―アミーナペプチダイス] ロイシンアミノペプチダーゼ ☆ LAP, 血清酵素の一つでリウシンを含むアミノ末端からペプチドを分解する
leucinosis [リュウスィノウスィス] ロイシン尿症
leucinuria [リュウスィニューりア] ロイシン尿症
leucism [リュースィズム]= leucismus 白色症，先天性色素欠如症
leuco-, leuko- [リューコウ-, リューカ-] ☆「白」を表す接頭語
leucocrystalline [リューカクりスタリン] 白血病性結晶 ☆白血病血中にときどき見る結晶体
leucocytic [リューカスィティック] 白血球の
leucocytosis, leukocytosis [リューコウサイトウスィス] 白血球増加症
leucocytozoa [リューカサイタゾウア] 白血球寄生体
leucoma, leukoma [リューコウマ] 角膜白斑，目ぼし
leucopin [リューカピン] リウコピン ☆白色染料
leucoplacia, leukoplakia [リューカプレイキア] 白板症，白斑症
leucoplania [リューコウプレイニア] 白血球遊走
leucosarcoma, leukosarcoma [リューコウサーコウマ] 白色肉腫
leucotrichia, leukotrichia [リューカトりキア] 毛髪白変，白髪
leukapheresis [リューカファりースィス] 白血球除去血輸血，白血球分離
leukemia [リューキーミア] 白血病
　― cutis [― キューティス] 皮膚白血病
leukemic [リューキーミック] 白血病性の
　― retinitis [―れティナイティス] 白血病性網膜炎
leukemid [リューキーミッド] 白血病性皮疹
leukemogenesis [リューキマジェニスィス] 白血病発生，白血病誘発
leukemogenic [リューキーマジェニック] 白血病誘発性の
leukemoid [リューキーモイド] 類白血病の
　― reaction [―りアクシャン] 類白血病反応

leuko-, leuco- ~ levigation

leuko-, leuco- [リューコウー, リューカー]
☆「白」を表す接頭語

leukoaraiosis [リューカアれイオウスィス]
MRI 核磁気共鳴で白質が粗な状態

leukoblast [リューカブレスト] 白芽細胞

leukocoria [リューコウコウリア] 白色瞳孔

leukocyte, leucocyte [リューカサイト]
白血球
　― **adhesion deficiency** [-アドヒージャンディフィシャンスィ] 白血球付着障害
　― **inhibitory factor, LIF** [-インヒビタりー フェークター] 白血球抑制因子

leukocythemia [リューカサイスィーミア]
白血球血症, 白血病

leukocytic ferment [リューカスィティックファーメント] 白血球酵素

leukocytoblast [リューコウサイタブレスト]
白血球芽細胞

leukocytogenesis [リューコウサイタジェニスィス] 白血球生成

leukocytolysin [リューコウサイタリスィン]
白血球溶解素

leukocytolysis [リューコウサイタリスィス]
白血球溶解

leukocytoma [リューコウサイトウマ] 白血球腫

leukocytometer [リューコウサイタミター]
白血球計算板

leukocytopenia [リューカサイタピーニア] =
leukopenia 白血球減少症

leukocytosis [リューカサイトウスィス] 白血球増多症

leukocytotaxis [リューコウサイタタクスィス]
白血球遊走性

leukocytotoxin [リューコウサイタタクスィン]
白血球毒素

leukocyturia [リューコウサイテューリア] 白血球尿症

leukoderma [リューコウダーマ] 白斑病

leukodystrophy [リューカディストろフィ]
白質ジストロフィ

leukoencephalitis [リューコウエンセファらイティス] 白質脳炎

leukoma 〈pl. leukomata〉[リューコウマ]
角膜白斑

leukomyelitis [リューコウマイアらイティス]
白質脊髄炎

leukonecrosis [リューコウニクろウスィス] 無色壊死

leukonychia [リューカニキア] 爪甲白斑症

leukopathia [リューカペースィア] =
leukopathy 色素欠乏症, 白色症, 白斑

leukopedesis [リューコウピディースィス] 白血球漏出

leukophlegmasia [リューコウフレグメイズィア]
白股腫
　― **dolens** [-ドーレンス] = phlegmasia abla dolens （褥婦の）疼痛白股腫

leukoplakia [リューコウプレイキア] 白板症

leukopoiesis [リューコウポイイースィス] 白血球造血, 白血球生成

leukoprotease [リューコウ・プろウティエイス]
白血球プロテアーゼ

leukopsin [リューカプスィン] ロイコプシン, 視白 ☆視紅の脱白したもの

leukorrhagia [リューカれイジア] =
leukorrhea 白帯下過多

leukosis [リューコウスィス] 白血病, 白血症

leukotaxis [リューカ・タクスィス] 白血球遊走性

leukotomy [リューカタミー] 前頭葉白質切断術

leukotoxic [リューカタクスィック] 白血球毒の

leukotoxin [リューカタクスィン] 白血球毒素

leukotriene [リューカトらイイーン] ロイコトリエン

leukuresis [リューキュりースィス] 白色尿, 乳様尿

levallorphan tartrate [レヴァローファンタートれイト] 酒石酸レバロルファン
☆呼吸促進薬, 麻薬拮抗薬, 解毒薬

levamisole [リーヴァミソウル] レバミゾール ☆免疫強化薬, 抗癌薬

levator [リーヴェイター] 挙筋, 挙上筋

level [レヴァル] 水平, 平面, 同等, 平らな, 同じ高さの, 水平に, 平らにする, 均等にする

lever [リーヴァー] てこ, てこをかける, こじ開ける

levicellular [レヴィセリュラー] 平滑細胞の

Levi's syndrome [レヴィズ スィンドろウム]
レヴィ症候群 ☆発作性甲状腺機能亢進症

levigable [レヴィガブル] 粉にすることができる, 磨くことができる

levigate [レヴィゲイト] 粉末にする, 磨く, 糊にする

levigation [レヴィゲイシャン] 粉末にする, むらのない, 糊にする

levitation 〜 lichen

levitation [レヴィ**テイ**シャン] 浮遊感覚，浮揚ベッド

levocardia [リーヴォウ**カー**ディア] 左胸心

levocarnitine chloride [リーヴォ**カー**ニティン ク**ロー**らイド] 塩化レボカルニチン ☆左旋性カルニチン先天性酵素欠損によるプロピオン血症，メチルマロン酸血症の治療に用いる

levodopa [リーヴォウ**ドウ**パ] レボドパ ☆パーキンソン病治療薬，左施型ジヒドロキシフェニルアラニン

levodopa-carbidopa [リーヴォウ**ドウ**パーカービ**ドウ**パ] パーキンソン症候群の治療剤レボドーパとアルビドーパの10：1の混合剤

levoduction [リーヴァ**ダ**クシャン] （眼球の）左〔方〕回転

levofloxacin, LVFX [リーヴォフラク**サ**スィン] レボフロキサシン ☆ニューキノロン系抗生物質

levomepromazine [リーヴォメプ**ろ**ウマジン] レボメプロマジン ☆フェノチアジン系向精神薬，メジャートランキライザー

levorotatory [リーヴォう**テイ**タりー] 左旋性の，反時計回転の

levothyroxine sodium, T4 [リーヴァ**サイ**らクスィン **ソ**ウディアム] レボチロキシンナトリウム ☆甲状腺ホルモン

levotorsion [リーヴォウ**トー**シャン]＝**levoversion** 左方旋回，左方転回

levulin [**レ**ヴュりン] レブリン ☆デンプン様多糖類

levulinic acid [レヴュ**リ**ニック **エー**サッド]＝4-oxopentanoic acid レブリン酸 ☆六炭糖を熱強酸処理して得られる

levulose [**レ**ヴュロウス] レブローズ，果糖

levulosemia [レヴュロウ**スィー**ミア] 果糖血症

levulosuria [レヴュロウ**スュー**りア] 果糖尿症

levuride [**レ**ヴュりド] 醸母疹

lexipyretic [レクスィパイ**れ**ティック] 解熱的の，解熱剤

lexis [**レ**クスィス] 分利，停止，軽快

Leyden jar [**ライ**ダン **ジャー**] ライデン瓶

Leydig's cell [**ライ**ディックス **セ**ル] ライジッヒ細胞 ☆男性ホルモン産生細胞

leydigarche [ライディ**ガー**キー] 男性思春期 男性ホルモン分泌開始

LGV (lymphogranuloma venereum)

LH (luteinizing hormone)

Lhermitte's sign [レー**ミッ**テズ **サイ**ン] レールミット徴候 ☆頸部を強制前屈すると背部から下肢にかけて起こる電撃痛

LHRH (luteinizing hormone releasing hormone)

LHRH agonist [エル・エイチ・アール・エイチ **ア**ガニスト] 黄体化ホルモン放出ホルモンと同様の作用をもつかその作用を増強する物質

Li (lithium)

Li-Fraumeni syndrome [**リー**・フ**ろ**ウメニ・**ス**ィンドろウム] リ・フローメン症候群 ☆家族性に乳癌の多いこと，癌抑制遺伝子p53の欠落による

liability [ライア**ビ**リティ] 責任，責任額，性癖〔傾向〕があること，罹りやすいこと

liable [**ライ**アブル] 責任ある，(〜に)罹りやすい

liaison psychiatry [リー**エイ**ザン サイ**カイ**アトりー] リエゾン精神医学，各科の協力によって診療する精神医学

liberal [**リ**バラル] 気前の良い，寛大な，公平無私の，自由主義者，自由党員

liberate [**リ**バれイト] 自由にする，放任する，脱せしめる

liberation [リバ**れ**イシャン] 自由にすることまたはなること，解放

liberomotor [リバろ**モウ**ター] 随意運動の

libidinous [リ**ビ**ディナス] 淫乱な，淫奔な

libido [リ**ビー**ドウ] 性欲，淫欲

— **sexualis** [−セクシュ**アー**リス] 性欲

Libman-Sacks disease (syndrome) [**リ**ブマン−**サ**ックス ディズ**ィー**ズ（**ス**ィンドろウム）] リブマン・サックス病（症候群） ☆ SLE の心内膜炎，非細菌性血栓症

libra, L [**ライ**ブら] ポンド

librate [**ライ**ブれイト] 振動する，均衡を保つ，振り子運動する

licence, license [**ライ**サンス] 許可，免許状，許可証，鑑札，終了証書

licensed [**ライ**サンスト]＝licenced 許可された，鑑札を受けている，世間の認める

licentiate [ライ**セ**ンシエイト] 免許状所有者，有資格者，大学終了証書所有者

lichen [**ライ**カン] 苔癬，匍行疹

— **acuminatus** [−アキュー**ミ**ネイタス] 隆起性苔癬

— **agrius** [−**ア**グりアス] 重症苔癬

— **amyloidosus** [−アミロイ**ドウ**サス] ア

ミロイド苔癬
— annularis [-アニュラーりス] 環状苔癬
— chronica simplex [-クろニカ スィンプレックス] 慢性単純性苔癬
— corneae hypertrophicans [-コーニエ ハイパートろフィカンス] 肥厚性角化性苔癬
— litidus [-リティーダス] 光沢苔癬
— pilaris [-ピラーりス] 毛孔性苔癬, 毛孔性角化症
— planus [-プレイナス] 扁平苔癬
— progenitalis [-プロジャニテイリス] 陰部苔癬
— ruber [-るーバー] 紅色苔癬
— ruber acuminatus [-るーバー アクミネイタス] 尖圭紅色苔癬, 毛孔性紅色枇糠疹 (pityriasis rubra pilaris) に同じ
— ruber moniliformis [-るーバー モウニリフォーミス] 念珠状紅色苔癬
— sclerosus [-スクレろウサス] 硬化性苔癬
— sclerosus et atrophicus [-スクレろウスィス エト アトろフィクス] 硬化性萎縮性苔癬
— scrofulosus [-スクらフュロウサス] 腺病性苔癬
— striatus [-ストらイエイタス] 線状苔癬
— strophulosus [-ストらフュロウサス] 蕁麻疹様苔癬
— syphiliticus [-スィフィリティカス] 梅毒性苔癬
— trichophyticus [-トりカフィティカス] 白癬性苔癬
— tropicus [-トらピカス] 熱帯苔癬
— urticatus [-アーティケイタス] 蕁麻疹性苔癬
— variagatus [-ヴェアりアゲイタス] 多形苔癬
— verrucosus [-ヴェるーコウサス] 疣 (イボ) 状苔癬
lichenification [ライカニフィケイシャン] 苔癬化
Lichtheim's syndrome [リクトハイムズ スィンドろウム] リヒトハイム症候群 ☆貧血, 上下肢麻痺, 錐体路障害, 失語症
licorice [リコーリス] カンゾウ (甘草)
lid [リッド] 蓋, 眼瞼
— edema [-イディーマ] 眼瞼浮腫
— lag [-レーグ] 眼瞼閉鎖遅延

Liddle syndrome [リドル スィンドろウム] リドル症候群 ☆原発性アルドステロン症に似た高血圧と低カリウム血症を呈する腎上皮輸送異常
lidocaine hydrochloride [ライダケイン ハイドろウクローらイド] 塩酸リドカイン ☆ジギタリス中毒による抗不整脈薬, 局所麻酔薬
lie [ライ] 胎位, 横位, うそ
— detector [-ディテクター] うそ発見器 ☆皮膚電気抵抗の変化を測定する
Lieberkühn's crypts (gland) [リーバークーンズ クリプツ (グランド)] リーベルキューン腸陰窩 ☆小腸粘膜腺窩
lien [ライアン] 脾
lienal [ライアナル] 脾の
lienculus [ライエンキュラス] 副脾, 小脾
lienitis [ライアナイティス] 脾炎
lieno- [ライイーノウ-, ライイーナ-] ☆「脾」を表す接頭語
lienointestinal [ライイーノウインテスティナル] 脾および腸の
lienomalacia [ライイーナマレイシア] 脾軟化症
lienomedullary [ライイーナメデュラりー] 脾と骨髄の
lienopancreatic [ライイーナパンクりアティック] 脾と膵の
lienopathy [ライイーナパスィ] 脾疾患
lienorenal [ライイーナりーナル] 脾と腎の
lienteric [ライアンテりック] 不消化下痢の
— diarrhea [-ダイアりーア] 不消化性下痢, 完穀下痢
— stool [-ストゥール] 不消化便
lientery [ライアンタりー] 不消化下痢
lienunculus [ライイナンキュラス] 副脾
Liepman's apraxia [リープマンズ アプれークシア] リープマン失行症 ☆麻痺がないのに四肢協調運動が進まないこと
LIF (leukocyte inhibitory factor)
life [ライフ] 生命, 生物, 一生, 精力
— annuity [-アニュイティ] 年金, 恩給
— cycle [-サイクル] 生活環
— expectancy [-イクスペクテーンスィ] 寿命の予想確率, 期待寿命 ☆死亡統計に基づいて算出した生存平均年数
— insurance [-インシュアランス] 生命保険
— preserver [-プりザーヴァー] 仕込み杖, 護身棒, 救命具
— saver [-セイヴァー] 救命者

life 〜 light

— saving [- セイヴィング] 救命の，水難救助の
— science [- サイアンス] 生命科学
— size [- サイズ] 実物大
— style [- スタイル] 生活習慣
— style modification [- スタイル マディフィケイシャン] 生活習慣変更
— style-related disease [- スタイル りレイティッド ディズィーズ] 生活習慣病

lifeless [ライフレス] 死んだ
lifeline [ライフライン] 生命線
lift [リフト] 揚げる，高める，揚がる，開く，持ち上げること，昇降機
ligament [リガメント] 紐，帯，靱帯，(器官の位置を保つ)連結膜様のもの
ligamenta [リガメンタ] 靱帯
 (ligamentum の複)

— accessoria plantaria [- アクセソーりア プランテアりア] 中足指節関節底側靱帯
— accessoria volaris [- アクセソーりア ヴォウラーりス] 掌側靱帯
— arcuatum pubis [- アーキューエイタム ピュービス] 恥骨弓靱帯
— carpi radialis [- カービ れイディエイりス] 外側手根靱帯
— carpi transversum [- カービ トらンスヴァーサム] 横手根靱帯
— cruciata genu [- クるースィエイタ ジェニュー] 膝十字靱帯
— flava [- フレイヴァ] 黄色靱帯(複)

ligamentopexy [リガマンタペクスィ] 靱帯固定術
ligamentous [リガメンタス] 靱帯の，靱帯状の

— advancement [- アドヴェーンスマント] 靱帯前進術

ligamentum [リガメンタム] 靱帯

— capitis femoris [- キャピティス フェモウりス] 大腿骨頭靱帯
— carpi transversum [- カービ トらンスヴァーサム] 横手根靱帯
— collaterale fibulare [- コウラタるーレ フィビュラーり] 外側副靱帯
— collaterale tibiale [- コウラタるーレ ティビエイり] 内側副靱帯
— coracoacromiale [- コーらコウアクろイミエイり] 烏口肩峰靱帯
— cruciatum anterius [- クるースィエイタム アンティーりアス] 前十字靱帯
— decussata genus [- デカセイタ ジーナス] 膝交叉靱帯
— falciforme hepatis [- ファルスィフォーメ ヘパティス] 肝鎌状膜
— flavum [- フレイヴァム] 黄色靱帯
— gastrocolicum [- ガストろカリカム] 胃結腸靱帯
— gastrolienale [- ガストろウライイーナーレ] 胃脾靱帯
— inguinale [- イングウィナーレ] 鼠径靱帯
— inguinale reflexum [- イングウィナーレ りフレクサム] 反転鼠蹊靱帯(複)
— interarcualia [- インタらーキュエイリア] [椎] 弓間靱帯
— interfoveolare [- インターフォヴェアラーれ] 窩間靱帯
— latum uteri [- レイタム ユータり] 子宮広靱帯
— patellae [- パテラーレ] 膝蓋靱帯
— plantare longum [- プランターれ ロンガム] 長足底靱帯
— pterygospinale [- テりゴウスパイナーレ] 翼棘靱帯
— sacrospinale [- セイクろウスパイナーレ] 仙結節靱帯
— sacrotuberale [- セイクろウテューベらーレ] 仙棘靱帯
— stylohyoideum [- スタイロウハイオイディーアム] 茎突舌骨靱帯
— teres hepatis [- テーりーズ ヘパティス] 肝円形靱帯(複)
— teres uteri [- テーりーズ ユータり] 子宮円形靱帯(複)
— transversum scapulae [- トらンスヴァーサム スカピューレ] 肩甲横靱帯
— vocale [- ヴォウカーレ] 声帯靱帯

ligand [ライガンド] 結合物質 ☆ホルモンなど受容体との特異的結合物質
ligate [ライゲイト] 括る，縛帯する，結紮する
ligation [ライゲイシャン] 括りしめ，結紮
ligature [リガチャー] 結紮，結紮法，結紮糸
light [ライト] 軽い，手軽な，敏捷な，頭がふらふらする，光，光線，眼の光(活気)，視神経の知覚，視力，明るい，淡色の，点火する，燃え出す，点燈する

— chain deposition disease [- チェイン ディパズィシャン ディズィーズ] 軽鎖蓄積病
— difference [- ディファらンス] 光差

light ～ linea

☆両眼の光感受性の差
- microscope [－**マイク**らスコウプ]　光学顕微鏡
- microscopy [－マイク**ら**スカビー]　光学顕微鏡法
- sense, L [－**セ**ンス]　光感覚, 光覚
- treatment [－ト**リー**トマント]　光線療法

light-handed [ライト－**ヘー**ンディッド]　手先の器用な, 手軽に, 巧妙に

lightening [**ライ**トニング]　下降感, 軽減感, 稲妻. 胎児下降
- conductor [－カン**ダ**クター]　避雷針
- pain [－**ペ**イン]　電撃性疼痛

lightness [**ライ**トニス]　軽いこと, 機敏, 快活, 消化しやすいこと, 軟らかいこと

lighterman's bottom [**ライ**ターマンズ　**バ**タム]　船頭の腰掛けずれ

lignite [**リ**グナイト]　褐炭, 亜炭, 埋木

ligulate [**リ**ギュリット]　舌状花冠を有する

ligule [**リ**グール]　小舌, 舌状弁

likelihood [**ライ**クリーフッド]　見込み, ありそうなこと;[統] 尤度 (ゆうど)

limb [**リ**ム]　肢, 手足
- girdle muscle dystrophy [－**ガー**ドル　**マ**スル　**ディ**ストロフィ]　肢帯型筋ジストロフィー
- of internal capsule [－アヴ　イン**ター**ナル　**キャ**プスュール]　内包脚

limbic [**リ**ンビック]　辺縁の
- lobe [－**ロウ**ブ]　辺縁葉
- system [－**シ**ステム]　大脳辺縁系

limbus [**リ**ンバス]　辺縁
- alveolaris mandibulae [－アル**ヴィ**オ**ラー**リス　マン**ディ**ビュレ]　下顎骨歯槽縁
- corneae [－**コー**ニエ]　角膜縁
- membranae tympani [－メンブ**らー**ネ　**ティ**ンパニ]　鼓膜像

lime [**ライ**ム]　ライム果 (レモンに似た小果), 石灰, 生石灰 CaO
- arsenate [－**アー**サネイト]　ヒ素化石灰　☆駆虫剤
- chlorinated [－**ク**ローりネイティド]　塩素化石灰, 漂白粉
- stone [－ス**トゥ**ン]　石灰石
- water [－**ウォー**ター]　石灰水
- burnt ― [**バー**ント－]　生石灰
- chlorinated ― [**ク**ローり**ネ**イティドー]　塩素化石灰. 石灰の塩化処理産物. 消毒薬として用いる

limes death [**ライ**ミーズ　**デ**ス]　ジフテリア毒素の限界致死量

liminal [**リ**ミナル]　限界の　☆とくに最低識別限界にいう

limit [**リ**ミット]　限度, 範囲, 限定する, 制限する
- of perception [－アヴ　パー**セ**プシャン]　最少知覚

limitation [リミ**テ**イシャン]　制限, 限定
- of movement, LOM [－アヴ　**ムー**ヴマント]　運動制限

limited [**リ**ミティド]　有限の, わずかの, 狭い

limitrophes [**リ**ミトろフィース]　交感神経節およびその連結, 限界索

limnobios [リンナ**バ**イアス]　淡水中の生物界

limnomephitis [リンナマ**ファ**イティス]　沼沢より発する悪臭ガス

limoctonia [リマク**ト**ウニア]　飢餓死, 断食自殺

limophthisis [リマフ**シ**ィスィス]　飢餓衰弱

limopsorus [リマ**サ**ラス]　栄養不良性疾患

limosis [ライ**モ**ウシィス]　病的飢餓

limotherapy [ライマ**セ**らピー]　飢餓療法

limp [**リ**ンプ]　びっこを引く, 腰折れになる, 跛行
limpid [**リ**ンピッド]　澄んだ, 透明な, 清澄な
limping [**リ**ンピング]　びっこを引く, 跛行する
- gait [－**ゲ**イト]　跛行

linagogue [**ラ**イナガグ] = linagogus　縫合糸導引器

lincomycin hydrochloride, LCM [リンコ**ウ**マイスィン　ハイドろウク**ロー**らイド]　塩酸リンコマイシン　☆リンコマイシン系抗生物質

lincture [**リ**ンクチャー] = linctus　舐剤☆（咽頭を滑らかにするための）なめ薬

Lindau's disease [**リ**ンドーズ　ディ**ズ**ィーズ]　リンドウ病　☆網膜小脳血管腫

line [**ラ**イン] = linea　線
- of Douglas [－アヴ　**ダ**グラス]　腹直筋鞘の弓状線, ダグラス線
- spectrum [－ス**ペ**クトらム]　線スペクトル
- test [－**テ**スト]　骨端線を調べて骨軟化症を判定する試験, 線テスト

linea [**リ**ニア] = line　線
- alba [－**ア**ルバ]　白線
- alba abdominis [－**ア**ルバ　アブダ**ミ**ニス]　腹白線

linea ～ liothyroxine sodium

― arcuata [－アーキュエイタ] （腸骨の）弓状線
― aspera femoris [－アスペーら フェモウリス] 大腿骨粗線
― axillaris [－アクスィラーりス] 腋窩線
― mamillaris [－マミラーりス] 乳頭線
― mediana anterior [－メディアーナ アンティーりアー] （身体の）前正中線
― mediana posterior [－メディアーナ パスティーりアー] （身体の）後正中線
― parasternalis [－パラスタネイりス] 胸骨傍線
― scapularis [－スカプラーりス] 肩甲線
― semicircularis [－セミサーキュラーりス] 半環状線
― sternalis [－スターナーりス] 胸骨線
― temporalis [－テンパらーりス] 側頭線
― terminalis [－ターミナーりス] 分界線

lineage [ラィニイジ] 直系，血統，系統
lineal [リニアル] 直系の，線上の
lineament [リニアマント] 顔立ち，相貌，（身体の）外形，特徴
linear [リニアー] 直線の，線状の，糸状の，線状に，線をなして
― absorption coefficient [－アブゾープシャン コウィフィシャント] 線吸収係数
― accelerator [－アクセラれイター] 直線加速器
― measure [－メジャー]＝ lineal measure 線度，尺度
― polarization [－ポウららィゼィシャン] 直線偏光
― regression [－りグれッシャン] 直線回帰，直線回路
― scar [－スカー] 線状瘢痕
― ulcer [－アルサー] 線状潰瘍

linen [リニン] 亜麻布，リンネル，リンネル製品，リンネル
liner [ライナー] 内張り，ライナー
linger [リンガー] ぐずぐずする，長びく，だらだら過ごす
ligering [リンガリング] 長びく，ためらう
lingua [リングゥァ] 舌，言葉，言語
― dissecta [－ディセクタ] 亀裂舌
― fistulata [－フィスチュレイタ] 溝状舌
― fraenata [－フリーネイタ]＝ frenated tongue 短舌
― geographica [－ジーアグらフィカ] 地図舌
― nigra [－ナィグら] 黒舌病

lingual [リングァル] 舌の，言語の

― apex [－エイペックス] 舌尖
― artery [－アータりー] 舌動脈
― goiter [－ゴィター] 舌根甲状腺腫
― gyrus [－ジャィらス] 舌状回
― occlusion [－アクルージァン] 舌側咬合
― papilla [－パピラ] 舌乳頭

linguiform [リングゥィフォーム] 舌状の，舌形の
lingula [リンギュラ] 小舌，舌状片
lingular [リンギュラー] 舌状の
lingulate [リンギュレイト] 舌状の，舌形の
liniment [リニマント]＝ linimentum 擦剤，塗薬，塗擦剤
linin [ライニン] リニン，細胞核の非染質
lining [ライニング] 裏装，内層
― cell [－セル] 裏打ち細胞，骨表面を覆う細胞
linition [リニシャン] 塗り薬を塗ること
linitis [ライナィティス] 胃壁炎
― plastica [－プラスティカ] 結合組織増殖性胃癌

linkage [リンキッジ] 結合，連鎖
― analysis [－アネーりスィス] 遺伝子連鎖分析
― disequilibrium [－ディスィクウィーリブりアム] 染色体上で近くにある二つの対立遺伝子の頻度が統計的予想より高い度合い
― map [－メーップ] 遺伝子連鎖地図

linoleic acid [リノゥリーイック エーサッド] リノール酸 ☆不飽和脂肪酸，9,12オクタデカジエノール酸
linolenic acid [リナレニック エーサッド] リノレン酸 ☆9,12,15オクタデカトリエノール酸
linseed [リンスィード] 亜麻仁（アマニ），亜麻の種
― oil [－オィル] 亜麻仁油
lint [リント] 生綿，リント布 ☆包帯に用いるメリヤス布
lintine [リンティーン] 脱脂綿，吸収性木綿
liodermia [ライオウダーミア] 滑沢皮膚
liomyoma [ライオウマィオゥマ] 平滑筋腫
liothyronine sodium [ラィオウサィらニーン ソウディアム] レボチロニンナトリウム ☆甲状腺ホルモンの一つ，左旋性トリヨードサイロニン
liothyroxine sodium [ラィオウサィらクスィン ソウディアム] レボチロキシンナトリウム ☆甲状腺ホルモンの一つ，左旋性サイロ

キシン
LIP（lymphoid interstitial pneumonia）
lip［リップ］ 唇，へり，傷口，唇をあてる，唇を使う
— **service**［- サーヴィス］ 口先だけでへつらうこと

lipa［リパ］ 脂肪
lipacidemia［リパスィディーミア］ 脂肪酸血症
lipase［ラィペイス］ リパーゼ ☆*脂肪分解酵素*
lipectomy［ライペクトミー］ 脂肪組織切除術
lipedema［リピディーマ］ 脂肪性浮腫
lipemia［ライピーミア］ 脂肪血症
lipid［リピッド］ 脂質，リピド．水に不溶で，脂肪溶解薬に溶解する性質を共有する脂肪または脂肪様の物質の一群
— **laden changes**［- レイダン チェインジズ］ 脂肪蓄積による病的変化
— **metabolism**［- ミタバリズム］ 脂質代謝
lipidosis［リピドウスィス］ リピドーシス，網内系脂肪蓄積症 ☆*先天性脂質代謝異常*
lipin［リピン］ 脂肪，脂肪酸，類脂肪，石鹸などの総称
lipo-［リポウ-, リパ-］ ☆「*脂肪*」*を表す接頭語*
lipoblast［リパブレースト］ 脂肪細胞を形成する結合組織細胞
lipocardiac［リポウカーディアック］ 脂肪心の
lipochondrodystrophy［リパカンドらディストロフィ］ 脂肪軟骨異栄養症
lipochondroma［リポウカンドろウマ］ 脂肪軟骨腫
lipochrin［リパクリン］ リポクリン，油球 ☆*網膜色素上皮内にある物質*
lipochrome［リパクろウム］ 脂肪溶解色素
— **pigment**［- ピグマント］ 脂肪色素
lipoclastic［リパクレースティック］ 脂肪分解の，脂肪分裂の
lipodiaresis［リポウダイアりースィス］ 貯蔵脂肪喪失
lipodieretic［リポウダイイりーティック］ 脂肪分解または破壊の
lipodystrophy［リパディストロフィ］ 脂肪異栄養症
lipoedema［リポウイディーマ］ 脂肪性浮腫
lipofibrocalcareous myopathy［リポウファイブろウカルケアりアス マイアペースィ］ 脂肪線維石灰筋症 ☆*対称性無痛性紫斑症*
lipofibroma［リポウファイブろウマ］ 脂肪線維腫
lipofuscin［リパファスィン］ リポフスチン
lipogenesis［リパジェニスィス］ 脂肪生成
lipogenic［リパジェニック］ = lipogenous 脂肪生成の
lipogranulomatosis［リポウグらニュロウマトウスィス］ 脂質肉芽腫症
lipoid［リポイド］ 脂類似の，類脂質
— **nephrosis**［- ニフろウスィス］ リポイドネフローシス，類脂質ネフローゼ
— **pneumonia**［- ニューモウニア］ 脂肪肺炎
lipoidal［リポイダル］ 類脂質の
lipoidosis［リポイドウスィス］ 類脂質症
— **cutis et mucosae**［- キューティス エト ミューコウセ］ 皮膚粘膜類脂症
lipoidsiderosis［リポイドスィダろウスィス］ 脂質により鉄がよく吸収されること ☆*潜在性糖尿病で皮膚・粘膜の帯黄色小結節，血腫角化，嗄声をみる*
lipoiduria［リポイデューりア］ 類脂質尿
lipolysis［リパリスィス］ 脂肪分解
lipolytic［リパリティック］ 脂肪分解の
— **enzyme**［- エンザイム］ 脂肪分解酵素
lipoma［リポウマ］ 脂肪腫
— **fibrosum**［- ファイブろウサム］ 線維性脂肪腫
— **myxomatodes**［- ミクソウマトウデス］ 粘液腫様脂肪腫
— **ossificans**［- アスィフィカンズ］ 骨化性脂肪腫
lipomasia［リパメイスィア］ 脂肪変性による骨軟化
lipomatosis［リポウマトウスィス］ 脂肪腫症 ☆*全身に脂肪腫が発生すること*
lipometabolic［リポウミタバリック］ 脂肪代謝の
lipomyoma［リポウマイオウマ］ 脂肪筋腫
lipomyxoma［リポウミクソウマ］ 脂肪粘液腫
lipopectic［リポペクティック］ 脂肪蓄積の
lipopenia［リポウピーニア］ 脂肪欠乏症
lipopeptide［リポウペプティド］ リポペプチド，脂肪ペプチド ☆*脂肪酸とアミノ酸集合体（ペプチド）との化合物*
lipopexia［リポウペクシア］ 脂肪固定
lipophagia［リポウフェイジア］ 脂肪沈着症，脂肪取り込み

lipophil [リパフィル] 脂肪親和性
lipophrenia [リポウフリーニア] 思考力喪失
lipoplast [リパプレースト] 脂肪形成細胞
lipopolysaccharide [リポウパリサッカらイド] リポ多糖類
lipoprotein, LP [リポウプろウティーン] リポタンパク質
 — lipase [-ライペイス] リポプロテインリパーゼ ☆リポタンパク脂肪分解酵素
liposarcoma [リポウサーコウマ] 脂肪肉腫
liposin [リパスィン] リポシン ☆血液中に含まれている脂肪分解酵素
liposome [リパソウム] リポソーム ☆リン脂質の閉鎖小胞で薬剤キャリア
lipostomy [リパスタミー] 先天性口萎縮症, 口欠損症
lipothymia [リポウサイミア] 気絶, 失神, 人事不省
lipotropic [リパトろピック] 脂肪嗜好性, 向脂肪性の
 — agent [-エイジャント] 脂肪作用性物質
lipovaccine [リポウヴァクスィン] リポワクチン
lipoxeny [リパクスィニー] 寄生体による宿主の衰敗, 寄生虫の宿主遺棄
lipping [リッピング] 骨唇形成, 骨辺縁
lippitude [リピテュード] 辺縁性眼瞼炎
lip-reading [リップリーディング] 読唇術
lipuria [リピューりア] 脂肪尿
liquate [ライクウェイト] 溶離する ☆絞り吹きで一成分を分離または析出する, 液化する
liquefacient [リクウィフェイシャント] 溶解する, 液体に化す, 溶解薬, 溶剤
liquefaction [リクウィフェークシャン] 液化
liquefactive [リクウィフェークティヴ] 液化の, 液化しやすい
liquefiable [リクウィファイアブル] 液化し得る, 溶かし得る
liquefy [リクウィファイ] 液化させる, 液化する
liquescent [リクウェッサント] 液化する, 液化しやすい, 液化性の
liqueur [リカー] リキュール酒 (香料などを入れた強酒), リキュール (シャンペン酒の味付けに用いる甘味の強い液)
liquid [リクウィド] 液状の, 液体の, 透明な, 液体, 流動体
 — nitrogen [-ナイトらジャン] 液体窒素
liquidate [リキデイト] 精算する, 弁済する
liquidisable [リキダイサブル] 液体化し得る
liquidity [リキディティー] 流動性, 流暢
liquidize [リキダイス] 液体にする, 液化する
liquor [リカー] 分泌液, (化学作用によって得た) 液, (通例発酵または蒸留した) 飲料水, 酒, (麦芽・薬草などを) 溶液に浸す
 — amnii [-アムニイ] 羊膜液, 羊水
 — cerebrospinalis [-セリブろウスピネイリス] 脳脊髄液
 — cotunii [-コウタニイ] コツンニ液 ☆内耳の外リンパ液
 — folliculi [-ファリキュライ] 卵胞液
 — sanguinis [-サングウィニス] 血漿, 血清
 — scarpae [-スカーペ] (内リンパの) スカルパ液
liquorice [リカりス] カンゾウ (甘草) ☆漢方薬の原料の植物
lirellate [リれリート] 脊梁または縁溝を有する
lisinopril [リスィナプりル] リシノプリル ☆降圧薬, アンジオテンシン変換酵素阻害薬
lisp [リスプ] 舌もつれで (不完全に) 発音する, 舌がよくまわらない, 舌もつれ, さらさらする音, 発音障害
lisping [リスピング] 舌もつれ, かたこと, 舌もつれする, 不完全に発音する
lissencephalus [リセンスィファらス] 滑沢脳の ☆回転の乏しい脳
lissom, lissome [リッサム, リッソム] しなやかな, 柔軟な; 俊捷な, 機敏な
list [リスト] 目録, 表, 名簿, 記録する, 名簿に入れる
listener [リスナー] 傾聴者, よく聴く人
Listeria [リスティアりア] リステリア 〔属〕. 好気性無胞子桿菌. 日和見感染の原因となる
Listeria monocytogenes [リスティーりアマナサイトウジャニース] 単核症リステリア ☆グラム陽性, 非抗酸性で被膜のない桿菌, 食中毒を起こす
listeriosis [リスティーりオウスィス] リステリア症, リステリア感染
listerism [リスタりズム] 防腐的療法, 無菌的操作, 無菌的術式
listlessness [リストりスニス] 意欲消失, 元

気がないこと
lisuride [リスらイド] リスリド ☆脳代謝賦活剤
liter, 1 [リッター] = litre リットル ☆容量の単位で1,000cm³
literal [リタラル] 文字〔上〕の，逐語的の，実験的な，誤植
literally [リタらリー] 文字通りに，逐語的に
literature [リタらチャー] 文学，文芸，学識，文献，文書
lithagogectasia [リサゴウジェクテイスィア] 尿道拡張結石排除術
lithagogue [リサガグ] 結石排除，結石排除剤
lithate [リセイト] 尿酸塩
lithectasy [リセクタスィー] 尿道結石摘出術
lithemia [リスィーミア] 尿酸血尿
lithiasis [リサイアスィス] 結石症
lithium, Li [リスィアム] リチウム (元素) ☆原子量6.941，うつ病の治療に用いる
litho- [リゾウ-, リサ-] ☆「石」「結石」を表す接頭語
lithocenosis [リゾウスィノウスィス] 結石破砕片排除術
lithocholic acid [リサカリック エーサッド] リトコール酸 ☆ヒト胆汁から分離された胆汁酸
lithoclast [リサクレースト] 砕石器
lithoclastic [リサクレースティック] 切石の
lithoclysmia [リサクリズミア] 膀胱結石溶解排泄法
lithocystotomy [リゾウスィスタタミー] 膀胱結石切開術
lithogenic bile [リサジェニック バイル] 結石形成性胆汁
lithogenesis [リサジェニスィス] 結石形成
lithogenous [リサジャナス] 結石形成の
lithokelyphos [リゾウケリファス] 石胞 ☆卵膜の石灰化を伴う死亡胎児
lithokonion [リゾウコウニアン] 膀胱結石粉砕器
litholapaxy [リサラペークスィ] 抽石術 ☆膀胱結石を破砕して洗浄する方法
lithology [リサラジー] 結石学
litholysis [リサリスィス] 結石溶解 ☆膀胱結石を除くこと
litholyte [リサライト] 切石術に使用のカテーテル，結石溶解液注入器
lithometer [リサミター] 結石計測器
lithometra [リゾウミートら] (子宮内の)骨化または硬化
lithomyl [リサミル] 結石粉砕器
lithonephria [リサネフリア] 腎結石症
lithonephritis [リゾニフらイティス] 結石性腎炎
lithophone [リサフォウン] 結石聴診器 ☆結石の衝突する音によって結石の存在を診断する方法
lithopone [リサポウン] リトポン ☆硫酸バリウムと酸化亜鉛との混合物で，エナメルまたはゴム製品およびノリウムなどの塗料
lithoscope [リサスコウプ] 結石消息子
lithosis [リゾゥスィス] 石粉症
lithotomic [リサタミック] 砕石の
lithotomy [リサタミー] 切石術 ☆膀胱切開による結石除去
— position [-パズィシャン] 砕石位 ☆仰臥位両下肢外転の膀胱結石処置用の体位
lithotony [リサタニー] 膀胱壁拡張術 ☆膀胱結石除去のための人工瘻孔開大法
lithotresis [リサトリースィス] 結石穿孔術
lithotripsy [リサトリプスィ] = lithotrity 膀胱結石切破術
lithotriptic [リサトリプティック] 膀胱結石溶解剤
lithotriptor [リサトリプター] 結石破砕器
lithotriptoscope [リサトリプタスコウプ] 結石破砕鏡
lithotrite [リサトらイト] 砕石器
lithous [リサス] 結石の，結石性の
lithuresis [リスュリースィス] 尿砂排泄
lithuria [リスューりア] 血中尿酸塩過剰
litmus [リトマス] リトマス
— paper [-ペイパー] リトマス試験紙 ☆酸・アルカリを判別する試験紙
litter [リター] 同腹子，吊台，担架，(動物の)寝わら，(動物の床に)寝わらを敷く，(植物のために)敷わらを敷く，子を産む
— size [-サイズ] 同腹子の数
Little's disease [リトルズ ディズィーズ] リットル病 ☆幼児のけいれん性全身麻痺，脳性小児麻痺
littoral [リッタらル] 水辺の；灌流域の
Littré's glands [リトれズ グレーンズ] リトレー腺 ☆男子尿道の粘液腺
live [リヴ] 住む，生きた
livedo [リヴィードウ] 皮斑 ☆鉛様色の網

livedo ~ lobulus

状斑
- **reticularis** [−れティキュラーりス] 青色網状皮膚斑

livelihood [ライヴりフッド] 生計, くらし

lively [ライヴりー] 活発な, 威勢のよい, 元気よく, 活発に

liver [リヴァー] 肝〔臓〕
- **abscess** [−アブセス] 肝膿瘍
- **cirrhosis, LC** [−スィろウスィス] 肝硬変
- **extract** [−イクストれークト] 肝臓エキス
- **flap** [−フレーップ] 肝臓はばたき ☆肝不全のときのはばたき振戦
- **fluke** [−フルーク] 肝寄生虫
- **meal** [−ミール] 肝食, 高タンパク食, 乾燥牛肝の製品 ☆悪性貧血患者に与える牛肝と麦芽乳製剤
- **palm** [−パーム] 肝性手掌紅斑 ☆肝硬変のときに起こる

livid [リヴィド] 鉛色の, 土色の,(痣のように)青黒い

livida asphyxia [リヴィダ アスフィクシア] 青色仮死

lividity [リヴィディティ] 鉛色, 土色, 青黒さ

living [リヴィング] 生命ある, 現代の, 活気ある, 生存, 生計
- **ferment** [−ファーメント] 有機酵素

livor [リヴァー]= livor mortis 死斑, 青黒斑, 変色

lixiviation [リクスィヴィエイシャン] 滲出法, 溶出法

LLB (long leg brace)
LLL (left lower lobe)
LM (lincomycin)
LMOX (latamoxef)
LMP (last menstrual period)
LOA (left occiput anterior position)

Loa loa [ロウア ロウア] ロア糸状虫属

loach [ロウチ] どじょう

load [ロウド] 負荷, 荷重

loaded [ロウディド] 荷を積んだ, 混ぜものした

loading [ロウディング] 負荷, 荷重

loaf [ロウフ] パンの一塊 ☆通例 1,2,4 ポンドを標準とする

loam [ロウム] ヨウ土, ローム ☆砂・泥・鋸屑・藁などの混合物で煉瓦・漆喰などを作るのに用いる

lobar [ロウバー] 大葉, 裂片の,(肺の)葉性の
- **bronchi** [−ブらンカイ] 葉気管支
- **pneumonia** [−ニューモウニア] 大葉性肺炎, 大葉肺炎

lobe [ロウブ] (肝, 肺などの)葉

lobe's of cerebrum [ロウブズ アヴ セりブらム] 大脳葉

lobe's of mammary gland [ロウブズ アヴ ママリー グレーンド] 乳腺葉

lobectomy [ロウベクタミー] 肺, 脳葉切除術

Lobelia [ロウビーリア] サワギキョウ属

lobeline [ロウビリン] ロベリン ☆抗喫煙剤, ショックにも用いる

lobengulism [ロウベンギュリズム] 肥満性陰萎

lobenzarit [ロウバンザリット] ロベンザリット, 尿酸排泄促進薬 ☆慢性関節リウマチ治療薬

lobi [ロウバイ] 葉 (lobus の複)
- **cerebri** [−セりブリ] 大脳葉(複)
- **mammae** [−マンメ]= mammary lobe 乳腺葉
- **placentae** [−プラセンテ] 胎盤葉(複)

lobitis [ロウバイティス] 葉炎, 肺葉炎

Lobo's disease [ロウボウズ ディズィーズ] ロボ病 ☆ケロイド形成性分芽菌症(ブラストマイコーシス)

lobotomy [ロウバタミー] 白質切截術

Lobstein's disease [ラブスタインズ ディズィーズ] ロブスタイン病 ☆骨形成不全症

lobster [ラブスター] ロブスター, いせえび, ざるがに, えび肉

lobular [ラビュラー] 小葉の
- **pneumonia** [−ニューモウニア] 小葉肺炎, 気管支肺炎

lobulated [ラビュレイティド] 葉状に分割されて
- **liver** [−リヴァー] 分葉肝
- **nuclear leukocyte** [−ニュークリアー リューカサイト] 分葉核白血球

lobulation [ラビュレイシャン] 小葉化, 分葉

lobule, lobuli (複)[ラビュール, ラビュライ] 小葉

lobuli [ラビュライ] 小葉 (lobulus の複)
- **hepatis** [−ヘパティス] 肺水葉
- **mammae** [−マンメ] 乳腺小葉
- **testis** [−テスティス] 精巣小葉

lobulus, lobuli (複)[ラビュラス, ラビュライ] 小葉

lobulus ～ locum tenant

― biventer [-バイヴェンター] 双腹葉 ☆小脳半球の一部
lobus, lobi (複) [ロウバス, ロウバイ] 葉, (肺の) 大葉
― anterior hypophyseos [-アンティーりアー ハイポウフィズィアス] 下垂体前葉
― caudatus [-コーデイタス] (肝臓の) 尾状葉
― frontalis [-フらンテイリス] (大脳の) 前頭葉
― glandularis [-グランデュラーりス] (下垂体の) 腺葉
― hepatis dextra [-ヘパティス デクストら] 肝右葉
― hepatis sinister [-ヘパティス スィニスター] 肝左葉
― inferior pulmonis [-インフィーりアー パルマニス] 肝下葉
― intermedius [-インターミーディアス] (下垂体の) 中間葉
― medius pulmonis [-ミーディアス パルマニス] 肺中葉
― nervosus [-ナーヴォーサス] (下垂体の) 神経葉
― occipitalis [-アクスィピテイリス] (大脳の) 後頭葉
― parietalis [-パらイアテイリス] (大脳の) 前頂葉
― posterior hypophyseos [-パスティーりアー ハイポウフィズィアス] (下垂体の) 後葉
― quadratus [-クウァドれイタス] (肝臓の) 方形葉
― quadratus hepatis [-クウァドれイタス ヘパティス] 肝方形葉
― superior pulmonis [-スーピーりアー パルマニス] 肺上葉
― temporalis [-テンポらーリス] (大脳の) 側頭葉
local [ロウカル] 局所の, 局部の
― anesthesia [-アニススィーズィア] 局所麻酔
― symptom [-スィンプタム] 局所症候
― treatment [-トりートマント] 局所療法
localization [ロウカライゼイシャン] 局所限定, 局限, 局部化
localize [ロウカライズ] ～に置く, 地方化する, (注意を) 集中する, ～に限局するる
localized [ロウカライズド] 限局性の, 局在した
locally [ロウカリー] 場所 (土地) 上から, 位置上の, 局部的に
locate [ロウケイト] ～に置く, ～に居住する, つきとめる, 探し出す, 落ち着く
location [ロウケイシャン] 位置選定, 所在, 場所
locator [ロウケイター] 探知器
lochia [ロウキア] 悪露 ☆分娩後子宮および腟から排出される液
― alba [-アルバ] 白色悪露
lochial [ロウキアル] 悪露の
lochiocolpos [ロウキアカルパス] 悪露性腟症
lochiometritis [ロウキオウミートらイティス] = lochometritis 産褥性子宮筋層炎
lochioperitonitis [ロウキオウぺりトウナイティス] 産褥性腹膜炎
lochiopyra [ロウキオウパイら] 産褥熱
lochiorrhagia [ロウキアれイジア] 悪露過多
lock-spasm [ラック-スペーズム] 手指〔把握〕痙攣
Locke's solution [ラックス サリューシャン] ロック液 ☆$1,000ml$ 中 $NaCl$ $(9g)$, KCl $(0.42g)$, $CaCl_2$ $(0.24g)$, $MgCl_2(0.2g)$, $NaHCO_3$ $(0.2g)$, デキストラン $0.5g$ を含む
locked-in state [ラックト-イン ステイト] 閉じこめ状態 ☆失語症と運動麻痺のため意志の表現ができない状態
locked-in syndrome [ラックト-イン スィンドロウム] 閉じ込め症候群
lockjaw [ラックジョー] 開口障害, 咀嚼痙攣, 破傷風
loco [ロウコウ] ロコ草 ☆家畜に有害
locomotion [ロウカモウシャン] 運動, 移動, 運転, 力, 旅行
locomotive [ロウカモウティヴ] 運動の, 運転の, 静止していない, 機関車, 運動動物
― force [-フォース] 運動力
locomotor [ロウカモウター] 運動の, 移動の
― ataxia [-アテークスィア] 運動失調症
locular [ラキュラー] 小房の, 小胞の, 胞室の, 腔の
loculation [ラキュレイシャン] 小胞形成
loculus [ラキュラス] 房, 胞室, 腔
locum tenens [ロウカム テナンス] 他の医師の医業を臨時に引き受けること, 代診
locum tenant [ロウカム テナント] 代診者,

代診〔医〕
locus [ロウカス] 場所，所在地，位置
— **ceruleus** [-スィるーリアス] 青斑
— **minoris resistentiae** [-ミノーりスりズィスタンティエ] 抵抗最少部
— **niger** [-ニガー] 黒質
lodging [ラジング] 宿，宿泊，貸間
lodgment, lodgement [ラッジメント] （細菌の）定住，占拠，定着
lod score [ラッド スコァ] ロッドスコア，ロッド値．遺伝子間の連鎖の有無を求める計算値
loemology [ロウイマラジー]= loimology, lemology 疫学，ペスト学
loempe [レンピ] 脚気
loflazepate [ロフラゼペイト] ロフラゼペイト ☆抗不安剤
Löffler's bacillus [ロフラーズ ベースィラス] レフラー桿菌，らい菌
Löffler's blood culture medium [ロフラーズ ブラッド カルチャー ミーディアム] レフラー血液培地
Löffler's syndrome [ロフラーズ スィンドロウム] レフラー症候群 ☆抗酸球増多を伴った肺浸潤
logadectomy [ラガデクタミー] 結膜部分切除術
logaditis [ラガダイティス] 強膜炎
logadoblennorrh(o)ea [ラガダブレナりーア] 結膜性膿漏，封入体膿漏
logagnosia [ラガグノウスィア]= logagnosis 語盲，中枢性言語障害
logagraphia [ラガグれィフィア] 失書症
logamnesia [ラガンニースィア] （感覚神経性）失語症
logaphasia [ラガフェイズィア] 意志の言語表現不能，（運動神経系）失語症
logasthenia [ラガススィーニア] 言語理解不能
logical [ラジカル] 論理学〔上の〕，論理的な
logically [ラジカリー] 論理上，論理または論法にかなって，堂々と
logoclonia [ラゴウクロウニア]= logoclonus 語尾反復症
logomania [ラゴウメイニア] 多弁症，失語症
logoneurosis [ラゴウニューろウスィス] 神経性言語障害
logopathy [ラゴパスィ] 言語性疾患
logopedia [ラゴウピーディア] 言語矯正法

logopedics, logopedia [ラゴピーディックス，ラゴピーディア] 言語医学，言語治療学．言語障害の研究，知識および治療
logoplegia [ラゴウプリージア] 言語機能麻痺
logorrh(o)ea [ラガりーア] 病的多弁症
logospasm [ラガスパズム] 痙攣的発語
loiasy [ロウアイアシ]= loiasis ロア糸状虫症 ☆アフリカのフィラリア（ロア糸虫）による感染，軟部組織石灰化を伴う
loimic [ロウイミック] 疫学の，ペストの
loimography [ロイマグらフィ] 流行病誌
loimology [ロイマラジー] 疫学，ペスト学
loin [ロイン] 腰，腰肉片
loiter [ロイター] ぶらつく，暇どる，遊んで暮らす
loitering [ロイタリング] ぶらぶらして，ぐずぐずして
LOM (limitation of movement)
loneliness [ロウンリニス] 寂しさ，心細さ，寂寥，孤立
lonely [ロウンリー] 孤独の
long [ロング] 長い
— **insular gyrus** [-インスュラー ジャイらス] 長島回
— **leg brace, LLB** [-レッグ ブれイス] 長下肢装具
— **leg cast** [-レッグ キャスト] 長下肢ギプス包帯
— **pulse** [-パルス] 長脈
long-acting thyroid stimulator, LATS [ロングーアクティング サイろイド スティミュレイター] 持続性甲状腺刺激物質
long-acting thyroid stimulator protector, LATS protector [ロングーアクティング サイろイド スティミュレイター プらテクター] LATS保護物質 ☆甲状腺刺激ホルモン受容体抗体を保護する物質
longevity [ランジェヴィティ] 寿命，長命，生命
longilineal [ランジリニアル] 縦線の，細長の
longimanous [ランジマナス] 長手の
longing [ランキング] 切望，憧憬，病的欲望，（懐妊中の）病的食欲
— **mark** [-マーク] 痣，母斑
longipedate [ランジパデイト] 長足の
longitudinal [ランジテューディナル] 経度の，経線の，長さの，縦の
— **presentation** [-プれザンテイシャン]= polar presentation 縦位先進

— study [-スタディ] 追跡調査
longsightedness [ロングサイティッドニス] 遠視
long-standing [ロングースタンディング] 積年の，長年の
loop [ループ] わな，(細菌検査用の) 白金耳，係蹄
　— **diuretic** [-ダイユれティック] ループ利尿剤 ☆腎臓のヘンレ係蹄に作用する利尿剤
　— **of hypoglossal nerve** [-アヴ ハイポウグラッサル ナーヴ] 舌下神経係蹄
loopful [ループフル] 白金匙一杯の
loose [ルース] 自由な，緩やかな，たるんだ，ほどく
　— **bowel** [-バウアル] 下痢
loosen [ルースン] 緩める，解く，たるむ
looseness [ルースネス] 弛緩，無拘束，解放
　— **of bowels** [-アヴ バウルズ] 下痢
　— **of joint** [-アヴ ジョイント] 関節の弛緩．グラグラすること
loosening [ルースニング] 弛緩
Looser's zone [ルーザーズ ゾウン] ルーザー層 ☆骨改変層，骨軟化症で見られる
LOP (left occiput posterior position)
loperamide hydrochloride [ロペらマイド ハイドロウクローらイド] 塩酸ロペラミド ☆下痢薬，腸管蠕動抑制吸収促進作用がある
lophodont [ロウファダント] ひだ歯，うね状の歯冠
Lorain-Levi syndrome [ローれインーリーヴァイ スィンドろウム] ロレイン・レヴィ症候群 ☆下垂体破壊による小人症
lordoma [ロードウマ]= lordosis 〔脊柱〕前彎症
lordoscoliosis [ロードウスコウリオウスィス] 脊柱前側彎
lordosis [ロードウスィス] 脊椎前彎
lordotic [ロードウティック] 脊椎前彎の
lorazepam [ローらゼパム] ロラゼパム ☆ベンゾジアゼピン系速効性精神安定剤
lormetazepam [ローメタゼパム] ロルメタゼパム ☆ベンゾジアゼピン系(短時間型)抗不安剤，短時間型睡眠導入薬
LOS (low output syndrome)
losartan potassium [ロサータン パテースィアム] ロサルタンカリウム ☆降圧薬，アンジオテンシンII拮抗薬
loss [ロス] 喪失，損失，磨滅，減量

　— **of appetite** [-アヴ アペタイト] 食欲不振，食思不振 (旧)
　— **of blood** [-アヴ ブラッド] 失血
　— **of consciousness** [-アヴ カンシャスネス] 意識消失
　— **of flesh** [-アヴ フレッシュ] 痩(や)せ，体重減の
　— **of hair** [-アヴ ヘアー] 脱毛
　— **of hearing** [-アヴ ヒアりング] 聴力損失
　— **of memory** [-アヴ メマリー] 記憶喪失
　— **of sight** [-アヴ サイト] 盲，失明
　— **of strenght** [-アヴ ストれングス] 無力，衰弱
　insensible water — [インセンスィブル ウォーター-] 不感〔性〕蒸散(泄)
LOT (left occiput transverse position)
lotio [ロウシオウ] 洗浄剤
lotion [ロウシャン] 洗浄剤，洗剤
lounge [ラウンジ] ラウンジ，休憩室
loupe [ループ] [F] 凸レンズ，ルーペ
louse, lice (複)[ラウス, ライス] 虱(シラミ)，(人以外のものに寄生する)シラミ，(人体などから)シラミを駆除する
lousicide [ラウスィサイド] シラミ駆除剤
lousy [ラウズィ] シラミだらけの，汚い，さもしい
loutrotherapy [ルートろセらピー] 人工炭酸泉浴療法
low [ロウ] 低い，低層の
　— **back pain** [-ベーック ペイン] 腰痛症，下背痛
　— **birth weight, LBW** [-バース ウェイト] 低出生時体重
　— **density lipoprotein, LDL** [-デンスィティ リポウプろウティーン] 低比重リポタンパク
　— **friction arthroplasty** [-フりクシャン アースろプレスティ] 低摩擦関節形成術
　— **kilovolt radiography** [-キラヴォウルト れイディアグれーフィ] 低電圧X線撮影
　— **output syndrome, LOS** [-アウトプット スィンドろウム] 低心拍出量症候群
　— **residue diet, LRD** [-りズィデューダイアット] 低残渣食，低残餌食
　— **salt diet** [-ソールト ダイアット] 低塩食
　— **salt syndrome** [-ソールト スィンドろウム] 低塩症候群
　— **tension** [-テンシャン] 低圧

low ～ lumboabdominal

— **tension pulse** [- テンシャン パルス] 定圧脈
— **visibility** [- ヴィズィビリティ] 低視度
lower [ロウアー] 低くする, 卸す, (食物を)飲み下す, (〜の)体力を減ずる, 下落する, 下等動物
— **esophageal ring** [-イーサファジーアル リング] = Schatzki's ring 下部食道輪
— **extremity** [-イクストれミティ] 下肢
— **nephron nephrosis** [-ネフロン ニフろウスィス] 下部ネフロンネフローゼ
— **thigh** [- サイ] 下腿
lowering [ロウアリング] 下降
Lowe's syndrome [ロウズ スィンドろウム] ロウ症候群 ☆眼, 脳, 腎症候群, 水眼症, 白内障, 精神遅滞, アミノ酸尿, ビタミンD抵抗くる病を示す
Lowman's board [ロウマンズ ボード] ロウマン板 ☆扁平足治療用板
Lown-Ganong-Levine (LGL) syndrome [ロウン-ギャナング-リーヴァイン スィンドろウム] ローン・ガノン・レヴァイン症候群 ☆心室早期収縮の一種でPR短縮, QRSは正常
low-pitched [ロゥ-ピッチト] 低振動数の; 低温の
low-spirited [ロウ-スピりティッド] 沈うつ状態の, 意気消沈した, 元気のない
loxarthrosis [ラクサースろウスィス] = loxarthron 関節屈曲
loxia [ラクスィア] 斜頸
loxic [ラクスィック] 傾いた, 屈曲した, 捻挫した, ねじれた
loxoprofen sodium [ラクソプろウフェン ソウディアム] ロキソプロフェンナトリウム ☆プロピオン酸非ステロイド消炎鎮痛薬, プロドラッグ
loxotomy [ラクサタミー] 斜位切断術
lozenge [ラズィンジ] 含糖錠剤 (トローチ)
LP 1. (lipoprotein) / 2. (lumbar puncture)
LPS (lipopolysaccharide)
l-r disorientation [エルアーる ディスオーりエンテイシャン] 左右識別不能
LRD (low residue diet)
LRS (lactated Ringer's solution)
LSA (left sacrum anterior position)
LSVC (left superior vena cava)
LTH (luteotropic hormone)
Lu (lutetium, lutecium)
lubb-dupp [ラブ-ダップ] 心臓のどきどきする音, 第1, 第2心音を表現する語
lubricant [ルーブリカント] 滑らかにする, 滑らかにするもの, 潤滑剤
lubricate [ルーブリケイト] 油をさす, 油を塗る, 滑らかにする, 滑剤の用をする
lucent [ルースント] 光る, 輝く, 透明の
lucid [ルースィッド] 明瞭な, 澄んでいる, (狂人が)平静な
— **interval** [- インターヴァル] 意識清明期 (頭部外傷患者の意識障害が一時的に正常になった時期), 脳外傷の後意識明瞭な期間
lucidification [ルースィディフィケイシャン] (細胞原形質の) 清明化
lucidity [ルースィディティ] 光輝, 清澄, 明瞭, (発狂者の) 平静, 正気
luciferase [ルースィファれイス] ルシフェラーゼ ☆生物発光反応の解媒酵素
lucifugal [ルースィフュガル] 透明の
lucotherapy [ルーカセらピー] 光線療法
luctic [ラクティック] 悲しげに, 悩み深く
Ludwig's angina [ラドヴィグズ アンジャイナ] ルドウィヒアンギナ ☆下顎腔感染症
lues [ルーイース] = syphilis 梅毒
luetic [ルーエティック] 梅毒性の
Luft's disease [ルフツ ディズィーズ] ルフト病 ☆ミトコンドリア過剰による筋代謝異常
Lugol's solution [ルゴールズ サリューシャン] ルゴール液 ☆ヨウ素製剤, ヨード5.0, ヨードカリ10.0, 水100, 強力なヨード液
lukewarm [ルークウォーム] 微温の, いい加減な, 不熱心な人, 気のない人
lumbago [ランベイゴウ] 腰痛症
lumbar [ランバー] 腰椎の, 腰部の
— **anesthesia** [- アニススィーズィア] 腰椎麻酔法
— **artery** [- アータりー] 腰動脈
— **flexure** [- フレクシャー] 腰椎前曲
— **ganglia** [- ギャングリア] 腰神経節
— **puncture, LP** [- パンクチャー] 腰椎穿刺
— **region** [- りージャン] 腰部
— **spine** [-スパイン] 腰椎
lumbarization [ランバりゼイシャン] 疝椎の腰椎化
lumbo- [ランボウ-, ランバー] ☆「腰」を表す接頭語
lumboabdominal [ランボウアブダミナル] 腰

腹部の
lumbodorsal [ランボウドーサル] 腰背の
lumbosacral [ランボウセイクラル] 腰椎仙骨の
　— **angle** [－エーングル] 腰仙角
lumbricoid [ランブりコイド] ミミズ様の
lumbricosis [ランブりコウスィス] 回虫寄生疾患
lumbus [ランバス] 腰部, 腰椎
lumen, lumina（複）[ルーマン, ルーミナ] 管腔, 口径
luminal [ルーミナル] 管腔の, ルミナール ☆一種の催眠剤
luminant [ルーミナント] 光る, 輝く, 発光体, 発光物
luminary [ルーミナりー] 発光体（とくに太陽, 月）, 先覚者,（知的, 道徳的, 精神的）大指導者
luminescence [ルーミネッサンス] ルーミネッセンス, 冷光, 発光
luminiferous [ルーミニファラス] 発光の, 光を伝える
luminosity [ルーミナスィティ] 発光性
luminous [ルーミナス] 光を発する,（室などの）明るい, 明白な
lump [ランプ] 塊, 粘土, 瘤, 腫物, 傷, 一塊にする, 総括する, 全体として考える
lumpectomy [ラムペクタミー] 乳腺腫瘍摘出術, ランペクトミー. 小切開により乳房を温存し病変瘤を摘除する方法
lumpy [ランピー] 塊の, 厚肉の, 小波が荒れだっている
lunacy [ルーナスィ] 精神病, 精神錯乱, 精神異常
lunar [ルーナー] 銀の, 半月状骨
lunaria [ルーネアりア] 月経
lunatic [ルーネティック] 精神に異常ある, 狂暴な, 精神異常者, 狂人
　— **asylum** [－アサイラム] 精神病院
lunatomalacia [ルーネイトウマレイシア] 月状骨軟化症
lunatum malacia [ルネイタム マレイスィア] 月状骨軟化症 ＝ Kienbock's disease
luner calender [ルーナー キャリンダー] 陰暦
lung [ラング] 肺, 肺臓
　— **abscess** [－エーブセス] 肺膿瘍
　— **compliance** [－カンプライアンス] 肺コンプライアンス
　— **fibrosis** [－ファイブろウスィス] 肺線維症
　— **field** [－フィールド] 肺野
　— **markings** [－マーキングス] 肺紋理
　— **volume reduction surgery, LVDS** [－ヴァリューム りダクシャン サージャりー] 肺容積減少手術
lungworm [ラングウァーム] 肺虫
lunula [ルーニュラ] 爪甲半月 ☆爪根部の白色新月形斑
lupia [ルーピア] 眼瞼腫瘍
lupinosis [ルーピノウスィス]＝ lathyrism カラス豆の中毒 ☆結合組織, 架橋結合の異常を示す
lupoid hepatitis [ルーポイド ヘパタイティス] ルポイド肝炎 ☆エリテマトーデス類似の検査所見を示す肝炎
lupoma [ルーポウマ] 狼瘡結節
lupous [ルーパス] 狼瘡性の
lupus [ルーパス] 狼瘡
　— **anticoagulant** [－アンティコウエーギュラント] ループス抗凝固物質
　— **discretus** [－ディスクりータス] 散在性狼瘡
　— **erythematodes discoides** [－エりスィマトーディズ ディスコイディス] 円板状狼瘡
　— **erythematosus, LE** [－エりセマトウサス] 紅斑性狼瘡
　— **erythematosus profundus** [－エりセマトウサス プろファンダス] 深紅斑性狼瘡
　— **exedens** [－エクスィダンス] 潰瘍性狼瘡
　— **exfoliativus** [－エクスフォウリアティヴァス] 落屑性狼瘡
　— **hypertrophicus** [－ハイパートろフィカス] 肥厚性狼瘡, 増殖性狼瘡
　— **livido** [－リヴィドウ] 青紫色狼瘡
　— **maculosus** [－マキュロウサス] 斑状狼瘡
　— **miliaris disseminatus faciei** [－ミリアーりス ディセミネイタス ファスィアイ] 顔面播種状栗粒性狼瘡
　— **pernio** [－パーニオウ] 凍瘡性狼瘡
　— **sclerosus** [－スクレろウサス] 硬化性狼瘡
　— **serpiginosus** [－サービジノウサス] 蛇行性狼瘡
　— **tuberculosus** [－テューバーキュロウサス] 結節性狼瘡
　— **vegetans** [－ヴェジタンス] 増殖性狼瘡
　— **verrucosus** [－ヴェるーコウサス] 疣（イボ）状狼瘡

― vorax [－ヴァらックス] 真性狼瘡
― vulgaris [－ヴァルゲイリス] 尋常性狼瘡
lurid [ルーりッド] （顔色などの）青ざめた, 不気味な,（目つきが）ぎらぎらする
luridity [ルーりディティ] （顔色などの）青ざめ, 蒼白
Luschka's gland [ルシュカズ グランド] ルシュカ腺 ☆胆嚢壁中にある迷入胆道腺
lust [ラスト] 煩悩, 欲望, 熱中, 肉欲, 渇望する, 色情を起こす
lutation [ルーテイシャン] 密封
luteal [ルーティーアル] 黄体の
― phase [－フェイズ] 黄体相
lutein [ルーティーン] ルテイン ☆卵黄および卵巣黄体の色素
luteinizing [ルーティナイジング] 黄体化した
― hormone, LH [－ホーモウン] 黄体化ホルモン
― hormone releasing hormone, LHRH [－ホーモウン りリースィング ホーモウン] 黄体化ホルモン放出ホルモン
luteinization [ルーティーナイゼイシャン] 黄体化
Lutembacher's syndrome [ルータンバッカーズ スィンドロウム] ルーテンバヒェル症候群 ☆先天性心疾患の一つ, 心房中隔欠損と僧帽弁狭窄
luteoma [ルーティオウマ] 黄体腫
luteosterone [ルテアスタろウン] 黄体ホルモン
luteotropic hormone, LTH [ルーティオウトらピック ホーモウン] 黄体刺激ホルモン
lutetium, Lu [ルーティーシアム]= lutecium ルテチウム（元素）☆原子量 174.97
lux [ラックス] ルックス ☆照度の単位
luxate [ラクセイト] 関節を外す, 脱臼する, 骨違いさせる
luxatio [ラクセイシオウ] 脱臼, 転脱
― coxae congenita [－カクセ カンジェニタ] 先天性股関節脱臼
― imperfecta [－インパーフェクタ] 不完全脱臼
luxation [ラクセイシャン] 脱臼, 脱骨, 骨違い
luxuriant [ラクスューりアント] 多産の, 豊饒な, 繁茂した
luxuriously [ラグジュアりアスリー] 贅沢に, 奢侈に
luxury perfusion syndrome [ラクシャりーパーフュージャン スィンドろウム] 過剰灌流症候群
LV (left ventricle)
LVEDP (left ventricular end diastolic pressure)
LVDS (lung volume reduction surgery)
lyase [ライエイス] リアーゼ ☆加水分解によらず基質から基を取り去り, 二重結合を残すかまたは付加する酵素
lycanthropy [ライケーンスらピー] 獣化妄想
lycomania [ライコウメイニア] 獣化妄想
lycorexia [ライカれクスィア] 食欲旺盛, 強度空腹
lying-in [ライイング－イン] 産褥につくこと, 産, 分娩, 産科の, 産の
― hospital [－ハスピタル] 産科病院
Lyme disease [ライム ディズィーズ] ライム病 ☆ *Borrelia burgdorferi* というスピロヘータによる感染症, ダニにより伝播, 皮疹, 発熱, 関節炎を起こす
lymph [リンフ] リンパ液, 炎症面分泌液, 痘苗
― cell [－セル] リンパ細胞
― corpuscle [－コーパスル] リンパ球
― node [－ノウド] リンパ節
― nodule [－ナデュール] リンパ小節
― sinus [－サイナス]= lymph spaces リンパ腔
lymphadenia [リンフェーディーニア] リンパ組織過増生, リンパ節肥大
lymphadenitis [リンフェーディナイティス] リンパ節炎
lymphadenohypertrophy [リンフェーディノウ・ハイパーとらフィ] リンパ節肥大
lymphadenoid [リンフェーディノイド] リンパ節様の
― tissue [－ティシュー] リンパ節様組織
lymphadenoma [リンフェーディノウマ] リンパ節腫
lymphadenomatosis [リンフェーディノウマトウスィス] リンパ節腫症
lymphadenopathy [リンフェーディナパスィ] リンパ腺腫脹, リンパ節症
lymphadenosis [リンフェーディノウスィス] 全身リンパ節症, リンパ性白血病
― benigna cutis [－ビニグナ キューティス] 良性皮膚リンパ節腫症
lymphangiectasis [リンフェーンジエクタスィス] リンパ管拡張症

lymphangioendothelioma [リンフェーンジオウ・エンドスィーリオウマ] リンパ管内皮腫

lymphangiography [リンフェーンジアグらフィ] リンパ管造影

lymphangioma [リンフェーンジオウマ] リンパ管腫

lymphangioplasty [リンフェーンジア・プレースティ] リンパ管形成術

lymphangiosarcoma [リンフェーンジオウ・サーコウマ] リンパ管肉腫

lymphagitis [リンフェーンジャイティス] リンパ管炎

lymphatic [リンフェーティック] リンパ〔液〕の
  — **anemia** [-アニーミア] リンパ球性貧血
  — **cachexia** [-カケクスィア] リンパ性悪質,ホジキン病
  — **filariasis** [-フィらライアスィス] リンパ管フィラリア症
  — **gland** [-グレーンド] リンパ腺
  — **leukemia** [-リューキーミア] リンパ性白血病
  — **node** [-ノウド] リンパ節
  — **sarcoma** [-サーコウマ] リンパ肉腫
  — **system** [-スィスタム] リンパ系,リンパ管系統
  — **temperament** [-テンパらマント] リンパ質
  — **tissue** [-ティシュー] リンパ組織
  — **vessel** [-ヴェッサル] リンパ管

lymphectasia [リンフェクテイズィア] リンパ管拡張

lymphedema [リンフィディーマ] リンパ浮腫,リンパ水腫

lympheduct [リンフィダクト] リンパ導管

lymphoadenoma [リンフォウアデノウマ] リンパ節腫 ☆子宮の良性腫瘍

lymphoblast [リンファ・ブレースト] リンパ芽細胞

lymphocentrum [リンファセントらム] リンパ中心,リンパ中枢

lymphocyte [リンファサイト] リンパ細胞,リンパ球

lymphocytic [リンファスィティック] リンパ球性の
  — **choriomeningitis, LCM** [-コーりオウメニンジャイティス] リンパ球性脈絡髄膜炎
  — **interstitial pneumonia** [-インタースティシャル ニューモウニア] リンパ球間質肺炎
  — **leukemia** [-リューキーミア] リンパ性白血病

lymphocytosis [リンフォウサイトウスィス] リンパ球増加症

lymphocytotoxin [リンフォウサイタタクスィン] リンパ球毒素

lymphodermia [リンフォウダーミア] リンパ性皮膚病,白血病性皮膚病

lymphoduct [リンファダクト] リンパ管

lymphogenous [リンファジャナス] リンパ生成の

lymphogonia [リンフォウゴウニア] リンパ芽胞

lymphogranuloma [リンフォウ・ぐれーニュロウマ] リンパ肉芽腫
  — **inguinale** [-イングウィナーレ] 鼠径リンパ肉芽腫症
  — **venereum, IGV** [-ヴァニーりアム] 性病性リンパ肉芽腫症

lymphogranulomatosis [リンフォウ・ぐれーニュロウマトウスィス] リンパ肉芽腫症

lymphoid [リンフォイド] リンパ様の
  — **interstitial pneumonia, LIP** [-インタースティシャル ニューモウニア] リンパ性間質性肺炎,リンパ様間質性肺炎
  — **tissue** [-ティシュー] リンパ組織

lymphokine [リンファカイン] リンフォカイン ☆リンパ球から放出される免疫調節物質

lymphoma [リンフォウマ] リンパ腫

lymphomatoid papulosis [リンフォウマトイド パピュロウスィス] リンパ腫様丘疹症

lymphomatosis [リンフォウマトウスィス] リンパ腫症

lymphopenia [リンフォウピーニア] リンパ球減少症

lymphopoiesis [リンフォウポイイースィス] リンパ球形成

lymphorrh(o)ea [リンファりーア] リンパ漏

lymphosarcoma [リンフォウ・サーコウマ] リンパ肉腫

lymphosarcomatosis [リンフォウ・サーコウマトウスィス] リンパ肉腫症

lymphosinus [リンファサイナス] リンパ洞

lymphostasis [リンファスタスィス] リンパうっ滞

lymphotorrh(o)ea [リンファトりーア] 漿液性耳漏

lymphotrophy [リンファトらフィ] 癌細胞のリンパ親和性

Lynch syndrome [リンチ スィンドろウム]= hereditary non-polypotic colorectal carcinoma リンチ症候群 ☆遺伝性非ポリポージス結腸直腸癌
lynx [リンクス] しゃっくり,泣きじゃくり
Lyon hypothesis [ライアン ハイパスィスィス] リオン仮説,不活性X染色体説 ☆女子のX染色体の一つは遺伝的に無活性であるとする仮説
lyophil [ライアファイル] 親液性 ☆分散子と分散媒との間の結合が強いこと
lyophilic [ライアフィリック] 親液性の
lyophilier [ライアフィリアー] 凍結乾燥器
lyophilization [ライアフィライゼイシャン] 凍結乾燥
lyophilize [ライアフィライズ] 凍結乾燥する
lyophobe [ライアフォウブ] 懸濁性の,疎液性の
lyophobic [ライアフォウビック] 疎液性 ☆溶液に親和性がない
lyosorption [ライアソープシャン] 溶媒吸収 ☆溶液の中から溶媒だけの吸収
lyotropic [ライアトらピック] 離液性の
lysate [ライセイト] 細胞溶解産物
lysergic acid (LSD) diethylamide [ライサージック エーサッド ダイエスィラマイド] リセルグ酸エチルアマイド ☆幻想を起こす物質
lysergide [ライサージャイド] リセルギド ☆幻覚誘発剤
lysigenic [ライスィジェニック] 溶菌素生成の
lysimeter [ライスィミター] 溶解度計
lysin [ライスィン] 細胞溶解素 ☆細胞溶解免疫素
lysine [ライスィーン] リジン ☆アミノ酸の一種
lysin(a)emia [ライスィニーミア] リジン血症
lysinogen [ライスィナジャン] 溶解素原
lysinosis [ライスィノウスィス] リシン症 ☆木綿様線維吸入によって起こる肺疾患
lysinuric protein intolerance [ライスィニューリック プろウティーン インタラらンス] リジン尿性タンパク不耐症
lysis [ライスィス] 溶解,崩壊(熱の)消散,分離
lysogenicity [ライソウジャニスィティ] 溶原性
lysol [ライソール] リゾール ☆一種の消毒薬
lysozyme hydrochloride [ライサザイム ハイドロウクろーらイド] 塩化リゾチーム ☆リゾチーム消炎酵素製剤,細菌を溶解する植物酵素
lyssa [リサ] 狂犬病
lyssin [リスィン] 狂犬病毒素,狂犬病ウイルス
lyssoid [リソイド] 狂犬病様の,精神病様の
lyssophobia [リソフォウビア] 狂犬病恐怖症,擬狂犬病
lytic [リティック] 溶解現象の,溶液の

M

M 1. (male) /2. (mediam) /3. (meta) /4. (metastasis) /5. (meter) /6. (micrococcus) /7. (micron) /8. (mille, thousand) /9. (minim) /10. (mix, misce) /11. (molar tooth) /12. (molar weight) /13. (muscle) /14. (myopia)

m (meta) メタ化合物，6員環の2番目の位置

M+Am (myopia+astigmatism)

MA 1. (master of arts) /2. (motor aphasia)

ma (milliampere)

MAA (macroaggregated albumin)

MAASC (massive amnion aspiration syndrome)

Mabuterol hydrochloride [マビュタロール ハイドウクローらイド] 塩酸マブテロール ☆β刺激性気管支拡張薬

MAC 1. (maximum acid concentration) /2. (minimum alveolar concentration) /3. (minimum anesthetic concentration)

MAC disease [マック ディズィーズ] 非定型抗酸菌症 ☆M. avium と M.intracellulars による肺結核様感染症

Macaca [マキャカ] マカカ属
— fuscata [フスカータ] ニホンザル
— mulatta [ムラッタ] アカゲザル

macaroon [マカるーン] マカロン ☆つぶし巴旦杏・卵白・砂糖などで製した小ケーキまたはビスケット

MacCallum's patch [マケーラムズ ペーッチ] マッカラム斑 ☆リウマチ熱のときにみられる左房壁の僧帽弁後葉上の肥厚

macerate [メーサれイト] 水に浸して軟化する，ふやかす，ふやける

maceration [メーサれイシャン] 浸漬，液体に浸して柔らかにすること，侵食

macerative [メーさらティヴ] 浸漬しうる

Mache unit [マッキー ユーニット] マッヘ単位 ☆輻射能性放射線を完全に利用した際，10^{-3} 単位の静電気量に相当する飽和電流を起こすだけのエマネーシャン量

machine [マシーン] 機械，機関，機構，機械にかける，ミシンにかける

machinery [マシーナりー] 機械類，機械装置，機構
— murmur [-マーマー] 機械的雑音

macies [メイスィーズ] やせ

macilent [メイスィラント] やせた，細い

Mackenzie's syndrome [マッケンズィーズ スィンドろウム] マッケンジー症候群 ☆同側の舌，軟口蓋，声帯麻痺

mackerel [メーカらル] 鯖

Macklin effect [マクリン イフェクト] マクリン効果 ☆肺胞から出た空気が縦隔へ流入すること

MacLeod's syndrome [マクラウズ スィンドろウム] マクラウド症候群，関節リウマチの水腫

macracusia [メークらクースィア] 大聴症 ☆音刺激に過敏な状態

macro- [メークろウ-，メークらー] ☆「巨大」「長大」を表す接頭語

macroaggregated albumin, MAA [メークろウアグりゲイティッド アルビューミン] 巨大凝集アルブミン

macroamylase [メークろウアミれイス] マクロアミラーゼ，巨大アミラーゼ

macroamylasemia [メークろウアミラスィーミア] 巨大アミラーゼ血症

macrobiosis [メークろウバイオウスィス] 長寿，長命

macrobrachia [メークろウブれイキア] 巨腕，長腕

macrocardius [メークろウカーディアス] 巨大心奇形

macrocephalous [メークらセファラス] 巨頭の

macroch(e)ilia [メークろウカイリア] 巨大唇症

macroch(e)iria [メークろウカイリア] 巨手症

macrocn(a)emia [メークろウニーミア] 巨大脛骨，長大下肢

macrococcus [メークらカッカス] 巨大球菌

macrocryoglobulin(a)emia [メークろウクらイオウグらビュリニーミア] 巨大寒冷沈澱グロブリン血症

macrocyte [メークらサイト] 大赤血球

macrocythemia [メークろウサイスィーミア] 巨大細胞症

macrocytic [メークろウサイティック] 大赤血

macrocytic 〜 macula

球性
— anemia [-アニーミア] 大赤球性貧血, 大〔赤〕球性貧血

macrodactylia [メークろダクティリア] 大指症

macrodont [メークろダント] 巨大歯

macrodystrophia lipomatosa [メークろウディストろフィア リポウマトウサ] 脂肪腫性部分巨大症・指の間質の巨大増殖

macroerythroblast [メークろウイりスれープラスト] 巨大有核赤血球, 大赤血球母細胞

macroesthesia [メークろウエススィーズィア] (錯覚による) 巨大感覚

macrogamete [メークろガミート] 大生殖体, 大配偶子, 雌性生殖体

macrogamy [メークらガミー] 二大成熟原虫の〔生殖的〕接合

macrogastria [メークらゲーストリア] 胃拡張症

macrogenia [メークろジェニア] 大下顎症

macrogenitosomia [メークろジャニトウソウミア] 大性器症 ☆多くは松果体の機能障害による発育異常

macroglia [メークらグリア] 大神経膠細胞

macroglobulin [メークらグラビュリン] 巨大グロブリン

macroglobulin(a)emia [メークろウグラビュリニーミア] 巨大グロブリン血症

macroglossia [メークらグラスィア] 巨舌症

macrognathia [メークろウネイスィア] 大上顎症

macrography, macrographia [メークろウグらフィー, メークろウグらフィア] 大字症. 正常よりも文字を大書きすること. 小脳障害にみられる

macrogyria [メークろウジャイりア] 大脳回症

macromastia [メークろメースティア] 大乳房症

macromelia [メークろウミーリア] 巨大肢

macromimia [メークらミミア] 誇張した模倣

macromolecular [メークらマレキュラー] 巨分子の

macromolecule [メークらマリキュール] 巨大分子, 高分子

macromonocyte [メークらマナサイト] 巨大単核細胞

macronychia [メークろニキア] 指趾爪過大または過長

macroparasite [メークろウペーらサイト] 大寄生体

macrophage, MP [メークろフェイジ] マクロファージ, 大食細胞, 巨貪食球

— colony stimulating factor, M-CSF [-カラニー スティミュレイティングフェークター] マクロファージコロニー刺激因子

— migration inhibitory factor, MIF [-マイグれイシャン インヒビタリーフェークター] マクロファージ遊走阻止因子

macrophagocyte [メークろファーガサイト] 大単核遊走食細胞

macrophallus [メークらファラス] 巨大陰茎

macrophthalmia [メークらフセールミア] 巨大眼球

macroplasia [メークろウプレイズィア] 体部の巨大発育, 体部発育過度

macropodia [メークろウポウディア] = macropodis 巨大足

macropolycytes [メークろパリサイツ] 大多核球

macroprosopia [メークろウプろウソウビア] 大顔症, 巨顔症

macropsia [メークらプスィア] 大視症

macrorrhinia [メークろウらイニア] 巨鼻症

macroscelia [メークろウスィーリア] 巨足, 長脚

macroscopic [メークらスカピック] 肉眼的, 巨視的

macrosigmoid [メークらスィグモイド] 巨大S状結腸症

macrosis [メークろウスィス] 巨大症

macrosmatic [メークらスメーティック] 嗅覚過敏の

macrosomia [メークろウソウミア] 巨体症

macrospore [メークらスポーァ] 大芽胞, 大胞子

macrostereognosia [メークろウスティーりオウグノウスィア] 立体性巨視症 ☆物体が実際より大きく見えること

macrostomia [メークろウストウミア] 巨口症

macrotia [メークろシア] 巨耳症, 大耳症

macrotome [メークらトウム] 組織厚切片作製器

macula, maculae (複) [メーキュラ, メーキュリー] 黒点, 斑点

— acustica [-アクースティカ] 聴神経球 ☆形嚢卵, 形嚢聴, 神経が侵入する部分

— atrophica [-アトろフィカ] (皮膚における) 萎縮斑

— atrophicans [-アトろフィカンス] 皮膚萎縮斑

macula ～ magnet

- — caeca [-スィーサ] 盲点
- — caerulea [-スィリューリア] 青斑 ☆だにの唾液による皮膚の青色着色
- — corneae [-コーニエ] 角膜斑
- — cribrosa [-クリブろウサ] 篩状斑 ☆迷路前庭の内壁にあるもので内聴道底の聴神経の道路
- — densa [-デンサ] 密集斑，緻密斑（ヘレン係蹄の上方部分）
- — flava [-フレイヴァ] 黄斑 ☆声帯の前端にある種子軟骨が黄色に見えるもの
- — germinativa [-ジャーミネイティヴァ] 胚斑，小核
- — lactea [-ラクティア] 乳様斑
- — lutea [-ルーティア] 黄斑（眼底の）
- — sacculi [-サキューリ] 球形嚢斑
- — solaris [-ソウラーりス] そばかす（雀目），夏日斑
- — statica [-スタティカ] 平衡斑
- — utriculi [-ユートりキュライ] 卵形嚢斑

macular [メーキュラー] 斑点の，汚点の
- — degeneration [-ディジェナれィシャン] 黄斑変性，黄斑部変性
- — sparing [-スペアリング] 黄斑回避．半盲のときに中心視野を回避する現象

maculate [メーキュレイト] 斑点をつける，汚点をつける，汚す

maculation [メーキューレイシャン] 斑点，汚点

macule [メーキュール] マキュール斑，変色扁平丘疹 ☆原発疹または個疹の一種

maculoanesthetic [メーキュロウアニスセティック] 斑状感覚喪失の

maculopapular [メーキュラペーピュラー] 斑丘疹状の

mad [メッド] 発狂した，理性を失った，恐水病の，熱狂して，怒った，発狂させる，発狂する
- — cow disease [-カウ ディズィーズ] 狂牛病

madarosis [メーダろウスィス] 睫毛，眉毛の脱落症

madden [メードン] 発狂させる，逆上させる

maddening [メードニング] 気を狂わすような，激させる

madefaction [メーディフェークシャン] 湿潤

Madelung's deformity [マーデルングズ ディフォーミティ] マデルング手変形 ☆特発性進行性橈骨彎曲症

madescent [メーデッサント] 湿っている，引湿性

madidans [メーディダンス] 湿潤性の

madness [メッドニス] 狂気，精神錯乱，熱狂

madreporic [メードりポーリック] 多孔性の

Madura foot [マデューら フット] マズラ足 ☆足菌症，インドに見られる真菌症

maduromycosis [マデュろマイコウスィス] マズラ真菌症 ☆腫瘍形成と瘻孔形成を特色とする足真菌症

mafarelin [マファれリン] マファレリン ☆性腺刺激ホルモン分泌刺激ホルモン，子宮内膜症に用いる

Maffucci's syndrome [マフースィーズ スィンドろウム] マフッチ症候群 ☆中胚葉異形成，血管腫を伴う軟骨形成不全症

mageiric [マジェィリック] 調理の，栄養食の

maggot [メーガト] 蛆

magic [メージック] 魔術
- — number [-ナンバー] 魔法数

magistral [メージストラル] 医師の指示による
- — formula [-フォーミュラ] 処方

magma [メーグマ] 果肉状物，軟塊，軟膏，（火山噴火のときに出る）マグマ，岩漿

magnesia [メーグニーズィア] マグネシア，苦土
- — usta [-アスタ] 酸化マグネシウム ☆抗便秘剤，制酸剤

magnesium, Mg [メーグニーズィアム] マグネシウム（元素） ☆原子量24.305
- — aluminometasilicate [-アルーミナメタスィリケイト] アルミニウムメタ珪酸塩
  ☆マグネシウム制酸剤
- — oxide [-アクサイド] 酸化マグネシウム ☆制酸薬，緩下剤として各種薬剤に加える
- — sulfate [-サルフェイト] 硫酸マグネシウム ☆塩類下剤，利胆薬

magnet [メーグニット] 磁石
- — operation [-アパれィシャン] 磁石手術
- permanent — [パーマネント-] 永久磁石

magnetic ～ major

magnetic [メーグネティック] 磁石の, 磁気の, 磁性の
— attraction [-アトれークシャン] 磁気引力
— body [-バディ] 磁性体
— chart [-チャート] 磁場の図
— circuit [-サーキット] 磁気回路
— current [-カぅント] 磁流
— declination [-ディクリネイシャン] 方位角, 偏角
— deviation [-ディーヴィエイシャン] 方位角, 偏角
— equator [-イークウェイター] 磁気赤道
— field [-フィールド] 磁場
— force [-フォース] 磁力
— hysteresis [-ヒスタりースィス] 磁気前歴反応 ☆鉄に磁気が残ること
— induction [-インダクシャン] 磁気感応, 磁気誘導
— meridian [-マりディアン] 磁気子午線
— moment [-モウマント] 磁力率, 磁気能率
— north [-ノース] 磁北
— permeability [-パーミアビラティ] 透磁率
— pole [-ポウル] 磁極
— resonance [-れザナンス] 核磁気共鳴
— resonance angiography, MRA [-れザナンス アンジアグらフィ] 核磁気共鳴血管造影
— resonance image, MRI [-れザナンス イミジ] 核磁気共鳴画像
— resonance imaging, MRI [-れザナンス イミジング] 核磁気共鳴造影法
— retentivity [-りテンティヴィティ] 磁気保持率
— stirrer [-スターらー] 磁性攪拌器
magnetism [メーグニティズム] 磁気, 磁力, 磁気学, 動物磁気
magnetization [メーグニタイゼイシャン] 磁化
magnetize [メーグニタイズ] 磁化する
magnetoencephalography, MEG [メーグニートウ・エンセファラグらフィ] 脳磁図
magnetoinduction [メーグニートウ・インダクシャン] 磁気感応
magnetotherapy [メーグニータセらピー] 動物磁気療法
magnification [メーグニフィケイシャン] 拡大, 倍率
— radiography [-れイディアグらフィ] 拡大X線撮影
magnify [メーグニファイ] (とくにレンズの場合) 拡大する, 誇張する, 賛美する
magnifying [メーグニファイング] 拡大された, 誇張された
— glass [-グラース] 虫眼鏡
— power [-パウアー] 倍率
magnitude [メーグニテュード] 大きさ, 大小, 大きいこと
magnolia [メーグノウリア] 厚木 ☆厚木・樹皮を下痢止めに使う
Mahler's sign [マーラーズ サイン] マーレル徴候 ☆血栓症で脈拍は増加するが体温は上がらない
maiden [メイドゥン] 少女
— name [-ネイム] 結婚前の姓
maidenhead [メイドンヘッド] 処女膜, 処女であること
maieusiomania [メイユースィオウメイニア] 産褥性精神病, 分娩性精神病
maieusiophobia [メイユースィオウフォウビア] 分娩恐怖症
maieutics [メイユーティクス] 産科の, 分娩の, 子宮頸拡張器
maim [メイム] 不具の, 身体障害の
main [メイン] 主要な, 有力な, 強力な
— artery [-アータりー] 主動脈
— current [-カぅント] 主流
— stem [-ステム] 幹
mainly [メインリー] 主に, 主として, 大部分は
maintain [メンテイン] 保持する, 継続する, 維持する, 防護する, 主張する
maintenance [メンテナンス] 保持, 持続, 保存, 扶養, 主張
— dialysis [-ダイエーラサス] 維持透析
— dose [-ドウス] 維持投与量
— therapy [-セらピー] 維持治療
maize [メイズ] とうもろこし
major [メイジャー] 過半の, 長年の, 重要な, 専門の, 優れた, (軍の)少佐
— angle [-エーングル] 優角
— arc [-アーク] 優弧
— axis [-エークスィス] 主軸, 長軸
— epilepsy [-エピラプスィ] 大癲癇
— histocompatibility antigen, MHC [-ヒストウ・カンパティビラティ エーンティジャン] 主要組織適合抗原

— histocompatibility complex, MHC [-ヒストウ・カンパティビラティ カンプレクス] 主要組織適合複合体
— omentum [-オウメンタム] 大網
— pancreatic duct [-パンクりエーティック ダクト] 大膵管
— pelvis [-ペルヴィス] 大骨盤
— problems [-プらブレム] 重大問題
— sublingual duct [-サブリンガル ダクト] 大舌下腺管
— surgery [-サージャりー] 大手術
— symptom [-スィンプタム] 主要症状
— tranquilizer [-トれーンクウィライザー] 抗精神薬

majority [マジョーらティ] 大多数, 成年, 丁年
maker [メイカー] 製造者, 造物主
makeshift [メイクシフト] 間に合わせのもの, 姑息手段, 間に合わせの, 姑息な
makeup [メイクアップ] 組み立て, 構造, 組織, 化粧
mal [メール] [F] 病, 疾患, 疾病, 痛み, むかつき
mala [メイラ] 頬骨または頬
malabsorption [メールアブゾープシャン] 吸収障害, 吸収不良
— syndrome [-スィンドろウム] 吸収不全症候群
malachite-green [マラカイト-グりーン] マラカイトグリーン
malacia [マレイシア] 軟化症, 異食症, 偏食
malacoma [マラコウマ] 体部の軟化部
malacosis [マラコウスィス] 軟化症, 偏食
malacosteon [マラカスティアン] 骨軟化症
malacotic [マラコウティック] 軟化の〔傾向〕
— teeth [-ティース] 軟歯
malacotomy [メーラカタミー] 腹壁切開術
maladaptation [メーラダプテイシャン] 適応不能
maladjustment [メーラジャストマント] 適応障害
social — [ソウシャル-] 社会的不適応
malady [メーラディ] 病, 疾病, 不快
malagma [メーラグマ] 庵法, 湿布, 緩和剤
malaise [マレイズ] [F] 不快, 病気, 倦怠
malalignment [マララインマント] 不正歯列
malandria [マランドリア] らい病または象皮病性の疾患

malanidrosis [メーランドろウスィス] 黒汗症
malar [メイラー] 頬の, 頬骨の, 頬骨
— eminence [-エミネンス] 頬骨隆起
malaria [マレアりア] マラリア
— comatosa [-コウマトウサ] 昏睡性マラリア
malarial [マレアリアル] マラリアの
— cachexia [-カケクスィア] マラリア悪液質
— fever [-フィーヴァー] マラリア熱, 間欠熱
— hematuria [-ヒーマチューりア] マラリア血尿症
— neuralgia [-ニューれールジア] マラリア神経痛
— therapy [-セらピー]
= malariatherapy マラリア療法
malariliazation [マレアりアリゼイシャン] マラリア発熱療法
malariology [マレアりアラジー] マラリア学
malassimilation [メーラスィミレイシャン] 同化障害, 同化不良
malate [メーレイト] リンゴ酸塩
malathion [マラサイアン] マラチオン ☆有機リン農薬
malaxation [メーラクセイシャン] こねること, 煉和, 捏揉運動
male, M [メイル] 男の, 牡の, 雄性の, 男性, 牡, 雄性植物
— fern [-ファーン] = aspidium オシダ
— hormone [-ホーモウン] 男性ホルモン
— organ [-オーガン] 雄性器
— screw [-スクるー] 雄ねじ
maleic acid [マリーイック エーサッド] マレイン酸, フマール酸のCIS型異性体
malemission [メーリミッシャン] 射精時の精子欠如, 精射不全
malformation [メールフォーメイシャン] 不格好, 不具, 奇形, 片輪
malfunction [メールファンクシャン] 機能不全, 機能障害
maliasmus [メーリアズマス] = glanders 馬鼻疽
malic acid [メーリック エーサッド] リンゴ酸
malice [メーりス] 悪意, 悪心, 敵意, 怨恨
malicious [マリシャス] 悪意のある, 敵意ある

malignancy ～ maltreat

malignancy [マリグナンスィ] 悪意, (病の)悪性, 不治性, 悪性腫瘍

malignant [マリグナント] (病の)悪性の, 毒性の, 不治性の, 悪意のある
- cell [-セル] 悪性細胞
- diphtheria [-ディフスィーりア] 悪性ジフテリア
- edema [-イディーマ] 悪性水腫
- growth [-グろウス] 悪性腫瘍
- hypertension [-ハイパーテンシャン] 悪性高血圧
- hyperthermia, MH [-ハイパーサーミア] 悪性高体温症
- jaundice [-ジョーンディス] 悪性黄疸
- lentigo [-レンタイゴウ] 悪性ほくろ
- lymphoma [-リンフォウマ] 悪性リンパ腫
- melanoma [-メラノウマ] 悪性黒色腫
- mesothelioma [-メゾウスィーリオウマ] 悪性中皮腫
- pleural implants [-プルーらル インプランツ] 悪性腫瘍胸膜播種性転移
- pustule [-パスチュール] 悪性膿疱
- thymoma [-サイモウマ] 悪性胸腺腫
- transformation [-トれーンスフォーメイシャン] 悪性転化
- tumor [-テューマー] 悪性腫瘍

Malin's syndrome [マリンズ スィンドロウム] マリン症候群 ☆赤血球が白血球に貪食される貧血

malinger [マリンガー] 病を装う, 仮病をする

malingerer [マリンガらー] 病を装う者, 仮病者

malingery [マリンガりー] = malingering 仮病

malleability [メーリアビリティ] 展性, 順応性

malleable [メーリアブル] 展性の

malleation [メーリエイシャン] 槌で打つような, 痙攣性手運動

malleolar [メーリーアラー] 踝の, 踝部の

malleolus [メーリーアラス] 踝
- fibulae [-フィビューレ] 腓骨踝 (そとくるぶし)
- tibiae [-ティビエ] 脛骨踝 (うちくるぶし)

malleostapediopexy [メーリオウスタピーディアペクスィ] ツチ・アブミ骨連結術

mallet [メーリット] 槌

malleus [メーリアス] 槌骨 (つち骨), 鼻疽

Mallory-Weiss syndrome [メーラりーウァイス スィンドロウム] マロリー・ワイス症候群 ☆嘔吐頻発のための食道・胃接合部の裂創による出血

malnutrition [メールニュートりシャン] 栄養不良, 栄養失調症

malocclusion [メーラクルージャン] 不正咬合

malodorus [メーロウダらス] 悪臭ある

malondialdehyde, MDA [メーロンダイアルデハイド] マロンジアルデヒド. 過酸化脂質とチオバルビツール酸が反応して出来る赤色物質. 過酸化脂質の検出に用いる

maloplasty [メーラプレースティ] 頰形成術

malotilate [メーラティレイト] マロチラート ☆肝タンパク代謝改善薬

malpighian body [メールピギアン バディ] マルピギー小体

malposition [メールパズィシャン] 胎児変位, 位置の悪いこと

malpractice, malpraxis [メールプれークティス] 医療過誤, 不適切医療行為, 不正医療
- suit [-スート] 医療過誤訴訟

malpresentation [メールプれザンテイシャン] 胎位異常

malrotation [メールろウテイシャン] 異常回転

MALT (mucosa-associated lymphoid tissue)

malt [モールト] = maltum 麦芽, 麦こうじ, モルト
- liquor [-リカー] 麦芽醸造酒
- suger [-シュガー] 麦芽糖
- worker's lung [-ウァーカーズ ラング] 麦芽 (モルト) 作業者肺 ☆過敏性肺臓炎の一種

Malta fever [モールタ フィーヴァー] マルタ熱 ☆マルタ島その他地中海沿岸に流行する一種の間欠熱

maltase [モールテイス] マルターゼ ☆マルターゼ分解酵素

maltodextrin [モールタデクストりン] 麦芽デキストリン

maltose [モールトウス] マルトース ☆麦芽糖

maltreat [メールトりート] 虐待する, 冷遇

malturned ～ maniac

する，いじめる
malturned［メールターンド］（歯が）異常転回している
malum［メーラム］病，疾患
— **coxae juvenilis**［- カクセ ジューヴィニーリス］若年性変形性股関節症
— **coxae senile**［- カクセ スィーナイル］老人性変形性股関節症
— **mortuam**［- モーチュアム］死病
— **primarium**［- プライマリアム］原発病
— **senile**［- スィーナイル］老人病
— **venereum**［- ヴァニーリアム］性病
— **perforans pedis**［- パーファランス ピーディス］足穿孔
malunion［メーリューニアン］骨折の変形癒合
mamelon［メーメラン］切縁結節．切歯の切縁隆起の一つ
mamelonation［メーマラネイシャン］円丘形成，切縁結節形成
mamma［メーマ］乳房，胸，乳腺
mammalgia［マメールジア］乳房痛
mammalia［マメイリア］= mammal 哺乳類
mammary［メーマリー］乳房の，乳腺の
— **cancer**［- キャンサー］乳癌
— **gland**［- グレーンド］乳腺
— **neuralgia**［- ニューれールジア］乳房神経痛
— **region**［- りージャン］乳房部
mammectomy［メーメクタミー］乳房切除術
mammiform［メーミフォーム］乳頭状の，乳房状の
mammilla［メーミラ］乳頭
mammillary［メーミラりー］乳頭状の
mammillated［メーミレイティッド］乳頭突起のある
mammillation［メーミレイシャン］乳頭様突起，乳頭状化，顆粒状化
mammilliplasty［メーミリプレースティ］乳頭形成術
mammillose［メーミロウス］乳頭状突起を有する
mammitis［メーマイティス］乳腺炎
mammogen［メーマジャン］脳下垂体前葉ホルモン ☆乳房の発達を促進する
mammography［メーマグらフィ］乳房撮影法
mammotomy［メーマタミー］乳房切開術
mammotropic［メーマトらピック］乳腺親和性の

manage［メーニジ］操縦する，制御する，経営する，支配する，取り締まる，処理する
manageable［メーニジャブル］扱いやすい，操縦しやすい，処理しやすい
management［メーニジマント］取り扱い，操縦，経営，処理
manager［メーニジャー］マネージャー，支配人
manchette［メーンシェット］[F]マンシェット ☆血圧測定用上腕被覆
mancinism［メーンスィニズム］= left-handedness 左利き
mandelium, Md［メーンディリアム］マンデリウム（元素）
mandible［メーンディブル］顎，下顎骨
mandibula［メーンディビュラ］下顎骨
mandibular［メーンディビュラー］顎の，下顎の，上嘴の
— **ankylosis**［- エーンキロウスィス］顎〔関節〕強直症
— **arch**［- アーチ］（脊椎類の）顎弓，下顎
— **gland**［- グレーンド］顎下腺
mandrake［メーンドれイク］マンダラゲ ☆催淫剤
mandrel［メーンドラル］心棒，心軸
mandrin［メーンドりン］マンドリン．誘導針，探針
manduation［メーンデュエイシャン］咬むこと
maneuver［マヌーヴァー］手技，巧みに操作する
　Jendrassik's —［ジャンドらスィックス-］ジェエンドラシック操作．膝蓋腱反射の増強法．両手の手指を組み，左右に引っ張る
manganese, Mn［メーンガニーズ］マンガン（元素）☆原子量54.9380
— **black**［- ブラック］酸化マンガン
manganic acid［メーンガニック エーサッド］マンガン酸
manganometry［メーンガノウミトりー］マンガン定量法
manger［メーンガー］疥癬
mangle［メーングル］切り裂く
mania［メイニア］躁狂，熱狂，〜狂
— **a potu**［- ア パテュ］= delirium tremens 振戦せん妄
— **mitis**［- マイティス］軽症性躁病
— **secandi**［- セカンディ］外科手術狂
maniac［メイニアック］狂的の，躁狂者，

maniac ~ Marañon's syndrome

狂人，発狂者
- depressive insanity [-ディプれッスィヴ インサニティ] 抑うつ性精神病
- [-]depressive psychosis [-ディプれッスィヴ サイコウスィス] 躁うつ病

manicure [メーニキュア] マニキュア，美爪術，美爪術を施す

manidipine hydrochloride [メーニディピン ハイドロウクローらイド] 塩酸マニジピン ☆降圧薬，カルシウム拮抗薬

manifest [メーメフェスト] (心，感覚に)明らかな，明示する，表現する，証明する

manifestation [メーニフェステイシャン] (症状の)発現

manikin [メーニキン] 人体解剖模型，モデル人形

manipulate [メーニピュレイト] 手で扱う，操作する，処置する，巧みに取り扱う

manipulation [メーニピューレイシャン] 取り扱い，操作，処置，触診

Mann syndrome [メーン スィンドろウム] マン症候群 ☆脳挫傷による眼球運動障害とロンベルグ徴候

mannan [メーナン] マンナン ☆マンノースから成る多糖類の総称

manner [メーナー] 方法，態度，挙動，行儀 (複数)，作法，風習

mannite [メーナイト] マンニット ☆六水酸塩アルコール

mannitic acid [メーニティック エーサッド] マンニット酸 ☆六水酸塩アルコール

mannitol [メーニトール] マンニトール ☆頭蓋内圧低下用浸透圧剤，糸球体で濾過されるが尿細管で吸収されない

mannitose [メーニトウス] マンニトース ☆ mannite の酸化物

mannose [メーノウス] マンノース糖

Mann Williamson ulcer [メーン ウィリアムスン アルサー] マン・ウィリアムソン潰瘍 ☆胃切除，胃腸吻合によって起こる消化性潰瘍

manometric [メーナメトリック] 圧力計の

manometer [メーナミター] 圧力計，計圧器，微圧計

manoscope [メーナスコウプ] 空気の密度計

mantle [メーントル] 外套，被覆，蓋，マントル，外被，覆う，液体が上皮を生ずる，血液が顔にみなぎる
- cell [-セル] 外套細胞
- fiber [-ファイバー] 外套糸

manual [メーニューアル] 徒手，用手，手先の，手引書
- correction [-カれクシャン] 用手矯正
- intermittent peritoneal dialysis [-インターミッタント ペリトウニーアル ダイアリスィス] 徒手間歇的腹膜灌流
- labor [-レイバー] 筋肉労働

manubrial [メーニューブリアル] 胸骨柄の，槌骨柄の

manubriate [メーニューブリエイト] 把柄を有する

manubrium [メーニューブリアム] 把柄，胸骨把柄
- mallei [-マリイ] 槌骨柄
- sterni [-スターニ] 胸骨柄

manufacture [メーナフェークチャー] 製造，製作，製造品，製造する，製作する，製造に従事する

manure [マニュアー] 肥料，肥料をやる

manus [メイナス] 手
- cava [-ケイヴァ] 凹状掌手
- extensa [-イクステンサ] 背屈手
- flexa [-フレクサ] 掌屈手
- plana [-プレイナ] 扁平手
- valga [-ヴァルガ] 外反手
- vara [-ヴェアら] 内反手

manuscript [メーニュスクリプト] 筆写の，写本，原稿

MAO 1. (maximam acid output) / 2. (monoamine oxidase)

MAP 1. (mitogen-activated protein) / 2. (mitral annuloplasty)

map [メップ] 地図

mapping [メッピング] 地図を作ること

MAP kinase [メップ カイネイス] = mitogen-activated protein kinase 有糸分裂活性化蛋白リン酸化酵素

mapharsen [マファーサン] マハーゼン ☆駆梅剤

maple [メイプル] カエデ属の植物
- bark stripper's lung [-バークス トリッパーズ ラング] 楓木皮はぎ業者肺 ☆過敏性肺臓炎の一つ
- syrup disease [-スィらップ ディズィーズ] 楓シロップ病 ☆先天性代謝異常の一つで楓シロップ様の尿が出る，分枝ケト酸脱カルボキシル酵素の欠損

maprotiline hydrochloride [マプろウティリーン ハイドロウクローらイド] 塩酸マプロチリン ☆四環系抗うつ病薬

Marañon's syndrome [マらナンズ スィンド

ロウム〕マラニョン症候群 ☆卵巣機能不全と扁平足，脊椎側彎

marantic〔マれーンティック〕消耗の，衰弱の
　— **tabes**〔- **テ**イビース〕消耗脊髄癆
　— **thrombosis**〔- **ス**らンボウスィス〕衰弱性血栓症

marasmatic〔メーらスメーティック〕消耗性の，衰弱性の

marasmic〔マれーズミック〕衰弱の，消耗の，虚脱の

marasmus〔マれーズマス〕衰弱，消耗，虚脱

marble〔マーブル〕大理石，大理石の彫刻
　— **bone disease**〔- ボウン ディズィーズ〕大理石骨病

Marburg-Ebola disease〔マーブーるク-イボウラ ディズィーズ〕マールブルグ・エボラ病 ☆アフリカミドリザルから発生した皮膚病変，結膜炎，腎不全を起こすウイルス疾患

Marburg virus〔マーブーるク ヴァイらス〕マーブルウイルス ☆出血熱の原因

march〔マーチ〕行進する，てんかん刺激の進行
　— **foot**〔- フット〕行軍足
　— **fracture**〔- フれークチャー〕行軍骨折
　— **hemoglobinuria**〔- ヒーモウグロウビニューりア〕行軍血色素尿症
　jacksonian —〔ジャックソウニアン-〕ジャクソン行進．大脳の運動皮質の異常刺激が隣接部へ波及し，筋痙攣がこれに伴って進行する

Marchiafava-Bignami disease〔マーカファーヴァ-ビグナーミー ディズィーズ〕マルキャファーヴァ・ビギャミ病 ☆アルコール中毒患者の脳梁両側脱髄変性

Marchiafava-Micheli syndrome〔マーカファーヴァ-マイカライ スィンドろウム〕マルキャファーヴァ・ミケリ症候群 ☆発作性夜間血尿を伴う貧血

Marcus-Gunn's syndrome〔マーカス-ガンズ スィンドろウム〕マーカス・ガン症候群 ☆網膜血管交叉の際硬化した動脈が他の血管を圧排すること

Marfan's disease〔マーファンズ ディズィーズ〕マルファン病 ☆先天性梅毒による進行性痙攣性両側麻痺

Marfan's syndrome〔マーファンズ スィン

ドろウム〕マルファン症候群 ☆全身結合組織異常，長身，蜘蛛指，大動脈瘤などを伴う，コラーゲン架橋結合の先天異常

margarine〔マーガりン／マージャりン〕マーガリン，人造バター ☆ stearin と palmitic 酸の混合物

margin〔マージン〕縁，端，欄外，余裕，余地，欄外に書く，縁をつける
　— **of acetabulum**〔- アヴ アスィテービュラム〕寛骨臼縁
　— **of safety**〔- アヴ セイフティ〕安全限界

marginal〔マージナル〕縁の，辺の，端の，境〔界〕の，欄外に書いた
　— **body**〔- バディ〕縁体
　— **convolution**〔- カンヴァルーシャン〕近縁回
　— **gingivitis**〔- ジンジヴァイティス〕歯肉縁炎
　— **internal gyrus**〔- インターナル ジャイらス〕内辺縁回
　— **nutritional deficiency**〔- ニュートりシャナル ディフィシャンスィ〕境界型栄養欠乏
　— **placenta**〔- プラセンタ〕周縁胎盤
　— **pocket**〔- パキット〕縁嚢
　— **ray**〔- れイ〕周縁光線 ☆軸から離れて通る光線
　— **vessel**〔- ヴェッサル〕縁管
　— **whiskering**〔- ウィスカりング〕関節辺縁線状異形成
　— **zone**〔- ゾウン〕周縁帯

marginated eczema〔マージネイティッド エクズィマ〕頑癬

margo〔マーゴ〕⟨pl. margines；L⟩ 縁，境界
　— **gingivalis**〔- ジンジヴェイリス〕歯肉縁

Marie-Foix Sign〔マリー-フウァ サイン〕マリー・フォア徴候 ☆共同運動反射の一つ，中足部圧迫か足跡を屈曲させると股および膝関節が屈曲する

Marie-Robinson syndrome〔マリー-らビンサン スィンドろウム〕マリー・ロビンソン症候群 ☆妊娠中の抑うつ，不眠

Marie-Strümpell disease〔マリー-ストらンペル ディズィーズ〕マリー・シュトルュンペル病 ☆小脳性運動失調の一つ

Marie's disease〔マリーズ ディズィーズ〕マリー病 ☆リウマチ性脊椎炎，肢端巨

大症，小脳性運動失調症
Marie's syndrome [マりーズ スィンドロウム] マリー症候群 ☆先端巨大症
marihuana [マーリフウァナ] = marijuana 大麻 ☆麻薬の一種
marinotherapy [メーりナセらピー] 海浜転地療養
Marion's disease [メーりアンズ ディズィーズ] マリオン病 ☆先天性後尿道閉鎖症
Mariotte's spot [メーりオッツ スパット] マリオット盲斑 ☆黄斑暗点
maritonucleus [メーりトウニュークリアス] 受精卵の核
Marjolin's ulcer [マージャリンズ アルサー] マルジョラン潰瘍 ☆古い潰瘍の上の潰瘍，扁平上皮があるため治癒傾向の乏しい潰瘍
mark [マーク] 印，斑点，特色，記号，徴候，標準，印をつける，記録する，採点する，区別する，注意する
marker [マーカー] マーカー，標識
marmoset [マーマゼット] キヌザル．広鼻猿類の小型のサル
Maroteaux-Lamy's syndrome [マろトーレイミーズ スィンドロウム] マロトー・ラミー症候群 ☆MPS VI型先天性ムコ多糖代謝異常，骨変化強く知能正常
Marrara's syndrome [メーらラズ スィンドロウム] マラーラ症候群 ☆トルコ，ギリシャなどでみられる五口虫感染症
marrow [メーろウ] 髄，骨髄，実質
marsh [マーシュ] 湿地，沼地
— fever [-フィーヴァー] 湿地熱，マラリア熱
marsupial [マースュービアル] 有袋類
marsupialization [マースュービアリゼイシャン] 開窓療法，造袋術
marsupium [マースュービアム] 陰嚢，育児嚢
martial [マーシャル] 鉄を含んだ，軍事の
martial art [マーシェル アート] 格闘術
martyr [マーター] 殉教者
marvellous [マーヴィラス] 驚くべき，不思議な
MAS 1. (massive aspiration syndrome) / 2. (meconium aspiration syndrome)
maschaladenitis [マスカラデナイティス] 腋窩腺炎
maschale [マスコール] [G] 腋窩
masculation [メースキューレイシャン] 男性化

masculine [メースキュリン] 男性の，雄性の，男らしい，男性
masculinize [メースキュリナイズ] 男性化する
maser [メイザー] マイクロ波の増殖・発振装置
mash [メーッシュ] 麦芽汁（ビールの原料），どろどろに似たもの，すり潰したもの，麦芽と湯とを混ぜる，潰す
mashed potato [メーッシュト パテイトウ] マッシュポテト ☆すり下ろしたジャガイモ
mask [メースク] 顔面包帯，マスク，仮面
masked [メースクト] 覆面の，隠ぺい性の
— depression [-ディプれッシャン] 仮面うつ病
masochism [メーサキズム] マゾヒズム，被虐性愛
mass [メース] 塊，質量，練り薬，一塊りになる，集める，集合する
— epidemic [-エピデミック] 集団流行病
— of ferrous carbonate [-アヴ フェらス カーバネイト] 塊状炭酸第一鉄
— psychology [-サイカラジー] 群衆心理学
— spectroscopy [-スペクトろスカピー] 質量スペクトル法
— spectrum [-スペクトらム] 質量スペクトル
massage [マサージ] マッサージ，もみほぐす，マッサージを行う，按摩をする
masseur [マサー] マッサージ士，按摩器
Massini's maneuver [メースィーニズ マニューヴァー] マッシニ手技 ☆鉗子分娩の胎児娩出法の一つ
massive [メーッスィヴ] 大きい，重い，量のある，（目鼻立ち・体格の）大柄な，（精神の）強い
— amnion aspiration syndrome, MAASC [-エームニアン エースピれイシャン スィンドロウム] 過度羊水吸引症候群
— aspiration syndrome, MAS [-エースピれイシャン スィンドロウム] 大量吸引症候群
— hemorrhage [-ヒーマりジ] 大出血，大量出血
— osteolysis [-アスティアリスィス] 大

量骨溶解
― pneumonia [-ニューモウニア] 充実性肺炎
Masson body [メーサン バディ] マッソン体 ☆過敏性肺臓炎などの間質肺炎下肺胞腔内の滲出液の器質化によってできる
Masson's trichrome stain [メーサンズ トらイクろウム ステイン] マッソン三色染色法 ☆結合組織を染色する
massotherapy [メーサセらピー] マッサージ療法, もみほぐし療法
mast cell [メースト セル] 肥胖細胞
mastadenitis [メースタディナイティス] 乳腺炎
mastalgia [メーステールジア] 乳腺痛
mastatrophia [マスタトろウフィア] 乳腺萎縮
mastauxe [メーストークスィ] 乳房肥大
mastectomy [メーステクタミー] 乳房切除術
Master [マスター] 修士
― of Arts, MA [-アヴ アーツ] 文学修士
― of Public Health, MPH [-アヴ パブリック ヘルズ] 公衆衛生学修士
― of Science [-アヴ サイアンス] 理学修士
Master's two step test [マスターズ トゥー ステップ テスト] マスター二階段テスト ☆運動負荷法の一つ, 運動負荷による心筋虚血検査
masthelcosis [マスセルコウスィス] 乳腺潰瘍
mastic [メースティック] 一種の樹脂, 乳香, 乳香樹, 乳香酒, 漆喰の一種
masticate [メースティケイト] 噛む, 咀嚼する
mastication [メースティケイシャン] 咀嚼
masticatory [メースティカタりー] 咀嚼の, 咀嚼に適する
mastitis [メースタイティス] 乳房炎, 乳腺炎
mastocarcinoma [メーストウカースィノウマ] 乳癌
mastocyte [メースタサイト] 肥満細胞, 肥胖細胞
mastocytosis [メーストウサイトウスィス] 肥満細胞増殖症 ☆皮膚色素性発疹を伴う
mastodynia [メースタディニア] 乳房痛
mastoecchymosis [メースタエキモウスィス] 乳房斑状出血

mastoid [メーストイド] 乳頭状の, 乳房状の, 乳様突起の, 乳突突起部の, 乳様突起
― process [-プろウセス] 乳様突起
mastoidale [メーストイデイリ] 乳様突起最下部
mastoidalgia [メーストイダルジア] 乳突痛
mastoidectomy [メーストイデクタミー] 乳様突起切開術
mastoideum [メーストイディアム] 乳突骨
mastoiditis [メーストイダイティス] 乳様突起炎, 乳突炎
mastoidotomy [メーストイダタミー] 乳突切開術
mastomenia [メーストウミーニア] 代償性乳房出血, 乳腺月経
mastoncus [メースタンカス] 乳房腫脹
mastopathy [マスタパスィ] 乳腺症
mastopexy [メースタペクスィ] 乳房固定術
mastoptosis [メースタプトウスィス] 乳房下垂
mastoscirrhus [メースタスキらス] 乳房硬化
mastosis [メーストウスィス] 乳房症 ☆結節様腫脹痛を伴う乳腺組織退化
mastotomy [メースタタミー] 乳房切開術
masturbation [メースターベイシャン] 手淫, 自慰
MAT (multifocal atrial tachycardia)
matching of blood [メーッチング アヴ ブラッド] 血液型適合試験
mate [メイト] (労働者間の)仲間, 兄弟, (動物とくに鳥の)つがい, 連れ添わす, 連れ添う
mater [メイター] 膜
materia [マティーりア] 物質, 物体
― medica [-ミーディカ] 薬理学, 薬物学
material [マティーりアル] 物質の, 物質的, 有形の, 肉体状の, 重大な, 原料, 材料
materialize [マティアりアライズ] 形体を賦与する, 具体的に示す, 体現させる, 体現する, 出現する
materies morbi [マティーりーズ モーバイ] 病理物質, 病因体
maternal [マターナル] 母の, 母性の, 母方の
― death [-デス] 妊産婦死亡
― drive [-ドらイヴ] 母性衝動
― dystocia [-ディストウシア] 母胎に

maternal 〜 maximum

　よる分娩障害
- **inheritance** [-インヘリタンス] 母性遺伝
- **instinct** [-インスティンクト] 母性本能

maternity [マターニティ] 母性, 母となること
- **apparel** [-アパラル] 分娩衣
- **bag** [-ベーッグ] 出産用品袋
- **blues** [-ブルーズ] 母性憂うつ症
- **centre** [-センター] 妊婦相談所
- **hospital** [-ハスピタル] 産科病院, 産院
- **ward** [-ウォード] 産科病室

maternology [マターナラジー] 母性学

mating [メイティング] 交配, 配偶

matrix [メイトリクス] 子宮, 母体, 母室, 細胞間質, 子宮細胞などの付着床, 骨の有機成分
- **metalloproteinase, MMP** [-メタロウ・プロウティネイス] マトリックス金属依存性タンパク分解酵素

matrixitis [メイトリクサイティス] 爪床炎

matronal [メイトロウナル] 既婚婦の

matter [メーター] 物質, 物体, 成分, 要素, 〜素, 〜体, (腫物・傷などの)膿汁, 重大である, 化膿する

mattoid [マトイド] マットイド ☆精神病者というほどではないが, 奇怪な性格や行動をする人

matula [マテューラ] 尿器, 小便所

maturate [メーテュれイト] 成熟する, 化膿する

maturation [メーテュれイシャン] 成熟
- **arrest** [-アれスト] 成熟停止〔血球〕

mature [マテュアー] 成熟した, 完全に発達した, 熟させる, 十分発達する
- **bacteriophage** [-バクティーりアフェイジ] 成熟バクテリオファージ

maturity [マテューりティ] 成熟, 円熟, 化膿
- **of age** [-アヴ エイジ] 成年

maturity-onset diabetes [マテューりティーアンセット ダイアビーティーズ] 成年期発症糖尿病

maturity-onset diabetes in the young, MODY [マテューりティーアンセット ダイアビーティーズ イン ザ ヤング] 若年発症成人型糖尿病

matutinal [メーテューティナル] 朝の, 早朝の

matzoon [メートズーン] 発酵乳

Mauriac syndrome [モーリャック スィンドロウム] モーリアック症候群 ☆*肝肥大, 肥満, 知能不全などを伴う小児*

maxilla [メークスィラ] 顎骨 (とくに上顎骨), (動物の) 下顎肢, 下鰓, 小鰓

maxillary [メークスィラりー] 顎の, 顎骨の, 上顎骨の, 下顎肢の, 小鰓, 顎骨
- **artery** [-アータりー] 顎動脈
- **sinus** [-サイナス] 上顎洞

maxillitis [メークスィライティス] 上顎骨炎, 顎下腺炎

maxillomandibular [メークスィラマンディビュラー] 上顎および下顎の

maximal [メークスィマル] 最大の, 極大の, 極限の
- **acid output, MAO** [-エーサッド アウトプット] 最大酸分泌量
- **blood pressure** [-ブラッド プれッシャー] 最大血圧
- **dose** [-ドウス] 極量, 最大投与量
- **expiratory pressure, MEP** [-イクスパイらトりー プれッシャー] 最大呼気圧
- **noneffective level** [-ナンイフェクティヴ レヴァル] 最大無効果量

maximum [メークスィマム] 最大限, 極度, 最大量
- **acceptable daily intake** [-アクセプタブル デイリー インテイク] 一日最大許容摂取量
- **acid concentration, MAC** [-エーサッド カンセントれイシャン] 最大酸濃度
- **allowable concentration** [-アラウアブル カンセントれイシャン] 最大許容濃度
- **exercise tolerance scale** [-エクサーサイズ タらランス スケイル] 最大運動耐容尺度
- **expiratory flow, MEF** [-イクスパイらトりー フロウ] 最大呼気流量
- **inspiratory pressure, MIP** [-インスパイらトりー プれッシャー] 最大吸気圧
- **permissible concentration, MPC** [-パーミッスィブル カンセントれイシャン] 最大許容濃度
- **permissible dose** [-パーミッスィブル ドゥス] 〔放〕最大許容線量 (MPD)
- **velocity, V max** [-ヴァらスィティ] 最高速度

— **voluntary ventilation, MVV** [-ヴァランタリー ヴェンティレイシャン] 最大自発呼吸量
maxwell [メークスウァル] マクスウェル ☆磁束の電磁単位
May-Giemsa stain [メイーギームザ ステイン] メイ・ギムザ染色 ☆メイ・グリュンクルド法についでギムザ法を用いる細胞染色法
mayfly [メイフライ] かげろう
mayhem [メイヘム] 傷害，暴力によって傷害を与えること，身体障害（罪）
mazaticol hydrochloride [メザティコール ハイドロウクローライド] 塩酸マザチコール ☆パーキンソン病治療薬，副交感神経遮断薬
maze [メイズ] 迷路
mazic [メイズィック] 胎盤の
mazindol [メイズィンドール] マジンドール ☆食欲抑制薬，肥満治療薬
mazodynia [メイザディニア] 乳房痛
mazology [メイザラジー] 乳房学
mazolysis [メイザリスィス] 乳房剥離
mazopathy [メイゾウペースィ] 胎盤の疾患，乳房の疾患
mazopexy [メイザペクスィ] 乳房固定術
MB (minimum bactericidal concentration)
MBD (minimum brain damage)
MBL (menstrual blood loss)
MBP (mean blood pressure)
MC (minimal change)
MCA (middle cerebral artery)
McArdle's syndrome [マクアードルズ スィンドロウム] マクアードル症候群 ☆筋ファスフォリラーゼ欠損症
McBurney's point [マクバーニーズ ポイント] マクバーニー点 ☆右下腹部の急性虫垂炎のときの圧痛点
MCD 1. (mean corpuscular diameter) / 2. (medullary cystic disease)
McLester's syndrome [マクレスターズ スィンドロウム] マクレスター症候群 ☆栄養障害による神経障害
McMurray's sign [マクマリズ サイン] マクマレー徴候 ☆膝半月板損傷のときの関節内の雑音
MCG (mechanocardiography)
MCH (mean corpuscular hemoglobin)
MCHC (mean corpuscular hemoglobin concentration)

M-CSF (macrophage colony stimulating factor)
MCT (meddle chain triglyceride)
MCTD (mixed connective tissue disease)
MCV (mean corpuscular volume)
MDF (myocardial depressant factor)
MDS (Master of Dental Surgery) 歯科外科学士 ; (myelodysplastic syndrome) 骨髄異形成症候群，骨髄形成異常症候群
ME (medical electronics) 医用エレクトロニクス
MEA (multiple endocrine adenomatosis)
meable [ミーアブル] 濾過性の，透過性の
mead [ミード] 蜂蜜酒
meal [ミール] 食事，一食分，試験食
mean [ミーン] 平均，平均値，算術平均
— **blood pressure, MBP** [-ブラッド プレッシャー] 平均血圧
— **corpuscular diameter, MCD** [-コーパスキュラー ダイアミター] 平均赤血球直径
— **corpuscular hemoglobin, MCH** [-コーパスキュラー ヒーモウグロウビン] 平均赤血球ヘモグロビン量
— **corpuscular hemoglobin concentration, MCHC** [-コーパスキュラー ヒーモウグロウビン カンサントれイシャン] 平均赤血球ヘモグロビン濃度
— **corpuscular volume, MCV** [-コーパスキュラー ヴァリューム] 平均赤血球容量
— **Forced Expiratory Volume Flow between 25～75% FVC** [-フォースト イクスパイらトリー ヴァリューム フロウ ビトゥウィーン] = FEF 25～75% 平均強制呼気圧75～75%
— **solar day** [-ソウラー デイ] 平均太陽日
— **temperature** [-テンパらチャー] 平均温度
— **value** [-ヴァリュー] 平均値
meaning [ミーニング] 意味するもの，意義，真意，意味深長な，するつもりの
Mean's sign [ミーンズ サイン] ミーンズ徴候 ☆甲状腺機能亢進症でみられる眼球上方回転遅延
measles [ミーズルズ] 麻疹，はしか，（牛豚の）嚢虫症，包虫症
— **encephalitis** [-エンセファらイティス]

measles ～ medial

麻疹脳炎
— pneumonia [−ニューモウニア] 麻疹肺炎

measly [ミーズリー] 斑状の, 麻疹状の; 嚢虫症の; つまらない

measure [メジャー] 大きさ, 寸法, 度量法, ブッシェル, 物差し, 定量, 処置, 測定する, 評価する, 比較する, 適合させる
— of capacity [−アヴ キャパスィティ] 容量

measuring flask [メジャリング フレースク] 低容瓶

meat [ミート] 肉, 食用獣肉

meatal [ミーエイタル] 道の, 管の

meatoscope [ミーアタスコウプ] 尿道口鏡検査

meatotomy [ミーアタタミー] 外尿道口切開術

meatus [ミーエイタス] 道, 管
— acusticus externus [−アクースティカス イクスターナス] 外耳道
— acusticus internus [−アクースティカス インターナス] 内耳道
— nasi communis [−ナージ カミューニス] 総鼻道
— nasi inferior [−ナージ インフィーりアー] 下鼻道
— nasi medius [−ナージ ミーディアス] 中鼻道
— nasi superior [−ナージ スーピーりアー] 上鼻道
— nasopharyngeus [−ネイゾウファりンジアス] 鼻咽道

mecasermin [メカサーミン] メカセルミン ☆糖尿病治療薬, ソマトメジン C 製剤, インスリン受容体異常や成長ホルモン抵抗症に使う

mechanical [ミケーニカル] 機械の, 機械学の, 機械的, 物理的, 職工, 機械学
— dentistry [−デンティストリー] 歯科技工学, 歯科器械学
— factor [−フェークター] 物理的因子
— ileus [−イリアス] 機械的腸閉塞症
— revascularization [−りヴァスキュラりゼイシャン] 冠動脈の機械的疎通
— ventilator [−ヴェンティレイター] 呼吸補助器

mechanism [メカニズム] 機械, 機構, 作用, 機序
— of labor [−アヴ レイバー] 分娩機序

mechanocardiography, MCG [メカノウ・カーディアグらフィ] 心機図検査法 ☆心拍運動を記録する

mechanostat [メカノウスタット] 物理的刺激を一定に調整する機構 ☆とくに骨の物理的刺激に対する感受性の調節機構

mechanotherapy [メカナせらピー] 機械的療法

meche [メッシュ][F] タンポン, 外科用ガーゼ栓, ふるいの網目の大きさ

mecism [ミースィズム] 身体の部分的異常延長

Meckel's cartilage [メカルズ カーティリジ] メッケル軟骨

Meckel's diverticulum [メカルズ ダイヴァーティキュラム] メッケル憩室

Meckel's ganglion [メカルズ ゲーングリアン] メッケル神経節

Meckel's space [メカルズ スペイス] メッケル腔 ☆メッケル神経節をもつ硬膜腔

mecobalamin [メカバラミン] メコバラミン ☆補酵素型メチルビタミン B_{12}

mecometer [ミーカミター] 乳児身長測定器

meconalgia [ミーカネールジア] アヘン禁断性疼痛

meconeuropathia [ミーカニューらペースィア] アヘン性神経障害

meconic acid [ミーカニック エーサッド] メコン酸

meconism [ミーカニズム] アヘン中毒症

meconium [ミーコウニアム] 胎便, 胎尿, アヘン
— aspiration syndrome, MAS [−エースピれイシャン スィンドろウム] 胎便吸収症候群
— ileus [−イリアス] 胎便腸閉塞
— plug syndrome [−プラグ スィンドろウム] 胎便塞栓症候群

mecrofenoxate [メクろフェナクセイト] メクロフェノキセート ☆脳代謝賦活剤

MED (minimal erythema dose)

medazepam [ミーダゼパム] メダゼパム ☆ベンゾジアゼピン系抗不安薬

media [ミーディア] 媒体, 培養地, 中側の, マスコミ, 情報手段

medial [ミーディアル] 中央の, 平均の, 並の, 内側の
— and lateral pontospinal tract [−アンド ラタラル パントウスパイナル トらクト] 正中および側の橋脊髄索
— cervical ganglion [−サーヴィカル

medial ～ medical

- ゲーングリアン] 中頸神経節
- **longitudinal fasciculus, MLF**[-ランジテューディナル ファスィキュラス] 内側縦束
- **migration pattern**[-マイグれイシャン パターン] 股関節症で大腿骨頭の正中方向への移動
- **plantar artery**[-プランター アータりー] 内側足底動脈

median[ミーディアン] 正中の, 中位の, 中央値, 中央の位置
- **artery**[-アータりー] 中動脈
- **eminence**[-エミナンス] 正中隆起
- **lethal dose, LD50**[-リーサル ドウス] 50%致死量
- **nerve**[-ナーヴ] 正中神経
- **plane**[-プレイン] 正中面
- **point**[-ポイント] 重心
- **vein**[-ヴェイン] 中静脈

median's disease[ミーディアンズ ディズィーズ] ☆前額または後頭部外傷後の中枢神経症状, 後頭部痛, 後頭部知覚低下, 臭覚減退, 乳頭浮腫

mediastinal[ミーディアスタイナル] 中隔膜の, 縦隔膜の
- **pleurisy**[-プルーりスィ] 縦隔胸膜炎
- **tumor**[-テューマー] 縦隔腫瘍

mediastinitis[ミーディアスティナイティス] 縦隔炎

mediastinopericarditis[ミーディアスティナペりカーダイティス] 縦隔心膜炎

mediastinoscopy[ミーディアスティナスカピー] 縦隔鏡検査法

mediastinotomy[ミーディアスティナタミー] 縦隔切開術

mediastinum[ミーディアスタイナム] 中央膜, (とくに両肺間の)縦隔膜

mediate[ミーディエイト] 間接の, 媒体を通じて

mediation[ミーディエイシャン] 媒介, 仲介

mediator[ミーディエイター] 媒介者, 仲介者, 媒介物質, 伝達物質

medic[メディック] 医師

medicable[メディカブル] 治療できる

medical[メディカル] 医学の, 医術の, 医者の, 内科の, 薬の
- **accountability**[-アカウンタビリティー] 医療責任, 医療内容説明責任
- **art**[-アート] 医術
- **bill**[-ビル] 医療費請求書
- **care**[-ケアー] 医療, 診療
- **center**[-センター] 医療センター
- **certificate**[-サーティフィケイト] 診断書
- **check-up**[-チェッカップ] 健康診断, 健診
- **chemistry**[-ケミストリー] 医化学
- **corps**[-コープス] 軍医部
- **decision making**[-ディスィジャン メイキング] 医療判断学, 医療上の決断
- **director**[-ディれクター] 医療部長
- **doctor**[-ダクター] 医師
- **education**[-エデュケイシャン] 医学教育
- **engineering**[-エンジニアリング] 医用工学
- **ethics**[-エスィックス] 医倫理学
- **examination**[-イグザミネイシャン] 健康診断
- **expenditure**[-イクスペンディチャー] 医療費
- **fees**[-フィーズ] 診療報酬, 医療費
- **indigency**[-インディジェンスィ] 医療貧困
- **informatics**[-インフォーメーティックス] 医用情報学
- **inspection**[-インスペクシャン] 視診・視覚による検査, 検疫
- **jurisprudence**[-ジューりスプるーダンス] 法医学
- **man (woman)**[-マン(ウーマン)] 医師
- **opinion**[-アピニオン] 医師の意見
- **practice**[-プれークティス] 医業, 開業
- **practitioner**[-プれークティシャナー] 開業医
- **prescription**[-プりスクりプシャン] 処方箋
- **profession**[-プらフェッシャン] 医業
- **professional**[-プらフェッシャナル] 医療専門職
- **research**[-りサーチ] 医学研究
- **science**[-サイアンス] 医学, 医科学
- **service**[-サーヴィス] 内科部門
- **Service Law**[-サーヴィス ロー] 医療法
- **social worker, MSW**[-ソウスィア

medical ～ medullary

ル ワーカー〕 ソーシャルワーカー，医療社会福祉士，医療社会事業士
— student〔－ステューデント〕 医学生
— supply〔－サプライ〕 医療用器材
— technologist〔－テクナラジスト〕 医療技師
— treatment〔－トリートマント〕 医療療法，内科治療
— ward〔－ウォード〕 内科病棟

medically〔メディカリー〕 医学的に，医術的に，医学上の

medicament〔ミディカマント〕 薬，薬剤，医薬，医療用品

medicamentum〔ミディカメンタム〕 薬剤

Medicare〔メディケアー〕 アメリカの政府管理老人医療保険

medicaster〔メディキャスター〕 やぶ医者

medicate〔メディケイト〕 薬剤を与える，処方する

medicated〔メディケイティド〕 薬を加えた
— bath〔－バス〕 薬湯，薬浴
— soap〔－ソウプ〕 薬用石鹸

medication〔メディケイシャン〕 投薬

medication-related problems〔メディケイシャン－リレイティド プらブレムズ〕 投薬によって発生した症状や所見

medicephalic〔ミーディスィファリック〕 正中脳の，橈側正中皮静脈

medicerebellar〔ミーディせりベラー〕 小脳正中部の

medicerebral〔ミーディセりブらル〕 大脳正中部の

medicinal〔ミディスィナル〕 薬の，医薬の，治療する，病を治す
— chest〔－チェスト〕 薬箱
— herb〔－ハーブ〕 薬草

medicine〔メドスン〕 医学，医術，内科，内服薬，薬剤，医薬治療する
— cabinet〔－キャビニット〕 薬棚
— dropper〔－ドらッパー〕 点薬瓶，薬剤用スポイド

medicodental〔メディカデンタル〕 医歯科学の

medicolegal〔メディカリーガル〕 法医学の

medicommissure〔ミーディカミッシュアー〕 第三脳室中央交連

medicophysical〔メディカフィズィカル〕 医学的物理学的

medicopsychological〔メディコウサイカラジカル〕 医学心理学の

medicopsychology〔メディコウサイカラジー〕 医学心理学

medicostatistic〔メディコウスタティスティック〕 医学統計学の

medicosurgical〔メディカサージカル〕 内外科の

medio-〔ミーディオウ－，ミーディアー〕 ☆「中部」「中間」を表す接頭語

mediodorsal〔ミーディオウドーサル〕 正中および脊の，脊正中線上の

mediolateral〔ミーディアラタらル〕 中外側の

medisection〔ミーディセクシャン〕 正中分割，正中縦断

Mediterranean fever〔メディタれイニアン フィーヴァー〕 地中海熱，マルタ熱

medium, media（複）〔ミーディアム，ミーディア〕 培養基，動脈の中膜，マスコミ（通信の媒体），媒質，手段，中庸の，中間の，媒介体
— chain fatty acid〔－チェイン ファティ エーサッド〕 中鎖脂肪酸
— chain triglyceride, MCT〔－チェイン トらイグリサらイド〕 中鎖脂肪酸

medium-sized〔ミーディアム－サイズド〕 中等大の

MEDLINE〔メドライン〕（MEDLARS On-Line）メドライン．コンピュータ医学文献検索システム

medorrh(o)ea〔メダリーア〕 生殖器よりの排泄，尿道膿漏

medroxyprogesterone〔メドゥろウキスィプろウジェスタろン〕 メドロキシプロゲステロン．合成黄体ホルモン剤

medroxyprogesterone acetate, MPA〔メドらクスィプらジェスタろウン エースィテイト〕 酢酸メドロキシプロゲステロン ☆黄体ホルモン製剤

medulla〔ミダら〕 骨髄，髄，脊髄，延髄，毛髄，ある器官（とくに腎臓）の中心部
— oblongata〔－アブローンガータ〕 延髄
— ossium〔－アスィアム〕 骨髄
— ossium flava〔－アスィアム フレイヴァ〕 黄色骨髄
— ossium gelatinosa〔－アスィアム ジェらティノウサ〕 膠様骨髄
— ossium rubra〔－アスィアム るーブら〕 赤色骨髄
— spinalis〔－スパイネイリス〕 脊髄

medullary〔メデュらりー〕 髄様，髄質の
— carcinoma〔－カースィノウマ〕 髄様癌
— cavity〔－キャヴィティ〕 骨髄腔
— cystic disease, MCD〔－スィスティッ

ク ディズィーズ] 腎髄質嚢胞性疾患, 腎髄質脳腫症 ☆遺伝性腎疾患で尿毒症を起こす
— prosthesis [－プロスティーシス] 髄腔内プロステーシス
— sponge kidney [－スパンジ キドニー] 髄質海綿腎

medullated [メデュレイティド] 骨髄のある, 脊髄のある, 髄質を含有した
— nerve fiber [－ナーヴ ファイバー] 有髄神経線維

medullation [メデュレイシャン] 髄形質, 髄質化

medullitis [メデュライティス] 骨髄炎, 脊髄炎

medullization [メデュリゼイシャン] 骨髄形成, 髄質化

medulloarthritis [ミダロウアースらイティス] 関節部骨髄炎

medulloblastoma [ミダロウブラストウマ] 髄芽細胞腫

medullocell [ミダロウセル] 骨髄細胞

medulloepithelioma [ミダロウエピスィーリオウマ] 髄上皮腫

medullotherapy [ミダロウセらピー] 狂犬病の脊髄療法

Medusa [ミデューサ] クラゲ

Mees' lines [ミーズ ラインズ] ミーズ線 ☆慢性ヒ素中毒およびらい病で爪に水平に見られる白帯

MEF 1. (maximum expiratory flow) / 2. (mid-expiratory flow)

MEF₅₀vc (mid-expiratory flow at 50 vc)

mefenamic acid [メフェネイミック エーサッド] メフェナム酸 ☆非ステロイド消炎鎮痛薬

mefruside [メフるーサイド] メフルシド ☆非サイアザイド系利尿薬

MEG (magnetoencephalography)

mega-, megalo- [メガー, メガロウー, メガラー] ☆「巨大」「百万倍」を表す接頭語

megabacterium [メガバクティーりアム] 巨大細菌, 巨大バクテリア

megabase [メガベイス] 100万個の塩基対

megabyte [メガバイト] コンピュータ情報の単位（100万バイト）

megacephalia [メガスィフェリア] 巨大頭蓋

megacolon [メガコウラン] 巨大結腸症
congenital —, — congenitum [カンジェニタル—, －カンジェニトゥム] 先天性巨大結腸 (Hirschsprung's disease ヒルシュスプルング病)

megacystis syndrome [メガスィスティス スィンドロウム] 巨大膀胱症候群

megadont [メガダント] 巨大歯, 大歯型

megagastria [メガギャストリア] 巨大胃

megakaryocyte [メガキャりアサイト] 巨核球 ☆血小板の母体

megalgia [メゲールジア] 激痛

megaloblast [メガラブれースト] 巨大赤芽細胞 ☆悪性貧血のとき出現する

megaloblastic anemia [メガラブれースティック アニーミア] 巨大赤芽球貧血

megalocardia [メガロウカーディア] 巨心症, 心肝大

megalocephaly [メガロウセファリー] 巨大頭蓋, 進行性頭部巨大症

megalocyte [メガラサイト] 巨大赤血球

megalocytosis [メガロウサイトウスィス] 巨大赤血球増殖症

megalodactylous [メガロウダクティラス] 巨大指 (趾) の

megalogastria [メガラゲーストリア] 巨大胃症

megalomania [メガロウメイニア] 自己過信, 自大狂, 誇大妄想症

megalopenis [メガロウピーニス] = megalopinia 巨大陰茎

megalophthalmus [メガラフセールマス] 巨大眼球症

megalopodia [メガロウポウディア] 巨大足症

megalosplenia [メガロウスプりーニア] 巨脾症, 脾腫

megaphone [メガフォウン] 拡声器

megasthenic [メガスセニック] 強力の, 強壮の

megastudy [メガスタディ] 巨大研究, ことに大集団の疫学研究

Meibomian calculus [マイボウミアン カルキュラス] マイボーム結石

Meibomian foramen [マイボウミアン ファれイマン] マイボーム孔

Meibomian gland [マイボウミアン グレーンド] マイボーム腺, 瞼板腺

Meibomian sty [マイボウミアン スタイ] マイボーム内麦粒腫

Meige's disease [メージェズ ディズィーズ] メージ病 ☆1. 遺伝性下腿浮腫／2. 両側顔面痙攣

Meig's syndrome [メグズ スィンドロウム] メーグス症候群 ☆胸水, 腹水を伴う子宮線維腫

Meinicke reaction ～ melanosis

Meinicke reaction [マイニケ りアクシャン] = Meinicke test マイニケ反応
☆絮状反応, 混濁反応, 透明反応などによる梅毒反応

meiosis [マイオウスィス] 減数分裂, 還元分裂 ☆生殖細胞の発生のときに起こる染色体数の半減

meiotic phase [マイアティック フェイズ] 減数期

Meissner's corpuscle [マイスナーズ コーパスル] マイスネル小体

mel(a)ena [ミリーナ] メレナ

melalgia [ミラルジア] 四肢痛, 股神経痛

melan-, melano- [メラン-, メラノウ-, メラナ-] ☆「黒い」を表す接頭語

melanagogue [メラナガグ] 黒色尿または胆汁排出性の, 黒色尿, または胆汁の排出剤

melancholia [メランコウリア] = melancholy メランコリー, 憂うつ病
— **activa** [-アクティーヴァ] 活動性うつ病
— **anxia** [-アンクスィア] 不安性うつ病
— **attonita** [-アトーニタ] 無動性うつ病
— **errabunda** [-エらバンダ] 徘徊性憂うつ病
— **gravis** [-ぐらーヴィス] 重症憂うつ病
— **hypochondriaca** [-ハイポウカンドりアーカ] ヒポコンドリー性憂うつ病
— **metamorphoseos** [-メタモーファスィアス] 自己変態性憂うつ病
— **misanthropica** [-ミサンスろウピカ] 嫌人性憂うつ病
— **religiosa** [-れリジオウサ] 宗教性うつ病
— **simplex** [-スィンプレックス] 単純憂うつ病
— **stupida** [-ステューピダ] 昏睡性憂うつ病

melancholic [メランコウリック] 憂うつの, 憂うつ症の, 憂うつ病患者
— **episode** [-エピソウド] 憂うつ発作
— **temperament** [-テンパらマント] 憂うつ質

melanemesis [メラネミスィス] 黒色嘔吐症

melan(a)emia [メラニーミア] メラニン血症, 黒血症

melanephidrosis [メラネフィドろウスィス] 黒汗症

mélangeur [メランジァーる] [F] 採血具, メランジュール

melanicterus [メラニクタらス] 黒色黄疸

melaniferous [メラニファらス] メラニン色素を含んだ

melanin [メラニン] 黒色素, メラニン

melanism [メラニズム] 黒皮症, 黒化

melanoblast [メラナブレースト] メラニン芽細胞, 黒色芽細胞

melanoblastoma [メラナブレーストウマ] メラニン芽腫, 黒色芽細胞腫

melanocarcinoma [メラナカースィノウマ] 黒色素癌

melanocomous [メラナカマス] 黒毛の

melanocyte [メラナサイト] メラニン細胞, 色素細胞
— **stimulating hormone, MSH** [-スティミュレイティング ホーモウン] メラニン細胞刺激ホルモン

melanoderma [メラナダーマ] = melanodermia 黒皮症

melanoepithelioma [メラノウエピスィーリオウマ] 黒色上皮腫

melanogen [ミラナジャン] メラノーゲン

melanogenesis [メラナジェニスィス] メラニン生成

melanoid [メラノイド] 黒色の, 類黒色素

melanoma [メラノウマ] 黒色腫
— **malignant** [-マリグナント] 悪性黒色腫

melanomatosis [メラノウマトウスィス] 汎発性黒色腫症

melanonychia [メラナニキア] 黒爪症

melanopathy [メラナパスィ] 黒皮症

melanophore [メラナフォーァ] メラニン保有細胞, 黒色素保有細胞

melanoplakia [メラノウプレイキア] 黒斑 ☆口腔粘膜の黒色素沈着

melanorrhagia [メラナれイジア] メレナ, 黒色便

melanosarcoma [メラノウ・サーコウマ] 黒色肉腫

melanosarcomatosis [メラノウ・サーコウマトウスィス] 黒色肉腫症

melanosis [メラノウスィス] 黒色素沈着症, 黒皮症
— **bulbi** [-バルビ] 眼球黒皮症
— **coli** [-コウリ] 結腸黒皮症
— **conjunctivae** [-カンジャンクティーヴェ] 結膜黒皮症
— **retinae** [-れティネ] 網膜黒皮症

― Riehl [-リール] リール黒皮症
― sclerae [-スクリアれ] 強膜黒皮症
melanosity [メラナスィティ] 黒肌
melanosome [メラナソウム] メラニン体, メラニン顆粒, メラノゾーム
melanotic [メラナティック] 黒色素沈着症の, 黒変症の, 黒色素過多の, 黒膚性の
melanuria [メラニューりア] 黒色尿症, メラニン尿
MELAS (mitochondrial encephalomyopathy with lactic acidosis and stroke-like episodse) ミトコンドリア脳筋症・乳酸アシドーシス・脳卒中様発作症候群
melasicterus [メラスィクタラス]
= melasikterus, Winkel's disease 黒色黄疸
melasma [ミレーズマ] 皮膚の黒色症, 肝斑 (しみ)
melatonin [メラトゥニン] メラトニン. 松果体より分泌されるホルモン. 光を感じ色素細胞を収縮させ, 睡眠時代謝を調節する
mel(a)ena [ミリーナ] メレナ, 黒色便
― neonatorum [-ニーオウナトゥラム] 新生児メレナ
melenemesis [メリネミスィス] 黒色物吐出, 黒吐症
melilot extract [メリロット イクストれークト] メリロートエキス ☆痔疾患治療薬 (経口)
melinamide [メリナマイド] メリナミド ☆抗高脂血症薬
melioidosis [メリオイドウスィス] メリオイドーシス, 類鼻疽 ☆*Pseudomonas pseudomallei* による感染
melitagra [メリテーぐら] 蜂窩状湿疹
melit(a)emia [メリティーミア] 高血糖, 過血糖症
melitensis [メリテンスィス] マルタ熱, 波状熱, ブルセラ症
melitis [ミライティス] 頬炎
melituria [メリテューりア] 糖尿症
Melkersson's syndrome [メルカースンズ スィンドろウム] メルカーソン症候群 ☆家族性顔面神経麻痺
melomania [メロウメイニア] 音楽狂
melonoplasty [メラナプれースティ] 頬形成術
meloplasty [メロウプれースティ] 頬形成術, 四肢形成術

melorheostosis [メロウりーオウトウスィス] メロレオストーシス ☆四肢長管骨の線状骨硬化症
melosalgia [メラセールジア] 下肢痛
meloschisis [ミラスキスィス] 先天性頬披裂
melphalan [メルファラン] メルファラン ☆アルキル化抗悪性腫瘍薬, 多発性骨髄腫に用いる
melt [メルト] 融解金属, 融解物, 融解する, 融合する, 次第に変化する
melting [メルティング] 融解
― point [-ポイント] 融点
― pot [-パット] るつぼ
member [メンバー] 身体の各器官とくに手足・肢体, 会員, 社員, 議員
membered [メンバード] 四肢のある
memberless [メンバーレス] 四肢のない
membrana [メンブらーナ] 膜
― adventitia [-アドヴァンティシア] 血管外膜
― agnina [-アグニーナ] 羊膜
― basilaris [-バスィラーりス] 基底膜
― buccopharyngica [-バコウファりンジカ] 頬咽頭膜
― fenestrata [-フィネストらータ] 有窓膜
― filter [-フィルター] 膜濾過器
― interossea antebrachii [-インタらスィア アンティブれイキイ] 前腕骨間膜
― interossea cruris [-インタらスィア クるーりス] 下腿骨間膜
― limitans externa [-リミタンス イクスターナ] 外境界膜
― limitans interna [-リミタンス インターナ] 内境界膜
― propria [-プろプらイア] 固有膜, 基礎膜
― reticularis [-れティキュラーりス] 網状膜
― serosa [-スィろウサ] 漿膜
― tectoria [-テクトーりア] 被蓋膜
― tympani [-ティンパニ] 鼓膜
― vitellina [-ヴァイテリーナ] 卵黄膜
membranaceous [メンブらネイシャス]
= membran(e)ous 膜の, 膜状の, 膜質の
membrane [メンブれイン] 膜
― permeability [-パーミアビリティ] 膜透過性
Bowman's ― [ボゥマンズ-] (lamina limitans anterior cornese) 角膜前境

membrane ~ meningorachidian

界板
- decidual —[デスィデュアル—] 脱落膜 (caduca, decidua)（妊娠中に子宮内膜上に形成）

membraniferous [メンブらニファらス] 膜を張った

membranoproliferative [メムブれィナ・プロリフェらティヴ] 膜性増殖性の

membranoproliferative glomerulonephritis, MPGN [メンブらナプらリファらティヴ グロウめりュロ・ニフらイティス] 膜性増殖性糸球体腎炎

membranous [メンブらナス] 膜性の
- **glomerulonephritis, MGN** [—グロウめりュロウニフらイティス] 膜性糸球体腎炎
- **nephropathy** [—ニフらパスィ] 膜性腎症

membrum [メンブらム] 肢，四肢
- **inferius** [—インフェりアス] 下肢
- **superius** [—スーピーりアス] 上肢

memory [メマりー] 記憶力，物覚え，記念，名声，忘れ形見，記念物
- **disorder** [—ディスオーダー] 記憶障害
- **disturbance** [—ディスターバンス] 記憶障害

immunological — [イミュナらジカル—] 免疫記憶

MEN (multiple endocrine neoplasia)

menace [メナス] 脅威

menacme [ミナクミ] 月経年齢 ☆月経が発現し得る年齢の期間

menadione [メナダイオウン] メナジオン ☆ビタミン K の一種

menalgia [ミネールジア] 月経痛

menarche [ミナーキ] 初経，初潮

menarcheal [ミナーキアル] 初経の，初潮の

menatetrenone [ミーナテトりーノン] メナテトレノン ☆ビタミン K_2

mend [メンド] 修繕する，訂正する，（病人が）快方に向かう，改悛する，修繕，快方，なおした箇所

mendacity [メンデースィティ] うそをつくこと

Mendel's law [メンダルズ ロー] メンデル法則 ☆遺伝の法則

mendelian character [メンディーりアン キャらクター] メンデル形質 ☆形質遺伝の法則

mendelism [メンダリズム] メンデル学説 ☆実験遺伝学

Mendelson's syndrome [メンデルスンズ スィンドろウム] メンデルソン症候群 ☆麻酔後吸引性肺炎

menellipsis [メナリプスィス] 月経閉期

Ménétrier's disease [メネトりーアズ ディズィーズ] メネトリエー病 ☆胃の巨大ヒダのため低タンパク血症と低カルシウム血症，脱毛などを起こす

menhidrosis [メンヒドろウスィス] 月経代償性発汗，月経発汗

Ménière's disease (syndrome) [メニエアーズ ディズィーズ (スィンドろウム)] メニエール病（症候群）☆難聴・耳鳴り・めまいを起こす

meningeal [ミニンジアル] 髄膜の，脳膜部の
- **irritation** [—イりテイシャン] 髄膜刺激症状

meningematoma [ミニンジマトウマ] 硬膜血腫

meninges [ミニンジーズ] 髄膜 (meninx の複) ☆くも膜・硬髄膜・軟髄膜の総称

meningioma [ミニンジオウマ] 髄膜腫

meningism [ミニンジズム]
= meningismus 髄膜刺激症状 ☆項部硬直，嘔吐など

meningitic [メニンジティック] 髄膜炎性の
- **respiration** [—れスピれイシャン] 間欠髄膜炎性呼吸，ビオー呼吸

meningitis [メニンジャイティス] 髄膜炎
bacterial — [ベークティりアルー] 細菌性髄膜炎

meningo- [ミニンゴウー, ミニンガー] ☆「髄膜」を表す接頭語

meningocele [ミニンガスィール] 髄膜瘤

meningococcus [ミニンガカッカス] 髄膜炎菌

meningocortical [ミニンゴウコーティカル] 髄膜および皮質の

meningoencephalitis [ミニンゴウ・エンセファらイティス] 髄膜脳炎

meningoencephalomyelitis [ミニンゴウ・エンセファロウ・マイアらイティス] 髄膜脳脊髄炎

meningomalacia [ミニンゴウ・マレイシア] 髄膜軟化

meningomyelitis [ミニンゴウマイアらイティス] 脊髄膜炎

meningopathy [メニンガペースィ] 髄膜症

meningorachidian [ミニンゴウらキディアン] 髄膜と脊髄の

meningorrh(o)ea ～ mental

meningorrh(o)ea [ミニンガリーア] 髄膜内出血, 髄膜外出血
meningosis [メニンゴウスィス] 膜性骨癒合
meninx [ミーニンクス] 髄膜, 脳脊髄膜
meniscal tear [ミニスカル テアー] 半月板裂傷
menischesis [メニスキースィス] 月経閉止
meniscitis [ミニサイティス] 膝関節半月板炎
meniscotome [ミニスカトウム] 半月板切除刀
meniscuocytosis [ミニスキュオウサイトウスィス] 鎌形血球症
meniscus [ミニスカス] 関節間軟骨, 半月状軟骨, 半面凹レンズ, 半月形
Menke's syndrome [メンケズ スィンドロウム] メンケス症候群 ☆縮毛症
meno- [メノウ-, メナ-] ☆「月経」を表す接頭語
menocelis [メノウスィーリス] 月経障害時の皮膚上の出血性斑点
menolipsis [メナリプスィス] (一時性の)月経停止, 無月経
menometastasis [メナミテースタスィス] 代償性月経
menopause [メナポーズ] 月経閉止, 閉経, 更年期
menophania [メノウフェイニア] 月経初潮
menoplania [メノウプレイニア] 月経時子宮以外の体部よりの出血, 代償性月経
menorrhagia [メナレィジア] 月経過多
 functional ― [ファンクシャナル-] 機能性月経過多
menorrhalgia [メナレールジア] 月経痛
menorrh(o)ea [メナリーア] 月経
menoschesis [メナスキスィス] 月経閉止
menosepsis [メナセプシス] 月経敗血症
menostasia [メノウステイスィァ]
 = menostasis 月経閉止
menostaxis [メナステークスィス] 月経期間延長, 過長月経
menotoxin [メナタクスィン] 月経毒
menoxenia [メノウズィーニア] 月経不順, 代償性月経
menses [メンスィーズ] 月経
menstrual [メンストるアル] 月経の
 ― blood loss, MBL [-ブラッド ロス] 月経出血量
 ― cycle [-サイクル] 月経周期
 ― discharge [-ディスチャージ] 月経出血
 ― hemorrhage [-ヒーマリジ] 月経出血
 ― icterus [-イクタらス] 月経障害黄疸
 ― pain [-ペイン] 月経困難症
 ― period [-ピアりアッド] 月経周期
menstruant [メンストゥアント] 月経中の女子
menstruate [メンストゥるエイト] 月経がある
menstruatio [メンストゥるエイシオウ]
 = menses 月経
 ― compensatoria [-カンペンサトりア]
 = vicaria 代償性月経
 ― irregularis [-イれギュラーりス] 不規則月経, 月経不順
 ― regularis [-れギュラーりス] 正常月経
 ― tarda [-ターダ] 遅発月経
menstruation [メンストゥるエイシャン] 月経, 月経期間
 ― psychosis [-サイコウスィス] 月経性精神症
 anovulatory ― [アノゥヴュラタりー-] 無排卵性月経 (nonovulational ―)
 delayed ― [ディレイド-] 遅発月経. 初経が16歳以後にくる
 missed ― [ミスト-] 脱落月経
menstruous [メンストゥるアス] 月経の
menstruum [メンストゥるアム] 溶媒, 溶剤
mensual [メンスュアル] 月々の, 月一回の
mensuration [メンスュれイシャン] 計ること, 測定法, 求積
mentagra [メンテーグら] 毛瘡, 頤部発疹
mental [メンタル] 心の, 精神の, 知的の, 頤の
 ― age [-エイジ] 知能年齢
 ― clouding [-クラウディング] 昏睡, 意識混濁
 ― confusion [-カンフュージャン] 精神錯乱
 ― debility [-ディビリティ] 精神機能低下
 ― deficiency [-ディフィシャンスィ] 精神薄弱, 遅滞症
 ― derangement [-ディれインジマント] 精神障害
 ― deterioration [-ディティーりアれイシャン] 知能低下
 ― healing [-ヒーリング] 精神療法
 ― health counseling [-ヘルス カウンサリング] 精神衛生相談

505

mental ～ meridian

— hospital [－ハスピタル] 精神病院
— hygiene [－ハイジーン] 精神衛生
— retardation, MR [－リターデイシャン] 精神発育遅延
— symptoms [－スィンプタムズ] 精神症状
— test [－テスト] 知能測定, 性能検査

mentality [メンテーリティ] 心的能力, 知性, 精神状態, 心的態度

mentally aberrant [メンテーリー アベらント] 精神異常の

Mentha [メンサ] ハッカ属
— piperita [－ピパリータ] （欧州産の）ハッカ

menthane [メンセイン] メンタン

menthol [メンソール] メントール, ハッカ脳
— pencil [－ペンスィル] （顔面神経痛用）ハッカ脳棒

mention [メンシャン] （〜に）ついて話す, 口に出す, 言及, 簡単な言及

mentohyoid [メントウハイオイド] 頤および舌骨の

mentolabial [メントウレイビアル] 頤および唇の

mentulagra [メンテュレーグら] 持続勃起, 勃起痛

mentum [メンタム] 頤

MEP 1. (maximal expiratory pressure) / 2. (mid-expiratory pressure)

mepenzolate bromide [ミペンザレイト ブろウマイド] 臭化メペンゾレート ☆過敏性腸症候群治療薬, 抗コリン薬

meperidine [ミペりディーン] メペリジン ☆合成麻薬鎮痛剤

mephenesin [ミフェナスィン] メフェネシン ☆筋弛緩剤

mephenoxalone [メフィナクサロウン] メフェノキサロン ☆抗不安薬

mephentermine [ミフェンタミン] メフェンテルミン ☆交感神経興奮剤

mephitic [ミフィティック] 悪臭性の, 瘴気性の, 腐敗臭, 有毒な

mepirizole [メピりゾール] メピリゾール ☆非ステロイド消炎鎮痛薬

MEPP (miniature end-plate potential)

meprobamate [ミプろウパメイト] メプロバメート ☆精神安定剤

mequitazine [メキータジーン] メキタジン ☆抗ヒスタミン薬, 抗アレルギー薬

meracyte [メらサイト] 複核, 過剰卵黄核

meralgia [ミれールジア] 大腿神経痛, 大腿痛

mercaptan [マーケープタン] メルカプタン チオアルコール

6-mercaptopurine [スィックーマーカプトウピュアりーン] 6-メルカプトプリン ☆抗腫瘍剤, 代謝拮抗剤

mercurial [マーキューりアル] 水銀の, 水銀剤, 汞剤
— diuretic [－ダイユれティック] 水銀利尿剤
— gauge [－ゲイジ] 水銀気圧計, 検圧器
— ointment [－オイントマント] 水銀軟膏
— palsy [－ポールズィ] 水銀中毒麻痺
— poisoning [－ポイズニング] 水銀中毒
— preparation [－プりパれイシャン] 水銀剤, 汞剤
— rash [－れーッシュ] 水銀疹
— thermometer [－サーマミター] 水銀温度計
— treatment [－トりートマント] 水銀療法
— tremor [－トれマー] 水銀中毒性振戦

mercurialism [マーキューりアリズム] 水銀中毒症

mercuric [マーキューりック] 水銀の, 第二水銀の
— chloride [－クローらイド] 塩化第二水銀, 昇汞
— salt [－ソールト] 第二水銀塩

mercurochrome [マーキュらクロウム] マーキュロクロム ☆消毒薬

mercurous [マーキュらス] 水銀の, 第一水銀の
— chloride [－クローらイド] 塩化第一水銀, 甘汞
— salt [－ソールト] 第一水銀

mercury, Hg [マーキュりー] 水銀（元素） ☆原子量200.59
— mass [－マス] 水銀丸, 水銀錬剤
— poisoning [－ポイズニング] 水銀中毒

mere [ミアー] 節, 単なる, 純粋の, 水を割らない

merge [マージ] 没させる, 没する, 沈める, 併呑する, 合同する

meridian [マリディアン] 子午線, 経線

meridional [マリディアナル] 経線の，子午線の
— aberration [-アバれイシャン] 経線収差
meristic [マリスティック] 裂生の，対称の
meristoma [メリストウマ] 胎生組織腫，植物の分裂組織腫
merit [メりット] 長所，美点，功績（複数），功罪，功によって得る
meritorious [メりトーリアス] 価値ある，功績ある，感心な
meroblast [メろブレースト] 局割卵，部分裂卵，部分発芽卵
meroblastic [メろブレースティック] 部割の，局胚性の
— ovun [-オウヴァム] 不全分裂卵
merocele [メろスィール] 股ヘルニア
merocoxalgia [メろカクセールジア] 股痛
merocrine [メろゥクリン] 部分分泌の
merocrine gland [メろクリーン グレード] 部分分泌腺 ☆分泌のとき細胞の一部を失う
merodiastolic [メろウダイアスタリック] 部分的弛緩期の，部分的拡張期の
merogenesis [メろジェニスィス] 分節発生，体節形成
merogony [マろガニー] 単精発生
meronecrosis [メろウニクろウスィス] 細胞壊死
meroparesthesia [メろウパれスィーズィア] 体肢知覚異常
meropia [ミろウピア] 部分的盲，半盲，弱視
merosmia [ミろスミア] 臭覚欠如，部分的無臭覚
merosystolic [メろスィスタリック] 部分的収縮期の
merotomy [ミろタミー] 試験的細胞切断
merozoite [メろゾウアイト] 分裂小体 ☆分裂生殖にて生じた鎌状胚子
merycism [メりスィズム] 反芻症
merycole [メりコール] 食物を胃から戻して噛む人，反芻症の人
Merzbacher-Pelizaeus disease [マーズバッカーペリゼウス ディズィーズ] メルツバッヘル・ペリツェーウス病 ☆脳変性疾患の一つ，遺伝性髄鞘形成不全症
mesad [ミーサッド] 正中方向に
mesal [ミーサル] 中央線または中央面における
mesalamine [ミサラミン] = 5-ASA ☆潰瘍性大腸炎に効く sulfasalazine の有効成分
mesalazine [メサラズィーン] メサラジン ☆炎症性腸疾患治療薬，潰瘍性大腸炎，クローン病に用いる
mesambryo [メサンブりオ] 後生動物の卵における胚胞期
mesangiocapillary [メサンジアケーピラりー] 膜性増殖性
— glomerulonephritis, MCGN [-グロメりュラネフらイティス] 膜性増殖性糸球体腎炎
mesangiolysis [メサンジアリスィス] メサンギウム融解
mesangium [ミサンジアム] メサンギウム ☆腎糸球体の支持組織間質
mesaortitis [メサオータイティス] 大動脈中膜炎
mesaraic [メサれイイック] 腸間膜の
mesarteritis [メサーティらイティス] 動脈中膜炎
mescaline [メスカリン] メスカリン ☆色彩や音楽の妄想を起こす有毒アルカロイド
mesencephalic flexure [メゼンセフェーリック フレクシャー] 中脳曲
mesencephalon [メゼンセファラン] 中脳
mesenchyma [メゼンキマ] 間胚細胞，間胚葉
mesenchymal tissue [メゼンキマル ティシュー] 間葉組織
mesenteric [メザンテりック]
= mesenterial 腸間膜の
— artery [-アータりー] 腸間膜動脈
— artery thrombosis [-アータりー スろンボウスィス] 腸間膜動脈血栓
— gland [-グレーンド] 腸間膜腺
— panniculitis [-パニキュらイティス] 腸間膜脂肪組織炎
— vein [-ヴェイン] 腸間膜静脈
— vein thrombosis [-ヴェイン スろンボウスィス] 腸間膜静脈血栓
mesenteriopexy [メザンテりアベクスィ] 腸間膜固定術
mesenteritis [メザンタらイティス] 腸間膜炎
mesenterium [メサンテりアム] 腸間膜
mesenteron [メセンタらン] 中腸，中体腔
mesentery [メザンタりー] 腸間膜，隔障，隔壁，隔膜（とくに珊瑚類の）
mesh [メシュ] 網目，篩の目，網糸，網
— graft [-グれーフト] 網状移植

mesial [ミーズィアル] 中央の，縦行の，中央に位置して
— occlusion [-アクルージャン] 内側咬合
mesio- [ミーズィオウ，ミーズィア-] ☆「歯列の中央に向かう」という意の接頭語
mesiodistal [メジアディスタル] [歯] 近心遠心側の，近心面と遠心面の
mesiolabial [ミーズィオウレイビアル] 近心唇側の
mesiolingual [ミーズィオウリンガル] 近心舌側の
mesio-occlusal [ミーズィオウ-アクルーサル] 近心咬合面側の
mesio-occlusion [ミーズィオウ-アクルージャン] 近心咬合
mesioversion [ミーズィオウヴァージャン] 近心転位
mesmerism [メズマリズム] 催眠術，動物磁気，動物電気
mesmerize [メズマらイズ] 催眠術をかける，感化する
meso- [メゾウ-，メザ-] ☆「中」「腸間膜」を表す接頭語
mesoaortitis [メゾウエイオータイティス] 大動脈中膜炎
— syphilitica [-スィフィリティカ] 梅毒性大動脈中膜炎
mesoappendicitis [メゾウアペンディサイティス] 虫垂間膜炎
mesoappendix [メゾウアペンディックス] 虫垂間膜
mesoblast [メザブラスト] 中胚葉細胞
mesoblastema [メゾウブレースティーマ] 中胚葉細胞群
mesobronchitis [メゾウブらンカイティス] 気管支中層炎
mesocardia [メゾウカーディア] 胸郭中央位心臓
mesocele [メザスィール] シウヴィウス水道
mesocephalon [メザセファラン] 中脳
mesochondrium [メザカンドりアム] 軟骨中層
mesochoroidea [メゾウコーろイディア] 脈絡膜中層
mesocolon [メゾウコウラン] 結腸間膜
mesoderm [メザダーム] 中胚葉
mesodiastolic [メゾウダイアスタりック] 拡張中期の
mesoduodenum [メゾウデューオウディーナム] 十二指腸部腸間膜

mesoesophagus [メゾウイーサファガス] 食道間膜
mesogastric [メザゲーストリック] 中腹部の，臍部の
mesogastrium [メザゲーストりアム] 胃間膜，中胃
mesogluteus [メゾウグルティーアス] 中臀筋
mesojejunum [メゾウジジューナム] 空腸部腸間膜
mesolobus [メサラバス] 脳梁
mesology [ミサラジー] 環境学
mesomelic dysplasia [メザメリック ディスプレイスィア] 原肢異形成小人症 ☆短肢を示す
mesomerism [ミサマリズム] 分子内電子転位
mesometritis [メゾウミートらイティス] 子宮筋層炎
mesometrium [メザミートりアム] 子宮筋層，子宮広靱帯の卵巣間膜部
meson [メサン] = mesotron 正中面，中間子（質量が電子と陽子の中間にあって不安定な素粒子）
mesonephroma [メザニフろウマ] 中腎腫
mesonephron [メザネフラン] = mesonephros 中腎，腎臓間膜
meso-omentum [メゾウ-オウメンタム] 網部腸間膜
mesopharynx [メザフェーりンクス] 咽頭中部
mesophlebitis [メザフリバイティス] 静脈中層炎
mesopic [ミサピック] 広平顔の
mesoplast [メサプレースト] 細胞核
mesopleura [メゾウプルーら] 肋間部
mesoprosopic [メゾウプらサピック] 広顔の，中頭の
mesorchium [ミソーキアム] 睾丸間膜
mesorectum [メザれクタム] 直腸間膜
mesoretina [メザれティナ] 網膜中層
mesorrhaphy [ミザらフィ] 腸管膜縫合術
mesosalpinx [メザサルピンクス] 卵管間膜
mesosigmoid [メザスィグモイド] S状結腸間膜
mesosystolic [メザスィスタりック] 収縮中期の
mesotendon [メザテンダン] 腱間膜
mesothelioma [メゾウスィーリオウマ] 中皮腫
mesothelium [メゾウスィーリアム] 中皮

mesothermal [メゾウサーマル] 中等温度の
mesothorax [メゾウソーらックス] 中胸, 胸部中輪環
mesothorium [メゾウソーりアム] メソトリウム ☆トリウムの放射能産物
mesotron [メサトろン] 中間子
mesotropic [メザトろピック] 体腔中央位の
mesovarium [メゾウヴェアりアム] 卵巣間膜
mesoventral [メゾウヴェントラル] 正中および腹の
Mesozoa [メソウゾウア] 中生動物
messenger [メサンジャー] 使者, メッセンジャー
 — RNA 伝令RNA
mestanolone [メスタノロン] メスタノロン ☆タンパク同化ステロイド剤
mestinon [メスティノン] メスチノン ☆抗コリンエステラーゼ薬, 重症筋力症の治療に使う
mestranol [メストらノール] メストラノール ☆合成エストロゲン, 経口避妊薬として用いる
meta, m [メタ] メタ
meta- [メター] ☆「間に」「後に」「共に」「変化して」を表す接頭語
meta-arthritic [メターアースりティック] 関節炎後の
metabiosis [メタバイオウスィス] 共生 ☆共生する二生物のうち一方の生存が他方の存在を必要とすること
metabolic [メタバリック] 新陳代謝の, 代謝機能の
 — acidosis [-アスィドウスィス] 代謝性アシドーシス
 — alkalosis [-アルカロウスィス] 代謝性アルカローシス
 — balance [-ベーランス] 代謝平衡
 — bed [-ベッド] 代謝試験用病床
metabolism [ミタバリズム] 新陳代謝, 代謝作用
metabolite [ミタバライト] 代謝産物
metabolize [ミタバライズ] 新陳代謝させる, 同化させる
metaborate [メタボーれイト] メタホウ酸塩
metacarpal [メタカーパル] 掌部の, 中手骨の
 — arch [-アーチ] 中手骨弓
 — bone [-ボウン] 中手骨
metacarpectomy [メタカーペクタミー] 中手骨切除術

metacarpophalangeal joint, MP [メタカーボウファランジアル ジョイント] 中手骨指関節
metacarpus [メタカーパス] 掌部 (とくに掌骨)
metacele [メタスィール] 第四脳室後部
metacentric [メタセントりック] 動源体が中央にある, 中部動原体型
metachondromatosis [メタカンドろゥマトゥスィス] メタコンドロマトーシス. 外骨腫を伴う内軟骨腫症
metachromasia [メタクろウメイズィア] 変色症, 異染性
metachromatic leukodystrophy [メタクろウマティック リューカディストろフィ] 変色性白質異栄養症, 異染性白質萎縮
metachromatism [メタクろウマティズム] 不同染色性
metachrosis [メタクろウスィス] (保護色のような) 変色性
metachysis [ミテーフィスィス] 異染性
metacondyle [メタカンディル] 指節, 指骨
metaconule [メタカニュール] 上臼歯の遠位中間咬頭
metacyclic [メタスィクリック] 発育終末期の
metacyesis [メタサイイースィス] 子宮外妊娠
metadermatosis [メタダーマトゥスィス] 病的内表皮発生
metadysentery [メタディサンタりー] メタ赤痢菌による (軽症) 赤痢
 — bacillus [-バスィらス] メタ赤痢菌 (大野菌)
metagaster [メタゲースター] 胎児の栄養腸管, 胚の恒久腸管
metagenesis [メタジェニスィス] 世代交番, 両性交代生殖 ☆有性生殖と無性生殖とが交代に行われる生殖形成
Metagonimus [メタガニマス] メタゴニムス属, 吸虫, 横川吸虫
metagrippal [メタグりッパル] 感冒後の
metakinesis [メタカニースィス] 中期, (染色体の) 変位期
metal [メタル] 金属, 金をつける, 金属を被せる
metalazone [メタラゾン] メタラゾン ☆サイアザイド系利尿剤の一つ
metallic [メテーりック] 金属の, 金属性の, 金属色の
 — ferment [-ファーメント] 膠状金属

酵素
— sound [－サウンド] 金属音
metalloenzyme [メタロウエンザイム] 金属酵素
metalloproteinase [メタロウプろウティネイス] 金属を含むタンパク分解酵素
metallothionein [メタロウサイアニーン] メタロチオネイン ☆硫黄を多く含む小タンパクで金属を結合する
metallotoxemia [メタロウタ・クスィーミア] 金属性毒血症，金属中毒症
metallurgy [メタラージー] 冶金学
metalues [メタルーイス] ＝ metasyphilis 後梅毒，変性梅毒
metamer [メタマー] メタメリー異性体
metamere [メタミアー] 原始体節，分節
metameric [メタメリック] 異性体の，分裂した，分裂片の，体節の，分節の，体節制
metamerism [メタマリズム] 異性体，分節性
metamorphic [メタモーフィック] 変化の，変性の，変態の，変化する
metamorphose [メタモーフォウズ] 変態する，変形する，変化する
metamorphosing respiration [メタモーフォウズィング れスピれイシャン]
＝ bronchocavernous respiration 変態呼吸
metamorphosis [メタモーファスィス] 変形，変態
metanephrine [メタネフリン] メタネフリン ☆エピネフリンの異化代謝産物
metanephros [メタネフロス] 後腎
metanucleus [メタニュークリアス] 後核 ☆胚芽細胞脱核後の卵核
metaphases [メタフェイズィズ] （核分裂の）中期
metaphyseal, metaphysial [メタフィズィアル] 骨幹端の，骨端線の
— **chondrodysplasia** [－カンドロウデイスプレイズィア] 骨間端異形成
— **dysplasia** [－ディスプレイズィア]
＝ Pyle's dhisease 骨幹端異形成症 ☆脊椎側彎，外反膝を伴う
metaphysics [メタフィズィックス] 形而上学，哲学
metaphysis [ミテーフィスィス] 骨幹端，骨端と骨幹の中間部
metaplasia [メタプレイズィア] 形成異常，化生（ある組織が他の組織に変化すること）

metaplasis [メタプラスィス] 中熟成期
metaplasm [メタプレーズム] 後形質，後生質
metaplexus [メタプレクサス] 第四脳室脈絡叢
metapneumonic [メタニューマニック] 肺炎後の
— **pleurisy** [－プルーりスィ] 肺炎後胸膜炎
metaproterenol [メタプろウテらノール] メタプロテレノール ☆気管支拡張剤，アダムスストークス徐脈発作にも用いるβ刺激薬
metapsychology [メタサイカラジー] メタ心理学 ☆無意識について研究する
metapyretic [メタパイりーティック] 発熱後の
metaraminol bitartrate [メタらミノール バイタートれレイト] 重酒石酸メタラミノール ☆非カテコラミン系昇圧薬
metargon [ミターゴン] メタルゴン ☆アルゴンの同位体
metastable [メタステイブル] 不安定の
metastasis, metastases（複）[メタースタスィス, メタスタスィーズ]（癌の）転移
metastasize [ミテースタサイズ] 転移する
metastatic [メタステーティック] 転移性の
— **calcification** [－カルスィフィケイシャン] 転移性石灰化
— **ophthalmia** [－アフセールミア] 転移眼炎
metasynapsis [メタスィネープスィス] 後端連接 ☆連接期に染色体の後端と後端が結合すること
metasyphilis [メタスィフィリス] 発疹のない先天梅毒，後梅毒（第四期梅毒）
metatarsal [メタターサル] 中足骨の
— **bone** [－ボウン] 中足骨
metatarsalgia [メタターセールジア] 中足骨痛
metatarsus [メタターサス] 中起骨，中足骨
metathesis [メタスィスィス] 病部転位，置換（化学）
metatrophic [メタトろウフィック] 栄養性萎縮の，栄養変化の
metatypic [メタティピック] 変型性の
— **dysplasia** [－ディスプレイズィア] 変型性骨異形成症
metazinic acid [メタズィニック エーサッド]

Metazoa 〜 methylcysteine hyrochloride

メタジン酸 ☆非ステロイド消炎鎮痛剤
Metazoa [メタゾウア] 後生動物
metecious [ミティーシャス] 異種寄生 ☆異なる発育時期に異なる宿主に寄生する
metempirics [メテンピリックス] 超経験論
metencephalon [メテンセファラン] 後脳,小脳および橋
metenolone [メタノロン] メテノロン,骨粗鬆症に用いる ☆タンパク同化ステロイド剤
meteoric [ミーティアリック] 大気の,気象上の
meteorism [ミーティアリズム] = meteorismus 鼓腸
meteorograph [ミーティアらグらフ] 気象自記器
meteorological [ミーティアらラジカル] 気象の,気象学上の
meteorology [ミーティアらラジー] 気象学,天候状態
meteoropathy [ミーティアらパスィ] 気象病
meteororesistant [メティアら・れジスタント] 気象抵抗性の
meteorotropism [メティアら・トろゥピズム] 気象過敏
metepencephalon [メタペンセファラン] 後部脳
meter, metre, m [ミーター] メートル,計量器,計度器
metergy [メタージー] 機能転換
metformin hydrochloride [ミトフォーミン ハイドろゥクローらイド] 塩酸メトホルミン ☆ビグアナイド系糖尿病治療薬,血糖下降剤
methadone [メサドウン] メサドン ☆モルヒネ系化合物,アゴニスト,非麻薬性鎮痛薬
methamphetamine hydrochloride [メサンフィータミーン ハイドろクローらイド] 塩酸メタンフェタミン ☆アンフェタミン系覚醒薬,ナルコレプシーに用いる
methane [メセイン] メタン
metharbital [ミサービタール] メタルビタール ☆抗てんかん薬,バルビツール酸剤
methazolamide [メサゾウラマイド] メタゾラミド ☆眼圧降下剤,緑内障治療剤
meth(a)emoglobin [メスィーモウグろビン] メトヘモグロビン
methemoglobin(a)emia [メスィーマグろウビニーミア] メトヘモグロビン血症
methetic [メセティック] 知能程度に関する
methicillin [メスィスィリン] メチシリン ☆ペニシリン系の抗生物質でペニシリン分解酵素抵抗性
— resistant Staphylococcus aureus, MRSA [ーりズィスタント スタフィラカッカス オーりアス] メチシリン耐性黄色ブドウ状球菌
methimazole [ミスィマゾウル] メチマゾール ☆抗甲状腺剤
methionine [ミサイアニーン] メチオニン ☆アミノ酸の一種
— enkephalin [ーエンケファリン] メチオニン-エンケファリン
method [メサッド] 方法,組織的方式,順序,規律,分類法,配列法
— of least squares [ーアヴ リーストスクウェアーズ] 最小自乗法
Ouchterlony double diffusion — [オクタロウニー ダブル ディフュージャンー] オクタロニー二重拡散法
methodology [メサダラジー] 方法論
methomania [メソウメイニア] 酒狂
methotrexate, MTX [メサトれクセイト] メソトレキセート ☆抗悪性腫瘍薬,代謝拮抗薬,抗リウマチ薬
methoxamine [ミサクサミン] メトキサミン ☆非カテコラミン系昇圧薬
methoxyflurane [ミサクスィフルーれイン] メトキシフルラン ☆フッ素を含む全身麻酔剤,腎性尿崩症を起こす
methyclothiazide [メスィクロウサィアザイド] メチクロチアジド ☆サイアザイド系利尿薬
methyl [メスィル] メチル基
— salicylate [ーサリスィレイト] サリチル酸メチル
methylamine [メスィラミーン] メチルアミン ☆コンマ菌または魚の腐敗より発生する毒ガス体
methylate [メスィレイト] メチラート ☆メチルアルコールを混ずる
— spirit [ースピりット] 変性アルコール
methylbenactyzium bromide [メスィルベナクティズィアム ブろウマイド] 臭化メチルベナクチジウム ☆消化性潰瘍治療薬,抗コリン薬
methylcysteine hyrochloride [メスィルスィスティーン ハイドろクローらイド] メチルシステイン塩酸塩 ☆去痰薬,気道粘

液溶解薬
methyldopa [メスィルドウパ] メチルドーパ ☆降圧薬，交感神経中枢抑制薬
methylene [メスィリーン] メチレン基
— blue [-ブルー] メチレン青
methylergometrine maleate [メスィルアゴウメトリン マレイト] マレイン酸メチルエルゴメトリン ☆子宮収縮薬
methylguanidine [メスィルグヮーニディーン] メチルグアニジン ☆魚の腐敗などにより起こる，プトマイン系物質に含まれる
methylmalonic acid [メスィルメーロウニック エーサッド] メチルマロン酸
methylmercaptan [メスィルマーケープタン] メチルメルカプタン ☆腸内でタンパクの腐敗によって起こるガス
methyloctatropine bromide [メスィラクタトろウピン ブろウマイド] 臭化メチルオクタトロピン ☆消化性潰瘍治療薬，抗コリン薬，胃・十二指腸潰瘍等に用いる
methylphenidate hydrochloride [メスィルフェニデイト ハイドロウクローらイド] 塩酸メチルフェニデート ☆精神刺激薬
methylthionine chloride [メスィルサイアニン クローらイド] メチルチオニンクロライド ☆組織および菌などの染色に用いる
methysis [メスィースィス] 酔い，酩酊
meticrane [メティクれイン] メチクラン ☆非サイアザイド系降圧利尿薬
metixene hydrochloride [メティクスィーン ハイドロウクローらイド] 塩酸メチキセン ☆パーキンソン病治療薬，副交感神経遮断薬
metoclopramide [メトウクロプらマイド] メトクロプラミド ☆抗ドパミン薬，中枢神経性嘔吐に使用する
metolazone [ミトウラゾウン] メトラゾン ☆非サイアザイド系降圧利尿剤
metonymy [マタナミー] 換喩（かんゆ）症．近接物との対比で表現する統合失調症の症状
metopantralgia [メタパントれールジア] 前額洞痛
metopantritis [メタパントらイティス] 前額洞炎
metopic [ミタピック] 額の，前頭の
metopion [ミタピアン] 前頭点，前額点 ☆前頭隆起を結ぶ線と頭蓋中央周径との交叉
metopodynia [メタパディニア] 前頭痛

metopoplasty [メタパプレースティ] 前額形成術
metoprolol tartrate [メタプろロール タートれイト] 酒石酸メトプロロール ☆降圧薬，β選択性遮断薬
metoxenous [ミタクスィナス] 宿主変更の，置換性の
metra [ミートら] 子宮
metralgia [メトらルジア] 子宮痛
metranoikter [ミートらノイクター] 子宮頸部拡張器
metrapectic [ミートらペクティック] 母系遺伝の
metratonia [ミートらトウニア] 子宮弛緩症
metratresia [ミートらトりーズィア] 子宮口閉鎖
metratrophia [ミートらトろウフィア] 子宮萎縮
metrauxe [ミートらークスィ] 子宮肥大
metrazole [メトらゾール] メトラゾール ☆カルジアゾール，痙攣誘発剤
metrectasis [ミートれクテイスィス] 子宮口拡大
metrectomy [ミートれクタミー] 子宮摘出術
metrectopia [ミートれクトウピア]
　= metrectopy 子宮転位
metrelcosis [ミートれルコウスィス] 子宮潰瘍
metremia [ミートりーミア] 子宮充血
metreurysis [ミートるーりスィス] メトロイリンテル挿入法
metreurysma [ミートるーりズマ] 子宮病的拡張
metria [ミートりア] 子宮病，産褥熱
metric [メトりック] メートルの
— system [-スィスタム] メートル法
metridazole [メトりダゾール] メトリダゾール ☆抗アメーバ剤
metritis [ミートらイティス] 子宮筋層炎
metrizamide [メトりザマイド] メトリザマイド ☆造影剤
metro- [ミートろウ-，ミートら-] ☆「子宮」を表す接頭語
metrocarcinoma [ミートろウカースィノウマ] 子宮癌
metrocele [ミートらスィール] 子宮脱
metroclyst [ミートらクリスト] 子宮洗浄器
metrocolpocele [ミートらカルパスィール] 子宮腟脱
metrocystosis [ミートろウサイストウスィス] 子宮嚢腫形成，子宮嚢胞症
metrodynamometer [ミートらダイナマミター]

子宮収縮計測計
metrodynia [ミートロディニア] 子宮痛
metroendometritis [ミートロウエンドウミートらイティス] 子宮筋層内膜炎，子宮内膜筋層炎
metrofibroma [ミートロウファイブろウマ] 子宮線維腫
metroleukorrh(o)ea [ミートロウリューカりーア] 白帯下
metroloxia [ミトロラクスィア] 子宮傾屈
metromalacoma [ミートロウメーラコウマ] 子宮軟化
metronania [ミートロウネイニア] 小子宮症
metronidazole [メトロニダゾウル] メトロニダゾール ☆トリコモナス症治療剤
metronome [メトロノウム] メトロノーム，拍節器
metroparalysis [ミートらパれーリスィス] 子宮麻痺
metropathia hemorrhagica [ミートらペースィア ヒーマらジカ] 出血性子宮症 ☆出血性メトロパチー
metropathic [ミートらペースィック] 子宮病の，慢性子宮病
metropathy [ミートらパスィ] 子宮疾患，メトロパチー
metroperitonitis [ミートロウペりトウナイティス] 子宮腹膜炎 ☆子宮炎による二次性腹膜炎，子宮周囲の腹膜炎
metropexy [ミートらペクスィ] 子宮固定術
metrophyma [ミートロウファイマ] 子宮筋腫
metropolypus [ミートらパリパス] 子宮ポリープ
metroptosis [ミートらプトウスィス] 子宮脱，子宮下垂症
metrorrhagia [ミートられイジア] 子宮出血，不正子宮出血
metrorrh(o)ea [ミートらりーア] 子宮漏
metrorrhexis [ミートられクスィス] 子宮破裂
metrorthosis [ミートろーソウスィス] 子宮整復
metrosalpingitis [ミートロウサルピンジャイティス] 子宮卵管炎
metrosalpinx [ミートロウサルピンクス] 子宮と卵管
metroscope [ミートらスコウプ] 子宮鏡
metrostaxis [ミートらスタクスィス] 子宮漏血
metrostenosis [ミートロウスティノウスィス] 子宮狭窄
metrosteresis [ミートロウスタりースィス] 子宮摘除術，子宮欠如
metrypercinesis [メトりパースィニースィス] 陣痛過度，子宮充血過度
metyrapone [ミティらポウン] メチラポン ☆副腎皮質ホルモン，合成阻害剤，下垂体 ACTH 分泌刺激試験に用いる
Meunier's sign [ミューニエズ サイン] ミュニエー徴候 ☆はしか初期の体重減少
mevalonic acid [メヴァラニック エーサッド] メバロン酸 ☆高コレステロール血症の治療剤
mevaronate pathway [メヴァらネイト ペースウェイ] メバロン酸経路
mevinphos [メヴィンファス] 有機リン農薬
mexiletine [メクスィレティン] メキシレチン ☆抗不整脈剤
mexozolam [メクソザラム] メキサゾラム ☆ベンゾジアゼピン系抗不安薬
MF (mycosis fungoides)
MG (myasthenia gravis)
Mg (magnesium)
mg (milligram)
MGN (membranous glomerulonephritis)
MH (malignant hyperthermia)
MHA (microangiopathic hemolytic anemia)
MHC (major histocompatibility complex)
MI 1．(mitral insufficiency) / 2．(myocardial infarction)
mianserin hydrochloride [マイアンセリン ハイドロウクローらイド] 塩酸ミアンセリン ☆四環系抗うつ薬
miasma [マイアズマ] 毒気，瘴気，とくにマラリア毒素
miasmatic [マイアズメーティック] 毒気の
mibomitis [マイボーマイティス] 眼瞼板腺炎
MIC (minimal inhibitory concentration)
mica [マイカ] 雲母
mication [マイケイシャン] 急速反復，瞬目
micelle [ミセル] 微胞，ミセル ☆脂質粒の荷電と反対の符号のイオンを伴っている粒子
Michaelis-Menton's formula [マイカエリス-メンタンズ フォーミュラ] ミカエリス・メントンの式 ☆化学平衡を示す
miconazole, MCZ [マイカナゾール] ミコ

micrangium ～ microfinite element analysis

ナゾール　☆深在性真菌症治療薬

micrangium [マイクらンジアム]　細脈管, 細管

micrencephalon [マクらンセファラン]　小脳髄症

micro- [マイクロウ-, マイクら-]　☆「微小」「1/1,000」, ときには「1/1,000,000」を表す接頭語

microabscess [マイクろウエーブスィス]　微小膿瘍

microadenoma [マイクろウアディノウマ]　微小腺腫

microaerosol [マイクろウエアらソール]　ミクロエアロゾル, 微小膠質

microanalysis [マイクろウアネーリスィス]　微量分析

microangiopathic [マイクろウアンジアペースィック]　微小血管症性の
　— **anemia** [-アニーミア]　小血管病変性貧血
　— **hemolytic anemia, MHA** [-ヒーマリティック アニーミア]　微小血管障害性溶血性貧血, 微小血管性溶血性貧血

microangiopathy [マイクろウアンジアパスィ]　微小血管症, 微小血管障害

microaudiphone [マイクろウオーディフォウン]　補聴器

microbacteria [マイクろウバクティーりア]　極微細菌

microbalance [マイクらベーランス]　微量天秤

microbe [マイクろウブ]　微生物, 細菌　☆とくに病原菌, 酵母菌

microbial [マイクろウビアル]　= microbian, microbic　微生物の, 細菌に起因する

microbicide [マイクろウビサイド]　殺菌の, 殺菌剤

microbiologist [マイクろウバイアらジスト]　微生物学者, 細菌学者

microbiology [マイクろウバイアらジー]　微生物学, 細菌学

microbiosis [マイクろウバイオウスィス]　微生物性疾患

microblast [マイクらブレースト]　小赤芽細胞, 未熟血球

microblepharia [マイクろウブレフェーりア]　= microblepharon　小眼瞼症

microbrachia [マイクろウブれイキア]　〔先天性〕小腕症

microburet [マイクらビュれット]　微量滴定管

microcalorie [マイクろウケーらりー]　= microcalory　小カロリー　☆1gの水の温度を1℃上げるために要する熱量

microcardia [マイクろウカーディア]　〔先天性〕矮小心臓症

microcaulia [マイクろウコーリア]　矮小陰茎

microcephalia [マイクろウスィファリア]　小頭蓋症

microchemistry [マイクろウケミストリー]　微量化学

Micrococcus, M [マイクろウカッカス]　ミクロコッカス属, 球菌, 球状細菌, 小球菌
　— **aerogenes** [-エアらジーニス]　醸気球菌
　— **albus** [-アルバス]　= Stahylococcus albus　白色ブドウ状球菌
　— **anaerobius** [-アネアろウビアス]　嫌気球菌
　— **aureus** [-オーりアス]　= slaphylococcus aureus　黄色ブドウ状球菌
　— **flavus** [-フローヴァス]　黄色球菌
　— **gonorrhoea** [-ガナりーエ]　リン菌
　— **intracellularis** [-イントらセリュラーりス]　細胞内ブドウ状球菌
　— **intracellularis meningitidis** [-イントらセリュラーりス メニンジティディーズ]　髄膜炎球菌
　— **meningitides** [-メニンジティディーズ]　髄膜炎菌
　— **niger** [-ニガー]　黒色球菌

microcoria [マイクろウコーりー]　小瞳孔

microcornea [マイクろウコーニア]　小角膜

microcrystalline [マイクらクりスタリン]　微結晶の

microcyst [マイクらスィスト]　微小嚢腫

microcytase [マイクらサイテイス]　微生物溶解酵素

microcyte [マイクらサイト]　小赤血球

microcythemia [マイクろウサイスィーミア]　小赤血球血症

microcytic anemia [マイクらスィティック アニーミア]　小赤血球性貧血

microcytosis [マイクろウサイトウスィス]　小赤血球症

microdactylia [マイクらデークティりア]　小指症

microdont [マイクらダント]　小歯の

microelectrophoresis [マイクろウイレクトろウファりースィス]　微量式電気泳動法

microfinite element analysis [マイクら

microfilament ~ microscope

ファイナイト エリマント アナリスィス] 骨微細構造の測定法 ☆有限要素法

microfilament [マイクろフィラマント] ミクロフィラメント，微小線維

microfilaria [マイクロウフィレアリア] ミクロフィラリア ☆フィラリアの幼虫
— **diurna** [－ダイアーナ] 昼間ミクロフィラリア ☆ロア・ロアフィラリアの幼虫
— **nocturna** [－ナクターナ] 夜間ミクロフィラリア ☆バンクロフト糸状虫の幼虫
— **perstans** [－パースタンス] 常在糸状虫ミクロフィラリア ☆ *perstans filaria* の幼虫

microfracture [マイクろフれークチャー] 微小骨折

microgamete [マイクろゲーミート] 小配偶接子，小合体，小合子体

microgametocyte [マイクロウガミータサイト] 小接合子母細胞，小配偶子母体

microgastria [マイクろゲーストリア] 小胃症

microgenia [マイクロウジーニア] 小下顎症

microgenitalism [マイクらジェニタリズム] 小性器症

microglia [マイクらグリア] 小膠細胞

microglossia [マイクらグラスィア] 小舌症

micrognathia [マイクロウネイスィア] 小上顎症

microgram [マイクろグらム] ミクログラム，10^{-6} グラム

microgravity [マイクらグれーヴィティ] 微少動

microgyria [マイクロウジャイりア] 小脳回症

micromanipulation [マイクろマニピュレィシャン] 顕微鏡下操作

micromanipulator [マイクろマニピュレィター] 顕微操作装置

micromazia [マイクロウメイズィア] 小乳房症

micromelia [マイクロウミーリア] 小肢症

micrometer [マイクらミター] 測微計，測微尺

micromethod [マイクらメサッド] 微量試験法

micromyeloblast [マイクロウマイアラブレースト] 微小骨髄芽球

micron, M [マイクろン] ミクロン，μ ☆1/1,000 ミリメートル

micronodular [マイクろナデュラー] 小結節性の

micromicin sulfate, MCR [マイクロウナミスィン サルフェイト] 硫酸ミクロノマイシン ☆アミノグリコシド系抗生物質

micronutrients [マイクロウニュートりアンツ] 微量栄養素

micro-organism [マイクロウーオーガニズム] 微生物

microparasite [マイクろペらサイト] 小寄生体

micropathology [マイクロウパサラジー] 微小病理学，微生物性病理学

micropenis [マイクロウピーニス] 矮小陰茎症

microphage [マイクらフェイジ] = microphagus 小食細胞

microphobia [マイクロウフォウビア] 微小物恐怖症，微生物恐怖症

microphone [マイクらフォウン] 拡声器

microphonia [マイクらフォウニア] 小声症

microphthalmia [マイクろフセールミア] 小眼球症

micropia [マイクろウピア] 小視症

micropipet [マイクロウパイペット] 微量管，微量ピペット

micropipette [マイクろパイペット] ミクロピペット．微量注入に用いるピペット

microplasia [マイクロウプレイズィア] 小人症，侏儒

micropolariscope [マイクロウポウレーりスコウプ] 偏光顕微鏡

microprosopus [マイクロウプろソウパス] 小顔症

microprostol [マイクロウプらストール] ミクロプロストール ☆ことに非ステロイド消炎鎮痛剤による消化性潰瘍の治療剤

micropsia [マイクろウピア] 小視症 ☆物体が実物より小さく見えること

micropuncture [マイクろパンクチュア] マイクロパンクチャー，微少穿刺

microradiogram [マイクロウれイディアグらム] 顕微鏡X線写真，ミクロラジオグラム

microradiography [マイクロウれイディアグらフィ] 微粒子撮影法

microscope [マイクらスコウプ] 顕微鏡
polarizing — [ポウラらィズィング－] 偏光顕微鏡
slit-lamp — [スりット・ランプ－] 細隙灯顕微鏡．角膜，前房，水晶体などの縦断面の観察に用いる

microsomal fraction ～ mild

microsomal fraction [マイクロウ ソウマル フらクシャン] ミクロソーム分画
microsome [マイクらソウム] ミクロソーム
microspore [マイクらスポーア] 小胞子菌
microsporia [マイクロウスポーりア] 小胞子菌性白癬
microstethoscope [マイクロウ・ステサスコウプ] 微音聴診器
microsurgery [マイクロウサージャりー] 顕微手術, 顕微解剖
microthelia [マイクロウスィーりア] 小乳頭症
microtome [マイクらトウム] 鏡検用薄切器, 鏡検用刀, ミクロトーム
microtomia [マイクロウトウミア] 小口症
microtubule [マイクロウテュービュール] 微小細管 ☆細胞内器官
microvascular anastomosis [マイクらヴェースキュラー アナスタモウスィス] 微少血管吻合
microwave [マイクロウウェイブ] マイクロ波, 微小波
　— **prostatectomy** [−プらスタテクタミー] マイクロ波による前立腺切除術
micturate [ミクテュれイト] 小便する, 放尿する
micturition [ミクテュりシャン] 排尿
midazolam [マイダザラム] ミダゾラム ☆ベンゾジアゼピン系(短時間型)全身麻酔薬
midbrain [ミッドブれイン] 中脳
middle [ミドル] 中央の
　— **frontal gyrus** [−フらンタル ジャイらス] 中前頭回
　— **(great) meningeal artery** [−(グれイト)ミニンジアル アータりー] 中硬膜動脈
　— **cerebral artery, MCA** [−サリーブらル アータりー] 中大脳動脈
　— **cuneiform bone** [−キューニーイフォーム ボウン] 内側楔状骨
　— **lobe syndrome** [−ロウブ スィンドろウム] 中葉症候群 ☆右肺中葉無気肺による陰影
　— **temporal gyrus** [−テンパらル ジャイらス] 中側頭回
midecamycin, MDM [ミディカマイスィン] ミデカマイシン ☆マイクロライド系抗生物質
mid-expiratory flow, MEF [ミッドーイクスパイらトりー フロウ] 呼気中期空気流量

mid-expiratory flow at 50% vc, MEF 50vc [ミッドーイクスパイらトりー フロウ] 肺活量の50%における呼気中期流量
mid-expiratory pressure, MEP [ミッドーイクスパイらトりー プれッシャー] 呼気中期圧
midget [ミジット] 小人症, 一寸法師, こびと, 小型のもの
midgut [ミッドガット] (胎生期の)中腸
midline granuloma [ミッドライン グらニュロウマ] 正中線肉芽腫
midodrine hydrochloride [ミダドりン ハイドろウクローらイド] 塩酸ミドドリン ☆非カテコラミン系昇圧薬, プロドラッグ
midpain [ミッドペイン] 月経中間痛
midtarsal joint [ミッドターサル ジョイント] 横足根関節, Chopart関節
midwife [ミッドワイフ] 産婆, 助産婦
midwifery [ミッドワイファりー] 産婆術, 産婦術, 産科学
MIF (macrophage migration inhibitory factor)
migraine [マイグれイン] 片頭痛
migrateur [マイグらテュアー] 徘徊症者
migrating pain [マイグれイティング ペイン] 遊走痛
migration [マイグれイシャン] 遊歩, 遊走, 移住, 移棲
　— **inhibiting factor** [−インヒビティング フェークター] 遊走阻止因子
　— **of ovum** [−アヴ オウヴァム] 卵子遊走
　— **potential** [−ポウテンシャル] 泳動電位
migratory [マイグれイトりー] 移住する, 移動性の
　— **animal** [−エーナマル] 移棲動物
　— **bird** [−バード] 渡り鳥
　— **pain** [−ペイン] 移動性疼痛
　— **pneumonia** [−ニューモウニア] 遊走肺炎
Mikulicz's pad [ミクリッツ ペード] ミクリッツ当てガーゼ
Mikulicz's syndrome (disease) [ミクリッツ スィンドろウム (ディズィーズ)] ミクリッツ症候群(病) ☆両側の唾液腺(顎下腺)と涙腺がリンパ球浸潤によって腫脹すること
mil [ミル] ミル ☆1/1,000インチ
mild [マイルド] 軽度の, 軟性の, 緩和な

mildew ～ mind

mildew [ミルデュー] うどん粉病〔菌〕, かび
miliaria [ミリエアリア] （汗腺の）粟粒疹, 汗疹, あせも
— alba [-アルバ] 白色汗疹
— epidemica [-エピデミカ] 流行性粟粒疹
— pustulosa [-パスツロウサ] 化膿性汗孔炎
— rubra [-るーブら] 紅色汗疹
miliaris [ミリエアリス] 粟粒
miliary [ミリアりー] 粟粒状の
— abscess [-アブセス] 粟粒性膿瘍
— aneurysm [-アニューリズム] 粟粒動脈瘤
— fever [-フィーヴァー] 粟粒疹熱, 粟粒熱, 脱汁熱
— gland [-グレーンド] 粟粒腺
— tubercle [-テューバークル] 粟粒結核結節
— tuberculosis [-テュバーキュロウスィス] 粟粒結核症
milieu [ミリュー][F] 環境
— interior [-インティーりアー] 体内液, 内部環境
milium [ミリアム] 脾粒腫, 粟粒
milk [ミルク] 乳（ちち）, 乳汁, 乳剤
— allergy [-アラージー] ミルクアレルギー
— bottle [-バトル] 牛乳瓶
— curding ferment [-カーディング ファーメント]＝ rennin 凝乳酵素
— cure [-キュアー] 牛乳療法
— fever [-フィーヴァー] 軽症産褥熱, 乳熱
— intolerance [-インタレランス] 牛乳不耐症
— leg [-レッグ] （褥婦の）疼痛白股腫
— of lime [-アヴ ライム] 石灰乳, 消石灰
— of magnesia [-アヴ メーグニーズィア] マグネシア乳剤　☆下剤に使う
— serum [-スィーらム] 乳清
— sugar [-シュガー] 乳糖
— tetter [-テター] 乳痂
— tooth [-トゥース] 乳歯(乳飲み歯), 脱落歯
buddeized — [バッディズド-] ブッデ処理. 過酸化水素を加え加熱する牛乳殺菌法

pumped — [パンプト-] 搾出母乳
ropy — [ろウピー-] 粘性ミルク
milk-alkali syndrome [ミルクーエールカリ スィンドロウム] ミルクアルカリ症候群 ☆大量の牛乳とアルカリ剤を消化性潰瘍治療のため服用するとき起こる高カルシウム血症
Milkman's syndrome [ミルクマンズ スィンドロウム] ミルクマン症候群 ☆骨軟化症のときに見られる左右対称の多発特発性偽骨折
Millard-Gubler syndrome [ミラード-グブラー スィンドロウム] ミャール・ギュブラー症候群 ☆脳橋病変による一側顔面神経麻痺と他側錐体路遮断性痙性麻痺を示す交代麻痺
mille, M [ミル] 1,000
millennium [ミレニアム] 一千年の期間, 千年期
millet [ミリット] キビ
milliampere, mA [ミリアムペアー] ミリアンペア　☆1/1,000アンペア
milligram, mg [ミリグらム] ミリグラム　☆1/1,000グラム
Millikan ray [ミリカン れイ] ミリカン線 ☆電磁波にてγ線より波長も短く透徹力も強い
millimeter, mm [ミリミーター] ミリメーター　☆1/1,000メーター
millimicron, mμ [ミリマイクらン] ミリミクロン　☆1/1,000ミクロン
millimole [ミリモール] ミリモル　☆1/1,000モル
milphosis [ミルフォウスィス] 睫毛脱落症
milrinon [ミルりノン] ミルリノン ☆強心薬, 急性心不全に用いる
Milwaukee shoulder [ミルウォーキー ショウルダー] 破壊性関節炎
milzbland [ミルツブラント][G] 炭疽
mimesis [マイミースィス] 模倣, 表情
mimetic [マイメティック] 表情の, 模倣性の
— convulsion [-カンヴァルシャン] 顔面痙攣
mimic [ミミック] 擬態の
— muscles [-マスルズ] 表情筋
mince [ミンス] 刻む, 寸断する, 細切れ, 肉, ひき肉
mind [マインド] 精神力, 心, 知的能力, 意志, 考え, 注意する, 顧慮する
— blindness [-ブラインドニス] 精神盲

miner [マイナー] 鉱
miner's anemia [マイナーズ アニーミア] 鉱夫貧血
mineral [ミナラル] 鉱物, 無機物, 鉱物の, 鉱物性の
— metabolism [-ミテーバリズム] 鉱質代謝
— spring [-スプリング] 鉱泉
— water [-ウォーター] 鉱泉水, 炭酸水
— wax [-ウェークス] 地ろう
mineralization [ミネらライゼイシャン] 鉱強化, 鉱化用, 石灰化
— defect [-ディフェクト] 石灰化障害
mineralogy [ミナらラジー] 鉱質学
minify [ミニファイ] 縮小する
minim, m [ミニム] ミニム, 滴, 極微 ☆液量の単位, 1ドラムの1/16, 約0.06ml
minimal [ミニマル] 最小の, 極微の
— blood pressure [-ブラッド プレッシャー] 最小血圧
— change, MC [-チェインジ] 最小変化
— change disease [-チェインジ ディズィーズ] 最少病変ネフローゼ症候群
— erythema dose, MED [-エリスィーマ ドウス] 最小紅斑量
minimally invasive direct coronary bypass grafting [ミニマリー インヴェイスィヴ ディレクト カらナリー バイパス グれーフティング] 低侵襲冠動脈バイパス
minimize [ミニマイズ] 過小表現する, 控えめに言う, 著明に抑制する
minimum [ミニマム] 最小量, 極小, 最低度
— alveolar concentration, MAC [-アルヴィーアラー カンセントれイシャン] 最小肺胞内濃度
— anesthetic concentration, MAC [-アニスセティック カンセントれイシャン] 最小麻酔濃度
— bactericidal concentration, MB [-バクティーりサイダル カンセントれイシャン] 最小殺菌濃度
— brain damage, MBD [-ブれインダミッジ] 最小脳損傷
— dose [- ドウス] 最小投与量
— lethal dose, MLD [-リーサル ドウス] 最小致死量
— reactive dose, MRD [-りエークティヴ ドウス] 最小反応量
— residual disease [-りズィデュアル ディズィーズ] 最小残存病変
— separable [- セパらブル] 分解閾値
— significant change [-スィグニフィカント チェインジ] 最小有意変化
— square method [-スクウェア メサッド] 最小自乗法
— surface [- サーフィス] 極小曲面
— thermometer [-サーマミター] 最低温度計, 最低寒暖計
— useful density [- ユースフル デンスィティ] 最小有効濃度
Minnesota code [ミニソウタ コウド] ミネソタコード ☆ミネソタ大学の作った疫学調査用の心電図所見分類
minocycline hydrochloride, MINO [ミノウサイクリーン ハイドロウクローらイド] 塩酸ミノサイクリン ☆テトラサイクリン系抗生物質, 耐性ブドウ状球菌に有効
minor [マイナー] 小さい方の, 未成年者
— agglutination [-アグルーティネイシャン] 同群凝集
— axis [-エークスィス] 短軸 (楕円の)
— impairment [-インペアマント] 小欠陥
— pancreatic duct [-ペーンクりエーティック ダクト] 小膵管
— pelvis [- ペルヴィス] 小骨盤
— surgery [-サージャリー] 小外科的処置, 小手術
minoxidil [ミナクスィディル] ミノキシジル ☆血管拡張降圧剤
mint [ミント] ハッカ
minute [マイニュート] 微小の, 些細の, 詳細な, 精密な, 綿密な
minuthesis [ミニュースィスィス] 感覚疲労
miopragia [マイアプれルジア] 機能力減退
miosis [マイオウスィス] 縮瞳, 軽減期の
miotic [マイアティック] 縮瞳の, 縮瞳剤, 減退の
miotica [マイアティカ] 縮瞳薬, 縮瞳剤
MIP (max inspiratory pressure)
mirimostim [ミりマスティム] ミリモスチム ☆造血薬, 白血球産生刺激薬
mirror [ミらー] 鏡, 反射鏡, 反射する, 反映させる
misandry [ミセーンドり] 男嫌い, 男性嫌悪症. misogyny (女嫌い) に対する
miscarriage [ミスキャりッジ] 流産, 半産,

墜胎, 仕損い, 不成功
misce, M [ミスィ][L] （処方にて）混合せよ
miscegenation [ミスィジネイシャン] 異種族雑婚
miscellaneous [ミスィレイニアス] 雑多の, さまざまの性質を持つ, その他の
miscibility [ミスィビリティ] 混和性
miscible [ミスィブル] 混和できる, 混合される
miserable [ミザらブル] 不幸な, みじめな, 悲惨な, 肉体的に苦しんでいる
mismatch repair, MMR [ミスメーッチ りペアー] ミスマッチ修復 ☆遺伝子修復の一種
misogamy [ミサガミー] 結婚嫌い, 結婚忌避症
misogyn [ミサジン], **misogyny** [ミサジニー] 女嫌い
misoneism [ミソウニーイズム] 保守主義, 新思想嫌悪
misopedia [ミソウピーディア] 病的子供嫌い
misoprostol [マイソプろストール] ミソプロストール ☆消化性潰瘍治療薬, プロスタグランディン製剤
missed labor [ミスト レイバー] 稽留分娩 ☆死亡した胎児を分娩しないこと
mistletoe [ミスルトウ] ヤドリギ
mistura [ミスチューら] 合剤
MIT 1. (Massachusetts Institute of Technology)/2. (migration-inhibition test)/3. (monoiodotyrosine)
mite [マイト] ダニ類
 bird —, chicken — [バード—, チキン—] トリダニ→ Dermanyssus
mitella [ミテラ] 三角帯, 三角布包帯
mithridatism [ミスりダティズム] 毒性緩和法 ☆少量から次第に増量して毒性を緩和する（ペルシャのミトリダテス王の故事による）
mitigate [ミティゲイト] 和らげる, 静める, 軽減する, 緩和する
mitigation [ミティゲイシャン] 鎮静, 軽減, 緩和
mitigatory [ミティゲイタりー] 緩和する, 緩和的
mitochondria [マイタカンドりア] ミトコンドリア, 糸粒体
mitochondrial [マイタカンドりアル] ミトコンドリアの
— **membrane** [—メンブれイン] ミトコンドリア膜
— **myopathy** [—マイアパスィ] ミトコンドリア筋症
mitogen [マイタジャン] 有糸分裂促進因子
mitogen-activated protein, MAP [マイタジャン アクティヴェイティド プろウティーン] ☆細胞分裂促進物質によって活性化されるタンパク
mitogenic [マイタジェニック] 細胞分裂促進的な
mitoma [マイトウマ] = mitome ミトーム ☆細胞原形質中の網状線維
mitomycin C, MMC [マイトウマイスィン スィー] マイトマイシンC ☆抗悪性腫瘍薬, DNA合成阻害抗生物質
mitoplasm [マイタプレーズム] 細胞核の染色質 ☆細胞核の網状体
mitosis [マイトウスィス] 有糸核分裂
mitosome [マイタソウム] ミトゾーム, 系状体
mitotane [マイタテイン] = op' DDD ミトタン ☆副腎皮質ホルモン合成阻害薬
mitoxantrone hydrochloride, MIT [マイトキサントろン ハイドロウクろーらイド] 塩酸ミトキサントロン ☆抗悪性腫瘍薬, アントラキノン系抗生物質
mitral [マイトラル] 僧帽状の, 二尖弁の
— **annuloplasty, MAP** [—アニュラプラスティ] 僧頭弁形成術
— **commissurotomy** [—カミシャらタミー] 僧帽弁交連切開
— **insufficiency, MI** [—インサフィシャンスィ] 僧帽弁閉鎖不全症
— **murmur** [—マーマー] 二尖弁雑音, 僧帽弁雑音
— **regurgitation** [—りガージテイシャン] 僧帽弁逆流
— **stenosis, MS** [—スティノウスィス] 僧帽弁狭窄症
— **valve** [—ヴァルヴ] （心臓の）僧帽弁
— **valve prolapse, MVP** [—ヴァルヴ プろウレープス] 僧帽弁逸脱症候群
mixed [ミクスト] 混合した, 混成の
— **angina** [—アンジャイナ] 混合狭心症 ☆冠動脈狭窄と酸素必要量増加の両者に関する心筋酸素欠乏
— **aphasia** [—アフェイジア] 混合性失語症
— **cement** [—スィメント] 混合セメント
— **chancre** [—シャンカー] 混合性下疳

mixed 〜 moisten

☆トレポネーマパリデュムとヘモフィルスデュクレイの混合感染による
— connective tissue disease, MCTD [-カネクティヴ ティシュー ディズィーズ] 混合結合組織病, 混合結合組織疾患
— decimal [-デシマル] 帯小数
— gas [-ギャス] 混合ガス
— gland [-グレーンド] 混合腺
— infection [-インフェクシャン] 混合伝染
— joint [-ジョイント] 複合関節
— juice [-ジュース] 混合ジュース
— lymphocyte culture, MLC [-リンファサイト カルチャー] 混合リンパ球培養
— nerve [-ナーヴ] 混合神経 ☆感覚と運動神経
— ophthalmoplegia [-アフサルモウプリージア] 雑性眼筋麻痺
— tumor [-テューマー] 混合腫瘍
mixing slab [ミクスィング スレーブ] 錬盤, 混合用平板
mixture [ミクスチャー] 混合, 混合物
MLC (mixed lymphocyte culture)
MLD (minimum lethal dose)
MLF (medial longitudinal fasciculus)
MLF syndrome [エムエルエフ スィンドロウム] 内側縦帯症候群
MM 1. (mother milk) / 2. (mucous membrane) / 3. (multiple myeloma)
mm (millimeter)
MMC (mitomycin C)
M-mode echocardiogram [エムーモウド エコウカーディアグラム] Mモード心超音波図
MMP (matrix metallo-proteinase)
MMR (mismatch repair)
Mn (manganese)
MN blood type [エムエヌ ブラッド タイプ] MN血液型
MND (motor neuron disease)
mnemasthenia [ムネマススィーニア] 記憶力減退
mnemonics [ムネマニックス] 記憶強化術 = mnemotechnics [ムネモァテクニックス]
Mo (molybdenum)
moan [モウン] 呻く, 嘆く, 悲しむ, (苦痛または悲しみの)呻き, うなり声
mobile [モウバイル] 可動性の, 移動性の, 可動物, 可動装置, 自動車
— cecum [-スィーカム] 移動回腸

mobility [モウビリティ] 動きやすいこと, 可動性, 運動性
mobilization [モウビライゼイシャン] 動員, 運用
Mö(e)bius' sign [メービアス サイン] メビウス徴候 ☆バセドウ病にみられる眼球輻輳障害
Mö(e)bius' syndrome [メービアス スィンドロウム] メビウス症候群 ☆疼痛性運動不能を起こす症候群
mock [マック] 模倣の
— hospital ward [-ハスピタル ウォード] 模擬病室
modality [モウデーリティ] 様式, 薬剤の使用方法, 種々の感覚
moderate [マダリト] 節度を守る, 温和な, 穏やかな, 適度の, 中位の, 普通の, 節制する, 制する, 和らぐ
modification [マディフィケイシャン] 変異, 制限されること, 加減すること, 修正, 変更
modified [マディファイド] 変性した, 変態した
— milk [-ミルク] 調整乳
modulate [マデュレイト] 調節する, 調子を合わせる, 変調する
modulation [マデューレイシャン] 変調
modulus of elasticity [マデュラス アヴ イラスティスィティ] 弾性率
Moeller-Barrow disease [メーラー-バロウ ディズィーズ] メーラー・バロー病 ☆小児ビタミンC欠乏症
moexipril [モイクスィプリル] モイクシプリル ☆アンギオテンシン転換酵素阻害剤, 降圧剤
MOF (multiple organ failure)
mogiarthria [マジアースィリア] 構音障害
mogigraphia [マジグらフィア] 書痙
mogilalia [マジレイリア] どもり, 吶吃, 言語障害
mogiphonia [マジフォウニア] 発声困難
mogitocia [マジトウシア] = mogostocia 難産
moist [モイスト] 水気のある, 湿気のある
— gangrene [-ギャングリーン] 湿性壊疽
— rale [-らール] 湿性雑音
— tetter [-テター] 湿疹
— wart [-ウォート] 湿性疣 (イボ)
moisten [モイスン] 湿らせる, 湿気を帯びる

moisture [モイスチャー] 湿気，水分
molar, M [モウラー] 奥歯の，臼歯の，1モルの，一分子量の，大臼歯，臼歯
molasses [マラスィズ] 糖蜜
mo(u)ld [モウルド] カビ，糸状菌
mole, M [モウル] モル，グラム分子 ☆元素または化合物の分子量をグラムで表したもの，分子量×グラムで示す量
mole [モウル] ほくろ，奇胎
molecular [モウレキュラー] 分子の
 — attraction [-アトれークシャン] 分子引力
 — biology [-バイアラジー] 分子生物学
 — endocrinology [-エンドウクりナラジー] 分子内分泌学
 — force [-フォース] 分子間力
 — formula [-フォーミュラ] 分子式
 — heat [-ヒート] 分子熱
 — layer [-レイァー] 脳皮膚，分子層
 — lesion [-リージャン] 分子病変
 — sieve [-スィーヴ] 分子篩（ふるい）
 — weight, M [-ウェイト] 分子量
molecule [マリキュール] 分子
Mollaret's meningitis [モラれズ メニンジャイティス] モラレ髄膜炎 ☆脳脊髄液中に内皮様細胞が認められ髄膜刺激症状を示す
mollescence [マレッサンス] 軟化
molluscous [マラスカス] 軟疣腫の
molluscum [マラスカム] 軟腫，軟疣腫
 — contagiosum [-カンテイジオーサム] 伝染性軟腫
molting [モウルティング] 脱皮，換羽
molyb- [マリブ-] ☆「鉛」「モリブデン」を表す接頭語
molybdenum, Mo [マリブディナム] モリブデン（元素） ☆原子量95.94
 — dioxide [-ダイアクサイド] 二酸化モリブデン
 — oxide [-アクサイド] 酸化モリブデン
molybdocachexia [マリブダカケクスィア] 水鉛毒性悪液質
molybdocolic [マリブダカリック] 水鉛毒疝痛
molybdoparesis [マリブドウパりースィス] 水鉛毒性不全麻痺
molybdospasmus [マリブダスペーズマス] 水鉛毒性痙攣
moment [モウマント] 瞬間，刹那，ある時間，重要，モメント，能率
 — of couple [-アヴ カップル] 偶力能率
 — of inertia [-アヴ イナーシア] 慣性能率
momental [モウメンタル] 運動量の
momentum [モウメンタム] 運動量，（出来事の）惰性，はずみ
monad [マナッド] 単細胞動物，不分裂菌，価元素
Monakow's syndrome [モナコウズ スィンドロウム] モナコフ症候群，前脈絡膜動脈閉鎖症候群 ☆片麻痺・半身知覚麻痺半盲を伴う
monamine [マナミン] 単アミン，モノアミン
 — oxidase [-アクスィデイス] モノアミン・オキシダーゼ
 — oxidase inhibitor [-アクスィデイス インヒビター] モノアミン・オキシダーゼ抑制剤
monarticular [マナーティキュラー] 単関節の
monaster [マナスター] （間接核分裂の）単星
monatomic [マナタミック] 1原子価の，1塩基性の
Mönckeberg' sclerosis [メンケバーグ スクリアろウスィス] メンケベルグ動脈硬化症 ☆中膜を主とする硬化
Monday morning sickness [マンディ モーニング スィックニス] 月曜病 ☆日曜休むと月曜の朝は具合が悪いこと
Mondor's syndrome [マンダーズ スィンドロウム] モンドル症候群 ☆腹部皮下の血栓性静脈炎
monensin [マネンスィン] モネンシン ☆放線菌の産生するポリエーテル菌から取った抗生物質 NaKイオノフォア
monerula [マネるラ] 無核受精卵
monestrous [モネストロス] 単発情期性の
Monge's disease [マンジーズ ディズィーズ] モンゲ病 ☆慢性山岳病，赤血球増多症
Mongolian [マンゴウリアン] モンゴル（人）の
 — idiot [-イディアット] ダウン症候群，モンゴリズム
 — macula [-マキュラ] 蒙古斑
 — mark [-マーク] モンゴリア小児斑
mongolism [マンガリズム] ダウン症候群，モンゴリズム

mongrel 〜 monophagism

mongrel [マングラル] 雑種の
monilethrix [モニレスリックス] 連珠毛
monilia [モウニリア] モニリア属 ☆糸状菌の一種
moniliasis [モウニライアスィス] モニリア症 ☆酵母菌病
Moniliformis [モウニリフォーミス] モニリフォルミス属 ☆鉤頭動物の一つ
monilithrix [モウニリスリクス] 連珠毛
monitor [マニター] モニター，監視役（薬剤などを服用してテストする人），監視装置
monitoring apparatus [マニタリング アパれイタス] 監視装置
monkey paw [マンキー ポー] 猿手
monk's-hood [マンクス-フッド] トリカブト ☆修道僧の帽子のような形の花
mono- [マノウ，マナ-] ☆「単一の」「一の」「一原子の」を表す接頭語
monoamine oxidase, MAO [マノウアミーン アクスィデイス] モノアミン酸化酵素
monoarthralgia [モノ・アースれイジア] 単関節痛
monoarthritic [マノウアースりティック] 単関節の
monobasic [マノウベイスィック] 一塩基の
— acid [- エーサッド] 一塩基性酸
monoblast [マナブレースト] 単核芽細胞，単芽球
monoblastic leukemia [マナブれースティック リューキーミア] 単芽球性白血病
monobromacetic acid [マノウブロウマセティック エーサッド] 一臭化酢酸
monocelled [マナセルド] 単核細胞からな る，単細胞の
monocellular [マナセリュラー] 単細胞性の
monochromatic [マノウクロウメーティック] 単色の，単彩の
— aberration [- アバれイシャン] 単色収差
monochromatism [モノアクろゥメアティズム] 1色型色覚，全色盲（monochromasy）
cone — [コーン -] 錐体1色型色覚
rod — [ろッド-] 杆体1色型色覚
monochromatopsia [マノウクロウマタプスィア] 一色型色覚，全色盲
monocle [マナクル] 片眼鏡
monoclonal [マノウクろウナル] 単クローン性の，単一細胞起源の
— antibody [- エーンティバディ] 単一クローン抗体

— gammopathy of undetermined significance, MGUS [- ガンマパスィニアヴ アンディターミンド スィグニフィカンス] 原因不明の単クローン性ガンマグロブリン血症
monococcus [マナカッカス] 単球菌
monocontamination [マノウカンタミネイシャン] 単一汚染
monocrotic [マナクろティック] 単拍（脈）の
— pulse [- パルス] 偏脈
monocrotism [マナクろティズム] 単拍脈
monocyte [マナサイト] 単球，単核細胞
monocytic [マナサイティック] 単核細胞の
— leukemia [- リューキーミア] 単球性白血病
monoethanol amine oleate [マノウエサノール アミーン オウリエイト] オレイン酸モノエタノールアミン ☆止血薬，食道静脈瘤硬化療法薬
monogenesis [マナジェニスィス] 無性生殖
monogenous [マナジャナス] 無性生殖の
monogony [マナガニー] 無性生殖
monograph [マナグらフ] モノグラフ ☆一つの題目についての専門書
monohemerous [マノウヒーミらス] ただ一日限りの
monohydrated [マノウハイドれイティッド] 一水素性の
monolateral strabismus [マナラタラル ストらビズマス] 偏側斜視
monolayer [マナレイアー] 単一層
— culture [- カルチャー] 単層培養
monolocular [マナラキュラー] 単細胞の，腔の
monomania [マノウメイニア] 偏執症，単一妄想症
monomer [マナマー] モノマー，単量体
monomerism [マナメリスム] 単型性，単分子性
mononeuritis [マノウニューらイティス] 単神経炎
— multiplex [- マルティプレックス] 散在性単神経炎
mononitrosalicylic acid [マナナイトロウ・サリスィィリック エーサッド] アニリン酸
mononuclear [マノウニュークリアー] 単核球，単核の
monoparesis [マナパりースィス] 不全麻痺，単麻痺
monophagism [マナファジズム] 単食主義

monophasia [マノウフェイズィア] 単語症
monophobia [マノウフォウビア] 孤独恐怖症
monophyletic [モナフィレティック] 単系[統]の, 一元性の. 単一の原型から生じること
monophyletism [マノウファイラティズム] 一元論, 単元論
monophyodont [マノウファイアダント] 一生歯型
monopia [マノウピア] 単眼症
monoplast [マナプレースト] 単一組成細胞
monoplegia [マノウプリージア] 単麻痺
monorchia [マノーキア] 単睾丸病
monorchid [マノーキッド] = monorchis 単睾丸者 ☆一睾丸のみ陰嚢中に触れるもの
monosaccharide [マナサッカライド] 単糖類
monosomy [マナサミー] 単一染色体
monostosis [マナストウスィス] 単一骨形成異常症
monostotic fibrous dysplasia [マナスタティック ファイブラス ディスプレイズィア] 線維性単骨形成異常症
monoterminal [マノウターミナル] 単極性の
monothermia [マノウサーミア] 単調体温, 朝夕同体温
monotocous [マナタカス] 単一分娩の
monotrichous [マナトリカス] 単毛性の
monovalent [マノウヴェイラント] 一価, 単価の
monoxenous [マナクセナス] 単一宿主の
monoxide [マナクサイド] 一酸化物
Monro's abscess [マンロウズ アブセス] モンロー膿瘍 ☆表皮上部微少の膿瘍
mons [マンズ] 丘, 山
 — pubis [-ピュービス] = monsveneris 恥丘
monster [マンスター] 奇形体, 奇形児, 怪物, (有史前の)巨大, 奇怪な動物
monstrosity [マンストらスィティ] 奇形, 怪物, 巨大物
monstrum [マンストラム] 奇形, 奇胎
monteplase [マンテプレイス] 組織プラスミノーゲンアクチベーター
monthly [マンスリー] 月一回の, 毎月の, 月一回, 毎月, 月経, 月刊雑誌
monticulus [マンティキュラス] 小山
mood [ムード] 気分, 気持ち, 機嫌

 — disorder [-ディスオーダー] 情動障害
moodiness [ムーディニス] 不機嫌
moon-face [ムーン-フェイス] 満月様顔
moonstruck [ムーンストらック] 夢遊病 (somnambulistic); 発狂した
moral [モーらル] 道徳の, 徳義の
morality [マらリティ] 道徳, 品行方正
morbid [モービッド] 病気の, 病理学の
 — anatomy [-アナタミー] 病理解剖学
 — indication [-インディケイシャン] 病変適用
 — research [-りサーチ] 病態生理研究
morbidity [モービディティ] = morbility 罹患率, 疾病率, 一地方の疾病流行
morbigenous [モービジャナス] 発病性の
morbus [モーバス] 病, 疾患, 疾病
 — anglicus [-アングリカス] イギリス病, くる病
 — caducus [-カデューカス] てんかん
 — caeruleus [-スィるーリアス] 青色病
 — coxarius [-カクサリアス] 股関節病
 — maculosus neonatorum [-マキュロウサス ニーオウナトウラム] 新生児紫斑病
morcellation [モーセレィシャン] 細切除去術 (morcellement). 腫瘍を細片にして除去する
mordant [モーダント] 媒染剤, 皮肉の, 腐蝕性の, 組織を破壊する, 色留め, 金箔粘着剤
mordication [モーディケイシャン] (皮膚の) 炎症性灼熱状態
Morel-Kraepelin disease [モーらルークりーピリン ディズィーズ] モレル・クレペリン病 ☆早発性痴呆
Morgagni's liquor [モーゲイニーズ リカー] モルガニー液 ☆眼の水晶体とその被膜の間の液
Morgagni's syndrome [モーゲイニス スィンドロウム] モルガニー症候群 ☆前頭骨形成過剰と大脳変性
morgan [モーガン] 染色体上の距離単位 (Morgan の名から取った)
Morgan's bacillus [モーガンズ バスィラス] = Proteus morganii モルガン菌
morgue [モーグ] 死体安置室, 霊安室
moria [モーりア] 幼児様爽快症, 痴呆 (前頭葉底部の病変による) ☆冗談を言いたがる痴呆

moribund 〜 mosaic

moribund [モーりバンド] 瀕死の
moricizine [モリスィジン] モリシジン ☆不整脈治療剤，フェノサイアジン誘導体
morning [モーニング] 朝
 — **sickness** [-スィックニス] 悪阻，つわり
 — **stiffness, MS** [-スティフニス] 朝のこわばり ☆慢性関節リウマチの症状
Moro's reflex [モゥろウズ リーフレクス] = Moro's reaction モーロー反射 ☆乳児の抱きつき反射
Moro's tuberculin test [マろズ テュバーキュリン テスト] = Moro's tuberculin reaction モローツベルクリン試験
morodochium [マらドウキアム] 精神病院
moron [モーらン] 痴愚者，精神薄弱者
moronity [マろニティ] 魯鈍（軽度痴呆）
morphea [モーフィーア] 斑状強皮症
morpheme [モーフィーム] 意味のある言語の単位
morphia [モーフィア] = morphine モルヒネ
morphine dependence [モーフィン ディペンダンス] モルフィン依存症
morphinism [モーフィニズム] モルヒネ常用，モルヒネ中毒
morphinomania [モーフィノウメイニア] = morphiomania モルヒネ狂，モルヒネ中毒者 ☆モルヒネ中毒による精神病者
morphinophagia [モーフィノウフェイジア] = morphiophagy モルヒネ吸飲
morphogenesis [モーファジェニスィス] 形態発生
morphogenetic [モーファジャネティック] 形態発生の
morpholecithus [モーファレスィーサス] 形成卵黄，分裂卵黄
morphological [モーファラジカル] 形態学の
morphologically [モーファラジカリー] 形態学的に，形態学上
morphology [モーファラジー] 形態学，組織，形態
morpholysis [モーファリスィス] 解体，奇形
morphosis [モーフォウスィス] 構成，形態発生
morphotic [モーフォウティック] 構成の経過について
Morquio's syndrome (disease) [モーキオズ スィンドろウム (ディズィーズ)] モルキオ症候群（病） ☆ムコ多糖蓄積症の一つ
Morris' point [モーりズ ポイント] モリス点 ☆慢性虫垂炎のときの圧痛点，臍と腸骨稜を結び臍から約2インチの所
mors [モース] 死，死亡
 — **putativa** [-プタティーヴァ][L] 仮死
 — **subita** [-スビータ][L] 頓死，急死
 — **thymica** [-ティミカ][L] 胸腺死
morsal [モーサル] 咬合の，咬合面の
Morse code [モース コウド] モールス信号
morsus [モーサス] 刺咬
mortal [モータル] 致死の，致命的，死の，臨終の
 — **agony** [-アガニー] 断末魔の苦悶
 — **wound** [-ウーンド] 致命傷
mortality [モーテーラティ] 死亡数，死亡率
 — **rate** [-れイト] 死亡率
 — **table** [-テイブル] 死亡率表
 — **conference** [-カンファらンス] 死因検討会
mortar [モーター] 乳鉢，臼碗
mortician [モーティシャン] 葬儀屋
mortiferous [モーティファらス] 致死的の
mortification [モーティフィケイシャン] 壊疽，軟部組織壊疽，壊死
mortisemblant [モーティセンブラント] 仮死の
Morton's syndrome (disease) [モータンズ スィンドろウム (ディズィーズ)] モートン症候群（病） ☆第四足趾の中足趾骨関節の疼痛
Morton's neuroma [モータンズ ニューろウマ] 趾間神経腫
mortuary [モーチュアりー] 霊安室，死体安置所
morula [モーりュラ] 桑実胚，桑実状態，桑実状海綿腫
morulation [モーりュレイシャン] 桑実胚形成
mosaic [モウゼイイック] モザイクの，つなぎ合わせの
 — **bone** [-ボウン] モザイク骨 ☆ *Paget* 病などで見られる
 — **layer** [-レイアー] 網膜中葉
 — **theory** [-スィーあリー] つなぎ合わ

mosaicism ～ mouth

せ説

mosaicism [モウゼイシズム] モザイク現象, モザイク型 ☆異なる遺伝子のつなぎ合わせの現象

mosapramine hydrochloride [モサプらーミン ハイドロウクローらイド] 塩酸モサプラミン ☆向精神薬

Mosenthal's concentration test [モウザンソールズ カンサントれイシャン テスト] モーゼンサール濃縮試験 ☆腎炎では乾燥漿を食べても尿比重が102リットル以上に上昇しない

mosquito [マスキートウ] 蚊
— **forceps** [－フォーセプス] 小止血鉗子

mosquitocide [マスキータサイド] 蚊撲滅剤, 殺蚊剤

moss [モース] こけ ☆スギゴケ網の陰花植物

moss-agate sputum [モース-アガト スピュータム] 膠状斑真痰

moth [モース] 蛾

moth-eaten appearance [モース-イートゥン アピあらンス] 虫食い像

mother [マザー] 母, 母体
— **cell** [－セル] 母細胞
— **cyst** [－スィスト] 母嚢胞
— **liquor** [－リカー] 母液
— **'s milk, MM** [－ミルク] 母乳

motile [モウタイル] 動き得る, 自発的運動能力のある

motilin [モウティリン] モチリン ☆消化管ホルモンの一つ

motility [モウティリティ] 運動力, 自動力

motion [モウシャン] 運動, 運転, 機械装置, 挙動, 身振り, 便通, 排泄物, 発意
— **sickness** [－スィックニス] 乗物酔い, 船酔い, 車酔い
creeping — [クリーピング-] 腹ばい運動, は (這) い運動

motivation [モウティヴェイシャン] 動機づけ

motive [モウティヴ] 動機, 真意, 動かす, 発動的, 運動の, 動機を与える, 動機となる

motofacient [モウタフェイスィエント] 運動誘発性の, 動作を起こす

motoneuron [モウトウニューろウン] 運動ニューロン

motor [モウター] 原動機, 運動筋肉の, 運動神経, 動かす, 原動機の, 運動筋肉の
— **aphasia, MA** [－アフェイジア] 運動性失語症
— **aura** [－オーら] 運動性前兆
— **center** [－センター] 運動中枢
— **endoplate** [－エンダプレイト] 運動終板
— **impersistence** [－インパースィスタンス] 動作維持困難
— **muscle** [－マスル] 運動筋肉の
— **nerve** [－ナーヴ] 運動神経 〔の〕
— **nerve cell** [－ナーヴ セル] 運動神経細胞
— **neuron disease, MND** [－ニューろン ディズィーズ] 運動ニューロン疾患
— **paralysis** [－パれーリスィス] 運動麻痺
— **region** [－リージャン] 運動中枢
— **tract** [－トれークト] 運動神経索

motorius [モウトーりアス] 運動神経, 運動性の

mottled [マトルド] 斑点状の
— **density** [－デンスィティ] 斑点状陰影
— **tooth** [－トゥース] 斑紋歯芽

mottling [マトリング] 斑点形成

mouches volantes [ムーシュ ヴォランツ] [F] 飛蚊症

moulage [ムーラジ] 蝋細工

mould [モウルド] かび

mounding phenomenon [マウンディング フィナミナン] 筋肉を叩くと盛り上がる症状 ☆甲状腺機能低下症でみられる

mountain sickness [マウンティン スィックニス] 高山病

mounting [マウンティング] 戴物ガラス上へ標本をのせること, 封入, 標本を作成する

mouse, mice(複)[マウス, マイス] はつかねずみ
New Zealand black — [ニュー・ジーランド・ブレーク-] ニュージーランド・ブラック・マウス (NZBマウス). 黒毛マウスで, 白色マウス (NZWマウス) との雑種がヒトの SLE (全身性エリテマトーデス) 様症状を示し, SLE の動物モデルとして用いられている

mouth [マウス] 口, 口腔, 口状物, 口状部
— **piece** [－ピース] 口接着子, 代理人

― to mouth respiration [-トゥ マウス レスピれイシャン] 口腔口腔式人工呼吸法
― wash [-ウォッシュ] うがい剤
tapir ― [ティパー] バク(獏)状口〔唇〕(唇が離れて厚い)
movable [ムーヴァブル] 可動性の, 移動する, 不定の, 可動物
move [ムーヴ] 運転させる, 動揺させる, 生存する, 行動する, 移住する, 成長する
movement [ムーヴマント] 運動, 動揺, 発芽, 成長, 機械装置, 運転, 移動, 機動
　have bowel ― [ヘーヴ バウル-] 便通がある
　synkinetic ― [スィンキネーティック-] = synkinesis 連合運動
　undulatory ― [アンデュラタリー-] 波状運動
　villous ― [ヴィラス-] 絨(じゅう)毛運動
　voluntary ― [ヴァランタリー-] 随意運動
moving [ムーヴィング] 運動する, 移動する
― coil galvanometer [-コイル ガルヴァナミター] 可動コイル検流計
― element [-エリマント] 可動部
― field therapy [-フィールド セらピー] 運動照射法
moxa [マクサ] もぐさ
moxibustion [マクスィバスシャン] 灸療法
moxisylyte [マクスィライト] モキシシリト ☆脳代謝改善剤
moyamoya disease [モヤモヤ ディズィーズ] モヤモヤ病 ☆脳血管造影で網目状に見える病気
MP, mp 1. (macrophage) / 2. (melting point)
MPC (maximum permissible dose)
MPGN (membranoproliferative glomerulonephritis)
MPH 1. (master of public health) / 2. (miles per hour)
MPO (myeloperoxidase)
M-protein [エムーぷろウティーン] Mタンパク質, モノクローナル免疫タンパク
MR 1. (medical representative) / 2. (mental retardation)
MRA 1. (magnetic resonance angiography) / 2. (malignant rheumatoid arthritis)
MRCP (Member of the Royal College of Physicians)(英)
MRCS (Member of the Royal College of Surgeons)(英)
MRCT (magnetic resonance computed tomography)
MRD 1. (minimal residual disease) / 2. (minimum reactive dose) /
MRI 1. (magnetic resonance image) / 2. (magnetic resonance imaging)
mRNA (messenger ribonucleic acid)
MRP (multidrug resistance-associated protein)
MRS (magnetic resonance spectroscopy)
MRSA (methicillin-resistant Staphylococcus aureus)
MS 1. (mitral stenosis)/2. (morning stiffness)/3. (multiple sclerosis)
MSH (melanocyte stimulating hormone)
MTX (methotrexate)
mucase [ミューケイス] ムカーゼ ☆ムチン分解酵素
muciferous [ミュースィファらス] 粘液分泌の
mucification [ミュースィフィケイシャン] 動物の性周期直前の腟粘液分泌
mucigen [ミュースィジャン] 粘〔液〕素原, ムチン原
mucilage [ミュースィリッジ] (動植物の分泌する)粘質, 粘液, 粘液薬, ゴム糊
mucilagenous [ミュースィラジナス] ゴム糊の, 粘質の
mucin [ミュースィン] 粘液素
mucinoblast [ミュースィナブレースト] 粘液芽細胞
mucinogen [ミュースィナジャン] ムチノゲン ☆粘液素の前段階物質
mucinoid [ミュースィノイド] ムチン様の, 粘液状の
mucinosis [ミュースィノウスィス] ムチン症, ムチン沈着症
mucinuria [ミュースィニューりア] 粘液素尿
muciparous [ミュースィぺらス] ムチン産出の, 粘液分泌の
― gland [-グレーンド] 粘液腺
mucitis [ミューサイティス] 粘膜炎
mucocele [ミューカスィール] 粘液瘤腫,

涙嚢腫
mucocutaneous [ミューコウキューテイニアス] 粘膜皮膚の
mucoderm [ミューカダーム] 粘膜の真皮
mucoenteritis [ミューコウエンタらイティス] 粘液性小腸炎
mucoid [ミューコイド] 粘液様の, 類粘体
— tissue [-ティッシュー] 粘液様組織
mucolytic [ミューカリティック] 粘膜溶解性の
mucopolysaccharide [ミューコウパリサッカらイド] ムコ多糖類
mucoprotein [ミューコウプろウティーン] ムコタンパク質
mucopurulent [ミューカピューらラント] 粘液膿性の
Mucor [ミューコーァ] ケカビ属
mucormycosis [ミューコーマイコウスィス] 毛菌症, ケカビ症
mucosa [ミューコウサ] 粘膜
mucosa-associated lymphoid tissue, MALT [ミューコウサーアソウシエイティッド リンフォイド ティシュー] 粘膜関連リンパ組織
mucosal immune system [ミューコウサル イミューン スィスタム] 粘膜免疫系
mucosally-induced tolerance [ミューコウサリーーインデュースト タらランス] 粘膜由来免疫寛容
mucosanguineous [ミューコウサンギニアス] 粘膜血液の
mucoserous [ミューコウスィーらス] 粘液性漿液の
mucous [ミューカス] 粘液を分泌する, 粘液質の, 粘液状の
— cast [-キャスト] 粘液円柱
— diarrhea [-ダイアリーア] 粘液性下痢
— gland [-グレーンド] 粘液腺
— layer [-レイアー] 粘膜層
— membrane, MM [-メンブれイン] 粘膜
— polyp [-パリプ] 粘膜ポリープ
— stool [-ストゥール] 粘液便
mucus [ミューカス] 粘液
mud [マッド] 泥
— bath [-バーズ] 泥浴
— fever [-フィーヴァー] 泥熱
Mueller-Weiss syndrome [ミューラーーワイス スィンドろウム] ミューラー・ワイス症候群 ☆成人の足舟状骨自然壊死

muffle [マッフル] 可動炉
muggy [マギー] 蒸し暑い, 暑苦しい
muguet [ミュゲイ][F] 鵞口瘡
mulatto [ミュラトウ] 白人と黒人との混血児, 黄褐色の
mulberry-like [マルバリーーライク] 桑の実状の
mulberry rash [マルバリーーらッシュ] 桑実疹 ☆麻疹に似た発疹チフスの紅疹
muliebrity [ミューリアブリティ] 女であること, 女らしさ
Müllerian duct [ミューレリアン ダクト] = Müller's canal ミュラー管 ☆ウォルフ体内にある管で男では消失し, 女では卵管・子宮・腟などの一部分となる
multi- [マルティー] ☆「多い」「多数の」を表す接頭語
multiallelic [マルティアリーリック] 多数対立遺伝子の
multiarticular [マルティアーティキュラー] 多関節の
multiarticulate [マルティアーティキュレイト] 多関節の
multicellular [マルティセリュラー] 多細胞の, 多房の
multichain [マルティチェイン] 多連鎖
multidigitate [マルティディジテイト] 多指の
multidisciplinary [マルティディスィプリナりー] 多数領域の, 学際的な
multidrug resistance-associated protein, MRP [マルティドらッグ りズィスタンスーアソウシエイティッド プろウティーン] 多剤耐性関連タンパク
multifactorial [マルティファクトーりアル] 多因子性の
— disease [-ディズィーズ] 多因子病
multifarious [マルティフェアりアス] さまざまの, 雑多の
multifid [マルティフィッド] 多裂の
multiflagellate [マルティフレージャレイト] 多鞭毛の
multifocal [マルティフォウカル] 多焦点性の, 多病巣性の
— atrial tachycardia, MAT [-エイトりアル タキカーディア] 多焦点性心房性頻脈
— fibrosclerosis [-ファイブろウスクリアろウスィス] 多中心性線維硬化症
— motor neuropathy [-モウター ニュー

multiform ~ murmur

らパスィ] 多焦点運動神経症
multiform [マルティフォーム]
= polymorphous 多形の
multigravida [マルティグれーヴィダ] 経妊婦
multi-infection [マルティーインフェクシャン] 多感染
multilobular [マルティラビュラー] 多小葉の
multilocular [マルティラキュラー] 多細胞の，多嚢の
multimammae [マルティマムメ] 多乳房症，乳房過多症．人で3個以上の乳房の存在
multinodular [マルティナデュラー] 多結節性の
multinuclear [マルティニュークリアー] 多核の
multipara [マルティぺら] 経産婦
multiparity [マルティぺーりティ] 経多産の，経産婦であること
multiple [マルティプル] 複合の，複式の，多数の，倍数の，倍数，倍量
— **abscesses** [-アプセスィーズ] 多発性膿瘍
— **bond** [-バンド] 多重結合
— **correlation** [-コーりレイシャン] 多重相関
— **drug resistance gene, MDR gene** [-ドらッグ りズィスタンス ジーン] 多剤抵抗性遺伝子
— **endocrine adenomatosis, MEA** [-エンダクらイン アディノウマトウスィス] 多発性内分泌腺腫症
— **endocrine neoplasia, MEN** [-エンダクらイン ニオプレイスィア] 多発性内分泌腺腫症
— **epiphyseal dysplasia** [-エピフィズィアル ディスプレイスィア] 多発性骨端異形成
— **factor** [-ファクター] 多因子，複合要因
— **myeloma, MM** [-マイアロウマ] 多発性骨髄腫
— **organ failure, MOF** [-オーガン フェイリャー] 多臓器不全
— **organ system failure, MOSF** [-オーガン スィステム フェイリャー] 多臓器系不全
— **personality** [-パースナりティ] 多重人格
— **pinning** [-ピニング] 多鋼線固定法
— **reflection** [-りフレクシャン] 多重反射
— **resistance** [-りズィスタンス] 多剤耐性
— **regression analysis** [-りグれッシャン アネーラサス] 多変量回帰分析
— **scattering** [-スケータりング] 多重散乱
— **sclerosis** [-スクリアろウスィス] 多発性硬化症
— **system atrophy** [-スィスタム アトらフィ] 多系統萎縮症
— **system degeneration** [-スィスタム ディジャナれイシャン] 脳多系統変性 ☆パーキンソン症候群を起こす
multiplex [マルティプレックス] 多発の，多量の
multipolar [マルティポウラー] 多極の，多極電極機
— **nerve cell** [-ナーヴ セル] 多極神経細胞
multivalent [マルティヴェイラント] 多価の
mummification [マミフィケイシャン] 乾燥壊死，ミイラ化
mummified [ママファイド] 乾燥壊死化，ミイラ化
mummify [ママファイ] ミイラにする，ミイラ化する，乾かして保存する
mummy [マミー] ミイラ
mumps [マンプス] 流行性耳下腺炎，おたふくかぜ
Münchhausen's syndrome [マンチホーザンズ スィンドろウム] ミュンヒハウゼン症候群 ☆器質的疾患があるようにふるまい虚偽と真実をおり混ぜた病状を訴える患者
Münchmeyer's syndrome (disease) [マンチマイヤーズ スィンドろウム(ディズィーズ)] ミュンヒマイエル症候群(病) ☆汎発性進行性骨化を伴う多発筋炎
munity [ミューニティ] 感受性
mural [ミューらル] 壁の
murexide [ミューれクサイド] ムレキシド ☆アンモニア紫色素
muriatic [ミューりアティック] 塩化の
— **acid** [-エーサッド] 塩酸
murine [ミューりーン] 白鼠の，鼠の
— **typhus** [-タイファス] 鼠チフス
murium typhoid bacillus [ミューりアム タイフォイド バスィラス] 鼠チフス菌
murmur [マーマー] 雑音

murmur 〜 mussitation

Roger's — [ろジャーズ (ろジェ) −] ロジェ雑音. 心室中隔欠損の収縮期で聴かれる粗い雑音

rumble —, rumbling — [らムブルー, らムブリングー] 輪転音, ルル音. 僧帽弁狭窄のときに, 聴診上ルルと聞こえる前期収縮期雑音

sea gull — [スィー ガルー] カモメ雑音. 大動脈弁閉鎖不全の拡張期雑音の形容

steam-tug — [スティーム-タッグー] 蒸気曳船性雑音. 大動脈弁閉鎖不全のときの雑音

Steell's — [スティールズー] スティール雑音. 肺動脈弁閉鎖不全の雑音

to-and-fro — [トゥーエーンドフろゥー] シーソー雑音, 往復雑音. 収縮期, 拡張期共に聴こえる心膜雑音

Murphy drip [マーフィ ドリップ] 肛門滴注

Mus [ミューズ] ハツカネズミ属

Musca [マスカ] イエバエ属

muscae volitantes [マスィ ヴァリタンティズ] 飛蚊症, 視野の中を蚊が飛ぶ様な感じ

muscarine [マスカリン] ムスカリン ☆副交感神経刺激薬, 茸の一種, Agaricus にあるアルカロイド猛毒, アセチルコリンのムスカリン受容体と結合する

muscle, M [マスル] 筋, 筋肉
— **contracture** [−カントらクチャー] 筋拘縮
— **fragmentation** [−フらグメンティシャン] 肉離れ
— **headache** [− ヘデイク] 筋性頭痛
— **plate** [−プレイト] 筋板
— **release operation** [− りリース アパれイシャン] 筋解離手術
— **sense** [− センス] 筋覚
— **spasm** [−スペーズム] 筋痙攣
— **spindle** [−スピンドル] 紡錘筋
— **strength** [−ストれングズ] 筋力
— **strengthening exercise** [−ストれングズニング イクササイズ] 筋力増強訓練 (運動), 筋力強化訓練 (運動)
— **tonus** [− トウナス] 筋緊張
— **weakness** [− ウィークニス] 筋薄弱

calf — -s [カーフ マスルズ] 腓腹筋群. ふくらはぎの筋

fixation — [フィクセィシャン−] 固定筋. 一端を動かないように固定している筋

Muller's — [ミューラーズ−] ミューラー筋, 眼窩筋 (tarsal −). 上下の眼瞼内にある瞼板筋

palatoglossal — [ペーラタ・グラッサルー] 口蓋舌筋 (palatoglossus). 口蓋舌弓の中にある筋で, 軟口蓋と舌とを連結する

muscular [マスキュラー] 筋の, 筋肉の
— **dystrophy** [−ディストろフィ] 筋ジストロフィー
— **motion** [− モウシャン] 筋肉運動
— **murmur** [− マーマー] 筋性雑音
— **rheumatism** [− リューマティズム] 筋肉リウマチ
— **stomach** [−スタマック] 筋胃
— **system** [− スィスタム] 筋肉系
— **tissue** [− ティシュー] 筋組織
— **tremor** [− トれマー] 筋振戦

muscularis [マスキュレアリス] 筋の, 筋性

muscularity [マスキュレーりティ] 筋骨たくましいこと

musculation [マスキュレイシャン] 筋肉組織, 筋運動

musculature [マスキュラチャー] 筋肉組織

musculi [マスキュライ] 筋 (musculus の複)
— **arrectores pilorum** [−アれクトーりース ピローらム] 立毛筋
— **supraspinatus** [−スープらスパイネイタス] 棘上筋

musculoaponeurotic [マスキュロウアポニューらティック] 筋腱膜の

musculointestinal [マスキュロウインテスティナル] 筋および腸の

musculospinal [マスキュロウスパイナル] 筋および脊柱の

musculus [マスキュラス] [L] = muscle 筋
— **intercostalis externus** [−インターカステイリス イクスターナス] 外肋間筋
— **intercostalis internus** [−インターカステイリス インターナス] 内肋間筋

mushbite [マッシュバイト] [歯] 蝋塊咬合採取法. 蝋塊で上下歯の圧印をとる方法

mushroom worker's lung [マッシュルームウァーカーズ ラング] 茸栽培者の肺 ☆過敏性肺臓炎の一つ

mushy [マッシー] 粥 (かゆ) のように軟らかい, どろどろした; 弱い, 感傷的な

mussitation [マスィテイシャン] 発音のない

529

口唇の運動
mustard [マスタード] 芥子菜, からし
— oil [-オイル] からし（芥子）油
— plaster [-プラスター] からし硬膏
musty [マスティ] かびた, かびの生えた
mutable [ミュータブル] 変わりやすい, 不定の
mutacism [ミュータスィズム] = mytacism 発音困難症（mを含む黙音の異常発音）
mutagenesis [ミュータジェネスィス] 突然変異誘発
mutagenic agent [ミュータジェニック エイジェント] 突然変異誘発物質（mutagen）
mutant [ミュータント] 遺伝的特質, 突然変異体
mutarotation [ミュータロゥティシャン] 旋光度変化
mutase [ミューテイス] ムターゼ ☆転位酵素, 分子の配列を変える酵素
mutate [ミューテイト] 変化する, 変異する
mutation [ミューテイシャン] 変化, 突然変異, 偶然変位, 声変わり
mute [ミュート] 唖者
mutilating deformity [ミュータレイティング ディフォーミティ] 四肢断節変形
mutilation [ミューティレイシャン] （手足などの）切断, 不具, 毀損
mutism [ミューティズム] 無言症, 唖
muton [ミュータン] ミュートン. 突然変異単位. 突然変異を起こしうる染色体の最少単位
mutton tallow [マトン タロウ] 羊脂
mutual [ミューチュアル] 相互
mutualism [ミューチュアリズム] 相互扶助, 共生
muzzled sperm [マズルド スパーム] 抑制精子 ☆卵細胞と合一することのできない精子
MVP（mitral valve prolapse）
MVV（maximum voluntary ventilation）
myalgia [マイアルジア] 筋痛症
myasthenia [マイアススィーニア] 筋無力症
— gravis, MG [-グらーヴィス] 重症筋無力症
myasthenic [マイアスセニック] 〔筋〕無力症の
— bulbar palsy [-バルバー ポールズィ] 重症筋無力症性球麻痺
— crisis [-クらイスィス] 筋無力症発症
— reaction [-りエークシャン] 〔筋〕無力性反応
— ptosis [-トウスィス] 重症筋無力症性眼瞼下垂
— syndrome [-スィンドロウム] 筋無力症症候群
myatonia [マイアトウニア] 筋無力症, 筋弛緩症
myc [ミック] ミック, 癌遺伝子
mycetismus [マイスィティスィズマス] = mycetism キノコ中毒
mycetocyte [マイスィータサイト] 菌細胞
mycetoma [マイスィトウマ] 菌腫, 足菌腫, マズラ菌症
Mycobacterium [マイコウバクティーりアム] マイコバクテリウム属
— avium intracellulare [-エイヴィアム イントらセリュラーれ] 島型細胞内ミコバクテリウム ☆非定型抗酸菌の一つ
— kansasii [-カンサスィイ] カンサスミコバクテリウム ☆非定型好酸菌の一つ
Mycoderma [マイコウダーマ] 皮膜酵母菌
mycodermatitis [マイコウダーマタイティス] 粘膜炎
mycogastritis [マイコウゲーストらイティス] 胃粘膜炎, 真菌性胃炎
mycoid [マイコイド] 菌様の
mycology [マイカラジー] 真菌学
Mycomycetes [マイコウマイスィーティーズ] 卵芽胞または接合芽胞より生ずる真菌類
mycomyringitis [マイコウミりンジャイティス] 真菌性鼓膜炎
mycopathology [マイコウパサラジー] 真菌病理学
mycophage [マイカフェイジ] カビ溶解性ウイルス
Mycoplasma [マイカプレーズマ] マイコプラズマ属 ☆一般名として mycoplasma
— enteritis [-エンタらイティス] マイコプラズマ腸炎 ☆マイコプラズマ菌による腸炎
— pneumoniae [-ニューモウニエ] マイコプラズマ菌
mycosis [マイコウスィス] 糸状菌病, 真菌症
— fungoides, MF [-ファンゴイディス] 菌状息肉腫, 茸状息肉症
mycotic [マイカティック] 真菌性の, 糸状菌性の
— abscess [-アブセス] 真菌性膿瘍
— aneurysm [-アニューりズム] 感染性

動脈瘤
mydriasis [ミドらイアスィス] 瞳孔散大，散瞳症
mydriatic [ミドりエーティック] 散瞳薬，散瞳剤
myectomy [マイエクタミー] 部分的筋切除術
myectopia [マイエクトウピア] 筋転位
myelalgia [マイアエールジア] 脊髄痛
myelatrophy [マイアラトろフィ] 脊髄萎縮
myelauxe [マイアロークスィ] 脊髄の病的肥大
myelencephalon [マイアリンセファラン] 脳脊髄軸，後脳，髄脳
myelin [マイアリン] ミエリン，神経髄質素
　― basic protein [－ベイスィック プろウティーン] 髄鞘塩基タンパク
　― sheath [－シース] ミエリン鞘，髄鞘 ☆神経の脂質性被膜
myelinated [マイアリネイティッド] 有髄の
myelinic neuroma [マイアリニック ニューろウマ] 髄質神経腫，有髄神経腫
myelinization [マイアリニゼイシャン] 髄鞘形成，脊髄化
myelinoclasis [マイアリナクラスィス] 脱髄（髄鞘脱落）
myelinogenesis [マイアリナジェニスィス] 有髄化
myelinoma [マイアリノウマ] 髄鞘腫
myelinopathy [マイアリナパスィ] 髄鞘疾患
myelitis [マイアライティス] 脊髄炎，骨髄炎
myelo- [マイアロウ，マイアラ－] ☆「脊髄」「骨髄」を表す接頭語
myeloarchitectonics [マイエラーキテクタニックス] 髄鞘構築学
myeloblast [マイアラ・ブレースト] 骨髄芽細胞，筋原細胞
myeloblastoma [マイアロウ・ブレーストウマ] 骨髄芽細胞腫，骨髄芽球腫
myelocele [マイアラスィール] 脊髄嚢瘤
myelocerebellar [マイラセりベラー] 脊髄および小脳の
myelocyst [マイアラスィスト] 脊髄嚢腫
myelocystocele [マイアラスィスタスィール] 脊髄嚢瘤，脊髄嚢ヘルニア
myelocystomeningocele [マイアロウスィスタミニンガスィール] 脊髄嚢髄膜瘤，脊髄嚢髄膜ヘルニア
myelocyte [マイアラサイト] 骨髄細胞

myelocytoma [マイアロウ・サイトウマ] 骨髄細胞腫
myeloencephalitis [マイアロウ・エンセファライティス] 脊髄脳炎
myelofibrosis [マイアロウ・ファブろウスィス] 骨髄線維症
myelogenic [マイアラジェニック] = myelogenous 骨髄性の
myelography [マイアラグらフィ] 脊髄造影法
myeloid [マイアロイド] 骨髄様の，脊髄の
　― erythroid ratio, M／E ratio [－イリスロイド れイシオウ] 骨髄球／赤芽球比
　― myelocytic leukemia [－マイアラサイティック リューキーミア] 骨髄性白血病
myeloma [マイアロウマ] 骨髄腫
myelomalacia [マイアラマレイシア] 脊髄軟化症
myelomatosis [マイアロウマトウスィス] 骨髄腫症
myelomeningitis [マイアロウメニンジャイティス] 骨髄髄膜炎
myelomeningocele [マイアロウミニンガスィール] 脊髄髄膜瘤
myelomeninx [マイアロウミニンクス] 脊髄膜
myelon [マイアラン] 脊髄
myeloneuritis [マイアロウニューらイティス] 脊髄神経炎
myelonic [マイアラニック] 脊髄
myelo-opticoneuropathy [マイアラ－オプティカニューらパスィ] 脊髄視神経症
myeloparalysis [マイアロウパらリスィス] 脊髄麻痺
myelopathy [マイアラパスィ] 脊髄症
myelophthisic anemia [マイアラフスィスィック アニーミア] 骨髄癆性貧血
myelophthisis [マイアラフスィスィス] 骨髄癆
myeloplaque [マイアラプレイク] = myeloplax 骨髄巨大細胞
myeloplast [マイアラブラスト] 骨髄性白血病
myeloplegia [マイアロウブリージア] 脊髄性麻痺
myelopoiesis [マイアロウポイイースィス] 骨髄造血
myeloproliferative disease [マイアロウプらリファらティヴ ディズィーズ] 骨髄増殖病

myelorrhagia [マイアラれイジア] 脊髄内出血

myelosarcoma [マイアロウサーコウマ] 脊髄肉腫

myeloschisis [マイアラスキスィス] 脊髄裂. 神経管を形成する神経板の完全または不全欠損により起こる

myelosclerosis [マイアロウスクリアろウスィス] 脊髄硬化

myelosis [マイアロウスィス] 骨髄症, 脊髄症

myelospasm [マイアロウスパズム] 脊髄痙攣

myelospongium [マイアロウスパンジアム] 胎児神経管壁網状組織 ☆神経膠細胞原基

myelotomy [マイアラタミー] 脊髄切開術

myelotoxicity [マイアラ・タクスィスィティ] 骨髄毒

myelotoxin [マイアラタクスィン] 骨髄細胞毒素

myentasis [マイアンテイスィス] 筋伸張

myenteric [マイアンテリック] 腸管筋層の

myenteron [マイエンタらン] 腸管筋層

myesthesia [マイアススィーズィア] 筋感覚

myiasis [マイアイアスィス] ハエウジ症 ☆ハエの幼虫が人の消化管, 外耳道などに寄生する

myle [マイル] 奇胎, 膝蓋, 上顎骨

mylo- [マイロウ-, マイラ-] ☆「下顎」「臼歯」を表す接頭語

mylodus [マイラダス] 臼歯

myloglossus [マイラグラサス] 顎舌筋

mylohyoid [マイロウハイオイド]
= mylohyoideus 顎舌骨の

myo- [マイオウ-, マイア-] ☆「筋」を表す接頭語

myoadenylate deaminase deficiency syndrome [マイアアデニレイト ディアミネイス ディフィシャンスィ スィンドろウム] 筋アデニル酸デアミネース欠乏症候群

myoatrophy [マイオウアトろフィ] 筋萎縮

myoblast [マイアブレースト] 筋原細胞

myocardial [マイオウカーディアル] 心筋の
— depressant factor, MDF [-ディプれサント ファェクタ] 心筋抑制因子
— infarct [-インファークト] = myocardial infarction, MI 心筋梗塞
— perfusion imaging [-パーフュージャン イミジング] 心筋灌流造影

myocardiograph [マイオウカーディアグらフ] 心筋運動記録計

myocarditis [マイオウカーダイティス] 心筋炎

myocardium [マイオウカーディアム] 心筋層

myocardosis [マイオウカーディオウスィス] 心筋症, 非炎症性原発性心筋不全

myocele [マイアスィール] 筋ヘルニア

myocelitis [マイオウスィーライティス] 腹筋炎

myocellulitis [マイオウセリュライティス] 筋蜂窩織炎

myocerosis [マイオウスィろウスィス] 筋ろう様変性

myochorditis [マイオウコーダイティス] 声帯筋炎

myoclonic epilepsy [マイオウクらニック エピラプスィ] ミオクローヌスてんかん

myoclonus [マイアクラナス] 間代性筋痙攣, 慢性痙攣, ミオクローヌス

myocolpitis [マイオウカルパイティス] 腟筋層炎

myocrismus [マイオウクりズマス] 筋収縮音

myocyte [マイアサイト] 筋細胞, 粘液細胞

myocytoma [マイオウサイトウマ] 筋細胞腫

myodemia [マイオウディーミア] 筋脂肪変性

myodesopsia [マイオウディサプスィア] 飛蚊症

myodiastasis [マイオウダイアスタスィス] 筋裂

myodynia [マイアディニア] 筋痛

myodystonia [マイオウディストウニア] 筋張力障害

myo(o)edema [マイオウイディーマ] 筋水腫

myoelastic (layer) [マイオウ・イレースティック (レイアー)] 筋弾性線維 (層). 気管支および小気管支の中に密接に関連した平滑筋と弾性線維の層をいう

myoendocarditis [マイオウエンドウカーダイティス] 心筋心内膜炎

myoepithelium [マイオウエピスィーリアム] 筋上皮

myofascial pain syndrome [マイオウファシアル ペイン スィンドろウム] 筋筋膜疼痛症候群 ☆顎関節症など

myofascitis [マイオウファサイティス] 筋膜炎

myofibril [マイオウファイブりル] 筋原線維

myofibroma [マイオウファイブろウマ] 筋線維腫

myofibrosis [マイオウファイブろウスィス] 筋線維変性

myofibrositis [マイオウファイブらサイティス] 筋線維膜炎

myofilament [マイオウフィラマント] 筋フィラメント

myofunctional [マイオウファンクシャナル] 筋機能の

myogelosis [マイオウジャロウスィス] 筋硬症
☆筋肉の一部が硬くなること

myogenesis [マイオウジェニスィス] 筋形成

myogenic [マイアジェニック] = myogenous 筋組織の
— contracture [-カントれークチャー] 筋性拘縮

myoglia [マイアグリア] 筋細胞線維質, 筋膠細胞

myoglobin [マイオウグロウビン] ミオグロビン

myoglobulin [マイオウグラビュリン] ミオグロブリン

myography [マイアグらフィ] 筋運動記録法, 筋学

myoh(a)ematin [マイオウヘマティン] 筋赤色素

myoid [マイオイド] 筋様の

myoideum [マイオイディアム] 筋組織

myokerosis [マイオウキーろウスィス] 筋ろう様変性

myokymia [マイアキミア] 慢性筋痙攣

myolemma [マイオウライポウマ] 筋線維鞘

myolipoma [マイオウレンマ] 筋脂肪腫

myology [マイアラジー] 筋学

myolysis [マイアリスィス] 筋融解

myoma [マイオウマ] 筋腫
— durum [-デュアらム] 硬性筋腫
— intramurale [-イントらミュらーレ] 壁内筋腫
— molle [-マル] 軟性筋腫
— submucosum [-サブミューコウサム] 粘膜下筋腫
— uteri [-ユータり] 子宮筋腫

myomalacia [マイオウマレイシア] 筋軟化症

myomectomy [マイアメクタミー] 筋腫摘除（切除）術

myomelanosis [マイオウメラノウスィス] 筋黒色症

myomere [マイアミアー] 筋節, 筋板

myometritis [マイオウミートらイティス] 子宮筋層炎

myometrium [マイオウミートりアム] 子宮筋層

myomotomy [マイオウマタミー] 筋腫切除術

myonecrosis [マイオウニクろウスィス] 筋壊死

myoneuralgia [マイオウニューらルジア] 筋神経痛

myoneuroma [マイオウニューろウマ] 筋神経腫

myonicity [マイアニスィティ] 筋伸縮力

myopachynsis [マイオウパキンスィス] 筋肥大

myoparalysis [マイオウパらリスィス] 筋麻痺

myopathic [マイオペースィック] 筋障害性の, 筋疾患の
— face [-フェイス] 筋症性顔貌

myopathy [マイアパスィ] = myopathia 筋障害, 筋肉疾患

myopericarditis [マイオウ・ペりカーダイティス] 心筋心膜炎

myoperitonitis [マイオウ・ペりトウナイティス] 腹筋腹膜炎

myophone [マイアフォウン] 筋収縮音聴音器

myopia, M [マイオウピア] = myope 近眼, 近視眼
— extrema [-イクストりーマ] 極度の近視
— gravis [-グらーヴィス] 強度近視
— tenuis [-ティニュイス] 軽度近視

myopic [マイアピック] 近〔視〕眼の

myoplasm [マイアプレーズマ] 筋細胞原形質, 筋細胞収縮部

myoplast [マイアプレースト] 筋芽細胞

myoplasty [マイアプレースティ] 筋形成術

myoplegia [マイオウプリージア] 筋麻痺症

myoprotein [マイオウプろウティーン] 筋タンパク質

myopsin [マイアプスィン] ミオプシン
☆膵酵素の一種

myorhythmia [マイオウ・りズミア] 筋調律症. 骨格筋ミオクローヌスで交代性振戦を示す

myorrhaphy [マイオーらフィ] 筋縫合術

myorrhexis [マイオウれクスィス] 筋裂開, 筋断裂

myosarcoma [マイオウサーコウマ] 筋肉腫

myosclerosis [マイオウスクリアろウスィス] 筋硬化症

myosin [マイアスィン] ミオシン, 筋肉タンパク質
— ferment [-ファーメント] ミオシン酵素
— light chain [-ライト チェイン] ミオシン軽鎖
— light chain kinase [-ライト チェ

myosinogen ～ myxomyoma

myosinogen [マイアス**ィ**ナジャン] ミオシノーゲン ☆筋タンパク原素

myositis [マイオウ**サ**イティス] 筋炎
- ossificans [－ア**ス**ィフィカンズ] 化骨性筋炎
- ossificans traumatica [－ア**ス**ィフィカンズ トロー**マ**ティカ] 外傷性化骨性筋炎

myospasm [マイアスペーズム] 筋痙攣
myosteoma [マイオウスティ**オ**ウマ] 筋骨腫
myostroma [マイオウスト**ロ**ウマ] 筋肉質, 筋基質
myosuture [マイオウ**ス**ーチャー] 筋縫合
myosynizesis [マイオウスィ**ニ**ーズィースィス] 筋癒着
myotactic [マイオウ**テ**ークティック] 筋覚の
myotasis [マイア**タ**スィス] 筋伸張
myotatic contracture [マイア**テ**ーティック カント**ラ**クチャー] 筋弛緩性拘縮
myotenositis [マイオウテナ**サ**イティス] 筋腱炎
myotenotomy [マイオウタ**ナ**タミー] 筋腱切断術
myothermic [マイオウ**サ**ーミック] 筋温度の
myotility [マイア**テ**ィリティ] 筋収縮度
myotomy [マイア**タ**ミー] 筋切開術
myotonia [マイア**ト**ウニア] 筋緊張性痙攣, 筋硬直症
- congenita [－カンジェ**ニ**タ] 先天性筋緊張症 (Thomsen 病)
- dystrophica [－ディスト**ロ**ウフィカ] 筋緊張性ジストロフィー
- neonatorum [－ニーオウナ**ト**ウラム] 新生児筋緊張症

myotonic [マイア**タ**ニック] 筋硬直(症)の
- dystrophy [－**デ**ィストラフィ] 筋緊張性ジストロフィー
- reaction [－り**エ**ークシャン] ミオトニー反応

myotropic [マイオウト**ラ**ピック] 筋親和性の
myringa [ミ**リ**ンガ] 鼓膜
myringectomy [ミリンジェ**ク**タミー] 鼓膜切除術 (myringodectomy)
myringitis [ミリン**ジ**ャイティス] 鼓膜炎
myringodectomy [ミリンゴウ**デ**クタミー] 鼓膜切除術
myringoplasty [ミ**リ**ンゴプラスティ] 鼓膜形成術

myringoscope [ミ**リ**ンガスコウプ] 鼓膜鏡
myringotomy [ミリン**ガ**タミー] 鼓膜切開術
myrrh [マーる] ミルラ, 没薬
mysophobia [マイソウ**フ**ォウビア] 不潔恐怖症
mystatin [マイス**タ**ティン] ミスタチン ☆抗真菌剤
mytacism [**マ**イタスィズム] 黙音発音異常 ☆m 音の過剰発音
mythomania [ミソウ**メ**イニア] 虚言症, 誇張症
mythophobia [ミソ**フ**ォウビア] 誇張恐怖症, 虚構恐怖症
mytilotoxin [マイティラ**タ**クスィン] ミチロトキシン ☆胎貝の有害プトマイン
myxadenitis [ミクサディ**ナ**イティス] 粘液腺炎
myxangoitis [ミクサン**ゴ**イティス] 粘液腺管炎
myx(o)edema [ミクスィ**デ**ィーマ] 粘液水腫
- circumscriptum pretibiale [－サーカムスク**リ**プトゥム プれティビ**ア**ーレ] 脛骨前局所性粘液水腫
- coma [－**コ**ウマ] 粘液水腫(甲状腺機能低下)による昏睡
- diffusum [－ディ**フ**ューズム] 汎発性粘液水腫
- tuberosum circumscriptum [－テューバ**ろ**ウサム サーカンスク**リ**プタム] 限局性粘液水腫

myxo- [ミク**ソ**ゥー, ミク**サ**ー] ☆「粘液」「粘液様」を表す接頭語
myxoadenoma [ミクソウアディ**ノ**ウマ] 粘液腺腫
myxochondroma [ミクソウカンド**ろ**ウマ] 粘液軟骨腫
myxocystoma [ミクソウスィス**ト**ウマ] 粘液囊腫
myxocyte [**ミ**クササイト] 粘液細胞
myxodermia [ミクソウ**ダ**ーミア] 粘液皮膚症 ☆軟化, 血斑, 収縮を特徴とする皮膚の疾患
myxofibroma [ミクソウファイブ**ろ**ウマ] 粘液線維腫
myxoid [**ミ**クソイド] 粘液様の, 粘膜様の
myxoma [ミク**ソ**ウマ] 粘液腫
myxomatosis [ミクソウマ**ト**ウスィス] 粘液腫症
myxomyoma [ミクソウマイ**オ**ウマ] 粘液筋腫

myxoneuroma [ミクソウニューろウマ] 神経膠腫，粘液性神経腫
myxopapilloma [ミクソウパピろウマ] 粘液乳頭腫
myxorrh(o)ea [ミクサりーア] 粘液漏
myxosarcoma [ミクソウサーコウマ] 粘液肉腫
Myxosporidia [ミクソウスポーりディア] 粘体胞子虫類
myxovirus [ミクソウヴァイらス] ミクソウイルス ☆流行性耳下腺炎を起こす
myzesis [マイジースィス] 吸引

N

N 1.(Neisseria) / 2.(nitrogen) / 3.(normal) / 4.(blood type N)

n 1.(refractive index) / 2.(nasal) / 3.(neuron)

NA 1.(nitric acid) / 2.(noradrenaline)

Na (natrium, sodium)

nabumeton [ナブメトン] ナブメトン ☆アリール酢酸系非ステロイド消炎鎮痛薬, プロドラッグ

nacre [ネイカー] 真珠層, 青貝

nacreous [ネイクリアス] 真珠光の

NAD 1.(nicotinamide adenine dinucleotide) / 2.(no appreciable disease)

NADH (dihydronicotinamide adenine dinucleotide)

nadir [ネイディアー] 最低点

NADP (nicotinamide adenine dinucleotide phosphate) ニコチンアミド・アデニン・ジヌクレオチド・リン酸

NADPH (nicotine adenine dinucleotide phosphate 還元型) ニコチンアミド・アデニン・ディヌクレオタイドの還元型

Naegeli's syndrome [ニージェリズ スィンドロウム] ネーゲリ症候群 ☆網様皮膚色素沈着, 発汗減少, 角化などを起こす遺伝疾患

naevus, nevus [ニーヴァス] 母斑, 先天性皮膚血管腫

nafamostat mesylate [ナファマスタット メスィレイト] メシル酸ナファモスタット. 蛋白分解酵素阻害薬 (膵炎治療薬)

naftalan [ナフタラン] ナフタラン ☆*Decalin* (商品名)

nag [ネッグ] がみがみいう

nail [ネイル] 爪, 釘, 釘を打つ, 捉える
 — **bed** [-ベッド] 爪床
 — **biting** [-バイティング] 爪咬み
 — **fold** [-フォウルド] 爪ひだ
 — **matrix** [-メイトリクス] 爪床
 — **quick** [-クウィク] 胎生爪皮
 — **root** [-るート] 爪根
 — **splitting** [-スプリッティング] 爪甲縦裂症
 — **wall** [-ウォール] 爪壁
 ingrown — [イングろウン-] 嵌 (かん) 入爪, 被覆爪 〔甲〕 (onychocryptosis 爪甲嵌入症) 内部に向って発育し食い込む爪

 parrot-beak — [ぺーらット・ビーク-] オウム嘴 (くちばし) 状爪

nail-patella syndrome [ネイル-パタラ スィンドろウム] = osteo-onychodysplasia 爪膝蓋骨症候群 ☆爪床萎縮, 膝蓋骨縮, タンパク尿などを示す

nail-traction [ネイル-トれークシャン] 爪牽引

nailing [ネイリング] 釘打ち, 釘止め法

naive [ナーイーヴ] 単純な, あどけない, 無邪気な

naked [ネイキッド] 裸の, 裸身状の

nalidixic acid, NA [ナリディクスィック エーサッド] ナリジクス酸 ☆ニューキノロン系抗菌薬, 尿路感染治療薬

nalorphine [ナローフィーン] ナロルフィン ☆モルフィン拮抗剤

naloxone hydrochloride [ナラクソウン ハイドろウクろーらイド] 塩酸ナロキソン ☆呼吸促進薬, 麻薬拮抗薬, 解毒薬, オピオイド受容体拮抗薬

nandrolone [ネーンドらローン] ナンドロロン. 蛋白同化ホルモン剤

nandrolone phenylpropionate [ネーンドらロウン フェニルプろウピアネイト] フェニルプロピオン酸ナンドロロン ☆男性ホルモン剤, タンパク同化ステロイド剤

nanism [ネイニズム] = nanus 小人症

nanocephalous [ネイナセファラス] 小頭の

nanogram [ネイナグらム] ナノグラム ☆10^{-9}グラム, マイクログラムの1,000分の1

nanometer [ネイナミター] ナノメーター ☆10^{-9}メートル, 10億分の1メートル

nanosomia [メイノウソウミア] 低身長症, 小人症, 小人の

nanous [ネイナス] 小人の様な

NAP (neutrophil alkaline phosphatase)

nap [ネーップ] 昼寝する

nape [ネイプ] = nucha うなじ, 脊頸, えり首

napex [ネイペックス] うなじ

naphazoline nitrate [ネファザリン ナイトれイト] 硝酸ナファゾリン ☆局所血管収縮薬, 点眼・点鼻薬

naphtha 〜 nasopharynx-associated lymphoid tissue

naphtha [ネフサ] ナフサ, 揮発油
naphthalene [ネフサリーン] ナフタリン
naphthol [ネフソール] ナフトール ☆ナフタリンから得る有機化合物
naproxen [ネープらクスィン] = naproxene ナプロキセン ☆プロピオン酸系非ステロイド消炎鎮痛薬
narcein [ナースィーイン] ナルセイン ☆（アヘンから取る）麻酔性アルカロイド
narcism [ナースィズム] 自己愛 (autophilia)
narcissism [ナースィスィズム] = narcism ナルシズム, 自己愛 ☆自己の体を眺めて性欲的快感を覚えること
narcissistic [ナースィスィスティック] ナルシシズムの, 自己愛の
narco- [ナーコウ, ナーカー] ☆「麻痺」「麻酔」を表す接頭語
narcoanalysis [ナーコウアネーリスィス] 麻酔分析 ☆アミタールを注射して抑制がとれてから質問する
narcodiagnosis [ナーコウダイアグノウスィス] 麻酔診断
narcohypnia [ナーカヒプニア] 覚醒後傾眠 ☆眠りから醒めたときの寝くたびれ
narcolepsy [ナーカレプスィ] 嗜眠病, ナルコレプシー ☆発作性, 短時間の睡眠
narcomania [ナーコウメイニア] 鈍麻性精神障害, 麻酔薬中毒, 麻薬常用者
narcosis [ナーコウスィス] 麻酔, 無感覚
narcotic [ナーカティック] 麻酔性の, 麻薬中毒者
— acid [-エーサッド] ナルコチン酸
— Law [-ロー] 麻薬取締法
narcotine [ナーカティン] ナルコチン ☆アヘン中にある一種の有機塩基
narcotism [ナーカティズム] 麻酔, 麻酔薬中毒, 昏睡
narcotization [ナーカティゼイシャン] 麻酔させること, 麻酔すること
narcotize [ナーカタイズ] （強力な麻酔剤によって）麻酔する, 昏睡させる
naris, nares（複）[ネアリス, ネアリーズ] 鼻孔, 鼻腔
　external — [イクスターナル-] 外鼻孔 (nostril)
　internal — [インターナル-] 以前は「内鼻孔」としていたが現在は用いない
nasal [ネイザル] 鼻の, 鼻声の, 鼻声
— apex [-エイペックス] 鼻尖

— bone [-ボウン] 鼻骨
— cavity [-キャヴィティ] 鼻腔
— gland [-グレーンド] 鼻粘液腺
— polyp [-パリプ] 鼻ポリープ
nasaruplase [ネイさるプレイス] ナサルプラーゼ ☆血栓溶解薬, プラスミノーゲンプロアクチベータ製剤, 急性心筋梗塞に用いる
nascent [ネースント] 生まれようとする, 発生している, 生成し始める, 発生期の
— hydrogen [-ハイドロジャン] 発生撥水素
— state [-ステイト] 発生期
NASH (non-alcoholic steatohepatitis) [ナン・エールコホーリック スティアトウ・ヘパタイティス] 非アルコール性脂肪肝炎
nasion [ネイズィアン] 鼻根点, ナジオン
naso- [ネイゾウ, ネイザー] ☆「鼻」を表す接頭語
nasoantritis [ネイゾウアントらイティス] 鼻洞炎
nasobuccal [ネイゾウバッカル] 鼻頬の
nasociliary [ネイザスィリアりー] 鼻毛様体神経の
— neuralgia [-ニューれールジア] 眼, 鼻根, 前額神経痛
nasofrontal [ネイザフらンタル] 鼻前頭骨の
nasogastric tube [ネイザゲーストリック テューブ] 経鼻胃管
nasolabial [ネイゾウレイビアル] 鼻唇の
— fold [-フォウルド] 鼻唇溝
— groove [-グるーヴ] 鼻唇溝
nasolacrimal [ネイザレークらマル] 鼻涙器の
— duct [-ダクト] 鼻涙管
nasonnement [ナゾンマン][F] 鼻声
nasopalatine [ネイゾウペーラティーン] 鼻口蓋の
— cyst [-スィスト] 鼻口蓋嚢胞
nasopharyngeal [ネイゾウフェーりンジアル] 鼻咽頭の
nasopharyngitis [ネイゾウフェーりンジャイティス] 鼻咽頭炎
nasopharyngoscope [ネイゾウファりンガスコウプ] 鼻咽頭鏡
nasopharynx [ネイザフェーりンクス] 鼻咽腔
nasopharynx-associated lymphoid tissue [ネイザフェーりンクス-アソウスィエイティッド リンフォイド ティシュー] 鼻咽頭関連リンパ組織

nasoscope [ネイザスコウプ] 鼻鏡
nasoseptitis [ネイゾウセプタイティス] 鼻中隔炎
nasosinuitis [ネイゾウサイニュアイティス] = asosinusitis 副鼻腔炎
nasospinale [ネイゾウスピナール] 鼻棘点
nasoturbinal [ネイゾウタービナル] 前鼻甲介の
nasty [ナースティ] 意地悪の, 不快な
nasus [ネイザス] 鼻
natal [ネイタル] 出生の, 誕生の
natality [ネイテーリティ] 出生率
natamycin [ネイタマイスィン] ナタマイシン ☆抗真菌抗生物質
nateplase [ネイトプレイス] ナテプラーゼ ☆血栓溶解薬, 組織内プラスミド
nates [ネイティーズ] 尻, 臀部
natimortality [ネイティモーテーリティ] 死産率 ☆死産の全出生率中の割合
National [ネシャヌル] 国民の, 国家の, 国立の
 — Dental Association, NDA [-デンタル アソウシエイシャン] 米国歯科医師会
 — Formulary [-フォーミュラりー] アメリカ医薬規格
 — Institute of Health, NIH [-インスティテュート アヴ ヘルス] アメリカ国立衛生研究所
 — Osteoporosis Foundation, NOF [-アスティオポーろウスィス ファウンデイシャン] アメリカ骨粗鬆症財団
 — sanatorium [-サナトーりアム] 国立療養所
native [ネイティヴ] 出生の, 自国の, 土人の, 生まれつきの, 天然の, 土着の人, 土産の動物または植物
natrium, Na [ネイトりアム] ナトリウム(元素) ☆原子量22.98977
natriuretic hormone [ネイトりュリーティック ホーモウン] ナトリウム利尿ホルモン
natron [ネイトらン] 天然炭酸ナトリウム, 硝酸ナトリウム
natuary [ナチュアりー] 産科病棟
natural [ネーチャらル] 自然の, 天性の, 常態の
 — butter [-バター] 天然バター
 — family planning [-フェーマリー プレーンニング] 自然妊娠調節法 ☆荻野式, 月経周期を用いた方法
 — immunity [-イミューニティ] 自然免疫
 — killer cell, NK cell [-キラー セル] NK細胞 ☆細胞毒性をもつリンパ球の一種
 — science [-サイアンス] 自然科学
 — selection [-セレクシャン] 自然淘汰
nature [ネイチャー] 天然, 自然力, 性質, 特徴, 種類
Naunyn's sign [ナウニンズ サイン] ナウニン徴候 ☆胆嚢炎において深呼気に続いて右側上腹部の外側を圧迫すると痛い
naupathia [ノーペスィア] 船酔い
nausea [ノースィア, ノージア] 嘔気, 悪心, 嫌気
 — epidemica [-エピデミカ] 流行性悪心症
 — gravidarum [-グらヴィダーらム] つわり
 — marina [-マリーナ] 船酔い
nauseant [ノースィアント] 催嘔気剤
nauseate [ノースィエイト] 吐き気を催す
nauseating [ノースィエイティング] 吐き気を催させるような, 不快または嫌気を感じさせるような
nauseous [ノーシアス] 吐き気を催させる
navel [ネイヴァル] 臍, 中心, 中央
 — spine line [-スパイン ライン] 臍棘線
 — string [-ストりング] 臍帯
navicular [ナヴィキュラー] 舟形の, 舟状の
 — abdomen [-アブダマン] = scaphoid abdomen 舟状腹 ☆凹状に陥没した腹部
 — bone [-ボウン] 舟状骨
NCA (neurocirculatory asthenia)
NCC (nucleated cell count)
NCV (nerve conduction velocity)
NDA (National Dental Association)
NE (norepinephrine)
Ne (neon)
Neanderthal man [ニーアンダーサール マン] ネアンデルタール人
near point [ニアー ポイント] 近点
near-sight [ニアーサイト] = near sightedness 近視
near-sighted [ニアーサイティッド] 近視の
nearthrosis [ニアースろウスィス] 人工関節, 偽関節
neat [ニート] 清楚な, 巧妙な, 適切な, (アルコール性飲料の)純粋な, 水を割ら

ない
neb [ネブ] 動物の鼻，くちばし
nebramycin [ネブらマイスィン] ネブラマイシン ☆*Streptomycestenebrarius* が産生するアミノ配糖体抗生物質
nebula [ネビュラ] 角膜薄えい，噴霧剤，星雲，星霧，角膜片雲
nebulization [ネビュライゼイシャン] 噴霧化，煙霧療法
nebulizer [ネビュライザー] 噴霧器，煙霧器
nebulocity [ネビュラスィティ] 雲霧状態，意識不明確なこと
Necator americanus [ニケイター アメリカーナス] アメリカ鉤虫
necatoriasis [ニケイトゥらイアスィス] アメリカ鉤虫症
necessary [ネササリー] 必要な，強制的，必然の，必要品，扶養必要物
necessitate [ニセスィテイト] 必要にさせる，余儀なくさせる
neck [ネック] 頸，襟，（羊などの）頸肉，海峡，地峡，咽喉
 — **brace** [-ブれイス] 頸椎装具
 — **canal cell** [-カナル セル] 頸管細胞
 — **of tooth** [-アヴ トゥース] 歯頸
necklace [ネックリス] ネックレス頸飾，頸帯（頸部周囲の発疹）
necrectomy [ネクれクタミー] 壊死部切除術
necro- [ネクロウ-, ネクら-] ☆「壊死」を表す接頭語
necrobiosis [ネクロウバイオウスィス] 類壊死 ☆細胞の生と死の境
necrobiotic [ネクロウバイアティック] （組織の）壊死の
necrocytosis [ネクロウサイトウスィス] 細胞壊死
necrocytotoxin [ネクロウサイタタクスィン] 細胞壊死毒素
necrogenic [ネクらジェニック]
 = necrogenous 壊死物から発生した
 — **wart** [-ウォート] 死毒性疣（イボ）
necrology [ネクろラジー] 死亡統計学，死亡録
necrolytic migratory erythema [ネクらリティック マイグれイタリー エリスィーマ] 膵α細胞腫瘍（グルカゴン産生）で見られる赤斑の中の水疱を示す皮疹
necromancy [ネクらメーンスィ] 魔術，除霊術
necromania [ネクロウメィニア] 死願望症
necrophilous [ネクらフィラス] 壊死物に寄生の，腐敗物食性の
necropneumonia [ネクロウニューモーニア] 肺壊疽，壊死性肺炎
necropsy [ネクろプスィ] = necroscopy 死体検査，検死，死体解剖 ☆小組織片を死体から取って調べる
necrosis [ネクロウスィス] 壊疽，壊死 ☆健康組織に包まれた細胞集団の死，骨の場合は *sequestrum* 腐骨，軟組織の場合は *sphacelus* 壊死，細胞個々の場合は *necrobiosis* 細胞死
necrospermia [ネクロウスパーミア] 死精子症
necrotic [ネクろティック] 骨〔壊〕疽の，脱疽の
necrotizing [ネクろタイズィング] 壊死性の
 — **angitis** [-アンジャイティス] 壊死性血管炎
necrotomy [ネクろタミー] 死体解剖，壊疽部除去術
needle [ニードル] 針，皮下注射用の針，磁〔羅〕針，尖岩，神経のいらだち，針で縫う，（内障眼を）針で治療する
 — **biopsy** [-バイアプスィ] 針生検
 — **crystal** [-クリスタル] 針状結晶
 — **galvanometer** [-ゲルヴァナミター] 磁針電流計
 — **radiation** [-れイディエイシャン] 針状放射
NEFA (nonesterified fatty acid)
negative [ネガティブ] 否定（認）の，反対の，消極の，否定語，原板，拒否する，逆らう
 — **accommodation** [-アカマデイシャン] 陰性眼調節
 — **after-image** [-アーフター・イミジ] 陰性残像．明るい物を見つめた後，明暗の逆の像が現れる
 — **after-potential** [-アフター-パテンスィアル] 陰性後電位．スパイク電位に引き続き現れる比較的ゆっくりした経過の電位変化
 — **attitude** [-エーティチュード] 消極的態度
 — **balance** [-ベーランス] 負性平衡
 — **contrast medium** [-カントれースト ミーディアム] 陰性造影剤
 — **correlation** [-コーりレイシャン] 負相関
 — **effect** [-イフェクト] 無効

— feedback [-フィードベーック] 負のフィードバック，反応抑制
— induction [-インダクシャン] 陰性誘導
— phase [-フェイズ] 陰性期
— pressure [-プれッシャー] 陰圧
— scotoma [-スコウトウマ] （患者無自覚の）消極暗点，虚性暗点
— thermotropism [サマートらピズム] 向熱性

negativism [ネガティヴィズム] 拒否症，否定主義，消極主義

negatron [ネガトラン] 陰電子

neglect [ニグレクト] 怠る，無視する，顧みない，怠慢，軽視

negligent [ネグリジャント] 怠慢な，無頓着な

negligible [ネグリジャブル] 無視してよい，取るに足らない，ごくわずかの

negotiate [ニゴウシエイト] （談判，交渉など）取り決める，協定する，切り抜ける，交渉する

negotiator [ニゴウシエイター] 交渉者

negress [ニーグリス] 黒人女性（差別語）

Negri body [ネグり バディ] ネグリ小体

negro [ニーグロウ] 黒人（差別語）

neighbo(u)r [ネイバー] 隣人，同胞，隣り合う，接近する

Neisser's stain [ナイサーズ ステイン] ナイセル染色法

Neisseria, N [ナイスィーりア] ナイセリア属，双球菌

Nélaton's catheter [ネラタンズ キャスィター] ネラトンカテーテル

Nelfinavir mesilate [ネルフィナヴィア メスィレイト] メシル酸ネルフィナビル ☆抗HIV薬

nem [ネム] ネム（栄養単位） ☆母乳1 gに相当する

nemathelminth [ネマセルミンス] 線形動物

nematoblast [ネマタブレースト] 精子芽細胞

nematocide [ニマタサイド] 線虫駆除薬

Nematoda [ネマトウダ] 線虫類，線虫網

nematode [ネマトウド] 線虫

nematoid [ネマトイド] 寄生性線虫の，糸状の

nematology [ネマタラジー] 線虫学

nematosis [ネマトウスィス] 線虫症，円虫症

neoarthrosis [ニーオウアースろウスィス] 新関節，人造関節

neoblastic [ニーアブレースティック] 新生組織の

neocortex [ニーオウコーテックス] 新皮質

neocyte [ニーアサイト] 幼若白血球

neocytosis [ニーオウサイトウスィス] 幼若白血球増加症

neodiathermy [ニーオウダイアサーミー] 短波ジアテルミー

neodymium, Nd [ニーアディミアム] ネオディム（元素）☆原子量144.24

neogala [ニーアガラ] 産婦初乳

neogenesis [ニーアジェニスィス] 組織新生

neolallia [ニーアレイリア] 新語多発症

neologism [ニーアラジズム] 新語構成，言語新作症 ☆精神病とくに分裂病の症状

neomycin [ニーオウマイスィン] ネオマイシン ☆アミノ敗糖体抗生物質の一つ，結核菌とグラム陰性菌に有効

neon, Ne [ニーアン] ネオン（元素）☆原子量20.183, ガス体元素の一つ
— lamp [- レンプ] ネオン燈

neonatal [ニーアネイタル] 新生の，新生児 I 期の
— asphyxia [-エースフィクスィア] 新生児仮死
— death [-デス] 新産児の死
— jaundice [-ジョーンディス] 新生児黄疸
— medicine [-メディスン] 新生児医学
— thrombocytopenia, NAIT [-スらンバサイタピーニア] 新生児同種免疫血小板減少症 → thrombocytopenia

neonatal intensive care unit, NICU [ニオネィタル インテンスィヴ ケア ユニット] 新生児集中治療室（病棟）

neonate [ニーアネイト] = neonatus 新産児の，新生児の

neonatology [ニーオウナタラジー] 新生児学

neonigrum [ニーオウナイグらム] 新黒質

neophilism [ニーアフィリズム] 新しいものを好むこと，新規嗜好症

neophobia [ニーオウフォウビア] 新しいものを恐れること，新規恐怖症

neophrenia [ニーオウフりーニア] 幼年精神障害，若年期精神衰弱症

neoplasia [ニーオウプレイズィア] 新生物腫瘍

neoplasm [ニーアプレズム] = neoplasma 新生物，腫瘍，新増殖物

neoplasma staging [ニーアプレズマ ステイ

ジング］　腫瘍疾期決定
neoplastic ［ニーアプレースティック］　腫瘍の
neoplasty ［ニーアプレースティ］　新組織形成術
neosalvarsan ［ニーアサルヴァーサン］　ネオサルバルサン
neostigmine ［ニーアスティグミン］　ネオスチグミン　☆抗コリンエステラーゼ薬，排尿障害治療薬
neostomy ［ニーアスタミー］　新口形成術
neostoriatum ［ニーオウストらイエイタム］　新線状体
neotype ［ニーアタイプ］　新型，新基準
nephalism ［ネファリズム］　禁酒，禁酒主義
nephelometer ［ネフェラミター］　比濁計．混濁度測定器
nephelometry ［ネフェラメトリー］　比濁法．液の混濁度測定
nephelopia ［ネファロウピア］　角膜混濁による視力障害，弱視
nephew ［ネフュー］　甥
nephralgia ［ネフれールジア］　腎臓痛，腎疝痛
nephrapostasis ［ネフらパスタスィス］　腎臓化膿
nephrectasia ［ネフらクテイズィア］　腎臓拡張
nephrectomize ［ネフれクタマイズ］　腎を摘除する
nephrectomy ［ネフれクタミー］　腎摘除術，腎切除術
nephremia ［ネフリーミア］　腎うっ血，腎充血
nephritic ［ネフリティック］　腎臓の，腎臓を侵す
nephritis ［ネフらイティス］　腎炎
　── dolorosa ［-ドラろウサ］　疼痛性腎炎
　── gravidarum ［-グらヴィダーらム］　妊娠性腎炎
　── mitis ［-マイティス］　軽症腎炎
nephritogenic ［ネフリタジェニック］　腎炎催起性，腎炎原性の
nephroabdominal ［ネフろウアブダミナル］　腎腹部の
nephrocalcinosis ［ネフろウカルスィノウスィス］　腎石灰症
nephrocardiac ［ネフろウカーディアック］　腎心臓の
nephrocele ［ネフろスィール］　腎臓ヘルニア，腎臓脱
nephrocolica ［ネフらコウリカ］　腎性疝痛
nephrocoloptosis ［ネフろウコウラプトウスィス］　腎結腸下垂症
nephrocystitis ［ネフろウスィスタイティス］　腎膀胱炎
nephrocystosis ［ネフろウスィストウスィス］　腎〔臓〕囊腫症
nephrogenic ［ネフらジェニック］
　＝ nephrogenetic　腎性の，腎由来の
　── diabetes insipidus ［-ダイアビーティーズ インスィピーダス］　腎性尿崩症
nephrogenous hypertension ［ニフろジャナス ハイパーテンシャン］　腎性高血圧症
nephrogram ［ネフらグらム］　腎影像，腎造影図
nephroid ［ネフろイド］　腎臓形の，腎様の
nephrolith ［ネフらリス］　腎石
nephrolithiasis ［ネフろウリサイアスィス］　腎石症，腎〔臓〕結石症
nephrolithotomy ［ネフろウリサタミー］　腎切石術
nephrology ［ネフらラジー］　腎臓病学，腎臓内科学
nephrolysin ［ネフらリスィン］　ネフロリシン，腎臓毒素　☆腎細胞溶解素
nephrolysis ［ネフらリスィス］　（ネフロリシンによる）腎細胞溶解，腎臓剥離術
nephroma ［ネフろウマ］　腎腫
nephromalacia ［ネフろウマレイシア］　腎軟化症
nephron ［ネフろン］　ネフロン　☆腎単位
nephropathia ［ネフろペースィア］　腎臓病症，腎症
nephropathy ［ネフらパスィ］　腎臓病症，腎症，ネフロパチー
nephropexy ［ネフらペクスィ］　腎臓固定術
nephrophthisis ［エフら・サイスィス］　腎結核症 （nephrotuberculosis, renal tuberculosis）；nephronophthisis （腎癆）
nephroptosis ［ネフろプトウスィス］
　＝ nephroptosia　腎下垂症
nephropyelitis ［ネフろウパイアらイティス］　腎盂腎炎
nephropyosis ［ネフろウパイオウスィス］　腎臓化膿症
nephrorrhaphy ［ネフろーらフィ］
　＝ nephropexy　腎縫合術
nephrosclerosis ［ネフろウスクリアろウスィス］　腎硬化症　☆腎臓の硬化性変化，高血圧症に起こる
nephrosis ［ネフろウスィス］　ネフローゼ，腎臓症
nephrospasis ［ネフらスペスィス］

= nephrospasia 腎遊走症
nephrospastic [ネフろスペースティック] 腎痙攣の
nephrostomy [ネフろスタミー] 腎瘻設置術
nephrotic syndrome, NS [ネフろティックスィンドろウム] ネフローゼ症候群
nephrotome [ネフろトウム] 腎節
nephrotomy [ネフろタミー] 腎切開術
nephrotoxin [ネフろタクスィン] 腎細胞毒素
nephroureterectomy [ネフろユリータれクタミー] 腎尿管切除術
nepiology [ネピアラジー] 乳児学
neptunium, Np [ネプテューニアム] ネプツニウム（元素）☆原子量237.0482. ウランを中性子で破壊して得られる
nerve [ナーヴ] 神経, 神経線維, 神経過敏, (昆虫の) 翅脈, 活気を添える, 激励する
— **avulsion** [-アヴァルシャン] 神経捻除術
— **block** [-ブラック] 神経遮断法
— **broach** [-ブろウチ] 神経根切除術
— **cell** [-セル] 神経細胞
— **center** [-センター] 神経中枢, 神経節
— **conduction** [-カンダクシャン] 神経伝導
— **conduction velocity, NCV** [-カンダクシャン ヴェラスィティ] 神経伝導速度
— **ending** [-エンディング] 神経終末部
— **fiber** [-ファイバー] 神経線維
— **growth factor, NGF** [-グろウス フェクター] 神経成長因子
— **root** [-るート] 神経根
— **stretching** [-ストれッチング] 神経伸展術
— **transfer** [-トランスファー] 神経移行術
cholinergic — [コリナージック-] コリン作動性神経
nervous [ナーヴァス] 神経の, 神経性の, 神経質の
— **breakdown** [-ブれイクダウン] 神経衰弱
— **debility** [-ディビリティ] 神経衰弱
— **exhaustion** [-イグゾースシャン] 神経疲労
— **fever** [-フィーヴァー] 神経熱
— **lobe** [-ロウブ] (下垂体の) 神経葉
— **prostration** [-プろストれイシャン] 神経衰弱
— **system** [-スィスタム] 神経系
— **temperament** [-テンパらマント] 神経質
nervousness [ナーヴァスニス] 神経質, 神経過敏
Nervus, Nervi (複) [ナーヴァス, ナーヴァイ] 神経 (nerveのラテン語)
— **abducens** [-アブデューサンス] 外転神経
— **accessorius** [-エクセソーりアス] 副神経
— **alveolaris inferior** [-アルヴィオラーりス インフィーりアー] 下歯槽神経
— **alveolaris superior** [-アルヴィオラーりス スーピーりアー] 上歯槽神経
— **auricularis magnus** [-オーりキュラーりス マグナス] 大耳介神経
— **auriculotemporalis** [-オーりキュラテンパらーりス] 耳介側頭神経
— **axillaris** [-アクスィラーりス] 腋窩神経
— **coccygeus** [-カクスィジアス] 尾骨神経
— **cochlearis** [-カクリアーりス] 蝸牛神経, 聴神経
— **facialis** [-フェイシャリス] 顔面神経
— **femoralis** [-フェモらーりス] 大腿神経
— **frontalis** [-フらンテイリス] 前頭神経
— **genitofemoralis** [-ジェニトウフェマらーりス] 陰部大腿神経
— **glossopharyngeus** [-グラソウファりンジアス] 舌咽神経
— **gluteus inferior** [-グルーティアス インフィーりアー] 舌臀神経
— **gluteus superior** [-グルーティアス スーピーりアー] 上臀神経
— **hypoglossus** [-ハイポウグラサス] 舌下神経
— **iliohypogastricus** [-イリオウハイポウギャストりカス] 腸骨下腹神経
— **ilioinguinalis** [-イリオウイングウィナーりス] 腸骨鼠径神経
— **infraorbitalis** [-インフらオービテイりス] 眼窩下神経
— **infratrochlearis** [-インフらトらクリアーりス] 滑車下神経
— **intercostales** [-インターカスターレス]

Nervus ～ neural

肋間神経
— intermedius [－インターミーディアス] 中間神経
— ischiadicus [－イスキエディカス] 坐骨神経
— laryngeus inferior [－ラリンジアス インフィーりアー] 下咽頭神経
— lingualis [－リンガリス] 舌神経
— mandibularis [－マンディビュラーりス] 下顎神経
— maxillaris [－マクスィラーりス] 上顎神経
— medianus [－ミーディエナス] 正中神経
— mentalis [－メンテイリス] 頤神経
— musculocutaneus [－マスキュロウキューテイニアス] 筋皮神経
— nasociliaris [－ネイザスィりエイリス] 鼻毛様体神経
— obturatorius [－アブテュれイトーりアス] 閉鎖神経
— occipitalis major [－アクスィピテイリス メイジャー] 大後頭神経
— occipitalis minor [－アクスィピテイリス マイナー] 小後頭神経
— oculomotorius [－アキュロウモウトーりアス] 動眼神経
— ophthalmicus [－アフサルミクス] 眼神経
— opticus [－アプティカス] 視神経
— pectoralis lateralis [－ペクタれイリス ラタれイリス] 外側胸筋神経
— pectoralis medialis [－ペクタれイリス ミーディエイリス] 内側胸筋神経
— peroneus communis [－ペろウニーアス カミューニス] 総腓骨神経
— peroneus profundus [－ペろウニーアス プろファンダス] 深腓骨神経
— peroneus superficialis [－ペろウニーアス スーパーフィスィエイリス] 腓骨神経
— petrosus major [－ペトろサス メイジャー] 大錐体神経
— phrenicus [－フれニカス] 横隔神経
— pudendus [－ピューデンダス] 陰部神経
— radialis [－れイディエイリス] 橈骨神経
— recurrens [－りカランス] 反回神経
— splanchnicus major [－スプレンクニカス メイジャー] 大内臓神経
— splanchnicus minor [－スプレンクニカス マイナー] 小内臓神経
— statoacousticus [－スタトウアクースティカス] 内耳神経
— suralis [－スュれイリス] 腓腹神経
— terminalis [－ターミナーリス] 終神経
— tibialis [－ティビエイリス] 脛骨神経
— trigeminus [－トろイジェミナス] 三叉神経
— trochlearis [－トろクリアーりス] 滑車神経
— ulnaris [－アルナリス] 尺骨神経
— vagus [－ヴェイガス] 迷走神経
— zygomaticus [－ザイガメティカス] 頬骨神経

nesidiectomy [ニースィディエクタミー] 膵島切除術
nesidioma [ニースィディオウマ] 膵島腺腫
nest [ネスト] (鳥, 昆虫, くも, 魚などの) 巣, (居心地のよい) 避難所, 巣を作る, 巣に入れる
nesteia [ネスティイア] 飢餓, 空腸
nestiatria [ネスティエイトリア] ＝ nestotherapy 飢餓療法
nestiatry [ネスティエイトリー] 飢餓療法
Nestle's food [ネスルズ フード] ネッスル乳児食
net [ネット] 網
— increase [－インクリース] 純粋の増加 (見掛けでなく)
— plane [－プレイン] 網平面
— polymer [－パリマー] 網状重合体
— weight [－ウェイト] 容器 (風袋) を除いた重さ
nether [ネザー] 下方の
neticonazole hydrochloride [ネティコナゾール ハイドロウクローらイド] 塩酸ネチコナゾール ☆浅在性皮膚用真菌症治療薬
netilmicin sulfate, NTL [ネティルマイスィン サルフェト] 硫酸ネチルマイシン ☆アミノグリコシド系抗生物質
net-knot [ネット－ナット] 網状結節 ☆細胞小核の染色性網状塊
netting [ネッティング] 網状結合
nettle-rash [ネトル－れッシュ] 蕁麻疹
network [ネットワーク] 網状組織, 網状構造, 網細工, 網織物
neural [ニューらル] 神経の, 神経織の
— plate [－プレイト] 神経板
— progressive muscle atrophy [－プログれッスィヴ マスル エートろフィ] 進行性神経性筋萎縮症

― tube defect［-テューブ ディフェクト］ 神経管欠損

neuralgia［ニューれールジア］ 神経痛
― spermatica［-スパーメティカ］ 精系神経痛
Morton's ―［モートンズ-］ モートン神経痛．(metatarsalgia) 中足骨頭痛, Morton's disease モートン病)

neuralgic［ニューれールジック］ 神経痛の

neuraminic acid［ニューらミニック エーサッド］ ノイラミン酸 ☆多糖類の成分

neurasthenia［ニューらススィーニア］ 神経衰弱症

neurastheniac［ニューらススィーニアック］ 神経衰弱の，神経衰弱患者

neurataxia［ニューらテークスィア］
= neurataxy 脳脊髄運動失調症, 神経衰弱

neuratrophia［ニューらトろフィア］
= neuratrophy 神経栄養障害, 神経萎縮

neuraxis［ニューれークスィス］ 脳脊髄神経軸，神経軸索

neuraxon［ニューれクサン］ 神経細胞軸索

neurectasia［ニューらクテイズィア］ 神経伸張術

neurectomy［ニューれクタミー］ 神経切除術

neurectopia［ニューらクトウピア］ 神経転位

neurexeresis［ニューりクセらスィス］ 神経抜去術, 神経捻除術

neuria［ニューりア］ 神経組織, 神経層

neurilemma［ニューりレンマ］ 神経線維鞘

neurilemmoma［ニューりレモウマ］ 神経線維鞘腫

neurimotor［ニューりモウター］ 運動神経の

neurin［ニューりン］ 神経タンパク

neurine［ニューりン］ ノイリン ☆神経の腐敗したものから発生する毒

neurinofibroma［ニューりノウファイブろウマ］ 神経鞘〔線〕維腫

neurinoma［ニューりノウマ］ 神経鞘腫

neurinomatosis［ニューりノウマトウスィス］ 神経鞘腫症

neurite［ニューらイト］ 軸索

neuritis［ニューらイティス］ 神経炎
― migrans［-マイグらンス］ 遊走性神経炎
― nodosa［-ノウドウサ］ 結節神経炎
― papulosa［-パピュロウサ］ 丘疹性視神経炎
― rhinogenes［-らイナジャネス］ 鼻性神経炎

neuro-［ニューろウー, ニューら-］ ☆「神経」を表す接頭語

neuroanaleptics［ニューろエーナレプティックス］ 神経亢奮剤 ☆神経の機能を活性化する薬剤

neuroanastomosis［ニューろウエーナスタモウスィス］ 神経吻（ふん）合術

neuroarthropathy［ニューろウアースらパスィ］ 神経性関節症 ☆中枢神経疾患と合併する関節疾患

neurobiology［ニューろウバイアラジー］ 神経生物学

neuroblast［ニューらブレースト］ 神経芽細胞

neuroblastoma［ニューろウブレーストウマ］ 神経芽細胞腫

neurocanal［ニューろウカナル］ 脊髄神経管

neurocardiac［ニューろウカーディアック］ 心神経の

neuroceptor［ニューろウセプター］ 感覚神経受容体

neurochemistry［ニューらケミストりー］ 神経化学

neurochoroiditis［ニューろウコーろイダイティス］ 視神経脈絡膜炎

neurocirculatory［ニューろウサーキュラタりー］ 神経循環系の
― asthenia, NCA［-アススィーニア］ 神経循環無力症

neuroclonic［ニューらクらニック］ 神経痙攣の

neurocrine［ニューらクりン］ 神経内分泌の，神経作用性ホルモン

neurocristopathy［ニューろウクりスタパスィ］ 神経堤症

neurocyte［ニューらサイト］ 神経細胞

neurocytoma［ニューろウサイトウマ］ 神経細胞腫

neurodealgia［ニューろウディエールジア］ 網膜痛

neurodeatrophia［ニューろウディエートろウフィア］ 網膜萎縮

neurodendrite［ニューらデンドらイト］ 神経細胞樹状突起の

neuroderm［ニューらダーム］ 神経皮膚症

neurodermatitis［ニューろウダーマタイティス］ 神経皮膚炎

neurodermatrophia［ニューろウダーマトろフィア］ 神経性皮膚萎縮

neurodermite［ニューろウダーマイト］ 神経

皮膚疹
neurodiagnosis［ニューロウダイアグノウスィス］神経病診断法
neurodocitis［ニューロウドウサイティス］（髄膜外部圧迫による）神経根炎
neurodynia［ニューロウディニア］神経痛
neuroendocrinology［ニューロウエンダクりナラジー］神経内分泌学
neuroepidemiology［ニューロウエピダミアラジー］神経疫学
neuroepithelioma［ニューロウエピスィーリオウマ］神経上皮腫 ☆脳神経細胞腫
neuroepithelium［ニューロウエピスィーリアム］（眼, 耳などの）神経性上皮組織
neurofibril［ニューロウファイブリル］神経原線維
neurofibroma［ニューロウ・ファイブろウマ］神経線維腫
neurofibromatosis［ニューロウ・ファイブろウマトウスィス］神経線維腫症
neurofibrositis［ニューロウ・ファイブろウサイティス］神経線維炎
neurogangliitis［ニューロウ・ゲーングリアイティス］神経節炎
neuroganglioma［ニューロウ・ゲーングリオウマ］神経節腫
neuroganglion［ニューろゲーングリアン］神経節
neurogenesis［ニューろジェニスィス］神経形成
neurogenic［ニューろジェニック］神経原性の
　— **arthropathy**［-アースらパスィ］＝Charcot's joint 神経性関節症, シャルコ関節
　— **bladder**［-ブレッダー］神経因性膀胱→ bladder
　— **muscular atrophy**［-マスキュラーエトろフィ］神経原性筋萎縮症
　— **pulmonary edema**［-パルマナリーイディーマ］神経原性肺水腫
neurogenous［ニューろジャナス］神経原性の, 神経障害から起こって
neuroglia［ニューろグリア］神経膠
neuroglioma［ニューろグリオウマ］神経膠腫, グリオーマ
neurogliosis［ニューろグリオウスィス］神経膠増殖症
neurohistology［ニューロウヒスタらジー］神経組織学
neurohumoral［ニューロウヒューマらル］神経体液性
neurohypnology［ニューロウヒプナらジー］催眠術, 神経催眠学
neurohypophysis［ニューロウハイパフィスィス］神経下垂体, 下垂体後葉
neuroid［ニューろイド］神経様の, 下垂体後葉の
neuroimmunomodulation［ニューロウ・イミュノウ・マデュレイシャン］神経免疫調節
neuroinduction［ニューロウインダクシャン］精神的暗示
neurokeratin［ニューらケらティン］神経角質素
neuroleptanalgesia, NLA［ニューろ・レプタナルジースィア］ニューロレプト無痛法, 神経遮断無痛法
neuroleptanalgesis, NLA［ニューロウレプタナルジースィス］神経興奮鎮痛
neuroleptanesthesia［ニューロウレプタニスィーズィア］神経遮断麻酔
neuroleptics［ニューらレプティクス］神経弛緩薬
neurological［ニューろラジカル］神経学の
neurologist［ニューらラジスト］神経病学者
neurology［ニューらラジー］神経学, 神経病学
neurolymph［ニューらリンフ］髄液
neurolysis［ニューらリスィス］神経剥離術
neuroma［ニューろウマ］神経腫
　— **cutis**［-キューティス］皮膚神経腫
　— **racemosum**［-らスィモウサム］蔓状神経腫
　— **telangiectodes**［-ティランジエクトウディーズ］末梢血管拡張性神経腫
neuromalacia［ニューロウマレイシア］神経軟化
neuromatous［ニューろウメイタス］神経瘤の
neuromechanism［ニューらメカニズム］神経機序
neuromelitococcosis［ニューろウメリタカコウスィス］神経性波状熱
neuromere［ニューろミアー］神経軸分節, 神経分節
neuromesodermosis［ニューロウメゾウダーモウスィス］神経中胚症 ☆硬膜頭蓋症, 限局性瘉着性クモ膜炎, 神経根炎などを含む
neuromimesis［ニューロウマイミースィス］仮面神経症
neuromuscular［ニューらマスキュラー］神経

neuromyelitis ～ neurospongioblastoma

および筋肉の
neuromyelitis［ニューロウマイアライティス］　神経脊髄炎
neuromyon［ニューろウマイアン］　筋肉内神経線維
neuromyopathic［ニューろウマイオウペスィック］　神経および筋肉の疾患
neuromyositis［ニューろウマイオウサイティス］　神経筋炎
neuromyotonia［ニューろウマイオウトウニア］　神経筋緊張症　☆末梢神経から異常な刺激が出て筋肉の痙攣を起こす
neuromyxoma［ニューろウミクソウマ］　神経粘液腫
neuron(e)［ニューらン］　神経単位，神経細胞，脳脊椎軸，ニューロン
　── **pathway**［-ペースウェイ］　神経ニューロン経路
neuronevus［ニューろウニーヴァス］　神経母斑
neuronitis［ニューらナイティス］　ニューロン炎
　infective ──［インフェクティヴ-］　感染性神経細胞炎→ Guillain-Barre syndome
neuro-oncology［ニューろウ-アンカラジー］　神経腫瘍学
neuroparalysis［ニューろウパれーリスィス］　神経性麻痺
neuroparalytic［ニューろウ・ぺーらリティック］　神経麻痺の
　── **keratitis**［-ケらタイティス］　麻痺角膜炎
　── **ophthalmia**［-アフサルミア］　神経麻痺眼炎
neuropath［ニューらペス］　神経病者，神経衰弱患者
neuropathic［ニューらペスィック］　神経病の，神経障害性の，神経病患者
　── **joint**［-ジョイント］= Charcot joint 神経障害性関節症
neuropathology［ニューろウパサらジー］　神経病理学
neuropathy［ニューらパスィ］　末梢神経疾患
neuropeptide［ニューらペプタイド］　神経ペプチド
neuropharmacology［ニューろウファーマカラジー］　神経薬理学
neurophonia［ニューろウフォウニア］　神経性発声
neurophysin［ニューろウファイスィン］　ニューロフィジン　☆神経ペプチドの一つ，ADH 分泌に必要
neurophysiology［ニューろウフィズィアラジー］　神経生理学
neuroplasm［ニューらプレーズム］　神経形質
neuroplasticity［ニューらプレースティスィティ］　神経可塑性
neuroplasty［ニューらプレースティ］　神経形成術
neuroplex［ニューらプレックス］= neuroplexus　神経叢
neuroploca［ニューろウプろウカ］　神経節
neuropore［ニューらポーァ］　神経孔
neuropsychiatry［ニューろウサイカイアトりー］　神経精神医学
neuropsychology［ニューろウサイカらジー］　神経心理学
neuropsychopathy［ニューろウサイカパスィ］　神経精神病，神経精神障害
neuropsychopharmacology［ニューろウサイコウファーマカラジー］　神経精神薬理学
neuropsychosis［ニューろウ・サイコウスィス］　神経精神病
neuroradiology［ニューろウ・れイディアラジー］　神経放射線学
neuroretinitis［ニューろウ・れティナイティス］　視神経網膜炎
neurosarcoidosis［ニューろウ・サーコイドウスィス］　神経サルコイドーシス
neurosarcoma［ニューろウ・サーコウマ］　神経肉腫
neuroscience［ニューろウ・サイアンス］　神経科学
neurosclerosis［ニューろウ・スクリアろウスィス］　神経硬化症
neurosis［ニューろウスィス］　神経症
　── **traumatica**［-トろーマティカ］　外傷性神経症
　── **traumatica ocularis**［-トろーマティカ アキュラーりス］　外傷性眼神経症
　compensation ──［カンペンセィシャン-］　賠償神経症，補償神経症. 病状や損傷を引き伸ばしてその賠償を求めること
neurosome［ニューらソウム］　神経細胞体　☆神経細胞内顆粒
neurospasm［ニューらスペーズム］　筋痙攣
neurosplanchnic［ニューらスプレーンクニック］　脳脊髄と交感神経の，内臓神経の
neurospongioblastoma［ニューらスパンジオ

ウブレーストウマ] 神経海綿芽細胞腫
neurospongium [ニューロスパンジアム] 神経海綿体，網膜網様層
neurosthenia [ニューロウ・スィーニア] （神経系の）病的興奮性，神経強化
neurosurgery [ニューロウサージャリー] 神経外科
neurosuture [ニューろウスーチャー] 神経縫合
neurosyphilis [ニューろスィフィリス] 神経梅毒
neurotabes [ニューロウテイビーズ] 神経癆
neurotendinous spindle [ニューらテンディナス スピンドル] 腱紡錘
neurotensin [ニューらテンスィン] ニューロテンシン ☆神経ペプチドの一つ，13のアミノ酸から成る
neurotherapy [ニューらセらピー] 神経病療法
neurotic [ニューらティック] 神経の，神経に作用する，神経病の，極めて神経質な，神経病者，神経刺激剤
neurotica [ニューらティカ] 機能性神経疾患
neuroticus [ニューらティカス] 神経症
neurotology [ニューらタラジー] 神経耳科学
neurotmesis [ニューらトミースィス] 神経断裂症
neurotomy [ニューらタミー] 神経切断術
neurotonic [ニューらタニック] 神経伸展の，神経緊張性の
neurotony [ニューらタニー] 神経伸張術
neurotoxic [ニューらタクスィック] 神経毒性の
neurotripsy [ニューらトリプスィ] 神経破砕術
neurotrophy [ニューらトロフィ] 神経栄養
neurotropic [ニューらトろピック] 神経向性，向神経性
　— **virus** [- ヴァイらス] 向神経性ウイルス
neurotropism [ニューろウトらピズム] 向神経性，神経親和性
neurovascular [ニューらヴェースキュラー] 神経と脈管との
neurovegetative [ニューらヴェジタティヴ] 自律神経系の
neurula [ニューりュラ] 神経胚
neurulation [ニューりュレイシャン] 神経胚形成

neutral [ニュートラル] 中性の，中立の，無関心な，無性の，雌雄別のない
　— **alum** [- アラム] 中性ミョウバン
　— **fat, NF** [- フェート] 中性脂肪
　— **protamine Hagedorn insulin, NPH insulin** [- プロウタミーン ハーガドーン インスュリン] 中間持続作用型インスリン
　— **red** [- れッド] 中性赤
　— **stain** [- ステイン] 中性色素
neutralization [ニュートらライゼイシャン] 中和，無効化
　— **point** [- ポイント] 中和点
neutralize [ニュートらライズ] 無効にする，消す，中和する
neutralizing antibody [ニュートらライズィング エンティバディ] 中和抗体
neutrocyte [ニュートらサイト] 好中球
neutron [ニュートロン] 中性子
neutropenia [ニュートロウピーニア] 好中球減少症
neutrophil(e) [ニュートらフィル] 好中性，好中球
　— **alkaline phosphatase, NAP** [- アルカライン フォスファテイス] 中性球アルカリフォスファターゼ
neutrophilia [ニュートらフィリア] 好中球増多症
neutrophilic [ニュートらフィリック] 好中球増加の
　— **leukocyte** [- リューカサイト] 好中性白血球
　— **myelocyte** [- マイアラサイト] 好中性骨髄細胞
neutrotaxis [ニュートらテークスィス] 好中球走性
nevocarcinoma [ニーヴァカースィノウマ] 母斑癌
nevoid [ニーヴォイド] 母斑のある，母斑様の
nevoxanthoendothelioma [ニヴァ・ザンソウエンドウスィーリオウマ] 若年性黄色肉芽腫
n(a)evus, nevi（複） [ニーヴァス，ニーヴァイ] 母斑，先天性皮膚血管腫
　— **araneus** [- アれイニアス] くも状母斑
　— **caeruleus** [- スィるーリアス] 青色母斑
　— **cavernosus** [- カヴァーノウサス] 海綿状母斑
　— **comedo-follicularis** [- カミドウーファ

n(a)evus 〜 NIDDM

リキュ**ラー**リス] 面皰毛包性母斑
— durus [−**デュ**ーらス] 硬性母斑
— elasticus [−イラ**ス**ティカス] 弾性母斑
— fibrosis [−ファイブ**ろ**ウスィス] 線維性母斑
— flammeus [−フレイ**ミー**アス] 火炎状母斑
— ichthyosiformis [−イクス_ィ**ア**スィフォーミス] 魚鱗癬様母斑
— lichenodes [−**ラ**イカノウディス] 苔癬状母斑
— mollis [−**マ**リス] 軟性母斑
— pilosus [−パイ**ロ**ウサス] 毛髪性母斑
— tardivus [−**タ**ーディヴァス] 晩発性母斑
— vulgaris [−ヴァル**ゲ**イリス] 尋常性母斑
portwine — [**ポ**ート・**ワ**イン−] ポートワイン母斑, 火炎状母斑；ポートワイン斑
spider — [ス**パ**イダー−] クモ状母斑

newborn [**ニュ**ーボーン] 新産児, 新生児
— Intensive Care Unit, NICU [−イン**テ**ンスィヴ **ケ**アー **ユー**ニット] 新生児治療室

Newcastle disease [ニュー**ケ**ースル ディ**ズィー**ズ] ニューキャッスル病 ☆鳥類のウイルス病で人にも感染する

new growth [**ニュー** グ**ろウ**ス] 新生物, 腫瘍

newquinolone [ニューク**ウィ**ナロウン] ニューキノロン ☆抗菌剤

Newton's color-rings [**ニュー**トンズ **カ**ラー−**リ**ングズ] = Newton's ring ニュートン色輪 ☆光干渉による輪状影

New York Heart Association, NYHA [**ニュー**ヨーク **ハ**ート アソウシ**エ**イシャン] ニューヨーク心臓協会

next of kin [**ネ**クスト アヴ **キ**ン] 最近縁親族

Nezelof syndrome [**ニー**ジロフ ス**ィ**ンドろウム] ネゼロフ症候群 ☆常染色体性劣性遺伝疾患, 血清グロブリン値正常・胸腺低形成・カンジダ症などの重症感染症の反覆をみる

NF (neutral fat)
NGF (nerve growth factor)
NHFTR (nonhemolytic febrile transfusion reaction)
NHL (non-Hodgkin lymphoma)

Ni (nickel)
niacin [**ナ**イアスィン] ナイアシン ☆ビタミンB群の一つ
nialamide [ナイ**ア**ラマイド] ニアラミド ☆うつ病治療剤の一つ, モノアミンオキシダーゼ阻害剤の一つ
nibble [**ニ**ブル] かじる
nicardipine hydrochloride [ニ**カ**ーディピン ハイドろウク**ロ**ーらイド] 塩酸ニカルジピン ☆降圧薬, カルシウム拮抗薬
nicergoline [ニ**サ**ーガリン] ニセルゴリン ☆脳循環代謝改善薬
niceritrol [**ナ**イサー**り**トロール] ニセリトロール ☆ニコチン酸系抗高脂血症薬, 脂質低下薬
niche [**ニ**ッシュ] 潰瘍による陥凹の側面像, 出窓
nickel, Ni [**ニ**ッカル] ニッケル (元素), (米国の) 5 セント貨 ☆原子量58.70
Nicolas-Favre disease [**ニ**カラス−**フ**ァーヴル ディ**ズィー**ズ] = lymphogranuloma venereum ニコラス・ファーヴル病 ☆鼠径リンパ肉芽腫症
nicomol [**ナ**イカモール] ニコモール ☆ニコチン酸系抗高脂血症薬, 脂質低下薬
nicorandil [**ナ**イコ**ら**ンデイル] ニコランジル ☆狭心症治療薬, 冠状動脈拡張薬
nicotinamide [ニカ**テ**ィナマイド] ニコチン酸アミド ☆ビタミンB群の一つ
— adenine dinucleotide, NAD [−**ア**ディニン ダイ**ニュ**ークリアタイド] ニコチンアミドアデニンジヌクレオチド ☆細胞代謝呼吸補欠分子としてタンパクに結合
nicotine [ニカ**ティー**ン] ニコチン ☆煙草の中に含まれている有毒塩基
— addiction [−ア**ディ**クシャン] タバコ中毒
nicotinic acid [ニカ**ティ**ニック **エ**ーサッド] ニコチン酸
nicotinism [ニカ**ティ**ニズム] ニコチン中毒, 煙草中毒
nictating membrane [**ニ**クテイティング **メ**ンブれイン] 瞬膜
nictitating spasm [**ニ**クテイティング ス**ペ**ーズム] 瞬目痙攣
nictitation [ニクティ**テ**イシャン] まばたき
NICU (newborn intensive care unit)
nidation [**ナ**イデイシャン] 卵着床
NIDDM (non-insulin dependent diabetes mellitus)

nidus [**ナイ**ダス] 巣，病的中心窩
Niemann-Pick's disease [ニーマン-ピック ス ディ**ズィ**ーズ] ニーマン・ピック病 ☆スフィンゴミエリンの蓄積，黄色腫，皮膚色素沈着，肝脾腫
nifedipine [ナイ**フェ**ディピーン] ニフェジピン ☆狭心症治療薬，ディヒドロピリジン系カルシウム拮抗降圧薬
night [**ナイ**ト] 夜
— blindness [-**ブラインド**ニス] 夜盲症
— census [-**セン**サス] 夜間調査
— cry [-ク**ラ**イ] 夜叫症
— pain [-**ペ**イン] 夜間痛
— palsy [-**ポー**ルズィ] 夜間麻痺
— terrors [-**テ**らーズ] 夜驚症
— vision [-**ヴィ**ジャン] 夜間視力
— walking [-**ウォー**キング] 夢中歩行
— watch [-**ウォ**ッチ] 夜警
nightguard [**ナイト**ガード] 歯ぎしりから歯を守る器具
nightmare [**ナイ**トメア] 悪夢，悪魔，恐ろしいこと，恐怖
nightshade [**ナイト**シェイド] なす（茄子）属，イネホオズキ
nightsoil [**ナイト**ソイル] 汚物，屎尿，下肥
nightstartlings [**ナイト**ス**ター**トりングズ] 夜驚症 ☆子供が夜目を覚まして泣くこと
nightsweat [**ナイト**スェット] 寝汗（盗汗）
nigra [**ナイ**グら] = substantia nigra ☆黒質
nigrescent [ニグ**れ**ッサント] 次第に黒くなる，黒ずんだ，黒みがかった
nigrities [ナイグ**り**ティーズ] 黒染，黒変症
— ab sole [-**アブ ソー**ル] 日焼け
— cutis [-**キュー**ティス] 黒皮症
— linguae [-**リン**グウェ] 黒舌症
nigrotomy [ナイグ**ら**トミー] 黒質切離術
NIH (National Institute of Health)
nihilism [**ナイ**イリズム] 虚無主義，虚無妄想
nikethamide [ニ**ケ**サマイド] ニケタミド．ニコチン酸のジエチルアミド．延髄を刺激する
Nikolsky's sign [ニ**コ**ルスキーズ **サ**イン] ニコルスキー徴候 ☆皮膚を軽く擦ると脱落する
nilvadipine [ニル**ヴァ**ディピン] ニルバジピン ☆カルシウム拮抗降圧薬，脳循環代謝改善薬
nimetazepam [ニ**メタ**ゼパム] ニメタゼパム ☆ベンゾジアゼピン系（中間型）入眠剤
nimustine hydrochloride, ACNU [**ナ**イムスチン ハイドろウク**ロー**らイド] 塩酸ニムスチン ☆アルキル化抗悪性腫瘍薬
ninhydrin [ニン**ハ**イドりン] = triketohydrindene hydrate ニンヒドリン ☆タンパクペプトンアミノ酸の試薬
— reaction [-りエ**ー**クシャン] ニンヒドリン反応 ☆アミノ酸の存在を示す
niobium, Nb [ナイ**オ**ウビアム] ニオビウム（元素）☆原子量92.9064
niphablepsia [ニファブ**レ**プスィア] 雪眼炎，雪目
niphotyphlosis [ニフォウティフ**ろ**ウスィス] 雪目
nipiology [ニビ**ア**ラジー] 乳児学
nippers [**ニ**ッパーズ] はさむ道具，鉗子（歯科用）
nipple [**ニ**ップル] （婦人の）乳首，（小児哺乳瓶の）ゴムの乳嘴
nipradilol [ニプ**ら**ディロール] ニプラジロール ☆非選択性β遮断降圧薬
niridazol [ニ**り**ダゾウル] ニリダゾール ☆抗原虫剤，住血吸虫，アメーバ症に用いる
nisoldipine [ニ**ソ**ルディピン] ニソルジピン ☆狭心症治療薬，カルシウム拮抗降圧薬
Nissen's operation [**ニ**ッスンズ ア**ぺ**れイシャン] ニッセン手術 ☆胃底部で腹部食道を包み込む噴門形成術，胃食道逆流を防ぐ
Nissl's bodies [**ニ**スルズ **バ**ディーズ] ニッスル小体
nisus [**ナ**イサス] 努力，衝動，傾向
— formativus [-フォー**マ**ティヴス] 受精卵の特異的形成傾向
nitroblue tetrazolium, NTB — [ニトらブ**ルー** テトら**ゾゥ**りウム-] 淡黄色結晶色素．還元性物質等の検出に用いられる
nit [**ニ**ット] 虱（シラミ）の卵，幼虫
nitrate [**ナイ**トれイト] 硝酸塩
nitration [ナイト**れ**イシャン] 硝酸と化合させること，硝酸で処理すること，ニトロ置換
nitrazepam [**ナ**イトら**ザ**パム] ニトラゼパム ☆ベンゾジアゼピン系（中間型）入眠薬，神経安定剤
nitrendipin [**ナ**イト**れ**ンディピン] ニトレンディピン ☆狭心症治療薬，ヒジドロピリジ

ン系カルシウム拮抗降圧薬

nitric [ナイトリック] 硝酸の, 窒素の, 窒素を含んだ ☆とくに窒素の原子価が比較的高い化合物についていう
— **acid, NA** [－エーサッド] 硝酸
— **oxide, NO** [－アクサイド] 一酸化窒素

nitride [ナイトライド] 窒化物

nitrification [ナイトリフィケイシャン] 硝化 ☆土壌あるいは肥料中のバクテリアがアンモニアを生じて硝酸塩に変ずる作用

nitrifying [ナイトリファイイング] 硝化する

nitrilase [ナイトリレイス] ニトリル分解酵素

nitrite [ナイトライト] 亜硝酸塩

nitrituria [ナイトリテューりア] 亜硝酸塩尿症

nitro- [ナイトロウ-, ナイトロ-] ☆「硝酸」「窒素」を表す接頭語

Nitrobacter [ナイトロベクター] ニトロバクター属, 硝化菌

nitrobacteria [ナイトロウバクティーりア] ニトロバクテリア ☆窒素化合物に変化する菌

nitrobenzene [ナイトラベンズィーン] ニトロベンジン ☆ベンジンと硝酸との化合物

nitroblue tetrazolium test, NBT test [ナイトラブルー テトラゾウリアム テスト] ニトロブルーテトラゾリウム試験 ☆喰菌作用の試験

nitrofurantoin [ナイトロウフューらントイン] ニトロフラントイン ☆尿路感染治療剤

nitrogen, N [ナイトラジャン] 窒素
— **balance** [－ベーランス] 窒素平衡

nitrogenous [ナイトらジャナス] 窒素の, 窒素を含んだ

nitroglycerin [ナイトログリサリン] ニトログリセリン ☆狭心症治療薬, 冠動脈拡張薬, 降圧薬, ダイナマイト

nitrohydrochloric acid [ナイトロハイドロウクローりック エーサッド] 王水, 硝塩酸

nitromonas [ナイトらモナス] ニトロモナス菌

nitron [ナイトらン] ニトロン

Nitrosococcus [ナイトロウソウカッカス] ニトロン球菌属 ☆アンモニアを亜硝酸に酸化する

nitrous [ナイトらス] 窒素の, 窒素を含んだ, 硝石の, 硝石を含んだ ☆とくに窒素の原子価が比較的低い化合物についていう
— **acid** [－エーサッド] 亜硝酸
— **ether** [－イーサー] 亜硝酸エチル. $C_2H_5NO_2$
— **oxide** [－アキサイド] 亜酸化窒素 (laughing gas 笑気). N_2O. 全身麻酔剤

nitroxyl [ナイザクスィル] NO_2 基

nizatidine [ナイザティディン] ニザチジン ☆消化性潰瘍治療薬, ヒスタミン H_2 拮抗薬, 制酸薬

nizofenone fumarate [ナイゾフェノーン フューマレイト] フマル酸ニゾフェノン ☆脳循環代謝改善薬, くも膜下出血治療薬

NLA (neuroleptanalgesis)

NMR (nuclear magnetic resonance)

nn (nerves, nervi)

no appreciable disease, NAD [ノウ アプりーシアブル ディズィーズ] 著患なし

nobelium, No [ノウビーりアム] ノーベリウム (元素) ☆原子量259

noble gas [ノウブル ギャス] 稀有ガス ☆ヘリウム・アルゴンなど化学的に不活性のもの

Nocardia [ノウカーディア] ノカルジア属, 放線状菌
— **asteroides** [－アスタろイディス] 星状ノカルディア
— **caviae** [－ケイヴィエ] ヒトに感染するノカルディア
— **orientalis** [－オーりエンテイリス] バンコマイシンを産生するノカルディア菌

nocardiosis [ノウカーディオウスィス] 放線状菌症

Nocht-Romanovsky stain [ノクト-ろウマノウスキ ステイン] ノクト・ロマノフスキー染色液

nociassociation [ノウスィアソウスィエイシャン] 外傷連想

nociception [ノウスィセプシャン] 侵害受容, 侵害感受性

nociceptive pain [ノウスィセプティヴ ペイン] 神経線維の刺激による痛み

nociperception [ノスィパーセプシャン] 侵害知覚, 疼痛知覚, 痛覚感受. 中枢神経系による疼痛の知覚

noctalbuminuria [ナクタルビューミニューりア] 夜間アルブミン尿症

noctambulation [ナクタンビュレイシャン] 夢中歩行, 夢遊病

noctambulism [ナクタンビュリズム] 夢遊病
nocturia [ナクチューリア] 夜間排尿, 夜間多尿
nocturnal [ナクターナル] 夜の, 夜行われる, 夜分に
 — pain [-ペイン] 夜間痛
 — penile tumescence, NPT [-ピーナイル テューメッサンス] 夜間陰茎腫大
 — pollution [-パルーシャン] 夜間遺精
nocuity [ナキューイティ] 有害性
nocuous [ナキュアス] 有害な, 有毒な
nodal [ノウダル] 結節性の, (振動体の)静止点の, 関節腫の
 — fever [-フィーヴァー] 結節紅斑熱
 — suture [-スーチャー] 結節縫合, 断続縫合
nodding spasm [ナディング スペーズム] = nutation spasm 点頭痙攣
node [ノウド] こぶ, 結節, 関節腫, 筋肉腫, 瘤
nodolol [ノドロール] β遮断剤 ☆降圧剤
nodose ganglion [ノウドウス ギャーングリアン] 節状神経節
nodositas [ノウダスィタス] 結節症, 結節性
nodosity [ノウダスィティ] 結節性
nodular [ナデュラー] 節瘤のある, (根や茎に)節のある
 — goiter [-ゴイター] 結節性甲状腺腫
 — hyperplasia [-ハイパープレイスィア] 結節性過形成
 — leprosy [-レプらスィ] 結節らい
nodulation [ナデュレイシャン] 結節形成, 結節症
nodule [ナデュール] 小節, 小塊, 節
noduli vermis [ナデュライ ヴァーミス] 虫垂結節
nodus [ノウダス] 〔結〕節
 — varicosus [-ヴァりコウサス] 静脈瘤結節
NOF (National Osteoporosis Foundation)
nofamostat [ノウファモスタット] ノファモスタット ☆タンパク水解酵素阻害剤, 急性膵炎に用いる
noggin [ナギン] ノギン. 遺伝子の一つ. アフリカツメガエルの体軸形成に関与
noise [ノイズ] 騒音, 喧噪, 評判, 噂を立てる, 騒ぐ

 — induced hearing loss [インデュースト ヒアりング ロス] 騒音性難聴
noma [ノウマ] 水癌, 壊疽死性口内炎
nomadic [ノウマディック] (潰瘍の)拡大性の, びまん性の
nomenclature [ノウマンクレイチャー] (専門学における)系統的命名法, 名称, 目録, 名簿
nomogram [ナマグれーム] 計算図 ☆計算のために用いる図
nomograph [ナマグれーフ] ノモグラフ, 計算図表
nomotopic [ノウマタピック] 正常位の
non compos mentis [ナン カンパス メンティス] 不健全な精神状態, 精神異常
nonabsorbable [ナンアブソーバブル] 吸収されない
nonaccessibility [ナン・アクセサビリティ] 接近不能性
nonadherent [ナン・アドヒァらント] 非癒着性の
nonagenarian [ナンアジネアりアン] 90歳台の人
nonalbuminoid [ナンアルビューミノイド] 非アルブミン様物質
nonarticular [ナンアーティキュラー] 非関節の
nonbacterial thrombotic endocarditis [ナンバクティーりアル スらンバティック エンドウカーダイティス] 非細菌性血栓性心内膜炎
nonchalance [ナンシャラーンス] 無頓着, 冷淡, 平気
noncirrhotic portal hypertension [ナンスィらティック ポータル ハイパーテンシャン] 非肝硬変性門脈高血圧
nonconductibility [ナンカンダクタビリティ] 不伝導性
nonconducting [ナンカンダクティング] (電気・光を)伝導しない, 不伝導の
nonconductor [ナンカンダクター] 不導体, 絶縁体
nondescript [ナンディスクりプト] はっきりしない, 特色のない
nondestructive [ナンディストらクティヴ] 非破壊性の
nondiffusible [ナンディフューズィブル] 非拡散性の
non-dipper [ナン-ディッパー] 夜間血圧非下降者
nondispensable [ナンディスペンサブル] 非

noneffective ～ norepinephrine

調剤性の
noneffective [ナンイフェクティヴ] 効力のない，役に立たない
nonefficient [ナンイフィシャント] 能率のない，効果のない，能率のない人
nonelastic [ナンイレースティック] 弾力のない，弾性のない
nonessential [ナンイセンシャル] 非本質的，必ずしも肝要でない，非本質的な事物，肝要でない事物
nonesterified fatty acid, NEFA [ナンエスタりファイド フェーッティ エーサッド] 遊離脂肪酸
nonhemolytic febrile transfusion reaction, NHFTR [ナンヒーマりティック フィーブリル トランスフュージャン りエークシャン] 非溶血性輸血後血液反応
non-Hodgkin-lymphoma, NHL [ナンーハジキンーリンフォウマ] 非ホジキンリンパ腫
noninfective endocarditis [ナンインフェクティヴ エンドウカーダイティス] 非感染性心内膜炎
non-insulin-dependent diabetes mellitus, NIDDM [ナンーインスュリンーディペンダント ダイアビーティーズ メリタス] インスリン非依存性糖尿病
non-invasive monitoring in the newborn [ナンーインヴェイスィヴ マニタりング イン ザ ニューボーン] 新生児の非侵襲的モニター法
nonipara [ナニペーら] 9回経産婦
nonketotic hyperosmolar coma [ナンキトーニック ハイペろスモウラー コウマ] 非ケトン性高浸透圧性コーマ
nonlineary [ナンリニアりー] 非線形の
nonmedullated nerve fiber [ナンメデュレイティド ナーヴ ファイバー] 無髄神経線維
nonmetal [ナンメタル] 非金属の
nonmotile [ナンモウタイル] 非運動性の
nonmyelinated fiber [ナンマイアリネイティッド ファイバー] 無髄神経線維
Nonne's syndrome [ナンナズ スィンドろウム] ノンネ症候群 ☆共同運動障害
nonocclusive mesenteric ischemia [ナンアクルースィヴ メザンテりック イスキーミア] 非閉鎖性腸間膜虚血
nonparous [ナンペーらス] 非経産の，未産婦の
non-reflow phenomenon [ナンーりフロウ フィナミナン] 有効血流非再開現象
non-REM sleep [ナンーれム スリープ] 非レム睡眠 ☆眼球が動かない深い睡眠
nonresistant [ナンりズィスタント] 無抵抗の，無抵抗主義の，無抵抗主義者
nonself [ナンセルフ] 非自己，免疫上 ☆自分のものでない
nonsense mutation [ナンサンス ミューティシャン] ナンセンス突然変異 ☆塩基対の変化が後続コドンの終止コドンへの変化を起こし解説が停止する
nonspecific [ナンスペスィフィック] 非特異性の
— **immunity** [－イミューニティ] 非特異性免疫
— **urethritis** [－ユーりスらイティス] ＝ simple urethritis 非特異性尿道炎
nonspherocytic hemolytic anemia [ナンスフィアろサイティック ヒーマりティック アニーミア] 非球形赤血球性溶血性貧血
nonsteroidal [ナンステろイダル] 非ステロイドの
— **anti-inflammatory drug, NSAID** [－エンティーインフレーマタりー ドらッグ] 非ステロイド消炎剤
nonsyphilitic treponematosis [ナンスィフィりティック トれポウニーマトウスィス] 非梅毒性トレポネーマ感染症
non-thyroid illness syndrome [ナンーサイろイド イルニス スィンドろウム] 非甲状腺疾患症候群
non-ulcer dyspepsia, NUD [ナンーアルサー ディスペプスィア] 非潰瘍性消化器症状
non-union [ナンーユーニャン] 骨癒合不全，偽関節
nonverbal communication [ナンヴァーバル カミューニケイシャン] 非言語性情報交換
nonviable [ナンヴァイアブル] 生育不能の
nonwettable [ナンウェタブル] 非漏性の，非吸収性の
nookleptia [ヌークレプシア] 知的盗難症
Noonan's syndrome [ヌーナンズ スィンドろウム] ヌーナン症候群 ☆男性でみられるターナー症候群に似た症候群，翼状頸，鳩胸，肺動脈弁狭窄を示す
noradrenaline, NA [ノーアドれナリン] ノルアドレナリン ☆ノルエピネフリン
norepinephrine, NE [ノーエピネフりン] ノルエピネフリン ☆カテコラミン系昇圧

物質
- **no-restraint** [ノウーれストれイント] 非拘束の ☆精神病者治療などについていう
- **norethandrolone** [ノーイサンドろロウン] ノルエタンドロロン ☆タンパク同化ステロイドの一つ
- **norethandrone** [ノーイサンドろウン] ノルエタンドロン ☆タンパク同化ホルモンの一つ
- **norethindrone** [ノーエスィンドろウン] ノルエチンドロン ☆タンパク同化ホルモンの一つ
- **norethisterone** [ノーイスィスタろウン] ノルエチステロン ☆女性ホルモン剤，黄体ホルモン製剤
- **norfloxacin, NFLX** [ノーフラクサスィン] ノルフロキサシン ☆ニューキノロン系抗生物質
- **norleucine** [ノーリュースィン] ノルロイシン ☆アミノ酸の一つ
- **norm** [ノーム] 標準，基準，規範
- **norma** [ノーマ] 面
  - **anterior** [ーアンティーりアー] = norma frontalis 頭蓋前面
  - **occipitalis** [ーアクスィピテイリス] 頭蓋後面
  - **sagittalis** [ーサジテイリス] 頭蓋矢状面
- **normal, n** [ノーマル] 標準的な，順当な，正規の，普通の，代表的，常態，平均，(化学) 規定
  - **acceleration** [ーアクセラれイシャン] 法線加速度
  - **coordinate** [ーコウオーディネイト] 標準座標
  - **distribution** [ーディストりビューシャン] 正規分布
  - **equation** [ーイークウェイシャン] 規格方程式
  - **force** [ーフォース] 法線力，正力力
  - **limit** [ーリミット] 正常範囲
  - **pressure hydrocephalus, NPH** [ープれッシャー ハイドろセファラス] 正常脳圧性水頭症
  - **probability curve** [ープらバビリティカーヴ] 正規確率密度曲線
  - **saline solution** [ーセイライン サリューシャン] 生理食塩水
  - **sinus rhythm** [ーサイナス リズム] 正常洞調律
  - **solution** [ーサリューシャン] 規定液，標準液
  - **temperature** [ーテンパらチャー] 正常温度
  - **toxin** [ータクスィン] 標準毒素
  - **value** [ーヴァリュー] 標準値
- **normalization** [ノーマリゼイシャン] 正常化，正規化 ☆身体不自由の人が正常に生活しうる様にすること
- **normative** [ノーマティヴ] 実際測定した正常範囲の，実用的正常の
- **normoblast** [ノーマブレースト] 正赤芽球
- **normochromia** [ノーモウクろウミア] 正色素性
- **normocyte** [ノーマサイト] 正常赤血球
- **normocytosis** [ノーモウサイトウスィス] 正赤血球，血球の正常状態
- **normotensive** [ノーマテンスィヴ] 正常血圧性の
- **normothermia** [ノーモウサーミア] 正常環境温度，適温
- **normotopia** [ノーモトゥピア] 正所性，定所性，本来あるべきところにあること
- **normotopic** [ノーマタピック] 正常緊張状態の
- **Northern blot** [ノーザン ブラット] ノーザンブロット ☆DNA と mRNA の結合を電気泳動で示す方法，またはそれらを利用したゲノム電気泳動分析法
- **nortriptyline hydrochloride** [ノートりプタリーン ハイドろウクローらイド] 塩酸ノルトリプチリン ☆三環系抗うつ薬
- **noscapine** [ナスカピーン] ノスカピン ☆中枢性非麻薬性鎮咳薬
- **nose** [ノウズ] 鼻，嗅覚，嗅ぐ，看破する，干渉する
- **nose-associated lymphoid tissue** [ノウズーアソウシエイティッド リンフォイド ティシュー] 鼻関連リンパ様組織
- **nosema** [ノウスィーマ] 疾病
- **noso-** [ナソウー，ナサー] ☆「疾病」を表す接頭語
- **nosochthonography** [ナサクソウナグらフィ] 疾病発生分布学
- **nosocomial** [ナソウコウミアル] 病院の
  - **infection** [ーインフェクシャン] 院内感染
- **nosocomy** [ノウサカミー] 看病
- **nosogeny** [ナサジェニー] 病因，疾病成立
- **nosogeography** [ナソウジアグらフィ] 疾病分布学
- **nosography** [ノウサグらフィ] 疾病学

nosoh(a)emia [ナソウヒーミア] 血液学
nosointoxication [ナソウインタクスィケイシャン] 疾患中毒症 ☆物質代謝障害を来す一種の自家中毒
nosology [ノウサラジー] 疾病分類学
nosometry [ナサメトリー] 罹患率測定[法]
nosonomy [ノウサナミー] = nosotaxy 疾病分類
nosophobia [ナソウフォウビア] 疾病恐怖症
nosophyte [ナソウファイト] 病原性植物性微生物, 病因性植物
nosopoietic [ナソウポイエティック] 病因の
nosotaxy [ナサテークスィ] 疾病分類学
nosotropic [ナサトラピック] 対症療法の, 抗疾病の, 趣病原性の
nostalgia [ナステールジア] ノスタルジア, 望郷病
nostomania [ナストウメイニア] 薬物狂
nostril [ナストリル] 前鼻孔
nostrum [ナストらム] 秘տ薬, 家庭薬
not yet diagnosed [ナット イェット ダイアグノウスト] 未診断の
notable [ノウタブル] 注目の価値ある, 有名な, 知覚し得られる, 名士, 名前, 著明な事物
notal [ノウタル] 後の, 背部の, 背側の
notalgia [ノウテールジア] 背痛
notation [ノウテイシャン] 記号表, 略記, 記録
notch [ナッチ] 切痕, 刻み目, 凹み
note blindness [ノウト ブラインドニス] 失楽症, 音痴, 音譜盲
notencephalus [ノウテンセファラス] 背脳症 ☆脳が頸部背面にある奇形
Nothnagel's syndrome [ノウスネイゲルズ スィンドロウム] ノトナーゲル症候群 ☆一側の動眼神経麻痺, 小脳失調と反対側の錐体路症状を示す交代麻痺
nothrous [ナスらス] 鈍, 渋滞
notifiable [ノウティファイアブル] (衛生係官に)通知すべき, 届け出るべき ☆伝染病についていう
— infectious disease [－インフェクシャス ディズィーズ] 届出伝染病
notification [ノウティフィケイシャン] 通知, 公告, 出生届, 死亡届, 罹病届
notify [ノウティファイ] 報知する, 届け出る
notion [ノウシャン] 観念, 意見, 才能
notochord [ノウタコード] 脊索
notomyelitis [ノウトウマイアライティス] 脊髄炎
notum [ノウタム] 背板
no-union [ノウ－ユーニャン] 骨折後の非癒合
nourish [ナーりッシュ] 養う, 滋養物を与える, 育てる
nourishing [ナりッシング] 滋養になる, 滋養分の多い
nourishment [ナりッシュマント] 滋養物, 食物, 滋養または栄養になること
nous [ヌース] 知恵, 機敏
novobiocin [ノウヴォウバイアスィン] ノボビオシン ☆主としてグラム陽性菌に対する抗生剤
novocaine [ノウヴァケイン] ノボカイン ☆局所麻酔薬
noxa [ナクサ] 病毒, (作用, 影響となる)有害物
noxious [ナクシャス] 有害な, 有毒な, 不健全な
nozzle [ナズル] ノズル, 筒口
NPH (normal pressure hydrocephalus)
NPT (nocturnal penile tumescence)
n ray [エンれイ] エヌ線 ☆不可視光線にて波長は電気と不可視光線との中間にある
NREM [sleep] [スリーブ] (non-rapid eye movement [sleep]) 非レム睡眠, 非急速眼球運動性睡眠
NS (nephrotic syndrome)
NSAID (non-steroidal antiinflammatory drug)
N-terminus [ターミナス] N末端 ☆アミノ終末(ペプチドの合成の最初のアミノ酸). アミノ基が分子末端となる
nubecula [ニューベキューラ] ヌベクラ, 雲状浮遊物
nubile [ニューバイル] 結婚期の, 年頃の
nucha [ニューカ] 項(うなじ), 頸背
nuchal [ニューカル] 項部の
— rigidity [－りジディティ] 項部強直
nucism [ニュースィズム] ナ行構音障害, ナ行発音不全
nuclear [ニュークリアー] 核の
— cardiology [－カーディアラジー] 核心臓病学
— fission [－フィッシャン] 原子核分裂
— fusion [－フュージャン] 核融合
— magnetic resonance, NMR [－メーグネティック れザナンス] 核磁気共鳴
— ophthalmoplegia [－アフサルモウプ

リージア] 核性眼筋麻痺
— **physics** [-フィズィックス] 原子核物理学
— **stain** [-ステイン] 核染色
nuclease [ニュークリエイズ] ヌクレアーゼ ☆核酸分解酵素
nucleated [ニュークリエイティド] 核のある，核となる，有核の
— **cell count, NCC** [-セル カウント] 有核細胞数
nucleic acid [ニュークリーイック エーサッド] 核酸
nucleide [ニュークリアイド] 核酸塩 ☆金属酸化物とヌクレオールとの化合物
nuclein [ニュークリーン] ヌクレイン ☆核から得られるタンパク質
nucleoalbumin [ニュークリオウアルビューミン] ヌクレオアルブミン
nucleofugal [ニュークリアフュガル] 離核性の，遠心性の
nucleoid [ニュークリオイド] 核状の，赤血球内の微小顆粒状ないし線維状物質
nucleolus, nucleoli (複) [ニュークリーアラス，ニュークリーアライ] 核小体
nucleonics [ニュークリアニクス] 核工学
nucleoplasm [ニュークリアプラズム] 核漿，核内の液体成分
nucleoproteins [ニュークリオウプろウティーンズ] ヌクレオプロテイン，核タンパク質
nucleose [ニュークリオウス] 植物性ヌクレオアルブミン
nucleoside [ニュークリアサイド] ヌクレオシド，リボース類とプリン類の化合物
— **phosphate** [-ファスフェイト] ヌクレオシドリン酸化物
nucleosin [ニュークリアスィン] ヌクレオシン
nucleosome [ニュークリアソーム] ヌクレオソーム ☆細胞核内でDNAの糸がヒストン分子に巻き付いてできるビーズ状の糸
nucleotide [ニュークリアタイド] ヌクレオチド ☆ピリンまたはピリミジンと糖およびリン酸の結合したもの
nucleotoxin [ニュークリオウタクスィン] 核毒素
nucleus, nuclei (複) [ニュークリアス，ニュークリアイ] 心，核，中心，核心，細胞核，胚珠心
— **cerebelli** [-セりべリ] 小脳核
— **of origin** [-アヴ オーりジン] 起始核

— **organizer** [-オーガナイザー] 核小体形成体
— **ovalis** [-オウヴァーリス] 卵円核，味覚神経の脳内終末点
— **pontis** [-パンティス] 橋核
— **pulposus** [-パルポウズス] 骨髄核
— **ruber** [-るーバー] 赤核
nuclide [ニュークライド] 核種
NUD (non-ulcer dyspepsia)
nude [ヌード] 裸体の
— **mouse** [-マウス] ヌードマウス ☆先天的細胞免疫低下マウス
nudity [ヌーディティ] 裸体
nudomania [ヌードウメイニア] 裸体狂
nuisance [ニューサンス] 妨害，迷惑なこと
nulla per os (**NPO**) [ヌラ パー オース] [L] 絶食絶飲 (nothing by mouth)
null-hypothesis [ナルーハイパスィスィス] 帰無仮説
nullify [ナリファイ] 無効にする，取り消す，破棄する，駄目にする
nullipara [ナリぺら] 未産婦
nulliplex character [ナリプレックス キャらクター] 脱落形質
numb [ナム] 感覚を失った，かじかんだ，しびれた，凍えさす，麻痺させる
number [ナンバー] 数，番号
atomic — [エタミック-] 原子番号．原子核中の陽子の総数
numbness [ナムニス] 無感覚，かじかみ，麻痺，しびれ
numerical [ニューメりカル] 数の，数を表した，数字で表した
nummular [ナミュラー] 連銭状の，貨幣状の
— **dermatitis** [-ダーマタイティス] 連銭状皮膚炎
— **sputum** [-スピュータム] 銭状痰，連銭痰
nummulation [ナミュレィシャン] 連銭状形成．赤血球連続結合
nunnation [ナネイシャン] 鼻声
nurse [ナース] 乳母，保母，看護婦，哺乳する，(小児の)守をする，看病する，小児が乳を飲む
— **aid** [-エイド] 補助看護婦，看護助手
— **anesthetist** [-アネスサティスト] 看護婦麻酔士
— **practitioner** [-プらクティシャナー]

開業看護婦 ☆開業して医師の業務の一部を代行する看護婦
nursery [ナーサリー] 育児室, 保育所, 託児所, 苗代, 養魚場
nurses' contracture [ナースィズ カントラクチャー] 乳母拘縮
nursing [ナースィング] 養育する, 養育される, 育児, 保育, 看病, 授乳
— education [-エデュケイシャン] 看護教育
— home [-ホウム] 療養院, 育児所
— intervention [-インターヴェンシャン] 看護介入, 看護実践
— process [-プろウセス] 看護過程. 情報の収集, 計画, 実践, 評価の看護活動
— professional [-プろフェッシャナル] 看護専門職
primary — [プらイマリー-] プライマリーナーシング. 1人の看護師が看護計画の立案, 実践, 評価を一貫して行う
nursling [ナースリング] 哺乳児
nurture [ナーチャー] 養育, 訓練, 滋養物, 養う, 養成する, 栄養物を給する
nutant [ニュータント] 点頭 (特に不随意的なうなずき)
nutation [ニューテイシャン] 下垂, 屈垂, 頭の病的振盪
nutgall [ナットガル] 五倍子, 没食子 (もっしょくし), 付子 (ふし). ブナ科の植物, 特にカシの幼若小枝の瘤. タンニンを多く含む
nutmeg [ナトメグ] ニクズク (科)
— liver [-リヴァー] ニクズク肝, ニクズク様肝
nutrient [ニュートリアント] 滋養になる, 栄養になる, 滋養剤
— artery [-アータりー] 栄養動脈
— enema [-エニマ] 栄養浣腸
nutriment [ニュートリマント] 栄養物, 滋養分, 成長を助けるもの
nutrition [ニュートリシャン] 栄養, 栄養物摂取, 栄養摂取, 栄養物
nutritional [ニュートリシャナル] 栄養の
— anemia [-アニーミア] 栄養性貧血
— deficiency [-ディフィシャンスィ] 栄養不全
— intake [-インテイク] 栄養摂取
— supplement [-サプラマント] 栄養補給物
nutritionist [ニュートリシャニスト] 栄養学者, 栄養士
nutritious [ニュートりシャス] 栄養になる, 滋養分の多い
nutritive [ニュートりティヴ] 栄養になる, 栄養に関する, 栄養物, 食物
nux [ナクス] 堅果, 殻果
— vomica [-ヴァミカ] ホミカ, 馬銭子
nyctalgia [ニクテールジア] 夜痛症
nyctalope [ニクタロウプ] 夜盲症の; 夜盲患者
nyctalopia [ニクタロウピア] 夜盲症, 鳥目
nyctamblyopia [ニクタンブリオウピア] 夜間弱視症
nyctophilia [ニクタフィリア] 暗黒愛好症, 好暗黒症
nyctophonia [ニクタフォウニア] 昼間失声症
nyctotyphlosis [ニクトウティフロウスィス] 夜盲症
nycturia [ニクテューりア] 夜間多尿症
NYHA (New York Heart Association)
Nylander's test for glucose [ニーランダーズ テスト フォー グルーコウス] ニーランダー糖検出法
nylon [ナイラン] ナイロン, 合成絹糸
nympha [ニンフ] 小陰唇
nymphitis [ニンファイティス] 小陰唇炎
nympholepsy [ニンフォレプスィ] 小陰唇切除術, 逆上, 狂気
nymphomania [ニンフォウメイニア] 女子色情狂, 淫乱症
nymphotomy [ニンファタミー] 小陰唇切開術
nystagmic [ニステーグミック] 眼球振盪の
nystagmograph [ニステーグマグらフ] 眼振計
nystagmoid [ニステーグモイド] 眼球振盪様の
nystagmus [ニステーグマス] 眼球振盪症
— against the rule [-アゲンスト ザ ルール] 下方注視眼振 (鉱夫眼振)
— mixtus [-ミクスタス] 混合眼振
Bruns' — [ブランス-] ブルンス眼振. 脳幹外側部の圧迫で生じる眼振
nystaxis [ニステークスィス] 眼振
nyxis [ニクスィス] 穿刺術

O

O 1.（occipit）/ 2.（octarius）/ 3.（oculus）/ 4.（opening）/ 5.（oxygen occipit）/ 6.（blood type）
O₃ オゾン
O-157 腸管出血性病原性大腸菌
OA（osteoarthritis）
OA（office automation）syndrome［アフィス オータメイシャン スィンドロウム］事務所自動化症
O-agglutination［オウ-アグルーティネイシャン］ O凝集素 ☆菌体の抗原Oとその抗体O凝集素との反応
O-antigen［オウ-エンティジャン］ O抗原，菌体抗原
oak［オウク］ ナラの木（ブナ科）
oasis［オウエイスィス］ オアシス ☆砂漠の中の緑地，異常所見の中の正常像
Oasthouse disease［オウストハウス ディズィーズ］ メチオニン吸収不全症
oat［オウト］ オート麦，燕麦
oatmeal［オウトミール］ オートミール，碾割燕麦，オートミールの粥
oath［オウす］ 宣誓，誓約
obcecation［アブスィーケイシャン］ 部分盲，弱視
obcordate［アブコーデイト］ 倒心臓形の
obdormition［アブドーミシャン］ 神経圧迫による感覚喪失，麻痺
obduction［アブダクシャン］ 検死，法医学的解剖
obdurate［アブデュリト］ 頑固な，冷酷無情な
obedient［アビーディアント］ 従順な
obelion［オウビーリアン］ 矢縫点 ☆頭頂孔間を結ぶ線と矢状縫合との交叉点
obese［オウビース］ 非常に肥えている，肥満の
obesitas［オウビースィタス］ 肥満
obesity［オウビースィティ］ （過度の）肥満，肥大，肥満症
 — hyperventilation syndrome［-ハイパーヴェンティレイシャン スィンドロウム］肥満過呼吸症候群
obesogenous［オウビーサジャナス］ 肥満原性，肥満症発生の
obex［オウベックス］ かんぬき ☆第四脳室下角部

obfuscation［アブファスケイシャン］ 暗黒化，不明瞭化，昏迷
OBGYN（obstetrics and gynecology）
obituary［アビテュアリー］ 死亡広告
object［アブジクト］ 物体，対象，目的，不服である，反対する
 — blindness［-ブラインドニス］ 目標補足拙劣
 — glass［-グラース］ 対物ガラス
 — lens［-レンズ］ 対物レンズ
 — lesson［-レッスン］ 実物教育
objection［アブジェクシャン］ 異論，欠点，故障，反対
objective［アブジェクティヴ］ 対象，目的物，（顕微鏡の）接物鏡，外面的，客観的な
 — symptom［-スィンプタム］ 他覚症候
 — vertigo［-ヴァーティゴウ］ 他覚性眩暈
oblate［アブレイト］ 扁平の，扁の
obligate［アブリゲイト］ 真性の，拘束された，強制的の，絶対的の，偏性の
 — aerobe［-エイアロウブ］ 偏性好気性菌
 — anaerobe［-アネアロウブ］ = obligate anaerobia, obligative anaerobe 偏性嫌気菌
 — parasite［-ぺらサイト］ = obligative parasite 偏性寄生虫
obligative［アブリガティヴ］ 偏性の
 — aerobe［-エイアロウブ］ 偏性好気性菌
obligation［アブリゲイシャン］ 義務，債務，恩義
obligatory［アブリガタリー］ 強制的な，義務的な
 — water loss［-ウォーター ロス］ 不可避水分喪失
 — parasite［-ぱらサイト］ 偏性寄生体
oblique［オブリーク］ 斜めの，（斜めに）歪んだ，よこしまな，間接の，（斜めに）傾く，それる
 — fracture［-フらクチャー］ 斜骨折
 — line［-ライン］ 斜線
obliquity［オウブリクウィティ］ 傾斜，斜位
obliterating pericarditis［アブリタれイティング ぺりカーダイティス］ 閉塞心膜炎
obliteration［アブリタれイシャン］ 閉塞，閉鎖，一掃する，抹殺，消滅

oblivion [アブリヴィアン] 忘却
obmutescence [アブミュテッサンス] 失声, 発声不能
obnubilation [アブニュービレイシャン] 意識混濁
obscene [アブスィーン] みだらな
obscure [アブスキュア] 薄暗い, どんよりした, (意味の) 解しがたい, 暗黒, 夜陰, 暗くする, 覆う
obscurity [アブスキュアリティ] 陰暗, 暗所, 不明瞭, 不可解な言葉
observable [アブザーヴァブル] 観察できる, 注目すべき, 守るべき
observance [アブザーヴァンス] 習慣
observation [アブザーヴェイシャン] 注視, 科学上または実地の観察, 観察性能, (観察によって得た) 知識, 経験
observe [アブザーヴ] 守る, 観察する, (所見として) 述べる, 視察する
observer [アブザーヴァー] 観察者, 監視者, 立会人
obsess [アブセス] 取りつく, 付いて離れない
obsession [アブセッシャン] 強迫観念
obsessional neurosis [アブセッシャナル ニューろウスィス] 強迫神経症
obsessive-compulsive neurosis [アブセッシヴーカンパルスィヴ ニューろウスィス] 強迫神経症
obsolescent [アブサレッサント] 次第に不用化して行く, 廃退性の, 廃滅的
obsolete [アブサリート] 陳旧の, すたれた, 古くさい
obstetrical [アブステトリカル] = obstetric 産科の, 産婆の
obstetrician [アブステトりシャン] 産科医
obstetrics [アブステトりクス] 産科学, 産婆術
— and gynecology, OB-GYN [-アンド ガイニカラジー] 産科婦人科
obstinacy [アブスティナスィ] 頑固, 片意地, (疾病などの) 頑固性, 難治
obstinate [アブスティニト] 頑固な, 頑固地な, (病気, 眠気など) 難治の
obstinately [アブスティニトリー] 頑固に, 頑強に
obstipant [アブスティパント] 下痢止めの薬
obstipation [アブスティペイシャン] 便秘症, 腸閉塞
obstruct [アブストらクト] 塞ぐ, 妨げる, (光・音などを) 遮る, 妨害する

obstruction [アブストらクシャン] 閉塞症, 妨害, 障害, 遮断物
obstructive [アブストらクティヴ] 障害的, 阻止的, 障害, 妨害者
— icterus [-イクタらス] 閉塞性黄疸
— jaundice [-ジョーンディス] 胆管閉塞性黄疸
— nephropathy [-ニフらパスィ] 閉塞性腎症
— thrombus [-スらンバス] 閉塞性血栓
— uropathy [-ユーらパスィ] 閉塞性尿路障害
— ventilatory disturbance [-ヴェンティラタリー ディスターバンス] 閉塞性換気障害
obstruent [アブストらアント] 閉鎖を起こす, 障害の原因となる
obtain [アブテイン] 手に入れる, 獲得する, 目的を達成する, (制度・法律・風習などが) 行われる
obtruse [アブテュース] 鈍い, 理解の遅い
obtund [アブタンド] (感覚・機能などを) 鈍くする
obtundation [アブタンデイシャン] 意識鈍麻
obtunded [アブタンディド] 意識が鈍くなっている
obturate [アブテュれイト] 閉じる, 塞ぐ, 閉鎖する
obturation [アブテュれイシャン] 閉塞
obturator [アブテュれイター] 閉鎖物, 緊塞器, 栓子, 閉鎖管, 閉鎖膜
— artery [-アータりー] 閉鎖動脈
obtuse [アブテュース] 鈍い, 尖らない, 鈍感な
obtusion [アブテュージャン] 感覚鈍麻
obviate [アブヴィエイト] (危険・困難などを) 除去する, 避ける
obviation [アブヴィエイシャン] 逃避
obvious [アブヴィアス] 見やすい, (明白で) 解りやすい, 白々しい
— reason [-リーズン] 自明の理由
OC (oral contraceptive)
occasion [アケイジャン] 場合, 時期, 機会, 根拠, 理由, 原因, 必要な事件
occasional [アケイジャナル] 折々の, 特別の, 場合の, 臨時の
occasionally [アケイジャナリー] 時々, 折々
occidentals [アクスィデンタルズ] 西洋人
occipit, O [アクスィピット] 後頭部
occipital [アクスィピタル] 後頭部の, 後頭骨の

occipital ~ octavalent

— angle [-**エ**ーングル] 後頭角
— artery [-**ア**ータり] 後頭動脈
— bone [-**ボ**ウン] 後頭骨
— convolution [-カンヴァ**ル**ーシャン] 後頭回
— headache [-**ヘ**デイク] 後頭部痛
— lobe [-**ロ**ウブ] 後頭葉
— neuralgia [-ニュー**れ**ルジア] 後頭神経痛

occipitoanterior [アクスィビトウ・アン**ティ**ーりアー] 後頭腹側位の
occipitoatlantoaxial junction [アクスィビトウ・アトランタ・ア**クスィ**アル **ジャ**ンクシャン] 後頭骨環椎軸椎関節
occipitoaxoid [アクスィビトウ・**ア**クソイド] 後頭骨および椎軸の
occipitocervical [アクスィビトウ・**サ**ーヴィカル] 後頭および頸の
occipitofacial [アクスィビタ・**フェ**イシャル] 後頭および顔面の
occipitofrontal [アクスィビタ・フ**ら**ンタル] 後頭および前頭の
occipitotemporal [アクスィビタテンパラル] 後頭骨および側頭骨の
occiput [**ア**クスィパット] 後頭
occlude [アク**ル**ード] 閉塞する, 吸蔵する
occluding paper [アク**ル**ーディング **ペ**イパー] 咬合試験紙
occlusal [アク**ル**ーサル] 咬合側の
— curve [-**カ**ーヴ] 咬合曲線
— margin [-**マ**ージン] 咬合縁
— pit [-**ピ**ット] 咬合面窩
— plane [-プ**レ**イン] 咬合平面
— surface [-**サ**ーフィス] 咬合面
occlusion [アク**ル**ージャン] 咬合, 閉塞, 閉止, 呼吸, 吸蔵
— of internal carotid artery [-アヴ インター**ナ**ル カ**ら**ティッド **ア**ータりー] = Denny-Brown syndrome 内頸動脈閉塞症
occlusive [アク**ル**ースィヴ] 閉塞的, 吸蔵性の
— ileus [-**イ**リアス] 閉塞性イレウス
occult [ア**カ**ルト] 潜在性の, 覆い隠された, 秘密の, 超自然的, 覆い隠す, 隠れる
— blood [-ブ**ラ**ッド] 潜出血 ☆肉眼的に見えない*出血*
— jaundice [-**ジョ**ーンディス] 潜在性黄疸
— science [-**サ**イアンス] 神秘学
occupation [アキュ**ペ**イシャン] 業務, 職業, 占有, 占領, 占有権
— disease [-ディ**ズ**ィーズ] 職業病
— neurosis [-ニュー**ろ**ウスィス] 職業神経症

occupational [アキュ**ペ**イシャナル] 作業の, 職業の
— acrosteolysis [-アクろス**ティ**ア**リ**スィス] 職業性骨端骨溶解
— disease [-ディ**ズ**ィーズ] 職業病
— neuralgia [-ニュー**ら**ルジア] 職業神経痛
— neurosis [-ニュー**ろ**ウスィス] = professional neurosis 職業神経症
— Safety and Health Administration, OSHA [-**セ**イフティ アンド **ヘ**ルス アドミニスト**れ**イシャン] 米国労働安全衛生局
— therapist, OT [-**セ**らピスト] 職業療法士
— therapy [-**セ**らピー] 作業療法, 職業療法

occupy [**ア**キュパイ] 占有権を確保する
occur [ア**カ**ー] 起こる, 発生する, 思い出される, (心, 記憶に) 浮かぶ
occurrence [ア**カ**ーらンス] (事件が) 起こること, 発生, 異常なまたは不思議な出来事
ochlesis [アク**リ**ースィス] 人混みによって起こる疾患, (家屋, 船舶などの) 密集病
ochlophobia [アクラ**フォ**ウビア] 群集恐怖症
ochrea [**オ**ウクりア] 鞘
ochroderma [オウクろウ**ダ**ーマ] 黄色皮膚症
ochrometer [オウク**ろ**ミター] 皮膚毛細血管圧計
ochronosis [オウクろウ**ノ**ウスィス] 組織黒変症 ☆腱・軟骨・皮膚などに灰色・褐色・黒色色素が沈着する
octagon [**ア**クタガン] 八辺〔角〕形, 八角形の物, 八角建築物
octahedral [アクタ**ヘ**ドラル] 八面を有する, 八面体の
octahedron [アクタ**ヘ**ドラン] 八面体
octan [**ア**クタン] 八日ごとに起こる
octane [**ア**クテイン] オクタン ☆石油中の炭化水素
octarius, O [アク**タ**りアス] オクタリアス ☆*1パイント, 1／8ガロン*
octavalent [アクタ**ヴェ**イラント] 8価

octigravida ~ odontogeny

octigravida [アクティグれーヴィダ] 8回経産婦

octogenarian [アクトウジネアリアン] 80歳台の人

Octopoda [アクタパダ] 八腕類（たこを含む）

octopus [アクタパス] たこ

octoreoide [アクタりオイド] オクトレオイド ☆ソマトスタチン剤

octoroon [アクタるーン] 黒人の血1/8を受けた白人の子

octose [アクトウス] 八炭糖, オクトース

octuple [アクテュプル] 8倍の

octyl [アクティル] オクチル基 $CH_3(CH_2)_6 CH_2$-

ocular [アキュラー] 視覚上の, 眼による, 眼の, 接眼鏡
— albinism [-エルビニズム] 眼白子症
— bobbing [-バビング] 眼球挙上
— flutter [-フラター] 眼球振盪
— refraction [-りフらクシャン] 眼球屈折
— spectrum [-スペクトラム] 残像
— torticollis [-トーティカリス] 眼性斜頸
— vertigo [-ヴァーティゴウ] 眼性眩暈

oculist [アキュリスト] 眼科医

ocullus [オクルス] [L = small eye] 単眼；眼点；眼状斑

oculocerebrorenal syndrome [アキュロセりブらリーナル スィンドろウム] = Low's syndrome 眼脳腎症候群

oculocephalogyric [アキュロウセファロウジャイリック] 視覚的頭運動の

oculofacial [アキュロウフェイシャル] 眼および顔の

oculogyration [アキュロウジャイれイシャン] 眼球運動

oculogyric [アキュロウジャイリック] 動眼の
— crisis [-クらイスィス] 眼球運動発作

oculometroscope [アキュラメトろスコウプ] 眼メトロスコープ

oculomotor [アキュロウモウター] 動眼の, 動眼神経, 眼球運動の

oculopupillary [アキュロウピューピラりー] 瞳孔の

oculoreaction [アキュロウりアクシャン] 眼反応

oculovertebral syndrome [アキュロウヴァーティブラル スィンドろウム] = Weyers-Thier syndrome 眼球脊椎骨症候群

oculozygomatic [アキュロウザイガメーティック] 眼および頬骨の

oculus, O [アキュラス] 眼, 眼状斑, 葉芽

ocytocic [アスィタスィック] 陣痛促進の, 陣痛促進薬

OD 1. (optical density) / 2. (orthostatic dysregulation)

odaxesmus [オウダクセズマス] 生歯困難, 舌咬み

Oddi's sphincter [オッディズ スフィンクター] オッディ括約筋 ☆ファーター乳頭頸部の括約筋

odditis [オウダイティス] オディ括約筋炎

odds [アズ] 不平等, 差異, 勝算, 不和, 見込み
— ratio [-れイショウ] オッズ比 ☆現象生起確率

odinagogue [オウディナガグ] 分娩促進薬

odinopoeia [オウディナポウイーイア] 陣痛誘発

odious [オウディアス] 憎むべき, 醜悪な

odogenesis [オウダジェニスィス] 神経切端接合, 神経突起再生

odometer [オウダミター] 走行距離計

odontalgia [オウダンテールジア] 歯痛

odontatrophy [オウダンタトろウフィ] 歯牙萎縮

odontectomy [オウダンテクタミー] 抜歯

odontexesis [オウダンテクサスィス] 歯牙清掃

odontiasis [オウダンタイアスィス] = teething 歯牙発生

odontic [オウダンティック] 歯牙の, 歯骨の

odontitis [オウダンタイティス] 歯炎

odonto- [オウダントウ-, オウダンター-] ☆「歯」を表す接頭語

odontoblast [オウダンタブレースト] 象牙芽細胞, 歯芽細胞, 造歯細胞

odontoblastoma [オウダントウブラストウマ] 象牙芽細胞腫, 歯骨芽細胞腫

odontobothrion [オウダンタバスりアン] 歯槽

odontobothritis [オウダンタバスらイティス] 歯槽炎

odontoceramic [オウダンタスィらミック] 磁歯の, 歯芽陶材

odontoclast [オウダンタクレースト] 破歯細胞

odontodynia [オウダンタディニア] 歯痛

odontogenesis [オウダンタジェニスィス] 歯牙発生, 歯の形成

odontogeny [オウダンタジャニー] 歯牙成育

odontogram ～ offender

odontogram [オウダンタグラム] 歯列図
odontoid [オウダントイド] 歯牙状の
　— ligament [-リガマント] 歯状靱帯
　— process [-プロウセス] 歯状突起
odontolith [オウダンタリス] 歯石
odontoma [オウダントウマ] 歯牙腫
odontonecrosis [オウドントウニクろウスィス] う歯
odontoneuralgia [オウドントウニューれールジア] 象牙神経痛
odontonosology [オウダンタノウサラジー] 歯牙疾病学
odontoparallaxis [オウドントウぺらレークスィス] 歯列不正
odontopathy [オウダンタパスィ] 歯牙疾患
odontoperiosteum [オウドントウぺりアスティアム] 歯骨膜
odontophobia [オウダンタフォウビア] 歯芽〔手術〕恐怖症
odontoplast [オウダンタプラスト] 象牙芽細胞
odontoplerosis [オウダンタプリーろウスィス] 歯牙充填
odontoprisis [オウダンタプらイスィス] 歯ぎしり, 軋歯
odontorrhagia [オウダンタれイジア] 抜歯後出血
odontorthosis [オウドトーソウスィス] 歯列矯正術
odontoschism [オウダンタスキズム] 歯牙亀裂, 歯牙裂傷
odontoscope [オウダンタスコウプ] 歯鏡
odontoscopy [オウダンタスカピー] オドンスコープ法. 口腔内検査；歯の切縁の形態の検査
odontoseisis [オウダンタサイスィス] 歯牙弛緩
odontosis [オウダントウスィス] 歯牙発生
odontosteresis [オウダンタスタりースィス] 歯牙脱落, 歯牙欠損
odontotheca [オウダタスィーカ] 歯胞
odontotherapy [オウダンタセらピー] 歯科治療法
odontotomy [オウダンタタミー] 歯牙整形術. 歯牙開削法
　prophylactic — [プろウフィレークティック-] 予防的開削充填法
odontotribe [オウダンタトらイブ] 歯牙摩耗症
odontotrimma [オウダンタトりマ] 歯磨き粉
odontotripsis [オウダンタトりプスィス] 歯牙摩耗症
odontotrypy [オウダンタトらイピー] 歯牙穿孔術
odor [オウダー] 匂い, 臭気, 空気, 人気, 評判
　— phthisicus [-フティズィカス] 悪臭
odoramentum, odoramenta (複) [オウダらメンタム, オウダらメンタ] 嗅薬
odorant [オウダらント] 芳香性の
odoration [オウダれイシャン] 嗅覚, 放臭
odoriferous [オウダりファらス] 芳香ある, かんばしい, 匂う, 臭気が鼻につく
　— gland [-グレーンド] 臭腺
　— substance [-サブスタンス] 香料
odorimeter [オウダりミター] 嗅覚計
odynacusis [オウディナクースィス] 騒音痛 ☆騒音による耳痛
odynagoga [オウディナゴウガ] 陣痛促進薬
odynolysis [オウディナリスィス] 鎮痛
odynometer [オウディナミター] 痛覚計
odynophagia [オウデノフェイジア] 嚥下(えんげ)痛 (dysphagia)
odynophobia [オウディノウフォウビア] 疼痛恐怖症
odynphagia [オウディンフェイジア] 嚥下痛
odynuria [オウディニューりア] 排尿痛
(o)edema [イディーマ] 水腫, 浮腫
　— glottis [-グラッティス] 声門水腫
　— induratum [-インデュれイタム] 硬化性水腫
(o)edipism [イーディピズム] 自眼自傷
Oedipus complex [イーディパス カンプレクス] エディプス・コンプレックス ☆母に愛情をもち父を憎むこと, 母を女性として愛すること
(o)enophygia [イノウフィジア] 酒狂
(o)esophagalgia [イーサファガルジア] 食道痛
(o)esophageal [イーサファジーアル] 食道の
(o)estradiol [エストらダイオール] エストラジオール ☆最も作用の強い卵胞ホルモン (E_2)
(o)estrone [エストウン] エストロン (E_1) ☆エストロゲンの代謝物
off [オーフ] スイッチを切った状態, 離れていること
　— print [-プリント] 別刷
offal [アファル] 廃物, 屑肉, あら, 臓物, 雑魚, 麩
offender [アフェンダー] (とくに法律上の)犯罪者, 反則者, 病原体

offense ～ oleum

offense, offence [アフェンス] 悪行, 犯罪, 侮辱, 罪の原因

offer [アファー] 申し出る, 提供する, 差し出す, 現れる, 試みる, 申し込み, 附置

offhand [オーフ・ハンド] 即座に, 無造作に, でたらめの

office [アフィス] 職務, 官庁, 局, 事務室, 会社

officer [アフィサー] 士官, 医師

official [アフィシャル] 職務上の, 官の, 公認の, 公式の, 薬局方〔上〕の

officially [アフィシャリー] 官職上の

officiate [アフィシエイト] 職務を行う, 司会する, 儀式を司る

officinal [アフィスィナル] （一定の）薬局常備薬品

officious [アフィシャス] 差し出がましい, おせっかいな

offspring [オーフ・スプリング] 子孫

ofloxacin, OFLX [オフラキサスィン] オフロキサシン ☆ニューキノロン系抗生物質

OGTT (oral glucose tolerance test)

OH (hydroxy radical)

ohm [オウム] オーム ☆電気抵抗の単位

ohmmeter [オウムミター] オーム計, 電気抵抗計

OHP 1. (overhead projector) / 2. (oxygen under high pressure)

Oidiomycetes [オウィディオウマイスィーティーズ] 糸状菌

oidiomycosis [オウィディオウマイコウスィス] 糸状菌症, モニリア症

Oidium [オウィディアム] オイジウム
— albicans [- アルビカンス] 鵞口瘡菌

oikophobia [オイコウフォウビア] 住居恐怖症

oil [オイル] 油
— bath [- ベース] 油浴
— immersion [- イマージャン] 油浸〔装置〕, 油浸法
— retention enema [- りテンシャン エニマ] 油性滞留浣腸
— shale [- シェイル] 油頁岩
— vaccine [- ヴェクスィン] = lipovaccine 油性ワクチン

oiliness [オイリニス] 油性

oily [オイリー] 油気の

oinomania [オイナメイニア] アルコール依存症, 振戦せん妄

ointment [オイントマント] 軟膏, 膏薬, 塗薬
— base [- ベイス] 軟膏基剤
— of mercury ammoniated [- アヴマーキュリー アモウニエイティッド] 白降汞軟膏

Okadaic acid [オカダイック エーサッド] 岡田酸

old [オウルド] 歳の, 老いた, 古い
— age assistance [- エイジ エースィスタンス] 高齢者介護
— myocardial infarction, OMI [- マイオウカーディアル インファークシャン] 陳旧性心筋梗塞
— tuberculin, OT [- テュバーキュリン] 旧ツベルクリン

oleaginous [オウリアジナス] 油性の, 油の

oleandomycin [オウリアンドウマイスィン] オレアンドマイシン

oleate [オウリエイト] オレイン酸塩 ☆他の薬剤にオレイン酸を混じたもの

olecranarthritis [オウレクらナースらイティス] 肘関節炎

olecranarthrocace [オウレクらナースらカスィ] 肘関節結核

olecranarthropathy [オウレクらナースらパスィ] 肘関節病

olecranoid [オウレクらノイド] 肘頭状の, 肘頭の

olecranon [オウレクらナン] 肘頭

oleic [オウリーイク] 油質の, 油性の
— acid [- エーサッド] オレイン酸

olein [オウリイン] オレイン ☆脂肪から stearine のような凝固質の物を除去した後の液状脂肪

olema [オウリーマ] 油腫

olenitis [オウリナイティス] 肘関節炎

oleoarthrosis [オウリオウアースろウスィス] 関節内注油療法

oleoinfusion [オウリオウインフュージャン] 油脂混和剤, 油侵剤

oleomargarine [オウリオウマージャリーン] オレオマーガリン ☆人造バター

oleoresin [オウリアれズィン] 含油樹脂, エーテル抽出物

oleotherapy [オウリアせらピー] 油療法, 油注入療法

oleum [オウリアム] 油
— camelliae [- カミーリエ] 椿油
— morrhuae [- モーるエ] = oleum jecoris aselli 肝油

oleum ～ olophonia

— ricini［－リスィニ］ ヒマシ油
— zinci oxidi［－ズィンキ アクスィディ］ チンク油 ☆皮膚保護剤
olfaction［アルフェークシャン］ 嗅覚作用，嗅覚，嗅感
olfactive［アルフェークティヴ］ 嗅覚の，嗅覚的
olfactometry［アルフェークタミトリー］ 嗅覚検査
olfactory［アルフェークタりー］ 嗅覚の，嗅官の，嗅官，鼻
— bulb［－バルブ］ 嗅球
— center［－センター］ 嗅覚中枢
— gland［－グレーンド］ 嗅腺
— glomeruli［－グラメリュライ］ 嗅神経球
— labyrinth［－レバりンス］ 篩骨迷路
— lobe［－ロウブ］ 嗅葉
— sense［－センス］ 嗅覚
— tract［－トれクト］ 嗅索
oligakisuria［アリゲキスューりア］ 排尿回数減少
oligemia［アリギーミア］ 血液量減少
olighydria［アリグハイドりア］ 脱水症
oligidrosis［アリギドろウスィス］ 乏汗症
oligoamnios［アりゴウアムニアス］ 羊水過少症
oligocardia［アりゴウカーディア］ ＝bradycardia 心拍緩徐，徐脈
oligocholia［アりゴウコウりア］ 胆汁欠乏症
oligochrom(a)emia［アりゴウクロウミーミア］ 乏色素血症
oligochylia［アりゴウカイりア］ 乏乳び症
oligocythemia［アりゴウサイスィーミア］ 赤血球過少症 ☆血中乏樹状突起細胞増多症
oligodactylia［アりゴウダクティりア］ 乏指症
oligodendroglia［アりゴウデンドろグリア］ 乏突起神経膠細胞
oligodendroglioma［アりゴウデンドろウグライオウマ］ 稀突起神経膠腫，乏樹状突起細胞腫
oligodipsia［アりゴウディプスィア］ 乏渇感症
oligodynamic［アりゴウダイナミック］ 微量作用の
oligoerythrocythemia［アりゴウイりスろウサイスィーミア］ 赤血球数減少症
oligogalactia［アりゴウガレクシア］ 乳汁分泌不全，乳汁過少症

oligogenics［アリガジェニックス］ 産児制限
oligolactia［アリガレークシア］ 乏乳汁症
oligomania［アりゴウメイニア］ 小数対象性精神病
oligomenorrh(o)ea［アりゴウメナりーア］ 乏月経症
oligomer［アリガマー］ オリゴマー（少量重合体）☆20以下の反覆単位からなる重合物
oligometacarpus［アりゴウメタカーパス］ 中手骨欠損，乏中手骨奇形
oligomophic［アりゴウモーフィック］ 発育不全の
oligonatality［アりゴウナテーリティ］ 出産率低下
oligonucleotide［アりゴウニュークリアタイド］ オリゴ核酸塩 ☆少数の核酸の結合した化合物
oligopepsia［アリガペプスィア］ 消化不良
oligopeptide［アリガペプタイド］ 小数のアミノ酸からなるペプタイド
oligophrenia［アりゴウフりーニア］ 精神薄弱，精神発育不全，精神障害
oligoplasmia［アりガプレーズミア］ （血液の）乏血漿，血漿減少
oligopn(o)ea［アりガプニーア］ 呼吸減少症
oligoposy［アリガパスィ］ 飲料過少症，乏飲症
oligoptyalism［アりゴウタイアリズム］ 唾液減少症，乏唾液症
oligosaccharide［アりガセーッカらイド］ オリゴサッカライド ☆寡糖類，小数の糖からなる多糖類
oligosialia［アりゴウサイエりア］ 唾液減少症
oligospermia［アりゴウスパーミア］ 乏精子症，乏精液症
oligotrichia［アリガトりキア］ 乏毛症
oligotrophy［アリガトろフィ］ 栄養欠乏
oliguria［アりギューりア］ 乏尿症
olivary［アりヴァりー］ （果実の）オリーブ形の，卵形の
olive［アりヴ］ オリーブ樹，オリーブの実，オリーブ色，オリーブの，オリーブ色の
— oil［－オイル］ オリーブ油，オレーフ油
olivopontocerebellar atrophy, OPCA［アリヴァ・パントウ・せりベラー エトらフィ］ オリーブ核，橋，小脳萎縮症
Ollier's disease［オリアーズ ディズィーズ］ オリエー病 ☆軟骨異形成症
olophonia［アロウフォウニア］ 声帯異常に

olprinone hydrochloride ～ oncocyte

よる発声障害
olprinone hydrochloride [オルプリーノン ハイドロウクローライド] 塩酸オルプリノン ☆強心薬, 急性心不全治療薬
omagra [オウメーグら] 肩関節痛風
omalgia [オウメールジア] 肩痛
omarthritis [オウマースらイティス] 肩関節炎
omasum [オウメイサム] 第三胃, 重弁胃
omatocia [オウマトウシア] 流産, 肩甲分娩
ombrograph [アンブらぐれーフ] 雨量記録装置
ombrometer [アンブらミター] 雨量計
ombrophobia [アンブろウフォウビア] 降雨恐怖症
omelet(te) [アムリット] オムレツ ☆鶏卵・肉・野菜などを混ぜた一種の卵焼き
omen [オウメン] 前兆
omental [オウメンタル] 網, 網状の
omentectomy [オウメンテクタミー] 大網切除術
omentitis [オウメンタイティス] 大網炎
omentocele [オウメンタスィール] 網膜ヘルニア
omentopexy [オウメンタペクスィ] 大網固定術
omentoplasty [オウメンタプれースティ] 大網形成術
omentorrhaphy [オウマントーらフィ] 大網縫合術
omentotomy [オウマンタタミー] 大膜切開術
omentum [オウメンタム] (腹腔内の)網
— majus [－メイジャス] 大網
— minus [－マイナス] 小網
omeprazole [オウメプらゾウル] オメプラゾール ☆消化性潰瘍治療薬, プロトンポンプ抑制制酸剤, 腸溶性製剤
OMI (old myocardial infarction)
omission [オミッシャン] 省略, 等閑, 不行為
omit [オウミット] 落とす, 忘れる, 怠る
omitis [オウマイティス] 肩甲炎
omne vivum ex vivo [L][オムニー ヴィーヴム エクス ヴィーヴォ] すべての生物は生物から出る
omn hor [L][オムヌ ホール] = qh 毎時 (omni hora の略)
omnipotence [アムニパタンス] 全能の
omnivorous [アムニヴァらス] 何でも食う, 雑食の, 濫読の
omnivorously [アムニヴァらスリー] 食を選ばない, 手当たり次第に食う
omn noct [L][オムヌ ノークト] = qn 毎夜 (omni nocte の略)
omodynia [オウマディニア] 肩痛
omophagia [オウマフェイジア] 生肉食摂取
omosternum [オウモウスターナム] 肩甲骨胸骨の, 肩鎖骨
omotocia [オウモウトウシア] 早産
omphalectomy [アンファレクタミー] 臍切除術
omphalic [アンフェーリック] 臍の
omphalitis [アンフェーライティス] 臍炎
omphalocele [アンフェーラスィール] 臍ヘルニア
omphaloenteric [アンフェーラエンテリック] 臍および腸の
omphaloid [アンフェーロイド] 臍様の
omphaloma [アンフェーロウマ] 臍腫
omphalomesenteric duct [アンフェーロウメサンテリック ダクト] 臍腸管
omphaloncus [アンフェーランカス] 臍腫瘍
omphalophlebitis [アンフェーロウフリバイティス] 臍静脈炎
omphaloproptosis [アンフェーラプらプトウスィス] 臍帯脱
omphalorrhagia [アンフェーラれイジア] 臍出血
omphalorrhexis [アンフェーラれクスィス] 臍破裂
omphalos [アンフェーラス] 臍
omphalosite [アンフェーラサイト] 臍帯栄養児, 臍帯寄生体
omphalosotor [アンフェーロウソウター] 脱出臍帯還納器
omphalotomy [アンフェーラタミー] 臍帯切断術
O_2 narcosis [オウトゥ ナーコウスィス] 酸素中毒
om quar hor [オーム クァール ホール] = q4h [L] 4時間毎に
onania [オウネイニア] 不全性交
onanism [オウナニズム] 手淫, 自慰, 不完全交接
onchocerciasis [アンコウサーカイアスィス] オンコセルカ症 ☆回旋糸状虫感染の一種, 皮膚と目を犯す
onchoclasis [アンカクレースィス] 爪損傷
oncocyte [アンカサイト] 腫瘍細胞, 好酸性顆粒細胞

oncocytoma [アンコウサイトウマ] 膨大細胞腫, 好酸性顆粒細胞腫
oncogene [アンカジーン] 腫瘍遺伝子, 癌遺伝子
oncogenic [アンカジェニック] 腫瘍形成の, 腫瘍発生の
— emergency [-イマージャンスィ] 腫瘍による救急症
— osteomalacia [-アスティオウマレイシア] 腫瘍原性骨軟化症
— virus [-ヴァイらス] 腫瘍発生ウイルス
oncogenous [アンカジャナス] 腫瘍形成
oncologist [アンカラジスト] 腫瘍専門医
  medical — [メディカル-] 腫瘍内科専門医
  surgical — [サージカル-] 腫瘍外科専門医
oncology [アンカラジー] 腫瘍学
oncolytic [アンカリティック] 腫瘍細胞破壊
oncoma [アンコウマ] 腫瘍
oncometer [アンコミター] 臓器容積測定器
oncosis [アンコウスィス] 腫瘍症
oncotic [アンカティック] 腫脹の, 膨脹の
— pressure [-プれッシャー] コロイド侵透圧
oncotropic [アンカトらピック] 腫瘍細胞親和性の
ondansetron hydrochloride [アンダンセトろン ハイドロウクローらイド] 塩酸オンダンセトロン ☆5-HT_3受容体拮抗制吐薬
Ondine's curse [オンディーヌ カース] オンディーヌの呪(のろ)い. 努力呼吸可能・自発呼吸不全状態
one-eyed vertebra [ワン アイド ヴァーティブら] 一側椎弓板消失
oneiric [オウナイアリック] 夢の
oneiroanalysis [オウナイアろウアネーらスィス] 夢分析
oneirodynia [オウナイアろディニア] 悪夢
oneirogmus [オウナイアらグマス] 遺精
oneirology [オウナイアらジー] 夢学
oneirophrenia [オウナイアろウフりーニア] 夢幻精神病
oneiroscopy [オウナイアらスカピー] 夢分析診断法
oniomania [オウニアメイニア] 過買癖 ☆過度に買い物をする習慣
onion [アニアン] 洋葱, 玉葱
— skin body [-スキン バディ] タマネギの皮状の構造

onkinocele [アンキナスィール] 腱膜腫脹
onlay [アンレー] アンレー. 上のせ移植骨片; 咬合面修復材料
onlay graft [アンレイ グれーフト] 上のせ移植
on-off effect [オン オーフ イフェクト] オンオフ効果 ☆パーキンソン病治療時の効果の発現と消退
onomatology [アナマタラジー] 命名学, 術語学
onomatomancy [アナマタメーンスィ] 姓名判断
onomatomania [アナマタメイニア] 名称強迫, 言語反覆症
onomatophobia [アナマタフォウビア] 名称恐怖症
onomatopoesis, onomatopoesia [アナマタ・ポイイースィス, アナマタ・ポイイースィア] 擬声語, 言語新作
onomatopoiesis [アナマタポイイースィス] 擬声, 言語新作症
onotestic [アナテスティック] 限局性精巣の
onset [アンセット] 発病, 発症, (病などの)襲来, 手始め
on the spur of the moment [オン ザ スパー アヴ ザ モウメント] 一瞬のうちに
ontogenesis [アンタジェニスィス] = ontogeny 個体発生, 個体発育, 胎生学, 有機体発達論, 個体発育論
ontogenetic [アンタ・ジェニーティック] 個体発生的の → phylogeny
ontogenic [アンタジェニック] 個体発生の
ontogeny [アンタジェニー] 個体発生(ontogenesis). 受精卵から成体に至る
onyalai [アニアらイ] オニアライ ☆アフリカの急性出血性疾患
onychalgia [アニケールジア] 爪痛
onychatrophia [アニケートらフィア] = onychatrophy 爪萎縮病
onychauxis [アニコークスィス] 爪肥大
onychectomy [アニケクタミー] 爪切除術
onychexallaxia [アニケクサラクスィア] 爪退行, 爪母炎
onychia [オウニキア] 爪炎
— craquele [-クらキーレ] 亀裂性爪炎. 爪の脆弱および爪折がある
— periungualis [-ぺりアンギュアイリス] 爪囲炎
onycho- [アニコウ-, アニカ-] ☆「爪」を表す接頭語
onychodystrophy [アニカジストろフィ] 爪

異栄養症
onychogryposis [アニコウグりポウスィス] 爪甲鉤彎症
onychoid [アニコイド] 爪状の, 爪様の
onycholysis [アニカリスィス] 爪甲剥離症
onychoma [アニコウマ] 爪腫
onychomadesis [アニコウマディースィス] 爪甲脱落症
onychomalacia [アニコウマレイシア] 爪軟化症
onychomycosis [アニコウマイコウスィス] 爪真菌症
onychopathic [アニカペースィック] 爪疾患
onychopathy [アニカパスィ] = onychonosus 爪病
onychophagy [アニカファジー] 咬爪症
onychophosis [アニコウフォウスィス] 爪下角質化症, 爪肥厚
onychophyma [アニコウファイマ] 爪肥大
onychoptosis [アニカプトウスィス] 爪甲脱落症
onychorrhexis [アニカれクスィス] 爪甲縦裂症
onychosarcoma [アニコウサーコウマ] 爪肉腫
onychoschisis [アニカスキスィス] 爪層剥離症, 爪層状分裂症
onychosis [アニコウスィス] 爪病, 爪奇形症
onychostroma [アニコウウストろウマ] 爪母
onychotrophy [アニカトろフィ] 爪栄養
onym [アニム] 学名, 術語
onyx [アニクス] 爪
onyxis [アニクスィス] 陥入爪
ooblast [オウアブレースト] 卵胞芽細胞
oocyst [オウアスィスト] オーシスト, 囊胞体 (胞子原虫の)
oocyte [オウアサイト] 卵母細胞
oogamy [オウアガミ] 卵受精
oogenesis [オウアジェニスィス] 卵子形成 ☆胚芽細胞から卵細胞に発達すること
oogenetic [オウアジャネティック] 卵子形成の
oogonium [オウアゴウニアム] 卵原細胞, 造卵器
oogony [オウアガニー] 原卵
ookaryon [オウアケーりアン] 卵核
ookinesis [オウアカイニースィス] 卵子分裂
oolemma [オウアレンマ] 卵黄膜, 卵細胞膜
oophorauxe [オウアファろークスィ] 卵巣肥大
oophorectomy [オウアファれクタミー] 卵巣摘出術

oophoritis [オウアファらイティス] 卵巣炎
oophorohysterectomy [オウアファろウヒスタれクタミー] 卵巣子宮摘出術
oophoroma [オウアファろウマ] 卵巣腫
oophoron [オウアファらン] 卵巣上体
oophoropexy [オウアファろペクスィ] 卵巣固定術
oophorosalpingectomy [オウアファろウサルピンジェクタミー] 卵巣卵管摘出術
oophorosalpingitis [オウアファろウサルピンジャイティス] 卵巣卵管炎
oophorostomy [オウアファらスタミー] 卵巣開口術
oophorrhaphy [オウアファーらフィ] 卵巣縫合術
oosperm [オウアスパーム] 受精卵
oospore [オウアスポァ] 卵芽胞, 卵胞子
ooze [ウーズ] 血液がにじみ出る
opacification [オウペスィフィケイシャン] 不透明化, 混濁化
opacity [オウペースィティ] 不透明, 不透明体, 混濁, 遅鈍
opalescence [オウパレッサンス] タンパク石濁, 乳濁
opalescent [オウパレッセント] 乳濁の, 乳光の
opalgia [オウペールジア] 顔面神経痛
opaque [オウペイク] タンパク石の, タンパク石のような, 乳色硝子, 不透明な
 — media [- ミーディア] 造影剤
OPCA (olivo-ponto-cerebellar atrophy)
OPD (outpatient department)
open [オウプン] 解放性の, 開存性の
 — air [- エアー] 外気
 — angle glaucoma [- エーングル グロウコウマ] 開放緑内障
 — chest surgery [- チェスト サージャりー] 開胸手術
 — fracture [- フれークチャー] 解放性骨折
 — heart surgery [- ハート サージャりー] 開心手術
 — pneumothorax [- ニューモウソーれーックス] 開通気胸
 — question [- クウェスチャン] 未解決の問題
 — tuberculosis [- テュバーキュロウスィス] 開放性結核症
 — wound [- ウーンド] 開創, 解放創傷
open-ended question [オウプン-エンディドクウェスチャン] 多解答質問

opening, O [**オ**ウプニング] 口, 孔, 解放, 開始, 空地, 窓, 好機会, 電流の開路
— **snap** [-スネープ] 解放音 ☆僧帽弁狭窄のときに開かれる

opera glass hand [**ア**ぱら グラース ハンド] 乾癬関節炎の所見

operability [アぱら**ビ**リティ] 手術の可能性

operant [**ア**ぱラント] 条件づけの実験者を選ぶ行動

operate [**ア**ぱれイト] 手術する, 働く, 作用する, (薬が)効く, 下剤をかける, 運転する

operating [**ア**ぱれイティング] 手術用の
— **gown** [-**ガ**ウン] 手術衣
— **microscope** [-**マ**イクらスコウプ] 手術用顕微鏡
— **room, OR** [-**る**ーム] 手術室
— **table** [-**テ**イブル] 手術台

operation [アぱ**れ**イシャン] 手術, 働き, 作業, 効力, 有効期間
— **of complaisance** [-アヴ カンプれイサンス] 慎重手術, 急速に行う必要のない手術

operative [**ア**ぱラティヴ] 手術の, 手術可能の, 活動する, 効力のある, 実地の
— **diagnosis** [-ダイアグ**ノ**ウスィス] 手術診断
— **surgery** [-**サ**ージャりー] 観血手術, 手術的外科学

operator [**ア**ぱれイター] 手術者, 電話交換手

opercular [オウ**パ**ーキュラー] 果蓋性の, 弁蓋性の, 鰓蓋性の

operculate [オウ**パ**ーキュリト] 果蓋ある, 弁蓋ある, 鰓蓋のある

operculum, opercula (複) [オウ**パ**ーキュラム, オウ**パ**ーキュラ] 蓋, 弁蓋

operon [**ア**ぱロン] オペロン ☆メッセンジャーRNAの生成のもととなる遺伝的機能単位

ophiasis [オウ**フ**ァイアスィス] 蛇行状脱毛

Ophidia [オウ**フ**ィディア] ヘビ類

ophidiasis [オウフィ**ダ**イアスィス] 蛇毒中毒

ophidic [オウ**フ**ィディック] ヘビによる, ヘビに関した

ophidiophilia [オウフィディオウ**フ**ィリア] 蛇嗜好症

ophidiophobia [オウフィディオウ**フォ**ウビア] 蛇恐怖症

ophiotoxin [オウフィア**タ**クスィン] コブラ毒

ophritis [アフ**ら**イティス] = ophryitis 眉毛部皮膚炎

ophryon [**ア**フリアン] 眉間中間

ophryosis [アフリ**オ**ウスィス] 眉毛振戦, 眉間代痙攣 ☆眉筋が間欠的に痙攣すること

ophthalmagra [アフ**セ**ールメーグら] 痛風性眼炎, 急性眼痛

ophthalmia [アフ**セ**ールミア] 眼結膜炎, 風眼
— **neonatorum** [-ニーオウナ**ト**ウらム] 新生児眼炎
— **nivialis** [-ニーヴィ**エ**イリス] 雪眼炎
— **nodosa** [-**ノ**ウドウサ] 結節性眼炎
— **sympatica** [-スィンペー**ティ**カ] 交感性眼症

ophthalmic [アフ**セ**ールミック] 眼炎の, 眼の, 眼科の
— **artery** [-**ア**ータりー] 眼動脈
— **herpes zoster** [-**ハ**ーピーズ **ザ**スター] 眼帯状疱疹

ophthalmitis [アフセール**マ**イティス] 眼炎, 眼球炎

ophthalmoblenorrh(o)ea [アフセールモウブレ**ナ**リーア] 膿漏眼

ophthalmocopia [アフセールモウ**コ**ピア] 眼精疲労

ophthalmodenesis [アフセールモウダ**ニ**ースィス] 眼振

ophthalmodiaphanoscope [アフセールモウ・ダイア**フ**ァナスコウプ] 眼底徹照検査器

ophthalmodiastimeter [アフ**セ**ールモウ・ダイアス**ティ**ミター] レンズ調節計

ophthalmodonesis [アフセールモウ・ダ**ニ**ースィス] 眼球振動

ophthalmodynamometer [アフセールモウ・ダイナ**マ**ミター] 近点輻輳力計, 眼底血圧計

ophthalmodynia [アフ**セ**ールモウ・**ディ**ニア] 眼痛

ophthalmofundoscope [アフ**セ**ールモウ・**フ**ァンダスコウプ] 眼底鏡

ophthalmoleucoscope [アフ**セ**ールモウ・**リュ**ーカスコウプ] 色感計, 色盲検査器

ophthalmolith [アフ**セ**ールマリス] 眼結石

ophthalmologic [アフ**セ**ールマ**ラ**ジック] 眼科学の

ophthalmology [アフ**セ**ール**マ**ラジー] 眼科学

ophthalmomalacia [アフセールモウ・マ**れ**イスィア] 眼球軟化症

ophthalmomelanosis [アフセールモウ・メラノウ

スィス] 眼黒色症
ophthalmometer [アフセールマミター] 眼球計，眼曲率計
ophthalmomula [アフセールマミュラ] 眼瘢痕
ophthalmomyotomy [アフセールモウ・マイアタミー] 動眼筋切開術
ophthalmomyitis [アフセールママイティス] ＝ ophtalmomyositis　眼筋炎
ophthalmoneuritis [アフセールモウ・ニューらイティス] 視神経炎
ophthalmopathy [アフセールマパスィ] 眼病
ophthalmoplasty [アフセールマ・プレースティ] 眼形成術
ophthalmoplegia [アフセールモウ・プリージア] 眼筋麻痺
　　— **acquisitus** [-アクウィズィタス] 後天眼筋麻痺
　　— **externa** [-イクスターナ] 外眼筋麻痺
　　— **interna** [-インターナ] 内眼筋麻痺
ophthalmoptosis [アフセールマ・プトウスィス] 眼球突出
ophthalmoscope [アフセールマ・スコウプ] 検眼鏡
ophthalmospasm [アフセールマ・スペーズム] 眼痙攣
ophthalmospintherism [アフセールモウ・スピンサりズム] 眼華閃発
ophthalmostatometer [アフセールモウ・ステータミター] 眼球突出度計，眼位測定計
ophthalmosynchysis [アフセールマスィンキスィス] 眼内溢血
ophthalmotonometer [アフセールモウタナミター] 眼圧計
ophthalmotrope [アフセールマトロウプ] 実物のように動く人工眼
ophthalmotropometry [アフセールモウトロウパミトりー] 眼球回転計測
ophthalmovascular [アフセールマヴェースキュラー] 眼血管の
ophthalmoxerosis [アフセールモウ・ズィーろウスィス] 眼球乾燥症
ophthalmoxyster [アフセールマ・クスィスター] 結膜搔爬（そうは）器
ophthalmus [アフセールマス] 眼，眼球
opiate [オウピエイト] アヘン製剤，麻酔剤，アヘンの，アヘンを混ぜた，麻痺させる，苦痛を鎮静する
opinion [アピニアン] 意見，説，世論，判断，鑑定
opioid [オウピオイド] オピオイド　☆モルヒネ受容体に働く合成物質
　　— **antagonist** [-エーンテーガニスト] オピオイド拮抗剤
　　— **peptide** [-ペプタイド] オピオイドペプタイド　☆内因性モルヒネ様物質
　　— **receptor** [-りセプター] オピオイド受容体
opiomania [オウピアメイニア] アヘン中毒
opiophagism [オウピアフェィジズム] ＝ opiophagy　アヘン嗜好症
opisthodontia [オウピスサダンシア] 後退咬合
opisthogenia [オウピスソウジーニア] ＝ retrognathia　下顎後退症，下顎発育不全
opisthoporeia [オウピスサ・ボーらィア] 後退歩行症．前に向って進もうとするのに不随意的に後へ歩く
Opisthorchis [オウピスソーキス] オピストルキス属〔吸虫〕
opisthotic [オウピスサティック] 耳後の
opisthoton(o)us [オウピスサタナス] 後弓反張
opistoporeia [オウピストウパりーイア] 不随意後退歩行症
opium [オウピアム] アヘン　☆麻薬，鎮痛薬
opium-poppy [オウピアム-パピー] アヘンの原料となるけし
opiumism [オウピアミズム] アヘン中毒
OPLL (ossification of the posterior longitudinal ligament)
Oppenheim-Urbach disease [アッパンハイム-アーバック ディズィーズ] ＝ necrobiosis lipoidica diabeticorum オッペンハイム・ウルバッハ病　☆糖尿病性脂肪性類壊死
Oppenheim's disease [アッパンハイムズ ディズィーズ] ＝ amyotonia congenita オッペンハイム病　☆先天性筋無緊張症
Oppenheim's reflex [アッパンハイムズ りーフレックス] オッペンハイム反射　☆脛骨内側面を下へとすると拇趾が背屈する，錐体路徴候の一つ
Oppenheim's torsion spasm [アッパンハイムズ トーシャン スペーズム] オッペンハイム捻転ジストニア　☆脳炎後パーキンソニズムセウイルソン病で現れる
oppilation [アピレイシャン] 閉塞，阻止，腸閉塞，便秘
opponens [アポウナンズ] 反対の，対立筋

opportunist [アパテューニスト] 日和見主義者

opportunistic [アポーチュニスティック] 日和見（ひよりみ）の；日和見感染をおこす微生物
― fungus [―ファンガス] 日和見真菌

opportunistic infection [アポーテュニスティック インフェクシャン] 日和見感染

opportunity [アパテューニティ] 機会，便宜，好機

oppose [アポウズ] （人または物を）妨害物として置く，反対させる，妨害する，抗論する

opposite [アパズィット] 反対の位置にある，向かい側の，逆の，反対の事物，人または語，反対の位置に，向かい側に
― sex [―セックス] 異性

opposition [アパズィシャン] 反対，対立，対当，抵抗，妨害

oppress [アプれス] 圧迫する，虐げる，元気をなくする

oppression [アプれッシャン] 圧制，圧迫，暴虐，だるい感じ，苦悩

oppressive [アプれッスィヴ] 圧迫する，過酷な，息のつまるような，（空気が）大変蒸し暑い

opsialgia [アプスィエルジア] 顔面神経痛

opsinogen [アプスィナジャン] オプソニン原

opsinometer [アプスィナミター] 眼計測計

opsinosis [アプスィノウスィス] 眼病，視力低下症

opsitocia [アプスィトウシア] 後期分娩

opsiuria [アプスィユーりア] 遅尿

opsoclonus [アプサクロウナス] オプソクローヌス，眼球クローヌス ☆自然的な眼の不規則な運動

opsohypomenorrh(o)ea [アプサハイポウメナりーア] 遅発過少月経

opsonic [アプソウニック] オプソニンの

opsonin [アプサニン] オプソニン ☆白血球食菌作用を促進すると考えられる血清中の一物質

opsonophilic [アプサナフィリック] オプソニン親和性

optesthesia [アプティススィーズィア] 視覚，視力

optic [アプティック] = opthical 眼の，視力の，光学上の，光線の，眼
― aberration [―アバれイシャン] 光学収差
― atrophy [―エートろフィ] 視神経萎縮
― axis [―エークスィス] 光軸
― chiasm [―カイアズム] 視束交叉
― cup [―カップ] 眼杯
― nerve [―ナーヴ] 視神経
― neuritis [―ニューらイティス] 視神経炎
― neuromyelitis [―ニューろウマイアライティス] 視束脊髄炎
― nystagmus [―ニステーグマス] 視性眼振
― papilla [―ペーピラ] 視束乳頭
― tract [―トれークト] 視索
― vesicle [―ヴェスィクル] 眼胞

optical [アプティカル] 光学の，視覚の
― density, OD [―デンスィティ] 光学的濃度，吸光度
― rotation [―ろウテイシャン] 施光度

optics [アプティクス] 光学

optimal [アプティマル] 最適
― intake, OI [―インテイク] 栄養至適摂取量
― pH [―ピーエイチ] 至適pH，ペーハー
― temperature [―テンパらチャー] 至適温度

optimum [アプティマム] （成長・繁殖の）最適条件
― dosage [―ドウスィジ] 適量設定
― dose [―ドウス] 適量
― temperature [―テンパらチャー] 適温

option [アプシャン] 取捨，選択の自由，任意，投機

optional [アプシャナル] 選択しうる

optokinetic nystagmus [アプトウカイネティック ニスタグマス] 視線運動性眼球振盪

optometrist [アプタミトりスト] 視力検査者，眼鏡検査士

optometry [アプタミトりー] 検眼，視力検査法 ☆視力を計り眼鏡を合わせる

optotypes [アプタタイプス] 視力表

OR (operating room)

ora [オーら] 縁，口 (os の複)

orad [オーれッド] 口に向かう，口縁側の

oral [オーらル] 経口的，口頭の，口上の，口部の，口辺の，口腔の
― cavity [―キャヴィティ] 口腔
― contraceptive, OC [―カントらセプティヴ] 経口避妊剤
― dysodia [―ディソウディア] 口臭症
― gland [―グレーンド] 口腔腺
― glucose tolerance test, OGTT [―グルーコウス タらランス テスト] 経口ブ

ドウ糖負荷試験
- hygiene [-ハイジーン] 口腔衛生
- hypoglycemic agent [-ハイポウグライスィーミック エイジャント] 経口血糖下降剤
- microbiota [-マイクロウバイオータ] 口腔微生物叢
- surgery [-サージャリー] 口腔外科学
- tolerance [-タラランス] 抗原経口投与によってその抗体産生を抑制すること

oralogy [オーらジー] 口腔衛生学
oraserrata [オらセらータ] (網膜の) 鋸状縁
orbicular [オービキュラー] 球状の, 円形の, 完全な, 円満な, 輪状の
orbit [オービット] 眼窩, 軌道, 活動または経験の範囲, 生活過程
orbital [オービタル] 眼窩の, 軌道の
- contents [-カンテンツ] 眼窩内容
- convolution [-カンヴォルーシャン] 眼窩回
- gyri [-ジャイらイ] 眼窩回
- plate [-プレイト] 眼窩板

orbitale [オービテイリー] 眼窩下縁最下部
orbitonometer [オービタナミター] 眼窩内圧計
orbitostat [オービタスタット] 眼窩軸測定器
orbitotomy [オービタタミー] 眼窩切開術
Orbivirus [オービヴァイらス] オルビウイルス属 ☆コロラドダニ熱を起こす
orcein [オーセイン] オルセインの酸化によってつくられる赤褐色染色剤
orchi-, orchido-, orchio- [オーキー, オーキドウ, オーキダー, オーキオウー, オーキア-] ☆「陰嚢」を表す接頭語
orchidalgia [オーキデールジア] 睾丸痛
orchidectomy [オーキデクタミー] 睾丸摘除術
orchiditis [オーキダイティス] 睾丸炎
orchidocelioplasty [オーキダスィーリオウプレースティ] 停留睾丸腹腔内移植
orchidoepididymectomy [オーキドウエピディディメクタミー] 睾丸副睾丸摘除術
orchidometer [オーキダミター] 睾丸計測器
orchidoncus [オーキダンカス] 睾丸腫瘍
orchidopathy [オーキダパスィ] 睾丸疾患
orchidoplasty [オーキダプレースティ] 睾丸形成術
orchidoptosis [オーキダプトウスィス] 睾丸下垂

orchidotomy [オーキダタミー] 睾丸切開術
orchiectomy [オーキエクタミー] 睾丸摘除術
orchiepididymitis [オーキエピディディマイティス] 睾丸副睾丸炎
orchiocatabasis [オーキオウケータバスィス] 睾丸下降
orchiocele [オーキアスィール] 陰嚢ヘルニア
orchiodynia [オーキアディニア] 睾丸痛
orchioncus [オーキアンカス] 睾丸腫瘍
orchiopexy [オーキアペクスィ] 睾丸固定術
orchioplasty [オーキアプレースティ] 睾丸形成術
orchioscirrhus [オーキアスキらス] 睾丸硬性腫
orchiotomy [オーキアタミー] = orchitomy, orchotomy 睾丸切開術
orchitis [オーカイティス] 睾丸炎
- parotidea [-パらティディア] 耳下腺炎性睾丸炎

orcin, orcinol [オースィン, オースィノール] オルシン, オルシノール. 白色結晶, 空気にさらすと赤変
orciprenaline sulfate [オースィプりナリン サルフェイト] 硫酸オルシプレナリン ☆気管支拡張薬, β刺激薬
order [オーダー] 順序, 整頓, 種類, 種族, 命令, 注文, 整頓する, 取り締まる, 命ずる
- of magnitude [-アヴ メーグニテュード] 大きさの桁数

orderly [オーダーリー] 男性看護人, 病院の雑役夫, 順序正しい
ordinal [オーディナル] 順序の, 科の, 類の
ordinary [オーディナリー] 通常の, 正則の, 平凡な, 拙劣な, 普通のこと, 定食
ordinate [オーディネイト] グラフの縦軸
orectic [オうれクティック] 欲求の, 願望の, 食欲の, 食欲促進の
orexia [オーれクスィア] 食欲
orexigenic [オーれクスィジェニック] 食欲増進の
oreximania [オーれクスィメイニア] 病的食欲亢進
orexin [オーれクスィン] オレキシン ☆食欲亢進剤
organ [オーガン] 器官, 臓器
- culture [-カルチャー] 器官培養
- transplantation [-トランスプレーンテ

organ ～ Oroya fever

イシャン] 臓器移植
- **organella** [オーガネラ] 細胞内小器官
- **organic** [オーガニック] 有機体の，器官ある，有機的
  - acid [-エーサッド] 有機酸（一般名）
  - chemistry [-ケミストリー] 有機化学
  - compound [-カンパウンド] 有機化合物
  - disease [-ディズィーズ] 器質性疾患
  - murmur [-マーマー] 器質性雑音
  - vertigo [-ヴァーティゴウ] 有機性眩暈
- **organism** [オーガニズム] 有機体，有機物，動植物，組織，構造，生体
- **organization** [オーガナイゼイシャン] 組織，体制，機構，協会，団体，組合
- **organize** [オーガナイズ] 器官を与える，有機的にする，組織する，発起する，団結する，器質化する
- **organizing pneumonia** [オーガナイズィング ニューモウニア] 器質化肺炎
- **organology** [オーガナラジー] 器官学
- **organonymy** [オーガナニーミー] 器官命名法
- **organophosphorus poisoning** [オーガナフォァスフォラス ポイズニング] 有機リン酸中毒
- **organoplasty** [オーガナプレースティ] 器官形成術
- **organosol** [オーガナソウル] 有機性ゾール ☆溶媒が有機溶解コロイドの場合
- **organotherapy** [オーガナセらピー] 臓器療法
- **organotropic** [オーガナトらピック] 臓器向性，向臓器性
- **organotropism, organotropy** [オーガナトろゥピズム, オーガナトろゥピー] 臓器向性，向臓器性. 病原体や薬物の特定臓器との親和性
- **orgasm** [オーガズム] 激情，興奮，機能亢進，性交中の色欲亢進，性感極期
- **orgastic** [オーゲースティック] 機能亢進の，色欲亢進の
- **orient** [オーりアント] 方向を決める，態度を決める，確定する
- **oriental** [オーりエンタル] 東洋の，東洋風の，アジア人，東洋人
  - sore [-ソーァ] 東洋腫 ☆皮膚レーシュマニア症
- **orientation** [オーりエンテイシャン] 方位，方角，決定，方針指導
  - course [-コース] オリエンテーション，方針案内
- **orifice** [オーりファス] 開口部，穿孔，小穴
- **origin** [オーりジン] 初め，発端，原因，血統，起点，首点
- **original** [アりジナル] 原始の，本来の，原文の，独創的，起原，原型，原文
  - data [-デイタ] 自分の研究したデータ
  - paper [-ペイパー] 原著論文
  - study [-スタディ] 独創研究
- **originality** [アりジネーりティ] 原始，本原，固有，原作
- **originally** [アりジナリー] 元来，初めは，もとから
- **originate** [アりジネイト] 始める，起こす，創設する，起こる，始まる
- **orinotherapy** [オーりナセらピー] 高地生活療法
- **Ormond's disease** [オーマンズ ディズィーズ] オーモンド病 ☆特発性後腹膜線維症
- **ornithine** [オーニスィーン] オルニチン ☆アルギニン誘導のアミノ酸，尿素サイクルの中間体
- **ornithology** [オーニサらジー] 鳥類学
- **ornithophilous** [オーニサフィらス] 鳥類媒介の，愛鳥家の
- **ornithosis** [オーニソウスィス] 鳥類病 ☆オウム病（人が感染した場合），ハト病
- **ornoprostil** [オーノブろスティル] オルノプロスチル ☆消化性潰瘍治療薬，プロスタグランディン製剤
- **orodiagnosis** [オーろウダイアグノウスィス] 血清診療法
- **orodigitofacial syndrome** [オーろウディジタフェイシャル スィンドろウム] 口指顔面症候群
- **oroimmunity** [オーろウイミューニティ] 受動免疫，経口免疫
- **orolingual** [オーろウリングァル] 口舌の
- **oronasal** [オーろウネイザル] 口鼻の
- **oronosus** [オーろウノウサス] 高山病，岳山病
- **oropharynx** [オーらフェーりンクス] 咽頭口腔部，咽頭，固有咽頭部
- **orotate** [オーろウテイト] オロチン酸塩
- **orotherapy** [オーらセらピー] 乳精療法
- **Oroya fever** [オーろヤ フィーヴァー] オロヤ熱 ☆南米ペルーの地方病

orphan [オーファン] 両親または片親のない子，孤児，孤児の，両親または片親のない，親をなくす

orphanage [オーファニジ] 孤児たること，孤児院，育児院，孤児

orrhoimmunity [オーろウイミュニティ] 受動免疫，受身免疫

orrhology [オらラジー] 血清学

orrhomeningitis [オーろウメニンジャイティス] 漿膜炎

orrhoreaction [オーろウりアクシャン] 血清反応

orrhorrh(o)ea [オーらリーア] 漿液漏

orthesis [オースィーフィス] 矯正器

ortho [オーソウ] ベンゾール核の隣接した二つの位置（化学）☆一つおきのmeta，二つおきのparaに対して使う

orthoarteriotony [オーソウアーティりアタミー] 正常動脈血圧

orthobiosis [オーソウバイオウスィス] 適正な保健生活，健康状態

orthochromatic [オーソウクろウマティック] 正染色性の

orthocrasia [オーソウクれイズィア] 正常体質

orthocytosis [オーソウサイトウスィス] 正常染色性赤血球症

orthodactylous [オーソダクティラス] 真っすぐな指をもっている

orthodiagraph [オーソウダイアグらフ] X線実物大撮影装置

orthodigita [オーソウディジタ] 指趾矯正術

orthodontia [オーソダンシア] 歯牙矯正術，矯正歯科学

orthodontics [オーソダンティックス] 歯列矯正学，矯正歯科学

orthodromic [オーソドろウミック] 正常方向性の，順方行性の
— conduction [－カンダクシャン] 正常方向伝導，順方向伝導

orthogenesis [オーソジェニスィス] 定向進化，進化直進説

orthogenics [オーソジェニックス] 優生学

orthoglycemic [オーソウグライスィーミック] 正常血糖値の

orthognathia [オーソグネースィア] 頬顎異常矯正学

orthogonal [オーソゴウナル] 直角の

orthomorphia [オーソウモーフィア] 奇形の外科的または機械的矯正，変形矯正術

orthomyxovirus [オーソウミクソウヴァイらス] オルソミクソウイルス

orthopedic [オーサピーディック] 整形法の，整形の
— surgery [－サージャりー] 整形外科

orthopedics [オーサピーディクス] 整形法，整形学

orthophoria [オーソウフォーりア] 眼球正位

orthophosphate [オーサファスフェイト] オルトリン酸

orthophosphoric acid [オーソウファスフォーりック エーサッド] オルトリン酸

orthophrenia [オーソウフリーニア] 精神正常 ☆家庭または社会に対して正しい精神的状態

orthopia [オーソウピア] 斜視矯正学

orthopn(o)ea [オーサプニア] （心臓病者などのような）坐位呼吸，起坐呼吸

orthopneic [オーサプニーイック] 起坐呼吸の

orthopraxy [オーサプれークシィ] 奇形の機械的矯正

orthopsia [オーサプスィア] 正視

orthopsychiatry [オーソウサイカイアトりー] 矯正精神医学，精神衛生

orthoptic [オーサプティック] 斜視矯正

orthoptoscope [オーサプタスコウプ] 両眼視練習器

orthoroentgenography [オーサれントガナグらフィ] 正写X線撮影法

orthoscopic lens [オーサスカピック レンズ] 整像接眼レンズ

orthosis [オーソウスィス] 整形術，補形法

orthosleep [オーサスリープ] 正常睡眠，ノンレム睡眠

orthostatic [オーサスタティック] 直立の，起立の
— albuminuria [－アルビューミニューりア] 起立性タンパク尿
— dizziness [－ディズィニス] 起立性めまい
— dysregulation, OD [－ディスれギュレイシャン] 起立性循環障害
— hypotension [－ハイポウテンシャン] 起立性低血圧症
— proteinuria [－プろウティニューりア] 起立性尿タンパク
— syncope [－スィンカピー] 起立性失神発作
— tachycardia [－タキカーディア] 起立

性心拍急速
orthotics [オーサティックス] 歯科矯正学
orthotonus [オーサタナス] 直線状強直真直緊張
orthropsia [オーさらプスィア] 黄昏視, 薄明視
Oryza [オーらイザ] イネ属
 — sativa [-サティーヴァ] 稲
Os (osmium)
os, ora (複) [アス, オーら] 口
os, ossa (複) [アス, アサ] 骨
 — calcis [-カルスィス] 踵骨
 — coxae [-カクセ] 寛骨
osalmid [オサルミッド] オサルミド ☆催胆薬, 胆汁酸利胆薬
osazone [オウサゾウン] オサゾン, シヒドラゾン ☆糖類誘導体で糖類の検出の指標となる
oscedo [アスィードウ] 欠伸 (あくび) の動作
oscheitis [アスキアイティス] 陰嚢炎
oscheocele [アスキアスィール] 陰嚢水腫, 陰嚢ヘルニア
oscheohydrocele [アスキオウハイドらスィール] 陰嚢ヘルニア水腫
oscheoma [アスキオウマ] 陰嚢腫
oscheoplasty [アスキアプレースティ] 陰嚢形成術
oscillate [アスィレイト] (振り子のように) 振動する, 動揺する, 変わる, 振動させる
oscillation [アスィレイシャン] 振動, 震動, 自由振動
oscillator [アスィレイター] 振動子, 振動器, 揺動部
oscillogram [オウスィラグれーム] オシログラム, 振動図
oscillograph [オウスィラグれーフ] オシログラフ, 電流振動計
oscillometer [アスィラミター] オシロメーター, 振動計, 波動計
oscillometry [アスィラミトりー] 振動測定法 ☆振動計で計ること
oscillopsia [アスィラプスィア] 振動視, 動揺視 ☆物が前後に動揺するように見える
oscilloscope [オウスィラスコウプ] オシロスコープ ☆オッシログラフ観察装置
oscitance [アスィタンス] 欠伸, 倦怠, 緩慢
oscitant [アスィタント] 欠伸する, 活気のない
oscitate [アスィテイト] 欠伸をする
oscitating [アスィティティング] あくび (欠伸) の, あくびする
 — cramp [-クれーンプ] 痙攣性欠伸 (あくび)
oscitation [アスィテイシャン] 欠伸, 怠惰
osculate [アスキュレイト] 接吻する, 接触する, 共通点を有する, 通有性を有する
osculation [アスキュレイシャン] 接吻, 接触
osculum [アスキュラム] 小口, 小孔, 条虫の吸盤
Osgood-Schlatter disease [アズグッドシュラッター ディズィーズ] オズグッド・シュラッター病 ☆脛骨上端突起の骨関節炎
OSHA (Occupational Safety and Health Administration)
Osler-Weber Rendu disease [オウスラーウェバー らンデュ ディズィーズ] オスラー・ウェーバー・ランデュ病 ☆遺伝性出血性末梢血管拡張
Oslo meal [アズロウ ミール] オスロ食 ☆学校児童食の一つ, 脂乳, マーガリン, ヤギ乳チーズ, オレンジ, リンゴ, ニンジンを含む
osmatic [アズメーティック] 正常嗅覚の
osmesthesia [アズメススィーズィア] 嗅覚
osmic acid [アズミック エーサッド] オスミン酸 ☆酸化剤
osmics [アズミックス] 嗅覚学
osmidrosis [アズミドろウスィス] 臭汗症
 — axillae [-アクスィレ] 腋臭症, わきが
osmification [アズミフィケイシャン] オスミウム処理
osmiophilic [アズミアフィリック] オスミウム酸親和性
osmiophobic [アズミオウフォウビック] オスミウム酸嫌性の
osmium, Os [アズミアム] オスミウム (元素) ☆原子量190.2
osmodysphoria [アズモウディスフォーりア] 臭気嫌忌症 ☆ある臭いに対してとくに嫌いなこと
osmogen [アズマジェン] 酵素原質
osmolagnia [アズマレーグニア] = osmolgny 臭いによる性的興奮, 嗅覚性性欲
osmolality [アズモウレーりティ] 重量オスモル濃度 ☆溶液の浸透圧の程度, 重量濃度

osmolarity ~ ostempyesis

osmolarity [アズモウレーりティ] 容量オスモル濃度 ☆溶液中の浸透圧を起こす物質のモル濃度

osmology [アズマラジー] 浸透学, 嗅覚論

osmometer [アズマミター] 浸透圧計, 嗅覚計

osmometry [アズマミトりー] 浸透圧測定法

osmophilic [アズマフィリック] 高浸透圧親和性の

osmoreceptor [アズモウりセプター] におい受容体, 浸透圧受容体

osmoregulatory [アズマれギュラタりー] 浸透圧調節の

osmose [アズモウス] 浸透する

osmosis [アズモウスィス] 浸透現象

osmotaxis [アズモウタクスィス] 濃度指向性, 浸透圧指向性

osmotherapy [アズマセらピー] 浸透圧療法

osmotic [アズマーティック] 浸透の, 侵入する
 — **coefficient** [-コウイフィシャント] 浸透係数
 — **diuresis** [-ダイユりースィス] 浸透圧利尿
 — **pressure** [-プれッシャー] 浸透圧
 — **value** [-ヴェーりュー] 浸透価

osology [オウサラジー] 体液学

osphresiolagnia [アスフりーズィアレーグニア] 臭いによる情欲興奮

osphresiometer [アスフりーズィアミター] 嗅覚計

osphresis [アスフりースィス] 嗅覚

osphretic [アスフりーティック] 嗅覚の

osphyalgia [アスフィエールジア] 坐骨神経痛, 股関節痛

osphyitis [アスフィアイティス] 腰椎炎, 尾骨炎

osphyomyelitis [アスフィオウマイアライティス] 腰椎骨髄炎

ossa [アッサ] 骨（os の複）
 — **cranii** [-クれイニイ] 頭蓋骨

osseous [アスィアス] 骨性の, 骨に似た, 骨の, 骨っぽい
 — **ankylosis** [-アンキロウスィス] 骨性強直
 — **tissue** [-ティシュー] 骨組織

ossicle [アスィクル] 小骨, 聴小骨

ossiculectomy [アスィキュレクタミー] 耳小骨切除術

ossiculum, ossicula (複) [アスィキュラム, アスィキュラ] 小骨, 聴器小骨

ossiferous [アスィファらス] 骨質の, 骨含有の

ossificans [アスィフィカンズ] 骨化性の

ossification [アスィフィケイシャン] 成骨, 生骨, 骨化, 骨格
 — **center** [-センター] 化骨核
 — **of ligamentum flavum** [-アヴ リガメンタム フレイヴァム] 黄色靱帯骨化症
 — **of the posterior longitudinal ligament, OPLL** [-アヴ ザ パスティーりアー ランジテューディナル リガメント] 後縦靱帯骨化症
 heterotropic — [ヘテロウ・トろウピック-] 異所性骨化

ossify [アスィファイ] 骨化する, 硬くする, 厳しくする, 進歩しない, 冷酷になる

ossifying fibroma [アスィファイング ファイブろウマ] 化骨性線維腫

ossiphone [アスィフォウン] 骨伝導補聴器

ostalgia [アステールジア] 骨痛

osteanabrosis [アスティアナブろウスィス] 骨萎縮

ostectomy [アステクタミー] 骨切り術

ostectopia [アステクトウピア] 骨転位

osteitis [アスティアイティス] = ostitis 骨炎
 — **condensans** [-カンデンサンス] 硬化性骨炎
 — **condensans ilii** [-カンデンサンス イりーイ] 硬化性腸骨炎
 — **deformans** [-ディフォーマンス] 奇形骨炎, 変形性骨炎
 — **fibrosa** [-ファイブろウサ] 線維性骨炎
 — **fibrosa cystica** [-ファイブろウサ スィスティカ] 汎発性囊腫性骨炎
 — **fibrosa generalisata** [-ファイブろウサ ジェナらリサータ] 汎発性線維性骨炎
 — **fragilitans** [-フらジリタンス] 脆弱性骨炎
 — **fungosa** [-ファンゴーサ] 菌状骨炎
 — **granulosa** [-グらニュロウサ] 肉芽性骨炎
 — **malacissans** [-マレイシサンス] 軟化性骨炎
 — **ossificans** [-アスィフィカンズ] 化骨炎, 硬化性骨炎
 — **osteoplastica** [-アスティアプレースティカ] 骨新生骨炎
 — **pubis** [-ピュービス] 恥骨骨炎

ost(a)emia [アスティーミア] 充血性骨炎

ostempyesis [アスタンパイーイスィス] 骨化膿

ostensible [アステンサブル] 表向きの，うわべの，表面上の
osteoarthritis, OA [アスティオウアースらイティス] 骨関節炎
osteoarthropathy [アスティオウアースらパスィ] 骨関節症，変形性関節症
osteoarthrosis [アスティオウアースろウスィス] 骨関節症
osteoblast [アスティアブレースト] 造骨細胞，骨芽細胞
osteoblastoma [アスティオウブレーストウマ] 骨芽細胞腫
osteocalcin [アスティアキャルスィン] オステオカルシン ☆骨芽細胞から分泌され骨形成にかかわるタンパク
osteocampsia [アスティアキャンプスィア] 骨彎曲症
osteocarcinoma [アスティオウカースィノウマ] 骨癌腫
osteochondral fracture [アスティアカンドらル フれークチャー] 骨軟骨折
osteochondritis [アスティオウアンドらイティス] 骨軟骨炎
osteochondrodysplasia [アスティア・コンドロ・ディスプレィシア] 骨軟骨異形成症 (chondroosteodystrophy, osteochondrodystrophy)
osteochondrodystrophy [アスティアカンドロウディストラフィ] 骨軟骨異栄養症，骨軟骨形成異常症
osteochondroma [アスティオウカンドろウマ] 骨軟骨腫，骨軟骨新生
osteochondromatosis [アスティオウカンドろウマトウスィス] 骨軟骨腫症
osteochondrosarcoma [アスティオカンドろウサーコウマ] 骨軟骨肉腫
osteochondrosis [アスティオウカンドろウスィス] 骨軟骨症
osteoclasia [アスティオウクレイズィア] 骨破砕術，外科的骨折，再骨折
osteoclast [アスティアクレースト] 破骨細胞
osteoclastic resorption [アスティアクらスティック りゾープシャン] 破骨細胞性骨吸収
osteoclastoma [アスティオウクレーストウマ] 破骨細胞腫
osteoclastosis [アスティアクレーストウスィス] 破骨細胞増多症
osteoclasty [アスティアクレースティ] 骨破砕術
osteocomma [アスティオウコウマ] 骨片
osteocope [アスティアコウプ] 激症骨痛 ☆とくに梅毒でみられる

osteocopic [アスティアカピック] 骨痛性の
— pain [－ペイン] 激症骨痛 ☆梅毒患者に特有な骨痛
osteocystoma [アスティオウサイトウマ] 骨嚢腫
osteocyte [アスティアサイト] 骨細胞 ☆骨芽細胞由来で骨内部の情報伝達，物理刺激の感受に関与する
osteodynia [アスティアディーニア] 骨痛
osteodystrophy [アスティアディストラフィ] 骨異栄養症
osteoectasia [アスティオウエクテイスィア] 骨肥大症
— with hyperphosphatasia [－ウィズ ハイパーファスファテイスィア] 高アルカリフォスファターゼ血症を伴う骨肥大症
osteoepiphysis [アスティオウ・エピフィスィス] 骨端骨
osteofibroma [アスティオウ・ファイブろウマ] 骨線維腫
osteogenesis [アスティアジェニスィス] ＝ osteogeny 骨質生成，成骨，化骨
— imperfecta [－インパーフェクタ] 骨形成不全症
osteohydatidosis [アスティオウ・ハイダティドゥスィス] 骨胞虫症
osteoid [アスティオイド] 類骨の ☆非石灰化骨基質
— tissue [－ティシュー] 類骨組織
osteolathyrism [アスティアレースィリズム] スイートピー中毒性骨症
osteology [アスティアラジー] 骨学 ☆解剖学の一分科
osteolysis [アスティアリスィス] 骨軟化
osteolytic [アスティアリティック] 骨溶解性の
— metastasis [－ミテースタスィス] 骨溶解性転移
osteoma [アスティオウマ] 骨腫
osteomalacia [アスティオウマレイスィア] 骨軟化症
osteometry [アスティアミトリー] 骨計測法
osteomyelitis [アスティオウマイアらイティス] 骨髄炎
osteoncus [アスティアンカス] 骨腫瘍
osteonecrosis [アスティオウニクろウスィス] 骨壊死症
osteonectin [アスティアネクティン] オステオネクチン ☆骨の糖タンパクの一つで石灰化調節をする
osteonosus [アスティアノウサス] 骨病

osteopath [アスティアパス] = osteopathic physician　整骨医
osteopathia [アスティアペースィア]　骨症
　— striata [-ストライエイタ]　線条骨症
osteopathy [アスティアペスィー]　整骨学, 骨病
osteopenia [アスティオウピーニア]　骨減少症　☆骨粗鬆症より軽度の骨減少
osteoperiosteal [アスティオウぺりアスティアル]　骨と骨膜と
osteoperiostitis [アスティオウぺりアスタイティス]　骨骨膜炎
osteopetrosis [アスティオウペトろウスィス] = osteosclerosis　骨硬化症
osteophlebography [アスティオウフリバグらフィ]　骨静脈撮影
osteophyte [アスティアファイト]　骨増殖体
osteophytosis [アスティオウ・ファイトウスィス]　骨増殖症
osteoplastic [アスティアプレースティック]　骨形成の, 骨形成術
osteoplasty [アスティアプレースティ]　骨形成術
osteopoikilosis [アスティオウポイキロウスィス]　骨斑紋症
osteopontin [アスティアパンティン]　オステオポンチン　☆骨のタンパクの一つ, 血管などの軟部組織にもあり石灰化に関連する
osteoporosis [アスティオウ・ポろウスィス]　骨粗鬆症
osteoprotegerin [アスティアプろウテジャりン]　オステオプロテジェリン　☆破骨細胞の発生を抑制する骨保護物質
osteopsathyrosis [アスティオウサスィろウスィス] = fragilitas ossium　骨脆弱症
　— foetalis [-フィーテイリス]　胎児骨脆弱症
　— idiopathica [-イディアペースィカ]　特発骨脆弱症
osteoradionecrosis [アスティオウれイディオウニクろウスィス]　放射線骨壊死
osteorrhaphy [アスティオーらフィ]　骨縫合　☆骨折を針金などにて接合すること
osteosarcoma [アスティオウサーコウマ]　骨肉腫
osteosclerosis [アスティオウ・スクリアろウスィス]　骨硬化症
osteoseptum [アスティアセプタム]　骨性鼻中隔
osteosis [アスティオウスィス]　骨症, 骨形成
　— cutis [-キューティス]　皮膚骨症
osteospongioma [アスティオウスパンジオウマ]　海綿様骨腫, 多孔性骨腫
osteosteatoma [アスティオウ・スティーアトウマ]　骨性脂肪腫
osteostixis [アスティア・スティクスィス]　骨穿刺
osteosynovitis [アスティオウ・サイナヴァイティス]　骨滑膜炎
osteosynthesis [アスティア・スィンスィスィス]　骨接合術
osteotabes [アスティオウ・テイビース]　骨癆　☆骨の弱化
osteothrombosis [アスティオウスらンボウスィス] = osteothrombophlebitis　骨静脈血栓
osteotomy [アスティアタミー]　骨切断術, 骨切開術
　cuneiform — [キューニーフォーム-]　楔(けつ)状骨切除術. くさび形切除術
　rotation — [ろウティシャン-]　回旋骨切り術. 大腿骨上端に行う
osteotripsy [アスティアトりプスィ]　骨挫砕術
osteotrite [アスティオウトライト]　搔爬器, 砕骨器
osthexia [アスセクスィア]　異常骨化
ostia [アスティア]　口 (ostium の複)
ostial [アスティアル]　開口部の, 孔の, 口の
ostium, ostia (複) [アスティアム, アスティア]　口, 孔口
　— primum [-プらイマム]　胎児心の一次中隔最下部の開口, 心門一次口
　— secundum [-セカンダム]　二次口　☆胎児心の一次中隔上部の開口, 卵円孔に相当
　— secundum atrial septal defect [-セカンダム エイトりアル セプタル ディフェクト]　二次孔心房中隔欠損
　— ureteris [-ユりテアりス]　尿道口
　— urethrae externum masculinae [-ユりースれ イクスターナム マスキュリーネ]　男子外尿道口
ostraceous [アストれイシャス]　カキ殻のような
ostracosis [アストらコウスィス]　カキ殻症　☆骨がカキ殻の様に固くなること
ostreotoxismus [アストりア・タクスィズマス]　カキ殻中毒症
OT　1. (occupational therapist) /2. (old tuberculin)

otacoustic [オウタクースティック] 補聴の
otagra [オウテーグら] 耳痛
otalgia [オウテールジア] 耳神経痛
otaphone [オウタフォウン] 集音器, 補聴器
otectomy [オウテクタミー] 耳小骨切除術
othelcosis [オウセルコウスィス] 耳潰瘍, 中耳化膿
Othello syndrome [オセロウ スィンドロウム] オセロ症候群 ☆病的な嫉妬を起こす症候群
othematoma [オウヒーマトウマ] 耳血腫
othemorrh(o)ea [オウヒーマリーア] 耳出血
otherwise [アザーウァイズ] その他の方法で, あるいは
otiatrics [オウティエートりックス] 耳治療学, 耳科学
otic [オウティック] 耳の, 耳の近くの
— ganglion [-ゲーングリアン] 耳神経節
otitic [オウティティック] 耳炎性の
— meningitis [-メニンジャイティス] 耳性脳髄膜炎
otitis [オウタイティス] 耳炎
— externa [-イクスターナ] 外耳炎
— interna [-インターナ] 内耳炎
— intima [-インティマ] 内耳炎
— labyrinthica [-ラビりンスィカ] 迷路性耳炎
— mastoidea [-マストイディア] 乳突起性耳炎
— media [-ミーディア] 中耳炎
— media catarrhalis [-ミーディア カタれイリス] 中耳カタル
— media perforativa [-ミーディア パーフォれイティヴァ] 穿孔中耳炎
— media purulenta [-ミーディア ピューらレンタ] 化膿中耳炎
— media simplex [-ミーディア スィンプレックス] 単純中耳炎
— media with cholesteatoma [-ミーディア ウィズ コウリスティーアトウマ] 真珠腫を伴う中耳炎
— media with effusion [-ミーディア ウィズ イフュージャン] 滲出液を伴う中耳炎
— sclerotica [-スクレろティカ] 耳構造硬化中耳炎
oto- [オウト-] ☆「耳」を表す接頭語
otoantritis [オウトウアントらイティス] 耳洞炎
otobiosis [オウトウバイオウスィス] 耳寄生虫症
otoblennorrhea [オウトウブレナりーア] 耳膿漏
otocariasis [オウトウカらイアスィス] 耳疥癬症, ミミダニ症
otocatarrh [オウトウカターる] カタル性耳炎
otocerebritis [オウトウセりブらイティス] 耳性脳炎
otocleisis [オウトウクライスィス] 耳道閉塞
otoconia [オウトウコウニア] 粉末様耳石, 聴砂
otocyst [オウタスィスト] 耳小嚢
otodynia [オウトウディニア] 耳痛
otohemineurasthenia [オウトウヘミニューらススィーニア] 神経性片側難聴
otolith [オウタりス] 耳石, 聴石
— organ [-オーガン] 耳石器
otology [オウタラジー] 耳学
otomassage [オウトウマサージ] 鼓膜マッサージ
otomyasthenia [オウトウマイアススィーニア] 耳筋無力症
otomycosis [オウトウマイコウスィス] 耳真菌症
otoncus [オウタンカス] 耳の腫脹
otoneuralgia [オウトウニューれールジア] 聴神経痛
otoneurology [オウトウニューれーラジー] 耳神経学
otopathy [オウタペスィ] 耳病
otophone [オウタフォウン] 補聴器
otopiesis [オウトウパイイースィス] 迷路高圧症, 鼓膜陥没症
otoplastic [オウタプれースティック] 耳形成の
otoplasty [オウタプれースティ] 耳形成術
otopolypus [オウタパリパス] 耳内息肉, 耳内ポリープ
otopyorrh(o)ea [オウタパイアりーア] = otopyosis 耳膿漏
otorhinolaryngology [オウトウらイノウラりンガラジー] 耳鼻咽喉科学
otorrhagia [オウタれイジア] 外聴道出血
otorrh(o)ea [オウタりーア] 耳漏, みみだれ
otosclerosis [オウトウスクリアろウスィス] 耳硬化症
otoscope [オウタスコウプ] 耳聴管, 耳鏡, 耳漏斗
otoscopy [オウタスカピー] 検耳法

otothiamine ～ ovariostomy

otothiamine [オウトウ**サ**イアミン] オトチアミン　☆ビタミン B_1 剤の一つ
ototoxic [オウタ**タ**クシィック] 耳毒性の
ototoxicity [オウタ**タ**クスィスィティ] 耳毒性
oulorrhagia [ウーロウ**れ**イジア] 歯肉出血
ounce [**ア**ウンス] オンス　☆1オンス 28.349g
 — **for prevention, pound for treatment** [-フォー プリ**ベ**ンシャン, **パ**ウンド フォー ト**リ**ートマント] 予防には1オンス, 治療には1ポンドの薬が必要　☆治療は予防より難しいこと
outbreak [**ア**ウトブれイク] 爆発, 突発
outbreeding [**ア**ウトブりーディング] 異系交配
outburst [**ア**ウトバースト] (とくに強い感情の)破裂, 爆裂, 爆発
outcome [**ア**ウトカム] 転帰, 結晶, 成り行き, 結果
outcrop [**ア**ウトクらップ] 露出歯　☆歯のエナメルが歯肉から露出すること
outdoor [**ア**ウトドア] 戸外, 大気中
 — **exercise** [-**エ**クサーサイズ] 戸外運動
outer circumference [**ア**ウター サー**カ**ムファらンス] 外周
outgoing [**ア**ウトゴウイング] 外向性の
outgrow [アウトグ**ろ**ウ] より大きくなる, 成長において勝る, 疾病などがなくなる, 失う
outlet [**ア**ウトリット] 出路, 排口, 出口
 pelvic — [ペ**ル**ヴィック-] 骨盤下口；骨盤出口
outlimb [**ア**ウトリム] 四肢端
outline [**ア**ウトライン] 輪郭, 外形線, 略図, 梗概, 要点を記す, 略述する
outlook [**ア**ウトルック] 展望, 光景, 前進, 先見, 睨み付ける
outlying [**ア**ウトライイング] 外の, 中心を離れた, かけ離れた, 遠隔の
outnumber [アウト**ナ**ンバー] 数において〜より優れる
outpatient [**ア**ウトペイシャント] 外来患者
 — **clinic** [-ク**リ**ニック] 外来
 — **department, OPD** [-ディ**パ**ートマント] 外来
output [**ア**ウトプット] 拍出量, 排泄物, 生産力, 排泄量
outrageous [アウト**れ**イジャス] 乱暴な, 無法な, 甚だしい, 乱暴に, 不埒にも
outside [**ア**ウトサイド] 外部, 外面, 表面, 外部の, 最高の, 局外者の, (〜の)外へ, 以上に, (〜を)除いて
 — **appearance** [-ア**ピ**アらンス] 外観
outspoken [アウトス**ポ**ウクン] 腹蔵なくいう, 素直な, あからさまな, うち明けて, 赤裸々に
outstanding [アウトス**テ**ーンディング] そのままになっている, 突出した, 顕著な
outward [**ア**ウトワード] 外の, 外側の, 外より得た, 外部, 外形, 外界
oval [**オ**ウヴァル] 卵の, 小判形の, 卵形, 楕円形地, 卵形物, 楕円体
ovalbumin [オウヴァル**ビュ**ーミン] 卵白アルブミン
ovalocyte [オウ**ヴァ**らサイト] 楕円形赤血球
ovaralgia [オウヴァ**れ**ールジア] 卵巣痛
ovarian [オウ**ヴェ**アりアン] 卵巣の
 — **agenesis** [-エー**ジェ**ニスィス] 卵巣無形性　☆ Turner 症候群
 — **artery** [-**ア**ータりー] 卵巣動脈
 — **cyst** [-**スィ**スト] 卵巣嚢胞
 — **cystoma** [-スィス**ト**ウマ] 卵巣嚢腫
 — **failure** [-**フェ**イリャー] 卵巣機能低下
 — **follicle** [-**ファ**リクル] 卵巣濾胞
 — **resection** [-り**セ**クシャン] 卵巣切除術
ovaric [オウ**ヴェ**ーアりック] 卵巣の
ovariectomy [オウヴェアり**エ**クタミー] 卵巣摘出術
ovariocele [オウ**ヴェ**ーアりアスィール] 卵巣ヘルニア
ovariocentesis [オウヴェーアりオウセン**ティ**ースィス] 卵巣穿刺
ovariocyesis [オウヴェーアりオウサイ**イ**ースィス] 卵巣妊娠
ovariodysneuria [オウヴェーアりオウディス**ニュ**ーりア] 卵巣神経痛
ovariohysterectomy [オウヴェーアりオウヒスタ**れ**クタミー] 卵巣子宮摘出術
ovariola [オウヴェーアり**オ**ウラ] 卵巣管
ovariole [オウ**ヴェ**ーアりオウル] 卵巣小管
ovarioncus [オウヴェーアり**ア**ンカス] 卵巣腫瘍
ovariorrhexis [オウヴェーアりア**れ**クスィス] 卵巣破裂
ovariosalpingectomy [オウヴェーアりアサルピン**ジェ**クタミー] 卵巣卵管摘出術
ovariosteresis [オウヴェーアりオウスタ**リ**ースィス] 卵巣摘除術
ovariostomy [オウヴェーアり**ア**スタミー] 卵巣嚢胞開口術

ovariotomy [オウヴェーアリアタミー] 卵巣切開術

ovariotubal [オウヴェーアリオウテューバル] 卵巣および卵管の

ovariprival [オウヴェーリプリヴァル] 卵巣喪失の

ovaritis [オウヴェーらイティス] 卵巣炎

ovarium [オウヴェーアリアム] 卵巣

ovary [オウヴェーりー] 卵巣

ovate [オウヴェイト] 卵形の

over influence [オウヴァー インフルアンス] 過度に影響を及ぼす，権力を振るいすぎる，無理に強いる

overact [オウヴァーアクト] 過剰に行動する

overactive [オウヴァーエークティヴ] 積極的饒舌の，自己誇張型性格の，過剰活性の

overall [オウヴァーオール] 全体として，上下一体の作業衣

overbite [オウヴァーバイト] 過剰咬合 ☆上顎が下顎より前方にずれている咬合

overcome [オウヴァーカム] 打ち勝つ，圧倒する，力つきて

overcompensation [オウヴァー・カンペンセイシャン] 過剰代償

overconfident [オウヴァーカンフィダント] 信じすぎる，過信の，自惚れる，大胆な

overcorrection [オウヴァー・カれクシャン] 過矯正，過剰補正

overcrowding [オウヴァー・クらウディング] 過密，雑踏，混雑，（人を）すし詰めにすること

overdetermination [オウヴァー・ディターミネィシャン] 重複決定．情動は複数の要因により決定されるという説

overdevelopment [オウヴァー・ディヴェラップマント] 発育過度

overdo [オウヴァードゥ] やりすぎ

overdose [オウヴァードウス] （薬の）過量投与

overeat [オウヴァーイート] 過食

overexposure [オウヴァー・イクスポウジャー] 露出過度

overextension [オウヴァー・イクステンシャン] 過牽引，過度延長

overfatigue [オウヴァー・ファティーグ] 過労，過度の疲労

overfeed [オウヴァー・フィード] 過食，過飲

overflow [オウヴァー・フロウ] （縁に）あふれる，みなぎる，洪水，氾濫，過多，排水路

— **incontinence** [－インカンティナンス] 充満失禁 ☆膀胱に尿が充満して排尿が調節できない

overfull [オウヴァーフル] 充満させる，一杯になりすぎた

overgrown [オウヴァー・グろウン] 発育過度，肥満

overhauling [オウヴァー・ホーリング] 機械の修正，修理

overhead projector, OHP [オウヴァーヘッド プらジェクター] オーバーヘッド・プロジェクター

overhydration [オウヴァーハイドれイシャン] 水分過剰，水分過剰補給

 isotonic — [アイソタニック－] 等張性痙（いっ）水

overlapping of (cranial) bones [オウヴァーレーッピング アヴ（クれィニアル）ボーンズ] （頭蓋）骨重積（児頭が産道を通過しやすくするために児頭の骨が重なり合う）

overlap syndrome [オウヴァーレープ スィンドろウム] 重積症候群 ☆いくつかの結合組織病の重なった状態

overlay [オウヴァーレイ] 重塁，重層，重ねる，かぶせる

overnight [オウヴァーナイト] 前夜の，宵越しの，夜通し

overpopulation [オウヴァー・パピュレイシャン] 人口過剰，人口過多

overpressure [オウヴァー・プれッシャー] 過度の重圧，過度圧迫

overproduction [オウヴァー・プらダクシャン] 生産過剰，製造過多

overrate [オウヴァーれイト] 買いかぶる，見積もりすぎる，評価しすぎる

over-react [オウヴァー・りエークト] 過剰に反応する

overresponse [オウヴァー・りスパンス] 過剰反応

overriding [オウヴァー・らイディング] 折れた骨が重なり合う

— **aorta** [－エィオータ] 騎乗大動脈．大動脈が心室中隔の上にある，ファロー四徴症の一部

oversleep [オウヴァー・スリープ] 寝過ごす

overstrain [オウヴァー・ストれイン] 過度に緊張する，無理に使う，過度に努力する，過度の緊張または努力，過労

overt [オウヴァート] 明らかな，明白な

overtone [オウヴァー・トウン] 上音，倍音

overuse [オウヴァー・ユース] 過度に使用す

overuse ～ oxyesthesia

る，乱用する；酷使，乱用
— syndrome [-ス**ィ**ンドロウム] 使いすぎ症候群
overventilation [オウヴァー・ヴェンティレイシャン] = hyperventilation（過換気）
overweight [**オ**ウヴァー・ウェイト] 重量過多，過体重，規定の重量を超過した
overwork [**オ**ウヴァー・ワーク] 過労
ovi [**オ**ウヴァイ] 卵（ovum）の第2格
— vitellus [-ヴァイ**テ**ラス] 卵黄
ovicapsule [オウヴィ**キャ**プスュール] 卵胞，グラーフ濾胞
ovicell [**オ**ウヴィセル] 卵室，卵房
oviduct [**オ**ウヴィダクト] 卵管
oviferous [オウ**ヴィ**ファラス] 産卵または輸卵の，卵子発生の
oviform [**オ**ウヴィフォーム] 卵形，卵の
ovigerm [**オ**ウヴィジャーム] 卵子芽細胞
ovination [オウヴィ**ネ**イシャン] 羊痘接種
ovine smallpox [**オ**ウヴァイン ス**モ**ールパックス] 羊痘
oviparity [オウヴィ**ペ**ーリティ] 卵生
oviparous [オウ**ヴィ**パラス] 卵生の
oviposit [オウヴィ**パ**ズィット] 産卵する，放卵する
oviposition [オウヴィパ**ズ**ィシャン] 産卵，放卵
ovisac [**オ**ウヴィサック] = ovicell 卵胞，卵房
ovoblast [**オ**ウヴァ・ブレスト] 卵芽細胞
ovocyte [**オ**ウヴァ・サイト] 卵母細胞
ovoglobulin [オウヴァ・グラ**ビュ**リン] 卵白グロブリン
ovogonium [オウヴォウ**ゴ**ウニアム] 原始卵細胞
ovoid [**オ**ウヴォイド] 卵形の，卵形体
ovolecithin [オウヴァ**レ**スィ**ズ**ィン] 卵のレシチン
ovolytic [オウ**ヴァ**リティック] 卵のアルブミン分解
ovoviviparous [オウヴォウヴィ**ヴィ**ペラス] 体内孵化
ovular [**オ**ウヴュラー] 胚株の，卵生の
ovulation [オウヴュ**レ**イシャン] 排卵
ovum, ova（複）[**オ**ウヴァム，**オ**ウヴァ] 卵，卵子，卵細胞
ovute [**オ**ウヴュート] 杯珠，小卵
Owren's disease [**オ**ウらンズ ディ**ズ**ィーズ] オウレン病 ☆第V因子欠損による血友病
oxalate [ア**ク**サレイト] 蓚酸塩

oxalic [アク**サ**リック] かたばみの，蓚酸の
— acid [-エーサッド] 蓚酸
oxaloacetic acid [アクサロウ・ア**ス**ィーティック エーサッド] オキサロ酢酸
oxalosis [アクサ**ロ**ウスィス] シュウ酸症
oxaluria [アクサ**リュ**ーリア] 蓚酸塩尿症
oxaluric acid [アクサ**リュ**ーリック エーサッド] オキサルリン酸
oxidase [**ア**クスィデイス] 酸化酵素
oxidation [アクスィ**デ**イシャン] 酸化
oxidative [**ア**クスィデイティヴ] 酸化的
— breakdown [-ブ**れ**イクダウン] 酸化分解
— enzyme [-エンザイム] 酸化酵素
— ferment [-ファーメント] 酸化酵素
— phosphorylation [-ファスファリ**レ**イシャン] 酸化的リン酸化
oxide [**ア**クサイド] 酸化物
oxidizable [**ア**クスィ**ダ**イザブル] 酸化し得る
oxidize [**ア**クスィダイズ]（金属などを）酸化させる，さびさす，（銀などを）いぶす，酸化する，さびる
oxidizer [**ア**クスィダイザー] 酸化剤
oximeter [アク**ス**ィミター] 酸素濃度計 ☆血中ヘモグロビンの酸素飽和度を測定する装置
oximetry [アク**ス**ィミトリー] 酸素飽和度測定〔法〕
oxon(a)emia [アクソウ**ニ**ーミア] 酸血症
oxyarteritis [アクスィアーティ**ら**イティス] 急性動脈炎
oxyblepsia [アクスィブ**レ**プスィア] 視力鋭敏
oxybromide [アクスィブ**ろ**ウマイド] 酸臭化物
oxybutyric acid [アクスィ**ビュ**ーティリック エーサッド] 酸化酪酸，オキシブチル酸
oxycephaly [アクスィ**セ**ファリー] 尖頭症
oxychromatic [アクスィクろウ**マ**ティック] クロマチンの酸性染色部の
oxychromatin [アクスィク**ろ**ウマティン] 酸性色素向性のクロマチン質
oxycinesis [アクスィスィ**ニ**ースィス] 過剰運動，運動時疼痛
oxydase [**ア**クスィデイス] 酸化酵素
oxydasis [アクスィ**デ**イスィス] 酸化酵素作用
oxydesis [アクスィ**デ**ィースィス] 酸素結合能
oxydol [**ア**クスィドール] オキシドール ☆消毒薬，過酸化物製剤
oxyesthesia [アクスィエス**ス**ィ**ー**ズィア] 知

oxygen, O [アクスィジャン] 酸素（元素）☆原子番号8，原子量16.00
— **capacity** [－キャパスィティ] 酸素結合容量 ☆（とくに）血液が大気中でとり得る酸素量
— **consumption** [－カンサンプシャン] 酸素消費量
— **debt** [－デット] 酸素不足，酸素損失
— **deficit** [－デフィスィット] 酸素欠乏量
— **poisoning** [－ポイズニング] 酸素中毒
— **therapy** [－セラピー] 酸素療法

oxygenase [アクスィジャネイス] オキシゲナーゼ ☆空中酸素を摂取する酵素

oxygenate [アクスィジャネイト] 酸素で処理する，酸素と化合させる，酸化する，呼吸で血液に酸素を満たす

oxygenation [アクスィジャネイシャン] 酸素で処理すること，酸素負荷，酸素を加えること
hyperbaric — [ハイパーバーリック－] 高気圧酸素負荷；高圧酸素療法

oxygenic [アクスィジェニック] 酸素の，酸素を含む，酸素を生ずる，酸素に似た

oxyh(a)emoglobin [アクスィヒーマグロウビン] 酸化血球素，酸化ヘモグロビン
— **dissociation curve** [－ディソウシエイシャン カーヴ] 酸化ヘモグロビン解離曲線

oxyhydrogen [アクスィハイドらジャン] 酸水素の

oxyhyperglycemia [アクスィ・ハイパーグライスィーミア] 尖形高血糖 ☆血糖が急激に上昇し，また下降する曲線

oxylalia [アクスィレイリア] 談話急速症

oxymuriatic acid [アクスィミューりアティック エーサッド] 塩酸，塩素，酸塩素

oxyntic [アクスィンティック] 酸性分泌物，酸分泌性の

oxyopia [アクスィオウビア] 視力鋭敏症

oxyosis [アクスィオウスィス] ＝ acidosis 酸中毒，酸性血症

oxyosphresia [アクスィアスフりーズィア] 嗅覚鋭敏症

oxypathia [アクスィペースィア] 感覚鋭敏，覚過敏

oxypathy [アクスィパスィ] 酸中毒症

oxyphil [アクスィフィル] ＝ oxyphilous 酸性色素親和性の，好酸性
— **adenoma** [－アディノウマ] （副甲状腺の）好酸細胞腺腫
— **cell** [－セル] （副甲状腺の）好酸細胞

oxyphonia [アクスィフォウニア] 清鋭音，声音急調．声音が高調で急速であること

oxyplasm [アクスィプレーズム] 酸性色素親和性，好酸性の

oxypropionic acid [アクスィプろウピアニック エーサッド] オキシプロピオン酸

oxyrhine [アクスィらイン] とがり鼻，高鼻，嗅覚鋭敏の

oxyrygmia [アクスィりグミア] 酸味噯気，酸性噯気 ☆酸味のあるげっぷ

oxytocia [アクスィトウシア] 急速分娩，分娩促進

oxytocic [アクスィトウスィック] 分娩促進の

oxytocin [アクスィトウスィン] オキシトシン ☆下垂体後葉ホルモン，子宮収縮作用がある

oxytoxin [アクスィタクスィン] 酸化毒素

oxyuriasis [アクスィユーリアスィス] 蟯虫症

Oxyuris [アクスィユーりス] 線虫類属
— **vermicularis** [－ヴァーミキュラーりス] 蟯虫

oyster [オイスター] 牡蠣，（鶏の背の下部の両側にある）牡蠣状の暗色肉片

oz(a)ena [オウズィーナ] 鼻痂症

ozochrotia [オウゾウクろウシア] 皮膚悪臭

ozonator [オウゾネイター] オゾン発生器

ozone [オウゾウン] オゾン，気を引き立たせる力

ozonizer [オウザナイザー] オゾン化するもの，オゾン発生器，オゾン管

ozonometer [オウザナミター] オゾン測定器

ozonoscope [オウザナスコウプ] オゾン検査器

ozostomia [オウゾウストウミア] 呼気悪臭，口臭症

P

P　1.（papilla）/ 2.（para）/ 3.（partial pressure）/ 4.（pharmacopeia）/ 5.（phosphorus）/ 6.（point）/ 7.（position）/ 8.（premolar）/ 9.（presbyopia）/ 10.（pressure）/ 11.（probability）/ 12.（proximal）/ 13.（pugillus）/ 14.（pulse）/ 15.（pupil）/ 16.（P wave in EKG）

P_2（pulmonary second sound）

PA　1.（physician's assistant）/ 2.（plasminogen activator）/ 3.（postero-anterior）/ 4.（primary aldosteronism）/ 5.（pulmonary artery）

Pa（proto-actinium）

PABA（para-aminobenzoic acid）

pabular［ペービュラー］食物の，栄養の

pabulin［ペービュリン］パブリン ☆消化直後の血液内アルブミン

pabulum［ペービュラム］食物，滋養物

PAC　1.（plasma aldosterone concentration）/ 2.（premature atrial contraction）

pacchionian［ペーチオウニアン］パキオニ
　— bodies［－バディーズ］パキオニ小体
　— gland［－グレーンド］パキオニ腺
　— granulations［－グラニュレイシャンズ］パキオニ顆粒（複）☆脳膜粒子

pace［ペイス］歩調，調律

pacemaker［ペイス・メイカー］ペースメーカ〔一〕．心臓拍動の刺激が発生する洞房結節；心筋の収縮リズムを人工的に調節する器械

pacemaker of heart［ペイスメイカー オヴ ハート］心調律体，心ペースメーカー

pachemia［ペーキーミア］血液濃縮

pachismus［ペーキズマス］肥厚

pachometer［ペーカミター］厚度計，身体の厚さを計る器具

pachulosis［ペーキュロウスィス］乾性皮膚肥厚症

pachyacria［ペーキアクリア］肢端肥厚症

pachyblepharon［ペーキブレファラン］眼瞼肥厚

pachycephalus［ペーキスィファラス］短厚頭頂

pachycephaly［ペーキセファリー］頭蓋肥厚症

pachycheilia［ペーキカイリア］口唇肥厚症

pachycholia［ペーキコウリア］胆汁濃縮症，濃胆汁症

pachycolpismus［ペーキカルピスマス］肥厚性腟炎

pachydactylia［ペーキデークティリア］指趾末端部肥厚症

pachydermia［ペーキダーミア］強皮症，象皮症

pachydermoperiostosis［ペーキダーモウ・ぺリアストウスィス］皮膚骨膜肥厚症

pachyemia［ペーキーミア］濃縮血液

pachyglossia［ペーキグラスィア］舌肥厚

pachygnathous［ペーキグナサス］下顎肥厚の

pachyhemia［ペーキヒーミア］血液濃縮

pachyleptomeningitis［ペーキレプトウメニンジャイティス］硬軟髄膜炎

pachylosis［ペーキロウスィス］乾性皮膚肥厚症

pachymeningitis［ペーキメニンジャイティス］硬髄膜炎

pachymeninx［ペーキメニンクス］硬髄膜

pachymeter［ペーキミター］肥厚計，厚度計

pachynsis［ペーキンスィス］肥厚，肥大

pachyntic［ペーキンティック］異常肥厚

pachyonychia［ペーキオウニキア］厚爪症

pachyostosis［ペーキアストウスィス］骨肥厚，硬骨症

pachyotia［ペーキオウシア］耳殻肥厚

pachyperitonitis［ペーキぺリトウナイティス］肥厚性腹膜炎

pachypleuritis［ペーキプリューらイティス］肥厚性胸膜炎

pachysoma［ペーキソウマ］軟部肥厚

pachyvaginalitis［ペーキ・ヴェジナライティス］肥厚性鞘膜炎

pachyvaginitis［ペーキヴァジナイティス］肥厚性腟炎

Pacific rim［ペスィフィック リム］太平洋沿岸帯

pacinitis［ペースィナイティス］パチニ小体炎

pack［ペーック］罨法，パックする，詰める，身体を包む，くるむ

packed cell volume, PCV［ペーックト セル ヴァリューム］ヘマクリット血球容量

packer［ペーッカー］挿入器，填塞器

☆外科器具の一つでガーゼ挿入に用いる

packing [ペーキング] 填塞, 填入 ☆傷や空洞をガーゼ・海綿などでつめること, 纏絡すること

PACO₂ (partial pressure of alveolar carbon dioxide)

PaCO₂ (partial pressure of arterial carbon dioxide)

pad [ペード] 当て物, 褥, 充填物

padding [ペーディング] 摘物をすること, 心を入れること, 詰物, 色留薬, 色留法

PAF 1. (platelet activating factor) / 2. (platelet aggregating factor)

Page's disease [ペイジズ ディズィーズ] ページ病 ☆外傷性脊髄神経症

pageism [ペイジーズム] 給仕症 ☆常に人に従属する習慣

Paget's disease [ページッツ ディズィーズ] パジェット病 ☆1. 悪性乳頭炎（女性乳房の湿疹様変化と痂疲形成）／2. 変形性骨炎（破骨吸収による骨吸収の著明な亢進と骨形成の亢進を起こす）

pagophagia [ペイガフェイジア] 氷食症 ☆鉄欠乏性貧血で氷を食べたがること

pagoplexia [ペイガプレクシア] 凍傷, 凍瘡
— **pagus** [- ペーガス] ☆「二重体結合」を表す接尾語

PAH (para-aminohippuric acid)

pail [ペイル] 手桶, バケツ, 容器, 一桶の量

pailful [ペイルフル] 手桶一杯, 一手桶の量

pain [ペイン] 苦しみ, 痛み, 心痛, 陣痛, 苦痛を与える, 心配させる, 痛む
— **joy** [- ジョイ] ヒステリー患者に見る疼痛の快感
intermenstrual — [インターメンストルアル -] 中間痛, 月経間痛
postherpetic — [ポスト・ハーピーティック -] 帯状疱疹後疼痛
radiating — [れィディエイティング -] 放散痛
stump — [スタンプ -] 断端痛. 術後に起こる切断端部の疼痛

painful [ペインフル] 痛い, 苦しい, 困難な
— **foot syndrome** [- フット スィンドろウム] 足痛症候群

painless [ペインレス] 苦痛のない, 痛みのない
— **labor** [- レイバー] 無痛分娩
— **tic** [- ティック] 無痛性痙攣

painstaking [ペインステイキング] 苦心する, 注意深い, 丹精をこらした, 刻苦, 苦心, 丹精

paint [ペイント] 塗布剤, ペンキまたは絵具を塗る, 彩色する, 描写する, 化粧する

painting [ペインティング] 塗布すること, 画術, 油絵, ペンキ塗り, 絵具, 塗料, ペンキ

pair [ペアー] 対をなすもの, 一対一, 組, つがい, 一対にするまたはなる, つがう, 結婚するまたはさせる

palatability [パレイタビリティ] 好ましいこと, 愉快なこと, 美味性

palatable [パレイタブル] 味のよい, 趣味に適う, 愉快な

palatal [パレイトル] 口蓋の, 口蓋音の, 口蓋骨, 口蓋音

palate [パーラット] 口蓋, 上顎, 味覚, 風味
— **hook** [- フック] 口蓋挙上器, 口蓋鉤
— **plate** [- プレイト] 口蓋板

palatine [ペーラタイン] 口蓋の, 上顎の, 口蓋骨
— **bone** [- ボウン] 口蓋骨
— **gland** [- グレーンド] 口蓋腺
— **lamina** [- ラミナ] 口蓋板
— **papilla** [- ペーピラ] 口蓋乳頭

palatitis [ペーラタイティス] 口蓋炎

palatognathous [ペーラタグナサス] 口蓋破裂の

palatolabial [ペーラトウレイビアル] 口蓋口唇の

palatomaxillary [ペーラタメークスィラリー] 口蓋と顎の

palatopagus [ペーラタパガス] 口蓋結合体

palatopharyngeal [ペーラトウファリンジアル] 口蓋咽頭の

palatoplasty [ペーラタプレースティ] 口蓋形成術

palatorrhaphy [ペーラトーらフィ] 口蓋縫合術

palatoschisis [ペーラタスキスィス] 口蓋裂

palatum [ペーレイタム] [L] = palate 口蓋
— **durum** [- デュアらム] 硬口蓋
— **fissum** [- フィッサム] 口蓋破裂
— **molle** [- モウル] 軟口蓋
— **osseum** [- オッスィアム] 骨口蓋

pale [ペイル] 血の気の失せた，蒼白な，色の薄い，青ざめる，青ざめさせる，薄くする，薄くなる
— infarct [- インファークト] 蒼白梗塞
— muscle [- マスル] 白筋

paleoanthropology [ペイリオウアンスらパラジー] 化石人類学

paleocerebellum [ペイリオウせりベラム] 旧小脳

paleoencephalon [ペイリオウエンセファラン] 大脳皮質以外の全脳，旧脳

paleogenetic [ペイリアジェネティック] 過去に起因して

paleontology [ペイリアンタラジー] 古生物学，化石学

paleopathology [ペーリア・パサラジー] 古生物病理学

paleostriatum [ペーリオウストらイエイタム] 古線条体

palephrenia [ペーリフリーニア] 精神分裂症

palikinesia [ペーリカイニースィア] 病的持続運動，反覆運動

palilalia [ペーリレイリア] 言語反覆症

palinal [ペーリナル] 後退の，後方へ

palindrome [ペリンドろウム] パリンドローム，反覆配列 ☆自己相補的核酸配列反対順序の反覆

palindromic [ペーリンドろウミック] 再帰，再発，逆戻り
— rheumatism [- リューマティズム] 回帰性リウマチ

palingenesis [ペーリンジェニスィス] 新生，再生，回復，反復発生，祖先の性質の発現，先祖帰り

palingnostic [ペーリングノウスティック] 再認識の

palingraphia [ペーリングれイフィア] 書字反復症

palinmnesis [ペーリンムニースィス] 過去追想症

paliphrasia [ペーリフれイズィア] = palinphrasia 言語反復症

palirrh(o)ea [ペーリリーア] 反覆粘膜分泌

palisade parenchyma [ペーリセイド パれンキマ] 棚状組織（植物）

pallesthesia [ペラススィーズィア] 振動感覚

palliate [ペーリエイト] 病気を根治せずに一次的に鎮静させる，弁解する，待期する

palliation [ペーリエイシャン] 病気，痛みなどの一次的鎮静，姑息

palliative [ペーリアティヴ] 病気，痛みなどを軽くする，姑息的な，弁解する，一時の緩和剤，病状の緩和，弁解
— operation [- アパれイシャン] 姑息的手術
— treatment [- トリートマント] 姑息療法

pallidotomy [ペーリダミー] 淡蒼球切離術 ☆舞踏病の外科的治療法

pallidum [ペーリダム] 淡蒼球 ☆小脳レンズ核蒼白部

pallium [ペーリアム] 外套，被膜

pallor [ペーラー] 青ざめ，血色の非常に悪いこと，蒼白，口周囲蒼白

palm [パーム] 手掌，掌状部，手を触れる，瞞着する

palmar [パーマー] = palmary 手掌の
— circumflexa of humeral artery [- サーカムフレクサ アヴ ヒューマらルアータりー] 背側上腕回旋動脈
— erythema [- エりスィーマ] 手掌紅斑
— fascia [- ファシア] 手掌腱膜

palmaris muscle [ペールメアリス マスル] 手掌筋

palmate [ペールメイト] = palmated 掌状の，みずかきのある

palmature [ペールマチャー] 手指癒着

palmesthesia [ペールメススィーズィア] 振戦感覚

palmitate [ペールミテイト] パルミチン酸塩

palmitic acid [ペールミティック エーサッド] パルミチン酸

palmitin [ペールミティン] パルミチン ☆油脂の成分

palmitoleic acid [ペールミタリーイック エーサッド] ペルミトオレイン酸

palmitone [ペールミトウン] パルミトーン ☆パルミチン酸の蒸留産物

palmomental reflex [ペールマメンタル リーフレクス] 手掌頤反射 ☆手掌をこすると頤筋が収縮する

palmoplantar [ペールマプランター] 手掌足蹠

palmus [ペールマス] 振動，鼓動，跳躍痙攣

palp [ペールプ] = palpus 昆虫の触鬚，触官

palpability [ペルパビリティ] 触知できるこ

palpable ～ pandemic

と，明白なこと
palpable［ペールパブル］ 触知できる，触診できる，明白な
palpate［ペールペイト］ 触診する，触れてみる，探る
palpation［ペールペイシャン］ 触診，触知，感触
palpebra［ペールピーブら］ 眼瞼
palpebral［ペールピーブらル］ 眼瞼の，眼の，眉毛の
　— conjunctiva［ーカンジャンクタイヴァ］眼瞼結膜，瞼結膜
　— gland［ーグレンド］ 眼瞼腺
palpebration［ペールピブれイシャン］ 瞬目，まばたき
palpebritis［ペールピブらイティス］ 眼瞼炎
palpebrofrontal［ペールピブろフろンタル］眼瞼と額の
palpitate［ペルピテイト］ 脈が打つ，動悸する，震える
palpitation［ペルピテイシャン］ 心悸亢進，拍動，動悸
palsy［ポールズィ］ 軽症の麻痺，中風，身体不随，無能，麻痺させる
paludal［パリューダル］ マラリアの，沼沢の，湿地の
paludism［パリュディズム］ 慢性マラリア
pamirolast［パミロラスト］ パミロラスト ☆アレルギー性結膜液の点眼剤
pamper［ペーンパー］ 好きなようにしてやる，たくさん食べさせる
pamphlet［ペーンフリット］ パンフレット，小冊子，小論文
pampiniform［ペーンピニフォーム］ 蔓状の
pampinocle［ペーンピナスィール］ 精索静脈瘤
pamplegia［ペーンプリージア］ 全麻痺
pan［ペーン］ 皿状器物，皿，鍋，頭蓋，脳蓋
　— of the knee［ーアヴ ザ ニー］ 膝蓋骨
panacea［ペーナスィーア］ 万病薬，秘薬
panaesthesia［ペーニススィーズィア］ 全身麻酔
panagglutinin［ペーンアグルーティニン］ 汎凝集素
Panama fever［ペーナマー フィーヴァー］パナマ熱，シャーグレ病 ☆中米コロンビア地方の一種のマラリア
panamnesis［ペーナムニースィス］ 全記憶喪失
panangitis［ペーナンジアイティス］ 汎血管炎

panaris［ペーナリス］ ひょう疽
panaritium［ペーナリシアム］ ひょう疽
panarteritis［ペーナーティらイティス］ 汎動脈炎
panarthritis［ペーナースらイティス］ 汎関節炎
panasthenia［ペーナススィーニア］ 神経衰弱
pancake kidney［ペーンケイク キドニー］パンケーキ腎 ☆両側の腎が一塊となっている先天異常
pancarditis［ペーンカーダイティス］ 汎心炎
panchromatic［ペーンクろウメーティック］ 全整色の，汎染色性の
Pancoast syndrome［ペーンコウスト スィンドろウム］ パンコースト症候群 ☆肺尖部悪性腫瘍による症候群，上腕神経，血管，交感神経の圧迫
pancreas［ペーンクりアス］ 膵，膵臓
pancreatectomy［ペーンクりアテクタミー］ 膵切除術
pancreatic［ペーンクりアティック］ 膵の
　— abscess［ーアブセス］ 膵膿瘍
　— juice［ージュース］ 膵液
　— secretion［ースィクりーシャン］ 膵液分泌
pancreaticoduodenal［ペーンクりアティコウデューオウディーナル］ 膵十二指腸の
pancreatin［ペーンクりアティン］ パンクレアチン ☆消化酵素薬，膵酵素薬
pancreatitis［ペーンクりアタイティス］ 膵炎
pancreatogenic［ペーンクりアタジェニック］＝pancreatogenous 膵臓に発生する
pancreatolipase［ペーンクりアタライペイス］膵液内リパーゼ
pancreatolysis［ペーンクりアタリスィス］ 膵組織崩壊
pancreatomy［ペーンクりアタミー］ 膵切開術
pancreatopathy［ペーンクりアタパスィ］ 膵疾患
pancreatotropic［ペーンクりアタトらピック］＝pancreatropic 向膵性の，膵親和性の，膵刺激性の
pancreozymin［ペーンクりオウザイミン］＝cholecystokinin パンクレオザイミン ☆膵液分泌を刺激する消化管ホルモン，コレシストキニンと同一物質
pancytopenia［ペーンサイタピーニア］ 汎血球減少症
pandemic［ペーンデミック］ （疫病が）流行

585

pandemy ～ Papaver

性の,伝播する,世界的流行性伝染病
pandemy [ペーンディミー] 汎流行, 大流行
pandiculation [ペンディキュレイシャン] 欠伸, のび
pandysautonomia [ペーン・ディスオートノウミア] 汎自律神経異常症
Pandy's test [ペーンディーズ テスト] パンディ試験 ☆脳脊髄液のグロブリン試験法, フェノール滴下で白濁
panel [ペーヌル] 陪審, 登録簿, 切石, 壁, パネル, 審査会
 — doctor [-ダクター] 健康保険医名簿登録の医師, 審査会医師
 — member [-メンバー] 陪審員, 審査会委員
panesthesia [ペーニススィーズィア] 全感覚
pang [ペーング] 激痛, 悲痛, 突発性疼痛
pangenesis [ペーンジェニスィス] 汎起論, 汎生節 (Darwin の創説), 学術的研究論文, 証明書, 文書, 記録, 紙幣, 手形, 紙の, 紙製の, 紙に包む, 紙を貼る
panhidrosis [ペーンヒドろウスィス] 全身多汗症
panhypopituitarism [ペーンハイポウピテュイータりズム] 汎下垂体機能低下症
panhysterectomy [ペーンヒスタれクタミー] 子宮全摘出術
panhysterocolpectomy [ペーンヒスタろウカルペクタミー] 子宮腟全摘出術
panic [ペーニック] 恐慌 ☆あわてふためき正気を失う
 — disorder [-ディスオーダー] 恐慌性障害
panicky [ペーニッキー] 恐慌的な
panivorous [ペーニヴァラス] パン食生活
panlobular distribution [ペーンラビュラー ディストりビューシャン] 汎小葉性分布
panmyelophthisis [ペーンマイアラフスィスィス] 汎骨髄癆 ☆骨髄全造血細胞の減少
panmyelosis [ペーンマイアろウスィス] 汎骨髄症
panniculitis [ペーニキュライティス] 皮下脂肪組織炎
panniculus [ペーニキュラス] 膜, 層, 脂肪層
pannus [ペーナス] パンヌス ☆結膜, 関節嚢などに起こる顆粒組織の新生
panopalmosis [ペーナパルモウスィス] 労作性心悸亢進
panophthalmitis [ペーナフサルマイティス] 全眼球炎
panoptic stain [ペーナプティック ステイン] 汎視性染色 ☆組織の各成分を鑑別的に染色する法
panotitis [ペーノウタイティス] 全耳炎
panphlebitis [ペーンフリバイティス] 全静脈炎
pansinusitis [ペーンサイニュサイティス] 全副鼻腔炎
pantalgia [ペーンテールジア] 全身痛
pantankyloblepharon [ペーンテーンキラブレファラン] 完全眼瞼癒着
panthodic [ペーンサディック] 放射状拡散の ☆全方向へ放射すること
panting [ペーンティング] 喘ぎ, 呼吸促進
pantogamy [ペーンタガミー] 乱交
pantomogram [ペーンタマグらム] 全歯牙パノラマX線写真
pantomograph [ペーンタマグらフ] 全歯牙パノラマX線撮影装置
Pantopaque [ペーントペイク] パントペーク ☆造影剤の一種
pantothenic acid [ペーンタセニック エーサッド] パントテン酸 ☆水溶性ビタミンの一種
pantothermia [ペーンタサーミア] (原因不明の) 体温異常, 全身発熱
panturbinate [ペーンターピネイト] 全甲介骨
panus [ペーイナス] 非化膿性リンパ節炎
panuveitis [ペーン・ユーヴェアイティス] 全ぶどう膜炎 (iridocyclochoroiditis 虹彩毛様体脈絡膜炎)
PAO (peak acid output)
PAO₂ (partial pressure of alveolar oxygen)
PaO₂ (partial pressure of arterial oxygen)
PAP 1. (peroxidase-antiperoxidase method) / 2. (primary atypical pneumonia) / 3. (prostatic acid phosphatase)
pap [ペップ] 軟らかい食物, パン粥
papain [パペイン] = papaynase パパイン ☆パパイアタンパク酵素
Papanicolaou stain [パーパニコウレイウス ティン] パパニコロー染色 ☆核異型性をみる細胞学的癌診断法
Papaver [パペイヴァー] ケシ属

papaveraceous 〜 parabiosis

papaveraceous [パペイヴァれイシャス] ケシ科の

papaverine hydrochloride [パペーヴァリン ハイドロウクローライド] 塩酸パパベリン ☆排胆薬，平滑筋弛緩剤

papaverous [パペイヴァラス] ケシの，ケシのような，催眠の

paper [ペイパァ] 紙，新聞紙，論文，解説
— clip [－クリップ] 紙はさみの金具
— test [－テスト] 筆記試験

papescent [ペーペサント] かゆ（粥）状の，乳状の，どろどろした

papilla, papillae（複），P [パピラ, パピリー] 乳頭，乳嘴
— dentis [－デンティス] 歯乳頭
— lacrimalis [－ラクりメイリス] 涙点乳頭
— mammae [－マンメ] 乳頭，乳首
— of Santorini [－アヴ サントりーニ] サントリーニ乳頭 ☆十二指腸乳頭と同じ
— pili [－パイライ] 毛乳頭
— salivaria buccalis [－サリヴァりア バカーリス] 頬唾液乳頭
— salivaria sublingualis [－サリヴァりア サブリンガリス] 舌下唾液乳頭
— spiralis [－スパイれイリス] 螺状乳頭 ☆蝸牛管内の聴覚器官にある

papillaris [ペーピラーリス] 乳頭

papillary [ペーピラりー] = papillate 乳頭の，乳頭状の，小乳頭突起の
— carcinoma [－カースィノウマ] 乳頭状癌
— duct [－ダクト] 乳頭管
— muscle [－マスル] 乳頭筋
— muscle dysfunction [－マスル ディスファンクシャン] 乳頭筋機能不全

papilledema [パピリディーマ] 眼底乳頭浮腫，乳頭水腫

papillitis [パピライティス] 乳頭炎，歯肉乳頭炎，視神経炎

papilloma [ペーピロウマ] 乳頭腫，疣（イボ）状腫瘍
— virus [－ヴァイラス] 乳頭腫ウイルス

papillomatosis [ペーピロウマトウスィス] 乳頭腫症

papillomatous [ペーピロウマタス] 乳頭腫の

papilloretinitis [ペーピロウれティナイティス] 乳頭網膜炎

papillose [ペーピロウス] 乳頭のある，突起の多い，疣だらけの

papoid [パポイド] パポイド ☆パパイア果から取れる消化剤，酵素

papovavirus [パポウヴァヴァイラス] パポバウイルス ☆疣ぜいの原因

pappataci fever [ペーパテーチ フィーヴァー] パパタチ熱 ☆アフリカの砂蠅の刺咬による熱病，アフリカに見られる発熱疾患

pappus [ペーパス] （種子などの）冠毛，あごひげ

paprika splitter's lung [ペープリカ スプリッターズ ラング] パプリカ作業者肺 ☆過敏性肺臓炎の一つ

papular [ペーピュラー] = papulose, papulous 丘疹の，血疹に覆われた，小隆起の

papulation [ペーピュレイシャン] 乳頭形成，丘疹形成期

papule [ペーピュール] = papula 皮膚乳頭，丘疹

papyraceous [ペーピれイシャス] 紙のような

Paquelin's cautery [ペークウェリンズ コータりー] パクラン焼灼器

par [パー] [L] 対，同等，等価，健康または精神の常態

para- [ペーら－] ☆「側」「以外」「対」「副」「反」を表す接頭語

para [ペーら] 経産婦

para 1 [ペーら ワン] 1回経産婦

para-algesia [ペーら－アルジーズィア] 錯痛覚症，痛みと他の感覚の混同

para-aminobenzoic acid, PABA [ペーら－アミーノウベンゾウイック エーサッド] パラアミノ安息香酸

para-aminohippuric acid, PAH [ペーら－アミーノウヒピューりック エーサッド] パラアミノ馬尿酸

para-aminosalicylic acid, PAS [ペーら－アミーノウサリスィリック エーサッド] パラアミノサリチル酸

para-analgesia [ペーら－アナルジーズィア] 下半身痛覚麻痺

para-anesthesia [ペーら－アニススィーズィア] 対無感覚症

para-appendicitis [ペーら－アペンディサイティス] 虫垂周囲炎

para-articular [ペーら－アーティキュラー] 関節周囲の

parabion [ペーらビアン] 副生体

parabiosis [ペーらバイオウスィス] 副生，側生，共生，並体結合

parabiotic ～ paragammacism

parabiotic [ペーらバイアティック] 寄生の ☆二生物が結合して共存する
parablastic [ペーらブレースティック] 副胚胞, 分脈葉
parablepsia [ペーらブレプスィア] = parablepsis 錯視
parabulia [ペーらビューリア] 病的意志
paracentesis [ペーらセンティースィス] 穿刺術, 穿開術
　— **abdominis** [-アブダミニス] 腹部穿刺
　— **bulbi** [-バルビ] 眼球穿刺
　— **capitis** [-キャピティス] 頭蓋穿刺
　— **cordis** [-コーディス] 心嚢穿刺
　— **oculi** [-アキュライ] 眼球穿刺
　— **pericardii** [-ぺリカーディイ] 心膜穿刺
　— **pulmonis** [-パルマニス] 肺穿刺
　— **thoracis** [-ソーらスィス] 胸腔穿刺
　— **tunicae vaginalis** [-テューニケ ヴァジナーリス] 鞘膜穿刺
　— **tympani** [-ティンパニ] 鼓膜穿刺
　— **vesicae** [-ヴェスィケ] 膀胱穿刺
paracentetic [ペーらセンテティック] 穿刺の
paracentral scotoma [ペーらセントらル スコウトウマ] 傍中心暗点
paracentric [ペーらセントリック] 中心に向かう, 中心の近くの
paracholerae vibrio [ペーらカラリー ヴィブリオウ] パラコレラ菌
parachordal [ペーらコーダル] 側索の, 脊索の, 胎児頭蓋底軟骨の
parachroia [ペーらクろイア] 色調異常
parachroma [ペーらクろウマ] = parachromatosis 皮膚変色
parachromatism [ペーらクろウマティズム] 不正色覚, 色覚不全
parachymosin [ペーらカイマスィン] パラキモシン ☆ラブ酵素の一種, 類凝乳酵素
paracoccidioidomycosis [ペーらカクスィディオイドウ・マイコウスィス] パラコクシジオイデス症 ☆南アメリカブラストマイコーシス
paracolia [ペーらコウリア] 胆汁分泌異常
paracolitis [ペーらコウライティス] 結腸周囲炎, 結腸傍結合織炎
paracolpitis [ペーらカルパイティス] 腟周囲炎
paracolpium [ペーらカルピアム] 腟周囲結合組織
paracone [ペーらコウン] パラコーン, 上顎傍錐. 上顎大臼歯近心頰側咬頭

paraconid [ペーらコイド] パラコニッド, 下顎傍錐. 下顎大臼歯近心頰側咬頭 (mesiobuccal cusp)
paracrine [ペーらクリーン] パラクリン ☆細胞から分泌される物質が隣の細胞に作用すること
paracusis [ペーらクースィス] = parakousis 聴覚障害, 錯聴症
paracyesis [ペーらサイイースィス] 子宮外妊娠
paracystitis [ペーらスィスタイティス] 膀胱周囲炎, 膀胱傍組織炎
paracystium [ペーらスィスティアム] 膀胱傍結合組織
paradenitis [ペーらディナイティス] リンパ肉芽腫
paradentitis [ペーらデンタイティス] 歯周炎, 歯根膜炎
paradentosis [ペーらデントウスィス] 歯周症, 歯牙支持組織炎
paradidymis [ペーらディディミス] 精巣傍体
paradox [ペーらダクス] パラドックス, 逆説, 奇異
paradoxical [ペーらダクスィカル] 逆説の, 一見矛盾する
　— **contraction** [-カントらクシャン] 逆説的収縮, 奇異性収縮 ☆足を強く背屈すると前脛骨筋が収縮を起こす現象
　— **embolism** [-エンブリズム] 逆説性塞栓症
　— **pulse** [-パルス] 奇脈 ☆吸気中は脈が弱くなる拍動をいう
　— **pupil** [-ピュービル] 奇異瞳孔
paradysentery [ペーらディセンタりー] 赤痢に似た下痢 ☆異型赤痢菌の感染症
paraffin [ペーらフィン] パラフィン系化合物, 地蠟, 石蠟, パラフィン, 油パラフィンで処理する
　— **oil** [-オイル] パラフィン油
paraffinoma [ペーらフィノウマ] パラフィン腫
parafollicular [ペーらファリキュラー] 傍濾胞の
　— **cell** [-セル] 傍濾胞細胞, C細胞 ☆甲状腺のカルシトニンの分泌細胞
parafunction [ペーらファンクシャン] 異常機能 ☆通常と異なる機能
paragammacism [ペーらギャマスィズム] 代償性ガ行構音障害 ☆g, k, ch の発音

を誤る

paraganglioma [ペーらゲーングリ**オ**ウマ] 副神経節腫

paraganglion [ペーら**ゲ**ーングリアン] 副神経節

parageusia [ペーら**グ**ースィア] 味覚錯誤,錯味症

paraglobulin [ペーらグラビュリン] パラグロブリン ☆血清・血球・リンパ・その他の組織のグロブリン

paraglossa [ペーら**グ**ラサ] 舌腫脹,舌下傍炎

Paragonimus westermanii [ペーら**ガ**ニマス ウェスタ**マ**ニイ] ウエステルマン肺吸虫

paragrammatism [ペーらグら**マ**ティズム] 文法錯誤症

paragraphy [ペーら**グ**らフィ] 錯字症

parahepatitis [ペーらヘパ**タ**イティス] 肝周囲炎

parahypnosis [ペーらヒプ**ノ**ウスィス] 異常睡眠

parainfluenza [ペーらインフル**エ**ンザ] パラインフルエンザ

parakeratosis [ペーらケラ**ト**ウスィス] 錯角化症

parakinesia [ペーらカイ**ニ**ースィア] 運動錯誤 (paracinesis). 目的の運動が出来ない

parakinesis [ペーらカイ**ニ**ースィス] (喉頭の) 運動錯誤症

paralalia [ペーら**レ**イリア] 錯音症 ☆談話において言語の音を正確に発し得ない症状

paralbumin [ペーらル**ビュ**ーミン] パラアルブミン ☆卵巣嚢液内で発見されたアルブミンの一種

paraldehyde [ペーら**ル**ディハイド] パラアルデヒド ☆鎮静剤の一つ,急速催眠剤で強い臭いがある

paraleprosis [ペーらレプ**ろ**ウスィス] 異型らい病,副らい病

paralepsy [ペーら**レ**プスィ] パラレプシー ☆急激な一過性抑うつと錯乱

paralexia [ペーら**レ**クスィア] 錯読症

paralgesia [ペーらル**ジ**ースィア] = paralgia 異常疼痛感,錯痛覚症

parallagma [ペーら**ラ**グマ] 結節端転位

parallax [ペーら**ラ**ックス] 視差

parallel [ペーら**レ**ル] 平行の,同方向の,相等しい,平行線,相似,対比,緯線,並列複式 (電気),同様または類似のものとして示す,比較する

parallelism [ペーら**レ**リズム] 平行,類似,比較,並行的種類

parallergy [ペーら**ラ**ージー] パラレルギー ☆直接アレルギーを起こしたものと異なるアレルゲンに対する反応

paralogia [ペーら**ロ**ウジア] 錯考,推理障害

paralysation [ペーらリ**セ**イシャン] 麻痺させること,麻痺

paralyse [ペーら**ラ**イズ] 麻痺さす,不随にする,無力にする

paralysis [ペーら**リ**スィス] 麻痺
— agitans [-**ア**ジタンス] 振戦麻痺 ☆パーキンソン症候群,筋強剛による運動障害と振戦
laryngeal — [ラリンジアル-] 喉頭麻痺
lead — [レッド-] 鉛毒性麻痺.鉛中毒の末梢神経炎による麻痺
Saturday night — [セータデイ ナイト-]「土曜の夜」麻痺.橈骨神経を上腕骨で圧迫しておこる麻痺
Volkmann's ischemic — [**ヴォ**ークマンズ イス**キ**ーミック-] フォルクマン虚血性麻痺.局所虚血性麻痺

paralytic [ペーら**リ**ティック] 麻痺性の,中風の,無力の,中風患者
— abasia [-ア**ベ**イズィア] 麻痺性失歩
— dementia [-ディ**メ**ンシア] 麻痺性痴呆
— gait [-**ゲ**イト] 麻痺性歩行
— ileus [-**イ**リアス] 麻痺性イレウス
— scoliosis [-スコウリ**オ**ウスィス] 麻痺性側彎
— strabismus [-ストら**ビ**ズマス] 麻痺斜視

paralyzant [ペーら**リ**ザント] 麻痺を生ずる,麻痺剤

paralyzed [ペーら**ラ**イズド] 麻痺した

paralyzing vertigo [ペーら**ラ**イズィング ヴァー**ティ**ゴウ] 麻痺性眩暈

paramania [ペーら**メ**イニア] 倒錯症

paramastitis [ペーらマス**タ**イティス] 乳腺傍結合組織炎

Paramecium [ペーら**ミ**ーシアム] ゾウリムシ属

paramedic [ペーら**メ**ディック] 救命救急士

paramedical staff [ペーら**メ**ディカル ス**テ**ーフ] 医師以外に医療に従事する人 ☆ *comedical* の方がよく用いられる

paramenia [ペーら**ミ**ーニア] 月経不順

parameter [ペーら**ミ**ター] 尺度,パラメー

parametric ～ pararrhythmia

ター
- **parametric** [ペーらメトリック] 子宮傍結合組織の, 尺度の
- **parametrismus** [ペーらメトリズマス] 子宮傍結織症
- **parametritis** [ペーらミートらイティス] 子宮傍結合組織炎, 骨盤結合組織炎
- **parametrium** [ペーらミートりアム] 子宮傍結合組織
- **paramimia** [ペーらミミア] 表情倒錯, 錯誤表情
- **paramitome** [ペーらマイトウム] パラミトーム ☆細胞原形質の液体部
- **paramnesia** [ペーらムニーズィア] 記憶錯誤, 記憶の誤り
- **paramorphia** [ペーらモーフィア] 奇形
- **paramyoclonus multiplex** [ペーらマイアクらナス マルティプレックス] 散在性筋ミオクローヌス ☆発作性筋肉間代痙攣
- **paramyotonia** [ペーらマイアトウニア] 異常筋緊張症 ☆筋肉緊張症に似た状態
- **paramyxovirus** [ペーらミクサヴァイらス] パラミクソウイルス属 ☆流行性耳下腺炎などを起こすウイルス
- **paranalgesia** [ペーらナルジーズィア] 両下肢痛覚脱失
- **paranasal sinus** [ペーらネイザル サイナス] 副鼻腔
- **paranephric** [ペーらネフりック] 腎臓周辺の
- **paranoia** [ペーらノイア] = paranoea 偏執狂, 妄想症, 慢性精神錯乱
- **paranoiac psychosis** [ペーらノイアック サイコウシス] = paranoid psychosis 偏執病性精神病
- **paranoid** [ペーらノイド] 妄想性の, 偏執狂様状態の
  - **melancholia** [-メランコウリア] 偏執症様憂うつ病
- **paranomia** [ペーらノウミア] 錯名症 ☆見るもの触れるものの名を間違えること
- **paranuclein** [ペーらニュークリーン] 細胞核内染色様物質, パラヌクレイン
- **paranucleus** [ペーらニュークリアス] 副核
- **paraparesis** [ペーらパりースィス] 下肢の対不全麻痺
- **parapedesis** [ペーらピディースィス] 胆汁の血管内移行
- **parapharyngeal** [ペーらファりンジアル] 傍咽頭の
- **paraphasia** [ペーらフェイズィア] 錯語症
- **paraphia** [ペーらフィア] 触覚障害

- **paraphilia** [ペーらフィリア] 性欲倒錯症, 変態性欲
- **paraphobia** [ペーらフォウビア] 軽症恐怖症
- **paraphonia** [ペーらフォウニア] 音声変調, 異声症
- **paraphora** [ペーらフォら] 軽い精神的障害
- **paraphrenia** [ペーらフりーニア] パラフレニー, 偏執性痴呆, 妄想型分裂病の軽症型
  - **confabulans** [-カンファビュランス] 虚談性パラフレニー
  - **expansiva** [-イクスパンスィーヴァ] 誇大性パラフレニー
  - **hebetica** [-ヒベティカ] 破瓜期パラフレニー
  - **phantastica** [-ファンタスティカ] 空想性パラフレニー
  - **systematica** [-スィスタマティカ] 系統的パラフレニー
- **paraphrenitis** [ペーらフりナイティス] 横隔膜傍炎
- **paraphronia** [ペーらフろウニア] パラフロニア ☆性格と態度の変化著明な精神障害者
- **paraplasmic** [ペーらプラズミック] 透明質の
- **paraplegia** [ペーらプリージア] 下半身麻痺, 対麻痺
  - **in flexion** [-イン フレクシャン] 屈曲性対麻痺
- **paraplegic** [ペーらプリージック] 対麻痺性の
- **parapleuritis** [ペーらプリューらイティス] 壁側胸膜炎, 胸壁炎
- **paraplexus** [ペーらプレクサス] 脳側室脈絡叢
- **Parapoxvirus** [ペーらパクスヴァイらス] パラポックス属 ☆偽牛痘ウイルスなどを含むウイルス群
- **parapraxia** [ペーらプれクスィア] 錯行症, 動作錯誤
- **paraproctium** [ペーらプらクシアム] 直腸傍結合組織
- **paraprotein** [ペーらプろウティーン] パラプロテイン, 異常血漿タンパク
- **paraprotein(a)emia** [ペーらプろウティーニーミア] パラプロテイン血症, 異常タンパク血症
- **parapsis** [ペーらプスィス] 病的触覚
- **parapsoriasis** [ペーらソらイアスィス] 類乾癬
- **pararenal** [ペーらりーナル] 腎傍の
- **pararrhythmia** [ペーらりズミア] 副調律

☆二つのペースメーカーによる不整脈

pararthria [ペーらースりア] 構音不全，どもり

parasalpingitis [ペーらサルピンジャイティス] 卵管傍結合組織炎

parasigmatism [ペーらスィグマティズム] s, z 音発音障害

parasite [ペーらサイト] 寄生動物，寄生虫，寄生菌，寄生植物

parasitic [ペーらスィティック] = parasitical 寄生する，寄生虫の，寄生動物の，寄生植物の
 ― animal [－アニマル] 寄生動物
 ― plant [－プレーント] 寄生植物

parasiticide [ペーらスィティサイド] 寄生虫撲滅剤，殺虫剤

parasitifer [ペーらスィティファー] （寄生体に対して）宿主

parasitize [ペーらスィタイズ] 寄生する，寄生虫になって悩ます

parasitology [ペーらスィタラジー] 寄生虫学，寄生体学

parasitotropism [ペーらサイタトらピズム] 向寄生虫性

parasoma [ペーらソウマ] 副核 ☆細胞核の近くにある小体

paraspadias [ペーらスペイディアス] 尿道側裂

paraspasm [ペーらスペーズム] 両下肢痙攣

parasteatosis [ペーらスティアトウスィス] 皮脂分泌障害

parastruma [ペーらストるーマ] 傍甲状腺腫 ☆甲状腺から離れて存在する甲状腺腫

parasympathetic [ペーらスィンパセティック] 副交感神経の
 ― nerve [－ナーヴ] 副交感神経
 ― nervous system [－ナーヴァス スィスタム] 副交感神経系

parasympathicotonia [ペーらスィンパスィコウトウニア] 副交感神経緊張症，迷走神経緊張症

parasympathicus [ペーらスィンパスィカス] 副交感神経

parasympathomimetic [ペーらスィンパソウマイメティック] 副交感神経刺激作用様の

parasynovitis [ペーらサイナヴァイティス] 滑液包傍炎

parasystole [ペーらスィスタリー] 副収縮調律

parathermoesthesia [ペーらサーモウイスィーズィア] 錯温度覚症

parathion [ペーらサイアン] パラチオン ☆農薬の一つ

parathormone, PTH [ペーらソーモウン] 副甲状腺ホルモン

parathymia [ペーらサイミア] 感情倒錯 ☆予想される感情と逆の反応を示す分裂病の症状

parathyrin [ペーらサイりン] 副甲状腺ホルモン

parathyroid [ペーらサイろイド] 副甲状腺（上皮小体）
 ― gland [－グランド] 副甲状腺
 ― hormone [－ホーモウン] 副甲状腺ホルモン
 ― hormone-related peptide, PTHrP [－ホーモウン-りレイティッド ペプタイド] 副甲状腺ホルモン関連ペプチド
 ― hormone-related protein, PTHrP [－ホーモウン-りレイティッド プろウティーン] 副甲状腺ホルモン関連タンパク
 ― secretory protein, PSP [－スィクりータりー プろウティーン] 副甲状腺分泌タンパク

parathyroidal [ペーらサイろイダル] 副甲状腺の

parathyroidectomy, PTX [ペーらサイろイデクタミー] 副甲状腺切除術

parathyroiditis [ペーらサイろイダイティス] 副甲状腺炎

paratonia [ペーらトウニア] 筋緊張異常による四肢の過度伸展

paratracheal [ペーらトれイキアル] 気管周辺の

paratrichosis [ペーらトりコウスィス] 異所生毛

paratrigeminal syndrome [ペーらトらイジェミナル スィンドろウム] 三叉神経周辺症候群 ☆三叉神経圧迫症状

paratrimma [ペーらトりマ] 間擦疹

paratrophy [ペーらトろフィ] 寄生栄養性

paratyphoid [ペーらタイフォイド] パラチフス
 ― fever [－フィーヴァー] パラチフス

para-undulant fever [ペーら-アンデュらント フィーヴァー] 波状熱様熱

paraurethral gland [ペーらユリースらル グランド] 傍尿道腺

paraurethritis [ペーらユーりスらイティス] 尿道周囲炎

paravaginitis [ペーらヴァジナイティス] 腟傍結合織炎

paravariola [ペーらヴァリアラ] 軽症痘瘡
paravertebral [ペーらヴァーティブるル] 脊椎周辺の
— anesthesia [-アニススィーズィア] 脊椎傍麻酔法, 仙椎傍麻酔法
— block [-ブラック] 傍脊椎遮断
paregoric [ペーりゴーリック] 鎮痛の；アヘン安息香チンキ，鎮痛薬
parencephalon [ペーりンセファラン] 小脳
parenchyma [ペーれンキマ] 組織実質，腺細胞組織，蜂窩組織，柔軟組織（植物）
parenchymal [ペーれンキマル] = parenchyatous 組織実質の
— tissue [-ティシュー] 実質組織
parenchymatitis [ペーれンキマタイティス] 実質炎
parenchymatous [ペーれンキマタス] 実質性の
— gastritis [-ゲーストらイティス] 胃実質炎
— goiter [-ゴイター] 濾胞性甲状腺腫，実質性甲状腺腫
— keratitis [-ケらタイティス] 角膜実質炎
— neuritis [-ニューらイティス] 実質神経炎
parent [ペアらント] 親，種を取る動植物
parentage [ペアらンティジ] 親子関係，出生，出身，由来，血統
parental [ペーれントル] 親の，親としての
parenteral [ペーれンタらル] 腸管外の，非経口的の
parenteric fever [ペーれンタりック フィーヴァー] チフス様熱
parenthood [ペアらントフッド] 親であること，親子関係
parent-teacher's association, PTA [ペアらント-ティーチャーズ アソウシエイシャン] 両親教師会
parepithymia [ペーれピサイミア] 病的欲求，病的食欲
paresis [ペーりースィス] 不全麻痺
par(a)esthesia [ペーりススィーズィア] 錯感覚症，異常知覚 ☆しびれに似た感覚
paretic [ペーれティック] 不全麻痺の
— gait [-ゲイト] 不全麻痺性歩行
pareunia [ペーりューニア] 性交，交接
paries [ペアりイーズ] 壁，頭頂
parietal [ペーらイアタル] 側位の，壁側の，頭頂の
— bone [-ボウン] 頭頂骨
— lobe [-ロウブ] 頭頂葉
— presentation [-プれザンテイシャン] 頭頂骨定位
— thrombus [-スらンバス] 壁側血栓
— wall [-ウォール] 胞胚体壁
Parinaud's sign [パりノーズ サイン] パリノー症徴候 ☆上方注視麻痺
Paris green [パりス グリーン] パリグリーン ☆亜砒酸銅と酢酸銅との複塩
Paris Nomina Anatomica, PNA [パりス ナミナ アナタミカ] パリ解剖名，国際解剖用語
parity [ペーりティ] 娩産性，産児能力
park [パーク] 公園，山間の平坦な谷間，駐車場
Parkes-Weber-Dimitri disease [パークス-ウェイヴァー-ディミートりー ディズィーズ] パークス・ウェーバー・ジミトリー病 ☆大脳三叉神経性血管腫症
parking space [パーキング スペイス] = parking lot 駐車場
Parkinson's disease (syndrome) [パーキンサンズ ディズィーズ (スィンドろウム)] = paralysis agitans パーキンソン病（症候群）☆振戦麻痺
parkinsonism [パーキンサニズム] パーキンソン症候群，振戦麻痺症候群
parodontitis [ペーろダンタイティス] 歯周炎
parole [ペーろウル] 仮退院，仮釈放
paronychia [ペーらニキア] 爪周囲炎
paronychomycosis [ペーらニコウマイコウスィス] 爪囲真菌症
paroophoron [ペーろウアファらン] 卵巣傍体
paropsis [ペーらプスィス] 視力障害
parorchidium [ペーろーキディアム] 異所睾丸
parorexia [ペーられクスィア] 異物嗜好，食欲倒錯
parosmia [ペーらズミア] 錯嗅覚症
parosteitis [ペーらスティアイティス] 傍骨炎
parostosis [ペーらストウスィス] 傍骨症，骨膜周囲化骨
parotid [ペーらティッド] 耳下腺，耳下の
— duct [-ダクト] 耳下腺管
— gland [-グレーンド] 耳下腺
— nerve [-ナーヴ] 耳下神経
parotidectomy [ペーらティデクタミー] 耳下腺切除術
parotiditis [ペーらティダイティス] 耳下腺炎
parotitis [ペーろウタイティス] 耳下腺炎
parovarium [ペーろウヴェアりアム] 副卵巣
paroxysm [ペーらクスィズム] 病気の発作,

笑い・怒りなどの激発, 突発的活動
paroxysmal [パーロクスィズマル] 発作的, 激発的
— atrial tachycardia, PAT [−エイトリアル タキカーディア] 発作性心房性頻脈
— cold hemoglobinuria, PCH [−コウルド ヒーモウグロウビニューリア] 発作性寒冷ヘモグロビン尿症
— fever [−フィーヴァー] 発作熱
— nocturnal dyspnea, PND [−ナクターナル ディスプニア] 発作性夜間呼吸困難
— nocturnal hemoglobinuria, PNH 発作性夜間ヘモグロビン(血色素)尿症
— nodal tachycardia [−ノウダル タキカーディア] 発作性結節性頻脈
— supraventricular tachycardia [−スープらヴェントりキューラー タキカーディア] 発作性上室性頻脈
— tachycardia [−タキカーディア] 発作性速脈
— trepidant abasia [−トれピダント アベイスィア] 発作性振戦性失歩
parrot [ペーらット] オウム
— fever [−フィーヴァー] オウム熱
— tongue [−タング] オウム舌
parrotry [ペーらットりー] オウム返し
pars [パース][L] 部〔分〕
— lateralis fasciculi dorsalis [−ラタれイリス ファスィキュライ ドーセイリス] 後索外側部, 楔状束
— medialis fasciculi dorsalis [−ミディエイリス ファスィキュライ ドーセイリス] 後索内側部, 薄束
part [パート] 部分, 身分の一部分, 器官, 局部, 陰部, 要素, 重要部分, 関係, 役目, 素質
parthenogenesis [パーサナジェニスィス] 単性生殖, 処女生殖
parthenogenic [パーサナジェニック] 単性生殖の, 処女生殖の
parthenology [パーサナラジー] 処女病学
partial [パーシャル] 一部分の, 一局部の, 不公平の, 後生の (植物)
— Addison's disease [−アディスンズ ディズィーズ] 不全アジソン病
— agglutination [−アグルーティネイシャン] 同群凝集
— agglutinin [−アグルーティニン] 部分的凝集素
— ankylosis [−アンキロウスィス] 不全強直
— obstruction [−アブストらクシャン] 部分閉塞
— ophthalmoplegia [−アフサルモウプリージア] 部分的眼筋麻痺
— pressure, P [−プれッシャー] 分圧
— pressure of alveolar carbon deoxide, $PACO_2$ [−プれッシャー アヴ アルヴィーアラー カーバン ディアクサイド] 肺胞炭酸ガス分圧
— pressure of alveolar oxygen, PAO_2 [−プれッシャー アヴ アルヴィーアラー アクスィジャン] 肺胞酸素分圧
— pressure of arterial carbon deoxide, $PaCO_2$ [−プれッシャー アヴ アーティアリアル カーバン ディアクサイド] 動脈炭酸ガス分圧
— pressure of arterial oxygen, PaO_2 [−プれッシャー アヴ アーティアリアル アクスィジャン] 動脈血酸素分圧
— pressure of carbon dioxide, PCO_2 [−プれッシャー アヴ カーバン ダイアクサイド] 炭酸ガス分圧
— pressure of oxygen, PO_2 [−プれッシャー アヴ アクスィジャン] 酸素分圧
— pressure of oxygen in mixed venous blood [−プれッシャー アヴ アクスィジャン イン ミックスト ヴィーナス ブラッド] 混合静脈血中のO_2分圧
— remission [−りミッシャン] 部分寛解
— thromboplastin time test [−スらンバプラスティン タイム テスト] 部分トロンボプラスチン時間試験
partiality [パーシアリティ] 不公平, 偏見, 局部性
partially [パーシャリー] 不公平に, 偏好的に
participant [パーティスィパント] 関与者, 関係者
participate [パーティスィペイト] 関与する, 加入する, 性質を幾分か有する
participation [パーティスィペイシャン] 参加, 関与
particle [パーティクル] 粒子, 分子, 小片
particular [パティキューラー] 特別の, 各自の, 異常な, 入念の, 私の, (〜の) 件, 事項, 明細, 詳記
particularly [パティキューラリー] 個々に,

特に，著しく，詳しく
particulate fraction [パティキュリット フラクシャン] 顆粒分画
partition [パーティシャン] 仕切り，区画線，分割，分離，関与，関係，仕切る，分配する
parts per million, ppm [パーツ パー ミリアン] 百万分の一
parturient [パーテュアリアント] 出産の，臨産の
parturifacient [パーテュりフェイシャント] 分娩促進の，助産の，分娩促進剤
parturition [パーテュリシャン] 出産，陣痛
partus [パータス] 分娩，出産
— **abortus** [-アボータス] 流産
— **agrippinus** [-アグりピナス] 骨盤位分娩
— **caesareus** [-スィゼアりアス] 帝王切開分娩
— **maturus** [-マチュらス] 正期産，成熟分娩
— **praecipitatus** [-プリースィピテイタス] 堕落産，急産
— **prematurus** [-プリマチュらス] 早産
— **serotinus** [-スィーろティナス] 遅産
— **siccus** [-スィカス] 乾性分娩
party [パーティ] 派，政党，会，研究会，同類
parulis [パるーリス] 歯槽膿漏，歯間膿瘍
paruria [パリューりア] 排尿異常
parvalbumin [パーヴァルビュミン] パルブアルブミン ☆分子量の小さいカルシウム結合タンパク
parvicellular [パーヴィセリュラー] 小細胞性の
PAS (para-aminosalicylic acid)
pass [ペース] 通る，可決する，排泄する，合格する，承認する，及第，合格
passable [ペーサブル] 通行できる，かなりの，普通の通用する
passage [ペースィジ] 通行，通過，転変，通路，便通
passion [ペーッシャン] 激情，熱狂，癇癪，情欲，興奮
passionate [ペーッシャニット] 怒りやすい，情に脆い，熱烈な
passive [ペーッスィヴ] 受身の，無抵抗の，不活動の（化学），休息した，虚性の，受動態
— **congestion** [-カンジェスチャン] 被動充血
— **hyperemia** [-ハイパりーミア] = venous hyperemia 静脈性うっ血
— **immunity** [-イミューニティ] 受動免疫
— **immunization** [-イミューニゼイシャン] 受動免疫
— **smoker** [-スモウカー] 受動喫煙者
passively [ペーッスィヴリー] 受身に，消極的に，黙従して
past [パースト] 過去の
— **history, PH** [-ヒスタリー] 既往歴
— **pointing test** [-ポインティング テスト] 指示試験，偏示試験 ☆前庭および小脳機能試験，目標を超えて誤って示す異常反応
pasta [パースタ] 膏，泥膏，イタリア料理のめん類
paste [ペイスト] 糊，練り物，糖菓の一種，人造の，にせの，糊を付ける，糊で貼る，紙を張る
Pasteurella [ペスタれラ] パスツレラ属 ☆(ペスト菌を含む)グラム陰性菌
pasteurism [ペスチャりズム] パスツール接種法（狂犬病予防接種法），パスツール殺菌法（低温殺菌）
pasteurization [ペスチャらイゼイシャン] パスツール法 ☆低温殺菌法（牛乳など）
pasteurize [ペースチャらイズ] パスツール殺菌を行う，パスツール接種を行う
pasteurized milk [ペースチャらイズド ミルク] パスツール殺菌乳
pastil, pastille [ペースティル，ペスティール] 錠剤，香錠
past-pointing [ペースト-ポインティング] 指示 → test
PAT (paroxysmal atrial tachycardia)
Patau's syndrome [ペータウズ スィンドろウム] = trisomy 13 パトー症候群，ドリソミーD症候群 ☆小脳蓋と泉門開存，大脳形態異常を伴う
patch [ペーッチ] 傷につける一貼の膏薬，眼帯，当金，屑，破片，綴布を当てる，修繕する，皮斑，斑疹
— **clamping** [-クレンピング] パッチクランプ法 ☆細胞のイオンチャンネルを証明する研究法
— **test** [-テスト] パッチテスト，皮膚貼布試験
patella [ペーテラ] 膝蓋骨，杯状部，(昆

patellar ～ pavilion

虫の）基関部
patellar [ペーテラー] 膝蓋骨の，膝頭の
— jerk [- ジャーク] 膝蓋腱反射
— ligament [- リガマント] 膝蓋靱帯
— tendon reflex, PTR [- テンダン リフレクス] 膝蓋腱反射
patellate [ペーテレイト] 膝蓋骨状の，膝頭形の，（植物）小皿状の
patellectomy [ペーティレクタミー] 膝蓋骨摘出術
patelliform [ペーテリフォーム] 膝蓋骨状の，杯状の
patency [ペイタンスィ] 開存性，開通性
patent [ペイタント] 開存性の
— ductus arteriosus, PDA [- ダクタス アーティりオサス] 動脈管開存症，ボタロー管開存症
paternal [ペーターナル] 父の，父方の，世襲の
paternalism [ペーターナリズム] 父たること，父親気質
paternity [ペーターニティ] 父たること，父権，父子の関係，父系
— probability [- プらバビラティ] 親子の可能性
— test [- テスト] 親子鑑定
Paterson-Kelly syndrome [パタースン-ケリー スィンドろウム] ペーターソン・ケリー症候群 ☆女性の無酸症と貧血，舌炎
pathema [ペースィーマ] 疾病，病態
pathericus [ペーセりカス] 滑車神経
pathetic [ペーセティック] 感動させる，感傷的，感傷的なもの，感情的の，悲哀の
pathic [ペースィック] 病気の
patho- [ペーソウー, パサー] ☆「病」「激情」「受難」を表す接頭語
pathocrine [ペーサクリーン] 内分泌機能障害の
pathodixia [ペーサディクスィア] 患部露出症
pathodontia [ペーサダンシア] 歯牙病学
pathoformic [ペーソウフォーミック] 精神病の発端の
pathogen [ペーサジャン] 病原菌
pathogenesis [ペーサジェニスィス] 発生病理
pathogenetic [ペーサジェニティック] = pathogenic 病原の，病を生ずる
— mechanism [- メカニズム] 発病機序
pathogenicity [ペーサジャニスィティ] 病原性

pathogeny [パサジャニー] 発病学，病原論
pathognomonic [パサグノウマニック] 疾病の特異的特徴の，病徴学の
— sign or symptom [- サイン オァ スィンプタム] 特徴的徴候または症状 ☆診断上必要な特異的徴候または症状
pathognomy [パサグナミー] 診断学，感情学
pathologic [パサラジック] = pathological 病理学の
pathologically [パサラジカリー] 病理的に
pathology [パサラジー] 病理学
patholysis [パサリスィス] 回復，治癒
pathomimesis [パサマイミースィス] = pathomemia 詐病，仮病
pathomimicry [パサミミックりー] 仮（け）病，詐（さ）病
pathophoresis [パサウファりースィス] 疾病の伝播，疾病の遺伝
pathosis [パソウスィス] 病的状態
pathway [ペースウェイ] 通路，経路
patience [ペイシャンス] 忍耐，辛抱強さ，根気
patient [ペイシャント] 辛抱強い，勤勉な，患者
patrimonial [ペートりモウニアル] 先祖伝来の
patronize [ペートらナイズ] 保護する，奨励する，引き立てる
patten [ペータン] 木靴
patulous [ペーテュラス] 開放した
pauci-immune RPGN (rapidly progressive glomerulonephritis) [ポースィーイミューン (レーピッドリー プらグレーッスィヴ グロメりュロニーフりァイティス)] 免疫関与の少ない急速進行性糸球体腎炎
Paul-Bunnell test [ポール-バナル テスト] ポール・バンネル試験 ☆感染性単核症患者の血清で羊赤血球を凝集する試験
paunch [ポーンチ] 胃，瘤胃，反芻類の第一胃
pauperism [ポーパりズム] 貧窮，貧民
pause [ポーズ] 中止，合間，休止する，中止する，ためらう
pavement [ペイヴマント] 舗石，舗道，人道，密生した歯列のような（動物）
— epithelium [- エピスィーリアム] 基底上皮
pavilion [パヴィりアン] 膨大部，パピりオン ☆分館式病棟

Pavlov's pouch ～ pectoralis

- **Pavlov's pouch** [パーヴラフズ パウチ] パヴロフ胃瘻 ☆パヴロフが犬に作った胃瘻で胃分泌機構の研究に用いる
- **pavor** [ペイヴァー] 恐怖
  - **nocturnus** [-ナクターナス] 夜驚症, 小児夜間恐怖症
- **PAWP** (pulmonary arterial wedge pressure)
- **Payne's operation** [パインズ アパれイシャン] ペイン手術 ☆空腸回腸バイパス術
- **PBC** (primary biliary cirrhosis)
- **PBI** (protein-bound iodine)
- **PBP** 1. (penicillin binding protein) / 2. (pseudo-bulbar palsy)
- **PBSCT** (peripheral blood stem cell transplantation)
- **PC** [L] 食後の (pastcibum の略)
- **PCD** (plasma cell dyscrasia)
- **PCH** (paroxysmal cold hemoglobinuria)
- **PCI** (pneumatosis cystoides intestinalis)
- **PCM** (protein-calorie malnutrition)
- **pCO$_2$** (partial pressure of carbon dioxide)
- **PCP** (pneumocystis carinii pneumonia)
- **PCPS** (percutaneous cardiopulmonary support)
- **PCV** (packed cell volume)
- **PCZ** (procarbazine)
- **PD** 1. (Doctor of Pharmacy) / 2. (peritoneal dialysis)
- **PDA** (patent ductus arteriosus)
- **P-dextrocardiale** [ピーーデクストロウカーディアル] 右心性P
- **PDGF** (platelet-derived growth factor)
- **PE** (pulmonary embolism)
- **pea soup stool** [ピー スープ ストゥール] 豆スープ状便
- **peaceful** [ピースフル] 平和な, 温和な
  - **coexistence** [-コウイグズィスタンス] 平和的共存
- **peach** [ピーチ] 桃, 桃樹
  - **fever** [-フィーヴァー] 桃の実の綿毛による枯草熱
- **peak** [ピーク] 絶頂, 頂点, 頂上
  - **acid output, PAO** 最大 (ピーク) 酸分泌
  - **bone mass** [-ボウン メース] 最大骨量
  - **expiratory flow, PEF** [-イクスパイらトリー フロウ] 努力呼出時の最大流量

- **pear** [ペアー] 西洋梨, 梨樹
- **pearl** [パール] 真珠, 白内障, 真珠の, 真珠状の
  - **disease** [-ディズィーズ] 真珠病 ☆牛結核症
  - **tumor** [-テューマー] 真珠腫
- **peat** [ピート] 泥炭
- **peau d'orange** [ポー ドランジ] [F] オレンジ皮様外見
- **pebble** [ペブル] 透明の水晶, 小石 ☆レンズに使う
- **peccant** [ペカント] 病的な, 非衛生的, 罪を犯した
- **peccatiphobia** [ペカティフォウビア] 犯罪恐怖症
- **peciloblast** [ペキラブレースト] = poikiloblast 変形赤芽球
- **pecilocyte** [ペキラサイト] 変形赤血球
- **pecilothermal** [ペキラサーマル] 冷血の, 変温性の
- **Pecquet's reservor** [ピークウェズ りザーヴァー] ペケー貯蔵所 ☆入び嚢
- **PE[C]T** (positron emission [computerized] tomography)
- **pectase** [ペクテイス] ペクターゼ ☆タンパク凝固酵素, ペクトースをペクチンに転化する
- **pecten** [ペクタン] 恥骨, 櫛状部, 櫛状突起, 櫛状器官
- **pectenosis** [ペクタノウスィス] 肛門櫛状硬結
- **pectic** [ペクティック] 膠素の, ペクチンの
  - **acid** [-エーサッド] 膠素酸, ペクチン酸
- **pectin** [ペクティン] 膠素, 粘膠質, ペクチン
- **pectinase** [ペクティネイス] ペクチナーゼ ☆ペクチン凝固酵素
- **pectinate** [ペクティニット] 櫛状の, 櫛歯状の
- **pectination** [ペクティネイシャン] 櫛状構造, 櫛歯状, 理髪
- **pectineal** [ペクティニアル] 恥骨の
- **pectization** [ペクゼイシャン] 膠質化
- **pectoral** [ペクタラル] 胸部の, 胸郭の
  - **fremitus** [-フれミタス] 胸振盪音
  - **muscle** [-マスル] 胸筋
- **pectoralgia** [ペクタれールジア] 胸痛
- **pectoralis** [ペクタれイリス] 胸筋
  - **major** [-メイジャー] 大胸筋
  - **minor** [-マイナー] 小胸筋

pectoriloquy [ペクタ**リ**ラクウィ] 胸音
☆肺の含気量減少時声が胸部に共鳴する
pectous [ペクタス] ペクチン様の
pectus [ペクタス] 胸, 胸郭
— **carinatum** [-カリ**ネ**イタム] = chicken breast 鳩胸
— **excavatum** [-エクスカ**ヴェ**イタム] = funnel chest 漏斗胸
peculiar [ピ**キュー**リアー] 独特の, 固有の, 特別の, 妙な, 私的, 特有財産, 特権
peculiarity [ピキューリ**エ**ーリティ] 特性
peculiarly [ピ**キュー**リアリー] 特に, 格別に, 奇妙に, 不思議に
pedagogics [ペダ**ガ**ジクス] 教育学
pedal [ペダル] 足の, 踏み板の, 垂足線の, 垂足線
— **extremities** [-イクストれミティーズ] 足
— **system** [-**ス**ィスタム] 遠心性神経系, 足神経系
pedatrophia [ピーダト**ろ**ウフィア] = pedatrophy 小児衰弱症
pederasty [**ピー**ダれースティ] 男色
pederosis [ピーダ**ろ**ウスィス] = pederotosis 小児姦行
pedestrian [ピー**デ**ストリアン] 歩行者
pediadontia [ピーディア**ダ**ンティア] 小児歯科口腔外科学
pediadontology [ピーディアダン**タ**ラジー] 小児歯科学
pediatric [ピーディ**エ**トリック] 小児科学の
— **dentistry** [-**デ**ンタストりー] 小児歯科学
— **intensive care unit, PICU** [-イン**テ**ンスィヴ **ケ**アー **ユー**ニット] 小児集中治療室
— **surgery** [-**サ**ージャりー] 小児外科
p(a)ediatrician [ピーディアト**り**シャン] 小児科医, 小児専門医
p(a)ediatrics [ピーディ**エ**ートりクス] 小児科学
p(a)ediatrist [ピーディ**エ**ートりスト] 小児専門医, 小児科医
pedicle [ペ**ディ**クル] 椎弓根, (植物の) 小花梗, 肉茎
— **sign** [-**サ**イン] 一側椎弓根の消失
☆転移性腫瘍などでみられる
pedicterus [ピー**ディ**クタラス] 新生児黄疸
pedicular [ピ**ディ**キュラー] = pediculous 小花梗を有する, 肉茎を有する
pediculate [ピ**ディ**キュリット] 肉茎をもって

pediculation [ピディキュ**レ**イシャン] 肉茎形成, シラミがわくこと
pediculophobia [ピディキュロウ**フォ**ウビア] シラミ恐怖症
pediculosis [ピディキュ**ロ**ウスィス] シラミ寄生症
Pediculus [ピ**ディ**キュラス] ヒトジラミ属
— **humanus vestimenti** [-**ヒュー**マナス ヴェスティ**メ**ンティ] 衣シラミ
— **humanus capitis** [-**ヒュー**マナス **キャ**ビティス] 頭シラミ
— **pubis** [-**ピュー**ビス] 陰毛虱
pedicure [ペディキュアー] 足病治療医, 足の治療
pedigree [ペディグりー] 系図表, 血統表, 家計, 血統の明瞭な
pedionalgia [ペディア**ネ**ールジア] 足底痛
pedodontia [ピーダ**ダ**ンシア] 小児歯科医学
p(a)edodonitist [ピーダ**ダ**ンティスト] 小児歯科医
p(a)edograph [**ピー**ダグらフ] 足底捺印
pedology [ピー**ダ**ラジー] 小児科学, 土壌衛生学
pedometer [ピー**ダ**ミター] 歩程計, 歩数計, 新生児測定器
pedomorphism [ピードウ**モー**フィズム] 小児体型, 児型保有
pedontology [ピーダン**タ**ラジー] 小児歯科学
p(a)edophilia [ピーダ**フィ**リア] 愛童症
pedophobia [ピードウ**フォ**ウビア] 小児恐怖症
peduncle [ピ**ダ**ンクル] 花梗, 肉茎, 肉柄, 脚
peduncular [ピ**ダ**ンキュラー] 花梗の, 肉茎の, 脚の
pedunculate [ピ**ダ**ンキュリット] 花梗のある, 花茎のある, 肉茎のある
pedunculated [ピ**ダ**ンキュリッティド] 有茎の
— **polyp** [-**パ**りプ] 有茎ポリープ
pedunculus [ピ**ダ**ンキュラス] 脚, 脳脚
peel [ピール] 皮をむく, はげ落ちる, 剥ぐ, 脱皮する, 果皮, 樹皮
peeling [**ピー**リング] 皮むき, (とくに馬鈴薯などの) むいた皮
PEEP (positive end-expiratory pressure)
PEF (peak expiratory flow)
PEG (pneumoencephalography)
pegology [ペ**ガ**ラジー] 温泉病学, 鉱泉学
peinotherapy [ペイナ**セ**ラピー] 飢餓療法

Pel-Ebstein's disease ～ pemphigus

Pel-Ebstein's disease [ペル-エブスティンズ ディズィーズ] ペル・エブスタイン病 ☆ホジキン病, ことに発熱を伴うもの

pelade [ピラーダ] = pelada [F] 円形脱毛症

pelage [ペリジ] [F] 体毛

pelagic [ピラジック] 深海の, 外洋の

pelagism [ペラジズム] 船酔い

pelicology [ペリカラジー] 骨盤学

pelicometer [ペリカミター] 骨盤計

pelidnoma [ペリドノウマ] (チフス患者の皮膚の) 鉛色斑, 紫斑症

peliomycin [ペリアマイスィン] 抗腫瘍抗生物質

peliosis [ペリオウスィス] = pupura 紫斑病
 — hepatis [-ヘパティス] 肝臓紫斑病
 — senilis [-スィニーリス] 老人性紫斑病

Pelizaeus-Merzbacher disease [ペリゼウスーマーズバッカー ディズィーズ] ペリゼウス・メルツバッハー病 ☆家族性痙性麻痺で知能低下を伴う脱髄疾患

pellagra [パレイグら] ペラグラ ☆ナイアシン欠乏症, 皮膚の紅斑, 落屑をみる
 — sine pellagra [-サイニ パレイグら] 紅斑を伴わないペラグラ

pellagrin [パレイグりン] ペラグラ患者

pellagroid [パレイグろイド] 偽ペラグラ

pellagrous [パレイグらス] ペラグラの

pellant [ペラント] 駆除剤

pellet [ペリット] 小丸薬, 小球, かたまり

pelletierine [ペリタイアりン] ペレチエリン ☆駆虫剤

pellicle [ペリクル] 薄膜, 薄皮, 上皮, 膜皮

pellicular [ペリキュラー] 薄膜の, 薄膜質の

pellucid [パルースィド] 透明の

pelma [ペルマ] 足底

pelmatogram [ピルマタグらム] 足底紋

pelohemia [ピーロウヒーミア] 濃縮血

pelopathy [ピーラパスィ] 泥浴療法, 泥塗布療法

peltate [ペルテイト] 楯型の

pelvic [ペルヴィック] 骨盤の, 腰部の
 — abscess [-エブセス] 骨盤膿瘍
 — bone [-ボウン] 骨盤骨, 無名骨
 — examination [-イグザミネイシャン] 婦人科的双合診, 内診
 — girdle [-ガードル] 骨盤帯, 腰帯
 — hammock [-ヘマック] 骨盤ハンモック (吊床) ☆骨盤骨折の際に支える
 — inflammatory disease, PID [-インフラマトリー ディズィーズ] 骨盤炎症性疾患
 — kidney [-キドニー] 骨盤腎 ☆腎が骨盤内に降下すること
 — presentation [-プれゼンテイシャン] 骨盤先進
 — tilt [-ティルト] 骨盤傾斜
 — version [-ヴァージャン] 臀部操作転向
 — wall [-ウォール] 骨盤壁

pelvilithotomy [ペルヴィリサタミー] 腎盂切石術

pelvimeter [ペルヴィミター] 骨盤計

pelvimetry [ペルヴィメトりー] 骨盤計測〔法〕
 digital — [ディジタル-] 用手骨盤計測〔法〕, 手で骨盤を計測すること
 external — [イクスターナル-] 骨盤外計測〔法〕, 内部の広さを知るため外直径を測定すること
 internal — [インターナル-] 骨盤内計測〔法〕

pelviocellulitis [ペルヴィオウセリュライティス] 骨盤蜂窩織炎

pelvioperitonitis [ペルヴィオウぺりトウナイティス] 骨盤腹膜炎

pelviotomy [ペルヴィアタミー] 骨盤切開術, 腎盂切開術

pelviperitonitis [ペルヴィぺりトウナイティス] 骨盤腹膜炎

pelvirectal [ペルヴィれクタル] 骨盤肛門の

pelvis [ペルヴィス] 骨盤
 — major [-メイジャー] 大骨盤
 — minor [-マイナー] 小骨盤
 — ovalis [-オウヴァーリス] 卵円型骨盤
 — plana [-プレイナ] 扁平骨盤
 — renalis [-りナーリス] 腎盂
 — spuria [-スピューりア] 偽骨盤
 — vera [-ヴェら] 真骨盤

pemoline [ペマリーン] ペモリン ☆精神刺激薬, ナルコレプシーの治療薬

pemphigoid [ペンフィゴイド] 天疱瘡性の

pemphigus [ペンフィガス] 天疱瘡, 大水疱疹
 — circinatus [-サースィネイタス] 連環状天疱瘡
 — pruriginosus [-プるーらイジノウサス] 掻痒性天疱瘡
 — solitarius [-サリタりアス] 孤立性天

疱瘡
- vegetans [-**ヴェ**ジタンス] 増殖性天疱瘡
- vulgaris [-ヴァル**ゲ**イリス] 尋常性天疱瘡

penal [**ピー**ナル] 刑罰の, 刑法の
- cord [-**コー**ド] 刑法

penalize [**ピー**ナライズ] 有罪を宣告する, 不利にする

penalty [ペナルティ] 刑罰, 因果

penbutolol sulfate [ペンビュトゥロゥル サルフェイト] 硫酸ベンブトロール ☆非選択性β遮断降圧薬

pendulate [ペンデュレイト] (振り子のように)振動する, 逡巡する

pendulous [ペンデュラス] 垂下の, 振動する
- abdomen [-**ア**ブダマン] 懸垂腹 ☆弛緩して垂れ下がっている腹部

pendulum [ペンデュラム] 振り子, 垂下, 動揺する物または人

penetrability [ペニトらビリティ] 可入性, 透過性

penetrable [ペニトらブル] 貫通できる, 透入できる, 感じ得る

penetrameter [ペニトらミター] X線透過度測定器

penetrance [ペニトらンス] 表現率, 浸透度

penetrant [ペニトらント] 浸透剤

penetrate [ペニトれイト] 透過する, 貫通する, 看破する, さとる

penetrating [ペニトれイティング] 透過する, 可入性の, 鋭い
- power [-**パ**ウアー] 透過能, 透過度
- wound [-**ウー**ンド] 貫通創

penetration [ペニトれイシャン] 透過, 透徹力, 洞察

penetrative [ペニトらティヴ] 透過する, 可入性の

penetrometer [ペニトらミター] X線硬度計

penflutizide [ペンフルーティザイド] ペンフルチジド ☆サイアザイド系利尿薬

penial [**ピー**ニアル] 陰茎の

penicillamin(e) [ペニスィラミーン] ペニラミン, ペニシリン水解産物 ☆抗リウマチ薬, 金属解毒薬

penicillate [ペニ**スィ**レイト] 小さい房状の, きれいな縞のある

penicillin binding protein, PBP [ペニスィリン バインディング プろウティーン] ペニシリン結合タンパク

penicillin G [ペニス**ィ**リン ジー] ペニシリン G ☆最初に発見された抗生物質

penicillinase [ペニスィリネイス] ペニシリナーゼ ☆ペニシリン分解酵素

penicillium [ペニスィリアム] ペニシリウム ☆カビの一種

penis [**ピー**ニス] 陰茎, 男根

penischisis [ピーニスキスィス] 陰茎裂

penitis [ピー**ナ**イティス] 陰茎炎

penniform [**ペ**ニフォーム] 羽状の, 毛状の

penology [ピー**ナ**ラジー] 刑罰学, 刑務所管理学

penotherapy [ピーナ**セ**らピー] 売春婦の性病検診と治療

pension [**ペ**ンシャン] 年金, 扶助料, 補助金, 年金を給する

pensive [**ペ**ンスィヴ] 考え込んでいる, 物思わしげな, 悲しい

pentacycle [ペンタサイクル] 五輪環の

pentad [ペン**テー**ッド] 五価の

Pentagon [ペンタガン] アメリカ国防(総)省 ☆Department of Defense, 建物が五角形をしている

pentagon [ペン**タ**ガン] 五角形

pentamethonium [ペンタメ**ソ**ウニアム] 五価メソニウム ☆C5, 降圧剤

pentamidine isethionate [ペン**タ**ミディーン アイスィ**サ**イアネイト] イセチオン酸ペンタミジン ☆抗原虫薬, カリニ肺炎治療薬

pentavalent [ペン**タ**ヴェイラント] 五価の

pentazocine [ペン**タ**ザスィーン] ペンタゾシン ☆オピオイド非麻薬性鎮痛薬

pentobarbital calcium [ペントウ**バー**ビタル **ケー**ルスィアム] ペントバルビタールカルシウム ☆バルビツール酸系入眠薬, 注射用速効性バルビタール

pentose [**ペ**ントウス] 五炭糖
- phosphate shunt [- **ファ**スフェイト **シャ**ント] 五炭糖燐酸塩回路

pentostatin, DCF [ペントス**テー**ティン] ペントスタチン ☆抗悪性腫瘍薬, 成人T型白血病と有毛細胞白血病に用いる

pentosuria [ペントス**ュー**りア] 五炭糖尿病

pentoxifylline [ペンタクスィ**フィ**リン] ペントキシフィリン ☆脳代謝改善薬

pentoxyverine citrate [ペンタクスィ**ヴェ**りン ス**ィ**トれイト] クエン酸ペントキシベリン ☆中枢性非麻薬性鎮咳薬

penumbra [ピ**ナ**ンブら] X線上の明暗線

PEO (progressive external ophthalmo-

peonin [ピーアニン] ピオニン ☆指示薬
people [ピープル] 人民, 民族, 家族, 祖先, 民衆
peotomy [ピーアタミー] 陰茎切除術
pep [ペップ] 活力, 元気
peplolytic [ペプラリティック] ペプトン分解の
peplomycin sulfate, PEP [ペプラマイスィン サルフェイト] 硫酸ペプロマイシン ☆抗悪性腫瘍抗生物質
pepper [ペパー] 胡椒, 胡椒属の植物
peppermint [ペパーミント] ハッカ, ハッカ油, ハッカ錠剤
— oil [- オイル] はっか（ハッカ）油
peppery [ペパりー] 胡椒の, 辛い, 怒りっぽい
pepsin [ペプスィン] ペプシン ☆胃液素, 消化素, ペプシン剤
pepsinogen [ペプスィナジャン] ペプシノーゲン ☆消化原, ペプトン原
pepstatin [ペプステーティン] ペプスタチン. 蛋白質分解酵素の阻害薬
peptic [ペプティック] ＝pepsic 消化の, ペプシンの, 胃液素を生ずる, 消化剤, 健胃剤
— gland [- グレーンド] 消化腺, ペプシン腺 ☆胃液分泌腺
— ulcer [- アルサー] 消化性潰瘍, 胃または十二指腸潰瘍
peptidase [ペプチデイス] ペプチダーゼ ☆ペプタイド水解酵素
peptide [ペプタイド] ペプチド ☆アミノ酸とペプトンの中間物
peptidergic [ペプティダージック] ペプチド作動性の
peptidoglycan [ペプティドウグライカン] ペプチドグリカン ☆糖に結合したペプタイド
peptization [ペプティゼイシャン] ペプタイド形成 ☆ゲルがゾルに変化すること（解膠）
peptogen [ペプタジャン] ペプシン前駆物質
peptogenic [ペプタジェニック] ペプシンおよびペプトン原の
peptoid [ペプトイド] ペプトイド ☆タンパク分解産物の一種
peptolysis [ペプタリスィス] ペプトンの加水分解
peptolytic [ペプタリティック] ペプトン分解の
peptone [ペプトウン] ペプトン ☆タンパク質の加水分解したもの
pepton(a)emia [ペプトウニーミア] ペプトン血症
peptonize [ペプタナイズ] ペプトン化する, ペプトン化させる
peptonoid [ペプタノイド] ペプトン様の
peptonuria [ペプトウニューりア] ペプトン尿症
per [パー] 毎に, 〜によって, 〜につき
— annus [- アナス] 一年毎に
— anum [- エイナム] 経肛門的に
— clysma [- クリズマ] 浣腸
— contiguum [- カンティギュアム] 連続的に
— continuum [- カンティニュアム] 継続して
— cutem [- キュータム] 経皮の
— os, PO [- アス] 経口的, 経口の
— primam [- プらイマム] 第一次の
— primam intentionem [- プらイマム インテンシオウナム] 第一次〔癒合〕の
— rectum [- れクタム] 経直腸の
— saltum [- ソールタム] 跳躍的に, トントン拍子に
— secundam [- セカンダム] 第二次の
— secundam intentionem [- セカンダム インテンシオウナム] 第二次〔癒合〕の
— se [- スィ] それ自体が, 自ら
— tertiam [- ターシアム] 第三次の
— tertiam intentionem [- ターシアム インテンシオウナム] 第三次〔癒合〕の
— tubam [- テューバム] 経管の
peracidity [パーらスィディティ] 過酸
peracute [ぱらキュート] 過急性の
perambulator [パらンビュレイター] 乳母車
perarticlation [パーらーティキュレイシャン] 可動関節, 全動関節
peratodynia [パらタディニア] 胃噴門痛, 胸やけ
perborate [パーボーれイト] 過ホウ酸
perceivable [パスィーヴァブル] 知覚できる, 了解できる
perceive [パスィーヴ] 知覚する, 了解する, 看破する, 認知する
percentage [パーセンティジ] 百分率, 割合, 比例
percentile [パーセンタイル] 百分位数
perceptibility [パーセプタビリティ] 知覚できること, 認知し得べきこと
perceptible [パーセプタブル] 認知できる, 見やすい, 近くできる

perception [パーセプシャン] 知覚, 理解, 認知
— of light, PL [-アヴ ライト] 光覚
perceptive [パーセプティヴ] 知覚する, 知覚力ある, 感知する
perceptivity [パーセプティヴィティ] 知覚能力
perceptorium [パセプトーリアム] = sensorium 意識
perchlorate [パークローレイト] 過塩素酸
perchloride [パークローライド] 過塩化物
perchromic acid [パークろウミック エーサッド] 過クロム酸
percipient [パスィピアント] 知覚力ある, 意識的, 知覚者
perclusion [パークルージャン] 運動不能
percolate [パーカレイト] 濾過する, 浸透させる, 浸透する
percolation [パーカレイシャン] 濾過, 浸透
percolator [パーカレイター] 濾過器, 抽出器, コーヒー濾器
percuss [パーカス] 叩く, 打診する
percussion [パーカッシャン] 衝突, 打診
percutaneous [パーキューテイニアス] 経皮の
— cardiopulmonary support, PCPS [-カーディオウパルマナリー サポート] 経皮的心肺補助装置
— infection [-インフェクシャン] 経皮感染
— transhepatic cholangiography, PTC [-トランスヒパティック コウランジアグラフィ] 経皮経肝胆管造影法
— transluminal angioplasty, PTA [-トランスルーミナル アンジアプラースティ] 経皮的血管形成術
— transluminal coronary angioplasty, PTCA [-トランスルーミナル カらナリー アンジアプラスティ] 経皮的冠状動脈形成術
— transluminal coronary recanalization, PTCR [-トランスルーミナル カらナリー りカナリゼイシャン] 経皮的冠動脈血栓溶解療法
peregrine [ぺりグリン] 異物の, 彷徨う
perennial [パれニアル] 多年生の(植物), 永続する
perfect [パーフェクト] 完全な, 熟達した, 非常によくきく
— black body [-ブレーック バディ] 完全黒体
— combustion [-カンバスシャン] 完全燃焼
— fluid [-フルーイド] 完全流体
— solution [-サリューシャン] 完全溶液
perfection [パーフェクシャン] 完全, 円満, 完成, 熟達, 卓越
perfectionism [パーフェクショニズム] 完全主義
perfectionist [パーフェクショニスト] 完全主義者
perfectly [パーフェクトリー] 全然, 完全に, 非常によく
perflation [パーフレイシャン] 通気 ☆分泌物を圧出するため空気を吹き込むこと
Perforata [パーファれイタ] 有孔類
perforate [パーファれイト] 孔をあける, 貫く, 貫通する
perforation [パーファれイシャン] 穿孔, 穿通, 貫通, ミシン目, 穿頭術
perforative [パーファれイティヴ] 穿孔する, 貫く, 穿孔力のある, 穿孔性の
perforator [パーファれイター] 穿頭器
perforatorium [パーファらトーリアム] 穿孔器
perform [パーフォーム] 為す, 実行する, 演ずる
performance [パーフォーマンス] 実行, 仕事, 行動, 功績, 奏楽
— test [-テスト] 作業試験 ☆知能検査の一種
perfrication [パーフりケイシャン] 塗擦
perfrigeration [パーフりジャれイシャン] 軽度凍傷
perfringens [パーフりンジャンズ] 破壊性の
perfusate [パーフューゼイト] 灌流液
perfuse [パフューズ] 満たす, 一面に注ぐ, 灌流する
perfusion [パーフユージャン] 振りかけること, 灌流
blood — [ブラッド-] 血液灌流
pergolide mesilate [パーガライド メスィレイト] メシル酸ペルゴリド ☆パーキンソン病治療薬, ドパミン受容体刺激薬
perhaps [パヘップス] あるいは, 多分, 大抵
peri- [ぺり-] ☆「周囲」を表す接頭語
periacinal [ぺりエースィナル] 小葉周囲の
periadenitis [ぺりアディナイティス] 腺周囲炎
perialienitis [ぺりエイリアナイティス] 異物周囲炎

periampullary tumor [ペリエーンピュラリーテューマー] ファーター乳頭周囲腫瘍
periamygdalitis [ペリアミグダライティス] 扁桃周囲炎
perianal [ペリエイナル] 肛門周囲の
periaortitis [ペリエイオータイティス] 大動脈周囲炎
periappendicitis [ペリアペンディサイティス] 虫垂周囲炎
periarterial [ペリアーティアりアル] 動脈周囲の
periarteritis [ペリアーティらイティス] 動脈周囲炎
— nodosa [ノウドウサ] 結節性動脈周囲炎
periarthritis [ペリアースらイティス] 関節周囲炎
— of the shoulder [-アヴ ザ ショウルダー] 五十肩
periatrial [ペリエイトりアル] 心房周囲の
periaxial [ペリアクシアル] 軸周囲性の
periblast [ペリブレースト] 核外膜
periblastic [ペリブレースティック] 核外膜の, 外質(鞭毛虫の薄膜)の
peribronchial [ペリブらンキアル] 気管支周囲の
peribronchiolitis [ペリブらンキオウライティス] 小気管支周囲炎
peribronchitis [ペリブらンカイティス] 気管枝周囲炎
pericardiac [ペリカーディアック] = pericardial 心膜の, 心嚢の
pericardial [ペリカーディアル] 心臓周囲の
— cavity [-キャヴィティ] 心膜腔
— effusion [-イフユージャン] 心嚢液貯留
— friction rub [-フりクシャン らブ] 心膜摩擦音
— gland [-グレーンド] 囲心腺
— murmur [-マーマー] 心膜雑音
— paracentesis [-パーらセンティースィス] 心膜穿刺
— pleura [プルーら] 心膜胸膜
pericardiocentesis [ペリカーディオウセンティースィス] 心膜腔穿刺
pericardiopleural [ペリカーディアプリューらル] 心膜胸膜の
pericardiotomy [ペリカーディアタミー] 心膜切開術
pericarditis [ペリカーダイティス] 心膜炎, 心嚢炎

pericardium [ペリカーディアム] 心膜, 心嚢
pericardotomy [ペリカーダタミー] 心膜切除術
pericarp [ペリカープ] 果皮, いが
peric(a)ecal [ペリスィーカル] 盲腸周囲の
pericecitis [ペリスィーサイティス] 盲腸周囲炎
pericemental [ペリスィメンタル] 歯根膜の
pericementum [ペリスィメンタム] 歯根膜
pericentral [ペリセントらル] 中心周囲の
perichareia [ペリカらイア] 狂喜, 異常歓喜
pericholangitis [ペリコウランジャイティス] 胆管周囲炎
pericholecystitis [ペリコウリスィスタイティス] 胆嚢周囲炎
pericholous [ペリカらス] 胆汁集積の
perichondritis [ペリカンドらイティス] 軟骨膜炎
perichondrium [ペリカンドりアム] 軟骨膜
perichondroma [ペリカンドろウマ] 軟骨膜腫
periclasia [ペリクレイズィア] 粉砕骨折
pericolic [ペリカリック] 結腸周囲, 大腸周囲
pericolitis [ペリコウライティス] 結腸周囲炎
pericolpitis [ペリカルパイティス] 腟周囲炎
pericorneal [ペリコーニアル] 角膜周囲の
pericoronitis [ペリコーらナイティス] 歯冠周囲炎
pericranium [ペリクれイニアム] 頭蓋骨膜
pericula [ペリキューらー] 周皮
pericystitis [ペリスィスタイティス] 膀胱周囲炎, 胆嚢周囲炎
pericyte [ペリサイト] 外被細胞, 血管周囲細胞
pericytoma [ペリサイトーマ] 血管周皮腫
peridectomy [ペリデクタミー] 結膜輪状切除術
peridental [ペリデンタル] 歯牙周囲の, 歯膜の
peridentium [ペリデンティアム] 歯根膜
peridesmium [ペリデズミアム] 靱帯膜
perididymis [ペリディディマス] 睾丸鞘膜
peridiverticulitis [ペリダイヴァーティキュライティス] 憩室周囲炎
periductal [ペリダクタル] 管周囲の
periduodenitis [ペリデューオウディナイティス] 十二指腸周囲炎
peridural anesthesia [ペリデューらル アニスィーズィア] 硬膜傍麻酔法, 硬膜周

囲麻酔法
periencephalitis [ペリエンセファライティス] 脳皮質髄膜炎
perienteritis [ペリエンタらイティス] 腸周囲炎
periepithelioma [ペリエピスィーリオウマ] 上皮周囲腫
periesophageal [ペリイーサファジール] 食道周囲の
periethanate ethobromide [ペリエサネイト エサブろウマイド] ペリエサネイトエソブロマイド ☆鎮痙剤，副交感神経遮断剤
perifocal [ペリフォウカル] 病巣周囲の
perifollicular hyperkeratosis [ペリファリキューラー ハイパーケらトウスィス] 傍毛包性角化過剰症
perifolliculitis [ペリファリキュライティス] 毛包周囲炎
　— **capitis abscedens et suffodiens** [-キャピティス アブセンダンス エト サファディアンス] 膿瘍性穿掘性頭部毛包周囲炎
perifusion [ペリフュージャン] 周辺灌流 ☆細胞や組織片の周囲にある液体を灌流する
perigastric [ペリゲーストリック] 胃周囲の
perigastritis [ペリゲーストらイティス] 胃周囲炎
perigemmal [ペリジェマル] 球あるいは球様構造の，周囲の
periglottis [ペリグラッティス] 舌粘膜
perihelion [ペリヒーリアン] 近日点
perihepatitis [ペリヘパタイティス] 肝周囲炎
perihernial [ペリハーニアル] ヘルニア周囲の
perikaryon [ペリケーりアン] 核周囲部
perikymata [ペリカイマタ] 周波条，櫛状隆起 ☆永久歯エナメル外表面横条紋
perilabyrinthitis [ペリラビりンサイティス] 迷路周囲炎
perilober [ペリロウバー] 葉周囲の
　— **pancreatitis** [-パンクりアタイティス] 膵葉周囲炎
perilymph [ペリリンフ] 外リンパ液
perilymphadenitis [ペリリンファディナイティス] リンパ節周囲炎
perilymphangitis [ペリリンファンジャイティス] リンパ管周囲炎
perimastitis [ペリマスタイティス] 乳腺周囲炎
perimedullary [ペリメデュラりー] 延髄周囲の

perimeningitis [ペリメニンジャイティス] 脳の硬髄膜炎
perimenopausal [ペリメナポーザル] 周閉経期の
perimeter [ペリミター] 視度計，視野計，平面図の周辺，周囲，周径
perimetritis [ペリミトらイティス] 子宮外膜炎
perimetrium [ペリミートりアム] 子宮外膜
perimetrosalpingitis [ペリミートロウ・サルピンジャイティス] 子宮外膜卵管炎
perimitry [ペリミトりー] 角膜周囲結膜切除術 ☆眼球摘出の予備手術
perimyelis [ペリマイアリス] 脊髄膜，骨内膜
perimysial [ペリミスィアル] 筋鞘の，筋周囲の
perimysitis [ペリミスィアイティス] 筋鞘炎
perimysium [ペリミスィアム] 筋周膜
　— **externum** [-イクスターナム] 外筋周膜
　— **internum** [-インターナム] 内筋周膜
perinatal [ペリネイタル] 周産期
perindopril erbumine [ペリンダプリル アービュミン] ペリンドプリルエルブミン ☆降圧薬，アンジオテンシン変換酵素阻害薬
perineal [ペリニーアル] 会陰の
perineocele [ペリニーアスィール] 会陰ヘルニア
perineocolporectomyomectomy [ペリニア・カルポ・レクタ・マイアメクタミー] 会陰，直腸，腟切開による子宮筋腫摘除術
perineometer [ペリニーアミター] 会陰腔圧測定器
perineoplastic [ペリニーアプレースティック] 会陰形成術
perineoplasty [ペリニーアプレースティ] 会陰形成術
perineorrhaphy [ペリニーオーらフィ] 会陰縫合術
perineosynthesis [ペリニーアスィンサスィス] 会陰整復術
perineotomy [ペリニーアタミー] 会陰切開術
perineovaginal [ペリニーオウ・ヴァジャイナル] 会陰腟の
perinephric [ペリネフリック] 腎周囲の
perinephritis [ペリニフらイティス] 腎周囲炎
perineum [ペリニーアム] 会陰

perineural [ペリニューらル] 神経周囲の
perineuritis [ペリニューらイティス] 神経外鞘炎
perineurium [ペリニューりアム] 神経外鞘
period [ピアりアッド] 周期, 期, 時代, 末期, 月経
 — of half decay [-アヴ ハーフ ディケイ] 半減期
periodic [ピアりアディック] 周期性, 時代の, 定期的, 時々の
 — acid [-エーサッド] 過ヨウ素酸
 — breathing [-ブリーズィング] 周期性呼吸
 — check-up [-チェック-アップ] 定期的診察
 — fever [-フィーヴァー] 周期熱
 — law [-ロー] 周期律
 — paralysis [-パらリスィス] 周期性四肢麻痺
 — table [-テイブル] 元素の周期表
periodical [ピアりアディカル] 定期刊行物の, 定時の, 定期刊行物, 雑誌
periodicity [ピアりアディスィティ] 周期性, 定期性
periodontal [ペリアダンタル] 歯周の, 歯根膜の
 — disease [-ディズィーズ] 歯周病
periodontitis [ペリオウダンタイティス] 歯周炎, 歯根膜炎
periodontium [ペリアダンティアム] 歯周組織, 歯根膜
periodontology [ペリオウダンタラジー] 歯周病学
periodynia [ペリアディニア] 全身性疼痛
perionychium [ペリオウニキアム] 爪周囲組織
perioophoritis [ペリオウアファらイティス] 卵巣周囲炎
periophthalmic [ペリアフセールミック] 眼膜の, 眼周囲の
periophthalmitis [ペリアフセールマイティス] 眼窩周囲炎
perioptometry [ペリアプタミトりー] 視野測定
perioptometer [ペリアプタミター] 視野計
perioral [ペリオーらル] 口周囲の
periorbit [ペリオービット] 眼窩骨膜 (periorbita)
periorbita [ペリオービタ] 眼窩骨膜
periorbital [ペリオービタル] 眼窩骨膜の
periorbititis [ペリオービタイティス] 眼窩骨膜炎
periorchitis [ペリオーカイティス] 睾丸周囲炎
periosteal [ペリアスティアル] 骨膜の
 — elevator [-エリヴェイター] 骨膜起子
periosteotome [ペリアスティアトウム] 骨膜刀, 骨膜切開器
periosteum [ペリアスティアム] 骨膜
periostitis [ペリアスタイティス] 骨膜炎
periostoma [ペリアストウマ] 骨膜腫
periostosis [ペリアストウスィス] 骨膜症
periostotomy [ペリアスタタミー] 骨膜切開術
periotic [ペリアティック] 耳周囲の
 — wall [-ウォール] 耳胞壁
periovular [ペリオウヴュラー] 卵子周囲の
peripachymeningitis [ペリ・パキメニンジャイティス] 硬膜周囲炎
peripancreatitis [ペリパンクりアタイティス] 膵周囲炎
peripapillary [ペリペーピラりー] 乳頭周囲の
peripartum cardiomyopathy [ペリパータム カーディオウマイアパスィ] 周産期心筋症
peripenial [ペリピーニアル] 陰茎周囲の
peripericarditis [ペリペリカーダイティス] 心外膜周囲炎
periphacitis [ペリファサイティス] 水晶体嚢周囲炎
periphakus [ペリフェイカス] 水晶体嚢
peripharyngeal [ペリフェーりンジアル] 咽頭周囲の
peripherad [パりフェらッド] 末梢性, 遠心性
peripheral [パりファらル] 末梢の, 周囲の, 外面の
 — arteriosclerosis [-アーティりオウスクリアろウスィス] 末梢動脈硬化症
 — blood stem cell transfusion, PBSCT [-ブラッド ステム セル トランスフュージャン] 末梢幹細胞輸血
 — blood stem cell transplantation, PBSCT [-ブラッド ステム セル トランスプランテイシャン] 末梢血幹細胞移植
 — circulation [-サーキュレイシャン] 末梢循環
 — computed tomography [-カンピューティッド トウマグらフィ] 末梢型コンピュータ断層撮影法
 — facial nerve palsy [-フェイシャル ナーヴ ポールズィ] 末梢性顔面神経麻

peripheral 〜 peritendineum

痺
— **neuritis** [-ニューらイティス] 末梢神経炎
— **neuropathy** [-ニューらパスィ] 末梢神経症
— **paraplegia** [-パラプリージア] 末梢性対麻痺
— **QCT, pQCT** 末梢骨定量コンピューター断層法
— **scotoma** [-スコウトウマ] 周辺性暗点
— **vertigo** [-ヴァーティゴウ] 非枢性眩暈

peripherophose [パリフェらフォウズ] 末梢閃光暗点 → phose
periphery [パリファリー] 末梢, 周囲, 外面, 周縁
periphlebitis [パリフリバイティス] 静脈周囲炎
periphrastic [パリフれースティック] 遠回しの, 回りくどい
periplasm [パリプレーズム] 鞭虫類外膜
periplast [パリプレースト] = periblast 核外膜
periplastic [パリプレースティック] 核外膜の
peripleuritis [パリプルーらイティス] 胸膜周囲炎
peripneumonia [パリニューモウニア] 胸膜肺炎
peripneumonitis [パリニューマナイティス] 胸膜肺臓炎
periporitis [パリポーらイティス] 汗孔周囲炎
periportal [パリポータル] 門脈周囲の
— **fibrosis** [-ファイブろウスィス] 門脈周囲線維症
periproctal [パリプろクタル] = periproctic 肛門周囲の
— **abscess** [-アブセス] 肛門周囲膿瘍
periproctitis [パリプろクタイティス] 肛門周囲炎
periprostatitis [パリプろスタタイティス] 前立腺周囲炎
peripyemic [パリパイイーミック] 臓器周囲化膿症
periphlebitis [パリパイリフリバイティス] 門脈周囲炎
peripylic [パリパイリック] 門脈周囲の
peripyloric [パリパイローリック] 幽門周囲の
periradical [パリれィディカル] 歯根周囲の
perirectal [パリれクタル] 直腸周囲の
— **abscess** [-アブセス] 直腸周囲膿瘍

perirectitis [パリれクタイティス] 直腸周囲炎
perirenal [パリリーナル] 腎周囲の
perirhinal [パリらイナル] 鼻腔周囲の
perirhizoclasia [パリ・らイゾウクれイズィア] 歯根周囲崩壊
perisalpingitis [パリ・サルピンジャイティス] 卵管周囲炎
perisalpingo-ovaritis [パリサルピンゴウ-オウヴァらイティス] 卵巣卵管周囲炎
perisalpinx [パリサルピンクス] 卵管傍組織, 卵管外膜
periscopic lens [パリスカピック レンズ] 均等屈折レンズ, 四方の見えるレンズ
perish [パリッシュ] 滅びる, 死ぬ, 腐る, 枯れる, 殺す, 滅ぼす
perishable [パリッシャブル] 腐敗しやすい, 死にやすい, 枯れる, 死滅しやすいもの, 腐敗しやすいもの
perishing [パリッシング] 死ぬ, 滅びる, 悲惨な
perisigmoiditis [パリスィグモイダイティス] S状結腸周囲炎
perisinusitis [パリスィニュサイティス] 洞周囲炎
perisplenitis [パリスプリナイティス] 脾周囲炎
perispondylitis [パリスパンディライティス] 脊椎周囲炎
perissad [パリサッド] 奇価元素 ☆原子価が奇数の元素
peristalsis [パリスタルスィス] 蠕動
peristaltic [パリスタルティック] 蠕動的の, 蠕動様の
— **unrest** [-アンれスト] 蠕動不安, (胃腸の) 蠕動異常
peristasis [パリスタスィス] 環境, 炎症初期の充血
peristole [ペリスタリー] 胃蠕動
peristomal, peristomatous [ペリストウマル, ペリストウマタス] 口周囲の, 口の周りの
peristome [ペリストウム] 囲口部, 口縁, 唇
peristrumitis [ペリストるーマイティス] 甲状腺周囲炎
perisynovial [ペリスィナヴィアル] 滑液膜周囲の
perisystole [ペリスィスタリー] 心収縮後期
peritarsitis [ペリターサイティス] 瞼板周囲炎
peritelline [ペリスタリン] 卵黄傍炎
peritendineum [ペリテンディニアム] 腱鞘

peritendinitis [ぺりテンディナイティス] 腱周囲炎
peritenon [ぺりティーナン] 腱鞘
peritenoneum [ぺりテナニーアム] 腱鞘
perithelioma [ぺりスィーリオウマ] 血管外皮細胞腫
perithelium [ぺりスィーリアム] 血管外皮層
perithyroiditis [ぺりサイロイダイティス] 甲状腺外膜炎
peritomy [パリタミー] 角膜周囲切開術
peritoneal [ぺりトウニーアル] 腹膜の
— cavity [－キャヴィティ] 腹膜腔
— dialysis, PD [－ダイアリスィス] 腹膜透析, 腹膜灌流
— lavage [－ラヴィジ] 腹腔内洗浄
— transfusion [－トランスフュージャン] 腹膜腔内輸血
peritoneopexy [ぺりトウニアペクスィ] 腹膜固定術
peritoneotomy [ぺりトウニアタミー] 腹膜切開術
peritoneum [ぺりトウニーアム] 腹膜
peritonitis [ぺりトウナイティス] 腹膜炎
peritonsillar abscess [ぺりタンスィラー アブセス] 扁桃周囲膿瘍
peritonsillitis [ぺりタンスィライティス] 扁桃周囲炎
peritracheal [ぺりトれイキアル] 気管周囲の
peritubal [ぺりテューバル] 耳管周囲の
perityphlitis [ぺりティフライティス] 盲腸周囲炎
periumbilical [ぺりアンビリカル] 臍周囲の
periureteral [ぺりユリータラル] 尿管周囲の
periureteritis [ぺりユリータらイティス] 尿管周囲炎
periurethral [ぺりユリースらル] 尿道周囲の
— prostatectomy [－プラスタテクタミー] 尿道周囲前立腺切除術
periurethritis [ぺりユーりスらイティス] 尿道周囲炎
periuterine [ぺりユータりーン] 子宮周囲の
perivaginal [ぺりヴェージナル] 膣周囲の
perivaginitis [ぺりヴェージナイティス] 膣周囲炎
perivascular [ぺりヴェースキュラー] 脈管周囲の
— goiter [－ゴイター] 血管周囲甲状腺腫

perivasculitis [ぺりヴェースキュライティス] 血管周囲炎
perivenous [ぺりヴィーナス] 静脈周囲の
periventricular lucency [ぺりヴェントりキュラー ルーサンスィ] 脳室周囲透明像
perixenitis [ぺりジナイティス] 異物周囲炎
perkeratosis [パーケらトウスィス] 角化亢進症
perky [パーキー] 得々とした, 元気のよい
perlèche [パーレッシュ] [F] 口角, 瘡口角びらん
permanent [パーマナント] 永続する, 永久的, 耐久の
— teeth [－ティーズ] 永久歯
permanently [パーマナントリー] 永久的に, 不変に
permanganate [パーマンガネイト] 過マンガン酸塩
permanganic acid [パーマンゲーニック エースァッド] 過マンガン酸
permeability [パーミアビリティ] 浸透性, 透過性
permeable [パーミアブル] 浸透し得る, 穿通し得る
permease [パーミエイス] 透過酵素
permeate [パーミエイト] 浸透する, 穿通する, 充満する
permeation [パーミエイシャン] 浸透, 侵入, 充満, 普及
permissibility [パミスィビリティ] 許すべきこと, 差し支えないこと
permissible [パミッスィブル] 許し得る, 差し支えない, 許された
— dose [－ドウス] 許容量
permission [パミッシャン] 許可, 免許, 許容
permissive [パミッスィブ] 許す, 許された, 随意の, 自由の
— role [－ろウル] 許容的役割 ☆ある物質が存在することによって反応が進むこと
permit [パミット] 許す, 黙認する, 可能にする, 差し支えない
permutation [パーミュテイシャン] 順列, 交感, 互換
pernicious [パーニシャス] 悪性の, 有害な, 有毒な,
— anemia [－アニーミア] 悪性貧血
— fever [－フィーヴァー] 悪性熱
— vomitting [－ヴァミッティング] 悪性

嘔吐

perniosis [パーニオウスィス] 凍瘡, 凍傷, 凍傷体質

pernitric acid [パーナイトリック エーサッド] 過硝酸

perobrachius [ペろウブれイキアス] 上肢奇形児

perocephalus [ペろセファラス] 頭部奇形児

perodactyly [ペろデークティリー] 指趾奇形児

peromelia [ペろウミーリア] = peromely 四肢欠損, 奇肢症

perone [パろウニ] 腓骨

peroneal [ペろウニーアル] 腓骨の
— **muscular atrophy** [- マスキュラー アトろフィ] 腓骨筋萎縮

peroneum [ペろウニーアム] 腓骨

peronia [パろウニア] 奇形, 不具

peropus [ペらパス] 足奇形児

peroral [パーろーラル] 経口的な

perosis [パろウスィス] 腱麻痺, 飛節症 ☆栄養障害によるニワトリの運動器疾患

perosmic acid [パーろズミック エーサッド] 過オスミウム酸

peroxidase [パろクスィデイス] ペロキシダーゼ, 過酸化酵素
— **stain** [-ステイン] ペルオキシダーゼ染色

peroxidase-antiperoxidase method, PAP [パろクスィディス-アンティパろクスィディス メサッド] 過酸化酵素抗過酸化酵素法 ☆染色法の一種

peroxide [パろクサイド] 過酸化物
— **of hydrogen** [-アヴ ハイドろジャン] 過酸化水素, 過酸化酵素

peroxide-antiperoxide method, PAP [パろクサイド-アンティパろクサイド メサッド] 過酸化酵素同体染色法

peroxisome [パろクスィソウム] ペルオキシソーム ☆細胞内小体の一つ. コレステロール代謝等に関与する. カタラーゼを含む
— **disease** [-ディズィーズ] ペルオキシゾーム病
— **proliferation activated receptor, PPAR** [-プろリファれイシャン アクティヴェイティド りセプター] ペルオキシゾーム増殖物質活性受容体

perpendicular [パーペンディキュラー] 垂直な, 直立した, 直角をなす, 切り立った

perpendicularly [パーペンディキュラリー] 垂直に, 直立して, 非常に険しく

perpetual [パーペチュアル] 永続する, 永久の, 変わらぬ, 不断の
— **motion** [-モウシャン] 永久運動

perpetuate [パペチュエイト] 永続させる, 不滅ならしめる

perphenazine [パーフェナズィーン] パーフェナジン ☆フェノチアジン系向精神薬・制吐薬

perplex [パープレックス] 困らす, 当惑させる, 迷わす, 込み入らせる

perplexity [パープレクスィティ] 当惑, 紛糾, 混乱, 錯綜

perplication [パープリケイシャン] 脈管纏絡結紮

per primam [パー・プリマム] 創傷の自然治癒

persecute [パースィキュート] 迫害する, 苦しめる, うるさく求める

persecution [パースィキューシャン] 迫害, 脅迫
— **complex** [-カンプレクス] 迫害妄想

perseverance [パースィヴィアランス] 忍耐

perseverant [パースィヴィアらント] 辛抱強い

perseveration [パーセヴァれイシャン] 保続症
clonic — [クローニック-] 間代（かんたい）性運動反復
tonic — [トーニック-] 緊張性保続症

persevere [パースィヴィア] 辛抱する, 固持する, 堅忍する

persist [パースィスト] 固執する, 頑張る, 存続する

persistence [パースィスタンス] 固執, 持続

persistent [パースィスタント] 固執する, 持続性の, 不撓不屈の, 頑固な, 不変の
— **fetal circulation syndrome** [-フィータル サーキュレイシャン スィンドろウム] 持続性胎児循環症候群
— **ostium primum** [-アスティアム プらイマム] 一次孔開存の持続, 成長後も残ること ☆先天心異常の一つ
— **pulmonary hypertension of the newborn, PPHN** [-パルマナリー ハイパーテンシャン アヴ ザ ニューボーン] 新生児遷延性肺高血圧症

person-year [パースン-イアー] 人年 ☆1年に1人について

persona [パーソウナ] 仮面人格

personal [パースナル] 一個人の, 一身上

personal 〜 pestis

の，身体の，人格的
- equation [-イークウェイシャン] 個人差
- history [-ヒスタリー] 履歴書

personality [パースナリティ] 人格，個性
- disorder [-ディスオーダー] 人格異常

personally [パースナリー] 自ら，親しく，個人として

personnel [パースネル] （団体の）総人員，職員，人員

perspective [パースペクティヴ] 背景，透視画法，配合，眺望，背景画法の，遠近法によった

perspirable [パースパイラブル] 発汗する

perspiration [パースピれイシャン] 発汗，発汗作用，汗

perspire [パースパイアー] 発汗する，分泌する

perstriction [パーストりクシャン] 血管圧迫止血 ☆血管結紮によって出血を止めること

persuade [パースウェイド] 説きつける，信じさせる，納得させる，感情に訴える

persuasion [パースウェイジャン] 説得

persuasive [パースウェイスィヴ] 説得的，熱心にすすめる，説得力のある

persulfate, persulphate [パーサルフェイト] 過硫酸塩

persulfide, persulphide [パーサルファイド] 過硫化物

pertaining [パーテイニング] 関係する，附属する，固有の

Perthes disease [パーセス ディズィーズ] = Legg-Perthes disease ペルテス病 ☆若年性変形性大腿骨頭炎

pertinent [パーティナント] 適切な，関係する，属する

pertubation [パーテューベイシャン] 卵管通気法 ☆卵管に空気を吹き込むこと

perturb [パターブ] 混乱させる，狼狽させる

perturbation [パーターベイシャン] 狼狽，攪乱，激変，不安の原因

pertussis [パータスィス] 百日咳
- toxin [-タクスィン] 百日咳毒素
- vaccine [-ヴァクスィン] 百日咳ワクチン

peruvian wart [ぱるーヴィアン ウォート] = verruga peruviana ペルー疣（イボ）

pervade [パーヴェイド] 拡がる，普及する，充満する，浸透する

pervaporation [パーヴェイパれイシャン] 透析蒸発

pervasion [パーヴェイジャン] 拡がり，普及，浸透

perverse [パヴァース] 片意地な，強情な

perversion [パーヴァージャン] 曲解，倒錯，悪化

perversive [パーヴァースィヴ] 転倒させる，誤らす

pervert [パーヴァート] 転倒する，誤解する，悪用する，倒錯患者

perverted [パーヴァーティッド] 倒錯した，破壊された，異常な

per vigilium [パー・ヴィジリアム] 不眠症

pervious [パーヴィアス] 見透させる，通らせる，浸み込ませる，有孔の

pes [ピーズ] 足または足のような構造
- abductus [-アブダクタス] 外反足
- adductus [-アダクタス] 内反足
- anserinus [-アンセりナス] 鵞足
- cavus [-ケイヴァス] 凹足
- equinovalgus [-エキノヴァルガス] 外反尖足
- equinovarus [-エクウァイノウヴェイらス] 内反尖足
- equinus [-エクウァイナス] 尖足
- gigas [-ジャイガス] 巨大足
- planus [-プレイナス] 扁平足
- valgoplanus [-ヴァルガプレイナス] 扁平足
- valgus [-ヴェールガス] = talipes valgus（外反足）
- varus [-ヴァーらス] = talipes varus（内反足）

pessary [ペッサりー] ペッサリー，子宮栓，子宮圧定器，通経器，保正器

pessimism [ペスィミズム] 厭世，悲観

pessimistic [ペスィミスティック] 厭世的

pessus [ペッサス] 腟座薬，ペッサリー

pest [ペスト] ペスト，黒死病，悪疫，害虫

pesticide [ペスティサイド] 殺虫薬，農薬

pestiferous [ペスティファらス] 伝染する，感染しやすい，有害な，害毒を生ずる

pestilent [ペスティラント] 悪疫を生ずる，危険な，有害な

pestilential [ペスティレンシャル] 悪疫質の，悪疫の，伝染性の，疫病を生ずる，有害な，悪臭を発する

pestis [ペスティス] ペスト
- ambulans [-アンビュランス] 軽症ペ

スト
— fulminans [-ファルミナンス] 電撃性ペスト
— siderans [-スィダランス] 敗血症性ペスト

pestle [ペスル] 乳棒, すりこぎ, きね, (乳棒などで)する, つく, こねる

pestology [ペスタラジー] ペスト学

petechia, petechiae (複) [ピティーキア, ピティーキイー] 糸斑, 点状出血

petechial [ピティーキアル] 点状出血の, 紫斑の
— hemorrhage [--ヒーマリジ] 斑状出血

pethidine hydrochloride [ペスィディン ハイドロウクロ一らイド] 塩酸ペチジン ☆鎮痛薬, 麻薬

petiole [ペティオウル] 柄

petit mal, PM [ペティ マル] [F] 小発作, てんかん, 癲癇小発作

Petri dish [ペトリ ディッシュ] (培養用) ペトリ皿

petrifaction [ペトリファクシャン] = petrification 石化, 化石, 自然自失, 無気力, 頑固

petrify [ペトリファイ] (動植物などを)石化する, 化石となる, 無情にする, 麻痺させる

pétrissage [ペトリサッジ] [F] 揉捏法 ☆マッサージ法の一つ, 筋肉をよく揉むこと

petrol [ペトラル] 石油

petroleum [ピトろウリアム] 石油, 鉱油

petrositis [ペトろウサイティス] 錐体炎

petrous [ペトらス] 岩様の, 錐体部(側頭骨)の

Peutz's-Jeghers syndrome [ピュッツージェガーズ スィンドロウム] ポイツ・ジェガース症候群 ☆腸管ポリポージス

pexia [ペクスィア] 固定

pexic [ペクスィック] 固定の

Peyer's glands [パイアーズ グレーンズ] パイエル腺 ☆小腸粘膜の孤立性, 集合性リンパ節

Peyer's plaques [パイアーズ プラークス] パイエル板 ☆小腸粘膜の集合リンパ小節

Peyer's patches [パイアーズ ペーッチーズ] パイエル集腺 ☆小腸粘膜のリンパ節集合

Pfaundler-Hurler syndrome [フォーンドラー—ハーラーズ スィンドロウム] = dysostosis multiplex ファンドラー・ハーラー症候群 ☆知能低下, 発育異常を示す先天異常, 脂肪軟骨異栄養症＝ gargoylism

PFK (phosphofructokinase)
PG (prostaglandin)
PH 1.(past history)/2.(pulmonary hypertension)
pH (hydrogen ion concentration)
PHA (phytohemagglutinin)

phacitis [フェーサイティス] 水晶体炎

phacocele [フェーカスィール] 水晶体転位

phacocystectomy [フェーコウスィステクトミー] 水晶体嚢腫切除術

phacocystitis [フェーコウスィスタイティス] 水晶体嚢炎

phacoerisis, phacoerysis [フェーコウエりスィス] 水晶体吸引切開 ☆吸引による白内障摘除

phacoecesis [フェーコウエりスィス] 水晶体吸引[法]. 水晶体吸引による白内障治療

phacofragmentation [フェーコウ・フらグメンティシャン] 水晶体破砕[術]

phacoglaucoma [フェーコウグローコウマ] 水晶体変性緑内障

phacoid [フェーコイド] 水晶体状の

phacoiditis [フェーコイダイティス] 水晶体炎

phacolysis [フェーカリスィス] 水晶体溶解, 水晶体切開

phacoma [フェーコウマ] 水晶体

phacomalacia [フェーコウマレイシア] 水晶体軟化, 軟性白内障

phacomatosis [フェーコウマトウスィス] 母斑症

phacometachoresis [フェーコウメタコウりースィス] 水晶体転位, 水晶体脱出

phacometecesis [フェーコウメタスィースィス] 水晶体前眼房転位, 水晶体遊走 → phacocele

phacometer [フェーカミター] 水晶体屈折計

phacoplanesis [フェーコウ・プラニースィス] 水晶体遊走

phacosclerosis [フェーコウスクリアろウスィス] 水晶体硬化症

phacoscope [フェーカスコウプ] 水晶体調節計

phacotherapy [フェーカせらピー] 日光療法

phacotrabeculectomy [フェーコウ・トらベキュレクタミー] 超音波白内障線維柱帯切除

術
phagedena [フェージャディーナ] 侵食潰瘍 ☆組織破壊性潰瘍
phagedenic [フェージャディニック] 侵食潰瘍の, 侵食症の, 癌のような
phagelysis [フェージャライスィス] ファージ溶解
phagocaryosis [フェーゴウカりオウスィス] 細胞核食菌作用
phagocyte [フェーガサイト] 食菌細胞, 白血球
phagocytic [フェーガスィティック] 食菌細胞の, 白血球の
phagocytism [フェーガサイティズム] 食細胞性, 細胞食菌作用
phagocytoblast [フェーゴウサイタブレースト] 食菌母細胞, 食芽細胞
phagocytolytic [フェーゴウサイタりティック] 食菌細胞崩壊の
phagocytosis [フェーゴウサイトウスィス] 食菌細胞の殺菌作用
phagodynamometer [フェーゴウダイナマミター] 咀嚼計 ☆咀嚼, 食物を噛み砕く力の測定器
phagology [フェーガラジー] 食作用学, 食学
phagolysis [フェーガリスィス] 食細胞崩壊
phagophobia [フェーゴウフォウビア] 食事恐怖症
phagotherapy [フェーガセらピー] 食事療法
phakoma [フェーコウマ] 水晶体腫
phalacrosis [フェーラクろウスィス] 円形脱毛, はげ
phalangeal [ファーレーンジアル] = phalangal 指骨の, 趾骨の
 — joint [- ジョイント] 指関節
phalanges [ファーレーンジーズ] 指節 (phalanx の複)
 — digitorum manus [- ディジトゥらムメイナス] 指節骨
 — digitorum pedis [- ディジトゥらムピーディス] 趾節骨 (足指節骨)
phalangitis [ファーレーンジャイティス] (手足の) 指骨炎
phalangization [ファーレーンジゼイシャン] 指様断端形成術 ☆中手骨の一つを用い指の代用とする手術
phalangosis [ファーレーンゴウスィス] 睫毛乱生症
phalanx, phalanges (複) [フェーランクス, フェーランジーズ] 指骨, 趾骨

phalen test [フェーレン テスト] 手根管症候群で手掌を屈曲すると1分以内に痛みが起こる
phallalgia [ファーレールジア] 陰茎痛
phallectomy [ファーレクタミー] 陰茎切断術
phallic [フェーリック] 陰茎の, 陰茎像の
phallitis [フェーライティス] 陰茎炎
phallocampsis [フェーロウキャンプスィス] (勃起の際の) 陰茎彎曲
phallocarcinoma [フェーロウカースィノウマ] 陰茎癌
phallodynia [フェーラディニア] 陰茎痛
phalloncus [フェーランカス] 陰茎腫脹
phalloplasty [フェーラプレースティ] 陰茎形成術
phallotomy [フェーラタミー] 陰茎切開術
phallus [フェーラス] 陰茎
phanerogam [フェーナらガム] 顕花植物
phanerogenic [フェーナらジェニック] 既知の, 原因の, 原因明瞭の
phaneromania [フェーナロウメイニア] 顕現部偏執狂 ☆身体の顕現部に異常な注意を払うこと
phaneroscope [フェーナらスコウプ] 圧視板 ☆皮膚を圧抵して透視する器具
phanerosis [フェーナろウスィス] 出現, 顕出
phanic [フェーニック] 可視の, 明白な
phantasia [フェーンテイズィア] 空想, 幻想
phantasm [フェーンタズム] 幻覚, 錯視, 空想, 亡霊
phantom [フェーンタム] 幻影, 錯覚, 迷想, 幽霊, 像, 人体模型, 外見上, 幻影の, 妄想
 — hand [- ハンド] 幻想手
 — limb [- リム] 幻覚肢
 — pain [- ペイン] 幻肢痛
 — tumor [- テューマー] 幻想腫脹
pharmaceutic [ファーマスューティック] = pharmaceutical 調剤学の, 製薬の, 売薬の
 — botany [- バタニー] 薬用植物学
 — chemistry [-ケミストリー] 製薬化学
pharmaceutical Affairs Law [ファーマスューティカル アフェアーズ ロー] 薬事法
pharmaceutics [ファーマスューティックス] 調剤学, 製薬学
pharmacist [ファーマスィスト] 薬剤師, 薬学者
pharmacodynamics [ファーマコウ・ダイネーミックス] 薬剤力学
pharmacognosy [ファーマカグナスィ] =

pharmacography 生薬学
pharmacologist [ファーマカラジスト] 薬理学者
pharmacology [ファーマカラジー] 薬理学, 薬物学
pharmacomania [ファーマコウメイニア] 薬物狂
pharmacometrics [ファーマカメトリックス] 計量薬理学
pharmaco-oryctology [ファーマコウ-オーリクタラジー] 薬用鉱物学
pharmacop(o)eia P [ファーマコウピーア] 薬局方, 処方録, 薬種, 薬物類
pharmacopeial [ファーマコウピーアル] 薬局方の, 調剤書の, 薬種の
pharmacophilia [ファーマコウフィリア] 薬物嗜好症
pharmacophobia [ファーマカ・フォウビア] 薬物恐怖症
pharmacopsychosis [ファーマコウサイコウスィス] 薬物精神病
pharmacotherapy [ファーマカセらピー] 薬物療法, 薬物治療学
pharmacy [ファーマスィ] 調剤術, 製薬学, 製薬業, 薬局, 薬剤
pharyngeal [ファリンジアル] = pharyngal 咽頭の
 — abscess [- エーブセス] 咽頭膿瘍
 — artery [- アータりー] 咽頭動脈
 — cavity [- ケーヴィティ] 咽頭腔
 — gland [- グレーンド] 咽頭腺
 — mirror [- ミらー] = pharyngeal speculum 咽頭鏡
 — pouch [- パウチ] 咽頭嚢
 — reflex [- リーフレクス] 咽頭反射
 — tube [- テューブ] 咽頭管
pharyngectomy [ファリンジェクタミー] 咽頭切除術
pharyngemphraxis [ファリンジャンフれークスィス] 咽頭閉塞症
pharyngismus [ファリンジズマス] 咽頭筋痙攣
pharyngitis [ファリンジャイティス] 咽頭炎
 — keratosa [-ケらトウサ] 角化性咽頭炎
 — sicca [-スィッカ] 乾性咽頭炎, 萎縮性咽頭炎
 — ulcerosa [-アルサろーサ] 潰瘍性咽頭炎
pharyngocele [ファリンガスィール] 咽頭脱, 咽頭ヘルニア

pharyngoconjunctival fever [ファリンガカンジャンクティヴァル フィーヴァー] 咽頭結膜熱
pharyngodynia [ファリンガディニア] 咽頭痛
pharyngoesophagus [ファリンゴウイーサファガス] 咽頭と食道
pharyngoglossal [ファリンガグらッサル] 咽頭と舌の
pharyngokeratosis [ファリンゴウケらトウスィス] 咽頭角化症
pharyngolaryngitis [ファリンゴウラリンジャイティス] 咽頭喉頭炎
pharyngolith [ファリンガリス] 咽頭結石
pharyngology [ファリンガラジー] 咽頭学
pharyngolysis [ファリンガリスィス] 咽頭麻痺
pharyngomaxillary [ファリンガメークスィらりー] 咽頭と顎の
pharyngonasal [ファリンゴウネイザル] 咽頭と鼻の
pharyngopalatine arch [ファリンガペーラティーン アーチ] 咽頭口蓋弓
pharyngoparalysis [ファリンゴウパれーリスィス] = pharyngoplegia 咽頭筋麻痺
pharyngopathy [ファリンガペスィ] 咽頭疾患
pharyngoplasty [ファリンガプレースティ] 咽頭形成術
pharyngoplegia [ファリンゴウプリージア] 咽頭麻痺
pharyngorhinitis [ファリンゴウらイナイティス] 咽頭鼻炎
pharyngorhinoscopy [ファリンゴウらイナスカピー] 咽頭鼻鏡検査法
pharyngoscleroma [ファリンゴウスクリアろウマ] 咽頭硬化症
pharyngoscope [ファリンガスコウプ] 咽頭鏡
pharyngospasm [ファリンガスペーズム] 咽頭痙攣
pharyngotonsillitis [ファリンゴウタンスィらイティス] 咽頭扁桃腺炎
pharyngoxerosis [ファリンゴウズィろウスィス] 咽頭乾燥症
pharynx [フェーりンクス] 咽頭
phase [フェイズ] 相, 状相, 位相
 —contrast microscope [- カントれースト マイクらスコウプ] 位相差顕微鏡
phasic [フェイズィック] 位相の
phatnorrhagia [ファトナれイジア] 歯槽出

phatnorrh(o)ea 〜 phenylic acid

血
- **phatnorrh(o)ea** [ファトナリーア] = pyorrhea alveolaris　歯槽膿漏
- **PhD** (Doctor of Philosophy)
- **Phe** (phenylalanine)
- **Phemister's triad** [フェミスターズ トらイアド]　結核性関節炎の三徴（関節周囲の骨粗鬆症，関節腔狭小化，遠位部の骨欠損
- **phenacetin** [フィネースィティン]　フェナセチン　☆非ピリン系解熱鎮痛薬
- **phenetidin** [フィネティディン]　フェネチジン　☆染料の原料
- **phenic acid** [フィーニック エーサッド]　石炭酸
- **phenobarbital** [フィーノウバービタル] = pherylethylbarbituric acid　フェノバルビタール　☆バルビツール酸系入眠薬，長時間型持続睡眠薬
- **phenocopy** [フィーナカピー]　表現型類似，表現型模写　☆一つの遺伝子の異常による表現型が他の遺伝子の異常または非遺伝子疾患のそれと似ていること
- **phenogophobia** [フィーナゴウフォウビア]　光恐怖症
- **phenol** [フィーノール]　フェノール　☆消毒薬，注射用痔疾患治療薬
- **phenology** [フィーナラジー]　気候生物学　☆気候が生物に及ぼす影響に関するもの
- **phenolphthalein** [フィーノールフサリーン] = dihydroxyphthalophenone　フェノールフタレン　☆指示薬
- **phenoluria** [フィーノウリューりア]　フェノール尿
- **phenomenal** [フィナミナル]　現象の，知覚できる，外観上の，著しい，驚くべき
- **phenomenology** [フィナミナラジー]　現象学
- **phenomenon** [フィナミナン]　現象，事象，希有の事件
  - ─ of Arthus [−アヴ アーサス]　アルツス現象　☆沈降抗体を持つ動物に抗原を皮内注射後数時間以内に起こる浮腫・出血・壊死を伴う炎症性反応
  - **Arthus** ─ [アーサス−]　アルツュス現象．局所アナフィラキシー．特に激しいⅠ型アレルギー
  - **Becker's** ─ [ベッカーズ−]　ベッカー現象．網膜動脈の強い拍動
  - **cheek** ─ [チーク−]　頬現象　髄膜刺激症状．両頬圧迫による肘関節屈曲と両腕挙上
  - **Donath-Landsteiner** ─ [ドウナスーランドスティナー−]　ドナート・ラントシュタイナー現象．発作性寒冷血色素尿症患者．血液の冷却后再加温でおこる溶血
  - **Houssay** ─ [ハウスィー−]　ウーサイ現象．下垂体摘出后の低血糖およびインスリン過敏症
  - **non-filling** ─ [ナン−フィリング−]　無造影現象．頭蓋内圧上昇のため
  - **Strumpell's** ─ [ストるムベルー]　シュトリュンペル〔脛骨〕現象．下肢を股関節と膝関節で屈曲する際の不随意的足背反と内縁を挙上
  - **Wenckebach** ─ [ウエンキーバック−]　ウェンケバッハ現象．不完全房室ブロックで，PQ間隔が次第に延長し，心室興奮脱落
- **phenolsulfonphthalein** [フィーノールサルファンフサリーン]　フェノールスルホンフタレイン　☆腎機能検査用色素
- **phenothiazine** [フィノウサイアズィーン]　フェノチアジン　☆精神安定剤
- **phenotype** [フィーナタイプ]　遺伝する表現型
- **phenovalin** [フィーナヴェーリン]　フェノバリン　☆大腸刺激性下剤，抗便秘薬
- **phenoxybenzamine** [フィナクスィベンザミン]　フェノキシベンザミン　☆α遮断剤，バージー病に用いる
- **phenprobamate** [フィーナプらバメイト]　フェンプロバメート　☆中枢性筋弛緩薬
- **phentolamine mesylate** [フェンタラミーン メスィレイト]　メシル酸フェントラミン　☆降圧薬，α遮断薬，褐色細胞腫の診断に用いる
- **phenylalanine, Phe** [フェニレラニーン]　フェルアラニン　☆アミノ酸の一種
- **phenylbutazone** [フェニルビュータゾウン]　フェニルブタゾン　☆抗リウマチ薬
- **phenylcyclidine, PCP** [フェニルサイクリディン]　フェニルサイクリデイン　☆幻覚剤
- **phenylephrine hydrochloride** [フェニレフリン ハイドロウクローらイド]　塩酸フェニレフリン　☆非カテコラミン系昇圧薬，散瞳薬
- **phenylhydrazine** [フェニルハイドらズィーン]　フェニルヒドラジン　☆ケトン，アルデヒド検出の試薬
- **phenylic acid** [フェニリック エーサッド]　石炭酸

phenylketonuria, PKU [フェニルキートウニューリア] フェニルケトン尿症 ☆フェニールアラニン代謝異常, 血中フェニールアラニン値が上昇する先天異常

phenylsalicylic acid [フェニルサリスィリック エーサッド] フェニルサリチル酸

phenylsulfuric acid [フェニルサルフューリック エーサッド] フェニル硫酸

phenytoin [フェニトイン] フェニトイン ☆ヒダントイン系抗てんかん薬

pheochromocytoma [フィーオウクロウモウサイトウマ] 褐色細胞腫, クロム親和性細胞腫

pheromone [フェらモン] フェロモン. 異性に性的興奮をおこさせる物質

phial [ファイアル] 小薬瓶, アンプル

Philadelphia chromosome [フィラデルフィア クろウマゾウム] 慢性骨髄性白血病のときにみられる

philanthropy [フィレーンスらピー] 博愛, 博愛主義, 慈善

philocatalase [フィロウキャタレイス] フィロカタラーゼ ☆カタラーゼ庇護酵素

philology [フィララジー] 言語学

philoprogenitive [フィロウプろウジェニティヴ] 多産の, 子の多い

phimosiectomy [フィアモウスィエクタミー] 包茎切除術

phimosis [ファイモウスィス] 包茎

phlebalgia [フリベールジア] 静脈神経痛

phlebangioma [フレバンジオウマ] 静脈瘤

phlebarteriectasia [フレバーティリエクテイスィア] 動静脈拡張症

phlebectasis [フリベクテイスィス] 静脈怒張

phlebectomy [フリベクタミー] 静脈切除術

phlebismus [フリビズマス] 静脈閉塞腫脹症, 静脈怒張

phlebitic [フロビティック] 静脈炎の

phlebitis [フリバイティス] 静脈炎

phleboclysis [フリバクリスィス] 静脈注射

phlebolite [フレバライト] = phlebolith 静脈石, 静脈内の石灰質結節

phlebomanometer [フレボウマナミター] 静脈血圧計

phlebometritis [フレボウミートらイティス] 子宮静脈炎

phlebophlebostomy [フレボウフリバスタミー] 静脈吻合術

phleboplasty [フレバプレースティ] 静脈形成術

phleboplerosis [フレボウプラろウスィス] 静脈拡張

phleborrhagia [フレバれイジア] 静脈性出血

phlebosclerosation [フレボウスクリアろウゼイシャン] 静脈瘤硬化療法

phlebosclerosis [フレボウスクリアろウスィス] 静脈硬化症

phlebostenosis [フレボウスティノウスィス] 静脈狭窄症

phlebothrombosis [フレボウスらンボウスィス] 静脈管血栓症

phlebotomize [フリバタマイズ] 静脈血を採る

Phlebotomus [フリバタマス] サシチョウバエ属 ☆サシバエを含む吸血性昆虫
— fever [-フィーヴァー] サシチョウパエ熱, パパタチ熱 ☆フレボトームス (吸虫砂蠅) の刺激による発熱

phlebotomy [フリバタミー] 静脈切開術

phlebovirus [フレバヴァイラス] フレボウイルス

phlegm [フレム] 粘液分泌過多, 痰, 粘液, 冷淡, 粘質

phlegmasia alba dolens [フレグメイスィア アルバ ダレンス] 産褥有痛白股腫 ☆分娩後発症の有痛性血栓症

phlegmatic [フレグメーティック] 痰の多い, 粘液質の, 鈍感な
— temperament [-テンパらマント] 粘液質

phlegmon [フレグマン] 蜂窩織炎, 急性結合組織炎

phlegmonic [フレグマニック] = phlegmonous 蜂窩織炎の, 急性結合組織炎の

phlegmonous tonsillitis [フレグマナス タンスィらイティス] 蜂窩織炎性扁桃炎

phlogistic [フロウジスティック] 炎症性の, 燃素の, 燃素説の

phlogocyte [フロウガサイト] 炎症組織に見るリンパ細胞

phlogocytosis [フロウゴウサイトウスィス] 炎症性組織細胞増加症

phlogogenic [フロウガジェニック] 炎症を起こす

phlogogenous [フロウガジナス] 炎症発生性の

phlogosis [フロウゴウスィス] 炎症, 蜂窩織炎, 丹毒

phlyctena [フリクティーナ] 水疱, 膿疱

phlyctenosis [フリクティノウスィス] 水疱形

phlyctenula ~ phosphocreatine

成，フリクテン症
phlyctenula [フリクテニュラ] = phlyctenule 小水疱
phlyctenular [フリクテニュラー] 小水疱の
— keratitis [-ケラタイティス] フリクテン性角膜炎，小水疱性角膜炎
— keratoconjunctivitis [-ケラトウ・カンジャンクティヴァイティス] 小水疱性角結膜炎
— ophthalmia [-アフサルミア] 結膜フリクテン

PHN (public health nurse)
phobia [フォウビア] 恐怖症
phobic [フォウビック] 恐怖症の
phobophobia [フォウボウフォウビア] 恐怖恐怖症
phocomelia [フォウコウミーリア] 短肢症，あざらし症 ☆サリドマイド中毒で起こる
phocomelus [フォウカミラス] あざらし肢症体
phon [フォウン] フォン ☆音の単位, 0.002ダイン／cm^2の圧にあたる
phonal [フォウナル] 音声の
phonasthenia [フォウネースィーニア] 音声衰弱症
phonation [フォウネイシャン] 発音，発声
phonatory [フォウナタリー] 発声の
phoneme [フォウニーム] 音声幻聴
— of thought [-アヴ ソート] 思考化声
phonendoskiascope [フォウネンドウスカイアスコウプ] 心音聴診透視法
phonetic [フォウネティック] = phonetical 音声の，音声を表す
— alphabet [-アルファベット] 音標文字
— notation [-ノウテイシャン] 音声標記法
— spelling [-スペリング] 音標綴字法
phoniatrics [フォウニエートリックス] 発音障害矯正療法, 音声病学
phonocardiogram [フォウノウカーディアグらム] 心音図
phonocardiography [フォウノウカーディアグらフィ] 心音記録法
phonology [フォウナラジー] 音声学
phonomassage [フォウノウマーサージ] 音響マッサージ療法 ☆鼓膜および聴小骨の運動を起こす
phonomyoclonus [フォウノウマイアクロナス] 微音性ミオクローヌス

phonopathy [フォウナパスィ] 発声異常
phonophobia [フォウノウフォウビア] 自声恐怖症，声恐怖症
phorbol myristate acetate, PMA 酢酸ミリスチン酸フォルボール
phoresis [ファリースィス] 泳動法，電流によって化学的イオンを組織へ移行すること
phorology [ファらラジー] 保菌者学 ☆保菌者についての研究
phorometer [ファらミター] 眼位計
phoroscope [フォーらスコウプ] 眼軸検査器, 視力検査器
phorotone [フォーらトウン] 眼筋練習器
phose [フォウズ] 閃光暗点，光点自覚症 ☆偏頭痛のとき見られる
phosgene [ファスジーン] ホスゲン ☆毒ガスの一つ
phosphatase [ファスファテイス] ホスファターゼ ☆燐酸エステル分解酵素
phosphate [ファスフェイト] 燐酸塩
— clearance [-クリアらンス] 燐クリアランス
phosphatic [ファスフェーティック] 燐酸塩の
— deposit [-ディパズィット] 含燐沈澱物
phosphatide [ファスフェータイド] ホスファチド，燐脂質 ☆レシチン，ケファリンなどのような類脂質
phosphatidosis [ファスフェーティドウスィス] 燐脂沈着症
phosphatidylinositol [ファスフェータイディリナスィトール] ホスファチジルイノシトール
phosphatize [ファスフェータイズ] 燐酸塩にする，燐酸塩で処理する
phosphatoptosis [ファスフェータプトウスィス] 燐酸塩沈澱，燐酸塩尿症
phosphaturia [ファスフェーテューりア] 燐酸塩尿
phosphaturic [ファスフェーテュリック] 尿中燐排泄の
phosphene [ファスフィーン] 光視症，眼内閃光 ☆眼球圧迫によって起こる主観的光感
phosphide [ファスファイド] 燐化物
phosphine [ファスフィーン] 燐化水素，硝酸クリサニリン
phosphite [ファスファイト] 亜燐酸塩
phosphocreatine [ファスフォウクりアティン] 燐クレアチン ☆クレアチン代謝中間産

物

phosphofructokinase, PFK［ファスフォウフラクトウカイネイス］果糖リン酸化酵素 ☆ヘクソース6リン酸を1,6・二リン酸にする酵素

phosphoglucomutase［ファスフォウ・グルーコウミューテイス］ホスホグルコムターゼ ☆グルコース1リン酸を6リン酸に転化する酵素

phosphoguanidine［フォスファグワニディーン］ホスホグエーニジン

phosphohexoisomerase［フォスファ・ヘクソウ・アイサマれイス］ホスホヘキソイソイソメラーゼ ☆グルコース6リン酸とフラクトース6リン酸の平衡を司る酵素

phosphoinositide［ファスフォウ・イノウスィタイド］ホスホイノシチド

phospholamban［ファスフォウレームベーン］ホスホランバン．心筋小胞体膜の膜結合蛋白質．カルシウム輸送の調節因子

phospholipase［ファスフォウライペイス］ホスホリパーゼ．リン脂質水解酵素

phospholipid, PL［ファスファリビッド］リン脂質

phosphology［ファスファラジー］リン酸酸化論，リンに関する学問 ☆細胞内燐化合物とその酸化に関する学

phosphoprotein［ファスフォウプろウティーン］リンタンパク質

phosphorate［ファスファれイト］リンと化合させる

phosphorescence［ファスファれッサンス］リン光

phosphorescent［ファスファれッサント］リン光を発する，リン光体

phosphoric［ファスフォーりック］リンの
— acid［-エーサッド］リン酸

phosphorism［ファスファりズム］慢性リン中毒症

phosphorite［ファスファライト］リン灰土

phosphorous［ファスファらス］リン酸の，三価元素としてリンの，亜リンの
— acid［-エーサッド］亜リン酸

phosphoruria［ファスフォーりューリア］リン尿症

phosphorus, P［ファスファらス］リン（元素）☆原子量 30.97
— necrosis［-ネクろウスィス］リン骨症
— pentoxide［-ペンタクサイド］五酸化リン，無水リン酸

phosphorylated enzyme［ファスファりレイティッド エンザイム］リン酸化酵素

phosphotungstic acid［ファスファタングスティック エーサッド］リンタングステン酸

photalgia［フォウテールジア］光痛症 ☆強度の光線によって起こる疼痛

photaugiaphobia［フォウトージアフォウビア］まぶしさ恐怖症，眩暈恐怖症

photechy［フォウティキー］被放射放射化 ☆放射線に曝露後放射能を獲得する力

photesthesia［フォウテステスィージア］光覚；光覚過敏症

photic［フォウティック］光の，光線の

photism［フォウティズム］錯覚的光覚，他覚視 ☆嗅，聴，味覚などにより惹起する光覚

photoactinic［フォウトウエクティニック］感光性，光化学的な

photoactivity［フォウトゥエークティヴィティ］感光性，光（ひかり）活動性

photoallergy［フォウトゥアラージー］感光過敏症，光線アレルギー

Photobacterium［フォウトウベークティーりアム］発光菌属

photobiology［フォウトゥバイアラジー］光線生物学

photobiotic［フォウトゥバイアティック］感光生物の，光生物，触媒物質

photocampsis［フォウタケーンプスィス］光線屈折

photocatalyst［フォウタケータリスト］= photocatalyzer 光〔化学〕触媒

photo-cell［フォウトゥーセル］光電池

photochemical［フォウタケミカル］光化学の
— reaction［-りエークシャン］光化学反応

photochemistry［フォウタケミストリー］光化学

photochromatic［フォウトウ・クろウメティック］着色光線の

photochromogen［フォウトウ・クろウマジャン］光発色菌

photochromogenicity［フォウトウ・クろウマジャニスィティ］光発色性

photocoagulation［フォウトウ・コウアギュレイシャン］光凝固術 ☆網膜動脈瘤などについて行う治療法

photocopy［フォウタカピー］光コピー

photocutaneus［フォウトウ・キューテイニアス］光線皮膚性の

photodermatosis［フォウトウ・ダーマトウスィス］

光線性皮膚病
photodisruption [フォウトゥ・ディスらプシャン] 光切断
photodromy [フォウタドろミー] 趨（すう）光性. 光に向う運動性
photodynamic [フォウトゥ・ダイネーミック] 光力学の
— action [-エークシャン] 光力学的作用
photoelectricity [フォウトウ・イレクトりスィティ] 光電気
photoelement [フォウトウエリマント] 光電池
photoesthetic [フォウトゥ・エスセティック] 光感覚の, 光感覚を有する
photofluoroscope [フォウトウフルアらスコウプ] X線透視写真法
photogene [フォウタジーン] = after image 残像
photogenesis [フォウタジェニスィス] 発光作用
photogenic [フォウタジェニック] 写真のうつりがよい, 発光性の
photogenous [フォウアジナス] 発光作用の
photograph [フォウタグれーフ] 写真, 撮影する
photographic memory [フォウタグれーフィック メマリー] 写真のように正確な記憶
photoinactivation [フォウトウ・イネークティヴェイシャン] 光線による不活性化（補体など）
photokinetic [フォウトウカイネティック] 光運動性の
photolethal [フォウトウリーサル] 光線致死性の
photolysis [フォウタリスィス] 光分解 ☆光線による分解
photomagnetism [フォウタメーグナティズム] 光磁性
photometer [フォウタミター] 光度計, 光覚計
photometry [フォウタミトリー] 測光法, 光覚計測法
photomicrogram [フォウトウマイクらグらム] 顕微鏡写真
photomicrograph [フォウトゥマイクれーグれーフ] 顕微鏡写真
photomicrography [フォウトウマイクらグらフィ] 顕微鏡写真法
photon [フォウタン] 光子, 光量子
— absorption analysis [-アブゾープシャン アネーリスィス] 光子吸収分析
photone [フォウトウン] 光線幻覚
photonosus [フォウトウノウサス] 光線病
photonous [フォウタナス] 光に因する疾病
photophilic [フォウタフィリック] 光線を好む
photophobia [フォウトウフォウビア] 羞明, まぶしがり
photophthalmia [フォウタフセールミア] 光線による眼疾患
photopia [フォトウピア] 光順応, 明所視
photoproduct [フォウタプらダクト] 光線産物, 光合成物
photopsia [フォウタプスィア] 閃光視
photopsy [フォウタプスィ] 眼華閃発, 光視症
photoptarmosis [フォウトウターモウスィス] 光誘発くしゃみ
photoreaction [フォウトウりエークシャン] 光線化学的反応
photoreceptor [フォウトウりセプター] 光受容器
photosensitive [フォウトウセンスィティヴ] 光線感受性の
photosensitivity [フォウトウセンスィティヴィティ] 光感受性, 光過敏性
photostable [フォウトゥステイブル] 光安定性の. 光に影響されない
photosynthesis [フォウタスィンサスィス] 光合成
phototaxis [フォウタテークスィス] 光趨性, 光走性
phototherapy [フォウタセらピー] 光線療法
phototimer [フォウタタイマー] 光線照射露出計
phototonus [フォウタタナス] 光線緊張
phototoxis [フォウタタクスィス] 光毒症, 光中毒症
phototrophic [フォウタトらフィック] 光合成の, 光線栄養の
phototropic [フォウタトらピック] 屈光性の, 向光性の
phototropism [フォウタトらピズム] 向光性, 屈光性
phototurbinometer [フォウトウタービナミータ] 光線比濁計
photuria [フォウテューリア] リン光尿
PHP (primary hyperparathyroidism)
phren [フリーン] 横隔膜, 心, 精神
phrenalgia [フリーネールジア] 横隔膜神経痛

phrenic [フレーニック] 精神または横隔膜の
 ― nerve [- ナーヴ] 横隔膜神経
phrenicectomy [フレニセクタミー] 横隔膜神経切除術
phrenicoexeresis [フレニコウエクスィーりスィス] 横隔膜神経圧挫術
phrenicotomy [フレニカタミー] 横隔膜神経切断術
phrenitis [フリナイティス] 横隔膜炎，脳炎
phrenoblabia [フレナブレイビア] 精神錯乱
phrenocostal [フレノウカスタル] 横隔膜と肋骨の
phrenodynia [フレナディニア] 横隔膜痛
phrenogastric [フレナゲーストリック] 胃横隔膜の
phrenologist [フリナラジスト] 骨相学者
phrenology [フリナラジー] 骨相学
phrenopathy [フリナパスィ] 精神病
phrenoplegia [フレノウプリージア] 精神錯乱発作，横隔膜麻痺，急性精神発作
phrenoptosis [フレナプトウスィス] 横隔膜下垂症
phrenosplenic [フレナスプレニック] 横隔膜と脾の
phrynin [フらイニン] フリニン ☆ガマ皮膚に存在する有毒アルカロイド
phthalic acid [セーリック エーサッド] フタル酸
phthinoid chest [スィノイド チェスト] 結核様胸郭，狭く薄い胸
phth(e)iriasis [スィーらイアスィス] = pediculosis ケジラミ症
phthisic [スィズィック] = phthisical 肺結核の，呼吸困難の
phthisiology [スィズィアラジー] 結核病学
phthisis [サイスィス] 肺結核，癆症，呼吸困難
 ― bulbi [- バルビ] 眼球癆
 ― pulmonum [- パルマナム] 肺結核
phycocyanin [ファイコウサイアニン] 藻の青色素
phycomycosis [ファイコウ・マイコウスィス] フィコミコーシス ☆菌糸を伴う感染症
phygogalactic [ファイゴウ・ガれークティック] 乳汁分泌抑制の
phylaxis [ファイレークスィス] (伝染病に対して) 抵抗力
phylloide tumor [フィロイド テューマー] 乳腺の良性腫瘍，葉状腫 (ときに悪性化する)
phyloanalysis [ファイラアネーリスィス] 系統分析
phylogenesis [ファイラジェニスィス] = phylogeny 系統発生，種族発生
phylum [ファイラム] 門，部，種類
phyma [ファイマ] 瘤腫，大結節
phymatology [ファイマタラジー] 瘤腫学，腫瘍学
physconia [フィスコウニア] 腹部膨満，鼓腸
physiatrician [フィジエートりスィアン] 理学療法医，物理療法医
physiatrics [フィズィエートりクス] 自然療法
physic [フィズィック] 医薬 (特に下痢)，医術
physical [フィズィカル] 身体の，肉体の，自然の，物質の，有形の，物理学の
 ― constitution [- カンスティテューシャン] 体格
 ― culture [- カルチャー] = physical training 体育
 ― diagnosis [- ダイアグノウスィス] 身体所見による診断，理学的診断
 ― education [- エデュケイシャン] 体育
 ― examination [- イグザミネイシャン] 身体検査，診察
 ― exercise [- エクサーサイズ] 体操
 ― findings [- ファインディングス] 身体所見
 ― medicine [- メディスン] 物理療法，身体療法
 ― strength [- ストれングス] 体力
 ― therapist, PT [- セらピスト] 理学療法士
 ― therapy [- セらピー] 物理的療法
physically [フィズィカリー] 身体上，体格上，物理的，物質的に
 ― handicapped [- ヘーンディキャプト] 身体障害者
physically handicapped person (child) [フィジィカリー ヘーンディキャプト パースン] 身体障害者 (児)
physician [フィズィシャン] 内科医，(一般に) 医師
 ― in charge [- イン チャージ] 医長，主任医，受持医
 family ― [フェーマリー -] 家庭医
physician's assistant, PA [フィズィシャンズ エースィスタント] 医師の助手
physicist [フィズィスィスト] 物理学者

physicochemical [フィズィコウケミカル] 物理化学の
physics [フィズィックス] 物理学
physiognomy [フィズィアグナミー] 人相学, 面相
physiologic [フィズィアラジック] = physiological 生理学の
— psychology [-サイカラジー] 生理的心理学
physiological saline [フィズィアラジカル セイライン] 生理的食塩水
physiology [フィズィアラジー] 生理学
physiophyly [フィズィアフィリー] 身体機能発達
physiotherapy [フィズィアセらピー] 物理療法, 理学療法
physique [フィズィーク][F] 体格
physocele [ファイサスィール] 気腫
physocephaly [ファイサセファリー] 気脳症
physometra [ファイソウミートら] 子宮気腫
physostigma [ファイサスティグマ] からばる豆
physostigmine [ファイサスティグミーン] フィソスチグミン ☆からばる豆中のアルカロイド, 縮瞳剤
phytalbumin [ファイテールビューミン] 植物性アルブミン
phytase [ファイテイス] フィターゼ ☆フィチン分解酵素
phytate [ファイテイト] フィチン酸塩
phytic acid [ファイティック エーサッド] フィチン酸
phytin [ファイティン] フィチン. フィト酸塩でカルシウム腸管吸収を阻害する
phytochemistry [ファイタケミストリー] 植物化学
phytoestrogen [ファイタエストらジャン] 植物性エストロゲン
phytogenesis [ファイタジェニスィス] = phytogeny 植物発生および発達論, 植物啓発学
phytogenous [ファイタジャナス] 植物から誘導した
phytoh(a)emagglutinin, PHA [ファイトウヒーマグルーティニン] フィトヘモアグルチニン ☆植物性血球凝集素
phytohormone [ファイトウホーモウン] 植物ホルモン
phytomenadione [ファイタメナダイオウン] = phytonadione フィトメナジオン ☆ビタミンK

Phytomonas [ファイタマナス] フィトモナス属 ☆有鞭毛寄生虫の一種
phytonadione [ファイタナダイオウン] フィトナジオン ☆プロトロンビン生成促進剤, ビタミンK
phytonosis [ファイトウノウスィス] 植物性疾病 ☆植物が原因となって起こる病気の総称
phytoparasite [ファイタペーらサイト] 植物性寄生体
phytopathology [ファイトウパサらジー] 植物病理学
phytoplasm [ファイタプレーズム] 植物性原形質
phytoprecipitin [ファイトウプリスィピティン] 植物性沈降素
phytosis [ファイトウスィス] 植物寄生虫症
phytotoxin [ファイタタクスィン] 植物性毒素
phytovitellin [ファイタヴィテリン] 植物ビテリン ☆ビテリン類似の植物性アルブミン
phytoxylin [ファイタタクスィリン] フィトトキシリン ☆ピロキシリンに類似の物質
PI 1. (present illness) / 2. (pulmonary insufficiency)
pia [パイア] 軟性の, 軟膜
— mater [-メイター] 軟脳膜
pia-arachnitis [パイア-アらクナイティス] 軟脳膜くも膜炎
pia-arachnoid [パイア-アらクノイド] 軟脳膜くも膜
piarh(a)emia [パイアリーミア] 脂肪血症
pial [パイアル] 軟脳膜の
PICA (posterior inferior cerebellar artery)
pica [パイカ] 異食症
picacism [パイカスィズム] 食糞症
piceous [ピスィアス] ピッチ様の, タール様の
Pick's disease [ピックス ディズィーズ] ピック病 ☆1. 多発性漿膜炎／2. 脳の萎縮と痴呆・失語症／3. 紅肢症／4. 黄色腫症（ニーマンピック病）
picked [ピックト] 塩漬けの
pickle [ピックル] 塩水, 漬汁, 塩漬, 難渋, 塩水に漬ける, 酸に漬ける, 希薄酸水
Pickwickian syndrome [ピックウィキアンスィンドろウム] ピックウィック症候群 ☆高度の肥満により呼吸困難を起こす

pico 10^{-12} ～ pillar

pico 10^{-12}　1兆分の1
picodna virus [ピコウドナ ヴァイラス] ピコドナ・ウイルス．パルボウイルス
Picornaviridiae [パイコーナヴィりディエ] ピコルナウイルス属
picornavirus [パイコーナヴァイラス] ピコルナウイルス
picric acid [ピクリック エーサッド] ピクリン酸
picropyrine [ピクロウパイりン] ピクロピリン ☆ピクリンと酸とアンチピリンの化合物
picrotoxin [ピクロタクスィン] ピクロトキシン ☆中枢神経興奮剤
PICU (perinatal intensive care unit)
PID (pelvic inflammatory disease)
PIE (pulmonary infiltration with eosinophilia)
piebald [パイボウルド] 皮膚のまだら状の
— eyelash [-アイレーッシュ] まだら睫毛→ eyelash
— skin [-スキン] 斑状皮膚 (vitiligo, leukoderma)
piecemeal [ピースミール] 少量ずつ，ばらばらに
— necrosis [-ネクロウスィス] 肝実質の部分的壊死，巣状壊死
piedra [ピェドら] 砂毛 ☆毛幹に結節が発生する
pierce [ピアス] 刺し通す，貫通する，通る，洞察する，耳たぶに穴をあけて装飾品を通す
piesesthesia [パイエススィーズィア] 圧覚
piesimeter [パイイースィミター] = piesometer 皮膚圧覚計
piezocardiogram [パイイーゾウカーディオウグらム] 圧力式心拍記録図 ☆食道から測った心拍記録図
piezochemistry [パイイーザケミストりー] 高圧化学
piezoelectric effect [パイイーゾウイレクトりック イフェクト] ピエゾ電気効果 ☆圧電現象，物体に圧を加えると電流を発生する
piezogenic [パイイーゾウジェニック] 圧力原性
PIF (prolactin inhibitory factor)
pigeon [ピジャン] ハト (鳩)
— breast [-ブれスト] 鳩胸
— toe [-トゥ] 内反足
pigheaded [ピッグヘッディド] 頑固な

pigment [ピグマント] 色素，顔料
— cell [-セル] 色素細胞
— epithelium [-エピスィーりアム] 色素上皮
— layer [-レイアー] 色素層
pigmental [ピグメンタル] = pigmentary 色素の，色素を分泌する
pigmentation [ピグメンテイシャン] 皮膚着色症，色素沈着，着色
pigmented [ピグメンティッド] 色素の
— liver [-リヴァー] 着色肝
— nevus [-ニーヴァス] 色素母斑
— villonodular synovitis [-ヴィラナデューラー サイナヴァイティス] 色素性絨毛結節性滑膜症
pigmentophore [ピグメンタフォーァ] 色素細胞
PIGN (postinfectious glomerulonephritis)
pigtail catheter [ピッグテイル ケースター] 豚尾カテーテル
piitis [パイアイティス] 軟膜炎
pila, pilae (複) [パイラ, パイリ] 柱
pilaris [ピラーりス] 毛孔
pilary [パイラりー] = pilar 毛髪の
pilcicainide [ピルスィカイナイド] ピルシカナイド ☆不整脈治療剤
pile [パイル] 痔，堆積，大量，電池，大建築物，積み重ねる
pileous [パイリアス] 毛髪の多い
— gland [-グレーンド] 毛腺
piles [パイルズ] 痔 (核)
piliform [パイリフォーム] 毛状の
pilimictia [パイリミクティア] = pilimiction 尿の中に毛髪があること
pill [ピル] 丸薬，丸薬に作る，丸薬を飲ませる
pills of ferrous carbonate [ピルズ アヴ フェらス カーバネイト] 炭酸第一鉄錠剤
pills of ferrous iodide [ピルズ アヴ フェらス アイアダイド] ヨード第一鉄錠剤
pillar [ピラー] 支柱，口蓋弓
— of diaphragma [-アヴ ダイアふらグマ] 横隔膜柱
— of fauces, anterior [-アヴ フォースィーズ アンティーりアー] 口蓋舌弓
— of fauces, posterior [-アヴ フォースィーズ パスティーりアー] 口蓋咽頭弓
— of fornix, anterior [-アヴ フォーニクス アンティーりアー] 脳弓
— of fornix, posterior [-アヴ フォー

pilocarpine 〜 piperine

ニクス パスティーりアー] 後円蓋彫柱
- **pilocarpine** [パイロウカーピン] ピロカルピン ☆副交感神経様作用薬
  - **hydrochloride** [-ハイドロウクローらイド] 塩酸ピロカルピン ☆縮瞳薬，緑内障の診断と治療に用いる
  - **nitrate** [-ナイトれイト] 硝酸ピロカルピン
- **pilocarpus** [パイロウカーパス] ヤボランジなど ☆ミカン科の植物でピロカルピン目の原料
- **pilocystic** [パイラスィスティック] 毛髪嚢胞の
- **pilology** [バイララジー] 毛髪学
- **pilomotor** [パイロウモウター] 毛髪運動の
  - **reflex** [-リーフレクス] (鳥肌などの)起毛反射
- **pilonidal** [パイロウナイダル] 毛巣の
  - **disease** [-ディズィーズ] 毛髪嚢胞疾患
- **pilose** [パイロウス] = pilous 有毛の, 多毛の
- **pilosity** [パイラスィティ] 多毛性
- **pilot** [パイラット] パイロット, 手先, 手引, 試験, 調節(誘導)装置
  - **balloon** [-バルーン] 風測気球
  - **plant** [-プレーント] 試験装置, 設備
  - **tube** [-テューブ] 手引試験管
- **pilular** [ピリュラー] = piluulous 丸薬の, 丸薬状の
- **pilus, pili** (複) [パイラス, パイライ] 毛
- **pimaricin** [パイマリスィン] ピマリシン ☆カンジダ症・角膜真菌症に用いる点眼剤
- **pimelitis** [ピマライティス] 脂肪織炎
- **pimelopterygium** [ピマラタりジウム] 結膜脂肪翼状片
- **pimelorthopnea** [ピマローサプニア] 肥満性起座呼吸
- **pimelorrh(o)ea** [ピマラりーア] 脂肪便
- **pimelosis** [ピマロウスィス] 脂肪変性, 肥満症
- **pimeluria** [ピマリューりア] 脂肪尿症
- **pimentic acid** [ピメンティック エーサッド] オイゲノール酸 ☆香油の成分
- **pimobendan** [パイマベンダン] ピモベンダン ☆強心薬, 循環改善薬
- **pimozide** [パイマザイド] ピモジド ☆向精神薬
- **pimple** [ピンプル] 丘診, 面皰, 吹出物
- **pimpled** [ピンプルド] = pimply 吹出物だらけの
- **pincement** [ペンスマン] [F] マッサージのとき, 皮膚をつまむこと
- **pincers** [ピンサーズ] ピンセット, 鑷子
- **pinch** [ピンチ] つまみ
- **pindolol** [ピンドロール] ピンドロール ☆非選択性β遮断降圧薬, 高血圧治療薬
- **pine** [パイン] 松, パイナップル
- **pineal** [ピニアル] 松果腺の, 松果体の, 松果状の
  - **gland** [-グレーンド] 松果腺
- **pinealoma** [ピニアロウマ] 松果体腫
- **pinguecula** [ピングウェキュラ] 結膜脂肪斑
- **pinhole pupil** [ピンホウル ピュービル] 針の目瞳孔, 縮瞳
- **piniform** [パイニフォーム] 松果状の, 円錐形の
- **pink-eye** [ピンクーアイ] 急性カタル性結膜炎伝染性結膜炎, はやり目, 馬の流行性感冒
- **pinna** [ピナ] 耳翼, 耳郭, 羽片(植物), 翼(動物), 羽
- **pinocyte** [パイナサイト] 吸収細胞
- **pinocytosis** [パイナサイトウスィス] 吸引作用
- **pinotherapy** [パイナセらピー] 絶食療法
- **pinpoint pupil** [ピンポイント ピュービル] 瞳孔が針の穴のように小さい
- **pinprick** [ピンプリック] 針で刺すこと
  - **sensation** [-センセイシャン] ピンで刺した感じ
- **pins and needles** [ピンズ アンド ニードルズ] ピンや針で刺した感じ
- **pint** [パイント] パイント ☆容量の単位, 英国では586ml, 米国では473ml
- **pinta** [ピンタ] ピンタ. 熱帯性白斑性皮膚病
- **pinworm** [ピンウァーム] 蟯虫
- **pion** [パイアン] パイ中間子, 脂肪
- **pion(a)emia** [パイオウニーミア] 脂肪血症
- **pioscope** [パイアスコウプ] 乳脂計
- **PIP** (proximal interphalangeal)
- **piperacilin sodium, PIPC** [パイペらスィリン ソウディアム] ピペラシリンナトリウム ☆広範囲ペニシリン系抗生物質, 緑膿菌にも有効
- **piperazine** [パイペらズィーン] ピペラジン ☆駆虫剤, 線虫症治療
- **piperine** [ピパリーン] ピペリン ☆胡椒の成分

piperism [ピパリズム] 胡椒中毒
pipet [パイペット] = pipette [F] ピペット, 小管
pique [ピーク] 立腹
piquant [ピーカント] よく効く
pirarubicin hydrochloride, THP [ピらリュービスィン ハイドろウクローらイド] 塩酸ピラルビシン ☆抗悪性腫瘍抗生物質
pirenoxine [ピりーナクスィン] ピレノキシン ☆初老期白内障点眼薬
pirenzepine hydrochloride [パイリンジーピン ハイドろウクローらイド] 塩酸ピレンゼピン ☆消化性潰瘍治療薬, 選択的ムスカリン受容体拮抗薬
piretanide [パイリータナイド] ピレタニド ☆ループ系利尿薬
piriform [ピりフォーム] 梨状の
piriformis [ピりフォーミス] 梨状筋
piroheptine hydrochloride [パイろヘプティン ハイドろウクローらイド] 塩酸ピロヘプチン ☆パーキンソン病治療薬, 副交感神経遮断薬
piromidic acid, PA [パイろミディック エーサッド] ピロミド酸 ☆ニューキノロン系抗菌薬
piroxicam [パイろクスィカム] ピロキシカム ☆オキシカム系非ステロイド消炎鎮痛薬
Pirquet's reaction [ピるケーズ りエークシャン] ピルケー反応, 結核皮膚反応 ☆ツベルクリン反応
pis [ピス] 排尿
pisciform [パイスィフォーム] 魚形の
piscine [ピサイン] 魚の
pisiform [パイスィフォーム] 豆状の
 — bone [－ボウン] 豆状骨, 扁平骨
pistil [ピスティル] 雌しべ, 雌ずい
pit [ピット] 小窩 ☆骨表面に破骨細胞によって骨吸収が起こった結果できる穴
pitch [ピッチ] 瀝青, 松脂, 調子, 音の高低の度, 瀝青を塗る, 松脂を塗る
pitcher [ピッチャー] 水差し瓶, 瓶, 瓶子状葉, 投手
pitfall [ピットフォール] 落とし穴, 犯しやすい間違い
pith [ピス] 髄, 脊髄, 毛髄, 精力, 元気, 体力, 脊髄を切り離して(動物を)殺す
pithiatric [ピスィアトりック] 暗示療法, 説教療法
pithing [ピスィング] 脳脊髄穿刺法 ☆脳脊髄の穿刺による破壊

Pitressin [ピトレスィン] ピトレッシン ☆下垂体後葉抗利尿ホルモン, バゾプレッシン
pitted [ピッティド] 痘痕のある
pitting [ピッティング] (指圧などで)窪みを作る
 — edema [－イディーマ] 圧痕浮腫
pituitary [ピテューイタり-] 下垂体
 — basophilism [－ベイサフィりズム] 下垂体好塩基性腫瘍
 — dwarfism [－ドウォーフィズム] 下垂体性小人症
 — function [－ファンクシャン] 下垂体機能
 — gland [－グレーンド] 〔脳〕下垂体
pityriasis [ピティらイアスィス] 粃糠疹
 — capitis [－キャピティス] 頭部粃糠疹
 — versicolor [－ヴァースィカラー] でん風
pityroid [ピティろイド] 粃糠様の, 米ぬか様の
PIVKA (protein induced by vitamin K absence) ビタミンK欠乏時産生蛋白
pivmecilliam hydrochloride, PMPC [ピヴメスィリアム ハイドろウクローらイド] 塩酸ピブメシリナム ☆広範囲ペニシリン系抗菌薬
pivot [ピヴァット] 枢軸, 旋回軸, 中心点, 枢軸上に置く, 枢軸をつける, 枢軸で旋回する
 — joint [－ジョイント] 車軸関節
pivotal [ピヴァタル] 中心的な
pixel [ピクセル] ピクセルX線画像の因子
PKU (phenylketonuria)
PL 1. (perception of light) / 2. (phospholipid)
placability [プレーカビりティ] 薬剤の服用しやすさ
placebo [プラスィーボウ] プラセボ, 偽薬 ☆活性薬と同じ外見を有するが不活性の薬
placebo-controlled [プラスィーボーカントろウルド] プラセボをコントロールとした
placement service [プレイスマント サーヴィス] 配置サービス
placenta [プラセンタ] 胎盤, 胎座
 — circumvallata [－サーカムヴァレイタ] 周郭胎盤
 — diffusa [－ディフューザ] 散在胎盤
 — dimidiata [－ディミディエイタ] 二裂胎盤

- fenestrata [-フィネストらータ] 有窓胎盤
- increta [-インクリータ] 嵌入胎盤
- previa [-プリーヴィア] 前置胎盤
- spuria [-スピューりア] 偽胎盤
- triloba [-トらイロウバ] 三葉胎盤

placental [プれセンタル] 胎盤の，有胎哺乳類の，有胎哺乳動物
- angioma [-アンジオウマ] 胎盤血管腫
- dystocia [-ディストウシア] 胎盤による分娩障害
- lobe [-ロウブ] 胎盤葉
- polyp [-パリプ] 胎盤性ポリープ
- presentation [-プれゼンテイシャン] 胎盤先進
- separation [-セパれイシャン] 胎盤剥離
- site trophoblastic tumor [-サイト トらファブレースティック テューマー] 胎盤部トロフォブラスト腫瘍

placentin [プれセンティン] 胎盤エキス
placentitis [プれサンタイティス] = placuntitis 胎盤炎
placentolysin [プれサンタリスィン] 胎盤溶血素
placentoma [プれサントウマ] 胎盤腫
placid [プラスィド] 穏やかな，静かな，温和な
placode [プれコウド] 板 ☆外胚葉性の肥厚した板
pladarosis [プラダろウスィス] 眼瞼軟腫
plafond fracture [プれファンド フらクチャー] 脛骨天蓋骨折
plagiarism [プれイジアりズム] 盗作
plagiocephaly [プれイジアセファりー] 斜頭
plague [プれイグ] 疫病，伝染病（とくにペスト，天災，疫病）
- bacillus [-バスィラス] ペスト菌
- vaccine [-ヴァクスィン] ペストワクチン

black - [プれーック-] 黒死病．14世紀，欧州で大流行したペスト

plain [プれイン] 明白な，平易な，偽らない，尋常な，質素な，彩色のない，単調な，平原，平地
- roentgenogram [-れントガナグらム] 単純レントゲン写真

plane [プれイン] 平面，水平面，面，かんな，平らな，平面上にある，平らにする，削る

planigraphy [プれーニグれーフィ] プラングラフィ，断層撮影法
planimeter [プラニミター] 側面器，面積計
plankton [プれーンクタン] 浮遊生物，プランクトン
planocellular [プれイナセリュラー] 扁平細胞の
planoconcave [プれイナカンケイヴ] 平凹の ☆一面平らで一面は凹
planoconic [プれイナコーニック] 平円錐の，一側が平らで他側が円錐となっているもの
planoconvex [プれイナカンヴェックス] 平凸の ☆一面平らで一面は凸
planocyte [プれーナサイト] 遊走細胞
planosarcine [プれーナサースィン] 四平面分割菌
plant [プれーント] 植物，作物，菌，装置，設備，製造工場，植える，蒔く，置く，据える
- agglutinin [-アグルーティニン] 植物性凝集素
- physiology [-フィズィアらジー] 植物生理学

plantalgia [プれーンテールジア] 足底痛
plantar [プれーンター] 蹠の，足底の
- arch [-アーチ] 足座動脈弓，蹠弓
- flexion [-フレクシャン] 蹠足屈曲
- muscle [-マスル] 蹠筋
- reflex [-りーフレクス] 足底反射

plantaris [プれーンテアりス] 足底の
planum [プれイナム] 平面，板面
planus [プれイナス] 扁平
plaque [プラーク][F] 斑点，扁平疹，点，額，血小板
plash [プれーッシュ] （水が）はねる音，ぴしゃぴしゃという音
- -ing murmur [-イング・マーマー] 拍水音

plasma [プれーズマ] 血漿，原形質，漿形質
- cell [-セル] 形質細胞
- cell dyscrasia, PCD [-セル ディスクれイズィア] プラズマ細胞疾患
- exchange [-イクスチェインジ] 血漿交換
- membrane [-メンブれイン] プラズマ膜，原形質膜
- membrane Ca^{2+}-ATPase, PMCA プラズマ膜カルシウム ATP 水解酵素
- protein [-プろウティーン] 血漿タン

plasma 〜 plate

パク
- **— renin activity, PRA** [−**リーニン**　アク**ティ**ヴィティ] 血漿レニン活性
- **— thromboplastin antecedent, PTA** [−ス**ト**ロンバプ**レ**スティン　アンティ**スィ**ーダント] 血漿トロンボプラスチン前駆因子

plasmacyte, plasmocyte [プレーズマサイト] 形質細胞

plasmapheresis, PP [プレーズマファ**リー**スィス] 血漿交換, 血漿搬出　☆血漿を人工液と取り換えて注射すること

plasmarrhexis [プレーズマ**れ**クスィス] 細胞原形質分解

plasmase [プレーズメイス] 血漿酵素トロンビン

plasmasome [プレーズマソウム] 真正核小体

plasmatic [プレーズ**メ**ーティック] = plasmic　血漿の, リンパ漿の
- **— stain** [−ス**テ**イン] = plasmicstain　原形質染色

plasmid [プ**レ**ーズミッド] プラスミド　☆遺伝機能を持つと考えられる細胞内封入体の総称

plasmin [プ**レ**ーズミン] プラスミン　☆血漿中のタンパク分解酵素, 血液凝固に関与する
- **— activator** [−**エ**ークティヴェイター] プラスミン活性化因子

plasminic acid [プレーズ**ミ**ニック　**エ**ーサッド] プラスミン酸　☆核酸の分解産物

plasminogen [プレーズ**ミ**ナジャン] プラスミノーゲン　☆プラスミンの不活性前駆物質, プラスミン前駆物質
- **— activator** [−**エ**ークティヴェイター] プラスミノーゲン活性物質

plasmocytoma [プレーズモウサイ**トウ**マ] 形質細胞骨髄腫

Plasmodium [プレーズ**モウ**ディアム] プラスモジウム属, 原生動物
- **— falciparum** [−**フェ**ールスィパラム] 悪性マラリア原虫, 熱帯熱マラリア原虫
- **— malariae** [−マ**レ**アリエ] 四日熱マラリア原虫
- **— ovale** [−**オウ**ヴァーレ] 卵形三日熱マラリア原虫
- **— praecox** [−プ**リ**ーカックス] 熱帯熱マラリア原虫
- **— vivax** [−ヴァイ**ヴァ**ックス] 三日熱マラリア原虫

plasmology [プレーズ**マ**ラジー] 血漿学, 形質学

plasmolysis [プレーズ**マ**リスィス] 原形質離解

plasmolytic [プレーズマ**リ**ティック] 形質剥離の, 原形質離解の

plasmolyze [プ**レ**ーズマライズ] 形質を剥離する

plasmoptysis [プレーズ**マ**プティスィス] 細胞の原形質吐出

plasmoschisis [プレーズ**マ**スキスィス] 細胞の原形質分裂

plasmosome [プ**レ**ーズマゾウム] 真正核小体

plasmotropic [プレーズマト**ら**ピック] 造血器内溶血過度の　☆肝, 脾, 骨髄内の赤血球の破壊をいう

plasson [プ**レ**ーッサン] 無核細胞の原形質, 擬細胞

plaster [プ**レ**ースター] 硬膏, 石膏
- **— cast** [−**ケ**ースト] ギプス包帯, 石膏包帯
- **— of Paris** [−アヴ　**ペ**リス] ギプス包帯
- **— of Paris jacket** [−アヴ　**ペ**リス　ジャキット] ギプス包帯ジャケット　☆体の周りを被覆する

plastic [プ**レ**ースティック] プラスチック, 塑性の, 形成する, 形態を与える, 創造的, 整形の, 生活組織を形成する
- **— bomb** [−**ボ**ム] プラスチック爆弾
- **— element** [−**エ**リマント] 形成素
- **— exudation** [−エクスュ**デ**イシャン] 形成滲出物
- **— operation** [−アパ**れ**イシャン] 形成手術
- **— pleurisy** [−プ**ル**ーりスィ] 形成胸膜炎　☆柔軟半固形滲出物が沈着し層をなすもの
- **— surgery** [−**サ**ージャりー] 形成外科

plasticity [プレース**ティ**スィティ] 易形成性, 可塑性

plastocyte [プ**レ**ースタサイト] = blood palatelet 血小板

plastosome [プ**レ**ースタソウム] 糸粒体

plate [プレイト] = lamina 板金, 皿, 金属板, 感光板, 義歯仮床
- **— of ethmoid bone** [−アヴ　**エ**スモイド　ボウン] 篩骨正中板
- **— of palatine bone** [−アヴ　パラタイン

ボウン〕口蓋骨正中板
plateau〔プラトウ〕[F] 平面
plate-cultivation〔プレイト-カルティヴェイシャン〕平面培養
platelet〔プレイトリット〕小板, 血小板
— activating factor, PAF〔-アクティヴェイティング ファクター〕血小板活性化因子
platelet-derived growth factor, PDGF〔プレイトリット-ディらイヴド グろウス フェークター〕血小板由来成長因子
plate-like atelectasis〔プレイト-ライク ア ティレクタスィス〕板状無気肺 ☆慢性換気不全のときにみられる肺底部の板状無気肺
platinum, Pt〔プレーティナム〕白金, プラチナ (元素) ☆原子量195.09
platybasia〔プレーティベイスィア〕扁平頭蓋 ☆前頭蓋底と頭底角が正常より鈍角のもの
platycephalic〔プレーティセフェーリック〕扁平頭蓋の
platycrania〔プレーティクれイニア〕扁平頭蓋 (後天性または人工的な)
Platyhelminthes〔プレーティヘルミンスィーズ〕扁形動物
platymeric〔プレーティミーリック〕扁平大腿骨の. 左右径増加
platypellic〔プレーティペリック〕扁平骨盤
platypn(o)ea〔プレーティプニア〕扁平呼吸
platypodia〔プレーティポウディア〕扁平足
platyrrhine〔プレーティらイン〕扁平鼻 ☆鼻が広く扁平
platysma〔プレーティズマ〕広頸筋
platyspondylia〔プレーティスパンディリア〕= platyspondyly 扁平椎
platystencephalia〔プレーティステンスィファリア〕扁平頭蓋症
plaunotol〔プラウノトウル〕プラウノトール ☆消化性潰瘍治療薬, 防御因子増強薬
pleasure〔プレジャー〕愉快, 楽しみ, 肉体的快楽, 娯楽, 欲求, 喜ばす, 楽します
pledget〔プレジット〕外科用綿巻糸
pleiochromia〔プライオックろウミア〕多染性
pleiotropic〔プライアトらピック〕多形性の, 多面発現性の
pleiotropy〔プライアトらフィ〕多形性 ☆単一遺伝子が種々の異常を起こすこと
pleochromic〔プリーオウクろウミック〕= pleochromathic 多色の
pleocytosis〔プリーオウサイトウスィス〕髄液細胞増加症
pleomastia〔プリーアメースティア〕多乳房症
pleomastic〔プリーオゥメースティック〕多乳房の
pleomorphia〔プリーオウモーフィア〕= pleomorphism 多形性
pleomorphic〔プリーオウモーフィック〕= pleomorphous 多形の, 似た形の
pleomorphism, polymorphism〔プリーオゥモーフィズム〕多態性, 多形成. 同一種における多数の形態異状
pleonexia〔プリーアネクスィア〕貪欲症, 食欲異常亢進, 酵素飽和過度の
pleonosteosis〔プリーオアナスティオウスィス〕過剰骨化症
pleoptics〔プリーアプティクス〕視力の弱い方の眼を十分に使って見るような弱視矯正法, 視力増強法
pleotia〔プリーオウティア〕過剰耳
plerosis〔プリろウスィス〕組織再生
plethora〔プレサら〕多血症, 多血質, 過多, 過度
plethoric〔プリサリック〕多血症の, 多血質の, 過多な
— appearance〔-アピアランス〕多血様顔貌
plethysmogram〔プレスィズマグれム〕容積変動曲線
plethysmography〔プレスィズマグれーフィ〕体積変動記録法
plethysmograph〔プレスィズマグれーフ〕プレチスモグラフ, 体積〔変動〕記録器, 体積変動計
pleura〔プルーら〕肋膜, 胸膜, 肋部, 側部
— parietalis〔-パらイアテイリス〕壁側胸膜
— pulmonalis〔-パルマネイリス〕= pulmonary pleura 肺胸膜
pleuracentesis〔プルーらセンティースィス〕胸膜腔穿刺
pleural〔プルーらル〕肋膜の, 胸膜の
— cavity〔-キャヴィティ〕胸膜腔
— effusion〔-イフュージャン〕胸膜滲出液
— sinus〔-サイナス〕胸膜洞
pleuralgia〔プルーれールジア〕胸膜痛
pleurapophysis〔プルーらパフィスィス〕肋骨
pleurectomy〔プルーれクタミー〕胸膜切除術
pleurisy〔プルーりスィ〕肋膜炎, 胸膜炎

pleuritic [プルーリティック] 肋膜炎の，胸膜炎の
— **pneumonia** [-ニューモウニア] 胸膜肺炎
pleurocentesis [プルーろウセンティースィス] 胸膜穿刺
pleuroclysis [プルーらクリスィス] 胸腔洗浄，胸膜腔輸液
pleurodynia [プルーらディニア] 胸間筋痛，胸膜痛，胸間神経痛
pleurogenic [プルーらジェニック] 胸膜由来の
pleurography [プルーらグれーフィ] 胸腔X線造影法
pleurolith [プルーらリス] 胸膜〔腔〕結石
pleurolysis [プリュウらリスィス] 胸膜剥離術；肺剥離術 (pneumolysis)
pleuroperitoneal [プルーろウペりトウニーアル] 胸腹膜の
pleuropneumonia [プルーろウニューモウニア] 胸膜肺炎
pleuropulmonary [プルーらパルマナリー] 肺胸膜の
pleurotomy [プルーらタミー] 胸膜切開術
plexiform [プレクスィフォーム] 網状の，網状組織の，叢状の
— **neuroma** [-ニューろウマ] 叢状神経腫
plexitis [プレクサイティス] 神経叢炎
plexopathy [プレクサパスィー] 神経叢症
plexor [プレクサー] 打診槌
plexus [プレクサス] (神経，脈管または線維などの) 叢, 網
— **of spinal nerves** [アヴ スパイナル ナーヴズ] 脊髄神経叢
pliability [プライアビリティ] 柔軟性，曲げやすさ
pliable [プライアブル] 曲げやすい
plica [プライカ] 皺襞，ひだ
plicate [プライケイト] 襞のある，扇だたみの
plicotomy [プリカタミー] [耳] ひだ切開〔術〕，鼓膜ひだ切断術
pliers [プライアーズ] プライアー，成形鉗子 (歯科用)
pelican — [ペリカン-] ペリカン鉗子 = pelican
plombage [プラムバージ] 充填 (てん) 法．肺空洞を充填物を用いて胸膜外から圧縮
plug [プラグ] 栓, 塞栓, 楔, 歯の充填物, 栓をする, 塞ぐ, 充填する
plugger [プラッガー] 閉塞器
plumber [プラマー] 鉛管工
plumbi acetas [プランビ アスィタス] 酢酸鉛
plumbic [プランビック] 鉛の
plumbism [プランビズム] 鉛中毒
plumbum [プランバム] = plumbi 鉛
Plummer-Vinson syndrome [プラマーヴィンサン スィンドろウム] プランマー・ヴィンソン症候群 ☆舌炎，嚥下困難を起こす
Plummer's disease [プラマーズ ディズィーズ] プランマー病 ☆結節性甲状腺腫
plump [プランプ] 肥った，肉付きのよい，肥らせる
plumpness [プランプニス] 肥っていること
plunging goiter [プランジング ゴイター] 遊走甲状腺腫
pluriglandular [プルーりグレーンデュラー] 多腺性
— **autoimmune disease** [-オートウイミューン ディズィーズ] 多腺性自己免疫疾患
plurigravida [プルーりグれーヴィダ] 多産婦，経妊婦
pluripotent cells [プルーりポウテント セルズ] 多機能細胞
plutomania [プルータメイニア] 富者妄想
plutonium [プルートウニアム] プルトニウム
PM 1. (petit mal) / 2. (pneumomediastinum)
PMA (phorbol myristate acetate)
PMCA (plasma membrane Ca^{2+}-ATPase)
PMD 1. (primary myocardial disease) / 2. (progresssive muscular dystrophy)
PMI 1. (point of maximal impulse) / 2. (point of maximal intensity)
PML (progressive multifocal leukoencephalopathy)
PMN 1. (polymorphonuclear) / 2. (polymorphonuclear neutrophil)
PMS 1. (postmenopausal syndrome) / 2. (pregnant mare serum)
PN (polyarteritis nodosa)
PNA (Paris Nomina Anatomica)
PND (paroxysmal nocturnal dyspnea)
pneodynamics [ニーオウダイナミクス] 呼吸力学
pneumarthrosis [ニューマールスろウスィス] 関節気腫

pneumatelectasis 〜 pneumopyothorax

pneumatelectasis［ニューマテレク**テ**イスィス］肺膨張不全

pneumathemia［ニューマス**ィー**ミア］空気栓塞，気血症 ☆*血管内に空気の存在すること*

pneumatic［ニュー**メー**ティック］気学の，空気の，呼吸の，空気作用の，気体の，空腔または気嚢を有する，呼吸器系の
— **antishock garment**［−アンティ**ショァッ**ク **ガー**マント］ショック抵抗性空気服（PASG）
— **bone**［−**ボ**ーン］含気骨
— **hammer disease**［−ハマー ディ**ズィ**ーズ］空気ドリル病，振動病

pneumatics［ニュー**メー**ティックス］気体学，流体力学

pneumatization［ニューマタイ**ゼ**イシャン］含気化

pneumatocele［**ニュー**マタスィール］気瘤，気腫

pneumatodyspn(o)ea［ニューマタ**ディ**スプニア］気腫性呼吸困難

pneumatology［ニューマ**タ**ラジー］気体学 ☆*とくに麻酔，蘇生酸素療法などを研究する学問*

pneumatometry［ニューマ**タ**ミトリー］肺活量測定法，ガス吸入療法

pneumatopericardium［ニューマトウペり**カー**ディアム］気心膜症

pneumatosis［ニューマ**ト**ウスィス］気腫，気症
— **cystoides intestinalis, PCI**［−**スィ**ストイデス インテスティ**ネ**イリス］腸管嚢胞様気腫症

pneumaturia［ニューマ**テュー**りア］気尿症

pneumectomy［ニュー**メ**クタミー］肺切除術

pneumoangiography［ニューモウアンジ**ア**グらフィ］肺血管造影法

pneumocele［**ニュー**マスィール］気瘤

pneumochysis［ニュー**マ**キスィス］肺水腫

pneumococcus［ニューマ**カ**ッカス］肺炎双球菌

pneumocolon［ニューモウ**コ**ウラン］結腸内空気

pneumoconiosis［ニューモウコウニ**オ**ウスィス］肺塵〔埃〕症，塵肺症

pneumocystis carinii pneumonia, PCP［ニューマ**スィ**スティス カ**リ**ニアイ ニュー**モ**ウニア］カリニ肺炎 ☆*AIDSのときに起こりやすい*

pneumocystosis［ニューマスィスト**ト**ウスィス］ニューモシスチス症

pneumocyte［**ニュー**マサイト］肺胞上皮細胞

pneumoderma［ニューモゥ**ダー**マ］皮下気腫（pneumohypoderma）

pnenmodynamics［ニューモウダイ**ネー**ミクス］呼吸力学，気体力学

pneumoempyema［ニューモウエンパイ**イー**マ］含気性蓄膿胸

pneumoencephalography, PEG［ニューモウエンセファラ**グ**らフィ］大脳空気造影法

pneumogastric［ニューマ**ゲー**ストリック］肺と胃の
— **nerves**［−**ナー**ヴス］迷走神経

pneumograph［**ニュー**マグれフ］呼吸運動記録器，ニューモグラフ

pneumohemothorax［ニューモウヒーマ**ソー**らックス］出血性気胸

pneumohydrothorax［ニューモウハイドろウ**ソー**らックス］胸水性気胸

pneumohypoderma［ニューモウハイポウ**ダー**マ］皮下気腫

pneumokoniosis［ニューモウコウニ**オ**ウスィス］塵肺症

pneumolith［**ニュー**マリス］肺石，肺結石

pneumolysis［ニュー**マ**リスィス］肺剥離術

pneumomediastinum, PM［ニューモウミーディアス**タ**イナム］縦隔気腫

pneumonia［ニュー**モ**ウニア］肺炎
billous —［ビラス−］胆汁性肺炎，黄疸を伴う肺炎

pneumonic［ニュー**モ**ウニック］肺炎の，肺の，肺疾患治療薬
— **plague**［−プ**レ**イグ］肺ペスト

pneumonitis［ニューモウ**ナ**イティス］肺臓炎，間質性肺炎正体

pneumonograph［ニュー**マ**ナグれーフ］呼吸運動記録器

pneumopericardium［ニューモウペり**カー**ディアム］心嚢気腫

pneumoperitoneum［ニューモウペり**ト**ウニアム］気腹症，気腹造影法

pneumoperitonitis［ニューマペりトウ**ナ**イティス］含気性腹膜炎

pneumopexy［**ニュー**マペクスィ］肺固定術

pneumopleuritis［ニューモウプルー**ら**イティス］気胸腹炎 ☆*腹膜炎と肺炎*

pneumopyopericardium［ニューモウパイオウペり**カー**ディアム］膿気心膜症，心嚢膿気腫

pneumopyothorax［ニューモウパイオウ**ソー**らックス］膿気胸

pneumorrhagia [ニューマれイジア] 胸出血
pneumorrhaphy [ニューモーらフィ] 肺縫合術
pneumoserosa [ニューモウスィーろウサ] 関節腔空気注入，漿膜腔内通気法
pneumoserothorax [ニューモウスィーろウソーらックス] 血清気胸，液体気胸
pneumosilicosis [ニューモウスィリコウスィス] 珪肺塵症
pneumothorax [ニューモウソーらックス] 気胸法，気胸症
pneumotomy [ニューマタミー] 肺切開術
pneumotoxin [ニューマタクスィン] ニューモトキシン ☆肺炎球菌より作る抗毒素
PNH (paroxysmal nocturnal hemoglobinuria)
PNI (prognostic nutritional index)
pnigma [ニグマ] 扼殺，窒息
pnigophobia [ナイゴウフォウビア] 窒息恐怖症 ☆狭心症にみられる
PNO (progressive nuclear ophthalmoplegia)
PNPB (positive-negative pressure breathing)
PO (per os)
Po (polonium)
PO_2 (partial pressure of oxygen)
pock [パック] 痘瘡，膿疱，天然痘
poculum [パキュラム] コップ，飲器
podagra [ポウデーグら] 足痛風 ☆足趾の痛風による痛み
podalgia [ポウデールジア] 足痛
podalic [ポウデーリック] 足の
　— version [-ヴァージャン] （分娩時の）足部先行操作転向
podarthritis [ポウダーズらイティス] 足関節炎
podedema [ポウダディーマ] 足水腫，足部浮腫
podiatrist [ポウディエートりスト] 足痛治療士
podiatry [ポウダイアトりー] 手足あんま術
poditis [ポウダイティス] 足炎（足の炎症疾患）
podium [ポウディアム] 腹足
podocyte [パダサイト] 有足突起，足細胞
pododermatitis [パドウダーマタイティス] 足皮膚炎
pododynamometer [パドウダイナマミター] 足筋力計
pododynia [パダディニア] 足痛．特に腫脹，発赤を伴わない神経痛様の疼痛
podogram [パダグれーム] 足底像，足底紋
podology [ポウダラジー] 足学
podophyllum [パダフィラム] ポドフィラム ☆Podophyllumpeltatumの根を処理したもの，局所腐食剤
POEMS (polyneuropathy, organomegaly, endocrinopathy, monoclonal gammopathy (M protein), skin changes [syndrome]) 多発ニューロパチー，臓器巨大症，内分泌障害，単クローン性免疫グロブリン症（M蛋白），皮膚症状〔症候群〕
　— syndrome [-スィンろウム] = polyneuropathy organomegaly endocrinopathy M-protein skin change syndrome 骨硬化性骨髄腫 ☆多発性神経腫，皮膚変化，内分泌変化，臓器腫大を伴うもの
pogoniasis [ポウゴウナイアスィス] 多鬚症，顎ひげの過剰発生，婦人有髭症
pogonion [ポウゴウニアン] 下顎点 ☆下顎縫合の最前端
poikilergasia [ポイキラルゲイシア] 精神病素質，変質症
poikiloblast [ポイキラブレスト] 変形大有核赤血球
poikilocyte [ポイキラサイト] 変形赤血球
poikilocythemia [ポイキロウサイスィーミア] 変形赤血球血症
poikilocytosis [ポイキロウサイトウスィス] 変形赤血球増加症
poikilodentosis [ポイキロウデントウスィス] 点状歯
poikiloderma [ポイキロウダーマ] 多形皮膚症 ☆色素沈着，末梢血管拡張，萎縮などを合併する皮膚病変
　— atrophicans vasculare [-アトらフィカンス ヴァスキュラーれ] 血管性多形皮膚萎縮症
　— congenitale [-カンジェニターレ] 先天性多形皮膚萎縮症
poikilonia [ポイキロウニア] 血液中のイオン濃度変化
poikilotherm [ポイキロウサーマ] 変温；変温動物 (poikilothermal animal)
poikilothermal [ポイキロウサーマル] 変温の
point, P [ポイント] = punctum 先端，点
　— mutation [-ミューテイシャン] 点突然変異 ☆一つの塩基対だけの突然変

異
pointed [ポインティッド] 尖った, 鋭い, 辛辣な, 明白な
— wart [- ウォート] 尖圭疣（イボ）
poins douloureux [ポウァン ドゥルリュ] [F] 痛点
poise [ポイズ] 体姿, 姿勢；平衡, 均衡, 平均；落着いていること
poison [ポイザン] 毒薬, 毒, 害, 毒を入れる, 毒を塗る, 毒殺する, 汚す, 傷つける
— ivy [- アイヴィー] つたうるし
poisoning [ポイズニング] 中毒, 毒
poisonous [ポイズナス] 有毒な, 有害な, 悪臭ある
Poland's syndrome [ポウランズ スィンドろウム] ポーランド症候群 ☆左大胸筋欠損, 肩甲骨挙上, 肋骨異常を示す
Poland's anomaly [ポウランズ アナマリー] ポーランド異形 ☆大胸筋欠如と同側の手の異常
polaprezinc [ポウラプれズィンク] ポラプレジンク ☆消化性潰瘍治療薬, 防御因子増強薬
polar [ポウラー] 極
— planimeter [- プレーニミター] 極性面積計
polarimeter [ポウラりミター] 偏光計, 旋光計
polarimetric [ポウラりメトリック] 偏光計の
polarimetry [ポウラりミトりー] 偏光度測定法, 偏光分析
polariscope [ポウラりスコウプ] 偏光鏡, 旋光器
polarising cathode [ポウラライズィング ケーソウド] 極流陰極
polarity [ポウレーりティ]（電気の両性など）反対の両極のあること, 極性, 磁性, 引力, 偏光
polarization [ポウラらイゼイシャン] 分極, 偏光
— battery [- ベータり] 成極電池
— microscope [- マイクらスコウプ] 偏光顕微鏡
— potential [- ポテンシャル] 分極電位
polarography [ポウラらグれーフィ] ポラログラフィ ☆偏光記録法
polaroid [ポウラロイド] 人造偏光板 ☆ポラロイドカメラ
pole [ポウル] 極, 電極, 磁極, 棒, 柱

policlinic, polyclinic [パリクリニック] 外来
policy [パリスィ] 政治, 施政, 政策, 深慮, 知謀, 方法
polidocanol [ポリドキャノウル] ポリドカノール ☆注入止血薬, 食道静脈瘤硬化療法薬
poliodystrophia cerebri progressiva infantalis [ポリオディストロフィア セれブリ プログれスィーヴァ インファンターリス] [L] 乳児進行性脳灰白質ジストロフィ（Alpers' disease アルパーズ病）
polioencehalitis [ポウリオウエンセファライティス] 灰白脳炎
polioencephalomyelitis [ポウリオウエンセファロウマイアライティス] 灰白脳脊髄炎
poliomyelitis [ポウリオウマイアライティス] 灰白髄炎, 脊髄灰白質炎
poliosis [ポウリオウスィス] 白毛症, 禿頭, しらが
poliovirus [ポウリアヴァイらス] ポリオウイルス
polish [パリッシュ] 磨く, 研ぐ, 推敲する, 光沢が出る, 光沢, 磨き, 磨き粉, ワニス, 推敲, 錬磨
polished rice [パリッシュト らイス] 白米
Politzer's bag [パリツァーズ ベーッグ] ポリッツェル袋 ☆中耳通気用
politzerization [パリツァりゼイシャン] ポリッツェル中耳通気法
pollakisuria [パラキスューりア] = pollakiuria 頻尿
pollen [パラン] 花粉, 花粉を運ぶ, 授精する
pollenosis [パラノウスィス] 花粉病
pollex [パレクス] 第一指, 母指
pollination [パリネイシャン] 授精作用, 受粉
pollinosis [パリノウスィス] 花粉症
pollute [パルート] 汚す, 不潔にする
pollution [パルーシャン] 汚れ, 不潔, 冒涜
polonium, Po [パロウニアム] ポロニウム（元素）☆原子量 210
polster [パルスター] 詰め物, 枕
poltophagy [パルタフェージー] 完全咀嚼してから食べること
poly [パリ] 多形核白血球の略称
polyadenitis [パリアディナイティス] 多発性腺炎
polyadenous [パリアディナス] 多数の腺の

polyaffinity [パリアフィニティ] 多親和点
polyamine [パリアミーン] ポリアミン
polyangitis [パリアンジャイティス] 多発性血管炎
polyarteritis [パリアーティらイティス] 多発性動脈炎
 — nodosa, PN [−ノウドウサ] 多発性結節性動脈炎
polyarthritis [パリアーズらイティス] 多発性関節炎
 — destruens [−ディストるーアンス] 破壊性多発性関節炎（慢性関節リウマチ）
 — rheumatica acuta [−りューマティカ アキュータ] 急性リウマチ性多発関節炎（リウマチ熱）
polyarticular [パリアーティキュラー] 多関節の
 — gout [−ガウト] 多関節性痛風
polyaxon [パリアクサン] 多軸索神経細胞
polybasic [パリベイスィック] 多塩基の
 — acid [エーサッド] 多塩基酸
polyblast [パリブレースト] 多芽細胞
polyblennia [パリブレニア] 粘液分泌過多
polyceptor [パリセプター] 多受容体
polycholia [パリコウリア] 胆汁分泌過多
polychondritis [パリカンドらイティス] 多発性軟骨炎
polychrest [パリクれスト] 万能薬, 多用途性
polychromasia [パリクろウメイズィア] 多染症, 多色染色性
polychromate [パリクろウメイト] ポリクロム酸塩 ☆多色を現す物質
polychromatic [パリクろウメーティック] 多色の
polychrome [パリクろウム] 多色彩の, 多色刷の
polychromemia [パリクろウミーミア] 多色素血症
polychromic acid [パリクろウミック エーサッド] ポリクロム酸
polychylia [パリカイリア] 乳び形成過多
polyclinic [パリクリニック] 総合外来診療所
polyclonia [パリクロウニア] 多発性間代性痙攣疾患
polycopria [パリカプリア] 過糞便症
polycoria [パリコーりア] 多瞳孔症, 蓄積性肥大症
polycrotic pulse [パリクらティック パルス] 多重脈
polycyclic [パリサイクリック] 多環性の
polycyesis [パリサイイースィス] 多胎妊娠
polycystic [パリスィスティック] 多嚢胞の
 — disease [−ディズィーズ] 多嚢腫性疾患
 — kidney [−キドニー] 多発性嚢腫腎
polycythemia [パリサイスィーミア] 多血症, 赤血球増加症
 — vera [−ヴぇら] 真性多血症, 真性赤血球増加症
polydactyl [パリダクティル] 多数の指趾を有する, 多数の指趾を有する動物
polydactylia [パリダクティリア] 多指症
polydipsia [パリディプスィア] 多飲 ☆のどが乾いて水を飲みすぎる
polydontia [パリダンティア] = polyodontia 多歯症
polydysplasia [パリディスプレイズィア] 多発性形成障害
polyembryony [パリエンブらイアニー] 多胚現象
polyemia [パリイーミア] 充満症, 血液有形成成分過多
polyendocrine deficiency syndrome [パリエンダクらイン ディフィシャンスィ スィンドろウム] 多発性内分泌機能低下症
polyesthesia [パリエススィーズィア] 多視症 ☆一側の物が多数の場所に見えること
polygalactia [パリガレクシア] 多乳汁症
polygamic [パリガミック] 一夫多妻の
polygamy [パリガミー] 多婚性, 雌雄多株
polygene [パリジーン] ポリジーン, 多遺伝子 ☆相互に影響して硬化を起こす複数の遺伝子
polygenic [パリジェニック] 多遺伝子性の
 — hypercholesterolemia [−ハイパーカレスタろりーミア] 多遺伝子性高コレステロール血症
polyglobulia [パリグろウビューりア] 多血球症, 真性赤血球増加症
polygnathia [パリネスィア] 多顎症
polygonal [パリガナル] 多角の
polygraph [パリグらフ] 多元記録法
polyhedral [パリヒードらル] 多面の, 多面体の
polyhemia [パリヒーミア] 多血症
polyhidrosis [パリヒドろウスィス] 多汗症
polyhypermenorrh(o)ea [パリハイパーメナリーア] 頻発過多月経
polyinfection [パリインフェクシャン] 重複感

polykaryocyte ～ polyposis

染
- **polykaryocyte** [パリキャりアサイト] 多核巨細胞
- **polyleptic** [パリレプティック] 多発症性の
- **polymastia** [パリメスティア] 多乳房症
- **polymenorrh(o)ea** [パリメナリーア] 頻発月経過多 ☆頻回に起こる月経出血
- **polymer** [パリマー] 重合体
- **polymerase** [パリマれイス] ポリメラーゼ, 重合酵素
- **polymerase chain reaction, PCR** [パリマれイス チェイン りアクシャン] 重合酵素連鎖反応
- **polymeric** [パリミーりック] 異量の (化学)
- **polymerization** [パリマりゼイシャン] 重合
- **polymerize** [パリマらイズ] 異量とする, 多部分から成るようにする
- **polymorph** [パリモーフ] 多形核白血球
- **polymorphic** [パリモーフィック] = polymorphous 多形性, 多様の
- **polymorphism** [パリモーフィズム] = polymorphia, pleomorphia 多形性 ☆ *gene polymorphism* [ジーン パリモーフィズム] 遺伝子変化による構成アミノ酸に変化が起こること, 通常そのタンパクの機能に変化遺伝子多型はない
- **polymorphocyte** [パリモーファサイト] 多形核白血球
- **polymorphonuclear** [パリモーファニュークリアー] 多形核の
  - **leukocyte** [-リューカサイト] 多形核白血球
  - **neutrophil, PMN** [-ニュートろフィル] 中性多核白血球
- **polymyalgia** [パリマイアルジア] 多発性筋痛
  - **rheumatica** [-りューマティカ] リウマチ性多発筋痛
- **polymyoclonus** [パリマイアクラナス] 多発性筋間代痙攣, 多発性筋クローヌス
- **polymyositis** [パリマイオウサイティス] 多発性筋炎
- **polymyxin B** [パリミクスィン ビー] ポリミキシンB ☆ペプチド系抗生物質, 毒性が低い
- **polynesic** [パリニースィック] 多病巣性の, 散在性の
- **polyneural** [パリニューらル] 多数神経の
- **polyneuralgia** [パリニューれールジア] 多発性神経痛
- **polyneuritis** [パリニューらイティス] 多発性神経炎
  - **potatorum** [-ポウテイトゥラム] アルコール性多発神経炎
- **polyneuropathy** [パリニューらパスィ] 多発性神経症
- **polynuclear** [パリニュークリアー] 多核の
  - **neutrophile** [-ニュートろフィル] 多核好中球
- **polyol** [パリオール] ポリオール, 多価アルコール
  - **dehydrogenase** [-ディハイドろジャネイスィス] ポリオール脱水素酵素
- **polyoma** [パリオウマ] ポリオーマ ☆腫瘍ウイルスによって起こる腫瘍
- **polyonychia** [パリオウニキア] 多爪症
- **polyopia** [パリオウピア] = polyopsia 多視症, 複視
- **polyorchism** [パリオーキズム] 精巣過剰症
- **polyostotic** [パリアスタティック] 多骨性の
  - **fibrous dysplasia** [-ファイブロス ディスプレイズィア] 多骨性線維性骨形成症
- **polyp** [パリプ] = polypus ポリープ, とくに鼻, 消化管, 子宮の息肉, 粘膜瘤
- **polypathia** [パリペースィア] 多病, 同時多病併発症
- **polypectomy** [パリペクタミー] ポリープ切除術, ポリペクトミー
- **polypeptide** [パリペプタイド] ポリペプチド ☆多数のアミノ酸結合化合物, 分子量約 *10,000以下*
- **polyphagia** [パリフェイジア] 多食症
- **polyphagous** [パリフェイガス] 多食症の, 暴食の, 雑食の
- **polyphasic** [パリフェイジック] 多相性
- **polyphobia** [パリフォウビア] 多数対象恐怖症, 一般恐怖症
- **polyphyletic** [パリファイレティック] 多元発生の
- **polyphyodontia** [パリファイアダンスィア] 多生歯型, 多生歯性
- **polyplegia** [パリプリージア] 多発性筋肉麻痺
- **polyploidy** [パリプロイディ] 染色体の倍数性
- **polypn(o)ea** [パリプニーア] 多呼吸, 呼吸過剰
- **polypoid** [パリポイド] ポリープ状の, 息肉様の
- **polyposis** [パリポウスィス] ポリポーシス
  - **adenomatosa** [-アデノマトウサ] 腺

腫性ポリープ症
— coli [－コゥリ] 多発結腸ポリープ症
— intestinalis adenomatosa [－インテスティネイリス アディノゥマトゥサ] 腺腫性腸管ポリポージス
polyradiculoneuritis [パリらディキュロウニューらイティス] 多発性神経根神経炎
polysaccharide [パリサッカらイド] 多糖類
polyserositis [パリスィーらウサイティス] 多発性漿膜炎，多漿膜炎
polysialia [パリサイエイリア] 唾液分泌過多症
polysinuitis [パリサイニュアイティス] = polysinusitis 多副鼻腔炎
polysome [パリソウム] ポリソーム ☆細胞内小器官の一つ
polysomnography [ポリサムナグれーフィー] 睡眠ポリグラフ計，ポリソムノグラフィ
polysomy [パリソウミー] 多染色体性
polyspermy [パリスパーミー] = polyspermia 精子過多症
polythelia [パリスィーリア] 多乳頭症
polytocous [パリタカス] 多産の
polyuria [パリユーリア] 多尿症
polyvalent [パリヴェィラント] 多価の
— vaccine [－ヴェクスィン] 多価ワクチン ☆数下部の同種菌で作られたもの
polyvinyl [パリヴィニル] ポリビニル ☆ビニール重合体，ポリビニール合成化学物質・重合体
polyvinylpyrrolidone [パリヴィニルピらリドウン] ポリビニールピロリドン ☆有機基剤の一つ，多分子重合物質，血漿増量物質
polyzoic [パリゾーイック] 苔虫類の，節虫類の
pomade [ポウメイド] [F] ポマード ☆整髪料
pomegranate [パマグらナト] ザクロ
pomphalyhema [パンファリヒーマ] 気泡血症
pompholyx [パンファリクス] = dysidrosis 汗疱，水疱症
pomphus [パンファス] 小膿疱，ミミズ腫れ，膨疹，水疱
pomum adami [ポウマム アダミ] アダムのリンゴ ☆咽頭隆起
Poncet's disease [ポンセズ ディズィーズ] ポンセー病 ☆結核性関節炎

ponder [パンダー] 熟考する，黙思する
ponderable [パンダらブル] 量り得る，一考の価値ある，重みのあるもの
ponderal index [パンダらル インデクス] 体重指数，肥満係数 ☆体重の立方根を100倍し，身長で除したもの
ponderous [パンダらス] 非常に重い，冗長な
ponesiatrics [パニスィエトリックス] 異常神経緊張検出法
ponogenic toxin [ポウナジェニック タクスィン] 神経組織消耗毒素
ponograph [ポウナグらフ] 痛覚計
pons [パンズ] 橋，脳橋
pons-oblongata [パンズ-アブローンガータ] 橋延髄
ponticular [パンティキュラー] 前橋の
ponticulus [パンティキュラス] 小橋 ☆延髄錐骨と脳橋の間をいう
pontine flexure [パンティーン フレクシャー] 橋曲
pontospinal tract [パンタスパイナル トれークト] 橋脊髄索
poor [プアー] 乏しい，不十分な
— correlation [－コーりレイシャン] 相関の乏しいこと
— risk [－リスク] 高い危険，冒したくない危険，予後不良，高度
popliteal [パプリティアル] 膝窩部の
— artery [－アータりー] 膝窩動脈
— region [－リージョン] 膝窩部
— space [－スペイス] 膝窩部
popliteus [パプリティーアス] 膝窩
poppy [パピー] けし，けしエキス
populace [パピュレイス] 人民，一般人民
popular [パピュラー] 一般人民の，評判の良い，通俗の，平易な，普通
popularity [パピュレーりティ] 人気，評判，通俗，流行
popularize [パピュラらイズ] 通俗化する，平易にする，普及させる，広く行わせる
popularly [パピュラリー] 一般に，世上に，普通に，平易に
populate [パピュレイト] 人を住まわす，植民する，住む，繁殖する
population [パピュレイシャン] 人口，住民数，集団
— study [－スタディ] 一般人口対象の研究調査
Populus [パピュラス] ヤマナラシ属
porcelain [ポースィレイン] 磁器，磁器製

porcelain ～ portio

の
- dish [-ディッシュ] 磁器皿

pore [ポーア] 毛孔, 気孔, 細孔, 排泄管孔

porencephalia [ポーレンスィファリア] = porencephalus 孔脳症, 脳空洞症 ☆大脳半球に嚢腫のあること

poriferous [パリファらス] 孔のある, 多孔類の, 海綿動物類の

porion [ポーリアン] 〈pl. poria〉ポリオン. 外耳道孔上縁にある点

pornography [ポーナグらフィ] 春画, ポルノ

Porocephalus [ポーらセファラス] 舌虫属 (節足動物)

porocity [ポーらスィティ] 多孔性, 多孔度, 気孔率

porokeratosis [ポーろウケらトウスィス] 汗孔角化症

poroma [ポーろウマ] = porosis 炎症性硬結 ☆皮膚のたこ

porosis [ポーろウスィス] 炎症性硬結

porous [ポーらス] 有孔の

porphinogen [ポーフィナジャン] ポルフィリン原

porphobilin [ポーフォウバイリン] ポルホビリン ☆黒褐色の非ポルフィリン色素

porphyria [ポーフィりア] ポルフィリン症 ☆組織にポルフィリンが沈着する疾患
- cutanea tarda [-キューテイニア ターダ] 晩発性皮膚ポルフィリン症
- hepatica [-ヒパティカ] 肝性ポルフィリン症

porphyrin [ポーフィりン] ポルフィリン

porphyrinuria [ポーフィりニューりア] ポルフィリン尿症

porphyrization [ポーフィりゼイシャン] 粉砕化(薬剤の)

porphyryspleen [ポーフィりスプリーン] 斑岩脾 (リンパ肉芽腫症でみられる)

porrigo [ポーらイゴウ] 頭瘡 ☆頭髪部に発生するいろいろの皮膚病
- amiantacea [-アミアンテイスィア] 石綿状癬
- decalvans [-ディキャルヴァンス] 円形禿髪症
- favosa [-フェイヴォウサ] = porrigo lupinosa 黄癬性頭瘡
- furfurans [-ファーフュらンス] 落屑性頭瘡
- larvalis [-ラーヴェイリス] 頭部湿疹

porropsia [ポーらプスィア] 後退視症

porta [ポータ] 門 ☆脈管神経などの臓器の出入部
- hepatis [-ヘパティス] 肝門
- renis [-れニス] 腎門

portable [ポータブル] 運搬しうる, 携帯可能の
- X-ray machine [-エクスーれイ マシーン] 可動X線撮影装置

portacaval [ポータケイヴァル] 門脈と下大静脈の
- shunt [-シャント] 門脈下大静脈吻合

portal [ポータル] 門の, 門脈の, 門戸の
- circulation [-サーキュレイシャン] 門脈循環
- circulatory system [-サーキュラタりー スィスタム] 門脈循環系
- cirrhosis [-スィろウスィス] 門脈性肝硬変
- hypertension [-ハイパーテンシャン] 門脈圧亢進症
- hypertensive gastropathy [-ハイパーテンスィヴ ガストらペスィ] 門脈高血圧性胃疾患
- of entry [-アヴ エントりー] 感染口
- system [-スィスタム] 門脈系
- systemic encephalopathy [-スィステミック エンセファラパスィ] 門脈全身型脳症
- systemic shunt [-スィステミック シャント] 門脈全身シャント
- vein [-ヴェイン] 門脈

portal-systemic [ポータル-スィステーミック] 門脈体(大)循環〔系〕の

portio [ポーシオウ] 部分, 部
- densa [-デンサ] (小網の) 緻密部
- dura paris septimi [-デューらパリス セプティミ] 顔面神経 ☆第七脳神経
- externa [-イクスターナ] 外部
- flaccida [-フラクスィーダ] 弛緩部 (小網部)
- intermedia [-インターミーディア] 中間部
- mollis paris septimi [-マリス パりス セプティミ] 内耳神経軟部
- pylorica ventriculi [-パイローりカ ヴェントりキュリ] 胃幽門部
- vaginalis [-ヴァジナーリス] 子宮腟部

632

portion [ポーシャン] 一部, 部分, 分け前, 分配する, 分割する
portitis [ポータイティス] 門脈炎
portography [ポータグらフィ] 門脈造影法
portopulmonary venous anastomosis [ポータパルマナリー ヴィーナス アナスタモウスィス] 門肺動脈シャント
porus [ポーらス] 孔, 門口, 気口, 孔隙
— acusticus externus [-アクースティカス イクスターナス] 外耳孔
— opticus [-アプティカス] 視神経孔
— sudoriferus [-スーダりファらス] 汗孔
POS (problem-oriented system)
pose [ポウズ] 姿勢, 心的態度, 心構え, 見せかけ, 態度をとる, ある姿勢を作る
posed [ポウズド] 正常姿勢の
position, P [パズィシャン] 位, 体位, 位置, 場所, 適所, 形勢, 境遇, 職, 見解
 dorsal recumbent — [ドーサル りカンベント-] 背殿位. 下肢を屈曲・外転させた仰臥位. 腟指診時などに用いる
 English — [イングリッシュ -] 英式体位. 右大腿, 膝を引き上げた左側臥位をとる分娩位
 jackknife — [ジャックナイフ-] ジャックナイフ位. 仰臥位で肩を上げ, 両脚を大腿部で腹部と直角に屈曲した体位. 尿道診察位；手術台上で腹臥位をとり, 下腹部に枕を入れ, 頭部と足部を下げ, 両足を開いた直腸肛門手術位
 squatting — [スクワッティング-] うずくまる (膝を開いて深く曲げかかとを上げ上体を真直に保つ)
positional nystagmus [パズィシャナル ニスタグマス] 体位眼振, 頭位眼振
positioning [パズィシャニング] 位置決定
positive [パズィティヴ] 陽性の, 陽極の, 決定的, 明確な, 強制的, 絶対的, 肯定的, 実際的,
— accommodation [-アカマデイシャン] 陽性調節
— balance [-ベーらンス] 正平衡
— correlation [-コーりレイシャン] 正相関
— effect [-イフェクト] 有効
— end-expiratory pressure, PEEP [-エンドーイクスパイらタリー ブれッシャー] 終末呼気陽圧法
— phase [-フェイズ] 陽性期
— pressure [-プれッシャー] 陽圧
— pressure pneumothorax [-プれッシャー ニューモウソーらックス] 陽圧気胸
— pressure respiration, PPR [-プれッシャー れスピれイシャン] 陽圧呼吸
— scotoma [-スコウトウマ] (患者自覚の) 積極暗点, 実性暗点
— thermotropism [-サーマトらピズム] 向熱性
positively [パズィティヴリー] 確実に, 明らかに, 積極的, 肯定的に
positron [パズィトロン] 陽電子
— emission (computerized) tomography, PE[C]T [-イミッシャン (カンピュータらイズド) トウマグらフィ] ポジトロン放射型断層撮影法
Posner-Schlossman's glaucomatocyclitic crisis [パズナーシュラスマンズ グローコマタサイク りティック ク らイスィス] ポズナー・シュロスマンの緑内障虹彩炎発症
posology [パサラジー] 薬量学
possess [パゼス] 所有する, 占有する, 手に入れる, 買い入れる
possession [パゼッシャン] 所有, 占有, 所有物
possessive [パゼッスィヴ] 所有欲のある
possessiveness [パゼッスィヴニス] 強欲, 所有欲
possibility [パサビリティ] 可能性, 実現性, 見込み, 将来の発展性
possible [パサブル] できそうな, 実行可能の, 考え得べき, 可能性あるもの
post [ポウスト] 合釘, 郵便, 剖検
— partum tormina [-パータム トーミナ] 分娩後腹痛
— postscript, PPS [-ポウストスクリプト] 追追伸
— term birth [-ターム バース] 遅産
postabortal [ポウストアボータル] 流産後の
postaccessual [ポウストアクセシュアル] 発作後の, 発病後の
postacetabular [ポウストアスィテービュラー] 寛骨臼後方の
postacidotic [ポウストアスィダティック] アシドーシス後の
postaxial [ポウストアクスィアル] 後軸性の
postcapillary [ポウストケーピラりー] 後毛細管. 毛細管から小静脈への移行部
postcardiotomy [ポウストカーディアタミー] 開

心術後の
postcentral gyrus [ポウストセントラル ジャイらス] 中心後回
postcholecystectomy [ポウストコウリシステクタミー] 胆嚢摘出術
— pain [－ペイン] 胆嚢摘出後痛
— syndrome [－スィンドロウム] 胆嚢摘出後症候群
postcibal, p. c. [ポウストサイバル] 食後の
postclimacteric [ポウストクライマクテりック] 更年期後の，閉経期後の
postcommissurotomy syndrome [ポウストカミシャラタミー スィンドロウム] 僧帽弁交連切開後症候群
postconcussional syndrome [ポウストカンカッシャナル スィンドロウム] 脳震盪後症候群
postcondylar [ポウストカンディラー] 顆頭後の
postconnubial [ポウストコウニュービアル] 結婚後の
postconvulsive [ポウストカンヴァルスィヴ] 痙攣後の
postcubital [ポウストキュービタル] 前腕背側の
postdevelopmental [ポウストディヴェラップメンタル] 発育期後の
postdiastolic [ポウストダイアスタりック] 心拡張期後の
postdicrotic [ポウストダイクろティック] 二重脈拍後の，重複脈後の
postdiphtheritic [ポウストディフセりティック] ジフテリア後の
— paralysis [－パれーリスィス] ジフテリア後麻痺
postdoctoral fellow [ポウストダクタラル フェロウ] = postdoc 学位取得後の研究生
postdormital [ポウストドーミタル] 半覚醒期の，睡眠後期の
postdormitum [ポウストドーミタム] 半覚醒期，睡眠後期
postductal [ポウストダクタル] 管後の
postepileptic [ポウストエピレプティック] てんかん発症後の
posterior [パスティーりアー] 後部の，次の（時間または順序），後の，後部
— central gyrus [－セントラル ジャイらス] 中心後回
— cerebral artery [－サりーブラル アータりー] 後大脳動脈
— communicating artery [－カミュニケイティング アータりー] 後交通動脈
— inferior cerebellar artery, PICA [－インフィーりアー セりベラー アータりー] 後下小脳動脈
— lobe of hypophysis [－ロウブ アヴ ハイパフィスィス] 下垂体後葉
— naris [－ネアりス] 後鼻孔
— pupillary muscle, PPM [－ピューピラりー マスル] 後瞳孔筋
— scalloping [－スカラッピング] 椎体後弓波形変形
— tibial artery [－ティビアル アータりー] 後頸骨動脈
— urethritis [－ユーりスらイティス] 後部尿道炎
posterity [パステりティ] 子孫，後世
posteroanterior, PA [パスタろウアンティーりアー] 後方前方の
posteroexternal [パスタろウイクスターナル] 外側背後の
posterolateral [パスタろウラタらル] 背後側面の
posteromedian [パスタろウミーディアン] 背後正中の
posterosuperior [パスタろウスーピーりアー] 上部後方の
postexion [ポウステクシャン] 後屈
postfebrile [ポウストフィーブりル] 発熱後の
— neuritis [－ニューらイティス] 熱後神経炎
postganglionic [ポウストガングリアニック] 神経節の後方の
— fiber [－ファイバー] 神経節後線維
postgraduate [ポウストグらデュエイト] 大学卒業後の，研究科の，研究科生，大学院学生
— course [－コース] 大学院課程
— education [－エデュケイシャン] 卒業後の専門教育
— school [－スクール] 大学院
— student [－ステューデント] 大学院学生，研究科生
posthemorrhagic [ポウストヘマれージック] 出血後の
postherpetic neuralgia [ポウストハーペティック ニューれルジア] ヘルペス後神経痛
posthetomy [パスセタミー] 包皮輪状切開術，割礼
posthioplastic [パススィアプレースティック]

包皮形成術
posthitis [パスサイティス] 包皮炎
postholith [パスサリス] 包皮結石
posthumous [パスチュマス] 死後に起こる，父の死後に生まれる
posthypoxic [ポウストハイパクスィック] 低酸血症後
postictal [ポウストイクタル] 発作後の
postinfectious [ポウストインフェクシャス] 感染後の
— glomerulonephritis, PIGN [-グロウメリュロウニフらイティス] 感染後糸球体腎炎
postinfluenzal [ポウストインフルエンザル] インフルエンザ後
postlingual deafness [ポウストリンガル デフニス] 言語習得後発生聾
postmature [ポウストマチュアー] 過熟の
— infant [-インファント] 過熟児
postmenopausal [ポウストメノウポーザル] 閉経後の
— osteoporosis [-アスティオウポーろウスィス] 閉経後骨粗鬆症
postmesenteric [ポウストメサンテリック] 腸間膜後部の
postmortem [ポウストモータム] 死後の，検死の，死後に
— examination [-イグザミネイシャン] 剖検
— wart [-ウォート] 死体疣（イボ）
postmyocardial infarction syndrome [パストマイオウカーディアル インファークシャン スィンドろウム] 心筋梗塞後症候群
postnaris [ポウストネイリス] 後鼻孔
postnasal discharge [ポウストネイザル ディスチャージ] 後鼻漏
postnatal [ポウストネイタル] 生後の
postnecrotic cirrhosis [ポウストニクろティック スィろウスィス] 壊死後肝硬変
postnuptial [ポウストナプシャル] 結婚後の
postobstructive diuresis [ポウストアブストらクティヴ ダイユリースィス] 閉塞後利尿
postoperative [ポウストアパらティヴ] 手術後の
— complication [-カンプリケイシャン] 術後合併症
— control [-カントろウル] 術後管理
— hypoparathyroidism [-ハイポウぱらサイろイディズム] 術後副甲状腺機能低下症
— medication [-メディケイシャン] 術後投薬
— tetanus [-テタナス] 手術後破傷風
postoral [ポウストオーらル] 口の後方にある
postorbital [ポウストオービタル] 後眼窩の
postpaid [ポウストペイド] 郵便料金払い済みの，料金受け取り払いの
post partum [ポウスト パータム] 産後
— care [-ケア] 産後処置
— hemorrhage [-ヒーマりッジ] 産褥出血，産後出血
— hypertension [-ハイパーテンシャン] 分娩後高血圧
postpeduncle [ポウストピダンクル] 小脳後脚
postperfusion syndrome [ポウストパーフュージャン スィンドろウム] 灌流後症候群
postpneumonic [ポウストニューマニック] 肺炎後の
postpoliomyelitic contracture [ポウストポウリオウマイアリティック カントらクチャー] 脊髄灰白質炎後痙縮
postpone [ポウストポウン] 延期する，遅れて起こる
postponed labor [ポウストポウンド レイバー] 遅発性分娩
postprandial [ポウストプれーンディアル] 食後の
postpubertal [ポウストピューバタル] 思春期後
postpubescent [ポウストピューベッサント] 思春期後の
postremission therapy [ポウストりミッシャン セらピー] 寛解後療法
postsacral [ポウストセイクらル] 仙骨後方の
postscript, PS [ポウストスクリプト] 追伸，二伸
post. sing. sed. lig. [ポウスト スィング セド リグ]（post singulas sedes liquidas の略）水様便後ごとに
postsphygmic [ポウストフィグミック] 拍動後の，脈波後の
— period [-ピーりアド] 後拍動期．拍出期に続き，房室弁が開くまでの時期
postsplenectomy syndrome [ポウストスプレネクタミー スィンドろウム] 脾摘後症候群
☆白血球，赤血球の増加
poststenotic [ポウストスティナティック] 狭窄後の
— dilatation [-ダイレイテイシャン] 狭窄

poststreptococcal glomerulonephritis 〜 potential

部末梢の拡張

poststreptococcal glomerulonephritis, PSGN [ポウストストレプタカカル グロウメりュロウニフらイティス] 連鎖球菌感染後糸球体腎炎

postsynaptic potential [ポウストスィナプティック ポウテンシャル] シナプス後電位（PSP）

post-tachycardia syndrome [ポウストータキカーディア スィンドろウム] 頻脈後症候群

post-tetanic potentiation, PTT [ポウストーティタニック ポウテンスィエイシャン] 高頻度刺激後増強

post-traumatic [ポウストートローメティック] 外傷後の
— **amnesia, PTA** [-アムニーズィア] 外傷性健忘症
— **epilepsy** [-エピラプスィ] 外傷後てんかん
— **stress disorder** [-ストれス ディスオーダー] 外傷後ストレス症

postulate [パスチュレイト] （自明なこととして）仮定する，要求する，公理

postural [パスチュらル] 姿勢の，態度の，本位の
— **drainage** [-ドれイニジ] 体位ドレナージ
— **sense** [-センス] 体位知覚

posture [パスチャー] 姿勢，体位，身構え，状態，置く，身構える

postvaccinal [ポウストヴァクスィナル] 種痘後の

postvital [ポウストヴァイタル] 死後の

pot [パット] るつぼ，鍋

potable [ポウタブル] 飲料に適する，飲物，飲料

potash [パテーシュ] 粗性炭酸カリウム，水酸化カリウム
— **alam** [-アラム] カリウム明礬
— **bulb** [-バルブ] カリウム球

potassium, K [パテースィアム] ＝ kalium カリウム（元素）☆原子量39.098
— **acetate** [-エースィテイト] 酢酸カリウム
— **bicarbonate** [-バイカーバネイト] 重炭酸カリウム
— **bichromate** [-バイクろウメイト] 重クロム酸カリウム
— **bitartrate** [-バイタートれイト] 酸性酒，重酒石酸カリウム
— **bromide** [-ブろウマイド] 臭化カリウム
— **carbonate** [-カーバネイト] 炭酸カリウム
— **channel** [-チャナル] カリウム関門
— **chlorate** [-クローれイト] 塩素酸カリウム
— **chloride** [-クローらイド] 塩化カリウム
— **chromate** [-クろウメイト] クロム酸カリウム
— **citrate** [-スィトれイト] クエン酸カリウム
— **citrate effervescent** [-スィトれイト エファーヴェッサント] 起泡性クエン酸カリウム
— **deficiency** [-ディフィシャンスィ] カリウム欠乏
— **hydroxide** [-ハイドらクサイド] 水酸化カリウム，苛性カリ
— **iodide** [-アイアダイド] ヨウ化カリウム
— **manganate** [-メーンガネイト] マンガン酸カリウム
— **nitrate** [-ナイトれイト] 硝酸カリウム
— **permanganate** [-パーマンガネイト] 過マンガン酸カリウム
— **sodium tartrate** [-ソウディアム タートれイト] 酒石酸カリウムナトリウム
— **sparing diuretic agent** [-スペアりング ダイユれティック エイジェント] カリウム保存性利尿剤
— **sulfate** [-サルフェイト] 硫酸カリウム

potation [ポウテイシャン] 飲酒

potato [パテイトウ] 馬鈴薯
— **chip** [-チップ] ポテトチップス

potator [ポウテイター] ＝ heavy drinker 大酒家，飲酒家

pot-belly [パットーベリー] 太鼓腹，便腹，ビール腹

potency [ポウタンスィ] （薬の）効力，性交能力

potent [ポウタント] 強い，薬などが効力ある，丁字形

potentia [ポウテンシア] 能力
— **coeundi** [-スィアンディ] 性能力

potential [ポウテンシャル] 電位の，可能の，潜在する，可能，潜勢
— **candidate** [-キャンディデイト] 可能

性のある候補者
— cautery [-コータりー] 潜在性腐蝕
— difference [-ディファらンス] 電位差
— energy [-エナージー] 潜力力, 位置のエネルギー
— risk [-りスク] 可能性のある危険
potentially [ポウテンシャりー] 可能的に, 潜勢的に
potentiation [ポウテンスィエイシャン] 相乗作用, 協力作用 (二つの物質を同時に投与すると一つずつの場合より強い作用がある); 増強作用, あらかじめ神経を刺激しておくとその後の刺激が前よりよく伝達される
　postextrasystolic — [ポウスト・イクストら・スィスタりック-] 期外収縮後増強
potentiometer [ポウテンスィアミター] 電位計, 分圧器
potification [ポウティフィケイシャン] 飲水化, 飲水調整法
potion [ポウシャン] 頓服水剤
potomania [ポウタメイニア] 異常飲水症
Pott's disease [パッツ ディズィーズ] ポッツ病, ポット病 ☆脊椎カリエス
pottage [パティジ] 肉と野菜の吸物, 肉と野菜とを煮た物, 燕麦粥, ポタージュ
pottery [パタりー] 陶磁器
potus [ポウタス] 水薬, 飲料
pouch [パウチ] 嚢, 窩, 水疱, 嚢状部, 短角 (植物), 袋に入れる, 袋形になる, 膨張する
　Hartmann's — [ハートマンズ-] ハルトマン嚢. 胆嚢頸部できる嚢で結石が生じやすい所
　pararectal — [ぺられクタル-] 傍直腸嚢. (ダグラス窩の外側部)
　paravesical — [ぺらヴェジカル-] 傍膀胱嚢
　rectouterine — [れクトユーテりン-] 直腸子宮窩 (Douglas' — ダグラス窩)
pouched egg [パウチト エッグ] (卵の)目玉焼き
pouchitis [パウチャイティス] 回腸嚢炎
poultice [ポウルティス] 湿布, 巴布, 糊薬, 罨法, 巴布にあてる
poultry [ポウルトりー] にわとり
pound [パウンド] ポンド ☆ (封度) 重さの単位 (1ポンドは456.592グラム) (磅) 英国の通貨, 100ペンス (旧20シリングで240ペンス)
pour [ポーァ] 注ぐ

poverty [パヴァティ] 貧乏, 欠乏, 劣等
— of blood [-アヴ ブらッド] 貧血
POW (prisoner of war)
powder [パウダー] 散薬, 粉, 粉剤, 白粉, 歯磨き粉, 火粉, 薬にする, 薬になる
power [パウアー] 権力, 能力, 支配力, 体力, 勢力, 動力
— polytics [-パりティクス] 権力政治
powerful [パウアフル] 強い, 効能ある, 権勢の
powerless [パウアれス] 無力な, 無能な, 麻痺した
pox [パックス] 痘瘡, 梅毒, 瘡毒, 疱瘡
Poxviridae [パックスヴィりディエ] ポックスウイルス属
poxvirus [パックスヴァイらス] ポックスウイルス (天然痘ウイルス)
Pozzi's syndrome [パッズィズ スィンドろウム] ポジ症候群 ☆慢性子宮内膜炎のために子宮肥大なく帯下のある症候群
PP (plasmapheresis)
PPD (purified protein derivative)
PPH (primary pulmonary hypertension)
PPM (posterior pupilary muscle)
ppm (parts per million)
PPP (pustulosis palmaris et plantaris)
PpPD (pylorus-preserving pancreatoduodenectomy)
PPR (positive pressure respiration)
PPS (post postscript)
P-pulmonale [ピーパルマネーりー] 肺性P
pQCT (peripheral quantitative computed tomography)
PR (pulse rate)
PRA (plasma renin activity)
practicable [プれークティカブル] 実行できる, 実用的, 実際的, 有利な
practical [プれークティカル] 実地の, 経験に富んだ, 実用的, 応用的, 効果的
— nurse [-ナース] 看護業務を経験修得した看護師, 準看護師
practically [プれークティカりー] 実地に, 実際は, 実用に, 実質上, 事実
practice [プれークティス] (医者が) 開業する, 習慣, 常習的行為, 常用, 実施, 熟練, 練習, 常に行う, 修業する, 稽古する, 練習する, 行う
practician [プれークティシャン] 実行者, 実際家, 従事者, 熟練者
practitioner [プれークティシャナー] 開業医, 熟練家, 従事者

Prader-Willi-Angelman syndrome ~ precipitinoid

Prader-Willi-Angelman syndrome [プれイダー・ウィリー・アンジェルマン スィンドろウム] プラダー・ウィリ・アンゲルマン症候群 ☆肥満, 筋緊張低下, 小前頭径, 男性機能低下, 目の間隔広く, 口が大きい等の特色を示す症候群

praecox [プリーカックス] 早熟の, 早発の

praeputium [プリーピューシアム] 包皮

pragmatism [プれーグマティズム] 実用主義

pragmatagnosia [プれーグマテーグノウズィア] 物体知覚不能症

praise [プれイズ] 賞賛, 賞賛すべき点, 称賛する

pralidoxime [プラリダキスィム] プラリドキシム (PAM パム). コリンエステラーゼ賦活薬. 有機リン農薬中毒治療剤

pralidoxime iodide, PAM [プラリダクスィム アイアダイド] プラリドキシムヨウ化メチル ☆金属解毒薬, 有機リン酸中毒に用いる

pranlukast hydrate [プランリュキャスト ハイドれイト] プランルカスト水和物 ☆抗アレルギー薬, ロイコトリエン阻害薬, 気管支喘息に用いる

pranoprofen [プらノプろウフェン] プラノプラフェン ☆プロピオン酸系非ステロイド消炎鎮痛薬, 眼科用抗炎症治療薬

praseodymium, Pr [プれイズィアディミアム] プラセオジム (元素) ☆原子量 140.90

prasterone sulfate [プらステろン サルフェイト] 硫酸プラステロン ☆妊娠末期子宮頸部熟化不全に

p-rat-aetat- [ピーーれーット-エースィター ト] (pro ratione aetatis [プろウ・らティオーネ・エーターティス] の略) 年齢に応じて

pratique [プらティーク] [F] 検疫後上陸許可証

Prausnitz-Küstner test [プらウスニッツ-キュストナー テスト] プラウスニッツ・キュストナー試験 ☆受動性皮膚アナフィラキシー試験

pravastatin sodium [プれヴァスターティン ソウディアム] プラバスタチンナトリウム ☆抗高脂血症薬, 血中脂質下降薬

praxiology [プれークスィアラジー] 行動学

praxis [プれークスィス] 習慣, 行事, 練習, 応用

prazepam [プれザパム] プラゼパム ☆ベンゾジアゼピン系抗不安薬, 筋弛緩薬

praziquantel [プれズィクウァンタル] プラジカンテル ☆肝吸虫肺吸虫治療薬

prazosin hydrochloride [プれイザスィン ハイドろウクローらイド] 塩酸プラゾシン ☆降圧薬, a 遮断薬, 排尿障害治療薬

preagonal [プリーエーガナル] 死前期の

prealbumin [プリーアルビューミン] プレアルブミン ☆電気泳動でアルブミンの前に移動する小分子タンパク

preamble [プリーアンブル] 前置き, 前兆, 序文

preauricular [プリーオーりキュラー] 耳介前方の

precancerous [プリーキャンスィらス] 癌発生前, 癌発生前の, 前癌状態

precapillary [プリーキャピラりー] 前毛細管 (細小動脈)

precarious [プリケアりアス] 他人の心次第の, 人頼みの, 不確かな, 危険な, 不安定の, 推定的

precaution [プリコーシャン] 用心, 予防手段, 用心する, 予防する

precautious [プリコーシャス] 用心深い, 予防する

precede [プリースィード] 先立つ, 先導する, 優る, 前置きする

precedence [プリスィーデンス] = precedency 先立つこと, 先行, 先任, 前例

precedent [プリスィーデント] 前の

preceding [プリスィーディング] 以前の, 前述の

precentral [プリーセントらル] 中心前の
— **gyrus** [- ジャイらス] 中心前回

precious [プれシャス] 貴い, 高価な, 尊敬すべき, 大事な

precipitability [プリスィピタビリティ] 沈澱能力

precipitable [プリスィピタブル] 沈澱させ得る

precipitant [プリスィピタント] 沈澱を起こすもの, 沈澱剤

precipitate [プリスィピテイト] 沈澱させる, 沈澱する, 沈殿物, 急速分娩
— **labor** [- レイバー] 沈降性分娩 ☆体外娩出のきわめて早いもの

precipitated sulfur [プリスィピテイティッド サルファー] 沈降性硫黄

precipitin [プリスィピティン] 沈降素

precipitinogen [プリスィピティナジャン] 沈降原

precipitinoid [プリスィピティノイド] 沈降様, 類沈降

precipitum [プリスィピタム] 沈降物
precise [プリサイス] 正確な, 精密な, 明白な, 間違いのない
precision [プリスィジャン] 正確, 精密, 精密度, 再現性
preclinical [プリークリニカル] 症状発現前の,（医学教育で）臨床課程以前の,（医薬開発で）臨床治験以前の
preclude [プリクルード] 除外する, 妨げる, 予防する, 不能にする
precocious [プリコウシャス] 早熟の, 発達の早い, はしりの
　— pubarche [-ピューバーキ] 思春期早発
　— puberty [-ピューバティ] 思春期早発症, 性早熟
precociously [プリコウシャスリー] 早熟に, ませて, 季節より早く
precociousness [プリコウシャスニス] 早熟, 早なり, 早咲き
precocity [プリカスィティ] 早熟
precoid [プリーコイド] 早発性痴呆に似た
precollagen [プリーカラジェン] 前コラーゲン ☆コラーゲン前駆物質
precoma [プリーコウマ] 前昏睡
precommissure [プリーカミッシュアー] 前交連
preconceive [プリーカンスィーヴ] 予想する
preconsious [プリーカンシャス] 予備意識の
preconvertin [プリーカンヴァーティン] 凝固因子VII
preconvulsive [プリーカンヴァルスィヴ] 痙攣発現前の
precordia [プリーコーディア] = precordium 前胸部, 心前部
precordial [プリーコーディアル] 上腹部の, 胃部の
　— region [-リージャン] 心窩部
precribrum [プリークらイブラム] = substantia perforata anterior 前窩乳質
precritical [プリークリティカル] 分離前の, 軽快前の
precursive [プリーカースィヴ] 先駆の, 前兆の
precursor [プリーカーサー] 前駆物質, 駆, 前兆
precursory [プリーカーサりー] 先駆の, 前兆の, 予備となる
predation [プリデイシャン] 補食（動物の）
predatory [プれダタりー] 捕食性の

predecessor [プリーディセッサー] 前任者, 先輩, 先祖, 前の物
predentin [プリデンティン] プレデンチン ☆象牙質の前階級物
prediabetes [プリーダイアビーティーズ] 糖尿病前駆状態, 前糖尿病状態 ☆糖尿病の遺伝歴があるが発病していない状態
prediastolic [プリーダイアスタリック] 拡張前期の
　— murmur [-マーマー] 拡張前雑音
predict [プリディクト] 予言する, 予報する
prediction [プリディクシャン] 予言
predigest [プリーダイジェスト] 消化しやすいように食物を調理する
predigested [プリーダイジェスティッド] 消化前
predigestion [プリーダイジェスチャン] 消化しやすいように食物を調理すること, 前消化
predilection site [プリーダイレクシャン サイト] 好発部位
predispose [プリーディスポウズ] 素因を作る, 罹りやすくする, 下地を作る
predisposing [プリーディスポウズィング] 傾向ある, 素因ある, 病に罹りやすい
　— factor [-フェークター] 素因
predisposition [プリーディスパズィシャン] 傾向, 素因, 素質, 性癖, 病に罹りやすいこと
prednisolone, PSL [プれドニサロウン] プレドニゾロン ☆合成副腎皮質ステロイド
prednisone [プれドニソウン] プレドニゾン ☆合成副腎皮質糖質ステロイドの一つ, プレドニゾロンの水酸基がケトン化したもの
predominant [プリダミナント] 主たる, 有力な, 優勢の, 卓越した
predominate [プリダミネイト] 主である, 優れている, 卓越する
predormital [プリードーミタル] 睡眠前期の
preeclampsia [プリーイクレーンプスィア] 子癇前駆症
preemptive analgesia [プリーエンプティヴ エネールジーズィア] 先制鎮痛
preeruptive [プリーイらプティヴ] 発疹前の
　— stage [-ステイジ] 発疹前期
preexcitation [プリーイクサイティシャン] 早期興奮
preface [プれフィス] 序文, 前書き

- **prefer** [プリ**ファー**] むしろ〜の方を好む，任命する，提出する
- **preferable** [プ**れ**ファラブル] 選ぶべき，望ましい，好ましい物，望ましい物，一層よい物
- **preference** [プ**れ**ファランス] 好み，選択，選択物，優先，徳恵
- **pregnancy** [プ**れ**グネーンスィ] 妊娠，胚胎
  - **— depression** [-ディプ**れ**ッシャン] 妊娠抑うつ症
  - **— rate** [-**れ**イト] 妊娠率
  - **— termination** [-ターミ**ネ**イシャン] 妊娠中絶
  - **heterotopic —** [ヘテロ**タ**ピック -] 異所妊娠．1胎児が子宮内，他方が子宮外に妊娠する
  - **incomplete —** [イン**カ**ンプリート -] 不完全妊娠．妊娠半ばにして中絶するものをいう．第16週まで流産，第16〜28週まで未熟産，第28〜36週早期産
  - **intraligamentary —** [イントラリガ**メ**ンタりー -] 子宮広間膜妊娠，靱帯内妊娠
  - **membranous —** [メンブら**ナ**スー] 膜状妊娠．胎児が子宮壁と直接接触している
  - **molar —** [**モ**ウラー -] 奇胎妊娠．受精卵が肉質の腫瘍塊に転化したもの
  - **multiple —** [**マ**ルティプルー] 多胎妊娠 (plural -)．子宮内に2児またはそれ以上の胎児
  - **sarcofetal —** [サーコゥ**フィ**ータル-] 奇胎胎児妊娠．胎児と奇胎の共存
  - **sarcohysteric —** [サーコゥヒス**テ**ーりック-] 奇胎ヒステリー性妊娠．奇胎による偽妊娠
  - **tuboligamentary —** [テュボゥリガ**メ**ンタエりー-] 卵管靱帯妊娠．卵管着床広靱帯内拡大妊娠
- **pregnane** [プ**れ**グネイン] プレグナン ☆ステロイドの合成化合物，多くのステロイドホルモンの母体
- **pregnanediol** [プれグネイン**ダ**イオウル] プレグナンジオール ☆黄体ホルモン誘導体，尋常性痤瘡に用いる
- **pregnanedione** [プれグネイン**ダ**イオウン] プレグナンジオン ☆ステロイドホルモン前駆体の一つ
- **pregnant** [プ**れ**グナント] 妊娠した，充満した，積載した，聡明な
  - **— mare serum, PMS** [-**メ**ア **ス**ィーらム] 妊馬血清
- **pregnenolone** [プれグ**ネ**ナロウン] プレグネノロン ☆黄体ホルモン誘導体，鎮痛剤として用いる
- **prehensile** [プリ**ヘ**ンスィル] 把握に適している，つかみ得る
- **prehension** [プリ**ヘ**ンシャン] 捕捉，把握，理解
- **prehormone** [プリ**ホ**ーモン] プレホルモン，前ホルモン
- **prehypophysis** [プリーハイパフィスィス] 下垂体前葉
- **preimmunization** [プリーイミュニ**ゼ**イシャン] 前免疫，早期免疫．自然免疫の発生前の免疫
- **prejudice** [プ**れ**ジュディス] 偏見，毛嫌い，不利，偏見を懐かせる，害する，損害を与える
- **prejudicial** [プれジュ**ディ**シャル] 偏見を懐かせる，害となる，不利となる
- **preliminary** [プリ**リ**ミネーりー] 予備的，序文の，仮の，予備行為，準備
  - **— report** [-りポート] 予報
- **preload** [プリー**ロ**ウド] 前負荷
- **prelum** [プ**リ**ーラム] 圧迫，圧搾
- **premalignant** [プリー**メ**ーりグナント] 悪性化前駆期
- **premature** [プリメー**チュ**アー] 早熟の，時期尚早の，時ならぬ
  - **— atrial contraction, PAC** [-**エ**イトりアル カント**ら**ークシャン] 心房期外収縮
  - **— beat** [-**ビ**ート] 期外収縮
  - **— birth** [-**バ**ーㇲ] 早産
  - **— delivery** [-ディ**リ**ヴァりー] 早期妊娠中絶 ☆妊娠22週と37週の間に起こる
  - **— depolarization** [-ディポウラり**ゼ**イシャン] 早発脱分極
  - **— depression** [-ディプ**れ**ッシャン] 早発抑うつ
  - **— ejaculation** [-イジェキュー**レ**イシャン] 早発射精
  - **— infant** [-**イ**ンファント] 未熟児
  - **— labor** [-**レ**イバー] 早期分娩
  - **— menopause** [-**メ**ナポーズ] 早発閉経
  - **— rupture of the membranes, PROM** [-**ら**プチャー アヴ ザ メンブれインズ] 早期破水
  - **— senility** [-スィー**ニ**リティ] 早老
  - **— ventricular contraction, PVC** [-ヴェントり**キ**ュラー カント**れ**ークシャン] 心

室性期外収縮

prematurity [プリマ**チュー**りティ] 早熟, 時期尚早, 早計

premaxillary [プリー**マ**クスィラりー] 中顎骨の

premedication [プリーメディ**ケ**イシャン] 準備投薬, 前駆薬

premeditate [プリー**メ**ディテイト] 予め考える, 計画的な

premeditated [プリー**メ**ディテイティッド] 予謀した, 予め考えておいた

premeditation [プリーメディ**テ**イシャン] 熟慮, 計画, 工夫, 予考

premenstrual [プリー**メ**ンストるアル] 月経前
　— **syndrome** [-**ス**ィンドろウム] 月経前症候群
　— **tention** [**テ**ンシャン] 月経前緊張症

premise [**プ**れミス] 前提, 土地

premitotic [プリーマイ**タ**ティック] 有糸分裂前期の

premium [**プ**リーミアム] 保険料, 賞与, 賞金, 景品

premolar, P [プリ**モ**ウラー] 小臼歯

premonish [プリ**モ**ウニッシュ] 予め警告する, 予知する

premonition [プリマ**ニ**シャン] 予感, 予知, 予告, 徴候

premonitory [プリ**マ**ニタりー] 予感, 予知の, 予告の, 前駆的, 前兆の
　— **symptoms** [-**ス**ィンプタムズ] (病気の) 前駆徴候

premunition [プリーミュー**ニ**シャン] 予防接種による免疫

prenarcosis [プリーナー**コ**ウスィス] 前麻酔, 基礎麻酔

prenares [プリー**ネ**アーズ] 前鼻腔

prenatal [プリー**ネ**イタル] 出生前の, 胎児期の
　— **diagnosis** [-ダイアグ**ノ**ウスィス] 出生前診断

preneoplastic [プリーニーアプ**レ**ースティック] 腫瘍発生前

prenidatory [プリー**ナ**イダタりー] 着床前の

preoccupation [プリーアキュ**ペ**イシャン] 先取, 予期, 専心, 先入主, 偏見

preoccupy [プリー**ア**キュパイ] 先取する, 先入主とする, 偏見を懐かせる

preoxygenation [プリーアクスィジェ**ネ**イシャン] 予備酸素飽和. 低酸素環境の場所で作業する前に, 低酸素症予防のため長時間酸素吸入を行う

preparation [プリパ**れ**イシャン] 準備, 予習, (薬剤・料理などの) 調剤, 調合品, 調剤品

preparatory [プリ**ペ**ラトりー] 予備の, 予習的, 予備校, 準備として

prepare [プリ**ペ**アー] 準備する, 身体を鍛える, 薬を調剤する, 調合する, 用意させる, 覚悟する

prepatent [プリー**ペ**イタント] 発症前の

preponderance [プリ**パ**ンダランス] 優位, 優勢
　left —[**レ**フト-] 左室優位
　right —[**ら**イト-] 右室優位

prepontile [プリ**パ**ンティル] 前橋の

prepotency [プリ**ポ**ウタンスィ] 優性. 一方の親がその個体形質を子孫に強く遺伝する能力をいう

prepreference [プリプ**れ**ファランス] 最優先の

prepuberty [プリ**ピュー**バーティ] 思春期前の時期

prepuce [**プ**リーピュース] 包皮

preputial [プリ**ピュー**シャル] 包皮の
　— **gland** [-**グ**レーンド] 包皮腺

preputium [プリ**ピュー**ティアム] 包皮

prepyloric [プリーパイ**ロー**リック] 幽門前の

prerequisite [プリー**れ**クウィズィト] まず欠くべからざる, 必要条件

presbyacusia [プれスビア**キュー**スィア] = presbyc(o)usis 老人性難聴

presbyatrics [プれスビ**エ**トリックス] 老人病学

presbyope [**プ**れスビオウプ] 老眼の人

presbyophrenia [プれスビオウフ**リー**ニア] 老人性痴呆

presbyopia, P [プれスビ**オ**ウピア] 老眼, 遠視眼, 老視, 老視眼

presbyopic [プれスビ**ア**ピック] 遠視眼の, 老眼の

presbysphacelus [プれスビス**ファ**スィラス] 老人性壊疽

presbyterian [プれスビ**ティ**アリアン] 長老派の ☆キリスト教の一派

presclerosis [プれースクリア**ろ**ウスィス] 動脈硬化前駆状態

prescribe [プリスク**ら**イブ] 処方する, 処方を書く, 命令する, 規定する

prescription [プリスク**り**プシャン] 処方, 処方箋, 命令, 規定
　shotgun —[**シャ**ットガン -] (俗) 散弾銃処方. 効果期待薬剤を多品目処

方する
presence [プれゼンス] 実在, 現存, 出席, 接近, 対面, 容姿, 態度
presenile [プリスィーナイル] 初老の
— dementia [-ディメンシア] 初老期痴呆
presenility [プリースィニリティ] 初老期
present 形・名 [プれズント] 出席中で, 存在して, 現在の, 応急の. 現在, 今. /動 [プりゼント] 提出する, 発表する
— illness, PI [-イルニス] 現病症
presentable [プリゼンタブル] 紹介できる, 推薦できる, 体裁のよい, 礼儀正しい
presentation [プれザンテイション] 分娩時子宮口における胎児の位置, 胎位, 授与, 紹介, 論文発表, 脱出, 下垂, 先進
preservation [プリザーベイション] 保存, 貯蔵, 防腐
preservative [プリザーヴァティヴ] 保存する, 貯蔵する, 予防法, 予防薬, 防腐剤
preserve [プリザーヴ] 保護する, 保存する, 瓶詰にする, 缶詰にする, 貯蔵物, 瓶詰, 缶詰
preside [プリザイド] 議長となる, 司会する, 指揮する, 統轄する
president [プれズィデント] 議長, 会長, 大統領
pressing [プれッスィング] 火急の, 緊急の, 懇願する, 圧すること, 押しつけること, 圧搾した物
pressometer [プれサミター] 測圧計
pressoreceptor [プれサりセプター] 圧受容器
pressor [プれッサー] 機能亢進の, 血圧上昇的
— nerve [-ナーヴ] 昇圧神経, 血管運動刺激神経
pressoreceptive [プれッソりセプティヴ] 圧感受性の (pressosensitive)
pressosensitivity [プれサセンスィティヴィティ] 血圧変調感
pressure, P [プれッシャー] 圧〔力〕, 重力, 張力, 圧制, 緊急, 活動, 困難
— anesthesia [-アニススィーズィア] 圧迫麻酔法
— bandage [-ベーンデイジ] 圧迫包帯
— cone [-コウン] 圧円錐 ☆脳圧亢進のとき脳幹が圧迫されて大円孔に陥入し, 延髄に起こる変形
— cooker [-クッカー] 高圧なべ
— drag [-ドれーッグ] 圧力抵抗
— function [-ファンクシャン] 圧力関数
— neuritis [-ニューらイティス] 圧神経炎
— nystagmus [-ニスタグマス] 圧力眼球振盪
— of radiation [-アヴ れイディエイシャン] 放射圧
— palsy [-ポールズィ] 圧迫性麻痺
— present ventilation [-プれゼント ヴェンティれイシャン] 定圧換気装置
— sense [-センス] 圧覚, 圧感覚
— sore [-ソーァ] 褥瘡
— spot [-スパット] 圧点
pressure-limited respiration [プれッシャー-リミティッド れスピれイシャン] 従圧呼吸装置
prestige [プれスティージ] 威信, 信望, 評判
prestorage filtration [プれストーりジ フィルトれイシャン] 保存前濾過
presumable [プリズューマブル] 仮定上, 推定上, 多分
presume [プリズューム] 臆断する, 仮定する, みなす, 想像する
presumptive [プリザンプティヴ] 仮定の
— diagnosis [-ダイアグノウスィス] 予備診断
presuppose [プリーサポウズ] 必要条件としてまず〜を認める, 前もって仮定する, みなす
presuppurative [プリーサピューらティヴ] 化膿前の
presymptom [プリースィンプタム] 前兆, 前駆症
presystolic [プリースィスタリック] 収縮前期の
— murmur [-マーマー] 収縮前雑音
— thrill [-スリル] 収縮前振戦音
pretend [プリテンド] ふりをする
pretense, pretence [プリテンス] 口実, 虚偽, 主張, 権利, 見せびらかし
pretension [プリテンシャン] 自任, 仰々しさ, 見せかけ, 要求, 主張, 権利
preterm [プリターム] 分娩予定日前の
pretest [プリーテスト] 予備試験
pretext [プリーテクスト] 口実, かこつけ, 弁解
pretibial [プリーティビアル] 脛骨前の
— edema [-イディーマ] 脛骨前浮腫

― myxedema [-ミクスィディーマ] 前脛骨性粘液水腫
prevail [プリヴェイル] 優勢である，一般である，普及する，流行する
prevailing [プリヴェイリング] 広く行われる，流行する，一般の，普通の，勢力ある，主な
prevalence [プれヴァランス] 流行，有病率（一定人口に存在する患者数）
prevalent [プれヴァラント] 優る，勢力ある，一般に行われる，流行する，効果ある
Prevel's sign [プれヴァルズ サイン] プレヴェル徴候 ☆姿勢の変化による心悸亢進と脈拍増加
prevenception [プリヴァンセプシャン] 避妊
prevent [プリヴェント] 妨げる，制する，予防する，保護する，先んずる
preventability [プリヴァンタビリティ] 予防可能性
preventable [プリヴェンタブル] 止め得る，予防できる，妨げ得る
preventative [プリヴェンタティブ] 予防可能の，予防の
prevention [プリヴェンシャン] 防止，予防法，邪魔，先んずること
preventive [プリヴェンティヴ] 予防的，防止する，予防法，予防薬剤
― inoculation [-イナキューレイシャン] 予防接種
― measure [-メジャー] 予防法
― medicine [-メディスィン] 予防医学
preventologist [プリヴェンタラジスト] 予防医学者
preventorium [プリヴェントーりアム] 結核発病予防療養所
prevertebral [プリーヴァーティブらル] 脊椎前の
prevesical [プリーヴェスィカル] 膀胱前方の
previtamin [プリーヴァイタミン] プレビタミン
PRF (prolactin-releasing factor)
priapism [プらイアビズム] 持続勃起症，陰茎強直症
priapitis [プらイアパイティス] 陰茎炎
Price-Jones curve [プらイス-ジョウンズ カーヴ] プライスジョーンズ曲線 ☆赤血球の大きさの分布曲線
prick [プリック] 突く，穿つ，刺激する，ちくりと痛む，ひりひり痛む，突傷，疼痛，点突く物，針

prickle [プリックル] 棘，針
― cell [-セル] 棘細胞
― cell layer [-セル レイアー] 有棘細胞層
― layer [-レイアー] 棘層
prickly heat [プリックリー ヒート] あせも（汗疹），熱帯苔癬（熱帯地方に起こるもので紅色斑をなし激しい掻痒を伴う）
pridinol mesilate [プリディノール メスィレイト] メシル酸プリジノール ☆中枢性筋弛緩薬
primarily [プらイマリリー] 第一に，根本的に，元来
primary [プらイマリー] 元来の，最初の，原発性の，原始的，主要な，第一期の，第一位，優位，主要な事物
― abscess [-アブセス] 一次性膿瘍
― alcohol [-アルカホール] 第一アルコール
― aldosteronism [-アルダステろニズム] 原発性アルドステロン症
― amenorrhea [-アメナりーア] 原発性無月経
― amine [-エーミーン] 一次アミン
― atypical pneumonia, PAP [-アティピカル ニューモウニア] 原発性不定型肺炎
― biliary cirrhosis, PBC [-ビリアりースィろウスィス] 原発性胆汁性肝硬変
― care [-ケアー] プライマリーケア，一次医療
― care physician [-ケアー フィズィシャン] 一次医療医師
― cause [-コーズ] 第一義的原因
― complex [-カンプレクス] 初期変化群 ☆結核感染のとき原発巣とリンパ節病変が一緒に起こる
― deviation [-ディーヴィエイシャン] 第一偏視
― dysmenorrhea [-ディスメナりーア] 原発性月経困難症
― extinction [-イクスティンクシャン] 一次減衰
― hemorrhage [-ヒーマりジ] 一次出血
― hyperoxaluria [-ハイパらクサりューりア] 原発性高蓚酸尿症
― hyperparathyroidism, PHP [-ハイパーペらサイろイディズム] 原発性副甲状腺機能亢進症
― hyperplasia [-ハイパープれイスィア]

原発性過形成
- **hypertension** [-ハイパーテンシャン] 本態性高血圧
- **hypha** [-ハイファ] 一次菌糸
- **infection** [-インフェクシャン] 初感染
- **lateral sclerosis** [-ラタラル スクリアろウスィス] 一次側索硬化症
- **lesion of the skin** [-リージャン アヴ ザ スキン] 初感染巣, 原発疹 ☆皮膚病の一次的変化
- **osteoporosis** [-アスティオウポーろウスィス] 原発性骨粗鬆症
- **myocardial disease, PMD** 原発性心筋疾患
- **pulmonary hypertension, PPH** [-パルマナリー ハイパーテンシャン] 原発性肺性高血圧症
- **sclerosing cholangitis, PSC** [-スクリアろウズィング コウランジャイティス] 原発性硬化性胆管炎
- **spastic paraplegia** [-スペースティック ペーらプリージア] 原発性痙性対麻痺
- **suture** [-スーチャー] 一次縫合

primate [プらイメイト] 霊長類 ☆人, 猿などの総称

primenol [プらイメノール] プリメノール ☆頻脈性不整脈治療剤

primer [プらイマー] 補助物質, 入門書

primigravida [プらイミグらヴィダ] 初回妊娠

primipara [プらイミペーら] 初産婦

primitive [プりミティヴ] 原始の, 最初の, 初期の, 根本の, 原色の, 初生の, 原語, 原色
- **anus** [-エイナス] 原始肛門
- **groove** [-グるーヴ] 原始窩
- **gut** [-ガット] 原腸
- **node** [-ノウド] 原始結節 ☆原条の末端にある膨大部
- **pharynx** [-フェーりンクス] 原始咽頭
- **reaction** [-りアクシャン] 原始反応 ☆刺激反応に対するヒトの反応類型
- **trace** [-トれイス] 原始痕跡, 胚胞条

primordial [プらイモーディアル] 原始の, 初発の, 初生の, 根本的の
- **cell** [-セル] 原始細胞
- **dwarfism** [-ドウォーフィズム] 一次性小人症
- **follicle** [-ファりクル] 原始卵胞

→ follicle
- **utricle** [-ユートりクル] 原嚢

primordium [プらイモーディアム] 原基 ☆臓器となる細胞の集合

princeps [プリンセプス] 固有な, 主要の

principal [プリンスィパル] 主な, 第一の, 先頭の, 主体の, 重要な, 頭, 長(社長, 会長, 校長など), 主物, 主導
- **axis** [-アクスィス] 主軸, 光学軸
- **azimuth** [-アズィマス] 主方位角
- **plane** [-プレイン] 主平面, 光軸に垂直な平面
- **reaction** [-りアクシャン] 主反応

principle [プリンスィプル] 原理, 主義, 正道, 公律, 原則, 精, 元素
- **of duality** [-アヴ デューアりティ] 双対の原理
- **of inertia** [-アヴ イナーシア] 慣性の原理
- **of least action** [-アヴ リースト エークシャン] 最小作用の原則
- **of reversibility** [-アヴ りヴァースビリティ] 可逆性の原理
- **of superposition** [-アヴ スーパーパズィシャン] 重畳の原理, 重ね合わせの原理

reality — [りアリティー] [精分] 現実原則. 本能的欲動, 外的要求により修正される

posterior — [パスティアりアー-] 事後確率. → prior —

Pringle's disease [プリングルズ ディズィーズ] プリングル病 ☆皮脂腺の増殖により顔面に黄土色結節をみる母斑症の一つ

Prinzmetal's angina [プリンツメタルズ エーンジャイナ] プリンツメタル狭心症 ☆非定型狭心症

prion [プらイアン] プリオン ☆ウイルスと異なり核酸をもたないが少なくとも一つのタンパクをもつ感染因子
- **disease** [-ディズィーズ] プリオン病 ☆感染型プリオンタンパクによる疾患

prior [プらイアー] 前の, 元の, 先の, より重要な, 前々, 先に

priority [プらイアりティ] 前であること, より重要なこと, 優先権, 先取権

prism [プりズム] 三稜体, プリズム ☆分光に用いる
- **diopter** [-ダイアプター] 三稜形屈折単位 ☆ 1 m の距離で 1 cm の屈折

prism ～ probucol

— glass [-グラース] プリズム硝子
— spectroscope [-スペクトらスコウプ] プリズム分光器
prismatic [プリズメーティック] プリズム状の, 分光の, 角柱の, 三稜形の
— colors [-カラーズ] スペクトルの七色
— spectrum [-スペクトらム] プリズムスペクトル
prismoptometer [プリズマプタミター] プリズム式眼屈折計
prisoner of war, POW [プリザナー アヴ ウォー] 捕虜
privacy [プらイヴェースィ] 人目を避けること, 秘密, 個人の秘密と独立性
private [プらイヴァト] 私の, 民間の, 私設の, 個人の, 非公式の, 兵士, 陰部 (複)
— duty nurse [-デューティ ナース] 派出付添い看護婦
— nurse [-ナース] 付添い看護婦
— patient [-ペイシャント] 個人的患者
— physician [-フィズィシャン] 個人契約医師
— practice [-プれクティス] 個人的医療
— room [-るーム] 個室
privilege [プリヴィリッジ] 特権, 特典, 免除, 特別扱い, 特権を与える
privileged [プリヴィリッジド] とくに許された
— communication [-カミュニケイシャン] 非公開情報, 秘密情報
privinomania [プらイヴィナメイニア] プリビン狂 ☆血管収縮剤またはプリビナの中毒による症状
privy [プリヴィ] 密に関与して, 人目を避けた, 隠れた, 一個人の, 隠れた所, 便所
— cleaner [-クリーナー] 便所掃除をする人
proaccelerin [プロウアクセらリン] プロアクセレリン ☆凝固因子Ⅴ
proactinomycin [プロウアクティノウマイスィン] プロアクチノマイシン ☆Proactinomyces から作られる抗生物質で主としてグラム陽性菌に有効
proagglutinoid [プロウアグルーティノイド] プロアグルチノイド ☆強凝集素
proal [プろウアル] 前進性の
proamnion [プロウエームニアン] 原始羊膜

probability [プらバビリティ] ありそうなこと, 見込み, 確率
— a posteriori [-ア パスティーりありリ] 事後確率
— a priori [-ア プらイアりリ] 事前確率
— amplitude [-アンプリテュード] 確率振幅
— paper [-ペイパー] 確率紙
— prior —[プらイアー] 事前確率. 検査前にすでに疾患に罹っている確率, 有病率 → likelihood
PRL (prolactin)
prn (pro re nata)
probable [プらバブル] ありそうな, もっともらしい, 有望な, 蓋然的な
— error [-エらー] 予測しうる誤差
proband [プろウベーンド] 原始人, 発端者 ☆家系のなかで遺伝疾患が最初に発見された人
probang [プろウベーング] プロバンク, 咽喉消息子, 食道消息子
probationary [プろベイシャナりー] 看護学生, 見習い看護婦
— ward [-ウォード] 予備病棟 (本入院を許す前に伝染病予防のため仮病棟に入れる所), 観察病棟
probationer nurse [プろベイシャナー ナース] 見習看護婦
probe [プろウブ] 採針, 試験, 消息子, ゾンデ, 採針で採る, 精査する, 試験用核酸改列
probenecid [プろウベニスィッド] プロベネシッド ☆痛風治療薬, 尿酸排泄促進薬
probiosis [プろウバイオウスィス] 共生
probit [プろウビット] プロビット ☆ガウス曲線から計算して得た偏差値に5を加えたもの
problem [プらブレム] 問題, 難問
problem-oriented-medical record, POMR [プらブレムーオりエンティッドーメディカル りコード] 問題志向〔型〕診療記録
problem-oriented system, POS [プらブレムーオーりエンティッド スィスタム] ポス, 問題志向型システム
problematic [プらブリメーティック] 問題のある
proboscis [プろウバスィス] (象などの) 鼻, (昆虫類の) 吻
probucol [プろウビュコール] プロブコール ☆抗高脂血症薬, コレステロールの異化排泄促進

procainamide hydrochloride [プロウケイナマイド ハイドロウクローらイド] 塩酸プロカインアミド ☆抗不整脈薬

procaine hydrochloride [プロウケイン ハイドロウクローらイド] 塩酸プロカイン ☆局所麻酔薬（エステル型）

procallus [プロウキャらス] 胼胝, 前仮骨

procarbazine hydrochloride, PCZ [プロウカーバズィーン ハイドロウクローらイド] 塩酸プロカルバジン ☆アルキル化抗悪性腫瘍腫瘍薬

procatarctic [プロウカタークティック] 素因ある, 傾向ある

procaterol hydrochloride [プロウキャテロール ハイドロウクローらイド] 塩酸プロカテロール ☆気管支拡張薬, β刺激剤, 抗喘息薬

procedure [プロスィージャー] 行為, 処置, 手続き, 方法

proceed [プロスィード] 進む, 着手する, 発する, 処分する, 手続きする, 言葉を続ける, 由来する

proceeding [プロスィーディング] 進行, 行為, 処置, 会報, 議事録

process [プロウセス] 方法, 製法, 作用, 過程, 自然の作用, 万物の発展, 隆起, 化学的に処理加工する

processus [プロウセサス] 突起

procheilon [プロウカイラン] 上唇中央隆起

prochlorperazine [プロウクローぺらズィーン] プロクロルペラジン ☆フェノチアジン系向精神薬・制吐薬

prochromatin [プロウクロウマティン] プロクロマチン ☆細胞の小核を形成する物質

procidentia [プロスィデンシア] 下垂, 脱出, 脱垂

proclamation [プロクラメイシャン] 声明, 宣言

proclivity [プロクリヴィティ] 性癖, 気質, 傾向

proconvertin [プロウカンヴァーティン] プロコンヴェルチン = fantor Ⅶ

procrastinate [プロウクれースティネイト] 遅れる, 延引する

procrastination [プロウクれスティネイシャン] 遅れ, 引き延ばし, 延滞

procreate [プロウクりエイト] 産む, 生ずる, 造る

procreation [プロウクりーエイシャン] 生殖力ある, 生産力ある

procreative [プロウクりエイティヴ] 生産力のある, 生殖力のある

proctalgia [プロクテールジア] 直腸神経痛

proctatresia [プロクタトりーズィア] 肛門閉塞症

proctectasia [プロクテクテイズィア] 直腸肛門拡張症

proctectomy [プロクテクタミー] 直腸切除術

proctenclisis [プロクタンクライスィス] 鎖肛, 肛門狭窄

procteurynter [プロくテュりンター] 肛門直腸拡張器

procteurysis [プロクテューりスィス] 直腸拡張法, プロクトイリンター挿入

proctitis [プロクタイティス] 肛門炎, 直腸炎

proctocele [プロクタスィール] 直腸脱症

proctoclysis [プロクタクリスィス] 直腸灌注

proctocolitis [プロクトウコウライティス] 直腸結腸炎

proctocystoplasty [プロクトウスィスタプラスティ] 直腸膀胱形成術

proctocystostomy [プロクトウサイスタスタミー] 直腸膀胱切開術

proctodeum [プロクトウディーアム] 肛門陥凹

proctodynia [プロクトウディニア] 直腸肛門周囲痛

proctology [プロクタラジー] 直腸肛門病学

proctopexy [プロクタペクスィ] 直腸固定術

proctoplasty [プロクタプレースティ] 直腸肛門形成術

proctoplegia [プロクタプリージア] 肛門括約筋麻痺 (proctoparalysis)

proctopolypus [プロクタパリパス] 直腸ポリープ

proctoptoma [プロクトウトウマ] = proctoptosis 直腸下垂, 脱肛

proctorrhaphy [プロクトーらフィ] 直腸縫合術

proctorrh(o)ea [プロクタりーア] 肛門粘液漏

proctoscope [プロクタスコウプ] 直腸鏡

proctosigmoidectomy [プロクトスィグモイデクタミー] 直腸S状結腸切除術

proctosigmoiditis [プロクトウスィグモイダイティス] 直腸S状結腸炎

proctospasm [プロクタスペーズム] 肛門筋痙攣

proctostasis [プロクタステースィス] 直腸麻痺性便秘

proctostenosis [プラクトウスティノウスィス] 直腸肛門狭窄

proctostomy [プラクタスタミー] 直腸造瘻術

proctotomy [プラクタタミー] 直腸切開術

procumbent [プロウカンバント] 横ばい

procure [プらキュアー] 努力して入手する，招来する

procursive [プロウカースィヴ] 突進の

prodromal [プロウドろウマル] = prodromic 前兆の
— stage [-ステイジ] 前駆期
— symptom [-スィンプタム] 前駆症候，前兆症状

prodrome [プろウドろウム] 前駆症，前兆

prodrug [プロウドらッグ] 前薬剤 ☆生体内で代謝されて初めて薬剤として作用する物質

produce [プらデュース] 生ずる，生む，結実する，製造する，創作する

product [プらダクト] 生産品，創作，結果，生成物，効果，積（数学）
— of inertia [-アヴ イナーシア] 慣性相乗モーメント
— of solubility [-アヴ サリュビリティ] 溶解度積 ☆飽和溶液中の溶質イオン積

productive [プらダクティヴ] 生産的，多産の，生ずる
— cough [-カフ] 喀痰を伴う咳

productivity [プらダクティヴィティ] 生産性 ☆子供を産むこと，業績を上げること

proembryo [プロウエンブりオウ] 前胚

proenzyme [プロウエンザイム] = zymogen 母酵素，発酵を起こすべき，酵素原

proeotia [プロウアイオウタ] 性的早熟，生殖器早熟

proerythroblast [プロウイりスらブレースト] 前赤芽球

pro(o)estrum, pro(o)estrus [プロウエストらム, プロウエストらス] 交尾前駆期，発情前駆期

profession [プらフェッシャン] 公言，宣言，職業，専門職

professional [プらフェッシャナル] 職業的，専門の，本職の，専門家，素人に対してくろうと
— cramp [-クれーンプ] 職業性痙攣

professor [プらフェッサー] 教授
— emeritus [-イメりタス] 名誉教授

proficient [プらフィシャント] 熟達している，上手な，達人，名人

profile [プろファイル] 輪郭，外形，横顔，半面，輪郭を画く

profilometer [プろウフィラミター] 側面計測器

profit [プらフィット] 利益，利益になる，役に立つ，利益を得る

profitable [プらフィタブル] 有利な，溜になる，有益な

profundus [プろファンダス] 深部の，深在の

profusion [プらフュージャン] 大まか，豊富，浪費

progaster [プろウギャスター] 原腸

progastrin [プろウギャストりン] プロガストリン ☆ガストリン前駆体

progenesis [プらジェニスィス] 前発生

progenitor [プらジェニター] (人，動物，植物などの) 先祖，親，原本

progeny [プらジャニー] 子孫，結果

progeria [プろウジーりア] 早老症

progestational [プろウジェステイシャナル] 月経前期の，プロフェステロン分泌期の ☆黄体が活性を呈し，子宮内膜の分泌を起こす月経前期

progesterone [プろウジェスタろウン] プロゲステロン ☆精卵の定着を準備する作用をもつ黄体ホルモンの一つ

progestogen [プろウジェスタジャン] プロゲストゲン ☆黄体ホルモン様作用をもつ薬剤の総称

progestomimetic [プろウジェスタマイメティック] プロゲステロン様作用の

proglossis [プろウグラスィス] 舌の先の

proglottis [プろウグラッティス] (条虫の) 体節，虫節

proglumetacin maleate [プろウグルメタスィン マレイト] マレイン酸プログルメタシン ☆アリール酢酸系非ステロイド消炎鎮痛薬，インドメタシンのプロドラッグ

proglumide [プろウグルマイド] プログルミド ☆消化性潰瘍治療薬，抗ガストリン薬

prognathia [プろウグネイスィア] 上顎突出

prognathism [プろウグナスィズム] 顎面突出症

prognosis [プらグノウスィス] 予後，予言，予測，病気の経過の見通し

prognostic nutritional index, PNI [プらグナスティック ニュートりシャナル インデクス] 栄養的予後因子

prognosticate [プラグナスティケイト] 予知する，予後について推定する，予測する
prognostis [プラグナスティス] 予後の，予後，前兆
progravid [プロウグらヴィッド] 妊娠前期
progress [プロウグレス] 進行，進歩，発達，発育，経過
progression [プログれッシャン] 進行，改善，経過，級数（数学）
progressive [プログれッスィヴ] 進行性の，前進的，蔓延する
 — bulbar palsy [-バルバー ポールズィ] 進行性球麻痺
 — diaphyseal dysplasia [-ダイアフィズィアル ディスプレイズィア] = Engelman dis-ease 進行性骨幹部異形成
 — disease [-ディズィーズ] 進行性の病気
 — external ophthalmoplegia, PEO [-エクスターナル アフサルモウプリージア] 進行性外眼筋麻痺
 — focal leukoencephalopathy [-フォウカル リューコウエンセファラパスィ] 進行性巣状白質脳症 ☆スローウイルス感染症
 — hypertrophic interstitial neuropathy [-ハイパートろフィック インタースティシャル ニューろパスィ] 進行性肥大性間質性神経症
 — multifocal leukoencephalopathy, PML [-マルティフォウカル リューコウエンセファラパスィ] 進行性多巣性白質脳症
 — muscular atrophy [-マスキュラー アトろフィ] 進行性筋萎縮
 — muscular dystrophy, PMD [-マスキュラー ディストろフィ] 進行性筋ジストロフィー
 — ophthalmoplegia [-アフサルモウプリージア] 進行性眼筋麻痺
 — osteolysis [-アスティアリスィス] 進行性骨溶解
 — paralysis [-パれーリスィス] 進行麻痺
 — supranuclear palsy, PSP [-スープらニュークリアー ポールズィ] 進行性核上麻痺
 — systemic sclerosis, PSS [-スィステミック スクリアろウスィス] 進行性全身硬化症
 — thrombus [-スらンバス] 進行性血栓
prohibit [プロウヒビット] 禁ずる，妨げる，予防する
prohibited [プロウヒビッティド] 禁じている
 — articles [-アーティクルズ] 禁制品
 — degrees [-ディグりーズ] 禁婚の親等
prohibition [プロウヒビシャン] 禁止，禁制
prohibitive [プロヒビティヴ] 禁止の，禁制の
prohormone [プロウホーモウン] プロホルモン ☆ホルモン前駆体
proinsulin [プロウインシュリン] プロインスリン
proiosystole [プロウイーオウスィスタリー] 早期心拍 ☆心収縮期前の収縮
proiotia [プロウイーオウシア] 性器早熟
project [プらジェクト] 計画，設計，草案
projectile [プらジェクティル] 放射体，放射性
 — ejaculation [-イジャキュレイシャン] 射精
 — vomiting [-ヴァミッティング] 噴射嘔吐 ☆吹き出すような激しい嘔吐
projection [プらジェクシャン] 投射，突出部，突起，るつぼへの投入，射影，投影画
projector [プらジェクター] 投影機，映写機
prokaryote [プロウキャりオウト] 原核生物
prolabium [プロウレイビアム] 唇の最突出部
prolactin, PRL [プロウラクティン] 催乳ホルモン，プロラクチン
 — inhibitory factor, PIF [-インヒビタリー ファクター] プロラクチン分泌抑制因子
prolactin-releasing factor, PRF [プロウラクティン-りリースィング フェクター] プロラクチン放出因子
prolapse [プロウレープス] 脱出，脱垂，脱垂する
prolapsus [プロウレープサス] 脱出症
prolepsis [プロウレプスィス] 早期発作 ☆期待前に発作再発
proliferate [プらリファれイト] 増殖する，繁殖する
proliferation [プらリファれイシャン] 増殖，繁殖
proliferative [プらリファらティヴ] 増殖的の
proliferous [プらリファらス] 蔓延する，繁殖する，分芽繁殖する
proligerous [プらリジャらス] 生殖的な，多産な
prolong [プらローング] 延長する，延期す

prolongation [プろローンゲイシャン] 延長, 延期

prolonged [プろローングド] 持続性の, 遅延性の
— pulmonary eosinophilia [- パルマナリー イーアスィナフィリア] 遷延性肺好酸球症
— QT syndrome [- キューティー スィンドろウム] QT延長症候群

PROM (premature rupture of the membranes)

promethazine hydrochloride [プろウメサズィーン ハイドろウクローらイド] 塩酸プロメタジン ☆フェノチアジン系抗ヒスタミン薬, 精神安定剤

Promethium, Pm [プろウミースィアム] プロメチウム (元素) ☆原子量147

prominence [プろミナンス] = prominency 突起, 突出, 顕著, 卓越

prominent [プろミナント] 突起した, 突出した, 卓越した, 顕著な
— eyes [- アイズ] 出目
— teeth [- ティース] 出歯

prominentia [プろミネンシァ] 突出
— canalis facialis [- カネイリス フェイシャリス] 顔面神経管隆起
— laryngea [- らリンジア] 喉頭隆起
— spiralis [- スパイれイリス] らせん隆起

promionamide [プろミアネーマイド] プロミオナマイド ☆神経毒

promiscuous [プろミスキュアス] 乱雑な, 男女の差別のない

promising [プろミスィング] 将来有望な

promitosis [プろウマイトウスィス] 前有糸分裂

promonocyte [プろウマナサイト] 未熟単核細胞

promontorium [プろマントーりアム] 岬角
— ossis sacri [- アスィス サクり] 仙骨角
— tympani [- ティンパニ] 鼓室岬角

promontory [プろマンタりー] 隆起, 突起, 岬角
— angle [- エングル] 仙岬角

promote [プろモウト] 進める, 促進する, 振作する, 昇進させる

promotion [プろモウシャン] 首唱, 発起, 助長, 振興, 昇級

prompt [プろンプト] 迅速な, 機敏な, 即座の, 刺激する, 促す, 喚起する, (とくに時間について) 敏活に, 正確に

prompting [プろンプティング] 刺激, 鼓舞, 喚起, 心付け, 後見

promptly [プろンプトりー] 迅速に, 敏速に

promulgate [プろマルゲイト] 公表する, 広める, 宣伝する

promulgation [プろマルゲイシャン] 発布, 公布, 宣言, 発表

pronase [プろウネイス] プロナーゼ ☆タンパク分解酵素製剤

pronate [プろウネイト] 体肢を体中心の方向に回転する. 内転する, やや下向きの, 傾斜した

pronation [プろウネイシャン] 回内作用, 内転, 回内運動

pronator [プろウネイター] 回内筋
— syndrome [- スィンドろウム] 回内筋症候群 ☆前腕回正中神経の圧迫による症状

prone [プろウン] うつむきに, 傾斜した, 傾向ある, しがちな, 平伏した

pronephron [プろウネフろン] = pronephros 前腎

prong [プろング] 歯根

pronometer [プろウナミーター] プロノメータ. 前腕の回内, 回外の度合を測定する器具

pronounced [プろナウンスト] 際だった, 明白な, 断固とした

pronucleus [プろウニュークリアス] 受精卵核, 前核

proof [プるーフ] 立証, 証拠, 試験, 標準アルコール濃度, 校正刷, 検査済みの, 保証付きの, 耐える, 校正の, 標準強度の

pro-otic [プろウーアティック] 前耳の

propafenone hydrochloride [プろウパフィーノン ハイドろウクローらイド] 塩酸プロパフェノン ☆抗不整脈薬

propagate [プろパゲイト] 増す, (動植物, 病菌を) 繁殖するまたはさせる, 拡充する, 普及させる, 伝達する, 蔓延させる

propagation [プろパゲイシャン] 繁殖, 蔓延, 伝染, 普及, 伝播, 宣伝
— of disease [- アヴ ディズィーズ] 病気蔓延
— of infection [- アヴ インフェクシャン] 伝染病の蔓延

propagermanium [プろパジャーメイニアム] プロパゲルマニウム ☆HBe抗原陽性の

B型慢性肝炎治療薬
propane [プロウペイン] プロパン，C_3H_8 ☆炭化水素の一つ，燃料として用いる
propantheline bromide [プロウパンスィリーン ブロウマイド] 臭化プロパンセリン ☆消化性潰瘍治療薬，抗コリン薬
propedeutics [プロウビデューティックス] 予備教育，初等教育
propepsin [プロウペプスィン] プロペプシン ☆ペプシンの母体腺中にある前駆体
proper [プロパー] 適当な，相応な，正式の，端正な，独特の，自然の，特有の，適当に
— **hepatic artery** [－ヒパティック アータリー] 固有肝動脈
properdin [プロウパーディン] プロパージン ☆補体の活性化因子，グロブリンの一種
properitoneal [プロウペりトウニーアル] 腹膜前の
properly [プロぱリー] 適当に，相当に，本式に，正しく，立派に，間違いなく
prophase [プロウフェイズ] （核分裂の）前期
prophylactic [プロウフィレークティック] （病を）予防する，予防薬
— **indication** [－インディケイシャン] 予防適応
— **urethritis** [－ユーりスらイティス] 予防的処置による尿道炎
prophylactodontia [プロウフィラクタダンシア] 予防歯科学
prophylactodontist [プロウフィラクタダンティスト] 予防歯科医
prophylaxis [プロウフィラクスィス] 予防，予防法
propinquity [プろピンクウィティ] 近所，間近，緊迫，近親関係
propionate [プロウビアネイト] プロピオン酸塩
propionibacterium [プロウピアニバクティーりアム] プロピオン酸菌
propionic acid [プロウビアニック エーサッド] プロピオニック酸，プロピオン酸 ☆脂肪酸の一つ
proplexus [プロウプレクサス] 側脳室脈絡膜網
propofol [プロウパファール] プロポフォール ☆全身麻酔薬
propons [プロウパンズ] 前橋，小橋
proportion [プロポーシャン] 割合，比，釣合，均整，釣り合わせる，比例させる，調和させる，分配する
proportional [プロポーシャナル] 比例の，釣り合った，均整のとれた，比例量，比例数
— **dwarfism** [－ドウォーフィズム] 釣り合いのとれた小人症
proportionate [プロポーシャニット] 比例した，相当な，よく釣り合った
proposal [プロポウザル] 申し込み，申出，提議，案
proposition [プラパズィシャン] 提議，計画，案，目的，主張，定理
propositional [プラパズィシャナル] 提議の，申し込みの，命題の
propositus [プロパズィタス] 発端者 ☆遺伝学の研究において，肉体的，精神的欠陥を有する最初のヒト
propoxiphene [プロウパクスィフィーン] プロポキシフェン ☆モルヒネ作用増強剤
propranolol hydrochloride [プロウプらノロール ハイドロウクローらイド] 塩酸プロプラノロール ☆非選択性β遮断降圧薬
proprietary [プロプらイアタりー] 専売の
— **medicine** [－メディスィン] 売薬，秘薬
— **name** [－ネイム] 商品名
proprioception [プロウプリアセプシャン] 自己受容性，固有受容性，刺激感受性
proprioceptive [プロウプリアセプティヴ] 刺激感受性，自己受容性，固有受容性
— **mechanism** [－メカニズム] 固有感覚機søg ☆位置運動感覚により筋運動を調節する
proptometer [プラプタミター] 突出計
proptosis [プラプトウスィス] 脱出，脱垂 ☆眼球の前方下方突出
propulsion [プロパルジャン] 前に進もうとするとのめること，前方突進症
propylthiouracil, PTU [プロウピルサイオウユーるスィル] プロピルチオウラシル ☆抗甲状腺薬
prorate [プロウれイト] 割り当てる，分配する
pro re nata, p. r. n [プロウ りー ネイタ] 事情によって，必要に応じて，臨時に
prorennin [プロウれニン] プロレンニン，レンニン母質 ☆牛乳凝固酵素前駆体
proscillaridin [プロウスィレアりディン] プロスシラリジン ☆強心薬，ジギタリス製剤，うっ血性心不全に用いる
prosecretin [プロウスィクりーティン] プロセ

クレチン ☆セクレチン（膵液分泌を刺激する消化管ホルモン）前駆物質

prosector [プろウセクター] 解剖示説者

prosecute [プろスィキュート] （調査，学問を）遂行する，営む，実行する，起訴する

prosecution [プろスィキューシャン] 遂行，実行，追求，経営，訴追

prosencephalon [プろセンセファラン] 前脳

prosenchyma [プろセンキマ] 線維細胞組織，硬性線維組織

prosenchymatous [プろセンキマタス] 線維組織の

prosodemic [プろサデミック] 接触伝染性の

prosopagnosia [プろソウパグノウスィア] 相貌失認

prosopalgia [プろサペールジア] 顔面痛，三叉神経痛

prosopantritis [プろソウパントらイティス] 前頭洞炎

prosopic [プろウサピック] 顔の，顔に関して

prosopilary virilism [プろウサピらりー ヴィりリズム] 男性化女性に髭のあること

prosopodynia [プろサポウディニア] 顔面痛

prosopoplegia [プろサポウプリージア] 顔面麻痺

prosopotocia [プろサポウトウシア] 顔位 ☆分娩時胎位の一型

prosopus varus [プろサパス ヴェアらス] 内反顔（顔面と頭蓋の先天性半側萎縮）・斜頸を伴う

prospect [プろスペクト] 眺望，景色，予想，先見，期待，見込み

prospective [プろスペクティヴ] 先見的
 — **study** [－スタディ] 計画先行研究，前向き研究

prospermia [プろウスパーミア] 早期射精

prosperous [プろスパらス] 繁栄する，繁昌する，富裕な，順調な

prostaglandin, PG [プろスタグらンディン] プロスタグランディン

prostanoid [プろスタノイド] プロスタグランディン類似物質

prostata [プろステイタ] = prostate 前立腺
 — **hypertrophy** [－ハイパートろフィー] 前立腺肥大
 — **-specific antigen** [－スペスィフィック アンティジェン] 前立腺特異抗原

prostatalgia [プろスタテールジア] 前立腺痛

prostatauxe [プろスタトークスィ] 前立腺肥大

prostate [プろステイト] 前立腺

prostatectomy [プろスタテクトミー] 前立腺切除術

prostatelcosis [プろスタテルコウスィス] 前立腺潰瘍

prostatic [プろステーティック] 前立腺の
 — **acid phosphatase, PAP** [－エーサッド ファスファテイス] 前立腺性酸フォスファターゼ，前立腺性酸フォスファターゼ
 — **gland** [－グレーンド] 前立腺
 — **pressure coefficient** [－プれッシャー コウィフィシャント] 前立腺圧係数
 — **pressure curve** [－プれッシャー カーヴ] 前立腺圧曲線

prostatism [プろスタティズム] 前立腺症 ☆排尿困難

prostatisme sans prostate [プろスタティズム サン プろステイト][F] 無前立腺性前立腺症 ☆前立腺肥大を伴わない前立腺症

prostatitis [プろスタタイティス] 前立腺炎

prostatocele [プろスタタスィール] 前立腺腫瘍

prostatocystitis [プろスタトウスィスタイティス] 前立腺膀胱炎

prostatocystotomy [プろスタトウスィスタトミー] 前立腺膀胱切開術

prostatodynia [プろスタトウディニア] 前立腺痛

prostatolith [プろステータリス] 前立腺結石

prostatomegaly [プろスタトウメガリー] 前立腺肥大

prostatomyomectomy [プろスタトウマイアメクトミー] 前立腺筋腫切除術

prostatorrh(o)ea [プろスタトウりーア] 前立腺漏

prostatotomy [プろステータミー] 前立腺切開術

prostatovesiculitis [プろスタトウヴェスィキュらイティス] 前立腺精嚢腺炎

prosternation [プろスターネイシャン] 躯幹前屈，背屈症

prosthesis [プろスィースィス] 補形物，人工器官

prosthetic [プろスセティック] 補充の，人工器具の

prosthetic ~ proteolysin

- — dentistry [-デンティストリー] 義歯科,〔歯科〕補綴学
- — loosening [-ルースニング] 人工置換物弛緩
- — valve [-ヴェールヴ] 置換弁
- — valve endocarditis [-ヴェールヴ エンドウカーダイティス] 人工弁心内膜炎

prosthetics [プロスセティックス] 補綴術
prosthodontia [プロスサダンシア] 補綴学
prostitute [プラスティテュート] 淫売婦,淫売させるまたはする
prostitution [プラスティテューシャン] 売春,淫売,売節
prostrate [プラストレイト] ひれ伏した,虚脱した,力を失った
prostration [プラストれイシャン] 虚脱,低頭,衰弱,疲労
prosultiamine [プラサルティアミン] プロスルチアミン ☆ビタミンB_1剤
protactinium, Pa [プロウタクティニアム] プロトアクチニウム(元素) ☆原子量 231
protamine sulfate [プロウタミーン サルフェイト] 硫酸プロタミン ☆解毒薬,ヘパリン拮抗薬,塩基性タンパクの一つ
protamine zinc insulin, PZI [プロウタミーン ズィンク インスュリン] プロタミン亜鉛インスュリン ☆長時間作用型インスュリン製剤,糖尿病治療薬
protanopia [プロウタノウピア] 赤色盲
protargol [プロウターガル] プロターゴル ☆タンパク銀
protean [プロウティアン] 変化しやすい,不定の
protease [プロウティエイス] プロテアーゼ ☆タンパク水解酵素
protect [プらテクト] 保護する,防ぐ
protection [プらテクシャン] 保護,保護物
protective [プらテクティブ] 保護する,守る
- — agent [-エイジャント] 保護剤
- — coloration [-カラれイシャン] 保護色
- — ferment [-ファーメント] 防御酵素 ☆血液中の異タンパクを分解する酵素
- — instinct [-インスティンクト] 保護本能
- — mimicry [-ミミクりー] 保護的擬態
- — screen [-スクりーン] 保護幕
- — shield [-シールド] 保護楯

protector [プらテクター] 保護体,保護衣

proteid [プロウティード] タンパク質
protein [プロウティーン] タンパク質
- — C Cタンパク ☆凝固阻止因子の一つ
- — deficiency [-ディフィシャンスィ] タンパク欠乏
- — hydrolysate [-ハイドろリセイト] タンパク水解物
- — kinase [-カイネイス] タンパク活性化酵素,タンパク燐酸化酵素
- — kinase A, PKA Aキナーゼ ☆タンパク質リン酸酵素の一つ
- — kinase C, PKC Cキナーゼ ☆カルシウム,脂肪酸により活性化されるタンパクリン酸化酵素
- — metabolism [-ミタバリズム] タンパク代謝

borg — [ボーグ-] ボルグ蛋白質. Rho GTPase関与蛋白質
brahma — [ブらーマ-] ブラーマ蛋白質. 転写活性化蛋白質
bright — [ブらイト-] ブライトプロテイン. 免疫グロブリンH鎖転写関与B細胞調節因子

proteinase [プロウティーネイス] プロテイナーゼ ☆タンパク分解酵素,特に分子内部のアミノ酸真の結合を切断するもの
protein-bound iodine, PBI [プロウティーンーバウンド アイアダイン] タンパク結合ヨウ素
protein-calorie malnutrition, PCM [プロうティーンーキャラりー マルニュートりシャン] タンパクカロリー栄養不全
protein-losing gastroenteropathy [プロウティーンールーズィング ガストろウエンタらパスィ] タンパク漏失腸炎
proteinivorus [プロウティーニヴァラス] タンパク食をとる
proteinogenous [プロウティーナジャナス] タンパク質生成の
proteinosis [プロウティーノウスィス] タンパク症,過剰タンパクの蓄積
proteinuria [プロウティーニューりア] タンパク尿
proteoclastic [プロウティアクれースティク] タンパク分解の
proteocrasics [プロウティオウクれイスィックス] タンパク性状決定,固定
proteoglycan [プロウティオウグライカン] プロテオグリカン ☆タンパク多糖類
proteolysin [プロウティアりスィン] タンパク

652

分解酵素
proteolysis [プロウティアリスィス] タンパク質分解
proteolytic [プロウティアリティック] タンパク質分解の
— **enzyme** [- エンザイム] タンパク分解酵素
proteopeptic [プロウティオウペプティック] タンパク消化の
proteopexy [プロウティアペクスィ] タンパク質固定の
proteotoxin [プロウティアタクスィン] タンパク毒素　☆アナフィラクトトキシン
protest [プロウテスト] 主張する, 誓って言う, 抗議する, 不服を言う
Proteus [プロウティアス] プロテウス属, 変形菌属
— **americanus** [- アメリカーナス] アメリカ変形菌　☆肝膿瘍から分離された
— **ammoniae** [- アモウニエ] アンモニア変形菌
— **asiaticus** [- エイズィアティカス] アジア変形菌
— **hominis** [- ホウミニス] ヒト変形菌
— **vulgaris** [- ヴァルゲイリス] プロテウス・ブルガリス, 尋常変形菌
prothesis [プらスィスィス] 人工補正材料, 人工臓器　☆義歯, 義肢, 義眼のようなもの
prothorax [プロウソーれーックス] 前胸, (昆虫の) 胸部の前輪環
prothrombase [プロウスらンベイス] プロトロンベース　☆スロンビンの前身, 線維酵素原
prothrombin [プロウスらンビン] プロトロンビン　☆トロンビンの前駆体, 血液凝固物質
— **consumption time** [- カンサンプシャン タイム] プロトロンビン消費時間
— **time** [- タイム] プロトロンビン時間
prothymia [プロウサイミア] 知識的注意力, 知的敏捷, 気分変動
protirelin [プロウティれリン] プロチレリン　☆甲状腺刺激ホルモン (TSH), 視床下部ホルモンの一つ
protist [プロウティスト] 原生生物
Protista [プロウティスタ] 原始単細胞生物
protistology [プロウティスタラジー] 原始生物学

protoactinuim, Pa [プロウトウアクティニアム] プロトアクチニウム (元素)　☆原子量 231.0359
protobiology [プロウトウバイアラジー] 原始微生物学
protoblast [プロウタブレスト] 原割球
protochloride [プロウトウクローらイド] 第一塩下物
protocol [プロウタコール] 病歴, 病床記録, 研究治療法の計画
protocooperation [プロウタコウアパれイシャン] 原始共生
protodiastolic [プロウトウダイアスタリック] 拡張初期の
protoduodenitis [プロウトウデューオウディナイティス] 前十二指腸炎
protoelastose [プロウトウイーラストウス] 前弾力線維分解物, エラスチンの分解産物
protogaster [プロウトウゲースター] 胎生消化管
protoglobulose [プロウトウグラビュロウス] グロブリンの第一消化産物
protoleukocyte [プロウトウリューカサイト] 原始白血球　☆骨髄または脾臓中にある極めて小さな白血球
protometer [プロウタミータ] 眼突計 (proptometer). 眼球突出度測定器
protomyosinose [プロウトウマイアスィノウス] ミオシン第一消化産物
proton [プロウタン] 陽子 (水素原子)
— **pump** [- パンプ] 陽子ポンプ　☆水素原子を細胞外に汲み出す機構
— **pump inhibitor** [- パンプ インヒビター] プロトンポンプ抑制物質　☆胃酸分泌抑制剤
protonephron [プロウタネフらン] 原始腎
protoneuron [プロウトウニューらン] プロトニューロン, 原始神経単位　☆感覚器と神経中枢とを連絡するニューロン
protonuclein [プロウトウニュークリーン] プロトヌクレイン　☆動物のリンパ腺組織より得る物質
protopathic [プロウタペースィック] 原始病の
— **sensation** [- センセイシャン] 原始的感覚
— **sensibility** [- センサビリティ] 原始感覚
protopathy [プロウタパスィ] 原始病
protophyte [プロウタファイト] 原生植物, 単細胞植物

protopine [プろウタピーン] プロトピン ☆アヘン中のアルカロイド催眠鎮痛用

protoplasm [プろウタプレーズム] 原形質, 形質

protoplasmatic [プろウタプレーズメーティック] 原形質の

protoplastin [プろウタプレースティン] 原形質基質

protoporphyria [プろウトウポーフィリア] プロトポルフィリン症 ☆プロトポルフィンの増量する疾患

protoporphyrin disodium [プろウトウポーフィリン ディソウディアム] プロトポルフィリンニナトリウム ☆肝機能改善薬, ポルフィリン誘導体

protoprotein [プろウトウプろウティーン] 原始タンパク

protoproteose [プろウトウプろウティオウス] 原始プロテオーゼ

prototoxin [プろウタタクスィン] 親和毒素, 第1毒素 ☆他の毒素より先に抗毒素と結合する毒素

prototoxoid [プろウタタクソイド] 無毒性脱親和毒素 ☆プロトトキシンでその毒力を失ったもの

prototype [プろウタタイプ] 原型, 基本型

protovertebra [プろウトウヴァータブら] 原脊椎

protozoa [プろウトウゾウア] 原生動物, 原虫類, 単細胞動物

protozoan [プろウトウゾウアン] 原生動物の, 原虫類の, 原生動物, 原虫
— infection [-インフェクシャン] 原虫感染症

protozoology [プろウトウゾウアらジー] 原生動物学, 原虫学

protracted [プろウトれークティッド] 持続性の, 遷延性の, 長びいた
— coma [-コーマ] 昏睡
— disease [-ディズィーズ] 長期疾患, 長患い
— labor [-レイバー] 遷延性分娩
— suffering [-サファリング] 長びく病苦
— urination [-ユーりネイシャン] 遷延性排尿

protraction [プろウトれークシャン] 前突, 顔面突出

protractor [プろウトれークター] 分度器, 伸筋, 外科用異物摘出器

protriptyline [プろウトりプティリン] プロトリプチン ☆三環性抗うつ剤

protrude [プろウトるード] 突き出る, 押し出る, はみ出る

protrusion [プろウトるージャン] 突出, 前突

protrusive [プろウトるースィヴ] 突き出す, 押し出す, 突き出る, 押し出る
— occlusion [-アクルージャン] 突出咬合

protuberance [プろウテューバンス] 突起, 結節, 隆起

protuberant [プろウテューバント] 突出した, 突起した, 隆起した
— abdomen [-エーブダマン] 尖腹 ☆尖degreeに突出した腹部

protuberate [プろウテューバれイト] 隆起する, 突出する, 突起する

proud flesh [プらウド フレッシュ] 贅肉

prove [プるーヴ] 証明する, 実験する, 経験する, 体験する

proventriculus [プろウヴェントりキュラス] 前胃

provide [プろヴァイド] 準備する, 供給する, 予防手段をとる, 扶養する, 手当をする

provided [プろヴァイディド] 〜との条件で, もし〜とすれば, 予備の, 準備の

providone-iodine [プろウヴィダン-アイアダイン] うがい薬

provirus [プろウヴァイらス] ウイルス前駆体

provision [プろウヴィジャン] 用意, 設備, 食料, 貯蔵品, 必要品を給する, 糧食を給する

provisional [プろウヴィジャナル] 暫定的の, 仮の, 臨時の, 緊急の

provitamin [プろウヴァイタミン] ビタミン前駆体

provocation [プろウヴァケイシャン] 誘発, 怒らせること, 挑発, 刺激
— test [-テスト] 誘発試験

provocative [プらヴァカティヴ] 誘発性の, 刺激する, 扇動する, 挑発する, 興奮性の, 刺激性の, 興奮剤, 刺激

provoke [プらヴォウク] 怒らせる, 刺激する, 惹起する, 扇動する, 誘致する

provoking [プらヴォウキング] 腹の立つ, しゃくにさわる, 刺激的な

Prowazek's bodies [プろウヴァーチクス バディーズ] プロバツェク小体 ☆トラコーマの眼球結膜上皮細胞にみられる封入体

Prowazekia 〜 PSD

Prowazekia [プロウヴァーチキア] プロバツェキア属

prowazekiasis [プロウヴァーチカイアスィス] 有尾鞭毛虫症, プロバツェキア感染症

proxemics [プロクスィーミクス] 都市過密学, 近接学

proximal, P [プロクスィマル] 近位の, 身体の中心に向かっている, 中心に近い, 次の
 — interphalangeal joint, PIP joint [-インターファレンジアル ジョイント] 近位指節間関節
 — surface [-サーフィス] 近位面
 — tubule [-テューピュール] 近位尿細管
 — tubule diuretic [-テューピュール ダイユれティック] 近位尿細管利尿剤 ☆アセタゾラマイド等

proximate [プロクスィメイト] 最も近い, すぐ次の, 近似の
 — analysis [-アネリスィス] 近似分析
 — cause [-コーズ] 直接原因

proximoataxia [プロクスィモウアテークスィア] 近位四肢運動失調症

proxyphilline [プロクスィフィリン] プロキシフィリン ☆キサンチン系強心薬, 気管支拡張薬

prozymogen [プロウザイマジャン] プロジモゲン (酵素に転換しうる物質) ☆ザイモゲン前駆物質

prudent [プるーダント] 用心深い, 細心な, 分別ある, 聡明な

prune-belly syndrome [プるーン-ベリー スィンドロウム] プルーンベリー症候群 ☆腹筋欠損症

prune juice sputum [プるーン ジュース スピュータム] 暗赤痰, 血痰

Prunus [プるーナス] サクラ属
 — virginiana [-ヴァージニアーナ] バージニアザクラ, 野生桜

pruriginous [プるーリジナス] 痒疹の

prurigo [プるーらイゴウ] 痒疹
 — aestivalis [-エスティヴェイリス] 夏期痒疹
 — agria [-アグりア] 重症痒疹
 — asthme [-アズメ] 喘息性痒疹
 — ferox [-フェらックス] 重症痒疹
 — gestationis [-ジェステイシャニス] 妊娠性痒疹
 — hiemalis [-ハイアマーリス] 冬期痒疹
 — infantilis [-インファンティーリス] 小児痒疹
 — mitis [-マイティス] 軽症痒疹
 — nodularis [-ナデュラーりス] 結節性痒疹
 — senilis [-スィニーリス] 老人性痒疹
 — simplex [-スィンプレックス] 単純性痒疹
 — symptomatica [-スィンプトウマティカ] 症候性痒疹
 — universalis [-ユーニヴァーサーリス] 汎発性痒疹, 全身性痒疹
 — vulgaris [-ヴァルゲイリス] 尋常性痒疹

pruritogenic [プるーりタジェニック] 痒みを起こす

pruritus [プるーらイタス] 瘙痒症 ☆皮疹がない
 — aestivalis [-エスティヴェイリス] 夏期瘙痒
 — ani [-アーニ] 肛門瘙痒
 — cutanea [-キューテイニア] 皮膚瘙痒
 — hiemalis [-ハイアマーリス] 冬期瘙痒
 — scroti [-スクろウタイ] 陰嚢瘙痒
 — senilis [-スィニーリス] 老人性瘙痒
 — universalis [-ユーニヴァーサーリス] 汎発性瘙痒, 全身性瘙痒
 — vaginae [-ヴァジャイニ] 腟瘙痒
 — vulvae [-ヴァルヴェ] 陰門瘙痒

Prussian blue [プらッシアン ブルー] = ferric ferrocyanide 紺青

prussic acid [プらスィック エーサッド] = hydrocyanic acid シアン酸, 青酸

PS 1. (post script) / 2. (pulmonary stenosis) / 3. (pyloric stenosis)

psalis [セイリス] 脳弓隆

psalterium [サールティーりアム] 第三胃, 脳弓交通

psamma [サーマ] 腎砂, 尿砂

psammism [サーミズム] 砂浴療法

psammoangioma [サモウアンジオウマ] 砂性血管腫

psammocarcinoma [サモウカースィノウマ] 砂腫状癌

psammoma [サモウマ] 砂瘤腫

psammous [サマス] 砂, 砂様の
 — carcinoma [-カースィノウマ] 砂腫状癌

PSC (primary sclerosing cholangitis)

PSD (psychosomatic disease)

pselaphesia ～ pseudofibrin

pselaphesia [セラフィーズィア] = pselaphesis 触診, 触覚, 高等触覚

psellism [セリズム] = psellismus 音声失常, どもり

pseudac(o)usis [スューダクースィス] = pseudacousma 偽聴, 錯聴 ☆聴力障害の一種

pseudalgraphia [スューダグれーフィア] 偽性失書症

pseudangina [スューデーンジャイナ] 偽性狭心症

pseudarthritis [スューダースらイティス] 仮性関節炎

pseudarthrosis [スューダースろウスィス] 偽性関節症

pseudesthesia [スューデススィーズィア] 偽性感覚, 幻覚

pseudinoma [スューディノウマ] 仮性腫瘍, 幻影腫

pseudoachondroplasia [スュードウアカンドロウプレイズィア] 偽性軟骨形成不全症

pseudoactinomycosis [スュードウアクティノウマイコウスィス] 偽性放線菌症, 偽アクチノミコーシス

pseudoagglutination [スュードウアグルーティネイシァン] 偽性凝集

pseudoalbuminuria [スュードウアルビュミニューりア] 偽性タンパク尿

pseudoan(a)emia [スュードウアニーミア] 偽性貧血 ☆顔色の蒼白があり貧血様の外見を示す

pseudoangina [スュードウエーンジャイナ] 偽性狭心症

pseudoanorexia [スュードウアナれクスィア] 偽性食欲欠乏

pseudoapoplexy [スュードウアペープレクスィ] 偽性脳卒中

pseudoarthrosis [スュードウアースろウスィス] 偽性関節

pseudoataxia [スュードウアテークスィア] 偽性運動失調症

pseudobacterium [スュードウバクティーりアム] 偽性細菌

pseudo-base [スュードウーベイス] 偽性塩基

pseudobiepsis [スュードウバイエプスィス] 偽性視, 幻視

pseudobulbar palsy, PBP [スュードウバルバー ポールズィ] 仮性球麻痺

pseudocartilaginous [スュード・カーティレージナス] 偽性軟骨の

pseudocast [スューダカスト] 偽性円柱

pseudocataracta [スュードウ・ケータれークタ] 偽性白内障

pseudochalazion [スュードウ・カレイズィアン] 偽性麦粒腫

pseudocholera [スュードウ・カラら] 仮性コレラ

pseudochorea [スュードウ・カリーア] 偽性舞踏病 ☆ Pfeifferella whitmori 感染症で肉芽腫様病変発熱などを伴う

pseudochromesthesia [スュードウ・クロゥメススィージア] 偽色感覚, 彩視症

pseudochromidrosis [スュードウ・クロゥミドろウスィス] 偽色汗症. 発汗後に皮膚が着色するもので, 色素産生にかかわる微生物の寄生による

pseudocirrhosis [スュードウ・スィろウスィス] 偽性肝硬変

pseudocryptorchism [スュードウ・クリプトーキズム] 偽性停留睾丸 ☆偽性潜在精巣症

pseudocyesis [スュードウ・サイイースィス] 偽性妊娠, 想像妊娠

pseudodiastolic [スュードウ・ダイアスタリック] 偽性心臓拡張期の

pseudodiphtheria [スュードウ・ディフスィーりア] 偽ジフテリア

pseudodysentery [スュードウ・ディサンタりー] 偽性赤痢

pseudodyspepsia [スュードウ・ディスペプスィア] 神経性消化不良

pseudoeclampsia [スュードウ・イクレーンプスィア] 急性精神病, 急性燥症

pseudoedema [スュードウ・イディーマ] 偽性水腫, 偽性浮腫

pseudoemphysema [スュードウ・エンフィズィーマ] 偽性肺気腫

pseudoendometritis [スュードウ・エンドウミトらイティス] 偽性子宮内膜炎

pseudoepilepsy [スュードウ・エピレプスィ] 偽性てんかん

pseudoepiphysis [スュードウ・イピフィスィス] 偽性骨端

pseudoerosion [スュードウ・イろウジャン] 子宮偽性びらん

pseudoerysipelas [スュードウ・エりスィピラス] 偽性丹毒

pseudofibrin [スューダ・ファイブリン] 偽性フィブリン線維素 ☆血液中に存する fibrinogen の凝固によって析出した一種の凝固タンパク質

pseudofluctuation 〜 pseudoneuroma

pseudofluctuation［スュードウ・フラクチュエイシャン］偽性波動

pseudofracture［スューダフれーークチャー］偽性骨折　☆骨軟化性にみられる改変層

pseudoganglion［スュードウ・ゲーングリアン］偽性神経節

pseudogastralgia［スュードウ・ゲーストれールジア］偽性胃痛

pseudogelatin［スュードウ・ジェラティン］膠，ゼラチン　☆植物性膠様物質

pseudogeusesthesia［スュードウ・グーセススィーズィア］色覚が味覚を伴う状態，味視共感

pseudogeusia［スュードウ・グースィア］錯覚味

pseudoglioma［スュードウ・グライオウマ］偽性グリオーマ

pseudoglobulin［スューダ・グラビュリン］偽グロブリン

pseudoglucosazone［スュードウ・グルコウサゾン］偽グルコサゾン　☆尿中にあって糖でなくフェニルヒドラジン試験に反応する物質

pseudogonococcus［スュードウ・ガナカッカス］偽淋菌

pseudogout［スュードウ・ガウト］偽痛風

pseudohallucination［スュードウ・ハルースィネイシャン］仮性（偽性）幻覚

pseudohemoglobin［スュードウ・ヒーモウグロウビン］偽ヘモグロビン，偽血色素

pseudohemophilia［スュードウ・ヒーマフィリア］仮性血友病

pseudohemoptysis［スュードウ・ヒーマプティスィス］偽喀血

pseudohermaphrodite［スュードウ・ハーマフらダイト］仮性半陰陽者　☆外陰部のみ男女両形を具え，内陰部のそうでないもの

pseudohermaphroditism［スュードウ・ハーマフらダイティズム］仮性半陰陽

pseudohernia［スュードウ・ハーニア］偽性ヘルニア

pseudohydrophobia［スュードウ・ハイドロウフォウビア］偽性恐水病

pseudohypertrophy［スュードウ・ハイパートらフィ］偽性肥大

pseudohypoparathyroidism［スュードウ・ハイポぺーらサイろイディズム］偽性副甲状腺機能低下症　☆副甲状腺ホルモンの欠乏に似て低カルシウム血症を呈するが副甲状腺ホルモンは分泌されているもの

pseudoileus［スュードウ・イリアス］偽性腸閉塞

pseudojaundice［スュードウ・ジョーンディス］偽性黄疸

pseudoleukemia［スュードウ・リューキーミア］＝pseudoleukocythemia　偽白血病

pseudolipoma［スュードウ・リポウマ］偽性脂肪腫

pseudology［スューダラジー］虚言症，うそをつく病気

pseudomalady［スューダ・メーラディ］仮病

pseudomamma［スューダ・メーンマ］偽性乳房

pseudomania［スュードウ・メイニア］偽性躁病

pseudomembrane［スューダ・メンブれイン］偽膜

pseudomembranous［スュードウ・メンブらナス］偽膜の
— **colitis**［- コウらイティス］偽膜性結腸炎
— **gastritis**［- ゲーストらイティス］偽膜性胃炎

pseudomeningitis［スュードウ・メニンジャイティス］偽性髄膜炎

pseudomeninx［スューダ・メニンクス］偽性髄膜

Pseudomonas［スュードウ・モウナス］シュードモナス属　☆細菌の一種

Pseudomonilia［スュードウ・モウニリア］偽モニリア　☆酵母様の真菌

pseudomucin［スュードウ・ミュースィン］偽ムチン

pseudomyopia［スュードウ・マイオウピア］偽性近視　☆調節異常による近視様症状

pseudomyxoma［スュードウ・ミクソウマ］偽性粘膜腫
— **peritonei**［- ぺりトウナイ］腹膜偽性粘液腫

pseudonarcotic［スュードウ・ナーカティック］偽麻酔性の

pseudoneoplasm［スュードウ・ニーアプラズム］偽性腫瘍，偽新生物

pseudoneuralgia［スュードウ・ニューれールジア］偽性神経痛　☆シャルコーが脊髄彎曲症の疼痛に附した名称

pseudoneuritis［スュードウニューらイティス］偽性神経炎

pseudoneuroma［スュードウ・ニューろウマ］偽性神経腫

pseudonystagmus [スュードウ・ニスタグマス] 偽性眼球振盪

pseudo-oligophrenia [スュードウーアリゴウフリーニア] 偽性精神薄弱，偽性知能低下

pseudo-osteomalacia [スュードウーアスティオウマレイシア] 偽性骨軟化症

pseudopapilledema [スュードウ・パピリディーマ] 偽性乳頭浮腫

pseudoparalysis [スュードウ・ペーれーリスィス] 偽性麻痺

pseudoparanoia [スュードウ・ペーらノイア] 偽性パラノイヤ（偏執病）

pseudoparaphrasia [スュードウ・ペーらフれイズィア] 偽性錯語症

pseudoparaplegia [スュードウ・ペーらプリージア] 両下肢偽性麻痺

pseudoparesis [スュードウ・ペーリースィス] 偽性不全麻痺，偽性軽症麻痺

pseudoparkinsonism [スュードウ・パーキンサニズム] 偽性パーキンソン症候群

pseudopellagra [スュードウ・パレイグら] 偽性ペラグラ

pseudophakia [スュードウ・フェイキア] 偽性水晶体症 ☆水晶体が線維で置換された状態

pseudophlegmon [スュダ・フレグマン] 偽性蜂窩織炎

pseudoplasm [スュダ・プレーズム] 偽性腫瘍 ☆自然になくなる新生物様病変

pseudoplasmodium [スュードウ・プレースモウディアム] 偽プラスモジウム ☆粘液菌が薄く拡がる

pseudoplegia [スュードウ・プリージア] 麻痺模倣，ヒステリー性麻痺

pseudopneumonia [スュードウ・ニューモウニア] 偽肺炎

pseudopod [スュダ・パッド] = pseudopodium 偽足，仮足，仮足類の動物

pseudopregnancy [スュードウ・プれグナンスィ] 偽妊娠，想像妊娠

pseudopseudohypoparathyroidism [スュードウ・スュードウ・ハイポウペーらサイろイディズム] 偽性偽性副甲状腺機能低下症 ☆偽性副甲状腺機能低下症と同様の身体異常（短軀，円形顔貌，中手骨短縮）を有するが血清カルシウム正常のもの

pseudopsia [スュダプスィア] 錯視，幻視

pseudoptosis [スュダプトウスィス] 偽性上眼瞼下垂症

pseudorabies [スュードウれイビーズ] 仮性狂犬病

pseudoreaction [スュードウりエークシャン] 偽反応 ☆特にウィダール反応にいう

pseudoreflex [スュードウりフレックス] 偽性反射 ☆軸索反射・中枢神経の関与しない反射様運動

pseudorheumatism [スュードウりューマティズム] リウマチ様疾病

pseudorhonchus [スュードウらンカス] 偽性水性ラ音

pseudoscarlatina [スュードウ・スカーラティーナ] 偽性猩紅熱

pseudosclerosis [スュードウ・スクリアろウスィス] 偽性硬化症 ☆多発性硬化症に似た状態

pseudosmia [スュダズミア] 嗅覚異常，偽嗅覚

pseudosolution [スュードウ・サリューシャン] 偽溶液

pseudostoma [スュダスタマ] 偽性開口部

pseudostrabismus [スュードウ・ストらビズマス] 偽性斜視

pseudostratified [スュダ・ストれーティファイド] 多層様外観 ☆一列の上皮細胞が異なった高さにあるため多列のようにみえる

pseudosymmetry [スュードウ・スィミトりー] 偽対称性

pseudosyphilis [スュダ・スィフィリス] 偽性梅毒

pseudotabes [スュードウ・テイビーズ] 偽性脊髄癆

pseudotetanus [スュードウ・テタナス] 偽性破傷風 ☆破傷風の希有型で咬筋および脊筋が主として痙攣を発する型をいう，偽強直

pseudothrombocytopenia [スュードウ・スらンバサイタピーニア] 偽性血小板減少症

pseudotubercle [スュードウ・テューバークル] 偽性結核節

pseudotumor [スュードウ・テューマー] 仮性腫瘍

— cerebri [－セりブリ] 偽性脳腫瘍

pseudotyphoid fever [スュードウ・タイフォイド フィーヴァー] 偽性腸チフス

pseudouremia [スュードウ・ユーりーミア] 偽性尿毒症

pseudovitamin D deficiency [スュードウ・ヴァイタミン ディー ディフィシャンスィ] 偽性ビタミンD欠乏症 ☆腎の一位水酸化酵素欠損のため活性型ビタミンDの合成ができない

pseudoxanthoma elasticum, PXE[スードウザン**ソ**ウマ イレースティカム] 弾性線維性仮性黄色腫

pseudulcus[スーダルカス] 偽性胃潰瘍

pseudydrops[スーディド**ら**ップス] 偽性水腫

PSGN(poststreptococcal glomerulonephritis)

psilocybin[サイロウ**サ**イビン] プシロシビン ☆インドール系化合物，メキシコ産キノコから抽出，幻覚誘発作用をもつ

psilosis[サイ**ロ**ウスィス] 脱毛，落毛

psittacosis[スィタ**コ**ウスィス] = ornithosis オウム病 ☆chlamydiapsittaciによって起こり鳥類によって媒介される不定型肺炎

PSL(prednisolone)

psoas[**ソ**ウアス] 腰筋
 — **major**[-**メ**イジャー] 大腰筋
 — **minor**[-**マ**イナー] 小腰筋
 — **sign**[-**サ**イン] 右大腿の屈伸で起こる腰痛

psodymus[**ソ**ウディマス] 腰部結合体 ☆2個の個体が腹部と骨髄ফで結合する奇形

psoitis[ソウ**ア**イティス] 腸腰筋炎

psomophagia[ソウモウ**フェ**イジア] = psomophagy 荒食 ☆咀嚼不全のまま嚥下すること

psora[**ソ**ウら] 疥癬，乾癬，鱗癬

psorelcosis[ソーラル**コ**ウスィス] 疥癬性潰瘍 ☆疥癬の際にみられる潰瘍の形成

psorenteria[ソーレン**ティ**ーりア] 乾癬様腸炎 ☆癬粘膜濾胞の一部の炎性腫脹

psorenteritis[ソーレンティ**ら**イティス] コレラ性腸粘膜変化

psoriasiform[ソ—ら**イ**アスィフォーム] 乾癬状の

psoriasis[ソーら**イ**アスィス] 乾癬，鱗状，鱗屑疹
 — **annularis**[-エニュ**ラ**ーりス] 環状乾癬
 — **arthropathica**[-アース**ら**パ**ス**ィカ] 関節奇形性乾癬
 — **buccalis**[-バ**カ**ーリス] 口腔乾癬
 — **circinata**[-**サ**ースィネイタ] 環状乾癬
 — **diffusa**[-ディ**フュ**ーザ] びまん性乾癬
 — **discoides**[-**デ**ィスコイディス] 円板状乾癬
 — **figurata**[-フィギュ**れ**イタ] 模様状乾癬
 — **follicularis**[-ファリキュ**ラ**ーりス] 濾胞性乾癬
 — **geographica**[-ジーアグ**ら**フィカ] 地図状乾癬
 — **guttata**[-**ガ**テイタ] 飛沫状乾癬
 — **gyrata**[-**ジャ**イれイタ] 花環状乾癬
 — **inveterata**[-インヴェ**タ**れイタ] 陳旧性乾癬
 — **linguae**[-**リ**ングウェ] 舌乾癬
 — **nummularis**[-ナム**ラ**ーリス] 貨幣状乾癬
 — **orbicularis**[-オービキュ**ラ**ーりス] 輪状乾癬
 — **oysteacea**[-オイスティ**エ**イスィア] かき殻様乾癬
 — **palmaris**[-パル**マ**ーりス] 手掌足底乾癬
 — **plantaris**[-プラン**タ**ーりス] 足蹠乾癬
 — **punctata**[-**パ**ンクテイタ] 点状乾癬
 — **pustulosa**[-パステュ**ロ**ウサ] 膿胞性乾癬
 — **serpiginosa**[-サーピギ**ノ**ウサ] 蛇行乾癬
 — **syphilitica**[-スィフィ**リ**ティカ] 梅毒乾癬
 — **vulgaris**[-ヴァル**ゲ**イりス] 尋常性乾癬

psoriatic arthritis[ソー**ら**イアティック アース**ら**イティス] 乾癬性関節炎

psorophthalmia[ソーらフ**セ**ールミア] 眼瞼乾癬

psorosperm[**ソ**ーらスパーム] プソロスペルム ☆単細胞原虫

psorospermosis[ソーらスパー**モ**ウスィス] プソロスペルム皮膚病

psorous[**ソ**ウらス] 乾痒の

PSP 1.(parathyroid secretory protein) / 2.(phenolsufonphthalein) / 3.(progressive supranuclear palsy)

PSS(progressive systemic sclerosis)

psychagogia[サイカ**ゴ**ウジア] 衝動，活力，精神教育学

psychalgia[サイ**ケ**ールジア] 精神的苦痛

psychanalysis[サイカ**ネ**ーリスィス] 精神分析

psychasthenia[サイカス**スィ**ーニア] 精神衰弱症

psychataxia[サイカ**テ**ークスィア] 精神混

乱症
psyche [サイキー] 精神心理
psychedelic [サイカデリック] サイケデリックな, 精神異常発現性の
— **therapy** [- セらピー] サイケデリック療法
psycheism [サイキーイズム] 催眠術
psychentonia [サイカントウニア] 精神疲労, 精神労作過度
psychiatric [サイキエートリック] = psychiatrical 精神病学の, 精神病治療学の
— **trend** [-トれンド] 精神病的傾向
psychiatry [サイカイアトリー] 精神病学, 精神病治療法
　descriptive — [ディスクりプティヴー] 記述精神医学. 観察可能な外的要因や行動の研究に基礎をおく精神医学
psychic [サイキック] = psychical 精神的, 心理的
— **force** [-フォース] 霊力, 精神力
— **trend** [-トれンド] 精神的傾向
psychinosis [サイキノウスィス] 精神病
psychoanalysis [サイコウ・アネーリスィス] 精神分析, 精神分析療法
psychoanalytic [サイコウア・ネーリティック] 精神分析の
psychoanalyze [サイコウ・エーネライズ] 精神分析する
psychobiology [サイコウ・バイアラジー] 心理生物学
psychocortical center [サイコウ・コーティカル センター] 皮膚精神中枢, 皮膚心理中枢
psychodometry [サイカダミトリー] 精神活動力測定法
psychodynamic [サイコウ・ダイネミック] 精神力, 精神力学の
psychodynamics [サイコウ・ダイネミクス] 精神力学
psychoembryology [サイコウ・エンブりアラジー] 精神性胎児発育異常
psychogalvanometer [サイコウ・ガルヴァナミター] 精神電流計
psychogenesis [サイカ・ジェニスィス] = psychogony 精神発生, 精神発達学
psychogenic [サイコウ・ジェニック] 精神発達の, 精神作用の
— **deafness** [-デフニス] 心因性聴覚障害
— **polydipsia** [-パリディプスィア] 心理的多飲症
— **tetany** [-テタニー] 心因性テタニー
psychogeusic [サイコウ・グースィック] 味覚の
psychoimmunology [サイコウ・イミューナラジー] 精神免疫学
psycholagny [サイカレーグニー] 精神的性快感
psycholepsy [サイカレプスィ] サイコレプシー☆急激に精神うつ症が襲来する状態でその経過は短い
psychological [サイカラジカル] 心理学上の, 心理学的
psychologist [サイカラジスト] 心理学者
psychology [サイカラジー] 心理学
　constitutional — [カンスティテューシャナルー] 体質心理学
psychometrics [サイカメトリックス] 精神計測学
psychometry [サイカミトリー] 精神測定学, 神秘力
psychomimetic [サイコウマイメティック] 精神作用薬, 向精神薬
— **amphetamine** [-エンファタミーン] 幻覚を起こすアンフェタミン系化合物
psychomimetics [サイコウマイメティックス] 向精神薬
psychomotor [サイコウ・モウター] 精神運動の
— **seizure** [-スィージュア] 精神運動性癲癇発作
psychoneurosis [サイコウ・ニューろウスィス] 精神神経症
psychonomy [サイカナミー] 精神作用法則学
psychonosema [サイコウ・ナスィーマ] 精神病
psychoparesis [サイカパりースィス] 精神鈍麻
psychopath [サイカパス] 精神病者
psychopathia [サイカペースィア] 精神病質
psychopathic [サイカペースィック] 精神錯乱の, 精神病質の
— **ward** [-ウォード] 精神科病棟
psychopathology [サイコウ・パサラジー] 精神病理学
psychopathy [サイカペスィ] 精神病質
psychopharmacology [サイコウファーマカラジー] 精神薬理学
psychophylaxis [サイコウ・ファイラクスィス]

精神病予防，精神衛生
psychophysics [サイカ・フィズィックス] 精神物理学
psychophysiology [サイコウフィズィアラジー] 精神生理学
psychoreaction [サイコウりーエクシャン] 精神反応
psychoreflex [サイコウりーフレックス] 精神反射
psychorrh(o)ea [サイカりーア] 精神漏 ☆つじつまの合わない理屈をいう
psychosexual [サイカ・セクシュアル] 性的心理の，精神性欲
psychosis [サイコウスィス] 精神病（精神疾患の総称）
— **polyneuritica** [-パリニューりティカ] コルサコフ精神症 ☆多発性神経症と記憶障害を示す
psychosocial [サイコウソウシャル] 心理社会的に
psychosomatic [サイコウソウマティック] 精神肉体の
— **disease, PSD** [-ディズィーズ] 心身症
— **medicine** [-メディスン] 精神身体医学
psychosurgery [サイコウ・サージャりー] 精神外科
psychotechnics [サイカ・テクニックス] 精神分析法応用，精神技術
psychotherapeutic [サイコウ・せらピューティック] 精神療法の
psychotherapy [サイカ・せらピー] 精神療法
psychotropic [サイカ・トらピック] 向精神性の
psychovisual [サイカ・ヴィジュアル] 精神的視覚の
psychralgia [サイク・れールジア] 冷感疼痛，冷痛
psychrapostema [サイクらパスティーマ] 寒性膿瘍
psychro- [サイクろウ-] ☆「寒冷」の意味の接頭語
psychroalgia [サイクろウエールジア] 寒冷痛，疼痛性冷感 (cryalgesia)
psychroesthesia [サイクろウ・アススィーズィア] 冷却感
psychrolusia [サイクろウルースィア] 冷浴
psychrometer [サイクろミター] 乾湿球，湿度計 ☆乾湿球を用いる
psychrophilic [サイクろウフィリック] 低温性の，好寒冷の，冷温を好む
psychophobia [サイクろウフォウビア] 寒冷恐怖症
psychrotherapy [サイクら・セらピー] 冷却療法
psyctic [スィクティック] 冷却の
PT (physical therapist)
Pt (platinum)
PTA 1. (Parents-Teacher Association) / 2. (percutaneous transluminal angioplasty) / 3. (plasma thromboplastin antecedent) / 4. (posttraumatic amnesia)
ptarmic [ターミック] くしゃみを起こす薬
PTC (percutaneous transhepatic cholangiography)
PTCA (percutaneous transluminal coronary angioplasty)
PTCR (percutaneous transluminal coronary recanalization)
ptergoid plate [ターゴイド プレイト] 外側翼突板
pterin [テリン] プテリン ☆2-アミノ-4オキシプテリディン誘導体
pterion [ティーりアン] 蝶型骨大翼後上頂
pterygium [タりジアム] 結膜瘤，翼状片 ☆眼裂の結膜から角膜に達する三角形膜片
pterygoid [テりゴイド] 翼状の
— **process** [-プろウセス] 翼状突起
pterygoma [テりゴウマ] 耳翼，陰唇翼状，贅弁
pterygomaxillary [テりガメークスィらりー] 翼状突起上顎の
pterygopalatine [テりゴウペーラティン] 翼状突起口蓋の
— **ganglion** [-ゲーングリアン] 翼口蓋神経節
pterygotemporal [テりゴウテンパらル] 翼状突起側頭骨の
PTH (parathormone, parathyroid hormone)
PTHrP 1. (parathyroid hormon-related peptide) / 2. (parathyroid hormon-related protein)
ptiloma [タイロウマ] 睫毛脱落眼瞼部
ptilosis [タイロウスィス] 睫毛脱落
ptisan [ティザン] 麦煎，煎剤
ptoma [トウマ] 死体
ptomaine [トウメイン] 死毒，プトマイン
— **intoxication** [-インタクスィケイシャン]

プトマイン中毒
ptomain(a)emia [トウメイニーミア] プトマイン血症
ptomatopsia [トウマタプスィア] 死体検索
ptomatropine [トウメートらピン] プトマトロピン ☆腸チフスなどで死んだ死体より得る毒タンパクでその作用アトロピンに酷似する
ptosis [トウスィス] 眼瞼下垂症, 脱垂
— adiposa [-アディポウサ] 脂肪性眼瞼下垂
— iridis [-イりディス] 虹彩下垂
— sympathetica [-スィンパセティカ] 交感性眼瞼下垂
PTP (posttetanic potentiation)
PTR (patellar tendon reflex)
PTU (propylthiouracil)
PTX (parathyroidectomy)
ptyalin [タイアリン] 唾液デンプン酵素, プチアリン
ptyalinogen [タイアリナジェン] プチアリン前駆体
ptyalism [タイアリズム] 流涎, 流涎症
ptyalith [タイアリス] = ptyalolith 唾石
ptyalize [タイアライズ] 唾液を出す
ptyalocele [タイアラスィール] = ranula 唾液腺腫 ☆ガマ腫の一種
ptyalography [タイアラグれーフィ] 唾液腺造影術
ptyalolith [タイアロウリス] 唾石
ptyalorrh(o)ea [タイアラリーア] 唾液漏
ptyalosis [タイアロウスィス] 流涎
ptysmagogue [ティズマガグ] 唾液催秘薬
puber [ピューバー] 青年
pubertal [ピューバータル] 青春期の
pubertas [ピューバータス] 春機発動期, 青春期
— praecox [-プリーカックス] 性早熟
puberty [ピューバティ] 春機発動期, 開花期
pubes [ピュービーズ] 陰部, 陰毛, (植物の) 軟毛, 恥骨 (pubis の複)
pubescence [ピューベッサンス] 春機発動期に達したこと, 破瓜, 軟毛で覆われること (植物)
pubescent [ピューベッサント] 年頃の, 軟毛のある (植物)
pubetrotomy [ピューバトらタミー] 恥骨下腹部切開術
pubic [ピュービック] 恥骨の
— angle [-エーングル] 恥骨角
— arch [-アーチ] 恥骨弓
— bone [-ボウン] 恥骨
— crest [-クれスト] 恥骨稜
— hair [-ヘアー] 陰毛
— ramus [-れイマス] 恥骨枝
— region [-リージャン] 陰部
— spine [-スパイン] 恥骨結節
— symphysis [-スィンフィスィス] 恥骨結合
— tubercle [-テューバークル] 恥骨結節
pubiotomy [ピュービアタミー] 恥骨切開術
pubis, pubes (複) [ピュービス, ピュービーズ] 恥骨
pubisure [ピュービシュアー] 陰毛, 恥毛
public [パブリック] 公の, 公衆の, 公共の, 国民的, 一般的, 公開の, 人民, 国民, 界
— health [-ヘルス] 公衆衛生
— health nurse, PHN [ヘルス ナース] 保健婦, 公衆衛生看護婦
— latrine [-レートリーン] 共同便所
— lecture [-レクチャー] 公開講演
— nuisance [-ニューサンス] 公衆に対し迷惑をかけるもの
— offence [-アフェンス] 公衆に対する犯罪
— service [-サーヴィス] 公衆サービス
publication [パブリケイシャン] 発表, 公表, 出版, 出版物
publicity [パブリスィティ] 周知, 公表, 宣伝, 公告
publish [パブリッシュ] 発表する, 公表する, 出版する, 発行する
— or perish [-オァ パリッシュ] 論文を書け, さもなくば破滅する
pubococcygeal [ピューボウカクスィジアル] 恥骨と尾骨の
pubofemoral [ピューバフェマらル] 恥骨と大腿骨の
puboprostatic [ピューボウプれースタティック] 恥骨と前立腺の
pubovesical [ピューバヴェスィカル] 恥骨と膀胱の
puces [ピュースィーズ] 疥癬
pucker [パッカー] ひだ, しわ
pudding [プディング] プディング, プリン ☆菓子
pudenda [ピューデンダ] 外陰部
pudendagra [ピューデンダグら] 外陰部痛

pudendal [ピューデンダル] 外陰部の
— ulcer [-アルサー] 介陰潰瘍
pudendum [ピューデンダム] (とくに女性の)外陰部
pudic [ピューディック] = pudendal 外陰部の
puella publica [ピュエラ パブリカ] 売春婦
pueraria [ピュアれアリア] 葛根 ☆風邪に用いる葛根湯の原料
— hirsuta [-ハースータ] クズ, 葛根の原料
puericulture [ピューアりカルチャー] 母性衛生, 育児法
puerile [ピューアらイル] 子供の, 子供らしい
— breathing [-ブリーズィング] 小児呼吸音
— respiration [-れスピれイシャン] 小児型呼吸
puerilism [ピューアりリズム] 小児症, 幼稚症
puerility [ピューアりリティ] 子供らしいこと
puerperal [ピューアーパらル] 分娩の, 産による, 産婦の
— convulsion [-カンヴァルシャン] 産褥痙攣 (子癇)
— fever [-フィーヴァー] 産褥熱
— psychosis [-サイコウシス] 産褥性精神病
— sepsis [-セプスィス] 産褥敗血症
— tetanus [-テタナス] 産褥破傷風
puerperium [ピューアーピーりアム] 産褥
puff [パフ] 吹音
puffball lung [パフボール ラング] たんぽぽ肺, 過敏性肺臓炎の一種
puffer fish poisoning [パファー フィッシュ ポイズニング] フグ中毒
puffy [パフィ] 膨れた, 浮腫のある
pugil [ピュージル] 一つかみ, 一握り
pugillus, P [ピュージラス] 一握
Pulex [ピューレックス] ノミ属
Pulheems [パルヒームズ] 英軍補充兵の適性テスト, パルヒームズ法
pulicaris [ピューリカリス] 蚤咬症
pulicide [ピューリサイド] 殺蚤剤
pull [プル] 引張り
pulley [プリ] 滑車
— exercise [-エクサーサイズ] 滑車訓練
pullulate [パリェレイト] 発芽する, 繁殖する, 発生する
pullulation [パリュレイシャン] 発芽
pulmo [パルモウ] 肺
pulmoaortic [パルモウエイオーティック] 肺と大動脈の
pulmometer [パルマミター] 肺活量計
pulmometry [パルマミトリー] 肺活量測定法
pulmon [パルマン] 肺単位
pulmonary [パルマナリー] 肺性の, 肺を有する, 肺動脈の
— abscess [-エーブセス] 肺癌
— air block syndrome [-エアー ブラック スィンドロウム] 肺空気ブロック症候群
— alveolar proteinosis [-アルヴィーアラー プろウティーノウスィス] 肺胞タンパク症
— angiography [-エーンジアグれーフィ] 肺血管造影
— apex [-エイペックス] 肺尖
— arterial wedge pressure, PAWP [-アーティアりアル ウェッジ プれッシャー] 肺動脈楔状圧
— artery, PA [-アータりー] 肺動脈
— artery endo-diastolic pressure [-アータりー エンドーダイアスタリック プれッシャー] 肺動脈拡張終末期圧
— barotrauma [-ベーらトらウマ] 肺気圧障害 ☆圧縮空気を使う潜水時に起こる
— cancer [-キャンサー] = pulmonary carcinoma 肺癌
— circulation [-サーキュレイシャン] 肺臓循環
— deflation [-ディフレイシャン] 肺縮の
— embolism, PE [-エンバリズム] 肺栓塞症
— emphysema [-エンフィスィーマ] 肺気腫
— eosinophilia with asthma [-イーアスィナフィリア ウィズ エーズマ] 喘息を伴う肺好酸球浸潤
— function test [-ファンクシャン テスト] 肺機能検査
— hemosiderosis [-ヒーモウスィダろウスィス] 肺鉄色素症
— hyaline membrane disease [-ハイアリーン メンブれイン ディズィーズ] 肺胞硝子状膜疾患
— hypertension, PH [-ハイパーテンシャ

pulmonary ～ pulverize

ン] 肺高血圧
— inflation [-インフレイシャン] 肺膨張
— infarct [-インファークト] 肺梗塞
— infiltration with eosinophilia, PIE [-インフィルトれイシャン ウィズ イーアスィナフィリア] 好酸球増多性肺浸潤
— insufficiency, PI [-インサフィシャンスィ] 肺動脈弁閉鎖不全症, 肺不全
— phthisis [-サイスィス] = phthisis pulmonum 肺癆症
— plexus [-プレクサス] 肺神経叢
— pressure volume curve [-プれッシャー ヴァリューム カーヴ] 肺圧容量曲線
— overinfiltration [-オウヴァーインフィルトれイシャン] 肺過膨張症
— resonance [-れザナンス] 肺鼓音
— second sound, P2 [-セカンド サウンド] 肺第二音
— stenosis, PS [-スティノウスィス] 肺動脈弁狭窄症
— system [-スィスタム] 肺系
— tuberculosis [-テューバーキュロウスィス] 肺結核症
— valve [-ヴェールヴ] 肺動脈弁
— valve stenosis [-ヴェールヴ スティノウスィス] 肺動脈弁狭窄 ☆先天性心疾患
— valvule [-ヴェルヴュール] 肺動脈弁
— vascular resistance, PVR [-ヴェースキュラー りズィスタンス] 肺血管抵抗
— vein [-ヴェイン] 肺静脈
— venous pressure [-ヴィーナス プれッシャー] 肺静脈圧
— ventilation [-ヴェンティレイシャン] 肺換気
pulmonectomy [パルマネクタミー] 肺切除術
pulmonic [パルマニック] 肺の, 肺病の, 肺病薬, 肺病患者
pulmotor [パルモウター] 人工呼吸器
pulp [パルプ] 軟塊, 乳び粥, 歯髄
— cavity [-ケーヴィティ] 歯髄腔
— chamber [-チェインバー] 髄室 (歯)
— stone [-ストウン] 歯髄結石
pulpa [パルパ] 髄
— dentis [-デンティス] 歯髄
— lienis [-ライアニス] 脾髄
pulpalgia [パルペールジア] 歯髄痛
pulpectomy [パルペクタミー] 歯髄切除術

pulpifaction [パルピフェクシャン] 髄質化, 髄状化
pulpitis [パルパイティス] 歯髄炎
pulpless [パルプレス] 無髄の
pulpodontics [プルパダンティックス] 歯髄歯科
pulpotomy [パルパタミー] 歯髄摘出術, 抜髄術
pulpy [パルピー] 歯髄の
pulque [プルキー] プルケ ☆メキシコで agave (龍舌蘭) から製する酒
pulsate [パルセイト] 脈など打つ, 動悸する, 振動する, 脈動する
pulsatile [パルサタイル] 脈拍する
pulsation [パルセイシャン] 脈拍, 動悸, 音の振動, 電気の脈動
pulse, P [パルス] 脈, 脈拍, 動悸, 波動, 振動, 調子, 脈を打つ
— beat [-ビート] 脈拍
— clock [-クラック] 脈波計
— defecit [-デフィスィット] 脈拍欠落
— pressure [-プれッシャー] 脈圧
— rate, PR [-れイト] 脈拍数
— wave [-ウェイヴ] 脈波
contracted — [カントれークティッド-] 縮小脈, 硬い小脈
cordy — [コーディ-] 緊張脈
pulseless [パルスレス] 脈のない
— disease [-ディズィーズ] 脈無し病 ☆大動脈炎のとき起こる
pulsion [パルジャン] 前進, 衝撃
— diverticulum [-ダイヴァーティキュラム] 内圧圧縮性憩室
pulsus [パルサス] 脈拍
— bisferiens [-ビスフィーりアンス] 二段脈
— celer [-セラー] 速脈 ☆脈波の急岐な脈
— debilis [-ディビーリス] 弱脈
— duplex [-デュプレクス] 重複脈
— durus [-デューらス] 硬脈
— paradoxus [-パらダクサス] 逆説脈 ☆吸気時に脈が弱くなるか, なくなること
— parvus [-パーヴァス] 小脈
— tardus [-ターダス] 遅脈
pulverizable [パルヴァらイザブル] 粉にできる
pulverization [パルヴァらイゼイシャン] 粉にすること
pulverize [パルヴァらイズ] 粉にする, 粉に

なる，砕ける
pulverizer [パルヴぁらイザー] 粉砕機，噴霧器
pulverous [パルヴェロス] 粉の，粉状の
pulvillus [パルヴィラス] 吸盤
pulvinate [パルヴィネイト] 褥状の（植物，昆虫），枕状の
pulvis [パルヴィス] 粉末，散薬
 — **glycyrrhizea compositus** [－グリスィらイゼ カンパジタス] 複合甘草散
 — **ipecacuanhae et opii** [－イピカクアンヒー エト オウピー] アヘン吐根散
 — **jalapin compositus** [－ジャラピン カンパジタス] 複方ヤラッパ散
pumice [パミス] 軽石
pump [パンプ] ポンプ
pumping action [パンピング エークシャン] ポンプ作用
puncta dolosa [パンクタ ダローサ] 痛点（複）
punctate [パンクテイト] 斑点のある
 — **hemorrhage** [－ヒマりジ] ＝petechia（点状出血）
punctation [パンクテイシャン] 斑点あること，小点
punctiform [パンクティフォーム] 点状の
punctograph [パンクタグれーフ] パンクトグラフ ☆X線透視により異物の位置を定める装置
punctum, punct（複）[パンクタム，パンクタ] 点
 — **dolorosum** [－ダラろウサム] 疼痛点
 — **lacrimale** [－ラクりマリ] 涙点
 — **maximum** [－メークスィマム] 最大点 ☆心音の最も強く聞こえる点
 — **proximum** [－プらクスィマム] 近点
puncture [パンクチャー] 穿刺
punctured wound [パンクチャード ウーンド] 刺創
pungent [パンジャント] 舌・鼻を刺激する，ぴりっとする，辛辣な
puniceous [ピュニシャス] 鮮紅色の
punishable [パニッシャブル] 罰すべき
pupa [ピューパ] （さなぎ）
 — **coarctata** [－コウアークタータ] 蛹囲．さなぎを守る覆い，まゆ
 — **libera** [－リベら] 裸蛹．覆のないさなぎ
 — **obtecta** [－アブテクタ] ＝obtected pupa 被覆蛹
 — **suspensa** [－サスペンサ] 垂蛹

pupal [ピューパル] 蛹の
pupation [ピューペイシャン] 蛹化，蛹期
pupil, P [ピューピル] 瞳孔，生徒，弟子
pupillary [ピューピラりー] 瞳孔の
 — **membrane** [－メンブれイン] 瞳孔膜
 — **reflex** [－リーフレクス] 瞳孔反射
pupillatonia [ピューピラトウニア] 瞳孔弛緩症 ☆瞳孔の対光反射喪失
pupillography [ピューピラグらフィ] 瞳孔記録
pupillotonia [ピューピロウトウニア] 瞳孔緊張症 ☆瞳孔の対光反射消失
purchase [パーチェス] 獲得する，買う，修得，獲得，購入，購入物
pure [ピュア] 純粋な，純正の，純血の，潔白な
 — **culture** [－カルチャー] 純粋培養
 — **line** [－ライン] 純系
 — **pulmonary stenosis (atresia)** [－パルマナリー スティノウスィス（エートりースィア）] 純粋型肺動脈狭窄（閉鎖）
purgation [パーゲイシャン] 下痢で通じをつけること，清浄化
purgative [パーガティヴ] 下剤の，下痢を起こす，清める，下剤
purge [パージ] 清浄にする，一掃する，（液体を）澄ませる，下痢，浄化
purging [パージング] 下剤を使う，瀉下の
purification [ピューりフィケイシャン] 純化，精製，清浄化
 — **procedure** [－プらスィージャー] 精製過程
purified [ピューりファイド] 精製した
 — **material** [－マティーりアル] 精製標品または物質
 — **protein derivative, PPD** [－プろウティーン デりヴァティヴ] ツベルクリン液の精製タンパク分画
purifier [ピューりファイアー] 清浄器
puriform [ピューりフォーム] 膿状の
purify [ピューりファイ] 浄化する，精錬する，精製する
purine [ピューりーン] プリン ☆7-イミダゾピリミジン，核分解産物
 — **body** [－バディ] プリン体
 — **receptor** [－りセプター] プリン受容体
purity [ピューりティ] 清浄，純粋，清潔
Purkinje's cells [パーキンジーズ セルズ] プルキンエ細胞 ☆小脳皮質の分子層と顆粒層の間に配列する大きい梨状の細胞

puro [ピューろウ] プロー ☆肉汁で20%のタンパク質を含む
purohepatitis [ピューろウヘパタイティス] 化膿性肝炎
puromycin [ピューろウマイスィン] タンパク合成阻害剤 ☆RNA阻害
purple [パープル] 紫の，紫色，紫斑
purport [パーポート] 意味，主旨，目的
purpose [パーパス] 目的，所存，決心，効果，要領，しようと思う，企てる，考える
purpura [パーピュら] 紫斑，血斑
 — abdominalis [-アブダミナーリス] 腸性紫斑病
 — angioneurotica [-アンジアニューらティカ] 脈管神経性紫斑病
 — angiopathica [-アンジアペースィカ] 血管障害性紫斑病
 — annularis [-アニュラーリス] 血管環状紫斑
 — annularis telangiectodes [-アニュラーリス ティランジエクトゥディーズ] 末梢血管拡張性環状紫斑病
 — bullosa [-ブロウサ] 大水疱性紫斑病
 — cachectica [-カケクティカ] 悪液質性紫斑病
 — cerebri [-セりブり] 脳性紫斑
 — cryoglobulinemica [-クらイオウグラビュリニーミア] クリオグロブリン血症性紫斑病
 — erythematosa [-エりセマトウサ] 紅斑性紫斑病
 — fulminans [-ファルミナンス] 電撃性紫斑病，急奔紫斑
 — hemorrhagica [-ヒーマれージカ] 出血性紫斑病
 — idiopathica [-イディアペースィカ] 特発性紫斑病
 — medicamentosa [-メディカマントウサ] 薬物性紫斑病
 — morbillosa [-モービロウサ] 麻疹状紫斑病
 — papulosa [-パピュロウサ] 丘疹性紫斑病
 — rheumatica [-りューマティカ] リウマチ性紫斑病
 — senilis [-スィニーリス] 老人性紫斑病
 — simplesx [-スィンプレックス] 単純性紫斑病
 — thrombocytopenica [-スらンバサイタピーニカ] 血小板減少紫斑病
 — urticans [-アーティカンズ] 蕁麻疹様紫斑病
 — variolosa [-ヴァリアローサ] 痘瘡紫斑病
purpurate [パーピュれイト] 紫斑の，紫斑状の，紫の，紫斑塩
purpuric [パーピューリック] 紫斑の，紫斑状の，紫の
 — acid [-エーサッド] 紫斑
 — fever [-フィーヴァー] 紫斑熱
purr [パー] 猫喘音 ☆ゴロゴロのどをならす音
 cat's — [キャッツ-] 猫喘音
  → purring
purring thrill [パーりング スりル] 猫喘音 ☆心僧帽弁口狭窄のために起こる音
pursuance [パスューアンス] 追求，遂行，従事
pursue [パスュー] 追跡する，遂行する，従事する，続行する
purulent [ピューらラント] 化膿性の，化膿した
 — edema [-イディーマ] 膿性水腫
 — keratitis [-ケらタイティス] 化膿角膜炎
 — meningitis [-メニンジャイティス] 化膿性脳膜炎
 — ophthalmia [-アフセールミア] 化膿性眼炎
 — pancreatitis [-パンクりアタイティス] 化膿膵炎
 — pericarditis [-ぺりカーダイティス] 化膿心膜炎
 — pleurisy [-プルーりスィ] 化膿胸膜炎
 — pneumonia [-ニューモウニア] 化膿性肺炎
 — synovitis [-サイナヴァイティス] 化膿滑膜炎
puruloid [ピューらロイド] 膿様の，膿性の
pus [パス] 膿
pustula [パスチュラ] 膿疱，膿疱疹
pustular [パスチュラー] 小膿胞の
 — dermatitis [-ダーマタイティス] 膿疱性皮膚炎
 — tonsillitis [-タンスィライティス] 膿疱性扁桃炎
 — vaginitis [-ヴァジナイティス] 化膿性

腟炎
pustulate [パスチュレイト] 膿疱を生ずる, 小膿疱の
pustulation [パスチュレイシャン] 小膿疱を生ずること, 膿疱形成
pustule [パスチュール] 小膿疱
pustulocrustaceous [パスチュロウクらステイシャス] 膿疱痂疹の
pustuloderma [パスチュロウダーマ] 膿疱性皮膚炎
pustulosis [パスチュロウスィス] 小膿疱症
— herpetica infantum [－ハーペティカ インファンタム] 乳児疱疹性膿胞症
— palmaris et plantaris, PPP [－パルマーリス エト プランターリス] 掌蹠膿疱症
— vacciniformis acuta [－ヴァクスィニフォーミス アキュータ] 急性牛痘性膿胞症
pustulotic arthro-osteitis [パスチュラティック アースろウーアスティアイティス] 膿胞性骨関節症
pustulous [パスチュラス] 小膿疱だらけの
putamen [ピューテイマン] 被殻 ☆脳レンズ核の外層
putative [ピュータティヴ] 推定の, 想像の
Putnam-Dana syndrome [パットナムーダナ スィンドロウム] パトナム・デーナ症候群 ☆脊髄側索および後索の硬化
putrefacient [ピュートりフェイスィアント] 腐敗しやすい, 化膿剤, 腐敗剤
putrefaction [ピュートりフェークシャン] 腐敗, 腐敗物
putrefactive [ピュートりフェクティヴ] 腐敗の
putrefy [ピュートりファイ] 膿ます, 化膿させる, 腐らせる, 化膿する, 腐る
putrescent [ピュートれッサント] 腐敗の, 腐乱する
putrescible [ピュートれスィブル] 腐敗しやすい
putrescine [ピュートれスィーン] プトレシッン ☆ポリアミンの一つ, 4-ジアミノブタン, オルニチンから発生したアミン
putrid [ピュートりド] 腐敗する, 腐乱する, 腐敗性の
— bronchitis [－ブらンカイティス] 腐敗性気管支炎
— fever [－フィーヴァー] 発疹チフス
— odor [－オウダー] 腐敗臭
— phlegmon(e) [－フレグマン] 腐敗菌性蜂窩織炎
— ulcer [－アルサー] 壊疽潰瘍
putrilage [ピュートらリジ] 腐敗物
putrilaginous [ピュートりレイジナス] 腐敗物の
putromaine [ピュートらメイン] 腐敗性プトマイン
putty [パティ] あぶらしっくい
PVC (premature ventricular contraction)
PVR (pulmonary vascular resistance)
P-wave [ピーウェイヴ] 心電図のP波
PXE (pseudoxanthoma elasticum)
py(a)emia [パイイーミア] 膿毒症, 膿血症
py(a)emic [パイイーミック] 膿毒症の, 膿血症の
pyapostasis [パイアパステイスィス] 膿瘍転移
pyarthrosis [パイアースろウスィス] 急性化膿性関節炎
pycnocardia [ピクノウカーディア] 瀕脈
pycnodysostosis [ピクノウディサストウスィス] ピグノディソストーシス, 濃化異骨症 ☆遺伝性骨疾患で低身長, 頭蓋縫合離開. 指末節形成不全を示す
pycnolepsy [ピクナレプスィ] ピクノレプシー, てんかん小発作
pycnometry [ピクナミトリー] 比重測定法
pycnophrasia [ピクノウフれイズィア] どもり
pycnosis, pyknosis [ピクノウスィス] 細胞の肥厚, 核濃縮
pyecchysis [パイエキスィス] 膿汁滲出
pyelitis [パイアライティス] 腎盂炎
pyelocystitis [パイアロウスィスタイティス] = pyelocystanastomosis 腎盂膀胱炎
pyelocystostomosis [パイアロウスィストウスタモウスィス] 腎盂膀胱吻合術
pyelogram [パイアラグれーム] 腎盂X線像
pyelography [パイアラグれーフィ] 腎盂撮影法
pyelolithotomy [パイアロウリサタミー] 腎盂切石術
pyelometry [パイアラミトリー] 腎盂内圧測定法
pyelonephritis [パイアロウニフらイティス] 腎盂腎炎
pyeloscopy [パイアラスカピー] 腎盂撮影法, 腎盂内視鏡検査法
pyelostomy [パイアラスタミー] 腎盂造瘻術
pyelotomy [パイアラタミー] 腎盂切開術
pyeloureterography [パイアロウユーりータらグ

pyelovenous backflow ～ pyocyanin

れーフィ] 腎盂尿管造影法
pyelovenous backflow [パイアロウヴィーナス ベックフロウ] 腎盂静脈逆流の
pyema [パイイーマ] 門脈血
pyemesis [パイエマスィス] 膿汁嘔吐
pyemia [パイイーミア] 敗血症, 膿血症
pyemic [パイイーミック] 敗血症の, 膿血症の
pyemid [パイアミッド] 膿血症疹
pyencephalus [パイエンセファラス] 脳膿瘍
pyesis [パイイースィス] = pyosis 化膿, 膿潰
pygal [パイガル] 臀部の
pygalgia [パイゲールジア] 臀部痛
pygalopubic [パイゲーラピュービック] 臀部と恥骨の
pygmalionism [ピグメイリアニズム] ピグマリオニズム. 自分自身の創造物と恋に陥る精神病質
pygmy [ピグミー] 小人, 非常に小柄な人
pygoamorphus [パイゴウアモーファス] 臀部奇形腫奇形
pygomelus [パイガミラス] 臀肢体
pygopagus [パイガパガス] = pygodidymus 臀部結合体奇形 ☆二個の胎児が臀部で結合している異常
pykn(a)emia [ピクニーミア] 血液濃縮
pyknic [ピクニック] 肥満型の
 — type [-タイプ] 躯幹強大体型, 肥満体形
pyknocardia [ピクノウカーディア] 心頻拍, 頻拍, 心機亢進
pyknocyte [ピクノウサイト] 濃縮赤血弓
pyknodysostosis [ピクノウディサストウスィス] 濃化性骨異形成症
pyknohemia [ピクノウヒーミア] 血液濃縮
pyknolepsy [ピクナレプスィ] ピクレプシー, 迅発小児てんかん ☆小児連積癲癇発作症
pyknometer [ピクノウミター] 比重計; ピクノメータ. 物体の厚みの測定器
pyknometry [ピクナミトリー] 比重測定法
pyknosis [ピクノウスィス] 細胞濃縮症, 核萎縮
pyla [パイラ] 門脈
pylemphraxis [パイレムフれークスィス] 門脈閉鎖
pylephlebitis [パイリフリバイティス] 門脈炎
pylethrombophlebitis [パイリスらンボウフリバイティス] 門脈血栓炎
pylethrombosis [パイリスらンボウスィス] 門脈血栓症
pylic [パイリック] 門脈の
pylon [パイラン] 義足
pyloralgia [パイラれールジア] 幽門部痛
pylorectomy [パイラれクタミー] 幽門切除術
pyloric [パイローリック] 幽門の, 幽門部の
 — gland [-グレーンド] 幽門腺
 — stenosis, PS [-スティノウスィス] 幽門狭窄症
 — valvule [-ヴェールヴュール] 幽門弁
pyloristenosis [パイローリスティノウスィス] 幽門狭窄
pyloritis [パイローらイティス] 幽門炎
pylorochesis [パイローろウキースィス] 幽門閉塞
pylorodiosis [パイローろウダイオウスィス] 幽門拡張術
pyloroduodenitis [パイローろウデュオウディナイティス] 幽門十二指腸炎
pyloromyotomy [パイローろウマイアタミー] 幽門筋層切開術 ☆小児幽門狭窄に対して行う
pyloroplasty [パイローらプレースティ] 幽門形成術
pyloroptosis [パイローろウトウスィス] 幽門下垂症
pylorospasm [パイローらスペーズム] 幽門痙攣症
pylorostenosis [パイローろウスティノウスィス] 幽門狭窄症
pylorostomy [パイローらスタミー] 幽門開口術
pylorotomy [パイローらタミー] 幽門切開術
pylorus [パイローらス] 幽門
 — reflex [-リーフレクス] 幽門反射
pylorus-preserving pancreatoduodenectomy, PpPD [パイローらス プりザーヴィング パンクりアトデュアディネクタミー] 全胃幽門輪温存膵頭十二指腸切除
pyoblenna [パイオウブレンナ] 膿状粘液
pyoblennorrh(o)ea [パイオウブレナりーア] 膿状粘液漏
pyocele [パイアスィール] 膿瘤
pyocelia [パイオウスィーリア] 腹腔蓄膿
pyocenosis [パイオウスィノウスィス] 排膿
pyochezia [パイオウキースィア] 膿状便通
pyocyanin [パイオウサイアニン] ピオシアニン, 緑膿素

pyocyanogenic [パイオウサイアナジェニック] 緑膿菌産生の
pyocyanolysin [パイオウサイアナリスィン] ピオシアノリシン ☆緑膿菌を培養して得る溶血素
pyocyanosis [パイオウサイアノウスィス] 緑膿菌病
pyocyst [パイアスィスト] 膿囊腫
pyocystis [パイアスィスティス] 膀胱膿症
pyocyte [パイアサイト] 膿球
pyoderma [パイオウダーマ] 膿皮症
— faciale [-フェースィアーレ] 顔面膿皮症
pyodermatitis [パイオウダーマタイティス] 化膿性皮膚炎
pyofecia [パイオウフィーシア] 膿便, 膿汁糞便
pyogenic [パイアジェニック] 化膿, 膿原, 化膿性の
— arthritis [-アースらイティス] 化膿性関節炎
— bacteria [-バクティーりア] 化膿菌
pyohemothorax [パイオウヒーモウソーれックス] 血性膿胸
pyoid [パイオイド] 膿汁様の
pyometra [パイオウミートら] 膿子宮症, 子宮溜膿腫
pyometritis [パイオウミートらイティス] 化膿性子宮炎
pyonephritis [パイオウニフらイティス] 化膿性腎炎
pyonephrosis [パイオウニフろウスィス] 膿腎症
pyo-ovarium [パイオウ-オウヴェーアりアム] 卵巣膿瘍
pyopericarditis [パイオウぺりカーダイティス] 化膿性心膜炎
pyopericardium [パイオウぺりカーディアム] 膿心膜症, 心膜腔蓄膿
pyoperitonitis [パイオウぺりトウナイティス] 化膿性腹膜炎
pyophylactic [パイオウファイレークティック] 防膿的, 化膿予防の
pyoplania [パイオウプレイニア] 膿浸潤, 膿移行
pyopneumocholecystitis [パイオウニューモウコウリスィスタイティス] 膿気性胆嚢炎
pyopneumopericarditis [パイオウニューモウぺりカーダイティス] 含気性化膿性心嚢炎
pyopneumopericardium [パイオウニューモウぺりカーディアム] 膿気性心嚢炎, 化膿性含気性心囊炎
pyopneumoperitonitis [パイオウニューモウぺりトウナイティス] 含気性化膿性腹膜炎
pyopneumothorax [パイオウニューモウソーれックス] 膿気胸症, 含気膿胸
pyopoietic [パイオウポイイーティック] 化膿性
pyorrh(o)ea [パイアりーア] 膿漏
— alveolaris [-アルヴィオラーりス] 歯槽膿漏
pyorrheal [パイアりーアル] 膿漏の
pyosalpingitis [パイオウセールピンジャイティス] 化膿性卵管炎
pyosalpingo-oophoritis [パイオウセールピンガーオウアファらイティス] 化膿性卵管卵巣炎
pyosalpinx [パイオウセールピンクス] 膿卵管症
pyosepticemia [パイオウセプティスィーミア] 膿性敗血症
pyosinus [パイオウサイナス] 膿洞
pyosis [パイオウスィス] 膿潰, 化膿症
pyospermia [パイオウスパーミア] 膿精液症
pyostatic [パイアステーティック] 化膿阻止の
pyothorax [パイオウソーれックス] 膿胸
pyotorrh(o)ea [パイオウタりーア] 膿性耳漏
pyotoxin(a)emia [パイオウタクスィニーミア] 化膿毒血症
pyoureter [パイオウユりーター] 尿管蓄膿
pyovesiculosis [パイオウヴェスィキュロウスィス] 輸精嚢蓄膿
pyrabrom [パイらブロム] 抗ヒスタミン剤の一つ
pyramid [パれーマッド] 錐体
— cell [-セル] 錐体細胞
— of light [-アヴ ライト] 光椎
— of medulla oblongata [-アヴ ミダラ アブローンガータ] 延髄錐体 ☆鼓膜上の三角形で光を反射する
pyramidal [パれーミダル] 錐状の, 錐体形の
— lobe [-ロウブ] 錐体葉
— tract [-トらクト] 錐体路, 錐体索
pyramidon [パれーミダン] ピラミドン ☆解熱薬
pyramidotomy [パれーミダトミー] 錐体路切開術
pyramis [パれーミス] 錐体
pyrantel pamoate [パイらンタル パマエイト] パモ酸ピランテル ☆蟯虫・回虫・鉤虫

駆除薬
- **pyrazinamide, PZA** [ピラズィナマイド] ピラジナミド ☆抗結核薬
- **pyren(a)emia** [パイらニーミア] 赤芽血球症
- **pyrenin** [パイらニン] = plastin 仁核小体中の酸好性物質
- **pyrenolysis** [パイらナリスィス] 核小体崩壊
- **pyretherapy** [パイらセらピー] 発熱療法
- **pyrethrine** [パイリースりン] ピレトリン ☆pyrethrum の有効成分で駆虫剤
- **pyrethrum** [パイリースらム] 除虫ギク
- **pyretic** [パイれティック] 熱病の, 熱病に罹った, 熱病薬, 解熱剤
- **pyreticosis** [パイらティコウスィス] 熱症
- **pyretogen** [パイれタジャン] = pyrogen 発熱物質
- **pyretogenesis** [パイらタジェニスィス] 発熱機序
- **pyretogenic** [パイらタジェニック] 熱を起こす
- **pyretography** [パイりタグらフィ] 発熱図
- **pyretology** [パイらタラジー] 発熱学
- **pyretolysis** [パイらタリスィス] 解熱
- **pyretometer** [パイらタミター] 臨床検温器
- **pyretotherapy** [パイらタセらピー] 発熱療法
- **pyretotyphosis** [パイらトウタイフォウスィス] 熱性せん妄
- **pyrexia** [パイれクスィア] 発熱, 熱病
- **pyrexial** [パイれクスィアル] 熱病の
- **pyridine** [ピりディーン] ピリジン ☆喘息用の揮発性流動アルカリ
- **pyridinol carbamate** [ピりディノール カーバメイト] ピリジノールカルバメート ☆冠動脈拡張薬, 狭心症治療薬
- **pyridinoline** [ピりディナりン] ピリジノリン ☆ピリジン架橋結合物, コラーゲン分解産物として尿中に排泄される
- **pyridostigmine bromide** [ピりドウスティグミーン ブろウマイド] 臭化ピリドスチグミン ☆抗コリンエステラーゼ薬, 重症筋無力症治療薬
- **pyridoxal** [ピりダクサル] ピリドキサール ☆ピリドキシンのアルデヒド
  - **phosphate** [- ファスフェイト] リン酸ピリドキサール ☆ビタミン B_6 製剤
- **pyridoxine hydrochloride** [ピりダクスィーン ハイドろウクローらイド] 塩酸ピリドキシン ☆ビタミン B_6 製剤
- **pyridoxine deficiency** [ピりダクスィーンディフィシャンスィ] ピリドキシン欠乏症
- **pyriform** [ピりフォーム] 梨状の
- **pyrimidine** [ピりミディーン] ピリミジン ☆窒素を含む環状化合物で核酸塩基と結合する
- **pyrite** [パイらイト] 硫化鉄鉱
- **pyroborate** [パイろウボーれイト] ピロホウ酸塩
- **pyrodextrin** [パイろデクストりン] ピロデキストリン
- **pyrogallic** [パイらゲーりック] 焦性没食子酸の
  - **acid** [- エーサッド] 焦性没食子酸
- **pyrogallol** [パイらゲーロール] 結晶焦性没食子酸
- **pyrogen** [パイらジャン] 細菌性発熱物質
  - **test** [- テスト] 発熱物質試験
- **pyrogenetic stage** [パイろジャネティック ステイジ] 発熱期
- **pyrogenic** [パイらジェニック] = pyrogenetic 体中に熱を生ずる, 発熱性の
- **pyrogenous** [パイらジナス] 高熱に由来する
- **pyroglobulin** [パイろグらビュリン] ピログロブリン ☆熱凝固グロブリン
- **pyroglobulin(a)emia** [パイろウグらビュリニーミア] 熱凝固グロブリン血症
- **pyroleum** [パイろリアム] 石油
- **pyrology** [パイらラジー] 発熱化学
- **pyrolysis** [パイらリスィス] 熱分解
- **pyrolytic** [パイらリティック] 有機物の熱分解の
- **pyromania** [パイろウメイニア] 放火狂
- **pyrometer** [パイらミター] 高温計
- **pyrophobia** [パイらフォウビア] 恐熱症, 恐火症, 火恐怖症
- **pyrophosphatase** [パイろファスフェティス] ピロリン酸水解酵素
- **pyrophosphate** [パイろファスフェイト] ピロリン酸塩
  - **arthropathy** [- アースらパスィ] ピロリン酸関節症
- **pyropuncture** [パイらパンクチャー] 烙刺法
- **pyrosis** [パイろウスィス] 灼熱, 炎性, 胸やけ
- **pyrotic** [パイろティック] 腐蝕性の, 炎性の, 熱性の
- **pyrotoxin** [パイらタクスィン] 熱毒素
- **pyrrole** [ピろウル] ピロール ☆Nを含む環状化合物

pyrrolidine [ピらリディーン] ピロリジン ☆煙草中の強塩基
pyruvate [パイるーヴェイト] ピルヴェート ☆焦性ブドウ酸塩
　— **kinase** [-カイネイス] ピルヴェート・カイネース ☆焦性ブドウ酸燐酸化酵素
　— **kinase deficiency** [-カイネイス ディフィシャンスィ] 焦性ブドウ酸燐酸化酵素欠乏症 ☆軽度の貧血を起こす，脾摘で改善
pyruvic [パイるーヴィック] 焦性の
　— **acid** [-エーサッド] 焦性ブドウ酸 ☆糖代謝の中間産物
　— **aldehyde** [-エルディハイド] 焦性アルデド ☆焦性ブドウ酸の還元物質
pythogenesis [パイサジェニスィス] 腐敗を起こす，腐敗による
pythogenic [パイサジェニック] 腐敗から，腐敗によって
pyuria [パイユーりア] 膿尿症
pza (pyrazinamide)
PZI (protamine zinc insulin)

Q

Q 1.(question) ／ 2.(quotient)
qad (quaque altera die)[キューエイディー(クワルク アルテラ ディエ)] 1日おきに
Q fever [キュー フィーヴァー] Q熱 ☆*Rickettsia burnetii* による発熱，間質性肺炎
q2h (quaque secunda hora)[キュートゥーエイチ(クワルク セクンダ ホーら)] 2時間ごとに，2時間おきに
q3h (quaque tertia hora)[キュースリーエイチ(クワルク テルティア ホーら)] 3時間毎に，3時間おきに
Q scan [キュー スケーン] 肺灌流のアイソトープによる試験
Q wave [キュー ウェイヴ] Q波 ☆心電図でR波に先行する小さい負性波
qd (quaque die)
qh (quaque hora)
qid (quater in die)
ql (quantum libet)
QNS (quantity not sufficient)
qod [キューオウディー] 1日おきに
QOL (quality of life)
qp (quantum placet)
QRS wave (ECGの) QRS波，心室収縮を示す
qs 1.(quantum satis) ／ 2.(quantum sufficiat)
QTc [キューティースィー] 補正QT
QT prolongation syndrome [キューティープらランゲイシャン スィンドローム] 心電図のQT延長症候群
quack [クウァック] やぶ医者，偽医者，もぐり医者
  — medicine [-メディスィン] 偽医師の医療
quackery [クウァッカりー] いかさま療法
quadrangle [クウァドれーングル] 四角形，四辺形
quadrangular [クウァドれーンギュラー] 四角形の，四辺形を成す
quadrant [クウァドれーント] 四分円，四分区間
quadrantectomy [クウァドれーンテクタミー] 乳房1/4切除術
quadrate [クウァドれイト] 正方形にする，適合する
  — lobe [-ロウブ] 方形葉 ☆小脳の前後両葉を総て
quadratus [クウァドれイタス] 方形筋
quadriceps [クウァドりセプス] 四頭の
  — muscle [-マスル] 四頭筋
quadricuspid [クウァドりカスピッド] 四咬頭歯の
quadrigemina [クウァドりジェミナ] 四畳，四重，四丘
quadrigeminal [クウァドりジェミナル] 四重の，四丘の
quadrigeminum [クウァドりジェミナム] 四重，四次，四丘体
quadrilateral [クウァドりラタラル] 四角形，四方形
quadrilocular [クウァドりラキュラー] 四腔洞をもって，四房の
quadripara [クウァドりぺーら] 4回経産婦
quadripartite [クウァドりパータイト] 四分の
quadriplegia [クウァドりプリージア] 四肢麻痺
quadrisect [クウァドりセクト] 四分する
quadrivalent [クウァドりヴェイラント] 四価の
quadroon [クウァドるーン] 黒人血1/4をもつ人 ☆白人黒人夫婦の孫
quadruped [クウァドるペッド] 四足の，四足歩行
quadruplet [クウァドるープリット] 四つ子のひとり
quadvitam [クワドヴァイタム] 生命に関する限り
quail [クウェイル] うずら
quail's egg size [クウェイルズ エッグ サイズ] うずらの卵大
Quain's fatty heart [クウェインズ フェーティ ハート] クェーン脂肪心
quale [クウェイリー] 感覚の敏感度，質
qualification [クウァラフィケイシャン] 制限，修正，保留，免許，適応，免許状
qualified [クウァラファイド] 資格ある，適任の，免許の，制限された，条件付きの
qualify [クウァラファイ] 必要な性質または資格を与える，制限する，条件付きにする，緩和する，免許を得る
qualimeter [クウァラミター] = Bauer valve

qualitative 〜 Queckenstedt's sign

（X線の）硬度計（透過度）
qualitative [クウァラタティヴ] 性質上の，定性の
— analysis [- アネーリスィス] 定性分析
quality [クウァラティ] 性質，良質，個性，良否
— of life, QOL [- アヴ ライフ] 生活の質 ☆単なる寿命でなく高度の有意義な生活をすること
quantal [クウァントル] 量子の，量的の
quantification [クウァンティフィケイシャン] 実量
quantimeter [クウァンティミター] 線量計
quantitative [クウァンティタティヴ] 量の，定量の
— analysis [- アネーリスィス] 定量分析
quantity [クウァンティティ] 量，現存量，多量，沢山
— not sufficient, QNS [- ナット サフィシャント] 量が不十分
quantum [クウァンタム][L] 定量，定額，量子
— chemistry [- ケミストリー] 量子化学
— libet, q. l. [- リベット] 任意量
— liquid [- リクウィド] 量子液体
— mechanics [- ミケーニクス] 量子力学
— placeat, q. p. [- プレーセット] 適量
— ratio [- れイシオウ] 量子比
— satis, q.s. [- セイティス] 適量
— sufficiat, q.s. [- サフィシャント] 十分量
— theory [- スィーアりー] 量子論
— vis, qv [- ヴィス] 任意量
quaque die, qd [クワルク ディエ] 毎日
quaque hora, qh [クワルク ホーら] 毎時
quaque quart hora, q. 4 h. [クワルク クゥート ホーら] 4時間毎
quaque secunda hora, q. 2 h. [クワルク セクンダ ホーら] 2時間毎
quaque tertia hora, q. 3 h. [クワルク テルティア ホーら] 3時間毎
quarantine [クウァらンティーン] 検疫 ☆伝染病の発生地からの旅行者貨物の交通遮断，検疫する
— flag [- フレーッグ] 伝染病旗，検疫旗
— service [- サーヴィス] 検疫業務
— station [- ステイシャン] 検疫所
quarry [クウォーりー] 採石場
quart [クウォート] クォート ☆液量（1/4ガロン），枡目（1/8ペック），946ml

quartan [クウォータン] 第四番，四日目毎の
— fever [- フィーヴァー] マラリア四日熱
— malaria [- マレアりア] 四日熱マラリア
— parasite [- ペーらサイト] 四日熱原虫
quartanary [クウォータナりー] 第4の
quarter [クウォーター] 1/4, 地域，区，居所寛大，四分する，四等分する，宿営する，宿営させる
— amputation [- アンピューテイシャン] 四肢の一つを含む全身の1/4の切除
quartile [クウォータイル] 1/4分画 ☆全側定値を大きさの順序に並べ，その数を四等分したものの一つ
quartisect [クウォーティセクト] 四分割する，四部分に切る
quartz [クウォーツ] 石英，二酸化ケイ素
— lamp [- レーンプ] 石英水銀燈
quasi [クウェイサイ] ある意味で，ほとんど，ある程度に
— liberal [- リベらル] 表面的な自由主義者
— official [- アフィスィアル] 準公式の
quasicrystalline [クウェイサイクりスタリン] 準結晶性の
quasidominant [クウェイサイダミナント] 準優性の
quasireflex [クウェイサイりーフレックス] 準反射
quassation [クウァセイシャン] 破砕
quassia [クウァスィア] ニガキ ☆南米産苦木科植物，とくにSurinam産のもの，苦味液，強壮剤・駆虫剤として用いられる
quata [クウォータ] 割り当て
quater in die, q i d [クウォーター イン ディエ] 1日4回
quaternary [クウァタネアりー] 4原子の ☆4つの元素を含む
quaver [クウェイヴァー] = quiver 振動する，声を震わせる
quavery [クウェイヴァりー] 震え声
queasy [クウィースィ] 嘔吐を催させる，嘔吐性の，不消化を起こしやすい
Queckenstedt's sign [クウェッケンステッツ サイン] クェッケンステット徴候 ☆一方の頸静脈を圧迫しても，もし脳脊髄液流路に障害があると，腰椎穿刺中の脳脊

queer ～ Quinquaud's disease

髄液圧は上がらない

queer [クウィアー] 変わり者の，奇妙な

quelling [クウェリング] 鎮圧する，破砕する

quench [クウェンチ] 消滅する

quenching [クウェンチング] 急冷，クウェンチング ☆液体シンチレーションカウンターにおけるカウントの検体環境による減少

querulant [クワーりュラント] 好訴者の；好訴者

querulent [クウァーりュラント] 愚痴っぽい，いらだつ，疑い深い

quest [クウェスト] 探索，探求，尋問，検死，跡をつける，探求する

question [クウェスチャン] 質問，疑問，論題，質問する，探求する，疑問を起こす

questionable [クウェスチャナブル] 疑わしい，不審な

questionnaire [クウェスチャネアー] ある特殊な項目について参考資料を得るため空欄を残した書込式の質問書，アンケート

Queyrat's erythematous thickning (erythroplasia) [クウェイらーズ えりスィーマタス スィックニング (えりスろウプレイスィア)] ケーラーの紅色肥厚症

quick [クウィック] 速い，生きている，the quick and the dead（生きているものも死んだもの）
— lime [－らイム] 生石灰
— muscle [－マスル] 速筋，敏筋
— pulse [－パルス] = short pulse 速脈

quicken [クウィックン] 行かす，元気づける，元気づく，刺激する，胎動を始める，妊婦が胎動を感じる

quickening [クウィックニング] 生かす，活発にする，蘇生させる，初めて胎動を感ずる

quickening's test [クウィックニングズ テスト] クイック試験 ☆肝機能の試験，安息香酸ナトリウムの投与後馬尿酸が排泄されることを用いる

quicksilver [クウィックスィルヴァー] 水銀，気軽な性質，変わりやすい性質

quiescent [クウァイエッサント] 静止の，無活動の

quiet [クウァイアット] 静かな，平和な，音を立てない，不安の内，単調な，内密の，静寂，休養，安静，平穏，静める，和らげる，衰える，おさまる

quietly [クウァイアトリー] 静かに，落ち着いて，平静に，地味に

quietude [クウァイイテュード] 静かさ，温和，しとやかさ

quigila [クウィジら] ブラジルにある癩病様の伝染病

quilt [クウィルト] 掛布団，掛布，寝床の上掛
— suture [－スーチャー] 布団縫合，円柱縫合

quinacrine [クウィナクリン] キナクリン ☆アテブリンの成分，抗マラリア剤

quinamine [クウィナミーン] キナミン ☆シンコナのアルカロイド

quinapril hydrochloride [クウィナプリル ハイドろクローらイド] 塩酸キナプリル ☆降圧薬，アンジオテンシン変換酵素阻害薬

Quincke's disease [クウィンケズ ディズィーズ] クインケ病 ☆血管神経性水腫，限局性水腫

Quincke's edema [クウィンケズ イディーマ] クインケ浮腫

quinhydrone [クウィンハイドろウン] キンヒドロン

quinic acid [クウィニック エーサッド] キニン酸

quinidine sulfate [クウィニディーン サルフェイト] 硫酸キニジン ☆抗不整脈薬，チンコナより分離したアルカロイド N_2

quinine [クウァイナイン] キニーネ ☆抗マラリア薬
— bisulfate [－バイサルフェイト] 二硫酸キニーネ
— hydrochloride [－ハイドろウクローらイド] 塩酸キニーネ
— sulfate [－サルフェイト] 硫酸キニーネ
— tannate [－タニット] タンニン酸キニーネ

quinoline [クウィナリーン] キノリン
— yellow [－イェロウ] キノリン黄 ☆染料

quinone [クウィノウン] キノン ☆キニン酸を酸化して得た主成分

quinopyrine [クウィナパイりン] キノピリン

quinosol [クウィナソウル] キノゾール ☆防腐剤

quinotropine [クウィナトらピン] キノトロピン

Quinquaud's disease [クウィンコウズ ディズィーズ] キンコー病 ☆頭髪毛囊の化

膿性炎症
quinquivalent [クウィンクウァ**ヴェ**イラント] 五価の
quinsy [ク**ウィ**ンズィ] 咽頭炎，扁桃腺炎，化膿性咽頭炎
quintan [ク**ウィ**ンタン] （マラリアその他回帰熱の）五日目毎に起こる，うち三日おきの，五日熱
quintisternal [クウィンティス**ター**ナル] 胸骨第5肋骨部の
quintuplet [クウィン**タ**プリット] 五つ子
quionine [ク**ウァ**イアニーン] キオニン
☆苦味のないキニーネ
quit [ク**ウィ**ット] 止める，去る
quite [ク**ウァ**イト] まったく，ことごとく，完全に，極度に，事実上
quiver [ク**ウィ**ヴァー] 震える
quivering [ク**ウィ**ヴァリング] 震えて，振動して
quiz [ク**ウィ**ズ] 質疑応答による教育，クイズ
quota [ク**ウォ**ウタ] 割当，分担額
quotidian [クウォ**ウティ**ディアン] 日々の，毎日起こる，ありふれた
— **fever** [— **フィー**ヴァー] 毎日熱
☆ *double quotidian* *1日2回*
quotient, Q [ク**ウォ**ウシャント] 比率，商，係数
qv (quantum vis)

R

R 1. (radius)／2. (Reaumur)／3. (recipe)／4. (remotum)／5. (residue)／6. (residuum)／7. (respiration)／8. (rickettsia)／9. (right)／10. (roentgen)

R on T 先行するT波の上に心室性期外収縮のRが乗っている

Ra (radium)

RA 1. (renal artery)／2. (renin activity)／3. (residual air)／4. (retinoic acid)／5. (rheumatoid arthritis)／6. (right atrium)

rabbetting [らビティング] (骨折端が)重なり合う，組み合う

rabbit [れービット] 飼兎，野兎
— fever [-フィーヴァー] 野兎熱

rabic [れービック] 狂犬病

rabicidal [れイビサイダル] 狂犬病ウイルスを破壊する

rabid [れービッド] (主に動物の)恐水病に罹った，狂犬病の，過激な
— virus [-ヴァイらス] 狂犬病毒

rabies [れイビィーズ] = hydrophobia 狂犬病
— immune globulin, RIG [-イミューン グラビュリン] 狂犬病免疫グロブリン
— vaccine [-ヴェークスィン] 狂犬ワクチン

rabiform [れイビフォーム] 狂犬病様の

race [れイス] (生物の)類，人種，属，品種，民族，家系
— disposition [-ディスポズィシャン] 民族素質
— hygiene [-ハイジーン] 民族衛生学
— psychology [-サイカラジー] 種族心理学

racemation [れイサメイシャン] ラセミ化
☆旋光性物質が温度または他の物質の接触作用によって旋光度を減少あるいは消失して光学的に不活発になる現象

racemic [らセミック] ラセミ化合物の，左右旋光性物質をもつ

racemization [らサマイゼイシャン] ラセミ化，不旋光性にすること

racemose [らスィモウス] = racemous ブドウ房状の，総状の，総状花序の（植物）
— gland [-グランド] ブドウ状腺

rachialbuminimetry [れイキアルビューミニメタリー] 脳脊髄液中のタンパク量測定

rachialgia [れイキエールジア] 脊柱神経痛，脊椎痛

rachian(a)esthesia [れイキアニススィーズィア] 脊椎麻酔法

rachicentesis [れイキセンティースィス] 腰椎穿刺，脊椎穿刺

rachidian [れイキディアン] 脊柱の
— quotient [-クウォウシャント] 髄液圧係数

rachigraph [れイキグらフ] 脊柱描画器

rachilysis [れイキリスィス] 脊柱側彎曲矯正

rachiocampsis [れイキアカンプスィス] 脊柱彎曲症

rachiocentesis [れイキオウセンティースィス] 腰椎穿刺，脊椎穿刺

rachiodynia [れイキアディニア] 脊柱痛

rachiometer [れイキアミター] 脊柱彎曲計

rachiopathy [れイキアパスィ] 脊椎疾患

rachioplegia [れイキオウプリージア] 脊柱麻痺

rachioresistant [れイキオウりズィスタント] 脊髄麻酔不応の

rachiotomy [れイキアタミー] 脊椎切除術

rachipagus [らキパガス] 脊椎接合体

rachis [れイキス] 脊柱，葉軸，羽軸

rachisagra [れイキサグら] 脊柱痛風

rachischisis [らキスキスィス] = spina bifida 脊髄開放，脊椎裂，二分脊椎

rachiscoliosis [れイキスコウリオウスィス] 脊柱側彎症

rachitic [らキーティック] くる病の
— beads [-ビーズ] くる（佝僂）病念珠
— pelvis [-ペルヴィス] くる病骨盤
— rosary [-ろウザりー] くる病念珠

rachitis [らカイティス] = rickets くる病，イギリス病

rachitogenic [らキタジェニック] くる病の原因となっている

rachitomy [らキタミー] 脊柱切断術

racial [れイシャル] 人種の，民族の
— discrimination [-ディスクリミネイシャン] 人種的差別
— immunity [-イミューニティ] 種属免疫

— prejudice [-プれジュディス] 人種的偏見

Racine's premenstrual salivary syndrome [らスィーンズ プりメンストるアル サリヴァりー スィンドろウム] ラシーヌ症候群 ☆月経前唾液分泌過多

rad [れーッド] = radiation absorbed dose 放射線の吸収線量を表す単位で吸収物体1gに100エルグのエネルギーが伝えられる線量

RAD (right axis deviation)

radarkymography [れイダーカイマぐらフィ] 無線追跡による心拍動描写

radectomy [らデクトミー] = radiectomy 歯根切除術

radiability [れイディアビリティ] X光線浸透能

radial [れイディアル] 光線の, 輻射の, 半径の, 橈骨の, 放射部の, 放射器官の, 射出花の (植物), 橈骨神経, 橈骨動脈
— artery [-アータりー] 橈骨動脈
— nerve [-ナーヴ] 橈骨神経
— (bone) mineral density, RBMD [-(ボウン) ミナらル デンスィティ] 橈骨骨塩量
— pulse [-パルス] 橈骨動脈脈拍
— reflex [-リーフレクス] 橈骨反射 ☆橈骨下端を叩くと前腕屈曲
— tuberosity [-テューバらスィティ] 橈骨粗面

radiant [れイディアント] 輻射の, 放射の, 輝く, 嬉しそうな, 輻射状に働く
— energy [-エナージー] 放射エネルギー
— heat [-ヒート] 放射熱
— point [-ポイント] 放射点
— ray [-れイ] 放射線

radiate [れイディエイト] (熱, 光を) 射出する, 放射する, 輻射する

radiated [れイディエイティッド] 射出する, 輻射の, 射形動物の, 射形花を生ずる

radiatio [れイディエイシオウ] 放線, 放射
— acustica [-アクースティカ] 聴放線
— optica [-アプティカ] 視放線
— pyramidalis [-ピらミデイリス] 錐体放線

radiation [れイディエイシャン] 放射, 放線, 放射線
— biology [-バイアらジー] 放射線生物学
— damping [-デーンピング] 放射減衰
— hazard [-ヘーザード] 放射線障害
— hormesis [-ホーミースィス] 放射線ホルミシス (閾値下作用) ☆微量放射線の好ましい作用
— lung injury [-ラング インジャりー] 放射線肺障害
— pneumonitis [-ニューモウナイティス] 放射線性肺臓炎
— sensitivity [-センスィティヴィティ] 放射線感受性
— sickness [-スィックニス] 放射線宿酔

radical [れディカル] 基礎の, 固有の, 主要な, 最初の, 過激の, 根の (植物), 根の (数学), 基の (化学), 根本的の
— axis [-エクスィス] 根軸
— mastectomy [-メーステクタミー] 根治的乳房摘除術
— operation [-アパれイシャン] 根治手術

radically [れーディカりー] 根本的に, 徹底的に

radicle [れーディクル] 小根, 幼根

radicula [れーディキュラ] 小根の, 根基の, 根状の

radicular [れーディキュラー] 幼根の, 小根のある
— odontoma [-オウダントウマ] 歯根腫

radiculectomy [れーディキュレクタミー] 脊髄神経根切除術

radiculitis [れーディキュライティス] 脊髄神経根炎

radiculoganglionitis [れーディキュロウゲーングリオウナイティス] 脊髄神経後根神経節炎

radiculomedullary [れーディキュラメデュラりー] 脊髄と神経根の

radiculoneuritis [れーディキュロウニューらイティス] 神経根炎

radiculopathy [れーディキュラペースィ] 神経根症

radiectomy [れイディエクタミー] 歯根切除術

radioactive [れイディオウアクティヴ] 放射性の, 放射能の
— compound [-カンパウンド] 放射性化合物
— element [-エリメント] 放射性元素

radioactivity [れイディオウアクティヴィティ] 放射能, 輻射能

radioallergosorbent test, RAST [れイディ

radioautogram 〜 radium

オウアラーゴウソーベント テスト] 放射線アレルギー固相吸着試験 ☆吸収物質に対する特異的IgE抗体を発見するテスト

radioautogram [れイディオウ**オー**タグらム] ラジオオートグラム，放射線感光写真

radioautography [れイディオウオー**タ**グらフィ] 放射線感光写真

radiobicipital [れイディオウバイ**スィ**ピタル] 橈骨と二頭筋の

radiobiologist [れイディオウバイ**ア**らジスト] 放射線生物学者

radiocarcinogenesis [れイディオウカースィナ**ジェ**ニスィス] 放射線発癌

radiocardiography [れイディオウカーディ**ア**グらフィ] 放射性心拍記録法

radiocarpal [れイディオウ**カー**パル] 橈骨の，腕骨の，前腕の，手首の

radiochemisty [れイディア**ケ**ミストりー] 放射化学

radiocology [れイディオウ**カ**ラジー] 放射線生態学

radiocystitis [れイディオウスィス**タ**イティス] 放射性膀胱炎

radiode [**れ**イディオウド] ラジウム挿入器

radiodermatitis [れイディオウダーマ**タ**イティス] 放射線皮膚炎

radiodiagnosis [れイディオウダイアグ**ノ**ウスィス] 放射線診断法

radiodontia [れイディア**ダ**ンシア] ＝ radiodontics 歯科放射線学

radioelement [れイディオウ**エ**リマント] 放射能元素

radioepidermitis [れイディオウエピダー**マ**イティス] 放射線表皮炎

radioepithelitis [れイディオウエピ**スィー**ライティス] 放射線上皮炎

radiogen [**れ**イディアジャン] 放射能物質

radiogenic [れイディア**ジェ**ニック] 放射線に因する

radiogram [**れ**イディアグれーム] X線写真，レントゲン写真

radiograph [**れ**イディアグれーフ] X線写真，放射線写真，（人体などを）放射線写真に撮影する

radiography [れイディア**グ**れーフィ] ＝ skiagraphy X線撮影法

radioimmunity [れイディオウイ**ミュー**ニティ] 放射線免疫，放射線耐性

radioimmunoassay [れイディオウ・イミューノウ**ア**ッセイ] 放射性免疫検定法，ラジオイムノアッセイ

radioimmunodiffusion [れイディオウ・イミューノウディ**フュー**ジャン] 放射免疫拡散法

radioisotope, RI [れイディオウ・**ア**イサトウプ] ラジオアイソトープ，放射性同位元素

radiolesion [れイディオウ・**リー**ジャン] 放射線性障害，放射線による病変

radiology [れイディ**ア**らジー] 放射線医学，放射線科

radiolucent [れイディオウ**ルー**サント] レントゲン線透過性

radiolus [れイ**ディー**アラス] 消息子，ゾンデ

radiomutation [れイディオウ・ミュー**テ**イシャン] 放射線照射による突然変異

radionecrosis [れイディア・ニク**ろ**ウスィス] 放射線壊死

radioneuritis [れイディオウ・ニューら**イ**ティス] 放射線神経炎

radionuclide [れイディオウ**ニュー**クライド] 放射能物資，放射性核種
 ― ventriculography [―ヴェントりキュ**ラ**グらフィ] 放射線障害による心室造影

radiopaque [れイディオウ**ペ**イク] 放射線不透過性の

radioparent [れイディオウ**ペ**アらント] 放射線透過性の

radiopraxis [れイディア・プ**れ**クスィス] 放射能物質で診療すること

radioreceptor [れイディオウり**セ**プター] 放射エネルギーの刺激に対する感受体，放射線受容器

radioresistance [れイディオウ・り**ズィ**スタンス] 放射線抵抗性

radioscopy [れイディ**ア**スカピー] 放射線透視法

radiosensibility [れイディオウ・センスィ**ビ**リティ] 放射線感受性

radiosensitive [れイディオウ**セ**ンスィティヴ] 放射線に敏感な，放射感受性の

radiosensitizer [れイディオウ**セ**ンスィタイザー] 放射線増感剤

radiotherapy [れイディオウ**セ**らピー] 放射線療法，X線療法

radiothermy [れイディオウ**サー**ミー] 短波ジアテルミー，放射線熱療法

radiotoxemia [れイディオウタク**スィー**ミア] 放射線中毒症，放射線宿酔（二日酔）

radiotropic [れイディアト**ら**ピック] 放射線指向性の

radium, Ra [**れ**イディアム] ラジウム（元素） ☆原子量 226.0254

678

radium ～ range

— **emanation** [-エマ**ネ**イシャン] ラジウムエマナチオン ☆ラジウムから出る放射線

radiumization [れイディアミ**ゼ**イシャン] ラジウム照射

radiumologist [れイディア**マ**ラジスト] ラジウム治療専門家

radiumology [れイディア**マ**ラジー] ラジウム治療学

radius [**れ**イディアス] 橈骨，射出部，半径，輻射線

— **arcus vertebrae** [-**ア**ーカス ヴァーティブれ] 椎弓根
— **clinica** [-**ク**リニカ] 臨床的な歯冠部以下の歯の部分
— **dentis** [-**デ**ンティス] 歯根
— **dorsalis** [-**ド**ーセイリス] (脊髄の)後根
— **linguae** [-**リ**ングウェ] 舌根
— **nasi** [-**ナ**ージ] 鼻根
— **penis** [-**ピ**ーニス] 陰茎根
— **pili** [-**パ**イライ] 毛根
— **unguis** [-**ア**ングウィス] 爪根
— **ventralis** [-ヴェントら**ー**リス] (脊髄神経の)前根

radon, Rn [**れ**イダン] ラドン（元素）☆ラジウム放射物質

radonator [**れ**イダネイター] ラドン発生器

raffinase [**ら**フィネイス] ラフィネース ☆ラフィノース分解酵素

raffinose [**ら**フィノウズ] ラフィノース ☆砂糖大根などに含有される甘味ある炭水化物

rag-sorter's disease [**ら**グーソーターズ ディ**ズ**ィーズ] ぼろ選別者病 ☆悪性膿疱

ragweed [**れ**ーッグウッド] ブタクサ．米国中東部で花粉症の最も重要なアレルゲン

raiment [**れ**イマント] 衣類

rale [**ら**ール] 小泡音，雑音，ラッセル音 ☆肺を聴診するときに聞こえる音

Raman effect [**ら**マン イフェクト] ラマン効果 ☆単色光を物質にあてると散乱光の中には入射光と同じ波長の光のほかにその物質に特有な波長の光が出る

ramex [**れ**イメックス] 陰嚢ヘルニア，陰嚢索静脈瘤

rami [**れ**イマイ] 枝，枝状物，分枝物，梢（ramus の複）

— **bronchiales** [-ブ**ら**ンキアルズ] 気管支枝

ramification [**ら**ミフィ**ケ**イシャン] 分枝，分枝状，分枝法，分裂，小区分

ramify [**ら**ーミファイ] 枝を出す（植物），分岐する，小区分する，網の目になる，小区分される

ramipril [**れ**ーミプリル] ラミプリル ☆アンジオテンシン転換酵素

ramisectomy [れーミ**セ**クタミー] 交通枝切除術

ramitis [れー**マ**イティス] 神経根炎

ramose [**れ**イモウス] 分枝状の

ramosetron hydrochloride [れイモウ**セ**トらン ハイドろウクろーらイド] 塩酸ラモセトロン ☆ $5-HT_3$ 受容体拮抗制吐薬

ramous [**れ**イマス] 多くの分枝を有する

rampart [**ら**ンパート] 隆起

Ramsay-Hunt syndrome [**ら**ムズィーハント ス**ィ**ンドろウム] ラムセーハント症候群 ☆膝状神経節症候群，眼部帯状ヘルペスなどによって起こる

Ramstedt's operation [**ら**ムステッズ アパ**れ**イシャン] ＝ Fredet-Ramstedt operation ラムステッド手術 ☆先天性幽門狭窄症に対する手術

ramus, rami (複) [**れ**イマス，**れ**イマイ] 枝，枝状物，分枝物，梢

— **acetabularis** [-アセタブ**ラ**ーリス] 寛骨臼枝
— **communicans** [-カ**ミュ**ーニカンズ] 交通枝
— **cutaneus** [-キュ**ティ**ニュアス] 皮枝
— **mandibulae** [-**マ**ンディビュレ] 下顎枝
— **obturatorius** [-アブトゅら**トゥ**りウス] 閉鎖動脈との吻合枝
— **ossis ischii** [-**ア**スィス **イ**スキイ] 坐骨枝
— **ossis pubis** [-**ア**スィス **ピュ**ービス] 恥骨枝
— **saphenus** [-サ**フィ**ーナス] 伏在枝

rancid [**ら**ンスィッド] 腐敗した脂肪のような悪臭または味のする

rancidity [ラン**ス**ィディティ] 腐敗，悪臭

random [**ら**ンダム] 任意の，無作為
— **sampling** [-**セ**ンプリング] 無作為抽出

randomization [**ら**ンダマイ**ゼ**イシャン] 無作為化

randomize [**れ**ンダマイズ] データを無作為化する

range [**れ**インジ] 限度，範囲

range ～ rather

— of accommodation [-アヴ アカマデイシャン] 調節範囲 ☆視力の近点と遠点の範囲

— of motion [-アヴ モウシャン] 運動範囲, 可動域

ranimustine [れーニマスティン] ラニムスチン ☆アルキル化抗悪性腫瘍薬

ranitidine [れーニティディン] ラニティディン ☆H_2遮断剤, 消化性潰瘍治療剤

ranine [れイナイン] 蛙の

ranitidine hydrochloride [らニティディン ハイドロウクローらイド] 塩酸ラニチジン ☆消化性潰瘍治療薬, ヒスタミンH_2受容体拮抗薬

Ranke's stage [らンケズ ステイジ] 結核の病期

rankenangioma [れーンカネーンジオウマ] つる状動静脈瘤

ranula [れーニュラ] ガマ腫

Ranvier's cell [れーンヴィアーズ セル] ランヴィエ細胞 ☆腱に存する結合織小体

Ranvier's node [れーンヴィアーズ ノウド] ランビエ結節 ☆神経鞘の輪状絞窄部

RAO (right anterior oblique)

rapamycin [れーパマイスィン] ラパマイシン, 免疫抑制薬

rape [れイプ] 強姦する, 強奪する, 強姦, 強奪

rapeseed [れイプスィード] 菜種

raphe [れイフィ] 接目, 縫合, 背線, 縫線

— **palati** [-パラタイ] 口蓋縫線

— **palpebralis lateralis** [-パルピーブれリス ラタオイリス] 外側瞼縫線

— **penis** [-ピーニス] 陰茎縫線

— **perinei** [-ぺりナイ] 会陰縫線

— **pharyngis** [-ファリンジス] 咽頭縫線

— **pterygomandibularis** [-テリゴウマンディビュラーりス] 翼突下顎縫線

— **scroti** [-スクろウタイ] 陰嚢縫線

rapid [れービッド] 早い, 迅速な, 険しい, 急流

— **eye movement, REM** [-アイ ムーヴメント] 急速眼球運動, 眼球運動相 ☆浅い睡眠のときに起こる

— **gastric emptying** [-ゲーストりック エンプティイング] 急速胃内容放出

— **grower** [-グろウワー] 迅速発育菌

— **plasma reagin test, RPR** [-プれーズマ りーアギン テスト] 急速血漿レアギン試験

— **pulse** [-パルス] 速脈

rapidly progressive glomerulonephritis, RPGN [れービッドりー プらグれッスィヴ グロウメりュロウニフらイティス] 急速進行性糸球体腎炎

rapport [らポーァ][F] ラポール, 疎通性 ☆医師と患者の協力一致関係, 調和関係

rare gas [れア ゲース] 稀ガス

rarefaction [れアりフェークシャン] 希薄化, 希薄

rarefy [れアりファイ] 希薄にする, 希薄になる

rarefying osteitis [れアりファイング アスティアイティス] 希薄化骨炎

rarely [れアりー] 滅多に～しない, 立派に

rarity [れアりティ] 稀な出来事

RAS 1. (renal artery stenosis)／2. (reticular activating system)

ras [oncogene] [れース] [[アンカジェーニック]] ラス [癌遺伝子], 癌遺伝子

ras gene [れース ジーン] ラス遺伝子 ☆低分子GTP結合タンパクをつくる

rash [れーシュ] 発疹, 皮疹, 紅疹, 前駆疹

Rashkind transcatheter ductal closure [れーシュキンド トランスケースィターダクタル クロウジャー] ラスキンドの経静脈カテーテル動脈管閉鎖法

raspatory [れスペータりー] = raspatorium 骨膜剥[離]子

raspberry [れースベりー] ラズベリー舌

RAST (radio-allergo-sorbent test)

rasura [れスューら] 鑢 (ヤスリ) 屑

rat [れーット] ネズミ

— **bite fever** [-バイト フィーヴァー] 鼠咬症, 鼠咬熱 ☆鼠に咬まれた後などに*Streptobacillus moniliformis*または*Spirillium minus*によって起こる感染

— **leprosy** [-レプロスィ] 鼠らい

rate [れイト] 割合, 率, 速度, 評価する, みなす, 価値がある

— **limiting factor** [-リミティング フェークター] 律速因子

— **of conduction** [-アヴ カンダクシャン] 伝導速度

— **of recovery** [-アヴ りカヴァりー] 回収率

rather [らーザー] むしろ, 幾分, やや, 多少

Rathke's pouch [レースキーズ パウチ] ラトケ嚢（頭蓋頬嚢）
raticide [レーティサイド] 殺菌剤
ratification [レーティフィケイシャン] 是認，認可，批准
ratify [レーティファイ] 是認する，調印する
rating [レーイティング] 評価，見積もり，定格，地方税賦課額
ratio [レイシオウ] 比，割合
ration [レイシャン] 配給量，定量一日分の食事，一日分の食糧を給する
rational [レーシャナル] 理性の，理性的，合理的，有理の（数学）
 — symptom [-スィンプタム] 主観的徴候
rationale [レシャナール] 理論的根拠，理由
rationalization [レシャナライゼイシャン] 合理化
rattle [レートル] 喧噪，騒音
rattlesnake [レータルスネイク] ガラガラ蛇 ☆アメリカ西部に住む毒蛇
Rauwolfia [ローウァルフィア] 印度蛇木 ☆降圧剤レセルピンの原料（*Rauwolfia serpentina*）
RAW (airway resistance)
raw [ロー] （肉などの）生の，半焼けの，精製しない，無経験の，（傷面の）赤膚の，肉を現した，赤膚，擦傷，痛い箇所
ray [レイ] 光線（熱線，放射線，輻射線），束線，射出花（植物）
 — amputation [-エーンピューテイシャン] 指列切断
rayage [レイアジ] 放射線量
Raymond-Cestan syndrome [レイマンド-セスタン スィンドロウム] レイモンド・セスタン症候群 ☆病質の反対側の片麻痺と知覚障害，同側の振戦をみる交叉性麻痺症候群
Raynaud's disease [レイノウズ ディズィーズ] レイノー病 ☆四肢末端の自律神経異常による循環不全
Raynaud's phenomenon [レイノウズ フィナミナン] レイノー現象
razor [レイザー] 剃刀，剃る，切断する
RB 1. (renal biopsy) / 2. (right bronchus)
Rb (rubidium)
RBBB (right bundle branch block)
RBC 1. (red blood cell) / 2. (red blood count)
RBF (renal blood flow)
RBMD (radial bone mineral density)
RBP (retinol binding protein)
RDA (recommended daily allowance)
RDS (reticuloendothelial depressant factor)
Re (rhenium)
reablement [リエイブルマント] （心身障害者の）職業補導教育，再興，復帰
reabsorption [リアブソープシャン] 再吸収（尿細管で）
react [リアクト] （刺激に対して）反作用を呈する，反応する，反発する
reactance [リエクタンス] 誘導抵抗（単位オーム） ☆複素インピーダンスの虚数部
reaction [リエークシャン] 反作用，反衝，反応，還元，反衝作用
 — formation [-フォーメイシャン] 反動形成，反応形成
 — temperature [-テンパらチャー] 反応温度
 — velocity [-ヴァラスィティ] 反応速度
 Maillard — [メイラード-] メイラード（マイヤール）反応．アミノ基が還元糖と反応して褐色色素を生成する
 Prausnitz-Kustner — [プラースニッツ-カストナー-] プラウスニッツ-キュストナー反応．アレルギー患者血清皮内注射による局所過敏反応
 Shwartzman — [シュウォーツマン-] シュワルツマン反応．細菌濾液局所注射後24時間以内の同成分静注による出血性壊死
reactivation [リエークティヴェイシャン] 再活性化
reactive [リエークティヴ] 反動的，反応的，反発的
 — depression [-ディプれッシャン] 反応性抑うつ
 — hyperemia [-ハイパりーミア] 反応性充血
 — lymphoreticular hyperplasia, RLH [-リンフォれティキュラー ハイパープレイスィア] 反応性リンパ細網過形成
 — psychosis [-サイコウスィス] 反応性精神病
 — pulmonary hypertension [-パルマナリー ハイパーテンシャン] 反応肺高血圧症
 — reticulosis [-りティキュロウスィス]

反応性細網症

readjust [リアジャスト] 再調整する，再整理する

readjustment [リアジャストマント] 再調整，再整理

readmission [リアドミッシャン] 再入院

readmit [リアドミト] 再分する，再許可する

readmittance [リエドミタンス] 再入許可，再入

reagent [リエイジャント] 試薬，反応を呈するもの

reagin [リエイジン] レアギン ☆IgEに属する皮膚過敏症抗体

real [リアル] 実在する，客観的，真正の，本物の，本当に，まったく，実在物

reality [リアリティ] 事実であること，現実，実在，真理，事物

realization [リアライゼイシャン] 実現，現実化，成就

realize [リアライズ] 了解する，体得する，実現する

really [リアリー] 実際，真に，実は

reamer [リーマー] 歯根管穿孔拡大器

reamputation [リアンピューテイシャン] 再切断術

reappear [リアピアー] 再現する，再発する，再出する

reappearance [リアピアランス] 再出現

reapplication [リアプリケイシャン] 再用，再適用，再志願，再従事

reappoint [リアポイント] 再任する，復職させる，再び指定する

reappointment [リアポイントマント] 再任，再予約

reapportion [リアポーシャン] 再配布する，再配当する

rearrange [リアれインジ] 整理し直す，配列を変える

reason [リーズン] 推理力，理知，理論，思慮，常識

reasonable [リーズナブル] 合理的，推理的，論理的，正当な，合理的に，正当に，推理する，論ずる

reasoning [リーズニング] 推理，推論

reassemble [リアセンブル] 再び集める，再び集まる

reassert [リ・アサート] 再び断言する，重ねて主張する

reassure [リ・アシュアー] 再保証する，再保険する，元気づける，安心させる

reattachment [リアタッチマント] 歯冠，歯橋の交替

Réaumur, R [れイアミューア] 列氏，レオミュール（温度計），沸点80°，氷点0°
  — **temperature** [- テンパらチャー] 列氏温度
  — **thermometer** [- サーマミター] 列氏温度計，列氏寒暖計

reawakening [リアウェイキニング] 再発現

rebamipide [リバミパイド] レバミピド ☆消化性潰瘍治療薬，防御因子増強薬

rebase [リベイス] 起床

rebasing [リベイスィング] 改床，義歯基部の補修

rebellant [リベラント] 難治性

rebound [リバウンド] 反発，反動
  — **phenomenon** [- フィナミナン] 反跳現象
  — **tenderness** [- テンダネス] 反跳圧痛 ☆圧迫して放すと痛い

rebreathing [リブリーズィング] 全身麻酔中の酸素吸入，もどし呼吸

recalcification [リケールスィフィケイシャン] カルシウム再沈着，再石灰化

recalcitrant [リケールスィトらント] 不応性の，抵抗性の

recanalization [リカナリゼイシャン] 再疎通

recapitulation [リカピチュレイシャン] 総説，約説，反復
  — **theory** [- スィーアりー] 反復説 ☆生物の発達成長の経過はその生物が進化してきた経過を反復するとの説

recedivism [リスィーディヴィズム] 常習性

receive [リスィーヴ] 受け取る，応ずる，容れる，迎える，応接する

receiver [リスィーヴァー] 容器，受話器，ガス槽，溜気室
  — **operator characteristic curve, ROC curve** [- アパれイター ケーらクタりスティック カーヴ] ROC カーブ ☆診断法の評価に使う感度と偽陽性の両者を考慮した曲線

recent [リースント] 近頃の，新しい
  — **memory** [- メマりー] 最近の記憶

receptacle [リセプタクル] 容器，倉庫，花托（植物），生殖窩

receptaculum [リセプタキュラム] 容器，嚢
  — **chyli** [- カイライ] 乳じ嚢

receptive [リセプティヴ] 感受性のある，受容的

receptive 〜 recompression

― field [-フィールド] 受容域
receptor [りセプター] 受容体, レセプター
― neuron [-ニューらン] 受容ニューロン, 感受ニューロン
― organ [-オーガン] 受容器官
receptor-operated calcium channel, ROC [りセプターアペれイティッド ケールスィアム チャナル] 受容体作動カルシウム関門
recess [りセス] 窩, 器官の凹所, 奥, 休憩 (時間)
recession [りセッシャン] 退縮, 陥凹, 景気の後退
recessive [りセッスィヴ] 劣性の
― inheritance [-インへりタンス] 劣性遺伝
― lienalis [-ライアネイリス] 脾陥凹
recessus [りセッサス] 窪, 陥凹
― ileocaecalis inferior [-イリオウスィカーリス インフィーりアー] 下回腸陥凹
― infundibuli [-インファンディプライ] 漏斗陥凹
― lateralis [-ラタれイリス] (第四脳室も) 外側陥凹
― opticus [-アプティカス] 視束陥凹
― piriformis [-ピりフォーミス] 梨状陥凹
― triangularis [-トライアンギュラーりス] 三角陥凹 ☆第三脳室前方の三角形陥凹
recidivation [りスィディヴェイシャン] 疾病再発, 回帰
recidivist [りスィディヴィスト] 再入院精神病患者；再犯者
recidivity [りスィディヴィティ] 再発性, 回帰性
recipe, Rp [れスィピー] 取れ, 処方せよ (処方のはじめに書く), レシピ (料理の手順書き), 処方箋, 秘法, 料理法
recipient [りスィピアント] 受容者, 受取人
recipiomotor [りスィピアモウター] 衝撃受容の, 運動刺激受容の
reciprocal [りスィプらカル] 相互の, 互恵的, 相反の, 逆の, 逆数, 相互的の, 相関的の
― conduction [-カンダクシャン] 両方向き伝導
― heredity [-ハれディティ] 相互遺伝
― transfusion [-トらンスフュージャン] 相互輸血
reciprocate [りスィプろケイト] 往復運動させるまたはする, 交換する, 報いる

― motion [-モウシャン] 往復運動
reciprocating saw [りスィプろケイティング ソー] 往復骨鋸
reciprocation [りスィプろケイシャン] 相反運動
reciprocity [りスィプらスィティ] 相互, 交互性, 相反性
Recklinghausen's disease [れックリングハウゼンズ ディズィーズ] = neurofibromatosis レックリングハウゼン病 ☆多発性神経線維腫症
reckon [れカン] 数量を計る, 計算する, 総計する, 合計〜になる, 算入する, みなす, 負わす
reclaimed [りクレイムド] 再利用の, 再生の
― land [-レーンド] 埋立地
― oil [-オイル] 再生油
reclinate [れクリネイト] 下曲している (植物)
reclination [りクリネイシャン] 下曲
recline [りクライン] もたれかかせる, よりかからせる, もたれかかれる
reclining seat [りクライニング スィート] もたれかかり椅子
recognition [れカグニシャン] 認識, 認知, 表彰, 挨拶, 会釈
recognizable [れカグナイザブル] 認識できる, 見覚えある
recognize [れカグナイズ] 認識する, 承認する, 表彰する, 思い出す, 会釈する
recoil [りコイル] 反跳
― atom [-エタム] 反跳原子
― electron [-イレクトらン] 反跳電子
recollect [りカレクト] 思い出す, 回想する
recombinant [りカンビナント] 再結合性
― DNA 再結合DNA
recombination [りカンビネイシャン] 再結合, 組替え
recommence [りカメンス] 再開する, 再び始める
recommend [りカメンド] 推薦する, 忠告する, 頼む, 託する
recommended daily allowance, RDA [りカメンディッド デイリー アラウアンス] 一日栄養所要量
recomposition [りカンパズィシャン] 再構成, 再組成, 再配合
recompression [りカンプれッシャン] 再圧, 再圧縮, 再収縮

reconcilable [れカンサイラブル] 調停の見込みある，調和せしめ得る
reconcile [れカンサイル] 和解させる，調停する，調和させる，適合させる
reconciliation [れカンスィリエイシャン] 和解
reconditioning [りカンディシャニング] 再条件化更正
reconstituent [りカンスティテューアント] 再要素の，再成分の
reconstitution [りカンスティテューシャン] 再組織，再編成
reconstruction [りカンストらクシャン] 再構成，再形成
reconstructive operation [りカンストらクティヴ アパれイシャン] = reconstructive surgery 再建手術
recontour [りカントゥアー] 形の修正
record [りコード] 記憶する，登録する
recorder [りコーダー] 記録計
recording [れコーディング] 記録する，記録係りの
record-syringe [りコード-スィりンジ] 記録注射器
recover [りカヴァー] 取り戻す，回復する，蘇生させる，回復させる，償う
recovery [りカヴァり一] 復旧，回復，もとの状態にかえること，回復，回収
— heat [- ヒート] 回復熱 ☆筋収縮による熱
— rate [- るーム] 回収率
— room [- るーム] 回復室
recreate [れクりエイト] 休養させる，気晴らしさせる，遊ぶ，休養する，気晴らしする
recreation [りクりエイシャン] 気晴らし，娯楽，厚生
— facility [-フェースィりティ] 娯楽施設
— ground [-グらウンド] 娯楽場，遊園地
recrement [れクりマント] 再帰液 ☆胃液・唾液のように血液より分泌され，また血液に吸収される液
recrudescence [りクるーデッサンス] 再燃，再発
recrudescent [りクるーデッサント] 再発する，再び痛み出す
recruit [りクるート] 募集する，補充する
recruitment [りクるートマント] 保養，漸増，募集
recrystallization [りクりスタライゼイシャン] 再結晶，重結晶

rectal [れクタル] 直腸の
— crisis [- クらイスィス] 脊髄癆の強激な肛門痛発作
— prolapse [- プろウラプス] 直腸脱
— sinus [- サイナス] 直腸洞
— valvule [- ヴァルヴュール] 肛門弁
rectalgia [れクテールジア] 直腸痛
rectangular [れクテーンギュラー] 矩形の，直角の，長方形の
rectectomy [れクテクタミー] 直腸切除術
rectification [れクティフィケイシャン] 矯正，整流
rectifier [れクティファイアー] 整流器
rectify [れクティファイ] 改正する，純化する，精溜する，整流する，調整する
rectitis [れクタイティス] 直腸炎
rectitude [れクティテュード] 公正，方正，正直
rectoabdominal [れクトウアブダミナル] 腹部と直腸の
rectocele [れクタスィール] 直腸ヘルニア
rectoclysis [れクタクリスィス] 直腸浣腸
rectococcygeal [れクトウカクスィジアル] 直腸尾骨の
rectocolitis [れクトウコウライティス] 直腸結腸炎
rectocolonic [れクタコウロウニック] 直腸結腸の
rectocystotomy [れクトウスィスタタミー] 直腸式膀胱切開術
rectofistula [れクタフィスチュラ] 直腸瘻
rectogenital [れクタジェニタル] 直腸生殖の
rectolabial [れクトウレイビアル] 直腸陰唇の
rectopexy [れクタペクスィ] 直腸固定術
rectoplasty [れクタプレースティ] 直腸肛門形成術
rectorrhaphy [れクトーれーフィ] 直腸縫合術
rectoscope [れクタスコウプ] 直腸鏡
rectosigmoidoscope [れクトウスィグモイダスコウプ] 直腸S状結腸鏡
rectostenosis [れクトウスティノウスィス] 直腸狭窄症
rectostomy [れクタスタミー] 直腸造瘻術
rectotomy [れクタタミー] 直腸切開術
rectourethral [れクトウユリースらル] 直腸尿道の
rectouterine [れクトウユータりーン] 直腸子宮の
rectovaginal [れクトウヴェージナル] 直腸腟

rectovaginal 〜 redundant

— septum [-セプタム] 直腸腟隔壁
rectovesical [れクタヴェスィカル] 直腸膀胱の
rectum [れクタム] 直腸
rectus [れクタス] 直筋
— sinus [-サイナス] 直静脈洞
recumbency [りカンバンスィ] 横臥
recumbent [りカンバント] 横臥した
recuperate [りキューパれイト] (病気, 疲労, 損失から) 回復する
recuperation [りキューパれイシャン] (病気, 疲労, 損失からの) 回復
recuperative [りキューパらティヴ] 回復させる, 補償する
recurrence [りカらンス] 回帰, 再発, 頻発, 回想
recurrent [りカらント] 再発する, 頻発する, 回帰の, 回帰動脈, 回帰神経, 上下喉頭神経
— dislocation [-ディスロウケイシャン] 反復性脱臼, 習慣性脱臼
— fever [-フィーヴァー] 再帰熱
— laryngeal nerve paralysis [-ラリンジアル ナーヴ ペーれーリスィス] 反回神経麻痺
— nerve [-ナーヴ] 反回神経
— nerve paralysis [-ナーヴ ペーれーリスィス] 反回神経麻痺 (palsy)
— sensibility [-センスィビリティ] 反回感覚, 回帰的知覚
recurvate knee [りカーヴィト ニー] 反張膝
recurvation [りカーヴェイシャン] 後屈
red [れッド] 赤
— blood cell, RBC [-ブラッド セル] 赤血球
— blood count, RBC [-ブラッド カウント] 赤血球数
— cell cast [-セル ケースト] 赤血球円柱
— contracted kidney [-カントれークティッド キドニー] 赤色萎縮腎
— corpuscle [-コーパスル] 赤血球
— cross [-クろース] 赤十字
— Cross Society [-クろース ササイアティ] 赤十字社 ☆医療奉仕の国際団体
— hepatization [-ヘパタイゼイシャン] 赤色肝変 ☆肺炎のとき肺組織が赤く肝組織のように見えること
— herring [-へリング] 赤ニシン ☆根本, または当面の問題から人の注意をそらすもの, 目つぶし
— hypertension [-ハイパーテンシャン] 血色高血圧
— infarct [-インファークト] 赤色梗塞
— litmus-paper [-リトマス ペイパー] 赤色リトマス試験紙
— marrow [-メーろウ] 赤色骨髄
— vitriol [-ヴィトりオール] 硫酸コバルト
redden [れドゥン] 赤くなる
red green (red-green) color weakness [れッド グリーン カラー ウィークネス] 赤緑色弱
redia [リーディア] レジア ☆吸虫類第二幼虫期
redifferentiation [りディファれレンシエイシャン] 再分化
redintegration [れディンティグれイシャン] 回復, 修復
redness [れッドネス] 発赤, 紅潮
redox [リダックス] 酸化還元の関与する化学反応
— potential [-ポウテンシャル] 酸化還元電位
— system [-スィスタム] 酸化還元系
redress [りドれス] 補償, 包帯交換
redresseur [りドれッサー] [F] 整流器. 矯正器
redressment [れドれスマン] [F] 矯正法, 賠償
reduce [りデュース] 脱臼を復位する, 適合させる, 一致させる, 縮小する, 弱らせる, 換算する, 通分する, 還元する
reducibility [りデュースィビリティ] 還納性. 整復しうること
reducible [りデュースィブル] 変形し得る, 縮小できる, 還元できる, 復位できる
reducing [りデュースィング] 還元する, 減力の
— enzyme [-エンザイム] 還元酵素
— sugar [-シュガー] 還元糖
reductase [りダクテイズ] リダクターゼ, 還元酵素
reduction [りダクシャン] 変形, 縮小, 降服, 換算, 復位, 整復術, 還元
redundancy [りダンダンスィ] 余剰, 余分にあること
redundant [りダンデント] 余剰の
— colon [-コウラン] 過剰結腸
— nerve root [-ナーヴ るート] とぐ

redundant ～ reflux

ろを巻く過剰神経根
reduplication [リデュープリケイシャン] 反復, 繰り返し
Reed-Steinberg cell [リードースターンバーグ セル] リード・シュタインバーグ細胞 ☆ホジキン病に時々出現する細胞
reedy nail [リーディ ネイル] 甲爪縦裂症
reef knot [リーフ ナト] こま結び
reemerging infection [リイマージング インフェクシャン] 再興感染症
reentry [リエントリー] 再入, リエントリー
— tachycardia (atrioventricular) [-タキカーディア (エイトリオウヴェントりキュラー)] 回帰性頻脈
re-evaluation [リーイヴァリュエイシャン] 再評価
re-excitation [リーイクサイテイシャン] 再興奮
refect [リフェクト] 食事して元気をつける
refection [リフェクシャン] 活気回復
refer [リファー] (〜に) 帰する, 所属せる, 委託する, 注目させる, 言及する, 飲用する, 訴える, 参照の
referable [リファーらブル] 帰し得る, 属させることができる
reference [れファランス] 引用, 参照, 紹介, 基準
— letter [-レター] 紹介状
— librarian [-ライブれアリアン] 参考司書, 相談に乗る司書
— scale [-スケイル] 参考尺度
— standard [-ステーンダート] 標準品
— tone [-トウン] 標準音
referral [リファーらル] 照会, 委託
referred pain [リファード ペイン] 関連痛, 反射性疼痛
refinable [リファイナブル] 精製できる, 清め得る
refine [リファイン] 精製する, 精錬する, 純粋にする, 欠点を除く, 細別する, 改良する, 純粋になる, 欠点がなくなる
refined [リファインド] 精製した, 浄化された, 微妙な, 正確な, 優雅な
refinement [リファインマント] 精製, 精錬, 浄化, 優雅, 進歩した物
reflect [リフレクト] 反射する, 反発する, 映ずる, 熟考する, 避難する, 悪影響を及ぼす
reflection [リフレクシャン] (光, 熱, 色, 音などの) 反射, 映写映像折返し, 虹色, 神経などの反射作用, 内省, 反転〔部〕, 屈折〔部〕
reflector [リフレクター] 反射物, 反射鏡 (面, 板), 映像装置, 顕微鏡の反射鏡
reflectoscope [リフレクタスコウプ] 反射鏡, 反射燈
reflex [リーフレクス] 反射の, 反射的, 内省の, 再帰的の, 反射, 反射光, 映像, 反射使用, 反曲する, 折り返す
— arc [-アーク] 反射弓
— arch [-アーチ] 反射弓
— control [-カントろウル] 反射調節
— cough [-カフ] 咳嗽反射
— sympathetic dystrophy [-スィンパセティック ディストロフィ] 反射性交感性ジストロフィー, 交感神経反射性筋萎縮 ☆外傷後交感神経興奮様血管収縮と異栄養状態が起こる
— tachycardia [-タキカーディア] 反射性心拍急速
— tonus [-トウナス] 反射緊張
Chaddock's — [チャダックス-] チャドック反射. 外踝部の刺激による母趾の伸展, 錐体路障害を示す
faucial — [フォースィアル-] 咽頭反射, 催吐反射
front-tap — [フらント-テープ-] 前部叩 (こう) 打反射. 下肢を伸展し伸筋を叩くと収縮筋収縮を起こす反射をいう
palatal — [ペーラタル-] 口蓋反射. 接触による軟口蓋挙上; 口蓋刺激による嚥下
paradoxical flexor — [ぺーらダクスィカル フレクサー-] 奇異屈筋反射 (Gordon's — ゴードン反射) 腓腹筋を叩くと母趾伸展.
Schaffer's — [シェーファー-] シェファー反射. アキレス腱中央をつまみ上げると, 母趾が背屈, 足蹠曲
supinator (longus) — [スピネイター (ロンガス) -] 腕橈 (とう) 骨筋反射, 回外筋反射. 橈骨茎状突起叩打による回外筋収縮
reflexa [リフレクサ] 反転脱落膜
reflexogenic [リフレクサジェニック] 反射作用を起こす
reflux [リーフラックス] 反流, 逆流, 退流, 反流する, 逆流する
— condenser [-カンデンサー] 灌流冷却器
— esophagitis [-イーサファジャイティス]

逆流食道炎
reform [リフォーム] 造り変える，改革する，改善する，改編する，刷新する，改編される
reformable [リフォーマブル] 改良できる
reformation [リフォーメイシャン] 改良，訂正，刷新，宗教改革
reformative [リフォーマティヴ] 矯正的な，改新的な
refract [リフレークト] 屈折する，屈折で方向をかえる，屈折度を測る
refracta dosi [リフレークタ ドウサイ] 分割量，分服
refracting power [リフレークティング パウアー] 屈折力
refraction [リフレークシャン] 屈折，屈折作用，屈折力，気差
refractive [リフレークティヴ] 屈折する，屈折の
— index [- インデクス] 屈折率
refractometer [リフレークタミター] 屈折計
refractor [リフレークター] 屈折媒体，屈折レンズ，屈折望遠鏡
refractories [リフレークタリーズ] 耐火物
refractory [リフレークタリー] 治療抵抗性の，難治性の，無反応性の
— anemia [- アニーミア] 治療抵抗性貧血
— heart failure [- ハート フェイリャー] 治療抵抗性心不全
— period [- ピアリアッド] 不応期
— phase [- フェイズ] 不応期
refractoscope [リフレークタスコウプ] 心肺音聴診器
refracture [リフレークチャー] 再骨折
refrain [リフレイン] 断つ，止める，避ける，抑制する，遠慮する
refrangibility [リフレーンジビリティ] 屈折性，屈射性
refresh [リフレッシュ] 清涼にする，活気づける，再び明瞭にする，充電する
refreshing [リフレッシング] 心身を爽快にする，元気づける，爽やかな
refreshment [リフレッシュマント] 元気回復，心気爽快，元気を回復させるもの（とくに飲食物）
refrigent [リフリジャント] 屈折性の，屈折力を有する
refrigerant [リフリジャラント] 冷却する，解熱の，解熱剤
refrigerate [リフリジャれイト] 冷却させる，体の熱をとる，解熱する，冷却する，冷却剤，清涼剤，解熱剤，緩和剤
refrigeration [リフリジャれイシャン] 冷却，冷凍，冷蔵，消熱，解熱
refrigerator [リフリジャれイター] 冷蔵庫
— anesthesia [- アニススィーズィア] 冷却麻酔
— treatment [- トリートマント] 冷却療法
refringence [リフリンジャンス] 屈折力
Refsum's syndrome (disease) [れフサムズ スィンドロウム (ディズィーズ)] レフサム症候群（病）☆末梢神経障害，小脳障害，網膜色素変性
refusal [リフューザル] 拒否
refuse [リフューズ] 拒絶する，謝絶する，受け付けない，許可しない
refusion [リフュージャン] 再注輸
refutable [リフュータブル] 反論しうる
refute [リフュート] 反論する
regain [リゲイン] 回復する，取り戻す，復帰する，再び着く
regardless [リガードレス] 不注意な，無関心な，つまらない
— of [- アヴ] （〜に）関係なく
regenerant [リジェナらント] 再生剤
regenerate [リジェナりト] 再生させる，新生命を与える，再生する，新生命を得る，刷新する
regenerating [リジェナれイティング] 再生する，回復する
— epithelium [- エピスィーリアム] 再生上皮
regeneration [リジャナれイシャン] 再建，復活，細胞組織などの復生，再生
regenerative [リジェナらティヴ] 再生の
regimen [れジマン] 摂生，養生法，食餌療法，支配，制度
regimentation [れジマンテイシャン] 編成，類別，組織化
regio [リージオウ] 部，区域
— epigastrica [- エピガストリーカ] 上腹部，心窩部
— hypochondrica [- ハイポウカンドリーカ] 季肋部
— pubica [- ピュービカ] 恥骨部
— sublingualis [- サブリンガリス] 舌下部
region [リージャン] 地方，身体の局部，部分，部位，領域
— of interest, ROI [- アヴ インタれスト]

関心領域
regional [リージャナル] 地方的, 一地帯に特有の, 局部の, 領域の, 部位の
— anesthesia [-アニススィーズィア] 部位麻痺
— difference [-ディファランス] 部位差
— enteritis [-エンタらイティス] 局所性腸炎, 区域性腸炎
— heparinization [-ヘパりナイゼイシャン] 局所ヘパリン化
— ileitis [-イリアイティス] 区域性回腸炎

register [れジスター] 記録簿, 登記簿, 目録, 記入, 登録, 登記する, 郵便を書留にする, 機械が自記する
Registered Nurse, RN [れジスタード ナース] 登録看護婦, 正看護婦, 有資格看護婦
registrar [れジストらー] 記録係
registration [れジストれイシャン] 記載, 登記, 書留, 自記, 表示
registry [れジストリー] 記載, 登記, 登記所, 登記人
reglementation [れグリマンテイシャン] 廃娼法 ☆売春婦の法的取締り
regress [リーグれス] 帰還, 復帰, 衰微, 後退, 回顧
regression [りグれッシャン] 後退, 退行, 帰還, 進歩, 堕落, 回帰
— analysis [-アネーリサス] 回帰分析
— coefficient [-コウイフィシャント] 回帰係数
— curve [-カーヴ] 回帰曲線
— equation [-イークウェイシャン] 回帰方程式
— line [-ライン] 回帰直線

regressive [りグれッシヴ] 後退の, 退化の, 堕落の, 回帰する, 退行の
regret [りグれット] 後悔する, 気の毒に思う, 嘆く, 悔しがる, 残念に思う, 残念, 痛惜, 後悔, 失望
regular [れギュラー] 規則的な, 秩序ある, 系統だった, 習慣的, 正規の, 規則正しく
— pulse [-パルス] 平脈
— tetragon [-テトらガン] 正四角形
— tetrahedron [-テトらヒードらン] 正四面体

regularity [れギュラりティ] 規則正しいこと, 均斉, 調和, 正規, 一定
regularly [れギュラリー] 規則正しく, 本式に, 一様に, 定期的に
regulate [れギュレイト] 規定する, 制限する, 調節する, (機械などを)調整する
regulation [れギュレイシャン] 規定, 制限, 調整, 本式の, 標準の, 普通の
regulator [れギュレイター] 調節器
— of surface tension [-アヴ サーフス テンシャン] 表面張力調整剤
regulatory [れギュラタりー] 調節の
— mechanism [-メカニズム] 調節機序
regurgitant [りガージタント] 吐き出すこと, 反芻の, 逆流する
— murmur [-マーマー] 逆流性雑音
regurgitate [りガージテイト] 投げ返す, 嘔吐する, 逆流する
regurgitation [りガージテイシャン] 嘔吐, 逆流(心臓の弁が弱いため血液が心臓へ逆流すること)
rehabilitate [りハビリテイト] 元に戻す, よい状態に復す, 復興する, 修繕する
rehabilitation [りーハビリテイシャン] リハビリテーション, 社会復帰 ☆心身障害者の職業補導教育
rehalation [りハレイシャン] 再呼吸
rehydration [りハイドれイシャン] 再水分負荷 ☆脱水された体内あるいは物質に水分を補給すること
Reichmann's disease (syndrome) [らイクマンズ ディズィーズ (スィンドろウム)] ライヒマン病(症候群) ☆持続性胃液漏
reimplantation [りインプランテイシャン] 復位, 再植皮, 再填術
reinduration [りインデュれイシャン] 再硬化
reinfection [りインフェクシャン] 再感染
reinforce [りインフォース] 補強する, 増補する, 強力にする, 補強材, 増補物
reinforcement [りインフォースマント] 増強, 増援, 補強材, 増補〔物〕
reinforcing material [りインフォースィング マティーりアル] 補強剤
reinfusion [りインフュージャン] 返血法, 再注輸, 再輸血
reinnervation [りイナーヴェイシャン] 神経再生 ☆切断神経を吻合などして
reinoculation [りイナキュレイシャン] 再注射, 再接種
reintegration [りインタグれイシャン] 再統合
reinversion [りインヴァージャン] 内反, 転化, 転位, 再反転して常位に直すこと
reinvigorate [りインヴィガれイト] 生き返らせる, 元気を回復させる, 新たに活気づ

reinvocation ~ REM

ける
reinvocation [リインヴァ**ケ**イシャン] 再活性化
Reiter's syndrome [**ら**イターズ **ス**ィンドロウム] ライター症候群 ☆尿道炎, 結膜炎, 関節炎を伴う原因不明の疾患
reiterate [り**イ**タれイト] 繰り返し言う, 反復する, 何度も繰り返す
reiteration [りイタれ**イ**シャン] 繰り返し, 反復
reiterature [り**イ**タらチャー] 反覆
reject [り**ジ**ェクト] 退ける, 棄てる, 除く, 吐き出す, 拒絶する, 否認する, 廃棄物, 暇物, のけ者
rejection [り**ジ**ェクシャン] 排除, 拒絶, 却下, 嘔吐, (移植後の)拒絶反応
— **limits** [- **リ**ミッツ] 棄却限界
rejuvenate [り**ジ**ューヴィネイト] 若返らせる, 若返る, 更新する, 活気づける
rejuvenation [りジューヴィ**ネ**イシャン] 若返り法
rejuvenescence [りージューヴィ**ネ**ッサンス] 細胞の復活, 細胞の更新, 若返り
relapse [り**ラ**プス] 病気が再発する, もとの悪い状態に返る, 退歩する, 退歩, 病の再発
relapsing [り**ラ**プスィング] 再発した, ぶり返した
— **fever** [- **フィ**ーヴァー] 再帰熱, 再起熱
— **polychondritis** [- パリカンド**ら**イティス] 再発性多発性軟骨炎 ☆耳たぶ発赤, 気管狭小化を起こす
relation [り**レ**イシャン] 話, 報告, 関係, 親族, 利害関係, 国際関係
relational threshold [り**レ**イシャナル ス**れ**ショウルド] 識別閾値 ☆二群の識別可能の境介値
relationship [り**レ**イシャンシップ] 関係
relative [**れ**ラティヴ] 関係ある, 他に依存する, 条件付きの, 比例する, 相対的の, 親族, 血族, 関係物
— **abundance** [- ア**バ**ンダンス] 同位体存在比
— **accommodation** [- アカマ**デ**イシャン] 比較調節
— **aperture** [- **ア**パーチャー] 口径比
— **convergence** [- カン**ヴァ**ージャンス] 比較輻輳
— **error** [- **エ**らー] 相対誤差
— **humidity** [- **ヒュ**ーミディティ] 相対湿度
— **risk** [- **リ**スク] 相対的危険度, 相対的危険率
— **scotoma** [- スコウ**ト**ウマ] 比較的暗点 ☆一定の色のみに関係あるもの
— **viscosity** [- ヴィス**カ**スィティ] 相対粘度
— **visibility** [- ヴィズィ**ビ**リティ] 比較視力
relax [り**レ**ークス] ゆるめる, 力を抜く, 軽減する, 衰弱する, くつろがせる, 休む, 和らげる, 衰弱させる, 緩和剤, 緩和する
relaxant [り**レ**ークサント] 緩和力ある, 緩和剤, 緩和術
relaxation [りレーク**セ**イシャン] (緊張, 筋肉, 精神などの)弛緩, 休養, 娯楽, 衰弱, 精神減退
— **heat** [- **ヒ**ート] 弛緩熱
relaxin [り**レ**ークスィン] リラキシン ☆妊娠時に分泌される恥骨結合部弛緩物質
release [り**リ**ース] 放つ, 離す, 釈放する, 救出する, 解放, 解離, 救出, 釈放, 販売〔品〕, 発行〔物〕, 放汽装置
reliability [りライア**ビ**リティ] 信頼性
reliable [り**ラ**イアブル] 信用のおける, 確実な, あてになる
relict [**れ**リクト] 残物, 遺骸
relief [り**リ**ーフ] 救助, (苦痛などの)除去, 軽減, 慰安, 緩和, 交替
— **incision** [- イン**ス**ィジャン] (緊張充血などを)緩和切開
relieve [り**リ**ーヴ] (苦痛などから)脱却させる, 救援する, 安心させる, 解任する
relinquish [り**リ**ンクウィッシュ] 撤廃する, 放棄する, 譲渡する, 手をゆるめる
relish [**れ**リッシュ] 賞味する, たしなむ, 嬉しがる, 味をつける, 味香り, 調味料, 香の物, 食欲, 含味
reluctant [り**ラ**クタント] 嫌う, 好まない, 不承不承, 細工または工作し難い
reluxation [りラク**セ**イシャン] 再脱臼, 弛緩
rely [り**ラ**イ] 信頼する, 期待をかける
rem [**れ**ム] = roentgen-equivalent-man 1 rad の X 線と同じ生物効率を示す電離放射線の量 ☆放射性粒子の総収総量を表すときに用いられる単位
REM (rapid eye movement) 急速眼球運動

REM 〜 reniform

— phase [-フェイズ] 睡眠の急速眼球運動相
— sleep [-スリープ] REM を伴う睡眠, 浅い入眠直後の睡眠
remain [リメイン] 残る, 生き残る, 滞在する, 存続する, 現存する, 残余, 遺族, 遺骨, 遺著, 遺物, 滞在
remainder [リメインダー] 残留者, 残り, 残物, 廃墟, 残りの
Remak's paralysis [れマクス パらリシス] 指と手首の伸筋の麻痺
remark [リマーク] 注目する, 認知する, 気づく, 所見を述べる, 話, 略解, 注目, 観察
remarkable [リマーカブル] 注目すべき, 異常な, 著しい, 素晴らしい
remarkably [リマーカブリー] 注目すべきほどに, 非凡に, 珍しく, 不思議なほどに
remediable [リミーディアブル] 治療 (救済) できる, 矯正できる, 取り返しのつく
remedial [リミーディアル] 治療上の, 矯正するための
remedy [れミディ] 医薬, 医療, 賠償, 半休, 治療する, 修繕する, 矯正する, 減ずる, 治療薬
remineralization [りーミネらリゼイシャン] 再石灰化
reminiscent neuralgia [れミニッサント ニューれールジア] 思い出し神経痛
remission [リミッシャン] 許容, 解除, 軽快, 鎮静, 寛解
remittence [リミッタンス] 弛張
remittent [リミッタント] 弛張性の, 病熱が一時的に上下する, 弛張熱
— fever [-フィーヴァー] 弛張熱
— temperature [-テンパらチャー] 弛張熱
— tetanus [-テタナス] テタニー
remnant [れムナント] 残余, 肩残, 存者, 遺物
remote [リモウト] 遠い, 人里離れた, 関係の薄い, 遠隔の, 間接の, とても起こりそうにもない
— possibility [-パッサビリティ] わずかな可能性
remotum, R [リモウタム] 遠隔
removable [リムーヴァブル] 移動できる, 除かれる, 解任できる
removal [リムーヴァル] 除去
remove [リムーヴ] 移転する, 取り払う, 片づける, 免職する, 移動, 移転, 退去, 距離
remunerate [リミューナれイト] 報いる, 報償する
ren [れン] 腎〔臓〕
— elongatus [-イーらンゲイタス] 長腎
— mobile [-モウバイル] 遊走腎
renal [リーナル] 腎臓の, 腎臓部の
— artery, RA [-アータりー] 腎動脈
— artery stenosis, RAS [-アータりースティノウシィス] 腎動脈狭窄症
— biopsy, RB [-バイアプスィ] 腎生検
— blood flow, RBF [-ブラッド フロウ] 腎血流量
— calcification [-カルスィフィケイシャン] 腎石灰化
— calculus [-ケールキュらス] 腎結石
— corpuscle [-コーパスル] 腎小体
— diabetes [-ダイアビーティーズ] 腎性糖尿病
— disease [-ディズィーズ] 腎疾患
— failure, RF [-フェイリャー] 腎不全
— glomerulus [-グロウメりュらス] 腎糸球体
— glycosuria [-グライカスューりア] 腎性糖尿
— hypertension [-ハイパーテンシャン] 腎性高血圧
— insufficiency [-インサフィシャンスィ] 腎機能低下
— osteodystrophy, ROD [-アスティアディストロフィ] 腎性骨異栄養症
— papillae [-パピリー] 腎乳頭
— threshold [-スれショウルド] 腎排泄域
— tubular acidosis, RTA [-テュービュラー アスィドウスィス] 尿細管性アシドーシス
— vein, RV [-ヴェイン] 腎静脈
renculus [れンキュらス] = reniculus 腎小葉
render [れンダー] 報いる, 仕返す, 納める, 表現する, 放棄する, 委託する
Rendu's tremor [らンデューズ トれマー] ランデュー振戦 ☆意識的動の際, 増強または発生するヒステリー性のもの
renewal [リニューアル] 一新, 更新, 再生, 復興
renicapsule [れニケープスュール] 副腎, 腎被膜
reniform [リーニフォーム] 腎形の

renin ~ reproduce

renin [**リー**ニン] レニン ☆腎性昇圧物質
— activity, RA [-**ア**クティヴィティ] レニン活性
— substrate [-**サ**ブストれイト] レニン基質

renin-angiotensin-aldosterone system, RAA system [**リー**ニン-アンジアテンスィン-アルダステろウン **ス**ィスタム] レニン・アンギオテンシン・アルドステロン系

rennin [**れ**ニン] レンニン ☆牛乳を凝固する酵素

renninogen [れ**ニ**ナジャン] = rennogen レンニノーゲン ☆胃液, 膵液, 睾丸にある牛乳凝固酵素

renopathy [り**ナ**パスィ] 腎臓病

renovascular hypertension [りー**ナ**ヴェースキュラー ハイパー**テ**ンシャン] 腎血管性高血圧

renovate [**れ**ナヴェイト] 再び新しくする, 繕う, 活気づける, 刷新する

renovation [れナ**ヴェ**イシャン] 刷新, 修繕, 掃除, 元気回復

reorganize [りー**オー**ガナイズ] 改組する, 改造する

reorientation [りーオりエン**テ**イシャン] 再定位, 再方向づけ

Reoviridae [りー**ナ**ヴぃりデ] レオウイルス属

reovirus [りー**オ**ウ**ヴァ**イらス] レオウイルス

reoxygenation [りーアクスィジャ**ネ**イシャン] 再酸素供給

repair [り**ペ**アー] 修繕する, 癒す, 回復する, 賠償する, 修繕, 回復, 修繕状態

repairing process [り**ペ**アりング プ**ろ**ウセス] 修復過程

repand [り**ペ**ーンド] 波形, 波状の

reparable [れ**ペ**ーらブル] 修復しうる

reparation [れパ**れ**イシャン] 修復

repatency [り**ペ**イタンスィ] 再開存

repeal [り**ピ**ール] 廃止する, 取り消す, 廃止, 取り消し, 撤回

repeat [り**ピ**ート] 繰り返す, 重ねて言う, 話す, 再び話させる, 再現する, 繰り返し, 反復, 複製

repeater [り**ピ**ーター] 反復者, 中継器

repellant [り**ペ**ラント] = repellent (水などを) はじく, いやらしい, 腫物などの散らし薬, 防水布, 反発力

repens [**リ**ーパンス] 匐行性, 蛇行性

repercolation [りパー**カ**レイシャン] 再浸出

repercussion [りパー**カ**ッシャン] (発疹, 腫瘍などを) 分散, 引き込ませること, 反動

repercussive [りパー**カ**ッスィヴ] 突き返す, 撥ね返す, 反復する, 発疹などを引き込ませる, 腫瘍などを解消させる

reperfusion [りパー**フュー**ジャン] 再灌流
— injury [-**イ**ンジャりー] 再灌流傷害

repetition [りピ**ティ**シャン] 繰り返し, 反復, 繰り言, 暗唱, 再現, 複写, 模写

repirinast [れ**ピ**りナスト] レピリナスト ☆抗アレルギー薬, 気管支喘息治療薬

replacement [りプ**レ**イスマント] 復位, 置換, 置換手術
— arthroplasty [-**アー**スろプレースティ] 関節置換術
— therapy [-**セ**らピー] 代償療法

replantation [りプラン**テ**イシャン] 再植術, 再移植

replenish [りプ**レ**ニッシュ] 満たす

replete [りプ**リー**ト] 十分な, 完全な, 飽食した, 堪能した

repletion [りプ**リー**シャン] 充満, 充実, 満腹, 多血

replicate [**れ**プリケイト] 複写する, 再現する

replication [れプリ**ケ**イシャン] 複製, 再現

repolarization [りポウらり**ゼ**イシャン] 再分極, 極性回復

report [り**ポ**ート] 報告する, 公表する, 記録する, 報告, 公報, 速記, 世評

reportable [り**ポ**ータブル] 報告できる, 報告の価値ある

repose [り**ポ**ウズ] 寝かせる, 休む, 眠る, 横たわる, 休養, 平静, 信用

reposition [りー**パ**ズィシャン] 骨などの整復, 貯蔵, 保存, 還納

repositor [り**パ**ズィター] 整復器

repository [り**パ**ズィタりー] 貯蔵所

repoussoir [らプスウ**ァ**ー][F] 歯根抜出器

represent [りプり**ゼ**ント] 説明する, 理解させる, 描写する, 表現する, 意味する, 該当する, 代表する

repression [りプ**れ**ッシャン] 抑圧, 機制

repressive [りプ**れ**ッスィヴ] 制止する, 抑圧的, 鎮定する

repressor [りプ**れ**ッサー] 抑制因子

reprint [りープ**り**ント] 再版, 再版する, 別刷, 抜刷

reprobation [れプろ**ベ**イシャン] 拒絶, 否認, 非難

reproduce [りープら**デュ**ース] 生む, 生殖

reproducibility ～ residual

する，再現する，複製する
reproducibility [りプらデュースィ**ビ**リティ] 再現性
reproduction [りプら**ダ**クシャン] 再生，再現，生殖，作用，模写，複製
　― **by division** [－バイ ディ**ヴィ**ジャン] 分裂生殖
　― **by gemmation** [－バイ ジェ**メ**イシャン] 芽胞生殖
　― **by ramification** [－バイ らミフィ**ケ**イシャン] 分枝生殖
　― **physiology** [－フィズィ**ア**ラジー] 生殖生理学
　― **rate** [－**れ**イト] 再生産率
reproductive [りプら**ダ**クティヴ] 生殖の，再生の，再現の，多産的
　― **cell** [－**セ**ル] 生殖細胞
　― **organ** [－**オ**ーガン] 生殖器官
reptile [**れ**プタイル] 爬虫類
repullulation [りパリュ**レ**イシャン] 再発芽，再発
repulsion [り**パ**ルジャン] （吹出物などの）消散，拒絶，反発作用，斥力
repulsive [り**パ**ルスィヴ] 撥ね返す，反発する，冷淡な，厭わしい
reputation [れピュ**テ**イシャン] 評判，待望，世間の信用
request [りク**ウェ**スト] 懇請する，願い，要求，嘆願，要求物
require [りク**ウァ**イアー] 請求する，強要する，懇願する，必要とする
requirement [りク**ウァ**イアマント] 必要量，規格
requisition [りクウィ**ズィ**シャン] 請求
RES (reticuloendothelial system)
re-Schick test [りー**スィ**ック テスト] 再シック試験
rescinnamine [り**スィ**ナミン] レシナミン ☆ラウオルフィア系降圧薬
rescue [**れ**スキュー] 救助する，保護する，救出
rescuer [**れ**スキュアー] 救助者，奪回者
research [り**サ**ーチ] 探索，探求，調査，検査，研究する，調査をする
　― **assistant** [－ア**スィ**スタント] 研究助手
　― **associate** [－ア**ソ**ウシエイト] 研究員
　― **fellow** [－**フェ**ロウ] 研究員
　― **fund** [－**ファ**ンド] ＝ research grant 研究費
　― **institute** [－**イ**ンスティテュート] 研究所
　― **laboratory** [－**ラ**ボーらトりー] 研究室
　― **physician** [－フィ**ズィ**シャン] 研究医師
　― **plan** [－**プ**らン] 研究計画
　― **work** [－**ウァ**ーク] 研究
researcher [り**サ**ーチャー] 研究者
resect [り**セ**クト] 器官などの一部を切り取る
resection [り**セ**クシャン] 切除術，削除
　― **arthrodesis** [－**ア**ーろロウ**ディ**ースィス] 切除関節固定
　― **arthroplasty** [－**ア**ーろプらースティ] 切除関節形成術
resectoscope [り**セ**クタスコウプ] 切除内視鏡
resemblance [り**ゼ**ンブランス] 類似，外形，肖像，画
resemble [り**ゼ**ンブル] 類似している，共通点がある，らしい，互いに似ている
reserpine [り**サ**ーピーン] レセルピン ☆ラウオルフィア系降圧薬
reservation [りザー**ヴェ**イシャン] 保留，差控え，制限，秘密，予約
reserve [り**ザ**ーヴ] 残しておく，保存する，指定する，延期する，蓄え，保存物，積立金，保存，制限，除外，予備の，準備の
　― **air** [－**エ**アー] 蓄気 ☆残気ロ呼気後に肺内に残った空気
　― **starch** [－**ス**ターチ] 貯蔵デンプン
　― **substance** [－**サ**ブスタンス] 貯蔵物質
reservoir [**れ**ザーヴウァー] 貯蔵所，貯水池，ガス溜，液体を包容する貯臓器，蓄積する
reside [り**ザ**イド] 住む，駐在する，存する，属する
residence [**れ**ズィデンス] 居住，駐在，邸宅，滞在期間
resident [**れ**ズィデント] 居住する，駐在の，固有の，内在の，居住者，居留民，駐在者，病院住み込み医
　― **physician** [－フィ**ズィ**シャン] レジデント ☆住み込み医師，卒後研修のため病院に住み込む医師
residential [れズィ**デ**ンシャル] 住宅の，住宅区域の
residua [り**ズィ**デュア] 残遺症（residuum の複）☆手術の前からあり手術の後も残されていた症状
residual [り**ズィ**デュアル] 残余の，残留の，残余，残滓
　― **air** [－**エ**アー] 残気，残留気

residual ～ respect

— current [- カらント] 残留電流
— magnetism [- メーグニティズム] 残留磁気
— product [- プらダクト] 副産物
— urine [- ユアりン] 残尿
— volume, RV [- ヴァりューム] 残気量

residuary [りズィデュアりー] 残りの, 残滓性の, 残余の

residue, R [れズィデュー] 残り, 残渣, 残油, 残滓, 残留物, 残基（化学）

residuum, R [りズィデュアム] 残渣, 残余, 残留物, 副産物

resilience [りズィリアンス] = resiliency 弾力, 弾性, 元気回復力

resilient [りズィリアント] 弾性の

resin [れズィン] 樹脂, 樹脂状沈殿物, 樹脂を塗る
— acid [- エーサッド] 樹脂酸
— bond [- ベーンド] 樹脂結合
— soap [- ソウプ] 樹脂石鹸

resina [りズィーナ] 樹脂

resinaceous [れズィネイスィアス] 樹脂質の, 樹脂を含んだ

resinate [れズィネイト] 樹脂酸塩

resiniferous [れズィニフェらス] 樹脂を含む

resinification [れズィニフィケイシャン] 樹脂製造, 樹脂化, 樹脂を塗ること

resinify [れズィニファイ] 樹脂質にする, 樹脂化する, 樹脂で処理する

resinoid [れズィノイド] 樹脂状の, 樹脂性物質

resinous [れズィナス] 樹脂質の, 樹脂を含む, 陰の（電気）
— luster [- ラスター] 樹脂光沢

resist [りズィスト] 抵抗する, 病気などに犯されない, 反対する, 耐える

resistance [りズィスタンス] 抵抗, 耐性, 反対, 妨害, 電気抵抗, 抵抗装置
— furnace [- ファーニス] 抵抗炉
— thermometer [- サーマミター] 抵抗温度計

resistant [りズィスタント] 抵抗性の, 耐性の, 抵抗者, 防染物, 防腐剤
— vessel [- ヴェッサル] 抵抗血管

resistivity [れジスティヴィティ] 固有抵抗, 抵抗率

resoluble [りザリュブル] 分析できる, 溶解できる

resolute [れザルート] 決心の固い, 確固とした, 決議する

resolution [れザルーシャン] 分解, 分析, 変形, 消散, 局部の弛緩, 決議, 決断, 解決
— acuity [- アキューイティ] 分解視力

resolutive [れザルーティヴ] 溶解できる, 分解力ある, 消散させる, 解凝の, 解凝薬
— cataplasm [- ケータプラズム] 散ら罨法

resolvable [りザルヴァブル] 溶解性の, 分解できる, 解決できる

resolve [りザルヴ] （化合物を）分解する, 分析する, 変ずる, 決心する, 解く, （腫物を）消散する, 決心, 不撓不屈, 解決

resolved [りザルヴド] 決心する, 不撓不屈の, 熟慮のうえの

resolvent [りザルヴァント] 分解する, 溶解する, 解凝力ある, 分解物, 溶解剤, 溶剤, 消散剤, 解凝剤

resolving power [りザルヴィング パウアー] 分解能

resonance [れザナンス] 共鳴, 共振
— absorption [- アブゾープシャン] 共鳴吸収
— error [- エらー] 共鳴不足度
— fluorescence [- フルーアれッサンス] 共鳴蛍光
— frequency [- フりークウァンスィ] 共鳴振度
— potential [- ポウテンシャル] 共鳴ポテンシャル

resonant [れザナント] 反響する, 共鳴を起こす, 鼻音性の, 共鳴音, 鼻音

resonator [れザネイター] 共鳴器, 共振器

resorb [りゾープ] 再吸収する, 再び飲む

resorbent [りソーバント] 再吸収の

resorcin [りゾースィン] = resorcinol レゾルシン ☆樹脂に水酸化カリウムを作用させたもの, 染料・医薬・写真に使用される

resorption [りゾープシャン] 再吸収, 破骨再吸収（bone resorption）
— fever [- フィーヴァー] 再吸収熱
— rate [- れイト] 再吸収率

resort [りゾート] 頼る, 滞在する, 頼ること, 依頼, 保養地

resource [りソース] 財源, 資財, 機知, 方便

resourceful [りソースフル] 手腕のある, 知謀に富んだ, 資力ある

respect [りスペクト] 顧慮する, 注意する,

尊重する，関係する，敬意，注意，細目，事由
respectful [リスペクトフル] 敬意を表する，恭敬な
respective [リスペクティヴ] それぞれの
respination [レスピネイシャン] 逆転転倒
respirable [リスパイアラブル] 呼吸できる，呼吸に適する
respiration, R [レスピれイシャン] 呼吸，呼吸作用（植物）
— exercise [-エクサーサイズ] 呼吸訓練
respirator [れスピれイター] 呼吸器具，マスク，ガスマスク
respiratory [リスパイアらトリー] 呼吸の，呼吸作用の
— acidosis [-エースィドウスィス] 呼吸性アシドーシス
— alkalosis [-アルカロウスィス] 呼吸性アルカローシス
— arrest [-アれスト] 呼吸停止
— capacity [-ケーパスィティ] 呼吸容量，肺活量 ☆肺から酸素を組織から炭酸ガスを吸収する血液の能力
— coefficient [-コウイフィシャント] 呼吸係数
— distress syndrome [-ディストれススィンドロウム] 呼吸窮迫症候群
— embarrassment [-インバらスマント] 呼吸困難
— failure [-フェイリャー] 呼吸不全
— intensive care unit, RICU [-インテンスィヴ ケアー ユーニット] 呼吸集中治療室
— organ [-オーガン] 呼吸器官
— physical therapy [-フィズィカル セらピー] 呼吸身体療法 ☆体位ドレナージャ深呼吸練習など
— quotient, RQ [-クウォウシャント] 呼吸商，呼吸系数 ☆一定時間中に呼出した炭酸量と酸素吸入量との比
— substrate [-サブストれイト] 呼吸基質
— syncytial virus, RSV [-スィンスィシャル ヴァイアラス] 呼吸合包体ウイルス
— system [-スィスタム] 呼吸器系
— tract [-トれークト] 呼吸管，気道
respire [リスパイアー] 呼吸する，生存する，香りなどを発散する
respirometer [れスピらミター] 呼吸計
respond [リスパンド] 返答する，応ずる，適う，返音
response [リスパンス] 応答，応酬，反応，刺激などによって誘発された感情または動作
responsibility [リスパンスィビリティ] 責任，負荷，義理
responsible [リスパンスィブル] 責任ある，信頼すべき，立派な
responsive [リスパンスィヴ] 反応性のある
responsiveness [リスパンスィヴネス] 反応性のあること
rest [れスト] 休息，静養，永眠，休止，胎生組織の残留片
— cure [-キュアー] 休息療法
— current [-カらント] 静止電流
restaurant [れストラント] 料理店，飲食店
restenosis [れスティノウスィス] 再狭窄
restful [れストフル] 安らかな，休息させる，休息している
restiform [れスティフォーム] 索状の
resting [れスティング] 休止期の，静止する
— cell [-セル] 休止細胞
— diet [-ダイアット] 保護食事
— energy [-エナージー] 静止エネルギー
— nucleus [-ニュークリアス] 休止核
— potential [-ポウテンシャル] 静止電位
— seed [-スィード] 休眠種子
— spore [-スポーァ] 休眠胞子
— wandering cell [-ウォンダリング セル] 休止性遊走細胞
restitutio [れスティテューシオウ] 回復
— (ad) integrum [-(アド) インテグラム] 完全治癒，全快
restitution [れスティテューシャン] 治療，復旧，反発
restless legs syndrome [れストレス レッグ スィンドロウム] 下肢不安定症候群 ☆足を静止しておくことができない症状
restoration [れストれイシャン] 健康の復帰，正常位への位置の復旧
restorative [リストーらティヴ] 健康回復促進，健康促進剤，強壮薬
restore [リストーァ] 復帰させる，復活する，戻す，修復する
restrain [リストれイン] 制止する，鎮圧する，監禁する
restraint [リストれイント] 制止，禁制，監禁，自制，抑制，牽制力，（船の）出港または入港禁止
restrict [リストリクト] 制限する，拘束する，禁止する，制止する
restriction [リストリクシャン] 制限，限定，

694

遠慮，拘束物
— enzyme [-エンザイム] 制限酵素，DNA 切断酵素 ☆ DNA 鎖を切断する酵素
restrictive [リストリクティヴ] 制限性，拘束性
— endonuclease [-エンドウニュークリエイス] 核内 DNA 切断酵素
— enzyme [-エンザイム] 制限酵素
— ventilatory disturbance [-ヴェンティレイタリー ディスターバンス] 拘束性換気障害
restringent [リストリンジャント] 収斂剤
restroom [レストルーム] 便所，化粧室
resublimation [リサブライメイシャン] 再純化，再昇華
result [リザルト] 結果，成績，決議，起因する，帰着する，終わる
resultant [リザルタント] 終結の，終結式
resume [リズューム] 再び占める，取り戻す，回復する，記述のことを再約言する，概要を述べる
resumption [リザンプシャン] 再始，再使用，回収，概要
resupinate [リスーピニット] （葉などの）逆の，転倒した
resupination [リスーピネイシャン] 逆向，逆転
resurfacing arthroplasty [リーサーフィスィング アースらプレースティ] 関節面置換，関節形成
resuscitate [リサスィテイト] 蘇生させる，意識を回復させる，復活する，蘇生する，意識を回復する
resuscitation [リサスィテイシャン] 蘇生術，意識回復，復興
retain [リテイン] 保持する，維持する，記憶する，変えない
retained [リテインド] 保持された，残された
— placenta [-プラセンタ] 残留胎盤，残置胎盤
— testis [-テスティス] 不降睾丸
retainer [リテイナー] 保定器，固定装置，拘束料
retaining plate [リテイニング プレイト] 保定板
retard [リタード] 速力を減ずる，後らせる，遅延させる，遅滞，延引，妨害
retardation [リターデイシャン] 遅延，阻止，精神的発育不全

retarded ejaculation [リターディッド イジェキューレイシャン] 射精遅延
retch [レッチ] 吐き出す，込み上げる，吐気を催す
retching [レッチング] 強く嘔吐を催す，強くむかつく
rete [リーティー] 網，網状組織，細管網
— articulare cubiti [-アーティキュレアー キュービティ] 肘関節動脈網
— articulare genu [-アーティキュレアー ジェニュー] 膝関節動脈網
— cutaneum [-キューテイニアム] 皮膚静脈網
— dorsale manus [-ドーサーレ メイナス] 手背動脈網
— Malpighi [-マルピギ] マルピギー網
— nasi [-ナージ] 鼻静脈網
— testis [-テスティス] 精巣網
— venosum [-ヴェノーサム] 静脈網
— venosum dorsale pedis [-ヴェノーサム ドーサーレ ピーディス] 足背静脈網
retentio testis [リテンシオウ テスティス] 睾丸停滞症
retention [リテンシャン] うっ滞，貯留，記銘，固定，保持
— cyst [-スィスト] 貯留滞囊胞
— form [-フォーム] 保持形態
— icterus [-イクタらス] 停滞黄疸
— jaundice [-ジョーンディス] 閉塞性黄疸，うっ滞性黄疸
— of placentae [-アヴ プラセンテ] 胎盤遺残
retentive [リテンティヴ] 記憶力のよい，よく保持される
— memory [-メマりー] 明敏な記憶
retethelioma [リタスィーリオウマ] 網内皮肉腫
retial [リーティアル] 網の
reticular [リティキュラー] 網状の，網状組織の，反芻類の，蜂巣胃の，蜂巣状の
— atrophy [-エトろフィ] 網状萎縮
— dysgenesis [-ディスジェニスィス] 網状組織異形成
— formation [-フォーメイシャン] 網様体
— gland [-グレーンド] 網状線
— layer [-レイアー] 網状層
— pattern [-ペーターン] 網状構造
reticulate [リティキュレイト] 網状組織の，網状線のある
reticulation [リティキュレイシャン] 網状にすること，網形，網状物，網状組織

reticulin [レティキュリン] レチクリン
☆細網線維の組成物質，細網素
reticulocyte [リティキュラサイト] 網状赤血球
— crisis [-クらイスィス] 網状赤血球分利
reticuloendothelial [リティキュロウエンドウスィーリアル] 細網内皮の，網状織内皮細胞の
— depressant factor, RDS [-ディプれサント ファクター] 網内系抑制物質
— system, RES [-スィスタム] 細網内皮系
reticuloendotheliosis [リティキュロウエンドウスィーリオウスィス] 細網内皮増殖症
reticuloma [リティキュロウマ] 細網腫
reticulomatosis [リティキュロウマトウスィス] 細網腫症
reticulopenia [リティキュロウピーニア] 網状赤血球減少症
reticulosarcoma [リティキュロウサーコウマ] 細網肉腫
reticulosarcomatosis [リティキュロウサーコウマトウスィス] 細網肉腫症
reticulosis [リティキュロウスィス] 細網症
reticulum [リティキュラム] 網状物，網状組織，網状膜，細網
— cell [-セル] 細網細胞
— fiber [-ファイバー] 細網線維
retiform [リーティフォーム] 網状の
retina [れティナ] 網膜
retinaculum [れティナキュラム] 提帯，靱帯，支帯
retinal [れティナル] 網膜の
— detachment [-ディタッチマント] 網膜剥離
— hemorrhage [-ヒーマリジ] 網膜出血
— purple [-パープル] 視紅
— rupture [-らプチャー] 網膜破裂
retinene [れティニーン] 視黄，網膜黄色素
retinitis [れティナイティス] 網膜炎
— albuminurica [-アルビューミニューりカ] タンパク尿性網膜炎
— centralis [-セントれイリス] 中心性網膜炎
— centralis serosa [-セントれイリス スィろウサ] 漿液性中心網膜炎
— circinata [-サースィネイタ] 輪状網膜炎
— circumpapillaris [-サーカムパピラーリス] 乳頭周囲性網膜炎
— disciformis [-ディスィフォーミス] 円板性網膜炎
— exudativa [-イクスューダティヴァ] 滲出性網膜炎
— pigmentosa [-ピグマントウサ] 色素性網膜炎
retinoblastma [れティノウブラストウマ] 網膜芽腫
retinochoroiditis [れティノウコーろイダイティス] 脈絡網膜炎
retinocytoma [れティノウサイトウマ] 網膜膠腫
retinoic acid, RA [れティノウイック エーサッド] レチン酸 ☆ビタミンA
retinoid [れティノイド] 網膜状の，ビタミンAの類縁化合物
— X receptor, RXR [-エクス りセプター] レチノイドX受容体
retinol binding protein, RBP [れティナル バインディング プろウティーン] レチノール結合タンパク
retinopapillitis [れティノウペーピライティス] 乳頭網膜炎
retinopathy [れティナパスィ] 網膜症
— of prematurity [-アヴ プリマチューりティ] = retrolental fibroplasia 未熟児網膜症
Purtscher's traumatic — [パーチャーズ トろゥメーティック-] プルチャー外傷性網膜症
retinoschisis [れティナスキスィス] 網膜分離症
retinoscope [れティナスコウプ] 検影器
retinosis [れティノウスィス] 網膜症
retort [りトート] レトルト，レトルトで分離する，反論する
retothelioma [りトウスィーリオウマ] 網皮腫
retothelsarcoma [りトウスィーリサーコウマ] 網皮肉腫
retract [りトれークト] （身体の一部分を）引っ込める，撤回する，縮める，引き込む，縮む
retractable [りトれークタブル] 取り消し得る，伸縮自在の
retractile [りトれークタイル] 伸縮自在の，退縮性の，収縮自由の
— testis [-テスティス] 陰嚢から鼠蹊へ戻る睾丸
retractility [りトれークティリティ] 伸縮しうる，退縮性
retraction [りトれークシャン] 退縮，牽縮

retractor [りトれークター] 牽引器
retroaction [れトロウエークシャン] 反応, 反作用, 逆反応
retroacitve [れトロウエークティヴ] 反応性の, 既往に作用する, 逆方向性の
retroauricular [れトロ・ウオーりキュラー] 耳殻後方の
— artery [- アータりー] 耳介後動脈
retrobuccal [れトロバッカル] 口の後方の
retrobulbar [れトロバルバー] 眼球後方の, 球後の
— neuritis [-ニューらイティス] 球後視神経炎
retrocecal [れトロウスィーカル] 盲腸後方の
— appendicitis [-アペンディサイティス] 後回腸虫垂炎
retrocede [れトロウスィード] 返る, 後退する, 病気が内攻する
retrocedent [れトロウスィーデント] 後退的, 内攻する, 戻る
retrocervical [れトろウサーヴィカル] 子宮頸管後方の
retrocession [れトらセッシャン] 後退, 内攻
retroclusion [れトロウクルージャン] 挿針止血法
retrocolic [れトらカリック] 結腸後方の
retrocollis [れトらカリス] 頸後屈性痙攣
retrocursive [れトロウカースィヴ] 後退の
retrodeviation [れトロウディーヴィエイシャン] 後方逸脱, 後転
retrodisplacement [れトロウディスプレイスマント] 後方転位, 後方移動
retrodural [れトロウデューらル] 硬髄膜後の
retroesophageal [れトロウイーサファジーアル] 食道後方の
retrofilling [れトらフィリング] 逆根管充填
retroflexed [れトらフレクスト] 後方屈曲の
retroflexion [りトロフレクシャン] 後方屈曲
retrogasserian [れトロウガスィーりアン] ガッセル神経節後の
retrognathia [れトらネースィア]
= retrognathism 下顎後退後屈症
retrograde [れトらグれイド] 後退の, 逆行の
— amnesia [-アムニーズィア] 逆行性健忘症
— ejaculation [-イジェキューれイシャン] 後方射精 ☆前立腺手術後に見られる
— motion [-モウシャン] 逆行運動
— peristalsis [-ぺりステールスィス] 逆行性蠕動
— pyelography [-パイアラグれーフィ] 逆行性腎盂造影法
— urethrocystography [-ユリーろスろウスィスタグれーフィ] 逆行性尿道膀胱撮影
retrogress [れトロウグれス] 返る, 逆行する, 衰微する
retrogression [れトロウグれッシャン] 逆行, 退化, 衰微
retrogressive [れトらグれッスィヴ] 逆行する, 退行する
retroiridian [れトロウイりディアン] 虹彩後の
retrojection [れトらジェクシャン] 洗い出す, 洗浄
retrojector [れトらジェクター] 子宮洗浄器
retrolental [れトらレンタル] 水晶体後の
— fibroplasia [-ファイブロウプレイズィア] 後水晶体線維化症
retrolingual [れトらリンガル] 舌後の
retromolar [れトらモウラー] 臼歯後の
retromorphosis [れトロウモーフォウスィス] 退行, 逆行性変態
retronasal [れトロウネイザル] 後鼻腔の
retro-ocular [れトロウ-アキュラー] 眼球後方の
retroperistaltic [れトロウぺりステールティック] 逆蠕動
retroperitoneal [れトロウぺりトウニアル] 後腹膜, 後腹膜腔
— abscess [-エーブセス] 後腹膜膿瘍
retroperitoneum [れトロウぺりトウニーアム] 腹膜後方, 後腹膜
retroperitonitis [れトロウぺりトウナイティス] 腹膜後組織炎
retropharyngeal [れトらファりンジアル] 咽〔頭〕後方の
— abscess [-エブセス] 咽後膿瘍
retropharyngitis [れトらファりンジャイティス] 咽頭後方炎
retroplacental [れトロウプラセンタル] 胎盤後方の
retropubic [れトロウピュービック] 恥骨後の
— prostatectomy [-プらスタテクタミー] 恥骨後前立腺切除術
retropulsion [れトロウパルシャン] 後方突進 ☆パーキンソン症候群の症状
retrospective [れトらスペクティヴ] 後向き, 回顧的 ☆あらかじめ計画したものでない
— study [-スタディ] 後方指向型研究

retrosternal [れトロウスターナル] 胸骨後方の
— pulse [-パルス] 胸骨裏脈
retrotorsion [れトロウトーシャン] 後捻
retrouterine [れトロウユータリーン] 子宮後方の
retrovascular goiter [れトロウヴァスキュラー ゴイター] 血管後部甲状腺腫
retroversion [れトロウヴァージャン] 後傾症, 後反, 後方彎曲
retrovert [れトロウヴァート] 逆に曲がる, 逆に曲げる, 子宮を後屈させる ☆「後屈の」の意に用いる
retrovesical [れトらヴェスィカル] 膀胱後の
Retroviridae [れトらヴィりデ] レトロウイルス属
retrovirus [れトロウヴァイラス] レトロウイルス
retrusion [りトるージャン] 歯の後方に向かっての圧追, 後退
retrusive occlusion [りトるースィヴ アクルージャン] 後転咬合
retting [れティング] 柔軟法
reunion [りーユーニアン] 再結合, 再会, 会合
reunite [りーユーナイト] 再結合する, 再会させる, 和解させる, 再会する, 和解する
reveal [りヴィール] 現す, 摘発する, 知らせる, 漏らす, 啓示する
revellent [れヴァラント] 急変させる, 激変させる, 誘導する
reverberate [りヴァーバれイト] 反響する (光, 熱を) 反射する, 屈折する
reverence [れヴァランス] 尊敬, 敬意
reversal [りヴァーサル] 反転, 逆転
— of instinct [-アヴ インスティンクト] 本能逆転
reverse [りヴァース] 逆にする, 逆転する, 置き換える, 反対になる, 逆転させる, 反対, 裏, 逆転, 不運, 反対の, 裏の, 逆に
reversed [りヴァースト] 逆の
— flow [-フロウ] 逆流
— occlusion [-アクルージャン] 反対咬合
reversible [りヴァースィブル] 可逆性の, 転換できる, 両表の織物
— cell [-セル] 可逆電池
— change [-チェインジ] 可逆変化
— cycle [-サイクル] 可逆サイクル
— electrode [-イレクトろウド] 可逆電極
— ischemic neurological deficit, RIND [-イスキーミック ニューらラジカル デフィスィット] 可逆性脳虚血性神経障害
— polymerization [-パリマりゼイシャン] 可逆的重合
— reaction [-りアクシャン] 可逆反応
reversion [りヴァージャン] 復帰, 反転, 隔世遺伝
review [りヴュー] 再調査する, 改訂する, 評論する, 再調査, 検査, 概観, 反省, 評論
— article [-アーティクル] 総説
— of the literature [-アヴ ザ リタらチャー] 文献総説
revise [りヴァイズ] 改訂する, 校正する
Revised European American Classification of Lymphoid Neoplasms, REAL classification [りヴァイスド ヨーろピアン アメりカン クレースィフィケイシャン アヴ リンフォイド ニーアプレーズム, アーる イー エイ エル クレースィフィケイシャン] (リンパ腫の) リアル分類
revised version [りヴァイズド ヴァージャン] 改訂版
revision [りヴィジャン] 改訂, 訂正
revitalization [りヴァイタリゼイシャン] 生気回復, 更性, 蘇生
revival [りヴァイヴァル] 蘇生, 復活
revive [りヴァイヴ] 蘇生する, 復活する, 復興する, 還元する
revivescence [れヴィヴェッサンス] 蘇生, 復活, 冬眠からの覚醒
revivification [りヴィヴィフィケイシャン] 蘇生, 元気回復, 傷面再生
revoke [りヴォウク] 取り消す, 解除する, 取り消し, 廃止
revolution [れヴァリューシャン] 回転, 周期循環, 革命
revolutionary [れヴァリューシャナりー] 革命的な, 画期的の
revolutions per minute, rpm [れヴァリューシャンズ パー ミニット, アーる ピー エム] (毎分の) 回転数
revolve [りヴァルヴ] 回る, 運行する, 循環する
revolving [りヴァルヴィング] 回転する, 回転装置
revulsant [りヴァルサント] 誘導剤
revulsion [りヴァルシャン] (感情状態など

の）激変，誘導法（とくに反対刺激剤による）
revulsive [りヴァルスィヴ] 誘導法の，誘導する，誘導薬，誘導器具
 — bloodletting [-ブラッドレティング] 有瀉血
Reye's syndrome [らイアズ スィンドゥロウム] ライ症候群 ☆急性脳症と内臓脂肪浸潤
RF 1. (renal failure) ／2. (rheumatic fever) ／3. (rheumatoid factor)
RFA (right fronto-anterior)
RFP (right fronto-posterior)
rhabditiform [れーブディティフォーム] 桿状の
Rhabditis [れーブダイティス] 桿虫属，桿線虫属
rhabdium [れーブディアム] 横紋筋線維
rhabdomyoma [れーブドウマイオウマ] 横紋筋肉腫
rhabdomyosarcoma [れーブドウマイオウサーコウマ] 横紋筋肉腫
rhabdophobia [れーブダフォウビア] 打撲恐怖症
Rhabdoviridae [れーブダヴィりダエ] ラブドウイルス科．ラブドウイルスの名称．棒状ウイルス
rhabdovirus [れーブドウヴァイアらス] ラブドウイルス科
rhachialgia [れイキアロウジア] 脊椎痛
rhacoma [れイコウマ] 表皮剥離，皮膚裂傷
rhaeboscelia [りーボウスィーリア] 膝内反
rhagades [れーガディーズ] 亀裂，ひび，あかぎれ
rhagadiform [れーゲーディフォーム] 亀裂状の
rhamnose [れームノウズ] ラムノース
Rhamnus purshiana [らムナス パーシアナ] カスカラサグラダ
RHD (rheumatic heart disease)
rhebocrania [りーバクれイニア] 斜頸
rhegma [れグマ] 破裂，裂creak骨折
rhenium, Re [りーニアム] レニウム（元素）☆原子量186.31
rheobase [りーアベイス] 基電流
rheocardiogram [りーオウカーディオグラム] 心臓の血流図，インピーダンス・プレティスモグラフ
rheochord [りーアコード] 抵抗弦，可変抵抗器

rheography [りーオウグれーフィ] レオグラフィ．流体（電流や血液）の流動性を検査する方法
rheology [りーアラジー] 流体力学
rheonome [りーアノウム] レオノーム，電流交換器
rheoscope [りーアスコウプ] 検電器
rheostat [りーアスタット] 加減抵抗器，変抗器
rheostosis [りーアストウスィス] 流線状過骨症
rheotaxis [りーアテークスィス] 趨流性，逆流性
rheotome [りーアトウム] 断流器
rhesus [りーサス] アカゲザル
 — factor, Rh factor [-フェークター] Rh因子 ☆アカゲザル赤血球の凝集因子
 — incompatibility [-インカンパタビリティ] Rh血液型不適合
 — monkey [-マンキー] インド産アカゲザル
Rheum [りーアム] 大黄属の植物 ☆根を緩下剤として用いる
rheum [りーアム] 水様性排泄液
rheumatic [リューメーティック] リウマチ性の，リウマチに罹った，リウマチ患者の
 — carditis [-カーダイティス] リウマチ性疾患
 — contraction [-カントれークシャン] リウマチ性収縮
 — fever, RF [-フィーヴァー] リウマチ熱
 — heart disease, RHD [-ハート ディズィーズ] リウマチ性心疾患
 — torticollis [-トーティカリス] リウマチのための斜頸
rheumatid [リューマティッド] リウマチ疹
rheumatism [リューマティズム] リウマチ，リウマチ様疼痛，急性リウマチ熱
rheumatoid [リューマトイド] リウマチ性の，リウマチに罹った，リウマチ様の
 — arthritis, RA [-アースらイティス] 慢性関節リウマチ
 — factor, RF [-フェークター] リウマチ因子
 — lung [-ラング] リウマチ肺
 — nodule [-ナデュール] リウマチ結節
rheumatologist [リューマタラジスト] リウマチ学者，リウマチ専門医
rhexis [れクスィス] 血管破裂，破綻，崩壊

Rh group [アールエイチ グるープ] Rh 式血液型
rhigosis [りゴウスィス] 冷覚
rhinal [らイナル] 鼻の
rhinalgia [らイネールジア] 鼻痛
rhinallergosis [らイナラーゴウスィス] 鼻アレルギー症，アレルギー性鼻炎
rhinantralgia [らイナントれールジア] 副鼻腔痛
rhinelcosis [らイナルコウスィス] 鼻潰瘍
rhinencephalon [らイナンセファロン] 嗅脳
rhinenchysis [らイネンキスィス] 鼻洗浄，点鼻
rhinesthesia [らイナスィーズィア] 嗅覚
rhinic [らイニック] 鼻の
rhinion [らイニアン] 鼻孔点 ☆前鼻孔上縁の中央部
rhinism [らイニズム] 鼻調音，鼻声
rhinitis [りナイティス] 鼻炎
— catarrhalis [-カタれイリス] カタル性鼻炎
rhinoanemometer [らイノウアニマミター] 鼻腔風速計
rhinoantritis [らイノウアントらイティス] 鼻洞炎
rhinobyon [らイノウビアン] 鼻孔栓
rhinocace [らイナカスィー] 鼻内潰瘍
rhinocarcinoma [らイノウカースィノウマ] 鼻癌腫
Rhinoceros [らイナサらス] サイ属
rhinocleisis [らイノウクらイスィス] 鼻腔閉塞
rhinocnesmus [らイノウニースマス] 鼻痒症
rhinoderma [らイノウダーマ] 毛孔角化症
rhinodynia [らイナディニア] 鼻痛
rhinokyphectomy [らイノウカイフェクタミー] 鼻前彎切除術
rhinokyphosis [らイノウカイフォウスィス] 鼻前彎症
rhinolalia [らイノウレイリア] 鼻声，はなごえ
rhinolaryngitis [らイノウラリンジャイティス] 鼻喉頭炎
rhinolaryngology [らイノウラリンガラジー] 鼻喉頭病学
rhinolethrum [らイナレスらム] 鼻が破壊されること
rhinolith [らイナリス] 鼻石
rhinolithiasis [らイノウリサイアスィス] 鼻石症
rhinology [らイナラジー] 鼻科学
rhinometaplasty [らイナ・メタプれースティ] 造鼻術，鼻形成術
rhinommectomy [らイナメクタミー] 内眼角切除術
rhinomycosis [らイノウマイコウスィス] 鼻腔糸状菌症
rhinonecrosis [らイノウニクろウスィス] 鼻骨壊死
rhinopathia [らイナペースィア] 鼻症
rhinopharyngitis [らイノウファリンジャイティス] 鼻咽頭炎
rhinophonia [らイノウフォウニア] 鼻声
rhinophyma [らイノウファイマ] 鼻瘤
rhinoplastic [らイナプれースティック] 鼻形成術の
rhinoplasty [らイナプれースティ] 造鼻術，鼻形成術
rhinopolyp [らイナパリプ] = rhinopolypus 鼻息肉，鼻ポリープ
rhinopsia [らイナプスィア] 鼻側視
rhinorrhagia [らイナれイジア] 鼻出血
rhinorrh(o)ea [らイナリーア] 鼻漏
rhinosalpingitis [らイノウセールピンジャイティス] 鼻耳管炎
rhinoscleroma [らイノウスクリアろウマ] 鼻硬症，鼻硬腫
— bacillus [-ベースィラス] 鼻硬腫菌
rhinoscope [らイナスコウプ] 鼻鏡
rhinoscopy [らイナスカピー] 鼻鏡検査法
rhinosporidiosis [らイノウスポーリディオウスィス] リノスポリディウム症 ☆ *Rhinosporidium seeberi* の感染によって起こる鼻，眼，咽頭のポリープ
rhinostegnosis [らイノウスティグノウスィス] 鼻腔閉塞
rhinotomy [らイナタミー] 鼻切開術
Rhinovirus [らイノウヴァイらス] 風邪のウイルス
Rhipicephalus [らイピセファラス] ウシ壁ダニ
rhitidectomy [りティデクタミー] しわ切除術
rhizan(a)esthesia [らイザニスィーズィア] 脊髄神経根麻痺
rhizodontropy [らイゾウダントらピー] 合釘法 ☆人工歯冠を天然歯冠の上に固定する方法
rhizoma [らイゾウマ] 植物根，根茎
rhizomelic [らイザメリック] 四肢根の
rhizonychium, rhizonychia (複) [らイザニキアム，らイザニキア] 爪根，爪床
rhizotomy [らイザタミー] 脊髄神経根切断

rhodium ～ Riesman's myocardosis

rhodium, Rh [ろウディアム] ロジウム（元素） ☆原子量102.90

rhododendron [ろウダデンドロン] ツツジ属の植物 ☆光刺激によるロドプシンの再着色

rhodogenesis [ろウダジェニスィス] ロドプシン（視紅）再生

rhodophane [ろウダフェイン] ロードファン，網膜円錐の紅色素

rhodopsin [ろウダプスィン] 視紅，ロドプシン（網膜紫色素）

rhombencephalon [ろンベンセファラン] 菱脳 ☆胎児脳の尾部

rhomboideus [ろンボイディアス] 菱形筋

rhombus [ろンバス] 菱形

rhonchal fremitus [ろンカル フれミタス] 気管支振盪音

rhonchial [ろンキアル] 水泡音の，ラ音の

rhonchus, rhonchi（複）[ろンカス, ろンカイ] 水泡音，ラ音

rhubarb [るバーブ] 大黄 ☆支那西蔵産の大黄根，大黄根製下剤

Rhus [らス] ウルシ属植物
— aromatica [-アろウメーティカ] 芳香を放つウルシ ☆失禁の治療剤
— vernicifera [-ヴァーニスィフィら] ウルシの樹

rhyme [らイム] 韻，韻文，韻文を作る，韻が合う

rhyparia [らイペイりア] 汚物，歯垢

rhypophagia [らイポフェイジア] = rhypophagy 汚物嗜好症

rhypophobia [らイボウフォウビア] 汚物恐怖症

rhyptic [りプティック] 清洗薬，下剤

rhysema [らイスィーマ] ひだ，しわ

rhythm [りズム] リズム，律動

rhythmicity [りズミスィティ] 律動性

rhythmotherapy [りズマセらピー] 旋律療法

rhytidectomy [りティデクタミー] しわ切除術

rhytidoplasty [りティダプレースティ] = rhyridectomy（しわ切除術，しわ形成術）

rhytidosis [りティドウスィス] 角膜皺皮症 ☆死期の迫った徴候の一つで角膜にしわが寄ること

RI（radioisotope）

rib [りブ] 肋骨，肋骨状物

ribbon stool [りバン ストゥール]（上皮に多い）リボン様便

riboflavin [らイボウフれイヴィン] リボフラビン ☆ビタミンB_2

ribonucleic acid, RNA [らイボウニューくりーイック エーサッド] リボ核酸

ribonucleoprotein, RNP [らイボウニュークリアプろウティーン] リボ核酸タンパク

ribose [らイボウス] リボース ☆核酸RNA中に存在する五炭糖

ribosome [らイバソウム] リボソーム ☆タンパク合成に関与する細胞内小体

ribostamycin sulfate, RSM [らイバスタマイスィン サルフェトィ] 硫酸リボスタマイシン ☆アミノグリコシド系抗生物質

rice [らイス] 米
— bran [-ブらン] 米糠，ふすま
— diet [-ダイアット] 米食
— gruel [-グるーアル] 粥
— water stool [-ウォーター ストゥール] おもゆ様便，（コレラにみる）重湯様便

Richard's disease [りチャーズ ディズィーズ] リチャード病 ☆第5腰椎側突起の異常（腰仙移行椎）による腰痛

ricinism [りスィニズム] ヒマシ油中毒．トウゴマ（Ricinus communis）の種子の中毒．出血性胃腸炎と黄疸

rickets [りキッツ] くる病

Rickettsia, R [りケッツィア] リケッチア属

rickettsial pox [りケッツィアル パックス] リケッチア痘症

rickettsiosis [りケッツィオウスィス] リケッチア症

rickety [りケッティ] くる病に罹った，くる病の，曲がった

rictus [りクタス] 亀裂，披裂

RICU（respiratory intensive care unit）

rid [りッド] 脱せしめる，自由にする，除去する

riders' tendon [らイダーズ テンダン] 騎手鍵

ridge [りッジ] 頂，峰，隆起，隆起線

Ridley's syndrome [りドリーズ スィンドろウム] リドレー症候群 ☆心拍増加と心臓喘息，肺水腫

Riedel's thyroiditis [りーダルズ サイろイダイティス] リーデル甲状腺炎 ☆板状硬度がある甲状腺腫

Riesman's myocardosis [りースマンズ マイオカードウスィス] リースマン心筋症

☆心筋の非炎症性退行性線維症
rifampisin, RFP [リフェーンピスィン] リファンピシン ☆抗結核薬
RIG (rabies immune globulin)
right, R [らイト] 右
— **angle** [-エーングル] 直角
— **anterior oblique, RAO** [-アンティーりアー オブリーク] 右前斜位, 第二斜位
— **atrium, RA** [-エイトりアム] 右心房
— **axis deviation, RAD** [-アクスィス ディーヴィエイシャン] 右軸変位
— **bronchus, RB** [-ブらンカス] 右気管支
— **bundle branch block, RBBB** [-バンドル ブらンチ ブらック] 右脚ブロック
— **circular cone** [-サーキュラー コウン] 直円錐
— **circular cylinder** [-サーキュラー スィりンダー] 直円柱
— **coronary artery** [-カらナりー アータりー] 右冠状動脈
— **frontoanterior, RFA** [-フらンタアンティーりアー] 右前頭前位
— **frontoposterior, RFP** [-フらンタパスティーりアー] 右前頭高位
— **gastric artery** [-ゲーストりック アータりー] 右胃動脈
— **gastroepiploic artery** [-ゲーストろウエピプロウイック アータりー] 右胃大動脈
— **lower lobe, RLL** [-ロウアー ロウブ] 右下葉
— **lower quadrant** [-ロウアー クウェードらント] 右下四半分
— **main bronchus** [-メイン ブらンカス] 右主気管支
— **mentoanterior, RMA** [-メントウアンティーりアー] 右頤前位
— **mentoposterior, RMP** [-メントウパスティーりアー] 右頤後位
— **occipitoanterior, ROA** [-アクスィピトウアンティーりアー] 右後頭前位
— **occipitoposterior, ROP** [-アクスィピトウパスティーりアー] 右後頭後位
— **sacroanterior, RSA** [-セイクろウアンティーりアー] 右仙骨前位
— **sacroposterior, RSP** [-セイクろウパスティーりアー] 右仙骨位
— **to left shunt** [-トゥ レフト シャント] 右から左への短絡路
— **upper lobe, RUL** [-アパー ロウブ] 右上葉
— **upper quadrant** [-アパー クウァドらント] 右上四半分
— **ventricle, RV** [-ヴェントりクル] 右心室
right-angled triangle [らイトーエーングルド トらイエーングル] 直角三角形
right-handed [らイトーヘーンディッド] 右利きの
right-handedness [らイトーヘーンディッドネス] 右利き
righting reflex [らイティング りーフレクス] 正向反射, 正しい方向を向く反射
right to refuse treatment [らイト トゥ りフューズ トりートメント] 治療拒否権
right to treatmemt [らイト トゥ トりートメント] 被治療権, 治療を受ける権利
rigid [りジッド] 硬い, (身体, 器官の) 緊張して硬くなった, 精確な, 剛直な
— **pupil** [-ピューピル] 強直瞳孔
— **spine syndrome** [-スパイン スィンドろウム] 強直脊椎症候群
rigidity [りジディティ] 硬直, 剛性, 厳格
 clasp-knife — [クレースプーナイフー] 折りたたみナイフ [様] 硬直. ナイフのバネのような強直性を四肢がもっている痙攣状態
 cogwheel — [カグウィールー] 歯車様強剛 (強直) (Negro's sign ネグロ徴候)
rigor [りガー] 強直, 硬直, 悪寒, 寒け
— **mortis** [-モーティス] 死後硬直
rigorous [りガらス] 厳しい, 酷烈な, 厳密な, 精確な
— **diet** [-ダイアット] 厳しい食餌
Riley-Day syndrome [らイリーデイ スィンドろウム] ライリー・デイ症候群 ☆自律神経失調症
rilmazefone hydrochloride [りルマゼフォウン ハイドろウクローらイド] 塩酸リルマザホン ☆ベンゾジアゼピン系 (短時間型) 入眠薬
rim [らイム] 辺縁
rima [らイマ] 裂
— **ani** [-アーニ] 肛門裂
— **glottidis** [-グらティディス] 声門裂
— **oris** [-オウりス] 口裂
— **pudendi** [-ピューデンディ] 陰裂
— **vestibuli** [-ヴェスティビュリ] 前庭裂
rimose [らイモウス] 亀裂の, 披裂性の
rimura [りミュら] 小裂溝

RIND (reversible ischemic neurological deficit)
rinderpest [リンダーペスト][G] 家畜疫, 牛疫
ring [リング] 輪, 環
— apophysis [-アパフィスィス] 環状骨端
— chromosome [-クロウマゾウム] 輪状染色体
— compound [-カンパウンド] 輪状化合物
— finger [-フィンガー] 薬指
— form [-フォーム] 環状体
Ringer's solution [リンガーズ サリューシャン] リンゲル液 ☆100ml中NaCl (8.6), KCl (0.3g), CaCl₂ (0.33g) などを含む
ringworm [リングウァーム] (とくに小児の) 輪癬, たむし, 匍行疹, 白癬
Rinne's test [リンニズ テスト] リンネ聴力検査法 ☆空気伝道と骨伝道を比べる方法, 通常は空気伝道の方がよく聞こえるが伝部系障害があると骨伝道がよく聞こえる
Ripault's sign [リポールツ サイン] リポール徴候 ☆眼を圧迫すれば一時瞳孔の変化が起こる, 死体ではその変形がそのまま残る
ripe [らイプ] 熟した, 盛りの, 老練な, 化膿した
risk [リスク] 危険, 危険度
— factor [-フェーカター] 危険因子
risperidone [リスペリダン] リスペリドン ☆セロトニン・ドパミンアンタゴニスト系向精神薬
risus [らイサス] 笑い
— sardonicus [-サーダニカス] 痙笑, 笑筋痙攣
ritodrine hydrochloride [リタドリーン ハイドロウクローらイド] 塩酸リトドリン ☆子宮運動抑制薬, 切迫流産治療薬
ritonavir [りトナヴィアー] リトナビル ☆抗HIV薬, エイズ治療薬
Ritter's disease [リッターズ ディズィーズ] リッター病 ☆ブドウ状球菌感染による新生児落屑性皮膚炎, 新生児剥脱性皮膚炎
Rivalta's test [リヴァルタズ テスト] リバルタ試験 ☆揮酢酸に1〜2滴下すれば滲出液は白濁するが泸出液は白濁しない
rivaorl [リヴァオール] リバオール ☆創傷消毒薬

rivulose [リヴュロウス] (細菌集落における) 波形の
RLL (right lower lobe)
RMA (right mento-anterior)
RMP 1. (rifampsin) / 2. (right mento-posterior)
RN (registered nurse)
RNA (ribonucleic acid)
RNP (ribonucleoprotein)
RO (rule out)
ROA (right occipito-anterior)
roast [ろウスト] 肉を火で直に焼く, あぶる, 焼く, 焼き肉, 焼くこと
— beef [-ビーフ] 焼肉, ローストビーフ
roborant [ろウバらント] 強壮にする, 強壮剤
robust [らバスト] 強壮な, 頑丈な, 確実な
— evidence [-エヴィデンス] しっかりした証拠, データ, 動かない証拠
Rochelle salt [ろシェル ソールト] ロッシェル塩, 酒石酸カリソーダ, 酒石酸カリウムナトリウム
ROC (receptor-operated calcium channel)
rock [らック] 岩, 丸石
— crystal [-クリスタル] 水晶
— magma [-メグマ] 岩漿, マグマ
— oil [-オイル] 石油
— phosphate [-ファスフェイト] 燐鉱, 燐灰岩
— salt [-ソールト] 岩塩
— sugar [-シュガー] 氷砂糖
— wool [-ウール] 岩綿
rocker-bottom foot [らッカー-バタム フット] 舟底足
rocket [らキット] ロケット, 火薬推進
rocking bed [らッキング ベッド] シーソー型上下ベッド ☆呼吸補助し, 不動性骨粗鬆症を防ぐ
Rocky Mountain spotted fever [らッキー マウンタン スパッティド フィーヴァー] ロッキー山斑点熱, ロッキー山熱, ロッキー山斑点熱
ROD (renal osteodystrophy)
rod [らッド] 桿状体, 桿状菌, 桿栓
rodent [ろウダント] かむ, (鼠, イタチなどの) げっ歯類
— plague [-プレイグ] 鼠ペスト
roentgen, R [れントゲン] レントゲン

Roentgen, Wilhelm Konrad Roentgen ～ rostellum

☆ X線の単位

Roentgen, Wilhelm Konrad Roentgen [れントゲン, ヴィルヘルム コンラッド れントゲン] レントゲン, ドイツの物理学者 (1845-1923) レントゲン線の発見者

roentgenism [れントゲニズム] X線の障害作用

roentgenogram [れントゲナグれム] X線写真図

roentgenograph [れントゲナグれーフ] X線写真

roentgenography [れントゲナグれーフィ] X線撮影法

roentgenology [れントゲナラジー] X線医学, 放射線医学

roentgenoscope [れントゲナスコウプ] X線検査器

roentgenotherapy [れントゲナせらピー] X線療法

Roger's syndrome [ろジャーズ スィンドろウム] ロジェー症候群 ☆唾液分泌異常亢進（食道癌系の刺激による）

rokitamycin [ろキタマイスィン] ロキタマイシン ☆マクロライド系抗生物質

Rokitansky's disease [ろキタンスキーズ ディズィーズ] ロキタンスキー病 ☆急性肝臓黄色萎縮症

Rolando's fracture [ろウランドウズ フれークチャー] 第・中手骨粉砕骨折

romanopexy [ろウメーナペクスィ] S字結腸固定術

romanoscope [ろウメーナスコウプ] S状結腸鏡

Romanus lesion [ろウマナス リージャン] ロマナス病変 ☆強直性脊椎炎でみられる椎体辺縁部の骨破壊で骨増殖性変化を伴う

Romberg-Paessler syndrome [らンバーグ－ペスラー スィンドろウム] ロンベルグ・ペースレル症候群 ☆内臓血管拡張による低血圧と失神

Romberg's sign [らンバーグズ サイン] ロンベルグ徴候 ☆両足を接して直立し目を閉じると身体が動揺すること, 深部知覚障害の症状

romurtide [ろマータイド] ロムルチド ☆白血球減少治療剤

roof plate [るーフ プれイト] 上衣板

room [るーム] 室
— **acoustics** [－アクースティックス] 室内音響学

— **temperature** [－テンパらチャー] 室温

rooming-in [るーミングーイン] 母児同室. 産院にいる間に新生児を母親の手の届く小児用ベッドに収容すること

root [るート] 根, 根菜, 根底, 原因, 根（数学）, 根数, 根付かせる, 固着させる, 根付く, 固着する
— **canal** [－カナル] 根冠
— **cap** [－ケープ] 根冠
— **hair** [－ヘアー] 根毛
— **pain** [－ペイン] 神経根性疼痛
— **pressure** [－プれッシャー] 根圧
— **sing** [－スィング] 根徴候
— **zone** [－ゾウン] 歯根帯

ROP (right occipito-posterior)

rosaceous [ろウゼイシャス] バラ形の

rosalia [ろウゼイリア] 猩紅熱, 紅斑

rosary [ろウザりー] 念珠, 念珠腫（くる病のときの肋軟骨腫大）

rose [ろウズ] バラ
— **rash** [－れーッシュ] バラ疹
— **water** [－ウォーター] バラ水 ☆ローズ油少量を含む水

roseate [ろウズィイト] バラ色の, 有望の, 幸運の

Rosenbach's syndrome [ろウザンバックス スィンドろウム] ローゼンバッハ症候群 ☆胃疾患と発作性頻脈

Rosenstein's sign [ろウザンシュタインズ サイン] ローゼンシュタイン徴候 ☆虫垂炎または回盲部腹膜炎のとき左側臥位で右下腹部を圧迫すると背臥位より痛みが強い

roseola [ろウズィアラ] バラ疹, 紅疹
— **infantum** [－インフェーンタム] ＝ exanthema subitum 乳児バラ疹

roseolar [ろウズィアラー] バラ疹の, バラ疹性の

roset(te) [ろウゼット] ロゼット, 菊形状, 糸球形, バラ形
— **formation** [－フォーメイシャン] ロゼット形成

Ross-Jones test [らス－ジョウンズ テスト] ロス・ジョーンズ試験 ☆脊髄液中のグロブリン試験

Rossolimo's reflex [ろッサりーモズ リーフれクス] ＝ Rossolimo's sign ロッソリモ反射 ☆足趾の腹面を打てば趾の蹠屈または外反を起こす

rostellum [らステラム] 額嘴, （条虫などの）小嘴

rostral ～ roxatidine acetate hydrochloride

rostral [らストラル] 吻側 ☆尾側の反対側，口側

rostrate [らストリット] 嘴のある，吻のある，嘴状または吻状突起のある

rostriform [らストリフォーム] 嘴状の，吻状の

rostrum, rostra (複)[らストロム，らストラ] 嘴，吻，嘴状突起，吻状突起，嘴状器官，吻状器官，嘴状部，鑷子

rot [らット] 腐る，消耗性疾患に罹る，やせ衰える，羊がジストマ病に罹る，腐敗，腐敗物，消耗性疾患，羊の肝蛭病，ジストマ病，腐敗病（植物）

rotameter [ろウテァミータ] ロタメータ，回転流量計

rotary [ろウテーりー] 回転する，輪転機
— converter [-カンヴァーター] 回転変流器
— joint [-ジョイント] 車軸関節，滑車関節，回転関節

rotate [ろウテイト] 回転する，輪状の

rotating [ろウテイティング] 回転する
— internship [-インターンシップ] 各科を回る実地修練

rotation [ろウテイシャン] 回転，循環，輪作，交替，回旋

rotator [ろウテイター] 回転器，回転筋
— cuff rupture [-カフ らプチャー] 腱板断裂（五十肩）
— cuff tenderness [-カフ テンダネス] 回旋腱板腱炎（圧痛）

rotatory [ろウテイタりー] 回転の
— instability [-インステービリティ] 回旋不安定
— nystagmus [-ニスターグマス] 回旋眼〔球〕振〔盪〕
— polarization [-ポウラらイゼイシャン] 偏光面の回転，回転性分極
— power [-パウアー] 旋光能
— spasm [-スペーズム] 回転筋痙攣
— tic [-ティック] 回転性痙攣

rotavirus [ろウタヴァイらス] ロタウイルス

Roth's spot [ろスス スパット] ロート斑 ☆亜急性細菌性心内膜炎のときにみられる網膜出血斑

Roth's syndrome [らスス スィンドろウム] ロート症候群 ☆股神経痛と異常知覚

Rotifera [ろウティファら] ワムシ類

Rotor's syndrome [ろウターズ スィンドろウム] ローター症候群 ☆先天性黄疸の一つ，直接ビリルビンが上昇する

rotten [らットゥン] 腐敗した，不潔の，臭い，薄弱な，不健全な

rotz [らッツ][G] 馬鼻疽

rouge [るージ][F] ベニ，ベンガラから出す色（酸化鉄）

rough [らフ] 粗い，凹凸ある，酢い，収斂性の，未完成の，粗く，あらまし，手荒く，概略
— calculation [-カルキュレイシャン] 概算
— surfaced endoplasmic reticulum [-サーフィスト エンダプラスミック りティキュラム] 粗面小胞体

roughage [ろッフィジ] 便通刺激性食餌

roughly [らフリー] 粗く，荒天に，手荒く，おおよそ

rouleau [るーロウ][F] 連銭状 ☆赤血球が平面で相連接する状態
— formation [-フォーメイシャン] 連銭形成

round [らウンド] 球形の，円筒状の，まるまると太った，端数のない，大体の，回診
— back [-ベーック] 円背
— cell [-セル] 円形細胞
— cell infiltration [-セル インフィルトれイシャン] 円形細胞浸潤
— cell polyp [-セル パリプ] 円形細胞性ポリープ
— cell sarcoma [-セル サーコウマ] 円形細胞肉腫
— ligament [-リガマント] 円形靱帯
— worm [-ウァーム] 円虫類，線虫類，回虫

Roussy-Lévy's disease [るッスィーリーヴァイス ディズィーズ] ルシー・レヴィ病 ☆皮膚線維肉腫

roust [らウスト] 分娩室の雑用看護婦

routine [るーティーン] 日常の仕事，慣例，手順，日常の，決まり切った

routinism [るーティニズム] 慣習主義，保守主義，いつも一定の治療を繰り返すこと

Roux-en-Y operation [るーカン エン アパれイシャン] ルー手術 ☆総胆管空腸吻合，ルーのY字縫合

Rovsing's sign [らヴスィングズ サイン] ロブシング徴候 ☆虫垂炎のとき左下腹部を下から上へ押すと右下腹部が痛む

roxatidine acetate hydrochloride [らクサティディン エースィテイト ハイドろウクローらイド]

塩酸ロキサチジンアセタート　☆消化性潰瘍治療薬, ヒスタミンH_2受容体拮抗薬

roxithromycin, RXM [らクスィスろマイスィン] ロキシスロマイシン　☆マクロライド系抗生物質

Rp (recipe)

RPGN (rapidly progressive glomerulonephritis)

rpm (revolutions per minute)　回転数/分

rps (revolutions per second)　回転数/秒

RQ (respiratory quotient)

RS virus (respiratory synovial virus) [れスパイらタリー　サイナヴィアル　ヴァイらス] 小児のかぜの病因

RSA (right sacroanterior)

RSP (right sacroposterior)

RSV (respiratory syncytial virus)

RTA (renal tubular acidosis)

Ru (ruthenium)

rub [らブ]　摩擦する, 塗り拡げる, 擦り剥ぐ, 摩擦, 邪魔, 困難, 厭味

rubber [らバー]　ゴム
― **repellant** [―りペラント]　粘着防止剤

rubber-dam [らバー デーム]　ラバーダム, 薄ゴム布

rubbery consistency [らバリー カンスィスタンスィ]　ゴム様硬度

rubbing test [らビング テスト]　摩擦試験

rubbish [らビッシュ]　屑, 廃物, 馬鹿げたこと

rubedo [るビドウ]　赤色皮膚

rubefacient [るービフェイシャント]　発赤の, 発赤剤

rubefaction [るービフェークシャン]　発赤[状態], 発赤した皮膚, 水中の発紅

rubella [るーベラ]　風疹, 紅疹

rubeola [るービアラ]　紅疹, 麻疹, 猩紅熱風疹, 第四発疹

rubescent [るーベッサント]　赤変する

rubicundity [るビカンディティ]　発紅, 赤色；赤ら顔

rubidium, Rb [るービディアム]　ルビジウム（元素）　☆原子量85.48

rubiginous [るービジナス]　赤褐色の

rubor [るーバー]　赤色, 発赤, 潮紅

rubric [るーブリック]　赤色の

rubrum [るーブらム]　赤核

Rubus [るーバス]　キイチゴ属

ructation [らクテイシャン]　臭気を発すること

ructus [らクタス]　臭気

rudiment [るーディマント]　発育の素質, 未発達の物, 萌芽, 発育不全物, 退化器官, 痕跡, 基礎的原理

rudimental [るーディメンタル] = rudimentary　発育不全の, 痕跡の, 未発達の, 根本の, 初歩の

rudimentary gonad [るーディメンタリー ガナド]　痕跡様性器

Ruffini's corpuscles [るーフィニーズ コーパスル]　ルフィニ小体　☆皮膚の知覚小体

ruffle [らフル]　皺がある

ruffled border [らフルド ボーダー]　皺がある境界面　☆破骨細胞と骨の境界面

ruga, rugae（複）[るーガ, るージー]　皺襞

rugitus [るージタス]　腹鳴

rugose [るーゴウス]　皺の多い, 溝の多い

rugosity [るーガスィティ]　皺のあること, 皺の多いこと

ruin [るーイン]　破壊, 滅亡, 残骸, 廃墟, 損害, 被害, 破壊する, 没落する, 破産する, 破産させる

ruined [るーインド]　破壊された, 荒廃した

ruinous [るーイナス]　破壊を来す, 破壊的な, 荒廃した

RUL (right upper lobe)

rule [るール]　規則, 常習, 通則, 支配, 標準, 定規, 解式, 支配する, 指導する, 抑制する, 規定する, 定規で線を引く
― **out, RO** [―アウト]　除外する

rum [らム]　ラム酒, 糖酒

rumbling [らンブリング]　腹鳴, ゴロゴロ鳴ること

rumen [るーメン]　反芻類の瘤胃, 第一胃

ruminant [るーミナント]　反芻する, 反芻動物の, 沈思する, 反芻動物

ruminate [るーミネイト]　反芻する, 沈思する, 思いめぐらす

rumination [るーミネイシャン]　反芻症, 沈思症

rump [らンプ]　臀部, 尻

Rumpel-Leede's phenomenon [らンペルーリーズ フィナミナン]　ルンペル・レーデ現象

run [らン]　流れ出る, 滲み出る, 漏れる

running [らニング]　走る, 流れる, 継続する

― ear［－**イ**ァー］ 耳だれ
― nose［－**ノ**ウズ］ 鼻水
― pulse［－**パ**ルス］ 疾走脈

rupia［**る**ーピア］ 蠣殻疹 ☆第三期梅毒疹

rupture［**ら**プチャー］ 裂傷，破裂，ヘルニア，脱腸，破る，破裂させる，ヘルニアを起こさせる，ヘルニアに罹る，破裂する

ruptured chorda tendinae［**ら**プチャード **コ**ーダ テン**ディ**ーネ］ 腱索断裂

rural［**る**ーらル］ 農村の，田舎の，田園の
― district［－**ディ**ストリクト］ 農村地区
― hygiene［－**ハ**イジーン］ 農村衛生

rurioctocog alfa［**る**ーりアクトカグ **エ**ルファ］ ルリオクトコグアルファ ☆*血液製剤, 血液凝固第Ⅷ因子製剤*

rushes［**ら**ッシュズ］ 蠕動，腸管の蠕動

rust［**ら**スト］ 錆，錆菌（植物），錆菌症，錆病，錆色，錆びる，錆病に罹る

Rust's syndrome［**ら**スツ ス**ィ**ンドろウム］ ルスト症候群 ☆*頸椎骨折による頸部硬直と頭部運動障害*

rustic［**ら**スティック］ 田舎の，田園生活の，田舎者の，粗野な，田舎者

rusty［**ら**スティ］ 錆びた，錆病に罹った，錆色の，旧式の
― sputum［－ス**ピュ**ータム］ 錆色喀痰，錆色痰

rut［**ら**ット］ 発情，さかり時

ruthenium, Ru［る－ス**ィ**ーニアム］ ルテニウム（元素） ☆*原子量101.07*

rutin［**る**ーティン］ ルチン，生体フラボノイド ☆*血管保護剤として用いられる*

rutting［**ら**ッティング］ 雄の動物などの発情，さかり時

RV 1. (renal vein)／2. (residual volume)／3. (right ventricle)

RXR (retinoid X receptor)

ryanodine［**ら**イアナディン］ リヤノディン ☆*細胞内カルシウム情報伝達にかかわる物質*

ryanodine channel［**ら**イアナディン **チャ**ナル］ リヤノディン関門 ☆*小胞体等からのカルシウム放出にかかわりリヤノディンに反応する*

rye［**ら**イ］ ライ麦，裸麦

rytidosis［**り**ティ**ド**ウスィス］ 角膜皺皮症 ☆*死期の迫った徴候の一つ*

S

S, ss（semis） 半分
S 1.（semis）/2.（sigma）/3.（sign）/4.（single）/5.（sinister）/6.（spherical lens）/7.（sulfur, sulphur）
S₁（first heart sound）
S₂（second heart sound）
S₃（third heart sound）
S₄（fourth heart sound）
SA 1.（sensory aphasia）/2.（spontaneous abortion）
SAB 1.（selective alveolobronchography）/2.（sinoatrial block）
saber shin [セイバー シン] サーベル脚
sabulous [サビュラス] 砂状の, 砂粒の
sabulum [サビュラム] 脳砂
saburra [サバら] 胃・口腔中の粒状沈渣
saburral [サバラル] 煤色苔の ☆患者の口唇または歯牙に生ずるもの
sac [セーック] 囊, 液囊, 気囊
saccade [セーッケイド] 視点の変化とともに起こる急速眼球運動の一つ
saccadic eye movement [セーッケーディック アイ ムーヴマント] 衝動的眼球運動
saccaneurysma [セーッカニューりズマ] 囊胞性動脈瘤
saccate [セーッケイト] 囊状の, 有囊の
saccharascope [セーッケーらスコウプ] 発酵検糖計
saccharated [セーッカれイティッド] 含糖の, 甘くした
saccharide [セーッカらイド] 糖類
sacchariferous [セーッカりファらス] 含糖の, 砂糖を生ずる
saccharification [セーッカりフィケイシャン] 糖化
saccharify [セーッケーりファイ] 糖化する
saccharimeter [セーッケりミター] 検糖計
saccharin [セーッケーりン] サッカリン, サッカリンの, 砂糖の, 非常に甘い, 糖分の非常に多い
saccharogalactorrh(o)ea [セーッカろウガラクタりーア] 糖分過多乳分泌
saccharogen [セーッカろウジャン] 乳糖原, 配糖体
saccharolytic [セーッカらりティック] ショ糖分解能の
saccharometer [セーッカらミター] 検糖計, 偏光検糖計
Saccharomyces [セーッカろウマイスィーズ] 酵母菌属
saccharomycosis [セーッカろウマイコウスィス] 分芽菌病 ☆酵母菌病
saccharose [セーッカろウス] ショ糖
saccharosuria [セーッカらスューりア] サッカリン尿
saccharum [セーッカらム] 糖, ショ糖
— lactis [- レークティス] 乳糖
saccharuria [セーッカるーりア] 糖尿, サッカリン尿
sacciform [セーックスィフォーム] 囊状の
sacculate [セーッキュレイト] 有囊の, 小囊系より成る
sacculated kidney [セーッキュレイティッド キドニー] 囊腫腎
sacculation [セーッキューレイシャン] 小囊より成ること, 小囊に分かれていること, 囊形
saccule [セーッキュール] 小囊, 囊胞
sacculus [セーッキュラス] （内耳の）球形囊, 小囊
saccus [セッカス] 囊, 汁
sacra [セイクら] 仙骨（sacrum の複）
sacrad [セイクれッド] 仙骨の方向に
sacral [セイクれール] 仙骨〔部〕の
— anesthesia [- アニスィーズィア] 仙椎麻痺, 仙椎麻酔法
— flexure [- フレクシャー] 仙骨曲
— ganglion [- ゲーングリアン] 仙骨神経節
— spine [- スパイン] 仙椎
— spot [- スパット] 仙骨部斑, 蒙古斑
sacralgia [セイクれールジア] 仙骨痛
sacralization [サクらライゼイシャン] 仙骨化
sacratama [セイクらテーマ] 正常の小児についての造語 ☆ s [sanguis] 多血質, cr [crassitudo] 脂肪質, t [turgor] 膨満質, m [muscularis] 筋肉質もすべて正常ということ
sacrectomy [セイクれクタミー] 仙骨切除術
sacrifice [セークらファイス] 犠牲, 犠牲物, 犠牲行為, 犠牲にする
sacrificial operation [セークりフィシャル アパれイシャン] 犠牲的手術 ☆患者のた

めに一部の器官を犠牲にする手術
sacriplex [セクリプ**レ**ックス] 仙骨神経叢
sacro- [セイクロウー, サクロウ-, セイクら-]
☆「仙骨」を表す接頭語
sacroanterior [セイクロウアン**ティ**ーりアー]
仙骨前方〔向〕, 前方骨盤位
sacrococcygeal [セイクろウカク**ス**ィジアル]
仙骨尾骨の
sacrocoxitis [セイクろウ・カク**サ**イティス] 仙骨腸骨関節炎
sacrodynia [セイクら**ディ**ニア] 仙骨痛
sacroiliac [セイクろウ**イ**リアック] 仙骨腸骨の
sacroiliitis [セイクろウイリ**エ**イティス] 仙骨腸骨炎
sacrolumbar [セイクろウ**ラ**ンバー] 仙骨と腰の
sacrosciatic [セイクろウサイ**エ**ーティック] 仙骨と坐骨の
sacrospinal [セイクろウス**パ**イナル] 仙骨脊椎の
sacrospinalis muscle [セイクろウスパイ**ナ**ーイリス **マ**スル] 仙棘筋
sacrotomy [セイクら**タ**ミー] 仙骨下端切除術
sacrovertebral [セイクろウヴァー**タ**ブラル]
仙骨脊椎骨の
sacrum, sacra (複) [**セ**イクらム, **セ**イクら]
仙骨
  — **acutum** [−ア**キュ**ータム] 仙骨前彎
sactosalpinx [サクタ**セ**ールピンクス] 卵管膨張, 卵管留腫
saddle [**セ**ードル] 鞍
  — **anesthesia** [−アニス**ス**ィーズィア] サドル型感覚消失
  — **back** [−**ベ**ーック] 鞍背
  — **joint** [−**ジョ**イント] 鞍状関節
  — **nose** [−**ノ**ウズ] 中窪みの鼻, 鞍鼻
sadism [**セ**ーディズム] サディズム, 加虐愛 ☆傷害による性的興奮
sadomasochism [セイドウ**マ**サキズム] 加虐被虐愛, サドマゾヒズム
Saethre-Chotzen syndrome [**ス**ィース**ら**ーカッツェン **ス**ィンドろウム] ☆頭蓋骨融合-合指症, 鼻中隔変位を示す症候群
safe [**セ**イフ] 安全な, 確実な
safeguard [**セ**イフガード] 保護, 保護物, 安全装置, 保護する
safely [**セ**イフリー] 安全に, 差し支えなく
safety [**セ**イフティ] 安全, 安全装置, 保護
safflower [**セ**ーフラウアー] ベニバナ; 紅花
  — **oil** [−**オ**イル] ベニバナ油, 血清脂質下降作用がある
safranin [**セ**ーフらニン] サフラニン ☆紅色染料
safrol [**セ**ーフろール] サフロール ☆揮発油, 鎮痛剤
sage [**セ**イジ] サルビア ☆しそ, はっかの類
sagging [**セ**ーギング] 陥凹すること, おちこむこと; 曲がること (心電図上STの下降)
Sagging rope sign [**セ**ーッギング **ろ**ウプ **サ**イン] たわみ縄の徴候 ☆*Legg-Perthes*病の大腿骨頭で見られる透亮像
sagittal [**セ**ージタル] 矢状 (前後方向の)
  — **nystagmus** [−ニス**テ**グマス] 垂直眼振
  — **plane** [−**プ**レイン] 矢状面
  — **presentation** [−プれゼン**テ**イシャン] 縦定位 ☆胎児の矢状縫合が骨盤入口経路に一致する位置
  — **saw** [−**ソ**ー] 往復骨鋸
  — **section** [−**セ**クシャン] 矢状断面
  — **surface** [−**サ**ーフィス] 矢状面
  — **suture** [−**ス**ーチャー] 頭頂骨縫線, 矢状縫合
Sagnac ray [**セ**ーグ**ネ**ーック **れ**イ] サグナック線 ☆二次β線であってγ線が金属表面から脱出するときに発する線
sago [**セ**イゴウ] サゴ ☆サゴヤシデンプン
  — **spleen** [−ス**プ**リーン] サゴ脾 ☆脾濾胞がデンプン様変性を起こし, 断面がサゴ様の観を呈するもの
SAH (subarachnoid hemorrhage)
Saigon cinnamon [**サ**イガン **ス**ィナマン] サイゴン肉桂
Saint Vitus dance [**セ**イント **ヴァ**イタス **ダ**ンス] 舞踏病, コレア ☆不随意運動の一つ
sal [**セ**ール] 塩, 塩類
  — **amarum** [−ア**マ**ーらム] = sal catharticum 硫酸マグネシウム
  — **communis** [−カ**ミュ**ーニス] 食塩
  — **sodae** [−**ソ**ウデ] 炭酸ナトリウム
salaam convulsion [**セ**ーラーム **カ**ンヴァルシャン] 点頭痙攣, 胸鎖乳突筋てんかん
salacetol [**セ**ーラス**ィ**トール] アセトンとサルチル酸との化合物
salacious [**セ**ーレイシャス] 多淫の
salacity [**セ**ーラス**ィ**ティ] 多淫, 好色

salamander ～ salpingian

salamander［セーラマンダー］サンショウウオ，複雑で入り組んだ選挙区

salbutamol sulfate［セールビュータモール サルフェイト］硫酸サルブタモール ☆β刺激気管支拡張薬

Saldino-Mainzer disease［セールディノウ メインザー ディズィーズ］サルディノメインザー病 ☆網膜色素変性・腎炎を起こす先天異常

salep［セーラップ］サレップ粉 ☆デンプン食品

salicin［セーリスィン］サリシン ☆サルチル酸代用品

salicyl［セーリスィル］サリチル酸基

salicylamide［セーリスィラマイド］サリチルアミド ☆リウマチ性疾患治療に用いる

salicylate［セーリスィレイト］サリチル酸塩 ☆とくにサリチル酸ソーダ

salicylazosulfapyridine［セーリスィラゾウサルファピリディン］= salazosulfapyridine サリチルアゾスルファピリジン ☆潰瘍性大腸炎の治療剤

salicylic［セーリスィリック］サリチル酸の
 — **acid**［-エーサッド］サリチル酸

salicyloacetic acid［セーリスィラアスィーティック エーサッド］サリチル酢酸

salicylsulphuric acid［セーリスィルサルフューリック エーサッド］フルフォサリチル酸

saline［セイライン］含塩の，塩性の，アルカリ金属またはマグネシウムを含んだ，塩類泉，製塩所，金属性塩
 — **solution**［-サリューシャン］生理食塩水

salinity［セーリニティ］塩分，塩度，鹹度

salinometer［セーリナミター］塩分計用浮き秤

salipyrine［セーリパイリン］サリピリン ☆サリチル酸アンチピリン

saliva［セーライヴァ］唾液
 — **ejector**［-イジェクター］排唾器
 — **examination**［-イグザミネイシャン］唾液機能検査

salivant［セーリヴァント］唾液の分泌を促す，催唾薬

salivary［セーリヴァリー］唾液の
 — **gland**［-グレーンド］唾液腺

salivate［セーリヴェイト］流涎する，唾液を分泌する

salivation［セーリヴェイシャン］流涎，唾液分泌

salivolithiasis［セーリヴォウリサイアスィス］唾石，唾液結石

Salk vaccine［ソーク ヴェークスィン］ソークワクチン ☆脊髄前角炎（ポリオ）の予防ワクチン

Salmo［セールマ］サルモ層 ☆さけ，ニジマスを含む
 — **fario**［-ファりオウ］マス
 — **iridens**［-イりデンス］ニジマス

salmon［セーマン］鮭，鮭肉色
 — **calcitonin, SCT**［-ケールスィトウニン］鮭カルシトニン
 — **patch**［-ペーッチ］角膜実質炎にみる角膜の暗赤色斑
 — **pink**［-ピンク］鮭肉様ピンク

Salmonella［セールマネラ］サルモネラ菌属
 — **aertrycke**［-エアトらイク］エルトリッケ菌
 — **cholerae suis**［-カラれ サイス］豚コレラ菌
 — **enteritidis**［-エンタらイタイディス］腸炎菌，食中毒菌 ☆ゲルトネル菌
 — **hirschfeldii**［-ハーシュフェルダイ］ヒルシフェルド菌（パラチフスC菌）
 — **icteroides**［-イクタろイディス］黄疸菌
 — **paratyphi A**［-ぱらティファイ エイ］パラチフスA菌
 — **paratyphi B**［-ぱらティファイ ビー］パラチフスB菌
 — **psittacosis**［-スィタコウスィス］オーム病菌
 — **schottmulleri**［-シャットミューれり］パラチフスB菌
 — **typhimurium**［-タイフィミューりアム］ネズミチフス菌 ☆食中毒菌の一つ
 — **typhosa**［-タイフォウサ］腸チフス菌

salmonellosis［セールマネロウスィス］サルモネラ症 ☆サルモネラ菌によって起こる熱病でパラチフス，食中毒などを含む

salnometer［セールナミター］塩分計

salol［サロール］ザロール ☆フェニルサリチル酸

salpeter［セールピーター］硝石

salpingectomy［セールピンジェクトミー］卵管摘出術

salpingemphraxis［セールピンジャムフれークスィス］卵管閉塞症，耳管閉塞症，欧氏管閉塞症

salpingian［セールピンジアン］卵管の

salpingioma [セールピンジ**オ**ウマ] 卵管腫瘍
salpingitis [セールピン**ジャ**イティス] 卵管炎，欧氏管炎，耳管炎
salpingocyesis [セールピンゴウサイ**イ**ースィス] 卵管妊娠
salpingography [セールピン**ゴ**ウグれーフィー] 卵管造影法．造影剤を卵管に注入してX線検査する方法
salpingolysis [セルピン**ガ**リスィス] 卵管癒着離開，卵管剥離術
salpingo-oophorectomy [セール**ピ**ンゴウ-オウアファ**れ**クタミー] 卵管卵巣摘出術
salpingo-oophoritis [セール**ピ**ンゴウ-オウアファ**ら**イティス] 卵管卵巣炎
salpingo-ovariotomy [セール**ピ**ンゴウ-オウヴェアり**ア**タミー] 卵管卵巣切開術
salpingo-ovaritis [セール**ピ**ンゴウ-オウヴァらイティス] 卵管卵巣炎
salpingoperitonitis [セールピンゴウぺりトウ**ナ**イティス] 卵管腹膜炎
salpingopexy [セールピン**ガ**ペクスィ] 卵管固定術
salpingoplasty [セール**ピ**ンガプラスティ] 卵管形成術
salpingoscopy [セールピン**ガ**スカピー] 耳管検査法
salpingostomy [セールピン**ガ**スタミー] 卵管開口術
salpingotomy [セールピン**ガ**タミー] 卵管切開術
salpingoureterostomy [セールピンゴウユーり**タ**らスタミー] 卵管尿管吻合術
salpingysterocyesis [セールピンジスタらサイ**イ**ースィス] 卵管子宮妊娠　☆両者にまたがって妊娠すること
salpinx [セール**ピ**ンクス] 管，とくに耳管または卵管
salsalate [**セ**ールサレイト] = sasapyrin サルサレート　☆サリチル酸剤
salt [**ソ**ールト] 塩化ナトリウム，塩化アンチモニー，刺激，(化学上の) 塩，防腐剤，塩剤，薬用塩，塩気のある，塩漬けの，塩漬けにする，塩で味をつける，塩が沈澱する
　— agglutination [-アグルーティ**ネ**イシャン] 塩類凝集
　— craving [-ク**れ**イヴィング] 塩分を強く求めること
　— damage [-**デ**ーミッジ] 塩害
　— fever [-**フ**ィーヴァー] 乳児塩病，食塩熱
　— hunger [-**ハ**ンガー] 塩類飢餓
　— peak [-**ピ**ーク] 塩類分画によるピーク
　— restriction [-りスト**り**クシャン] 食塩制限
　— retention [-り**テ**ンシャン] 食塩貯留
　— shrinking [-**シュ**りンキング] 塩縮
salt-free diet [**ソ**ールト-**フ**りー　**ダ**イアット] 無塩食
salt-sensitive hypertension [**ソ**ールト-**セ**ンスィティヴ　ハイパー**テ**ンシャン] 食塩過敏性高血圧
saltation [セール**テ**イシャン] 舞踏，踏躍，変異
saltatory [**セ**ールタタりー] 飛ぶ，跳躍に適した
　— chorea [-**コ**ーりーア] 跳躍性舞踏病
　— conduction [-**カ**ンダクシャン] とびとび伝導
　— evolution, mutation [-**エ**ヴァりューシャン，ミュー**ティ**シャン] 突然変異
　— spasm [-**ス**ペズム] 跳躍痙攣
Salter's swing [**ソ**ールターズ　**ス**ウィング] サルター吊りかけ器　☆下肢骨折に足を吊りかける具
salting out [**ソ**ールティング　**ア**ウト] 塩析
saltpeter [**ソ**ールト**ピ**ーター] 硝酸カリ，硝石
salubrious [セ**ルー**ブりアス] 健康促進的，健康増進の
saluresis [セリュ**り**ースィス] 塩分排泄
saluretic [セリュ**れ**ティック] 塩類利尿の，塩類排泄を促す
salutary [**セ**リュタりー] 健康に有利な，保健の，好ましい
salvarsan [セル**ヴァ**ーサン] サルバルサン　☆エールリヒの「606」号，駆梅剤
salve [**セ**ールヴ，**サ**ーブ] 膏薬，軟膏，膏薬を塗る，苦痛を鎮める
salysal [**セ**ーりサル] サリザル　☆サリチル酸のエステル
samarium, Sm [サ**メ**アりアム] サマリウム (元素)　☆原子量150.4，原子番号62
sample [**セ**ーンプル] 見本，例，見本を取る，試す，味をみる (試食・試飲する)
　— size [-**サ**イズ] 検体量，標本の大きさ
　— tube [-**テュ**ーブ] 検体入り試験管
sampling [**セ**ーンプリング] 試料採取
　— error [-**エ**らー] 試料採取のときの誤差

— inspection [-インスペクシャン] 抜き取り検査
— interval [-インターヴァル] 抽出間隔
SAN (sinoauricular node)
sanative [セーナティヴ] 治癒する，治癒力ある，保健の
sanatorium [セーナトーリアム] （とくに結核患者の）療養所，保養所
sanatory [セーナタリー] 健康な
sand [セーンド] 砂
— bath [-バス] 砂浴
— worm [-ウァーム] みみず
sandal [セーンダル] びゃくだん（白檀）油
sandalwood [セーンデールウッド] びゃくだん（白檀）
sandfly fever [セーンドフライ フィーヴァー] 砂蝿，パパタシ熱
sane [セイン] 精神的に健全な，正気な
Sanfilippo's syndrome [サンフィリポウズ スィンドロウム] サンフィリポ症候群 ☆中枢神経異常を伴うムコ多糖症，MPS III
sang [セーング] 朝鮮人参
Sänger's operation [セーンガーズ アパれイシャン] ゼンゲル手術 ☆帝王切開の一形式
sanguicolous [セーングウィカラス] 住血の，血中に住む
sanguifacient [セーングウィフェイシャント] 造血の，造血剤
sanguiferous [セーングウィファラス] 血統的な，血液含有の
sanguification [セーングウィフィケイシャン] 血液生成，（食物の）血液化
sanguimotor [セーングウィモウター] = sanguimotory 血液循環の
sanguine [セーングウィン] 楽観的，多血質の，紅色の，血液の
— temperament [-テンパらマント] 多血質
sanguineous [セーングウィニアス] 血の，多血質の
sanguinopoietic [セーングウィノウポイエティック] 造血の
sanguis [セーングウィス] 血液
sanguisuction [セーングィサクシャン] 吸血．ヒルによる吸血
sanies [セーニーズ] 希薄腐敗膿，敗血漿 ☆血液膿などを含む
sanify [セーニファイ] 治療する，救助する；衛生的にする，環境を改良する
sanilvudine [セーニルヴューディン] サニルブジン ☆抗 HIV 薬, エイズ治療薬
saniopurulent [セーニオウピューらラント] 血膿性
sanioserous [セーニオウスィーらス] 漿液希薄尿性の，血漿液性の
sanious [セーニアス] 希薄膿の
sanitarian [セーニテアりアン] 衛生の，公衆衛生の，衛生学者
sanitarium [セーニテアりアム] = sanatorium 療養所
sanitary [セーニタりー] 衛生上の，保健的の
sanitation [セーニテイシャン] 公衆衛生，衛生設備とくに下水設備
sanity [セーニティ] 精神の健全，（思想などの）健全
santonin [セータニン] サントニン ☆駆虫薬，線虫症治療薬
SAPHO syndrome (synovitis, acne, pustulosis, hyperostosis, osteitis syndrome) [スィンドロウム (サイナヴァイタス, エークニー, ピュステュロウスィス, ハイぺらストウスィス, アステアイティス スィンドロウム)] SAPHO 症候群 ☆滑液膜炎，痤瘡，膿胞症，骨硬化，骨炎を起こす
sap [セェープ] 樹液, 汁液
— fruit [-フるート] 液果
— wood [-ウッド] 辺材
saphena [セーフィーナ] 伏在静脈または神経
saphenous [セーフィーナス] 伏在の
— nerve [-ナーヴ] 伏在神経
— opening [-オウプニング] 伏在孔
— vein [-ヴェイン] 伏在静脈
— vein bypass graft [-ヴェイン バイパス グらフト] 伏在静脈バイパス移植片
sapid [セーピッド] 味のある，風味のよい
— substance [-サブスタンス] 味物質
sapo [セイボウ] = soap 石鹸
— animalis [-アニマーリス] 動物性石鹸
— domesticus [-ドウメスティカス] 家庭用石鹸
— durus [-デューらス] 硬性石鹸
— medicinalis [-ミディスィナーリス] 薬用石鹸
— mollis [-マリス] 軟性石鹸
saponaceous [セーパネイシャス] 石鹸質の

saponification [セーパニフィ**ケイ**シャン] 鹸化
saponify [セーパニファイ] 鹸化する
saponin [セー**パ**ニン] サポニン
saporific [セーパ**リ**フィック] 味つけ, 風味を出す
sapphism [**セー**フィズム] = tribadism 女性の同性愛
sapremia [セープ**リー**ミア] 腐敗血症
sapro- [セープろウー, セープら-] ☆「腐朽」「退廃」「腐敗」を表す接頭語
saprobia [セープ**ろ**ウビア] 汚水生物
saprodontia [セープろ**ダ**ンシア] 齲歯, むしば
saprogenic [セープら**ジェ**ニック] = saprogenous 腐敗を起こす, 腐敗性の
saprophyte [**セー**プらファイト] 非病原菌, 寄屍植物（とくにバクテリア類, 真菌類）, 腐生菌
saprophytic [セープろウ**フィ**ティック] 非病原菌の, 寄屍植物的の, 死んだ有機体に寄生する, 腐生の
sapropyra [セープら**パ**イら] 腐敗熱, 発疹チフス
saprozoic [セープろウ**ゾ**ウイック] 腐生の
Sarcina [**サー**スィナ] 八連球菌, 田字菌, ザルチーナ
sarcitis [サー**サ**イティス] 筋炎
sarco- [サー**コ**ウー, **サー**カ-] ☆「肉」「筋」を表す接頭語
sarcoblast [**サー**カブレースト] 前芽細胞, 筋母細胞
sarcocarcinoma [サーコウカースィ**ノ**ウマ] 肉癌腫
sarcocele [**サー**カスィール] 睾丸腫脹, 睾丸内増殖
Sarcocystis [サーカ**ス**ィスティス] サルコシスティス属内胞虫
  — lindemanni [-**リ**ンダマニー] リンデマン肉胞子虫
sarcocystosis [サーコウスィス**ト**ウスィス] 内胞虫症
sarcodina [サーコウ**ダ**イナ] サルコディナ ☆肉質虫類
sarco-endoplasmic reticulum Ca^{2+}-ATPase, SERCA [サーコ・エンダプ**レー**スミック **れ**ティキュラム **ケー**ルスィアム・エィティビーエース] 筋細網小胞体カルシウム ATP 水解酵素
sarcogenic [サーカ**ジェ**ニック] 肉質の, 肉を形成する
sarcoid [**サー**コイド] 筋様の, 肉腫様の

sarcoidosis [サーコイ**ド**ウスィス] サルコイドーシス, 類肉腫症
sarcolemma [サーカ**レ**マ] 筋線維鞘, 筋鞘, 筋細胞膜
sarcolemmic [サーカ**レ**ミック] = sarcolemmous 筋線維鞘の
sarcology [サー**カ**ラジー] 軟組織学, 筋学
sarcolysis [サー**カ**リスィス] 軟組織崩壊
sarcolyte [**サー**カライト] 筋分解細胞
sarcoma [サー**コ**ウマ] 肉腫, 肉瘤
  — angioplasticum [-アンジアブ**ラ**スティカム] 血管形成肉腫
  — chondroplasticum [-カンドらプ**ラ**スティカム] 線維形成肉腫
  — fibroplasticum [-ファイブらプ**ラ**スティカム] 軟骨形成肉腫
  — gigantocellulare [-ジャイガンタセリュ**ラー**れ] 巨細胞肉腫
  — lipoplasticum [-ライパプ**ラ**スティカム] 脂肪形成肉腫
  — melanoplasticum [-メラナプ**ラ**スティカム] 黒色素形成肉腫
  — myoplasticum [-マイアプ**ラ**スティカム] 筋形成肉腫
  — myxoplasticum [-ミクサプ**ラ**スティカム] 粘液形成肉腫
  — neuroplasticum [-ニューらプ**ラ**スティカム] 神経形成肉腫
  — osteoplasticum [-オステアプ**ラ**スティカム] 骨形成肉腫
  — rotundocellulare [-ろウタンダセリュ**ラー**れ] 円形細胞肉腫
  — spindlocellulare [-スピンドラセリュ**ラー**れ] 紡錘細胞肉腫
sarcomatoid [サー**コ**ウマトイド] 肉腫様の
sarcomatosis [サーコウマ**ト**ウスィス] 肉腫症
sarcomatous [サーカ**メ**イタス] 肉腫様の
sarcomere [**サー**カミアー] 筋線維分節
sarcomyces [サー**コ**マイシス] 菌状肉増殖
sarcopenia [サーカ**ピー**ニア] 生理的筋肉減少
sarcoplasm [**サー**カプレーズマ] 筋形質, 筋漿
sarcoplasmic reticulum [サーカプ**レー**ズミック り**ティ**キュラム] 筋小胞体
sarcoplast [**サー**カプレースト] 筋芽細胞
sarcopoietic [サーコウポイ**エ**ティック] 筋を作る, 筋形成の
sarcosepsis [サーカ**セ**プスィス] 筋腐敗症
sarcosin [**サー**カスィーン] サルコシン ☆カフェインチリアチンの分解

sarcosis [サーコウスィス] 贅肉症，筋肉増殖
sarcosome [サーカソウム] 筋収縮原線維
Sarcosporidia [サーコウスポーﾙリディア] 肉胞子虫類
sarcosporidiasis [サーコウスポーリダイアスィス] = sarcosporidosis [サーコウスポーリドゥスィス] 肉胞子中症
sarcostosis [サーコウストウスィス] 筋肉骨化症
sarcostroma [サーコウストろウマ] 筋肉性基質
sarcotherapeutics [サーカせらピューティックス] 獣肉療法
sarcous [サーカス] 筋の
sardonic laugh [サーダニック ラーフ] 痙笑，冷笑 ☆テタヌスのときに起こる
sartorius [サートーりアス] 縫匠筋，縫工筋
SASS (supraaortic stenosis syndrome)
sated [セィティッド] 飽和した；満腹した，飽食した
satellite [セーティライト] 衛星
satiation [セイシエイシャン] 飽和，飽食
satiety [セータイアティ] 満腹
— center [- センター] 満腹中枢
satisfaction [セーティスフェークシャン] 満足，本望，(欲望，感情を) 満足させる事物，義務を果たすこと
satisfactory [セティスフェークタりー] 満足な，十分な，良好な
satisfy [セーティスファイ] 満足させる，義務を果たす，(負債などを) 弁済する，納得させる
satisfying [セーティスファイング] 満足を与える，十分な，得心のいく
saturate [セーテュれイト] 深く染め込ます，飽和させる，浸す
saturated fatty acid [セーテュれイティッド フェーッティ エーサッド] 飽和脂肪酸
saturation [セーテュれイシャン] 十分に染め込むこと，飽和，飽和状態，色の純度 (白色混合の多少)
— analysis [- エネーりスィス] 飽和分析法
— current [- カぁント] 飽和電流
saturnine [セーターナイン] 鉛の，鉛からできている
— tremor [- トれマー] 鉛中毒性振戦
saturninus icterus [セーターニナス イクタらス] 鉛毒黄疸

saturnism [セーターニズム] 鉛中毒
satyriasis [セーティらイアスィス] = satyromania (男性の)性欲亢進
sauce [ソース] ソース，果物の砂糖煮，調味，ソースをつける，刺激を与える
saucer [ソーサー] 小皿
saucerization [ソーサーらゼイシャン] 杯形成手術，皿状化手術
sauriderma [ソーりダーマ] 魚鱗癬
sausage [ソースィジ] ソーセージ，腸詰め
— poisoning [- ポイズニング] 腸詰め中毒
sausarism [ソーサりズム] 舌乾燥症，舌麻痺症
savo(u)r [セイヴァー] 味，香味，趣味，気味，味がする，香がする，味をつける，味わう，賞味する
savo(u)ry [セイヴァりー] 味のよい，香りのよい，気持ちのよい，食前食後に食欲を増し消化を助けるための辛味の料理
savoy [サヴォィ] ちりめんキャベツ
saw [ソー] 鋸
  Albee's — [エールビーズ-] アルビーのこぎり．接骨用電気的二重回転式ののこぎり
  Gigli's — [ジりーズ-] ジーリ線鋸 (せんきょ)．金属線のこぎり
  Stryker — [ストろイカー-] ストライカーのこぎり．電動急速回転のこぎり．骨やギプスの切断に用いる
sawdust [ソーダスト] おが屑
Sawil syndrome [ソーウィル スィンドろウム] ソーイル症候群 ☆剥離性皮膚炎
SB (spontaneously breathing)
Sb (stibium)
SBE (subacute bacterial endocarditis)
SBH (sea-blue histiocytosis)
SBPC (sulfobenzyl penicillin)
SC (subcutaneous)
SCA 1. (subclavian artery) / 2. (superior cerebellar artery)
scab [スケーブ] かさぶた，結痂
scabbing [スケービング] ねじ固定術
scabby [スケービィ] 痂で覆われた，疥癬に罹った，汚い
scabetic [スカベティック] 疥癬の
scabies [スケイビーズ] 疥癬，鱗屑
— burrow [- バろウ] 疥癬トンネル
— pustulosa [- パステュロウサ] 膿疱性疥癬
scabrities [スケイブりティーズ] [L] 粗雑な部

― unguium [-アングウイム] 爪の表面が粗いこと. 粗爪症

scala [スケイラ] 階梯, 階段
― media [-ミーディア] 中央階, 中階様蝸牛殻管
― tympani [-ティンパニ] 鼓室階
― vestibuli [-ヴェスティビュリ] 前庭階

scalar [スケイラー] スカラー ☆一つの数字で完全に表される量. ベクトルやテンソルと区別

scalariform [スカレーりフォーム] 階段状の

scald [スコールド] (熱湯または湯気などで)火傷する, (蒸気で)ふかす, 器具を熱湯で消毒する, 牛乳を沸騰点近くまで熱する, (熱湯または湯気での)火傷

scalded skin syndrome [スコールディッド スキン スィンドロウム] 火傷様皮膚症候群 ☆新生児ぶどう状球菌感染症などによる剥離性皮膚炎

scalding [スコールディング] 排尿痛. 熱傷

scale [スケイル] 鱗(うろこ), 鱗状節, 歯垢, 鱗毛, 鱗屑, 魚鱗癬, 目のかすみ, 薄片, 莢, 尺度, 鱗を落とす, 皮をむく
― out [-アウト] 尺度の範囲を越える
Japan Coma ―, JCS [ジャパン コウマ-] 日本式昏睡尺度
Karnofsky ― [カーナフスキー-] カルノフスキー基準. 機能障害患者のQOL評価尺度
Manifest Anxiety ―, MAS [メーニフェスト エーングザイアティ-] 顕性不安尺度. 不安の表現の評価尺度
Taylor Manifest Anxiety ―, TMAS [テイラー メーニフェスト エーングザイアティ-] テーラーの顕性不安尺度 = Manifest Anxiety S
Wechsler (-Bellevue) Adult Intelligence ―, WAIS [ウェクスラー (ベルヴュ-) アダルト インテリジェンス-] ウェクスラー〔-ベルヴュー〕成人用知能検査法

scalenectomy [スケイリネクタミー] 前斜角筋切除術

scalenus [スケイリーナス] 斜角筋
― anticus syndrome [-アンティカス スィンドロウム] 前斜角筋症候群 ☆上腕神経叢と動脈の圧迫症状
― node biopsy [-ノウド バイアプスィ] 斜角筋内リンパ腺生検

scaler [スケイラー] スケーラー, 計数回路, 歯垢除去具, 尺度

scaling [スケイリング] 魚の鱗を落とすこと, 鱗の配置構成, 歯牙掃除, 歯垢をとること

scall [スコール] 結痂, 鱗屑性疾患

scalp [スケールプ] 頭皮, 頭殻, 円く禿げた山頂, 下顎なしの鯨頭, 頭皮を剥ぐ, 皮を剥ぐ

scalpel [スケールパル] 円刃刀, メス

scalpriform [スケールプりフォーム] のみ形

scaly [スケイリー] 鱗屑の
― tetter [-テター] 乾癬または鱗屑性疹

scan [スケーン] 走査

scandium, Sm [スケーンディアム] スカンジウム (元素) ☆原子量150.35

scanner [スケーナー] 走査機

scanning [スケーニング] 走査する
― electron microscopy [-イレクトラン マイクらスカピー] 走査電子顕微鏡法
― speech [-スピーチ] 断続性言語

scapha [スケーファ] 舟状窩

scaphocephalus [スケーファセファラス] = scaphocephaly 舟状頭蓋

scaphoid [スケーフォイド] 船状の, 舟形の, 船様骨
― bone of foot [-ボウン アヴ フット] 足舟状骨
― bone of hand [-ボウン アヴ ハンド] 手舟状骨

scapula [スケーピュラ] 肩甲骨

scapulalgia [スケーピュラルジア] 肩甲骨痛

scapular [スケーピュラー] 肩甲骨の, 肩の, 僧侶の肩衣, 肩甲包帯, 肩甲羽
― region [-リージャン] 肩甲部

scapulectomy [スケーピュレクタミー] 肩甲骨切除術

scapulohumeral [スケーピュロウヒューマラル] 肩甲骨上腕の

scapulopexy [スケーピュラペクスィ] 肩甲骨固定術

scapulothoracic [スケーピュロウソーらスィック] 肩甲骨胸骨の

scapulovertebral [スケーピュロウヴァーティブらル] 肩甲骨脊椎骨の

scapus [スケイパス] 軸, 茎

scar [スカー] 傷痕, 火傷痕, 瘢痕, 葉痕, 葉柄痕, 鱗痕, 傷痕を残す, 癒えて傷痕になる
― contracture [-カントらクチャー] 瘢

痕拘縮
- **scarf** [スカーフ] スカーフ，頭巾
  - **skin** [-スキン] 表皮
- **scarification** [スカりフィケイシャン] 乱刺，放血
- **scarify** [スケーりファイ] 乱切する，乱刺する，放出する
- **scarlatina** [スカーラティーナ] 猩紅熱
  - **afebrili** [-エイフェブらイリー] 無熱性猩紅熱
  - **fulminans** [-ファルミナンス] 電撃性猩紅熱
  - **hemorrhagica** [-ヒーマらジカ] 出血性猩紅熱
  - **maligna** [-マリグナ] 悪性猩紅熱
- **scarlatinal** [スカーレーティナル] 猩紅熱の
- **scarlatinella** [スカーレーティネラ] 類猩紅熱
- **scarlatinoid** [スカーレーティノイド] 猩紅熱様の
- **scarlet** [スカーりット] 紅（色）
  - **fever** [-フィーヴァー] 猩紅熱
  - **fever sine angina** [-フィーヴァー サイニ エーンジャイナ] 無アンギナ性猩紅熱
  - **fever sine eruptione** [-フィーヴァー サイニ イらプチオーネ] 無発疹性猩紅熱
  - **fever streptococcus toxin** [-フィーヴァー ストれプタカッカス タクスィン] 猩紅熱レンサ状球菌毒素
  - **red, R** [-れッド] スカレット紅，深紅色
- **Scarpa's fascia** [スカーパズ フェーシア] スカルパ筋膜 ☆浅腹筋の深層
- **Scarpa's ganglion** [スカーパズ ゲーングリアン] スカルパ神経節
- **Scarpa's liquor** [スカーパズ リカー] スカルパ液 ☆骨性迷路と膜性迷路との間にあるリンパ液
- **Scarpa's membrane** [スカーパズ メンブれイン] スカルパ膜
- **Scarpa's triangle** [スカーパズ トらイアングル] スカルパ三角
- **scatacratia** [スカタクれイシア] 大便失禁
- **scat(a)emia** [スカティーミア] 宿便中毒，腸性中毒症
- **scatocyanin** [スカトウサイアニン] スカトチアニン ☆クロロフィルの誘導体
- **scatologic** [スカタラジック] 糞便の
- **scatoma** [スカトウマ] 糞便腫
- **scatophagy** [スカタファジー] 食糞症
- **scatoscopy** [スカタスカピー] 糞便検査法
- **scatter** [スケーター] 播く，撒く，四散させる，光を散乱させる
- **scatter-diagram** [スケーターーダイアグらム] 散布図
- **scatterogram** [スケータらグらム] 散布図
- **scatter-witted** [スケーターーウィティッド] 注意散漫な，軽率な
- **scavenge** [スケーヴァンジ] （市街を）掃除する，清掃する
- **scavenger** [スケーヴァンジャー] 市街掃除人，腐肉を食う動物，掃除屋をする
  - **cell** [-セル] 掃除細胞
- **SCC** (squamous cell carcinoma)
- **SCD** 1．(spinocerebellar degeneration) / 2．(sudden cardiac death)
- **scelalgia** [セラルジア] 脚痛，脛痛
- **scent** [セント] 匂い，遺臭，跡，手がかり，嗅ぐ，匂わす，嗅覚を用いる
- **sceptical** [セプティカル] 疑い深い
- **Schafer's method** [シェイファーズ メサッド] シェーファー法 ☆シェファー式人工呼吸法
- **Schamberg's disease** [シャンバーグズ ディズィーズ] シャムバーク病 ☆慢性色素性紫斑
- **Schanz's syndrome** [シャンツズ スィンドろウム] シャンツ症候群 ☆脊椎圧迫と疲労
- **Schede's method** [シェッズ メサッド] シェーデ法 ☆腐骨を掻爬して血餅で骨腔を充填する方法
- **schedule** [スケデュール] 表，一覧表，目録，時間割，財産目録，予定，明細書，表・目録などを作る
- **Scheie's syndrome** [シェイズ スィンドろウム] シャイエ症候群 ☆ムコ多糖症の一つ，関節硬化，角膜混濁大動脈弁閉鎖不全などを示す
- **schema** [スキーマ] 梗概，一覧，図解，略図，模型
- **schematic** [スキーメーティック] 一覧の，梗概の，略図の，典型の，原形的，代表的，組織的
- **scheme** [スキーム] 案，設計，画策，組織，機構，計画する，工夫する
- **scheroma** [シャろウマ] 眼乾燥症
- **Scheuermann's disease** [シュアーマンズ ディズィーズ] ショイエルマン病 ☆脊椎骨軟骨症
- **Schick's reaction** [シックス りエークシャン]

シック反応 ☆ジフテリア免疫反応，ジフテリア毒素による皮膚発赤
Schilder's disease [シルダーズ ディズィーズ] シルダー病 ☆大脳白質の広汎な変性病変
schindylesis [シンディリースィス] 夾（きょう）合結合．1つの骨の1平面が他の骨の裂け目に結合する不動関節
Schirmer's test [シャーマーズ テスト] シルマー試験 ☆類液分泌試験
schistasis [スキスタスィス] 亀裂，分裂
schisto- [スキストウー，スキスター，スィストウー，スィスター] ＝ schiz-, schizo- ☆「裂開」「分裂」を表す接頭語
schistocystis [スキスタスィスティス] 膀胱裂
schistocyte [スキスタサイト] 分裂赤血球
schistoglossia [スキストウグラスィア] 分裂舌
Schistomacide [スキスタマサイド] シストマサイド ☆住血吸虫駆除剤
schistomelia [スキストウミーリア] 四肢裂
schistometer [スキスタミター] 声門開口計
schistosis [スキストウスィス] 石工肺塵症
Schistosoma [スキストウソウマ] 住血吸虫属
— h(a)ematobium（Bilharzia）[-ヒーマトウビアム（ビルハーズィア）] ビルハルツ住血吸虫
— japonicum Katsurada [-ジャパニカム カツらダ] 日本住血吸虫
— mansoni [-マンソウニ] マンソン住血吸虫
schistosome [スキスタソウム] 住血吸虫
schistosomiasis [スキストウソウマイアスィス] 住血吸虫病
schistosternia [スキストウスターニア] 先天性胸郭破裂
schistothorax [スキストウソーれーックス] 胸裂
schizocaria [スキザケアリア] 破局性分裂症
schizocyte [スキザサイト] 分裂〔小〕赤血球
schizogenesis [スキザジェニスィス] 分裂生殖の
schizogony [スキザガニー] 分裂生殖 ☆シゾゴニー卵細胞内の分裂増殖
schizogyria [スキゾウジャイリア] 脳回裂
schizoid [スキゾイド] 精神分裂様の
Schizomycetes [スキゾウマイスィーティーズ] 分裂菌類

schizomycosis [スキゾウマイコウスィス] 分裂菌病
schizont [スキザント] シゾント ☆原虫発育の一階段
schizonychia [スキゾウニキア] 爪分裂症，裂爪症
schizophasia [スキゾウフェイズィア] 言語分裂症
schizophrenia [スキゾウフリーニア] 精神分裂症
schizophrenic [スキゾウフリーニック] 精神分裂症の
schizoprenosis [スキゾウフりノウスィス] 分裂症性精神状態
schizothymic [スゾサィミック] 分裂気質の．統合失調症的人格または気質の
schizotonia [スキゾウトウニア] 緊張分裂 ☆筋肉の緊張過程が部位によって異なること
schizotrichia [スキザトリキア] 毛髪の末端が分裂すること
Schlesinger's sign [シュリースィンガーズ サイン] シュレジンガー徴候 ☆膝を押さえ大腿を股関節で屈曲すると，足が外転し膝関節で伸筋の痙攣が起こるテタニーの徴候
Schmidt's syndrome [シュミッツ スィンドろウム] シュミット症候群 ☆1. 延髄下部片側病変による副神経と迷走神経の麻痺／2. 自己免疫による甲状腺および副腎皮質不全
Schmorl's nodules [シュモールズ ナデュールス] シュモール軟骨小結節 ☆軟骨小系結節椎体上下の限局性陥凹を伴う
scholar [スカラー] 学者，奨学金受領者，給費生
scholarly [スカラリー] 学者らしい，学問的
— presentation [-プれザンテイシャン] 学問的な講演
Scholz's disease [ショルツ ディズィーズ] ショルツ病 ☆白質脳症の家族型，伴性劣性遺伝，感覚性失語，皮質盲，難聴，麻痺，痴呆を起こす
Schönlein-Henoch purpura [ションライン-ヒーノック パーピゅら] シェーンライン・ヘノッホ紫斑症
school [スクール] 学校，学派
— age [-エイジ] 就学年齢
— children [-チルドれン] 学童
— hygiene [-ハイジーン] 学校衛生

— lunch [- ランチ] 学校給食
— lunch service [- ランチ サーヴィス] 学校給食サービス
— nurse [- ナース] 学校看護婦
— nursing [- ナースィング] 学校看護
— refusal [- りフューザル] 登校拒否症
Schulz-Dale reaction [シュルツ-デイル りエークシャン] シュルツ・デール試験 ☆アナフィラキシーによるモルモット子宮の収縮反応
Schulz's ten word test [シュルツィズ テン ウァード テスト] シュルツ十語試験 ☆大脳器質疾患の患者に用いる試験で短い10語の暗誦能力をみる
Schwachman syndrome [シュヴァックマン スィンドろウム] シュワッハマン症候群 ☆膵不全，副鼻腔炎，気管支拡張症を示す
Schwachman-Diamond syndrome [シュヴァックマン-ダイアマンド スィンドろウム] シュワッハマン・ダイアモンド症候群 ☆再生不良性貧血を起こす胸腺腫を伴う
schwelle [シュウィール] 限界，域，シュヴェレ
sciage [スィアジ][F] シアージ ☆マッサージの一種
sciatic [サイアティック] 坐骨の，坐骨神経の
— nerve [- ナーヴ] 坐骨神経
— neuralgia [-ニューれールジア] = sciatica 坐骨神経痛
— neuritis [-ニューらイティス] 坐骨神経炎
SCID (severe combined immunodeficiency)
science [サイアンス] 科学，科学研究，自然科学，学問の一科，知識
— fiction [- フィクシャン] 空想科学小説 (SF)
scientific [サイアンティフィック] 科学の，科学上，学理的，精確な
— meeting [- ミーティング] 学会
— paper [- ペイパー] 科学論文
— research [- りサーチ] 科学研究
scilla [スィら] 海葱 ☆ユリ科植物，強心配糖体を含む
scintigram [スィンティグれーム] シンチグラム，閃光図
scintigraphy [スィンティグれーフィ] シンチグラフィ，閃光図法

scintillating scotoma [スィンティレイティング スコウトウマ] 光輝性暗点，閃光暗点
scintillation [スィンティレイシャン] 火花，閃火，眼華
— counter [- カウンター] シンチレーション計数器 ☆放射能測定用機械
scintiscan [スィンティスキャン] シンチスキャン
sciopody [スカイアパディ] 大足症，巨足症 (ことに小児) → macropodia
scirrhoid [スキろイド] 硬性腫様の
scirrhoma [スキろウマ] 硬癌
scirrhous [スキらス] 硬性腫の
— carcinoma [-カースィノウマ] 硬性癌
scirrhus [スキらス] 硬性腫，硬性癌腫
scission [スィッシャン] 切断，分割，分裂
scissor [スィザー] 鋏で切る，切り抜く
scissors gait [スィザーズ ゲイト] はさみ脚歩行
scleostenosis [スクリアステノウスィス] 南アフリカに多い骨硬化症 (とくに頚椎)
sclera [スクリら] 強膜
scleradenitis [スクレらデナィティス] 硬性リンパ節炎 (梅毒性)
scleral [スクリアらル] 強膜の
sclerectomy [スクリアれクタミー] 強膜切除術，硬化鼓膜切除術
scleredema [スクリアりディーマ] 浮腫性硬化症
— adultorum [-アダルトウらム] = Buschke's scleredema 成人性ブシュケ浮腫性硬化症
sclerema [スクリアりーマ] 皮膚硬化症
— adiposum [-アディポウサム] 脂肪性皮膚硬化症
— edematosum [-イデマトウサム] 浮腫性皮膚硬化症
— neonatorum [-ニーオウナトウらム] 新生児皮膚硬化症
sclerencephaly [スクリアらンセファリー] 脳硬化症
sclerenchyma [スクリアれンキマ] 強膜組織
scleriasis [スクリアらイアスィス] 硬皮症，眼瞼硬化
scleriritomy [スクリアりりタミー] 強膜虹彩切開
scleritis [スクリアらイティス] 強膜炎
sclero- [スクリアろウー，スクリアら-] ☆「硬」「強膜」を表す接頭語
scleroadenitis [スクリアろウアディナイティス] 硬化性腺炎

scleroatrophic ～ scorbutic

scleroatrophic [スクリアろウエトらフィック] 萎縮性線維化の

sclerocataracta [スクリアらカタらクタ] 硬化白内障

sclerochoroiditis [スクリアろウコーロイダイティス] 強膜脈絡結膜炎

scleroconjunctival [スクリアろウカンジャンクタイヴァル] 強膜結膜

sclerocornea [スクリアろウコーニア] 強角膜

sclerodactyly [スクリアらデークティリー] 指硬化症

scleroderma [スクリアろウダーマ] = sclerodactylia 硬皮症, 強皮症
— circumscriptum [-サーカムスクりプタム] 限局性強皮症
— diffusum [-ディフューサム] 汎発性強皮症
— en bandes [-アン バンデス] 線状強皮症
— faciei [-フェイスィエイ] 顔面強皮症

sclerodermatitis [スクリアろウダーマタイティス] 硬化性皮膚炎

sclerodermia [スクリアろウダーミア] 強皮症, 硬化, 硬結

sclerodesmia [スクリアらデスミア] 靱帯硬化症

sclerogenous [スクリアらジナス] 硬質生産の

scleroid [スクリアろイド] 硬い, 硬質の

scleroma [スクリアろウマ] 硬化症

scleromeninx [スクリアろメニンクス] 硬髄膜

scleromere [スクリアらミアー] 椎板尾部

sclerometer [スクリアらミター] 硬度計

scleronychia [スクリアらニキア] 爪甲硬化症

scleroplasty [スクリアらプレースティ] 強膜成形術

scleroritis [スクリアろウらイティス] 強膜虹彩炎

sclerosarcoma [スクリアろウサーコウマ] 硬肉腫

sclerose [スクリアろウズ] 硬化する

sclerosing keratitis [スクリアろウズィングケらタイティス] 硬化角膜炎

sclerosis [スクリアろウスィス] 硬化症, 硬変症
— ossium [-アスィアム] 骨硬化症

sclerostenosis [スクリアろウスティノウスィス] 硬結拘縮

sclerostomy [スクリアらスタミー] 強膜造孔術 ☆緑内障療法

sclerotherapy [スクレろセらピー] 硬化療法. 組織や血管に硬化剤を注入する

sclerothrix [スクリアらスりックス] 剛毛症

sclerotic [スクリアらティック] 硬性の, 硬化の, 硬化症に罹った
— keratitis [-ケらタイティス] 硬化角膜炎

scleroticectomy [スクリアらティセクタミー] 強膜部分切除術 ☆白内障治療

sclerotitis [スクリアらタイティス] 強膜炎

sclerotomy [スクリアらタミー] 強膜切開術

sclerotrichia [スクリアらトりキア] 硬毛症

sclerotylosis [スクリアらタイロウスィス] 硬化性胼胝腫

scobinate [スコウビネイト] 粗面の

scolecology [スコウリカラジー] 胞虫学

scolectomy [スコウレクタミー] 虫垂切除

scolex [スコウレックス] 頭節条虫

scolio- [スコウリオ-, スコウリアー] ☆「曲がった」「捻れた」を表す接頭語

scoliodontia [スコウリオウダンティア] 歯牙側彎

scoliokyphosis [スコウリオウカイフォウスィス] 脊柱側後彎

scoliosis [スコウリオウスィス] 脊柱側彎

scoliosometer [スコウリアサミター] 脊柱側彎曲度測定器

scoliotic [スコウリオウティック] 脊柱側彎の, 脊梁偏彎の
— pelvis [-ペルヴィス] 脊柱側彎性骨盤

scombroid fish poisoning [スカンブロイドフィッシュ ポイズニング] サバなどの中毒

scoop [スクープ] 杓子, 外科用のへら, さらうこと, 凹み, 汲むこと, 新聞記事を他社よりはやく載せること, 特種

scope [スコウプ] (活動の)範囲, 力量, 見識, 限界, 機会, 広さ, 地域

scopolamine [スコウパレーミーン] = scopolein スコポラミン ☆アルカロイドの一つ

scopometry [スコウパミトりー] 比濁度測定法

scopophilia [スコウパフィリア] 窃視症, のぞき見（裸体など）

scopophobia [スコウパフォウビア] 視線恐怖, 窃視(せっし)恐怖症

scoracratia [スコウラクれイティア] 尿失禁

scorbutic [スコービューティック] 壊血病の, 壊血病患者, 壊血病特効薬
— ulcer [-アルサー] 壊血病性潰瘍

scorbutus 〜 scrupulosity

scorbutus [スコービュータス] 壊血病
scorching [スコーチング] 焦がす，猛烈な，焦がすこと
scordinema [スコーディニーマ] 欠伸
score [スコーァ] スコア，点数
scoretemia [スコーれティーマ] 自家中毒
scorpion [スコービアン] サソリ
scotodinia [スコウタディニア] 失神性眩暈
scotography [スコウタグれーフィ] 暗中写真術，暗写器，放射線写真
scotoma, scotomata (複)[スコウタトウマ, スコウタトウマタ] めまい，視力欠乏，暗点
— caecocentrale [-スィーカセントらーレ] 盲点中心暗点
color — [カラー-] 色暗点．視野のある一部分に限られた色盲
scotomagraph [スコウタトウマグれーフ] 暗点描画記
scotomatous [スコウタトウマタス] 暗点の
scotometer [スコウタタミター] 暗点検査器
scotometry [スコウタタミトリー] 暗点視野測定法
scotophobia [スコウタフォウビア] 暗所恐怖症
scotopia [スコウタトウピア] 暗順応
scotopic [スコウタタピック] 暗順応の
scotoscopy [スコウタタスカピー] 検影法
scours [スカウアーズ] （家畜の）伝染性下痢症
scrap [スクれーップ] 破片，残物，（新聞などの）切り抜き，脂肪渣，魚糟，搾糟
— and build [-アンド ビルド] 壊してまた再建すること
scrapie [スクれイピー] イギリスでおこった羊や山羊の神経疾患
scratch [スクれーッチ] 掻傷，掻くこと，微傷，（馬脚に生ずる）ブトウ瘡，寄せ集めの，平等の
— hardness [-ハードニス] 引っかき強度
— reflex [-リーフレクス] 引っかき反射
— resistance [-リズィスタンス] 引っかき抵抗
— wound [-ウーンド] 掻傷
screen [スクリーン] 遮へい板，暗幕，スクリーン
— effect [-イフェクト] スクリーン効果，フィルター効果
— grid [-グリッド] （真空管の）スクリーン格子
screening [スクリーニング] 遮断作用，シールド，予検法，走査式
— inspection [-インスペクシャン] 選別検査
— test [-テスト] ふり分け試験
screw [スクるー] ねじ
— axis [-エクスィス] ラセン軸
— joint [-ジョイント] 滑車関節
screwball [スクるーボール] 変わりもの
scrivener's palsy [スクリヴナーズ ポールズィ] 書痙，書記痙攣
scrobiculated [スクらビキュレイティッド] 凹みのある，あばたのある
scrobiculus [スクらビキュラス] 小凹，窩，小溝
scrofula [スクろフラ] 腺病，るいれき
scrofulism [スクらフューリズム] 皮膚腺病質
scrofuloderma [スクらフュロウダーマ] 皮膚腺病 ☆皮膚組織から直接拡がる結核菌による皮膚病
scrofuloma [スクらフュロウマ] 皮膚腺病性腫瘍
scrofulophyma [スクらフュロウファイマ] 結核性皮膚腺病
scrofulosis [スクらフュロウスィス] 腺病質，リンパ腺結核症
scrofulous [スクらフュラス] るいれきの，腺病質の
— abscess [-エーブセス] 深部膿瘍と連結する表在性膿瘍
— keratitis [-ケらタイティス] 腺病性角膜炎
— liver [-リヴァー] 腺病性肝
scrotal [スクろウタル] 陰嚢の
— hernia [-ハーニア] 陰嚢ヘルニア
scrotectomy [スクらテクタミー] 陰嚢切除術
scrotitis [スクろウタイティス] 陰嚢炎
scrotocele [スクろウタスィール] 陰嚢ヘルニア
scrotum [スクろウタム] 陰嚢
scrub [スクらブ] ごしごし擦る，磨く，洗浄する ☆外科手術前の手荒い
— nurse [-ナース] 手術室看護婦
— typhus [-タイファス] 恙虫病
scrubbing [スクらビング] 手術前に手指を洗浄して消毒すること
scruple [スクるープル] スクルプル，ためらい ☆20グレイン1.296g
scrupulosity [スクるーピュラスィティ] 小心

scrutinize [スク**ルー**ティナイズ] 精細に吟味する

SCT (sentence completion test) 文章完成法検査；(salmon calcitonin) 鮭カルシトニン

scum [ス**カ**ム] (煮沸や発酵の際に出る)浮渣, 泡, 上皮, 屑, 悪漢, 浮渣を取る, 浮渣ができる, 上皮ができる

scurf [ス**カー**フ] 頭垢, 皮屑, 垢, 鱗状物, (葉の)鱗片, (牡蠣などの)水垢発生

scurvy [ス**カー**ヴィ] 壊血病, 紫斑病

scute [ス**キュー**ト] 鼓室と乳突部を分割する骨板, 甲殻類の楯板

scutiform [ス**キュー**ティフォーム] 甲形, 楯状の

scutum [ス**キュー**タム] 甲状軟骨, 硬板, 楯板

scybala [ス**ィ**バラ] scybalum の複数

scybalous [ス**ィ**バラス] 硬糞塊の

scybalum [ス**ィ**バラム] 硬糞塊, 便塊

scyphoid [**サ**イフォイド] 杯状の

scytitis [サイ**タ**イティス] 皮膚炎

SDH (subdural hematoma)

SDS (Shy-Drager syndrome)

SDS-polyacrylamide gel electrophoresis, SDS-PAGE [SDS－パリアク**リ**ラマイドジェル イレクトロフォ**リー**スィス, SDS－PAGE] SDSポリアクリラマイドゲル電気泳動

Se (selenium)

sea-blue histiocytosis, SBH [ス**ィー**ブルー ヒスティオサイ**トウ**スィス] 海青色組織球増多症

seam [ス**ィー**ム] 接合線, 接目, 縫合

seamstress's cramp [ス**ィー**ムストれスズ ク**れー**ンプ] 縫女痙攣

search [**サー**チ] 探す, 調べる, (傷, 人心を)探る, 隅々まで及ぶ, 捜索する, 調査する, 追求, 調査, 珍味, 検索

searcher [**サー**チャー] 探索子

seasickness [ス**ィー**ス**ィ**ックニス] 船酔い

season [ス**ィー**ズン] 季(四季の一つ), 季節, 流行期, 好期, ある期間, 暫時, 習熟させる, 材木を乾燥させる, 味をつける, 趣をそえる

seasonal [ス**ィー**ザナル] 季節の, 周期的
 ― **disorder** [－ディス**オー**ダー] 季節性うつ病
 ― **variation** [－ヴェアり**エ**イシャン] 季節変動

seat [ス**ィー**ト] 支持組織

seatworm [ス**ィー**トワーム] 蟯虫

sebaceous [ス**ィベ**イシャス] 脂肪の, 脂肪の多い, 脂肪質の
 ― **crypt** [－ク**リ**プト] 皮脂腺
 ― **cyst** [－ス**ィ**スト] 皮脂嚢腫
 ― **follicles** [－**フォ**リクルズ] 皮脂小胞
 ― **gland** [－グ**レー**ンド] 皮脂腺

sebiparous [ス**ィー**ビパラス] 脂肪分泌の

sebolith [**セ**バリス] 皮脂腺結石

seborrh(o)ea [セバ**リー**ア] 脂漏症

seborrheic [セバ**リー**イック] 脂漏症の, 脂漏症患者
 ― **dermatitis** [－ダーマ**タ**イティス] 脂漏性皮膚炎
 ― **keratosis** [－ケラ**トウ**スィス] 脂漏性角化症

seborrhoicus [ス**ィー**バ**ろ**イカス] 脂漏性の

sebum [ス**ィー**バム] 皮脂, 牛(羊)脂

secernent [ス**ィサー**ナント] = secerning 血液から物質を分離する器官, 分泌

seclusion [ス**ィ**ク**ルー**ジャン] 隔離, 遮断

secobarbital sodium [ス**ィー**コウバービタール **ソ**ウディアム] セコバルビタールナトリウム ☆バルビツール酸系(短時間型)睡眠薬

second [**セ**カンド] 二次の, 第二の, 秒
 ― **heart sound, S2** [－**ハー**ト **サ**ウンド] 第2心音
 ― **intention** [－イン**テ**ンシャン] 間接癒合

second-look laparotomy [**セ**カンド－**ルッ**ク レーパ**ろ**タミー] 二度目の開腹手術

secondary [**セ**カンダリー] 第二の, 副の, 従属的, 第二期の, 次性の, 代理人, 補佐, 続発性の
 ― **alcohol** [－**ア**ルカホール] 第二アルコール
 ― **amine** [－**エーミー**ン] 第2級アミン
 ― **hemorrhage** [－**ヒー**マりジ] 二次出血, 後出血
 ― **hyperparathyroidism** [－ハイパーパら**サ**イろイディズム] 二次性(続発性)副甲状腺機能亢進症
 ― **infection** [－イン**フェ**クシャン] 二次感染
 ― **lesion** [－**リー**ジャン] 続発疹 ☆皮膚病の二次的変化, 梅毒の第二期症状
 ― **osteoporosis** [－アスティオウポー**ろ**ウスィス] 続発性骨粗鬆症

— radiation [-れイディエイシャン] 二次放射線

— sex characteristics [-セックス カらクタリスティックス] 二次性徴

secreta [スィクリータ] 分泌物

secretagogue [スィクリータガグ] = secretogogue 分泌促進の，分泌促進剤，分泌刺激物質

secrete [スィクリート] 分泌する

secretin [スィクリーティン] セクレチン ☆消化管ホルモンの一つ，膵外分泌を促進する

— test [-テスト] セクレチン試験 ☆膵外分泌機能をみる

secretinase [スィクリーティネイス] セクレチン水解酵素 ☆セクレチンを不活性にする酵素

secreting [スィクリーティング] 分泌する

secretion [スィクリーシャン] 分泌，分泌作用

secretomotory [スィクリートウモゥタりー] 分泌促進

secretory [スィクリータりー] 分泌する
— cell [-セル] 分泌細胞
— nerve [-ナーヴ] 分泌神経
— organ [-オーガン] 分泌器官
— otitis media [-オウタイティス ミーディア] 滲出性中耳炎

sectile [セクティル] 切断できる，切り得る

sectio [セクシオウ] 切開（術）
— cadaveris [-カダヴィーリス] 死体解剖
— mediana [-メディアーナ] 正中切石術

section [セクシャン] 切開，切断，部分，節，切断面

sectioning [セクシャニング] 組織切片を作る

secundigravida [セカンディグれーヴィダ] [L] 2回妊婦

secundines [セカンディーンズ] 後産

secundipara [セカンディぺら] 2回経産婦

secundum artem [セカンダム アータム] 術式に従って，専門的に

security [スィキュアりティ] 安全，安心，保護，保証

sedation [スィデイシャン] 鎮静

sedative [セダティヴ] 鎮静させる，鎮静剤

sedentary [セダンタりー] 座っている，座業から生ずる，安住している，座業者

sediment [セディマント] 沈殿物，沈渣

sedimentary [セディメンタりー] 沈殿物の，沈殿によって生ずる

sedimentation [セディマンテイシャン] 沈降，沈降作用
— constant [-カンスタント] 沈降定数
— velocity [-ヴァラスィティ] 沈降速度

sedimentum [セディメンタム] おり，沈渣

seed [スィード] 種，精液

seek [スィーク] 捜す，捜し求める，調査する，要求する

seem [スィーム] ようだ，思われる

segment [セグマント] 節，節片，分節，肢節

segmental [セグメンタル] 節の，部分の，環節の，分形の
— bronchi [-ブらンカイ] 区域気管支
— neuritis [-ニューらイティス] 分節神経炎
— resection [-りセクシャン] 肺区域切除術

segmentation [セグマンテイシャン] 分裂，切断
— nucleus [-ニュークリアス] 分裂核

segmented [セグマンティッド] 分節の，環形の
— leukocyte [-リューカサイト] 分葉核白血球

segregate [セグりゲイト] 分離した，単独の，孤立した，分離する，隔離する

segregation [セグりゲイシャン] 分離，隔離，分晶作用

segregator [セグりゲイター] 尿の分離採取器

Seidlitz powders [ザイドリッツ パウダーズ] サイドリッツ散 ☆硫酸マグネシア，沸騰散

seisesthesia [サイスィススィーズィア] 振動感覚

seismotherapy [サイズマセらピー] 振動療法

seize [スィーズ] 掴む，了解する，強奪する，襲う，病が襲う，捕らえる

seizure [スィージャー] 発作，突然罹ること，てんかん発作
— disorder [-ディスオーダー] けいれん性疾患

sejunction [スィジャンクシャン] （連想などの）分裂，分離，脱離

selaphobia [スィーラフォウビア] 閃光恐怖，

seldom ～ semilogarithm

雷電恐怖症
seldom [セルダム] まれに，滅多に～ない
select [スィレクト] 選ぶ，淘汰する，選んだ，淘汰した，抜粋した
selection [スィレクシャン] 選択，淘汰
selective [スィレクティヴ] 選択的な
- **action** [- アクシャン] 選択的作用の
- **alveolobronchography, SAB** [- アルヴィアブランカグラフィ] 選択的肺胞気管造影法
- **amygdalohippocampectomy** [- アミグダラハイパカンペクトミー] 選択的扁桃体海馬切除術
- **digestive decontamination, SPD** [- ダイジェスティヴ ディカンタミネイシャン] 選択的消化管内除菌法
- **estrogen receptor modifier, SERM** [- エストラジャン リセプター マダファイアー] 選択的エストロゲン受容体調節物質

selectivity [スィレクティヴィティ] 選択性
selegiline hydrochloride [セレジリン ハイドロウクローらイド] 塩酸セレギリン ☆パーキンソン病治療薬，モノアミン酸化酵素阻害薬
seleniasis [スィリナイアスィス] 狂気，てんかん，夢遊病
selenium, Se [スィリーニアム] セレン（元素）☆原子量78.96 原子番号34
selenomethionine [スィリーナメサイアニン] セレノメチオニン ☆セレニウム置換メチオニン
selenoplegia [スィリーナプリージア] 月光病
selenosis [スィリノウスィス] セレン中毒症
self [セルフ] 自分，自我，それ自身，無地の，（色の）一様の，同じ材料の
- **-abuse** [--アビュース] 手淫，自己非難
- **-appraisal** [--アプれイザル] 自己評価
- **-assertion** [--アサーシャン] 自己誇示
- **-consciousness** [--カンシャスネス] 自意識
- **-control** [--カントろウル] 自己管理，自己統御
- **-destruction** [--ディストらクシャン] 自滅，自殺
- **-digestion** [--ダイジェスシャン] 自己消化
- **-fermentation** [--ファーマンテイシャン] 自己発酵
- **-hypnosis** [--ヒプノウスィス] 自己催眠
- **-limited disease** [--リミティド ディズィーズ] 定型的経過を取る疾患，拡大しない疾患，自己限定性の疾患
- **monitoring of blood glucose, SMBG** [- マニタリング アヴ ブラッド グルゥコウス] 血糖自己測定
- **-perception** [--パーセプシャン] 自己認知
- **-pollution** [--パルーシャン] 手淫，自慰
- **-preservation** [--プりザーベイシャン] 自己保存
- **-suspension** [--サスペンシャン] 自己懸垂 ☆脊柱伸張のため

sella [セラ] 鞍
- **turcica** [- タースィカ] トルコ鞍

sellar [セラー] トルコ鞍の
Selter's water [セルターズ ウォーター] = Seltzer water セルター水 ☆炭酸泉飲料
Selter's disease [セルターズ ディズィーズ] セルター病 ☆乳児の無熱性食欲不振，発疹
semantics [スィメンティックス] 語義学
semelincident [セマリンスィダント] 一回罹患の，一度だけ罹る
semen [スィーマン] 精液，種子
semenuria [スィーマニューりア] 精液尿症
semi- [セミ-] ☆「半」を表す接頭語
semiantigen [セミエンティジャン] 半抗原
semiarticulate [セミアーティキュレイト] 弛緩関節の，不全関節の
semicircular [セミサーキュラー] 半円の，半輪の
- **duct** [- ダクト] 膜半規管

semicolloid [セミカロイド] 半コロイド
semicoma [セミコウマ] 半昏睡
semicomatose [セミコウマトウス] 半昏睡
semiconductor [セミカンダクター] 半導体
semiconscious [セミカンシャス] 半意識の
semidecussation [セミデカセイシャン] 半交差，錐体路交叉
semiflexion [セミフレクシャン] 半屈曲，半彎曲
semifluid [セミフルーイド] 半流動体の
semiglutin [セミグルーティン] セミグルチン
semilogarithm [セミラガりズム] 片対数

semilogarithmic paper ～ senography

semilogarithmic paper [セミラガリズミック ペイパー] 片対数グラフ用紙
semilunar [セミルーナー] 半月状の
 ― bone [-ボウン] 月状骨
 ― ganglion [-ゲーングリアン] 半月神経節
 ― lobe [-ロウブ] 半月葉 ☆脳上面の後葉
 ― tract [-トれークト] 半月索
 ― valve [-ヴェールヴ] 半月形弁 ☆大動脈・肺動脈弁
semiluxation [セミラクセイシャン] 不全脱臼
semimembranous [セミメンブれーナス] 半膜様の
seminal [セミナル] 精液の, 種子の, 生殖の
 ― duct [-ダクト] 輸精管
 ― fluid [-フルーイド] 精液
 ― gland [-グレーンド] 精腺
 ― vesicle [-ヴェスィクル] 精嚢
semination [セミネイシャン] 播種, 種子散布, 授精（精液を子宮内へ注入または挿入すること）
seminiferous [セミニファらス] 精子を産出または保有する, 輸精の
 ― tubule [-テユービュール] 輸精管
seminoma [セミノウマ] 精上皮腫
seminormal [セミノーマル] 半規定の
seminuria [スィーミニューりア] 精液尿
semiography [スィーミアグれーフィ] = semiology 症状学
semiology [スィーミアラジー] 症候学
semiotic [セミアティック] 症状の
semipermeable [セミパーミアブル] 半浸透の, 半透性の
 ― membrane [-メンブれイン] 半透膜
semiplegia [セミプリージア] 半身麻痺
semiprone [セミプろウン] 半俯位, 半腹臥位の
semiptosis [セミトウスィス] 不全下垂
semirecumbent [セミリカンバント] 半横臥位の
semis, S, ss [スィーミス] 半, 半分
semisideration [セミスィダれイシャン] 半身麻痺
semisoporus [セミソウパらス] 半昏睡の
semisupination [セミスーピネイシャン] 半仰臥, 半上臥
semitendinous [セミテンディナス] 半腱様の

semivalent [セミヴェイラント] 半価の
Sendai virus [センダイ ヴァイらス] 仙台ウイルス ☆パラミクリウィルスの一つ, HVJ, 黒屋, 石田, 白鳥らにより新生児肺炎の病原体として発見
Senear-Usher syndrome [スィニアー-アシャー スィンドろウム] セニアー・アシャー症候群 ☆顔面頸部の紅斑性天疱瘡様皮膚炎
senega [セニガ] セネガ根
senescence [スィネッサンス] 老衰, 老化
senile [スィーナイル] 老人性の, 老年期の
 ― angioma [-アンジオウマ] 老人性血管腫
 ― arteriosclerosis [-アーティーりオウスクリアろウスィス] 老人性動脈硬化症
 ― cataract [-キャタらクト] 老人性白内障
 ― chorea [-コーりーア] 老人の舞踏病様症
 ― dementia [-ディメンシア] 老人性痴呆
 ― ectropion [-エクトろウピアン] 老人性外反
 ― entropion [-エントろウピアン] 老人性内反
 ― insanity [-インセニティ] 老人性精神病
 ― keratosis [-ケらトウスィス] 老年角化症
 ― kyphosis [-カイフォウスィス] 老人性後彎
 ― macular degeneration, SMP [-マキュラー ディジェナれイシャン] 老人性黄斑変性
 ― neuritis [-ニューらイティス] 老性神経炎
 ― osteoporosis [-アスティオウポーろウスィス] 老人性骨粗鬆症
 ― psychosis [-サイコウスィス] 老人性精神病
 ― vaginitis [-ヴァジナイティス] 老年性膣炎
senilism [スィーニリズム] 早老
senility [スィーニリティ] 老年, 老衰
senium [スィーニアム] 老年期, 老人
senna [セナ] センナ ☆センナ葉（豆科）から取る大腸刺激性下剤
sennoside [セナサイド] センノシド ☆大腸刺激性下剤
senography [スィーナグれーフィ] 乳房撮影

のための低圧 X 線撮影
senopia [スィーノウピア] 水晶体膨隆による視力再生, 老視
sensation [センセイシャン] 感覚, 感じ, 感動, 大評判のもの
  ― of acceleration [-アヴ アクスィラれイシャン] 加速度感覚. 速度の変化に対する感覚で, 内耳半規管の作用による
  ― of hunger [-アヴ ハンガー] 飢餓感
  ― of location [-アヴ ロウケイシャン] 部位感覚
  ― of position [-アヴ パズィシャン] 位置覚
  ― of resistance [-アヴ りズィスタンス] 抵抗感
  discriminative ― [ディスクりミナティヴ―] 識別感覚 (epicritic s.)
sense [センス] 感覚, 感覚器, 意識, 判断, 意味, 五官
  ― of equilibrium [-アヴ イークウィリブりアム] 平衡感覚
  ― of position [-アヴ パズィシャン] 位置感覚
  ― of taste [-アヴ テイスト] 味覚
  obstacle ― [アブスタクル―] 障害物感覚. 視覚に頼らずに障害物を避ける感覚機能. 全盲の人にみられる
sensibilinogen [センスィビリナジャン] 感作素原質
sensibilisin [センスィビリスィン] = anaphylactin センシビリシン ☆感作素
sensibilisinogen [センスィビリスィナジャン] = anaphylactinogen センシビリノーゲン ☆感作素原
sensibility [センスィビリティ] 感覚〔力〕, 多感, 機器の感度, 神経質, 過敏
sensibilization [センスィビリゼイシャン] 感作すること, 増感すること
sensibilizer [センスィビライザー] 感作体, 活性化物質
sensible [センスィブル] 感じ得る, 感覚の, 著しい, 思慮ある
  ― heat [-ヒート] 感覚熱 ☆物体の温度を上昇する熱
sensiferous [センスィファらス] 感覚伝達の
sensitinogen [センスィティナジャン] 感作性抗原 ☆感作作用を有するアンチゲンの一般的名称
sensitive [センスィティヴ] 敏感な, 感じやすい, 過敏な
sensitivity [センスィティヴィティ] 感受性
sensitization [センスィタイゼイシャン] 細胞を敏感にすること, 感作
sensitize [センスィタイズ] 感作する, 敏感にする
sensitized [センスィタイズド] 感作された
  ― cell [-セル] 感作細胞
  ― vaccine [-ヴェークスィン] 感作ワクチン
sesitizer [センスィタイザー] 感作体, 感度増加物質
sensitizin [センスィタイズィン] 感作体
sensitometer [センスィタミター] 感光計
sensomobility [センサモウビリティ] 刺激に反応する運動能
sensomotor [センソウモウター] 感覚および運動の
sensoparalysis [センソウパれーリスィス] 感覚神経麻痺
sensor [センサー] 感受体センサー
sensorial [センソーりアル] 感覚中枢の
sensorimotor [センサりモウター] 感覚および運動の
sensorium [センソーりアム] 感覚中枢, 意識
sensorivolitional [センサりヴァリシャナル] 感覚および意志的の
sensory [センサりー] 感覚の, 知覚の
  ― aphasia, SA [-アフェイズィア] 感覚性失語症
  ― cell [-セル] 感覚細胞
  ― crossway [-クろスウェイ] 知覚性交叉路
  ― decussation [-デカセイシャン] 上錐体交叉, 知覚神経交叉
  ― disturbance [-ディスターバンス] 知覚障害
  ― epithelium [-エピスィーリアム] 感覚上皮
  ― evoked potential 感覚誘発電位
  ― nerve [-ナーヴ] 感覚神経
  ― region [-リージャン] 感覚中枢部
  ― tract [-トれークト] 感覚神経索
sensual [センスュアル] 肉体の, 官能的, 肉欲的, 肉欲に耽る, 五官の, 感覚器
sensualism [センスュアリズム] 肉欲主義, 快楽主義
sensus [センサス] 感覚, 感じ
sentient [センシアント] 感覚のある, 知覚力ある

sentiment [センティマント] （総合的な）感情, 情操感慨, 感情に走ること
sentisection [センティセクシャン] （動物の）無麻酔の生体解剖
SEP 1. (sensory evoked potential) / 2. (somatosensory evoked potential)
separable [セペーらブル] 分離可能な
separate [セパれイト] 分離する, 切断する, 分類する, （牛乳を）脱脂する, 分かれる, 離れる, 別の
separating funnel [セパれイティング ファナル] 分離漏斗
separation [セパれイシャン] 分離, 分析, 分解, 分類, 独立, 別居
  — anxiety [-エーンザィアティ] 分離不安. 母親から離れることへの幼児の不安
separator [セパれイター] 分離器, 離開器, 尿分離採取器
sepedon [セパダン] 腐敗
sepedonogenesis [セパダナジェニスィス] 腐敗発生
sepia [スィーピア] イカの墨
sepium [スィーピアム] セピウム, イカの甲
sepsin [セプスィン] セプシン ☆腐敗した酵母や動物性のプトマイン毒
sepsis [セプスィス] 敗血症, 腐敗症
  — agranulocytica [-アグらニュラサィティカ] 無顆粒球性敗血症
  — intestinalis [-インテスティネイリス] 腸性敗血症, 食中毒
  — lenta [-レンタ] 遷延性敗血症
sepsometer [スィプサミター] 空中有機物測定器
septal [セプタル] 中壁の, 隔壁の, 中隔の
  — height [-ハイト] 歯間中隔高
septan [セプタン] 7日毎に繰り返す
septangular [セプテーンギュラー] 七角形の
septavalent [セプタヴェイラント] 7価の
septectomy [セプテクタミー] 鼻中隔切除術
septic [セプティック] 腐敗性の, 敗血病性の
  — fever [-フィーヴァー] 敗血症性熱, 敗血熱
  — pneumonia [-ニューモウニア] 敗血性肺炎
  — shock [-シャック] 敗血症性ショック
  — tank [-テーンク] 腐敗槽
  — wound [-ウーンド] 膿創
septic(a)emia [セプティスィーミア] 敗血症
septic(a)emic [セプティスィーミック] 敗血症の
  — meningitis [-メニンジャイティス] 敗血症髄膜炎
septicine [セプティスィーン] セプチシン, プトマイン
septicopyemia [セプティコウパイイーミア] 敗血膿毒症
septiferous [セプティファラス] 敗血伝達
septile [セプタイル] 中隔の, 隔壁の
septimetritis [セプティミトらイティス] 敗血性子宮筋層炎
septipara [セプティペーら] 7回経産婦
septivalent [セプティヴェイラント] 七価の（化学）
septomarginal tract [セプトウマージナル トレクト] 中隔縁索
septometer [セプタミター] 鼻中隔測定器 ☆空気汚染度をはかる
septonasal [セプトウネイザル] 鼻中隔の
septotomy [セプタタミー] 鼻中隔切開術
septuagenarian [セプテュアジネアリアン] 70歳台の人
septum [セプタム] 膜障, 中壁, 中隔
  — alveoli [-アルヴィアライ] 肺胞中隔
  — atrioventriculare [-エイトりオウヴェントりキュラーれ] 房室中隔
  — cartilagineum nasi [-カーティラジニーアム ナージ] = cartilaginous nasal septum 鼻中隔軟骨
  — cervicale intermedium [-サーヴィカーレ インターミーディアム] 中間頸部中隔
  — corporum cavernosorum [-コーパらム カヴァーノウサらム] 海綿体中隔
  — interlobularis (hepatis) [-インターラビュラーりス (ヘパティス)] [肝]葉中隔
  — intermusculare [-インターマスキュラーれ] 筋間中隔
  — linguae [-リングウェ] 舌中隔
  — mediastinale [-ミーディアスタイナリー] 縦隔中隔 ☆左右胸膜腔の中間にある
  — membranaceum nasi [-メンブらナスィアム ナージ] 膜性鼻中隔
  — nasi [-ナージ] 鼻中隔
  — nasi osseum [-ナージ オッスィアム] 骨性鼻中隔

― orbitale [-オービテイリ-] 眼窩隔膜
― pectiniforme [-ペクティニフォルメ] 櫛状中隔
― pellucidum [-ペルースィーダム] 透明中隔
― penis [-ピーニス] 陰茎中隔
― scroti [-スクロウタイ] 陰嚢中隔
― ventriculorum cordis [-ヴェントリキュララム コーディス] 心室中隔

sepulture [セパルチャー] 埋葬

sequel [スィークウァル] 後遺症

sequela, sequelae (複)[スィクウィーラ, スィクウィーレ] 後遺症 ☆手術のときにやむを得ず起こったがその後も続く症状

sequester [スィークウェスター] 分離片, 腐骨

sequestration [スィークウェストれイシャン] 腐骨片形成, 隔絶, 隔離

sequestrectomy [スィークウェストれクタミー] 腐骨摘出術

sequestrotomy [スィークウェストらタミー] 腐骨摘出術

sequestrum [スィクウェストラム] 腐骨片, 壊死片

sequinavir mesilate [スィークウィネイヴィアーメスィレイト] エイズ治療剤

sequoiosis [スィークウォイオウスィス] セコイア症 ☆過敏性肺臓炎の一種, カビの生えたレッドウッドの鋸屑で起こる

serangitis [スィーれンジャイティス] 海綿体炎

seratrodast [スィトろウダスト] セラトロダスト ☆抗アレルギー薬, トロンボキサンA2阻害薬, 気管支喘息に用いる

SERCA (sarco-endoplasmic reticulum Ca^{2+}-ATPase)

serial [スィーりアル] 連続的, (出版の)定期的, 組織の連続切片の
― correlation [-コーりレイシャン] 系列相関
― number [-ナンバー] 通し番号
― sections [-セクシャンズ] 連続切片

serially [スィーりアリー] 連続的に, 順次に, 定期に

sericeps [スィーりセプス] 胎児の頭部を牽引するための絹紐係蹄

sericulture [セりカルチャー] 養蚕業

sericum [スィーりカム] 絹

series [スィーりーズ] 連続, シリーズ出版物, 叢書, 列 (化学), 直列 (電気), 級数 (数学)

seriflux [セりフラックス] 水様排泄液

serious [スィアりアス] 真面目な, 篤実な, 容易ならない, (病の)危篤な, 重要な, 真剣な
― type [-タイプ] 真面目なタイプ

SERM (selective estrogen receptor modifier)

sero- [スィーろウー, スィーら-] ☆「血清」「漿液」を表す接頭語

serocele [スィーらスィール] 漿液瘤

seroconversion [スィーろウカンヴァージャン] 血清反応の転換 (陰性から陽性に変わる) ☆肝炎の治癒経過で起こる

seroculture [スィーらカルチャー] 血清培養

serocystic [スィーらスィスティック] 漿液性嚢胞の

serodiagnosis [スィーろウダイアグノウスィス] 血清学的診断法

seroenteritis [スィーろウエンタらイティス] 漿液性小腸炎

seroenzyme [スィーろウエンザイム] 血清内酵素

serofast [スィーらファスト] 血清抵抗性の

serofibrinous [スィーろウファイブりナス] 漿液線維性の
― pericarditis [-ぺりカーダイティス] 漿液線維素性心膜炎
― pleurisy [-プルーりスィ] 漿線維胸膜炎

seroglobulin [スィーらグラビュリン] 血清グロブリン

serohepatitis [スィーらヘパタイティス] 肝腹膜炎

seroimmunity [スィーらイミューニティ] 血清免疫

serolemma [スィーろウレマ] 胎児羊膜の外層, 漿膜

serolipase [スィーろウライペイス] 血清リパーゼ

serology [スィーらジー] 血清学

serolysin [スィーらリスィン] 血清中の溶解素

seromembranous [スィーろウメンブらナス] 漿膜性の

seromucous [スィーろウミューカス] 血漿および粘液性の

seromuscular [スィーろウマスキュラー] 腸管の漿膜と筋膜の

seronegative [スィーろネガティヴ] 血清反応陰性の
― arthritis [-アースらイティス] リウマ

チ血清反応陰性の関節炎
— spondyloarthropathy [－スパンディロウ・アースらパスィー] リウマチ血清反応陰性の脊椎間関節炎
seroperitoneum [スィーろぺリトウニアム] 腹水
serophysiology [スィーろウ・フィズィアラジー] 血清生理学
serophyte [スィーらファイト] 体液寄生体
seropneumothorax [スィーろウニューモウソーれーックス] 漿液気胸
seropositive [スィーらパズィティヴ] 血清反応陽性の
seroprognosis [スィーろウプらグノウスィス] 血清学的予後 ☆血清反応による予後推定
seropurulent [スィーろウピューるラント] 漿液膿性の
seroreaction [スィーろウりエークシャン] 血清反応, 血清病
serosa [スィろウサ] 漿膜, 絨毛膜
serosanguineous [スィーらサングウィニアス] 漿血性の
serositis [スィーろウサイティス] 漿膜炎
serosynovial [スィーろウスィノウヴィアル] 漿液滑液性の
serosynovitis [スィーろウスィナヴァイティス] 滲出性関節滑液膜炎
serotherapy [スィーろセらピー] 血清療法
serotonergic [スィーろトウナージック] セロトニン作用性の
serotonin [スィーらトウニン] セロトニン ☆血管や中枢神経に作用する活性物質
serous [スィーらス] 漿液の, 漿液性, 希薄な, 水のような
— atrophy [－アトろフィ] 漿液性萎縮
— gland [－グレーンド] 漿液腺
— inflammation [－インフラメイシャン] 漿液滲出性炎
— membrane [－メンブれイン] 漿膜
— meningitis [－メニンジャイティス] 漿液性髄膜炎
— pleurisy [－プルーりスィ] 漿性胸膜炎
— synovitis [－サイナヴァイティス] 漿液性滑膜炎
serovaccination [スィーろウヴェークスィネイシャン] 血清接種, 受動と能動免疫の混合免疫
serozyme [スィーらザイム] セロザイム ☆血清中に存在する凝固因子

serpens [サーパンス] 蛇行状の
serpentine [サーパンタイン] 蛇状の, らせん状の, 曲がりくねる
serpiginous [サーピジナス] 匐行性の, 蛇行性の
serpigo [サーパイゴウ] 匐行疹, 遊行性苔癬, (とくに) 輪癬, たむし
serpinginosum angioma [サーピンジノウサム アンジオウマ] 蛇行性血管腫
serrate [セれイト] 鋸歯状の
Serratia [サれイシア] セラチア属
serration [セれイシャン] 鋸歯状, 鋸歯
serratus [セれイタス] 鋸筋
serrulate [セりュレイト] 細 [小] 鋸歯状の
Sertoli-cell-only syndrome [サートリーセル-オンリー スィンドろウム] セルトリ細胞単独症候群
Sertoli's cell [サートリーズ セル] セルトリ細胞 ☆睾丸組織中の支柱細胞
sertraline [サートらリン] セルトラリン ☆セロトニン再取り込み抑制剤
serum [スィーらム] 血清, 漿液
— albumin [－アルビューミン] 血清アルブミン
— amyloid protein [－アミロイド プろウティーン] 血清アミロイドタンパク
— copper [－カパー] 血清銅
— diagnosis [－ダイアグノウスィス] 血清診断
— exanthema [－イクサンスィーマ] 血清疹
— fast [－ファースト] 血清抵抗性, 血清耐性
— glutamic oxaloacetic transaminase, SGOT [－グルテーミック アキザラセティック トらンサミネース] 血清 GOT
— glutamic pyruvic transaminase, SGPT [－グルテーミック パイりュヴィック トらンサミネース] 血清 GPT
— iron [－アイアン] 血清鉄
— protein [－プろウティーン] 血清タンパク
— prothrombin conversion accelerator, SPCA [－プろスらンビン カンヴァージャン アクスィられイター] 血清プロトロンビン転換促進因子
— rash [－れッシュ] 血清疹, 血清病疹
— sickness [－スィックニス] 血清病
— therapy [－セらピー] 血清療法

serve [サーヴ] 奉仕する，役に立つ，足りる，(食物を)供える，取り扱う，(種馬が)交尾する，運転する，勤務する，都合がよい，代わりとなる

service [サーヴィス] 科，局，奉仕，雇用，勤務，尽力，有用，事業，施設，便，運転，(ガス・水道の)配給

servoflurane [サーヴォウフルれイン] サーボフルレン ☆全身麻酔薬

servomechanism [サーヴォウメカニズム] サーボメカニズム ☆自動制御機序

sesame [セサミー] 胡麻（ゴマ）
— oil [－オイル] 胡麻油

sesamoid [セサモイド] 種子状の，種子の
— bone [－ボウン] 種子骨
— cartilage [－カーティリジ] 種子軟骨

sesamoiditis [セサモイダイティス] 種子骨炎

Sesamum [セサマム] ゴマ属
— orientale [－オーりエンタリー] ゴマ

sesqui- [スィスクウィ－] ☆「1-1/2」を表す接頭語

sesquihora [スィスクウィホーら] 1時間半

sessile [セサイル] 広い基底をもつ，無茎の
— histiocyte [－ヒスティアサイト] 定着組織球

set [セット] 置く，あてがう，転ずる，配置する，調節する，合わせる，固定する，実例として示す，骨を継ぐ，沈む，結実する，(液体が)凝固する
— square [－スクウェア] 三角定規
— theory [－スィーアりー] 集合論
— up [－アップ] 人工歯配列，組み立てる，固める

setaceous [スィテイシャス] 刺毛の，剛毛の

setiptiline maleate [セティプティリン マレイト] セチプチリン，マレイン酸セチプチリン ☆四環系抗うつ薬

seton [スィータン] 串線，排液線 ☆絹糸などで作った導孔拡張のための導線

set-point hypothesis [セット-ポイント ハイパスィスィス] 定点仮説 ☆ホルモン分泌調節物質の濃度のある一点を境にホルモン分泌などの反応が変化するという仮説

settle [セトル] 動かないように置く，植民する，安定させる，沈殿させる，解決する，固定する，澄む，沈下する，和解する

settled [セトルド] 固定した，安定した，静かな，片づいた

settlement [セトルマント] 定住，身を落ち着けること，植民，植民地，隣保事業，隣保館，沈下，沈殿，解決

seven-day fever [セヴン-デイ フィーヴァー] 七日熱

seven-day's disease [セヴン-デイズ ディズィーズ] 咬痙

severe [スィヴィア] 重症連合型免疫不全
— combined immunodeficiency, SCID [－カンバインド イミューナディフィスィアンスィ] 重症連合型免疫不全
— combined immunodeficiency mouse, SCID mouse [－カンバインド イミューナディフィスィアンスィ マウス] 重症連合型免疫不全マウス
— combined immunodeficiency with leukopenia [－カンバインド イミューナディフィスィアンスィ ウィズ リューカピーニア] 重症連合型免疫不全白血球減少症

sevum [スィーヴァム] 牛(羊)脂，皮脂

sewage [スューイジ] 下水，下水汚

sewer [スュアー] 下水，下水本管，排泄孔，下水設備を施す
— gas [－ギャス] 下水ガス

sewerage [スュアりジ] 下水処理，下水装置

sex [セックス] 性，性別
— chromosome [－クろマゾウム] 性染色体
— hormone [－ホーモウン] 性ホルモン

sexdigitate [セックスディジテイト] 6指の

sexivalent [セクスィヴェイラント] 六価の

sextan [セクスタン] 6日目ごとに起こる

sextigravida [セクスティグれーヴィダ] [L] 6回妊婦

sextipara [セクスティぺーら] [L] 6児経産婦

sexual [セクシュアル] 性の，有性の，性欲の，交接の，生殖器の
— anesthesia [－アニススィーズィア] 性無感覚症，不感性
— anhedonia [－アンヒードウニア] 性的不感症
— congress [－カングれス] 性交
— cycle [－サイクル] 性周期
— delict [－ディリクト] 性犯罪
— deviation [－ディーヴィエイシャン] 性的倒錯
— dimorphism [－ダイモーフィズム] 性的二形性

sexual ~ shedding

— glands [-グレーンズ] 性腺
— harassment [-ヘーらスメント] 性的いやがらせ
— infection [-インフェクシャン] 性交伝染
— neurasthenia [-ニューらスィーニア] 性的神経衰弱
— neurosis [-ニューろウスィス] 性神経症
— organ [-オーガン] 生殖器官
— perversion [-パーヴァージャン] 色情倒錯
— precocity [-プリカスィティ] 性早熟
— reflex [-リーフレクス] 性器機能反射

sexually [セクシュアリー] 性的に, 男女, 雄雌の別によって
— transmitted disease, STD [-トれーンスミッティド ディズィーズ] 性病 ☆性行為により伝播する疾患

Sázary syndrome [セイざりー スィンドろウム] セザリー症候群 ☆T細胞性白血病の一つ

SFD (small-for-date infant)
SG (specific gravity)
SGB (stellate ganglion block)
SGOT (serum glutamic oxaloacetic transaminase)
SGPT (serum glutamic pyruvic transaminase)

shadow [シャドウ] 影, 投影, 影像, 前兆幻, 精神消耗, 暗黒, 影にする, 暗くする, 前兆を示す, 表象する

shadow-casting [シャドウーキャスティング] 増影法

shaft [シャフト] 矢柄, 柄, 茎, 羽軸, 軸, 小柱

shake [シェイク] 振る, 振動させる, 動揺させる, 顫音で歌う, 追い払う, (病, 悪習を)治す, 振動する, 落ち着く

shaked lime [シェイクト ライム] 消石灰, 水酸化ナトリウム

shaker [シェイカー] 振る人・物, 攪拌器, 振盪器

shakes [シェイクス] 悪寒戦慄

shaking [シェイキング] 振動, 動揺, 震える
— chills [-チルズ] 悪寒戦慄
— palsy [-ポールズィ] = trembling palsy 振戦〔性〕麻痺 ☆パーキンソン症候群にみられる

shale-oil [シェイルーオイル] シェール油, 泥板岩油

sham [シェーム] 見掛けの, 虚偽の
— feeding [-フィーディング] 擬飼
— operation [-アパれイシャン] 擬似手術
— range [-れインジ] 見掛けの怒り

shame [シェイム] 羞恥, 侮辱, 不面目, 辱める, 恥をかかせる

shampoo [シェンプー] 洗髪, 洗髪粉

shank [シェンク] 脛, 脚, 脛骨, 茎, 小花梗, 葉柄

shape [シェイプ] 形状, 姿, 種類, 模型, 実現, 具体化する, 型どる, 適合させる, 想像する, 形をなす, 発展する

share [シェアー] 分前, 一部分, 出資, 役割, 加担, 貢献, (苦楽)を共にする, 分配する, 分担する, 参加する

shark [シャーク] 鮫, 鱶

sharp [シャープ] 鋭利な, 急な, (味, 臭いの)強い, (五官の)よく効く, 厳しい, 痛切な, 猛烈な
— pulse [-パルス] 鋭脈
— spoon [-スプーン] 鋭匙

sharpen [シャープン] 鋭利にする, 研ぐ, 尖らせる, 鋭敏にする, (食欲などを)強くする, 鋭く成る, 尖る, 敏感になる

shatter [シェーッター] 粉砕する, 破壊する, (身体などを)弱める, 駄目にする, 破片, 乱脈, 不健康

shave [シェイヴ] 剃る, 削る, 薄く切る, 擦過する, 髭を剃る, かする, 髭を剃ること, 薄片, 削り屑

shaving [シェイヴィング] = skiving そぎ取ること, 剃ること, 削ること

shawl [ショール] 肩掛け, 肩掛けをする

shear [シアー] 大剪刀, 剪断機, 刈る, 剥脱する, 頭髪を剃る
— strength [-ストれングス] 血流の血管が壁面に平行して作用する力, 剪断力

shearing [シアリング] 剪毛, 剪断, 刈り込んだ毛
— fracture [-フれークチャー] 剪断骨折

sheath [シース] 鞘, (道具の)覆い, 茎衣, 葉鞘, 翅鞘

shed [シェド] 置き場, 車庫, 家畜小屋, 落とす, 流す, 脱落する, 落屑する, (血を)流す, (光熱, 香気を)発する

shedding [シェディング] 流すこと, 注ぐ

sheep [シープ] 羊
— dung stool [ーダン ストゥール] 羊糞便

sheep-pox [シープパックス] 羊痘, 仮痘

sheepskin [シープスキン] 羊皮, 羊皮の衣類, 羊皮紙

sheet [シート] 敷布, 一枚の紙, 薄い板, パンフレット, (水, 雪氷の) 拡がり, 敷布で包む, 拡げ, 板にする
— pack [ーパック] 敷布包纏

shelf [シェルフ] 棚, 架
— operation [ーアパれイシャン] 臼蓋形成術

shell [シェル] 貝殻, 外皮, 莢 (さや)
— fish [ーフィッシュ] 貝, 甲殻類
— shock [ーシャック] 弾震盪
— wound [ーウーンド] 砲弾創

shellac [シャレーック] シェラック ☆樹液の成分, シェラックを塗る

shell-dressing [シェルードれッシング] 仮包帯, 救急包帯

shelter [シェルター] 避難所, 保温, 避難, 保護する, 宿らせる, かくまう, 避難する

shelve [シェルヴ] 棚にのせる, 無期延期する, 免職する, 棚をつける

shelving [シェルヴィング] 傾斜した, ゆるい傾斜の

sherbet [シャーベット] シャーベット水, ソーダ水, 沸騰散

sherry [シェりー] シェリー酒, 強い黄褐色のブドウ酒

shield [シールド] シールド, 保護物, 防御物, 構盾, 盾状部, 保護する

shift [シフト] 移り転ずる, 変化する, 除く, 移る, 変わる, 手段, 方法, 変化, 循環, 代用, (作物の) 輪作
— to the left [ートゥー ザ レフト] 白血球核の左方移動 ☆桿状核が多い
— to the right [ートゥー ザ らイト] 白血球核の右方移動 ☆(分葉核の) 多球球が多い

Shiga's bacillus [シガズ バスィラス] 志賀菌 ☆赤痢本型菌のこと

Shigella [シゲラ] 志賀菌属
— dysenteriae [ーディサンティーりエ] 赤痢菌
— flexneri [ーフレクスネーり] フレキシナー赤痢菌
— paradysenteriae [ーパらディサンティーりエ] パラ赤痢菌 ☆赤痢菌に似た菌
— sonnei [ーソネイ] ゾンネ菌 ☆幼児の夏季赤痢の原因

shigellosis [シガロウスィス] 志賀菌感染症

shin [シン] 脛の鋭い前縁, 脛骨縁

shingles [シングルズ] 帯状疱疹

shining [シャイニング] 光る, 卓越した

ship hospital [シップ ハスピタル] 病院船

shipping fever [シッピング フィーヴァー] 船積熱

shirt [シャート] 男子用のシャツ, ワイシャツ, 婦人用のブラウス, シャツを着せる, 覆う

shiver [シヴァー] (寒さや恐怖で) 震える, 震わせる, 震い, 身震い, おののき, 悪寒

shivering [シヴァリング] 震え

shock [シャーック] ショック, 衝突, 激動, 衝撃, 愕然, 振盪, (電気の) 衝撃, 衝突させる, 愕然とさせる, 電撃する, 激しく衝突する
— absorption [ーエブゾープシャン] ショック吸収, 緩衝
— lung [ーラング] ショック肺 ☆ショック時の肺コンプライアンス低下による呼吸困難
— resistance [ーりズィスタンス] 耐衝撃性
— therapy [ーセらピー] ショック療法

shoemaker's breast [シューメイカーズ ブれスト] 靴工胸漏斗膜

shoemaker's spasm [シューメイカーズ スペーズム] 靴工痙攣

shoot [シュート] 射る, 発砲する, 投げる, 急に飛び出す, 芽を出す, 突進する, づきづき痛む, 刺すように痛む

short [ショート] 短い, 〔時間の〕短い, 身丈の低い, 簡潔な, 不足の
— bowel syndrome [ーバウアル スィンドろウム] 腸管短縮症候群
— circuit [ーサーキット] 短路 ☆電流の短回路, 短回線のこと
— gastric artery [ーゲーストリック アータりー] 短胃動脈
— insular gyrus [ーインスュラー ジャイらス] 短回
— leg brace [ーレッグ ブれイス] 短下肢装具
— leg cast [ーレッグ ケースト] 短下肢ギプス包帯

short ～ sialogastron

— rib polydactyly syndrome [－リブ パリダクティリー スィンドロウム] 短肋骨多指症候群
— run [－らン] 短時間連続性の
— sighted [－サイティッド] 近視の
— stature [－ステーチャー] 短躯
short-lived [ショート－ライヴド] 短命の
short-sightedness [ショート サイティッドネス] 近視
shortcoming [ショートカミング] 欠点, 不足, 不足
shorten [ショートゥン] 短くする, 削る, 取り去る, 短くなる, 減少する
shortness [ショートネス] 短いこと, 簡潔, 不足
— of breath, SOB [アヴ ブれス] 呼吸困難
shortsight [ショートサイト] 近視
shot [シャーット] 弾丸, 射撃, 注射
shotgun quarantine [シャートガン クァらンティーン] 強制検疫, 間引き検疫
shoulder [ショウルダー] 肩上背部, 肩部, 肩甲関節, 動物の前肢または前身部, かつぐ, 肩で押す
— blade [－ブれイド] 肩甲骨
— bone [－ボウン] 肩甲骨
— girdle [－ガードル] 肩帯
— presentation [－プれザンテイシャン] 肩甲位
shoulder-hand syndrome [ショウルダー－ハンド スィンドロウム] 肩手症候群 ☆肩痛と同側手の疼痛
show [ショウ] しるし, 前徴 ☆月経, 出産などの前駆として現れる血液
shower [シャウアー] にわか雨で濡す, にわか雨が降る, 雨のように降る, 水を注ぐ
— bath [－ベース] 灌水浴, シャワー
SHR (spontaneously hypertensive rat)
shred [シュれッド] 断片, 裂片, 僅少
shredder [シュれッダー] 書類細断器
shrimp [シュリンプ] 小海老, 倭人
shrink [シュリンク] 縮む, 少なくなる, 畏縮する, 皺がよる, 避ける, 辯護士
shrinkable [シュリンカブル] 縮みやすい, 収縮できる
shrinkage [シュリンキジ] 縮小, 縮む, 減る, 臆病な
shrivel [シュリヴル] 皺がよる, しぼむ, 皺よらせる, 縮ませる, しぼませる
shrug [シュらッグ] (肩を)すくめる, 肩をすくめること
shrunken [シュらンクン] しなびた
SHS (supine hypotensive syndrome)
shudder [シャダー] 身震いする, (嫌でまたは寒さで)ぞっとする, 身震い, おののき
shuffling gait [シャフリング ゲイト] 引きずり歩行
Shulman syndrome [シュルマン スィンドロウム] シュルマン症候群 ☆好酸球性筋膜炎
shunt [シャント] シャント, 回り道, 迂回路, 転嫁すること, 側へ向けること
shut [シャット] 閉じる, 塞ぐ, 封鎖する, 暗くする, 隠す, (傘, 本, 手などを)たたむ, 監禁する, 塞がる, (人の歯, 鋏の刀などが)合わさる
shutter [シャター] 閉じる人(物), 雨戸, 鎧戸, 蓋, 写真のシャッター, オルガンの開閉器, 戸を付ける, シャッターを付ける, 戸を閉める
Shy-Drager syndrome, SDS [シャイ－ドれイジャーズ スィンドロウム] シャイ・ドレーガー症候群 ☆起立性低血圧を起こす症候群
SIADH (syndrome of inappropriate secretion of antidiuretic hormone)
siagonagra [サイアガネーグら] 上顎痛. 上顎の痛風性疼痛
sialaden [サイアラダン] 唾液腺
sialadenitis [サイアラダナイティス] 唾液腺炎
sialadenosis [サイアラダノウスィス] 唾液腺症
sialagogue [サイアラガグ] ＝ sialogogue 流涎, 催涎剤, 催唾剤
sialic [サイエーリック] ＝ sialine 唾液性の
— acid [－エーサッド] シアル酸
sialismus [サイアリズマス] 流涎, 唾液分泌過多
sialoangiectasis [サイアロウエーンジエクタスィス] 唾液管拡張
sialoangiitis [サイアロウアンジアイティス] 唾液排泄管炎
sialocele [サイアラスィール] 唾液腺腫瘤
sialodochitis [サイアロウドウカイティス] 唾液腺管炎
sialodochoplasty [サイアロウドウカプレースティ] 唾液腺管形成術
sialoductilitis [サイアロウダクティライティス] 耳下腺排泄管炎
sialogastron [サイアラゲーストロウン] 胃液

分泌を抑制する唾液中の物質
sialogenous [サイアラジャナス] 流涎性の
sialogram [サイアラグれーム] 唾液腺造影
sialography [サイアラグれフィ] 唾液路撮影法
sialolith [サイアラリス] 唾石
sialolithiasis [サイアロウリサイアスィス] 唾石症
sialoma [サイアロウマ] 唾液（腺または管）腫瘍
sialometaplasia [サイアロウメタプれイズィア] 唾液腺化生
sialoporia [サイアラポウリア] 唾液欠乏
sialoprotein [サイアロウプろウティーン] シアロタンパク
sialorrh(o)ea [サイアラりーア] ＝ptyalism 唾液漏, 流涎
sialosis [サイアロウスィス] 唾液分泌, 流涎
sialostenosis [サイアロウスティノウスィス] 唾液管閉鎖
sialosyrinx [サイアラスィリンクス] 唾液瘻；唾液管洗浄器；唾液管ドレナージ
sialotic [サイアラティック] 唾液の, 流涎の
sialozemia [サイアラズィーミア] 不随意的流涎
Siamese twins [サイアミーズ トゥウィンズ] シャム双生児 ☆剣状突起結合体
sib [スィブ] ＝sibship 血族, 血縁関係
sibilant [スィビラント] 歯音, 歯音の
sibilate [スィビレイト] 歯音を発する, 歯音にする
sibilation [スィビレイシャン] 歯音
sibilus [スィビラス] （聴診の）笛音声
sibling [スィブリング] 子孫, 兄弟姉妹
siccasia [スィケイズィア] 悪心, 嘔吐の前駆症
siccative [スィカティヴ] 乾燥性の, 乾燥剤
siccus [スィカス] 乾性
Sicilian Gambit classification [スィスィリアン ゲーンビット クラスィフィケイシャン] 不整脈の分類
sick [スィック] 病気の, 病人の, 吐きそうな, 産褥に着いて, 産卵中の, 病人
 ― bay [－ベイ] （軍艦などの）病室
 ― bed [－ベッド] 病床
 ― benefit [－ベニフィット] 病気欠勤中の手当金
 ― flag [－フレーッグ] 検疫旗, 伝染病旗
 ― headache [－ヘデイク] 嘔吐性頭痛,

片頭痛
 ― leave [－リーヴ] 病気休暇
 ― list [－リスト] 傷病兵名簿
 ― sinus syndrome, SSS [－サイナス スィンドろウム] シックサイナス症候群, 洞異常症候群
 ― visit [－ヴィズィット] 往診
sicken [スィックン] 病になる, 前駆症状を呈する, 嘔吐を催す,（植物が）しぼむ, 病になる
sickle-cell [スィクルーセル] 鎌状赤血球
sickle-cell anemia [スィクルーセル アニーミア] 鎌形赤血球貧血
sickle trait [スィクル トれイト] 鎌状赤血球素質
sicklemia [スィクリーミア] 鎌状赤血球血症
sickling [スィクリング] 赤血球鎌形化
sickness [スィックニス] 病気, 嘔吐, 月経
 ― benefit [－ベニフィット] 治療費
side [サイド] 横, 側面,（内面, 外面などの）面,（身体の）脇, 横腹, 血統
 ― effect [－イフェクト] 副作用
side-chain [サイドーチェイン] 側鎖
side-chain theory [サイドーチェイン スィーアりー] 側鎖説
sideration [スィダれイシャン] 発症, 卒中, 溢血, 壊疽, 電撃,（火花）放電療法
siderism [スィダりズム] 磁石療法. 身体に治療効果を及ぼすと長い間考えられていた磁鉄療法
sideroachrestic anemia [スィダらアクれスティック アニーミア] 鉄不応性貧血
sideroblastic anemia [スィダらブレースティック アニーミア] 鉄芽球性貧血
siderocyte [スィダらサイト] シデロサイト ☆ヘモグロビン以外に遊離鉄を含む顆粒を有する赤血球でプロシア青反応で証明される含鉄顆粒赤血球
siderogenous hemolysis [スィダらジャナス ヒーマリスィス] 血色素沈着性溶血 ☆血色素を伴う溶血門脈性肝硬変症などにみられる
sideropenia [スィダろウピーニア] 鉄分不足症
sideropenic dysphagia [スィダろウピーニック ディスフェイジア] 鉄欠乏症嚥下困難
siderophilous [スィダらフィラス] 鉄吸収性の
siderosis [スィダろウスィス] 鉄症, 鉄肺症

siderotic splenomegaly ～ sign

siderotic splenomegaly［スィダ**ろ**ウティックスプリーナ**メ**ガリー］ 鉄沈着性巨脾症

sidle［**サ**イドゥル］ 横歩する，にじり進む

SIDS（sudden infant death syndrome）

sieve［ス**ィー**ヴ］ 針金，絹で作った篩

sievert［ス**ィー**ヴァート］ シーベルト，放射線被曝相当量の単位

sift［ス**ィ**フト］ 篩う，鑑別する，淘汰する，篩を通る

sifting［ス**ィ**フティング］ 篩にかけること，淘汰，変移

sigh［**サ**イ］ 溜息をつく，（風が溜息のように）吹きそよぐ，嘆く

sight［**サ**イト］ 視力，視覚，一見，一覧，見解，光景，狙い

sigma, S［ス**ィ**グマ］ シグマ

sigmatism［ス**ィ**グメーティズム］ サ行発音不全
— **interdentalis**［-インターデン**テ**イリス］ 歯間性サ行発音不全
— **labiodentalis**［-レイビアデン**テ**イリス］ 唇歯性サ行発音不全
— **lateralis**［-ラタ**れ**イリス］ 側性サ行発音不全
— **nasalis**［-ネイ**ザー**リス］ 鼻性サ行発音不全

sigmoid［ス**ィ**グモイド］ S状の
— **colon**［-**コ**ウラン］ S状結腸
— **curve**［-**カー**ヴ］ S字型曲線
— **flexure**［-フ**レ**クシャー］ S状結腸曲
— **sinus**［-**サ**イナス］ S状静脈洞

sigmoidectomy［スィグモイ**デ**クトミー］ S状結腸切除術

sigmoiditis［スィグモイ**ダ**イティス］ S状結腸炎

sigmoidopexy［スィグ**モ**イダペクスィ］ S状結腸固定術

sigmoidoproctostomy［スィグモイダプらク**タ**スタミー］ S状結腸直腸吻合術

sigmoidoscope［スィグ**モ**イダスコウプ］ S状結腸鏡

sigmoidoscopy［スィグモイ**ダ**スカピー］ S状結腸鏡検査法

sigmoidostomy［スィグモイ**ダ**スタミー］ S状結腸開口術

sign, S［**サ**イン］ 模様，徴候，病気の予後，痕跡，符号，数学の記号，署名する
— **for pregnancy**［-フォー プ**れ**グナンスィ］ 妊娠徴候

Biernacki's ― ［ビァ**ナ**ッキーズ-］ ビエルナツキー徴候．尺骨神経領域の感覚麻痺

Bryant's ― ［ブ**ら**イアント-］ ブライアント徴候．上腕骨脱臼の際，腋窩ヒダが下降している

Burton's ― ［**バ**ートンズ-］ バートン徴候．歯と歯肉の境の青色の縁を見る鉛中毒の症状

Claybrook's ― ［ク**レ**イブるックス-］ クレイブルック徴候．腹部内臓破裂の徴候．腹部で心音および呼吸音がきこえる

Cullen's ― ［**カ**レンズ-］ カレン徴候．子宮外妊娠，急性膵炎の時の臍部皮膚変色

Dalrymple's ― ［**デー**るリンプルズ-］ ダルリンプル徴候（Stellwag's s. シュテルヴァーク徴候）．眼瞼裂の異常開大．バセドウ病でみられる

Dance's ― ［**デー**ンスィス-］ ダンス徴候．盲腸部の腸重積症で右腸骨窩が陥凹

doll's eye ― ［**ドゥ**ルズ **ア**イ-］ 人形の目徴候（Cantelli's s. カンテリ徴候）．頭部の動きと眼球の動きが逆方向となる

Ebstein's ― ［**エ**プスティーンズ-］ エプシュタイン徴候．中等量に心膜滲出液が貯留すると心臓肝臓角（cardiohepatic angle）が大きくなる

Erb's ― ［**ア**ーブス-］ エルプ徴候．テタニーで末梢運動神経が電流に対する興奮性が増すこと

fanning ― ［**フェー**ニング-］ 開扇徴候（fanning）．足底を刺激すると足指が扇形に開く現象．バビンスキー（Babinski）反射の一部

Froment's〔paper〕 ― ［フ**ろ**ゥメンツ（**ペ**イパー）-］ フロマン〔紙〕徴候．母指と示指で紙をつかむ時，母指が屈曲する現象．尺骨神経麻痺でみられる

Gauss's ― ［**ガ**ウス-］ ガウス徴候．妊娠第1か月で子宮移動性が増すこと

Gordon's ― ［**ゴー**ドンズ-］ ゴードン徴候．尺骨側の豆状骨に圧迫を加えると屈曲した指の伸展，ときに開扇現象が起こること；前腕筋を強く握ると母指または他の四指の屈曲が起こる

Kocher' ― ［**カ**ッカーズ-］ コッヘル徴

候．Basedow 病で上方注視させると眼瞼の上るのが眼球上転よりはやい

Laugier's ― ［ロージャーズ-］ ロジェ徴候．橈骨骨折で橈骨がずれ，橈骨および尺骨茎状突起が同じ高さになる

Lichtheim's ― ［リクトハイムズ-］ リヒトハイム徴候．皮質下性運動性失語症の徴候

Mann's ― ［メーンズ-］ マン徴候．Basedow 病で両眼が同一水平線上にない；外傷性神経症で頭皮電気抵抗の減弱

Negro's ― ［ニグロウズ-］ ネグロ徴候．歯車様強剛，歯車様硬直（cogwheel rigidity）に同じ

Néri's ― ［ネリズ-］ ネリー徴候．錐体路疾患で仰臥位で麻痺側の下肢を持ち上げる立位で上体を曲げると膝関節で自然に曲がる現象

Oliver-Cardarelli ― ［アラヴァーカーダれリー］ オリヴァーカルダレリ徴候．大動脈瘤のとき気管診察時に患者の拍動を感じる

Oppenheim's ― ［アッペンハイムズ-］ オッペンハイム徴候．錐体路疾患で現れる反射で検者が母指で下腿内側を上方より下方に向かって強く摩擦すると背屈する．脛骨後縁を打っても筋肉収縮がおこる

Piltz's ― ［ピルツ-］ ピルツ徴候．強く眼瞼を閉じるとはじめ縮瞳し後に散瞳する．眼輪筋の緊張増加を示す

Piskaceck's ― ［ピスカセックス-］ ピスカツェック徴候．妊娠時の子宮体部の非対称性肥大

Saunders' ― ［ソーンダーズ-］ サンダース徴候．小児でみられる口と手の共同運動で口を大きく開くと頭および手の協同運動が起こること．すなわち頭を後方に引き手を伸ばし指を開く

Schultze's ― ［シュルツェズ-］ シュルツェ徴候．舌現象（tongue phenomenon）．テタニーのとき舌を軽く叩くと凹む

Spalding's ― ［スポールディングズ-］ スポールディング徴候．頭蓋骨が屋根瓦状に重なって見える，胎児の死亡を示す子宮内胎児の X 線像

Stewart-Holmes ― ［ステュアート-ホームズ-］ スチュワート-ホームズ徴候（rebound phenomenon はね返り現象，反跳現象）．小脳障害の時，受動的屈曲に対する過剰抵抗と反跳

Trömner's ― ［トロムナー-］ トレムナー徴候．中指の手掌側を軽く打つと母指の内転，屈曲が起こる錐体路障害の徴候

unequal nares ― ［アンイークォル ネアーズ-］ 不等鼻孔徴候．顔面神経麻痺の時，左右の鼻孔の大きさがことなる

signa, sig. ［スィグナ］ (signatur) 表示せよ

signal ［スィグナル］ 信号，信号機，しるし，徴候，信号する，合図する，前兆となる

― **node** ［-ノウド］ 病的リンパ節

― **transducers and activators of transcription, STAT** ［-トランスデューサーズ アンド アクティヴェイターズ アウト トランスクリプション］ 転写因子

― **transduction** ［-トランスダクシャン］ 情報伝達

signature ［スィグナチャー］ 患者への標示，署名，外徴，記名

signet ring cell ［スィグニット リング セル］ 印環細胞

significance ［スィグニフィカンス］ 意義，有意義

significant ［スィグニフィカント］ 意味のある，意味深長な，暗示的な，重要な

― **correlation** ［-コーりレイシャン］ 有意の相関

― **difference** ［-ディファランス］ 有意差

signify ［スィグニファイ］ 示す，発表する，前兆となる，意味する，意味を有する，影響する

sildenafil citrate ［スィルデナフィル スィトれイト］ クエン酸シルデナフィル ☆男性性機能障害治療薬

silence ［サイレンス］ 沈黙，無言，静粛，沈黙させる，音をなくする

silent ［サイレント］ 無症候性の，沈黙を守る，沈黙な，音のしない，活動しない

― **ischemia** ［-イスキーミア］ 無症状心虚血

― **mutation** ［-ミューテイシャン］ アミノ酸変化の起こらない核酸の突然変異，サイレント突然変異

― **myocardial ischemia, SMI** ［-マイオウカーディアル イスキーミア］ 無症候

性心虚血
— thyroiditis [-サイロイダイティス] 無症候性甲状腺炎　☆産褥などに起こる一過性甲状腺腫脹
silhouette [スィルエット] 影絵, シルエット
silica [スィリカ] 酸化珪素 (SiO_2)
silicate [スィリケイト] 珪酸塩
silicated [スィリケイティッド] 珪酸と化合した
silicic acid [スィリスィク エーサッド] ケイ酸
silicious [スィリシャス] 珪酸の, 珪土の
silicon, Si [スィリカン] 珪素（元素）☆原子量28.08
silicosis [スィリコウスィス] 珪石症, 珪肺症
silicotic [スィリコウティック] 珪肺症の
silk [スィルク] 絹, 絹布, 絹糸光沢, （クモなどの吐く）絹糸状物
— fibroin [-ファイブロイン] 絹フィブロイン　☆絹糸の中心部のタンパク
silkworm-gut [スィルクウォーム ガット] 絹糸, 蚕陽糸
silt [スィルト] 沈泥, 泥滓, 沈泥で塞ぐ
silver, Ag [スィルヴァー] 銀（元素）☆原子量107.89
— chloride, AgCl [-クローらイド] 塩酸銀
— chromate [-クロウメイト] クロム酸銀
— impregnation method [-インプれグネイシャン メサッド] 嗜銀染色法
— nitrate, $AgNO_3$ [-ナイトれレイト] 硝酸銀
— wire artery [-ウァイアー アータりー] 銀線動脈
silver-fork deformity [スィルヴァー-フォーク ディフォーミティ] 銀フォーク状奇形
simesthesia [スィメススィーズィア] 骨感覚
similar [スィミラー] 類似した, 同様の, 類似物, 相似物
similarity [スィマレーらティ] 類似, 相似, 同様, 類似点
similarly [スィマラリー] 同様に, 相似して, 相似的
similitude [スィミラテュード] 相似, 類似, 類似物, 同様の物
Simmond's disease [スィマンズ ディズィーズ] シモンズ病　☆腫瘍, 肉芽腫などによる汎下垂体不全
Simon's position [サイマンズ パズィシャン] サイモン位　☆背臥して骨盤を上げ膝を曲げて大腿を開く体位
Simons' disease [サイモンズ ディズィーズ] サイモンズ病　☆進行性限局性脂肪異栄養症
simple [スィンプル] 簡単な, 質素な, 純真な, 単味物, 単純物, 単体, 薬草製剤
— angioma [-アンジオウマ] 単純性血管腫
— chronic bronchitis [-クらニック ブらンカイティス] 単純慢性気管支炎
— continued fever [-カンティニュード フィーヴァー] 稽留熱　☆昇降が著明でないもの
— extension [-イクステンシャン] 単純拡大
— fracture [-フれークチャー] 単純骨折
— goiter [-ゴイター] 単純性甲状腺腫
— inflammation [-インフラメイシャン] 単純炎症
— interaction [-インタらクシャン] 二因子相互作用
— pendulum [-ペンデュラム] 単振子
— pulmonary eosinophilia [-パルマナリー イーアスィナフィリア] 単純性肺性好酸球増多症
— ring [-リング] 単純環
— substance [-サブスタンス] 単体
— synovitis [-サイナヴァイティス] 単純滑膜炎
— tissue [-ティシュー] 単組織
— urethritis [-ユーりスらイティス] 単純尿道炎
simpleton [スィンプルタン] 単純な人
simplex [スィンプレクス] 単純な, 単一の, 単味の
simplicity [スィンプリスィティ] 簡単, 平易, 純真, 素朴, 単一
simplification [スィンプリフィケイシャン] 単純化
simplify [スィンプリファイ] 簡単にする, 平易にする
simply [スィンプリー] 簡単な, 質素な, 純真に, 単に
simulate [スィミュレイト] 真似る, 扮する, 装う, 擬体する, 擬色する
simulation [スィミュレイシャン] コンピュータによる再現, 真似ること, 擬体, 擬色, 詐病, 模型
Simulium [スィミューリアム] ブヨ属

simultanagnosia 〜 sinoauricular

simultanagnosia [スィマルタネーグノウスィア] 同時失認

simultaneous [スィマルテイニアス] 同時に起こる, 同時に存する, 同時の, 一斉の

simultaneously [スィマルテイニアスリー] 同時に, 一斉に

SIMV (synchronized intermittent mandatory ventilation)

simvastatin [スィンヴェースタティン] シンバスタチン. 高脂血症薬

sinal [サイナル] 洞の

sinalbin [スィネールビン] シナルビン, 白辛子の有効成分

sinapeleum [スィナピーリアム] からし (芥子) 油

sinapis [スィナピス] からし (芥子)

sinapism [スィナビズム] からし膏

sincerely [スィンスィアリー] 心から, 真摯に, 実際に

sincerity [スィンセりティ] 誠実, 真摯, 篤実, 律義

sinciput [スィンスィパット] 前頭および頂部, 頭頂

sine [サイニ] [L] なし, 除いて
 — **qua non** [クワ ナン] それなくしては

sinew [スィニュー] 腱, 靱帯, 筋肉, 筋骨, 体力, 精力, 腱・筋などをつける, 力をつける

sing (singulorum) [L]

singer's node [スィンガーズ ノウド] 歌手結節 ☆披裂軟骨上の腫脹節

single [スィンゲル] ただ一個の, 独身の, 単独の, 単弁の, 一人用, 一致した, 単一, 一重の花
 — **energy X-ray absorptiometry, SXA** [- エナジー エクスレイ アブゾープスィアメトリー] 単一エネルギーＸ線吸収装置 ☆軟部組織の干渉の少ない骨の骨量測定法
 — **out** [- アウト] 選抜する
 — **phase** [- フェイズ] 単相
 — **photon absorptiometer** [- フォウタン アブゾープスィアミター] 単一光子吸収計 ☆骨量測定器
 — **photon absorptiometry, SPA** [- フォウタン アブゾープスィアメトリー] 単一フォトン吸収測定法 ☆骨密度を単一のフォトンを放出するＩ125またはアメリシウム (Am) の吸収によって測定する方法
 — **photon emission computed tomography, SPECT** [- フォウタン イミッシャン カンピューティッド タモグらフィ] 単一光子放射型コンピュータ断層撮影法
 — **pneumonia** [- ニューモウニア] 片肺炎

single-handed [スィングル-ヘーンディッド] 独力で

singly [スィングリー] 単独に, 独力で, 一人ずつ

singular [スィンギュラー] たった一つの, 単一の, 一人の, まれな, 妙な, 卓絶した

singulorum, sing. [スィンギュラらム] おのおのの

singult [スィンガルト] しゃっくり (吃逆)

singultus [スィンガルタス] ＝ singultation しゃっくり

sinister, S [スィニスター] 左, 不吉な, 凶の, 有害の, 悪意のある, 左方の

sinistrad [スィニストらッド] 左方へ

sinistral [スィニストラル] 左の, 左側の

sinistration [スィニストれイシャン] 左旋, 左旋性

sinistrocardial [スィニストろカーディアル] 左側心臓性の

sinistrocerebral [スィニストらセりブラル] 脳左半球の

sinistrogyration [スィニストロウジャイれイシャン] 左転

sinistromanual [スィニストらマニュアル] 左手ききの

sinistropedal [スィニストらパダル] 左足ききの

sinistrose [スィニストロース] 左旋の, 左回の

sinistrosis [スィニストろウスィス] 爆弾振盪症 ☆近くで爆弾破裂のために起こる痴呆症

sinistrotorsion [スィニストロウトーシャン] 左捻転

sink [スィンク] 沈む, 見えなくなる, (音声などが) 低くなる, (価格が) 下落する, うつむく, 衰弱する, 沈める, (井戸などを) 掘る, 下げる, 流し (台所)

sinoatrial [サイノウアトりアル] 静脈洞心房の

sinoauricular [サイノウオーりキュラー] 洞房の
 — **block, SAB** [- ブラック] 洞房ブロック

sinoauricular ～ sixth nerve

— node, SAN [－ノゥド] 洞房結節
sinobronchial syndrome [サイノゥブらンキアル スィンドろウム] 副鼻腔気管支症候群
sinography [サイナグれーフィ] 副鼻洞撮影術
sinter [スィンター] 泉華（せんか），昇結する，加熱して有孔物質をつくること
sinuate [スィニュイト] 曲がりくねった，強波状の
sinuation [スィニュエイシャン] 曲がりくねり，内外彎曲，強波状
sinuotomy [サイニュアタミー] 洞切開術
sinuous [スィニューアス] 屈曲した
sinus [サイナス] 洞，静脈洞，瘻，凹所，曲がり
 — arrest [－アれスト] 洞停止
 — arrhythmia [－アりズミア] 洞性不整脈
 — bradycardia [－ブれーディカーディア] 洞徐脈
 — frontalis [－フろンテイリス] 前頭洞
 — lienalis [－ライアネイリス] 脾洞
 — node, SN [－ノゥド] 洞結節
 — of dura mater [－アヴ デューら メイター] 硬膜静脈洞
 — tachycardia [－タキカーディア] 洞頻脈
 — thrombosis [－スろンボゥスィス] 静脈洞血栓症
sinusitis [サイニュサイティス] ＝ siuitis 副鼻腔炎，静脈洞炎
sinusoid [サイナソイド] 洞状の，胎芽において腎上腺，肝，内臓などの循環系中の広洞部
 — curve [－カーヴ] 正弦曲線
sinusoidal [サイニュソイダル] 正弦の
 — current [－カらント] 正弦〔波〕電流
sinusoidalization [サイニュソイダリゼイシャン] 正弦電流の利用
sinusotomy [サイニュサタミー] 洞切開術
sip [スィップ] 啜る，（花が露などを）吸収する，一すすり，一口
siphon [サイファン] サイフォン，サイフォン瓶，水管，吸管
siphonoma [サイファノウマ] 管状腫
siqua [サイクゥァ] シクア ☆腸管の吸収総面積，座高の二乗にあたる
siren [サイらン] サイレン，吹音警報
siriasis [スィらイアスィス] 日射病
sirloin [サーロイン] 牛の腰肉の上部

 — steak [－ステイク] サーロインステーキ
SIRS (systemic inflammatory response syndrome)
sirup [スィらップ] シロップ
sisomicin sulfate, SISO [サイサマイスィン サルフェイト] 硫酸シソマイシン ☆アミノグリコシド系抗生物質
sissorexia [スィサれクスィア] 脾臓の血液貯蔵
sister [スィスター] 姉妹，看護婦，修道女
sit [スィット] 座る，巣につく，卵を抱く，（試験などを）受ける，座らせる，（馬に）乗る
site [サイト] 部位，敷地，位置，遺跡
sitiomania [スィティオウメイニア] ＝ sitomania 病的食欲，大食症
sitiophobia [スィティアフォゥビア] ＝ sitophobia 拒食，嫌食，恐食症
sitology [サイタラジー] 栄養学，食物学
sitomania [サイトウメイニア] 病的食欲，大食症
sitophobia [サイトウフォゥビア] 拒食，嫌食，恐食症
sitosterol [サイタスタロール] シトステロール ☆プロビタミンDの一種
sitotaxis [サイタテークスィス] 食向性
sitotherapy [サイタセらピー] 食餌療法，栄養療法
sitotoxin [サイタタクスィン] 穀物毒素，植物毒素
sitting [スィティング] 座ること，座姿，席，開会，抱卵，座って，巣についた
 — height [－ハイト] 座高
situated [スィテュエイティッド] 位置にいる，在る，立場（境遇，状態）にある
situation [スィテューエイシャン] 位置，場所，境遇，形勢，時局，関係
situs [サイタス] 位置，胎位
 — inversus perversus [－インヴァーサス パーヴァーサス] 内臓逆度位
 — inversus totalis [－インヴァーサス トウテイリス] 内臓完全左右逆転症
 — inversus transversus viscerum [－インヴァーサス トらンスヴァーサス ヴィサらム] 内臓横逆位症
 — solitus [－サリタス] 正位
sitz-bath [スィッツーベース] 座浴，腰湯
sixth nerve [スィックス ナーヴ] 第六神経，外旋神経

size [サイズ] 大きさ, 寸法, 型, 測る, 寸法で分類する, 標準の大きさを決める
— heterogeneity [-ヘタロウジャニーイティ] 大きさの変化

sizofiran, SPG [サイザフィラン] シゾフィラン ☆抗悪性腫瘍薬, 免疫強化薬, 子宮頸癌放射線療法の効果増強薬

Sjögren syndrome [シェグレン シィンドろウム] = sicca syndrome シェーグレン症候群 ☆涙腺唾液腺の自己免疫性炎症による涙液唾液分泌障害, 乾性症候群

SK (streptokinase)

skatol [スケトール] スカトール, 糞便中の結晶体

skatology [スケタラジー] 糞便学

skein [スケイン] 間接白核分体の初期に見える糸状物, 糸状体, 染色質系

skelalgia [スキーレーるジア] 脚痛

skeletal [スケリタル] 骨格の
— staff [-ステーフ] 必要最小限の人員
— system [-スィスタム] 骨格系
— traction [-トれークシャン] 骨格牽引

skeletization [スケリトゼイシャン] 著明にやせること, 骨と皮だけの様になること

skeletology [スケリタラジー] 骨格学

skeleton [スケリタン] 骨格, 骸骨, 骨組, 梗概, (葉の)組織, 骨格の, 骸骨の, 梗概の
— staff [-ステーフ] 必要最小限の人数

skeletonize [スケリタナイズ] 骨格化する, 概略を記す

skeneitis [スキーナイティス] スキーン腺炎

Skene's glands [スキーンズ グレーンズ] スキーン腺 ☆女性尿道腺

skew [スキュー] 斜めの, 歪んだ, 非対称の, 歪み, 斜め, 誤用, 斜視線
— deviation [-ディーヴィエイシャン] 斜偏視
— muscle [-マスル] 曲筋
— pupils [-ピュービルズ] 偏位瞳孔

skewfoot [スキューフット] 内反足

skewness [スキューネス] 歪度 ☆分布曲線の非対称性

skiagram [スカイアグれーム] = skiagraph X線写真

skiagraphy [スカイアグれーフィ] X線撮影法

skialytic [スカイアリティック] 陰影を消す

skiametry [スカイアミトりー] X線黒化度測定法

skiascopy [スカイアスカピー] 検影法, X線検査法

skiatherapy [スカイアせらピー] X線療法

Skillern's fracture [スキラーンズ フれークチャー] スキーラン骨折 ☆橈骨下1/3の完全骨折, 尺骨下1/3の亀裂

skim [スキム] (液体の)上澄みをすくう, 上皮をとる, 上皮を生ずる, ざっと読む, クリームをすくい取る
— milk [-ミルク] = skimmed milk 脱脂乳
— through [-スるー] ざっと目を通す

skin [スキン] 皮膚, 獣皮, 果皮
— grafting [-グれーフティング] 植皮法

skinned fiber [スキンド ファイバー] 除膜線維

skinny [スキニー] 皮でできた, 皮状の, 皮質の, 骨と皮ばかりの痩す

skip [スキップ] (子供, 子羊などが)跳び回る, 縄跳びする, 急いで旅行する, 拾い読みする, 抜かす

Skoda's sign [スコウダズ サイン] スコダ徴候 ☆上胸部に鼓音を聞き下部に空虚音を聞く状態のこと

Skodaic resonance [スコウデイイック れザナンス] = Skodaic tympany 空虚音, スコダ鼓音

skolecitis [スコウリーサイティス] 虫垂炎

skull [スカル] 頭蓋骨
— fracture [-フれークチャー] 頭蓋骨折

slabber [スレーッバー] よだれをたらす; よだれ

slack [スレーック] 緩い, 元気のない, 乾燥不十分の, 緩く, 不振に, 弛緩, 不振, 憩潮時

slacken [スレーックン] 緩める, 緩む, 緩慢にする, 減ずる

slag [スレーッグ] 熔滓, 鋼滓, 鋼滓を生ずる, 熔滓状となる

slaggish [スレーギッシュ] (腱反射など)遅い

slake [スレイク] (渇き, 飢えなどを)医する, 満足させる, (火などを)消す, 減ずる, 緩む, 和らぐ

slaked lime [スレイクト ライム] 消石灰

slander [スレーンダー] 中傷, 非毀する, 中傷する

slanderous [スレーンダらス] 中傷的, 名誉を毀損する

slant [スレーント] 斜めの, 筋違いの, 傾

slant-cultivation ~ Slow channel syndrome

斜，（心などの）傾向，（細菌の）人工斜面培養基，斜めにする，斜めになる，傾向を有する

slant-cultivation [スレーントーカルティヴェイシャン] 斜面培養

slant-eye [スレーントーアイ] 吊り目

slanted [スレーンティッド] 斜面の

slaughter [スローター] 屠殺，虐殺，屠殺する，殺生する
— **house** [-ハウス] 屠殺場

slave [スレイヴ] 奴隷，あくせく働く，こき使う

slaver [スレイヴァー] 涎（ヨダレ），おべっか，涎を流す，おべっかを使う，涎をたらす

SLE (systemic lupus erythematodes)

sleep [スリープ] 睡眠，泊まる，活動しない，麻痺する
— **apnea** [-エープニア] 睡眠時呼吸停止
— **apnea syndrome, SAS** [-エープニア スィンドろウム] 睡眠無呼吸症候群

sleep-talking [スリープーテイキング] 寝言

sleeping-sickness [スリーピングースィックニス] 嗜眠病 ☆ツェツェ蠅の媒介によって伝染する熱帯アフリカにおける病気

sleepwalker [スリープウォーカー] 夢遊病者

sleepwalking [スリープウォーキング] = somnambulism（夢遊病発作症）

slender [スレンダー] ほっそりした，心細い，不足がちの，薄弱な
— **lobe** [-ロウブ] 細長葉 ☆小脳半球下面にある五葉のうち第四葉

slender-built [スレンダーービルト] やせ型の

slenderness [スレンダネス] やせていること

slenodent [スレナダント] 半月歯，月状歯

slice [スライス] 一片，薄片，一部分，薄刃，こて，薄く切る

slicer [スライサー] 薄片作製器

slide [スライド] 滑る，陥る，滑らせる，滑ること，滑走場，顕微鏡の検鏡板，地滑り，雪崩，スライド
— **cell culture** [-セル カルチャー] のせガラス上細胞培養
— **culture** [-カルチャー] 鏡検板培養
— **rheostat** [-リーアスタット] すり合わせ抵抗器

slide-rule [スライドーるール] 計算尺，滑尺

sliding hernia [スライディング ハーニア] 滑脱ヘルニア

slight [スライト] 僅かな，軽微な，つまらない，細い，脆い，軽んずること，軽蔑，馬鹿にする

slightly [スライトリー] 少しばかり，軽微に，馬鹿に，脆弱に

slim [スリム] 細い，薄弱な，不十分な，僅かな，（原色，運動などして）多重を減らす

slime [スライム] 粘着物，粘液，魚，蝸牛，植物などの分泌液，瀝青，泥などで覆う，泥だらけになる，ぬらぬらになる

slimness [スリムネス] 細いこと，痩形

sling [スリング] 投石器，吊包帯，三角布，投げる，吊包帯で吊る，投げつける

slip [スリップ] 滑る，踏み外す，脱する，過ぎる，流産する，滑らす，脱臼する，挫く
— **of tongue** [-アヴ タング] 口を滑らすこと

slippage [スリッピジ] ずれ

slipped femoral capital epiphysis [スリップト フェマラル キャピタル エピフィシス] 大腿骨頭すべり症

slipper [スリッパー] 上靴，車の歯止め，スリッパ型のさし込み便器

slit [スリット] 切開する，縦に細長く切る，長い切り傷，細長い孔（口裂目）
— **lamp** [-ランプ] 細隙ランプ

slobber [スラバー] 涎を垂らす，めそめそする，涎，唾液，泣き言

slop [スラプ] 酒などの流動物のこぼれ，汚水，粥のような流動物，水っぽい飲物，垂らす

slope [スロウプ] スロウプ，板，斜面，傾斜，傾斜度，傾斜させる，傾斜する

sloppy [スラピー] いい加減な
— **method** [-メサッド] 不完全な方法

slough [スラフ] （潰瘍中の）腐肉，痂皮

sloughing [スラフィング] （潰瘍）肉の腐っている，腐肉形成，痂皮形成
— **ulcer** [-アルサー] 侵食潰瘍

Slow channel syndrome [スロウ チャナル スィンドろウム] 徐関門症候群
— **continuous ultrafiltration, SCUF** [-カンティニュアス アルトらフィルトれイシャン] ☆急性腎不全による乏尿に使う，自己血圧による濾過
— **fever** [-フィーヴァー] 慢性持続熱
— **inward current** [-インウァード カるント] 時間経過の遅い内向き電流

☆カルシウムの細胞内流入による
— wave [-ウェイヴ] (脳波の) 徐波
— pulse [-パルス] 遅脈
— respiration [-れスピれイシャン] 緩慢呼吸
— virus infection [-ヴァイラス インフェクシャン] 遅発ウイルス感染
slow-reacting factor, SRF [スロウーりエクティング ファクター] 緩徐反応因子
slow-reacting substances, SRS [スロウーりエクティング サブスタンスィズ] 遅延反応物質 ☆アナフィラキシーのときに反応する物質
Sluder's syndrome [スルーダーズ スィンドろウム] スルーダー症候群 ☆顔面下半神経痛
sludge [スラッジ] 汚泥
— chamber [-チェインバー] 発酵室
— procers [-プろウサーズ] 汚泥法
slug [スラッグ] なめくじ
sluggish [スラギッシュ] のろい, 緩慢な, 機能の鈍い, 不振な, 怠けた
sluice [スルース] 水門, 水門溝, 堰水, 水門を開く, 筧で水を引く, 流れ出る, 奔流する
slum [スラム] 貧民窟, 細民街教化事業に従う, 隣保事業を行う, 貧民窟に住む
slumber [スランバー] 睡眠, 微睡, 眠る, 微睡する, 眠らせる, 知覚を失わせる
slurred speech [スラードスピーチ] 不明瞭な言語
slurry [スラーりー] 懸濁液, スラリー
SM 1. (somatomedin) / 2. (streptomycin)
Sm (samarium)
SMA (superior mesenteric artery)
smack [スメーック] 味, 香味, 少々, 味がする, 風味が在る, 気味がある
small [スモール] (形状, 数量などの) 少ない, 小型の, 狭い, 僅かな, 弱い
— airway disease [-エアーウェイ ディズィーズ] 細気道疾患
— calorie, cal [-キャらりー] = cal 小カロリー
— for dates infant, SFD [-フォー デイト インファント] 発育遅延児, 妊娠期間に比して小さい児
— white kidney [-ホウァイト キドニー] 白色萎縮腎
smallpox [スモールパックス] 天然痘, 痘瘡, 疱瘡

— vaccine [-ヴェークスィン] 天然痘ワクチン
— virus [-ヴァイらス] 痘瘡ウイルス
smash [スメーッシュ] 粉砕する, 強打する, 衝突させる, 砕ける, 粉砕, 激しい倒壊, 冷やし飲料の一種
smasher [スメーッシャー] 粉砕器, 大打撃, 倒壊
SMDS (sudden manhood death syndrome)
smear [スミアー] 塗りつける, 不鮮明にする, (油, インキで) 汚れる, 不鮮明になる, 汚点, しみ
— cultivation [-カルティヴェイシャン] 塗抹培養
— culture [-カルチャー] 塗布培養
— specimen [-スペサミン] 塗沫標本
smegma [スメグマ] 恥垢, 亀頭垢脂
— bacillus [-バスィらス] 恥垢菌
smell [スメル] 匂う, 臭い, 感づく, 嗅覚, 臭い, 香り, 嗅味, 悪臭
smelling salt [スメリング ソールト] 気付け薬, 嗅ぎ薬 ☆炭酸アムモニア主剤の気付け薬
SMI (silent myocardial ischemia)
smile [スマイル] 微笑する, 微笑, 笑顔
Smith-Petersen nail [スミズ-ピーターサン ネイル] スミス・ピーターセン骨釘 ☆大腿骨頸部骨折を固定する針
smog [スマグ] 煙, 煙幕, 煙霧 ☆ smoke (煙), fog (霧) のつまったもの
smoke [スモウク] 煙を出す, けむる, 喫煙する, 湯気が立つ, 燻製にする, 煙で消毒する, 煙, 霧, 泡沫, 蒸気, 塵, 喫煙, 煙草
— point [-ポイント] (石油の) 煙点
— screen [-スクリーン] 煙幕
smoked salmon [スモウクト セーマン] 燻製の鮭
smoker [スモウカー] 喫煙者
smokers' cancer [スモウカーズ キャンサー] (喫煙者口唇に見る) 扁平上皮癌
smokestack [スモウクステーク] 煙突
smoking-car [スモウキング-カー] = smoking-carriage 喫煙車
smoking-room [スモウキング-るーム] 喫煙室
smoky [スモウキー] 煙る, いぶる, 煙の多い
smo(u)lder [スモウルダー] くすぶる, 内攻する, いぶり, 煙

smoldering [スモウルダリング] くすぶっている，経過が長い
— leukemia [-リューキーミア] （経過が長い）くすぶり型白血病
— multiple myeloma [-マルティプル マイアロウマ] くすぶり型多発性骨髄腫

SMON (subacute myelo-opticoneuropathy)

smooth [スムーズ] 滑らか，平坦な，都合良い，流暢な，平滑にする，容易にする
— muscle [-マスル] 平滑筋
— surfaced endoplasmic reticulum [-サーフィスト エンダプラスミック りティキュラム] 滑面小胞体

smother [スマザー] 息苦しくする，窒息させて死亡させる，(火を)覆って消す，蒸し煮にする，いぶる物，濃煙，濃霧

SMP (senile macular degeneration)

smudge [スマッジ] 汚れ，汚染，シミを付ける，汚す，蚊いぶしをする

smudging [スマッジング] 子音脱落による発音障害

smut [スマット] しみ ☆植物の真菌疾患

SN 1. (secundum naturum) / 2. (sinus node)

snack [スネーック] 軽食

snaggle tooth [スナグル トゥース] 乱ぐい歯，不整歯，乱排歯

snail [スネイル] かたつむり

snake [スネイク] 蛇
— venom [-ヴェナム] 蛇毒

snakeroot [スネイクルート] 蛇根

snap [スネーップ] 噛む，食い取る，噛みつく，我がちに取る，切断する
— finger [-フィンガー] 引き金指
— shot [-ショット] スナップ撮影

snapping finger [スネーッピング フィンガー] 弾発指，ばね指

snappy [スネーッピー] 不機嫌の，怒りっぽい，無愛想の

snare [スネアー] スネアー，係蹄 ☆息肉や腫瘍を摘除するのに用いる針金の環

sneeze [スニーズ] くしゃみ，くしゃみをする

Snellen's test types [スネルンズ テスト タイプス] スネレン視力表

sniff [スニフ] 鼻で吸う，かぎつける；嗅（か）ぐこと

snooze [スヌーズ] うたたね，居眠り，仮眠；うたたねする，居眠りする

snore [スノーァ] いびきをかく，いびき，鼾声

snoring [スノーリング] いびき

snoring rale [スノーリング ラール] 鼾音

snout [スナウト] くちばし
— reflex [-リーフレクス] 口とがらせ反射 ☆ハンマーで叩くと，錐体路障害時に口とがらせる

snow [スノウ] 雪
— blind [-ブラインド] 雪盲の
— blindness [-ブラインドネス] 雪盲
— carbon dioxide [-カーバン ダイアクサイド] ドライアイス
— goggle [-ガグル] 雪眼鏡，スキー眼鏡

snuff [スナフ] 嗅ぎ煙草を吸う，鼻から吸う，嗅ぐ，嗅煙草，嗅薬

snuffles [スナッフルズ] 鼻つまり，鼻閉塞 ☆とくに幼児梅毒に

snug [スナッグ] ぴったり合う，適度の

soak [ソウク] 浸す，漬ける，濡らす，吸い込む，浸みる，出る，浸透，浸液，漬汁，大酒，大雨

soaking [ソウキング] 浸すこと，浸潰，痛飲

soap [ソウプ] 石鹸，石鹸で洗う
marine — [メーリーン-] 海水せっけん・海水や硬水でも使える
medicinal soft — [メディスィーナル ソフト-] 薬用〔軟〕せっけん (green s., soft s.)

SOAP (subjective data, objective data, assessment, and plan)

soapless soap [ソウプレス ソウプ] 水溶液が中性の洗剤

soar [ソー] 高く飛ぶ，そびえる，(物価が)暴騰する

sob [サブ] 啜りなく，息をはずませる，啜り泣きながら話す

sober [ソウバー] 酒に酔っていない，真面目な

sobriety [ソウブらイアティ] 酔っていないこと，禁酒，節酒，謹厳，冷静

sobuzoxane [ソウバザクスィン] ソブゾキサン ☆抗悪性腫瘍薬，悪性リンパ腫・T細胞白血病に用いる

sociable [ソウシャブル] 社交的，親睦的，(動物が) 群居する

social [ソウシャル] 社会の，社会的な
— diseases [-ディズィーズィズ] 花柳病
— drinker [-ドりンカー] 社交的飲酒

者，付き合い程度の酒飲み
- **evil** [-イーヴァル] 売淫，売春
- **gerontology** [-ジェらン**タ**ラジー] 老年社会学
- **hygiene** [-**ハ**イジーン] 社会衛生
- **medicine** [-**メ**ディスン] 社会医学
- **nurse** [-**ナ**ース] 社会看護婦
- **psychology** [-サイ**カ**ラジー] 社会心理学
- **security** [-スィ**キュ**アりティ] 社会保障
- **standing** [-**ス**テーンディング] 社会的地位
- **worker** [-**ワ**ーカー] 社会事業家

socialistic [ソウシャ**リ**スティック] 社会主義者の，社会主義的

socialization [ソウシャライ**ゼ**イシャン] 社会化，社会主義化

socialize [**ソ**ウシャライズ] 社会化する，社会主義化する

socialized medicine [**ソ**ウシャライズド **メ**ディスィン] 社会化医療 ☆社会的平等を目標とした医療

society [サ**サ**イアティ] 社会，学会
- **for the Prevention of Cruelty to Animals, SPCA** [-フォー ザ プりヴェンシャン アヴ ク**る**ーアルティ トゥ **ア**ニマルズ] 動物愛護協会

sociology [ソウシ**ア**ラジー] 社会学

sock, socks (複) [**サ**ック, **サ**ックス] 短い靴下，靴に入れる底革

socket [**サ**キット] 槽, 窩, 承口, 軸承, 電球承, 腔

sod [**サ**ッド] 芝, 芝土, 芝生, 芝を敷く

soda [**ソ**ウダ] ソーダ, ソーダ水
- **baking** — [**ベ**イキング-] ふくらし粉, 重炭酸ソーダ (重曹)
- **caustic** — [**コ**ースティック-] 水酸化ナトリウム, 苛性ソーダ

sodden [**ソ**ドン] ふやけた, 湿った, ぬれた；(パンが) うまくやけていない；酒でぼけた

sodium, Na [**ソ**ウディアム] ナトリウム (元素), ソーダ ☆原子量22.98977
- **acetate** [-**エ**ースィテイト] 酢酸ナトリウム
- **arsenate** [-**ア**ーサネイト] 砒酸ナトリウム
- **benzoate** [-**ベ**ンゾウエイト] 安息香酸ナトリウム
- **bicarbonate** [-バイ**カ**ーバネイト] 炭酸水素ナトリウム
- **borate** [-**ボ**ーれイト] ホウ酸ナトリウム
- **cacodylate** [-カ**カ**ディレイト] カコジル酸ナトリウム
- **chlorate** [-ク**ロ**ーれイト] 塩素酸ナトリウム
- **chloride** [-ク**ロ**ーらイド] 塩化ナトリウム, 食塩
- **chromate** [-ク**ろ**ウメイト] クロム酸ナトリウム
- **depletion** [-ディプ**リ**ーシャン] ナトリウム欠乏
- **fluoride** [-フ**ル**ーアりド] フッ化ナトリウム
- **hydroxide** [-**ハ**イドらクサイド] 水酸化ナトリウム, 苛性ソーダ
- **hypochloride** [-ハイポウクロ**ー**らイド] 次亜塩素酸ソーダ
- **intake** [-**イ**ンテイク] ナトリウム摂取
- **iodide** [-**ア**イアダイド] ヨウ化ナトリウム
- **methylarsonate** [-メスィ**ラ**ーサネイト] メチルアルソン酸ナトリウム
- **nitrate** [-**ナ**イトれイト] 硝酸ナトリウム
- **nitrite** [-**ナ**イトらイト] 亜硝酸ナトリウム
- **oleate** [-**オ**ウリエイト] オレイン酸ナトリウム
- **perborate** [-パー**ボ**ーれイト] 過ホウ酸ナトリウム ☆防腐消毒剤
- **peroxide** [-パ**ら**クサイド] 過酸化ナトリウム
- **phosphate** [-**フ**ァスフェイト] リン酸ナトリウム
- **phytate** [-**フ**ァイテイト] フィト酸ナトリウム
- **pump** [-**パ**ンプ] ナトリウムポンプ
- **pyrophosphate** [-パイら**フ**ァスフェイト] 焦性リン酸ナトリウム
- **restriction diet** [-りスト**リ**クシャン **ダ**イアット] ナトリウム制限食
- **salicylate** [-サ**リ**スィレイト] サルチル酸ナトリウム
- **sulfate** [-**サ**ルフェイト] 硫酸ナトリウム
- **thiosulfate** [-サイア**サ**ルフェイト] チオ硫酸ナトリウム

sodokosis [ソウダ**コ**ウスィス] 鼠咬熱

sodomy ～ solution

sodomy [サーダミー] 獣姦, 男色
soft [サフト] 柔らかい, 口当たりの良い, 軟性の, 軟水の
— coal [-コウル] 軟質炭
— drink [-ドリンク] アルコールを含まない飲料
— glass [-グラース] 軟質ガラス
— palate [-ペラット] 軟口蓋
— soap [-ソウプ] 軟石鹸
— ulcer [-アルサー] 軟性下疳
— water [-ウォーター] 軟水 ☆カルシウム, マグネシウムなどを大量に含まない水
— X ray [-エクス れイ] 軟X線
soften [ソーフン] 柔らかくなる, 優しくする, 和らげる, 柔らかにする
softener [サアナー] 軟化剤
softening [ソフニング] 軟化
software [ソフトウェア] コンピュータのプログラムなど (器具以外のもの)
sogginess [サーギネス] 湿潤, 水浸し
soggy [サーギー] 湿潤の, 湿地の, 水浸しになった
soil [ソイル] 土, 表土, 地味, 国
SOL (space-occupying lesion) 占拠性病変, 場所をふさぐ病変
sol [ソール] ゾル ☆コロイド液
solace [サーラス] 慰め, 慰める, 慰めとなる
solar [ソウラー] 太陽の, 太陽の作用による, 日光浴室
— calender [-キャりンダー] 太陽暦
— dermatitis [-ダーマタイティス] 日光皮膚炎
— energy [-エナージー] 太陽エネルギー
— exposure [-イクスポウジャー] 日光曝射
— plexus [-プれクサス] 腹腔神経叢
— spectrum [-スペクトらム] 太陽スペクトル
— therapy [-セらピー] 日光療法
— time [-タイム] 太陽時
— urticaria [-アーティケアりア] 日光蕁麻疹
solarium [ソウレーりアム] 日光浴室, サンルーム, 日時計
solarization [ソウラらイゼイシャン] 日光浴をすること, 太陽光線療法
solation [ソウレイシャン] ゾル化 ☆gelからsolへの転化

soldier's heart [ソウルジャーズ ハート] 兵士心 ☆心臓ノイローゼ, 神経循環無力症
sole [ソウル] 蹠, 足の裏, 底部, 基部
— plate [-プれイト] 足底板
solenoma [ソウラノウマ] 子宮内膜性腫瘍
soleus [ソウリアス] ひらめ筋
solfalcon [サルファーコン] ソファルコン ☆消化性潰瘍治療薬, 防御因子増強薬
solicit [サリスィット] 乞う, 求める, 懇請する
solid [サーりッド] 固体の, 充実した, 団結した, (数字上の)立体の, 三次の, 団体, 立体, 一致して, 結束して
— angle [-エーングル] 立体角
— body [-バディ] 固体
— measure [-メジャー] 体積
— phase [-フェイズ] 固体相
— tumor [-テューマー] 充実性腫瘍
solidification [サーりディフィケイシャン] 凝固, 凝結, 固体化, 団結, 一致
solidify [サーりディファイ] 凝結させる, 固体化する, 一致させる, 凝固する
soliloquy [サリらクウィ] 独語, 独白
solitary [サーらタりー] 単独の, 孤立の, 唯一の, 分離した, 群居または群棲しない
— gland [-グれーンド] 孤腺, 腸粘膜孤独リンパ腺
— tumor [-テューマー] 孤立腫瘍
solium [ソウリアム] ソリウム ☆条虫の一種
solochrome azurine stain [サらクろウム アズュアりン ステイン] ソロクローム・アズリン染色 ☆アルミニウムを染める
solstice [ソールタティス] 夏至と冬至
solubility [サーらビラティ] 溶けること, 溶解度, (問題などの)解決できること
— limit [-りミット] 溶解限度
— product [-プらダクト] 溶解積
soluble [サーりャブル] 溶ける, 溶解できる, 解決できる
— ferment [-ファーメント] 可溶性酵素
— ferric phosphate [-フェりック ファスフェイト] 水溶性燐酸第二鉄
— starch [-スターチ] 可溶性デンプン
solum [ソウラム] 底
— tympani [-ティンパニ] 鼓室底
solute [サーりュート] 溶解物
solution [サーりューシャン] 溶解, 溶液,

solution ～ sonorous

溶剤，分解，(問題などの) 解決，分利
- **of ferric chloride** [-アヴ フェリック クローらイド] 塩化第二鉄溶液
- **of magnesium carbonate** [-アヴ メーグニーズィアム カーバネイト] 炭酸マグネシウム液
- **polymerization** [-パリマりゼイシャン] 溶液重合
- **pressure** [-プれッシャー] 溶圧

solvable [サールヴェーブル] 溶解できる
solvate [サルヴェイト] 溶媒化合物 (溶媒と溶質の化合物)
solve [サールヴ] 解く，説明する，解答する，解決する
solvent [サールヴァント] 溶解力のある，溶かす，溶媒，溶剤，解凝薬
- **balance** [-ベーランス] 溶媒平衡
- **drag** [-ドれーッグ] 溶媒抵抗 ☆膜を通る溶媒の流れが同時に溶質の膜通過に影響を与える
- **refining** [-りファイニング] 溶媒精製

soma [ソウマ] 躯幹，胴，身体
somasthenia [ソウメーススィーニア] 身体衰弱，全身衰弱
somatalgia [ソウマタルジア] 全身痛
somatesthesia [ソウマテスィーズィア] 身体感覚，身体的感覚
somatic [ソウメーティック] 身体の，躯幹の，胴の，(動物の) 身体の，体腔の，栄養の
- **cell** [-セル] 体細胞
- **death** [-デス] 身体死
- **mutation** [-ミューテイシャン] 体細胞突然変異

somatization [ソウメータイゼイシャン] 身体化
- **disorder** [-ディスオーダー] 身体化障害

somatoblast [ソウメータブレースト] 体細胞
somatochrome [ソウメータクろウム] ソマトクローム ☆染色体の強い神経細胞
somatoderm [ソウメータダーム] 中胚葉の体壁層
somatogenic [ソウメータジェニック] 体向の，体性の
somatogeny [ソウメータジェニー] 体向，体性
somatology [ソウメータらジー] 人体学，体性論
somatomedin, SM [ソウメートウミーディン] ソマトメジン ☆成長ホルモンの作用を媒介するホルモン
somatopathy [ソウメータペースィ] 身体病，機能的疾患
somatoplasm [ソウメータプラズム] 身体質，体細胞原形質，栄養細胞
somatopsychic [ソウメートウサイキック] 身体精神の
somatopsychosis [ソウメートウサイコウスィス] 身体性精神病 ☆肉体疾患による精神異常
somatose [ソウメートウス] ソマトーゼ ☆タンパク食品
somatosensory evoked potential 体性感覚誘発電位
somatostatin [ソウメータスタティン] ソマトスタチン ☆成長ホルモンなどの分泌を抑制するホルモン
somatotomy [ソウメータトミー] 人体解剖学
somatotrophin [ソウメートウろウピン] ソマトトロピン，成長ホルモン
somatotype [ソウメータタイプ] 体型
somite [ソウマイト] 輪環，体節，原節
somnambulate [サンネーンビュレイト] 夢遊病の，離魂病の
somnambulism [サンネーンビュリズム] = somnambulance 夢遊病，夢中歩行
somnifacient [サンニフェイシャント] 催眠の，催眠剤
somniferous [サンニファらス] 催眠性の，眠くする
somnific [サンニフィック] 催眠的
somniloquence [サンニラクウァンス] = somniloquism, somniloquy 寝言
somniloquist [サンニラクウィスト] 寝言を言う人
somnipathy [サンニパスィ] 睡眠障害，催眠状態
somnolence [サンナランス] = somnolency 眠いこと，夢うつつ，傾眠
somnolent [サンナラント] 眠い，眠そうな，眠くする，眠気を催す
somnopathy [サンナパスィ] 催眠夢遊状態
sonication [ソウニケィシャン] 音波破砕，音波処理
sonomammography [ソウノウメーマグらフィ] 超音波乳房検査法
sonometer [サナミター] 聴力検査器
sonorous [サノーらス] 鳴り響く，高音の，調子の高い
- **rale** [-らール] 内臓の病的湿音

soor [ゾウアー] = soormycosis 鵞口瘡
soot [スート] 煤煙, 煤, 煤でおおう
— cancer [-キャンサー] 煤癌 ☆煙突掃除人に生ずる陰嚢癌
— wart [-ウォート] 煤煙疣（イボ）, 煙疣
soothe [スーズ] なだめる, 慰撫する, （苦痛などを）和らげる, 鎮静する
soothing [スーズィング] なだめる, 鎮静する
sooty [スーティ] 煤の, 煤のような, 煤けた, 煤のように黒い, 真っ黒な
sophisticate [サーフィスティケイト] 詭弁を弄する, 食物や薬に混ぜ物をする, 不自然にする, 人工的にする, 洗練された
sophisticated [サーフィスティケイティッド] 複雑な, 高度の
sophistication [サーフィスティケイシャン] 詭弁を弄すること, 洗練されていること, 混ぜ物をすること, 偽物
sopor [ソウパー] 昏迷, 嗜眠, 昏眠
soporific [ソウパーりフィック] 深い眠りを起こす, 催眠剤, 昏睡におちた
soporose [ソウパろウス] 昏睡の
sorbefacient [ソービフェイシャント] 吸収を促す, 吸収薬
sorbitol [ソービトール] ソルビトール ☆六炭糖の一つ, 利尿剤に使う
sordes [ソーディーズ] 煤色苔, 汚物
sordid [ソーディド] 不潔な, 汚い, 貪欲な, くすんだ色の, 土色の, 不純の
sore [ソーァ] 痛み, 皮膚のむけた, ただれた, 触れると痛い箇所, かさ擦れ, ただれ, 腫物, 化膿
— head [-ヘッド] ただれ頭
— throat [-スろウト] 扁桃腺炎, 喉頭炎, 咽喉カタル
soreness [ソーニス] 触れると痛むこと, ただれ, 立腹, 悪感情
sororiation [サろーりエイシャン] 思春期乳房肥大
sorption [ソープシャン] 吸着, 吸収, 収着
sorry [ソーりー] 気の毒な, 悲しむ, 済まない気がする, 残念な, 悲惨な
sort [ソート] 種類, 売品, 方法, 分類する, えり抜く, 調和する, 似合う
sorter [ソーター] 細胞分離装置
sotalol hydrochloride [ソウタロール ハイドろウクロ―ライド] 塩酸ソタロール ☆β遮断抗不整脈薬
Soto-Hall Sign [ソウトゥーホール サイン] ソト・ホール徴候 ☆仰臥して頚椎から下に脊椎を屈曲させると脊椎障害のある部分に疼痛を訴える
Sotos syndrome [ソウトウズ スィンドろウム] ソトス症候群 ☆巨人症を示す
souffle [スッフル][F] 聴診の際に聞こえる各種器官の雑音, 軸音
 fetal — [フィータル-] 胎児雑音. 妊娠時子宮上で聞かれる不連続雑音
soul [ソウル] 霊魂, 精神, 首脳者, 人
sound [サウンド] 音, 健全な, 異常のない, 腐ってない, （建物などが）堅牢な, 確実な, 消息子, ゾンデ
— field [-フィールド] 音場 ☆音波の伝わる媒質のある区域
— flux [-フラックス] 音束
— insulation [-インスレイシャン] 防音
— pressure [-プれッシャー] 音圧
— source [-ソース] 音源
— wave [-ウェイヴ] 音波
 uterine — [ユーテりン-] 子宮ゾンデ. 子宮腔の測定に用いる
sounding [サウンディング] 響く, 鳴らすこと, 吹くこと, 騒音
soup [スープ] スープ, 肉汁, 吸物
sour [サウアー] 酸い, 酸敗した, 酸くする, 希薄な酸で処理する, 酸い物
source [ソース] 源泉, 出発点
Southeastern Asian ovalocytosis [サウスイースタン エイジアン アヴェーラサイトウスィス] 東南アジア楕円形赤血球症 ☆硬くマラリア抵抗体の赤血球
Southern blot [サザーン ブラット] サザンブロット, サザンブロット分析 ☆DNA, 補完DNAの間の結合をゲル電気泳動で示す方法, DNAと相補的DNA（cDNA）の結合を利用したゲノム電気泳動分析法
sow [サウ] 牝豚
Soxhlet's apparatus [サクスレッズ アパれイタス] ソックスレー抽出器 ☆牛乳中の脂肪分検査器
soy [ソイ] 大豆
— sauce [-ソース] 醤油
soybean [ソイビーン] = soya bean 大豆
— lecithin [-レスィスィン] 大豆レシチン
sozin [サズィン] ソジン ☆補体の一種, 正常血液中に存在する抗菌外毒素補体（アレキシン）
SP (speech therapist)

SPA (single photon absorptiometry)
spa [スパー] 温泉, 鉱泉
space [スペイス] 空間, 間隔, 場所, 余地, 宇宙, 区域, 暫時, 一定の間隔をおく
— medicine [− メディスィン] 宇宙医学
spacy [スペイスィ] 広い, ゆったりした
spado [スペイドゥ] 生殖不能者, 陰萎者, 去勢動物
spallation [スポーレイシャン] 切砕；破砕；原子核破壊反応
span [スペーン] スパン. 親指と小指を伸ばした長さ, 両上肢を水平に上げた時の指尖間の距離；短い期間, 小距離
span(a)emia [スペーニーミア] 貧血
spanking [スペーンキング] スパンキング. 仮死状態で出産した新生児を平手でたたいて呼吸を促進する方法
spanomenorrh(o)ea [スペーノウメナリーア] 過少月経
spanopn(o)ea [スペーナプニーア] 呼吸遅徐
spare [スペアー] 使用を惜しむ, 節約する, 差し押さえる, 容赦する, 蓄え, 予備品
sparfloxacin [スペーフラクサスィン] スパルフロキシン ☆ニューキノロン系抗菌薬
Sparganum proliferum [スパーガナム プらリフェらム] 芽殖孤虫
sparing [スペアリング] 回避, 節約
— action [− エークシャン] 節約作用
sparingly soluble [スペアリングリー サーリュブル] 溶けにくい
spark [スパーク] 人華, 閃光, スパーク
sparse [スパース] 乏しい
spasm [スペーズム] 痙攣, 発作
— of accommodation [− アヴ アカマデイシャン] 調節痙攣
— of the glottis [− アヴ ザ グラッティス] 声門痙攣
phonic — [フォウニック−] 発語攣縮. 発語しようとする際に起こる咽頭筋けいれん
spasmodermia [スペズモウダーミア] 皮膚筋痙攣
spasmodic [スペズマディック] = spastic 痙攣の, 痙攣性の, 発作的
— croup [− クるープ] 喉頭痙攣
— strabismus [− ストらビズマス] 痙攣斜視
— torticollis [− トーティカリス] 痙性斜頸
spamolytic [スペズマリティック] 痙攣停止の, 痙攣頓挫の
spasmophilia [スペズマフィリア] 痙攣を起こしやすい傾向（体質）
spasmotoxin [スペズマタクスィン] スパキモトキシン, 破傷風培養毒素
spasmus, spatia（複）[スペズマス, スペイシア] 痙攣
spastic [スペースティック] 麻痺性の, 痙攣の
— abasia [− アベイズィア] 麻痺性失歩症
— gait [− ゲイト] 痙攣歩行
— hemiplegia [− ヘミプリージア] 痙攣性片麻痺
— paraplegia [− ぱらプリージア] 痙攣性対麻痺
spasticity [スペースティスィティ] 痙攣性
spatia [スペイシア] 痙攣 (spasmus の複)
— intercostalia [− インターカステイリア] 肋骨間隙
spatial [スペイシャル] 空間の, 空間的, 場所の
spatium, spatia（複）[スペイシアム, スペイシア] 間隙, 腔
— anguli iridis [− エーングライ イりディス] 虹彩角隙
— circum bulbare [− サーカム バルバーれ] 眼球周隙
spatter [スペーッター] 飛散する,（泥など）はねかける
spatula [スペーテュラ] へら状部（とくに尾羽の端）, 圧舌器, てこ
spatular [スペーテュラー] = spatulate へら状の
spawn [スポーン]（魚, 蛙, 貝, エビなどの）卵, 雄魚精, 菌糸,（魚, 蛙, 貝, エビなどが）卵を生む
SPCA 1.（serum prothrombin conversion accelerator)(factor VII)/2.(Society for the Prevention of Cruelty to Animals)
spearmint [スピアミント] ミドリハッカ
special [スペシャル] 特別の, 独特の, 専用の, 個人用の, 専門の, 特別の人または物, 特派員, 特別列車
— nurse [− ナース] 特殊看護婦
— pathology [− パサラジー] 病理各論
— sense vertigo [− センス ヴァーティゴウ] 感覚器性眩暈
— surgery [− サージャりー] 特殊外科
specialist [スペシャリスト] 専門家（とくに

speciality ～ speech

専門医)
speciality [スペシアリティ] 特色, 特性, 専門, 本職, 名産, 特意
specialization [スペシャライゼイシャン] 特殊化, 専門化, 分化
species [スピーシーズ] 種, 種族, (variety より大, gerus より小) 種類
　— **aromaticae** [-アろウマティケ] 芳香茶剤
　— **diureticae** [-ダイユれティケ] 利尿茶剤
　— **specific** [-スピスィフィック] 種特異的の　☆その種に限って見られる
specific [スピスィフィック] 種の, 特異の, 特別の, (薬が) 特効ある, 明確な, 明細の
　— **action** [-アクシャン] 特異作用
　— **dynamic action** [-ダイネーミック エークシャン] 特殊動的作用　☆タンパク質などのよる熱発生の増加
　— **gravity, SG** [-グれーヴィティ] 比重
　— **heat** [-ヒート] 比熱
　— **humidity** [-ヒューミディティ] 比湿度
　— **immunity** [-イミューニティ] 特異免疫
　— **polarization** [-ポウラらイゼイシャン] 比分極
　— **remedy** [-れミディ] 特効薬
　— **rotation** [-ろウテイシャン] 比旋光度
　— **urethritis** [-ユーりスらイティス] 特異尿道炎　☆淋菌性のこと
　— **viscosity** [-ヴィスカシティ] 比粘度
　— **volume** [-ヴァリューム] 比容積
specifically [スペスィフィカリー] 種として, 種の上から, とくに, 明細に
specificity [スペスィフィスィティ] 特異性, 特色
specify [スペスィファイ] 明記する, 特記する, 特別に述べる, 種を定める
specimen [スペスィメン] 見本, 模範, 実例, 標本, 変人
　— **handling** [-ヘーンドリング] 検体取り扱い法
specious [スピーシャス] 見掛けの良い, もっともらしい, 道理らしい
speck [スペック] 小さい汚点, 果物の腐りきず, 小斑, 斑点をつける, 汚点をつける
SPECT (single photon emission computed tomography)
spectacle [スペクテークル] 光景, 見せ物, 壮観, 行列, 眼鏡形の斑
spectacles [スペクテークルズ] 眼鏡
spectinomycin hydrochloride, SPCM [スペクティノウマイスィン ハイドろウクローらイド] 塩酸スペクチノマイシン　☆抗生物質, 淋病に用いる
spectral [スペクトラル] 分光の, スペクトルの
　— **analysis** [-アネーリスィス] 分光分析, スペクトル分析
　— **characteristics** [-ケーれークタりスティックス] スペクトル特性
spectrin [スペクトりン] スペクトリン　☆赤血球の成分タンパク
spectrofluorometer [スペクトろウフルーろミター] スペクトル蛍光計
spectrogram [スペクトろグらム] 分光写真, スペクトル写真
spectrographic [スペクトらグれーフィック] 分光写真の
spectrology [スペクトろラジー] スペクトル分析学
spectrometer [スペクトらミター] 分光計, スペクトル計
spectrophobia [スペクトろウフォウビア] 鏡恐怖症
spectrophotometer [スペクトろウフォウタミター] 分光光度計, スペクトル光度計
spectrophotometric [スペクトろウフォウタメトりック] 分光光度測定の
spectropolarimeter [スペクトろウボウれーりミター] 分光偏光器
spectroscope [スペクトろスコウプ] 分光器
spectroscopic [スペクトらスカピック] = spectroscopical 分光器の
spectroscopy [スペクトらスカピー] 分光法, 分光検査法
spectrotherapy [スペクトらセらピー] 分光線療法
spectrum [スペクトらム] スペクトル, 眼の残像, 予像
　— **absorption** [-アブゾープシャン] 吸収スペクトル, 吸収分光像
speculum [スペキュラム] 鏡検, (とくに研磨する金属の) 鏡, 反射鏡, 白光面, 眼状斑
speech [スピーチ] 言語
　— **center** [-センター] 言語中枢
　— **clinic** [-クリニック] 言語クリニック
　— **disturbance** [-ディスターバンス] 言語障害

speech ～ spermolysis

— therapist, SP [-セらピスト] 言語療法士
— therapy [-セらピー] 言語療法
speechless [スピーチレス] 沈黙の
speechreading [スピーチリーディング] 読唇術
speed [スピード] 速度，迅速，前身，急ぐ，疾走する，進行する，機械などの速力を調節する，機械などの速度を速める
speedometer [スピーダミター] スピードメーター，速度計
spell [スペルズ] 発作 ☆短時間持続する症状
　breath-holding — [ブれス ホウルディング-] 息止め発作．疼痛や驚愕，不安などにより突然の呼吸停止をおこす
sperm [スパーム] 精子
　— bank [-ベーンク] 精子銀行
　— cell [-セル] 精子細胞
　— nucleus [-ニュークリアス] 精子核
sperma [スパーマ] ＝ semen 精液，精子
spermaceti [スパーマセティ] 鯨ろう，鯨脳
spermacrasia [スパーマクれイズィア] 精子軟弱，精子欠乏症
spermaduct [スパーマダクト] 精液管
spermatic [スパーメーティック] 精液の，精子の
　— artery [-アーたりー] 精系動脈，睾丸動脈
　— canal [-ケーネール] 精系管
　— cord [-コード] 精系
　— duct [-ダクト] 輸精管
　— plexus [-プれクサス] 精系叢
spermatid [スパーメーティッド] ＝ spermoblast 精子細胞
spermatin [スパーメーティン] スペルマチン，精液タンパク質
spermatism [スパーメーティズム] 射精
spermatoblast [スパーメータブレースト] 精虫胚
spermatocele [スパーメータスィール] 精液瘤
spermatocidal [スパーマトウサイダル] 殺精子の
spermatocide [スパーマトウサイド] 殺精子剤
spermatocyst [スパーメータスィスト] ＝ seminal vesicle 精囊，貯精囊
spermatocystectomy [スパーメートウ・スィステクタミー] 精囊切除術
spermatocystitis [スパーメートウ・スィスタイティス] ＝ vesiculitis seminalis 精囊炎

spermatocystotomy [スパーメートウ・スィスタタミー] 精囊切開術
spermatocyte [スパーマタサイト] 精母細胞
spermatogenesis [スパーマタ・ジェニスィス] 精子形成，精子発生
spermatogonium [スパーマタ・ゴウニアム] ＝ spermatospore 精祖細胞
spermatology [スパーマタラジー] 精液学，精子学
spermatolysin [スパーマタリスィン] 精子破壊素
spermatolytic [スパーマタリティック] 精子破壊の
spermatopathia [スパーマタペースィア] ＝ spermatophathy 精子病
spermatopoietic [スパーマトウ・ポイエティック] 精液分泌促進の
spermatorrh(o)ea [スパーマタりーア] 精液漏
　— dermientum [-ダーミエンタム] 夜間精液漏
spermatosome [スパーマタソウム] 精子
spermatovum [スパーマトウヴァム] 受精卵
spermatozoon [スパーマトウゾウアン] ＝ spermatozoa 精子，精糸，遊走体，遊走雄性原
spermaturia [スパーマテューりア] 精液尿
spermectomy [スパーメクタミー] 精索切除術
spermicide [スパーミサイド] 殺精子薬 (spermatocide). 精細胞を破壊する薬品
spermiduct [スパーミダクト] 射精管・精管の総称
spermiogonium [スパーミアゴウニアム] 精祖細胞
spermium [スパーミアム] 精子
spermnucleus [スパームニュークリアス] 精子核
spermoblast [スパーマブレースト] ＝ spermatid 精子細胞
spermoculture [スパーマカルチャー] 精子培養
spermogonium [スパーマゴウニアム] 雄精器，精子囊
spermolith [スパーマリス] 精索結石
spermology [スパーマラジー] 精液学，種子学
spermoloropexy [スパーモウローらペクスィ] 精索恥骨骨膜固定術 ☆伏在精巣の手術療法
spermolysis [スパーマリスィス] 精子溶解

spermoneuralgia 〜 sphygmography

spermoneuralgia [スパーモウニューれールジア] 精索神経痛

spermophlebectasia [スパーモウフリーベクテイズィア] 精索静脈瘤

spermoplasm [スパーマプレーズム] 精子細胞原形質

SPF (specific pathogen free) 特定病原体除去；(specific pathogen free animal) 特定病原体無所有動物

sphacelate [スフェースィレイト] 脱疽にかかる, 根壊疽状の

sphacelation [スフェーサレイシャン] 壊疽, 脱疽形成

sphacelous [スフェーセラス] 壊疽性の

sphacelus [スフェーサラス] 壊疽, 脱疽

sphagitides [スフェージティディーズ] 頸部の血管

sphagitis [スフェージャイティス] 頸静脈炎, 咽喉カタル

spheno- [スフィーノウ, スフィーナー] ☆「蝶形骨」を表す接頭語

sphenoid [スフィーノイド] 楔状骨, 結晶学上の楔面
— bone [- ボウン] 蝶形骨

sphenoidal [スフィーノイダル] 楔状の, 楔状骨の, 胡蝶骨の
— sinus [- サイナス] 蝶形〔骨〕洞

sphenoiditis [スフィーノイダイティス] 蝶形骨洞炎

sphenoidofrontal [スフィーノイダフらンタル] 蝶形骨前頭骨の, 蝶形骨前頭骨径の

sphenomaxillary [スフィーノウ・メークスィラりー] 蝶形骨上顎骨の

spheno-occipital [スフィーノウーアクスィピタル] 蝶形骨後頭骨の

spheno-orbital [スフィーノウ−オービタル] 蝶形骨眼窩の

sphenopalatine ganglion syndrome [スフィーナペーラティン ゲーングリアン スィンドろウム] 蝶形骨口蓋神経節症候群 ☆鼻粘膜咽頭の発赤流涙

sphenopterygoid [スフィーノウテりゴイド] 蝶形骨翼状突起の

sphenosis [スフィーノウスィス] 楔状形成 ☆胎児の骨盤内陥入

sphenotemporal [スフィーノウテンパらル] 蝶形骨側頭骨の

sphenotripsy [スフィーナトりプスィ] 胎頭砕破術

sphenoturbinal [スフィーノウターピナル] = sphenoturbinate 蝶形骨鼻甲介物の

sphere [スフィアー] 球, 天体, 地球儀, 範囲, 圏, 球内に置く, 球状にする, 囲む

spherical [スフェりカル] = spheric 球の, 球形の
— aberrant [-エーベらント] = spherical aberation 球面収差
— concave [- カンケイヴ] 球面凹
— convex [- カンヴェクス] 球面凸
— curvature [-カーヴェーチャー] 球面曲率
— lens, S [- レンズ] 球面レンズ
— mirror [- ミらー] 球面鏡
— molecule [-マリキュール] 球対称分子

spherocyte [スフィアらサイト] 小球状赤血球, 球状細胞

spherocytosis [スフィアろウサイトウスィス] 球状赤血球症

spheroid [スフィアろイド] 回転楕円面

sph(a)eroma [スフィアろウマ] 球状腫瘍

spherometer [スフィーらミーター] 球面計, 曲率計

spherospermia [スフィアろウスパーミア] 球状精子症

sphincter [スフィンクター] 括約筋
— ani externus [-アーニ イクスターナス] 外肛門括約筋
— ani internus [-アーニ インターナス] 内肛門括約筋
— choledochus [-コウレダカス] 胆管括約筋
— cunni [- カンニ] 外陰括約筋
— of Oddi [-アヴ アディ] オッジ括約筋
— pylori [- ピロり] 幽門括約筋
— vesicae [-ヴェスィケ] 膀胱括約筋

sphincteric [スフィンクテリック] 括約筋の, 括約される

sphincteroplasty [スフィンクタらプレースティ] 括約筋形成術

sphingomyelin [スフィンゴウマイアリン] スフィンゴミエリン ☆脳髄白質中にあるフォスファチド

sphygmic [スフィグミック] = sphygmical 脈拍の

sphygmo- [スフィグモウ, スフィグマー] ☆「脈」を表す接頭語

sphygmocardiograph [スフィグモウカーディアグらフ] 脈拍心動脈波記録計

sphygmogram [スフィグマグれーム] 脳波図

sphygmography [スフィグマグれーフィ] 脳

波記録法
sphygmomanometer［スフィグモウメーナミター］脈圧計，血圧計
sphygmometer［スフィグマミター］血圧計，検脈計
sphygmometroscope［スフィグマメトらスコウプ］聴診血圧計
sphygmopalpation［スフィグモウパルペイシャン］検脈，触診
sphygmophone［スフィグマフォウン］脈拍聴診器
sphygmoscope［スフィグマスコウプ］スフィグモスコープ，拍動計，検脈器
sphygmosystole［スフィグマスィスタリー］収縮期脈拍
sphygmotachymeter［スフィグモウタキミター］電気脈拍計
sphygmus［スフィグマス］脈拍，動悸
sphyrectomy［スフィれクタミー］槌骨切除術
sphyrotomy［スフィらタミー］槌骨切開術
spica［スパイカ］穂状包帯，八字形包帯
spice［スパイス］薬味，香料，気味，香料を入れる，薬味を加える，変化を添える
spicular［スピキュラー］針骨状の，箭のように尖った
spiculate［スピキュリット］尖った，針骨のある，小穂状花のある
spicule［スピキュール］針状体，小穂状花 ☆とくに海綿などの針骨
spiculum［スピキュラム］針状体，交尾針
spicy［スパイスィ］薬味を入れた，香料を入れた，芳香ある，香料を参する，香味を生ずる
 — **food**［-フード］香料をきかせた食物
spider［スパイダー］くも，三脚台，五穂，車輪の骨組み
 — **angiomata**［-アンジオウマータ］蜘蛛状血管腫
 — **cell**［-セル］= Deiter's cell 星状細胞，神経膠細胞
spigelian lobe［スパイジーリアン ロウブ］(肝の) 尾状葉
spike［スパイク］尖ったもの，犬針，スパイク，靴の釘，麦の穂，穂状花序，釘を打ち付ける，先端を尖らせる
 — **and wave**［-アンド ウェイヴ］棘波徐脈所見 ☆精神運動発作のときに見られる
spill［スピル］こぼす，血などを流す，振り落とす，こぼれる，落ちる，転落
 — **over**［-オウヴァー］こぼれたもの
spillway［スピルウェイ］水吐き口，排出溝
spiloma［スパイロウマ］= spilus 母斑
spiloplaxia［スパイラプレークスィア］赤色斑点，紅斑
spilus［スパイラス］斑紋状母斑，扁平母斑
spina［スパイナ］棘，脊椎
 — **bifida**［-バイフィーダ］二分脊椎
 — **bifida occulta**［-バイフィーダ アカルタ］潜在性二分脊椎
 — **frontalis**［-フらンテイリス］前頭棘
 — **helicis**［-ヘリスィス］耳輪棘
 — **ischiadica**［-イスキアディカ］坐骨棘
spinae［スパイニー］(spina の複)
 — **mentalis**［-メンテイリス］頤棘
 — **nasalis anterior**［-ネイザーリス アンティーりアー］前鼻棘
 — **nasalis posterior**［-ネイザーリス パスティーりアー］後鼻棘
 — **palatinae**［-パラティーネ］口蓋棘
 — **scapulae**［-スカピューレ］肩甲棘
 — **septi**［-セプタイ］中隔棘
 — **suprameatum**［-スープらミーエイタム］道上棘
 — **trochlearis**［-トロクリエアリス］滑車棘
 — **venotosa**［-ヴィーナトウサ］風棘病 (指趾骨の骨髄炎)，風棘
spinach［スピニッチ］ほうれん草
 — **stool**［-ストゥール］ほうれん草様便
spinal［スパイナル］脊髄の，脊柱の，棘の，針の，棘状突起の
 — **abscess**［-エーブセス］脊髄膿瘍
 — **anesthesia**［-アニススィーズィア］脊椎麻酔法
 — **animal**［-エーニマル］脊髄動物
 — **arachnoid**［-エーらクノイド］脊髄くも膜
 — **ataxia**［-アテークスィア］脊髄性運動失調症
 — **bone mineral density, SBMD**［-ボウン ミナラル デンスィティ］脊椎骨密度
 — **canal**［-ケーネール］脊髄管
 — **canal stenosis**［-ケーネール スティノウスィス］脊椎管狭窄症
 — **caries**［-ケアりーズ］脊椎カリエス
 — **column**［-カラム］脊柱
 — **compression fracture**［-カンプれッ

spinal ～ spirit

シャン フれークチャー]　脊椎圧迫骨折
— cord［－コード］　脊髄
— curvature［－カーヴェーチャー］　脊椎彎曲症
— deformity［－ディフォーミティ］　脊椎変形
— epidural abscess［－エピデューらル エーブセス］　脊髄硬膜外膿瘍
— epilepsy［－エピラプスィ］　脊髄てんかん
— fluid［－フルーイド］　髄液
— fusion［－フュージャン］　脊椎融合術
— ganglion［－ゲーングリアン］　脊髄神経節
— hemiplegia［－ヘミプリージア］　脊髄性片麻痺
— irritation［－イりテイシャン］　脊髄過敏症
— marrow［－メーろウ］　脊髄
— meningitis［－メニンジャイティス］　脊髄膜炎
— nerve［－ナーヴ］　脊髄神経
— progressive musular atrophy, SPMA［－プらグれッスィヴ マスキュラー エートらフィ］　脊髄進行性筋萎縮症
— tap［－テーップ］　腰椎穿刺，脊椎穿刺

spinalgia［スパイネールジア］　脊椎圧痛
spinalis［スパイネイリス］　棘筋，脊髄，脊椎
spinate［スパイネイト］　有棘の，棘状の
spindle［スピンドゥル］　紡錘，軸，紡錘状細胞，紡錘状器，紡錘体，細長くなる
— cell［－セル］　紡錘細胞
— cell sarcoma［－セル サーコウマ］　紡錘細胞肉腫

spindle-shaped［スピンドゥル－シェイプト］　紡錘状の
spine［スパイン］　脊柱，脊椎骨，針，棘，棘状突起
— of the ilium［－アヴ ザ イリアム］　腸骨棘
— stabilization equipment［－スタビリゼイシャン イクウィップマント］　脊椎安定器具

spinifugal［スピニフューガル］　脊髄遠心性の．脊髄からみて遠く離れていく
spinitis［スパイナイティス］　脊髄炎
Spinnaker sail sign［スピネイカー セイル サイン］　小児で胸腺を縁取る透亮像
spinobulbar［スパイナバルバー］　脊髄の，延髄の

spinocerebellar［スパイノウセりベラー］　脊髄小脳の
— degeneration, SCD［－ディジャナれイシャン］　脊髄小脳変性症

spinocerebrate［スパイノウセりブれイト］　脳および脊髄を有する
spinomusular［スパイナマスキュラー］　脊髄および筋
spinose［スパイノウス］＝spinous　棘の〔ある〕，棘状〔突起〕の
spinothalamic tract［スパイノウサレーミック トらクト］　脊髄視床索
spinovestibular tract［スパイノウヴェスティビュラー トらクト］　脊髄脳室索
spinthariscope［スピンセーりスコウブ］　閃輝計，シンチラスコープ
spintherism［スピンサりズム］　眼火閃発，光視症眼
spintheropia［スピンサろウピア］　眼火閃発光視症眼
spiperone［スピパろウン］　スピペロン　☆ブチロフェノン系向精神薬，精神安定剤
spiracle［スパイらクル］　呼吸孔，吸気孔，気孔，気門
spiracular［スパイらキュラー］　呼吸孔の，気門の，噴水孔の
spiraculate［スパイらキュレイト］　呼吸孔のある，気門のある，噴水孔のある
spiradenoma［スパイらスディノウマ］　汗腺腫
spiral［スパイらル］　らせん形の，螺状の，らせん発条，渦巻貝
— ganglion［－ゲーングリアン］　らせん神経節
— joint［－ジョイント］　滑車関節

spirality［スパイらリティ］　らせん状，匝破
spire index［スパイアー インデクス］　肺活量指数　☆肺活量を身長で除した値
spireme［スパイりーム］　糸球，核糸，らせん糸
spirillosis［スパイりロウスィス］　ラセン菌症　☆トランスヴァールの家畜病
spirillotropic［スパイりラトらピック］　ラセン菌親和性の
Spirillum［スパイりラム］　スピリラム属，ラセン状菌，螺菌
— fever［－フィーヴァー］　スピリルム熱，再帰熱

spirit［スピりット］　精神，霊，活気，気分，酒精，チンキ剤，精剤，媒染剤，色留め，

呼吸，活気をつける，酒精で処理する
— of glyceryl trinitrate [-アヴ グリセリル トライナイトレイト] ニトログリセリン精
— of Mindererus [-アヴ ミンダららス] ミンデレルス精 ☆利尿剤
— of terpentine [-アヴ ターペンタイン] テルペンチン油
— thermometer [-サーマミター] 酒精温度計

spiritual [スピりチュアル] 精神の，霊的の，宗教上の，教会の，高尚な，神聖な
spiritually [スピりチュアリー] 精神的に，霊的に
spirituous [スピりチュアス] アルコール性の
spiritus [スピりタス] 酒精溶液，酒精，揮発物質
— frumenti [-フるメンティ] ウイスキー
— vini, s. v. [-ヴィニー] アルコール
— vini rectificatus, s. v. r. [-ヴィニー れクティフィケイタス] 精製アルコール，エチルアルコール
— vini tenuis, s. v. t. [-ヴィニー テニュイス] 標準アルコール
— vini vitis [-ヴィニー ヴァイティス] ブランデー

Spirocerca sanguinolenta [スパイロウサーカ サングウィナレンタ] 食道虫 ☆イヌの大動脈，胃などに寄生する
Spirochaeta [スパイらキータ] スピロヘータ属，波状菌
— buccalis [-バカーリス] 口腔スピロヘータ
— daxensis [-ダクセンシス] 温泉に寄生するスピロヘータ
— dentium [-デンティアム] 歯スピロヘータ
— eurystrepta [-ユーりストれプタ] 活水中や硫化水素を含む水の中に住むスピロヘータ
— genitalis [-ジェニティりス] 恥垢スピロヘータ
— hebdomada [-ヘブダマーダ] 七日熱スピロヘータ
— icterohaemorrhagiae [-イクタらヒーマれイジア] 黄疸出血症スピロヘータ
— marina [-マりーナ] 海水中のスピロヘータ
— morsus muris [-モーサス ミューりス] 鼠咬症スピロヘータ
— pallida [-ペーリーダ] 梅毒スピロヘータ
— recurrentis [-りカれンティス] 回帰熱スピロヘータ
— vincenti [-ヴィンサンティ] ヴァンサンスピロヘータ

spirochete [スパイらキート] スピロヘータ
spirochetosis [スパイらキートウスィス] ラセン菌病，スピロヘータ症
spirogram [スパイらグれーム] 呼吸運動記録図，スパイログラム
spirograph [スパイらグれーフ] 呼吸運動記録器，スパイログラフ
spiroid [スパイろイド] 螺旋状の
spiro-index [スパイろウーインデックス] 肺活量指数 ☆肺活量を身長で除した数
spiroma [スパイろウマ] 汗腺腫
spirometer [スパイらミター] 肺量計，肺気計，スパイロメーター
Spirometra [スパイろウミートら] スピロメトラ属 ☆魚から人に感染する条虫
spirometric [スパイろウメトリック] 肺量計の，肺気計の
spirometry [スパイらミトりー] 肺活量測定法
spironolactone [スパイろウナれークトウン] スピロノラクトン ☆抗アルドステロン系利尿剤
spirophore [スパイらフォーァ] 人工呼吸器
spiropril [スパイろプリル] スピロプリル ☆アンジオテンシン阻害剤，降圧剤
spiroscope [スパイらスコウブ] 肺活量計，スピロスコープ
spissated [スピセイティッド] 濃厚な，濃縮する，乾燥して
spit [スピット] (唾，食物，血などを) 吐く，唾液を吐くこと，唾液状の泡
spitbox [スピットバクス] 炭壺
spittle [スピタル] 唾液
splanchna [スプレーンクナ] 内臓，腸
splanchnectopia [スプレーンクニクトウピア] 内臓転位
splanchnesthesia [スプランクニススィーズィア] 内臓感覚
splanchneurysma [スプランクニューりズマ] 腸拡張，鼓腸
splanchnic [スプレーンクニック] 内臓の
— nerve [-ナーヴ] 内臓神経
— wall [-ウォール] 胞胚内壁
splanchnicectomy [スプランクニセクタミー] 内臓神経切除術
splanchnicotomy [スプランクニカタミー]

splanchno- ～ splenocele

内臓神経切断術
splanchno- [スプランクノウ, スプランクナ—] ☆「内臓」を表す接頭語
splanchnoblast [スプレーンクナブレースト] 内臓母胚, 内臓芽細胞
splanchnocele [スプレーンクナスィール] 内臓ヘルニア
splanchnoderm [スプレーンクナダーム] 臓側板
splanchnodiastasis [スプレーンクノウダイアスタスィス] 内臓転位
splanchnodynia [スプレーンクナディニア] 内臓痛
splanchnolithiasis [スプレーンクナリサイアスィス] 腸石症
splanchnology [スプレーンクナラジー] 内臓学
splanchnopathy [スプレーンクナパスィ] 内臓の疾病
splanchnopleure [スプレーンクナプリューれ] 臓側板 ☆内胚葉と中胚葉の一部からなる腸管壁原基
splanchnoptosia [スプレーンクナプトウスィア] = splanhnoptosis 内臓下垂症
splanchnosclerosis [スプレーンクノウスクリアろウスィス] 内臓硬化
splanchnoscopy [スプレーンクナスカピー] 内臓徹照法
splanchnoskeleton [スプレーンクナスケリタン] 内臓骨格
splanchnotomy [スプレーンクナタミー] 内臓解剖
splash [スプレッシュ] (水, 泥などを) はねかける, (身体などを) はねかけて濡らすまたは汚す, 水などがはねる, はねかし, 斑点, 拍水音
splashing [スプレーッシング] 水のポチャポチャ音を立てる
splay [スプレイ] 扇形に開く, とくに曲線の起始部
splay-foot [スプレイ-フット] 扁平足
spleen [スプリーン] 脾, 脾臓, 不機嫌, 憂うつ
spleening [スプリーニング] 不機嫌な, 憂うつな
spleeny [スプリーニー] 不機嫌な, 憂うつな
splenadenoma [スプリーナディノウマ] 脾髄腫
splenalgia [スプリーネールジア] 脾痛
splenatrophy [スプレネートろフィ] 脾萎縮

splenauxe [スプリーノークスィ] 脾肥大
splenceratosis [スプレンセらトウスィス] 脾硬化症
splenculus [スプレンキュラス] 副脾, 分絶脾
splendid [スプレンディッド] 立派な, 堂々たる, 極上の, 光輝ある
splenectasis [スプリーネクテースィス] 脾肥大
splenectomize [スプリーネクタマイズ] 脾を摘除する
splenectomy [スプリーネクタミー] 脾切除術
splenectopia [スプリーネクトウピア] = splenectopy 脾転位
splen(a)emia [スプリーニーミア] 脾充血
splenepatitis [スプリーニーパタイティス] 脾肝炎
splenetic [スプリーネティック] 脾臓の, 脾の, 不機嫌の, 脾病病者, 気むずかしい人, 脾病薬
splenial [スプリーニアル] 脾臓の, 脾の, 板状筋の
splenic [スプリーニック] 脾性の
— artery [-アータりー] 脾動脈
— fever [-フィーヴァー] 脾熱
— flexure [-フレクシャー] 大結腸曲
— flexure syndrome [-フレクシャースィンドろウム] 脾曲症候群 ☆大腸の脾彎曲部の狭窄, 刺激状態
— pulp [-パルプ] 脾臓髄質
— vein [-ヴェイン] 脾静脈
splenicogastric [スプリーニカゲーストリック] 脾と胃の
splenicopancreatic [スプリーニカペーンクりエーティック] 脾と膵の
splenicterus [スプレニクタらス] 黄疸を伴う脾炎
splenicus [スプレニカス] 脾の, 脾治療剤
spleniform [スプレニフォーム] 脾臓に似た, 脾臓形の
splenitis [スプリーナイティス] 脾炎
splenium [スプリーニアム] 包帯, 湿布, 罨法, 膨大
— corporis callosi [-コーポーりス カロウサイ] 脳梁膨大部
splenius [スプリーニアス] 板状筋
— capitis [-キャピティス] 頭板状筋
— cervicis [-サーヴィスィス] 頸板状筋
splenization [スプレニゼイシャン] 脾様変化
spleno- [スプリーノウ, スプリーナー] ☆「脾」を表す接頭語
splenocele [スプリーナスィール] 脾臓ヘルニ

splenocolic ～ spondyloepiphyseal dysplasia

ア, 脾腫
splenocolic [スプリーナ**カ**リック] 脾および結腸の
splenocyte [スプリーナサイト] 脾細胞
splenoh(a)emia [スプリーナ**ヒー**ミア] 脾充血
splenoid [スプ**リー**ノイド] 脾状の
splenology [スプリー**ナ**ラジー] 脾臓学
splenolymphatic [スプリーナリン**フェー**ティック] 脾およびリンパ腺の
splenomalacia [スプリーノウメー**レ**イシア] 脾軟化症
splenomegalia [スプリーナメ**ガ**リア] = splenomegaly 脾腫大
splenomyelomalacia [スプリーノウマイアロウマ**レ**イシア] 脾骨髄軟化症
splenoparectasis [スプリーノウペー**れ**クテースィス] 脾肥大
splenopathy [スプリー**ナ**パスィ] 脾病
splenopexia [スプリーナ**ペ**クスィア] = splenopexy 脾固定術
splenophrenic [スプリーナフ**れ**ニック] 脾横隔膜の
splenopneumonia [スプリーノウニュー**モ**ウニア] 脾変性肺炎
splenoptosis [スプリーナプ**ト**ウスィス] 脾下垂症
splenorrhaphy [スプリー**ノー**れーフィ] 脾縫合術
splenotomy [スプリー**ナ**タミー] 脾切開術
splenulus [スプリー**ニュ**ラス] 小脾, 副脾
splice [スプ**ラ**イス] 継ぎ合わす, 接合する, 縫合する
　― site [－**サ**イト] スプライス部位, 継ぎ合わせ部位. エキソンとイントロンの境界域
splicing [スプ**ラ**イスィング] 遺伝子組み換え ☆イントロンの除去 (DNA) とエキソンの結合
spline [スプ**ラ**イン] 角栓
splint [スプ**リ**ント] 副木, 腓骨, 管骨瘤, 裂片
splintage [スプ**リ**ンティジ] 副子固定
splinter [スプ**リ**ンター] 骨折の破片, 砲弾の破片, 裂く, 割る
　― hemorrhage [－**ヒー**マリジ] 爪下線状出血 ☆菌血症のときにみる
split [スプ**リ**ット] 裂く, 分ける, (化学上の) 分解する, 激しい痛みを覚えさせる, 裂ける, 分離する, 割れるように痛む
　― foot [－**フ**ット] 裂足

　― heart sound [－**ハート サ**ウンド] 分裂心音
　― pelvis [－**ペ**ルヴィス] 先天性骨盤分離
　― thickness skin graft [－**スィ**ックネス **ス**キン グ**れー**フト] 中間層植皮, 分層植皮
　― turpentine [－**ター**パンタイン] テレペンチン油, 松精油
splitting [スプ**リ**ティング] 裂く, 破れる, 割れるような痛み, 激烈な
　― field [－**フィー**ルド] 分解体
splotch [スプ**ラ**ッチ] 斑点, 汚点, 斑点をつける
splotchy [スプ**ラ**ッチィ] 斑点のある, 汚た
SPMA (spinal progressive muscular atrophy)
spodogenous [スポゥ**ダ**ジナス] 残渣の. ある器官から排泄された物質に原因する
spoil [ス**ポ**イル] 悪くする, 損ずる, 腐敗させる, 悪くなる, 腐敗する, 台なしになる, 切望する
spoiled [ス**ポ**イルド] 甘やかされた, わがまま
spoliative bloodletting [スポウリ**エ**イティヴ ブラッド**レ**ティング] 血液減少甲除血
spondophorous [スパン**ダ**フォゥらス] 老廃物を除去する
spondyl- [ス**パ**ンディル－] = spondylo- ☆「脊椎」を表す接頭語
spondylalgia [スパンディ**レ**ールジア] 脊椎痛
spondylarthritis [スパンディラース**ら**イティス] 脊椎関節炎
spondylitis [スパンディ**ラ**イティス] 脊椎炎
　― ankylopoietica [－エーンキロウボイ**エ**ティカ] 強直性脊椎炎
　― deformans [－ディ**フォー**マンス] 奇形性脊椎関節炎
　― rhizomelica [－らイザ**メ**リカ] 強直性脊椎炎
spondylizema [スパンディリ**ズィー**マ] 脊椎陥没症
spondyloarthropathy [スパンディロウアース**ら**ペースィ] 脊椎関節症
spondylocace [スパンディ**ラ**カスィー] 脊椎カリエス, 椎骨結核
spondylodynia [スパンディラ**ディ**ニア] 脊椎痛
spondyloepiphyseal dysplasia [スパンディロウエピ**フィ**ズィアル ディスプ**レ**イズィア] 脊

spondylolisthesis 〜 sporocyst

椎骨端部異形成症　☆小人症を起こす
spondylolisthesis［スパンディロウリスス**ィー**スィス］脊椎滑り症
spondylolysis［スパンディラリスィス］脊椎分離症
spondylopathy［スパンディラパ**ス**ィ］脊椎病
spondyloptosis［スパンディラプ**ト**ウスィス］脊椎下垂症
spondylopyosis［スパンディロウパイ**オ**ウスィス］脊椎化膿症
spondyloschisis［スパンディラスキスィス］脊椎弓分離
spondylosis［スパンディ**ロ**ウスィス］脊椎症
— **deformans**［- ディ**フォ**ーマンス］変形性脊椎症
spondylosyndesis［スパンディロスィン**ディ**スィス］脊椎癒合〔法〕, 脊椎癒着〔術〕
spondylotomy［スパンディラ**タ**ミー］脊椎切断術
sponge［スパンジ］海綿, 海綿状物, スポンジ
spongeitis［スパンジ**ア**イティス］陰茎海綿体炎
spongiform［スパンジフォーム］海綿状の
spongioblast［スパンジアブレースト］神経海綿芽細胞
spongioblastoma［スパンジオウ・ブラス**ト**ウマ］神経海綿芽細胞腫
spongiocyst［スパンジアスィスト］神経膠細胞
spongioplasm［スパンジアプレーズム］スポンジオプラズマ, 海綿状基質
spongiosa［スパンジ**オ**ウサ］骨海綿質
spongiositis［スパンジ**オ**ウサイティス］海綿体炎
spongy［スパンジー］海綿状の, 多孔の, 吸収性の
— **bone**［- **ボ**ウン］海綿骨
spontaneity［スパンタ**ニ**ーイティ］自発性
spontaneous［スパン**テ**イニアス］自然の, 任意の, 自発的の, 無意識の
— **abortion, SA**［- ア**ボ**ーシャン］自然流産
— **agglutination**［- アグルーティ**ネ**イシャン］特発性凝集
— **bacterial peritonitis**［- バク**ティ**ーリアル ペリトウ**ナ**イティス］特発性細菌性腹膜炎
— **cure**［- **キュ**アー］自然治癒
— **esophageal colic**［- イーサファ**ジ**ーアル **カ**リック］特発性食道痛

— **labor**［- **レ**イバー］自然分娩
— **movement**［- **ム**ーヴマント］自発運動
— **nystagmus**［- ニス**タ**グマス］自発眼〔球〕振〔盪〕
— **pneumothorax**［- ニューモウ**ソ**ーらックス］自然気胸
— **remission**［- り**ミ**ッシャン］自然寛解
— **version**［- **ヴァ**ージャン］自己回転
spontaneously［スパン**テ**イニアスリー］自発的に, 自然に, 本能的に
— **breathing, SB**［- **ブ**り—**ズ**ィング］自然呼吸している
— **hypertensive rat, SHR**［- **ハ**イパー**テ**ンスィヴ **れ**ーット］自然発症高血圧ラット
spool［ス**プ**ール］糸巻き
spoon［ス**プ**ーン］匙, 匙形の物, 匙ですくい取る, 誘針で釣る
— **nail**［- **ネ**イル］匙状爪　☆貧血のとき起こる
spoonful［ス**プ**ーンフル］匙, ひとさじ
sporadic［ス**パ**れ—ディック］＝ sporadical 散在性の, まばらの, (伝染病, 風土病でなく) 特発の
— **parasite**［- **ペ**ーらサイト］偶然寄生体
sporadically［ス**パ**れ—ディカリー］散在して, まばらに, 特発的に
sporation［ス**ポ**ー**れ**イシャン］芽胞, 胞子, 芽胞生殖, 胞子繁殖
spore［ス**ポ**ーァ］芽胞, 胞子
— **formation**［- フォー**メ**イシャン］胞子形成, 胞子生殖
— **reproduction**［- りプら**ダ**クシャン］胞子生殖
sporic［ス**ポ**ーりック］胞子の
— **reproduction**［- りプら**ダ**クシャン］胞子生殖
sporicidal［ス**ポ**ーり**サ**イダル］胞子滅殺の
sporidium［ス**ポ**ー**り**ディアム］真菌糸の上につく芽胞, 胞子虫類, 分生芽胞
sporiferous［ス**ポ**ー**り**ファらス］胞子を有する, 胞子発生の
sporo-［ス**ポ**ーロウ-, スポら-］☆「種子」「芽胞」「胞子」との関係を示す接頭語
sporoblast［ス**ポ**ーらブレースト］スポロブラスト　☆コクチジウムでその内に細胞を形成して生ずる4個の小体をいう
sporocyst［ス**ポ**ーらスィスト］スポロシスト　☆胞子の母細胞, 吸虫類が第一中間宿

主に入って線毛被を脱したもの
sporocyte [スポーらサイト] 胞子の母細胞
sporoderm [スポーらダーム] 胞子膜
sporoduct [スポーらダクト] 胞子管
sporogenesis [スポーらジェニスィス] 胞子生殖, 芽胞繁殖
sporogenic [スポーらジェニック] 胞子発生力ある
sporogenous [スポーらジナス] 芽胞繁殖の
sporogony [スパらガニー] 芽胞繁殖, 胞子生殖
sporont [スポーらント] 芽胞繁殖体
sporophore [スポーらフォーァ] 胞子体
sporophyl(l) [スポーらフィル] 胞子葉 ☆脈管隠花植物の胞子を有する葉
sporophyte [スポーらファイト] 無子葉植物, 胞子体
sporoplasm [スポーらプレーズム] 無性生殖細胞の細胞原形質
sporotheca [スパろウスィーカ] 胞子嚢 ☆胞子産生細胞の被膜
Sporothrix [スポーらスリックス] スポロトリクス属 ☆不完全菌種の一つ
　— **schenckii** [-シェンキー] スポロトリックス・シェンキイ. スポロトリクス症の病原真菌
sporotrichosis [スポーろウトりコウスィス] スポロトリコーシス ☆Sporothrix schenckiの感染によって起こる, 感染症, 結節, 潰瘍, 膿瘍を作る真菌症
Sporotrichum [スパろトりカム] スポロトリカム属 ☆糸状菌の一属
　— **dori** [-ドゥりー] ドーリ型スポロトリカム ☆真菌の一つ
　— **schenckii** [-シェンキー] スポロトリコーシスの病原体
Sporozoa [スポーろウゾウア] 胞子虫綱
Sporozoea [スポらゾウエ] 胞子虫類. 寄生原生動物の一綱名 (旧)
sporozoite [スポーろウゾウアイト] 胞子小体, 分裂体
sporozooid [スポーろウゾウオイド] 類胞子虫 ☆真性コクチジウムの各胞子から生ずる鎌状体の一つ, 卵胞子
sport [スポート] 変種, 運動, 競技, 遊技, 先天的奇形 (lusus naturae), 運動の, 競技の, 遊戯する, 運動をする, 変種を生ずる
sporular [スポーりュラー] 胞子の, 小胞子の, 芽胞の, 小芽胞の
sporulation [スポーりュレイシャン] 芽胞形成
sporule [スポーりュール] 芽胞, 小胞子
spot [スパット] 斑点, 母斑, 疱疹, 発疹, 地点, 太陽の黒点, 汚点, 汚点をつける, シミがつきやすい
　— **reaction** [-りアクシャン] 斑点反応
spotted [スパーッティド] 汚点のついた, 斑点のある
　— **fever** [-フィーヴァー] 腸チフス, 斑点熱, ロッキー山脈
spouse [スパウズ] 結婚の相手
spout [スパウト] 噴出する, 吞口をつける, 吞口, 樋口, 管, 噴水, 噴出, ほとばしり
sprain [スプれイン] (手足の筋などを)挫く, 挫き, 転筋, 挫傷
spray [スプれイ] 飛沫, 消毒液の噴霧, 噴霧器, 吸入器, 飛沫をとばす, 消毒液を吹きかける, 吸入をかける
spread [スプれッド] 拡がり, 幅広さ, 病の蔓延, 伝染, 広い, 広がっている, 拡散培養
spreader [スプれッダー] 展着剤, 延展機
spreading factor [スプれディング ファクター] 拡散因子 ☆細菌の発育が拡大するのを助長する因子
spring [スプリング] 跳ぶ, 弾く, (水, 流れ, 涙などが)源を発する, 流出する, 生える, 発生する, 跳ばす, 躍進させる, 急に出す, 裂く, バネ, ゼンマイ
　— **finger** [-フィンガー] 弾性指 ☆ある点を越えて屈曲と伸展が困難な運動障害
　— **ophthalmia** [-アフセールミア] 春期眼炎
　— **wood** [-ウッド] 春材
sprinkle [スプリンクル] ふりかける, 注ぐ, ほんの小数, 霧吹き
sprinkler [スプリンクラー] 散水器
sprinkling [スプリンクリング] 水をふきかけること, ふきかけ, まくこと, (雨雪の)小降り
sprout [スプらウト] 芽が出る, 発芽する; 芽, 発芽
sprouting [スプらウティング] 新芽形成
sprue [スプるー] スプルー ☆熱帯性下痢と吸収不全
sprung back [スプラング ベーック] 脊椎棘間靱帯損傷
spur [スパー] 拍車, 拍車状突起物, 刺, 針, 刺激, 激励, 拍車を入れる, 激励す

る，痕跡（スキーの後の）
— gear [- **ギ**アー] 平歯車
spurious [スピューりアス] 偽の，私生の，擬似の，仮の
— hermaphrodism [- ハー**マ**フろディズム] 偽半陰陽
Spurling's sign [スパーリングズ **サ**イン] スパルリング徴候 ☆足または拇指背屈による疼痛
spurt [ス**パ**ート] 噴き出す，ほとばしる，噴出する，噴流する；感情の激発；急成長；尿，血出
sputter [ス**パ**ッター] 唾を跳ばしながら口を動かす，ぶつぶつ吹き出す，ぶつぶつ，ぱちぱち，ぺらぺら
sputum, sputa（複）[ス**ピュ**ータム，ス**ピュ**ータ] 唾，唾液，痰，喀痰
— coctum [- **カ**クタム] 熟痰，粘液膿状痰
— crudum [- ク**る**ーダム] 未熟痰
— cruentum [- クるー**エ**ンタム] 血痰
— foetidum [- **フィ**ーティダム] 腐敗痰
squalene [スク**ウェ**ーイりーン] 不飽和テルペン，炭化水素
squama [スク**ウェ**ーイマ] 鱗屑，落屑，うろこ
— frontalis [- フろン**テ**イリス] 前頭鱗
— occipitalis [- アクスィピ**テ**イリス] 後頭鱗
— temporalis [- テンパ**れ**ーリス] 側頭鱗
squamatization [スクウェーマティ**ゼ**イシャン] 扁平細胞化，鱗状細胞化
squamocellular [スクウェーマ**セ**リュラー] 扁平細胞の
squamoparietal [スクウェーモウパ**ら**イアタル] 頭頂骨の鱗部
squamosa [スクウェー**モ**ウサ] （側頭，後頭または前頭骨）鱗部
squamosal [スクウェー**モ**ウサル] （側頭，後頭または前頭骨）鱗部の
squamotemporal [スクウェーマ**テ**ンパラル] 側頭骨鱗部
squamous [スク**ウェ**ーマス] 鱗状の，鱗片の
— cell [- **セ**ル] 扁平細胞
— cell carcinoma, SCC [- **セ**ル カースィ**ノ**ウマ] 扁平上皮癌
— cell epithelioma [- **セ**ル エピス**ィ**ーリオウマ] 扁平細胞上皮腫
— epithelium [- エピス**ィ**ーリアム] 扁平上皮

square [スク**ウェ**ア] 正方形，将棋盤などの目，定規，平方
— measure [- **メ**ジャー] 面積
squarrous [スク**ウェ**ーらス] 疥癬様の
squash [スク**ウェ**ーッシュ] 潰す，狭いところへ押し込める，潰れる，びしゃりと落ちる，込み合い，雑踏，潰れたもの
squeeze [スク**ウィ**ーズ] 圧搾する，強制する，強く握手する，圧搾される，絞れる，圧搾，搾ること，強い握手，押し合い，雑踏
squid [スク**ウィ**ド] いかの類，いか鉤，誘針
squill [スク**ウィ**ル] 海葱（カイソウ）の球根 ☆利尿剤
squint [スク**ウィ**ント] = strabismus 斜視
Sr (strontium)
SRF (slow-reacting factor)
SRS (slow-reacting substance)
SSE (subacute spondiform encephalopathy)
SSPE (subacute sclerosing panencephalitis)
SSS (sick sinus syndrome)
St. Vitus' dance [**セ**イント **ヴァ**イタス ダンス] 舞踏狂
stab [ス**テ**ーブ] 穿刺する，刺す，突く，中傷する，突き刺し，刺傷，突傷，陰口，刺すような痛み
— cultivation [- カルティ**ヴェ**イシャン] 穿刺培養
— culture [- **カ**ルチャー] 穿刺培養
— wound [- **ウ**ーンド] 刺傷
stabilate [スタビ**レ**イト] スタビレート，遺伝的安定株
stability [スタ**ビ**リティ] 安定性，確固，着実性
stabilization [ステイビライ**ゼ**イシャン] 安定，安定にすること，安定化
stabilize [ス**テ**イビライズ] 安定させる，安定にする
stabilizer [ス**テ**イビライザー] 安定させる人または物，安定剤，安定装置
stable [ス**テ**イブル] しっかりした，安定した，復原力のある，着実な，安定性の，固定の
— angina [- **ーエ**ンジャ**イ**ナ] 安定狭心症
— factor [- **フェ**ークター] 血液凝固因子 VII

stable ～ standard

― isotope [－**ア**イサトウプ]　安定同位元素

staccato speech (utterance) [スタ**カー**トウ スピーチ(**ア**タランス)]　きれぎれの言葉, 断続談話

stactometer [ステーク**タ**ミター]　滴数測定計

stadium [ス**ティ**ディアム]　状態, 時期
― acmes [－**ア**クミーズ]　極期
― amphiboles [－**ア**ンフィバレス]　不安定期
― annihilationis [－アナイヒ**レ**イシャニス]　回復期
― augmenti [－**オー**グマンティ]　増悪期
― convalescentiae [－カンヴァレ**サ**ンティー]　回復期
― decrementi [－**デ**クリマンティ] ＝ stadium defervescentiae 減少期, 減退期
― eruptionis [－**イ**らプシャニス]　発疹期
― incrementi [－**イ**ンクリマンティ]　増進期
― suppurationis [－サピュー**れ**イシャニス]　化膿期

staff [ス**テー**フ]　(尿道より膀胱への)導入消息子, 病院附属院, スタッフ, 職員, 杖
― of Aesculapius [－**ア**ヴ エスキュ**レ**イピアス]　アスクレピオスの杖　☆医術の象徴

stage [ス**テ**イジ]　舞台, 演壇, (病気などの)期, 程度, 足場
― of invasion [－**ア**ヴ イン**ヴェ**イジャン]　侵襲期
― of labor [－**ア**ヴ **レ**イバー]　分娩期
― of latency [－**ア**ヴ **レ**イタンスィ]　潜在期
agonal ― [**エー**ガナル－]　死戦期, 瀕死期
increment ― [**イ**ンクリメント－]　増殖期, 増悪期
intermediary ― [インター**ミー**ディアり－]　中間期
interval ― [**イ**ンタヴァル－]　間欠期
sweating ― [ス**ウェ**ッティング－]　発汗期. 発汗症状の現れるマラリアの第3期から終期

stagger [ス**テ**ーガー]　よろめく, 逡巡する, よろめかせる, よろめき, (とくに馬, 羊の) よろめき病, 眩暈

staggers [ス**テー**ガーズ]　回旋病　☆馬がふらつきをおこす病気. 飼料の異常によるとされる

staggering gait [ス**テー**ッガーりング **ゲ**イト]　ふらふら歩行

staghorn calculus [ス**テー**ッグホーン **ケー**ルキュラス]　鹿角型結石　☆腎盂全体を占める大きな結石

stagnant [ス**テー**グナント]　(液体が)流れない, 沈滞した, 不活発な, 不振な

stagnate [ス**テー**グネイト]　(液体が)流れない, よどむ, 腐る, (生活, 人心, 仕事などが)沈滞する

stagnation [ステーグ**ネ**イシャン]　沈滞, よどみ, 不振

stain [ス**テ**イン]　汚点, (鏡状染色用)色素, 染色
― technology [－テク**ナ**ラジー]　染色技術

staircase [ステ**ア**ケイス]　梯子段, 階段, 階段室

stairs sign [ステ**アー**ズ **サ**イン]　階段徴候　☆歩行失調症における階段下降困難の徴候

stalagmometer [スタレーグ**マ**ミター]　点滴計, 滴数計

stalk [ス**トー**ク]　茎, (植物)柄

stall [ス**トー**ル]　指サック

stamen [ス**ティ**マン]　〈pl. stamens, stamina；L〉雄しべ. 花の雄性器官；精力, 耐久力

stamina [ス**テー**マナ]　精力, 根気, 元気, 忍耐力

stammer [ス**テー**マー]　吃る, 吃り, 口ごもり, 踏みつけ

stamping gait [ス**テー**ンピング **ゲ**イト]　スタンプ歩行

stanch [ス**テー**ンチ]　止血する

stand [ス**テー**ンド]　立つ, 位置する, 高さ・長さが～である, (寒暖計が)～度である, 値段が～である, 有効である, 立たせる, 辛抱する, 受ける, こうむる

standard, STD [ス**テー**ンダート]　標準, 規格, 本位, (度量衡の)原器, ランプ台, まっすぐな水管, まっすぐな柱, 標準の, 第一流の, まっすぐな, 台付きの
― death rate [－**デ**ス **れ**イト]　標準死亡率
― deviation [－ディーヴィ**エ**イシャン]　標準偏差
― error of the mean [－**エ**らー **ア**ヴ ザ **ミー**ン]　平均の標準誤差

759

― serum [-スィーらム] 標準血清
― solution [-サリューシャン] 標準液
standardization [ステーンダーダイゼイシャン] 標準化, 統一
standardize [ステーンダダイズ] 標準化する, 統一する, 標準とする, 化学分析によって溶液などの特定値を定める
standing [ステーンディング] 立っている, 変わらない, 決まった
― order [-オーダー] 継続指示
― position [-パズィシャン] 立位
standstill [ステーンドスティル] 停止, 休止, 行詰り, 据置き
Stanford test [ステーンフォード テスト] スタンフォード試験 ☆知能検査法の変法
stannate [ステーネイト] スズ酸塩
stannic [ステーニック] スズの
stannum [ステーナム] スズ
stanozolol [ステーナゾロール] スタノゾロール ☆タンパク同化ホルモンの一つ
stapedectomy [ステイピーデクタミー] 鐙(あぶみ)骨切除術
stapedial [ステイピーディアル] 鐙(あぶみ)骨
stapediovestibular [ステイピーディオウヴェスティビュラー] 鐙(あぶみ)骨前庭の
stapedius [スタピーディアス] 鐙(あぶみ)骨筋
stapes [ステイピーズ] 鐙(あぶみ)骨
staphylectomy [ステーフィレクタミー] 口蓋垂切除術
staphyledema [ステーフィリディーマ] 口蓋垂腫脹
staphyleus [ステーフィレアス] 口蓋
staphyline [ステーフィリーン] 口蓋垂の, ブドウ房状の
staphylinus [ステーフィライナス] 口蓋垂筋
staphylitis [ステーフィライティス] 口蓋垂炎の
staphylo- [ステーフィロウ-, スタフィラ-] ☆「口蓋垂」を表す接頭語
staphyloangina [ステーフィロウ・アンジャイナ] ブドウ球菌感染咽頭炎
staphylococcal scalded skin syndrome, Ritter's disease [スタフィラカカル スコールディッド スキン スィンドロウム, リッターズ ディズィーズ] = Lyell's disease ブドウ球菌性皮膚剥離症候群
staphylococc(a)emia [スタフィロウカクスィーミア] ブドウ球菌血症
Staphylococcus [スタフィラカッカス] ブドウ球菌属
― albus [-アルバス] 白色ブドウ球菌
― aureus [-オーりアス] 黄色ブドウ球菌
― citreus [-スィトれアス] レモン黄色ブドウ球菌
― pyogenes [-パイオウジャニス] 化膿性ブドウ球菌
staphyloderma [スタフィロウダーマ] ブドウ球菌感染皮膚炎
staphylodialysis [スタフィロウダイエーリスィス] 口蓋垂弛緩症
staphylohemia [スタフィロウヒーミア] ブドウ球菌血症
staphylolysin [スタフィラリスィン] ブドウ球菌溶血素
staphyloma [スタフィロウマ] ブドウ腫
― corneae [-コーニエ] 角膜ブドウ腫
― corneae fistulosum [-コーニエ フィステュロウサム] 瘻孔性角膜ブドウ腫
― corneae racemosum [-コーニエ れースィモウサム] ブドウ状角膜ブドウ腫
staphylomycosis [スタフィロウ・マイコウスィス] ブドウ球菌感染症
staphyloncus [スタフィランカス] 口蓋垂腫瘍
staphyloplasty [スタフィラプレースティ] 口蓋垂形成術
staphyloptosis [スタフィラ・プトウスィス] 口蓋垂下垂症
staphylorrhaphy [スタフィローれーフィ] 口蓋破裂縫合術
staphylotomy [スタフィラタミー] 口蓋垂切開術
staple [スティプル] 主要産物, 要素, 主成分, 要項, 主題, 線維, 糸, 原料, 主要な, 重要な, 固定する, 止める
― capsulorrhaphy [-ケープスュローらフィ] 関節包ステープル縫合
― food [-フード] 主食
star [スター] 星状体, 放線体
― volume [-ヴァリューム] 骨組織計測上である点から骨梁までの距離の和
starch [スターチ] デンプン, のり, 糊をつける, 堅苦しくする
starched [スターチト] 糊をつけた, はばった, 窮屈な, 堅苦しい
starchy [スターチー] デンプンの, デンプン質の, 糊をつけた, 堅苦しい

Starling's hypothesis [スターリングズ ハイパスィスィス] スターリング仮説 ☆血圧とコロイド浸透圧の差によって毛細血管壁で濾過が行われるという説

Starling's law [スターリングズ ロー] スターリングの法則 ☆収縮前静止長が伸展される程度に応じて心筋線維がより強く収縮する

starter [スターター] 発端培養

starting pains [スターティング ペインズ] 就眠痛 ☆睡眠開始直後起こる疼痛

starvation [スターヴェイシャン] 餓死, 飢餓, 欠乏

starve [スターヴ] 餓死する, 飢える, 断食する, 切望する, 飢えさせる, 餓死させる, 凍死させる, 弱らせる

stasimorphia [ステイスィモーフィア] 発育停止奇形

stasiphobia [ステイスィフォウビア] 立位恐怖症

stasis [ステイスィス] うっ滞
 — dermatitis [-ダーマタイティス] うっ血性皮膚炎, うっ滞性皮膚炎

STAT (signal transducers and activators of transcription)

stat [ステート] (statim) 直ちに, 至急に

state [ステイト] 状態, 形勢, 国家, 州, 階級, 地位, 威厳, 荘厳, 心配, 興奮, 述べる, 申し立てる, 符号で表す
 — hospital [-ハスピタル] 州立病院
 — medicine [-メディスン] 国営医療

statement [ステイトマント] 申立, 声明

Stathmokinesis [スタスモウカイニースィス] ☆有糸分裂の際, 紡錘糸の形成が妨げられて中期または前中期で分裂が止まること

static [ステーティック] 静力学的, 静(空)電, 静止
 — lung compliance [-ラング カンプライアンス] 肺静的コンプライアンス
 — refraction [-リフレークシャン] 静的屈折

statim [ステイティム] = stat 直に, すぐに

station [ステイシャン] 駅, 位置, 署, 本部, 身分, 地位, 直立姿勢

stational [ステイシャナル] 停車場の, 屯所の, 部署の, 静止的の

stationary [ステイシャナリー] 不動の, 据え付けの, 駐屯した, 常識の, 変化のない, 停滞した, 動かぬ人または物, 文房具
 — air [-エアー] 残気

statistic [ステーティスティック] = statistical 統計の, 統計的, 統計学上の, 統計量

statistical analysis [ステーティスティカル アネーリスィス] 統計的処理

statistics [ステーティスティックス] 統計, 統計表, 統計学

statoconia [ステートウコウニア] 聴毛細胞膠帽(耳壁), 平衡砂

statocyst [ステータスィスト] 平衡胞

statokinetic [ステートウカイネティック] 運動平衡姿勢

statue [ステーチュー] 像

stature [ステーチャー] 身長

status [ステイタス] 状態, 地位, 身分, 資格
 — anginosus [-エーンジノウサス] 狭心症状態
 — asthenicus [-エースセニカス] 無力性体質
 — asthmaticus [-エーズメーティカス] 喘息発作重積状態
 — choreaticus [-カリエーティカス] 舞踏病状態
 — cribrosus [-クリブろウサス] 篩状状態
 — eclampticus [-イクレーンプティカス] 子癇持続状態
 — epilepticus [-エピレプティカス] 痙攣重積状態
 — lymphaticus [-リンフェーティカス] リンパ性体質
 — quo [-クウォウ] 同じ状態

staunch [ストーンチ] 止血する

staurion [ストーりアン] 口蓋縫合の中心と縦線の交叉点

stauroplegia [ストーろウプリージア] 交叉性片麻痺

STD 1. (sexually transmitted disease) / 2. (standard)

steadfast [ステッドフェースト] 確固たる, 不変の, 不抜の

steadily [ステディリー] 着々と, 堅実に, 固く, 絶え間なく

steady [ステディ] しっかりした, 安定した, 規則立った, 着実の, 不変の, しっかりさせる, 強固にする, しっかりする, 落ち着く
 — state [-ステイト] 安定状態

steak [ステイク] 肉, ステーキ, 切肉

Steakhouse syndrome 〜 stenosis

Steakhouse syndrome [ステイクハウス スィンドロウム] ステークハウス症候群 ☆植物片の食道下部につまること

steam [スティーム] 蒸気，霧，蒸す，ふかす，蒸気を発する，蒸気で進む，汗をかく，発散する，霧が立つ

steambath [スティームバース] 蒸気風呂，トルコ風呂

steamheater [スティームヒーター] 蒸気暖房機または装置

steapsin [スティエープスィン] ステアプシン，リパーゼ ☆膵脂肪分解酵素

stearate [スティアれイト] ステアリン酸塩，硬脂酸塩

stearic [スティエーリック] ステアリンの，ステアリンから得た
— **acid** [- エーサッド] ステアリン酸 ☆脂肪酸の一種

stearin [スティアリン] ステアリン，硬脂，ステアリン酸

stearodermia [スティアロウダーミア] 皮脂腺病，ステアロール ☆薬品の基剤として用いる脂肪の一種

Stearn's alcoholic amentia [スターンズ アルカホーリック エイメンシア] スターンのアルコール性精神薄弱

steatadenoma [スティアタディノウマ] 皮脂腺腫

steatitis [スティアタイティス] 脂肪組織炎

steatocele [スティアタスィール] 陰嚢脂腫

steatogenous [スティアタジャナス] 脂肪変性

steatohepatitis [スティアトウヘパタイティス] 脂肪性肝炎

steatolysis [スティアタリスィス] 脂肪溶解

steatolytic enzyme [スティアタリティック エンザイム] 脂肪分解酵素

steatoma [スティアトウマ] 皮膚脂瘤，脂肪腫

steatonecrosis [スティアトウニクろウスィス] 脂肪壊死

steatopathy [スティアタパスィ] 皮脂膜病

steatopyga [スティーアトウパイガ] （ホッテントット族の女性の）臀部脂肪蓄積

steatorrh(o)ea [スティアタリーア] 皮脂漏，脂肪性便

steatosis [スティアトウスィス] 脂肪症

stechiology [ステキアラジー] 元素学，細胞生理学

steel [スティール] 綱，鉄甲，鉄剤，鋼製の，鋼を被せる，鋼で刃をつける，鋼のように

Steenbock's rachitogenic diet [スティーンバックス らキタジェニック ダイアット] スティーンボックのくる病発生食

steep [スティープ] 急勾配の，法外な，途方もない，急坂，絶壁

stege [スティージ] 桿状内層（網膜）

stegnosis [ステグノウスィス] 狭窄症，便秘

stegnotic [ステグナティック] 便秘を起こす，収斂剤，狭窄性の

Stegomyia [ステゴウマイア] シマ蚊，蚊の一種

Stein-Leventhal syndrome [スティン レヴァンサル スィンドロウム] スタイン・レヴェンサール症候群 ☆多発性嚢腫が卵巣に発生，男性化，無月経を起こす

stella [ステラ] 星状包帯

stellate [ステレイト] = stellated 星状，星形の，星状の，放射状の，放線状の
— **ganglion** [- ゲーングリアン] 星状神経節
— **ganglion block, SGB** [- ゲーングリアン ブラック] 星状神経節ブロック
— **ligament** [- リガマント] 星状靱帯

stellectomy [スタレクタミー] 星状神経節切除術 ☆狭心症療法

stellular [ステリュラー] 星散らしの，星模様のある，小星形の，小放射状の

Stellwag's sign [ステルヴァーグズ サイン] ステルワグ徴候 ☆瞬目減少，バセドウ病の症状の一つ

stem [ステム] 草木の茎，幹，軸，葉柄，花梗，小花梗，果柄，（道具の）柄，（寒暖計の）胴，羽軸，種族，血統
— **cell** [- セル] 幹細胞

stench [ステンチ] 悪臭，臭気
— [-]**pipe** [- パイプ] （下水などの）排臭管

stender dish [ステンダー ディッシュ] （組織切片染色用）ステンデル皿

steno- [ステノウ，ステナ-] ☆「狭い」を表す接頭語

stenocardia [ステノウカーディア] 狭心症

stenochoria [ステノウコーリア] 狭窄症

stenocoriasis [ステノウコーらイアスィス] 瞳孔狭縮症

stenographer [ステナグらファー] 速記者

stenography [ステナグらフィ] 速記

stenosing tenosynovitis [スティノウズィング テノウサイナヴァイティス] 狭窄性腱鞘炎

stenosis [スティノウスィス] 狭窄症

stenostegnosis [スティノウステグノウスィス] 耳下腺排泄管閉塞

stenostomia [スティナストウミア] 口裂の狭小または閉鎖

stenothermal [スティナサーマル] 外界温度の小変動のみに耐え得る動物

stenothorax [スティノウソーらックス] 胸郭狭窄

stenotic [スティナティック] 狭窄的の

stenotomy [スティナタミー] 狭窄部切開術

Stensen's duct [ステンセンズ ダクト] = Steno's duct ステンセン管, 耳下腺分泌管

stent [ステント] 内腔強化用鋳型, ステント

step down unit [ステップ ダウン ユーニット] 軽症観察病棟

steppage gait [ステッピジ ゲイト] 鶏状歩行, 踏歩行 ☆足を高く踏み出し踵をつけて歩く

stercolith [スターカリス] 糞石, 結石様糞塊

stercoraceous [スターコウれイシャス] = stercoral 排泄物の, 屎の
— vomiting [-ヴァミッティング] 吐糞

stercoral [スターカらル] 宿便性の
— ulcer [-アルサー] 宿便性潰瘍

stercoremia [スターカりーミア] 糞毒症

stercorin [スターカリン] コプロステロール

stercoroma [スターコウろウマ] 直腸内糞塊

stercorous [スターカらス] 糞便の

stercus [スターカス] 糞便

stereoagnosis [ステリオウエーグノウスィス] 立体認識不能

stereoarthrolysis [ステリオウアースらリスィス] 強直関節を可動性関節にすること

stereochemistry [ステリアケミストりー] 立体化学

stereocyst [ステリアスィスト] 硬嚢腫

stereognosis [ステリアグノウスィス] 立体認知

stereograph [ステリアグれーフ] 立体描写器

stereoisomer [ステリオウアィソマー] 立体異性体

stereoisomerism [ステリオウアイソメリズム] 立体異性. 同一分子式をもつ2個以上の物質が, 分子内の原子の空間的配置の相違によってまったく異なった性質を示すこと

stereology [ステリアらジー] 立体学

stereometer [ステリアミター] 立体容積計

stereopsis [ステリアプスィス] 立体視

stereoscopic acuity [ステリオア・スコウピック アキューイティ] 立体視力

stereoscopy [ステリオア・スカピー] 立体鏡検査法

stereospecific [ステリオウ・スパスィフィック] 立体特異性

stereotaxic [ステリオア・テークスィック] 定位の
— apparatus [-アパれイタス] 定位同定装置
— neurosurgery [-ニューロウ・サージャりー] 定位脳手術

stereotropism [ステリオアトろピズム] 向着性 ☆固定物に向かって動くこと

stereotype [ステリアタイプ] ステロ版, 鉛版, 固定したもの, ステロ版の, 固定させる

stereotyped [ステリオウタィプト] ステレオタイプの, 型にはまった

stereotypy [ステリアタイピー] 常同症
— of attitude [-アヴ アティチュード] 態度常同症
— of movement [-アヴ ムーヴマント] 運動の常同症
— of speech [-アヴ スピーチ] 言語の常同症

sterile [ステらイル] 不妊の, 断種した, 実らない, 無菌の, 殺菌した, 雄性の
— abscess [-エーブセス] 無菌性膿瘍

sterilitas [スタりリタス] 不妊症
— absoluta [-アブサルータ] 絶対不妊
— feminina [-フェミニーナ] 女性不妊
— primaria [-プライマりア] 原発不妊
— relativa [-れラティーヴァ] 相対不妊
— virilis [-ヴィりーリス] 男性不妊

sterility [スタりリティ] 不妊, 不妊症, 不毛, 雄性

sterilization [ステらリゼイシャン] 断種不妊法, 殺菌消毒

sterilize [ステりライズ] 不妊にする, 断種する, 殺菌消毒法

sterilizer [ステりライザー] 不妊にする人または物, 断種する人, 殺菌薬または装置, 消毒器または装置

sternal [スターナル] 胸骨の, 胸骨部にある
— gland [-グレーンド] 胸骨腺
— plane [-プレイン] 胸骨平面

sternalgia [スターネールジア] 胸骨痛

sternalis [スターナーリス] 胸骨筋

Sternberg's cell [スターンバーグズ セル]

ステルンベルグ細胞 ☆ホジキン病の病変で出現する細胞

sterno- [スターノウ-, スターナ-] ☆「胸骨」を表す接頭語

sternoclavicular [スターノウクレーヴィキュラー] 胸鎖の

sternocostal [スターナカスタル] 胸骨と肋骨の

sternocostoclavicular hyperostosis [スターナカストウクレーヴィキュラー ハイパらストウスィス] 鎖骨肋骨過骨症

sternodynia [スターノウディニア] 胸骨部疼痛

sternofacial [スターノウフェイシャル] 胸骨と顔面の

sternoid [スターノイド] 胸骨状の

sternomastoid [スターナメーストイド] 胸鎖乳突

sternopagus [スターナパガス] 胸骨結合体 ☆二人の個体が胸骨で結合している奇形

sternoscapular [スターノウスケーピュラー] 筋胸骨と肩甲骨の

sternoschisis [スターネースキスィス] 胸骨裂

sternothyroid [スターノウサイろイド] 胸骨と甲状軟骨の

sternotomy [スターナタミー] 胸骨切開術

sternotracheal [スターノウトれイキアル] 胸骨と気管の

sternotrypesis [スターノウトらイピースィス] 胸骨開孔術

sternum [スターナム] 胸骨,(甲殻類の)胞板,胞片

sternutative [スターニュータティヴ] = sternutatory くしゃみの,くしゃみ誘発薬

steroid [ステろイド] ステロイド
 — **hormone** [-ホーモウン] ステロイドホルモン

steroid-induced osteoporosis [ステろイド-インデュースト アスティオウポーろウスィス] ステロイド(誘発)骨粗鬆症 ☆副腎皮質糖質ステロイド過剰による骨粗鬆症

steroidal contraception [ステろイダル カントろセプシャン] 性ステロイドによる避妊

sterol [ステろール] ステロール,類脂肪

stertor [スターター] (卒中などの)いびき

stertorous [スターたらス] いびきをかく
 — **respiration** [-れスピれイシャン] いびき呼吸

stertorously [スターたらスリー] いびきをかいて

stetho- [ステソウ-, ステサ-] ☆「胸」を表す接頭語

stethocyrtograph [ステソウサータぐれーフ] 胸部曲線描画器

stethograph [ステサぐれーフ] 呼吸運動記録装置

stethomenia [ステソウミーニア] 代償性気管支月経

stethomyitis [ステソウマイアイティス] 胸筋炎

stethoscope [ステセスコウプ] 聴診器,聴診器で診察する

stethoscopic [ステセスカピック] 聴診法の,聴診による,聴診器の

stethoscopically [ステセスカピカリー] 聴診器で,聴診上で

stethospasm [ステセスパズム] 胸筋痙攣

Stevens-Johnson syndrome [スティーヴァンス-ジョンサン スィンドろウム] スティーヴンス・ジョンソン症候群 ☆胃炎,尿道炎,結膜炎,皮膚の多形滲出性紅斑などを起こす原因不明の症候群

stew [ステュー] とろ火で煮る,シチューにする,シチュー料理

Stewart-Treves syndrome [ステュウァートトりーヴズ スィンドろウム] スチュアート・トリーヴェス症候群 ☆リンパ浮腫を伴うリンパ管肉腫

sthenic [スィーニック] 過労作の,強力の,(とくに心臓,動脈などにいう)強壮
 — **fever** [-フィーヴァー] 強壮熱,過労熱 ☆心臓力が異常に強いため体温が上昇し,皮膚が熱く乾燥し枯渇したことなどを特徴とする,高熱と強い脈拍を特徴とする

sthenometry [スセナミトりー] 筋力測定

stibial [スティビアル] アンチモンの

stibialism [スティビアリズム] アンチモン中毒症

stibium, Sb [スティヴィアム] アンチモン(元素) ☆原子量121.75

stick [スティック] 棒,杖,ステッキ,植字架,刺す,突き通す,貫く,(穴などに)押し込む,入れる,粘着させる,刺さる,止まる,躊躇する,突き出る

sticking plaster [スティッキング プレースター] 絆創膏

Stickler Arthro-ophthalmopathy [スティックラー アーすろウ-アフサルマパスィ] スティックラー関節眼症

Stickler syndrome (dysplasia) [スティッ

クラー スィンドロウム (ディスプレイズィア)]
スティックラー症候群 ☆扁平顔面，近視，椎骨骨端異形成を見る症候群
sticky [スティキー] 粘着性の，なかなか動かない
Stierlin's sign [スティアリンズ サイン] スチーエルリン徴候 ☆回盲部結核のときの造影剤通過障害の所見
stiff [スティフ] こわばり，硬い，動かすと痛い，無理な，(風や流れの) 強い，頑固な
 — **neck** [－ネック] 動かすと痛い頸
 — **neck fever** [－ネック フィーヴァー] 頸強直熱 ☆流行性脳脊髄膜炎
 — **shoulder** [－ショウルダー] 肩こり
Stiff-man syndrome [スティフーマン スィンドロウム] スティフマン症候群，筋強直症候群 ☆軽度の刺激により筋肉の痙攣が起こり，全身筋肉強直を起こす症候群
stiff-necked [スティフーネックト] 頸部の硬直した，頑固な
stiffen [スティフン] 硬直する，固まる，(風や流れが) 強くなる，強情になる，硬くする，固練りにする，麻痺させる
stiffening agent [スティフニング エイジャント] 硬化剤
stiffness [スティフニス] 硬直
stifle [スタイフル] 息を止める，窒息させる，(火などを) 消す，鎮圧する，息つまるように感じる，窒息する
stifling [スタイフリング] 息をつまらせるような，息苦しい，うっとうしい，重苦しい
stigma, stigmata (複) [スティグマ, スティグマタ] 柱頭，斑点，気孔，門，小瘢痕，母斑，小斑，(一定時または精神的の刺激を受けて出血する) 紅斑，出血斑
stigmatic [スティグメーティック] 不名誉な，柱頭状の，斑点の，気孔の，小瘢痕の，紅斑の，出血斑の
stigmatization [スティグマタイゼイシャン] 皮膚に跡形が残ること
stilbestrol [スティルベストロール] スチルベストロール ☆合成エストロゲンの一つ
stilet(te) [スタイリット] スチレット，穿刺刀 ☆屈曲性カテーテルに通す針金
still [スティル] = distillery 蒸留器
Still's disease [スティルズ ディズィーズ] スチル病 ☆小児に見られる多発性関節炎と全身リンパ腺腫脹と脾腫，リウマチ反応陰性関節炎

stillbirth [スティルバース] 死産
stillborn [スティルボーン] 死産の，死産児
stilus [スタイラス] 桿，針状物，吻棘
stimulant [スティミュラント] 刺激性の，鼓舞する，興奮的，刺激物，刺激，激励，酒類
stimulate [スティミュレイト] 刺激する，活気づける，鼓舞する，興奮させる，刺激となる，興奮剤を用いる
stimulating [スティミュレイティング] 刺激的，興奮させる，鼓舞する
 — **discussion** [－ディスカッシャン] 活発な刺激を与える討論
stimulation [スティミュレイシャン] 刺激，興奮，鼓舞，激励
 — **contraction coupling** [－カントれークシャン カップリング] 刺激収縮結合
 — **excitation coupling** [－エクサイテイシャン カップリング] 刺激亢奮連関
 — **secretion coupling** [－スィクりーシャン カップリング] 刺激分泌結合
stimulative [スティミュラティヴ] 刺激的，興奮させる，鼓舞する，刺激，刺激物
stimulus [スティミュラス] 刺激，激励，刺激物，刺激剤，興奮剤
 — **threshold** [－スれショウルド] 最低感覚限
sting [スティング] 刺傷，刺痛，激痛，皮肉，針，毒牛，刺，(針で) 刺す，苦悩させる，刺すように痛む
stinging [スティンギング] 針を持つ，刺す，刺毛のある，とげのある，激痛の，刺すように痛む
stink [スティンク] 悪臭を放つ，評判の悪い，悪臭で苦しめる，悪臭，臭気
stinkbug [スティンクバッグ] 臭虫，へっぴりむし
stinkwood [スティンクウッド] 臭樹
stipend [スタイペンド] 俸給，報酬，年金
stipitate [スティピテイト] 有柄の，柄のある
stipple [スティップル] 穿刺する，点画する，点刻する
 — **-d columns** [－カラムズ] (グラフなどで) 点で囲んだ棒線部
 — **-d tongue** [－タング] 点状舌
 — **-d epiphysis** [－エピフィスィス] 斑点状骨端
stippling [スティップリング] 斑点，点刻
stipulate [スティビュレイト] 約定する，約定を条件として要求する，規定する，明

stipulated ～ stone

記する，主張する
- **stipulated** [スティピュレイティッド] 規定の，明記してある，約定の
- **stipulation** [スティピュレイシャン] 約定，契約，規定，明記，約定の箇条
- **stir** [スター] 動かす，かきまぜる，奮起させる，扇動する，動く，身動きする，発動する，動くこと，そよぎ，かき回すこと，活動，感動，刺激
- **stirpiculture** [スターピカルチャー] 優種養殖，種族改良，品種改良
- **stirrer** [スターらー] 攪拌器
- **stirrup** [スティらップ] ＝ stapes 鐙骨（耳小骨），あぶみ
- **stitch** [スティッチ] 一針，針目，結び目，刺痛，（とくに脇腹の激痛）さし込み，縫う，綴じる
  - **abscess** [-エーブセス] 縫目化膿，縫合部膿瘍
- **stochastic** [ストウケースティックス] 推計学
- **stock** [スタック] ストック，手持ち材料，株
  - **exchange** [-イクスチェインジ] 株取り引き
  - **oil** [-オイル] 原料油
  - **vaccine** [-ヴェークスィン] 保存菌で作るワクチン
- **stodgy** [スタッジー] （食物の）こってりした，胃にもたれる，消化しにくい；腫脹した，腫れ上がった
- **stoichiology** [ストイキアラジー] 元素学
- **stoichiometry** [ストイキアミトリー] 化学量論
- **Stokes' disease** [ストウクズ ディズィーズ] ストークス病，アダムス・ストークス症候群 ☆心刺激伝導障害による意識障害
- **stolid** [スタリド] ぼんやりした，鈍重な，無神経な
- **stoma** [ストウマ] 気孔，裂孔，切口
  - **ulcer** [-アルサー] 断端潰瘍
- **stomach** [スタマック] 胃，胃部，腹部，食欲，欲望，嗜好，食べる，こなす，消化する
  - **ache** [-エイク] 胃痛
  - **bubble** [-バブル] 胃泡
  - **cancer** [-ケーンサー] 胃癌
- **stomachal** [スタマカル] 胃の，腹の，消化を助ける，健胃の，健胃剤
- **stomachalgia** [スタマケールジア] 胃痛
- **stomachic** [ストウメーキック] 胃の消化を助ける，健胃の，健胃剤
- **stomatalgia** [ストウマテールジア] 口内痛
- **stomatic** [ストウメーティック] 口の，小口の，葉孔の，気孔の，口中薬の，口中剤
- **stomatitis** [ストウマタイティス] 口内炎
  - **aphthosa** [-アフソウサ] アフタ性口内炎
  - **catarrhalis** [-カタれイリス] カタル性口内炎
  - **exanthematica** [-イクザンセメーティカ] 発疹性口内炎
  - **mycetogenetica** [-マイスィータジャネティカ] 糸状菌性口内炎
  - **traumatica** [-トろーメーティカ] 外傷性口内炎
- **stomatocace** [ストウマタカスィー] （悪臭性）粘膜腐らん症
- **stomatodynia** [ストウマタディニア] 口腔痛
- **stomatodysodia** [ストウマトウディソウディア] 口腔悪臭
- **stomatogastric** [ストウマタゲーストリック] 口と胃の
- **stomatology** [ストウマタラジー] 口腔病学，口内病学
- **stomatomalacia** [ストウマトウメーレイシア] 口内軟化
- **stomatomy** [ストウマタミー] 子宮口切開術
- **stomatomycosis** [ストウマトウマイコウスィス] 口内真菌症
- **stomatonecrosis** [ストウマトウニクろウスィス] ＝ stomatonoma 口内壊死，水癌
- **stomatopathy** [ストウマタパスィ] 口腔病
- **stomatoplasty** [ストウマタプレースティ] 口内形成術，卵管膨大部形成術
- **stomatorrhagia** [ストウマタれイジア] 口内出血，歯肉出血
- **stomatoschisis** [ストウマタスキスィス] 口腔裂
- **stomatoscope** [ストウマタスコウプ] 口腔鏡，口中鏡
- **stomatosis** [ストウマトウスィス] 口腔症，口内病
- **stomatotomy** [ストウマタタミー] 子宮口切開術
- **stomenorrhagia** [ストウメナれイジア] 口腔内代償出血
- **Stomoxyinae** [ストウマクスィネ] サシバエ亜科
- **stone** [ストウン] 石，小石，石材，結石，植物のたね，石の，石製の，磁製の，石を投げつける，果物の核をとる，石を据

える

stone-deaf [ストウン-デフ] 全聾

stool [ストゥール] 床机, 足台, 便器, 便通, 大便, 切り株, 便通する, 便所に行く
 tarry — [テーりーー] タール様便. 黒色便. 消化管内の出血でみられる

stoop [ストゥープ] かがむ, 腰を曲げる, 猫背である, せむしである, (身体を)曲げる, (頭, 首, 肩, 背を)かがめる, かがむこと, 猫背, せむし, 腰の曲がり

stooping [ストゥーピング] かがんだ, 猫背の, せむしの, 腰を曲げた

stop [スタップ] 止める, 中止する, 妨害する, 塞ぐ, 出血を止める, 運転が止まる, 止む, 中止する, 滞在する

stopcock [スタップカック] 栓, 紐口, 活栓

stopflow method [スタップフロウ メサッド] ストップフロウ法 ☆停止尿流法, 腎機能検査の一つ

stoppage [スタッピジ] 止めること, 閉塞, 停止, 途絶

stopper [スタッパー] 止め手, 停止者, (瓶などの)栓, 栓をする

stopple [スタップル] 栓子

stopvalve [スタップヴェールヴ] 阻止弁

stopwatch [スタップウァッチ] 記録時計

storage [ストーりジ] 貯蔵, 保管とくに倉庫保管, 倉庫, 貯水, 蓄電
 — disease [-ディズィーズ] 蓄積病
 — life [- ライフ] 貯蔵寿命

store [ストァー] 蓄え, 蓄積, 用意, 用品, 倉庫店, 出来合の, 貯蔵の, 牧畜の, 養殖の, 蓄える, 用意する, 蓄電する

storehouse [ストァハウス] 倉庫

storm [ストーム] 嵐, 暴風, 大雨, 大吹雪, 激情, 騒動, あれる, 強襲する, 急性発作

storming [ストーミング] 集団思考

stoss [スタス] 短い期間宛の間欠治療

stout [スタウト] 丈夫な, 頑丈な, 勇敢な, 猛烈な, 肥満した, 黒ビール

stove [ストウヴ] ストーブ, 料理用ストーブ, 温室

strabismal [ストらビズマル] = strabismic 斜視の

strabismometer [ストらビズマミター] 斜視計

strabismus [ストらビズマス] 斜視, 藪睨み

strabometer [ストらバミータ] 斜視計 (strabismometer). 斜視眼の程度を測定する器具

strabometry [ストらバミトリー] 斜視測定

strabotomy [ストらバタミー] 斜視手術

straddle [ストれードル] 股を拡げて立つ

straight [ストれイト] 真っ直ぐな, (毛の)縮れていない, きちんとした, (目的に向かって)直進する, 直立する, 垂直な, 真っ直ぐに
 — gyrus [- ジャイらス] 直回
 — line [- ライン] 直線

straighten [ストれイタン] 真っ直ぐにする, 整頓する

straightforward [ストれイトフォーウァード] 真っ直ぐな, 正直な, 簡単な

strain [ストれイン] 菌株, 緊張させる, (筋などを)違える, 挫く, 曲げる, 緊張する, 引っ張る, 濾過する, ひずみ

strained [ストれインド] 張った, 無理な, 不自然な, こじつけの

straining [ストれイニング] いきみ ☆便を出すために腹壁を緊張させる

strait [ストれイト] 狭い, 窮屈な, 海峡, 窮乏, 困難
 — jacket [- ジャキット] 長袖拘束衣
 pelvic — [ペルヴィック-] 骨盤口

stramonium [ストらモウニアム] ダツラ, チョウセンアサガオの葉の乾燥物
 — extract [-イクストれークト] ダツラ抽出物

strand [ストれーンド] 線維, 糸状体

strangle [ストれーングル] 絞め殺す, 窒息させる

strangulate [ストれーンギュレイト] 絞め殺す, 血行を圧止する, 捻転する, 狭窄する

strangulation [ストれーンギュレイシャン] 絞殺, 縊死, 嵌頓, 拘約, 狭窄, 捻転
 — ileus [- イリアス] 捻転性腸閉塞

strangury [ストれーンギュリー] 尿淋瀝, 有痛排尿困難

strap [ストれーップ] 革紐, 吊革, 鞭, 小舌片, 帯金, 絆創膏, 革紐を結びつける, (紐帯)膏薬を貼る, 傷口を閉じる

strapping [ストれーッピング] 革紐で縛ること, 革紐材, 絆創膏, 背が高くて逞しい

stratification [ストれーティフィケイシャン] 層別, グループ化

stratified [ストれーティファイド] 層別に, 重層の
 — epithelium [-エピスィーリアム] 重層上皮
 — thrombus [-スらンバス] 成層血栓

stratiform [ストれーティフォーム] 層状の
stratify [ストれーティファイ] 層を成す
stratum [ストれイタム] 層
— adamantinum [-アダメーンティナム] エナメル質層
— basale [-ベイセイル] 基底層
— compactum [-カンペークタム] 緻密層
— corneum epidermidis [-コーニアム エピダーマイディス] 表皮角質層
— gelatinosum [-ジェラティノウサム] 膠様層 ☆嗅脳の最下層
— granulosum [-グラニュロウサム] 顆粒層
— lucidum [-ルスィーダム] 透明層
— papillare [-パピラーれ] 乳頭層
— pigmenti [-ピグメンタイ] = pigmentary layer 色素上皮層
— pyramidale [-ピらミデイリ] 錐体層(大脳)
— reticulare [-りティキュラーれ] 網状層
— spinosum [-スパイノウサム] 有棘細胞層
straw color [ストろー カラー] わら色
strawberry [ストろーバリー] イチゴ
— mark [-マーク] 苺状母斑, 苺色母斑, 紅斑
— tongue [-タング] 苺舌, いちご舌
stray [ストれイ] 迷入
streak [ストりーク] 条, 縞, 傾向, 条痕, 脈, 層, 条を付ける, 縞にする
— cultivation [-カルティヴェイシャン] 画線培養, 線引培養
stream [ストりーム] 流れ, 小河, 奔流, 続々, 陸続, 流れる, 続々出る, 流す, 噴く
streamline [ストりームライン] 流線型
streblomicrodactyly [ストれブロウ・マイクろデークティリー] 小指屈曲症
street sweeper [ストりート スウィーパー] 市街掃除人, 市街掃除機
stremma [ストれマ] 捻挫, 筋違い
strength [ストれングズ] 力, 強さ, 長所, 定員, 定数, 強度, 強弱, 濃度, 深度
strengthen [ストれングサン] 力をつける, 強化する, 丈夫にする, 増員する, 励ます, 強くなる
strengthening [ストれングサニング] 強くする, 強める, 増員する
strenuous [ストれニュアス] 奮闘的の, 努力的の, 奮闘を要する, 猛烈な
— exercise [-エクサーサイズ] 激しい運動
strenuously [ストれニュアスリー] 奮闘的に, 熱烈に, 努力的に
strephosymbolia [ストれファスィムボウリア] 鏡〔像〕知覚, 象徴倒錯症. 幼児が似た文字の読み方を方向の混同で間違える
strepitus [ストれピタス] 聴診音, 雑音
strepticemia [ストれプティスィーミア] = streptosepticemia 連鎖球菌性敗血症, 連鎖球菌血症
streptoangina [ストれプトウエーンジャイナ] 連鎖球菌性アンギナ
streptobacteria [ストれプトウベークティーりア] 連鎖桿菌
streptococc(a)emia [ストれプトウカクスィーミア] 連鎖球菌血症
streptococcolysin [ストれプトウカカリスィン] = streptolysin ストレプトコリシン ☆化膿性連鎖球菌より生ずる溶血素
Streptococcus [ストれプタカッカス] 連鎖球菌属
— anaerobius [-アネアろウビアス] 嫌気性連鎖球菌
— anginosus [-アンジノウサス] 扁桃炎連鎖球菌
— equi [-イークウィ] 馬連鎖球菌
— erysipelatis [-エりスィピレイティス] 丹毒性連鎖球菌
— faecalis [-フィカーリス] 大便性連鎖球菌
— haemolyticus [-ヒーマリティカス] 溶血性連鎖球菌
— mucosus [-ミュカサス] 粘液連鎖球菌
— pneumoniae [-ニューモウニエ] 肺炎連鎖球菌
— pyogenes [-パイオウジェニス] 化膿性連鎖球菌
— viridans [-ヴィりダンス] 緑色連鎖球菌
Streptodermia [ストれプトウダーミア] 連鎖状球菌膿皮症
— superficialis [-スーパーフィシエイリス] 浅在性連鎖球菌膿皮症
— superficialis bullosa manum [-スーパーフィシエイリス ブロウサ メイナム] 手部水疱性膿皮症
streptodornase [ストれプトウドーネイス] ス

トレプトドルナーゼ ☆連鎖状球菌の培養液内に放出される物質

streptodornase-streptokinase [ストレプトウドーネイス・ストレプトウカイネイス] ストレプトドルナーゼ・ストレプトキナーゼ ☆酵素混合物

streptokinase, SK [ストレプトウカイネイス] 連鎖球菌のつくるストレプトカイネース ☆フィブリン溶解酵素

streptoleukocidin [ストレプトウ・リューカスィディン] ストレプトロイコシジン，連鎖球菌白血球溶解素 ☆連鎖状球菌培養から採った毒素

streptomycin sulfate, SM [ストレプトウ・マイスィン サルフェイト] 硫酸ストレプトマイシン ☆アミノグリコシド系抗生物質，抗結核作用がある

streptomycosis [ストレプトウ・マイコウスィス] 土壌菌感染症，ストレプミセス真菌感染症

Streptothrix [ストレプタ・スリックス] 分岐菌属 ☆連鎖毛状菌
— **madurae** [−メーデューれ] マズラ菌

streptothroat [ストレプタ・スろウト] 連鎖球菌感染による咽頭炎

streptozocin, STZ [ストレプタゾウスィン] ストレプトゾシン. Streptomyces achromogenes より得られる抗腫瘍抗生物質．糖尿病誘発物質

streptozotocin [ストレプトウ・ゾウタスィン] ストレプトゾトシン ☆膵ラ氏島を障害し，糖尿病を起こす物質

stress [ストれス] 抑圧，圧迫，侵襲，強勢，緊張，圧力，応力，ストレス，力説する，重きをおく
— **incontinence** [−インカンティナンス] 緊張性失禁 ☆分娩時，産婦の起こす失禁

stretch [ストれッチ] 引き伸ばす，曲解する，利用する，広がる，継続する，のびをする，伸張，張り，緊張，濫用，範囲，限度，一息
— **receptor** [−りセプター] 伸展受容器

stretch-activated cation channel [ストれッチ−エークティヴェイティド カタイアン チャナル] 伸展活性化陽イオン関門

stretcher [ストれッチャー] 伸ばす人，拡げる人，張器，担架

stria, striae(複)[ストらイア，ストらイー] 線，すじ，縞，条痕，溝
— **albicans gravidarum** [−エールビカンス グれーヴィダーらム] 妊娠白線
— **atrophica** [−アトろフィカ] 萎縮線条

striae [ストらイー] 線 (stria の複)
— **cutis** [−キューティス] 皮膚線条
— **cutis distensae** [−キューティス ディステンセ] 皮膚伸展線条

striate [ストらイエイト] = striated 筋がある，線条がある，縞の溝がある，線状の
— **keratitis** [−ケらタイティス] 線角膜炎
— **retinitis** [−れティナイティス] 線状網膜炎

striated muscle [ストらイエイティッド マスル] 横紋筋

striation [ストらイエイシャン] すじをつけること，線条をつけること，縞をつけること

striatum [ストらイエイタム] 線条体

strict [ストリクト] 厳しい

strictura [ストりクチュら] 狭窄

stricture [ストりクチャー] 狭窄症

strictured [ストりクチャード] 狭窄した

stricturoscope [ストりクチュらスコウプ] 直腸狭窄検査鏡

stricturotome [ストりクチュらトーム] 狭窄(さく)切開刀

stricturotomy [ストりクチュらタミー] 狭窄部切開術

stride [ストらイド] 大股に歩く，跨ぐ，大股，闊歩，一跨ぎの幅，長足の進歩

strident [ストらイデント] = stridulous 喘鳴の，かん高い

stridium [ストらイディアム] 耳障りな，ギシギシと
— **dentium** [−デンティアム] 歯ぎしり
— **serraticus** [−サれイティカス] 鋸音様喘息

stridor [ストらイダー] 喘鳴

stridulate [ストりデュレイト] 喘鳴する

stridulation [ストりデュレイシャン] 鳴くこと，キーキー言うこと

strike [ストらイク] 打つ，叩く，突き当たる，偶然に遭遇する，同盟罷業をする，発火する，貫く，刺す

string [ストリング] 単線，紐，糸，付帯条件，一列，巻ひげ，筋，線維，腱，糸に通す，一列に並べる，巻ひげ・筋・線維を除去する
— **galvanometer** [−ガルヴァナミター] 単線検流計

stringent [ストリンジャント] 拘束的の，強制的の

string-halt [ストリングーホールト] 後脚痙攣

性歩行．ウマの後脚の無意識的痙攣運動．脚は突然大地から上がり，再び不自然な力で降りる
stringy [ストリンギー] 糸（紐）のような，線維質の，（液が）線を引く，粘質の，すり切れる
striomuscular [ストイアマスキュラー] 横紋筋の
strip [ストリップ] 裂く，切片，圧縮する
stripe [ストライプ] 縞，筋，条，答痕，縞地，縞布
striped muscle [ストらイプト マスル] 横紋筋
stripping [ストリッピング] 剝ぐこと，むくこと，裸にすること，剥いだ物
strobilation [ストロウバイレイシャン] 子虫，環節などが分芽，分裂によって形成されること
strobolight [ストろウバライト] ストロボライト
stroboscope [ストろゥバスコープ] ストロボスコープ．運動体を静止の状態にして見る装置．規則的に点滅する光源つき
stroke [ストろウク] 打つこと，一打，一撃，（手や器具の）一動，（病気の）急患，罹病，卒中，脳溢血，偶然の結果，脈拍，鼓動，（心的の）働作用
  — **culture** [－カルチャー] 塗抹培養
  — **in evolution** [－イン エヴァリューシャン] 進行中の脳卒中
  — **volume** [－ヴァリューム] = stroke output 1回排出量
stroke-prone rat [ストろウク－プロウンれット] 脳卒中を起こしやすいラット ☆自然発症高血圧ラットの一系
stroma [ストろウマ] 気質，基礎質，間質
stromatolysis [ストロウマタリシス] 細胞膜破壊，間質溶解
stromuhr [ストろウミュアー] 血流速度計
strong [ストロング] 強い，強力な
  — **acid** [－エーサッド] 強酸
  — **convergence** [－カンヴァージャンス] 強収束
Strongyloides [ストロンジロイディーズ] 糞線虫属
  — **intestinalis** [－インテスティネイリス] 腸糞線虫
  — **papillosus** [－パピロウサス] 家畜に寄生する糞線虫
  — **stercoralis** [－スターカれイリス] 糞線虫

strongylosis [ストロンジロウスィス] ストロンギルス感染症，線虫症
Strongylus [ストロンジラス] 円虫，線虫
strontium, Sr [ストロンシアム] ストロンチウム（元素） ☆原子量87.62
strophanthin [ストロウフェーンスィン] ストロファンチン
Strophanthus [ストロウフェーンサス] ストロファンツス属 ☆夾竹桃科
strophulus [ストロフュラス] 小児ストロフィス，じんま疹様苔癬
structural [ストらクチュラル] 構造の，組織上の，組織的
  — **hemoglobinopathy** [－ヒーモウグロウビナパスィ] 構造的ヘモグロビン異常症
structure [ストらクチャー] 構造，組織，組み立て，建物，組織物
structureless [ストらクチュアリス] 構造のない，組織のない，無機の，無定形の，非結晶質の，変体の，同質の
struma [ストるーマ] 甲状腺腫，瘤状突起，小葉節
  — **calculosa** [－カルキュロウサ] 石灰沈着性甲状腺腫
  — **colloides** [－カロイディス] 膠状甲状腺腫
  — **endothoracica** [－エンドウソーれースィカ] 胸腔内甲状腺腫
  — **lymphomatosa** [－リンフォウマトウサ] リンパ腫様甲状腺腫 ☆橋本病
  — **maligna** [－マリグナ] 悪性甲状腺腫
  — **nodosa** [－ノウドウサ] 結節性甲状腺腫
  — **ovarii** [－オウヴァリイ] 卵巣内甲状腺腫
  — **suprarenalis** [－スープらネイリス] 副腎皮質脂肪腫
strumectomy [ストるーメクタミー] 甲状腺腫切除術
strumiprival [ストるーミプリヴァル] = strumiprivous 甲状腺欠如の
strumitis [ストるーマイティス] 甲状腺炎
strumoderma [ストるーモウダーマ] 皮質腺病
strumose [ストるーモウス] = strumous 甲状腺腫の，るいれきのある，甲状腺腫質の，瘤状突起のある
Strümpell's sign [ストりュンペルズ サイン] シュトリュンペル徴候 ☆前脛骨現象，片側麻痺側の大腿部を曲げると足の背屈と内反が起こる

strut [ストラット] 支柱
— analysis [-アネーリスィス] 支柱分析 ☆骨梁の連続性の分析
— graft [-グレーフト] 骨支柱移植

struvite [ストルーヴァイト] カルシウムを含まない腎結石の一つの成分, 尿路感染のときできる ☆マグネシウム, リン酸, アンモニウムなどより成る

strychnine [ストリクニン] = strychna, strychnina ストリキニン
— nitrate [-ナイトレイト] 硝酸ストリキニン
— sulfate [-サルフェイト] 硝酸ストリキニン

Stuart-Prower factor [ステュアートープラウアー フェークター] スチュアート・プラウアー因子 ☆第X凝固因子

stub [スタブ] 株, 歯などの根, (鉛筆, 葉巻の) 残部, (切り株, 根を) 引き抜く

stubborn [スタバン] 頑固, 強情な

stubbornly [スタバンリー] 頑強に, 執拗に

stubby finger [スタビィ フィンガー] 太く短い指

student apathy [ステューデント エーペスィ] 学生の無気力

student's t [ステューデンツ ティ] 平均値検定に用いる関数

study [スタディ] 研究する, 調査する, 学ぶ, 図る, 研究

stuff [スタフ] 物, 物事, 材料, 原料, 資料, 要素, 素質, 屑

stuffy [スタフィ] つまっている, むしむしする

stumble [スタンブル] つまずく, ぶつかる, 蹉跌する, 吃る, つかえる, どぎまぎさせる, つまずき, 蹉跌, 失錯, 遭遇

stump [スタンプ] (伐り倒した木の) 根, 切り株, 歯の根, 切断後の手足の基部, 吸い殻
— neuralgia [-ニューれールジア] 断端神経痛

stun [スタン] 打って気絶させる, 昏倒させる, 茫然とさせる, (音が) 一時耳を聾する

stunned myocardium [スタンド マイオウカーディアム] 仮死心筋

stunning [スタンニング] 目を回させる, 気絶させる, びっくりさせる, 耳を聾する, 驚くべき
myocardial — [マイアカーディアル-] 一時的停止心筋, 仮死心筋

stunt [スタント] 小人, (映画での) 危険な離れ技. 発育阻害, 発育不全; 正常の発育を阻害された生物
— man [-マン] 離れ技を演ずる人, スタントマン

stupe [ステューブ] 湿布, 湿布する

stupefacient [ステューピフェイシャント] 麻酔させる, 麻酔剤

stupefaction [ステューピフェークシャン] 麻酔, 知覚喪失, 昏睡, ぼんやりすること

stupefactive [ステューピフェクティヴ] = stupefacient 麻酔させる

stupefiable [ステューピファイアブル] 麻痺させ得る

stupefier [ステューピファイアー] 知覚を失わせる人または物, 麻酔剤, 茫然とさせる物

stupefy [ステューピファイ] 麻痺または麻酔させる, 知覚を奪う, 仰天させる, ぼんやりさせる

stupid [ステューピッド] 馬鹿な, 下らない, 無感覚の, 麻痺した, 昏睡状態に陥った, 愚人, 馬鹿者

stupor [ステューパー] 昏迷, 無感覚, 人事不省, 気絶, 麻酔, 茫然
— melancholicus [-メレーンコウリカス] うつ病性昏睡
— vigilans [-ヴィジランス] カタレプシー

stuprum [ステューブらム] 強姦

sturdy [スターディ] (身体の) 逞しい, 頑強な, 不屈の

Sturge-Weber syndrome [スタージ-ウィーバー スィンドろウム] スタージ・ウェーバー症候群 ☆大脳血管奇形, 血管腫を伴う症候群

stutter [スタッター] 吃る, 吃りの

stuttering [スタッタリング] 吃る

stutteringly [スタッタリングリー] 吃って, 吃りながら

sty(e) [スタイ] = hordeolum 麦粒腫, ものもらい

stycosis [スタイコウスィス] 器官石灰症

style [スタイル] めしべ

stylet(te) [スタイリット] スタイレット, 探針, 導尿管の針金

styliform [スタイリフォーム] 長釘型の

styloglossus [スタイラグらサス] 茎突舌筋

stylohyoid [スタイロウハイオイド] 茎状突起と舌骨の, 茎状舌骨筋

styloid [スタイロイド] 尖筆状の, 茎状の

styloid ~ subcrural

— process [-プろウセス] 茎状突起
styloiditis [スタイロイダイティス] 茎状突起炎
stylomaxillary [スタイロウマクスィラリー] 顎突起
stylus, styli（複）[スタイラス, スタイライ] = styles 尖筆, 鉄筆, 穿刺刀, 筆状突起
stypage [スティパジ][F] スティパージュ ☆タンポンや綿撤糸などを用いて行う局所麻酔法
stype [スタイプ] 栓塞子, 綿球腟球, 肛門球
stypsis [スティプスィス] 止血剤使用, 収斂作用
styptic [スティプティック] 血止めの, 止血薬
styrol [スタイアろール] スチロール, 発泡スチロール
SU (sulfonyl urea)
sub- [サブ-] ☆「下」「亜」を表す接頭語
subabdominal [サバブダミナル] 下腹の, 下腹部の
subacid [サブエーサッド] やや酸味のある
subacute [サブエーキュート] 亜急性の, やや鋭い
— **bacterial endocarditis, SBE** [-バクティーりアル エンドウカーダイティス] 亜急性細菌性心内膜炎
— **myelo-opticoneuropathy, SMON** [-マイアろアプティカニューらパスィ] スモン病, 亜急性脊髄視神経障害 ☆キノフォルム中毒による神経変性
— **sclerosing panencephalitis, SSPE** [-スクリアろウズィング パン・エンセファライティス] 亜急性硬化性全脳炎
— **spongiform encephalopathy, SSE** [-スパンジフォーム エンセファラペー スィ] 亜急性海綿様脳症
subalimentation [サブアリマンテイシャン] 栄養不良
subaponeurotic [サブアポウニューらティック] 腱膜下の
subarachnoid [サブアらクノイド] くも膜下の
— **hemorrhage, SAH** [-ヒーマリジ] くも膜下出血
— **space** [-スペイス] くも膜下腔
subarachnoiditis [サブアらクノイダイティス] くも膜炎
subareolar [サブアリーアラー] 乳輪下の

subastringent [サブアストりンジャント] 弱収斂性の
subatomic [サブアタミック] 放射原子の
subaural [サブオーらル] 耳下の
subauricular gland [サブオーりキュラー グレーンド] 耳下腺
subaxillary [サブエークスィラりー] 腋下の, 腋窩下の
subcartilagenous [サブカーティレージナス] 軟骨下の
subcaudal [サブコーダル] 尾下の
subcecal [サブスィーカル] 盲腸下の
subcellular [サブセリュラー] 細胞下の, 細胞内の
subchloride [サブクローらイド] 亜塩化物
subchondral bone [サブカンドラル ボウン] 軟骨下骨
subchronic [サブクらニック] 亜慢性の
subclass [サブクラス] 亜網 ☆網（class）の下の分類
subclavian [サブクレイヴィアン] = subclavicular 鎖骨下の
— **artery, SCA** [-アーターりー] 鎖骨下動脈
— **steal syndrome** [-スティール スィンドロウム] 椎骨動脈減流症候群 ☆血液が鎖骨下動脈に流れて椎骨動脈の血流が減少し中枢神経の虚血症状が起こる
— **vein thrombosis** [-ヴェイン スらンボウスィス] 鎖骨下静脈血栓
subclinical [サブクリニカル] 症状の現れない, 臨床的に問題とならない
subconscious [サブカンシャス] 潜在意識の
subconsciously [サブカンシャスリー] 潜在意識的に
subcordate [サブコーデイト] ほぼ心臓形の, 心臓よりやや小さい
subcortical [サブコーティカル] 皮質下の
— **arteriosclerotic encephalopathy** [-アーティアりオウ・スクリアろウティック エンセファラパスィ] 皮質下動脈硬化性皮質下病変
subcostal [サブカスタル] 肋骨下の, 肋骨下筋
subcostalgia [サブカスタルジア] 肋骨下神経痛
subcranial [サブクレイニアル] 頭蓋下の
subcrepitant [サブクれピタント] 亜捻髪音性の
subcrural [サブクるーらル] 下腿の

772

subculture 〜 sublethal

subculture [サブカルチャー] 二次培養，継代培養

subcutaneous, SC [サブキューテイニアス] 皮下の，皮下注射
— emphysema [-エンフィスィーマ] 皮下気腫
— fat [-フェーット] 皮下脂肪
— injection [-インジェクシャン] 皮下注射
— tissue [-ティシュー] 皮下組織
— wound [-ウーンド] 皮下傷

subcutaneously [サブキューテイニアスリー] 皮下に

subcuticular [サブキューテイキュラー] 表皮下の

subdelirium [サブディリりアム] 軽症せん妄状態，間欠的せん妄

subdermal [サブダーマル] 皮下の

subdiaphragmatic [サブダイアフレーグメーティック] 横隔膜下の
— abscess [-エーブセス] 横隔膜下膿瘍

subdivide [サブディヴァイド] 両分する，細分する，両分される

subdivision [サブディヴィジャン] 両分，細分，細別，一部分，一口分

subdorsal [サブドーサル] 背の下の，背部に近い

subduct [サブダクト] 引き下げる

subduction [サブダクシャン] 除去，削除，眼球の下転運動

subdural [サブデューらル] 硬膜下の
— cavity [-キャヴィティ] 硬膜下腔
— hematoma, SDH [-ヒーマトウマ] 硬膜下血腫
— space [-スペイス] 硬膜下腔

subendocardial [サブエンドウカーディアル] 心内膜下の

subendothelial [サブエンドウスィーリアル] 内被膜下の

subepidermal [サブエピダーマル] ＝ subepidermic 表皮下の

subepithelial [サブエピスィーリアル] 上皮下の

suberosis [スーバろウスィス] スベリン症
☆かびの生えたコルクによる過敏性肺臓炎

subexcite [サブイクサイト] 軽度興奮

subfascial [サブフェーシアル] 筋鞘下の，筋膜下の

subfebrile [サブフェブりル] 亜熱性の

subfemoral [サブフェマラル] 股下の

subfertility [サブファーティリティ] 低受胎率

subgallic [サブゲーリック] 次没食子酸の

subgerminal [サブジャーミナル] 胚芽下の

subgingival [サブジンジャイヴァル] 歯根下の

subglossal [サブグラッサル] 舌下の

subglossitis [サブグラサイティス] 舌下組織炎

subgrondation [サブグらンデイシャン] 骨折端の落ち込み，重なり合い

subgrundation [サブグらンディシャン] 骨片陥凹

subhepatic [サブヒパティック] 肝臓下の

subhyoid [サブハイオイド] 舌骨下の

subicteric [サブイクテリック] 軽症黄疸性の，亜黄疸の

subiculum [スービキュラム] 鉤状回

subinfection [サブインフェクシャン] 軽度感染症，亜感染症

subinflammation [サブインフレーメイシャン] 軽度の炎症

subintestinal [サブインテスティナル] 腸の下の，腸の近くの

subinvolution [サブインヴァりューシャン] 不全退縮

subjacent [サブジェイサント] 下の，下にある

subject [サブジェクト] 主題，演題，主因，被験者，解剖死体，被実験者，実験材料，支配を受ける，服従する，従属する，条件として，仮定して

subjective [サブジェクティヴ] 主観の，主観的，主格
— data, objective data, assessment and plan, SOAP [-アブジェクティヴァ セスマント アンド プレーン] 主観的客観的評価と計画，問題指向型記録法
— sensation [-センセイシャン] 主観的感覚
— symptom [-スィンプタム] 自覚症状
— vertigo [-ヴァーティゴウ] 自覚性眩量

subjugal [サブジューガル] 頬骨隆起下の

sublatio retinae [サブレイシオウ れティネ] 網膜剥離

sublation [サブレイシャン] 剥離

sublease [サブリース] 転貸

sublesional [サブリージャナル] 病巣下の

sublethal [サブリーサル] 致死量以下の

sublimate [サブリメイト] 昇華する，高尚にする，純化する，理想化する
sublimation [サブリメイシャン] 昇華，純化，高尚化，理想化
sublime [サブライム] 昇華させる
sublimed sulfur [サブライムド サルファー] 昇華硫黄
subliminal [サブリミナル] 閾値下の
 ― stimulation [―スティミュレイシャン] 閾値下刺激 ☆睡眠中に声を聞かせると意識しなくても効果があるような場合
sublingual [サブリングヮル] 舌下の
 ― gland [―グレーンド] 舌下腺，唾液腺
sublinguitis [サブリングアイティス] 舌下腺炎
sublobe [サブロウブ] 小葉
sublumbar [サブランバー] 腰部下の
subluxation [サブラクセイシャン] 不全脱臼，捻挫
submammary [サブメーマリー] 乳房下の
submandibular [サブメーンディビュラー] 下顎下の
 ― duct [―ダクト] 顎下腺管
 ― ganglion [―ゲーングリアン] 顎下神経節
submarine [サブマリーン] 潜水艦
submaxillary [サブメークスィラリー] 上顎下の
 ― gland [―グレーンド] 顎下腺
submaximal [サブメークスィマル] 最大に近い，最大より小さい
 ― stimulus [―スティミュラス] 亜最大刺激
submental [サブメンタル] 頤下の
submerge [サブマージ] 水中に入れる，水中に沈める，浸水する，溺らす，潜水する
submergible, submersible [サブマージブル] 水中に沈め得る，潜航できる
submerse [サブマース] 水中に沈める，溺らせる，水中にある
submersion [サブマージャン] 浸漬，沈水
submetacentric [サブメタセントリック] セントロメア（動源体）が中間部にある染色体
submicron [サブマイクラン] ミクロン以下の
submicroscopic [サブマイクらスカピック] 顕微鏡で見えない程小さい，超顕微鏡的な

submission [サブミッシャン] 服従
submit [サブミット] 従わせる，甘受させる，提出する，依託する，服従する，屈従する
submucosa [サブミューコウサ] 粘膜下組織
submucous [サブミューカス] 粘膜下の，やや粘液性の
 ― gastritis [―ゲーストらイティス] 粘膜下胃炎
submuscular [サブマスキュラー] 筋肉下の
subnarcotic [サブナーカティック] 軽麻酔性のある
subnasal point [サブネイザル ポイント] 鼻下点
subneural [サブニューらル] 神経軸下の
subnitrate [サブナイトれイト] 亜硝酸塩
subnormal [サブノーマル] 正常以下の
subnutrition [サブニュートりシャン] 栄養不良
suboccipital [サブアクスィピタル] 後頭下部の
suboptimal [サブアプティマル] 最適以下の
suborbital [サブオービタル] 眼窩下の
suborder [サブオーダー] 亜目
subordinate [サブオーディニット] 従属する
suboxidation [サブアクスィデイシャン] 不完全酸化，軽度酸化
subpericardial [サブペりカーディアル] 心嚢下の
subperiosteal [サブペりアスティアル] 骨膜下の
 ― resorption [―りゾープシャン] 骨膜下骨吸収
subperitoneal [サブペりトウニーアル] 腹膜下の
subpharyngeal [サブファりンジアル] 咽頭下の
subphrenic [サブフれニック] 横隔膜下の
 ― abscess [―エーブセス] 横隔膜下膿瘍
subplatast [サブプレイタスト] サブプラタスト ☆抗アレルギー剤
subpleural [サブプルーらル] 胸膜下の
subpreputial [サブプりピューシャル] 包皮下の
subpubic [サブピュービック] 恥骨下の
subpulmonary [サブパルマナリー] 肺臓下の
subpulpal [サブパルパル] 歯髄下の
 ― wall [―ウォール] 歯髄下壁
subretinal [サブれティナル] 網膜下の
subsalt [サブソールト] 塩基性塩
subscapular [サブスケーピュラー] 肩甲骨下

subscapular ～ subtraction

の，肩甲下筋
— artery [- **アー**タりー] 肩甲下動脈
subscribe [サブスク**ら**イブ] 署名する，応募する，処方に調合の指示をする，寄附する，賛同する，(出版物を)予約購読する
subscription [サブスク**リ**プシャン] 処方箋で調合の方法を指示すること，予約購読，指定書
subsection [**サ**ブセクシャン] 一部，細別，分課
subsepsis [サブ**セ**プシス] 軽症敗血症
subsequence [**サ**ブスィクウァンス] 次，続いて起こること，後であること
subsequent [**サ**ブスィクウァント] 後の，結果として起こる，伴う
subserous [サブス**ィ**ーらス] 漿膜下の
subset [サブセット] 亜群，サブセット
subside [サブ**サ**イド] (風雨，騒動が)鎮まる，(洪水，腫れが)減退する，沈む，よどむ，(土地が)凹む，陥没する
subsidence [サブ**サ**イダンス] 消失，軽減
subsidiary [サブス**ィ**ディアりー] 補助的の，従属的の，副業の，助成金の，補助者，補助物，付属者，付属物
subsist [サブス**ィ**スト] 生存する，生活する，存在する，食を給する
subsistence [サブス**ィ**スタンス] 生きていること，生活，生存，最低限の暮らし，生計
subsoil [**サ**ブソイル] 下土，心土，底土，下土を掘り起こす
— drainage [- ド**れ**イニジ] 下水排水，地下排水
substage [**サ**ブステイジ] 顕微鏡載物台下
substance [**サ**ブステーンス] 内容，物質，本質
substantia [サブス**テ**ーンシア] 内容，本質，質
— adamantina [- エーダマン**ティ**ーナ] 歯のエナメル質
— alba [- **エ**ールバ] 白質
— cinerea [- スィニ**リ**ーア] 脳脊髄灰白質
— compacta [- カン**ペ**ークタ] 骨の緻密質
— corticalis [- **コー**ティカリス] 皮質
— eburnea [- エ**バ**ーニア] 象牙質
— gelatinosa [- ジェラティ**ノ**ウサ] 膠様質
— lentis [- **レ**ンティス] 水晶体質

— nigra [- **ナ**イグら] 黒質
substantial [サブス**テ**ーンシャル] 実質の，本体の，実在する，堅牢な，実際的な，本質的，富裕な
substantially [サブス**テ**ーンシャりー] 大体は，実質的に，多大に，十分に，堅牢な，実体上の，実在して
substantiate [サブス**テ**ーンシエイト] 実証する，証明する，確証を与える
substernal [サブス**タ**ーナル] 胸骨下の
— goiter [- **ゴ**イター] 甲状腺腫，胸骨後部甲状腺腫
substitute [**サ**ブスティテュート] 代える，代用する，代理させる，置き換える，代理人，補欠，代用物
— fiber [- **フ**ァイバー] 代用線維
substitution [サブスティ**テュ**ーシャン] 置換，代理，代用，交換
— transfusion [- トランス**フュ**ージャン] 交換輸血
substrate [**サ**ブストれイト] ＝ substratum 下層，土台，培養基，基質，受媒質，下層
— specificity [- スピスィ**フィ**スィティ] 基質特異性
substructural [サブスト**ら**クチュらル] 基礎の，土台の
substructure [**サ**ブスト**ら**クチャー] 下構え，地下工事，基礎組織，下部構造
subsulfate, subsulphate [サブ**サ**ルフェイト] 次亜硫酸
subtemperate [サブ**テ**ンパりット] 亜温帯の
subterfuge [**サ**ブタフュージ] 遁辞，口実，狡猾手段
subterranean [サブタ**れ**イニアン] 地下の，地中の
subthalamus [サブ**サ**ラマス] 視床腹側部
subtilization [サブティライ**ゼ**イシャン] 細くすること，希薄化，精妙化，微細にわたること
subtitle [**サ**ブタイトル] 小見出し，説明題目，副題
subtle [**サ**タル] 薄い，希薄な，微細な，細かい，精妙な
subtonic [サブ**タ**ニック] 第七音，主音
subtotal [サブ**ト**ウタル] 小計，部分的な
— gastrectomy [- ガスト**れ**クタミー] 胃亜全摘
subtracted [サブト**れ**ークティッド] 差し引いた
subtraction [サブト**れ**ークシャン] 減法，引

き算
— angiography [-アンジオグれーフィ] 差し引き血管造影法
subtransparent [サブトれーンスペアらント] 半透明の
subtrochlear [サブトろクリアー] 滑車神経下の
subtropics [サブトらピクス] 亜熱帯地方
subtype [サブタイプ] 亜型
subungual [サブアングウァル] 爪の下の
suburb [サバーブ] 郊外, 場末, 付近
suburban [サバーバン] 郊外の, 近郊の, 偏狭な
suburethral [サブユーリースらル] 尿道下の
subvaginal [サブヴァジナル] 腟穹下の
subvention [サブヴェンシャン] 助成金
subversive [サブヴァースィヴ] 覆す, 破壊する, 打倒する
— activity [-エークティヴィティ] 破壊活動
subvolution [サブヴァリューシャン] 皮膚弁反転縫合 ☆皮膚切開のときの癒着法
subwaking [サブウェイキング] 仮睡状態
subway [サブウェイ] 地下道, 地下鉄道
succagogue [サッカガグ] 腺分泌刺激性の
succedaneous [サクシデイニアス] 置き換えの, 代用の, 代理の
succeed [サクスィード] 続く, 後任となる, 代わる, 継承する, 成功する
succeeding [サクスィーディング] 続いて起こる, 次の, 後の
succenturiate [サクサンチューりエイト] 副代理の, 代用の
— placenta [-プレーセンタ] 副胎盤
successful [サクセスフル] 成功した, 好結果の, 幸運の, 盛んな
successfully [サクセスフリー] 成功して, 及第して, 好結果に, 盛んに
successive [サクセッスィヴ] 引き続く, 継続的の, 代々の
succinct [サクスィンクト] 簡潔な, 簡約した
succinic [サクスィニック] 琥珀の, 琥珀から得た
— acid [-エーサッド] 琥珀酸, コハク酸
— dehydrogenase [-ディハイドらジャネイス] = succinic dehydrase こはく酸脱水素酵素
succinum [サクスィナム] こはく (琥珀)
succinylcholine [サクスィニルコウリーン] サクシニルコリン ☆注射用全身麻酔薬
succorrh(o)ea [サカりーア] 体液分泌過多
succulence [サキュランス] 多汁, 多漿, 多液, 水気の多いこと
succulent [サキュラント] 汁の多い, 水気の多い, 多液の, 多漿の, 趣味多い
succumb [サッカム] 屈する, 病気に倒れる
succus [サッカス] 汁, 液, 液汁, 分泌液
succussion [サカッシャン] 振動, 振盪, 振盪聴診法
suck [サック] 吸う, 啜る, しゃぶる, 乳を飲む, (知識を) 吸収する, 乳を飲むこと, 吸うこと, 一吸い, 一口, 一杯
sucker [サッカー] 吸う人または物, 乳飲み子, 吸盤を有する魚類, 有盤類, 吸盤, 植物の吸枝
sucking [サッキング] 吸う, 乳を飲む, 未だ乳離れしない, 未熟の
— bottle [-バトル] 哺乳瓶
— pad [-ペード] 吸啜パッド ☆乳児に発達している頬の脂肪
suckle [サックル] 哺乳する
suckling [サックリング] 乳児
sucralfate [スークらルフェイト] スクラルファート ☆アルミニウム塩を用いた制酸剤, 消化性潰瘍治療薬
sucrase [スークれイズ] 転化酵素
sucroclastic [スークろクレースティック] 糖分解性の
sucrose [スークろウス] ショ糖
suction [サクシャン] 吸うこと, 吸い上げ, 吸い込み, 吸引通風
— apparatus [-アパれイタス] 吸盤
— filter [-フィルター] 吸引濾過
— force [-フォース] 吸引力
— funnel [-ファナル] 吸引漏斗
— plate [-プレイト] (義歯の) 吸着床
— pump [-パンプ] 吸引ポンプ
— valve [-ヴァルヴ] 吸い込み弁
sudamen [スーデイメン] あせも, 汗疹
sudamina [スーデイミナ] 汗疹
Sudan [スーダン] ズダン ☆鏡検用色素
sudation [スーデイシャン] 発汗
sudatorium [スーダトーりアム] 発汗浴, 蒸し風呂
sudatory [スーダタり－] 発汗させる, 発汗を促す, 発汗する, 発汗剤
sudden [サダン] 突然の, 不意の, 急速の, 急, 不意, 突然
— cardiac death, SCD [-カーディアッ

ク デス] 急性心臓死
— death [-デス] 急死
— infant death syndrome, SIDS [-インファント デス スィンドロウム] 乳幼児急死（突然死）症候群
— manhood death syndrome, SMDS [-メーンフッド デス スィンドロウム] 青壮年急死症候群, ぽっくり病
— onset [-アンセット] 急性発症

sudor [スュードーァ] 発汗
— anglicus [-エーングリカス] 粟粒熱
— nocturnus [-ナクターナス] 寝汗
— sanguineus [-サングウィニアス] = sudor cruentus, hemathidrosis 血汗

sudoral [スュードラル] 流汗の
sudoresis [スューダリースィス] 多汗症
sudoriferous [スューダりファらス] 汗を生ずる, 発汗する
— duct [-ダクト] 汗腺管
— gland [-グレーンド] 汗腺

sudorific [スューダりフィック] 発汗させる, 発汗を促す, 発汗剤
sudoriparous [スューダりパらス] 発汗の
sudorrh(o)ea [スューダりーア] 発汗過多
suds [サッズ] 石鹸水, 石鹸泡
suede [スウェイド] スウェーデン革, なめさない山羊皮
suet [スューイト] 牛または羊の脂 ☆腎臓, 腰部の硬い脂肪
suffer [サファー] (苦痛または不快なことを) 経験する, 受ける, 辛抱する, 苦しむ, 罹病する, 傷つく, 損する
suffering [サファりング] 苦しみ, 受苦, 罹災, 災害, 難渋, 苦痛, 損害
suffice [サファイス] 満足させる, 十分である, 沢山である
suffices it to say [サファイスィズ イット トゥ セイ] いうまでもないが
sufficient [サフィシャント] 十分な〜の能力ある, 資力ある, 豊富な, 十分
sufficiently [サフィシャントリー] 十分に
suffix [サフィックス] 接尾語
suffocate [サファケイト] 窒息させる, 呼吸困難にする, 窒息する, むせる, 喘ぐ
suffocating [サファケイティング] 窒息するような, 息苦しい
suffocation [サファケイシャン] 窒息
suffocative [サファケイティヴ] 窒息させる, 呼吸困難を来す
— goiter [-ゴイター] 気管圧迫甲状腺腫

suffruticose [サフりューティコス] 亜灌木, 小灌木
suffumigration [サフュマイグれイシャン] 燻蒸 ☆煙による加工, 消毒
suffuse [サフューズ] (液, 湿無, 色, 光, 涙などが) 覆う, みなぎらす
suffusion [サフュージャン] 覆うこと, 充溢, (顔などが) 紅潮になること
suflumigation [サフリュミゲイシャン] 燻蒸, 燻蒸消毒法
sugar [シュガー] 砂糖, 糖, 糖衣, 砂糖を入れる
— alcohol [-アルカホール] 糖アルコール ☆糖のカルボニル基を還元したもの
— charcoal [-チャーコウル] 砂糖炭
— coated [-コウティド] 糖衣の
— coated tablet [-コウティド タブリット] 糖衣錠
— intake [-インテイク] 糖摂取
— metabolism [-ミテーバリズム] 糖代謝
— of lead [-アヴ レッド] 鉛糖

sugarless [シュガーレス] 無糖の
suggest [サジェスト] 暗示する, 連想させる, 建議する, (催眠術で) 暗示を与える
suggestibility [サジェスティビリティ] 被暗示性, 暗示を与えること, 連想させること
suggestible [サジェスティブル] 暗示を得る, 連想できる
suggestion [サジェスチャン] 暗示, 連想, 提案, 様子, 示唆
— therapy [-セらピー] 暗示療法
suggestive [サジェスティヴ] 暗示的, 連想させる, (色情の) 挑発
— evidence [-エヴィデンス] 状況証拠, 不明確な証拠
suggillation [サジレイシャン] = ecchymosis びまん性出血, 紫斑, 皮下溢血, 血斑
suicidal [スューイサイダル] 自殺の, 自滅的
suicide [スューイサイド] 自殺, 自滅, 自殺者, 自滅的行為
suicidology [スューイサイダラジー] 自殺学
suint [スウィント] 羊毛の脂肪
suit [スート] 都合がよい, 気に入る, 適応させる, (気候, 食物などが) 自体に合う, 適合する, 好都合である, 洋服
suite [スウィート] ホテルの続き部屋

sulbenicillin sodium ～ sulindac

sulbenicillin sodium, SBPC [サルベニシリン ソウディアム] スルベニシリンナトリウム ☆広範囲ペニシリン系抗菌薬, 緑膿菌にも有効

sulcate [サルケイト] 溝のある, 従溝の

sulcation [サルケイシャン] 有溝の

sulci [サルサイ] 溝 (sulcus の複)
— cerebri [- セりブリ] 大脳溝

sulculus [サルキュラス] 小溝

sulcus, sulci (複) [サルカス, サルサイ] = fissure 溝
— caroticus [- カろティカス] 頸動脈溝
— centralis (Rolando) [- セントれイリス (ろウランドウ)] 大脳中心溝
— cinguli [- スィングライ] 帯状溝
— corporis callosi [- コーポーりス カラサイ] 脳梁体溝
— cutis [- キューティス] 皮膚小溝
— sigmoidei [- スィグモイダイ] (頭蓋骨の) S 状洞溝

sulfadiazine [サルファダイアズィーン] スルファジアジン ☆皮膚潰瘍治療薬

sulfadimethoxine [サルファダイメサクスィン] スルファジメトキシン ☆持続性サルファ抗菌薬

sulfaguanidine [サルファグヴァーニディーン] スルファグアニジン

sulfamethizole [サルファメスィゾウル] スルファメチゾール ☆尿路感染剤

sulfamethoxazole-trimethoprim [サルファミサクサゾウルートらイメサプりム] スルファメトキサゾール・トリメトプリム合剤 ☆抗生物質, ST 合剤

sulfamethylthiazole [サルファメスィルサイアゾウル] スルファメチルチアゾール

sulfamonomethoxine [サルファマナメサクスィン] スルファモノメトキシン ☆持続性サルファ抗菌薬

sulfanilamide [サルファニラマイド] スルファニルアミド (sulfonamide スルホンアミド). 化学療法剤

sulfapyridine [サルファピりディーン] スルファピリジン

sulfasalazine [サルファサラズィーン] スルファサラジン ☆潰瘍性大腸炎に用いるサルファ剤

sulfate, sulphate [サルフェイト] 硫酸塩
— of magnesia [- アヴ マグニーズィア] 硫酸マグネシア

sulfathiazol sulfide [サルファサイアゾウル サルファイド] スルファチアゾール硫化物

sulfinepyrazone [サルフィンピらゾウン] スルフィンピラゾン ☆痛風治療薬, 尿酸排泄促進薬

sulfisomidine [サルフィソウミディン] スルファイソミジン ☆サルファ抗菌剤

sulfisoxazole [サルフィサクサゾウル] スルフィソキサゾール ☆眼科用抗生物質製剤

sulfite, sulphite [サルファイト] 亜硫酸塩

sulfobenzyl penicillin, SBPC [サルフォウベンズィル ペニスィりン] スルフォベンジルペニシリン ☆広域作用型ペニシリン

sulfocyanic [サルフォウサイアニック] シアン化硫黄の

sulfonal [サルフォウナル] スルフォナール ☆催眠剤

sulfonamide [サルファナマイド] スルホンアミド ☆化学療法剤

sulfonethylmethane [サルフォウンエスィルメセイン] = trional スルホンエチルメタン ☆催眠剤

sulfonic acid [サルファニック エーサッド] スルホン酸

sulfonmethane, sulphonmethane [サルフォウンメセイン] = sulfonal スルホンメタン ☆催眠剤

sulfonylurea, SU [サルファニルユーりア] スルホニル尿素 ☆経口血糖下降剤, 糖尿病治療経口薬の一種

sulfoparaldehyde [サルフォウパらルディハイド] スルホパラアルデヒド ☆催眠剤

sulfugator [サルファゲイター] 燻蒸消毒のために硫黄を焚く

sulfur, sulphur S [サルファー] 硫黄 (元素) ☆原子量32.06
— ointment [- オイントマント] 硫黄軟膏

sulfur-containing amino acid [サルファーーカンテイニング アミノ エーサッド] 含硫アミノ酸

sulfurate, sulphurate [サルフュれイト] 硫化する, 硫黄でいぶす

sulfuration, sulphuration [サルフュれイシャン] 硫化, 硫黄燻蒸, 硫黄漂白

sulfureous, sulphureous [サルフューりアス] 硫黄の, 硫黄色の

sulfuric, sulphuric [サルフューりック] 硫黄の, 硫黄を高度に含む, 硫酸の
— acid [- エーサッド] 硫酸

sulfurous, sulphurous [サルフュらス] 硫黄を低度に含む, 亜硫酸の

sulindac [サりンダック] スリンダク ☆アリール酢酸系非ステロイド消炎鎮痛薬,

sullen ~ superdistention

プロドラッグ，持続性
sullen［サラン］ むっつりした，不機嫌の，陰気な，重々しい，のろい，不機嫌，不興
sulphanilic acid［サルフェーニリック エーサッド］ スルファニール酸
sulphocarbolic acid［サルフォウカーバリック エーサッド］ 硫基石炭酸
sulphonic acid［サルフォウニック エーサッド］ スルフォン酸
sulpiride［サルピリド］ スルピリド ☆抗ドパミン消化性潰瘍治療薬，ベンズアミド系向精神薬
sulpyrine［サルピリン］ スルピリン ☆ピリン系解熱鎮痛薬
sultamicillin tosylate, SBTPC［サルタミスィリン トウスィレイト］ トシル酸スルタミシリン ☆広範囲ペニシリン系抗生物質，アンピシリンとスルバクタムをエステル結合させたプロドラッグ
sulthiame［サルサイエイム］ スルチアム ☆抗てんかん薬，精神運動発作治療薬
sultopride hydrochloride［サルタライド ハイドロウクローライド］ 塩酸スルトプリド ☆ベンズアミド系向精神薬，躁病・分裂病の興奮状態によい
sultry［サルトリー］ 蒸し暑い，酷熱の，気味悪い
sum［サム］ 総計，総額，概要，要点，合わせる，総計する，要点をつまむ，摘要する，約言する．［スム］（L）(sumat) 摂取せよ；(sumendum) 摂取すべき
sumac［スューマック］ うるし
summarize［サマライズ］ 摘要する，約言する
summary［サマリー］ 摘要の，梗概の，略式の，即決の
summation［サメイシャン］ 加法，合計，加重
— **formula**［-フォーミュラ］ 総和
— **time**［-タイム］ 加重時間
— **tone**［-トウン］ 加音
summer［サマー］ 夏，夏の，夏向きの，夏を過ごす，避暑する
— **diarrhea**［-ダイアリーア］ 夏期下痢症
— **time**［-タイム］ = daylight saving time 夏時間
— **type hypersensitivity pneumonitis**［-タイプ ハイパーセンスィティヴィティ ニューモウナイティス］ 夏型過敏性肺臓炎

summit［サミット］ 頂上，頂点，極地，極度，稜
summon［サマン］ 召喚する，招く，降伏を要求する，（勇気などを）奮い起こす
sump［サンプ］ 汚水だめ，水だめ
— **formation**［-フォーメイシャン］［外］巨大化膿腔の形成
sunburn［サンバーン］ 日焼け
sunder［サンダー］ 細断する，細かく分裂する，または割れる；分裂，分離，細片
sunny［サニー］ 日当たりの良い
sunproof［サンプルーフ］ 光線を通さない，日に当たって色のさめない
sunset［サンセット］ 日没
sunshine［サンシャイン］ 日光，日向，晴天，快活
— **recorder**［-りコーダー］ 自記日照時間計
sunspot［サンスパット］ 太陽黒点，夏日斑，雀斑
sunstroke［サンストロウク］ 日射病
suntan［サンテーン］ 日焼け
superabduction［スーパーアブダクシャン］ 過度外転
superabundance［スーパーアバンダンス］ 過剰，余分
superabundant［スーパーアバンダント］ 過剰の，余計な
superacid［スーパーエーサッド］ 過酸性の
superacidity［スーパーエースィディティ］ 胃酸過多の
superactivity［スーパーエークティヴィティ］ 機能亢進
superacute［スーパーエーキュート］ 極急性に
superalimentation［スーパーアリマンテイシャン］ 過栄養，栄養過多
superantigen［スーパーエーンティジャン］ スーパー抗原 ☆強力なT細胞活性化因子
supercallosal convolution［スーパーカロウサル カンヴァルーシャン］ 脳弓上回
superciliary［スーパースィリアリー］ 眉毛部の
supercilium［スーパースィリアム］ 眉毛部
superconduction［スーパーカンダクシャン］ 超伝導
superconductivity［スーパーカンダクティヴィティ］ 超伝導性
supercooling［スーパークーリング］ 過冷
superdentate［スーパーデンテイト］ 上顎のみ，歯を有する
superdistention［スーパーディステンシャン］

superdural ～ supermarket

過度拡大
superdural [スーパーデューらル] 硬膜上の
superego [スーパーエゴウ] 超自我
superexcitation [スーパーイクサイテイシャン] 過度興奮
superextent [スーパーイクステント] 過度伸展
superfecundation [スーパーフィカンデイシャン] 複受胎, 同期複妊娠, 多妊
superfetation [スーパーフィーテイシャン] = superimpregnation 異期複妊娠, 複受胎
superfibrination [スーパーファイブリネイシャン] 血中の線維素過多
superficial [スーパーフィシャル] 表在性の, 浅在性の
 — cervical artery [-サーヴィカル アータりー] 浅頸動脈
 — circumficial iliac artery [-サーカムフィシィアル イリアック アータりー] 浅腸骨回旋動脈
 — dermal burn [-ダーマル バーン] II度火傷, 皮膚表面火傷
 — gastritis [-ゲーストらイティス] 表層性胃炎
 — keratitis [-ケらタイティス] 表層角膜炎
 — measure [-メジャー] 面積
 — pneumonia [-ニューモウニア] 表在肺炎
 — reflex [-りーフレクス] 皮膚表面反射
 — resemblance [-りゼンブランス] 表面的類似
 — temporal artery [-テンパらル アータりー] 浅側頭動脈
 — thrombophlebitis [-スらンボウフリバイティス] 表層血栓静脈炎
superficially [スーパーフィシャりー] 浅薄に, 皮相的に, 浅く
superflexion [スーパーフレクシャン] 過度屈曲
superfluous [スーパーフルアス] 余分の, 無駄な
superfunction [スーパーファンクシャン] 機能亢進
superimpose [スーパーインポウズ] 上に置く, 重ねる
superimpregnation [スーパーインプれグネイシャン] 重複妊娠
superinduce [スーパーインデュース] さらに添加する, さらに加える, 余病を起こす
superinfection [スーパーインフェクシャン] 重複感染, 再感染, 菌交代現象
superintendent [スーパーインテンダント] 監督〔者〕, 管理者, 指揮者, 部長, 院長
superior [スーピーりアー] 優秀な, 上級の, 超越した, 優越者, 上役, 優位な
 — angle [-エーングる] 優角
 — cerebellar artery, SCA [-セりベラー アータりー] 上小脳動脈
 — cervical ganglion [-サーヴィカル ゲーングリアン] 上頸神経節
 — epigastric artery [-エピゲーストりック アータりー] 上腹壁動脈
 — frontal gyrus [-フらンタル ジャイらス] 上前頭回
 — gluteal artery [-グルーティアル アータりー] 上臀動脈
 — mesenteric artery, SMA [-メザンテリック アータりー] 上腸間膜動脈
 — mesenteric artery thrombosis [-メザンテリック アータりー スらンボウスィス] 上腸管膜動脈血栓
 — mesenteric embolism [-メザンテリック エンバりズム] 上腸管膜動脈塞栓症
 — occipital gyrus [-アクスィビタル ジャイらス] 上後頭回
 — rectal artery [-れクタル アータりー] 上直腸動脈
 — sagittal sinus [-サジタル サイナス] 上矢状静脈洞
 — temporal gyrus [-テンパらル ジャイらス] 上側頭回
 — thyroid artery [-サイろイド アータりー] 上甲状腺動脈
 — vena cava, SVC [-ヴィーナ ケイヴァ] 上大静脈
 — vena cava syndrome, SVC [-ヴィーナ ケイヴァ スィンドろウム] 上大静脈症候群 ☆上大静脈の血液の心臓への環流が妨げられ頭部上半身のうっ血が起こる
 — vesical artery [-ヴェスィカル アータりー] 上膀胱動脈
superiority complex [スーピーりエーりティ カンプレクス] 病的優越感
superlactation [スーパーラクテイシャン] 乳汁分泌過多, 授乳過度
superlethal [スーパーりーサル] 致死量以上の
supermarket [スーパーマーキット] スーパー,

大規模小売店
supermoron [スーパーモゥらン] 軽度魯鈍
supermotility [スーパーモウティリティ] 運動過度
supernatant [スーパーネイタント] 上澄みの, 上清みの
supernate [スーパネイト] 上澄み, 上清み
supernatural [スーパーネーチュラル] 超自然的
supernormal [スーパーノーマル] 正常より高い, 過正常の
supernumerary [スーパーニューまらりー] 正常数より多いこと, 過剰の
supernutrition [スーパーニュートりシャン] 栄養過多
superovulation [スーパーオウヴュレイシャン] 排卵過多
superoxide [スーパらクサイド] 過酸化物
— **dismutase** [−ディスミューテイズ] 過酸化物ジスムターゼ ☆不均化酵素
superpose [スーパポウズ] 上に置く, 重ねる
supersaturate [スーパセーチュれイト] 過飽和の, 過度に満たす
supersaturation [スーパーセーチュれイシャン] 過飽和
superscription [スーパスクりプシャン] 上記, 表題;(recipe). 処方箋のはじめに書く;宛名(手紙の)
supersecretion [スーパースィクりーシャン] 分泌過多
supersede [スーパスィード] 取って替わる, 代わる, 免職する
supersedent [スーパースィーダント] 取って替わる, 代用薬
supersensitive [スーパーセンスィティヴ] 感覚過敏
supersensitization [スーパーセンスィティゼイシャン] 超過敏化, 超感作
supersonic [スーパーサニック] 超音速の
— **jet** [−ジェット] 超音速ジェット
superstition [スーパースティシャン] 迷信, 迷信的行為または習慣
superstitious [スーパースティシャス] 迷信的な, 迷信深い
superstratum [スーパーストれイタム] 上層
superstructural [スーパーストらクチャル] 上構の, 上部構造の
superstructure [スーパーストらクチャー] 上構, 上部構造, 地上建築
supertension [スーパーテンシャン] 過度緊張

supervene [スーパーヴィーン] 続いて起こる, 併発する, 付随する
supervention [スーパーヴェンシャン] 続発, 併発, 添加, 付随
supervirulent [スーパーヴィりュラント] 強毒の
supervise [スーパーヴァイズ] 監督する, 管理する, 見張る
supervision [スーパーヴィジャン] 監督, 管理, 取締り
supervisor [スーパーヴァイザー] 監督者, 管理人, 取締り人
supervisory [スーパーヴァイザりー] 監督の, 管理の
supinate [スーピネイト] 反掌する, 回外する(体肢をその軸の廻りに体中心と反対の方に向って回転する)
supination [スーピネイシャン] 反掌, 背(臥)位, 仰臥位
supinator [スーピネイター] 反掌筋, 回外筋
supine [スーパイン] 仰向け
— **hypotensive syndrome, SHS** [−ハイポウテンスィヴ スィンドロウム] 仰臥低血圧症候群
— **position** [−パズィシャン] 仰臥位
supper [サパー] 夕食
supplement [サプルマント] (とくに新聞, 雑誌の)付録, 補遺, 補角, 補給
supplemental [サプリメンタル] = supplementary 補足の, 付録の, 補遺の, 副の, 付随の
— **air** [−エアー] 蓄気, 残余空気
— **lobe** [−ロウブ] (歯の)補充葉
supplementation [サプリマンテイシャン] 補給
supplier [サプライアー] 供給者
supply [サプライ] 供給する, 補充する, 供給, 補給, 供給品, 糧食, 補欠, 代理
support [サポート] 維持する, 力をつける, 辛抱する, 扶養する, 証拠立てる, 補佐する
supporter [サポーター] 支持者, 後援者, 維持者, 扶養者, 縛帯, 付き添い
supportive [サポーティヴ] 支持する
— **evidence** [−エヴィデンス] 支持する証拠
supposition [サパズィシャン] 仮説, 前提
suppository [サパズィタりー] = suppositorium 坐薬
suppress [サプれス] 鎮圧する, 抑制する,

削除する，隠す，(本を)発売禁止にする

suppressant [サプれッサント] 抑制剤

suppressed [サプれッスト] 抑圧された，病気がこじれた，普通の外的症候を表さない，隠された

suppressible [サプれッサブル] 抑圧できる，差し止め得る，削除できる

suppression [サプれッシャン] 抑圧，鎮定，隠蔽，発売禁止，削除

suppressive [サプれッスィヴ] 鎮圧する，抑制する，隠す，削る，発売禁止する

suppurant [サピューラント] 化膿を因するもの，化膿性の，化膿薬

suppurate [サピュれイト] 化膿する，膿潰する

suppuration [サピューれイシャン] 化膿，膿潰，膿

suppurative [サピューらティヴ] 化膿する，化膿性の
 — **hidradenitis** [-ヒドらディナイティス] 化膿性汗腺炎
 — **meningitis** [-メニンジャイティス] 化膿性髄膜炎
 — **pleurisy** [-プルーりスィ] 化膿性胸膜炎

supra [スープら] 上に，前に

supra-anal [スープら エイナル] 肛門上の

supra-aortic stenosis syndrome, SASS [スープら-エイオーティック スティノウスィス スィンドろウム] 大動脈弁上狭窄症候群

supra-auricular [スープら-オーりキュラー] 耳介上の

supra-axillary [スープら-エークスィラりー] 液窩上の

suprabuccal [スープらバッカル] 頬上の

supracerebellar [スープらセりバラー] 小脳上の

suprachoroid [スープらコーろイド] 脈絡膜上の

suprachoroidea [スープらコーろイディア] 脈絡膜外層

supraciliary [スープらスィリアりー] 眉毛上の

supraclavicular [スープらクレーヴィキュラー] 鎖骨上の
 — **region** [-りージャン] 鎖骨上部

supracondylar [スープらカンディラー] 顆上の

supracostal [スープらカスタル] 肋骨上の

supracranial [スープらクれイニアル] 頭蓋骨上の

supradiaphragmatic [スープらダイアフれーグメーティック] 横隔膜上の

supradicrotic pulse [スープらダイクろティック パルス] 超重複脈

supraglottic [スープらグラティック] 声門上の

suprahepatic [スープらヒパティック] 肝上の

suprahyoid [スープらハイオイド] 舌骨上の

suprainguinal [スープらイングウィナル] 鼠径部上の

supraliminal [スープらリミナル] 閾値上の

supralumbar [スープらランバー] 腰上の

supramarginal gyrus [スープらマージナル ジャイらス] 縁上回

supramaxillary [スープらメークスィラりー] 上顎骨上の

supraorbital [スープらオービタル] 眼窩上の
 — **neuralgia** [-ニューれールジア] 眼窩上神経痛

suprapelvic [スープらペルヴィック] 骨盤上の

suprapubic [スープらピュービック] 恥骨上の，恥骨結合上の
 — **prostatectomy** [-プらスタテクタミー] 恥骨上前立腺摘出術

suprarenal [スープらりーナル] 腎臓上の，副腎の
 — **artery** [-アータりー] 副腎動脈
 — **body** [-バディ] 副腎
 — **gland** [-グレーンド] 副腎腺

suprarenalectomy [スープらりーナレクタミー] 副腎切除術

suprarenalopathy [スープらりーナラパスィ] 副腎機能障害

suprascapular [スープらスキャピュラー] 肩甲骨上の
 — **artery** [-アータりー] 肩甲上動脈

suprasonic [スープらサニック] = ultrasonic 超音速の

supraspinal [スープらスパイナル] 脊柱上の

supraspinous region [スープらスパイナス りージャン] 肩甲棘上部

suprasternal [スープらスターナル] 胸骨上の

supratentorial [スープらテントーりアル] 天幕上の

supravaginal [スープらヴェージナル] 腟上の
 — **hysterectomy** [-ヒスタれクタミー] 腟上子宮切除

supraventricular premature beat [スー

プらヴェントりキュラー プリマチュアー ビート] 上室性期外収縮

supravesical [スープらヴェスィカル] 膀胱上の

supravital stain [スープらヴァイタル スティン] 超生体染色
— **staining** [−スティニング] 超生体染色法

sura [スーら] ふくらはぎ，腓腹

sural [スーラル] ふくらはぎの

suralimentation [スーらリマンテイシャン] 過食，栄養（補給）過多

surcharge [サーチャージ] 過載，過充電，不足ض

surdimutism [サーディミューティズム] 耳が不自由で言葉が出ないこと，ろう

surditas [サーディタス] ＝ surdity 耳が不自由なこと，ろう

surdomute [サードウミュート] 耳が不自由で言葉がでないこと，ろうあ者

surface [サーフィス] 表面，面，外観の，表面だけの，表面をつける，路面を舗装する
— **active agent** [−エークティヴ エイジャント] 表面活性剤
— **anesthesia** [−アニススィーズィア] 表面麻酔法
— **drying** [−ドらイイング] 表面乾燥
— **electrode** [−イレクトロウド] 表面電極
— **energy** [−エナージー] 表面エネルギー
— **potential** [−ポウテンシャル] 表面電位
— **tension** [−テンシャン] 表面張力

surfactant [サーフェークタント] 界面活性剤
pulmonary — [パルマナリー−] 肺表面活性物質，肺サーファクタント

surgeon [サージャン] 外科医，軍医，船医
— **general** [−ジェナらル] 軍医総監，公衆衛生総監（アメリカ）

surgery [サージャりー] 外科，手術，外科医院

surgical [サージカル] 外科的，手術の
— **bed** [−ベッド] 外科床
— **decision making** [−ディスィジャン メイキング] 外科的意志決定
— **pad** [−ペーッド] 外科用の当て物
— **pathology** [−ペーサラジー] 外科病理学

— **service** [−サーヴィス] 外科
— **tuberculosis** [−テューバーキュロウスィス] 外科結核症

surmise [サーマイズ] 推量，憶測，推量する

surmount [サーマウント] （困難，障害に）打ち勝つ，打破する，載せる

surmountable [サーマウンタブル] 打ち勝ち得る，切り抜けられる

surname [サーネイム] 異名，あだ名，姓，異名をつける，異名で呼ぶ，姓をつける

surpass [サーペース] 優る，凌駕する，以上に出る

surplus [サープラス] 余り，過剰，剰余金，残りの，余りの，余剰の
— **fund** [−ファンド] 剰余金

surpogrelate [サーパグれレイト] サーポグレレート ☆抗セロトニン剤，動脈閉塞症に用いる

surprise [サプらイズ] 驚き，不意打ち，驚くべき事件，不意打ちする，驚かす，期待に反する

surrender [サれンダー] 引き渡す，明け渡す，撤廃する，辞職する，降参する，自首する，引き渡し，降伏，自首

surrogate [サらゲイト] 代用品，代替
— **mother** [−マザー] 代理母

surround [サらウンド] 囲む，包囲する

surrounding [サらウンディング] 囲む，周囲の，付近の，環境，周囲の状態

sursumversion [サーサムヴァージャン] 両眼上転

surveillance [サーヴェイランス] 監視，看守

surveillant [サーヴェイラント] 監督者，監視者

survey [サーヴェイ] 見渡す，概観する，（建物などの）状態を調べる，測量する，見渡すこと，概観，測量実地調査，測量図
— **meter** [−ミーター] 放射能検査器

survival [サーヴァイヴァル] 生き残り，残存，残存者，残存様，（とくに古い時代の）遺物
— **of the fittest** [−アヴ ザ フィッテスト] 適者生存
— **time** [−タイム] 生存時間

survive [サーヴァイヴ] （～より）長生きする，（～から）助かる，生き延びる，存在し続ける

survivor [サーヴァイヴァー] 生存者

susceptibility [サセプタビリティ] 感受性, 感情

susceptible [サセプタブル] 感受性の, 多感の, 感情的, 許す, 受けやすい, 影響されやすい

susceptive [サセプティヴ] 感受性, 受ける, 受けやすい, 許す, できる

susceptivity [サセプティヴァティ] 感じやすいこと, 感受性, 感情的なこと

suscitate [サスシティト] 活性化する

suspect [サスペクト] 嫌疑者, 注意人物, 感づく, 気づく, 思う, 考える, 嫌疑をかける, 怪しむ, 危ぶむ, 疑うべき, 疑わしい

suspend [サスペンド] 吊す, 懸垂する, 途絶する, 延期する, 停職する, 浮遊する

suspended [サスペンディッド] 吊した, 懸かった, 宙に浮かんだ, 水中に浮動した, 中止した, 途絶した

suspense [サスペンス] 未決, 懸垂, 不安, 停止

suspension [サスペンシャン] 吊すこと, 懸垂, 浮遊, 未決, 途絶, 懸濁液

suspensoid [サスペンソイド] サスペンソイド ☆コロイド液中の浮遊物

suspensory [サスペンサリー] 吊り上げ帯

suspicion [サスピシャン] (罪などの) 嫌疑, 怪しみ, 感づき

suspicious [サスピシャス] うたぐる, 邪推する, 嫌疑を起こさせる, 怪しい

sustain [サスティン] 支持する, 蒙る, 忍ぶ, 力をつける, 維持する, 罹患する

sustentaculum [サステンテーキュラム] 支持, 把持

susurrus [スーサらス] 雑音, 軽雑音, 私言

sutura [スーチュら] = suture (骨の) 縫合, 縫線
— coronalis [-カろウネイリス] 冠状縫合
— frontalis [-フろンテイリス] 前頭縫合
— harmonia [-ハーモウニア] 調和縫合
— incisiva [-インサイスィーヴァ] 切歯縫合
— lambdoidea [-ランドイディア] ラムダ縫合
— medicina [-ミディスィーナ] 正中縫合
— sagittalis [-サジテイリス] 矢状縫合
— serrata [-セらータ] 鋸状縫合

sutural [スーチュラル] 縫目の, 縫い合わせの, 縫線にある

suture [スーチャー] 結節縫合, 断続縫合
— insufficiency [-インサフィシャンスィ] 縫合不全
approximation — [アプらクサメイシャン-] 近接縫合. 縫合縁をよせてくるために深部にかけて行う縫合
Bell's — [ベルズ-] ベル縫合. 縫合縁で針を内から外に交互に通す
blanket — [ブレーンケット-] 毛布縁縫合. 毛布の縫い取りのように次の針の刺入場所が刺出場所となる連続縫合
buried — [バりードー] 埋没縫合. 縫合糸が皮膚面に現れない縫合
coaptation — [コウエープテイシャン-] 接合縫合
glovers' — [グラヴァーズ-] 手袋工縫合. 創縁の内から外方へ針を運んで行う縫合

suxamethonium chloride [サクサミソウニアム クローらイド] 塩化スキサメトニウム ☆末梢性筋弛緩薬

sv (spiritus vini)

SVC 1. (superior vena cava) / 2. (superior vena cava syndrome)

svr (spiritus vini rectificatus)

SVR (systemic vascular resistance)

svt (spiritus vini tenuis)

swab [スウァブ] 拭う, 綿・ガーゼなどで拭う, 雑巾等, 綿棒

swager [スウェイジャー] (歯科用の) 圧印器

swallow [スウァロウ] 飲む, 嚥下する, 吸い込む, 尽くす, 平らげる, 嚥下, 一呑み

swamp [スウァンプ] 沼, 湿地, 沼地にはまりこませる, 水浸しにする, 圧倒する
— fever [-フィーヴァー] 湿地熱

Swan-Ganz's catheter [スウァン-ゲーンツ キャスィター] スワン・ガンツカテーテル ☆肺動脈に用いる

swan-neck deformity [スウァン-ネック ディフォーミティ] 白鳥のくび変形 ☆慢性関節リウマチ患者の指にみられる

swarm [スウォーム] 昆虫の群 (とくに群蜂), 群集, 群がる, うじゃうじゃ動く, 充満する

sway [スウェイ] 揺さぶる, 振り動かす, 左右する, 支配する, 操縦する, 揺れる, 揺れること, 振動, 左右すること

swaying gait [スウェイング ゲイト] 動揺歩行

sweat [スウェット] 汗, 発汗, 汗の出る仕事, 汗をかく, 滲出する, 労働する, 汗を流す

sweating bath [スウェティング バス] 発汗浴, 蒸し風呂

sweep [スウィープ] 掃く, (ゴミを) 払う, 吹き流す, (望遠鏡で) 見渡す

sweet [スウィート] 甘い, 旨い, 味のよい, 純粋な, 新鮮な, 芳香の, 美声の, 甘さ, 甘い物 (とくに菓子), 気持の良い物, 芳香

sweetbread [スウィートブレッド] 膵臓, 胸腺

sweeten [スウィートゥン] 甘くする

sweetened [スウィータンド] 甘くした

sweetener [スウィータナー] 甘味剤

Sweet's syndrome [スウィーツ シンドろウム] スイート症候群 ☆急性発作性中性白血球性皮膚症

swell [スウェル] 膨張する, 腫れる, 増加する, 殖える, 音が高くなる, 膨張させる, 腫らす, きわめてよい

swelling [スウェリング] 腫物, 高低, 膨張, 増加, 殖えること, 隆起部, 起伏する, 突出した

swift [スウィフト] 速い, 疾過する, 早速の, 速く, 迅速に

swiftly [スウィフトリー] 速く, 即座に, 早速

swimming [スウィミング] 水泳
— pool [- プール] 水泳場
— pool conjunctivitis [- プール カンジャンクティヴァイティス] 水泳プール結膜炎

swine [スウァイン] 豚, 野猪
— cholera [- カらら] 豚コレラ
— fever [- フィーヴァー] 豚熱, 豚コレラ
— plague [- プレイグ] 豚疫病

swinepox [スウァインパックス] 水痘, 水疱, 瘡

switchboard [スウィッチボード] 配電盤, 交換機, 開閉器板
— operator [- アパれイター] 電話交換手

swollen [スウォウラン] 腫脹した

swoon [スウーン] 卒倒する, 気絶する, 卒倒, 気絶, 失神

SXA (single energy X-ray absorptiometry)

sycoma [サイコウマ] 疣 (イボ), 湿疣

sycophancy [スィカファンスィ] 追従, おべっか

sycosis [サイコウスィス] 毛瘡

Sydenham's chorea [スィッドナムズ コーリーア] シデナム舞踏病, 小舞踏病

syllable stumbling [スィラブル スタンブリング] 音節蹉跌 (さてつ), 音節の結合が困難でまとまった語にならない

syllabus [スィラバス] (講義の) 摘要, 要目, 教授細目, 仕事の時間割

syllepsis [スィレプスィス] 妊娠, 受胎

sylvatic plague [スィルヴェーティック プレイグ] 森林ペスト

sylvian fissure [スィルヴィアン フィッシャー] シンヴィウス裂 ☆大脳の外側面にある裂

symbiology [スィンバイアらジー] 共生学

symbiont [スィンビアント] 共生体, 共棲体

symbiosis [スィンビオウスィス] 共生, 共棲, 共同生活

symbiote [スィンビオウト] 共生生物

symbiotic [スィンビアティック] 共生の, 共生する, 共同生活の

symblepharon [スィンブレファらン] = symblepharosis 瞼球癒着症

symbol [スィンバル] 象徴, しるし, 符号, 記号

symbolic [スィンバリック] = symbolical 象徴の, 記号の, 符号の

symbolism [スィンバリズム] 象徴主義

symbolization [スィンバライゼイシャン] 象徴化

symbolize [スィンバライズ] 表明する, (〜の) 符号である, 象徴する, 記 (符) 号で表す

symbolophobia [スィンボラフォウビア] 象徴恐怖症

symmelia [スィミーリア] 雨肢癒着奇体, 下肢の融合した奇形

symmetric [スィメトリック] = symmetrical 相称的, 対称的, 均斉のとれた, 調和した
— gangrene [- ギャングりーン] 対称性壊疽 ☆神経および血行障害による指・趾・耳などの壊疽

symmetry [スィミトリー] 対称, 左右相称, 釣合, 調和

sympathectomy [スィンパセクタミー] =

sympathetectomy 交感神経切除術
sympatheoneuritis [スィンパスィオウニューらイティス] 交感神経炎
sympathetic [スィンパセティック] 同情的な，交感的，感応する，共鳴する，共振する，感受性の強い人，交感神経の
　— coloration [-カラれイシャン] 交感色
　— ganglion [-ギャングリアン] 交感神経節
　— nerve [-ナーヴ] 交感神経
　— nervous system [-ナーヴァス スィスタム] 交感神経系
　— neuron [-ニューらン] 交感神経ニューロン
　— ophthalmia [-アフサルミア] 交感性眼炎
　— skin reflex [-スキン リーフレクス] 交感神経性皮膚反射
sympatheticopathy [スィンパセティカパスィ] 交感神経疾患
sympatheticotonic [スィンパセティコウトウニック] 交感神経緊張の
　— type [-タイプ] 交感神経緊張型
sympathetoblast [スィンパサタブレースト] 交感神経芽細胞
sympathicomimetic [スィンパスィコウマイメティック] 交感神経刺激様性の
sympathiconeuritis [スィンパスィコウニューらイティス] 交感神経炎
sympathicoparalytic [スィンパスィコウパらリティック] 交感神経性麻痺の
sympathicotonia [スィンパスィコウトウニア] 交感神経緊張症
sympathicus [スィンパスィカス] 交感神経系
sympathize [スィンパサイズ] 同情する，同意する，慰める，感応する，一致する，交感する
sympathoma [スィンパソウマ] 交感神経腫
sympathomimetic substance [スィンパソウマイメティック サブスタンス] 交感神経様作用物質
sympathy [スィンパスィ] 同情，同意，慰問，交感，共振
sympexion [スィンペクシャン] 精嚢含室素性結石
sympexis [スィンペクスィス] 精嚢結石
symphalangism [スィンファレーンジズム] 指節癒合症
symphysial [スィンフィズィアル] 〔線維軟骨〕結合の

symphysic [スィンフィズィック] 結合性の，癒合性の
symphysiectomy [スィンフィズィエクタミー] 恥骨結合切除術
symphysion [スィンフィズィアン] 縫線点 ☆下顎歯槽の外縁の正中点
symphysiorrhaphy [スィンフィズィオーらフィ] 恥骨結合縫合術，結合開離縫合
symphysiotomy, symphyseotomy [スィンフィスィアタミー] 恥骨結合切開術
symphysis [スィンフィスィス] 結合，骨の縫合，癒合，癒着
sympodia [スィンポウディア] 両足結合奇形，合足症
symposium [スィンポウズィアム] = symposia 会談，談話会，諸家の論文集
symptom [スィンプタム] 症状，徴候
　— [-]complex [-カンプレクス] 症候群
　nagatively pathognomonic — [ネガティヴリー パサグノウマニック-] 否定的特定症状．ある特定の病気では決して現れない症候．この症候が現れれば，その疾患が否定できる
　Alice-in-Wonderland — [アリス-イン-ワンダーランド-] 不思議の国のアリス症候群．自己自体から他のものへの分離感覚と時間感覚の異常
　alien hand — [エイリアン ハンド-] 他人の手症候群．脳梁病変による行動障害の一つ，自分の手が他人の手のように感じられる
　antiphospholipid antibody — [エーンティフォスファリピッド エーンティバディー-] 抗リン脂質抗体症候群．動静脈血栓症と習慣性流産をおこす
symptomatic [スィンプタメーティック] 徴候的，症候の，前兆的，症候による，徴候による
　— anemia [-エーニーミア] 症候的貧血
　— indication [-インディケイシャン] 対症適用
　— neuralgia [-ニューれールジア] 症候神経痛
　— therapy [-セらピー] 症候的治療 ☆対症療法
symptomatology [スィンプトウマタラジー] 徴候学，症候学
symptomatolytic [スィンプトウマタリティック] = symptomlytic 症候消退の，病状減退の
symptosis [スィンプトウスィス] 全身または

気管の漸衰, 消耗
sympus［スィ**ン**パス］合足体
synalgia［スィ**ネ**ールジア］交感疼痛, 遠隔痛 ☆刺激部より遠い部に感ずる疼痛
synalgic［スィ**ネ**ールジック］疼痛共感の
synanche［スィ**ネ**ーンキー］ジフテリア性咽頭炎
synanthema［スィ**ネーンスィ**ーマ］混合皮疹, 皮疹群
synapse［スィ**ネ**ープス］＝ synapsis 連接 ☆神経樹状突起が他と連接すること, 末端が相互交錯すること, 染色体の結合, 筋肉神経接合部
synaptic［スィ**ネ**ープティック］神経樹状突起連合の
synaptosome［スィ**ネ**ープタソウム］シナプトソーム ☆神経筋接合部の細胞成分
synarthrodia［スィ**ナ**ースろウディア］不動関節, 関節癒合症 ☆関節と他の組織が介在して癒着を起こしたもの
synarthrodial［スィ**ナ**ースろウディアル］関節癒着の
synarthrophysis［スィ**ナ**ースらフィスィス］進行性関節強直症
synarthrosis［スィ**ナ**ースろウスィス］関節癒合症 ☆ *synarthrodia* に反して関節が直接癒着・連接するもの
syncanthus［スィン**キャ**ンサス］眼瞼癒着症
synchilia［スィン**カ**イリア］先天性口唇癒着症
synchondrosis［スィンカン**ド**ろウスィス］軟骨結合
— **cranii**［−ク**れ**イニイ］頭蓋軟骨結合
— **epiphyseos**［−エピフィズィ**ア**ス］骨端軟骨結合
— **intraoccipitalis**［−イントロ・アクスィピ**ティ**リス］後頭骨内軟骨結合
synchopexia［スィンカ**ペ**クスィア］速脈
synchronism［スィ**ン**クろニズム］＝ synchronia 同時性, 同時発生
synchronization［スィンクろウニ**ゼ**イシャン］同時性, 同時性をもたせること, 時計を合わせること
synchronize［スィ**ン**クろナイズ］同時性を持つ, (～と)同時である, (数個の時計が)標準時を示す, 同時にする
synchronized［スィ**ン**クろナイズド］同時に行われる
— **intermittent mandatory ventilation, SIMV**［−インターミッタント マンダタリー ヴェンティ**レ**イシャン］同期性間欠的強制呼吸
— **swimming**［−ス**ウィ**ミング］シンクロナイズ水泳
synchronous［スィ**ン**クらナス］同時の, 同期の, 同時に起こる
synchysis［スィ**ン**キスィス］混乱, 錯乱, 眼の硝子体の軟化あるいは水様状態
synclinal［スィンク**ラ**イナル］同方向傾倒
synclitism［スィンク**リ**ティズム］正軸定位(胎児頭が骨盤軸に一致して定位すること), 同高定位
synclonus［スィ**ン**クラナス］共同クローヌス ☆諸筋が同時に痙攣を起こすこと, またそのような症状の病気 (舞踏病など)
syncopal［スィ**ン**カパル］気絶の, 卒倒の
— **attack**［−ア**テ**ーック］失神発作
syncope［スィ**ン**カピー］血圧降下からくる卒倒, 気絶, 人事不省, 失神発作
syncretio［スィンク**リ**ーシオウ］癒合, 癒着
syncytial［スィン**スィ**シャル］細胞融合の
syncytioma［スィンスィティ**オ**ウマ］合胞体腫
— **malignum**［−マ**リ**グナム］悪性合胞体腫
syncytium［スィン**スィ**ティアム］合胞体, 脈絡膜絨毛の表面をなす上皮
syndactyl［スィン**ダ**クティル］＝ syndactylous 指趾癒合の, 合指症の
syndactylism［スィン**ダ**クティリズム］合指症
syndectomy［スィン**デ**クタミー］結膜環状帯切除術
syndesis［スィン**ディ**ースィス］人工関節強直
syndesmectomy［スィンダス**メ**クタミー］靱帯切除術
syndesmitis［スィンデス**マ**イティス］靱帯炎, 結膜炎
syndesmography［スィンデス**マ**グれーフィ］＝ syndesmolory 靱帯学
syndesmology［スィンデス**マ**ラジー］靱帯学
syndesmoma［スィンデス**モ**ウマ］靱帯腫, 結合組織腫
syndesmopexy［スィン**デ**スマペクスィ］靱帯固定術
syndesmophyte［スィン**デ**スマファイト］靱帯骨棘形成
syndesmosis［スィンダス**モ**ウスィス］靱帯結合
syndesmotic［スィンダス**マ**ティック］靱帯関節の
syndesmotomy［スィンダス**マ**タミー］靱帯

syndesmus 〜 synergistic

切開術

syndesmus [スィンデスマス] 靱帯

syndrome [スィンドロウム] 症候群
- **— of accessory pathway** [-アヴ アクセサリー ペースウェイ] 副伝導路症候群
- **— of corpus striatum** [-アヴ コーパス ストロイエイタム] = Vogt's syndrome, striatum syndrome 線条体症候群 ☆運動亢進と筋緊張低下
- **— of crocodile tears** [-アヴ クらカダイル ティアーズ] 発作性流涙症候群
- **— of inappropriate secretion of antidiuretic hormone, SIADH** [-アヴ イナプろウプリエイト スィクリーシャン アヴ アンティダイユれティック ホーモウン] ADH 不適分泌症候群
- **— of spinal transverse section** [-アヴ スパイナル トらンスヴァース セクシャン] 脊髄横断症候群
- **— X** [-エックス] X 症候群 ☆高脂血症，肥満，高血圧，高インスリン症を伴う症候群，成人男人の重要な死因の一つ，死の四重奏
- **Anton's —** [エーンタンズ-] アントン症候群．後頭蓋の両側性梗塞が原因で起こる皮質盲
- **Ayerza's —** [アイヤーザズ-] アイエルサ（アイエルザ症候群（Ayerza's disease）．多血症チアノーゼ，呼吸困難，肝腫と脾腫，骨髄増殖をきたす
- **bare lymphocyte —, BLS** [ベア リンファサイト-] 裸リンパ球症候群．先天性重症複合免疫不全症候群
- **compartmental —** [カンパートメンタル-] コンパートメント症候群，筋区画症候群
- **compression —** [カンプれッシャン-] 圧迫症候群（crush s. 圧挫症候群，traumatic anuria 外傷性無尿）
- **crocodile tears —** [クろカダイル ティアーズ-] そら（空）涙症候群，ワニの涙症候群
- **disconnection —** [ディカネクシャン-] 離断症候群．両側大脳半球交連病変や切除後に，言語障害や視覚障害をきたす
- **Fisher's —** [フィッシャーズ-] フィッシャー症候群．歩行運動失調，眼瞼下垂，反射消失
- **Kennedy's —** [ケネディズ-] ケネディ症候群（Foster Kennedy's s.）．前頭葉腫瘍の症状で患側の無嗅覚症，視神経萎縮および対側乳頭の乳頭浮腫
- **Lennox-Gastaut —** [レナックス-ガスタート-] レノックス症候群，レノックス-ガストー症候群．種々の痙攣発作，精神発達遅延，緩徐な棘徐波などを特徴とする小児てんかん性障害
- **locked-in —** [らックト-イン-] 閉じ込め症候群．呼吸と意識は保持されるが全身の運動が麻痺し，無動・緘黙状態
- **neuroleptic malignant —** [ニューろレプティック メーリングナント-] 神経薬性悪性症候群．向神経薬の使用による筋強剛，体温上昇，発熱
- **organic brain —, organic mental —** [オーガニック ブれイン，オーガニック メンタル-] 器質性脳症候群，器質性精神症候群
- **paraneoplastic —** [ぺーらニーアプレースティック-] 傍腫瘍性症候群，腫瘍随伴症候群
- **pulmonary acid aspiration —** [パルマナリー エーサッド エースパれイシャン-] 肺性酸吸引症候群（Mendelson's s. メンデルソン症候群）
- **Vogt-Koyanagi-Harada —** [ヴークト-コヤナギ-ハらダー] フォークト-小柳-原田症候群（Harada's disease 原田病，uvcomeningoencephalitic s. ぶどう膜脳炎症候群）．両側性のび漫性ぶどう膜炎，髄膜刺激症状，早期白髪，皮膚白斑，夕焼け状眼底，眼底の色素脱出などを示す

syndromic [スィンドらミック] 症候群の

synechia [スィニーキア] 癒着症，虹彩癒着
- **anterior —** [-アンティーりアー] 全虹彩前癒着
- **posterior —** [-パスティーりアー] 全虹彩後癒着

synechotomy [スィナカタミー] 癒着剥離術

synecology [スィナカラジー] 集団環境学

syneresis [スィナーりスィス] 水分離脱によるゲルの収縮，離液

synergic [スィナージック] = synergetic 共同作用的の，相乗作用
- **— control** [-カントろウル] 共同運動性制御

synergism [スィナージズム] 相乗作用

synergistic [スィナージスティック] 相乗作用

的　☆二つの物質の同時投与の効果がそれぞれの単独投与のそれより大
synergy［スィ**ナー**ジー］　共同作用
syn(a)esthesia［スィネス**スィー**ズィア］　共感
syn(a)esthesialgia［スィネススィーズィ**エー**ルジア］　疼痛性共感
synezesis, synizesis［スィニ**ズィー**スィス］　瞳孔縮小
syngamy［ス**ィン**ガミー］　有性生殖，隔合
syngenesis［スィン**ジェ**ニスィス］　遺伝，有性生殖
syngenic［スィン**ジェ**ニック］　単一血流の，純系の
synidrosis［スィニ**ド**ろウスィス］　随伴性発汗
synkaryon［スィン**キャ**りアン］　隔合核　☆受精の際，二核が隔合して生ずる新核
synkinesia［スィンカイ**ニー**スィア］＝ synkinesis　共同運動　☆他の運動と共におこる不随意運動
synocha［スィ**ノ**カ］＝ synochus　持続熱
synonychia［スィナ**ニ**キア］　合爪症
synonym［ス**ィ**ナニム］　同義語，類語，（他国語で）相当する語
synopsis［スィ**ナ**プスィス］　先天性両眼癒合症
synoptophore［スィ**ナ**プタフォーァ］＝ synoptoscope　大型弱視鏡，斜視診断および矯正器
synosteology［スィナスティ**ア**ラジー］　関節学
synosteosis［スィナスティ**オ**ウスィス］＝ synostosis　骨癒合症
synosteotomy［スィナスティ**ア**タミー］　骨癒合剥離術
synostosis［スィナス**トゥ**スィス］　骨癒合症（synosteosis）；骨結合
　— **congenita**［−**カ**ンジェニタ］　先天性骨癒合症
synovectomy［スィナ**ヴェ**クタミー］　滑膜切除術
synovia［スィ**ノ**ウヴィア］　滑液，関節滑液（synovium の複）
synovial［スィ**ノ**ウヴィアル］　滑液の
　— **cyst**［−**スィ**スト］　滑液膜嚢腫
　— **fluid**［−フ**ルー**イド］　滑液
　— **joint**［−**ジョ**イント］　滑液膜関節
　— **membrane**［−**メ**ンブれイン］　滑液膜
synovialis［スィノウ**ヴィ エイ**リス］　滑液膜
synovialoma［スィノウヴィア**ロ**ウマ］　滑液膜腫
synovin［スィ**ナ**ヴィン］　滑液中の，ムチン
synovioma［スィノウ**ヴィ オ**ウマ］　滑液膜腫

synoviparous［スィナ**ヴィ**パろス］　滑液産生の
synovitis［サイナ**ヴァ**イティス］　関節滑液膜炎
　— **hyperplastica**［−ハイパープ**レー**スティカ］　過形成性滑液膜炎
　— **sicca**［−**スィ**ッカ］　乾性滑液膜炎
synovium, synovia（複）［スィ**ノ**ウヴィアム，スィ**ノ**ウヴィア］　滑液膜
synreflexia［スィンりフ**レ**クスィア］　反射相関性
syntasis［スィン**テ**イスィス］　伸張，緊張
syntaxis［スィン**テー**クスィス］　構語，整復，還納，関節
syntenosis［スィンタ**ノ**ウスィス］　腱性関節
synteresis［スィンタ**りー**スィス］　予防処置
syntexis［スィン**テ**クスィス］　消耗，衰弱，やせ
synthermal［スィン**サー**マル］　同温の，等温の
synthescope［スィン**セ**スコウプ］　二つの液体を接触したときに起こる結果を計る器具
synthesis, syntheses（複）［ス**ィン**スィスィス，ス**ィン**スィスィーズ］　総合，統合，組み立て，合成，人造，接体，復位
synthesize, synthesise［ス**ィン**スィサイズ］　総合する，統合する，合成する，人工的に製造する
synthetase［ス**ィン**スィテイス］　シンテターゼ　☆合成酵素
synthetic［スィン**セ**ティック］＝ synthetical　総合の，統合の，人造の，合成の
　— **substance**［−**サ**ブスタンス］　合成物質
synthetically［スィン**セ**ティカリー］　総合して，統合して，人工的に，人造で，合成して
synthimia［スィン**サ**イミア］　単純感動性
syntonic［スィン**タ**ニック］　同調性の，安定した
syntonin［ス**ィン**タニン］　シントニン　☆ミオジンに酸を作用して得るタンパク
syntopy［ス**ィン**タピー］　部位相関
syntripsis［スィント**り**プスィス］　複雑骨折，粉末骨折
syntrophus［ス**ィン**トろファス］　遺伝病，先天性疾患
syntropic［スィント**ら**ピック］　同方向に向かう
syntropy［スィン**ト**らピー］　同向性，二つの症状の同時発現の際の相関性
synulosis［スィニュ**ロ**ウスィス］　瘢痕形成

synulotic ～ systematize

synulotic [スィニュラティック] 瘢痕形成促進物

syphilelcosis [スィフィルコウスィス] 梅毒潰瘍

syphilide [スィフィライド] 梅毒疹

syphilis [スィフィリス] 梅毒
- **alopecia** [-エーロウピースィア] 梅毒性脱毛
- **congenita** [-カンジェニタ] 先天梅毒
- **corymbiformis** [-カリンビフォーミス] 花環状梅毒
- **décapitée** [-ディケーピティ] 無頭性梅毒 ☆初期硬血のない梅毒
- **démblée** [-デンブリー] 突発性梅毒
- **fulminans** [-ファルミナンス] 電撃的梅毒
- **gravis** [-グれーヴィス] 重症梅毒
- **gummosa** [-ガモウサ] ゴム腫性梅毒
- **ignorée** [-イグナイー] 無識梅毒
- **nodosa** [-ノウドウサ] 結節性梅毒
- **occulta** [-アカルタ] 潜在性梅毒
- **papulosa** [-パピュロウサ] 丘疹性梅毒
- **technica** [-テクニカ] 技術性梅毒 ☆性交以外による
- **ulcerosa** [-アルサろーサ] 潰瘍性梅毒
- **universalis** [-ユーニヴァーサーリス] 全身梅毒

syphilitic [スィフィリティック] 梅毒性の, 梅毒に感染した, 梅毒患者
- **liver** [-リヴァー] 梅毒性肝

syphilized [スィフィライズド] 梅毒に感染した

syphilocerebrosis [スィフィラセりブろウスィス] 脳梅毒

syphiloderma [スィフィラダーマ] 皮膚梅毒

syphilography [スィフィラグれーフィ] 梅毒学 ☆梅毒に関する文献

syphiloid [スィフィロイド] 梅毒様の

syphilology [スィフィララジー] 梅毒学

syphiloma [スィフィロウマ] 梅毒腫

syphilophobia [スィフィロフォウビア] 梅毒恐怖症 ☆患者自身が梅毒に罹ったと妄想するもの, 梅毒に罹ることを異常に恐れるもの

syphilopsychosis [スィフィロウサイコウスィス] 梅毒性精神病

syphilosis [スィフィロウスィス] 梅毒症

syphilous [スィフィラス] 梅毒の

syrigmophonia [スィりグモウフォウニア] 高いピーピー声, 吹笛様音声

syringe [スィりンジ] 注射器, 洗浄器, 浣腸器, 注射する, 注入する, 洗浄する

syringeful [スィりンジフル] 注射器一杯, 一回注射量

syringitis [スィりンジャイティス] 耳管炎

syringoadenoma [スィりンゴウアディノウマ] 汗腺腫

syringobulbia [スィりンガバルビア] 延髄空洞症

syringocele [スィりンガスィール] 脊柱中心管 ☆脊柱破裂の一種

syringocystadenoma [スィりンゴウスィスタディノウマ] 汗腺嚢胞腺腫

syringoma [スィりンゴウマ] 汗腺腫

syringomyelia [スィりンゴウマイイーリア] = syringomyelus 脊髄空洞症

syringosystrophy [スィりンゴウスィストろフィ] 卵管捻転術

syringotomy [スィりンガタミー] 瘻孔切開術

syrosingopine [スィろウスィンガピーン] シロシンゴピン ☆ローウォルフィア系降圧剤

syrup [スィらップ] シロップ, シロップ中に薬剤を調合した舎利別
- **of squill** [-アヴ スクウィル] 海葱シロップ

syssarcosis [スィサーコウスィス] 筋骨連結 ☆筋が介在する二つの骨

systaltic [スィストールティック] 収縮弛緩交代の

system [スィスタム] 組織, 系統, 式, 方式, 順序, 分類法, 宇宙, 器官組織系, 五体, 制度
- **technology** [-テクナラジー] 組織工学
- **problem-oriented medical information —, POMIS** [プらブラム-オーりエンティッド メディカル インフォーメィシャン-] 問題志向〔型〕医療情報システム

systematic [スィスタマティック] = systematical 組織的, 系統ある, 規則だった, 整然とした, 分類の, 分科の, 宇宙の

systematically [スィスタマティカリー] 系統的に, 組織的に, 整然と, 計画的に

systematization [スィスタマティゼイシャン] 組織化, 系統化, 体系化

systematize [スィスタマタイズ] 組織立てる,

系統化する，体系をたてる
systemic [スィステミック] 全身の，身体の，組織の，系統の，器官の
  — administration [-エードミニストれイシャン] 全身投与
  — candidiasis [-カンディダイアスィス] 全身カンジタ感染症
  — circulation [-サーキュレイシャン] 全身循環
  — effect [-イフェクト] 全身効果
  — fungal diseases [-ファンガル ディズィーズ] 全身性真菌病
  — inflammatory response syndrome, SIRS [-インフラマトりー りスパンス スィンドろウム] 全身性炎症反応症候群
  — injection [-インジェクシャン] 全身注射
  — lupus erythematodes, SLE [-ルーパス エりスィーマタディーズ] 全身性紅斑性狼瘡，全身ループルエリテマトーデス
  — mastocytosis [-マストウサイトウスィス] 全身性肥胖細胞腫
systremically [スィストれミカリー] 全身に，身体上，組織的に，系統上，器官に
systremma [スィストれンマ] 下腿けいれん
systole [ススタリー] 心臓収縮
systolic [スィスタりック] 心臓収縮の，収縮する
  — hypertension [-ハイパーテンシャン] 収縮期高血圧
  — murmur [-マーマー] 収縮雑音
  — pressure [-プれッシャー] 収縮期圧
  — regurgitation [-りガージテイシャン] 収縮期逆流
systolometer [スィスタラミター] 心音聴診器，心収縮計
syzygy [スィズィジー] 連合　☆器官が結合，融合しても機能に変化を与えないこと

T

T 1.（temperature）／2.（tension）
t 1.（temporal）／2.（trabecular bone)
TA 1.（temporal arteritis）／2.（titratable acid）／3.（toxin-antitoxin）
Ta （tantalum）
TAB （typhoid-paratyphoid A and B)
tabacism [テーバスィズム]＝tabacosis タバコ中毒
tabagism [テーバジズム] タバコ中毒症状
tabardillo [タバーディーロウ] メキシコチフス，タバルデイヨロ ☆メキシコのある地方の流行性伝染病
tabefaction [タビフェークシャン] 病気による憔悴，消耗
tabella [タベラ] 表，錠剤
tabes [テイビーズ] 癆症，萎縮，憔悴，消耗
　— **dolorosa** [－ドラろウサ] 疼痛癆
　— **dorsalis** [－ドーセイリス] 脊髄癆
　— **ergotica** [－アーガティカ] 後角脊髄癆
　— **incipiens** [－インスィピアンス] 初期脊髄癆
　— **mesenterica** [－メザンテリカ]＝tabes mesaraica 小児腸間膜結核
　— **spasmodica** [－スパスモゥディカ] 痙攣性脊髄麻痺
　— **spinalis** [－スパイネイリス] 脊髄癆
tabescent [タビーサント] 消耗性の，疲れた
tabetic [タベティック]＝tabid 脊髄癆の，るいそう
　— **arthropathy** [－アースらペースィ] 脊髄癆性関節症
　— **crisis** [－くらイスィス] 脊髄癆の強激な疼痛発作
　— **gait** [－ゲイト] 失調性歩行
　— **neuritis** [－ニューらイティス] 脊髄癆神経炎
tabetiform [タベティフォーム] 脊髄癆様の
tabification [タビフィケイシャン] 消耗の
table [テイブル] 卓，台，表，一覧表，計算表，平面，卓の，台の，骨板
　— **of contents** [－アヴ カンテンツ] 目次
tablespoon [テイブルスプーン] 食卓匙，スープ用大匙
tablespoonful [テイブルスプーンフル] 大さじ一杯，大匙 ☆約 15ml

tablet [テーブリット] 錠剤
taboo [タブー] 禁制，禁断，タブー
taboparalysis [テイボウパれーリスィス]＝taboparesis 脊髄癆と麻痺性痴呆との合併したもの
tabular [テービュラー] 平面の，表の，表にした，板状の
　— **difference** [－ディファランス] 表差
　— **results** [－りザルツ] 表出成績
tabulate [テービュレイト] 表にする，一覧表を作る，平面にする，平らな，平面の
tabulation [テービュレイシャン] 表につくる，集計
tache [タシュ]［F] 斑点
　— **blanche** [－ブランシュ] 白斑
tachetic [タケティック] 斑点の
tachistoscope [テーキスタスコープ] タキストスコープ．視覚速度計，弱視矯正器，知覚の速さを測る器械
tachogram [テーカグれーム] 速度図．自動車の走行速度記録
tachometer [テーカミター] 速度計，血液の流速計，回転計
tachy- [テーキ－] ☆「急速」を表す接頭語
tachyalimentation [テーキ・アリマンテイシャン] 急速栄養
tachyarrhythmia [テーキ・エーりズミア] 頻脈性不整脈
tachyauxesis [テーキ・オークスィースィス] 身体の一部分が全体よりはやく成長する状態
tachycardia [テーキ・カーディア] 心拍急速，心悸症
tachygenesis [テーキ・ジェニスィス] 急速形成
tachylalia [テーキ・レイリア] 速語症，早口
tachylogia [テーキ・ロウギア] 多弁
tachyphagia [テーキ・フェイジア] 速食症
tachyphrasia [テーキ・フれイズィア] 多弁，おしゃべり
tachyphrenia [テーキ・フりーニア] 精神活動亢進
tachyphylaxis [テーキ・ファイレークスィス] 急速耐性形成 ☆繰り返し投与する間に薬剤の効果が失われること
tachyp(o)nea [テーキ・プニーア] 呼吸急速，呼吸促迫

tachypragia ～ talipes

tachypragia [テーキ・プれージア] 運動急速, 急速作用

tachypsychia [テーキ・サイキア] 精神作用急速

tachyrhythmia [テーキ・リズミア] = tachycardia 心拍急速, 心機亢進

tachysystole [テーキ・スィスタリー] 急速収縮 ☆収縮が早く不規則なこと

tacit [テースィット] 暗黙の, 黙した, 無言の

tacitly [テースィトリー] 暗黙のうちに, 黙して

tack [テーック] 粘着度

tackle [テーックル] 巻揚装置, 道具, 仕掛け, 滑車でつなぐ, 事に当たる, 仕事をやってみる, ラグビーで相手を止める

tacrolimus hydrate [テークろウリマス ハイドレイト] タクロリムス水和物 (FK506) ☆免疫抑制薬 (臓器移植時に用いる), アトピー性皮膚炎治療薬

tactile [テークティル] 触覚の
— cell [- セル] 触細胞
— circle [- サークル] 触覚圏
— corpuscle [- コーパスル] 触覚小体, 触覚球
— disc [- ディスク] 触盤
— fremitus [- フれミタス] 触感振盪音
— hair [- ヘアー] 触毛
— irritability [- イりタビリティ] 触覚過敏
— meniscus [- ミニスカス] 触盤
— papilla, — papillae (複) [- ペーピラ, - ペーピリー] 触乳頭, 触覚乳頭(複)
— sense [- センス] 触覚

taction [テークシャン] 接触

tactometer [テークタミター] 触覚計

tactor [テークター] 触覚終末器

tactus [テークタス] さわり, 触接

tadpole [テーッドポウル] おたまじゃくし, 被嚢類の幼虫

TAE (transcatheter arterial embolization)

Taenia [ティーニア] 条虫属
— **acanthotrias** [アカンサトりアス] 棘毛条虫
— **africana** [- アフりカーナ] アフリカ条虫 ☆アフリカの黒人にみられる寄生虫 (条虫)
— **confusa** [- カンフューサ] アメリカの条虫

— **coli** [- コウリ] 大腸ヒモ ☆大腸の縦走筋による線条
— **cucurbitum** [キューカービタム] = Taeniasaginata 無鉤条虫
— **expansa** [- イクスパンサ] 巨大条虫
— **nana** [- ネイナ] ナナ条虫
— **rhynchus saginatus** [- リンカス サギネイタス] = Goeze 無鉤条虫
— **saginata** [- サジネイタ] 無鉤条虫
— **solium** [- ソウリアム] = Linnaeus 有鉤条虫

tail [ティル] 尾, 尾状物, 末尾, 尾部, 後部, 尾をつける, 尾をひく, 尾行する
— **of the eye** [- アヴ ジ アイ] 目尻

taint [ティント] 汚染, 汚点, 痕跡, 病毒, (食物の) 腐敗気味, 病弊, 汚れる, 感染させる, 感染する

Taka-diastase [タカ-ダイアステイス] タカジアスターゼ ☆植物性消化酵素

Takata-Ara reaction [test] [タカターラ らエークシャン (テスト)] 高田・荒試験

Takayasu's disease [タカヤスズ ディズィーズ] 高安病 ☆大動脈炎症候群

take [テイク] 取得, 種痘がつくこと, 生着, (種痘などの) 善感
— **it easy** [- イット イージー] のんびりやる, 気にしない

talalgia [タレールジア] 踵痛

talampicillin hydrochloride, TAPC [タレーンピスィリン ハイドろウクローらイド] 塩酸タランピシリン ☆広範囲ペニシリン系抗生物質, ABPCのプロドラッグ

talantropia [タレーントろウピア] 眼振

talc [テールク] = talcum, steatite タルク, 滑石, タルコム

talcosis [テールコウスィス] 滑石沈着症

talent [テーラント] 才能, 技量, 才能ある人, 人材, タレント

taliped [テーリピッド] 内反尖足の

talipes [テーリピーズ] 彎曲足, 奇足
— **adductus** [- アダクタス] 内反足
— **arcuatus** [- アーキュエイタス] 弓状彎曲足
— **calcanei excavatus** [- カルケイニ エクスカヴェイタス] 踵凹足
— **calcaneovalgus** [- カルケイニオウヴェールガス] 外反踵足
— **calcaneovarus** [- カルケイニオウヴェーらス] 内反踵足
— **calcaneus** [- カルケイニアス] 仰趾足 ☆踵の先端で歩く, 踵足

talipes ～ tapinocephaly

- cavus [-ケイヴァス] 凹蹠足
- equinovarus [-エクウァイノウヴェィらス] 内反尖足
- equinus [-イークウァイナス] 馬蹄足 ☆足前半部分で歩く
- percavus [-パーケイヴァス] 過度凹蹠足
- planovalgus [-プラナヴェールガス] 外反扁平足
- planus [-プレイナス] 扁平足
- valgus [-ヴェールガス] 外反足
- varus [-ヴェーらス] 内反足

talipexole hydrochloride [タリペクソル ハイドロウクローらイド] 塩酸タリペキソール ☆パーキンソン病治療薬, ドパミン D_2 受容体刺激薬

talipomanus [テーリパマナス] 彎曲手, 奇手
- extensa [-イクステンサ] 伸展彎曲手
- flexa [-フレクサ] 屈曲手
- pronata [-プロウネイタ] 回前手
- supinata [-スーピネイタ] 回後手
- valga [-ヴェールガ] 外反手
- vara [-ヴェーら] 内反手

tall [トール] 身長の高い, 高さが～の, 法外の

tallow [テーロウ] 脂肪, 獣脂, 獣脂蝋燭

Tallqvist's method [タルクヴィスツ メサッド] タルクビスト法 ☆ヘモグロビン濃度測定法

talocalcanean [テイロウカルケイニアン] 距骨と踵骨の

talocrural [テイロウクるーらル] 距骨と足骨の

taloscaphoid [テイラスケーフォイド] 距骨と舟状骨の

talus [テイラス] 距骨, 足首

tambour [タンブーァ] [F] タンブール ☆金属性円筒の上に膜を張ったもの, 振動を記録するのに使う

tame [ティム] 馴れた (動物), 栽培の (植物), 温順な (性質), 飼い馴らす, 馴れる, 服従させる

tamoxifen citrate, TAM [テーマクスィフェン スィトれイト] クエン酸タモキシフェン ☆抗悪性腫瘍薬, 抗エストロゲン薬

tampon [テーンパン] タンポン, 止血栓, 綿球, 綿球をつめる, 止血栓をする
- gauze [-ゴーズ] ガーゼタンポン

tamponade [テーンパネイド] =tamponage タンポン挿入, 栓塞

tamsulosin hydrochloride [テーンスューロウスィン ハイドロウクローらイド] 塩酸タムスロシン ☆排尿障害治療薬, $\alpha 1$受容体遮断薬

tandospirone citrate [テーンダスパイらン スィトれイト] クエン酸タンドスピロン ☆抗不安薬

tangible [テーンジャブル] 実質を有する, 実体的な, 触知できる, 明白な

tank [テーンク] タンク, 水槽, ガス溜, 貯水池, 戦車
- type respirator [-タイプ れスピれイター] タンク型呼吸補助装置, 鉄の肺

tannalbin [テーネールビン] タンナルビン ☆タンニンとアルブミンの合剤, 収斂剤

tannargan [テーネーガン] タンナルガン ☆収斂剤

tannase [テーネイズ] タンナーゼ ☆タンニンを含有するある植物中にある発酵素

tannate [テーニット] タンニン酸塩

Tanner stage [タナー ステイジ] タンナー期 ☆乳房や恥毛などの二次性徴の発育の程度をI～Vに分ける指標

tannic acid [テーニック エーサッド] =tannin タンニン酸

tannigen [テーニジャン] タンニゲン ☆収斂剤

tannisol [テーニソール] タンニゾール

tannochloral [タナクロうラル] タンノクロラム ☆収斂剤

tannocol [テーナコウル] タンノコール ☆タンニンとゼラチンの合剤

tannon [テーナン] =tannopin タンニン ☆収斂剤

tantalum, Ta [テーンタラム] タンタル (元素) ☆原子量180.9479

tantrum [テーントらム] 激怒, 癇癪

TAO (thromboangiitis obliterans)

tap [テーップ] 打診, 穿刺, 水腫患者などの腹部などに孔をあける, 腫瘍の口をあけて膿汁を出す, 樹液をとる
- water [-ウォーター] 水道水

tapering [ティパリング] テーパリング. 漸減 (薬量など); 先細り (血管など)

tapetum [テイプタム] 壁板, 内面層

tapeworm [テイプヴァーム] 条虫類

taphephobia [テーファフォウビア] 生き埋め恐怖症, 埋葬恐怖

Tapia's syndrome [ターピアズ スィンドろウム] タピア症候群 ☆片側軟口蓋と咽頭の麻痺

tapinocephaly [テーピナセファリー] 扁平頭

蓋骨
tapioca [テーピオウカ] タピオカ,葛(くず)
tapotement [タポットマン] [F] 叩(こう)打法,軽打法.軽くたたくマッサージ法
tapping [テーッピング] 穿刺術,腹水採取,飲み口をあけること
TAR syndrome(thrombocytopenia and absent radius)[ティー エイ アーる スィンドロウム(スろンバサイタピーニア エンド エーブスント れーディアス] 血小板減少と橈骨欠如
tar [ター] タール,タールを塗る
tarabagan [テーらバガン] タラバガン ☆モルモットの一種
tarabagania [テーらバゲイニア] モルモットからの病原体による感染症
tarantism [テーらンティズム] タラント病,ダンス狂
tardive [ターディヴ] 晩発性の
　— **dyskinesia, TD** [-ディスカイニースィア] 遅発性ディスキネジー
tardivus [ターディヴァス] 晩期の,晩発の
tardy [ターディ] 後発性の,遅発性の(delayed);怠慢な,緩慢な
　— **epilepsy** [-エピラプスィー] 遅発性てんかん(late e., delayed e.)
tardy ulnar nerve palsy [ターディ アルナー ナーヴ ポールズィ] 遅発性尺骨神経麻痺
tare [テアー] 風袋,(物の目方を量るときの)容器の重さ
target [ターゲット] 泥,視標,(X線管球の)対陰極板,標的
　— **cell** [-セル] 1.標的赤血球(内部空虚に見える)/2.標的細胞(ホルモンなどの作用の目標となり受容体のある細胞)
　— **of flight** [-アヴ フライト] MRI血管造影の一つ
　— **organ** [-オーガン] 標的器官 ☆活性物質の作用対象となる器官
　— **sign** [-サイン] 腸重積のとき腸の断面が二重丸状にX線に映ること
Tarnier's sign [ターニアーズ サイン] タルニェー徴候 ☆子宮の上下両部分のなす角度が消える流産の前兆
taro [ターろウ] 山芋,里芋
tarsal [ターサル] 足くび,足根の,眼瞼軟骨の
　— **gland** [-グレーンド] 眼瞼腺
　— **plate** [-プれイト] 瞼板,軟骨
　— **tunnel** [-タヌル] 足根管
tarsalgia [ターセールジア] 足根痛
tarsectomy [ターセクタミー] 瞼板切除術
tarsitis [ターサイティス] 瞼板炎,足根炎
tarso-orbital [ターソウ-オービタル] 眼瞼眼窩の
tarsoplasty [ターサプレースティ] 瞼形成術
tarsoptosis [ターサプトウスィス] 足根骨下垂,扁平足
tarsotomy [ターサタミー] 瞼板切開術,足根骨切除術
tarsus [ターサス] 足根(あしくび),眼瞼,軟骨
　— **palpebrae** [-パルピーブれ] (眼)瞼板
tart [タート] 酸い,(言葉,態度などの)辛辣な,しぶい,タルト
tartar [タータ一] 酒石,歯石
　— **type** [-タイプ] 蒙古症
tartaric [タ一テーりック] 酒石性の,酒石を含む
　— **acid** [-エーサッド] 酒石酸
tartarus [タ一タらス] 酒石
　— **crudus** [-クる一ダス] 粗製酒石
　— **cum rheo** [-クム りォウ] 大黄含有酒石
tartrate [タートれイト] 酒石酸塩
　— [-] **resistant acid phosphatase, TRAP** [-りズィスタント エーサッド ファスファテイス] 酒石酸抵抗性アルカリフォスファターゼ ☆破骨細胞に特有
tarzorrhaphy [ターザらフィ] 瞼板縫合術
tasikinesia [タスィカイニーズィア] 歩き回ること,静座不能症
tasimeter [タスィミター] 微圧計
tasis [テイスィス] 膨張,緊張
task [タスク] 仕事,職務,骨折,苦労,仕事を課する,酷使する
taste [テイスト] 味わう,毒味する,(〜の)味がする,経験する,味覚,嗜好,鑑識力
　— **blindness** [-ブラインドネス] 味盲
　— **bud** [-バッド]＝taste bulb 味覚球,味覚桿状体
　— **cell** [-セル] 味覚細胞
　— **corpuscle** [-コーパスル] 味覚小体
　— **meniscus** [-ミニスカス] 味覚板
　— **papilla** [-ペーピラ] 味覚乳頭
　— **pore** [-ポーァ] 味孔

TATA box ～ technical

TATA box [タタ バックス] TATA（タータ）ボックス，真核生物の遺伝子プロモーター部位にある共通配列

tattoo [タトゥー] 入墨する，入れ墨，刺青

tattooing [タトゥーイング] 入れ墨

taurine [トーリーン] 胆汁の結晶成分，タウリン，システィンの誘導体

taurocholeic acid [トーロウカリーイック エーサッド] 牛胆酸 ☆胆汁中の一酸成分

taurodentism [トーロウデンティズム] 長胴歯症，胴の長い歯

Taussig-Bing syndrome [トースィッグ-ビング スィンドロウム] タウシク・ビング症候群 ☆大動脈転移，肺動脈騎乗．心室中隔欠損を示す．

tautness [トートニス] 緊縮性

tautomenial [トートウミーニアル] 同一月経期の

tautomeral [トータミラル] ＝tautomeric 同分異象の，互変異性，同一部分の ☆有機化合物が二様の構造式をもって化学的反応を起こすこと

tautomeric [トータメリック] 互変異性の

tautomerism [トータマリズム] 同分異象，互変異性

tautorotation [トータろウテイシャン] 変旋光

Tawara's node [タワラズ ノウド] 田原結節 ☆心臓の房室結節

Ta wave [ティーエイ ウェイヴ] 心房T波

tax [タックス] 税金
— **exemption** [-イグゼンプシャン] 免税

tax-exempt [テックス-イグゼンプト] 免税の

taxation [テックセイシャン] 課税

taxis [テックスィス] 整復術，脱腸還納術，子宮還納術，分類，（組織，細胞の）反動運動，趨生

taxology [テックサラジー] ＝taxonomy 分類学，分類法

taxon [テークソン] 〈pl. taxa〉分類学上の群

taxonomy [テークサナミー] 分類学．生物種の分類学

Tay-Sachs disease [ティーサックス ディズィーズ] ティ・サックス病 ☆家族性黒内障性痴呆

tazanolast [テーザノラスト] タザノラスト ☆抗アレルギー薬，気管支喘息に用いる

TB 1. (total bilirubin)/2. (tuberculosis)

Tb (terbium)

T-bandage [ティーベーンディジ] T字包帯

TBLB (transbronchial lung biopsy)

TBW (total body water)

TC 1. (tetracycline)/2. (total cholesterol)

Tc (technetium)

Tc-99m hexamethyl propyleneamine oxime [テクーネスィウム・ナインティナイン・エム ヘキサメスィル プろピリーンアミン アクスィーム] 放射造影剤

Tc-99m MIBI (2-methoxyisobutyl isonitrile) [テクーネスィウム・ナインティナイン・エム エムアイビーアイ (トウーメ サクスィ・アイソブティル アイソナイトらイル)] 脳腫瘍様の放射線造影剤

TCC (transitional cell carcinoma)

T-cell [ティーセル] T細胞

TD (tardive dyskinesia)

tds (ter die sumendum)

Te (tellurium)

TEA 1. (tetraethylammonium) / 2. (thrombo-endo-arterectomy)

tear [テアー] 引き裂く，引っ掻く，裂ける，掻きむしる，暴れる，裂け目，狂暴，涙液，涙滴，悲哀
— **bomb** [-バム] 催涙弾
— **duct** [-ダクト] 涙腺
— **gas** [-ゲース] 催涙ガス

teardrop [ティアドゥラップ] 涙滴
— **cell** [-セル] 涙滴状赤血球
— **fracture** [-フれークチャー] 第2頸椎骨端の骨折

tearing [テアリング] 引き裂く，ちぎる

tease [ティーズ] （針で）さばき開く，細かく裂く

teaspoonful [ティースプーンフル] 茶匙一杯 ☆約4ml

teat [ティート] 乳首，乳頭，乳房，乳頭状の物

teatulation [ティーチュレイシャン] 乳頭状の隆起，乳頭形成

technetium, Tc [テクニーシアム] テクネチウム（元素）☆原子量98

technic [テクニック] 技術，技巧，工芸，術語，専門事項

technical [テクニカル] 工業の，工芸の，専門的の，技術的の，技術上の，学術的の，学術上の
— **difficulty** [-ディフィカルティ] 技術

technical ~ teleceptor

的困難
— term [-ターム] 術語, 専門用語
technically [テクニカリー] 専門的に, 技術的に, 術語で
technician [テクニシャン] = technicist 専門家, 技術者
technicolo(l)r [テクニカラー] テクニカラー ☆天然色映画法の一種
technique [テクニーク] 手法, 術式, 画法, 技術的手腕, 技術, 実験法
technoanxiety [テクノ・エーンザィアティ] テクノ不安症. 科学技術に対する不安
technological [テクナラジカル] 工芸上の, 工芸学上の
technologist [テクナラジスト] 技術者
technology [テクナラジー] 科学技術, 工芸学, 術語
tectin [テクティン] 皮質
tectology [テクタラジー] 組織形態学
tectonic [テクタニック] 整形術的な, 構築的な
tectoplasty [テクタプレースティ] 屋根形成
tectorial [テクトーリアル] 蓋の, 覆いの, 外被の
tectorium [テクトーリアム] = membrane of Corti 天蓋, コルチ膜
tectum [テクタム] 視蓋
tedious [ティーディアス] 退屈な, 手間のかかる
teeming [ティーミング] 孕んでいる, 多産の, 豊富な, おびただしい
teeth [ティーズ] 歯 (tooth の複)
teething [ティーズィング] 乳歯の発生, 発生期, 歯が生えること
teetotal(l)er [ティートウタラー] 絶対禁酒者
TEG (thromboelastogram)
tegafur [テガフーる] テガフール ☆抗悪性腫瘍薬, 体内で活性化されフルオロウラシルとなる
tegmen [テグマン] 蓋, 包被, 外被
— tympani [-ティンパニ] 鼓室蓋
tegmental syndrome [テグメンタル スィンドロウム] 被蓋症候群 ☆中脳被蓋の病変により対側の振戦, 麻痺, 同側の動眼神経麻痺が起こる
tegmentum [テグメンタム] (中脳の) 被蓋
tegument [テギュマント] 外皮, 被膜, 包皮
tegumental [テギュメンタル] = tegumentary 外皮の, 被膜の, 皮膚の, 包被の

teichopsia [タイカプスィア] 閃輝, 暗点, 一過性の視力障害と幻視
teicoplanin, TEIC [ティカプレイニン] テイコプラニン ☆ペプチド系抗生物質, MRSA 感染症に有効
teinodynia [タイナディニア] 腱痛
tela [ティーラ] 織物, 組織
— adiposa [-アディポウサ] 脂肪組織
— cellulosa [-セリュロウサ] 結合組織
— choriodea [-コりオイディア] 脈絡組織
— erectilis [-イれクティリス] 勃起組織
— flava [-フレイヴァ] 弾力組織
— maltharis [-マルサーりス] 接着組織
— subcutanea [-サブキューテイニア] 皮下組織
— submucosa [-サブミューコウサ] 粘膜下組織
— subserosa [-サブスィーろウサ] 漿膜下組織
— vasculosa [-ヴァスキューロウサ] 脈絡叢
telalgia [ティレールジア] 暗示痛, 関連痛, 遠隔痛
telangiectasia [ティランジエクテイスィア] = telangiectasis 毛細血管拡張症
telangiectasis lymphatica [ティランジエクタスィス リンフェーティカ] 末梢症リンパ管拡張症
telangiectatic angioma [ティランジエクテティック エーンジオウマ] 毛細血管拡張性血管腫
telangiectodes neuroma [ティランジエクトウディーズ ニュろウマ] 毛細血管拡張性神経腫
telangiectoma [ティランジエクトウマ] 母斑, あざ, 毛細血管腫
telangiitis [ティランジャイティス] 毛細血管炎
telangioma [ティランジオウマ] 毛細血管腫
telecardiogram [テリカーディアグれーム] 遠隔心電図法, 心電図伝送法
telecardiography [テリカーディアグれーフィー] 遠隔心電図法. 電送で遠方より心電図や心音などを送る方法
telecare [テリケア] 遠隔介護
teleceptive [テリセプティヴ] (遠刺激感受性の) 感応器の
teleceptor [テリセプター] 感応器 ☆遠距離より刺激を受ける感受器

telecinesia 〜 temporal

- telecinesia [テリスィニースィア] 感応運動
- teledactyl [テリデークティル] 遠隔操作できる指の代理物
- telediagnosis [テリダイアグノウスィス] 遠隔診断, テレビ診断
- telediastolic [テリダイアスタリック] 心拡張終末期の
- telefluoroscopy [テリフルーアらスカピー] 遠隔蛍光透視
- telegony [ティレガニー] 感応遺伝, 先天遺伝 ☆妊娠の際, 遠い以前に受けた精虫の作用が感応すること
- telegraph [テリグれーフ] 電報
- telemedicine [テリメディスィン] 遠隔医療
- telemeter [ティレミター] テレメーター, 遠隔測定装置
- telencephalon [テレンセファラン] 終脳
- teleneurite [テリニューらイト] 軸索終末膨隆
- teleneuron [テリニューらン] 末梢性神経単位
- teleological [テリアラジカル] 目的論的
- teleology [テリアラジー] 目的論
- teleomitosis [テリオウマイトウスィス] 完全有糸分裂
- teleoradiogram [テリアれイディアグらム] 遠隔レントゲン撮影 ☆遠方からレントゲン線を照射して撮影すると実物大にうつる
- teleo-organic [テリオウーオーゲーニック] 生活必需の
- teleostean [テリアスティアン] 硬骨類, 硬骨類の
- teleotherapeutics [テリオウせらピューティックス] 暗示療法
- telepathy [タレパスィ]=telesthesia 伝心, 思想伝達, テレパシー
- telergic [ティラージック] 遠隔作用性の
- telergy [テラージー]= automatism 精神感応力, 自発運動, 読心術
- telescope [テリスコウプ] 望遠鏡
  - bowel [-バウアル] 腸重積
- telesystolic [テリスィスタリック] 収縮末期の
- telethermometer [テリサーマミター] 遠隔温度術
- teletherapy [テリセらピー] 遠隔照射治療
- television [テリヴィジャン] テレビジョン
- tellurism [テリューりズム] 土壌の有害ガス, (病因的) 土質影響
- tellurium, Te [テリューりアム] テルリウム (元素) ☆原子量127.60
- teloblast [テラブレースト] 終末割球
- telodemma [テラデマ] 終末被膜 ☆筋肉内にて運動神経の末端を含む膜
- telodendron [テラデンドラン] 終末分枝
- telognosis [テラグノウスィス] 電話診断
- telomerase [テラメれイス] テロメラーゼ. テロメア合成代謝酵素
- telomere [テラミアー] テロメア ☆線状染色体の両側部分
- telophase [テラフェイズ] (核分裂の) 終期
- telosome [テラソウム] テロメア関連タンパク複合体
- telotaxis [テラテークスィス] 目標走性
- telson [テルサン] 尾節, サソリ類の毒刺, 尾端
- temocapril hydrochloride [テモキャプリル ハイドロウクローらイド] 塩酸テモカプリル ☆アンジオテンシン変換酵素阻害降圧薬
- tempel [テンペル] こめかみ, 側頭
- temper [テンパー] 調節する, 緩和する, 和らげる, 鋼を焼き戻す, 適度になる, 性質, 気分, 癇癪
- temperament [テンパらマント] 体質, 気質, 気性
- temperamental [テンパらメンタル] 気分の, 気質上の, 神経質の
- temperance [テンパらンス] 節制, 適度, 自制, 節酒, 禁酒
  - drink [-ドリンク] 非アルコール性飲料
- temperate [テンパらット] 節制の, 節酒の, 禁酒の, 中庸を得た, 温和な
  - bacteriophage [-バクティーりアフェイジ] テムペレートバクテリオファージ ☆宿主細菌のゲノムに結合する
  - bath [-ベース] 低温浴
  - zone [-ゾウン] 温帯
- temperature, T [テンパらチャー] 温度
  - , pulse, respirations, TPR [-パルス, れスピれイシャンズ] 体温・脈拍・呼吸
  - sense [-センス] 温度感覚
- template [テンプレイト] テンプレート, 鋳型, 模型
- tempolabile [テンポウレイバイル] ときと共に変化を起こす
- temporal [テンパらル] こめかみの, 側頭の, 一時的の, この世の, 俗の, 時間の
  - arteritis, TA [-アーティらイティス] 側頭動脈炎

temporal ～ tendovaginitis

- bone [-ボウン] 側頭骨
- crest [-クレスト] 側頭骨櫛
- lobe [-ロウブ] 頭側葉
- lobe epilepsy [-ロウブ エピラプスィ] 側頭葉てんかん
- lobe syndrome [-ロウブ スィンドロウム] 側頭葉症候群 ☆側頭葉の病変により同側の1/4盲，感覚性失語をさす
- muscle [-マスル] 側頭筋
- relationship [-りレイシャンシップ] 時間的関係
- sequence [-スィークウァンス] 時間的経過

temporarily [テンパれーりリー] 一時，一時的に，暫時
temporary [テンパれーりー] 一時性の，暫時の，仮の，臨時の
- magnet [-メーグニット] （軟鉄製の）一時磁石
- parasitism [-ペーらスィティズム] 一時寄生
- status [-ステイタス] 一時的身分

temporofacial [テンパろウフェイシャル] 側頭および顔面の，側頭顔面神経の
temporomandibular joint, TMJ [テンパろウォメーンディビュラー ジョイント] 側頭骨下顎骨関節
temporomaxillary [テンパらメークスィラリー] 側頭骨と下顎骨と
temporo-occipital [テンパろウーアクスィピタル] 側頭骨と後頭骨と
temporoparietal [テンパろウペーらイアタル] 側頭骨頭頂骨の
temporopontile [テンパらパンタイル] 側頭葉橋の
- tract [-トれクト] 側頭橋路

temporozygomatic [テンパろウ・ザイガメーティック] 側頭骨頬骨の
tempostabile [テンポウスティバイル] ときと共に変化しない
tempt [テンプト] 誘惑する，食欲などをそそる，人の心を惹く，危険を冒す
temptation [テンプテイシャン] 誘惑，誘惑物，人の心を引きつけるもの
tempting [テンプティング] 誘惑的な，恍惚とさせる
temulence [テミュランス] 酒に酔うこと，二日酔
tenacious [ティネイシャス] 強靭な，粘りの強い，執着力の強い，頑強な

tenacity [ティネースィティ] 強靭性，粘着性，粘着力，把持の固さ，固執
- of memory [-アヴ メマリー] 強記

tenaculum [ティネーキュラム] 支持鈎
tenalgia [ティネールジア] 腱痛
tenascin [ティナスィン] テネーシン ☆細胞外マトリックス蛋白
tend [テンド] 貢献する，役立つ，来す，生ずる，傾向がある，向かう，至る，行く
tendency [テンダンスィ] 傾向，風潮，性向，性癖
tenderloin [テンダーロイン] 牛・豚の腰部の軟肉
tenderness [テンダネス] 柔軟，敏感，疼痛感覚過敏，触ると痛むこと，圧痛
tendinitis [テンディナイティス] 腱炎
tendinoplasty [テンディナプレースティ] 腱形成術
tendinosuture [テンディノウスーチャー] 腱縫合
tendinous [テンディナス] 腱の，腱質性の，腱より成る
- synovitis [-サイナヴァイティス] 腱鞘滑膜炎

tendo [テンドウ] 腱
- centralis [-セントれイリス] 横隔膜の腱中心

tendogenic contracture [テンダジェニック カントれークチャー] 腱性拘縮
tendon [テンダン] 腱 ＝tendo
- grafting [-グれーフティング] 腱移植術
- jerk [-ジャーク] 腱反射
- lengthening [-レングスニング] 腱延長術
- of Zinn [-アヴ ズィン] チン腱
- reflex [-りーフレクス] 腱反射
- sheath [-シース] 腱鞘
- transfer [-トれーンスファー] 腱移行術
- xanthoma [-ザンソウマ] 腱黄色腫，腱キサントーマ
Achillis― [アキーリス-] アキレス腱

tendonitis [テンドウナイティス] 腱炎
tendoplastic [テンダプレースティック] 腱形成術
tendotomy [テンダタミー] 腱切り術
tendovaginal [テンダヴェージナル] 腱および腱鞘の
tendovaginitis [テンドウヴェージナイティス]

腱鞘炎
tenesmic [テ**ネ**ズミック] しぶり腹の
tenesmus [ティ**ネ**ズマス] しぶり腹，裏急後重 ☆尿意があっても排尿できないこと，または便意があっても排便できないこと
t(a)enia [ティー**ニ**ア] 紐状構造，条虫
teniasis [ティー**ナ**イアシス] 条虫寄生による全身的一般症状
teniposide [テ**ニ**パサイド] テニポシド ☆抗癌剤
tennis elbow [**テ**ニス **エ**ルボウ]＝external humeral epicondylitis テニス肘
teno- [**テ**ノウ-，テ**ナ**-] ☆「腱」を表す接頭語
tenodesis [ティナ**デ**ィシス] 腱固定術
tenodynia [ティナ**デ**ィニア] 腱痛
tenography [ティー**ナ**グれーフィ] 腱造影剤
tenomyoplasty [テノウ**マ**イアプレースティ] 腱筋形成術
tenomyotomy [テノウマイ**ア**タミー] 腱筋部分切除術
Tenon's capsule [テ**ナ**ンズ **ケ**ープスュール] テノン嚢 ☆眼球の外被膜
Tenon's fascia [テ**ナ**ンズ **フェ**ーシア] テノン筋膜
Tenon's space [テ**ナ**ンズ **ス**ペイス] テノン間隙 ☆テノン嚢と強膜の間にあるリンパ空間
tenonectomy [テナ**ネ**クタミー] 腱切除短縮術
tenonitis [テノウ**ナ**イティス] テノン嚢炎，腱炎
tenonometer [テナ**ナ**ミター] 眼球内圧計
tenonostosis [テノウナス**ト**ウシス] 腱骨化
tenontagra [テナン**テ**ーグら] 痛風性腱炎
tenontitis [テナン**タ**イティス] 腱炎
tenontothecitis [テナントウ**ス**ィーサイティス] 腱鞘炎
tenophyte [**テ**ナファイト] 腱新生骨
tenoplasty [**テ**ナプレースティ] 腱形成術
tenorrhaphy [ティ**ノ**ーれーフィ] 腱縫合術
tenositis [テノウ**サ**イティス] 腱炎
tenostosis [テナス**ト**ウシス] 腱骨化
tenosuture [テノウ**ス**ーチャー] 腱縫合
tenosynovitis [テノウサイナ**ヴァ**イティス] 腱鞘炎
tenotodynia [テノウタ**デ**ィニア] 腱痛
tenotomy [ティ**ナ**タミー] 腱切り術
　curb — [**カ**ーブ-] 後転切腱術，斜視で一部の眼筋腱を後方へずらす手術

tenovaginitis [テノウヴェージ**ナ**イティス] 腱鞘炎
tenoxicam [ティー**ナ**クスィカム] テノキシカム ☆オキシカム系非ステロイド消炎鎮痛薬，慢性関節リウマチに使用
tense [**テ**ンス] 緊張の，（神経などが）張りつめた，張りつめる，緊張させる
tensely [**テ**ンスリー] 張りつめて，緊張的に
tensile [**テ**ンスィル] 緊張の，張力の，伸張の，抗張の
　— force [-**フォ**ース]＝tensile strength 張力
tensility [テンス**ィ**リティ] 緊張性，張力
tension, T [**テ**ンシャン] 張力，緊張，伸張，応力，歪力，膨張力，（電流の）ポテンシャル
　— fuse [-**フ**ューズ] 電圧ヒューズ
　— headache [-**ヘ**デイク] 緊張性頭痛
　— pneumothorax [-ニューモウ**ソ**ーれックス] 緊張性気胸
tensor [**テ**ンサー] 張筋
tent [**テ**ント] 傷口の塞がりを防ぐためのガーゼの栓
tentacle [**テ**ンタクル] （動物の）触手，（植物の）触糸，触毛，触毛状物
tentacular [テン**テ**ーキュラー] 触毛状の，触糸状の
tentative [**テ**ンタティヴ] 試験的な，仮の
tentigo [テン**タ**イゴウ] 色情狂
tentorial [テン**タ**りアル] （小脳）天幕の
tentorium [テン**ト**ーりアム] 天幕，テント，蓋
　— cerebelli [-**セ**りベリ] 小脳テント
tenuity [ティ**ニュ**ーイティ] 薄いこと，細いこと，（液体，気体の）希薄，微弱
tenuous [**テ**ニュアス] 薄い，細い，希薄な，微細な
tenure [**テ**ニュアー] 任期，永年勤続保証（大学教授など）
TEPA (triethylenephosphoramide)
tephromalacia [テフろウメー**レ**イシア] 灰白質軟化
tephrosis [テフ**ろ**ウシス]＝cremation 焼却，火葬
tepid [**テ**ピッド] 微温の，生ぬるい
　— bath [-**バ**ス] 微温湯浴
tepidarium [テピ**デ**アリアム] 温浴
tepor [**テ**ィーパー] 微温，生ぬるい
teprenone [テプ**ノ**ーノン] テプレノン ☆消化性潰瘍治療薬，防御因子増強薬

ter die sumendum, t d s [テーる ディエ スメンドゥム] 1日3回服用

ter in die, t i d [テーる イン ディエ][L] 1日3回

teras [テらス] 奇形

teratism [テらティズム] 奇形

teratoblastoma [テらトウブレーストウマ] 奇形芽腫

teratogenesis [テらタジェニスィス] 奇形発生

teratogenous [テらタジャナス] 奇形発生の, 胎生残遺組織より発生した

teratoid [テらトイド] 奇形状の, 異形の

teratologic [テらタラジック] = teratological 奇形学的, 奇形学上の

teratology [テらタラジー] 奇形学

teratoma [テらトウマ] 奇形腫
 — **coaetaneum** [- コウイーティニアム] 同齢奇形腫
 — **parasiticum** [- ぺーらスィティカム] 寄生奇形腫
 — **simplex** [- スィンプレックス] 単純性奇形腫

teratomatous [テらトウマタス] 奇形腫の

teratophobia [テらタフォウビア] 奇形恐怖症. 奇形者や不具者に対する病的な恐怖;妊婦の奇形児を出産することに対する病的な恐怖

teratosis [テらトウスィス] 先天性奇形

terazocin hydrochloride [テらゾウスィン ハイドロウクローらイド] 塩酸テラゾシン ☆α遮断降圧薬, 排尿障害治療薬

terbinafine hydrochloride [タービネイフィン ハイドロウクローらイド] 塩酸テルビナフィン ☆アリルアミン系深在性・表在性真菌症治療薬

terbium, Tb [タービアム] テルビウム(元素) ☆原子量158.9254

terbutaline sulfate [タービューターリーン サルフェイト] 硫酸テルブタリン ☆β刺激気管支拡張薬, 喘息治療に用いる

terchloride [タークローらイド] 三塩化物

terebrant [テリブれーント] = terebrating きりで揉むような(痛みなど)

terebrating pain [テリブれイティング ペイン] 穿刺痛

terebration [テリブれイシャン] 激痛, 穿孔法

terfenadine [ターフェナディーン] テルフェナジン ☆抗アレルギー薬, 選択性ヒスタミンH_1拮抗薬, 持続性

terguride [ターギュらイド] テルグリド ☆高プロラクチン血性排卵障害, 乳汁漏出症に使用する

teriparatide [テリぺーらタイド] テリパラタイド. 人副甲状腺ホルモンN末端34ヶのアミノ酸から成るペプチド. 骨粗鬆症の治療薬

term [ターム] 期間, 日限, 学期, 言葉とくに術語, 専門語, 料金, 表現, 友交関係, 名付ける, 称する, 分娩予定日
 — **baby** [- ベイビー] 分娩予定日に生まれた新生児
 — **delivery** [- ディリヴァリー] 分娩予定日の出産
 — **PROM (premature rupture of membranes)** [- プろム (プリマチューあらプチャー オヴ メンブれインズ)] 前期破水 ☆妊娠37週での破水

terma [ターマ] 大脳分界板, 終板

Terman test [ターマン テスト] ターマン知能検査

terminad [ターミナッド] 終末に向かって

terminal [ターミナル] 末期の, 終末の, 端子の
 — **artery** [- アーたりー] 終末動脈
 — **bouton** [- ブータン] 神経線維, 終末部
 — **breathing** [- ブリーズィング] 末期呼吸
 — **care** [- ケアー] 終末期医療
 — **disinfection** [- ディスインフェンクシャン] 伝染病患者回復後の部屋および家具器物などの消毒
 — **group** [- グるープ] 末端基
 — **growth** [- グろウス] 最終発育
 — **ileitis** [- イリアイティス] 回腸終末部炎
 — **infection** [- インフェクシャン] 末期感染, 終末感染
 — **respiration** [- れスピれイシャン] 終末呼吸
 — **stage** [- ステイジ] 末期
 — **stage cancer** [- ステイジ キャンサー] 末期癌
 — **velocity** [- ヴァラスィティ] 終端速度

terminate [ターミネイト] 終える, 留める, 終わる, 尽きる, 有限の

termination [ターミネイシャン] 終末, 終端

terminology [ターミナラジー] 術語学, 術語集, 用語集

terminus [ターミナス] 終末, 終点

termite [**ター**マイト] 白アリ
termless [**ター**ムレス] 無限の, 無条件の, 無制限の
terms [**ターム**ズ] 月経, 条件
ternary [**ター**ナりー] 三成分または三基よりなる, 三元の
terpene [**ター**ピーン] テルペン類 ☆植物中に存在する炭化水素およびその重合体
— alcohol [- **ア**ルカホール] テルペンアルコール
— ketone [- **キー**トゥン] テルペンチトン
terpenism [**ター**パニズム] テルペン中毒
terpenoid [**ター**パノイド] テルペン類似の
terpin [**ター**ピン] テルピン ☆松脂油とアルコールに硝酸を作用させて得られるアルコール
terra [**テら**] 土, 陶土
— alba [- **ア**ルバ] 白陶土
— cariosa [- **キャり オ**ウサ] トリポリ石, 珪藻土
— cotta [- **カッ**タ] 焼泥, 焼土
— de Siena [-**ディ スィ**エナ] 赤陶土
— silicea purificata [- スィり スィア ピュアりフィ**ケイ**タ] 精製珪藻土
terracing [**テ**らスィング] テレス状縫合法 ☆数列または多層に縫うこと
terrain [**テ**れイン] 地帯, 地方, 地域
terrestrial [ティ**れ**ストりアル] 地球の, 陸の, 陸棲の, 地上の, 人間, 地上の動物
— animals [- **ア**ニマルズ] 陸上動物, 陸生動物
— magnetism [- **メー**グニティズム] 地磁気
— root [- **る**ート] 地上根
— stem [- ス**テ**ム] 地上茎
terrible [**テ**らブル] 恐ろしい, 凄まじい, 酷い, 辛い
terrific [タ**り**フィック] 恐ろしい, 非常な, 物凄い
territoriarity [テりトーり**エー**りティ] 領域防衛, 縄張り意識
territory [**テ**りタりー] 領土, 地方, 地域, 範囲, 属領
terror [**テ**らー] 恐怖, 恐怖させる行為, 恐ろしい人または物
terrorism [**テ**らりズム] テロ, 不法暴行
terrorist [**テ**らりスト] テロリスト, 不法暴行者
tertian [**ター**シャン] 三日ごとに
— fever [- **フィー**ヴァー] マラリア三日熱
— malaria [- マ**れ**アりア] 三日熱マラリア
tertiary [**ター**シャりー] 第三の, 三位の, 第三次の, (梅毒)第三期の, (地質学上)三紀の, 第三期梅毒の徴候, 第三紀
— hyperparathyroidism [- ハイパーパーら**サイ**ろイディズム] 三次性副甲状腺機能亢進症 ☆続発性副甲状腺機能亢進症の副甲状腺から腺腫の発生すること
tertipara [**ター**ティぱら] 3回経産婦
tessellated [**テ**サレイティッド] 基盤目状にできている, モザイク状の
— fundus [- **ファ**ンダス] 紋理様眼底
test [**テ**スト] 試験, テスト
— card [- **カ**ード] 試験カード
— glass [- **グ**ラース] 試験コップ
— letter [- **レ**ター] 視力表の文字あるいは絵
— material [- マ**ティー**りアル] 検体
— meal [- **ミ**ール] 試験食
— object [- **ア**ブジェクト] 顕微鏡の能力を検査するための微細なもの
— object lesson [- **ア**ブジェクト **レッ**スン] 実物教育
— paper [- **ペ**イパー] 試験紙
— solution [- サ**リュー**シャン] 試験液, 基準液
— spoon [- ス**プ**ーン] 試験匙
— subject [- **サ**ブジェクト] 被験者
— tube [- **テュー**ブ] 試験管
— types [- **タ**イプス] 視力表
Aschheim-Zondek — [**ア**シュハイム-**ゾ**ンデック-] アシュハイイムーツォンデック試験. 妊娠時に増加する女性の尿中性腺刺激ホルモンをマウスで生物検定する妊娠テスト
capillary resistant — [**ケー**ピラり れジスタント-] 毛細血管抵抗試験 (capillary fragility t. 毛細血管脆弱試験). 毛細血管を加圧または吸引時, 生じた溢血斑の数により血管の脆弱性を調べる
cold pressor — [**コ**ウルド プ**れッ**サー-] 寒冷昇圧試験 (Hines-Brown t. ハインズーブラウン試験). 片手を氷水につけると褐色細胞腫では血圧が上昇する
complement fixation — [**カ**ンプルメント フィク**セイ**シャン-] 補体結合試験. 抗

原抗体複合体にはある条件下で補体と結合する性質があることを利用した血清反応試験

Donath-Landsteiner ― [ドウナス-ランドスティーナー-] ドナート・ラントシュタイナー試験. 患者の新鮮血液を採取し約5℃に冷却後, 体温に温め溶血は発作性寒冷血色素尿症を示す

erythrocyte sedimentation ― [エリスらサイト セディマンティシャン-] 赤血球沈降試験. 血沈. クエン酸またはシュウ酸を加えた血液で, 赤血球沈降の速さを測る

galactose tolerance ― [ゲーラクトウス タラランス-] ガラクトース負荷試験. 肝臓の糖代謝機能低下ではガラクトース経口投与後尿中ガラクトース排泄が多い

histamine ― [ヒスタミン-] ヒスタミン試験. ヒスタミンの皮下注射により胃の塩酸分泌の促進をみる.; ヒスタミン注射によるヒスタミン性頭痛(血管運動性頭痛)発作の有無をみる

migration inhibition ―, MIT [マイグれイシャン インヒビシャン-] = migration inhibitory factor t

migration inhibitory factor, MIF ― [マイグれイシャン インヒビタリー ファクター-] 遊走阻止因子試験. 特定抗原と感作リンパ球を反応させ MIF を産生分泌させマクロファージの遊走の抑制をみる免疫機能検査

Romberg's ― [らンバーグズ-] ロンベルク試験. 目をつぶるとフラフラするかどうかを見る試験で視覚以外の姿勢を保つ作用をみる試験

Rubin's ― [るービンズ-] ルービン試験 ([kymographic] tubal insufflation [描写式] 卵管通気法). 卵管が開いているか閉じているかを, 空気または圧縮ガスを吹き入れて明らかにする試験

Schilling ― [シリング-] シリング試験. 経口負荷した放射性コバルト標識ビタミンB₁₂吸収低下による悪性貧血のテスト

Snellen ― [スネレン-] スネレン検査法

Trendelenburg's ― [トれンデレンバーグズ-] トレンデレンブルク試験. 1. 伏在静脈の静脈瘤診断法. 下肢を上げて下げたとき静脈瘤があれば怒張/2. 股関節脱臼診断法. 患肢で立ったとき, 健側殿部下縁は挙上されずに下降する. 先天性股関節脱臼, 大腿骨頸部骨折でこの現象がみられる

water-gurgle ― [ウォーター-ガーグル-] 水飲み込み試験. 水を飲ませ聴診すると食道狭窄があるときは狭窄音を聞く

testable [テスタブル] 試験できる, (試薬, 分析などで) 識別できる

testalgia [テステールジア] 睾丸痛

testamentary capacity [テスタメンタリー ケーパスィティ] (法医学での) 遺言能力

testectomy [テステクタミー] 睾丸切除, 去勢

testicle [テスティクル] = testis, testes 睾丸

testicular [テスティキュラー] 睾丸の
― **artery** [-アータりー] 睾丸動脈, 精巣動脈
― **atrophy** [-エートろフィ] 睾丸萎縮

testiculoma [テスティキュロウマ] 睾丸腫

testify [テスティファイ] 証明する, 証言する

testitis [テスタイティス] 睾丸炎

testopathy [テスタパスィ] 睾丸病

testosterone [テスタスタろウン] 男性ホルモン, テストステロン
― **propionate** [-プろウピアネイト] プロピオン酸テストステロン ☆男性ホルモン製剤

tetania [ティテイニア] テタニー

tetanic [ティテーニック] 破傷風の, 強縮の, 強直痙攣惹起剤
― **convulsion** [-カンヴァルシャン] テタニー様痙攣
― **spasm** [-スペーズム] 強縮痙攣

tetanize [テタナイズ] 強縮痙攣を起こす, 攣縮させる

tetanoid [テタノイド] 破傷風様の, 強縮性攣縮の

tetanus [テタナス] 破傷風, 激烈な筋肉強縮, 痙攣, 攣縮
― **anticus** [-エーンティカス] 前屈性破傷風
― **antitoxin** [-エーンティタクスィン] 破傷風抗毒素
― **bacillus** [-バスィラス] 破傷風菌
― **lateralis** [-ラタれイリス] 側方反張

tetanus ～ thalidomide

性破傷風
— neonatorum [-ニーオウナ トゥらム] 新生児破傷風
— paradoxus [-パらダクサス] 奇異性破傷風 ☆牙関緊急と脳神経麻痺の合併
— posticus [-パスティカス] 後方反張性破傷風
— spasm [-スペーズム] 破傷風性〔強直〕痙攣
— toxin [-タクシィン] 破傷風毒素
tetany [テタニー] 強直, 攣縮, テタニー
— of alkalosis [-アヴ アルカロウスィス] アルカローシステタニー
tethering effect [テサりング イフェクト] つなぎ効果
tetra- [テトら-] ☆「四」を表す接頭語
tetrabasic [テトらベイスィック] 四塩基性の
tetracheirus [テトらケイらス] 四手の. 4本の手をもつ
tetrachloride [テトらクローらイド] 四塩化物
tetracosactide acetate [テトラコウサクタイド エースィテイト] 酢酸テトラコサクチド ☆副腎皮質刺激ホルモン, 合成ACTH
tetracycline hydrochloride, TC [テトらサイクリーン ハイドロウクローらイド] 塩酸テトラサイクリン ☆テトラサイクリン系抗生物質, 抗生物質含有トローチ薬
tetrad [テトゥれード] 4価の, 四徴, 四分子 ☆四分子四球菌
tetradactyly [テトらデークティリー] 四指症
tetraethylammonium, TEA [テトらエスィらモウニアム] テトラエチルアンモニウム塩
tetragenous [テトらジャナス] 四連菌の, 四裂の
tetragon [テトらガン] 四角形, 四辺形
tetrahedron [テトらヒードゥロン] 四面体, 四面体反面像
tetrahexahedron [テトらヘクサヒードゥロン] 二四面体, 四六面体 ☆等軸晶系の完面像
tetrahydrozoline hydrochloride [テトらハイドロゾウリーン ハイドロウクローらイド] 塩酸テトラヒドロゾリン ☆耳鼻咽喉科用末梢血管収縮薬
Tetrahymena [テトらハイミナ] テトラヒメナ属 ☆線毛虫の一つ
— pyriformis [-ピりフォーミス] 淡水産線毛虫の一つ

tetralogy of Fallot, TF [テトれーらジー アヴ ファロウ] ファロー四徴 ☆心室中隔欠損, 肺動脈狭窄, 大動脈右方偏位, 右心肥大を示す先天性心疾患
tetranopsia [テトらナプスィア] 視野の1/4が喪失していること
tetraplegia [テトらプリージア] 四肢麻痺
Tetrastoma [テトらストウマ] テトラストーマ ☆ときに尿水に現れる線虫
tetravaccine [テトらヴェークスィーン] 4種混合ワクチン ☆腸チフス, パラチフスA, Bとコレラ菌を含むワクチン
tetravalent [テトらヴェーラント] 4価の
tetrodotoxin [テトらダクシィン] フグ毒素
tetter [テター] 皮疹
tetum [テタム] 十二指腸虫症
Texas fever [テクサス フィーヴァー] テキサス熱 ☆家畜の伝染病
texis [テクスィス] 分娩
textiform [テクスティフォーム] 網状の
textoma [テクストウマ] 完全に分化した組織細胞による腫瘍
texture [テクスチャー] 組織
TF (tetralogy of Fallot)
T-fiber [ティーファイバー] T神経線維
TG (triglyceride)
Th (thorium)
thalamencephalon [サらメンセファラン] 間脳
thalamic [サらミック] 視床の
— epilepsy [-エピラプスィ] 視床性てんかん
— syndrome [-スィンドロウム] 視床症候群
thalamocele [サらマスィール] 第三脳室
thalamus [サらマス] 視床
thalassemia [サらスィーミア] サラセミア, 地中海貧血 ☆ヘモグロビンのペプチド鎖合成障害のためにヘモグロビン合成のアンバランスが起こる
thalassophobia [サらソ・フォウビア] 海洋恐怖症
thalassotherapy [サらソウセらピー] 海治療法. 航海, 海水浴, 海岸の空気などによる治療法
thalidomide [サリダマイド] サリドマイド ☆鎮静剤, 胎児にあざらし症を起こす
— baby [-ベイビー] サリドマイド児, 上肢短縮児 ☆サリドマイド中毒で生まれたあざらし児
— poisoning [-ポイズニング] サリドマ

thalline ~ theory

イド中毒
thalline [**サ**ライン] サーリン ☆タールより製した消毒, 解熱剤
thallium, Tl [**サ**リアム] タリウム（元素） ☆原子量204.37
　— imaging [- **イ**ミジング] タリウム画像法
thamuria [サ**ミュー**りア] 頻尿
thanatobiological [セーナトウバイア**ラ**ジカル] 生死について
thanatognomonic [セーナトウノウ**マ**ニック] 瀕死の, 死期の迫った
thanatograpy [セーナ**タ**グらフィ] 死徴学
thanatoid [**セー**ナトイド] 死相の
thanatology [セーナ**タ**ラジー] 死亡論, 死因学
thanatomania [セーナトウ**メ**イニア] 自殺狂
thanatophoric dysplasia [セーナトウ**フォー**りック ディスプ**レ**イズィア] 致死性軟骨異形成
thanatopsia [セーナ**タ**プスィア]＝thanatopsy 剖検, 死体解剖
thapsigargin [セープスィ**ガー**ジン] カルシウム排出ポンプ阻害薬
thaw [**ソー**] (凍ったものを) 解凍する
theaism [**スィー**アイズム]＝theinism 飲茶過剰, 茶中毒
thebaic [スィ**ベ**イック] アヘンの
thebaine [**スィー**バイーン] テバイン ☆阿片のアルカロイドの一種
theca [**スィー**カ] 胞, 子嚢, 鞘
　— of follicle [- アヴ **ファ**リクル] 卵胞膜
thecal [**スィー**カル] 鞘の, 胞の
thecitis [スィー**サ**イティス] 腱鞘炎
thecodont [**スィー**カダント] 槽生歯 ☆歯が顎骨のなかの特別な歯槽に立つ
thecoma [スィー**コー**マ] 卵胞膜細胞腫
Thecosoma [スィーコウ**ソ**ウマ] 住血吸虫
thecostegnosis [スィーコウスティグ**ノ**ウスィス] 腱鞘攣縮
theelin [**スィー**リン] テーリン ☆卵胞ホルモン
Theileria [サイリ**り**ア] タイレリア〔属〕 ☆原虫寄生虫
theine [**スィー**イン] テイン ☆茶のアルカロイド
thelalgia [スィー**レー**ルジア] 乳頭痛
thelarche [スィー**ラー**キ] 乳房発育開始期
thele [**スィー**リ] 乳首, 乳頭
theleplasty [**スィー**ラプレースティ] 乳頭形成術
thelerethism [スィーレ**らスィ**ズム] 乳房勃起
thelestrin [スィー**レ**ストリン] セレストリン ☆卵胞ホルモン
thelitis [スィー**ラ**イティス] 乳頭炎
thelium [**スィー**リアム]＝papilla 乳頭
thelyblast [**セ**リブレースト] 卵核
thelygenic [セリ**ジェ**ニック] 女性だけ生まれる, 雌性生殖の
theme [**スィー**ム] 主題, 主旨
　— music [- **ミュー**ズィック] 主題音楽
thenar [**スィー**ナー]＝thenal 母指球の
　— atrophy [- **エー**トらフィ] 母指球萎縮
　— eminence [- **エ**ミナンス] 母指球
　— fascia [- **フェ**シア] 母指球筋膜
thenen [**セ**ナン] (母指球側の) 手掌の
theobroma oil [スィーアブ**ろ**ウマ オイル] カカオ脂
theobromine [スィーアブ**ろ**ウミン] テオブロミン ☆カカオの樹からとったアルカロイドで利尿, 血管拡張作用を持つ
theocin [**スィー**アスィン] チオシン ☆利尿性アルカロイド
theoform [**スィー**アフォーム] チオフォーム ☆ヨードフォルム代用品
theolin [**スィー**アリン] テオリン ☆ベンジンに似た炭化水素
theologian [スィーア**ロ**ウジアン] 神学者
theology [スィー**ア**ラジー] 神学
theomania [スィーアオウ**メ**イニア] 宗教狂
theophylline [スィーア**フィ**リーン] テオフィリン ☆茶から取れるアルカロイド, 気管支拡張, 利尿剤
theorem [**スィー**アりム] 定理, 法則
theoretic [スィーア**れ**ティック]＝theoretical 理論の, 学理的, 観念的の
theory [**スィー**アりー] 理論, 学理, 学説, 論, 説, 思索
　— of decrement conduction [- アヴ **デ**クりマント カン**ダ**クシャン] 減衰伝導説
　— of electrolytic dissociation [- アヴ イレクト**リ**ティック ディソウシ**エ**イシャン] 電離説
　— of evolution [- アヴ エヴァ**リュー**シャン] 進化論
　— of mutations [- アヴ ミュー**テ**イシャンズ] 偶然変異説
　— of natural selection [- アヴ ネ

チャラル サレクシャン] 自然淘汰説
― of reentry [-アヴ りエントリー] 心臓収縮の活動波は刺激反応性の低下しているところで遅くなるという説

thàque [テク] メラニン含有母斑細胞の皮膚内集合

therapeutic [せらピューティック] = therapeutical 治療上の, 治療効果のある, 治療学の
― fever [-フィーヴァー] 発熱療法
― pessimism [-ペシミズム] 治療的悲観主義

therapeutically [せらピューティカリー] 治療法上

therapeutics [せらピューティックス] 治療学, 治療法

therapeutist [せらピューティスト]= therapist 治療専門家, 療法士

therapy [セらピー] 療法, 治療
differentiation induction ― [ディファレンシィエイシャン インダクシャン-] 分化誘導療法. 分化誘導物質によって癌細胞を成熟・分化させ、細胞の悪性度を低下させようとする癌化学療法
immunosuppressive ― [イミュノウサプれッシィヴ] 免疫抑制療法

theriatrics [スィーりアトりクス] 獣医学

theriogenology [スィーりオウジャナラジー] 動物繁殖学

therm [サーム] サーム, 熱量の単位 ☆100.000B. T. U. (英国の熱量単位), 25,200Cal に相当

thermacogenesis [サーマカジェニスィス] 薬剤の体温に及ぼす作用

thermacotherapy [サーマカセらピー] 温気療法

thermal [サーマル] 温熱の, 熱量の, 温泉の, 風呂の
― activation [-アクティヴェイシャン] 熱活性化反応
― airway injury [-エアーウェイ インジャリー] 気道熱傷
― anhydrosis [-アンハイドろウスィス] 温熱性無汗症
― bacteria [-ベークティーりア] 発熱細菌, 耐熱細菌
― burn [-バーン] 熱傷
― capacity [-ケーペースィティ] 熱容量
― degeneration [-ディジャナれイシャン] 熱変性
― equilibrium [-イークウィリブりアム] 熱平衡
― expansion [-イクスペーンシャン] 熱膨張
― neutron [-ニュートろン] 熱中性子
― pain [-ペイン] 熱痛
― plasticity [-プレースティスィティ] 熱可塑性
― polymerization [-パリマりゼイシャン] 熱重合
― spectrum [-スペクトらム] 熱線スペクトル
― unit [-ユーニット] 熱量単位

thermalgesia [サーメールジーズィア] = thermoalgesia 熱によって疼痛を起こす状態

thermalgia [サーメールジア] 温痛覚, 灼熱様疼痛

thermanesthesia [サーマネスィージア] 温覚消失 (thermoanesthesia). 温度感覚の喪失

thermatology [サーメータラジー] 温熱治療学

thermesthesia [サーメスィーズィア] 温感感覚

thermesthesiometer [サーメスィーズィアミター] 温覚計

thermhypesthesia [サームハイペスィーズィア] 温度感覚減退

thermic [サーミック] 熱の, 熱による
― fever [-フィーヴァー] 日射病

thermin [サーミン] = tetrahydronaphthylamine 瞳孔散大剤

thermister [サーミスター] インピーダンスの変化による温度計

thermite [サーマイト] テルミット
― welding [-ウェルディング] テルミット溶接法

thermoammeter [サーモウアミター] 熱電流計

therm(o)an(a)esthesia [サーモウアニスィーズィア] 温度覚消失症

thermobattery [サーマベーッタりー] 熱電池

thermobiosis [サーモウバイオウスィス] (細菌の) 高温生存

thermobiotic [サーモウバイアティック] 高温で生活できる能力

thermocautery [サーモウコータりー] 焼灼器

thermochemistry [サーマケミストりー] 熱

thermochroism 〜 thermotropism

thermochroism [サーモウクろイズム] 熱色性

thermocouple [サーマカップル] 熱電対，熱性拡散 ☆熱の不均等によってガスの拡散を起こすこと

thermoduric [サーモウデューりック] 耐熱性の

thermodynamics [サーモウダイネーミックス] 熱力学

thermoelectric [サーモウイレクトリック] 熱電気

thermoexcitatory [サーモウイクサイタタリー] 熱発生刺激の

thermofuge [サーモウフュージ] 解熱

thermogalvanometer [サーモウガルヴェーナミター] 熱電検流計

thermogenesis [サーマジェニスィス] 熱（とくに体温の）発生

thermogram [サーマグれーム] 寒暖計記録〔図〕

thermography [サーマグれーフィ] サーモグラフィ，体表面温度記録法

thermogravimetry [サーマグらヴィミトリー] 熱重量分析

thermohale [サーマヘイル] 加熱蒸気吸入器

thermohygrostat [サーモウハイグロウスタット] 恒温恒湿器

thermohyperalgesia [サーモウハイペらルジースィア] 温熱性痛覚過敏．過熱により痛みが強くなる

thermohyperesthesia [サーモウハイパれスィーズィア] 熱感異常亢進

thermohypesthesia [サーモウハイペスィーズィア] 熱感覚異常低下

thermoinhibitory [サーモウインヒビタリー] 抑熱の，制熱の

thermointegration [サーモウインティグれイシャン] 熱積算計

thermojunction [サーマジャンクシャン] 熱電対

thermolabile [サーモウレイビル] 易熱性，不耐熱性の，熱に侵されやすい

thermolight [サーマライト] 赤外線燈

thermology [サーマラジー] 熱学

thermoluminescence [サーモウルーミネッサンス] 熱発光，温度冷光

thermolysis [サーマリスィス] 熱離，熱解離，体温消散

thermolytic [サーマリティック] 熱消散，熱解離

thermometer [サーマミター] 温度計

thermometry [サーマミトリー] 温度測定法

thermoneurosis [サーモウニューろウスィス] 神経症性体温上昇

thermopalpation [サーモウパルペイシャン] 身体諸部位の温度測定

thermopenetration [サーモウペニトれイシャン] 熱浸透，電気透熱，ジアテルミー

thermophil [サーマフィル] 耐熱性の，好熱性の

thermophilic [サーマフィリック] （細菌の）耐熱性の，熱を好む
― actinomyces [－アクティノウマイスィーズ] 好温性放射状菌

thermopile [サーマパイル] 熱電堆

thermoplacentography [サーモウプラセンタグらフィ] 胎盤温度記録法

thermoplastic [サーモウプレースティック] 熱によって形が変わる，熱可塑性の

thermoplegia [サーモウプリージア] 熱射病，日射病

thermopolypn(o)ea [サーモウパリプニーア] 熱による呼吸促進

thermoregulator [サーマれギュレイター] 温度調節器，体温調節器

thermoregulatory mechanisms [サーマれギュラタリー メカニズムズ] 温度調節機序

thermoresistant [サーモウりズィスタント] 高温に耐えるが繁殖成長は不可能なこと

thermos [サーマス] 魔法瓶，保温器

thermoscope [サーマスコウプ] 測温器

thermostabile [サーモウステイビル] 耐熱性の，熱安定性の

thermostat [サーマステート] 恒温槽，自動温度調節装置

thermosteresis [サーモウスタりースィス] 熱剥奪，熱消失

thermosystaltic [サーモウスィステールティック] 熱刺激によって収縮すること

thermotaxic [サーマテークスィック] 体温調節の，趨熱性の

thermotaxis [サーマテークスィス] 整熱，趨熱性

thermotherapy [サーマせらピー] 温熱療法，熱気療法

thermotolerant [サーマタらラント] 高温に耐え育成すること，耐熱性の

thermotropic [サーマトらピック] 向温熱性の

thermotropism [サーマトらピズム] 向温熱

therology [スィーらラジー] 哺乳動物学
thesaurosis [スィーソーろウスィス] ＝ thesaurismosis 累積症, 沈着症 ☆異物多量蓄積により起こる状態
thesis [スィーースィス] 論題, 命題, 論文, 論説
thews [スューズ] 筋肉
thialdin [サイアルディン] サイアルジン ☆熱刺激剤
thiamazole [サイアマゾール] チアマゾール ☆抗甲状腺薬
thiamine [サイアミーン] チアミン ☆ビタミンB_1, 普通水塩化物として用いる
— pyrophosphate [－パイろファスフェイト] 焦性リン酸チアミン
thiaminokinase [サイアミーナカイネイス] サイアミンリン酸化酵素
thiamphenicol [サイアムフェニコール] チアンフェニコール ☆クロラムフェニコール系抗生物質, 大腸菌・ブドウ球菌に有効
thiamylal sodium [サイアミラル ソウディアム] チアミラールナトリウム ☆バルビツール酸系全身麻酔薬
thiazole [サイアゾウル] チアゾール ☆窒素と硫黄を含む5員環
Thibierge-Weissenbach syndrome [スィビアージ-ウァイセンバック スィンドロウム] チビエルジュ・ワイセンバッハ症候群 ☆皮膚硬化, 毛細管拡張, 石灰沈着をみる
thick [スィック] 太い, 濃厚な, 毛深い, 密な, 頭の鈍い, 前腕・腓・棒などのもっとも太い部分, 物の最も厚い部分
thicken [スィックン] 厚くする, 太くする, 濃くする, 繁くする, 厚くなる, 太くなる, 濃くなる
thickening [スィックニング] （細胞膜などの）肥厚
— growth [－グろウス] 肥厚生長
— of the yellow ligaments [－アヴ ザ イェロウ リガメンツ] 黄色靭帯肥厚症
thickness [スィックニス] 厚み, 厚さ, 太さ, 濃さ, 緻密, 密集, 繁茂, 厚い部分, 濁り
thickset [スィックセット] ずんぐりした, 体格のよい
thiemia [スィイーミア] 血液硫黄
Thiersch's method [スィールシュズ メサッド] ＝ Thiersch's graft チールシュ移植法
thigh [サイ] 大腿, 股, （昆虫の）腿節
— bone [－ボウン] 股骨, 大腿骨
— joint [－ジョイント] 股関節
thigmesthesia [スィグマススィーズィア] 触覚
thigmocyte [スィグマサイト] 血小板
thigmotaxis [スィグマテークスィス] 走触性
thigmotropism [スィグマトらピズム] 機械的刺激による誘引, 屈触性
thimble [スィンブル] 円筒濾紙
thin [スィン] 薄い, 細い, やせた, まばらな, 希薄な, 薄い部分, 薄くする, 細くする, まばらにする, 痩せる, 薄くなる, 細くなる, まばらになる
— layer chromatography, TLC [－レイアー クろウマタグれーフィ] 薄層クロマトグラフィー
thinking [スィンキング] 思考
thinner [スィナー] シンナー, （トルエンなどの）有機溶媒の希釈剤
thio- [サイオウ-, サイアー] ☆「硫黄」を表す接頭語
thioacetic acid [サイオウエースィーティック エーサッド] チオ酢酸
thioacid [サイオウエーサッド] チオ酸 ☆有機酸の酸素が硫黄で置換されたもの
thioalcohol [サイオウアルコール] ＝ mercaptan チオアルコール
thioantimonite [サイオウエーンティマナイト] チオアンチモン酸塩
thiobacteria [サイオウベークティーりア] 硫黄菌
thionine [サイアニン] チオニン ☆紫色の染剤
thiopectic [サイアペクティック] ＝ thiopexic 硫黄固定の
thiopental sodium [サイアペンタル ソウディアム] チオペンタールナトリウム ☆バルビツール酸系静脈注射用全身麻酔薬
thiopexy [サイアペクスィ] 硫黄固定
thiophil [サイアフィル] ＝ thiophilic 好硫黄性の
thiopronin [サイアプろウニン] チオプロニン ☆肝機能改善薬
thioridazine hydrochloride [サイオウりダズィーン ハイドロウクローらイド] 塩酸チオリダジン ☆フェノチアジン系向精神薬, 精神安定剤
thiosalicylic acid [サイオウセーリスィリック エーサッド] チオサリチル酸

thio -TESPA [サイオウ-ティスパ] = triethylenethiophosphoramide ティオテスパ ☆アルキル化抗悪性腫瘍薬

thiouracil [サイオウユーらスィル] チオウラシル ☆抗甲状腺剤

thiozon [サイアゾウン] チオゾン ☆チオゾン硫黄剤，疥癬浴に使う

third corpuscle [サード コーパスル] 第三小体，血小板

third heart sound, S3 [サード ハート サウンド] 第三心音

thirst [サースト] 渇，渇する，渇望する

thirsty [サースティ] 渇した，(草木の)乾燥した

thixotropy [スィクサトらピー] シキソトロピー，機械的振動復原性

Thoma-Zeiss hemocytometer [トーマーザイス ヒーモウサイタミター] トーマ・ツァイス血球計算器

Thomsen's disease [タムサンズ ディズィーズ] = myotoniacongenita トムゼン病 ☆先天性筋緊張(硬直)症

thoracalgia [ソーらケールジア] 胸壁痛

thoracectomy [ソーらセクタミー] 肋骨切除術，胸郭切除術

thoracentesis [ソーらセンティースィス] 胸腔穿刺術

thoracic [ソーれースィック] 胸郭の
  — aorta [-エイオータ] 胸部大動脈
  — cage [-ケイジ] 胸郭，胸廓
  — cavity [-ケーヴィティ] 胸腔
  — duct [-ダクト] 胸管
  — ganglion [-ゲーングリアン] 胸神経節
  — girdle [-ガードル] 肩鎖帯
  — gland [-グレーンド] 胸部リンパ腺
  — limbs [-リムズ] 胸脚
  — outlet syndrome [-アウトリット スィンドろウム] 胸郭出口症候群 ☆神経と血管の圧迫による頸部肩関節上肢の運動児の疼痛，異常知覚
  — spine [-スパイン] 胸椎
  — surgery [-サージャリー] 胸部外科
  — wall [-ウォール] 胸郭

thoraco- [ソーらコウ-, ソーらカ-] ☆「胸郭」を表す接頭語

thoracoabdominal [ソーらコウエーブダミナル] 胸腹の

thoracobronchotomy [ソーらコウブらンカトミー] 胸式気管切開術

thoracocautery [ソーらコウコータリー] 焼灼による胸膜剥離

thoracocentesis, thoracentesis [ソーらコウセンティースィス] 胸壁穿刺術

thoracocyllosis [ソーらコウサイロウスィス] 胸郭奇形

thoracocyrtosis [ソーらコウサートウスィス] 胸部異常彎曲

thoracodynia [ソーらカディニア] 胸痛

thoracograph [ソーらカグれーフ] 胸郭運動記録器

thoracolysis [ソーらカリスィス] 胸膜癒着剥離

thoracometry [ソーらカミトりー] 胸郭運動測定

thoracomyodynia [ソーらカマイアディニア] 胸筋痛

thoracopagus [ソーらカパガス] 胸部結合体

thoracoplasty [ソーらカプレースティ] 胸郭形成術

thoracopneumoplasty [ソーらコウニューマプレースティ] 胸肺形成術

thoracoscopy [ソーらカスカピー] 胸腔鏡検査法

thoracostenosis [ソーらコウスティノウスィス] 胸郭狭窄症

thoracostomy [ソーらカスタミー] 胸郭開口術

thoracotomy [ソーらカタミー] 開胸術

thorax [ソーれーックス] 胸郭

thorium, Th [ソーりアム] トリウム(元素) ☆原子量232.0381
  — dioxide [-ダイアクサイド] 二酸化トリウム
  — nitrate [-ナイトれイト] 硝酸トリウム

thorough [サら] 完全な，十分な，根本的，徹底的の，全然

thoroughgoing [サらゴウイング] 徹底的，根本的，全然

thought [ソート] 思索，思想，思潮，配慮，心配，思いやり
  — block [-ブラック] 思考遮断
  — insertion [-インサーシャン] 思考挿入
  — withdrawal [-ウィズドろーアル] 思考奪取

thoughtful [ソートフル] 思慮のある，思想に富んだ，思いやりのある，配慮する

THR (total hip relacement)

thread [スれッド] 糸，線維，細線，連絡，

threadworm 〜 thromboplastin

脈絡
threadworm [スれッドウァーム] 糸状虫, 糞線虫
thready pulse [スれディ パルス] 微脈, 糸状脈
three-day fever [スりー デイ フィーヴァー] 三日熱
three vessel disease [スりー ヴェッサル ディズィーズ] 冠動脈三枝病変
three-way stopcock [スりー-ウェイ スタップカック] 三方活栓
thremmatology [スれマタラジー] 遺伝変異の法則に関する科学, 飼育学, 繁殖学
threpsis [スれプスィス] =nutrition 栄養
threpsology [スリープサラジー] 栄養学
threshold [スれショウルド] 最低閾, 下限界
 ― value [-ヴェーりュー] 閾値
thrill [スりル] 振戦, 振動
thrix [スりックス] 毛髪
 ― annulata [-アヌラータ] 白輪毛, 明暗縞毛. 明るい節と暗い節が交互にみられる毛髪
throat [スろウト] 喉, 咽喉部, 食道, 気管, 声, 咽喉上のもの
 ― ring [-リング] ワルダイエルの扁桃輪
throb [スらブ] 動悸をうつ, 拍動
throbbing [スらビング] 激しく脈を打つ
 ― pain [-ペイン] 拍動痛
throe [スろウ] 激痛, 発作
thrombarteritis [スらンバーティらイティス] 血栓動脈炎
thrombasthenia [スらンバススィーニア] 血小板無力症
thrombectomy [スらンベクタミー] 血栓切除術
thrombembolia [スらンベンボウりア] 血栓性栓塞症
thrombin [スらンビン] =thrombase トロンビン ☆凝血要素の一種
thrombinogenic [スらンビナジェニック] トロンビン生成の
thromboangiitis [スらンボウアンジアイティス] 血栓脈管炎
 ― obliterans, TAO [-アブりタらンス] 閉塞性血栓脈管炎
thromboblast [スらンブブれースト] 血小板母細胞, 栓芽球
thromboclasis [スらンバクらスィス] 血栓溶解

thromboclastic [スらンバクれースティック] 血栓溶解性の
thrombocyte [スらンバサイト] 血小板
thrombocythemia [スらンボウサイスィーマ] 血小板血症
thrombocytocrit [スらンボウサイタクリット] 血小板比量計
thrombocytopenia [スらンバサイタピーニア] 血小板減少症
thrombocytopenic purpura [スらンバサイタピーニック パーピュら] 血小板減少性紫斑症
thrombocytosis [スらンボウサイトウスィス] 血小板増加症
thromboelastogram, TEG [スらンボウイれースタグれーム] 血栓弾性記録図
thromboembolism [スらンボウエムバリズム] 血栓栓塞症
thromboendangiitis [スらンボウ・エンデージアイティス] 血栓血管内膜炎
thromboendarterectomy, TEA [スらンボウエンダーティれクタミー] 血栓内膜摘出術
thromboendocarditis [スらンボウエンドウカーダイティス] 血栓心内膜炎
thromboendophlebitis [スらンボウエンドウフリバイティス] 血栓静脈内膜炎
thrombogen [スらンバジャン] トロンボゲン, 線維酵素原, プロトロンビン
thrombogenesis [スらンバジェニスィス] 血栓形成
thromboid [スらンボイド] 血栓様の
thrombokinase [スらンボウカイネイス] トロンボキナーゼ
thrombolymphangitis [スらンボウリンファンジャイティス] 血栓性リンパ管炎
thrombolysis [スらンバリスィス] 血栓溶解
thrombolytic [スらンバリティック] 血栓溶解の
thrombomodulin, TM [スらンバマデュリン] トロンボモデュリン ☆内皮のトロンビン受容体でこれと結合するとトロンビンがCタンパクを活性化する
thrombopathy [スらンバパスィ] 血小板障害
thrombophilia [スらンバフィリア] 血栓形成傾向
thrombophlebitis [スらンボウフリバイティス] 血栓静脈炎
thromboplastic [スらンバプれースティック] 血栓形成因の
thromboplastin [スらンバプれースティン]

トロンボプラスチン ☆（組織内の）血栓形成促進物質
thrombopoiesis [スらンボウポイイースィス] 血小板生成
thrombopoietin, TPO [スらンボウポイアティン] トロンボポイエチン ☆血小板産生刺激因子
thrombosed [スらンボウスト] 血栓症に侵されている，血栓が形成された
thrombosis [スらンボウスィス] 血栓症
— **of internal carotid artery** [- アヴ インターナル かラティッド アータりー] 内頸動脈血栓症
— **sinus cavernosi** [- サイナス カヴァーノスィ] 海綿静脈洞血栓症
thrombostasis [スらンバスタスィス] 血栓性血液停滞，うっ血性血栓症
thrombotic [スらンバティック] 血栓の
— **infarct** [- インファーク卜] 血栓性梗塞
— **microangiopathy** [- マイクろウアンジアパースィ] 血栓性微少血管症
— **thrombocytopenic purpura, TTP** [- スらンバサイタピーニック パーピュら] 血栓性血小板減少性紫斑病
thromboxane [スらンバクセイン] トロンボキサン ☆アラキドン酸代謝産物の一つ
thrombus [スらンバス] 血栓，栓
— **ceruminoideus** [- スィるーミノイディアス] 耳垢栓
— **epidermoideus** [- エピダーモイディアス] 表皮栓
throttle [スらットル] 咽喉
through illumination [スるー イリューミネイシャン] 透徹法
throw [スろウ] 投げる，放射する，脱皮する，脱ぐ，動物が子を生む
throwing back [スろウィング バーック] 隔世遺伝
thrush [スらッシュ] 鵞口瘡，腐叉
thrust [スらスト] 衝く，押す，刺す，押す力
— **culture** [- カルチャー] 穿刺培養
thrypsis [スりプスィス] 粉砕骨折
thulium, Tm [スューリアム] ツリウム（元素） ☆原子量168.9342
thumb [サム] （手の）親指
thumb-sucking [サムーサッキング] 指サック，母指しゃぶり
thumb-tip [サムーティップ] 母指尖
thumb-tip sized [サムーティップ サイズド] 母指頭大
thylacitis [サイラサイティス] 皮脂腺炎
thymectomy [サイメクタミー] 胸腺摘出術
thymergasia [サイマーゲイスィア] 感情性思考障害
thymic [サイミック] 胸腺の
— **hypoplasia** [- ハイポウプレイズィア] 胸腺萎縮
thymidine [サイミディーン] チミジン
thymin [サイミン] 胸腺ホルモン
thymine [サイミーン] チミン ☆DNA化合物の一種，胸腺から分離された5-メチルエラシル
thymion [サイミアン] 小疣，イボ
thymitis [サイマイティス] 胸腺炎
thymocyte [サイマサイト] 胸腺細胞，胸腺リンパ球
thymogenic [サイマジェニック] ヒステリー性の
thymokesis [サイモウキースィス] （成人の）残留胸腺肥大
thymol [サイモール] チモール ☆抗真菌，駆虫剤として用いた殺菌消毒薬
thymoleptic drug [サイマレプティック ドらッグ] 抗うつ剤
thymolysis [サイマリスィス] 胸腺組織破壊
thymolytic [サイマリティック] 胸腺破壊の
thymoma [サイモウマ] 胸腺腫
thymopathy [サイマパスィ] 胸腺疾患
thymoprivic [サイマプりヴィック] 胸腺欠如の
thymosin [サイマスィン] 胸腺ホルモン
thymotrope [サイマトろウプ] 向胸腺性
thymotropic [サイマトらピック] 向胸腺性の，胸腺体質
thymotropism [サイマトらピズム] 向胸腺性の
thymus [サイマス] 胸腺
— **gland** [- グレーンド] 胸腺
thyro- [サイろウー，サイら-] ☆「甲状腺」を表す接頭語
thyroaplasia [サイろウアプレイズィア] 甲状腺発育不全症
thyrocardiac [サイろウカーディアック] 甲状腺病と心臓病の合併症患者
thyrochondrotomy [サイろウカンドらタミー] 甲状軟骨切除術
thyrocricotomy [サイろウクらイカタミー] 環状甲状軟骨気管切開術
thyroepiglottic [サイろウエピグらティック] 甲状喉頭蓋軟骨の

thyrogenic 〜 tibia

thyrogenic [サイらジェニック] ＝ thyrogenous 甲状腺から発生する
thyroglossal [サイらグラッサル] 甲状腺および舌の
thyrohyoid [サイろウハイオイド] 甲状軟骨および舌骨の
thyroid [サイろイド] 甲状の, 甲状腺の, 甲状軟骨孔の, 甲状腺
　— **cancer** [−ケーンサー] 甲状腺癌
　— **cartilage** [−カーティリジ] 甲状軟骨
　— **extract** [−イクストれークト] 甲状腺エキス
　— **foramen** [−ファれイマン] 甲状軟骨孔
　— **gland** [−グレーンド] 甲状腺
　— **storm** [−ストーム] 甲状腺発症 ☆甲状腺機能亢進症の急性悪化
　— **surgery** [−サージャりー] 甲状腺外科
　— **therapy** [−セらピー] 甲状腺療法
thyroidal [サイろイダル] 甲状腺の
　— **uptake** [−アプテイク] 甲状腺摂取率
thyroidectomized [サイろイデクタマイズド] 甲状腺を切除した
thyroidectomy [サイろイデクタミー] 甲状腺切除術
thyroidin [サイろイディン] チロイジン ☆甲状腺製剤
thyroiditis [サイろイダイティス] 甲状腺炎
thyroidotomy [サイろイダタミー] 甲状腺切開術, 甲状軟骨切除術
thyroid-stimulating hormone, TSH [サイろイドースティミュれイティング ホーモウン] 甲状腺刺激ホルモン
thyrolingual [サイらリングァル] 甲状軟骨および舌の
thyrolytic [サイらリティック] 甲状腺破壊性の
thyromimetic [サイろウマイメティック] 甲状腺様の
thyropenia [サイろウピーニア] 甲状腺分泌減少症
thyrophyma [サイろウファイマ] 甲状腺腫
thyroprival [サイろウプらイヴァル] 甲状腺欠如の
thyroprivia [サイろウプりヴィア] 甲状腺欠如, 甲状腺欠如症状
thyroptosis [サイらプトウスィス] 甲状腺下垂症
thyrostatics [サイらステーティックス] 甲状腺拮抗剤

thyrotherapy [サイらセらピー] 甲状腺療法
thyrotomy [サイらタミー] 甲状軟骨切開術
thyrotoxic [サイらタクスィック] 甲状腺中毒性の
　— **myopathy** [−マイアパスィ] 甲状腺中毒性筋症
　— **ophthalmopathy** [−アフサルマパスィ] バセドウ病眼症
thyrotoxicosis [サイろウタクスィコウスィス] 甲状腺中毒症, 中毒性甲状腺腫
　— **factitia** [−ファクティシア] ☆甲状腺ホルモン自己投与による甲状腺機能亢進症, 人工甲状腺機能亢進症
thyrotoxin [サイらタクスィン] 甲状腺毒素
thyrotroph [サイらトろフ] 下垂体TSH分泌細胞, 向甲状腺細胞
thyrotropic [サイらトらピック] ＝ thyrotrophic 向甲状腺性の, 甲状腺刺激性の
　— **hormone, TSH** [−ホーモウン] 甲状腺刺激ホルモン
thyrotropin [サイらトろウピン] ＝ thyrotrophin 向甲状腺ホルモン ☆脳下垂体前葉の甲状腺刺激ホルモン
　— **releasing factor, TRF** [−りリースィング ファクター] 甲状腺刺激ホルモン放出因子
　— **releasing hormone, TRH** [−りリースィング ホーモウン] 甲状腺刺激ホルモン放出ホルモン
thyrotropism [サイらトろピズム] 向甲状腺性
thyroxin(e) [サイらクスィン] チロキシン, サイロキシン ☆甲状腺ホルモン, T_4
Ti (titanium)
TIA (transient [cerebral] ischemic attack)
tiabendazol [ティアベンダゾール] チアベンダゾール ☆線虫症治療薬, 糞線虫駆虫薬
tiapride hydrochloride [ティアプらイド ハイドロウクろーらイド] 塩酸チアプリド ☆ベンズアミド系向精神薬, 特発性・持続性ジスキネジア治療薬
tiaprofenic acid [ティアプらウフィーニック エーサッド] チアプロフェン酸 ☆プロピオン酸系非ステロイド消炎鎮痛薬
tiaramide hydrochloride [ティアらマイド ハイドロウクろーらイド] 塩酸チアラミド ☆塩基性非ステロイド消炎鎮痛薬
tibia [ティビア] 脛骨, 鳥の脛骨, 昆虫の

脛節
tibial [ティビアル] 脛骨の，脛骨の
tibialis [ティビエイリス] 脛骨筋
tibiofibular [ティビオウフィビュラー] 脛骨と腓骨の
tibioscaphoid [ティビオウスケーフォイド] 脛骨と舟状骨の
tibiotarsal [ティビオウターサル] 脛骨と足根骨の
tibolone [ティバローン] チボロン ☆タンパク同化，卵胞黄体ホルモンの作用をもつステロイド
tic [ティック] チック症，(顔筋肉などの) 痙攣
— douloureux [-ドゥルろウ] 三叉神経痛
ticainide [ティカイナイド] チカイニド ☆抗不整脈剤
ticarcillin [ティカースィリン] ティカルシリン ☆ペニシリン系の広域放射性物質で Pseudomonas に有効
tick [ティック] マダニ，真壁ダニ，ダニの類
— fever [-フィーヴァー] = Texas tick fever ダニ熱，テキサス熱，ロッキー山地方熱，アフリカ回帰熱，ロッキー山熱
tickle [ティクル] くすぐる，喜ばせる，面白がらす，笑わせる，くすぐったい，くすぐり
tickling [ティクリング] くすぐり，こそばゆいこと，喜ばせること
ticlopidine hydrochloride [ティクロウピディン ハイドロウクローらイド] 塩酸チクロピジン ☆血小板凝集抑制薬
tictology [ティクタらジー] 産科学
tid (ter in die)
tidal [タイダル] 潮の，干満の，潮の影響を受けた
— air [-エアー] 吸吐気，呼吸気 ☆呼吸ごとに肺に出入りする空気
— current [-カらント] 潮流
— drainage [-ドれイニジ] 上半身を下向させることによって咳痰を自然排泄させる方法
— volume [-ヴァリューム] 呼吸気量 ☆一回の呼吸で出入りする空気量
— wave [-ウェイヴ] 津波，海嘯(かいしょう)
tide [タイド] 潮，潮流，干満，盛衰，風潮，気運，傾向

— mark [-マーク] 骨との接合部位の石灰化軟骨
tidiness [タイディネス] 清楚
tidy [タイディ] きちんとした，小綺麗な
tie [タイ] 結びつける，縛る，せわしくする，結べる，縛られる，結び目，紐，索，鎖，ネクタイ，縁，きずな
Tiegel's contracture [ティーガルズ カントれークチャー] ティーゲル拘縮 ☆強い機械的刺激を筋に加えたとき局所的に起こる筋収縮
tiemonium iodide [ティエモウニアム アイアダイド] ヨウ化チエモニウム ☆消化性潰瘍治療薬，抗コリン薬
Tietze's syndrome [ティーツェズ スィンドろウム] ティーツェ症候群 ☆肋軟骨の非化膿性炎症
tiger lily [タイガー リリー] オニユリ，テンガイユリ
tiger's eye [タイガーズ アイ] 虎眼石
tiger's heart [タイガーズ ハート] 虎斑心
tight lace liver [タイト レイス リヴァー] コルセット肝
tighten [タイタン] 締める，張る，逼迫する，締まる
tigroid [タイグろイド] 虎斑，ニッスル小体
— bodies [-バディーズ] = tigroid masses 神経細胞内濃染色素質
— fundus [-ファンダス] ヒョウ紋状眼底 ☆色素不足のため血管が著明に透過して見える眼底
— substance [-サブスタンス] 虎斑物質
tiguizium [ティグィジウム] チグイジウム ☆鎮痙剤
tilisolol hydrochloride [ティリソロール ハイドロウクローらイド] 塩酸チリソロール ☆非選択性β遮断降圧薬
tilmus [ティルマス] = floccilation 撮空模床 ☆患者が空をつかんだり床を探すような落ち着かない動作をする
tilt [ティルト] 傾斜，曲がり，傾ける，傾く，曲がる，反る
tilted sacrum [ティルティッド セイクラム] 傾斜仙骨
tilting bed [ティルティング ベッド] 傾斜ベット
tiltometer [ティルタミター] 傾斜計
timed vital capacity [タイムド ヴァイタル ケーペースィティ] 時間肺活量
timepidium bromide [ティメピーディアム ブろウマイド] 臭化チメピジウム ☆消化

性潰瘍治療薬，抗コリン薬
- **timid** [ティミッド] 臆病な，気の弱い，内気な
- **timidazole** [ティミダゾール] チミダゾール ☆トリコモナス症治療剤
- **timiperone** [ティミピーロン] チミペロン ☆ブチロフェノン系向精神薬
- **timolol maleate** [タイマロール マレイト] マレイン酸チモロール ☆眼科用非選択性β遮断降圧薬，緑内障，高眼圧症に用いる
- **tin, Sn** [ティン] 錫（スズ）
  - **foil** [- フォイル] 錫箔
- **tinction** [ティンクション] 染色
- **tinctorial** [ティンクトーりアル] 染色の
- **tinctura** [ティンクチューら]=tincture チンキ剤
  - **(of) belladonna** [-（アヴ）ベラダナ] ベラドンナ抽出物（アトロピンを含む）
  - **of camphor** [- アヴ キャンファー] カンフルチンキ
  - **of hyoscyamus** [- アヴ ハイオウサイアマス] ヒオスチンキ
  - **of myrrh** [- アヴ マー] ミルラチンキ
  - **of nux vomica** [- アヴ ナックス ヴァミカ] ホミカチンキ
  - **of squill** [- アヴ スクウィル] カイソウ（ユリ科植物）チンキ
  - **of Strophanthus** [- アヴ ストロウファンサス] ストロファンタス・チンキ
- **tine** [タイン] 尖叉（先のとがった消息子）
- **tinea** [ティニア] たむし（輪癬），皮疹，白癬
  - **barbae** [- バーベ] 白癬菌性毛瘡
  - **capitis** [- キャピティス] 頭部白癬
  - **circinata** [- サースィネイタ] 輪状白癬
  - **corporis** [- コーポーりス] 躯幹白癬
  - **cruris** [- クるーりス] 股部白癬
  - **favosa** [- フェイヴォウサ]=tinea lupinosa 黄癬
  - **furfuracea** [- ファーフュれイスィア] 乾性脂漏症
  - **kerion** [- ケりアン] 炎症性頭部白癬
  - **nigra** [- ナイグら] 黒色輪癬
  - **nodosa** [- ノウドウサ] 砂毛，結節性白癬
  - **pedis** [- ピーディス] 水虫，足部白癬
  - **tarsi** [- ターサイ] 潰瘍性眼瞼癬
  - **trichophytina** [- トりカフィティーナ] 頭部白癬
  - **unguium** [- アングウィアム] 爪白癬
  - **versicolor** [- ヴァースィカラー] 癜風
- **Tinel's sign** [ティネルズ サイン] ティネル徴候 ☆1. 手根管症状（手根管狭窄のとき手首を曲げると痛い）／2. 四肢断端打診で痛みと蟻走感が起こり神経再生を示す
- **tinge** [ティンジ] 色合い，気味，臭味，色合いをつける，染める，加味する，風味を帯びさせる
- **tingible** [ティンジブル] 可染の
- **tinnitus aurium** [ティナイタス オーりアム] 耳鳴り
- **tinoridine** [ティナりディン] チノリジン ☆非ステロイド消炎鎮痛剤
- **tint** [ティント] 色合い
- **tintometer** [ティンタミター] 比色計
- **tiotixene** [ティアティクスィーン] チアチクセン ☆抗精神病剤
- **tip** [ティップ] 先，先端，穂，先端につける物，靴の爪先，先端をつける，冠する，ちょっと触れる，チップ（心付け）
- **tiptoe** [ティップトウ] 趾頭，爪先，爪先で歩く
- **tire** [タイアー] 疲れさせる，飽きさせる，疲れる，飽きる
- **tired** [タイアード] 疲れた，倦んだ，飽きた，嫌になった
- **tireless** [タイアりス] 疲労しない，不撓の，勤勉な
- **tiresome** [タイアサム] 面倒な，うるさい，退屈な，面白くない，骨の折れる
- **tisic** [ティズィック] 肺結核の
- **tisis** [ティスィス] 肺結核
- **tisokinase** [ティソウカイネイス] チソキナーゼ ☆血栓溶解薬
- **tissue** [ティシュー] 組織
  - **culture** [- カルチャー] 組織培養
  - **plasminogen activator, TPA** [- プラズミナジャン アクティヴェイター] 組織プラスミノゲーン不活化物質
- **tit** [ティット] 乳頭
- **titanium, Ti** [タイテイニアム] チタン（元素）☆原子量47.90
- **titer** [タイター] 力価，実値係数
- **titillate** [ティティレイト] くすぐる，（味覚，想像など）を快く刺激する

titillation 〜 tolerate

titillation [ティティレイシャン] くすぐること, くすぐったさ, 快い刺激, 興味をそそること

title [タイトル] 表題, 名称, 称号, 肩書き (官名, 学位, 役名, 爵位など), 題をつける, 肩書きを与える

titratable acid, TA [タイトれイタブル エーサッド] 滴定酸

titration [ティトれイシャン] 滴定, 定量分析

titubation [ティチュベイシャン] よろめきつつ歩くこと

tizanidine hydrochloride [タイザジディン ハイドロウクローらイド] 塩酸チザニジン ☆中枢性筋弛緩薬

T-lymphocyte [ティーーリンファサイト] Tリンパ球
— **subset** [-サブセット] Tリンパ球サブセット (亜群)

TLC 1. (thin layer chromatography) / 2. (total lung capacity)

Tm (thulium)

TMJ (temporo-mandibular joint)

TNF (tumor necrosis factor)

TNM staging [ティーエヌエム ステイジング] リンパ腺転移, 遠隔転移などの有無による腫瘍病期分類

toad [トウド] ヒキガエル
— **bladder** [-ブレーッダー] ヒキガエルの膀胱

toast [トウスト] トースト, 焼きパン, パンなどをきつね色に焼く, 火にあたる

TOB (tobramycin)

tobacco mosaic virus [タバコウ モウゼイイク ヴァイらス] 煙草モザイクウイルス

tobacco-related disease [タバコウーりレイティッド ディズィーズ] タバコ関連疾患 ☆癌, 心血管疾患, 呼吸器疾患

tobaccoism [タバコウイズム] タバコ中毒症

tobramycin, TOB [トウブらマイスィン] トブラマイシン ☆アミノグリコシド系抗生物質, 緑膿菌・変形菌に有効

tocainide [トウカナイド] トカイナイド ☆経口投与可能の抗不整脈剤

tocodynamometer [トウコウダイナマミター] 子宮収縮力計

tocoergometry [トウコウアーガミトりー] 陣痛測定法

tocogony [トウカガニー] 産科

tocography [トウカグれーフィ] 陣痛記録法, トコグラフィー

tocology [トウカラジー] 産科学

tocolytic [トウカリティック] 陣痛抑制薬, 子宮収縮抑制薬

tocomania [トウコウメイニア] 産褥狂

tocometry [トウカメトりー] 陣痛測定

tocomonitor [トウコウマニター] 分娩監視装置, 陣痛力測定器

tocopherol [トウカファろール] トコフェロール ☆ビタミンE

tocophobia [トウカフォウビア] 分娩恐怖症

tocus [トウカス] 出産, 分娩

Todd's paralysis [タッズ パれーリスィス] トッド麻痺 ☆発作後の麻痺

todralazine hydrochloride [トウドれイラジン ハイドロウクローらイド] 塩酸トドララジン ☆血管拡張性降圧薬

toe [トウ] = bigtoe (足の) 親指
— **clonus** [-クロウナス] (足の) 親指の収縮

toedrop [トウドらップ] (足の) 親指の麻痺

tofisopam [トウファイゾパム] トフィソパム ☆自律神経調節薬

toil [トイル] 骨折る, コツコツ働く, とぼとぼ歩く, 骨折らせる, 骨折り, 仕事, 難事, 労役

toilet [トイりット] 化粧, 髪結い, 手術創の洗浄, 便所, 洗面所

tolazamide [トウラザマイド] トラザミド ☆糖尿病治療薬, スルフォニル尿素血糖下降薬

tolazoline hydrochloride [トウラザリーン ハイドロウクローらイド] 塩酸トラゾリン ☆血管拡張薬, α受容体抑制薬

tolbutamide [タルビュータマイド] トルブタミド ☆糖尿病治療薬, スルフォニル尿素血糖下降薬

tolciclate [タルスィクれイド] トルシクラート ☆浅在性真菌症治療薬

tolerable [タらラブル] 耐えられる, かなりの, かなり良い, かなり健康な, 相当元気な

tolerance [タらランス] 耐薬力 (大量の劇薬に耐える力), 寛大, 公差
immunological —, immune — [イミュナらジカルー, イミューンー] 免疫寛容. 免疫原性をもった抗原に対して免疫応答を起こさない状態

tolerant [タらラント] 耐薬力ある, 寛大な, 寛容な

tolerate [タられイト] 許容する, 大目に見る, 我慢する, 忍ぶ, 耐薬性のある

toleration [タラれイシャン] 寛容，黙許
tolerific [タラりフィック] 耐性菌をつくる
tolfenanic acid [タレフェネイニック エーサッド] トルフェナム酸 ☆フェナム酸系非ステロイド消炎鎮痛薬
tolmicen [タルミセン] トルミセン ☆浅在性真菌症治療薬
Tolosa-Hunt syndrome [タロウサーハントスィンドゥロウム] トロサ・ハント症候群 ☆有痛性眼筋麻痺
Tolu balsam [タりュー ボールサム] トールバルサム
toluene [タりュイーン] トルエン ☆有機溶媒
toluidine [タりューイディン] トルイジン
— blue [-ブルー] トルイジン青
tomato [タメイトウ] トマト
tomb [トゥーム] 墓，納骨所，墓石，墓標，墓に納める
tombstone [トゥームストウン] 墓石，石碑
tomentum cerebri [タメンタム セりブり] 大脳血管網 ☆軟脳膜および脳皮質の網状細脈管
tomograph [トウマグれーフ] 断層X線撮影装置
tomography [トウマグれーフィ] 断層撮影法
tomomania [トウモウメイニア] 手術狂
tomotocia [トウモウトウシア] 帝王切開，腹式分娩
tonaphasia [トウナフェイズィア] 音痴
tone [トウン] 音，調子
tonefibril [トウニフィブりル] 張原線維 (tenofibril). 上皮細胞に特別にみられる微細な線維. 細胞の間を細胞間橋を横切って走る
tongue [タング] 舌
— depressor [-ディプれサー] 舌押さえ，舌圧子
— tie [-タイ] 短舌，小舌
tongue-swallowing [タングースウァロウィング] 飲み込み舌，舌嚥下，舌沈下
tongue-tied [タングータイド] 口がきけない，話せない
tonic [タニック] 調子の，緊張の，緊張性，強壮剤
— clonic seizure [-クラニック スィージャー] 緊張性間代性痙攣
— contraction [-カントれークシャン] 強直性収縮
— neck reflex [-ネック りーフレクス] 緊張性頸反射
— pupil [-ピュービル] 緊張性瞳孔
— seizure [-スィージャー] 緊張性痙攣
— spasm [-スペーズム] 緊張痙攣
tonicity [トウニスィティ] 緊張性，強壮度，調子
tonitrophobia [トウニトろフォウビア] 雷恐怖症
tonoclonic [タナクラニック] 緊張間代交互痙攣の
— spasm [-スペーズム] 強直性間代性痙攣
tonograph [トウナグれーフ] 張力記録図
tonometer [トウナミター] 圧力計，血圧計，眼圧計，張力計
tonometry [トウナミトりー] 緊張力測定；眼内圧測定
tonophant [トウナフェーント] 音波聴取器
tonoplast [トウナプれスト] 細胞内小体
tonoscope [トウナスコウブ] 頭脳検査聴音器
tonsil [タンスィル] 扁桃腺
tonsilla [タンスィラ] 扁桃
— cerebelli [-セりベリ] 小脳扁桃
— lingualis [-リンガりス] 舌扁桃
— palatina [-ペーラティーナ] 口蓋扁桃
— pharyngea [-ファりンジア] 咽頭扁桃
tonsillar [タンスィラー] 扁桃腺の
tonsillectomy [タンスィレクタミー] 扁桃腺摘除術
tonsillitis [タンスィライティス] 扁桃炎
— lenta [-レンタ] 遷延性扁桃炎
tonsillolith [タンスィラりス] 扁桃結石
tonsilloprive [タンスィラプらイヴ] 扁桃腺欠如の
tonsillotomy [タンスィラタミー] 扁桃腺切除術
tonus [トウナス] 緊張，緊張度
tooth, teeth (複)[トゥース，ティース] 歯
  Horner's —[ホーナーズー] ホーナー (ホルネル)歯．エナメル質の脱灰のため水平に溝がついた切歯
  temporary —[テンパらりーー] 乳歯；暫間義歯．予備的に用いる義歯
  tipping —[ティッピングー] 傾斜歯
toothache [トゥースエイク] 歯痛
tooth-germ [トゥースージャーム] 歯胚
tooth-paste [トゥースーペイスト] 練り歯磨き

tooth-powder ～ tortuosity

tooth-powder [トゥース-パウダー] 歯磨き粉

tooth-rash [トゥース-れーッシュ] 生歯期発疹

top [タッブ] 頂, 絶頂, 上部, 極度, ふた, 最高の, 首席の, かぶせる, 植物の先をつむ, 頂に登る, 跳び越す, 倒れる
— coat [-コウト] 上っ張り, 保護膜
— fermentation [-ファーマンテイシャン] 上面発酵
— secret [-スィークリット] 最高機密

topectomy [トウペクタミー] 前頭脳回切除術

topesthesia [トウペススィーズィア] 局所認知

tophaceous [トウフェイシャス] 砂のような, 砂の入っている, 痛風結節の

tophus [トウファス] = tophi 痛風結節

tophyperidrosis [トウフィペりドろウスィス] 局所多汗症

topic [タピック] 話題, 題目, 話の種, 総論, 前提論

topica [タピカ] 局所用〔外用〕薬

topical [タピカル] 問題の, 題目の, 局所の
— bloodletting [-ブラッドれッティング] 局部的瀉血

topalgia [タポウエールジア] 局所痛

topoan(a)esthesia [タポウアニススィーズィア] 局所知覚脱失

topognosia [タポグノウスィア] 局所感覚認知

topognosis [タポグノウスィス] 局所認知

topographic [タポグれーフィック] 局所の, 地形の
— (topographical) anatomy [-(タポグれーフィカル) アナタミー] 局所解剖学
— chart [-チャート] 地形図

topographical [タポグれーフィカル] 局所的の

topography [タポグれーフィ] 局所学, 地形学

toponarcosis [タポウナーコウスィス] 局所麻酔

toponeurosis [タポウニューろウスィス] 局所性神経症

torasemide [トらセマイド] トラセミド ☆ループ利尿薬

TORCH syndrome [トーチ スィンドろウム] トーチ症候群 ☆妊娠時のトキソプラスマ, 風疹, サイトメガロウィルス, ヘルペスウィルスの感染症

toremifene citrate [タれミフィーン スィトれイト] クエン酸トレミフェン ☆抗悪性腫瘍薬, 閉経後の乳癌に使用する

torment (動)[トーメント] 苦しめる / (名)[トーメント] 苦痛

tormina [トーミナ] 腹痛

Tornwaldt's cyst [トーンウォルツ スィスト] = nasopharyngealcyst トーンワルト嚢胞 ☆鼻咽頭嚢腫

torpent [トーパント] 不活発な, 刺激緩和剤

torpid [トーピッド] 不活発な, 動かない, 麻痺した, 鈍い, 遅鈍の

torpidity [トーピディティ] 麻痺, 不活発, 遅鈍

torpor [トーパー] 麻痺, 不能, 魯鈍
— retinae [-れティネ] 網膜鈍感. 網膜知覚能力の減退

torquing [トーキング] トルク応用術 ☆歯列矯正術において正常位に歯牙を回転すること

torr [トー] トール ☆大気圧の1/760の圧力単位

torrefaction [トーりフェークシャン] 乾燥, あぶり, 焼く

Torre's disease [トーアズ ディズィーズ] トール病 ☆常染色体性優性遺伝をする多発性脂漏性腫瘍

torsiometer [トーシアミター] 捻転計 ☆眼球が視軸に沿って回転する度合いを測定する器械

torsion [トーシャン] 捻曲, 捻転, 捻回, 捻力, (植物の) 撚生
— angle [-エーングル] 捻転角
— balance [-ベーランス] 捩り秤
— dystonia [-ディストウニア] 捻転ジストニー
— fracture [-フれークチャー] 捻り骨折
— neurosis [-ニューろウスィス] 捻転神経症
— spasm [-スペーズム] 捻転痙攣症

torsionometer [トーシァナミター] 脊柱捻転計 ☆脊柱の回転度を測定する器械

torsive [トースィヴ] 捻転して

torticollis [トーティカリス] 斜頸

tortuositas [トーチュアスィタス] 蛇行
— vasorum [-ヴェイサらム] 血管蛇行

tortuosity [トーチュアスィティ] 曲がっていること

Torula 〜 toxic

Torula [トーリューラ] 酵母菌属

toruous [トーリュアス] 曲がりくねった，蛇行性の，捻れた，(心，方法，目的などが) 真っ直ぐでない，不正の

torus [トーらス] 円環，楕円環，隆起，(脳の) 灰色隆起
— **fracture** [-フれークチャー] 膨隆骨折
— **frontalis** [-フろンテイリス] 前頭隆起
— **genitalis** [-ジェニテイリス] 性器隆起
— **linguae** [-リングウェ] 舌面隆起
— **mandibularis** [-マンディビュラーリス] 下顎隆起
— **marginalis** [-マージネーリス] 辺縁隆起
— **musculi levatoris** [-マスキュライ リヴェイタりス] 挙筋隆起
— **occipitalis** [-アクスィピテイリス] 後頭隆起
— **tubarius** [-テューベイリアス] 耳管隆起
— **uretericus** [-ユーりテりカス] 尿管隆起
— **uteri** [-ユータり] 子宮隆起
— **uterinus** [-ユータりナス] 子宮隆起

Tosades de pointes [タサード ドゥ ポアン] 心電図電位差の波状変動で，心筋梗塞の前駆所見

tosufloxacin tosilate [タサフロウクセイスィン タスィレイト] トシル酸トスフロキサシン ☆ニューキノロン系抗生物質

total [トウタル] 完全の，全体の
— **ankylosis** [-アンキロウスィス] 関節全強直
— **aphasia** [-アフェイズィア] 全失語症
— **bilirubin, TB** [-ビリるービン] 総ビリルビン
— **body fat** [-バディ フェーット] 全身総脂肪量
— **body water, TBW** [-バディ ウォーター] 全身水分含量
— **cholesterol, TC** [-カれスタろール] 総コレステロール
— **cleavage** [-クリーヴィジ] 全割 (卵の)
— **curvature** [-カーヴァチャー] 全曲率
— **hip arthroplasty** [-ヒップ アーすらプれスティ] 股関節全置換術
— **hip replacement, THR** [-ヒップ りプれイスマント] 全股関節置換術
— **lung capacity, TLC** [-ラング キャパスィティ] 全肺容量
— **ophthalmoplegia** [-アフサルモウプリージア] 全眼筋麻痺
— **parenteral nutrition, TPN** [-パれンタらル ニュートりシャン] 全経管栄養
— **peripheral resistance, TPR** [-パりファらル りズィスタンス] 全末梢抵抗
— **probability** [-プろバビリティ] 全確率
— **protein, TP** [-プろウティーン] 総タンパク
— **reflection** [-りフレクシャン] 全反射

totipotency, totipotence [トゥティポウタンスィ, トゥティポウタンス] 全能性．個体の組織や器官のすべてを分化・形成できる能力のあること

touch [タッチ] 触れる，触診する，触れてある形にする，近接する，関係する，触れること，接触，触覚，触診
— **corpuscle** [-コーパスル] 触覚小体
— **sense** [-センス] 感覚

tough [タフ] 強靱な，頑丈な，たくましい，片意地な，困難な，骨の折れる

tourniquet [ターニケ] [F] 止血用加圧器，緊迫止血用ゴムひも

towel [タウアル] タオル，手拭き，布巾，タオルで拭う，タオルで包む

towelling [タウアリング] タオルで摩擦

tower head [タウアー ヘッド] 搭状頭

tox- [タクス-] = toxico-, toxo- ☆「毒」「中毒」を表す接頭語

toxalbumin [タクセールビューミン] 毒性アルブミン

toxalbumose [タクセールビューモウス] 毒性アルブモース

toxamine [タクセーミン] 食物中の毒性分

tox(a)emia [タクスィーミア] 中毒症 ☆血液中に有毒物質の存在
— **of pregnancy** [-アヴ プれグナンスィ] 妊娠中毒症

toxemic [タクスィーミック] 毒血の
— **jaundice** [-ジョーンディス] = toxic jaundice 中毒性黄疸
— **vertigo** [-ヴァーティゴウ] 中毒性眩暈

toxenzyme [タクセンザイム] 毒性酵素

toxic [タクスィック] 毒の，毒性の
— **anemia** [-エーニーミア] 中毒性貧血
— **epidermal necrosis** [-エピダーマル ネクろウスィス] 中毒性表皮壊死
— **goiter** [-ゴイター] 中毒性甲状腺腫
— **hepatitis** [-ヘパタイティス] 中毒性

toxic 〜 trabecula

肝炎
— icterus [－イクタラス] 中毒黄疸
— nephropathy [－ニフらパスィ] 中毒性腎症
— neuritis [－ニューらイティス] 中毒神経炎
— oil syndrome [－オイル スィンドろウム] 有毒油症候群 ☆好酸球増多を伴う
— psychosis [－サイコウスィス] 中毒性精神病
— shock syndrome, TSS [－シャックスィンドろウム] 中毒性ショック症候群 ☆女性が月経出血時のタンポンから感染してショックを起こす，女性のタンポンによるブドウ病球菌などの感染と中毒症
— tetanus [－テタナス] 中毒性強縮痙攣

toxicant [タクスィカント] 毒物
toxic(a)emia [タクスィスィーミア] = toxemia 毒血症
toxichemitosis [タクスィケミトウスィス] 毒血症
toxicity [タクスィスィティ] 毒性，毒力
toxicodermia [タクスィコウダーミア] 中毒疹
toxicogenic [タクスィカジェニック] 毒発性の
toxicoid [タクスィコイド] 毒性の，毒性様の
toxicological [タクスィカラジカル] 毒物学の，毒薬学上の
toxicology [タクスィカラジー] 毒物学，毒薬学
toxicopathy [タクスィカパスィ] 中毒性疾患，中毒症
toxicopexis [タクスィカペクスィス] 毒物中和
toxicophylaxin [タクスィコウファイラクスィン] 毒素免疫素
toxicosis [タクスィコウスィス] 中毒症
toxidermitis [タクスィダーマイティス] 中毒性皮膚炎
toxiferous [タクスィファらス] 中毒誘発性の
toxigenic [タクスィジェニック] 毒素発生の
toxignomic [タクスィナミック] 毒物特異性の
toxin [タクスィン] 毒素，(とくに細菌の)毒

toxin-antitoxin, T. A. [タクスィン-エーンティタクスィン] 毒素抗毒素混合液
toxin(a)emia [タクスィニーミア] 毒素血症
toxinosis [タクスィノウスィス] 中毒症
toxipathy [タクスィパスィ] 中毒症
toxiphoric [タクスィフォーりック] 毒素親和性の
toxis [タクスィス] 毒物，中毒症
toxitherapy [タクスィせらピー] 毒物を治療に使用すること
toxoid [タクソイド] 類毒素，トキソイド，変性毒素
toxolysin [タクサリスィン] 抗毒素
toxon, toxone [タクソン, タクソウン] トキソン ☆変性毒素
toxonoid [タクサノイド] 変性毒素で抗毒素との結合力を保持するもの，類トクソン
toxonosis [タクソウノウスィス] 中毒疾患，中毒症
toxopexis [タクサペクスィス] 毒素固定
toxophile [タクサフィル] 毒素親和性の
toxophore [タクサフォーァ] = toxophorous 毒分子の，帯毒性の，毒素簇
— group [－グるープ] 毒性群，毒性簇
Toxoplasma [タクサプレーズマ] トキソプラズマ属 ☆住血原虫の一種
toxoplasmin [タクサプレーズマン] トキソプラズミン ☆トキソプラズマ症の診断に用いる試薬
toxoplasmosis [タクソウプレーズモウスィス] トキソプラズマ症，弧虫症
toxosozin [タクソウソウズィン] 細菌毒素破壊素
toxuria [タクスューりア] 尿毒症
TP (total protein)
TPA (tissue plasminogen activator)
TPHA (treponema pallidum hemagglutination assay)
TPI [test] (Treponema pallidum immobilization [test])
TPN (total parenteral nutrition)
TPO (thrombopoietin)
TPR 1. (temperature, pulse respirations) / 2. (total peripheral resistance)
TR (tricuspid regurgitation)
trabecula [トらベキュラ] 線維柱，小柱状組織，横線（植物），梁状突起の
— cerebri [－セりブり] 脳梁

trabecular [トラベキュラー]= trabeculate 線維柱ある，小柱のある，梁状突起ある
— bone [－ボウン] 海綿骨
trabeculation [トラベキュレイシャン] 小柱形成，梁形成
trace [トレイス] 痕跡
— element [－エリマント] 痕跡性元素
— metal [－メタル] 痕跡金属
tracer [トレイサー] トレーサー，図をかく人，追跡子，追跡物質
— experiment [－イクスペりマント] トレーサー実験
— study [－スタディ] トレーサーを用いる研究
trachea [トレイキア] 気管，呼吸管，管(植物)，らせん絞管
tracheaectasy [トレイキエクタスィ] 気管拡張
tracheal [トレイキアル] 気管の，呼吸管の，らせん絞管の
— aspiration [－エースピれイシャン] 気管吸引
— bifurcation [－バイファーケイシャン] 気管分岐部
— catheter [－ケースィター] 気管内カテーテル
— gland [－グレーンド] 気管腺
— rale [－らール] 気管水泡音，気管ラ音
— stenosis [－スティノウスィス] 気管支狭窄
— tugging [－タッギング] 気管牽引感
trachealgia [トレイキエールジア] 気管痛
tracheitis [トレイキアイティス] = trachitis 気管炎
trachelectomopexy [トレイキレクトウマペクスィ] 子宮頸部の部分的切除および固定術
trachelectomy [トレイキレクタミー] 子宮頸部切除術
trachelismus [トレイキリズマス] = trachelism 子宮頸部筋痙攣
trachelitis [トレイキライティス] 子宮頸炎
trachelocyllosis [トレイキロウサイロウスィス] 斜頸
trachelocystitis [トレイキロウスィスタイティス] 膀胱頸炎
trachelodynia [トレイキラディニア] 頸痛，咽頭痛
trachelology [トレイキララジー] 頸病学，気管学

trachelopexy [トレイキラペクスィ] 子宮頸固定術
tracheloplasty [トレイキラプレースティ] 子宮頸形成術
trachelorrhaphy [トレイキローらフィ] 子宮頸裂傷縫合術
trachelotomy [トレイキラタミー] 子宮頸切開術
tracheo- [トレイキオウ, トレイキアー] ☆「気管」を表す接頭語
tracheobronchoscopy [トレイキオウ・ブランカスカピー] 気管気管支鏡検査法
tracheocele [トレイキアスィール] 気管瘤
tracheoesophageal [トレイキオウイーサファジーアル] 気管食道の
— shunt [－シャント] 気管食道シャント ☆発声用
tracheolaryngotomy [トレイキオウラリンガトミー] 喉頭気管切開術
tracheopathia osteoplastica [トレイキアペースィア アスティアプレースティカ] 骨形成性気管症
tracheopharyngeal [トレイキオウファリンジアル] 咽頭気管の
— fistula [－フィスチュラ] 咽頭気管瘻
tracheoplasty [トレイキアプレースティ] 気管形成術
tracheorrhagia [トレイキアれイジア] 気管出血
tracheoschisis [トラキアシースィス] 気管披裂，気管裂
tracheoscopy [トレイキアスカピー] 気管鏡検査法
tracheostenosis [トレイキオウスティノウスィス] 気管狭窄症
tracheotomia [トレイキアトゥミア] 気管切開術
— inferior [－インフィーりアー] 下気管切開術
— media [－ミーディア] 中気管切開術
— superior [－スーピーりアー] 上気管切開術
tracheotomy [トレイキアタミー] 気管切開術
trachoma [トラコウマ] トラコーマ ☆顆粒性結膜炎
— cicatriceum [－スィカトらイスーム] 瘢痕性トラコーマ
— gelatum [－ジャレイタム] 膠様トラコーマ
— granulosum [－グらニュロウサム] 顆

trachoma ～ transbronchial lung biopsy

粒性トラコーマ
- **trachomatous** [トラコウメイタス] トラコーマの，顆粒性結膜炎
  - **keratitis** [-ケラタイティス] トラコーマ性角膜炎，パンヌス
- **trachyphonia** [トレイキフォウニア] 粗暴な声のこと，しわがれ声
- **tract** [トレークト] 索，索条，管，路
- **traction** [トレークシャン] 牽引，吸引
  - **aneurysm** [-アニューりズム] 牽引性動脈瘤
  - **diverticulum** [-ダイヴァーティキュラム] 牽引性憩室
  - **intensity** [-インテンスィティ] 面力強度
  - **spur** [-スパー] 牽引性骨棘
  - **therapy** [-セらピー] 牽引療法
- **tractotomy** [トレークタタミー] 神経伝導路切断術
- **tractus** [トレークタス] 索，管，道，路
  - **centralis** [-セントれイリス] 中心索
  - **cerebellobulbaris** [-セりベロウバルベイリス] 小脳延髄路
  - **corticospinalis** [-コーティコウスパイネイリス]＝tractus pyramidalis 皮質脊髄路
  - **iliotibialis** [-イリオウティビエイリス] 腸脛靱帯〔系〕
  - **olfactorius** [-アルファクトーりアス] 嗅索
  - **opticus** [-アプティカス] 視索
  - **rubrospinalis** [-るーブろウスパイネイリス] 赤核脊髄路
  - **solitarius** [-サリタりアス] 孤索
  - **spinalis nervi trigemini** [-スパイネイリス ナーヴァイ トライジェミニ] 三叉神経脊髄索
  - **spinocerebellaris anterior** [-スパイノウセりベラーりス アンティーりアー] 前脊髄小脳路
  - **spinothalamicus** [-スパイナサラミカス] 脊髄視床路
  - **vestibulocerebellaris** [-ヴェスティビュラセりベラーりス] 前庭小脳路
- **traditional** [トラディシャナル] 伝説の，伝統の，口碑の，伝統に従う，古風な
- **tragacanth** [トラガカンス] トラガカント，ゴム
- **tragal** [トレイガル] 耳輪の，耳毛の
- **tragi** [トレイジャイ] 耳毛
- **tragicus** [トラジカス] 外耳筋

- **tragomaschalia** [トラゴウマスキャリア] 悪臭，腋汗
- **tragopodia** [トラガポウディア] 膝内反
- **tragus** [トレイガス] 耳毛，耳輪
- **trained** [トれインド] 訓練された，慣らした，熟練した，(星などの)尾を引いた
  - **nurse** [-ナース] 養成所で訓練を経た看護婦
- **training** [トれイニング] 練習，訓練
- **trait** [トれイト] 特性，特徴，一画，一筆
- **TRALI** (transfusion-related acute lung injury)
- **tram line** [トれーム ライン] 電車線サイン ☆気管支拡張のX線像
- **tramadol hydrochloride** [トれイマドール ハイドろウクろーらイド] 塩酸トラマドール ☆非麻薬性鎮痛薬
- **tramazoline hydrochloride** [トらマザりーン ハイドろウクろーらイド] 塩酸トラマゾリン ☆耳鼻咽喉科用末梢血管収縮薬
- **trance** [トれーンス] 人事不省，昏睡状態，夢幻状態
- **trandolapril** [トらンドラプりル] トランドラプリル ☆アンジオテンシン変換酵素阻害降圧薬
- **tranexamic acid** [トらニクサミック エーサッド] トラネキサム酸 ☆止血薬，抗プラスミン薬
- **tranjector** [トれーンジェクター] 傷口にある弾丸の位置を決定する機械
- **tranilast** [トらニラスト] トラニラスト ☆抗アレルギー薬
- **tranquil** [トれーンクウィル] 静かな，落ち着いた，動揺を示さない
- **tranquilizer** [トれーンクウィライザー] トランキライザー，精神安定剤
- **transaction** [トれーンザクシャン] 取り扱い，処理，会報，記事，議事録
- **transactivation** [トれーンス・アクティヴェイシャン] トランス活性化．遺伝子の転写を促進すること
- **transaminase** [トれーンスアミネイス] トランスアミナーゼ ☆アミノ基をケトン基に変える酵素
- **transamination** [トれーンサミネイシャン] アミノ酸転移反応
- **transanimation** [トれーンサニメイシャン] 仮死新生児の蘇生，口移し人工呼吸
- **transaudient** [トれーンソーディアント] 音波浸透性の
- **transbronchial lung biopsy, TBLB**

821

[トれーンスブらンキアル ラング バイアプスィ] 経気管支肺生検

transcalent [トれーンスケイラント] 熱線浸透性の

transcatheter [トれーンスケースィター] 経カテーテル
— arterial embolization, TAE [－アーティアリアル エンバリゼイシャン] 経カテーテル動脈塞栓術
— arterial injection, TAI [－アーティアリアル インジェクシャン] 経カテーテル動脈内注射

transcend [トれーンセンド] (経験，理解力の範囲を) 超越する，優る，凌ぐ

transcendence [トれーンセンダンス] = transcendency 超絶，卓越，卓絶

transcendental [トれーンセンデンタル] 直観的の，先験的
— equation [－イークウェイシャン] 超越方程式
— number [－ナンバー] 超越数 ☆e や π のような代数的数字でないもの

transcortical [トれーンスコーティカル] 経皮質性

transcortin [トれーンスコーティン] トランスコルチン ☆コルチゾール輸送タンパク

transcribe [トれーンスクらイブ] 写す，複写する，他の字に書き換える，転写する

transcriptase [トれーンスクりプティス] 転写酵素，トランスクリプターゼ (RNA polymerase RNA ポリメラーゼ)

transcription [トれーンスクりプシャン] 録音，複写，転写 (核酸の)，成績表
— factor [－フェークター] 転写因子

transduce [トれーンスデュース] 変圧する

transducer [トれーンスデューサー] 変圧器

transection [トれーンセクシャン] 長軸を切断すること

transfer [トれーンスファー] 移す，運ぶ，渡す，転写する，乗り換える，転嫁，移行術
— ribonucleic acid, tRNA [－らイボウニュークりーイック エーサッド] 転移リボ核酸，転移 RNA

transferable [トれーンスフェーらブル] 移し得る，譲り得る，転写できる

transferase [トれーンスファれイス] トランスフェラーゼ ☆転位酵素

transference [トれーンスフィアランス] 移動，転位

transferrin [トれーンスフェりン] トランスフェリン，鉄輸送タンパク

transferring enzyme [トれーンスフェりリング エンザイム] 転移酵素

transfix [トれーンスフィクス] = impale 突き刺す，貫通させる，霊感に打たれる

transfixion [トれーンスフィクシャン] 貫通，穿刺，切断すること

transforation [トれーンスフォーれイシャン] 胎児頭蓋骨に穿孔すること，穿頭術

transform [トれーンスフォーム] 変化させる，変形させる，別の物質にする，変質する，一変する

transformation [トれーンスフォーメイシャン] 応変，変形

transformer [トれーンスフォーマー] 変圧器

transforming growth factor [トれーンスフォーミング グろウス ファクター] トランフォーミング成長因子 ☆$TGF\alpha$，$TGF\beta$

transfuse [トれーンスフューズ] 輸血する，輸注する，液体を器から器へ移す，滲みわたらせる

transfusion [トれーンスフュージャン] 輸血，輸注
— cell [－セル] 通過細胞
— hepatitis [－ヘパタイティス] 輸血肝炎

transfusion-dependent anemia [トれーンスフュージャン-ディペンダント アニーミア] 輸血依存性貧血 ☆鉄過剰を伴う

transfusion-related acute lung injury, TRALI [トれーンスフュージャン-りレイティッド アキュート ラング インジャりー] 輸血関連性急速肺障害

transgenic [トれーンスジェーニック] 形質転換性の，遺伝子を新たに組み込んだ
— animal [－アニマル] 遺伝子移入動物，トランスジェニック動物
— mouse [－マウス] 遺伝子導入マウス

transic [トれーンスィック] 昏睡状態の

transient [トれーンズィアント] 暫時の，短期の，滅びやすい，一過性の，暫時の事物または人
— global amnesia [－グロウバル アムニーズィア] 一過性全健忘症
— ischemic attack, TIA [－イスキーミック アタック] 一過性脳虚血発作
— tachypnea of newborn, TTN [－タキプニーア アヴ ニューボーン] 新生児一過性呼吸窮迫症，新生児一過性多呼吸

transiliac 〜 transport

transiliac [トれーンス**ィ**リアック] 腸骨間の

transilience [トれーンス・ス**ィ**リエンス] [生] 飛び越え

transilluminate [トれーンスィル**ミ**ネイト] 身体の局部に光線を透す，透照する

transillumination [トれーンスィルー**ミネ**イシャン] 透照法，照通法 ☆診断のために器官に強い光線を通すこと

transisthmian [トれーンス**ィス**ミアン] 峠を越えて
— **convolution** [-カンヴァ**ルー**シャン] 穹窿回峡部

transistor [トれーン**ズィ**スター] 3つの電極をもつ半導体，トランジスター

transition [トれーン**ズィ**シャン] 転移，変化，推移，過渡期，変わり目
— **element** [-**エ**リマント] 転移元素
— **point** [-**ポ**イント] 転換点
— **probability** [-プラバ**ビ**リティ] 転移確率
— **ray** [-**れ**イ] トランジション線 ☆ボーダー線と同じ
— **state** [-**ステ**イト] 転移状態，転換状態
— **tumor** [-**テュー**マー] 転移性腫瘍

transitional [トれーン**ズィ**シャナル] 過度の，転移の，移行，移行性の
— **cell carcinoma, TCC** [-**セ**ル カースィ**ノ**ウマ] 移行上皮癌
— **convolution** [-カンヴァ**ルー**シャン] 移行回
— **epithelium** [-エピ**スィー**リアム] 移行上皮
— **fiber** [-**ファ**イバー] 移行線維
— **form** [-**フォー**ム] 移行型
— **gyrus** [-**ジャ**イらス] 移行回

transitivismus [トれーンスィティ**ヴィ**スマス] 転嫁症，引き移し症 ☆精神病者が健康人を精神病者と信ずること

transitory [トれーンスィ**タ**りー] 暫時の，一過性の，無常な

translate [トれーンス**レ**イト] 訳す，移植する，置き換える，(電信などを)中継する，病毒を他の場所に転位する

translucent [トれーンス**ルー**サント] 透明の

transmethylation [トれーンスメス**ィレ**イシャン] メチル転位

transmigration [トれーンスミグ**れ**イシャン] 血管外遊出，転移

transmissible [トれーンス**ミ**ッスィブル] 伝達可能な，伝染し得る，透し得る

transmission [トれーンス**ミ**ッシャン] 通達，伝播，伝達，伝染，遺伝，形質遺伝

transmissive [トれーンス**ミ**ッスィヴ] 送る，伝える，伝播する，伝染する

transmit [トれーンス**ミ**ット] 渡す，伝達する，遺伝させる，移る，(熱などが)伝導する

transmittance [トれーンス**ミ**ッタンス] 透過率

transmitter [トれーンス**ミ**ッター] 伝導物質

transmitting power [トれーンス**ミ**ッティング**パ**ウアー] (特性の)遺伝力

transmutability [トれーンスミュータ**ビ**リティ] 変化できること，変質し得ること，変形し得ること

transmutable [トれーンス**ミュー**タブル] 変化できる，変質できる，変形できる

transmutation [トれーンスミュー**テ**イシャン] 変種，変化，変形，変質，変性，一変

transmute [トれーンス**ミュー**ト] 変化させる，変形させる，変質させる，変性させる

transmyocardial laser revascularization [トれーンスマイオウ**カー**ディアル **レ**イザーりヴァスキュラリ**ゼ**イシャン] 経心筋レーザー血管再建法

transparence [トれーンス**ペ**アらンス] 透明性，透明度

transparency [トれーンス**ペ**アらンスィ] 透明，透明性，透明度，透明物

transparent [トれーンス**ペ**アらント] 透明な，平明な，率直な，明白な

transperitoneal [トれーンスぺりタ**ニー**アル] 経腹膜の

transpirable [トれーンス**パ**イらブル] 発散され得る，蒸発され得る，露顕する，漏れる

transpiration [トれーンスピ**れ**イシャン] 発散，蒸散，排出，発散作用，発散物，漏洩，不感蒸泄

transpire [トれーンス**パ**イアー] 発散する，排出する，発汗作用を営む，漏れる，蒸発する，老廃物を出す

transplant [トれーンスプ**ラ**ーント] 移植する，筋肉などを移植する，植民させる

transplantable [トれーンスプ**レー**ンタブル] 移植可能な

transplantation [トれーンスプラン**テ**イシャン] 移植法，移植，移民，移住民

transport [トれーンス**ポー**ト] 移送，転送
— **mechanism** [-**メ**カニズム] 移送機序
— **phenomenon** [-フィ**ナ**ミナン] 輸送

823

現象
transporter [トレーンスポーター] 輸送体
transpose [トレーンスポウズ] 置き換える, 移調する
transposition [トレーンスパズィシャン] 転換, 置換, 器官の転位, 移所術
transposon [トレーンスポウズン] トランスポゾン, 転位性遺伝子
transpulmonary pressure [トレーンスパルマナリー プレッシャー] 肺内外圧差
transpyloric [トレーンスパイローリック] 幽門通過の
transsegmental [トレーンスィグメンタル] 手足の分節を横断して
transsexualism [トレーンセクシュアリズム] 性転換, 性倒錯症
transtemporal [トレーンステンパラル] 側頭葉通過の
transthermia [トレーンスサーミア] 熱透過, 透熱療法
transthoracic [トレーンスソーれースィック] 胸部を経由して
transtrancheal aspiration, TTA 経気管吸引
transtympanic [トレーンスティンペーニック] 経鼓膜の
transudate [トレーンスュデイト] 濾出液, 濾出物
transudation [トレーンスュデイシャン] 濾出, 滲出
transudatory [トレーンスュデイタリー] 濾出性の, 滲出する, 浸透する, 濾出する
transude [トランスュード] 滲出する, 浸透する, 濾出する
transureteroureterostomy, TUU [トランス・ユリータろウ・ユリータらスタミー] 経尿管尿管吻合〔術〕
transurethral [トレーンスュリースらル] 経尿道の
— needle ablation [− ニードル エブレイシャン] 経尿道前立腺針切除
— prostatectomy, TUP [− プらスタテクタミー] 経尿道〔的〕前立腺摘出術(切除法)
transurethral resection, TUR 経尿道的切除術
transvaginal [トレーンスヴェージナル] 腟経由の, 経腟の
transversal [トレーンスヴァーサル] 横断する, 横断線の, 横筋, 横行筋
transversalis colli artery [トレーンスヴァーセイリス コウリー アータりー] 頸横動脈
transverse [トレーンスヴァース] 横断する, 横に働く, 横断物, 横筋
— artery [− アータりー] 横行動脈
— colon [− コウラン] 横行結腸
— hermaphrodism [−ハーマフらディズム] 交差性半陰陽 ☆外陰部と生殖腺との実態を異にするもの
— ligament [− リガマント] 横行靱帯
— myelitis [−マイアらイティス] 横断脊髄炎
— presentation [−プれザンテイシャン]＝trunk presentation 横位先進
— sinus [−サイナス] 横静脈洞
transversectomy [トレーンスヴァーセクタミー] 横突起切除術
transversion [トレーンスヴァージャン] 転換, 歯の横転位
transversus [トレーンスヴァーサス] 横径の
transvestism [トレーンスヴェスティズム] ＝
transvestitism [トレーンスヴェスティティズム] 衣裳倒錯症
TRAP (tartrate-resistant acid phosphatase)
trap [トれープ] 防臭弁, トラップ
trapezium [トれーピーズィアム] 不等辺四辺形, (手首の)大多稜骨, 脳髄のワロリ橋
trapezoid [トれーピゾイド] 不等辺四辺形様の, 小多稜骨, 梯形, 不等辺四辺形, 台形, 菱形骨
trapidil [トれーピディル] トラピジル ☆狭心症治療薬, 冠動脈拡張薬
trauma [トローマ] 傷, 外傷, 創傷
traumasthenia [トローメーススィーニア] 外傷性神経衰弱症
traumatherapy [トローマセらピー] 外傷外科治療法
traumatic [トろーメーティック] 創傷の, 外傷の, 創傷薬, 外傷薬
— abortion [−アボーシャン] 外力流産
— asphyxia [−エースフィクスィア] 外傷性仮死
— epilepsy [−エピラプスィ] 外傷性てんかん
— experience [−イクスピアリアンス] 心に傷を残す経験
— fever [−フィーヴァー] 外傷熱
— hemolytic anemia [−ヒーマりティック アニーミア] 外傷性溶血性貧血
— herpes [−ハービーズ] 外傷性ヘルペ

― keratitis [-ケらタイティス] 外傷角膜炎
― neurasthenia [-ニューらススィーニア] 外傷神経衰弱
― neuritis [-ニューらイティス] 外傷神経炎
― neurosis [-ニューろウスィス] 外傷神経症
― occlusion [-アクルージャン] 外傷性咬合
― orchitis [-オーカイティス] 外傷性睾丸炎
― psychosis [-サイコウスィス] 外傷性精神症
― spondylitis [-スパンディライティス] 外傷性脊椎炎
― tetanus [-テタナス] 外傷性破傷風
― thrombus [-スらンバス] 外傷性血栓
― uterine rupture [-ユータりン らプチャー] 外力性子宮破裂
traumatin [トろーマティン] トラウマテン ☆植物性創傷治療促進物質
traumatism [トろーマティズム] = traumatosis 外傷性全身障害
traumatogenic [トろーマタジェニック] 創傷誘発の,外傷原性の
traumatology [トろーマタラジー] 外傷学,災害外傷学
traumatophilia [トろーマタフィリア] 外傷嗜好症
traumatopn(o)ea [トろーマタプニーア] 外傷性呼吸困難症 ☆胸部外傷による空気漏出入と呼吸困難
travail [トらヴェイル] 陣痛,分娩,分娩する,苦労する
travel [トらヴル] 旅行する,機械が動く,(光線などが)進行する,移動させる,旅行,動程(機械),衡程
travellors diarrhea [トらヴラーズ ダイアりーア] 旅行者下痢
tray [トれイ] 盆,托盤
trazodone hydrochloride [トれイザドウン ハイドろウクろーらイド] 塩酸トラゾドン ☆抗うつ薬,セロトニン再取り込みの抑制
Treacher Collins syndrome [トりーチャーカリンズ スィンドろウム] トリーチャーコリンズ症候群 ☆上顎顔面異骨症,両側下眼瞼の切り込み,眼裂斜位,頬骨発育不全

treat [トりート] 治療する,薬を塗る,遇する,論ずる,化学薬品などを処理する,述べる
treatise [トりーティス] 論文
treatment [トりートマント] 治療法,処置,待遇
― **of choice** [-アヴ チョイス] 選択治療法
trehalase [トりーハレイス] トレハロース分解酵素
trehalose [トりーハロウス] トレハロース ☆二糖類の一つ
Treitz's ligament [トらイツ リガマント] トライツ靱帯 ☆十二指腸小腸境界の標識になる靱帯
trematode [トれマトウド] 吸虫類
tremble [トれンブル] 身震いする,おののく,振動する,振戦を伴う種々の病気(とくに牛馬)
trembling [トれンブリング] 身震い,おののき,震える,振動する
― **abasia** [-エーベイズィア] 振戦性失歩
tremendous [トりメンダス] 恐ろしい,物凄い,重要な,素敵な
tremograph [トれマグれーフ] 振戦記録器
tremolabile [トれモウレイバイル] 振動不安定性の
tremophobia [トれモウフォウビア] 振戦恐怖症
tremor [トれマー] 振戦,振動
― **artuum** [-アートゥーム] = paralysis agitans 麻痺振戦
― **coactus** [-コウアクタス] 強迫振戦
― **cordis** [-コーディス] 心悸亢進
― **linguae** [-リングウェ] 舌振戦
― **mercurialis** [-マーキューりアリズム] 水銀中毒性振戦
― **potatorum** [-ポウテイトウらム] 飲酒者振戦
― **saturnium** [-サターニアム] 鉛中毒性振戦
― **tendinum** [-テンディナム] 腱振戦
flapping ―[フレーッピング-] 羽ばたき振戦,手の屈曲・伸展時にみられる羽ばたきに似た手の反覆振戦
Hutchinson's ―[ハッチンサンズ-] ハッチンソン三徴,先天性梅毒でみられるのこぎり様の歯,実質性角膜炎および神経性難聴
Kartagener's ―[カーティジナーズ-] カ

ルタゲナー三徴．カルタゲナー症候群でみられる内臓転位（内臓逆位症），気管支拡張症，副鼻腔炎→ Kartagener syndrome
Merseburg's ― [**マー**セバーグズ-] メルゼブルグの三徴．Basedow 病で，眼球突出，甲状腺腫，頻脈をみる
tremulous [ト**れ**ミュラス] 震える，身震いする，振動する
tremulousness [ト**れ**ミュラスネス] 震えること
trench [ト**れ**ンチ] 溝を掘る，耕す，堀，畦溝，塹壕
― **fever** [-**フィー**ヴァー] （rickettsia quintana による）塹壕熱
― **foot** [-**フット**] 塹壕足症
― **hand** [-**ヘー**ンド] 塹壕手症
― **mouth** [-**マ**ウス] 塹壕口腔炎，アンギナ
trend [ト**れ**ンド] （ある方向へ）傾いて行く，向く，傾向，趨勢，方向
Trendelenburg's position [ト**れ**ンダランバーグズ パ**ズィ**シャン] トレンデレンブルグ体位
trepan [ト**リー**パン] 穿孔器，開頭器
trepanation [トれパ**ネ**イシャン] ＝ trephination 穿孔法，開頭術
trephine [トリ**ファ**イン] 冠状鋸，冠状鋸手術，トレフィン
trephocyte [ト**れ**ファサイト] 栄養供給細胞
trepibutone [ト**リー**ピビュートン] トレピブトン ☆排胆薬，胆道疾患治療薬
trepidant [ト**れ**ピダント] 振戦する
trepidatio cordis [トれピ**デ**イシオウ **コー**ディス] 心悸亢進
trepidation [トれピ**デ**イシャン] 振戦，恐怖
Treponema [トれポウ**ニー**マ] トリポネーマ属
― **microdentium** [-マイクろ**デ**ンティアム] 小形口腔トポネーマ ☆正常人口中に見られるトレポネーマ
― **pallidum** [-**ペー**リダム] 梅毒トリポネーマ ☆梅毒病原スピロヘータ
― **pallidum hemagglutination assay, TPHA** [-**ペー**リダム ヒーマグルーティネイシャン **アッ**セイ] 梅毒トリポネーマパリダム血球凝集試験
― **pallidum immobilization test, TPI** [-**ペー**リダム イモウビライ**ゼ**イシャン テスト] 梅毒トリポネーマ不動化テスト
― **pertenue** [-パー**テ**ニュー] フランベジアトレポネーマ ☆熱帯フランペシア病原スピロヘータ
― **recurrentis** [-りカ**れ**ンティス] 再帰熱トレポネーマ ☆再帰熱病原菌
― **vincenti** [-**ヴィ**ンサンティ] ヴァンサンのトレポネーマ ☆ヴァンサン口峡炎の病原菌
treponematosis [トれポウニーマ**ト**ウスィス] 梅毒性トレポネーマ感染症
treponin T [トれ**ポ**ウニン **ティー**] トレポニン T 心筋マーカーで心筋壊死のとき血中で増える蛋白質
trepopn(o)ea [トれ**パ**プニーア] 定位置に臥すると呼吸が楽になること
treppe [ト**れ**ップ] 階段現象 ☆急速反復刺激により筋収縮の階段的増加
tresis [ト**リー**スィス] 穿孔
tretinoin [ト**れ**ティノイン] トレチノイン ☆抗悪性腫瘍薬，急性前骨髄性白血病に用いる
Trevor's disease [ト**リー**ヴァーズ ディ**ズィー**ズ] 半側骨端異形成
TRF (thyrotropin releasing factor)
TRH (thyotropin releasing hormone)
triad [ト**ら**イエード] 三症候 ☆特色ある三つの症状が一つの疾患にみられること
triage [ト**ら**イイジ] 救命可能者選別
trial [ト**ら**イアル] 試験，試み，予選，試練，災難
― **case** [-**ケ**イス] 検眼レンズ箱，試験例
― **lens** [-**レ**ンズ] 検眼レンズ
triamcinolone [トらイアンス**ィ**ナロウン] トリアムシノロン ☆合成副腎皮質ホルモンの一つ
triamterene [トらイ**ア**ンタりーン] トリアムテレン ☆利尿薬，アルドステロン拮抗薬
triangle [ト**ら**イエーングル] 三角，三角包帯
triangular [トらイ**エー**ンギュラー] 三角形の，三人の，三者間の
― **fibrocartilage complex** [-ファイブろウカー**ティ**リジ **カ**ンプレクス] 三角線維軟骨複合体
trias [ト**ら**イアス] ＝ triology 三徴
Triatoma [トらイ**ア**トウマ] サシガメ属 ☆トリパノゾーマの伝播を媒介する虫
triatomic [トらイア**タ**ミック] 三原子を含む，置換できる水素三原子を含む

triazolam [トライアザラム] トリアゾラム ☆ベンゾジアゼピン系（超短時間型）入眠薬
tribe [トライブ] 族，連
tribenoside [トライビナサイド] トリベノシド ☆痔疾患治療薬（経口）
tricarboxylic acid cycle, TCAcycle [トライカーバクスィリック エーサッド サイクル] 三カルボキシル酸回路
triceps [トライセプス] 三頭筋
 — jerk [－ジャーク] 上腕三頭筋反射
Tricercomonas intestinalis [トライサーカマナス インテスティネイリス] 腸トリケルコモナス
tricetamide [トライスィータマイド] トリセタミド ☆鎮静剤
trichalgia [トリケールジア] 毛髪痛
trichangiectasis [トリケンジエクタスィス] 毛細血管拡張症
trichauxe [トリコウコークスィ] 多毛症
trichiasis [トリカイアスィス] 睫毛乱生症（さかまつげ），睫毛倒刺
Trichinella spiralis [トリキネラ スパイれイリス] = Owen 旋毛虫
trichiniasis [トリキナイアスィス] = trichinosis 旋毛虫病
trichitis [トリカイティス] 毛根炎, 毛球炎
trichlormethiazide [トライクロメサィアザイド] トリクロルメチアジド ☆サイアザイド系利尿薬
trichloroacetic acid [トライクローろウ・エースィーティック エーサッド] 三塩化酢酸
trichoan(a)esthesia [トリコウアニスィーズィア] 毛感覚喪失
trichoangeitis [トリコウエーンジアイティス] 細管炎
Trichobacterium [トリコウベークティーりアム] 鞭毛菌類
trichobasiloma [トリコウベースィロウマ] 毛疱基底細胞腫
trichobezoar [トリカビーザー] 胃毛塊
trichoblastoma [トリコウブレーストウマ] 毛疱基底細胞腫
trichocardia [トリコウカーディア] 絨毛心
trichocephaliasis [トリコウセファライアスィス] = trichocephalosis 鞭虫症
Trichocephalus trichiura [トリカセファラス トライキウラ] 鞭虫類
trichoclasia [トリコウクレイズィア] 折れやすい毛髪，裂毛症
trichocryptosis [トリコウクリプトウスィス] 毛囊病
trichodarteriitis [トリコウダーティアりアイティス] 細動脈炎
Trichoderma [トリコウダーマ] トリコデルマ属 ☆土壌真菌
trichodynia [トリコウディニア] 毛髪に触れると疼痛を感ずること，毛髪痛
trichoepithelioma [トリコウエピスィーリオウマ] 毛囊上皮腫
trichoesthesia [トリコウエスィーズィア] 毛髪性感覚 ☆毛を触られると感ずる
trichogen [トリカジャン] 発毛剤
trichogenous [トリカジャナス] 発毛刺激の
trichographism [トリカグれーフィズム] 毛髪運動反射
trichoid [トリコイド] 毛髪様の
tricholeucosis [トリコウリューコウスィス] 白髪病
tricholith [トリカリス] 毛髪結石
trichologia [トリコウロウジア] 抜毛発作. 病的に毛を引き抜くこと；毛をむしること
trichology [トリカラジー] 毛髪学, 毛髪論
trichoma [トリコウマ] 糾髪症，毛腫，眼瞼内皮
trichomatous [トリコウマタス] 糾髪症の，眼瞼内皮の
Trichomonas [トリカモウナス] トリコモナス属
 — elongata [－イーランガータ] 口腔トリコモナス
 — hominis [－ホウミニス] 腸トリコモナス
 — intestinalis [－インテスティネイリス] 腸トリコモナス
 — pulmonalis [－パルマネイリス] 肺トリコモナス
 — vaginalis [－ヴァジネーリス] 腟トリコモナス
trichomoniasis [トリカモウナイアスィス] トリコモナス症
trichomycosis [トリコウマイコウスィス] 毛髪糸状菌症
 — barbae [－バーベ] 寄生性毛瘡
 — capilliti (circinata) [－カピリシー（サースィネイタ）] 頭部白癬
 — favosa [－フェイヴォウサ] 黄癬
 — nodosa [－ノウドウサ] 黄菌毛, 結節性毛髪糸状菌症
 — palmellina [－パルメリーナ] 黄菌毛症

trichomycosis ～ trigeminal

— pustulosa [－パステュロウサ] 膿疱性毛髪糸状菌症
trichonosis [トリコウノウスィス] 毛病
trichopathy [トリカパースィ] 毛病
trichophagia [トリカフェイジア] 食毛症
trichophobia [トリコウフォウビア] 毛髪恐怖症
Trichophyton [トリカフィタン] 白癬菌属
trichophytosis [トリコウファイトウスィス] 白癬症
— barbae [－バーベ] 斑状水疱性皮膚真菌症
— cruris [－クるーりス] 輪状白癬症
trichoptilosis [トリコウタイロウスィス] 毛髪縦裂症
trichorrh(o)ea [トリカりーア] 脱毛症
trichorrhexis [トリカれクスィス] 裂毛症
— nodosa [－ノウドウサ] 結節性裂毛症
trichoschisis [トリカスキスィス] 裂毛症
trichosis [トリコウスィス] 異所発毛症
— decolor [－ディーカラー] 毛髪変色症
— ditrix [－ディトリックス] 裂毛症
Trichosoma [トリコウソウマ] トリコソーマ ☆回虫の一種
Trichosporon [トリコウスポーらン] トリコスポロン属 ☆動物の気道・消化管常在菌で毛髪感染症を起こす
trichosporosis [トリコウスパろウスィス] トリコスポロン症
Trichostrongylus orientalis [トリコウストらンジラス オーりエンテイリス] 東洋毛様線虫
Trichothecium roseum [トリコウスィースィアム ろウゼアム] アカカビ ☆真菌の一種
trichotillomania [トリコウティロウメイニア] 抜毛癖
trichotomous [トロイカタマス] 三分割の
trichotrophy [トリカトラフィ] 毛髪栄養
trichrhinophalangeal dysplasia [トらイクらイノウファランジアル ディスプレイズィア] 毛囊鼻指異形成
trichroic [トロイクろウイック] 三色性の ☆三方に異なった三色を現すこと
trichromatic [トろイクろウメーティック]＝trichromic 三原色の，眼の三原色視の
trichromatism [トロイクろウメーティズム] 三原色性，三原色であること，三原色視，三原色感覚，三原色弁別
trichuriasis [トリキューらイアスィス] 鞭（べん）虫症
Trichuris trichiuria [トロイキューりス ト

りカイユーりア] トリクーリス，鞭虫
tricipital [トロイスィピタル] 三頭の，三頭筋の
trickle [トリックル] 滴る，滴らせる，涙を流す，滴，涙，小流
triclofos sodium [トらイクロウファス ソウディアム] トリクロホスナトリウム ☆非バルビツール酸系入眠薬
tricrotic [トろイクろウティック] （脈拍の）三段性の
tricuspid [トろイカスピッド] 三つの尖頭ある，三尖弁の
— murmur [－マーマー] 心臓の三尖弁異常音
— regurgitation, TR [－りガージティシャン] 三尖弁閉鎖不全，三尖弁逆流
— stenosis, TS [－スティノウスィス] 三尖弁狭窄
— valve [－ヴェールヴ] （心臓右心室の）三尖弁
tricyclic antidepressant [トろイスィクリック アンティディプれッサント] 三環性抗うつ病剤
trident [トらイダント]＝tridentate 三叉の
— hand [－ヘーンド] 三尖手
tridigitate [トろイディジテイト] 三指の，三趾の
trielcon [トろイエルカン] 三尖器 ☆創傷部より異物を摘出する器具
trientine hydrochloride [トらイエンティン ハイドろウクローらイド] 塩酸トリエンチン ☆金属解毒薬，ウィルソン病治療薬
triethylamine [トろイエスィらミーン] トリエチラミン ☆魚の腐肉中のプトマイン
triethylene glycol [トろイエスィリーン グらイコール] グリコール蒸気
triethylene phosphoramide, TEPA 抗腫瘍薬
triferrin [トろイファりン] トリフェリン ☆貧血および萎黄病治療鉄剤
trifid [トろイフィッド] 三裂の
trifle [トらイフル] つまらないもの，小事，少量，冗談をいう，弄ぶ，浪費する
trifluoperazine [トらイフルーアペらズィーン] トリフルオペラジン ☆精神安定剤
trifurcate [トろイファーキット] 三叉の，三岐の，三枝の，三叉にする，三枝に分かつ
trigeminal [トろイジェミナル] 三叉神経の，三部分の，三重の，三叉神経
— neuralgia [－ニューらルジア] 三叉神

経痛
trigeminus [トライジェミナス] 三叉神経
trigger finger [トリッガー フィンガー] バネ指, 弾性指
triglyceride, TG [トライグリサライド] トリグリセリド, 中性脂肪
trigonal [トリガナル] 三角の
trigonitis [トライゴウナイティス] 膀胱三角部炎
trigonum [トライゴウム] = trigone 三角, (膀胱基底の)三角部
— **caroticum** [-カロティカム] 頸動脈三角
— **cervicale** [-サーヴィカーレ] 頸部三角
— **colli laterale** [-コゥリー ラタらーレ] 外側頸三角
— **deltoideopectorale** [-デルトイディアペクタらーレ] 三角筋大胸筋三角
— **femorale** [-フェマらーレ] 大腿三角
— **inguinale** [-イングィナーレ] 鼠蹊部三角
— **lumbale** [-ランベイル] 腰三角
— **olfactorium** [-アルファクトーりアム] 嗅三角
— **retromolare** [-れトロウモウらーれ] 臼後三角
— **submandibulare** [-サブメーンディビュらーれ] 顎下三角
— **vagi** [-ヴェィジャイ] 迷走神経三角
— **vesicae** [-ヴェスィケ] 膀胱三角
trihexyphenidyl hydrochloride [トライヘクスィフェニディル ハイドロゥクローらイド] 塩酸トリヘキシフェニジル ☆パーキンソン病治療薬, 副交感神経遮断薬
trihydrate [トライハイドれイト] 三水酸基の
triiodothyronine [トライアイアドウサイらニン] トリヨードチロニン, T3
— **toxicosis, T₃toxicosis** [-タクスィコウスィス] トリヨードチロニン中毒症, T₃甲状腺中毒症
trilaminar [トリレーミナー] 三層の
trill [トリル] 震え声を出す
trilobate [トライロウベイト] 三葉の
trilobectomy [トライロウベクタミー] 肺三葉切除術 ☆肺の一側から二葉, 他側から一葉切除
trilocular [トライラキュラー] 三房の; 三室の
trilostane [トライラステイン] トリロスタン ☆副腎皮質ホルモン合成阻害薬, アルドステロン症治療薬

Trimastigamoeba [トライマスティガミーバ] 三鞭毛虫
trimebutine maleate [トライメビュティン メーレイト] マレイン酸トリメブチン ☆消化管機能調節剤, マレイン酸塩
trimensual [トライメンスュアル] 3ヵ月毎の
trimer [トライマー] 三重体
trimester [トライメスター] 3ヵ月間, 一学期, 三半期
trimetazidine hydrochloride [トライメタジディン ハイドロゥクローらイド] 塩酸トリメタジジン ☆狭心症治療薬, 冠状動脈拡張薬
trimethacetic acid [トライメサセティック エーサッド] = trimethylaceticacid 三メチル酢酸
trimethadione [トライメサダイオウン] トリメタジオン ☆ベンゾジアゼピン系抗てんかん薬
trimethaphan camsylate [トライメサファン キャンスィレイト] トリメタファンカムシレート ☆自律神経遮断薬, 外科手術後の高血圧
trimethylamine [トライメスィレーミーン] トリメチルアミン
trimethylene [トライメスィリーン] = cyclopropane トリメチレン ☆ガス全身麻酔剤
trimetoquinol hydrochloride [トライメタキノール ハイドロゥクローらイド] 塩酸トリメトキノール ☆β刺激気管支拡張薬
trimipramine [トライミプらミーン] トリミプラミン ☆三環性抗うつ剤の一つ
trimorphism [トライモーフィズム] 三様変態, 三様開花(植物), 三形, 同質三像結晶
trimorphous [トライモーファス] 同質三態結晶
trineuric [トライニューりック] 三神経単位の
trinocular microscope [トライナキュラー マイクらスコウプ] 三眼顕微鏡
trinoda [トライノウダ] 三節の
trinominal [トライナミナル] 三名称の
trinucleate [トライニュークリエイト] 三核の
trinucleotide [トライニュークリアタイド] 三ヌクレオチド
triolein [トライオゥリーン] トリオレイン酸化合物

trional [トゥイアナル] トリオナール
☆麻酔剤

triophthalmous [トゥイアフサルマス] 三眼性顔面重複奇形

triorchid [トゥイオーキッド] 三重睾丸者

triose [トゥオウス] トライオーゼ，三炭糖

trioxide [トゥイアクサイド] 三酸化物

tripamide [トゥイパマイド] トリパミド
☆非サイアザイド系降圧利尿薬

tripara [トゥイペーら] 3回経産婦

tripartite [トゥイパータイト] 三部分の

tripe [トゥイプ] 牛などの臓腑の食品となる部分，臓腑

tripeptide [トゥイペプタイド] トリペプチド

triphasic [トゥイフェイズィック] 三相の

triphenamine [トゥイファナミン] トリヘナミン ☆マンノコール，サルチル酸フェノコールと酢酸フェノコールの混合物でリウマチ剤

triphenin [トゥイファニン] トリフェニン
☆解熱鎮痛剤

triphthemia [トゥイフスィーミア] 血中老廃物貯留

triple [トゥプル] 三重の，三倍の，三部分から成る，三重にする，三倍になる，三倍の数量
 — **X syndrome** [-エクス スィンドロウム] 超女性症候群 ☆X染色体の三つある症候群，知能低下を伴う

triplegia [トゥプリージア] 一肢と半身麻痺，三肢麻痺

triplet [トゥプリット] 三組，三つ揃い，三つ子，三つ子の一人(単数)，三枚レンズの顕微鏡
 — **repeat disease** [-りピート ディズィーズ] (ハンチントン舞踏病などの)三塩基反復配列病

triplicate [トゥプリケイト] 三重の，三組，三倍にする，書類を三通作る
 — **ratio** [-れイシオウ] 三乗比

triploidy [トゥプロイディ] トリプロイディー，三倍染色体の ☆三倍性染色体による異常，胎盤の変性，小さい胎児の合指症，妊娠中毒症を起こす

tripod [トゥイパッド] 三脚台

triprolidine hydrochloride [トゥイプろウリディーン ハイドゥロウクろーらイド] 塩酸トリプロリジン ☆プロピルアミン系抗ヒスタミン薬

triquetral bone [トゥイクウェトらル ボウン] 三角骨

TRIS (tris-hydroxymethyl amino methane)

TRIS buffer [トゥリス バファー] トリス緩衝液

trisaccharide [トゥイセッカらイド] 三糖類

tris hydroxymethyl aminomethane, TRIS [トゥリス ハイドゥロキスィメスィル アミノメセーン] トリス緩衝液

trismus [トゥリズマス] 牙関緊急，咬痙，開口障害

trisome 21 [トゥイソウム トゥウェンティワン] Down 症候群を起こす

trisomy [トゥイサミー] 三染色体性
 — **D** [-ディー] トリソミー13-15，Patau 症候群を起こす
 — **E** [-イー] トリソミー16-18
 — **syndrome** [-スィンドゥロウム] 三染色体症候群

trisplanchnic [トゥイスプれーンクニック] 三内臓神経の

tristemania [トゥイスティメイニア] 憂うつ症

tristichia [トゥイスティキア] 三列睫毛症

trisulcate [トゥイサルケイト] 三溝ある，三趾の，三叉の

triturable [トゥリチュらブル] 粋砕可能な

trivalent [トゥイヴェイラント] 三価の

trivalve [トゥイヴェールヴ] 三弁，三舌

trivalvular [トゥイヴェールヴュラー] 三弁の

trivial [トゥリヴィアル] つまらない，区々とした，俗称の，動植物名の，根本の，初歩の

trocar [トゥろウカー] 套管針

trochanter [トゥロウケーンター] 転子(大腿骨上部の突起)，昆虫の転節
 — **major** [-メイジャー] 大転子
 — **minor** [-マイナー] 小転子
 — **tertius** [-ターティアス] 第三転子
☆大腿骨筋粗面

trochantin [トゥロウキャンティン] 小転子

troche [トゥろウキ] トローチ，口内錠

trochin [トゥろウキン] 上腕骨小突起

trochlea [トゥろクリーア] 滑車，軟骨輪
 — **humeri** [-フューマり] 上腕骨滑車

trochlear [トゥろクリーアー] 滑車の，軟骨輪の，滑車状の

trochocardia [トゥろコウカーディア] 軸転心臓

trochocephalia [トゥろコウスィフェーりア] 円形頭蓋

trochoid ～ troublesome

trochoid [トรコイド] 滑車関節, 車軸関節, 高瀬貝, 滑車関節の, 車軸関節の, さざえ状の, 円錐状の, 滑車状の
— **joint** [－ジョイント] 滑車関節

troglitazone [トログリタゾーン] トログリダゾン ☆インスリン抵抗改善剤

Troglodyte's [トรグラダイツ] 穴居人, 類人猿, みそさざい

Trolly Track Sign [トรリー トれーックサイン] 強直性脊椎症の所見 ☆棘上棘下筋の石灰化による

Trombicula [トรンビキュら] ツツガムシ属 ☆ダニの一種
— **akamushi** [－アカムシ] アカツツガムシ ☆恙虫病原体
— **autumnalis** [－オータムネイリス] アキダニ
— **irritans** [－イりタンス] 刺激トロンビキュラー ☆米国赤虫, 皮膚症を起こすケダニ

trombiculiasis [トรンビキュらィアスィス] 恙(つつが)虫病, 恙(つつが)虫症. 病原体は Orientia tsutsugamushi

trombidiosis [トรンビディオウスィス] ケダニ仔虫症

tromomania [トรモウメイニア] 振戦せん妄

tropacocaine [トรウパコウケイン] トロパコカイン ☆麻酔剤

trophedema [トรフィディーマ] 栄養失調性浮腫

trophic [トรフィック] 栄養の
— **nerve** [－ナーヴ] 栄養神経

trophoblast [トรファブれースト] 栄養膜, 栄養胚芽

trophoblastic [トรファブれースティック] トロフォブラストの, 栄養芽細胞の
— **disease** [－ディズィーズ] トロフォブラスト疾患, 絨毛性疾患
— **hyperthyroidism** [－ハイパーサイรイディズム] 絨毛性甲状腺機能亢進症

trophology [トรファรジー] 栄養学

trophometer [トรファミター] 長骨の捻転を計る器, 栄養計

trophoneurosis [トรフォウニューรウスィス] 栄養障害性神経症

trophonosis [トรフォウノウスィス] 栄養失調症

trophopathy [トรファパスィ] 栄養障害, 栄養病

trophoplasm [トรファブれーズム] (細胞の)栄養形質

trophoplast [トรファブれースト] 顆粒性原形質

trophotaxis [トรファテークスィス] 栄養走行性

trophotherapy [トรファセらピー] 栄養療法

trophotropism [トรファトรピズム] 向養素性

tropia [トรウビア] 斜位 ☆両眼を開いたときの眼の偏位

tropical [トรピカル] 熱帯の, 熱帯地方の, 熱帯的
— **anemia** [－エーニーミア] 熱帯貧血
— **boil** [－ボイル] 東方腫
— **cachexia** [－カケクスィア] 熱帯性悪液質
— **chlorosis** [－クロうスィス] 十二指腸虫貧血症
— **liver** [－リヴァー] 熱帯肝
— **medicine** [－メディスィン] 熱帯医学
— **spastic paralysis** [－スペースティック パれーリスィス] 熱帯性痙性麻痺
— **year** [－イヤー] 回帰年, 太陽年

tropicamide [トรウピカマイド] トロピカミド ☆散瞳薬

tropine [トรウビーン] トロピン ☆細胞食食促進物質

tropisectron hydrochloride [トรウピセクトロン ハイドロウクローらイド] 塩酸トロピセトロン ☆5-HT$_3$受容体拮抗制吐薬

tropism [トรウピズム] 向性, 屈動性

tropium chloride [トรウピアム クローらイド] 塩化トロスピウム ☆消化性潰瘍治療薬, 合成抗コリン薬

tropocollagen [トรパカらジャン] トロポコラーゲン ☆コラーゲンの分子単位, グリシン・プロリン・ヒドロキシプロリンから成る三本のラセン構造

tropomyosin [トรポウマイアスィン] トロポミオシン ☆筋収縮の抑制物質

tropone [トรウポン] トロポン ☆植物および動物タンパク栄養食料

troponin [トรパニン] トロポニン ☆カルシウムと結合する筋タンパクの一種

trouble [トรブル] 心配, 困惑, 災難, 病気, お産, 妊娠, 乱す, 悩ます, 心配する, 骨を折る
— **shooter** [－シューター] 事件の起こったとき, これを解決する役目の人

troublesome [トรブルサム] 厄介な, 困難

な，うるさい，騒々しい
trough [トラフ] （調剤，写真などに用いる）水盤，木製の細長い蓋のない箱，電槽，細長い凹み，曲線の最底部
Trousseau's sign [トるーソーズ サイン] トルソー徴候 ☆前腕虚血後の筋痙攣（テタニー），低カルシウム血症の症状
trousseau [トるーソー] こまごました外科道具の道具箱，箱に入れた一組の道具
troxipide [トろクスィパイド] トロキシピド ☆消化性潰瘍治療薬，防御因子増強薬
troy [トろイ] 金量，金衡，トロイ衡
Trp (tryptophan)
truck [トラック] 手押し車，トロッコ，貨車，無蓋貨車，貨物自動車，車両の車台
true [トゥるー] 真実の，本物の，純種の，忠実な，正確な，正調の，真実に，正しく合わす，揃える
— ankylosis [-アンキロウスィス] 直性強直
— hermaphrodism [-ハーメーフらディズム] 真半陰陽
— pelvis [-ペルヴィス] 真骨盤
truly [トゥるーリー] 真に，正確に，精密に，忠実に
truncate [トランケイト] （四肢を）切断する，端を切る，長軸に対して直角に切断する
truncated [トランケイティド] 断ち切った，截頭形の，不完全な
trunci lumbales [トランキー ランベイリス] 腰神経幹
trunk [トランク] 幹，胴，躯幹，主要部分，太い血管や神経，本線，旅行カバン
trusion [トるージャン] [歯] 転位．正常の歯列から歯が転位すること，推進
truss [トラス] 脱腸線，ヘルニア帯，穂状花（植物），一束，束にする
trust [トラスト] 信頼，信託，信用をおける人または物，信託品，信頼する，信用する，信任する
trusting [トラスティング] 信ずる，信頼する
trustworthy [トラストウァーズィ] 信頼できる，頼みになる
truth [トゥるース] 真理，真実，正直，機械の正確さ，調整の正しさ，事の真偽
try [トらイ] 試みる，企てる，試験する，苦しめる，脂肪から抽油する，精練する
trying [トらイイング] 試す，腹立たしい，ひどく骨の折れる
trypan blue [トリパン ブルー] トリパンブルー ☆染料
trypanid [トリパーニッド] トリパノソーマ皮疹
Trypanosoma [トリパノウソウマ] トリパノソーマ ☆錐虫類，原生動物
— caprae [-キャプリー] 山羊トリパノゾーマ
— cruzi [-クるーズィ] クルーズトリパノゾーマ
— equinum [-イクウァイナム] 南アメリカ馬トリパノゾーマ
— gambiense [-ギャンビエンス] ガンビアトリパノゾーマ
— rhodesiense [-ろウデスィエンス] ローデシアトリパノソーマ
trypanosome [トリパナソウム] トリパノソーマ属の寄生虫
— fever [-フィーヴァー] トリパノソーマ病
trypanosomiasis [トリパノウソウマイアスィス] トリパノソーマ病 ☆発熱，貧血，紅斑を示す
trypanosomic [トリパノウソウミック] トリパノソーマの
trypanosomid(e) [トリパナサミッド] トリパノソーマに伴う皮疹
tryparosan [トリペあらサン] トリパロサン ☆トリパノソーマ治療パラフックシン製剤
tryparsamide [トリパーサマイド] トリパルサミド ☆トリパノソーマおよび神経梅毒治療ヒ素剤
trypsin [トリプスィン] トリプシン ☆膵液性タンパク分解酵素
trypsinogen [トリプスィナジェン] トリプシノーゲン ☆トリプシンの前階段物質
tryptic [トリプティック] トリプシン消化性の
tryptolysis [トリプタリスィス] トリプトン分解
tryptone [トリプトウン] トリプトン ☆peptoneがtrypsinによって分解された産物
tryptophan, Trp [トリプタフェーン] トリプトファン ☆必須アミノ酸の一つ
TS (tricuspid stenosis)
tsetse [ツェツィ] ツェツェ蠅
— fly disease [-フライ ディズィーズ] ツェツェバエ病，嗜眠病，眠病
TSH 1. (thyroid-stimulating hormo-

ne) / 2. (thyrotrop(h)ic hormone)
TSS (toxic shock syndrome)
tsutsugamushi disease [ツツガムシ ディズィーズ] ツツガムシ病
TTA (transtracheal aspiration)
t-test [ティー－テスト] Student の t 試験, 統計的有意差の検定
TTN (transient tachypnea of newborn)
TTP (thrombotic thrombocytopenic purpura)
T-tube [ティー－テューブ] T字管
T-type calcium channel [ティー－タイプ ケールスィアム チャナル] T型カルシウム関門
tub [タブ] 桶, 槽, 一桶の分量, 風呂桶, 入浴する, 行水する
tuba [テューバ] 管
 — acustica [－アクースティカ]＝auditiva 耳管
 — Fallopii [－フェーラピ] ファロピー管, 子宮管
 — pharyngotympanica [－ファリンガティンパニカ] 耳管
 — uterina [－ユータりーナ] 卵管
tubage [テュービッジ] 挿管すること
tubal [テューバル] 管状の, 管の, 卵管の
tubatorsion [テューバトーシャン] 卵管捻転
tubbing [タビング] 入浴, 行水, ボート練習
tube [テューブ] 管, 筒, 筒状部, 筒状器官, 管楽器, チューブ, 管を具える, 管状にする
 — cast [－ケースト] 細尿管円柱
 — spectrum [－スペクトらム] 真空管スペクトル
 Miller-Abbott — [ミラー－エーバット－] ミラー－アボット管. 腸カテーテル. 二重の内腔を持つ管. 管を任意の場所に固定し腸内容を吸引する
tubectomy [テューベクタミー] 卵管摘出術
tuber [テューバー] 隆起, 結節
 — calcanei [－ケールケイニー] 踵骨結節
 — cinereum [－スィニーりアム] 灰白隆起
 — cochlease [－カクリエイス] 蝸牛隆起
 — frontale [－フらンターレ] 前頭結節
 — ischii [－イスキイ] 坐骨結節
 — maxillare [－マクスィれ] 上顎結節
 — parietale [－パらイアターレ] 頭頂結節
 — radii [－れイディアイ] 橈骨結節

 — vermis [－ヴァーミス] 虫部隆起
tubercle [テューバークル] 結節, 結核
 — bacillus [－ベースィラス] 結核菌
 — bacillus, avian type [－ベースィラス, エイヴィアン タイプ] 鳥型結核菌
 — bacillus, bovine type [－ベースィラス, ボウヴィーン タイプ] 牛型結核菌
 — bacillus, fish type [－ベースィラス, フィッシュ タイプ] 魚型結核菌
 — bacillus, human type [－ベースィラス, ヒューマン タイプ] 人型結核菌
tubercular [テュバーキュラー] 結核性の, 結節状の
tuberculate [テュバーキュレイト] 結節を生じた, 結節ある
tuberculide [テュバーキュライド] 結核疹
tuberculin [テュバーキュリン] ツベルクリン注射液
tuberculoderma [テュバーキュロウダーマ] 皮膚結核
tuberculofibroid [テュバーキュロウファイブロイド] 線維変性を起こした結節
tuberculoid [テュバーキュロイド] 結核様の
 — leprosy [－レプろスィ] 斑状らい病
tuberculoma [テュバーキュロウマ] 結核腫
tuberculonastin [テュバーキュラネースティン] ツベルクロナスチン ☆結核菌体より分離した脂質で結核菌の抗原性に関与する体
tuberculo-opsonic [テュバーキュロウ アプサニック] 結核菌に対するオプソニン補体の
tuberculosarium [テュバーキュロウセアりアム] 結核療養所
tuberculosilicosis [テュバーキュロウスィリコウスィス] 結核性珪肺症
tuberculosis, TB [テュバーキュロウスィス] 結核症
 — ulcerosa [－アルサろーサ] 潰瘍性結核症
tuberculotoxin [テュバーキュラタクスィン] 結核菌毒素
tuberculous [テュバーキュラス] 結核性の, 結核菌による
 — abscess [－エーブセス] 結核性膿瘍
 — empyema [－エンパイイーマ] 結核性膿胸
 — lymphadenitis [－リンフェーディナイティス] 類結核性リンパ腺炎
 — meningitis [－メニンジャイティス] 結核性髄膜炎
 — pericarditis [－ぺりカーダイティス] 結

tuberculous ~ tumo(u)r

核性心膜炎
- **peritonitis** [-ぺりトウナイティス] 結核性腹膜炎
- **pleurisy** [-プルーりスィ] 結核性胸膜炎
- **ulcer** [-アルサー] 結核性潰瘍
- **wart** [-ウォート] 結節疣（イボ）

tuberculum, tubercula（複）[テュバーキュラム, テューバーキュラ] 結節

tuberosis [テューバろウスィス] 結節症

tuberosity [テューバらスィティ] 結節性, 結節状, 塊茎状態, 結節

tuberous [テューバラス] 結節性の, 茎状の
- **sclerosis** [-スクリアろウスィス] 結節性硬化症

tuboabdominal pregnancy [テューボウアブダミナル プれグナンスィ] 卵管腹腔妊娠

tubocurarine [テューボウキューらりーン] ツボクラリン ☆筋弛緩剤

tuboligamentous [テューボウリガメンタス] 卵管と円靱帯と

tubo-ovarian [テューボウ-オウヴェアリアン] 卵管卵巣の

tubo-ovariotomy [テューボウ-オウヴェアリアタミー] 卵管卵巣切開術

tuboperitoneal [テューボウぺりトウニーアル] 卵管腹膜の

tubotorsion [テューボウトーシャン] 卵管捻転

tubouterine [テューボウユータりーン] 卵管子宮の

tubovaginal [テューバヴェージナル] 卵管腟の

tubular [テュービュラー] 管状の, 筒状〔形〕の, 管の, 管系組織の, 管状部ある
- **gland** [-グレーンド] 管状腺
- **reabsorption** [-りアブソープシャン] 細尿管再吸収
- **respiration** [-れスピれイシャン] 管状音呼吸
- **stenosis** [-スティノウスィス] 骨性骨髄管狭窄症（Kenny - Caffey）

tubule [テュービュール] 細管, 小管

tubuli renales [テュービュライ りーネイリーズ] 尿細管

tubuliform [テュービュリフォーム] 小管形の

tubulin [テュービュリン] 細管タンパク, チューブリン

tubulointerstitial disease [テュービュライ ンタースティシャル ディズィーズ] 間質性尿細管疾患

tubulorrhexis [テュービュラれクスィス] 尿細管破綻

tubulosaccular [テュービュラセーキュラー] 管状嚢状の

tubulous [テュービュラス] 管状の, 管を有する

tucking 〔**of muscle**〕[タッキング〔アブ マスル〕] 〔眼〕筋縫い上げ術

tuft [タフト] 叢脈, 房糸球, 網

tug [タッグ] 牽く, 曳く, 牽引, 力一杯引くこと, 努力, 曳船

tugging [テッギング] 牽引

tularemia [テューラりーミア] 野兎病

tumble [タンブル] 倒れる, のたうち回る, 倒す, 混乱させる, 転び, 転倒, 混乱

tumbler [タンブラー] 平底の大コップ

tumefacient [テューミフェイシャント] 腫起の, 腫脹誘起の

tumefaction [テューミフェークシャン] 腫脹形成, 腫物

tumefy [テューミファイ] 腫らす, 腫脹させる, 腫れる

tumescence [テューメッサンス] 腫脹性, 腫れ上がりの傾向

tumescent [テューメッサント] 腫脹する, 腫脹性の

tumid [テューミッド] 腫れた, 腫れ上がった, 腫脹した

tumidity [テューミディティ] 腫脹性, 腫脹〔状態〕

tumidly [テューミッドリー] 腫脹的に, 誇大的に

tumo(u)r [テューマー] 腫瘍, 腫瘤, 腫脹
- **lienis** [-ライアニス] 脾腫, 脾腫脹
- **lysis syndrome** [-ライスィス スィンドろウム] 腫瘍融解症候群 ☆腫瘍の急激な壊死による血清カリウム, リン, カルシウムなどの上昇を見る症状
- **necrosis factor, TNF** [-ネクろウスィス フェークター] 腫瘍壊死因子 ☆αとβがある
- **rejection antigen** [-りジェクシャン アンティジャン] 癌退縮抗原

Gubler's — [ガブラーズ-] ギュブレール腫瘍. 腕伸筋の麻痺を伴う腕関節背面の腫瘤

Hürthle cell — [ハースル セル-] ヒュルトレ細胞腫. 鰓後性甲状腺腫

834

tumoraffin [テューマーれーフィン] = oncotropic 腫瘍細胞向性の
tumorigenesis [テュモーりジェニスィス] 腫瘍形成
tumorigenic [テューモーりジェニック] 腫瘍発生の
tumorous [テューマらス] 腫瘍状
— calcification [-ケールスィフィケイシャン] 腫瘍性石灰化
tumult [テューマルト] 騒動, 暴動, 激昂
tumultus [テューマルタス] 異変
tune [テューン] 曲, 歌曲, 調子, 整調, 調子を合わす, 奏でる, 一致させる
Tunel method [テューネル メサッド] = Tdt-mediated-dUTP-biotin neck end-labeling method アポトーシス診断法
Tunga [タンガ] 砂ノミ属
tungiasis [タンジャイアスィス] 砂ノミによる皮膚感染症
tungsten, W [タングスタン] タングステン (元素) ☆原子量183.85
tunic [テューニック] 被膜, 膜, 膜質外皮
tunica [テューニカ] 膜, 層
— adnata [-アドネイタ] 先天膜, 結膜
— adventitia [-アドヴァンティシア] 外膜
— albuginea [-アルビュジニア] 白膜
— conjunctiva [-カンジャンクタイヴァ] 結膜
— conjunctiva bulbi [-カンジャンクタイヴァ バルビ] 眼球結膜
— conjunctiva palpebrarum [-カンジャンクタイヴァ パルピーブれイらム] 眼瞼結膜
— dartos [-ダータス] 肉様膜 ☆陰嚢表層部の平滑筋層
— elastica [-イレースティカ] 弾力膜, 弾性板
— elastica interna [-イレースティカ インターナ] 内弾性膜
— externa oculi [-イクスターナ アキュライ] 眼球外膜
— fibrosa [-ファイブろウサ] 線維〔被〕膜
— fibrosa hepatis [-ファイブろウサ ヘパティス] 肝線維膜
— interna oculi [-インターナ アキュライ] 眼球内膜
— media oculi [-ミーディア アキュライ] 眼球中膜
— mucosa [-ミューコウサ] 粘膜
— mucosa coli [-ミューコウサ コウリ] 結腸粘膜
— mucosa esophagi [-ミューコウサ イーサファジャイ] 食道粘膜
— muscularis [-マスキュラーりス] 筋層
— serosa [-スィろウサ] 漿膜
— vaginalis [-ヴェージナーりス] 鞘膜
— vasculosa [-ヴェースキュロウサ] 血管膜

tunicary [テューニカりー] 莢膜の
tunicate [テューニケイト] 被膜ある, 被膿ある, 被嚢類
tunicle [テューニクル] 薄膜, 弱い被膜
tuning fork [テューニング フォーク] 音叉
tunnel [タナル] トンネル, 地下道, 坑道, トンネルを掘る
— anemia [-エーニーミア] 十二指腸虫貧血
TUP (transurethral prostatectomy)
TUR (transurethral resection)
turbid [タービッド] 濁った, 濛々たる, 暗い, 不明瞭な, 混乱した
turbidimeter [タービディミター] 混濁計
turbidimetry [タービディミトりー] 比濁分析法
turbidity [タービディティ] 汚濁, 混乱
turbidly [タービッドリー] 濁って, 混乱して
turbinal [タービナル] 渦巻き状の, 甲介骨の
turbinate [タービネイト] 甲介状の, 鼻甲介骨の, 倒円錐状の, 鼻甲介骨
— bone [-ボウン] 鼻甲介骨
turbinated [タービネイティド] 頂状の
turbination [タービネイシャン] 倒円錐形, 渦巻き形状, こま状の回転, 旋回
turbinectomy [タービネクタミー] 甲介骨切除術
turbinotomy [タービナタミー] 甲介骨切開術
turbulence [タービュランス] 不穏, 動乱, 撹流, 撹流運動
turbulent [タービュラント] 荒れる, 騒々しい, 不穏な, 乱暴な
turgescence [ターじェッサンス] 腫大, 膨張, 誇張
turgescent [ターじェッサント] 腫れ上がる, 腫瘍性の, 膨張的

turgid ~ tympanic

turgid [タージッド] 腫れ上がった，膨張した

turgidity [タージディティ] 腫脹，膨張，誇大

turgidly [タージッドリー] 腫れて，膨張して，誇大に

turgometer [ターガミター] 膨張計

turgor [ターガー] 膨満，緊張感

Turkish bath [ターキッシュ バス] トルコ風呂

turmeric [ターメリック] [植] ウコン

turmoil [ターモイル] 騒動，混乱

turn [ターン] 回転する，まわす，(角を)曲がる，裏返す，方向を変える，変化させる，回転，曲がり，屈曲部，方向転換，胎児転位，傾向，癖，月経
  — of life [-アヴ ライフ] 更年期，月経閉止期，人生の転機

Turner's syndrome [ターナーズ スィンドロウム] ターナー症候群 ☆染色体 (XO) 異常による卵巣形成不全，原発性無月経を起こす

turning [ターニング] 旋回，回転，転向，胎児転位，曲がり角
  — point [-ポイント] 転換点，分岐点，移り目，危機

turnout [ターンアウト] 人出，同盟罷業，産額，製産高

turnover [ターンオウヴァー] 回転，代謝

turntable [ターンテイブル] 回転板，レコード板

turpentine [ターパンタイン] 松ヤニ，テルペンチン
  — hydrate [-ハイドれイト] 抱水テレビン
  — oil [-オイル] ターペンタイン油

turtle [タートル] 海亀，すっぽん

TUP (transurethral prostatectomy)

tusk [タスク] 長牙

tussal [タッサル] 咳嗽の，咳の

tussis [タッスィス] 咳，咳嗽

tussive [タッスィヴ] 咳の，咳による
  — fremitus [-フれミタス] 咳嗽振盪音
  — syndrome [-スィンドロウム] 咳失神症候群

tutamer [テューテイマー] 保護器

tutamina oculi [テューテイミナ アキュライ] 眼保護器・まつ毛など

t-value (deviation from mean young adult bone mineral density) 骨密度の若年者平均値からの偏差値

T-wave [ティーウェイヴ] (心電図の) T 波

tweezers [トゥウィーザーズ] 毛抜き，鉗子，ピンセット

twig [トゥウィッグ] 分枝

twiggy [トゥウィッギー] 小枝のように細い

twilight [トゥワイライト] 薄明，薄暮，微光，不明瞭
  — sleep [-スリープ] 無痛分娩法の，半麻痺状態
  — vision [-ヴィジャン] 暗所視

twin [トゥウィン] 双生児，双子の一人，対 (複数)，双生児の，双生の，対の
  — city [-スィティ] ふたご市 ☆近接した二つの市
  — peak [-ピーク] 二峰
  — study [-スタディ] 双生児研究

twinge [トゥウィンジ] 刺痛，激痛

twinning [トゥウィニング] 双胎形成，双晶形成

twist [トゥウィスト] より合わせる，巻く，よる，曲げる，よれる，絡まる，撚糸，撚り，癖，螺状

twisted [トゥウィスティッド] よった，編み合わせた，らせん形の，曲解の

twitch [トゥウィッチ] びくびく動くこと，(筋などの) 攣縮

two dimensional [トゥー ディメンシャナル] 二次元の

two dimensional electrophoresis [トゥー ディメンシャナル イレクトロウファりースィス] 二次元電気泳動

two vessel disease [トゥー ヴェッサル ディズィーズ] 二枝病 ☆冠動脈二枝の病変

tychastics [タイケースティックス] 産業災害科学

tylectomy [タイレクトミー] 局部切除術 ☆病巣のみを切除すること

tyloma [タイロウマ] 胼胝腫

tylosis [タイロウスィス] 胼胝腫，角皮症，角化症，典型的結核症

tylotic [タイロウティック] 胼胝状

tympanal [ティンパナル] 中身の，鼓膜の

tympanectomy [ティンパネクトミー] 鼓室切開術

tympanic [ティンペーニック] 鼓室の
  — bone [-ボウン] 聴骨，中耳骨
  — cavity [-ケーヴィティ] 鼓室
  — gland [-グレーンド] 鼓室腺
  — inflation [-インフレイシャン] 耳管通気法

― membrane [-メンブレイン] 鼓膜
― plate [-プレイト] 鼓室板
tympanism [ティンパニズム] 腹部膨満, 鼓張
tympanites [ティンパナイティーズ] 腹部膨満, 鼓張症
tympanitic [ティムパニーティック] 腹部膨満性の, 鼓音の
― resonance [-れザナンス] 鼓音共鳴
tympanitis [ティンパナイティス] 中耳炎
tympanomastoiditis [ティンパノウメーストイダイティス] 中耳乳様突起炎
tympanophony, tynpanophonia [ティムパノウフォニー, ティムパナフォウニア] 耳鳴
tympanoplasty [ティムパナ・プレースティ] 鼓膜形成〔術〕
tympanosclerosis [ティムパナ・スクレろウスィス] 鼓膜硬化症
tympanotomy [ティムパナタミー] 鼓膜穿刺, 鼓膜切開術
tympanous [ティンパナス] 腹部膨満の, 鼓張の
tympanum [ティンパナム] 中耳, 鼓室, 鼓膜, 変形気管の先端
tympany [ティンパニー] 腹部膨満, 鼓張, 鼓音
tymparectomy [ティンパれクタミー] 鼓膜切除術
type [タイプ] 型, 様式, 模範, 象徴, 小門, 部門, 類
Type I collagen [タイプ ワン カラジャン] I型コラーゲン
typhemia [タイフィーミア] チフス菌血症
typhinia [タイフィニア] 回帰熱
typhization [ティフィゼイシャン] (実験的に)発疹チフス毒で原状発生を誘導すること
typhlectasis [ティフレクタスィス] 盲腸部膨張症, 盲腸肥大症
typhlectomy [ティフレクタミー] 盲腸切除術
typhlenteritis [ティフレンティらイティス] 虫垂炎
typhlitis [ティフライティス] 盲腸炎
typhlocolitis [ティフロウコウライティス] 盲腸周辺の結腸炎
typhlodicliditis [ティフロウディクリダイティス] 回盲腸弁炎
typhloempyema [ティフロウエンパイイーマ] 盲腸性腹膜化膿症
typhloenteritis [ティフロウエンティらイティス] 回盲炎

typhlolexia [ティフラレクスィア] 語盲, 失語症
typhlomegaly [ティフラメガリー] 巨大盲腸症
typhlopexy [ティフラペクスィ] 盲腸固定術
typhlosis [ティフロウスィス] 盲目, 失明
typhlostenosis [ティフロウスティノウスィス] 盲腸狭窄症
typhlostomy [ティフラスタミー] 盲腸瘻術
typhlotomy [ティフラタミー] 盲腸切開術
typhloureterostomy [ティフロウ・ユリータらスタミー] 盲腸尿管吻合術
typhobacillosis [タイフォウバスィロウスィス] 腸チフス菌毒症 ☆結核菌の血中増殖により腸チフス様の発熱を起こすこと
typhohemia [タイフォウヒーミア] 敗血症
typhoid [タイフォイド] 腸チフス, 発疹チフス様
― bacillus [-ベースィラス] チフス菌
― fever [-フィーヴァー] 腸チフス
― vaccine [-ヴェークスィン] 腸チフスワクチン
typhoid-paratyphoid A, and B, TAB [タイフォイド ペーらタイフォイド エイ アンド ビー] 腸チフス・パラチフス A, B ワクチン
typhoidal [タイフォイダル] 腸チフス様の, 腸チフス性の
typhoidette [タイフォイデット] 軽症腸チフス
typhoidin [タイフォイディン] タイホイジン ☆チフス予防接種材
typholysin [タイファリスィン] 腸チフス菌溶解素
typhomania [タイフォウメイニア] チフス性せん妄, チフス性せん言(たわごと)
typhoon [タイフーン] 台風
typhophor [タイファフォー] チフス保菌者
typhopneumonia [タイフォウニューモウニア] チフス肺炎
typhosepsis [タイファセプスィス] 腸チフス性敗血症
typhotoxine [タイファタクスィン] 腸チフス性菌毒素
typhous [タイファス] 発疹チフスの, チフス性の
typhus [タイファス] 発疹チフス
― exanthematicus [-イグザンスィメーティカス] 発疹チフス
― fever [-フィーヴァー] 発疹チフス
typical [ティピカル] 典型的, 代表的, 特

typing of blood ～ tysonitis

徴を示す，独特の，象徴的
typing of blood [タイピング アヴ ブラッド] 血液型を決めること
typographical error [タイパグれーフィカル エらー] タイプの間違い
typology [タイパラジー] 血液型学，体型学
tyramine [タイらミーン] チラミン ☆エルゴットの主成分，タイロシンの誘導体
tyrannism [ティらニズム] 虐待，淫虐狂
tyrein [タイアりーン] チレイン ☆乳汁カゼインの凝固物
tyremesis [タイれミスィス] 乳児嘔吐症
tyriasis [ティらイアスィス] 癩の一型，象皮病
Tyrode's solution [タイろウズ サりューシャン] タイロード液 ☆1,000ml 中 NaCl (8g), CaCl2 (0.2g), KCl (0.2g), MgCl2 (0.1g)
tyroid [タイろイド] チーズ様の手ざわりの
tyroleucine [タイろウりュースィン] チロリシン ☆アルブミンの分解産物の一つ
tyroma [タイろウマ] 乾酪腫
tyromatosis [タイろウマトウスィス] 乾酪腫症 ☆乾酪変性病変を示す疾患
tyrosine [タイらスィン] チロシン ☆アミノ酸の一種
tyrosin(a)emia [タイろウスィニーミア] チロシン血症 ☆アミノ酸代謝異常の一つ，肝脾腫，骨軟化症を伴う
tyrosinosis [タイろウスィノウスィス] チロシン症
tyrosis [タイろウスィス] 乾酪性変性
tyrotoxicon [タイろタクスィカン] チロトキシコン ☆乳，チーズ，アイスクリームなどにあるプトマインの一種
tyrotoxicosis [タイらタクスィコウスィス] チロトキシコン症
tyrotoxin [タイろタクスィン] チロトキシン ☆乳および乳製品中の毒素
tyrotoxism [タイろタクスィズム] チーズ中毒
tyroxapol [タイらクサポール] チロキサポール ☆吸入剤，界面活性剤
tyroxin [タイらクスィン] チロキシン ☆アルブミン分解産物
Tyson's gland [タイサンズ グれーンド] タイソン腺 ☆包皮および外陰にある皮脂腺
tysonitis [タイサナイティス] タイソン皮脂腺炎

U

U 1.(unit) /2.(uranium)
UA（uric acid）
uarthritis [ユーアースらイティス] 尿酸過多による痛風
uberous [ユーべらス] 多産の，繁殖の
uberty [ユーバティ] 妊娠性，出産力
ubiquinone [ユービクウィノウン] ユビキノン，補酵素Q
ubiquitous [ユービクウィタス] 至る所にある，遍在する
ubiquity [ユービクウィティ] 至る所にあること，遍在
UC（ulcerative colitis）
UCG 1.（ultrasonic cardiography）/2.（urethrocystography）
udder [アダー] 牧羊，牛，山羊などの乳房
udometer [ユーダミター] 雨量計
udrenin [ユドりーニン] ユドレニン ☆ベタオイケンとアドレナリンを含む局所麻酔薬
Uffelmann's test [ユーフェルマンズ テスト] ウッフェルマン試験 ☆胃液塩酸試験
ugly [アグリー] 醜い，不格好な，不快な，天候などが荒れ模様の，醜い人または物
UIBC（unsaturated iron binding capacity）
UK 1.(United Kingdom)/2.(urokinase)
ula [ユーラ] 歯
ulaganactesis [ユーレーガナクティスィス] 歯肉微痛
ulalgia [ユーレールジア] 歯肉痛
ulatrophia [ユーレートろウフィア] 歯肉収縮，萎縮
ulcer [アルサー]＝ ulcus 潰瘍，腫物
  amputating — [エーンピュテイティング−] 切断性潰瘍
  creeping — [クリーピング−] 緩徐拡大性腫瘍，匐行性（這う様に進む）潰瘍．蛇行性潰瘍（serpiginous u.）はこれと同じ
  Curling's — [カーリングズ−] カーリング潰瘍．皮膚の広汎な熱傷による急性消化管腫瘍
  penetrating — [ペネトれイティング−] 貫通性潰瘍，穿通性潰瘍
  perforating — [パーファれイティング−] 穿孔性潰瘍
  phagedenic — [フェージャディーニック−] 侵食性潰瘍
ulcerate [アルサれイト] 潰瘍を生ずる，潰瘍化する
ulceration [アルサれイシャン] 潰瘍形成
ulcerative [アルサらティヴ] 潰瘍を生ずる，潰瘍性の
  — colitis, UC [−コウライティス] 潰瘍性大腸炎
  — stomatitis [−ストウマタイティス] 潰瘍性口内炎
ulcerogangrenous [アルサらゲーングりナス] 潰瘍壊疽性の
ulcerogenic [アルサらジェニック] 潰瘍原性の，潰瘍誘発の
ulceromembranous [アルサらメンブらナス] 潰瘍偽膜性の
ulcerous [アルサらス] 潰瘍性の，潰瘍に罹った
ulcus [アルカス]＝ ulcer 潰瘍
  — ambulans [−エーンビュらンス]＝ ulcus exedens 侵蝕性潰瘍
  — cancrosum [−カンクろウサム] 癌性潰瘍
  — durum [−デュアらム] 硬化下疳
  — mixtum [−ミクスタム] 混合下疳
  — molle [−モウル] 軟性下疳
  — penetrans [−ペナトれーンス] 穿通性潰瘍
  — phagedaenicum [−フェージャディニカム] 侵蝕性壊疽性潰瘍
  — rodens [−ろウダンス] 蚕蝕性潰瘍
  — rotundum [−ろウタンダム] 円形潰瘍
  — serpens corneae [−サーパンス コーニエ] 蛇行性角膜潰瘍
ulectomy [ユーレクタミー] 瘢痕組織切除術，歯肉組織切除術
ulemorrhagia [ユーリマれイジア] 歯肉出血
uleron, uliron [ユーレらン，ユーリらン] ウレロン ☆スルフォンアミド剤の一つ
ulerythema [ユーリりスィーマ] 瘢痕性紅斑症
  — ophryogenes [−アフりアジーネス] 眉（び）毛瘢痕〔性〕紅斑
uletic [ユーレティック] 歯肉の
uletomy [ユーレタミー] 歯肉切開術，瘢痕

切開術
uliginous [ユーリジナス] 泥だらけの, 粘着する
ulitis [ユーライティス] 歯肉炎
ulna [アルナ] 尺骨
ulnad [アルネード] 尺骨のほうに向かって
ulnar [アルナー] 尺骨〔部〕の, 尺側の
— artery [-アータりー] 尺骨動脈
— flexion [-フレクシャン] 尺側屈曲
— nerve [-ナーヴ] 尺骨神経
ulnocarpal [アルノウカーパル] 尺腕の
ulnoradial [アルノウれイディアル] 尺骨橈骨の
ulocace [ユーラカスィー] 歯肉潰瘍
ulocarcinoma [ユーロウカースィノウマ] 肉癌, 歯肉癌
uloglossitis [ユーラグラサイティス] 歯肉舌炎
uloid [ユーロイド] 瘢痕様の
uloncus [ユーランカス] 歯肉腫瘍
ulorrhagia [ユーラれイジア] 歯肉出血
ulorrh(o)ea [ユーラりーア] 歯肉出血, 歯肉漏
ulosis [ユーロウスィス] 瘢痕症
ulotic [ユーラティック] 瘢痕性の
ulotomy [ユーラタミー] = uletomy 瘢痕切開術, 歯肉切開術
ulotrichous [ユーラトりカス] 羊毛様毛髪
ulotripsis [ユーラトりプスィス] マッサージによる歯肉の再生
ulterior [アルティありア] 向こうの, (時間) 後の, 将来の, 裏面の, 奥底の
ultimate [アルティマト] 最も遠い, 最後の, 究極の, 根本的
ultimobranchial body [アルティモウ・ブらンキアル バディ] 鰓後体
ultimogeniture [アルティマジェニチャー] 末子相続
ultimum [アルティマム] 最後
— moriens [-モーりエンス] 人体内で最後に死ぬもの (右心房)
ultra- [アルトら-] ☆「極端に」「超越して」を表す接頭語
ultradian [アルトれイディアン] 超日性の
— rhythm [-リズム] 超日性リズム
ultradistal [アルトらディスタル] 最遠位
— radius [-れイディアス] 橈骨最遠位部
ultrafiltration [アルトらフィルトれイシャン] 限外濾過
ultraligation [アルトらライゲイシャン] 遠隔結紮 ☆血管分岐部より中心側での血管結紮
ultramicrobe [アルトらマイクロウブ] 超微生物
ultramicron [アルトらマイクラン] 超微粒子 ☆1/4ミクロン以下の物体
ultramicroscope [アルトらマイクラスコウプ] 限外顕微鏡
ultramicroscopic [アルトらマイクラスカピック] 限外顕微鏡的の
ultraprophylaxis [アルトらプロウフィれークスィス] 結婚制限による疾病予防
ultraproximal [アルトらプらクスィマル] 最近位部
ultrared ray [アルトられッド れイ] 赤外線
ultrashort waves [アルトらショート ウェイヴズ] 超短波
ultrasonic [アルトらサニック] 超音波の
— cardiography, UCG [-カーディアグらフィ] 超音波心エコー図
ultrasonogram [アルトらサナグらム] 超音波検査図
ultrasonography [アルトらソウナグらフィ] 超音波検査法
ultrasound, US [アルトらサウンド] 超音波
ultratherm [アルトらサーム] ウルトラサーム ☆超短波ジアテルミーに用いる装置
ultraviolet rays [アルトらヴァイアリット れイズ] 紫外線
ultravirus [アルトらヴァイらス] 超微生物
ultravisible [アルトらヴィジブル] 超顕微鏡的の, 超可視性の, 肉眼では見えない
ultravisible micro-organism [アルトらヴィズィブル マイクロウーオーガニズム] 不可視性菌, 不可視性微生物
ululation [アリュレイシャン] ヒステリックな号泣
umbelliform [アンベリフォーム] 繖形花状の (傘骨状)
umbilectomy [アンビレクタミー] 臍帯摘出術
umbilical [アンビリカル] 臍の, 臍部の
— artery [-アータりー] 臍動脈
— cord [-コード] 臍帯
— hernia [-ハーニア] 臍ヘルニア, 臍脱腸, 臍帯脱出
— region [-リージャン] 臍部
— souffle [-スッフル] 臍帯雑音 ☆臍帯のシュッシュッという鋭い音
— vesicle [-ヴェスィクル] 臍小胞

umbilicate ～ unauthorized

umbilicate [アンビリケイト] 臍を有する，中凹の，臍状
umbilicated [アンビリケイティッド] 臍形陥凹の
umbilication [アンビリケイシャン] 臍形の凹み，臍窩形成
umbilicular [アンビリキュラー] 臍の
— **contemplation** [－カンテンプレイシャン] 座禅
umbilicus [アンビライカス] 臍，巻き貝の臍孔，焦点
umbiliform [アンビリフォーム] 臍状の
umbo [アンボウ] ＝ umbilicus 鼓膜先端・臍部
— **membranae tympani** [－メンブらーネティンパニ] 鼓膜臍部
umbonate [アンバネイト] ボタン様の，びわ様の
umbrascopy [アンブれースカピー] ＝ retinoscopy, skiascopy 網膜検鏡法，検影法
UN 1. (United Nations) /2. (urea nitrogen)
unabated [アナベイティッド] 減らさない，弱らない
unable [アネイブル] できない，か弱い
unabridged [アナブりッジッド] 省略してない，完備した
unabsorbable [アンエーブソーバブル] 吸収し得ない，吸収力のない
unabsorbed [アンエーブソーブト] 吸収されない
unabsorbent [アンエーブソーベント] 吸収しない
unacceptable [アンエークセプタブル] 受納できない，満足を与えない
unaccommodating [アンエーカマデイティング] 不従順な，不親切な，頼んだことをしてくれない
unaccompanied [アンエーカンパニード] 何も伴わず，単独で
— **child** [－チャイルド] 同伴者のない子供
unaccomplished [アンエーカンプリッシュト] 未完成の，成就しない，無能の
unaccountable [アンエーカウンタブル] 説明のできない，不思議な，責を負わない
unaccredited [アンエークれディッティッド] 信任されていない
unaccustomed [アンエーカスタムド] 不慣れの，慣例ではない，普通でない，珍しい
unacted [アナクティッド] 履行しない，実施されない，実行しない
unadministered [アナドミニスタード] 取り扱われない，管理されない，支配されない
unadulterated [アンアダルタれイティッド] 混ぜ物のない，純粋の，本物の
unadvisable [アンエードヴァイザブル] 勧められないこと，不得策な
unadvised [アンエードヴァイズド] 無分別な，軽率な，考えのない
unaffected [アンエーフェクティッド] ありのままの，自然な，動かない，気取らない，癖のない，罹患しない
unafflicted [アンエーフリクティッド] 苦しまない，悩みのない
unaided [アネイディッド] 助けのない
unalleviated [アンエーリーヴィエイティッド] 軽減しない，緩和しない
unallowable [アンエーラウアブル] 承認できない
unalterable [アンオールタラブル] 変更できない，不変の
unaltered [アンオールタード] 変わらない，変更のない
unambiguous [アンエームビギュアス] 明瞭な，明白な
unamenable [アンエーミーナブル] 服従でき難い，御し難い，容易に従わない
unanimous [ユネーニマス] 同意見の，同説の，満場一致の，異議のない
— **agreement** [－アグりーマント] 満場一致の賛成
unapplied [アン・エーブライド] 適用しない，応用しない
unapproachable [アン・エーブろウチャブル] 近づき難い，及び難い
unapt [アン・エーブト] 不適当な，遅鈍な，慣れていない
unarranged [アン・アれインジド] 整頓してない，分類していない，前もって打ち合わせていない
unartificial [アン・アーティフィシャル] 人工を加えない，自然な，単純な
unattended [アン・アテンディッド] 従者のいない，注意されていない，世話されていない，包帯をしない，看護されていない
unauthentic [アン・オーセンティック] 不確実の，出所不明の，本物でない
unauthorized [アン・オーサらイズド] 許可を

— personelle [-パースネール] 許可を得ていない人
unavailable [アン・アヴェイラブル] 手が届かない, 自由にならない
unavoidable [アン・アヴォイダブル] 避け難い, 不可避の, 無効にし得ない
— hemorrhage [-ヒーマリジ] 不可避出血
unbaked [アン・ベイクト] 焼かない, 未熟の
unbalance [アン・ベーランス] 不均衡の
unbalanced [アン・ベーランスト] 平均を失った, 平衡の破れた, 気の転倒した
— mental state [-メンタル ステイト] 不均衡な精神状態
unbearable [アン・ベアらブル] 堪えられない, 忍び難い
— pain [-ペイン] 堪え難い痛み
unbelievable [アン・ビリーヴァブル] 信じられない
unbend [アン・ベンド] 真っ直ぐにする, 伸ばす, くつろがせる, 真っ直ぐになる, のびて平らになる, くつろぐ
unbending [アン・ベンディング] 曲がらない, 撓まない, 不撓不屈の, 断固たる, 強情
unbleached [アン・ブリーチト] 漂白しない
unblended [アン・ブレンディッド] 混合しない
unbrace [アン・ブれイス] (張を)ゆるめる, 締めを解く, (神経, 精神などの)緊張を解く
unbroken [アン・ブろウクン] 破損していない, 完全な, 挫けない, 負かされない, 未墾の
unbuckle [アン・バックル] (手術台などの)締め金をはずす
unbutton [アン・バトゥン] (ボタンを)外す
unceasing [アン・スィースィング] 耐えない, 間断ない, 引き続く
uncertain [アン・サートン] 不確定の, 変わりやすい, 不確実な, 未定の
unci [アンサイ] 鉤, 鉤状器, 鉤状突起 (uncus の複)
unciform [アンスィフォーム] 鉤状の, 鉤状骨
Uncinaria [アンスィネアりア] ウニシナリア属
uncinariasis [アンスィナらイアスィス] =

uncinariosis, anncylostomiasis 有鉤虫症, 十二指腸虫症
uncinate [アン・スィネイト] 鉤状の, 鉤のある
— gyrus [-ジャイらス] (後頭葉の)鉤状回
— lobe [-ロウブ] 鉤状葉 ☆後頭側頭回の内側部
uncinatum [アンスィネイタム] 鉤状骨
uncipressure [アンスィプれッシャー] 止血のための鉤加圧法
uncircumcised [アン・サーカムサイズド] 割礼を受けていない(転じてユダヤ人またはヘブライ人でない), 異教の, 異端の
uncolo(u)red [アン・カラード] 着色しない, 率直に, ありのままの
uncomfortable [アン・カンファタブル] 心持ちのよくない, 不愉快な, 困った, 厄介な
uncommon [アン・カマン] 珍しい, まれな, 異常の, 非凡の
uncomplemented [アン・カンプリマンティド] 補体結合のない
uncondensed [アン・カンデンスト] 凝結されない, 凝縮されない
unconditioned [アン・カンディシャンド] 無条件の, 無制限の, 絶対の
— reflex [-リーフレクス] 無制約反射
unconjugated [アン・カンジュゲイティッド] 非結合型
— bilirubin [-ビリるービン] 非結合型ビリルビン
unconnected [アン・カネクティッド] 連続していない, 因果関係のない, 姻戚関係のない, 筋の通らない, 支離滅裂の
unconscious [アン・カンシャス] 意識不明の, 人事不省の, 無意識の
uncontrolled [アン・カントろールド] 自由勝手の, 制御されない
uncotomy [アンカタミー] 海馬鉤部切開 ☆精神病の治療に用いられたことがある
uncover [アン・カヴァー] 蓋をとる, 露出する, 脱ぎとる, 暴露する, 打ち明ける
unction [アンクシャン] 軟膏塗擦, 軟膏, 甘汞軟膏
unctuous [アンクチュアス] 脂質の, 油性の, すべすべした
uncus, unci (複) [アンカス, アンサイ] 鉤, 鉤状器, 鉤状突起
— gyri hippocampi [-ジャイらイ ヒパキャンパイ] (海馬回の)鉤

undamped [アン・デーンプト] 減衰しない
undecalcified section [アン・ディキャルスィファイド セクシャン] 非脱灰標本切片
undeceive [アンディスィーヴ] 迷夢を醒ます，悟らせる
undecided [アン・ディサイディッド] 未決定の
undeniable [アン・ディナイアブル] 否定ができない
undercutting [アン・ダーカッティング] 皮質下切除術
underdeveloped [アンダー・ディヴェラップト] 現像不十分な，発育不全の，発達不十分な，未発展の
underestimate [アンダー・エスティメイト] 過少評価する
underfed [アンダー・フェッド] 栄養不良の，食物不十分の
undergo [アンダーゴウ] 経験する，受ける，遭う，蒙る，堪える
underground [アンダー・グらウンド] 地下
— water [－ウォーター] 地下水
undergrown [アンダー・グろウン] 発育不十分の
underline [アンダーライン] 下線，下線を引く，強調する
undermine [アンダーマイン] 潜蝕
undermined edge [アンダーマインド エッジ] 潜色された辺縁（潰瘍系）
underneath [アンダーニース] 下に，低く，下を
undernourished [アンダー・ナりッシュト] 栄養不足の，栄養不良の
undernutrition [アンダー・ニュートりシャン] 栄養不全
underproductivity [アンダー・プろダクティヴィティ] 生産不足
undershirt [アンダーシャート] シャツ，肌衣
undertaker [アンダーテイカー] 引受人，請負人，葬儀屋
undertoe [アンダートウ] 母趾が他の指趾の下へ転位すること
undescended testicle [アン・ディセンディッド テスティクル] 非下降（停留）睾丸
undetermined [アンディターミンド] 不定の
undifferentiated cell carcinoma [アン・ディファれンシエイティッド セル カースィノウマ] 未分化細胞癌
undifferentiation [アン・ディファれンシエイシャン] 分化しないこと，未分化，等質
undine [アンディーン] 眼洗浄に使用するガラスのフラスコ
undiscouraged [アン・ディスカリッジド] 力を落としていない，自若とした
undissolved [アン・ディザルヴド] 溶解しない，融解しない，分解しない，解散しない，解除しない
undistinguishable [アン・ディスティングウィッシャブル] 区別のできない，見分けのつかない，紛らわしい
undo [アンドゥー] はずす，ほどく，ゆるめる，開く；結び目を解く；脱がせる；コンピュータ打ち込みを取り消す
undoubted [アンダウティッド] 疑問の余地のない，確実な
undoubtedly [アンダウティッドリー] 疑いなく，確実に
undulant [アンデュラント] 動性の，波状の
— fever [－フィーヴァー] マルタ病，波状熱，地中海熱
undulate [アンデュレイト] 波状の
undulation [アンデュレイシャン] 波状運動
unduloid [アンデュロイド] 波状線
unearth [アン・アース] 発掘する，発見する，世に紹介する
uneasy [アニーズィ] 不安な，心配する，楽でない，不快な，ぎこちない，不器用な
uneatable [アンイータブル] 食べられない，食用に適さない
unequal [アン・イークウァル] 不等の，同等でない，不同の，不平均の
UNESCO (United Nations Educational, Sceintfic and Cultural Organiztion) ユネスコ（国連教育文化機関）
unessential [アン・イセンシャル] 本質的でない，緊要でない
uneven [アン・イーヴン] 平らでない，高低がある，均質でない，奇数の
unevenness [アン・イーヴンネス] 平坦でないこと
unexperienced [アン・イクスピアりアンスト] 無経験な
unexposed [アン・イクスポウズド] 暴露されない，公然と示されない
unfading [アン・フェイディング] 退色しない，しぼまない，不滅の
unfair [アン・フェアー] 不公平な，公明正大でない，不正直な，不正な，不当な
unfamiliar [アン・フェーミリアー] よく知らない，見慣れない，珍しい，不慣れの，経験のない

unfasten [アン・フェースン] 解く，ほどく，弛める

unfavo(u)rable [アン・フェイヴァらブル] 都合の悪い，不運の，逆の，好意のない，不親切な

unfed [アン・フェッド] 食物を与えられない

unfermented [アン・ファーメンティッド] 発酵させてない，パン種を入れない

unfertilized [アン・ファーティライズド] 未受精の，肥料をやっていない

unfit [アン・フィット] 不適当な，不向きの，不似合いの，肉体的・精神的に完全でない

unfix [アン・フィックス] 解く，抜く，ゆるめる，固定しない

unfruitful [アン・フるートフル] 実らない，不毛の，子を産まない，無効の，空しい

unfurnished [アン・ファーニッシュト] 供給されない，備えていない，備品のない，家具のついていない
 — apartment [-アパートマント] 家具なしのアパート

ungrateful [アン・グれイトフル] 感謝の気持ちのない

ungual [アングゥァル] 爪の

unguent [アングゥァント] 軟膏，滑剤

unguentum [アングウェンタム] 軟膏，単軟膏
 — album [-アルバム] 白色軟膏
 — aquosum [-アクウォゥサム] 水性軟膏
 — flavum [-フレイヴァム] 黄色軟膏
 — hydrophilicum [-ハイドろフィリカム] 親水軟膏
 — scopoliae [-スコウポウリエ] ロート軟膏
 — zinci oxidi [-ズィンキ アクスィディ] 亜鉛華軟膏

unguiculate [アングウィキュレイト] 爪が生えている，爪様の

unguis [アングウィス] 爪，角膜蓄膿

ungula [アングュラ] 死胎児摘出器（鉤状の器具）

unhealthful [アン・ヘルスフル] 健康に害ある，身体に有害な，非衛生的

unhealthiness [アン・ヘルスィネス] 不健康，病弱

unhealthy [アン・ヘルスィ] 不健康の，病身の，病弱の，健康に害ある

unhelpful [アン・ヘルプフル] 助けない，援助しない

unhesitating [アン・ヘズィテイティング] ぐずぐずしない，躊躇しない，敏活な，手早い

unhidden [アン・ヒドン] あからさまの，公然の，隠されていない

unhook [アン・フック] （鉤から）外す，衣服などのホックを外す

unhurt [アン・ハート] 怪我のない，害を受けない

uniarticulate [ユニアーティキュレイト] 単関節の

uniaxial [ユニアクスィアル] 一つの軸の
 — joint [-ジョイント] 単軸関節

UNICEF (United Nations Children's Fund) (United Nations International Children's Emergency Fund は 旧 称) ユニセフ（国連児童基金）

unicellular [ユニセしュラー] 単細胞の
 — gland [-グレーンド] 単細胞腺

uniceptor [ユニセプター] 単受体

unidimensional [ユニ・ディメンシャナル] 一次元的の

uniform [ユニフォーム] 同じ形式，形状の，揃いの，一定率，均一の，不変の，制服
 — distribution [-ディストリビューシャン] 均一分布
 — motion [-モウシャン] 等速運動
 — scale [-スケイル] 均一尺度
 — topology [-タパラジー] 一様位相

uniformity [ユニフォーミティ] 一様，同一，一定，不変性，均一性

uniglandular [ユニグレーンデュラー] 単一の腺

unigravida [ユニグれーウィダ] 初妊婦，1回経産婦

unilaminar [ユニレーミナー] = unilaminate 単層の

unilateral [ユニラタらル] 一方〔的〕の，一側の，片側のみの，単独の
 — hyperlucent lung [-ハイパールーセント ラング] 一側肺X線透過性亢進
 — strabismus [-ストらビズマス] 単眼斜視

unilocular [ユニラキュラー] 一小房，一小胞

unimportance [アンインポータンス] 重要でないこと，些細なこと

uninflammable [アンインフレーマブル] 不燃性の

uninterested [アンインタりスティッド] 興味

ない
uninuclear [ユニニュークリアー] ＝ uninucleated　単核の
union [ユーニアン]　結合, 連結, 合併, 和合, 同盟, 結婚, 癒合
— by first intention [-バイ ファースト インテンシャン]　第一癒合
— by second intention [-バイ セカンド インテンシャン]　第二癒合
unioval [ユニオウヴァル]　一卵性の, 一卵の
unipara [ユニぱーら]　1回経産婦
uniparous [ユニぱラス]　1回経産婦の
unipolar [ユニポウラー]　一極性の, 単極性の, 単突起の
— illness [-イルネス]　単極性疾患
☆躁うつ病の内の抑うつのみ
unipotent [ユニパテント]　単一潜勢力
☆細胞が同一細胞を発生することにいう
unipotential [ユニポウテンシャル]　単一方向分化性の
unique [ユニーク]　唯一の, 無類の, 独特の, 唯一
unisex [ユニセックス]　単性, 男女共通の
— sweater [-スウェター]　男女共通のセーター
unisexual [ユニーセクスュアル]　単性の
unisolated [アンアイサレイティッド]　離れていない, 孤立しない
unit, U [ユニット]　単位, 一つ, 一個, 構成単位
— of capacity [-アヴ ケーペースィティ]　容量の単位
— of current [-アヴ カらント]　電流単位
— of force [-アヴ フォース]　力の単位
— of work [-アヴ ワーク]　仕事の単位
Oxford — [アックスフォード-]　オックスフォード単位 (Florey u.). 黄色ブドウ球菌成長阻止に十分なペニシリンの最少量 (単位)
respiratory care —, RCU [れスパイらタりー ケアー]　呼吸〔障害者〕集中治療室, 呼吸管理室
Steenbock — [スティーンバックー]　スティーンボック単位. 10日以内にくる病ラットに骨化線を形成するのに必要なビタミンDの量
unitarian [ユニテアりアン]　単一論の

— theory [-スィーアりー]　一元説
unitary [ユーニタり-]　一個体の
unite [ユナイト]　合併する, 提携する, 兼ね備える, 混和する
united [ユナイティッド]　結ばれた, 連合した, 共同した, 提携した
United Kingdom, UK [ユナイティッド キングダム]　連合王国
United States of America, USA [ユナイティッド ステイツ]　アメリカ合衆国
— Health Care Financing Administration [-ヘルス ケア ファイナンスィング エードミニストれイシャン]　米国保健医療財務局
— Pharmacopeia, USP [-ファーマコウピーア]　米国薬局方
— Public Health Service, USPHS [-パブリック ヘルス サーヴィス]　米国公衆衛生局
uniterminal [ユニターミナル]　単末の
univalent [ユニヴェイラント] ＝ monovalent　単価の
— vaccine [-ヴェークスィン]　単価ワクチン
universal [ユニヴァーサル]　宇宙の, 全自然界の, 全般的, 普遍的, 自在の, 汎発全身
— blood donor [-ブラッド ドウナー]　共通給血者
— decimal classification, UDC [-デスィマル クラスィフィケイシャン]　国際十進分類法
— developer [-ディヴェラッパー]　万能現象液
— donor [-ドウナー]　無差別血液供給者 ☆型の区別なく血液を供給できる者 (O型の人)
— gravitation [-グらヴィテイシャン]　万有引力
— joint [-ジョイント]　万能関節
— recipient [-りスィピアント]　共通受血者 ☆型の区別なく輸血を受けることができる人 (AB型の人)
— shunt [-シャント]　万能分流器
— time [-タイム]　世界時
university hospital [ユニヴァースィティ ハスピタル]　大学病院
unjust [アンジャスト]　正道に反する, 不正行為の, 不公平の, 不法の
unknown [アンノウン]　未知の, 不明の, 不詳の, 未知の物または人, 未知数

unlikely ～ unreflecting

unlikely [アンライクリー] ありそうもない, 本当らしくない, 成算の覚束ない, 見込みのない

unlimited [アンリミティッド] 無制限の, 不定の, 絶大の, 過度の

unmatured [アンメーチュアード] 熟しない, 熟成していない

unmelted [アンメルティッド] 溶解しない, 溶けない

unmixed [アンミクスト] まぜ物のない, 純粋の

unmodified [アンマディファイド] 変更されない, 改められない

unmodulated [アンマデュレイティッド] 調節されない, 調整されない

unmutilated [アンミューティレイティッド] 不具にされない, 手足を切断しない

Unna nevus [ウーナ ニーヴァス] ウンナ母斑 ☆項部有髪部の母斑

unnatural [アンナチュラル] 不自然な, 異常の, 変態的の
— death [－デス] 変死

unnaturally [アンナチュラリー] 不自然に, 異常に, 変態でなく

unnecessary [アンネササリー] 不必要な, 無用な, 無益な

unneedful [アンニードフル] 必要としない, 入用でない, 欲しくない

unnerve [アンナーヴ] 無気力にする, 力なくする, 意気地なくする

unnerving [アンナーヴィング] 神経切除の, 気を動転させる

unnoticed [アンノウティスト] 人目を惹かない, 注目されない

unofficial [アナフィシャル] 非公式の

unorganized [アンオーガナイズド] 組織されない, 未組織の, 無機の (化学)
— ferment [－ファーメント] 化学性酵素

unoriginal [アナオリジナル] 独創のない, 派生の, 模倣の

UNOS (United Network for Orgen Sharing) 米国臓器分配ネットワーク

unpaired t-test [アンペアード ティーーテスト] 対応のないt検定

unpalatable [アンペーラタブル] 口当たりが悪い, まずい, 不快な

unperforated [アンパーファれイティッド] 穿孔のない, 瘻孔のない

unpleasant [アンプレザント] 不快な, いやな

unpolished [アンパリッシュト] 磨きをかけていない, 光沢を出していない
— rice [－らイス] 玄米

unpractical [アンプれークティカル] 実用的でない, 実際的でない

unprecedented [アンプれスィデンティッド] 前例のない

unpredictable [アンプれディクタブル] 予言しがたい, 予断を許さない

unprepared [アンプりペアード] 準備のない, 用意のない, 即席の, 準備ができていない

unproductive [アンプろダクティヴ] 不毛の, 収穫のない, 不生産的な

unprofessional [アンプろフェッシャナル] 専門外の, 職業としていない, 素人の, 職業にふさわしくない

unprogressive [アンプろグれッスィヴ] 進歩的でない, 反動的な, 保守的な

unproportionality [アンプろポーシャナリティ] 不均衡性

unproportionate [アンプろポーシャニット] 釣り合わない, 比例しない

unproved [アンプるーヴド] 立証されない

unprovided [アンプろヴァイディッド] 供給されない, 準備がない, 用意がない

unprovoked [アンプろヴォウクト] 刺激されない, 挑発されない, 正当の理由がある

unqualified [アンクウァリファイド] 無資格の, 不適当の, 無条件の, 制限されない

unquenchable [アンクウェンチャブル] 消すことができない, 止められない, 抑えられない

unquenched [アンクウェンチト] 消されない, 抑えられない

unquestionable [アンクウェスチョナブル] 疑いの余地のない

unreasonable [アンリーズナブル] 理性に従わない, 衝動のままに動く, 理不尽な, 理性を欠いた

unreasoning [アンリーズニング] 推理しない, 理性のない, 理屈に合わない

unreciprocated [アンりスィプろケイティッド] 交換されない

unrecognized [アンれカグナイズド] 認識されない, 承認されない

unreduced [アンりデュースト] 還元されない, 非還元性の

unrefined [アンりファインド] 精製されていない, 洗練されない, 粗野な

unreflecting [アンりフレクティング] 光を反

射しない, 無反省の, 思慮のない
unregenerate [アンリジェナりト] 再生しない, 生まれ変わらない
unregulated [アンれギュレイティッド] 調整されない, 調整してない, 規律のない
unreliable [アンりライアブル] 当てにならない, 信じられない
unresolved [アンりザルヴド] 未解決の
unrest [アンれスト] 不安, 不穏
unrestricted [アンリストりクティッド] 無制限の
unsaturated [アンセーチュれイティッド] 不飽和の
— **fatty acid** [− フェーッティ エーサッド] 不飽和脂肪酸
— **iron binding capacity, UIBC** [− アイアン バインディング ケーパスィティ] 不飽和鉄結合能
unsex [アンセックス] 卵巣がない, 去勢する
unspotted [アンスパッティド] 斑点がない, 清浄の, 純潔の
unstable [アンステイブル] 不安定な, 変わりやすい, 頼りない
— **angina** [− −エーンジャイナ] 不安定狭心症
— **compound** [− カンパウンド] 不安定化合物
— **equilibrium** [− イークウィりブりアム] 不安定な平衡
unstained [アンステインド] 汚点のない
unsteady [アンステディ] 不安定な, 落ち着かない, 変動常ない
unstimulated [アンスティミュレイティッド] 刺激されない
unstrained [アンストれインド] 無理をしない
unstratified [アンストらティファイド] 層をなさない, 層別していない
unstriated [アンストれイティッド] ＝ unstriped 無条の, 無紋の
— **muscle** [− マスル] 平滑筋, 無紋筋, 不随意筋
unsuitable [アンスュータブル/アンスータブル] 適応しない, 不適当な, 要求に合わない
unsuited [アンスューティッド/アンスーティッド] 不適当な, 適合しない
untamed [アンテイムド] 馴れていない, 野性の, 制御されない, 抑制されない
untenable [アンティーナブル] 維持できない, 支持できない, 擁護できない

— **explanation** [− エクスプラネイシャン] 納得できない説明
untested [アンテスティッド] 試みられない, 試験されない
— **hypothesis** [− ハイパスィスィス] テストされない仮説
unthrifty [アンスりフティ] 発育しない, 節約しない
untidy [アンタイディ] きちんとしない, 不精な, 乱雑な
untinctured [アンティンクチャード] 色をつけない, 影響されない
untraceable [アントれイサブル] 追跡できない, 尋ね出すことができない
untrained [アントれインド] 陶冶されない, 訓練を受けていない
untransferable [アントらンスファーらブル] 移すことができない, 譲渡できない
unused [アンユーズド] 使用しない, 経験がない, 慣れていない
unusual [アンユージュアル] 異常な, 見慣れない, 変わった
unverified [アンヴェりファイド] 確認されない
unweaned [アンウィーンド] 離乳しない
unwelcome [アンウェルカム] 歓迎されない
unwell [アンウェル] 身体の工合が悪い, 気分が優れない
unwholesome [アンホウルサム] 健康に害がある, 健康を害している, 不健全な, 有害な
unworthy [アンウァースィ] 道徳的に価値のない, 尊敬に価しない, 下劣な
unwrap [アンれーップ] 包装を解く, あける, 開く
upbringing [アップブりンギング] 育て上げること, 教育, しつけ
uphold [アップホウルド] 持ち上げる, 支持する, 鼓舞する, 是認する, 確定する
uplift [アップりフト] 挙げる, 持ち上げる, 意気を揚げる, 隆起, 精神的高揚, 感情の高調
UPP (urethral pressure profile)
upper [アパー] (場所, 位置などの) 上の, 高い方の, 上級の
— **class** [− クれース] 上流階級
— **extremity** [− イクストれミティ] 上肢
— **gastrointestinal tract** [− ゲストろウィンテスティナル トれークト] 上部消化管
— **gaze** [− ゲイズ] 上方注視

upper ～ uredo

- jaw [-ジョー] 上顎
- respiratory infection, URI [-リスパイアらタリー インフェクシャン] 上気道感染
- respiratory tract [-りスパイアらタりー トれークト] 上部呼吸路

upset [アップセット] 覆す, 倒す, 覆る, 混乱させる, 駄目にする, 身体を壊す, 覆ること, 転倒, 混乱〔状態〕, 怒る

upside-down [アップサイド-ダウン] 転倒して, 混乱して, 乱雑に, 逆さの, 転倒した

upsiloid [アプスィロイド] V型またはU型の

uptake [アプテイク] 利用, 消費, 取り込み

upward [アップウォード] 上の方に向いた, 上向きの, 上昇の
- gaze [-ゲイズ] 上方視

upwards [アップウォーズ] 上の方へ, 上へ向かって, 上方へ, ～以上

urachal [ユーらカル] 尿膜管の

urachus [ユーらカス] 尿膜管

uracil [ユーらスィル] ウラシル ☆核酸中に存在するピリミジンの成分

uracrasia [ユーらクれイスィア] 尿異常

uracratia [ユーらクれイシア] 尿保留不能

uragogue [ユーらガグ] 利尿, 利尿剤

uramil [ユーらミル] ウラミル ☆尿酸合剤

uranalysis [ユーらネーリスィス] 尿分析, 尿検査

uranine [ユーらニン] = fluorescein sodium ウラニン ☆蛍光色素

uranisconitis [ユーらニスコウナイティス] 口蓋炎

uraniscoplasty [ユーらニスカプれースティ] 口蓋形成術

uraniscorrhaphy [ユーらニスコーれーフィ] 口蓋縫合術

uraniscus [ユーらニスカス] 口蓋

uranism [ユーらニズム] 男性同性愛

uranium, U [ユれイニアム] ウラニウム, ウラン (元素) ☆原子量238.029, 原子番号92

uranoplastic [ユーらナプれースティック] 口蓋形成の

uranoplasty [ユーらナプれースティ] = uraniscoplasty 口蓋形成術

uranoplegia [ユーらノウプリージア] 軟口蓋麻痺

uranorrhaphy [ユーらノーれーフィ] = palatorrhaphy 口蓋縫合術

uranoschisis [ユーらナスキスィス] = uranoschism 硬口蓋裂, 口蓋溝

uranostaphyloplasty [ユーらノウスタフィラプれースティ] 口蓋垂形成術

uranostaphylorrhaphy [ユーらノウスタフィローらフィ] 口蓋垂縫合術

uranostaphyloschisis [ユーらノウ・スタエフィロウ・スィースィス] 硬軟口蓋裂

uranostaphyloschisma [ユーらノウスタフィラスキズマ] 口蓋垂破裂症

uranosteoplasty [ユーらナスティアプれースティ] 口蓋形成術

uraroma [ユーらろウマ] 尿の芳香

urarthritis [ユーらースらイティス] 痛風性関節炎

urase [ユーれイス] ウラーゼ ☆不溶性, 尿素分解酵素

urate [ユーれイト] 尿酸塩

URATI (urate transporter 1) 尿酸塩担体1

uratic [ユらティック] 尿酸塩の, 尿酸性の

uratolysis [ユーらタリスィス] 尿酸塩分解

uratoma [ユーらトウマ] = tophus 尿酸塩腫, 尿酸塩結石

uratosis [ユーらトウスィス] 尿酸塩症

uraturia [ユーらテューりア] 尿酸塩尿

urban [アーバン] 都市の, 都市にある, 都市に住む

urbanization [アーバナイゼイシャン] 都会化すること, 都会化した状態

urceiform [アースィーイフォーム] つぼ形の, びん状の

urea [ユリーア] 尿素
- clearance [-クリアらンス] 尿素クリアランス
- cycle [-サイクル] 尿素回路
- ferment [-ファーメント] 尿素酵素
- nitrogen, UN [-ナイトらジャン] 尿素窒素

ureal [ユーりアル] 尿素の

ureapoiesis [ユりーアポイイースィス] 尿素形成

urease [ユーりエイズ] ウレアーゼ ☆尿素分解酵素

urecchysis [ユーれキスィス] 尿溢出, 尿が組織中へもれること

uredema [ユりディーマ] 尿性浮腫, 尿性水腫, 尿のい出による組織の膨脹

uredo [ユリードウ] 蕁麻疹

ureido [ユリーイドウ]　ウレイド，カルバミド　☆尿素の還元物

urein [ユリーン]　ウレインアルキル尿素　☆尿中の黄色物質

urelcosis [ユールルコウスィス]　尿道系の潰瘍

uremia [ユリーミア]　尿毒症

uremic [ユリーミック]　尿毒症の，尿毒症に罹った
　— **acidosis** [- アスィドウスィス]　尿毒性アシドーシス
　— **coma** [- コウマ]　尿毒症性昏睡
　— **convulsion** [- カンヴァルシャン]　尿毒性痙攣
　— **osteodystrophy** [- アスティアディストロフィ]　尿毒症性骨異栄養症
　— **toxin** [- タクスィン]　尿毒症毒素

uremide [ユーりーマイド]　尿毒症による皮膚炎，尿毒

uremigenic [ユりーミジェニック]　尿毒症に原因の，尿毒発生の

ureometer [ユーりアミター]　尿素計

ureosecretory [ユーりオウスィクリータりー]　尿毒分泌の

uresiesthesis [ユりースィエススィースィス]　正常尿意

uresis [ユリースィス]　放尿，排尿，利尿

ureter [ユリーター]　尿管
　— **bifidus** [- ビフィダス]　二分尿道
　— **duplex** [- デュプレクス]　二重尿管

ureteral [ユリータラル]　尿管の
　— **anastomosis** [- アナスタモウスィス]　尿管吻合術
　— **stenosis** [- スティノウスィス]　尿管狭窄
　— **stone** [- ストウン]　尿管石

ureteralgia [ユーりタれールジア]　尿管痛

uretercystoscope [ユりータースィスタスコウプ]　尿管鏡，尿管膀胱鏡

ureterectasis [ユりータれクテイスィス]　尿管拡張症

ureterectomy [ユーりタれクタミー]　尿管切除術

ureteritis [ユりータらイティス]　尿管炎
　— **cystica** [- スィスティカ]　嚢腫性尿管炎
　— **glandularis** [- グレーンデュラーりス]　腺状尿管炎

ureterocele [ユりータらスィール]　尿管瘤

ureterocolostomy [ユりータろウコウラスタミー]　尿管結腸吻合術

ureterocystoscope [ユりータろウスィスタスコウプ]　尿管膀胱鏡

ureterocystostomy [ユりータろウスィスタスタミー]　尿管膀胱吻合術

ureterodialysis [ユりータろウダイアリスィス]　尿管破裂

ureteroenterostomy [ユりータろウエンタらスタミー]　尿管小腸吻合術

ureterography [ユりータらグラフィ]　尿管造影術

ureterolith [ユリータらリス]　尿管結石

ureterolithiasis [ユりータろウリサイアスィス]　尿管結石症

ureterolithotomy [ユりータろウリサタミー]　尿管切石術

ureterolysis [ユりータらリスィス]　尿管破裂，尿管麻痺，尿管癒着剥離術

ureteroneocystostomy [ユりータろウニーオウスィスタスタミー]　尿管膀胱新吻合術

ureteronephrectomy [ユりータろウニフれクタミー]　尿管腎切除術

ureteropathy [ユりータらパスィ]　尿管病

ureteropelvic [ユりータろウペルヴィック]　尿管腎盂の
　— **junction** [- ジャンクシャン]　尿管腎盂接合部
　— **obstruction** [- アブストれークシャン]　尿道腎盂閉塞

ureterophlegma [ユりータろウフれグマ]　尿管粘液症

ureteroplasty [ユーりータらプレースティ]　尿管形成術

ureteroproctostomy [ユりータろウプらクタスタミー]　尿管直腸吻合術

ureteropyelitis [ユりータろウパイアらイティス]　尿管腎盂炎

ureteropyelonephritis [ユりータろウパイアろウニフらイティス]　尿管腎盂腎炎

ureteropyelostomy [ユりータろウパイアらスタミー]　尿管腎盂新吻合術

ureteropyloplasty [ユりータろウパイラプレースティ]　尿管腎盂形成術

ureteropyosis [ユりータろウパイオウスィス]　化膿性尿管炎

ureterorrhagia [ユりータろれイジア]　尿管出血

ureterorrhaphy [ユりータろーらフィ]　尿管縫合術

ureterosigmoidostomy [ユりータろウスィグモイダスタミー]　尿管S状結腸吻合術

ureteroste(g)nosis [ユりータろウステグノウスィ

ス] 尿管狭窄症
ureterostenosis [ユーりータろウスティノウスィス] 尿管狭窄症
ureterostomy [ユーりタらスタミー] 尿管瘻設置術, 造瘻術
ureterotomy [ユーりタらタミー] 尿管切開術
ureterouterine [ユりータろウユータりン] 尿管子宮の
ureterovaginal [ユりータらヴェィジナアル] 尿管腟の
 — **fistula** [-フィスチュラ] 尿管腟瘻
ureterovesical [ユりータらヴェスィカル] 尿管膀胱の
 — **junction** [-ジャンクシャン] 尿管膀胱接合部
urethane [ユーりセイン] ウレタン (催眠剤), ウレタン類 (広義にカルバミン酸エステルをいう)
urethra [ユりースら] 尿道
urethral [ユりースラル] 尿道の
 — **fever** [-フィーヴァー] 尿道熱 ☆カテーテル, 消息子, ブジーなどの挿入のため
 — **gland** [-グレーンド] 尿道腺
 — **papilla** [-パピラ] 尿道乳頭
 — **plate** [-プレイト] 尿道板
 — **pressure** [-プレッシャー] 尿道圧
 — **pressure profile, UPP** [-プレッシャー プロウファイル] 尿道圧プロフィル
 — **sphincter** [-スフィンクター] 尿道括約筋
 — **stenosis** [-スティノウスィス] 尿道狭窄
 — **stricture** [-ストりクチャー] 尿道狭窄
urethralgia [ユーりスれールジア] 尿道痛
urethratresia [ユりースらトりーズィア] 尿道閉鎖症
urethrectomy [ユーりスれクタミー] 尿道切除術
urethremphraxis [ユーれスれンフれークスィス] 尿道閉鎖症
urethreurynter [ユりースるーりンター] 尿道拡張器
urethrism [ユーりスりズム] = urethrismus 尿道慢性痙攣
urethritis [ユーりスらィティス] 尿道炎
 — **granulosa** [-グらニュロウサ] 顆粒性尿道炎
 — **petrificans** [-ペトりフィカンス] 石化性尿道炎
 — **venerea** [-ヴァニーりア] 性病性尿道炎
urethroblennorrh(o)ea [ユりースろウブレナりーア] 尿道膿漏
urethrobulbar [ユりースらバルバー] 尿道海面体球の
urethrocele [ユりースらスィール] 尿道瘤
urethrocystitis [ユりースらスィスタイティス] 尿道膀胱炎
urethrocystography, UCD [ユりースろウスィスタグらフィ] 尿道膀胱撮影法
urethrodynia [ユりースらディニア] 尿道痛
urethrography [ユりースらグらフィ] 尿道造影法
urethro meatal stenosis [ユりースろウミーエイタル スティノウスィス] 尿道開口部先天的狭窄
urethrometer [ユーりスらミター] 尿道計
urethrometry [ユりースらミトりー] 尿道抵抗計測
urethropenile [ユりースろウピーナイル] 尿道陰茎の
urethroperineal [ユりースろウペりニーアル] 尿道会陰の
urethroperineoscrotal [ユりースろウペりニーオウスクろウタル] 尿道会陰陰嚢の
urethropexy [ユりースらペクスィ] 尿道固定術
urethrophraxis [ユりースらフれークスィス] 尿道閉鎖症
urethroplasty [ユりースらプレースティ] 尿道形成術
urethrorectal [ユりースられクタル] 尿道と直腸の
urethrorrhagia [ユりースろウれイジア] 尿道出血
urethrorrhaphy [ユりースろーれーフィ] 尿道瘻縫合術
urethrorrh(o)ea [ユりースらりーア] 尿道漏
urethroscope [ユりースらスコウプ] 尿道鏡
urethroscopic [ユりースらスカピック] 尿道鏡の
urethroscopy [ユりースらスカピー] 尿道鏡検査
urethrospasm [ユりースらスペーズム] 尿道痙攣
urethrostaxis [ユりースらステークスィス] 尿道血漏
urethrostenosis [ユりースろウスティノウスィス] 尿道狭窄症

urethrostomy [ユーリスらスタミー] 尿道瘻設置術, 尿道造瘻術

urethrotomy [ユーリスらタミー] 尿道切開術

urethrovaginal [ユリーえらヴァジナル] 尿道腟の

uretic [ユーれティック] 尿の, 利尿の

urge [アージ] 駆り立てる, 追い立てる, 迫る, 説き勧める, 激励する, 主張する, 強い精神的衝動

urgent [アージャント] 緊急の, 求めて止まない, 強要する, 頻りに, 催促する

URI (upper respiratory infection)

uric [ユーりック] 尿の
　— acid, **UA** [－エーサッド] 尿酸

uric-acidemia [ユーりック-アスィディーミア] = uricemia 尿酸血症

uric-aciduria [ユーりック-アスィデューりア] 尿酸尿症

uricase [ユーりケイス] ウリカーゼ ☆尿酸分解酵素

uric(a)emia [ユーりスィーミア] 尿酸血症

uricocholia [ユーりコウコウリア] 尿酸胆汁

uricolysis [ユーりカリスィス] 尿酸分解

uricolytic [ユーりカリティック] 尿酸分解の
　— enzyme [－エンザイム] 尿酸分解酵素

uricometer [ユーりカミター] 尿酸計

uricopoiesis [ユーりコウポイイースィス] 尿酸産生

uricosuria [ユーりコウスーりア] 尿酸尿症

uricosuric [ユーりコウスーりック] 尿酸排泄促進性の
　— agent [－エイジャント] 尿酸排泄促進剤

uricoxydase [ユーりカクスィデイス] 尿酸酸化酵素

uridine [ユーりディーン] ウリジン ☆核酸のヌクレオシド, ウラシルとリボースから成る

uridrosis [ユーりドろウスィス] 尿汗症

uriesthesis [ユーりエススィースィス] 正常尿意

urina [ユーらイナ] = urine 尿
　— chyli [－カイライ] 乳び尿
　— potus [－ポウタス] 飲水尿 ☆飲水後の稀頻尿
　— sanguinis [－サングウィニス] 血尿

urinal [ユーりナル] 尿瓶, 尿器, 小便所

urinalysis [ユーりネーリスィス] 尿検査

urinary [ユーりナりー] 尿の, 泌尿の

　— cast [－ケースト] 尿円柱
　— diseases [－ディズィーズィズ] 泌尿器病
　— organ [－オーガン] 泌尿器
　— output [－アウトプット] 尿内排泄量
　— system [－スィスタム] 泌尿器系
　— tract [－トれークト] 尿路
　— tract infection, **UTI** [－トれークト インフェクシャン] 尿路感染症

urinate [ユーりネイト] 排尿する, 放尿する

urination [ユーりネイシャン] 排尿, 放尿

urine [ユアりン] 尿
　— mucoid [－ミューコイド] 尿ムコイド (粘液質)

uriniferous [ユーりニファらス] 尿輸送の, 輸尿の

uriniparous [ユーりニパらス] 尿をつくる, 尿産生の

urinogenital [ユーりナジェニタル] = urogenital 泌尿生殖器の

urinogenous [ユーりナジャナス] 泌尿器に発して, 尿原性の

urinometry [ユーりナミトりー] 尿比重測定法

urinoscopy [ユーりナスカピー] 尿分析

urinous [ユーりナス] = urinose 尿の, 尿独特の

urisolvent [ユーりサルヴァント] 尿素溶解

uritis [ユーらイティス] 熱傷

urnide [アーナイド] 女性同性愛者

urning [アーニング] 男性同性愛者

uroacidimeter [ユーろウエースィディミター] 尿酸度計

urobenzoic acid [ユーろウベンゾウィック エーサッド] 馬尿酸

urobilin [ユーろウバイりン] ウロビリン
　— icterus [－イクタらス] ウロビリン黄疸
　— jaundice [－ジョーンディス] ウロビリン性黄疸

urobilin(a)emia [ユーろウビリニーミア] ウロビリン血症

urobilinicterus [ユーろウビリニクタらス] ウロビリン性黄疸

urobilinogen [ユーろウバイリナジャン] ウロビリノーゲン

urobilinuria [ユーろウビリニューりア] ウロビリン尿

urocheras [ユーらカらス] 尿砂

urochesia [ユーろウキーズィア] 直腸へ尿を

排出すること
urochrome [ユーらクロウム] ウロクローム ☆尿中の黄色色素
uroclepsia [ユーらクレプスィア] 尿失禁
urocrisia [ユーらクリズィア] 尿分析診断法
urocrisis [ユーらクリスィス] 尿の増加により疾病の極期を知ること，発作性放尿，尿路激痛
urocriterion [ユーロウクらイティーりアン] 尿分析鑑定 ☆尿検査によって徴候を知ること
urocyanosis [ユーロウサイアノウスィス] 青色尿
urocyst [ユーらスィスト] = urocystis 膀胱
urocystitis [ユーロウスィスタイティス] 膀胱炎
urodialysis [ユーロウダイエーらサス] 尿閉，部分的尿抑止
urodynamic study [ユーロウダイネーミックスタディ] 排尿動態検査法
urodynia [ユーらディニア] 排尿痛
uroflavin [ユーロウフレイヴィン] ウロフラビン ☆尿中に排泄されたリボフラビン様蛍光物質
uroflowmetry [ユーロウフロウミトりー] 尿流量測定
urogastrone [ユーらゲーストロウン] ウロガストロン ☆尿中に出現する胃液分泌抑制物質
urogenital [ユーらジェニタル] 泌尿生殖器の
— apparatus [-エーパれイタス] 性尿器，泌尿生殖器
— groove [-グるーヴ] 尿生殖溝
— membrane [-メンブれイン] 尿生殖膜
— organ [-オーガン] 泌尿器
— orifice [-オーりファス] 尿生殖開口
— sinus [-サイナス] 尿生殖洞
urogenous [ユーらジャナス] 尿生成の
urogram [ユーらグらム] 尿路造影図
urography [ユーらグらフィ] 尿路造影術
urohematin [ユーらウヘマチン] 尿ヘマチン
urokinase, UK [ユーロウカイネイス] ウロキナーゼ ☆尿中に存在する線維素溶解酵素活性化酵素
urolith [ユーらリス] 尿石，尿砂
urolithiasis [ユーロウリサイアスィス] 尿石症
urologic [ユーらラジック] 泌尿器科学の
urologist [ユーらラジスト] 泌尿器科医

urology [ユーらラジー] 尿学，泌尿器科学
urolutein [ユーロウルーティーン] ウロルテイン ☆尿黄色色素
uromelanin [ユーらメラニン] ウロメラニン ☆ウロクロームの分解により生ずる尿の黒色色素
uronephrosis [ユーロウニフろウスィス] 尿囊腎症
uronic acid [ユーらニック エーサッド] ウロン酸
uropathy [ユーらペースィ] 泌尿器病
uropenia [ユーロウピーニア] 尿量減少，乏尿
uropepsin [ユーらペプスィン] ウロペプシン ☆尿中に出現するペプシン様物質
uropepsinogen [ユーロウペプスィナジャン] ウロペプシノーゲン，尿ペプシノーゲン
urophanic [ユーロウフェーニック] 尿に現れる
urophein [ユーロウフェイン] ウロフェイン ☆尿中の芳香尿色素
urophobia [ユーロウフォウビア] 尿意恐怖症
urophosphometer [ユーロウファスファミター] 尿燐計
uropidil [ユーロウピディル] ウロビジル ☆α遮断剤，降圧剤
uropittin [ユーロウピッティン] ウロクロームの分解産物
uroplania [ユーロウプレイニア] 異所排尿 ☆泌尿器以外の部分から尿が排泄されること
uropoiesis [ユーロウポイイースィス] （腎の）尿分泌，造尿
uroporphyria [ユーロウポーフィりア] ウロポルフィリア ☆尿中にポルフィリン体の出現するポルフィリア症
uroporphyrin [ユーロウポーフィりン] ウロポルフィリン ☆尿中に出現するポルフィリン体
uroporphyrinogen [ユーロウポーフィりナジャン] ウロポルフィリノーゲン ☆ポルフィリンの前駆物質
uropsammus [ユーらサマス] 尿砂症
uropyonephrosis [ユーロウパイオウニフろウスィス] 尿膿腎症
uropyoureter [ユーロウパイオウユりーター] 尿膿尿管
urorrhagia [ユーられイジア] = diabetes 尿排泄過多
urorrh(o)ea [ユーらりーア] = enuresis 尿

失禁

urorrhodin [ユーろウ**ろ**ウディン] = urorosein　尿中バラ色色素

urorubin [ユーろウ**る**ービン]　ウロルビン, 尿中赤色色素

uroscheocele [ユーろウス**キ**アスィール] = urocele　陰嚢尿腫

uroschesis [ユーろス**キ**スィス]　尿閉塞

uroscopy [ユー**ろ**スカピー]　尿分析

urosemiology [ユーろウセミ**ア**ラジー]　尿診断法　☆診断の目的での尿検査

urosepsis [ユーろ**セ**プスィス]　尿性敗血症

urosis [ユー**ろ**ウスィス]　泌尿器病

urospasm [**ユー**ろスパズム]　尿路痙攣

urospectrin [ユーろ**ス**ペクトりン]　ウロスペクトリン　☆正常尿色素

urotherapy [ユーら**セ**らピー]　自家尿皮下注射による治療

urotoxic [ユーろ**タ**クスィック]　尿中の毒質の, 尿毒性の

urotoxicity [ユーろウタク**ス**ィスィティ]　尿毒性

urotoxin [ユーら**タ**クスィン]　尿毒素

Urotropin [ユーろト**ろ**ウピン] = methenamine　ウロトロピン　☆尿路消毒剤

uroureter [ユーろウユ**リ**ーター]　尿による尿管拡張

uroxanic acid [ユーら**ザ**ニック　**エ**ーサッド]　尿酸の主誘導物

uroxanthin(e) [ユーら**ザン**スィーン]　ウロキサンチン　☆尿黄色色素

ursodesoxycholic acid [アーサディサクスィ**カ**リック　**エ**ーサッド]　ウルソデスオキシコール酸　☆催胆薬, コレステロール性胆石溶解剤

urterine adenomyosis [**アー**タりン　アディノウマイ**オ**ウスィス]　子宮筋腺腫症

Urtica [**アー**ティカ]　イラクサ属　☆かゆみを起こす植物

urticaria [アーティ**ケ**アリア]　蕁麻疹
— **acuta** [-ア**キュ**ータ]　急性蕁麻疹
— **bullosa** [-ブ**ろ**ウサ]　大水疱蕁麻疹
— **conferta** [-カン**ファ**ータ]　融合性蕁麻疹
— **discreta** [-ディスク**り**ータ]　孤立性蕁麻疹
— **edematosa** [-イディマ**ト**ウサ]　浮腫性蕁麻疹
— **endemica** [-エン**デ**ミカ]　地方病性蕁麻疹
— **epidemica** [-エピ**デ**ミカ]　流行性蕁麻疹
— **evanida** [-エヴァ**ナ**イダ]　急退蕁麻疹
— **factitia** [-ファク**ティ**シア]　人工蕁麻疹
— **figurata** [-フィギュ**れ**イタ]　模様蕁麻疹
— **gigantea** [-ジ**ギャ**ンティア]　巨大蕁麻疹
— **gyrata** [-**ジャ**イれイタ]　花環状蕁麻疹
— **haemorrhagica** [-ヘマ**ら**ジカ]　出血尿蕁麻疹
— **maculosa** [-マキュ**ロ**ウサ]　斑状蕁麻疹
— **maritima** [-マリ**ティ**ーマ]　海水浴蕁麻疹
— **medicamentosa** [-メディカメン**ト**ウサ]　薬剤蕁麻疹
— **nodosa** [-ノウ**ド**ウサ]　結節蕁麻疹
— **papulosa** [-パピュ**ロ**ウサ]　丘疹性蕁麻疹
— **perstans** [-**パ**ースタンス]　固定蕁麻疹
— **pigmentosa** [-ピグメン**ト**ウサ]　色素性蕁麻疹
— **porcellanea** [-ポースィ**レ**イニア]　陶器蕁麻疹
— **rubra** [-**る**ーブら]　紅色蕁麻疹
— **solaris** [-ソウ**ラー**リス]　日射蕁麻疹
— **subcutanea** [-サブキュー**テ**イニア]　皮下組織蕁麻疹
— **tuberosa** [-テューベ**ろ**ウサ]　結節性蕁麻疹, 隆起性蕁麻疹
— **vesiculosa** [-ヴァスィキュ**ロ**ーサ]　小水疱性蕁麻疹
— **xanthelasmoidea** [-ザンスィラズ**モ**イディア]　黄色腫様蕁麻疹

urticarial [アーティ**ケ**アリアル] = urticarious　蕁麻疹の

urticariogenic [アーティカりア**ジェ**ニック]　蕁麻疹を起こす

urtication [アーティ**ケ**イシャン]　蕁麻疹様のかゆみを起こして刺激する

US（ultrasound）

usage [**ユー**スィジ]　使用法, 待遇, 習慣

useful [**ユー**スフル]　役に立つ, 有用な, 有効な

USP（United States Pharmacopeia）

ustilaginism [アスティ**ラ**ェジニズム]　黒穂（くろぼ）菌中毒症. バッカク（麦角）

ustulation ~ utriculus

中毒に似た症状が出る
ustulation [アステュレイシャン] 加熱乾燥
ustus [アスタス] 焦性, 焼いた
usual [ユージュアル] 常の, 例の, 日頃の, 平凡な
usurpation [ユーザーペイシャン] 下位ペースメーカーが上位のそれにとって代わること
uta [ユータ] 軽度の皮膚のリーシュマニア症
utensil [ユーテンスィル] 用具, 道具, 家具, 器具, 調度
uteralgia [ユータれールジア] = metralgia 子宮痛
uterectomy [ユータれクタミー] 子宮摘除術
uterine [ユータりン] 子宮の
 — artery [- アータりー] 子宮動脈
 — atony [- アタニー] 子宮弛緩症
 — atresia [- アトりーズィア] 子宮閉鎖症, 鎖宮
 — gland [- グレーンド] 子宮腺
 — pessary [- ペサりー] 子宮輪
 — rupture [- らプチャー] 子宮破裂
 — tube [- テューブ] 卵管
uteritis [ユータらイティス] = metritis 子宮炎
uteroabdominal [ユータろウアブダミナル] 子宮と腹部の
uterocervical [ユータろウサーヴィカル] 子宮と子宮頸の
uterocystostomy [ユータろウサイタスタミー] 子宮膀胱開口術
uterodynia [ユータろうディニア] 子宮痛
uterofixation [ユータろウフィクセイシャン] = hysteropexy 子宮固定術
uterogenic [ユータらジェニック] 子宮内で発生する
uterogestation [ユータろウジェステイシャン] 子宮内妊娠
uterography [ユータらグらフィ] 子宮造影法
uterolith [ユータろウリス] 子宮結石
uterology [ユータらラジー] 産科婦人科
uteromania [ユータろウメイニア] = nymphomania 女性性欲異常亢進
uterometer [ユータらミター] 子宮計
utero-ovarian [ユータろウーオウヴェアリアン] 子宮と卵巣の
uteropexy [ユータらペクスィ] 子宮固定術
uteroplacental [ユータろウプレーセンタル] 子宮と胎盤の
uteroplasty [ユータらプレースティ] 子宮形成術
uterorectal [ユータられクタル] 子宮直腸の
uterosalpingography [ユータろウサルピンガグらフィ] 子宮卵管造影法
uterosclerosis [ユータろウスクリアろウスィス] 子宮硬化症
uteroscope [ユータらスコウプ] 子宮鏡
uterotomy [ユータろタミー] = hysterotomy 子宮切開術
uterotonic [ユータろタニック] 子宮筋緊張の, 子宮収縮薬
uterotropic [ユータらトらピック] 子宮に効果を生じる
uterotubal [ユータろウテューバル] 子宮と卵管の
uterovaginal [ユータらヴェージナル] 子宮と腟の
uterovesical [ユータらヴェースィカル] 子宮と膀胱の
uterus [ユータらス] 子宮
 — bicornis [- バイコーニス] 双角子宮
 — bipartitus [- バイパータイタス] 分裂子宮
 — didelphys [- ダイデルフィス] 重複子宮
 — masculinus [- マスキュリナス] 男性子宮
 — septus [- セプタス] 縦隔子宮
 — tamponade [- タンパネイド] 子宮内タンポン法
UTI (urinary tract infection)
utility [ユーティリティ] 役に立つこと, 効用, 実益, 公益事業
 — room [- るーム] 道具部屋, 汚物処理室
utilize [ユーティライズ] 利用する, 役立たせる
utmost [アトモウスト] 最も遠い, 極限の, 最大の, 最高の, 最大限度, 極限, 全力
utricle [ユートりクル] 小嚢, 卵成嚢, 内耳の通嚢, 子宮筋
utricular [ユートりキュラー] 卵形嚢の
utriculitis [ユートりキュライティス] 卵形嚢炎
utriculoplasty [ユートりキュラプレースティ] 小子宮成形術
utriculosaccular [ユートりキュラサキュラー] (内耳の) 卵形嚢と球形嚢の
utriculus [ユートりキュラス] (内耳の) 卵形嚢, 小室

utriform [ユートりフォーム] 皮の酒袋状の
utter [アター] （声，言葉，唸声，溜息などを）発する，口から出す，全くの，徹底的の，絶対的の，決定的の，断固とした
utterance [アタランス] （言葉などを）発する，口から出す，（言葉などを）発すること，発声，言説
utterly [アタリー] 全く，全然，完全に
uvea [ユーヴィア] ブドウ膜 ☆虹彩・毛様体・脈絡膜の総称
uveal [ユーヴィアル] ブドウ膜の
uveitic [ユーヴェイティック] ブドウ膜炎性の
uveitis [ユーヴィアイティス] ブドウ膜炎
uveoencephalitis [ユヴェア・インセファライティス] ぶどう膜脳炎 = Vogt-Koyanagi-Harada syndrome
uveolabyrinthitis [ユーヴィアラビリンサイティス] ブドウ膜迷路炎
uveoparotid fever [ユーヴィオウパろティッドフィーヴァー] ブドウ膜耳下腺炎症候群，ブドウ膜耳下腺熱 ☆サルコイドーシスでみられる
uveoplasty [ユーヴィアプレースティ] ブドウ膜形成術
uviform [ユーヴィフォーム] ブドウ状の，ブドウの房状の
uviol [ユーヴィオール] ユヴィオールガラス ☆紫外線を通過させるガラス

uviolize [ユーヴィアライズ] 紫外線照射をする
uviometer [ユーヴィアミター] 紫外線計量
uvioresistant [ユーヴィオウりズィスタント] = uviofast 紫外線抵抗
uviosensitive [ユーヴィアセンスィティヴ] 紫外線感受性の
uvomorulin [ユーヴァマりュリン] Eカドヘリン ☆細胞間結合タンパク
uvula [ユーヴュラ] = uvula palatina 垂，口蓋垂
  — bifida [- バイフィーダ] 二分口蓋垂
  — cerebelli [- セりベリ] 小脳垂
  — fissa [- フィッサ] 口蓋垂破裂
  — vermis [- ヴァーミス] 小脳虫部垂
  — vesicae [- ヴェスィケ] 膀胱垂
uvulaptosis [ユーヴュラプトウスィス] 口蓋垂下垂症
uvular [ユーヴュラー] 口蓋垂の，軟口蓋の
uvulectomy [ユーヴュレクタミー] 口蓋垂切除術
uvulitis [ユーヴュライティス] 口蓋垂炎
uvullatomy [ユヴュラタミー] 口蓋垂切除〔術〕，口蓋垂を切断する手術 = uvulotomy
uvuloptosis [ユーヴュラプトウスィス] 口蓋垂下垂症
uvulotome [ユヴュラ・トウム] 口蓋垂切開刀，口蓋垂切断を施すときに使う器具

V

V 1. (vanadium) ／2. (vena) ／3. (vibrio) ／4. (vision) ／5. (visual acuity) ／6. (volt)

VA 1. (ventriculo-atrial) ／2. (vertebral artery)

VAC treatment [ヴイ・エイ・スィー トリートマント] (Vincristin-Adriamycin-Cyclophosphomide treatment の略) ヴィンクリスティン，アドリアマイシン，サイクロフォスファマイドによる悪性腫瘍の療法

vacancy [ヴェイカンスィ] 空虚なこと，空地，茫然自失，閑暇，欠員

vacant [ヴェイカント] 空の，人の住んでいない，欠員の，暇な

vacate [ヴェーケイト] 空にする，(職を)退く，空位にする

vacation [ヴェケイシャン] (とくに大学などの)休暇，休日，家などの明け渡し，辞職，退官，休暇を取る

vaccigenous [ヴェークスィジャナス] ワクチンを作る，ワクチン産生の

vaccina [ヴェークスィーナ] 牛痘疹

vaccinal [ヴェークスィナル] ワクチンの，種痘の

vaccinate [ヴェークスィネイト] 種痘する，ワクチンを注射する

vaccination [ヴェークスィネイシャン] ワクチン注射，予防注射 (とくに種痘)

vaccine [ヴェークスィーン] 牛痘種，痘苗，ワクチン予防液，痘苗の，ワクチンの
— **exanthema** [-イクサンスィーマ] 種痘疹
— **farm** [-ファーム] 痘苗生産場
— **lymph** [-リンフ] 痘苗
— **rash** [-れーッシュ] 種痘疹
— **therapy** [-セらピー] ワクチン療法
— **virus** [-ヴァイラス] 痘瘡ワクチン

vaccinella [ヴェークスィニラ] 非定型的仮痘

vaccinia [ヴェークスィニア] 牛痘 ☆とくに接種牛痘

vacciniform [ヴェークスィニフォーム] 牛痘状の

vacciniola [ヴェークスィニオウラ] 二次種痘疹

vaccinization [ヴェークスィナイゼイシャン] 徹底的種痘 ☆反復接種しても効果を現さないまでにする種痘

vaccinogen [ヴェークスィナジャン] 痘菌原

vaccinoid [ヴェークスィノイド] 牛痘様の，仮痘の，水痘の

vaccinostyle [ヴェークスィナスタイル] 種痘針(刀)

vacillate [ヴェースィレイト] 動揺する，よろめく，(心，考えなどが)ぐらつく

vacillating [ヴェースィレイティング] 心の定まらない，ぐずぐずする

vacillation [ヴェースィレイシャン] 心がぐらつくこと，気迷い，逡巡

vacuolar [ヴェーキュアラー] = vacuolate 空胞の，空胞化する
— **degeneration** [-ディジャナれイシャン] 空胞変性

vacuolation [ヴェーキュアレイシャン] 空胞形成，空胞化

vacuole [ヴェーキュオウル] 小胞，胞状体，空胞，液胞

vacuolization [ヴェーキュオウリゼイシャン] = vacuolation 空胞形成，空胞化

vacuous [ヴェーキュアス] 空虚の，無意識の，ぼんやりした，無為に過ごす

vacuum [ヴェーキューム] 真空，空所，空白
— **cleaner** [-クリーナー] 吸引掃除機
— **flash** [-フレーッシュ] 魔法瓶
— **pump** [-パンプ] 真空ポンプ
— **tube** [-テューブ] 真空管

VAD treatment [ヴイエイディー トリートマント] (Vincristin-Adriamycin-Decadron treatment の略) ヴィンクリスティン，アドリアマイシン，デカドロンによる悪性腫瘍療法

VAG (vertebral angiography)

vagabond's disease [ヴェーガバンズ ディズィーズ] 浮浪者病 ☆虱(シラミ)による皮膚斑点状着色

vagal [ヴェイガル] 迷走神経の
— **attack** [-アテーック] 運動神経痙攣による沈下様感
— **nerve** [-ナーヴ] 迷走神経
— **reflex** [-リーフレクス] 迷走神経反射

vagectomy [ヴェイジェクタミー] 迷走神経切除術

vagina [ヴェージャイナ] 腟，(植物の)莢，葉鞘

— bulbi［－バルビ］ 眼球鞘膜
— externa nervi optici［－イクスターナ ナーヴァイ アプティサイ］ 視神経外鞘
— mucosa tendinis［－ミューコウサ テンディニス］ 腱粘液鞘

vaginal［ヴェージナル］ 腟の，鞘状の，葉鞘の
— atresia［－アトリーズィア］ 腟閉鎖症，鎖腟
— barriers［－バりアーズ］ 腟障壁
— femoris［－フェモウリス］ 大腿鞘
— gland［－グレーンド］ 腟腺
— hysterectomy［－ヒスタれクタミー］ 腟式子宮摘出術
— proctocele［－プらクタスィール］ 直腸腟説
— spermicide［－スパーミサイド］ 腟内殺精子物質
— smear［－スミアー］ 腟脂膏標本
— synovitis［－サイナヴァイティス］ 腱鞘滑膜炎
— ulcer［－アルサー］ 腟潰瘍
— wall［－ウォール］ 腟壁

vaginalectomy［ヴェージナレクタミー］ 睾丸鞘膜切除術，腟切除術
vaginalitis［ヴェージナライティス］ 睾丸鞘膜炎
vaginapexy［ヴェージナペクスィ］ 腟固定術
vaginate［ヴェージネイト］ 鞘のある
vaginectomy［ヴェージネクタミー］ 睾丸鞘膜切除術，腟切除術
vaginicoline［ヴェージニカリン］ (細菌などが) 腟内に生存している
vaginism, vaginismus［ヴァジニズム］ 腟痙．腟の有痛性けいれん
vaginismus［ヴェージニズマス］ 腟痙
vaginitis［ヴェージナイティス］ 鞘炎，腟炎
— adhesiva［－アドヒースィヴァ］ 癒着性腟炎
— testis［－テスティス］ 睾丸鞘膜炎

vaginoabdominal［ヴェージノウアブダミナル］ 腟腹の
vaginocele［ヴェージナスィール］ 腟脱
vaginodynia［ヴェージナディニア］ 腟痛，腟痙
vaginofixation［ヴェージノウフィクセイシャン］ 子宮底腟壁固定術
vaginogenic［ヴェージナジェニック］ 腟内に形成して，腟内発生の
vaginogram［ヴェージナグらム］ 腟造影図
vaginolabial［ヴェージノウレイビアル］ 腟と陰唇の

vaginomycosis［ヴェージノウマイコウスィス］ 腟真菌症 ☆微生物による腟病
vaginopathy［ヴェージナパスィ］ 腟病
vaginoperineal［ヴェージノウペりニーアル］ 腟と会陰の
vaginoperinectomy［ヴェージノウペりネクタミー］ 腟会陰剥離
vaginoperineorrhaphy［ヴェージノウペりニオーらフィ］ 腟会陰縫合術
vaginoperitoneal［ヴェージノウペりトウニーアル］ 腟腹膜の
vaginopexy［ヴェージナペクスィ］ 腟腹壁固定術 ☆精系静脈瘤において睾丸の漿液膜外転位から生ずる鞘膜の保持法
vaginoplasty［ヴェージナプレースティ］ 腟形成術
vaginoscope［ヴェージナスコウプ］ 腟鏡
vaginotomy［ヴェージナタミー］ 腟切開術
vaginovesical［ヴェージナヴェスィカル］ 腟膀胱の
vagitis［ヴェジャイティス］ 迷走神経炎
vagitus［ヴェジャイタス］ 乳児の泣き声
— uterinus［－ユータりナス］ 子宮内胎児呱声

vagoaccessory syndrome［ヴェイゴウアクセサりー スィンドろウム］ 迷走副神経症候群
vagogram［ヴェイガグらム］ 迷走神経電気変位図
vagolability［ヴェイゴウレイビリティ］ 迷走神経不安定症
vagomimetic［ヴァゴミメーティック］ 迷走神経様作用の；迷走神経様作用薬
vagosympathetic［ヴェイゴウスィンパセティック］ 迷走神経と頸部交感神経の
vagotomy［ヴェイガタミー］ 迷走神経切断術
vagotonia［ヴェイゴウトウニア］ 迷走神経緊張症
vagotonic［ヴェイガタニック］ 迷走神経緊張の
— syndrome［－スィンドろウム］ 迷走神経緊張症候群 ☆徐脈，流涙，多汗，瞳孔縮小をする
— type［－タイプ］ 迷走神経緊張型
vagotropic［ヴェイガトらピック］ 向迷走神経性の
vagotropism［ヴェイガトらピズム］ 向迷走神経性
vagovagal［ヴェイゴウヴェイガル］ 迷走神経

vagovagal ～ vancomycin hydrochloride

性の
— reflex [-リーフレックス] 求心性遠心性迷走神経反射
vagrant [ヴェイグラント] 迷走，流浪
vague [ヴェイグ] 不明瞭な，漠然とした，紛らわしい
vagus [ヴェイガス] 迷走神経
vain [ヴェイン] 無益な，無駄な，駄目な，空な，空虚な，中味のない，自己満足の，虚栄的の
vainly [ヴェインリー] 無益に，空しく，うぬぼれて
valency [ヴェーイランスィ] 原子価
valerian [ヴェーリアリアン] 吉草根，カノコソウ ☆Valeriana officinalis 根，抗痙攣剤の一つ
valeric acid [ヴェーレリック エーサッド] 吉草酸
valethamate bromide [ヴェーレサメイト ブロウマイド] 臭化バレタメート ☆消化性潰瘍治療薬，抗コリン薬
valetudinarian [ヴェーリテューディネアリアン] 病身の，虚弱の，虚弱者，病弱者
valgus [ヴェールガス] 外反足，彎足
valiant [ヴェーリアント] 体力のある，頑丈な，雄々しい
valid [ヴェーリッド] 確実な，根拠のある，正当な，体力ある
validate [ヴェーリデイト] 根拠あるものにする，効力を生じさせる，確認する
validity [ヴェーリディティ] 妥当性，正当，効果，強味
vallate [ヴェーレイト] 隆起壁をめぐらした，有郭の，凹状の
vallecula [ヴェーレキュラ] 谷，小窩，凹溝
— cerebelli [-セりベリ] 小脳谷
— epiglottica [-エピグラティカ] 喉頭蓋谷
— glossoepiglottica [-グラソウエピグラティカ] 舌喉頭蓋小窩
— sylvii [-スィルヴィー] シルビウス小窩
valley [ヴェーリー] 渓谷，谷間，峡
vallis [ヴェーリス] 小脳谷
valproic acid, VPA [ヴェールプロウイック エーサッド] バルプロ酸 ☆抗けいれん剤
valuable [ヴェーリュアブル] 高価な，価値のある，貴重な，役に立つ，貴重品
value [ヴェーリュー] 価値，真義，意味，評価する，値をつける，見積もる
valva [ヴェールヴァ] = valve 弁

— aortae [-エイオーテ] 大動脈弁
— atrioventricularis dextra [-エイトりオウヴェントりキューラーりス デクストラ] 右房室弁（三尖弁）
— atrioventricularis sinistra [-エイトりオウヴェントりキューラーりス スィニストラ] = valva mitralis 左房室弁（僧帽弁）
— ileocecalis [-イリオウスィーケイリス] 回盲弁
valvate [ヴェールヴェイト] 弁の，有弁の
valve [ヴェールヴ] = valva 弁，弁膜
valvotomy [ヴェールヴァタミー]（心臓僧帽弁，直腸弁の）弁切開術
valvula [ヴェールヴュラ] 小弁
— arteriae pulmonalis [-アーティーりエ パルモネイリス] 肺動脈弁
— bicuspidalis [-バイカスピデイリス] 二尖弁，僧帽弁
— coli [-コウリ] 結腸弁
— mitralis [-マイトれイリス] 僧帽弁
— tricuspidalis [-トらイカスピデイリス] 三尖弁
valvulae conniventes [ヴェールヴュレ カニヴェンテス] 閉鎖弁，輪状趨襞，自閉弁
valvular [ヴェールヴュラー]（とくに心臓弁膜の）弁の，弁から成る
— disease [-ディズィーズ] 心臓弁膜症
— thrombus [-スロンバス] 壁側血栓
valvule [ヴェールヴュール] 小弁
valvulitis [ヴェールヴュライティス] 弁炎（とくに心臓弁膜炎）
valvuloplasty [ヴェールヴュラプラスティ] 弁形成術
valvulotomy [ヴェールヴュラタミー] 弁切開術
valzin (Dulcin) [ヴェールズィン (デュルスィン)] バルジン（ズルチン）☆甘味料
valzin heart disease [ヴェールズィン ハート ディズィーズ] バルジン心臓症
vanadiotherapy [ヴェーネイディアセらピー] バナジウム塩療法
vanadium, V [ヴェーネイディアム] バナジウム（元素）☆原子量50.9414，原子番号23
van Buren's disease [ヴェーン ビューらンズ ディズィーズ] バンビューレン病 ☆慢性海綿体炎
vancomycin hydrochloride [ヴェーンコウマイスィン ハイドろウクローらイド] 塩酸バンコマイシン ☆ペプチド系抗生物質，MRSA

vancomycin-resistant enterococci ～ varicophlebitis

に有効
vancomycin-resistant enterococci [ヴェーンコウマイスィンーりズィスタント エンタらカクサイ] バンコマイシン耐性腸球菌
van der Hoeve's syndrome [ヴェーン ダー ハーヴズ スィンドろウム] ヴァンデル・ヘーヴェ症候群，骨形成不全症 ☆易骨折性あり，青色強膜と聴覚障害を伴う遺伝疾患
van der Scheer's fever [ヴェーン ダー シーアーズ フィーヴァー] ヴァンデルシェール熱 ☆塹壕熱，五日熱
van Gieson's stain [ヴェーン ギーサンズ ステイン] ヴァンギーソン染色法 ☆弾性線維染色法
Vanilla [ヴェーニラ] バニラ属，バニラの実，バニラエキス
— **icecream** [－アイスクリーム] バニラアイスクリーム
vanillic [ヴェーニリック] バニラの，バニラから取った
vanillin [ヴェーニリン] バニリン ☆バニラの芳香成分
vanillylmandelic acid, VMA [ヴェーニリルマンデリック エーッド] バニリルマンデル酸 ☆カテコラミン代謝物質で褐色細胞腫のとき尿中に増量する
vanish [ヴェーニッシュ] 消える，薄れる，尽きる，零になる
vanquish [ヴェークウィッシュ] 征服する，(誘惑などを) 克服する
van Slyke's method [ヴェーン スライクス メサッド] ヴァンスライク法 ☆被検物を亜硝酸で濾過し発生した窒素を定量する
vapid [ヴェーピッド] 味のない，気の抜けた，活気のない
vapocauterization [ヴェイポウコータりゼイシャン] 蒸気焼灼法
vapo(u)r [ヴェイパー] 蒸気，揮発性蒸気，気化，霧，霞，煙，憂うつ性，蒸発する，発散する
— **tension** [－テンシャン] 蒸気圧
vaporable [ヴェイパラブル] 蒸発させ得る，気化できる
vaporarium [ヴェイポウれイりアム]＝ vaporium 蒸気浴，蒸気療法所
vaporish [ヴェイパりッシュ] 不機嫌な，ヒステリー性の
vaporization [ヴェイパらイゼイシャン] 気化，蒸気療法
vaporize [ヴェイパらイズ] 蒸発させる，気化させる，蒸発する，気化する
vaporizer [ヴェイパらイザー] 蒸発器，気化器，霧吹器
vaporous [ヴェイパらス] 蒸気に似た，気状の，霧に包まれた，憂うつ性の
vapotherapy [ヴェイパセらピー] 蒸気療法
Vaquez's disease [ヴァケイズ ディズィーズ] ヴァケー病 ☆真性赤血球増多症
variability [ヴェーりアビリティ] 変異性，趨異性，変わりやすいこと
variable [ヴェアりアブル] 変わりやすい，変異性の，趨異性の
— **condensor** [－カンデンサー] 可変蓄電器
— **factor** [－フェークター] 可変因子
— **number** [－ナンバー] 変数
variance [ヴェアりアンス] 分散，変化，不一致，不和，食い違い
variant [ヴェアりアント] 変種，相違する，変体の，様々の，(形式，綴，型などの) 変体
— **angina** [－エーンジャイナ] 異型狭心症
variation [ヴェアりエイシャン] 変化，変更，異変，変種
varicella [ヴェーりセラ] 水痘
— **zoster immune globulin, VZIg** [－ザスター イミューン グラビュリン] 水痘帯状疱疹免疫グロブリン
— **zoster virus** [－ザスター ヴァイアらス] 水痘帯状疱疹ウイルス
varicellization [ヴァりサライゼイシャン] 水痘予防接種
varices [ヴェーりスィス] 静脈瘤 (varix の複)
variciform [ヴェーりスィフォーム] 静脈瘤状の
varicoblepharon [ヴェーりカブレファらン] 眼瞼静脈瘤
varicocele [ヴェーりカスィール] 陰嚢静脈節瘤
— **testis** [－テスティス] 睾丸静脈瘤
varicocelectomy [ヴェーりコウスィレクタミー] 精索静脈瘤切除術
varicography [ヴェーりカグらフィー] 静脈瘤造影 (撮影) 〔法〕. 種々の静脈と静脈瘤の広がりを X 線で撮影する方法
varicole [ヴェーりコウル] 精系静脈瘤
varicomphalus [ヴェーりカンファらス] 臍部静脈節
varicophlebitis [ヴェーりコウフリバイティス] 静脈瘤性静脈炎

varicosclerotization ～ vasalium

varicosclerotization [ヴェーりコウスクリアろウティゼイシャン] 静脈瘤硬化療法
varicose [ヴェーりコウス] 静脈瘤の, 静脈節の, 静脈怒張の, 静脈瘤治療用の
— aneurysm [－エーニューりズム] 静脈瘤様動脈瘤
— ulcer [－アルサー] 静脈瘤性潰瘍
— vein [－ヴェイン] 静脈瘤
varicosis [ヴェーりコウスィス] 静脈怒張, 静脈瘤症
varicosity [ヴェーりカスィティ] 静脈瘤様腫脹
varicotomy [ヴェーりカタミー] 静脈瘤切開術
varicula [ヴェーりキュラ] 結膜静脈瘤
varied [ヴェーアりド] 様々の, 雑多の
variegate porphyria [ヴェーりゲイト ポーフィりア] 異型ポルフィリン症
variegated [ヴェーアりゲイティッド] 色様々の, 染め分けの, 変化のある
varietism [ヴェーらイアティズム] 多人数と恋愛や交接すること
variety [ヴェーらイアティ] 多様性, 変種, 種類, 類
variola [ヴェーらイアラ] 天然痘, 痘瘡
— benigna [－ビニグナ] 良性痘瘡
— caprina [－カブりーナ] 山羊痘
— confluens [－カンフルーアンス] 融合性痘瘡
— haemorrhagica [－ヘマらジカ] 出血性痘瘡
— maligna [－マリグナ] 重篤痘瘡, 悪性痘瘡
— miliaris [－ミリアーりス] 粟粒性痘瘡
— mitigata [－ミティゲイタ] 軽症痘瘡
— nigra [－ナイグら] 黒痘
— ovina [－オウヴィーナ] 羊痘
— pemphigosa [－ペンフィゴウサ] 天疱瘡性痘瘡
— typhosa [－タイフォウサ] チフス様痘瘡
— vaccina [－ヴェクスィーナ] 牛痘
— vera [－ヴェら] 真性痘瘡
— verrucosa [－ヴェるカサ] いぼ状痘瘡
variolar [ヴェーらイアラー] 天然痘の, 痘瘡の, 疱瘡の小窩がある
variolate [ヴェーアりアレイト] 痘瘡の性質を帯びている, 痘苗を接種する
variolation [ヴェーアりアレイシャン] 天然痘病毒接種, 人痘接種法
variolic [ヴェーアりアりック] 痘瘡様の

varioloid [ヴェーアりアロイド] 痘瘡類似の, 天然痘に似た, 仮痘
variolous [ヴェーらイアラス] 痘瘡の
variolovaccine [ヴェーらイアラヴァクスィン] 人痘痘苗
variolovaccinia [ヴェーらイアロウヴァクスィニア] 人痘接種による牛痘
various [ヴェーアりアス] 色々の, 多方面の, 数多の
varix, varices (複) [ヴェーアりクス, ヴァりスィース] 静脈瘤
— lymphaticus [－リンファティカス] リンパ管怒張
varnish [ヴェーニッシュ] ワニス, ニス, ワニスを塗る
varolian [ヴェーらリアン] バロリアン橋の, 脳橋の
varus [ヴェーアらス] 内反の
vary [ヴェーアりー] 変える, 改善する, 変化する, 異なる
vas, vasa (複) [ヴェース, ヴェーサ] 管, 脈管, 血管
— aberrans [－アベらンス] 盲管, 迷走血管
— aberrans hepatitis [－アベらンス ヘパタイティス] 肝迷管
— afferens [－アファらンス] 輸入管
— capillare [－カピレアー] 毛細血管
— collaterale [－コウラタらーレ] 側副脈管
— deferens [－デファらンス] 輸精管
— efferens [－エファらンス] 輸精出管
— intestinae tenuis [－インテスティネ テニュイス] 小腸血管
vasa [ヴェーサ] 管, 脈管, 血管 (vas の複)
— brevia [－ブリーヴィア] 短枝血管
— lymphatica [－リンフェティカ] リンパ管
— nervorum [－ナーヴァらム] 神経の血管
— praevia [－プリーヴィア] 前置血管
— recta [－れクタ] 直精細管
— vasorum [－ヴェイサらム] 脈管の血管 (脈絡膜の)
— vorticosa [－ヴォーティコウサ] 渦状血管
vasal [ヴェイサル] 導管の, 脈管の, 血管の
vasalgia [ヴェーサルジア] 脈管痛, 血管痛
vasalium [ヴェーセイリアム] 脈管組織

vascular 〜 vasopuncture

vascular [ヴェスキュラー] (脈管, 血管など) 導管の
  — **calcification** [-ケールスィフィケイシャン] 血管石灰化
  — **goiter** [-ゴイター] 血管性甲状腺腫
  — **hypertension** [-ハイパーテンシャン] 血管性高血圧
  — **murmur** [-マーマー] 血管雑音
  — **obstructive shock** [-アブストラクティヴ シャック] 血管閉塞性ショック
  — **occlusion** [-アクルージャン] 血管閉塞
  — **polyp** [-パリプ] 血管性ポリープ
  — **spider** [-スパイダー] = vascular hemangiomata くも状血管腫
  — **system** [-スィスタム] 血管系, リンパ管系
  — **tissue** [-ティシュー] 血管組織
  — **tonic** [-タニック] 脈管緊張剤

vascularity [ヴェースキュラリティ] 血管分布, 血管の多いこと

vascularization [ヴェースキュラリゼイシャン] 血管化, 血管形成

vascularize [ヴェースキュラらイズ] 血管を与える, 血管化する

vascularized flap [ヴェースキュラらイズド フレーップ] 血管付き移植片

vasculature [ヴェースキュラチャー] 血管系, 脈管系

vasculitic syndrome [ヴェースキュライティック スィンドろウム] 血管炎症候群

vasculitis [ヴェースキュライティス] 脈管炎

vasculum [ヴェースキュラム] 小脈管, 海鞘, 植物採集用胴乱

vase [ヴェイス] 壺, 瓶, 花瓶

vasectomy [ヴェーセクタミー] 精管切断術

vaseline [ヴェースィリーン] ワセリン, 皮膚潤滑剤

vasifactive [ヴェースィファクティヴ] 新血管形成の

vasiform [ヴェイスィフォーム] 脈管状の

vaso- [ヴェイソウ-, ヴェイゾウ-, ヴェイサ-, ヴェイザ-] ☆「脈管系統」に関する接頭語

vasoactive [ヴェイソウアクティヴ] 血管作用のある
  — **intestinal polypeptide, VIP** [-インテスティナル パリペプタイド] 血管活性腸ポリペプチド ☆消化管ホルモンの一つ

vasoconstriction [ヴェイソウカンストりクシャン] 脈管収縮

vasoconstrictor [ヴェイソウカンストりクター] 血管収縮性のもの, 血管収縮神経, 血管収縮薬剤
  — **nerve** [-ナーヴ] 血管収縮神経

vasocorona [ヴェイソウカろウナ] 脈管冠状態

vasodentin [ヴェイサデンティン] 脈管のある象牙質

vasodepression [ヴェイソウディプれッシャン] 脈管運動抑制

vasodepressor [ヴェイソウディプれッサー] 脈管運動抑制神経, 血管拡張因子

vasodilatation [ヴェイソウダイラテイシャン] 血管拡張

vasodilator [ヴェイソウダイレイター] 血管拡張神経, 血管拡張薬
  — **nerve** [-ナーヴ] 血管拡張神経

vasoganglion [ヴェイサゲーングリアン] 血管網 (節)

vasogenic shock [ヴェイサジェニック シャック] 血管原性ショック

vasohypertonic [ヴェイソウハイパータニック] 脈管緊張の, 脈管収縮の

vasohypotonic [ヴェイソウハイポウタニック] 脈管拡張の, 弛緩の

vasoinert [ヴェイサイナート] 血管に影響を与えない

vasoligation [ヴェイソウリゲイシャン] 血管結紮術

vasomotion [ヴェイソウモウシャン] 血管運動

vasomotor [ヴェイソウモウター] 血管運動の, 血管運動薬
  — **center** [-センター] 血管運動神経中枢
  — **nerve** [-ナーヴ] 血管運動神経
  — **rhinitis** [-らイナイティス] 血管運動性鼻炎

vasomotory [ヴェイソウモウタりー] 脈管運動の

vasoneurosis [ヴェイソウニューろウスィス] 血管神経症

vasoparesis [ヴェイソウパりースィス] 血管運動神経不全麻痺

vasopressin [ヴェイサプれッスィン] バソプレッシン ☆下垂体後葉ホルモン, 抗利尿ホルモン

vasopressor [ヴェイサプれッサー] 昇圧の, 血管収縮の
  — **reflex** [-リーフレクス] 迷走神経昇圧反射

vasopuncture [ヴェイサパンクチャー] 精管穿刺

vasoreflex［ヴェイソウりーフレックス］ 血管反射

vasorelaxation［ヴェイソウりラクセイシャン］ 脈圧減少

vasoresection［ヴェイソウりセクシャン］ 精管切除術

vasorrhaphy［ヴェイソーれーフィ］ 精管縫合術

vasosection［ヴェイサセクシャン］ 脈管切断, 精管切断

vasosensory［ヴェイサセンサりー］ 脈管感覚神経の

vasospasm［ヴェイサスペーズム］ 血管痙攣

vasospastic［ヴェイサスペースティック］ 血管痙攣の

vasostimulant［ヴェイサスティミュラント］ 血管興奮性の, 血管刺激性の

vasostomy［ヴェイサスタミー］ 精管造瘻術

vasotomy［ヴェイサタミー］ 精管切開術

vasotonic［ヴェイサタニック］ 血管緊張性の, 血管興奮剤

vasotribe［ヴェイサトらイヴ］ 血管圧砕鉗子

vasotripsy［ヴェイサトりプスィ］ 血管圧砕止血

vasotrophic［ヴェイサトらフィック］ 脈管栄養の

vasovagal［ヴェイソウヴェイガル］ 血管迷走神経の
— **syncope**［-スィンカピー］ 迷走神経血管拡張性失神

vasovasostomy［ヴェイソウ・ヴェイサスタミー］ 精管精管吻合術

vasovesiculectomy［ヴェイソウヴァスィキュレクタミー］ 精管精嚢切除術

vasovesiculitis［ヴェイソウヴァスィキュライティス］ 精管精嚢炎

vast［ヴァースト］ 広大な, 莫大な

vastly［ヴァーストリー］ 広大に, 無辺に, 甚だ

vastus［ヴァスタス］ 広筋

vat［ヴェーット］ （醸造, 製革, 染色などにおいて）発酵, 熟成, 製造用などに使用する大桶, 桶に入れる, 桶中で処理する
— **dye**［-ダイ］ 建物染料

Vater's ampulla［ヴァーターズ アンプーラ］ ファーター拡大部 ☆胆管と膵管の十二指腸に開口する部分

Vater's corpuscles［ヴァーターズ コーパスルズ］ ファーター小体 ☆皮下組織触覚神経終末器官

Vater's papilla［ヴァーターズ パピラ］ ファーター乳頭 ☆十二指腸総胆管膵管開口部の乳頭

Vaughan-Williams classification［ヴォーン ウィリアムズ クラスィフィケイシャン］ ボーン・ウィリアムスの抗不整脈薬分類

vault［ヴォールト］ アーチ形, 口蓋弓, 頭蓋

VBL（vinblastine）

VCA（viral capsid antigen）

VCR（vincristine）

VD 1.（venereal disease）／
2.（vitamin D）

VDT asthenopia［ヴィディーティー アススィノピア］ VDTによる眼精疲労

veal［ヴィール］ 子牛肉
— **skin**［-スキン］ 仔牛皮症 ☆顔面または頸部に白色隆起をする

vection［ヴェクシャン］ 人と人との間の病毒伝播, 病原菌伝播

vector［ヴェクター］ 1. 保菌者, 保菌物／
2. 大きさと方向を有する量, ベクトル
— **analysis**［-アネーリスィス］ ベクトル分析
— **map**［-メーップ］ ベクトル地図

vectorcardiogram［ヴェクターカーディアグらム］ ベクトル心電図

vectorcardiography［ヴェクターカーディアグれフィ］ ベクトル心電図法

vectorial［ヴェクトーりアル］ 病毒運搬動物の, 媒介動物の, 病原菌伝播性の

VEC treatment［ヴイースィ トりートマント］ ヴィンクリスティン VP-16, サイクロフォスファマイド療法

vecuronium bromide［ヴェキュろウニアム ブろウマイド］ 臭化ベクロニウム ☆末梢性筋弛緩薬, 気管内挿管時筋弛緩に用いる

vegan［ヴィーガン］ 厳格な菜食主義者

veganism［ヴィーガニズム］ 超菜食主義

vegetable［ヴェジタブル］ 植物の, 植物性の, 植物, 野菜
— **pathology**［-パサらジー］ 植物病理学
— **state**［-ステイト］ 植物状態
— **tallow**［-タロウ］ 木蝋, 植物脂
— **toxin**［-タクスィン］ 植物毒素

vegetal［ヴェジタル］ 動植物共通の

vegetality［ヴェジタりティ］ 生活機能, 植物性

vegetarian［ヴェジテアりアン］ 菜食者, 菜食主義者, 菜食主義の, 菜の

vegetarianism 〜 venipuncture

vegetarianism [ヴェジテァりアニズム] 菜食主義

vegetate [ヴェジテイト] 植物のように生育する, 植物的機能を行う, 無為徒食する

vegetation [ヴェジテイシャン] 植物性機能, 植物の生育, 植物, 皮膚

vegetative [ヴェジテイティヴ] 生長能力を有する, 生長する, 植物的性の, 栄養の, 植物を生長させる力のある
— dermatitis [-ダーマタイティス] 増殖性皮膚炎
— nervous system [-ナーヴァス スィスタム] 植物性神経系, 自律神経系, 交感神経系
— pole [-ポゥル] 卵黄極, 植物極 ☆卵の栄養分を含む部分

vegetoanimal [ヴェジトウアニマル] 動植物共通の

vegulin [ヴェギュリン] ベギュリン ☆キャベツから抽出した物で実験動物の血糖を減ずるインスリー様作用のある成分を含む

vehement [ヴィーイマント] 激烈な, 熱性的な, 熱狂的な

vehicle [ヴィーイクル] 運搬具, 乗物, 媒介物, 使薬, 賦形薬

veil [ヴェイル] かぶり物, 顔被, 掛布, ベール, 膜, ベールをかける

veiled [ヴェイルド] 隠された

Veillonella [ヴェイヤネラ] ベイヨネラ属 ☆口, 腔, 腸管などに住むグラム陰性嫌気菌

vein [ヴェイン] = vena 静脈, 血管, 翅脈, 葉脈, 鉱脈

velamen [ヴィレイマン] 膜, 被膜, 卵膜

velamentum [ヴェラメンタム] 〈pl. velamenta; L〉 被膜, 外被, 上皮層; 卵膜

velar [ヴィーラー] 被膜の, 軟口蓋の

Velcro rale [ヴェルクロァ らール] ベルクロ・ラ音 ☆マジックバンドをはずすときのような音

vellicate [ヴェリケイト] 攣縮する, 攣縮させる

vellication [ヴェリケイシャン] 筋肉組織とくに顔面の攣縮

velocardiofacial [ヴィロウ・カーディア・フェイシャル] 咽頭心臓顔面の

velo-cardio-facial syndrome [ヴェロウ−カーディアーフェイシャル スィンドロウム] 口蓋心臓顔面症候群 ☆口蓋裂, 心異常, 顔面異常を伴う

velocimetry [ヴェロウスィメトリー] 速度測定

velocity [ヴァラスィティ] 速さ, 速力, 速度

velum [ヴィーラム] 帆, 蓋, 被膜
— palati [-パラタイ] = alatinum 口蓋帆

velvet [ヴェルヴィット] ビロード, ビロード様のもの, 利益, ビロード製の, 手触りの滑らかな

velvety [ヴェルヴィティ] ビロードのような, 手触りのよい

VEM (vasoexcitor material) 血管収縮物質(薬)

vena, venae (複), V [ヴィーナ, ヴィーネ] 静脈
— cava inferior [-ケイヴァ インフィーりアー] 下空静脈
— cava superior [-ケイヴァ スーピーりアー] 上空静脈

venae [ヴィーネ] 静脈 (vena の複)
— ciliares [-スィリエイりス] 毛様体静脈

venation [ヴェネイシャン] 静脈相, 静脈分布

venectasia [ヴィナクテイズィア] 静脈拡張

veneer [ヴェニアー] ベニア板, 合わせ板, ベニア板をはる

venenate [ヴェニネイト] 中毒にする, 毒害する

venenation [ヴェニネイシャン] 毒害, 中毒にすること

venena [ヴァニーナ] 毒薬 (venenum の複)

venenific [ヴェナニフィック] 毒性が生ずる

Venenosa [ヴェニノウサ] 毒蛇

venenous [ヴェニナス] 毒性の

venenum, venena (複) [ヴァニーナム, ヴァニーナ] 毒薬

venerable [ヴェナらブル] 尊敬すべき, 高徳の
— age [-エイジ] 高齢

venereal [ヴァニーりアル] 性病の
— disease, VD [-ディズィーズ] 性病, 梅毒
— remedy [-れミディ] 性病治療薬
— wart [-ウォート] 鼠径リンパ節腫

venereology [ヴァニーりアラジー] 性病学, 花柳病学

venery [ヴェナりー] 売淫, 接交過度の

venesection [ヴェナセクシャン] 静脈切開, 瀉血

veniplex [ヴェニプレックス] 静脈叢

venipuncture [ヴェニパンクチャー] 静脈穿刺

venison 〜 ventricular

venison [ヴェニズン] 猟獣の肉，(とくに鹿肉)
venisuture [ヴェニスーチャー] 静脈縫合術
venoclysis [ヴィーノクリスィス] 静脈注射
venodilative effect [ヴィーノウダイレイティヴ イフェクト] 静脈拡張効果
venogram [ヴィーノグらム] 静脈造影像，静脈拍描記 X 線影写
venom [ヴェナム] (毒蛇，蜂などの) 毒液，毒，毒物
 ― [-]duct [- ダクト] 毒管
 ― [-]gland [- グランド] 毒腺，毒液腺
venomization [ヴェナマイゼイシャン] ヘビ毒療法
venomotor [ヴィーナモウター] 静脈運動の
venomous [ヴェナマス] 毒液を分泌する，毒腺のある，有毒の
venoperitoneostomy [ヴィーノウペりトウニアスタミー] 伏在静脈腹膜吻合術
venosclerosis [ヴィーノウスクりろウスィス] (梅毒による直腸の) 静脈硬化症
venosity [ヴィーナスィティ] 静脈血うっ血，動脈血の静脈血混和，器官の静脈血のあること
venostasis [ヴィーナステイスィス] 四肢静脈流血阻止，静脈血うっ滞
venotomy [ヴィーナタミー] 静脈切開術
venous [ヴィーナス] 静脈の，静脈中の
 ― carbon dioxide pressure, PvCO₂ [- カーボン ダイアクサイド プれッシャー] 静脈血二酸化炭素圧
 ― congestion [- カンジェスチャン] 静脈うっ血
 ― engorgement [- エンゴージメント] 静脈怒張
 ― murmur [- マーマー] 静脈雑音
 ― pressure [- プれッシャー] 静脈圧
 ― pulse [- パルス] 静脈拍動
 ― return [- りターン] 静脈還流
 ― sinus [- サイナス] 静脈洞
 ― stroke [- ストろウク] 静脈性脳卒中
 ― thrombosis [- スらンボウスィス] 静脈血栓症
 ― transfusion [- トランスフュージャン] 静脈内輸血
venovenostomy [ヴィーナヴィーナスタミー] 静脈吻合術
venovenous bypass, VVB [ヴィーナヴィーナス バイパス] 静脈静脈シャント
vent [ヴェント] 通気口，通風口，(鳥類，爬虫類などの) 肛門，孔，口，濡れ口，出口を与える，発する，濡らす
 ― pipe [- パイプ] 排気管，通気管
venter [ヴェンター] 腹，筋腹，体腔，子宮
 ― imus [- アイマス] 最下腔 (頭蓋腔・胸腔・腹腔の中，最下のもの，すなわち腹腔)
 ― medius [- ミーディアス] 中腹 (胸腔)
 ― musculi [- マスキュライ] 筋腹
 ― supremus [- スュプりーマス] 頭蓋腔
venthole [ヴェントホゥル] 空気，光，煙，ガスの出口
venticular capture [ヴェンティキュラー ケープチャー] 心室補獲
ventiduct [ヴェンティダクト] 通気管，空気抜き
ventilate [ヴェンティレイト] 風を通す，空気を通す，換気する，血液を新鮮な吸気で浄化する
ventilator associated pneumonia [ヴェンティレイター エーソウスィエイティッド ニューモウニア] 呼吸管理合併肺炎
ventilation [ヴェンティレイシャン] 風通し，空気の流通，換気，通風状態
 ― perfusion ratio, V／P ratio [- パーフュージャン れイシオウ] 換気血流比
 ― pneumonitis [- ニューモウナイティス] 空調病
ventilator [ヴェンティレイター] 換気装置，通風機
ventouse [ヴェントゥーズ] [F] 吸角子，吸い玉
ventrad [ヴェントれード] 腹の方向へ，腹側へ
ventral [ヴェントラル] 腹の，前部の，腹側の
 ― hernia [- ハーニア] 腹壁ヘルニア
 ― plate [- プレイト] 腹側板
ventricle [ヴェントりクル] (脳髄，喉頭の) 空洞，室，心室
ventricornu [ヴェントりコーニュ] 脊髄前角灰白柱，灰白脊髄柱
ventricornual [ヴェントりコーニュアル] 脊髄前角灰白質の，灰白脊髄の
ventricose [ヴェントりコウス] 腹のように一側にふくれた，太鼓腹の
ventricular [ヴェントりキュラー] (脳，心臓などの) 空洞の，室の
 ― aneurysm [- エーニューりズム] 心室動脈瘤
 ― aqueduct, sylvian aqueduct, aqueductus cerebri [- エークウィダク

ト, スィルヴィアン エークウィダクト, エークウィーダクタス セりブリ] 中脳水道 ☆第三, 第四脳室間連絡導水管
― escape rhythm [－イスケイプ りズム] 心室性補充調律
― fibrillation, VF [－ファイブりレイシャン] 心室細動
― flutter, VF [－フラター] 心房粗動
― ligament [－リガマント] 偽声帯
― preexcitation [－プリーイクサイテイシャン] 心室早期興奮
― premature beat, VPB [－プりマチュアー ビート] ＝ ventricular premature contraction, VPC 心室性期外収縮
― septal defect, VSD [－セプタル ディフェクト] 心室中隔欠損
― septum [－セプタム] 心室中隔
― strain [－ストれイン] 心室負荷
― tachycardia, VT [－タキカーディア] 心室性頻脈

ventriculoatrial, VA [ヴェントりキュロウ エイトリアル] 室房の

ventriculography [ヴェントりキュラグらフィ] 脳室撮影法

ventriculometry [ヴェントりキュラミトリー] 脳内圧測定

ventriculonector [ヴェントりキュラネクター] ＝ atrioventricular bundle 房室間束

ventriculoquist [ヴェントりキュラクウィスト] 腹話術者

ventriculoscopy [ヴェントりキュラスカピー] 脳室内視法

ventriculostomy [ヴェントりキュラスタミー] 脳室造瘻術

ventriculus [ヴェントりキュラス] 胃, 室
― cordis [－コーディス] 心室
― dexter cordis [－デクスター コーディス] 右心室
― lateralis cerebri [－ラタれイリス セりブり] 側脳室
― quartus cerebri [－クウォータス セりブり] 第四脳室
― sinister cordis [－スィニスター コーディス] 左心室
― tertius cerebri [－ターティアス セりブり] 第三脳室

ventricumbent [ヴェントりカンバント] 腹位, 腹這い

ventriduct [ヴェントりダクト] 腹導管, 腹側へ導く

ventrifixure [ヴェントりフィクシャー] 内臓腹壁縫合固定術

ventriflexion [ヴェントりフレクシャン] 前屈, 腹屈

ventrimeson [ヴェントりメサン] 腹壁正中腺

ventrocystorrhaphy [ヴェントろウスィストーらフィ] 膀胱腹壁縫合術

ventrodorsal [ヴェントろウドーサル] 腹側背側の

ventrofixation [ヴェントろウフィクセイシャン] 腹壁固定術

ventrohysteropexy [ヴェントろヒスタらペクスィ] 腹壁固定術

ventroptosis [ヴェントらプトウスィス] 胃下垂症

ventroscopy [ヴェントらスカピー] 腹腔徹照法

ventrosuspension [ヴェントろウサスペンシャン] 腹壁固定術

ventrotomy [ヴェントらタミー] 腹腔切開術, 開腹術

ventrovesicofixation [ヴェントろウヴェスィコウフィセイシャン] 子宮腹壁膀胱固定術

venture [ヴェンチャー] 冒険, 危険な行動, 投機, 偶然, 危険にさらす, 賭する, 思い切って進む, 勇をふるって~する
― business [－ビズィネス] 投機事業

venula, venule（複）[ヴェニュら, ヴェニュール] 細静脈
― mascularis inferior [－マスキュラーりス インフィーりアー] 下黄斑静脈
― medialis retinae [－ミーディエイリス れティネ] 網膜内側静脈
― nasalis retinae [－ネイザーりス れティネ] 網膜下内側静脈
― temporalis retinae inferior [－テンパらーりス れティネ インフィーりアー] 網膜下外側静脈
― temporalis retinae superior [－テンパらーりス れティネ スーピーりアー] 網膜上外側静脈

venule [ヴェニュール] 細静脈 (venula の複)

VEP (visual evoked potential)

verapamil hydrochloride [ヴェらパミル ハイドロウクローらイド] 塩酸ベラパミル ☆狭心症治療薬, カルシウム拮抗薬, 血管拡張薬

veratric acid [ヴェれートリック エーサッド] ベラトルム酸

veratrin(e) [ヴェれートリン] ベラトリン ☆ *abadilla* 中の有毒アルカロイド

veratrol [ヴェれートロール] ベラトロール

Veratrum ～ verruca

☆解熱剤
Veratrum [ヴェれイトルム] バイケイソウ属
☆百合科の一種
verbal [ヴァーバル] 言葉の, 用語上の, 文字どおりの, 口頭の
— **order** [- オーダー] 口頭指示
— **transmission** [- トランスミッシャン] 言葉による伝達
verbally [ヴァーバリー] 言葉のうえで, 口頭で, 口述で
verbatim [ヴァーベイティム] 逐語的に, 文字通りに, 逐語的の, 逐語的報告
verbigeration [ヴァービジャれイシャン] 意味のない言葉を反復すること, 音誦症
verbomania [ヴァーバメイニア] 饒舌症, 多弁狂, おしゃべり病
Verbrycke's syndrome [ヴァーブりュッケズ スィンドろウム] = cholecystohepatic adhesion syndrome 胆嚢肝癒着症候群 ☆大腸の牽引を起こす
verdea [ヴァーデア] イタリアのブドウ酒
verdure [ヴァージャ] 緑色, 緑の草木, 新鮮さ
verge [ヴァージ] 縁, 境界, 範囲, 限界
vergences [ヴァージャンスィズ] 他眼に比較して一眼が水平あるいは垂直に回転すること, 眼球の水平輻輳
vergetures [ヴァージチャーズ] 線, 線状, 条紋皮, 萎縮性の皮膚裂溝
verifiable [ヴェりファイアブル] 確認できる, 証明できる, 検証できる
verification [ヴェりフィケイシャン] 確認, 立証, 証明
verified [ヴェりファイド] 確認された
verify [ヴェりファイ] 証明する, 照合する, 実証する
veritable [ヴェりタブル] 実際の, 真正の, 誠の
veritol [ヴェりトール] ベリトール ☆血行刺激剤
vermetoid [ヴァーミトイド] 虫様の, みみず様の
vermian [ヴァーミアン] 小脳虫部の
vermicelli [ヴァーミセリ] バーミセリー(細い麺食品), くだそうめん
vermicide [ヴァーミサイド] 駆虫剤, 殺虫剤
vermicular [ヴァミキュラー] 蠕虫状の, 虫状の
— **movement** [-ムーヴマント] 蠕動運動
vermiculation [ヴァミキュレイシャン] 蠕虫運動, 蠕動

vermiculose, vermiculous [ヴァミキュロウス, ヴァーミキュラス] 虫状の, 蠕虫状の
vermiform [ヴァーミフォーム] 虫状の, 蠕虫状の
— **appendix** [- アペンディクス] 虫垂
— **lobe** [- ロウブ] 小脳虫部
— **process** [- プろウセス] 小脳の虫様体, 虫様突起
vermifugal [ヴァーミフュガル] 駆虫の
vermifuge [ヴァーミフュージ] 駆虫剤
vermilionectomy [ヴァーミリアネクタミー] 唇紅部切除術
vermillion [ヴァーミリアン] 朱, 辰砂, 鉛丹, 朱の, 朱塗の
vermin [ヴァーミン] 害, 寄生虫, 寄生動物
verminal [ヴァーミナル] 蠕虫の
verminate [ヴァーミネイト] 寄生虫がわく, 蚤 (ノミ)・虱 (シラミ)・南京虫などを生ずる
vermination [ヴァーミネイシャン] 寄生虫感染
verminosis [ヴァーミノウスィス] 寄生虫症
vermiphobia [ヴァーミフォウビア] 寄生虫恐怖症
vermis [ヴァーミス] (小脳の)中部, 蠕虫
— **cerebelli** [- セりベリ] 小脳虫部
vermivorous [ヴァーミヴァらス] 虫を餌にする, 食虫の
vermuth [ヴァーマス] ベルモット酒
vernal [ヴァーナル] 春の, 春に起こる, 春に来る, 春生の, 春めいた, 青春の
— **catarrh** [- カター] = vernal conjunctivitis 春期カタル性結膜炎
— **fever** [- フィーヴァー] マラリア熱
Vernes' test [ヴァーニズ テスト] ベルネー試験 ☆梅毒反応
Vernet's syndrome [ヴァーネッツ スィンドろウム] ヴェルネ症候群 ☆固形物嚥下障害に基づく上咽頭痙攣
vernix caseosa [ヴァーニクス ケイスィオウサ] 胎脂
veronal [ヴェろウナール] ベロナール ☆催眠剤
verricule [ヴェりキュリー] 直毛叢
verruca [ヴァるーカ] 疣 (イボ), 疣腫, 疣贅, 疣状突起, 疣状隆起
— **acuminata** [-アキューミネイタ] 隆起疣
— **carnosa** [- カーノウサ] 軟疣
— **digitata** [- ディジテイタ] 指状疣, 糸

状疣
- dura plana [-デューら プレイナ] 扁平硬性疣
- filiformis [-ファイリフォーミス] 糸状疣贅
- glabra [-グレイブら] 無毛疣
- mollis [-マリス] 軟性疣贅
- molluscilormis [-マラスィフォーミス] 軟属腫状疣贅
- necrogenica [-ネクらジェニカ] 死毒性疣贅
- pedunculata [-ピダンキュレイタ] 有茎疣贅
- plana juvenilis [-プレイナ ジューヴィニーリス] 若年性扁平疣贅
- plantaris [-プランテアリス] 足底疣
- seborrhoica [-スィーバろウイカ] 脂漏性疣贅(イボ)
- senilis [-スィニーリス] 老人性疣
- simplex [-スィンプレックス] 単純性疣
- telangiectodes [-テレーンジエクトゥデス] 毛細管拡張イボ
- vulgaris [-ヴァルゲイリス] 尋常性疣

verruciform [ヴァるースィフォーム] 疣状，疣状の

verrucose [ヴァるコウス] = verrucous 疣の多い，疣状突起で覆われた

verrucosis [ヴァるーコウスィス] イボ症

verrucous endocarditis [ヴァらカス エンドウカーダイティス] 疣状心内膜炎

versatile [ヴァーセイティりー] 融通がきく，多才の，移り気の，上下左右前後に回し得る

versatility [ヴァーサティりティ] 融通がきくこと，多用性

versicolor [ヴァースィカラー] 雑食の，多彩の

version [ヴァージャン] 胎児転位法，胎児転向法

versus, vs. [ヴァーサス] 対，～と比べて

vertebra, vertebrae (複) [ヴァーティブら，ヴァーティブリー] 椎骨
- craniae [-クれイニー] 頭蓋椎
- dentata [-デンテイタ] 歯状椎
- plana [-プレイナ] 扁平椎
- prominent [-プらミナント] 隆椎，第七頸椎

vertebrae [ヴァーティブりー] 椎骨(vertebraの複)
- cervicales [-サーヴィカーレス] 頸椎
- coccygeae [-カクスィジー] 尾椎
- colli [-コウリー] 頸椎
- lumbales [-ランベイラ] 腰椎
- sacrales [-セイクれイレス] 仙椎
- thoracales [-ソーらケイリス] 胸椎

vertebral [ヴァーティブラル] 椎骨の，脊椎骨からなる，椎骨の
- angiography, VAG [-エーンジアグらフィ] 椎骨動脈造影法
- arch [-アーチ] 脊椎弓
- artery, VA [-アータりー] 椎骨動脈，脊椎動脈
- body [-バディ] 椎体
- canal [-ケーナル] 脊柱管
- column [-カラム] 脊柱
- deformity [-ディフォーミティ] 脊椎変形
- foramen [-ファれイマン] 椎孔
- fracture [-フれークチャー] 脊椎圧迫骨折
- joint [-ジョイント] 脊椎関節
- region [-リージャン] 脊柱部
- ribs [-リブズ] 脊椎肋骨，浮遊弓肋

vertebrate [ヴァーティブれイト] 脊椎ある，脊椎動物の，脊椎動物
- animal [-エーニマル] 脊椎動物

vertebrated [ヴァーティブれイティッド] 脊椎動物の，椎骨様構造の

vertebrectomy [ヴァーティブれクタミー] 脊椎切除術

vertebro- [ヴァーティブろウー，ヴァーティブら-] ☆「脊椎」「椎骨」を表す接頭語

vertebrobasilar [ヴァーテブろウベースィラー] 脊椎脳底の
- artery [-アータりー] 脊椎脳底動脈
- artery syndrome [-アータりー スィンドロウム] 椎骨脳底動脈症候群

vertebrochondral [ヴァーティブらカンドラル] 椎骨肋軟骨の
- fusion [-フュージャン] 椎骨肋軟骨融合

vertebrocostal [ヴァーティブらカスタル] 椎骨肋軟骨の

vertebrosternal [ヴァーティブろウスターナル] 椎骨胸骨の

vertex [ヴァーテックス] 最高点，頭頂，頂点
- cordis [-コーディス] 心尖
- corneae [-コーニエ] 角膜頂
- cranii [-クれイニイ] 頭頂
- presentation [-プれザンテイシャン] 頭頂位先進

vertex ~ vesicular

— vesicae urinariae [－ヴェスィケ ユーリナリエ] 膀胱頂
vertical [ヴァーティカル] 頂上にある，頂点の，垂直の，直立した，垂直線，垂直面
— nystagmus [－ニスタグマス] 垂直眼球振盪
— plane [－プレイン] 垂直面
— strabismus [－ストラビズマス] 縦軸斜視
vertically [ヴァーティカリー] 垂直に，直立して，直上に，直下に
verticillate [ヴァーティスィレイト] 渦巻き状の，らせんしている
vertiginous [ヴァーティジナス] めまいがする，目が回る，らせんする
vertigo [ヴァーティゴウ] 眩暈，めまい
vertigraphy [ヴァーティグれーフィ] 縦軸撮影法
verumontanitis [ヴィーるーマンタナイティス] 精丘炎
verumontanum [ヴィーるーマンテイナム] 精丘
very [ヴェりー] 非常に，大変
— high density lipoprotein, VHDL [－ハイ デンスィティ リポウプろウティーン] 超高比重リポタンパク
— high frequency, VHF [－ハイ フリークヮンスィ] 超高周波数
— important person, VIP [－インポータント パースン] 重要人物
— low birth weight [infant], VLBW [－ロウ バース ウェイト (インファント)] 極低出生体重児，極小未熟児
— low density lipoprotein, VLDL [－ロウ デンスィティ リポウプろウティーン] 超低比重リポタンパク
vesania [ヴァセイニア] 精神異常，狂気
vesanic [ヴァセイニック] 精神異常の，狂気の
vesica, vesicae (複)[ヴェスィカ, ヴェスィキー] 嚢（とくに膀胱），水疱，小胞
— fellea [－フィーリア] 胆嚢
— urinaria [－ユーりナりэ] 膀胱
vesicae [ヴェスィキー] 嚢（とくに膀胱），水疱，小胞（vesicaの複）
vesical [ヴェースィカル] 膀胱の
— artery [－アータりー] 膀胱動脈
— calculus [－ケールキュラス] 膀胱結石
— crisis [－クらイスィス] 脊髄癆の膀胱痛発作

— gland [－グレーンド] 膀胱腺
— triangle [－トらイエーングル] 膀胱三角
vesicant [ヴェスィカント] = vesicatory 発疱させる，発疱剤，発疱させる
vesication [ヴェスィケイシャン] 発疱，発疱疹
vesicle [ヴェスィクル] 小嚢，小疱，小空胞，気泡，水疱
vesicoabdominal [ヴェスィコウアブダミナル] 膀胱腹部の
vesicocele [ヴェスィカスィール] 膀胱ヘルニア，膀胱瘤
vesicocervical [ヴェスィコウサーヴィカル] 膀胱と子宮頸の
vesicoclysis [ヴェスィカクリスィス] 膀胱注入，膀胱洗浄
vesicofixation [ヴェスィコウフィクセイシャン] 膀胱固定術，膀胱子宮縫合術
vesicolithiasis [ヴェスィコウリサイアスィス] 膀胱結石
vesicoprostatic [ヴェスィコウプらスタティック] 膀胱と前立腺の
vesicopubic [ヴェスィコウピュービック] 膀胱と恥骨の
vesicospinal [ヴェスィコウスパイナル] 膀胱と脊椎の
vesicotomy [ヴェスィカタミー] 膀胱切開術
vesicoureteral [ヴェスィコウユりータらル] 膀胱尿道の
— junction [－ジャンクシャン] 尿道膀胱接合部
— reflux [－りーフラクス] 膀胱尿道菌体
vesicourethropexy [ヴェジコウ・ユりーすら・ペクスィ] 膀胱尿道固定〔法〕
vesicouterine [ヴェスィコウユータりン] 膀胱子宮の
vesicovaginal [ヴェスィカヴェージナル] 膀胱と腟の
— fistula [－フィスチュラ] 膀胱腟瘻
vesicula, vesiculae (複)[ヴァスィキュラ, ヴァスィキュリー] 小嚢，小疱，気泡
— fellea [－フィーリア] 胆嚢
— germinativa [－ジャーミネイティヴァ] 胚小胞，卵母細胞核
— seminalis [－セミネイリス] 精嚢
vesiculae [ヴァスィキュリー] 小嚢，小疱，気泡（vesiculaの複）
vesicular [ヴァスィキュラー] = vesiculate 小嚢状の，小胞状の，小胞も有する
— breathing [－ブリーズィング] 軟らかい小空胞性音を呈する呼吸，肺胞性呼

vesicular ～ veterinary

吸音
- eczema [－エクズィマ] 頭蓋小胞湿疹
- emphysema [－エンフィスィーマ] 肺膿腫
- fever [－フィーヴァー] 天疱瘡, 小水疱疹熱
- keratitis [－ケラタイティス] 疱疹性角膜炎
- murmur [－マーマー] 気泡音, 気泡雑音
- rale [－らール] 気泡性雑音, 肺胞性ラ音
- respiration [－れスピれイシャン] 気泡音呼吸

vesiculation [ヴェースィキュレイシャン] 小囊形成, 小胞形成

vesiculectomy [ヴェースィキュレクタミー] 精囊切除術

vesiculiform [ヴァスィキュリフォーム] 精囊状の, 小胞状の

vesiculitis [ヴァスィキュライティス] 精囊炎, 小胞炎

vesiculocavernous [ヴァスィキュラケーヴァーナス] 精囊と海綿体の
- respiration [－れスピれイシャン] 気泡空洞呼吸

vesiculopapular [ヴァスィキュラパピュラー] 水疱と丘疹性の

vesiculopustular [ヴァスィキュラパスチュラー] 水疱と膿疹性の

vesiculotomy [ヴァスィキュラタミー] 精囊切開術

vesnarinone [ヴェスナリノン] ベスナリノン ☆強心薬, 抗心不全薬

vespajus [ヴェスパジャス] 頭髪部化膿皮膚炎

vesper [ヴェスパー] 〈L＝evening〉夕方. 処方箋で vesp と略される

vesperal [ヴェスペラル] 夕方に起こる

vessel [ヴェッサル] 容器, 体, 輸送管, 導管, 脈管, 管
  chyliferous － [カイリフェらス－] 乳び(糜)管

vest [ヴェスト] チョッキ, 肌着, シャツ, 婦人子供の肌着, 授ける, 付与する, 衣服を着せる, (権利, 財産などが) 属する, 帰する

vest-pocket [ヴェストーパキット] チョッキのポケットに入るような, ごく小規模な

vestage [ヴェステイジ] 痕跡

vestibular [ヴェスティビュラー] 玄関の, 前庭の
- artery [－アータりー] 前庭動脈
- gland [－グレーンド] 大前庭腺
- membrane [－メンブれイン] 前庭膜
- nerve [－ナーヴ] 前庭神経
- neuronitis [－ニューろウナイティス] 前庭神経炎
- passage [－ペースィジ] 前庭道
- vertigo [－ヴァーティゴウ] 前庭性めまい

vestibule [ヴェスティビュール] 前庭, 前房, 前室とくに内耳腔, 玄関
- of aorta [－アヴ エイオータ] 大動脈前庭
- of larynx [－アヴ レーりンクス] 喉頭前庭
- of mouth [－アヴ マウス] 口前庭
- of nose [アヴ ノウズ] 鼻前庭
- of pharynx [－アヴ フェりンクス] 咽頭前庭
- of vagina [－アヴ ヴァジャイナ] 腟前庭

vestibulotomy [ヴェスティビュラタミー] 内耳前庭切開術

vestibulourethral [ヴェスティビュロウユりースらル] 外陰前庭尿道の

vestibulum [ヴェスティビュラム] (内耳の) 前庭
- bursae omentalis [－バーセー オウメンテイリス] 網囊前庭
- nasi [－ナージ] 鼻前庭
- oris [－オウりス] 口腔前庭
- vaginae [－ヴァジャイニ] 腟前庭

vestigial [ヴェスティジアル] 痕跡〔的〕, 残留, 痕跡器官, 退化した

vestigium [ヴェスティジアム] 痕跡部, 残留部

vesuvin [ヴィスーヴィン] ＝ Bismarck brown ベスービン ☆組織染色(褐色)色素

VESV (ventricular end-systolic volume)

veterinarian [ヴェタりネアりアン] ＝ veterinary 家畜の傷病治療の, 獣医の, 獣医

veterinary [ヴェタりネアりー] 獣医学の, 獣医
- clinic [－クリニック] 獣医クリニック
- hospital [－ハスピタル] 獣医病院
- medicine [－メディスン] 獣医学
- surgery [－サージャりー] 獣医学外科

vexation [ヴェクセイシャン] 苦しみ（とくに心の場合）, 煩わしさ, 口惜しさ
vexatious [ヴェクセイシャス] 煩わしい, 面倒な, うるさい
VF 1. (ventricular fibrillation) ／2. (ventricular flutter)
VHDL (very high density lipoprotein)
VHF (very high frequency)
viability [ヴァイアビリティ] （胎児, 初生児の）生活力, 成育力, 生存能力
viable [ヴァイアブル] （胎児, 初生児について）成育可能程度に成熟した, 成育できる, （動植物に対して）特殊な環境の下などに生育できる
vial [ヴァイアル] ガラス瓶, 水薬瓶, 注射薬瓶, バイアル
vib (vibration)
vibex [ヴァイベックス] 線状皮下出血, 紫斑
vibrant [ヴァイブラント] 震える, 顫音を発する, 響き渡る
vibrate [ヴァイブれイト] 振動する, 震える, 深く感動する, 振動させる
vibratile [ヴァイブらティル] 振動の, 左右へ振動する
vibration, vib. [ヴァイブれイシャン] 振動, 震動, ふるえ, 振り子の振動
 — syndrome [-スィンドろウム] 振動病・振動障害
vibrator [ヴァイブれイター] 振動する物, 振動器
Vibrio [ヴィブりオウ] ビブリオ〔属〕, らせん菌
 — cholerae [- カラれ] コレラ菌
 — cholerae asiaticae [- カラれ エイジアティケ] アジアコレラ菌
 — metchnikovii [-メチニコフィー] メチニコフ菌
 — niger [- ニガー] ニガービブリオ ☆化膿性耳炎・肺壊疽などの原因となるグラム陰性菌
 — parahemolyticus [-ぱらヒーマりティカス] パラヘモリティクス・ヴィブリオ, 腸炎ビブリオ ☆溶血を起こす
 — proteus [- プろウティアス] プロテウス弧菌
 — septicus [- セプティカス] コレラ菌
vibriocidal [ヴィブりオウサイダル] ビブリオ殺菌的
vibrioid [ヴィブりオイド] ビブリオ菌に似た ☆ある種の藻菌類の細胞原形質中に存するビブリオ菌毛体

vibrissae [ヴァイブりスイー] 鼻毛, はなげ
vicarious [ヴァイケアりアス] 代償の, 代理の, 義務を遂行する
 — hemorrhage [-ヒーマりジ] 代償出血
 — menstruation [-メンストゥるエイシャン] 代償性月経
 — respiration [- れスピれイシャン] 代償性呼吸
vice [ヴァイス] 道徳的欠陥, 悪癖, 肉体的欠陥, 病気, 弱点, 欠点
 — versa [- ヴァーサ] 逆に, 反対に, （省略文として）逆もまた同じ
vicennial [ヴァイセンニアル] 20年の, 20年に1回の
Vichy water [ヴィシー ウォーター] ビシー鉱泉水 ☆肝炎, リウマチ, 糖尿病などに用いられる
vicinal [ヴィスィナル] 近くの, 近くに位置する, 隣接の
vicinity [ヴィスィニティ] 接近, 付近, 近傍
vicious [ヴィシャス] 不道徳の, 不行跡の, 毒々しい, 欠点のある, 奇形の
 — cicatrix [- スィカトりックス] 奇形性瘢痕
 — cycle [- サイクル] 悪循環
victim [ヴィクティム] 犠牲, 犠牲者, 被害者
victimize [ヴィクティマイズ] 欺く, 悩ます, 苦しい目に遭わせる, 犠牲にする
victual [ヴィトゥル] 食物, 食料品, 糧食, 食物を供給するまたは備える, 食料が尽きる
vidarabine [ヴァイダーらビーン] ビダラビン ☆抗ウイルス薬, 単純ヘルペスウイルス感染に有効
vidarobine [ヴィダらビン] ビダロビン ☆抗ウイルス剤, 帯状疱疹単純ヘルペスに用いる
vide [ヴァイディー] （〜を）参照, 見よ
 — infra [- インフら] 下記参照
 — supra [- スープら] 上記参照
video [ヴィディオウ] ビデオ ☆テレビ記録装置
videoprostatectomy [ヴィディオウプろスタテクタミー] ビデオ前立腺切除術
view [ヴュー] 視察, 検査, 視力, 視界, 光景, 意見, 目的, 期待, 見る, 観察する, 検査する, 思いめぐらす, みなす
 — box [- バックス] X線フィルム観察箱, シャウカステン

viewer [ヴューアー] 観察器, 観察者, 見物人, 視聴者
viewpoint [ヴューポイント] 視点
vigil [ヴィジル] 覚醒, 不眠, 徹夜
vigilambulism [ヴィジレーンビュリズム] 二重人格, 覚醒遊行症
vigilance [ヴィジレーンス] 警戒, 気を配っていること, 不眠, 不眠症
vigilant [ヴィジレーント] 覚性, 警戒している, 注意深い
vigo(u)r [ヴィガー] 精力, 活気, 体力, 強健, 活発さ
vigorous [ヴィガラス] 強健な, 活発な, 力強い
vigorously [ヴィガラスリー] 元気良く, 力強く
village [ヴィリジ] 村, 村民
villi [ヴィライ] 絨毛 (villus の複)
 — intestinales [- インテスティネイリス] 腸絨毛
villiferous [ヴィリフォラス] 絨毛のある
villikinin [ヴィリカイニン] ビリキニン ☆腸絨毛賦活ホルモン
villoma [ヴィロウマ] 絨毛腫
villonodular [ヴィラナデュラー] 絨毛結節性の
villosity [ヴィラスイティ] 絨毛があること, 絨毛の多いこと
villous [ヴィラス] 絨毛の
 — carcinoma [- カースィノウマ] 絨毛状癌
villus, villi (複) [ヴィラス, ヴィライ] (とくに腸の) 絨毛, (果実, 花などの) 絨毛, 長軟毛
villusectomy [ヴィラセクトミー] 絨毛摘出術
vim [ヴィム] 精力, 活力, 元気, 力
Vim-Silverman needle [ヴィム-スィルヴァーマン ニードゥル] ヴィム・シルバーマン針 ☆肝臓生検用針
vinblastine sulfate, VLB [ヴィンブレースティーン サルフェイト] 硫酸ビンブラスチン ☆アルカロイド系抗悪性腫瘍薬
vincristine sulfate, VCR [ヴィンクリスティン サルフェイト] 硫酸ビンクリスチン ☆アルカロイド系抗悪性腫瘍薬
vincristine-prednisolone therapy, VP [ヴィンクリスーティーンプレドニサロウン セらピー] ビンクリスチン・プレドニソロン併用療法
vinculum [ヴィンキュラム] 靱帯, 繋紐, 小帯

vindesine sulfate, VDS [ヴィンデスィン サルフェイト] 硫酸ビンデシン ☆アルカロイド系抗悪性腫瘍薬, 急性白血病, 悪性リンパ腫に用いる
vindicate [ヴィンディケイト] (真実を) 立証する, 承認を得る, 潔白を証明する, 弁護する
vindication [ヴィンディケイシャン] 擁護, 確立, 弁護
vindicative [ヴィンディカティヴ] 擁護する, 擁護的の, 弁護的の
vindicator [ヴィンディケイター] 弁護者
vine [ヴァイン] ブドウ樹, 蔓草, 蔓
vinegar [ヴィニガー] 酢, (酢を) 加える
 — of lead [- アヴ レッド] 鉛酢
 — of wood [- アヴ ウッド] 木酢
vineyard [ヴィンヤード] ブドウ園, ヴィンヤード
Vinke tong [ヴィンク トング] 頭蓋牽引器
vinous [ヴァイナス] ブドウ酒の
vinum [ヴァイナム] 薬用ブドウ酒
vinyl [ヴィニル] ビニル, CH_2CH 基
violate [ヴァイオレイト] 乱暴に扱う, 酷使する, 冒涜 (ぼうとく) する, 粗末に扱う
violation [ヴァイオレイシャン] 冒涜, 違反, 妨害, 強姦
violator [ヴァイオレイター] 違反者, 冒涜者, 強姦者, 妨害者
violence [ヴァイオランス] 精力的な, 力強い動作, 猛烈, 暴力, 冒涜, 強姦
violent [ヴァイオラント] 猛烈な, 強暴な, 激情による, 過激な
 — blindness [- ブラインドネス] 紫色盲
viomycin [ヴァイオマイスィン] バイオマイシン ☆抗生物質の一つ
viox [ヴァイアクス] 声
VIP 1. (vasoactive intestinal polypeptide) / 2. (very important person)
viper [ヴァイパー] まむし, 毒蛇
VIPoma [ヴァイポウマ] ビポーマ ☆ VIP (vasoactive intestinal polypeptide) 産生腫瘍
viraginity [ヴァイらジニティ] 女性に男性徴のあること
virago [ヴィれイゴウ] 女性同性間の愛欲
viral [ヴァイらル] ウイルス性の, ウイルスにより発生した
 — capsid antigen, VCA [- ケープスィド アンティジャン] ウイルスキャプシド抗原
 — gastroenteritis [- ゲーストロウエンタらイ

ティス] ウイルス性胃腸炎
— **hemorrhagic fever** [- ヒーマらジック フィーヴァー] ウイルス性出血熱
— **infection** [- インフェクシャン] ウイルス感染
— **pneumonia** [- ニューモウニア] ウイルス性肺炎

virgin [**ヴァー**ジン] 処女, 単性生殖をなす雌の昆虫, 処女の, 純潔な
— **case** [- ケイス] 初診例, 無治療例
— **Soil** [- ソイル] 処女地 (小説の題名)

virginal [**ヴァー**ジナル] 処女の, 純潔な, 無垢の
— **generation** [- ジェナ**れ**イシャン] 単性生殖
— **membrane** [- **メン**ブれイン] 処女膜

virginity [**ヴァー**ジニティ] 処女性
virginland [**ヴァー**ジンランド] 処女地
viricide, virucide (複) [**ヴィ**りサイド, ヴィアらサイド] 殺ウイルス剤
viridescent [ヴィり**デ**ッスント] 淡緑色の, 緑変する, 青ばむ
viridin [**ヴィ**りディン] ビリジン
☆ *Veratrum viride* のアルカロイド
viridity [ヴィ**り**ディティ] (とくに草, 若葉の緑), 鮮緑, 若々しさ, 生気, 弾力性
virile [**ヴィ**らイル] 成年男子の, 大人の, 生殖力ある, 男性的の, 雄々しい
virilescence [ヴィり**レ**ッサンス] 高年の婦人に男性の特徴の現れること
virilia [ヴィ**り**リア] 男子生殖器
virilism [**ヴィ**りリズム] 女性に肉体的精神的に男性の特徴があること, 男性化
virility [ヴィ**り**リティ] 生殖力, 男らしさ, 精力
virion [**ヴィ**りアン] ビリオン, ウイルス粒子
viripotent [ヴィり**パ**タント] 婚期に達していること, 生殖力のある
virology [ヴァイア**ら**ラジー] ウイルス学, 病毒期
viropexis [ヴァイアら**ペ**クスィス] ウイルス固定, 病毒固定
virtual [**ヴァー**テュアル] 事実上の, 実際上の, 実質上の; 仮想の, 仮の, コンピュータ上の;[光] 虚像の
— **focus** [- **フォ**ウカス] 虚焦点
— **image** [- **イ**ミジ] 虚像
— **reality** [- り**エ**ーリティ] コンピュータ上での仮定現実

virtually [**ヴァー**テュアリー] 事実上, 実質的には

virtue [**ヴァー**テュー] 徳, 高潔, 貞操, 美点, 長所, 効能
virucidal [ヴァイアら**サ**イダル] 病原体の作用抑制的, 抗毒性の
virulence [**ヴィ**リュランス] 有毒なこと, 毒性, 劇毒性
virulent [**ヴィ**リュラント] 有毒の, 毒性の, 劇毒性の
viruliferous [ヴィリュ**リ**ファらス] 病毒伝播の, 病原体を有する
virus [**ヴァ**イらス] 病毒, 病原体, ウイルス, 濾過性病原体
— **fixe** [- **フィ**クセ] 固定ウイルス
Eaton — [**イー**トン-] イートンウイルス = *Mycoplasma pueumoniae*

virus-associated hemophagocytic syndrome [**ヴァ**イアらス アソウシエイティッド ヒーマファガス**ィ**ティック ス**ィ**ンドろウム] ウイルス関連性血球貪食症候群

vis, vires (複) [**ヴィ**ス, **ヴィ**れス] 力, エネルギー
— **conservatrix** [-カンサー**ヴェ**トリックス] 保存力
— **formativa** [- **フォー**マティヴァ] 組織再生能力
— **inertiae** [- イ**ナー**シエ] 惰性, 惰力
— **medicatrix naturae** [-メディ**カ**トりックス ナ**テュー**れ] 自然治癒力
— **vitae** [- **ヴァ**イテ] = vis vitalis 生活力
— **viva** [- **ヴァ**イヴァ] 活勢, 活力

visa [**ヴィー**ザ] ビザ, 査証, 査証する
viscera [**ヴィ**さら] 内臓 (とくに心臓, 肺, 腸, 肝臓など), 臓器, (viscus の複)
visceral [**ヴィ**さラル] 内臓の
— **cavity** [-**ケー**ヴィティ] 内臓腔, 腹腔
— **gout** [- **ガ**ウト] 内臓性痛風
— **larva migrans** [-**ラー**ヴァ **マ**イグらンス] 内臓幼虫移行症
— **lobe** [- **ロ**ウブ] 臓器葉

visceralgia [ヴィさ**れ**ールジア] 臓器痛
viscerate [**ヴィ**されイト] 内臓を取り出す
viscerimotor [ヴィさり**モ**ウター] = visceromotor 内臓運動の
visceroinhibitory [ヴィさろウイン**ヒ**ビタりー] 内臓運動抑制の
visceroperitoneal [ヴィさろウペり**トウ**ニーアル] 内臓腹膜の
visceropleural [ヴィさろウプ**ルー**らル] 内臓胸膜の

visceroptosis ～ vitals

visceroptosis [ヴィさらプトウスィス] 内臓下垂症

viscerosensory [ヴィさらセンサリー] 臓器障害による疼痛の, 内臓感覚の

viscerosomatic [ヴィさろウソウメーティック] 臓と身体の

viscid [ヴィスィッド] 粘着性の, 半流動体の

viscidity [ヴィスィディティ] 粘性, 粘着性

viscoelasticity [ヴィスコウ・イラスティスィティ] 粘弾性

viscose [ヴィスコウス] ビスコース, 人工繊維, デキストラン
— silk [- スィルク] ビスコース人造絹糸

viscosimeter [ヴィスカスィミター] = viscometer 粘度計

viscosity [ヴィスカスィティ] 粘度, 粘性

viscous [ヴィスカス] 粘着性の, 粘性の
— body [- バディ] 粘体
— fluid [- フルーイド] 粘性流体

viscus, viscera (複)[ヴィスカス, ヴィさら] 内臓

visibility [ヴィズィビリティ] 可視性の, 可視度, 視距, (大気, 光線の) 透明度, 大気・光線を通して物を見得る度合い

visible [ヴィズィブル] 可視性の, 肉眼で見える, 目にはっきり見える

visibly [ヴィズィブリー] 目に見えて, ありありと

vision, V [ヴィジャン] 視力, 視覚, 目撃, 観察力, 直観力, 空想, 夢想する
— nul [- ナル] 無意識性盲点異常

visionary [ヴィジャナリー] 幻の, 空想の, 幻のような, 空想的な, 空想家

visit [ヴィズィット] 訪問する, 見舞う, 巡視する, 往診する, 見物に行く, 滞在する, 訪問, 見舞い, 巡回, 参観, 一時的の滞在

visiting [ヴィズィティング] 訪問中の, 出張の
— hour [- アウアー] 訪問 (見舞い) 時間
— nurse [- ナース] 訪問看護婦

visitor [ヴィズィター] 訪問者, 来客, 泊まり客, 参観者, 巡視官, 監察官

visual [ヴィジュアル] 視覚の, 物を見るのに用いられる, 視覚の
— acuity, V [- アキューイティ] 視力
— angle [- エーングル] 視角
— axis [- エークスィス] 視軸
— evoked potential, VEP [- イヴォウクト ポウテンシャル] 視覚惹起電位
— field [- フィールド] 視野, 視界
— image [- イミジ] 視像
— laser ablation [- レイザー エーブレイシャン] 直視下レーザー切除術
— organ [- オーガン] 視覚器官
— range [- れインジ] 視距, 視程
— sensation [- センセイシャン] 視覚

visuality [ヴィジュエーリティ] 視覚性, 可視性

visualization [ヴィジュアライゼイシャン] 眼に見えるようにすること (およびその力), 心象, 芸術的具象

visualize [ヴィジュアライズ] 眼に見えるようにする, 心中にありありと浮かび上がらせる, 視覚化する, 心象を作る

visually [ヴィジュアリー] 視覚的に, 眼に見えるように

visuoauditory [ヴィジュオウオーディタリー] 視力と聴力の

visuopsychic [ヴィジュオウサイキック] 視覚精神的の

visuosensory [ヴィジュアセンサリー] 視覚の

vita- [ヴァイター-] ☆生命, 生活を表す接頭語

vita-glass [ヴァイターグレース] ビタガラス ☆紫外線透過硝子の一種

vital [ヴァイタル] 生命の, 生命維持に必要な, 活力に充ちた, 死活に関する, 致命的
— capacity [- ケーペースィティ] 肺活量
— function [- ファンクシャン] 生体機能, 基本生命機能
— reaction [- りエークシャン] 生活反応
— sign [- サイン] 生活反応 ☆呼吸・循環など生存の証拠
— stain [- ステイン] 生体染色
— statistics [- ステーティスティックス] 人口統計, 人口動態

vitalism [ヴァイタリズム] 生気説, 活力説

vitality [ヴァイタリティ] 生命力, 体力, 生活力, 持続力, 生気

vitalization [ヴァイタライゼイシャン] 生命付与, 活力付与

vitalize [ヴァイタライズ] 生命を付与する, 生気を与える

vitallium [ヴァイタリアム] ビタリウム ☆ *cobalt-chromium* の合金で歯科および外科に多く利用されるもの

vitals [ヴァイタルズ] 生命に必要な器官

vitameter [ヴァイ**タ**ミター] ビタミン効力を検定する器具

vitamin [**ヴァ**イタミン] ビタミン
- **A** ビタミンA ☆レチノールまたはデヒドロレチノール，抗夜盲症因子
- **B complex** [- **カ**ンプレックス] ビタミンB群
- **B₁** ビタミンB₁ ☆サイアミン，抗神経炎因子
- **B₂** ビタミンB₂ ☆リボフラビン
- **B₆** ビタミンB₆ ☆ピリドキシン
- **C** ビタミンC ☆アスコルビン酸
- **D** ビタミンD ☆抗くる病因子，腸管からのカルシウムの吸収に必要
- **D₂** ビタミンD₂ ☆エルゴカルシフェロール，植物起源のビタミンD
- **D₃** ビタミンD₃ ☆コレカルシフェロール，動物起源のビタミンD
- **D dependency** [- ディ**ペ**ンデンスィ] ビタミンD依存症 ☆腎での活性型ビタミンDの合成の先天障害
- **D dependent** [- ディ**ペ**ンデント] ビタミンD依存性の
- **D insufficiency** [- インサ**フィ**シャンスィ] ビタミンD不足症
- **deficiency** [- ディ**フィ**スィエンスィ] ビタミン欠乏症
- **E** ビタミンE，抗酸化剤 ☆トコフェロール，筋肉，血球の機能に必要．血管拡張，抗酸化作用がある
- **H** ビオチン，ビタミンH ☆ビタミンB群の一つ，毛髪の成長に必要
- **K** ビタミンK ☆血液凝固因子の生成に必要な脂溶性ビタミンD，骨粗鬆症の治療に用いる
- **L** ビタミンL ☆ラットの乳汁分泌に必要なビタミン

vitaminoid [**ヴァ**イタミノイド] ビタミン様の

vitaminology [ヴァイタミ**ナ**ラジー] ビタミン学

vitellarium [ヴィタ**レ**アリアム] 卵黄巣

vitelligenesis [ヴィテリ**ジェ**ニスィス] 卵黄を生ずる

vitelline [ヴァイ**テ**リン] ビデリン，卵黄素
- **sac** [- **サ**ック] 卵黄嚢

vitellointestinal duct [ヴァイタロウインテ**ス**ティナル **ダ**クト] 卵黄腸管

vitellolutein [ヴァイタロウ**ル**ーティン] ビテロルチン ☆卵黄または黄体より得る黄色素

vitellorubin [ヴァイタロウ**る**ービン] ビテロルビン ☆卵黄または黄体より得る赤色素

vitellus [ヴァイ**テ**ラス] 卵黄

vitiate [**ヴィ**シエイト] 欠陥を与える，空気を汚染する，損なう，腐敗させる，効力を失わせる

vitiation [ヴィシ**エ**イシャン] 損なうこと，悪変，腐敗，堕落，無効化

vitiligo [ヴィティ**ラ**イゴウ] 白斑，白皮
- **iridis** [- **イ**りディス] 紅彩白斑

vitiligoid [ヴィ**ティ**リゴイド] 白斑様の，白皮様の

vitiosity [ヴィティ**オ**ウスィティ] 腐敗，堕落，悪徳

vitium [**ヴィ**シアム] 欠損，奇形

Vitreoscillaceae [ヴィトりアスィ**レ**イスィー] ビトレオシラ ☆腐性菌からなる糸状分裂菌類の一つ

vitreous [**ヴィ**トりアス] 硝子質の，硝子状の，硝子の，硝子から成る
- **body** [- **バ**ディ] (眼の) 硝子体
- **chamber** [- **チェ**インバー] 硝子房，後眼房
- **degeneration** [- ディジャナ**れ**イシャン] 硝子様変性
- **humor** [- **ヒュ**ーマー] (眼の) 水様液，硝子体液
- **wart** [- **ウォ**ート] 硝子様疣 (イボ)

vitreum [**ヴィ**トりアム] 眼の硝子体

vitrification [ヴィトりフィ**ケ**イシャン] = vitrifaction 硝子化

vitriform [**ヴィ**トりフォーム] 硝子状の

vitrina [ヴィト**ら**イナ] 硝子様物質
- **auris** [- **オ**ーりス] 耳の内リンパ
- **oculi** [- **ア**キュライ] 眼の硝子体

vitriol [**ヴィ**トりオール] 硫酸塩，礬 (ばん) 類

vitriolate [**ヴィ**トりアレイト] 硫酸塩にする，硫酸〔塩〕を作用させる，硫酸で処理する

vitriolation [ヴィトりア**レ**イシャン] 硫酸塩化，硫酸処理

vitriolic [ヴィトり**ア**リック] 硫酸〔塩〕
- **acid** [- **エ**ーサッド] 硫酸

vitriolization [ヴィトりアリ**ゼ**イシャン] 硫酸塩化

vitriolize [**ヴィ**トりアライズ] 硫酸塩に化する，硫酸を浴びせて火傷させる

vitro [**ヴィ**トろ] 硝子の ☆ in vitro [イン **ヴィ**トろ] 試験管内で

vitronectin [ヴィトらネクティン] ビトロネクチン ☆細胞接合物質の一つ

vitrum [ヴィトらム] ガラス

vituline [ヴィテュライン] 子牛の, 子牛肉の, 子牛のような

vivacious [ヴィヴェイシャス] 活気ある, 活発な, 陽気な, 多年性の（植物）

vivacity [ヴィヴェースィティ] 元気, 活発, 陽気

vivers [ヴィーヴァズ] 食物, 食糧

vivid [ヴィヴィッド] 生き生きした, 快活な,（色, 映像の）鮮明な, 生きているような, 真に迫った

vividiffusion [ヴィヴィディフュージャン] 生態拡散 ☆血液を透析後再び同一人に注射すること

vivification [ヴィヴィフィケイシャン] 生命を与えること, 生気を与えること

vivify [ヴィヴィファイ] 生命を与える, 生気を与える, 活気づける

viviparous [ヴィヴィパらス] 胎性の

viviperception [ヴィヴィパーセプシャン] 生活現象学

vivisect [ヴィヴィセクト] 生体解剖を行う

vivisection [ヴィヴィセクシャン] 生体解剖

vivisectionist [ヴィヴィセクシャニスト] 生体解剖論者, 生体解剖者

VLBW (very low birth weight infant)

VLDL (very-low-density lipoprotein)

VMA (vanillylmandelic acid)

Vmax (maximum velocity)

vocal [ヴォウカル] 声の, 口上の, 音声の
  — chink [- チンク] 声門
  — cords [- コーズ] 声帯
  — fremitus [- フれミタス] 声音振動 ☆発音のときの胸壁の振動により内部の変化を推定する
  — ligament [- リガマント] 声帯靱帯
  — organ [- オーガン] 発声器官

vocalist [ヴォウカリスト] 声音家

vocation [ヴォウケイシャン] 天職, 使命, 職業, 家業,（職業に対する）適合性, 才能, 特技

vocational [ヴォウケイシャナル] 職業上の, 職業に合う, 職業予備の
  — aptitude [- エープティテュード] 職業的素質, 職業的性能
  — disease [- ディズィーズ] 職業病
  — school [- スクール] 職業学校
  — test [- テスト] 職業適性検査
  — training [- トれイニング] 職業訓練

vodka [ヴォッドカ] ウォッカ ☆ライ麦, とうもろこし, 馬鈴薯で作ったロシアの蒸留酒

voglibose [ヴォグリボーズ] ボグリボース ☆糖尿病治療薬, αグルコシダーゼ阻害薬

Vogt-Koyanagi syndrome [ヴォクトーコヤナギ スィンドろウム] = Harada's syndrome フォークト・小柳症候群 ☆滲出性紅彩炎, 非外傷性ブドウ膜炎, 早期白髪, 皮膚の対称性白斑, 難聴を示す

Vogt's syndrome [ヴォクツ スィンドろウム] フォークト症候群 ☆分娩外傷に伴って現れることの多い両側性アテトーゼ. 偽性球麻痺, 痙性対麻痺による歩行困難・言語障害などを示す

vogue [ヴォウグ] 流行, 人気

voice [ヴォイス] 声, 啼声, 声音, 発言力, 声に出す, 言い表す

void [ヴォイド] 空の, 欠けた, 無効の, 空虚, 空所, 真空, 空虚感, 出す, 尿を排泄する, 放出する

voidance [ヴォイダンス] 放出, 排泄, 放棄, 脱却

vola [ヴォウラ] 手掌または足底
  — manus [- メイナス] 手掌
  — pedis [- ピーディス] 足底

volar [ヴォウラー] 手掌の, 掌の, 足蹠の, 蹠の
  — arch [- アーチ] 深手掌動脈弓

volatile [ヴァラティル] 揮発性の, 気の変わりやすい
  — matter [- メーター] 揮発物
  — oil [- オイル] 揮発油
  — salt [- ソールト] 揮発塩

volatility [ヴァラティリティ] 揮発性, 変わりやすい性質

volatilizable [ヴァラティライザブル] 揮発させることができる

volatilize [ヴァラティライズ] 揮発させる, 蒸留させる, 揮発する, 蒸留する

volatilizer [ヴァラティライザー] 気化装置

volition [ヴォリシャン] 意志の働き, 意志作用, 意欲, 決意力

volitional [ヴァリシャナル] 意志の, 意志的
  — tremor [- トれマー] 意識的振せん

Volkmann's canal [ヴォークマンズ ケーナル] フォルクマン管 ☆骨質中の血管を通ずる管

Volkmann's contracture [ヴォークマンズ カントれークチャー] フォルクマン拘縮 ☆

指やときに手首に起こる力のなくなる様な感じを手首に伴った拘縮で肘関節の重い傷害や過度の駆血のときに起こる

Volkmann's operation [ヴォークマンズ アパれイシャン] フォルクマン手術 ☆陰嚢水腫に対して鞘膜を切開する手術

volley [ヴァリー] 斉射，連発

volleyball [ヴァリーボール] バレーボール

volsella [ヴォルセラ] = vulsella ピンセット

volt, V [ヴォウルト] ボルト ☆電圧の単位

voltage [ヴォウルティジ] 電圧，ボルト数

voltage-dependent [ヴォウルティジーディペンダント] 電位差依存性の

voltage-dependent ion channel [ヴォウルティジーディペンダント アイアン チャナル] 電位差依存性イオンチャネル

voltaic [ヴァルテイイック] ボルタ電池の

voltameter [ヴァルタミター] 電圧計

volume [ヴァリューム] 本，冊，巻，大量，体積，量，容量，音量
 — **contraction** [-カントれークシャン] 血液容量減少
 — **depletion** [-ディプリーシャン] 体液量減少
 — **disorder** [-ディスオーダー] 体液量異常症
 — **in volume, v／v** [-イン ヴァリューム] 容量中容量比
 — **limited respirator** [-リミティッド れスピれイター] 従量式呼吸器
 — **receptor** [-りセプター] 容量受容体
end-diastolic —，**EDV** [エンド・ダイアストゥリック-] 拡張終期容積
end-systolic —，**ESV** [エンド・スィストゥリック-] 収縮終期容積
forced expiratory —，**FEV** [フォーストイクスパイらタリー--] 努力肺活量
forced inspiratory —，**FIV** [フォーストインスパイらタリー-] 努力呼気肺活量

volumetric [ヴァリューメトリック] 容積測定の
 — **analysis** [-アネーリスィス] 容量分析
 — **flask** [-フラスク] 容量フラスコ
 — **pipette** [-パイペット] 容量ピペット

volumette [ヴァリューメット] ボルメット ☆一定の量を正確に反復して量る器具

voluminal [ヴァリューミナル] 容積の，体積の

volumination [ヴァリューミネイシャン] 血液に生じた細菌体の膨張現象

voluminous [ヴァリューミナス] 冊数の多い，大部の，容積の多い

volumometer [ヴァリューマミター] 体積計，容積計

voluntarily [ヴァランタリリー] 任意に，自由に，強制されずに

voluntary [ヴァランタリー] 自発的の，任意の，随意的の，故意の
 — **admission** [-アドミッシャン] 任意入院
 — **control** [-カントろウル] 意識的制御
 — **dislocation** [-ディスロウケイシャン] 随意性脱臼
 — **movement** [-ムーヴマント] 随意運動
 — **muscle** [-マスル] 随意筋

volunteer [ヴァランティアー] 志願者，有志者，志願兵，志願する，進んで事に当たる，有志の，自発的の，自生の（植物）
 — **service** [-サーヴィス] ボランティア奉仕

voluntomotory [ヴァラントウモウタりー] 随意運動性

voluptuary [ヴァラプテュアりー] 酒色に耽る（人）

volute [ヴァリュート] 渦巻き，回転した

volution [ヴァリューシャン] 貝殻の渦巻き点，螺層，脳・腸などの回転

volvulosis [ヴァルヴュロウスィス] 回旋糸状虫症 ☆Onchocerca volvulusによる感染糸

volvulus [ヴァルヴュラス] 軸捻腫，捻転

vomer [ヴォウマー] 鋤骨

vomerine [ヴォウメりン] 鋤骨の

vomerobasilar canal [ヴォウマろベースィラーカナル] 鋤骨頭蓋底管 ☆鋤骨と楔状骨の接合部にある管

vomica [ヴァミカ] 肺膿瘍またはこれによる大量喀痰・空洞

vomit [ヴァミット] 吐く，嘔吐する，噴火する，嘔吐物，嘔吐，吐剤

vomitting [ヴァミッティング] 嘔吐
 — **of pregnancy** [-アヴ プれグネーンスィ] 妊娠嘔吐

vomito negro [ヴァミトウ ニーグろウ] 黒色吐瀉物

vomitorium [ヴァミトウりアム] 古代ローマ人のご馳走を食べた後で使った嘔吐器

vomitory [ヴァミタりー] 吐剤，催剤

vomiturition [ヴァミチュりシャン] 空嘔，頻回嘔吐

vomitus［ヴァミタス］吐瀉，吐瀉物
— **matutinus**［−マチュータイナス］早期嘔吐

von Hippel-Lindau's disease［フォン ヒパル−リンドーズ ディズィーズ］フォン・ヒッペル・リンドウ病 ☆網膜，小脳などに起こる母斑性血管腫

von Willebrand factor［フォン ウィルブランズ ファクター］Ⅷ因子関連抗体

voodoo death［ヴードゥー デス］アフリカで一種の宗教（ブーズー教）儀式による死亡

Voorhoeves disease［ヴーるヒーヴズ ディズィーズ］線条骨症

voracious［ヴォれイシャス］大食する，暴食する，食欲の盛んな

voracity［ヴォれースィティ］暴食，大食

Voronoff's operation［ヴァろウノフス アパれイシャン］ヴォロノフ手術 ☆若返りの方法として類人猿の睾丸を人間に移植する手術

vortex, vortices（複）［ヴォーテクス，ヴォーティスィーズ］渦，渦流，渦巻き，渦動
— **cordis**［−コーディス］心渦 ☆左心室心尖部の渦巻状心筋線維配列
— **lentis**［−レンティス］水晶体星芒 ☆水晶体の線維の配列による渦状構造
— **mixer**［−ミクサー］渦動混合機

vortical［ヴォーティカル］渦巻き様の，渦動する

Vorticella［ヴォーティセラ］ツリガネムシ属

vortices［ヴォーティスィーズ］渦（vortexの複）
— **pilorum**［−ピローらム］毛渦，つむじ

vorticose［ヴォーティコウス］渦盤状の，渦状の

vouchsafe［ヴァウチセイフ］許す，与える，賜う

vow［ヴァウ］誓い，願い，誉れ，誓約する，捧げる，献身する，断言する

vowel［ヴァウアル］母音，母韻，母音字

vox［ヴァックス］声音
— **cholerica**［−カラりカ］コレラ嗄声

voyeur［ヴゥヤー］［F］窃視症者 ☆他人の性交，性器を見て性的満足を得る人

voyeurism［ヴゥヤーりズム］窃視症

VP（vincristine-prednisolone therapy）

VPA（valproic acid）

VPB（ventricular premature beat）

V phenomenon［ヴイ フィナミナン］椎間板ガス像

VRE（vancomycin-resistant Enterococci）

V/Q scan［ヴイキュー スケーン］肺換気と灌流の比率の走査

VSA（vasospastic angina）

V scan［ヴイ スケーン］アイソトープを用いた肺換気検査

VSD（ventricular septal defect）

VT（ventricular tachycardia）

vuerometer［ヴュアろミター］両眼距離計

vulcanite［ヴァルカナイト］硬化ゴム，エボナイト

vulcanize［ヴァルカナイズ］ゴムを硬化する，硫化する

vulgaris［ヴァルゲイリス］尋常の，普通の

vulgarity［ヴァルゲーりティ］俗悪，野卑，下品

vulnerability［ヴァルナれービリティ］傷つきやすいこと

vulnerable［ヴァルナらブル］傷を受けやすい，害を蒙りやすい，弱点のある

vulnerary［ヴァルナれありー］傷を治すのに用いる，傷薬

vulnus［ヴァルナス］創傷，外傷

vulva［ヴァルヴァ］陰門，外陰

vulvar［ヴァルヴァー］外陰の

vulvectomy［ヴァルヴェクタミー］外陰摘出術

vulvismus［ヴァルヴィズマス］= vaginismus 腟痙

vulvitis［ヴァルヴァイティス］外陰炎

vulvocrural［ヴァルヴォウクるーらル］腟と大腿の

vulvopathy［ヴァルヴァペースィ］外陰病

vulvoplasty［ヴァルヴァプレースティ］外陰形成術

vulvouterine［ヴァルヴォウユータりン］外陰と子宮の

vulvovaginal［ヴァルヴォウヴェージナル］外陰と腟の
— **gland**［−グレーンド］外陰腟腺

vulvovaginitis［ヴァルヴォウヴェージナイティス］外陰腟炎

v/v（volume in volume）

VVB（venovenous bypass）

VZIg（varicella zoster immune globulin）

W

W（wolframium）
w（watt）

Waardenburg's syndrome［ウァーるデンバーグズ スィンドろウム］ワールデンブルヒ症候群　☆眼瞼眉毛鼻根発育不全による鼻根部拡大，難聴，紅彩色素沈着異常．白色睫毛がある

Wachendorf's membrane［ウァッケンドーフス メンブれイン］ワケンドルフ膜　☆胎生児の瞳孔膜

wadding［ウェーディング］綿，羊毛などの詰め物，とくに詰綿，充填，詰め物をすること

waddle［ウェードゥル］よたよた歩く，よろめき歩く，よたよた歩き

wade［ウェイド］徒渉する，踏み渡る，骨折って進む，徒渉

wafer［ウェイファー］ウェーファ，軽煎餅，封糊，封緘紙，オブラート，封糊で封じる

waffle［ウェーフル］ワッフル　☆麺粉，牛乳，卵などを混合して焼いた厚焼き菓子

Wagner-Jauregg treatment［ヴェーグナー ジャウレグ トリートマント］ヴァグナーヤウレック療法　☆進行性麻痺をマラリア接種による発熱で治療する方法

Wagner's corpuscles［ヴェーグナーズ コーパスル］ワグナー小体，触覚小体

Wagstaffe's fracture［ウェーグスタッフスズ フらクチャー］ワグスタッフ骨折　☆内側顆が裂離した骨折

waif［ウェイフ］放浪者，浮浪児，宿無しの動物，拾い物

waist［ウェイスト］腰，腰部

wait［ウェイト］待つ，期待する，遅延する，給仕する，待つこと，とくに期間

waive［ウェイヴ］権利・要求・主張・機会などを棄てる，差し控える
— **registration**［-れジストれイシャン］学会登録費を免除する

wake［ウェイク］目を覚ましている，目覚める，蘇生する，起こす，甦らせる，通夜

wakeful［ウェイクフル］眠らずにいる，不眠の，注意深い，油断のない

wakefulness［ウェイクフルネス］目を覚ましていること，眠らずにいること，覚醒状態，不眠症

waken［ウェイクン］目が覚める，起こされる，目を覚ませる

Walcher position［ウァルチャー パズィシャン］ワルヘル体位　☆腰部をベットの縁に置き下肢を垂下する

Waldenstroöm's macroglobulinemia［ウァルダンストロームズ マクロウグラビュリニーミア］ワルデンシュトレームの巨大グロブリン血症

Waldeyer's ring［ウァルダイアーズ リング］ワルダイエル輪　☆咽頭のリンパ腺群でつくる環

wale［ウェイル］むちのあと，打痕，ミミズ腫れ，ミミズ腫れにする

walk［ウォーク］歩く，身を処する，生活する，歩行，並足，歩行距離，散歩，人道

walkable［ウォーカブル］歩くことのできる，歩ける

walkabout［ウォーカバウト］ウォークアバウト．長下肢装具の一つ

walker［ウォーカー］歩行器，歩行補助器

walking［ウォーキング］歩行
— **dictionary**［-ディクシャナリー］生き字引
— **typhoid**［-タイフォイド］歩行できる軽症腸チフス患者

wall［ウォール］壁，堀，内壁，側面，壁を作る，壁をめぐらす
— **of nail**［-アヴ ネイル］爪壁
— **thickness**［-スィックネス］壁厚，形成された骨壁の厚さ

wall-plate［ウォールプレイト］放電板

Wallenberg's syndrome［ウァランバーグズ スィンドろウム］ワレンベルグ症候群　☆椎骨動脈・後下小脳動脈閉塞による反対側の温度低下，同側三叉神経第一枝麻痺，角膜反射消失

Wallerian degeneration［ウラリアン ディジャナれイシャン］ワーラー変性　☆栄養中枢から分離された神経線維の脂肪線維

walleye［ウォーライ］角膜白斑，外斜視

wambles［ウァンブルズ］震え症

wan［ワン］蒼白な，青ざめた，病弱の，鉛色の

wander [ワーンダー] 歩き回る，徘徊する，迷う，支離滅裂になる，譫言（たわごと）をいう

wandering [ワーンダリング] 徘徊する，迷う，譫言（たわごと）をいう，遊走する，徘徊，放浪
— abscess [-アブセス] 遊走膿瘍
— cell [-セル] 遊走細胞
— goiter [-ゴイター] 遊走甲状腺腫
— kidney [-キドニー] 遊走腎
— liver [-リヴァー] 転位肝，遊走肝
— organ [-オーガン] 遊走器官
— pacemaker [-ペイスメイカー] 移動性ペースメーカ，移動性心拍調節
— pain [-ペイン] 遊走性疼痛
— phlyctena [-フリクティーナ] 遊走フリクテン
— pneumonia [-ニューモウニア] 遊走性肺炎
— spleen [-スプリーン] 遊走脾

wane [ウェイン] 小さくなる，減ずる，衰える，月などが欠ける，減少，衰微，筋電図の振幅が漸減すること，潮が引く

waning [ウェイニング] 漸減

want [ウォント] 欠乏，不足，必要，必要品，欲求物，欠く，必要とする，欲する，せねばならない，ない

wanting [ウォンティング] 欠けている，ない，不足している

wanton [ウォーントン] 放逸な，抑制されない，跳ね回る，繁茂した，跳ね回る，繁茂する

war [ウォー] 戦争
— criminal [-クリミナル] 戦争犯罪人
— neurosis [-ニューろウスィス] 戦争神経症

Warburg's apparatus [ウォーバーグズ アパれイタス] ワルブルグ装置 ☆組織呼吸測定装置

Warburg's yellow enzyme [ウォーバーグズ イェロウ エンザイム] ワルブルグ黄色酵素 ☆組織呼吸に関係する

ward [ウォード] 病室，病棟，病舎，共同病室，収容室，寮，防護，監督，後見する，保護する，守る

Ward's triangle [ウォーズ トらイアングル] ワード三角 ☆大腿骨近位部の骨量測定部位

ware [ウェアー] 細工物，製品，器物，陶器，商品

warfarin potassium [ウォーファリン ボウタスィアム] ワルファリンカリウム ☆抗血栓薬，経口凝固薬

Waring blender [ウェアリング ブレンダー] ワーリングプレンダー ☆混合装置

warm [ウォーム] 暖かい，熱い，愛情ある，暖める，熱中させる，熱中する
— bath [-バス] 温浴
— blood [-ブラッド] 温血 ☆哺乳動物および鳥類
— nodule [-ナデュール] 温結節
— spot [-スパット] 温点

warm-blooded [ウォーム-ブラディッド] 温血の，熱烈な，激しやすい

warm-hearted [ウォーム-ハーティッド] 温情ある，親切な

warming-up [ウォーミング-アップ] 軽い予備練習，投手の肩慣らし

warmth [ウォームス] 暖かさ，温暖，熱心，興奮，温情

warn [ウォーン] 警告する，警戒する，注意する，通告する

warning [ウォーニング] 警告の，警戒の，訓戒の，警戒，予告，通告
— coloration [-カラれイシャン] 警戒色

warrant [ウォーらント] 正当な理由，合理的根拠，証明書，免許状，正当とす，保証する

wart [ウォート] 疣（イボ）
— pox [-パックス] ＝ ariolaverrucosa 疣痘
  Hassall-Henle — [ハッサル-ヘンレ-] ハッサル-ヘンレいぼ（疣），角膜周辺のデスメ膜にできた肥厚が前房側へ突出したもの

Wartenberg's cerebellar sign [ウォータンバーグズ セリベラー サイン] ワルテンベルグ小脳徴候 ☆歩行時に腕を前後に振れない

Wartenberg's sign [ウォータンバーグズ サイン] ワルテンベルグ徴候 ☆尺骨神経不全麻痺における第5指の外反位

Wartenberg's symptom [ウォータンバーグズ スィンプタム] ワルテンベルグ症候 ☆上肢と他の指を屈曲しようとすると母指も屈曲する

warty [ウォーティ] 疣（イボ）状の，疣の多い

WAS (Wiskott Aldrich's syndrome)

wash [ウォシュ] 洗浄する，清浄にする，沐浴する，手・顔などを洗う，洗濯，洗浄，金属の薄被，平塗，沈殿物，洗泥

wash ～ watery

- — basin [-ベイスン] 洗濯槽, 洗面器
- — bottle [-バトル] 洗浄びん
- — tub [-タブ] 洗濯たらい
- washable [ウォシャブル] 洗える
- washed sulfur [ウォシュト サルファー] 精洗硫黄
- washerwoman's hand [ウォシュウーマンズ ハンド] 洗濯婦の手
- washing powder lung [ウァシング パウダー ラング] 洗剤肺 ☆過敏性肺臓炎の一種
- washing soda [ウォシング ソウダ] 洗濯ソーダ
- washroom [ウォシュるーム] 手洗い所, 便所
- Wassermann-fast [ヴァーサーマン-ファースト] ワッセルマン反応抵抗性
- Wassermann test [ヴァーサーマン テスト] ワッセルマン試験 ☆梅毒検査
- wastage [ウェイスティジ] 消耗, 浪費, 損耗額, 廃物
- waste [ウェイスト] 荒廃した, 衰弱させる, 荒廃地, 消耗, 浪費, 廃物
  - — material [-マティーりアル] 廃棄物
- wastebasket [ウェイストバースキット] くず箱
- wasteful [ウェイストフル] 消耗性の
- wasteland [ウェイストランド] 荒廃地
- wasting [ウェイスティング] 衰弱性の, 消耗性の, 漸衰
  - — disease [-ディズィーズ] 進行性筋萎縮
  - — palsy [-ポールズィ] 進行性筋萎縮症
- watch [ウォッチ] 不寝番をする, 注意する, 警戒する, 看護する
- watchful [ウァッチフル] 注意深い, 警戒する, 油断のない
  - — waiting [-ウェイティング] 前立腺癌のように成長の遅い癌で治療せずに経過をみること
- water [ウォーター] 水, 積水, 河水, 湖水, 海水, 分泌液, 涙, 汗, 尿, 唾
  - — balance [-バランス] 水分平衡
  - — bath [-バス] 水浴
  - — brash [-ブラッシュ] 胸やけ, むしず
  - — closet [-クラズィット] 便所
  - — culture [-カルチャー] 水耕法, 水栽培
  - — cure [-キュアー] 水治療法
- — equivalent [-エクウィヴァラント] 水相当量
- — hammer pulse [-ヘーンマー パルス] 水槌脈, 脈圧の高いときの脈拍
- — immersion [-イマーシャン] 水浸
- — intoxication [-インタクスィケイシャン] 水中毒
- — jacket [-ジャケット] 水ジャケット, 水套(とう)(過熱冷却用の); 冷水筒管
- — jet pump [-ジェット パンプ] 水流ポンプ
- — leaf [-リーフ] 水葉 ☆水中にある葉, 根の役目をする
- — paint [-ペイント] 水性塗料, 水彩
- — pipe [-パイプ] 水管, 送水管
- — pock [-パック] = waterpox 水痘
- — proofing [-プるーフィング] 防水処置
- — supply [-サプライ] 給水, 給水法, 給水量
- — tank [-テーンク] 水槽
- water-borne [ウォター-ボーン] 飲料水による伝染病, 伝染病の飲料水媒介の, 水に浮いている
  - — infection (epidemic) [-インフェクシャン (エピディーミック)] 飲料水による伝染 (流行病)
- watercress [ウォータークれス] みずがらし, オランダがらし
- waterfront phenomenon [ウォーターフらント フィナミナン] 水際現象, 心筋壊死の波及現象
- Waterhouse-Friderichsen syndrome [ウォーターハウス フリダりクセン スィンドロウム] ウォーターハウス・フリデリクセン症候群 ☆髄膜菌感染と急性副腎不全を起こす症候群
- watering [ウォータリング] 流涙
- watermelon [ウォーターメラン] すいか
- waterpower [ウォーターパウアー] 水力
- waterproof [ウォータープるーフ] 耐水の, 防水の, 防水服, 防水性にする
- watertight [ウォータータイト] 防水の, 耐水の
- waterwork [ウォーターウァーク] 水道, 給水設備, 噴水
- watery [ウォータりー] 水の, 濡れている, 水っぽい, 面白くない, 特徴のない
  - — diarrhea [-ダイアりーア] 水性下痢
  - — diarrhea-hypokalemia-

achlorhydria syndrome, WDHA syndrome [-ダイアリーアーハイポウカリーミアーアクローハイドリア スィンドろウム] 水様下痢低カリウム血症無塩酸症候群
☆VIPの過剰分泌による
— stool [-ストゥール] 水様便
Watson-Schwartz test [ウァトサン・シュヴァーツ テスト] ワトソン・シュワルツ試験 ☆尿中ポルフィリン体（ポルフォビリノーゲン）の存在を示す
watt, W [ウァット] ワット ☆電力単位
wattage [ウァティジ] ワット量 ☆ワットで表される消費量
wave [ウェイヴ] うねる，揺れる，波動する，振り回す，波打たせる
— theory [-スィーありー] （光，音などの）波動説
alpha (α) — [アルファー] アルファ(α)波．脳波の一成分で約10（8～13）/秒 Hzの規則正しい正弦波
beta (β) — [ビーター] ベータ(β)波．網膜電図でα波についで起こる大きい陽性波
delta (δ) — [デルター] デルタ(δ)波．脳波の一成分で1/2～3/秒Hz未満の異常波
lambda (λ) — [レームダー] ラムダ波．脳波形の一つ．波形がギリシャ文字のラムダに似た鋭波．複雑な眼球運動をしたときに現れる
wave-length [ウェイヴ-レングス] 波長
waver [ウェイヴァー] 歩行の際にふらつくこと，動揺すること．迷う，ためらう；震える
wavily [ウェイヴィリー] 揺れ動いて，波多く，波立って
wax [ウェーックス] 密蝋，蝋，蝋状物質，植物性蝋，耳垢，蝋耳，油土，糖密，蝋を塗る，（筋電図振幅などが）漸増する，潮が満ちる
waxing [ウェーックスィング] 筋電図振幅が増高すること，漸増
waxy [ウェーックスィ] 蝋のような
— cast [-キャスト] 蝋円柱（尿沈渣）
— degeneration [-ディジャナれイシャン] 蝋様変性
— finger [-フィンガー] 蝋状指
— kidney [-キドニー] 蝋様腎
— liver [-リヴァー] 蝋性肝
way [ウェイ] 道路，行程，習慣，生活方法・行動などの範囲
wayside [ウェイサイド] 路傍，路傍の
WBC (white blood count)
WBH (whole-body hyperthermia) 全身温熱療法
WDHA (watery diarrhea-hypokalemia-achlorhydria) 〔syndrome〕WDHA症候群（水様下痢・低カリウム血症・無塩酸症候群）
weak [ウィーク] 虚弱な，不十分な，希薄な
weaken [ウィークン] 弱くなる，虚弱にする ☆溶液，酒，茶などをうすめる
weakness [ウィークネス] 軟弱，欠点，優柔不断
— of muscle [-アヴ マスル] 無筋力，筋力低下
wean [ウィーン] 離乳させる，引き離す，幼児
weaning [ウィーニング] ウイーニング；離脱．人工呼吸器，補助循環装置などで人工的治療を行っていた患者を人工的治療から離脱させること；離乳，乳離れ (ablactation, delactation)；離乳児
weaning brash [ウィーニング ブれーッシュ] 離乳期下痢
wear [ウェアー] 経過する，消耗する
— and tear theory [-アンド テアースィーありー] （老化の）消耗説，すり切れ説
weariness [ウィアりネス] 疲れ
wearing [ウェアりング] 消耗させる，疲労させる
wearisome [ウィアりサム] 疲れさせる，退屈な
weary [ウィアりー] 疲れた，いやになった，退屈な，疲れさせる，退屈させる，飽きる
weasand [ウィーザンド] 食道，気管
weather [ウェザー] 天気，気象，時候，風上の，風雨にあてる，乾かす，風化させる，外気で変化する
— bureau [-ビューろウ] 気象台
— chart [-チャート] 天気図
— forecast [-フォーキャスト] 天気予報
— station [-ステイシャン] 測候所
web [ウェブ] くもの巣，みずかき
— site [-サイト] インターネットのホームページ
— space contracture [-スペイス カン

ト れークチャー] 指間拘縮
- webbed [ウェッブド] みずかきのある，指間に被膜のある
  - — fingers [-フィンガーズ] みずかき指
  - — neck [-ネック] 翼状頸
- Weber-Christian syndrome (disease) [ウェーバークリスチャン スィンドろウム (ディズィーズ)] ウェーバー・クリスチャン症候群(病) ☆結節性非化膿性皮下脂肪炎
- Weber-Cockayne syndrome [ウェーバー-カッケイン スィンドろウム] ウェーバー・コッケーン症候群 ☆手足の反覆性水疱形成を起こす優性遺伝疾患
- Weber-Dubler syndrome [ウェーバー-デュビュラー スィンドろウム] ウェーバー・デュブラー症候群 ☆交代性片麻痺，一側の脳神経，他側の運動知覚障害
- Weber's paradox [ウェーバーズ ペーらダックス] ウェーバー奇異現象 ☆筋肉が過度に伸びると収縮しないで弛緩する
- Weber's syndrome [ウェーバーズ スィンドろウム] ウェーバー症候群 ☆病巣と同側の動眼神経麻痺，眼瞼下垂・斜視・対光・調節反射消失を見る
- Weber's test [ウェーバーズ テスト] ウェーバー試験 ☆音叉を眉間の中央におくと健常な方の耳で聞こえる
- wed [ウェッド] 結婚する，結合する，合着する
- wedding [ウェッディング] 結婚式，結婚記念式
- wedge [ウェッジ] 楔，楔形の物，楔でとめる，楔で割る，無理に押し込む
- wedging [ウェッジング] 椎体の圧迫骨折，楔形変形
  - — deformity [-ディフォーミティ] 椎体の楔形変形
- weed [ウィード] 雑草，雑草を除く，除去する
- week [ウィーク] 週，週間，就業日，日曜日以外は6日間
- weep [ウィープ] 泣く，液体が滲出する，
- weeping [ウィーピング] 徐々に液体を分泌する，落涙
  - — eczema [-エクスィマ] 小水疱性湿疹
  - — wound [-ウーンド] 滲出のある創傷
- weevil alveolitis [ウィーヴィル アルヴィオウライティス] コクゾウムシ肺胞炎
- Wegener's granulomatosis [ヴェガナーズ グらニュロウマトウスィス] ウェゲナー肉芽腫症 ☆喉咽頭ほか全身に発生する肉芽腫

- Weigert's method [ヴァイガーツ メサッド] ワイゲルト染色法 ☆神経線維染法
- weight, WT [ウェイト] 重量，秤にかける，考量する，考察する，引き揚げる，重きをなす，秤量
  - — in volume, w／v [イン ヴァりュウム] 容積中重量比
  - — loss [-ロス] 体重減少
  - — reduction [-りダクシャン] 減量
  - — traction [-トれークシャン] 重力牽引
- weighted [ウェイティッド] 因子の重要性に従って重みをつけて調節した，意味をつけた
- weights and measures [ウェイツ アンド メジャーズ] 度量衡
- Weil-Felix reaction [ヴァイル-フィーリックス りアクシャン] ワイル・フェリックス反応 ☆ ProteusOX −19の凝集反応
- Weil's disease [ヴァイルズ ディズィーズ] ワイル病，レプトスピラ病 ☆黄疸と出血要因を示す
- Weinberg's syndrome [ヴァインバーグズ スィンドろウム] ワインバーグ症候群 ☆大孔症候群，頭蓋内圧上昇，眼球振盪，めまい，運動失調，立体知覚障害
- Weir-Mitchell treatment [ウィアー-ミッチェル トりートマント] ウェアー・ミッチェル治療 ☆神経衰弱症などの治療
- Welch's bacillus [ウェルチズ バスィラス] ウェルシュ菌
- welcome [ウェルカム] 歓迎される，自由に～してよい，歓迎
- weld [ウェルド] 鍛接する，溶接する，結合する，鍛接，溶接
- welfare [ウェルフェアー] 幸福，繁栄，厚生
  - — center [-センター] 社会事業会館，厚生館
  - — work [-ワーク] 従業員の福利促進事業，社会事業
- well [ウェル] 井戸，泉，源，湧き出る，噴出する，健康な，よろしい
- well-balanced [ウェル-ベーランスト] 正気の，常識ある，平衡のとれた
- well-being [ウェル-ビーイング] 幸福，福利，厚生
- well-bred [ウェル-ブれッド] 育ちのよい，上品な
- well-chosen [ウェル-チョウズン] 選択の正しい，適切な
- well-conditioned [ウェル-カンディシャンド]

良好状態の，健全な，善良な
well-defined [ウェルーディファインド] 輪郭の明らかな，定義の明確な
well-informed [ウェルーインフォームド] 博識の
well-known [ウェルーノウン] 有名な，知名な，評判の
well-marked [ウェルーマークト] 特徴のある容貌の，明瞭な
well-read [ウェルーれッド] 十分に読書した
well-type scintillation counter [ウェルータイプ スィンティレイシャン カウンター] 井戸型シンチレーション計数器
Well's disease [ウェルズ ディズィーズ] 好酸球性蜂窩織炎
wen [ウェン] 皮脂囊腫
Wenckebach period [ウェンキーバック ピアリアッド] ウェンケバッハ周期 ☆2度房室ブロックQP間隔が次第に延長してP波が脱落する
Werdnig-Hoffmann disease [ワァーディニック－ハフマン ディズィーズ] ウェルドニッヒ・ホフマン病 ☆若年性特発性筋萎縮症
Werlhof's disease [ワァールホフズ ディズィーズ] ウェルホフ病 ☆特発性血小板減少性紫斑病 (ITP)
Werner's syndrome [ワァーナーズ スィンドろウム] ウェルナー症候群 ☆早老症候群，白内障，白髪，皮膚異常を示す
Wernicke's aphasia [ヴァーニクズ アフェイズィア] ウェルニッケ失語症，感覚性失語症
Wernicke's reaction [ヴァーニクズ りエークシャン] ウェルニッケ反応 ☆瞳孔反応の一種
west [ウェスト] 西の方へ，西，西部，西洋，西方の
West syndrome [ウェスト スィンドろウム] てんかん発作の一種
westerly [ウェスタリー] 西の，西方に
Westermark sign [ウェスタマーク サイン] 塞栓血管末梢の透過性亢進
western [ウェスターン] 西方の，西にある，西洋の，傾く，西欧人，西国人，西部地方に住む人
 — blotting [－ブラッティング] ウェスタンブロット分析 ☆抗原抗体結合を利用したゲノム電気泳動分析法
wet [ウェット] 濡れた，湿気ある，雨降りの，湿式の，湿気，水気，雨降り，湿す，濡れる
 — brain [－ブれイン] 漿液性髄膜炎，アルコール中毒による脳水腫
 — cough [－カフ] 湿性咳嗽
 — [-] cup [－カップ] 湿吸角，湿性吸角
 — dream [－ドリーム] 夜間射精
 — drowning [－ドらウニング] 水が気道に入って起こる溺死
 — lung [－ラング] ショック肺 ☆急性呼吸困難を起こす
 — nurse [－ナース] 乳母
 — pack [－ペーック] ＝ wetsheetpack 湿包纏
 — pleurisy [－プルーりスィ] 湿性胸膜炎
 — pox [－パックス] 湿痘
wetting [ウェッティング] ぬらす，湿らす，湿潤にする
 — agent [－エイジェント] 湿潤剤．2物質の界面間で吸収される極性化合物，吸着性は極性の配列方向によって異なる
whale [ホウェイル] 鯨，捕鯨する
 — meat [－ミート] 鯨肉
 — oil [－オイル] 鯨油
Wharton's duct [ホウォートンズ ダクト] ワルトン管 ☆顎下腺管
Wharton's jelly [ホウォートンズ ジェリー] ワルトン臍帯膠質 ☆臍帯ジェリー様組織
whartonitis [ホウァータナイティス] 顎下腺排泄管炎，ワルトン管炎
wheal [ホウィール] 吹き出物，小膿胞，ミミズ腫れ，蕁麻疹
wheat [ホウィート] 小麦，小麦粉
wheel [ホウィール] 車，車輪状物，自転車，紡ぎ車，旋転，動かす，車で運ぶ，旋回する
wheeze [ホウィーズ] ゼーゼー息する，ゼーゼー息すること，喘鳴
wheezing [ホウィーズィング] ゼーゼー息の，喘鳴の，喘鳴音
whelk [ホウェルク] にきび，吹き出物
whelp [ホウェルプ] 子犬
whettle-bone [ホウェットルーボウン] 椎骨
whey [ホウェイ] 乳漿 ☆チーズを製造する際，凝乳と離れた乳汁の成分
whiff [ホウィフ] 浅在呼吸
whim [ホウィム] 気まぐれ，むら気，一時

whiplash injury ～ wife

的流行，風変わりな考え
whiplash injury [ホウィプレーッシュ インジャリー] むち打ち症
Whipple's disease [ホウィップルズ ディズィーズ] = lipodystrophia intestnalis ホイップル病 ☆腸管脂肪異栄養症，吸収不全症を起こす
Whipple's method [ホウィップルズ メサッド] ホイップル法 ☆悪性貧血症の肝臓療法
Whipple's triad syndrome [ホウィップルズ トらイアド スィンドろウム] ホイップル三徴 ☆インスリン産生腫瘍の示す三主要症状，空腹時頻脈・低血糖症状・糖による改善
whipworm [ホウィップウァーム] = Trichuris trichiura 鞭虫
whirl [ホウァール] 旋転させる，発射する，車輪で運搬する，ぐるぐる回る，回転，思想の混乱，輪生体，環生体
whirlbone [ホウァールボウン] 膝蓋骨
whishing sound [ホウィッシング サウンド] 胎盤雑音
whisker [ホウィスカー] 頬ひげ，（ナマズなどの）触髭
whisper [ホウィスパー] ささやく，私語する，密話する，ささやく，密談，風説，聴音
whispering [ホウィスパリング] ささやき，耳語，密話，ささやく，耳語の
whistle [ホウィッスル] 笛，笛音
white [ホウァイト] 白色の，透明の，無害の，白色人種の，白色，白衣，卵白，白人，白帯下，白蝶類
— arsenic [- アーサニック] 亜砒酸，白磁，三酸化砒素
— blood corpuscles [- ブラッド コーパスルズ] 白血球，リンパ液
— blood count, WBC [-ブラッド カウント] 白血球数
— cell cast [- セル キャスト] 白血球円柱
— corpuscles [- コーパスルズ] 白血球
— crop [-クらップ] 白穀 ☆大麦，小麦，とうもろこしなど
— fibrous tissue [- ファイブらス ティシュー] 白線維性組織
— infarct [- インファークト] 蒼白梗塞
— lead [- レッド] 白鉛
— leg [- レッグ] 白股腫，産褥時下肢の有痛性蒼白腫脹
— leprosy [- レプらスィ] 白らい，斑紋らい
— lie [- ライ] 真っ赤なうそ
— matter [- メーター] 白質
— mixture [- ミクスチャー] 緩下剤
— plague [-プレイグ] 白ペスト，肺結核
— pneumonia [- ニューモウニア] 白色肺炎
— pox [- パックス] 白痘，軽症痘瘡
— race [- れイス] 白色人種
— resist [-れズィスト] 白色防染
— scourge [- スカージ] 結核
— spot disease [- スパット ディズィーズ] 白点病
— thrombus [- スろンバス] 白色血栓
— vitriol [- ヴィトりオール] 白礬，硫酸亜鉛
Whitehead's operation [ホウァイトヘッズ アパれイシャン] ホワイトヘッド手術 ☆痔核摘出術
whitening [ホワイトニング] 漂泊，コーヒーに入れるクリーム，美容用おしろい
whitlow [ホウィットロウ] ひょう疽
Whitmore's bacillus [ホウィットモーァズ バスィらス] ホイットモーア菌
WHMH (World Federation for Mental Health) 世界精神保健連盟
WHO (World Health Organization)
whole body counter [ホウル バディ カウンター] 全身放射能測定器
wholesale [ホウルセイル] 卸売り
wholesome [ホウルサム] 健康によい，衛生によい，健全な
wholly [ホウリー] 全く，完全に，もっぱら，一概に
whoop [フープ] 百日咳患者の吸引音
whooping cough [フービング カフ] 百日咳
whooping cough bacillus [フービング カフ ベースィらス] 百日咳菌
wicking [ウィッキング] ガーゼ心；灯心材料
Widal's test [ウァイダルズ テスト] ウィダール試験 ☆腸チフス血清凝集試験
widow [ウィドウ] 寡婦，未亡人，一種の尺取り虫，寡婦にする，未亡人の
widower [ウィドウアー] 寡夫，妻に死に別れた夫
wife [ワイフ] 妻，主婦

884

wiggler [ウィグラー] ぼうふら
wildfire rash [ワイルドファイアー れーッシュ] 野火疹, 蕁麻疹, 疹様苔癬
will [ウィル] 意志, 意志の力, 決意, 任意
Williams syndrome [ウィリアムス スィンドろウム] ウィリアムス症候群 ☆唇厚く, 声嗄れ, 心血管異常がある
Williams Campbell syndrome [ウィリアムズ キャンベル スィンドろウム] 気管支拡張症
willing [ウィリング] 欣然として, 進んでする, 順調な, 欲すること, 志すこと
willingness [ウィリングニス] やる気, 意欲
Willis' cord [ウィリス コード] ウィリス帯 ☆上矢状洞帯, 上矢状静脈洞の下角を横断している線維帯
Willis' nerve [ウィリス ナーヴ] ウィリス神経 ☆副神経, 第11脳神経
Willis' ring [ウィリス リング] ウイリス動脈輪
Wilms' tumor [ウィルムズ テューマー] = nephroblastoma ウイルムス腫瘍 ☆腎胎児性腺肉腫で多種の組織因子を含む
Wilson's disease [ウィルスンズ ディズィーズ] ウィルソン病 ☆1. 肝レンズ核変性（銅結合タンパクセルロプラスミンの欠落によるレンズ核変性と肝疾患／2. 汎発性剥離性皮膚炎
wilt [ウィルト] 凋枯症 ☆植物のしおれ病
winary calculus [ワァイナリー キャルキュラス] 尿路結石
Winchester's syndrome [ウィンチェスターズ スィンドろウム] ウィンチェスター症候群 ☆慢性若年性関節炎の一つ
wind [ウィンド] 風, 呼吸
windage [ウィンディッジ] あおり, 気擦傷, 風撃傷
windburn [ウィンドバーン] 風にさらされる皮膚の変化, 風焼け
windkessel, Windkessel [ウィンドケッスル] (独) ヴィントケッセル. 大動脈とその分枝の容量と弾力性による血圧調節作用
window [ウィンドウ] 窓, 窓枠
windowing [ウィンドウィング] 開窓手術
wind-pipe [ウィンド-パイプ] 気管
windy [ウィンディ] 風の吹く, 風の強い, 屁の出る, 饒舌の
wine [ウァイン] ブドウ酒, 果酒, ブドウ酒溶剤, ブドウ酒色
— acid [- エーサッド] 酒石酸
— of opium [- アヴ オウピアム] 阿片ブドウ酒
— red [- れッド] 葡萄酒様の赤色
wine-whey [ウァイン-ホウェイ] ブドウ酒乳精 ☆ブドウ酒, 乳精, 砂糖を混ぜて作る
wing [ウィング] 翼, 翅, 獣の前脚, 翼状果, 翼弁, 花弁, 側面, 翼をつける, 飛ばす, 飛ぶ
wing-beating rhythmic oscillation of upper extremity [ウィング-ビーティングりズミック アスィレイシャン アヴ アパー イクストれミティ] 羽ばたき振戦
winged scapula [ウィングド スキャピュラ] 翼状肩甲骨 ☆肩甲骨内縁が胸部から離れて突出している
wink [ウィンク] まばたきする, 目くばせする, まばたきすること, 目くばせ
Winkelman's sign [ウィンカルマンズ サイン] ウィンケルマン徴候 ☆持続的に起こる母趾伸展
winker [ウィンカー] 睫毛
winking [ウィンキング] まばたきする, まばたきすること
— spasm [-スパズム] まばたき痙攣
winter [ウィンター] 冬, 冬季, 冬を過す, 避寒する, 動物を冬季の間飼育する
winterbeaten [ウィンタービートゥン] 寒気にあてられた
wintergreen [ウィンターグリーン] ウインターグリーン, イチヤクソウ
— oil [- オイル] = oil of teaberry 冬緑油
wipe [ウァイプ] 拭く, 拭う, 拭うこと
wire [ウァイアー] 針金, 電線, 電信, 金属弦, 金網, 針金をつける, 電送する, 打電する
— traction [-トれークシャン] 鋼線牽引
wire-loop [ウァイアー-ループ] 針金ループ
— fixation [-フィクセイシャン] 鋼線環固定法
— lesion [- リージャン] 針金ループ病変 ☆SLE (全身性紅斑狼瘡) のときなど腎にみられる
wiresplint [ウァイアースプリント] 鋼線副木
wiring [ウァイアリング] 針金固定法

wisdom ～ woolly

wisdom [ウィズダム] 賢明, 知恵, 学問, 知識
— tooth [－トゥース] 智歯
wise [ウァイス] 賢明な, 思慮ある, 博識
wiseman [ウァイズマン] 賢人
wisewoman [ウァイズウーマン] 賢婦, 産婆
wish [ウィッシュ] 願う, 欲する, 求める, 願望, 要請, 望みの物
wiskering [ウィスカリング] 骨皮質の不規則皮厚
Wiskott-Aldrich's syndrome, WAS [ウィスコット－オールドリッチズ スィンドロウム] ウィスコット・アルドリック症候群 ☆X染色体異常男児の湿疹, 血小板減少, 易感染性
witch hazel [ウィッチ ヘイザル] ウィッチヘーゼル ☆ふけとり水
withdraw [ウィズドロー] 引きこもる, 中止する, 停止する, 回収する
withdrawal [ウィズドローアル] 引きこもり, 自閉症, 中止, 停止, 回収
— bleeding [－ブリーディング] 消退出血
— syndrome [－スィンドロウム] 禁断症候群, 離脱症候群
wither [ウィザー] しぼむ, 枯れる, 衰弱させる, 衰弱する
withered [ウィザード] 落ちぶれた, 枯れた, 衰えた, 萎縮した
withhold [ウィズホウルド] 控える, 許さないでおく, 引き止める, 用いない
withstand [ウィズスタンド] 人・力・困難などに抗する, 耐震・耐水・耐火的である, 持ちこたえる
witty [ウィッティ] 機知に富んだ, 気の利いた, 滑稽な
Witzel's operation [ウィッツァルス アパれイシャン] ウィッツェル手術 ☆胃瘻形成術
witzelsucht [ヴィッツェルスークト] [G] ふざけ症
wiz [ウィズ] すご腕・奇才
wobbles [ウォッブルズ] 動揺病, ゆらぎ
Wohlfahrt-Kugelberg-Welander's disease [ヴォールファート－クーゲルバーグ－ウィーランダーズ ディズィーズ] ヴォールファルト・クーゲルベルグ・ヴェランデル病 ☆若年性特発性筋萎縮症
Wohlgemuth's test [ヴォールジマズス テスト] ウォルゲムート試験 ☆腎機能試験法
Wolff-Chaikoff effect [ヴォールフ－チャイカフ イフェクト] ウォルフ・チャイコフ効果 ☆大量のヨード投与によるヨードの有機化と甲状腺ホルモンの合成阻害作用
Wolff-Parkinson-White syndrome [ウルフ－パーキンサン－ホウァイト スィンドロウム] ウォルフ・パーキンソン・ホワイト症候群 ☆PR間隔短く, QRS広く, 発作性頻脈を伴う症候群
wolffian [ウルフィアン] ウォルフの
— body [－バディ] ウォルフ体
— duct [－ダクト] ウォルフ管, 精管の前駆体
— tubule [－テュービュール] ウォルフ小管
wolfram, W [ウルフらム] ウォルフラム (元素) ☆原子量183. 85
Wolfson-Reznick-Gunther syndrome [ウルフサン－リズニック－ガンサー スィンドロウム] ウォルフソン・レズニック・ガンサー症候群 ☆癌の脊椎転移による運動によって悪化する後根痛
womb [ウーム] = uterus 子宮
wonder [ワンダー] 驚く, 不思議, 驚くべき事物, 驚異の念を起こす, 不思議に思う
— drug [－ドラッグ] 奇蹟の薬, 特効薬
wondrous [ワンダらス] 驚くべき, 不思議な, 驚くくらいに, 不思議なほどに, 素晴らしく
wood alcohol [ウッド アルカホール] 木精アルコール, メタノール, 木酒
Wood's sign [ウッズ サイン] ウッド徴候 ☆深い麻酔時の外斜視・眼球固定・眼輪筋の弛緩
wooden [ウッドン] 木の, 木製の, 活気のない, 表情のない
— phlegmon [－フレグマン] 木板状蜂窩織炎 ☆皮下組織が硬化してくるもの, Reclusdiseaseともいう
wool [ウール] 羊毛 (山羊・綿羊にもいう), 毛糸, 毛織物, 羊毛状のもの, 羊毛をむしる
— fat [－ファット] ラノリン, 羊毛脂
woollen [ウーリン] 羊毛製の, 毛織の, 毛織物, 毛布
woolly [ウーリー] 羊毛の, 羊毛製の, 羊毛質の, 頭の混乱した, 声のしゃがれ

woolsorter's disease ~ wristdrop

た，絨毛ある（植物）
woolsorter's disease [ウールソーターズ ディズィーズ] 羊毛選別者病 ☆脾脱疽の肺炎
word [ワード] 言語，単語，言説，断言，標語，言葉に表す，言葉を使う
— blindness [－ブラインドネス] 言語盲，文字盲，語盲
— center [－センター] 言語中枢
— deafness [－デフネス] 言語性聾
— salad [－サラッド] 意味をなさない言葉をいうこと
work [ワーク] 仕事，労働，努力，職，専門，研究，細工仕事
— muscle [－マスル] 筋肉労働，筋肉行作
workable [ワーカブル] 動かせる，運転できる，実行可能の，経営できる
workaholic [ワーカホリック] アルコール中毒にたとえた仕事中毒の（人）
working [ワーキング] 仕事上の
— hypothesis [－ハイパスィスィス] 作業仮説
World Health Organization, WHO [ワールド ヘルス オーガナイゼイシャン] 世界保健機構
worldly [ワールドリー] 現世の，一時的の，世俗的の
worldwide [ワールドワイド] 世界的の，全世界的の
worm [ワーム] 虫様構造，虫，蠕虫，蛆，腸虫
wormian bones [ワーミアン ボウンズ] ワーミアン骨，縫合骨 ☆頭蓋の間挿骨
worn-out [ウォーン・アウト] 消耗した；使用しつくした；衰弱した
worst [ワースト] 最悪の，最強の，最も激甚の，最も悪く，最も悪いこと，最悪の場合，病気・寒暑などの峠
wort-gelatin [ワート－ジェラティン] 麦芽汁加ゼラチン培養器
worth [ウァース] 価値がある，するだけの価値がある，価値，真価
Worth's syndrome [ワースズ スィンドロウム] ワース症候群 ☆常染色体優生遺伝骨内膜過形成
worthy [ワースィ] 価値ある，するに足る，不足のない，尊い，立派な，名士
Woulfe's bottle [ウールファズ バトル] ウールフ瓶 ☆ガスなどの洗浄に用いる
wound [ウーンド] 負傷，怪我，傷つける，感情などを害する
— dressing [－ドレッスィング] 創傷包帯
— healing [－ヒーリング] 創傷治癒
— infection [－インフェクシャン] 創傷感染
woven bone [ウォウヴン ボウン] 線維性骨，コラーゲン線維の不規則に走る骨
w-plasty [ダブリューブレースティ] W形成手術 ☆張力の再分布を必要とする直線創傷の縫合法，三角形の部分を2ヵ所切除して短縮縫合
wrap [レップ] 包む，巻く，掛ける，(中に)包蔵される，包み，身体を包むもの（肩掛け，襟巻き，膝掛け，外套）
wrapping [レッピング] 包むこと，包むもの，外被
wreath [リース] 輪に作る，花輪にする，巻きつく，輪になる，花環
wreck [レック] 破壊，大破，残骸，破滅する，衰弱
wrecked [レックト] 遭難した，大破した，破損した，筋を違える
wrench [レンチ] 激しいまたは急なくじき，挫傷，ねじ回し，よじる，挫く，筋を違える
wrest [レスト] よじる，もぎ取る，無理に奪う，よじり
wrestle [レスル] レスリングする
wrestler's herpes [レスラーズ ハーピーズ] レスリング選手ヘルペス
wrestling [レスリング] レスリング
wretch [レッチ] 不運の人，悲惨な人，恥知らず
wrick [リック] 頸・背骨などを少し挫く，筋を違える，転筋
Wright's syndrome [らイツ スィンドロウム] ライト症候群 ☆1. 腕の過外転によって起こる血管閉塞と神経圧迫／2. 線維性骨炎と皮膚斑状色素沈着
wring [リング] 絞る，曲解する，ねじ折る，搾り取る，絞ること，疝痛，固い握手
wrinkle [リンクル] 皮膚の皺，褶，皺を寄せらせる，皺が寄る
wrinkled [リンクルド] 皺のよった
wrist [リスト] 腕関節，手頸，肘桿
— bone [－ボウン] 腕骨
— clonus [－クロウナス] 手根間代痙攣
wristdrop [リストドゥップ] 〔下〕垂手 ☆前腕伸長筋麻痺．鉛中毒によること

が多い
wristwatch [リストウァッチ] 腕時計
writer's cramp [らイターズ クれーンプ] = writer's spasm　書痙
writing hand [らイティング ヘーンド]　書字手　☆振戦麻痺のときの見られる手の位置，字を書く形
wrong [ろング]　悪い，不当の，故障のある，思わしくない，悪く，誤って，悪，過失，損害，不正を行う，不当の取り扱いをする
wryneck [らイネック]　斜頸

WT (weight)
Wuchereria [ヴーカりーりア]　糸状虫属
— **bancrofti** [―バンクろフティ]　バンクロフト糸状虫
wuchereriasis [ヴーカーりーらイアスィス]　糸状虫症，フィラリア感染症
w/v (weight by volume)
Wylie's drain [ウァイリーズ ドれイン]　ワイリー子宮排液管
Wyman's strap [ウァイマンズ ストらップ]　ワイマン紐　☆狂暴な精神病者を縛る革紐

X

xanchromatic [ゼーンクロウメーティック] 黄色の

xanthaline [ゼーンセーリーン] キサンタリン ☆アヘンのアルカロイド

xanthate [ゼーンセイト] キサンチン酸塩

xanthein [ゼーンスィーン] キサンテイン ☆溶解性の黄花色素

xanthelasma [ゼーンスィラズマ] 眼瞼黄色腫症

xanthelasmatosis [ゼーンスィラズマトウスィス] 多発性黄色腫症

xanthematin [ゼーンスィーマティン] キサントヘマチン ☆ヘマチンより誘導する黄色物質

xanthemia [ゼーンスィーミア] 黄色血症, カロチン血症

xanthene [ゼーンスィーン] キサンテン ☆ディベンツピラン染色

Xanthian [ゼーンスィアン] ザンサスの, オナモミの

xanthic [ゼーンスィック] 黄色, キサンチンの

— acid [- エーサッド] キサンチン酸

xanthine [ゼーンスィーン] ザンチン, キサンチン, 2, 6ディオモキシプリン ☆不溶解性黄色色素, 茜草色素

xanthinuria [ゼーンスィニューリア] 尿ザンチン過多, キサンチン尿症

xanthochromatic [ゼーンソウクロウマティック] 黄色調の

xanthochromia [ゼーンソウクロウミア] (皮膚または脊髄液の) 黄色調

xanthochromus [ゼーンソウクロウマス] 黄色調を帯びて

xanthocyanopsia [ゼーンソウサイアナプスィア] 赤緑色盲

xanthocyte [ゼーンササイト] 黄色細胞

xanthoderma [ゼーンソウダーマ] 皮膚黄色症

xanthodermia [ゼーンソウダーミア] 皮膚黄変

xanthodont [ゼーンサダント] 黄色歯, 黄色歯を有する者

xanthodontous [ゼーンサダンタス] 黄色歯の

xanthofibroma [ゼーンソウファイブろウマ] 黄色線維腫

xanthogranulomatosis [ゼーンサグらニュロマトウスィス] コレステロール沈着を伴う黄色肉芽 (にくげ) 腫症

xanthokyanopy [ゼーンソウカイアナピー] 赤緑色盲

xanthoma [ゼーンソウマ] 黄色腫

xanthomatosis [ゼーンソウマトウスィス] 黄色腫症

xanthomelanous [ゼーンソウメラナス] 黄色毛と黄色皮膚炎をもつ

xanthophane [ゼーンサフェイン] キサントファン ☆網膜円椎体黄色素

xanthopia [ゼーンソウピア] 黄視症

xanthoproteic acid [ゼーンソウプろウティーイック エーサッド] キサントプロテイン酸

xanthoprotein [ゼーンソウプろウティーン] キサントプロテイン, 黄色蛋白

xanthopsia [ゼーンサプスィア] 黄視症

xanthopsydracia [ゼーンソウサイドれイシア] 皮膚黄色膿疱形成

xanthosarcoma [ゼーンソウサーコウマ] 黄色細胞肉腫

xanthosis [ゼーンソウスィス] 皮膚黄変症

— bulbi [- バルビ] 眼球黄変

xanthous [ゼーンサス] 黄色がかった, 黄色人の

X-bodies [エクス-バディーズ] histiocytosis Xのランゲルノハンス細胞に見られる顆粒

X-chromosome [エクス-クろウマゾウム] X染色体

X-descent [エクス-ディセント] 静脈図の下行図

Xe (xenon)

xenenthesis [ズィネンスィスィス] 異物挿入

xenobiotic [ゼノウバイアティック] 生体異物

xenocytophilic [ゼノウサイタフィリック] 異種細胞親和性の

xenodiagnosis [ゼノウダイアグノウスィス] 外因診断法, 媒介動物診断

xenogenesis [ゼノウジェニスィス] 異物に因して, 異常発生, 外因性の

xenogenous [ゼナジャナス] 異常発生 ☆世代交番のような

xenograft [ゼナグらフト] 異種移植片

xenomenia [ゼノウミーニア] 代償性月経

xenon, Xe [ズィーナン] キセノン (元素)

☆原子量131.30
xenoparasite [ゼナペーらサイト] 外因寄生虫, 異物化寄生体
xenophobia [ゼノウフォウビア] 見知らぬ人に対する恐怖, 他人恐怖症
xenophonia [ゼノウフォウニア] 声変わり, 奇声症
xenophthalmia [ゼナフセールミア] 異物性結膜炎
xenopsia [ゼナプスィア] 黄視症
Xenopus [ゼナパス] アフリカツメガエル属
— oocyte [-オウアサイト] アフリカツメガエル卵細胞 ☆遺伝子導入に用いる
xenosexia [ゼノウセクスィア] 異物嗜食症
xeransis [ズィーらンスィス] 乾燥
xerasia [ズィーれイスィア] 毛髪乾燥症
xerocheilia [ズィーろウカイリア] 口唇乾燥症
xeroderma [ズィーろウダーマ] = xerodermia 乾皮症
xerodermia [ジーろウダーミア] 乾皮症 (ichthyosis 魚鱗癬)
xerography [ズィーろグれーフィ] 乾式撮影法 ☆セレンをコーティングした金属板を用いるX線撮影法
xeroma [ズィーろウマ] 結膜乾燥症, 乾燥眼
xeromenia [ズィーろウミーニア] （無経による）月経期身体異常
xerophagia [ズィーろウフェイジア] 乾燥食
xerophilous [ズィーらフィラス] 乾燥を好む ☆熱帯乾燥地を好む植物にいう
xerophobia [ズィーろウフォウビア] 心因性口内乾燥症
xerophthalmia [ズィーらフセルミア] 眼球乾燥症, 乾燥眼
xeroradiography [ズィーろウれイディアグれーフィ] 乾式X線撮影法 ☆半導体で覆った金属板を用いる乾燥法
xerosis [ズィーろウスィス] 乾皮症
— bacillus [-バスィラス] 乾燥症菌
— conjunctivae [-カンジャンクタイヴィ] 結膜乾燥症
— corneae [-コーニエ] 角膜乾燥症
— cutis [-キューティス] 乾皮症
— superficialis [-スーパーフィシエイリス] 表層乾燥症, 表面性乾燥症
xerostomia [ズィーろウストウミア] （唾液減少による）口内乾燥症
— idiopathica [-イディアペースィカ] 特発性口内乾燥症
— symptomatica [-スィンプタメーティカ] 症候性口内乾燥症
xerotic [ズィろウティック] 乾燥の
— keratitis [-ケらタイティス] 乾燥角膜炎
xerotripsis [ズィーろトりプスィス] = xerotripsin 乾燥性摩擦
xiphisternum [ズィフィスターナム] 剣状副部, （鳥類肋骨の）剣状突起
xiphocostal [ズィファカスタル] 剣状軟骨と肋骨の
xiphodynia [ズィファディーニア] 剣状突起痛
xiphoid [ズィフォイド] 剣状の, 剣状副部
— process [-プろセス] 剣状突起
xiphoiditis [ズィフォイダイティス] 剣状突起炎
xiphopagus [ジーフォウ・ペイガス] 剣状突起結合体 (xiphodymus). 2頭, 2胸郭, 4腕と共通の腹部, 骨盤, 2足を有する複合奇形
X-linked dominant [エックス-リンクト ダミナント] X染色体性優性
X-linked hypogammaglobulinemia [エックス-リンクト ハイポウゲーンマグラビュリニーミア] X染色体連関低ガンマグロブリン血症
X-linked recessive [エックス-リンクト りセッスィヴ] X染色体劣性
X-linked spondyloepiphyseal dysplasia tarda [エックス-リンクト スパンディロウエピフィズィアル ディスプれイズィア タダ] X染色体連関遅発性脊椎骨端異形成
XO [イクス・オウ] [遺] XO（エックスオー）型. 女性の2個の性染色体のいずれか1つが欠損している場合の呼称. Turner症候群はXO型の染色体異常の一つ
X-ray [エックス-れイ] エックス線, レントゲン線
— spectrum [-スペクトらム] レントゲン線スペクトル
XY gonadal insufficiency [イクスワイ ゴウネーダル インサフィシャンスィ] XY染色体性精腺不全症
xylem [ザイラム] 木質部
xylene [ザイリーン] キシレン, 防腐性炭化水素
xylitol [ザイリトール] キシリトール ☆糖

質輸液の成分
xylol [ザイロール] ＝ dimethylbenzene　キシロール
xyloma [ザイロウマ]　（植物に生ずる）木腫
xylose [ザイロウス]　キシロース
xylosuria [ザイロウスューりア]　キシローズ尿症，木糖尿症
xyphopagus [ザイファパガス]　剣状突起結合体
xyrospasm [ザイらスペーズム]　剃毛痙攣
xysma [ズィスマ]　下痢便偽膜
xyster [ズィスター]　えぐり刀，骨膜剥離器

Y

Y (yttrium)
yam [ヤム] 山の芋
YAM (young adult mean)
yard [ヤード] ヤード（3フィート，約91.4cm），布尺ヤール，桁，帆桁
yarn [ヤーン] 紡ぎ糸，織糸，物語をする
Yatren [ヤトレン] ヤトレン ☆ *chiniofon iodoxyquinoline sulfonate* 製剤
yava skin [ヤヴァ スキン] ヤバスキン ☆象皮病の一種で Kava 飲料による
yaw [ヨー] イチゴ腫疹
yawey [ヨーウィ] フランベシアの
yawn [ヨーン] 欠伸する，口が広く開いている，欠伸，開口
yawning [ヨーニング] 欠伸している，口を大きく開いている，欠伸をすること
yaws [ヨーズ] インド痘（熱帯フランベシア病），苺腫
Y-chromosome [ウィークロウマゾウム] Y染色体
Yb (ytterbium)
yeast [イースト] 酵母，麹，パン種
— powder [－パウダー] パン種，イースト粉
yellow [イェロウ] 黄色の，黄色人種の，嫉妬深い，黄色，黄色の物，黄色にする，黄色になる
— cartilage [－カーティリジ] 黄色軟骨
— elastic tissue [－イレースティック ティシュー] 黄弾力性組織
— fever [－フィーヴァー] 黄熱
— marrow [－マろウ] 黄色骨髄
— orchre [－オウカー] 黄土
— race [－れイス] 黄色人種
— softening [－サフニング] 黄調脳軟化症
— spot [－スパット] （網膜の）黄斑
yerba [ヤーバ] パラグアイ茶，マテ茶 ☆ソヨゴ科植物の乾燥葉
Yerkes-Bridges test [ヤーキーズ-ブリッジズ テスト] ヤーキーズ・ブリッジェス試験 ☆ *Binet-Simon* 試験の変法（知能検査）
Yersin's serum [ヤースィンズ スィーらム] エルザン血清
Yersinia [ヤースィニア] エルシニア属
— enterocolitica [－エンタろウコウライティカ] 腸炎エルシニア
— pestis [－ペスティス] = Pasteurella pestis ペスト菌
yield [イールド] 産する，評す，譲る，明け渡す，服する，物が圧力のために曲がるまたは凹む，病が軽快する
Y-linked inheritance [ワイーリンクト インヘりタンス] Y染色体連鎖遺伝
yogurt [ヨウガート] ヨーグルト，牛乳，山羊乳より製した酸乳
yohimbine [ヨウヒンビーン] ヨヒンビン ☆性欲亢進剤，キョウチクトウからとったアルカロイド
yoke [ヨウク] 隆起
yolk [ヨーク] = yelk 卵黄，羊毛脂
— sac [－サック] = yolk bag 卵黄嚢
young [ヤング] 年の若い，若々しい，清新の，動物の子
— adult mean, YAM [－アダルト ミーン] 若年者平均値
Young-Helmholtz theory of color vision [ヤング-ヘルムホウルツ スィーアりー アヴ カラー ヴィジャン] ヤング・ヘルムホルツ色覚論
Young's modulus of elasticity [ヤングズ マデュラス アヴ イラスティスィティ] ヤングの弾性率，ヤング率
Young's operation [ヤングズ アパれイシャン] ヤング手術 ☆前立腺部分切除，精嚢全摘と射精管一部の切除
Young's rule [ヤングズ るール] ヤングの法則 ☆小児薬用量＝大人用量χ年齢／12＋年齢
Young's syndrome [ヤングズ スィンドろウム] ヤング症候群 ☆両側びまん性気管支拡張症
youth [ユース] 青年，青年時代，青春期，軽快，元気，若い人たち
yperite [イパらイト] イペリット ☆シアン化水素の中毒性毒ガス
ypsiloid [イプスィロイド] Y字形の
ytterbium, Yb [イタービアム] イッテルビウム（元素）☆原子量173.04
yttrium, Y [イトりアム] イットリウム（元素）☆原子量88.9059
yukon [ユーカン] = barytron 電気粒子，バリトロン

Z

Z [ジー(米), ゼッド(英)] 原子番号
z. (小) 骨密度測定の時, 同年齢の集団と比較した偏差値
Zambrini's reaction [ゼーンブリーニズ りエークシャン] ザンブリニー反応 ☆唾液反応
zaranthan [ザらンサン] 乳房硬化
zeal [ズィール] 熱心, 熱中
zealous [ゼラス] 熱中している, 熱狂者
zealously [ゼラスリ] 熱心に, 熱中して
zein [ズィーイン] ゼイン ☆とうもろこし中の黄色タンパク
zeisian gland [ザイスィアン グレーンド] ツァイツ腺 ☆睫毛の毛嚢に開口する皮脂腺
zeismus [ズィーイズマス] ゼイン皮膚症
zelotypia [ゼラティピア] 熱狂者, 病的嫉妬
zenith [ズィーニス] 頂点, 極点, 天頂
Zenker's degeneration [ゼンカーズ ディジャネれイシャン] ツェンケル変性筋
Zenker's diverticulum [ゼンカーズ ダイヴァーティキュラム] ツェンケル憩室 ☆咽頭食道憩室
zeolite [ズィーアライト] ゼオライト, 沸石 (硬水を軟化するに用いる), 硅素化合物の一種 ☆骨粗鬆症の治療薬
zeoscope [ズィーアスコウプ] 酒沸騰点測定器
zero [ズィーろウ] 零, 零点, ないこと
Zerwegen syndrome [ザーヴィージャン スィンドろウム] ツェルヴェーゲン症候群 ☆ペルオキシゾーム欠損による脳肝腎症候群
zest [ゼスト] 酒などに入れる強い香料, 強い興味, 熱情
zestocautery [ゼスタコータりー] 熱蒸気焼灼器
Ziehl-Neelsen carbolfuchsin method [ズィール ニールサン カーバルフクスィン メサッド] チール・ネールセンカルボールフクシン抗酸菌染色法 ☆結核菌染色法
Ziehl's solution [ズィールズ サリューシャン] チール液 ☆らい菌や結核菌の染色剤
Zieve syndrome ズィーヴ スィンドろウム ジーヴ症候群 ☆黄疸・脂肪肝・高脂血症・溶血性貧血を起こす症候群
ZIG (zoster immunoglobulin)
zigzag [ズィグゼーグ] Z字形の, Z字形をなす, Z字形, 電光形, Z字形に, Z字形になる, Z字形に進む
Zimmermann chromogen [ズィマーマン クろウマジャン] ジムマーマン発色物質 ☆17-ケトステロイド
zinc, Zn [ズィンク] 亜鉛 (元素) ☆原子量65.38
— acetate [−アスィテイト] 酢酸亜鉛
— bacitracin [−バスィトれイスィン] ☆皮膚殺菌剤
— carbonate [−カーバネイト] 炭酸亜鉛
— chloride [−クローらイド] 塩化亜鉛
— galvanizing [−ギャルヴァナイズィング] 亜鉛引, 亜鉛メッキ
— oxide ointment [−アクサイド オイントマント] 亜鉛華軟膏 ☆皮膚潰瘍治療薬
— peroxide [−ぱらクサイド] 過酸化亜鉛局所収斂剤
— phosphate [−ファスフェイト] 燐酸亜鉛
— sulfate [−サルフェイト] 硫酸亜鉛, 白礬
— white [−ホワイト] 亜鉛白, 酸化亜鉛
zincalism [ズィンカリズム] 慢性亜鉛中毒
zincative [ズィンカティヴ] 電気的に陰性の
zincify [ズィンスィファイ] 亜鉛を被せる
Zingiber [ズィンジバー] ショウガ属
Zinn's artery [ズィンズ アータりー] チン動脈 ☆網膜の中心動脈
Zinn's ligament [ズィンズ リガマント] チン靱帯
ZIP (zoster immune plasma)
zirconia [ザーコウニア] 酸化ジルコニウム
zirconium, Zr [ザーコウニアム] ジルコニウム (元素) ☆原子量91.22
Zn (zinc)
zoalite [ゾウアライト] 赤外線発生器
zoanthropy [ゾウエーンスらピー] 動物化妄想
zoetic [ゾウエティック] 生命の, 生きている, 生物の
zoetrope [ゾウアトろウプ] 驚盤器, 斜視計

zoic [ゾウイック] 動物の，生物の
Zollinger-Ellison syndrome [ザリンジャーエリサンズ スィンドロウム] ゾリンジャー・エリソン症候群 ☆膵ガストリン産生腫瘍とこれによる胃酸過剰分泌
zomotherapy [ゾウマセらピー] 肉食療法
zona [ゾウナ] 帯，帯状疱疹
 — arcuata [-アーキュエイタ] 弓状帯
 — cartilaginea [-カーティラジニア] 軟骨帯
 — ciliaris [-スィリアリス] 毛様体
 — denticulata [-デンティキュレイタ] 小歯状帯
 — dermatica [-ダーマティカ] 皮膚帯
 — fasciculata [-ファスィキュレイタ] 束状帯
 — follicularis [-ファリキュラーりス] 卵胞帯
 — glomerulosa [-グロウメりュロウサ] 球状帯
 — granulosa [-グラニュロウサ] 顆粒体
 — orbicularis [-オービキュラーりス] 輪帯
 — pectinata [-ペクティネイタ] 櫛状帯 ☆蝸牛管基底板の外側の部分
 — pellucida [-パルーサイダ] 透明帯
 — perforata [-パーフォれイタ] 穿孔帯
 — pigmentosa [-ピグメントウサ] 色素帯
 — radiata [-れイディエイタ] 放線状帯
 — reticularis [-れティキュラーりス] 網状帯
 — rolandica [-ろウランディカ] ローランド帯
 — vasculosa [-ヴァスキュロウサ] 脈管帯
zonal [ゾウナル] 帯の，帯状の
zonate [ゾウネイト] 帯のある，帯状斑紋のある，輪層帯のある
zonation [ゾウネイシャン] 層別化
Zondek-Aschheim test [ザンデック-アシュハイム テスト] ツォンデック・アッシュハイム試験 ☆妊娠反応試験
zone [ゾウン] 帯，紐，地帯，環帯，年輪（植物），帯状の印をつける，帯で囲む
 — electrophoresis [-イレクトロウファりースィス] 帯状電気泳動
zonesthesia [ゾウニススィーズィア] 緊括感，帯状感，絞扼感
zonisamide [ゾウニサマイド] ゾニサミド ☆ベンズイソキサゾール系抗てんかん薬
zonula [ゾウニュラ] = zonule 小帯
 — ciliaris [-スィリアリス] 毛様小帯
zonular [ゾウニュラー] 小帯の，小帯状の
 — keratitis [-ケらタイティス] 小帯性角膜炎
zonule [ゾウニュール] 小帯
 — of Zinn [-アヴ ズィン] チン毛様小帯
zonulitis [ゾウニュライティス] 毛様小帯炎
zooblast [ゾウアブレースト] 動物細胞
zoochemistry [ゾウアケミストりー] 動物化学
zoodermic [ゾウオウダーミック] 動物皮の，（植皮のため）他の動物からとった皮の
zoodynamics [ゾウオウダイナミックス] 動物力学，動物生理学
zooecium [ゾウオウイースィアム] 虫室
zooerastia [ゾウオウイれースティア] 獣姦
zoogenic [ゾウアジェニック] 動物発生の，動物起源の
zoogenous [ゾウアジナス] 動物より受けた
zoogeography [ゾウオウジアグれーフィ] 動物地理学
zoografting [ゾウアグれーフティング] 動物組織の人体移植
zooid [ゾウオイド] 動物性の，群体を構成する個員，個体 ☆分生，出芽などの無性生殖により生体が分裂または生体から分離して生じて独立の運動能力を有する有機体
zoolite [ゾウライト] 化石動物，化石動物質
zoological [ゾウアラジカル] 動物学上の，動物の生活・構造に関する
 — garden [-ガードゥン] 動物園
zoology [ゾウアラジー] 動物学
zoomorphism [ゾウオウモーフィズム] 動物形態観 ☆神または超自然物を動物形で表すこと
zoonosis [ゾウオウノウスィス] 動物寄生体症，人獣共通伝染症 ☆動物に寄生する病原体が人に伝染する疾病
zooparasite [ゾウアペーらサイト] 動物性寄生体
zoopathology [ゾウオウパサラジー] 動物病理学
zoophagous [ゾウアファガス] 動物食で生活している，肉食の
zoophilia [ゾウアフィリア] 動物愛，獣性愛
zoophilism [ゾウアフィリズム] 動物熱愛
zoophobia [ゾウオウフォウビア] 動物恐怖

症

zoophysics [ゾウアフィズィックス] 動物構造学

zoophyte [ゾウアファイト] 植物近似動物

zooplasty [ゾウアプレースティ] 動物組織の人体移植

zoopsia [ゾウアプスィア] 動物幻覚

zoopsychology [ゾウオウサイカラジー] 動物心理学

zoosis [ゾウオウスィス] 動物に起因する疾病, 動物症

zoosperm [ゾウアスパーム] 精虫, 精子, 遊走子, 遊走芽胞

zoospore [ゾウアスポーァ] 遊走子, 遊走芽胞

zootaxy [ゾウアテークスィ] 動物系統学, 動物分類学

zootic [ゾウティック] 下等動物

zootomy [ゾウタミー] 動物解剖

zootoxin [ゾウタクスィン] 動物性毒物または毒素

zopiclone [ゾウピクローン] ゾピクロン ☆非ベンゾジアゼピン系(超短時間型)入眠薬

zoster [ザスター] 帯状疱疹
— **immune globulin, ZIG** [－イミューン グラビュリン] 帯状疱疹免疫血清
— **immune plasma, ZIP** [－イミューン プレーズマ] 帯状疱疹免疫血漿

zosteriform [ザステリフォーム] 帯状疱疹状の

zotepine [ゾーティパイン] ゾテピン ☆チエピン系向精神薬, 精神分裂病に用いる

Zr (zirconium)

Z-value [ズィー ヴァリュー] 同年齢者の平均から標準偏差の何倍離れているかを示す値

Zwitterrion [ツヴィッター・アイアン] 両性イオン(ツヴィッター・イオン). 異なった根基上に位置しそれぞれ陰陽の両電荷をもった溶液. ただし全体としては中性

zygapophysis [ザイガパフィスィス] 脊椎関節突起

zygodactyly [ザイガデークティリー] 合指症

zygoite [ザイゴイト] 接合体

zygoma [ザイゴウマ] 頬骨弓, 頬骨, 頬骨側頭突起

zygomatic [ザイゴウメーティック] 頬骨の, 頬骨部の
— **arch** [－アーチ] 頬骨弓
— **bone** [－ボウン] 頬骨
— **process** [－プろセス] 頬骨突起

zygomaticum bone [ザイガマティカム ボウン] 頬骨

zygomaticus [ザイガメーティカス] 頬骨筋

zygomorphy [ザイガモーフィ] 左右相称

zygomycosis [ザイゴウマイコウスィス] 接合菌症

zygosis [ザイゴウスィス] 無性生殖, 接合繁殖

zygosity [ザイガスィティ] 接合状態, 接合生殖性

zygosperm [ザイガ・スパーム] 接合子;接合芽胞

zygosphere [ザイガスフィアー] 接合芽胞

zygospore [ザイガスポーァ] 接合胞子

zygote [ザイゴウト] 接合胞子, 接合体

zymase [ザイメイス] チマーゼ, 発酵素

zyme [ザイム] 病原性酵素, 酵母

zymocyte [ザイマサイト] = zymogene 発酵菌

zymogen [ザイマジャン] 酵素前駆体, チモーゲン
— **granule** [－グらニュール] 酵素原顆粒

zymogenic [ザイマジェニック] 発酵を起こす

zymogram [ザイマグれーム] ザイモグラム, 酵素図

zymoid [ザイモイド] 腐敗組織毒, 類酵素

zymolysis [ザイマリスィス] 酵素による消化, 発酵

zymome [ザイモウム] 発酵素

zymonematosis [ザイモウニーマトウスィス] 酵母症, 分芽菌症

zymophore [ザイマフォーァ] 酵素作用族

zymophorous [ザイマファらス] 酵素作用の

zymophyte [ザイマファイト] 発酵細菌

zymoplastic [ザイマプレースティック] 酵素形成の

zymoprotein [ザイモウプろウティーン] 触媒タンパク, 酵素タンパク質

zymosan [ザイマサン] ザイモサン酵母

zymoscope [ザイマスコウプ] 発酵計 ☆酵母の発酵能を測定する器具

zymose [ザイモウス] 転化素

zymosis [ザイモウスィス] 発酵, 発酵病, 酵性病

zymotic [ザイマティック] 発酵の
— **disease** [－ディズィーズ] 発酵病, 酵性病

zymurgy [ザイマージー] 醸造法

略 語

A

- **A** 1. arteria／2. ampere／3. answer
- **Å** Ångstrom
- **A2** aortic second sound
- **a** 1. acidity／2. adenine／3. anterior
- **AA** 1. achievement age／2. alcoholics anonymous／3. amino acid／4. aplastic anemia
- **AAA** 1. American Automobile Association／2. acute anxiety attack
- **A-aDO₂** alveolar arterial difference of O₂
- **AAS** aortic arch syndrome
- **AAV** adenoassociated viurus
- **AB** 1. aortic arch／2. antibody／3. bachelor of arts, Artium Baccalaureus
- **ABC** airway opened, breathing restored and circulation restored
- **ABCD** ABC + definite treatment
- **ABG** arterial blood gas
- **ABMT** autologous bone marrow transplantation
- **ABPA** allergic bronchopulmonary aspergilosis
- **ABPC** aminobenzyl penicillin
- **ABR** 1. absolute bed rest／2. auditory brainstem responses
- **AC** alternative current
- **ACE** angiotensin converting enzyme
- **Ach** acetylcholine
- **ACLS** advanced cardiac life support
- **ACS** acute chest syndrome／2. American Cancer Society／3. American Chemical Society／4. American College of Surgeons
- **ACTH** adrenocorticotropic hormone
- **AD** 1. after discharge／2. Alzheimer's disease／3. atopic dermatitis／4. autosomal dominant
- **ADD** attention deficient disorder
- **ADEM** acute disseminated encephalomyelitis
- **ADH** antidiuretic hormone
- **ADL** activities of daily living
- **ADP** adenosine diphosphate
- **AEFD** acute encephalopathy and fatty degeneration of viscera
- **AET** acute ectopic tachycardia
- **AF** 1. atrial fibrillation／2. atrial flutter
- **AFB** acid-fast bacillus
- **Ag** 1. antigen／2. argentums
- **AgCl** silver chloride
- **AGN** acute glomerulonephritis
- **AgNO₃** silver nitrate
- **A/G ratio** albumin-globulin ratio
- **AGS** adrenogenital syndrome
- **AHC** acute hemorrhagic conjunctivitis
- **AHG** antihemophilic globulin
- **AIDS** acquired immune deficiency syndrome
- **AIP** acute interstitial pneumonia
- **AIHA** autoimmune hemolytic anemia
- **AJ** Achilles jerk
- **AKA** arthrokinematic approach
- **Al** aluminum
- **ALA** δ-aminolevulinic acid
- **ALD** adrenoleukodystrophy
- **ALG** antilymphocytic globulin
- **ALL** acute lymphatic leukemia
- **ALP** alkaline phosphatase
- **ALS** amyotrophic lateral sclerosis
- **AM** 1. amperemeter／2. ante meridiem
- **AMI** acute myocardial infarction
- **AML** 1. acute myelogenous leukemia／2. anterior mitral leaflet
- **AMMOL** acute myelomonocytic leukemia
- **AMS** acute mountain sickness
- **ANA** antinuclear antibody
- **ANCA** anti-neutrophil cytoplasmic antibody
- **ANF** 1. atrial natriuretic factor／2. antinuclear factor
- **AnOC** anodal opening contraction
- **ANOVA** analysis of variance
- **ANP** atrial natriuretic peptide
- **ANTU(ANT)** alpha-naphthyl-thiourea
- **AP** 1. acute pneumoria／2. angina pectoris／3. anteroposterior
- **APB** atrial premature beat

A, B, C

APC antigen presenting cell
APTT activated partial thromboplastin time
APUD amine precursor uptake and decarboxylation
AQ 1. accomplishment quotient / 2. achievement quotient
aq aqua
AR 1. aortic regurgitaion / 2. autosomal recessive
Ar argon
Ara-C arabinosyl-cytosin
ARC AIDS-related complex
ARD acute respiratory disease
ARDS 1. acute respiratory distress syndrome / 2. adult respiratory distress syndrome
ARF 1. acute renal failure / 2. acute respiratory failure
ARS antirabies serum
AS 1. ankylosing spondylitis / 2. aortic stenosis
As arsenic
ASD 1. atrial septal defect / 2. autosensitized dermatitis
ASO 1. antistreptolysin O / 2. aspartate aminotransferase
Au aurum
AV 1. aortic value / 2. azygos vein
AVM 1. atriovenous malformation / 2. atrioventricular malformation
AVP arginine vasopressin

B

B 1. bacillus / 2. bacterium / 3. boron
BA 1. Bachelor of Arts / 2. biliary atresia / 3. blocking antibody / 4. bronchial asthma
Ba barium
BAL 1. British ant-Lewisite / 2. brochoalveolar
BASIC Beginner's All-purpose Symbolic Instruction Code
BB buffer base
BBB 1. blood brain barrier / 2. bundle branch block
BBC British Broadcast Corporation
BCG Bacillus Calmette-Guerin
BE 1. barium enema / 2. base excess
Be beryllium
BF blood flow
BFP biologic(al) false positive
BFS bronchofiberscope
BHL 1. bilateral hilar lymphadenopathy / 2. biological half-life
BG bronchography
Bi bismuth
b.i.d. bis in die
BJB Bence Jones bodies
BLM bleomycin
BMC bone mineral content
BMD bone mineral density
BMES bone marrow edema syndrome
BMG benign monoclonal gemmopathy
BMI body mass index
BMP bone morphogenetic protein
BMR basal metabolic rate
BMR Bachelor of Medical Science
BMT bone marrow transplantation
BMU basic multicellular unit
BNP brain natriuretic peptide
BOD biochemical oxygen demand
BPH benign prostate hyperplasia
BPh British Pharmacopeia
Br bromine
BRA brain stem response audiometer
BRU bone remodeling unit
BS 1. Bachelor of Science / 2. blood sugar
BSA 1. body surface area / 2. bovine serum albumin
BSE bovine spongeform encephalopathy
BSP bromosulphalein
BSR blood sedimentation rate
BT 1. bleeding time / 2. body temperature / 3. brain tumor
BUN blood urea nitrogen

C

C 1. calory / 2. carbon / 3. cathode / 4. Celsius / 5. centigrade / 6. closure / 7. congius / 8. consonane / 9. contraction / 10. circa / 11. cylinder / 12. cylindrical lens
CA California
Ca 1. cable / 2. calcium
CaC$_2$ calcium carbide
CaC$_2$C$_4$ calcium oxalate
CaCl$_2$ calcium chloride
Ca(CLO)$_2$ calcium chlorate
CaCO$_3$ calcium carbonate
CAD coronary artery disease

C, D

CAG 1. carotid angiography／2. cerebral angiography／3. coronary angiography
CAH congenital adrenal hyperplasia
CaH₂O₂ calcium hydroxide
Cal kilocalory
CaO calcium oxide
CaOC cathodal opening contraction
Cap capiat
CAPD 1. chronic ambulatory peritoneal dialysis／2. continuous ambulatory peritoneal dialysis
CAT computer assisted tomography
CAVH continuous arteriovenous hemofiltration
Cb conlumbium
CBA 1. congenitall biliary atresia／2. cytochemical bioassay
CBBB complete bundle branch block
CBC complete blood count
CBCC complete blood cell count
CBF cerebral blood flow
CBPC carboxyl benzyl penicilline
CCC cathodal closure contraction
CCF carotid-cavernous fistula
CCK cholecystokinin
Ccr creatinine clearance
Cd cadmium
Ce celium
CEA carcinoembryonic antigen
CF 1. cystic fibrosis／2. cardiac failure
Cf californium
CGD chronic granulomatous disease
CGRP calcitonin gene-related peptide
CHD 1. congenital heart disease／2. coronary heart disease
CHOP cyclophosphamide adriamycin oncovin prednisolone therapy
CI 1. cardiac index／2. cardiac insufficiency／3. cytotoxic index
CID combined immunodeficiency
CJ craniocervical junction
CJD Creutzfeld-Jakob disease
CK creakinine kinase
CKD chronic kidney disease
Cl chlorine
CLDM clindamycin
CM chloromycetin
CMA chlormadinone acetate
CMI Cornell Medicine Index
CMV cytomegalovirus
cNOS constitutive nitric oxide synthase
CNS central nervous system
CO 1. carbon monoxide／2. carbonyl
CO₂ carbon dioxide
Co A coenzyme A
Con A concanavalin A
COOH carboxyl
COPD chronic obstructive pulmonary disease
CP 1. cerebral palsy／2. cleft palate／3. clinical psychologist／4. cor pulmonale
CPA crebellopontine angle
CPAP continuous positive airway pressure
CPB cardiopulmonary bypasss
CPC clinicopathological conference
CPK=CK creatinine phosphokinase
CPPB continuous positive pressure breathing
CPPV continuous positive-pressure ventilation
CPR cardiopulmonary resuscitation
CR 1. complete remission／2. computed radiography
Cr chromium
CRF chronic renal failure
CRH corticotropin releasing hormone
CRP C-reactive protein
CS 1. cervical spondylosis／2. cesarean section／3. chondrosarcomia
Cs cesium
CSF colony stimulating factor
CSM 1. cerebrospinal meningitis／2. cerebral spondylotic myelopathy
CT 1. calcitonin／2. computed tomography／3. cerebral tumor
CTS carpal tunnel syndrome
CV 1. coefficient of variation／2. cardiovascular
CVA 1. cerebrovascular accident／2. cardiovascular accident
CVD 1. cardiovascular disease／2. cerebrovascular disease
CVID common variable immunodeficiency
CVP central venous pressure
CVS chrionic villus sampling

D

D 1. da／2. de・tur／3. density／

D, E

4. deuterium／5. diagnosis／6. diopter／7. dopamine／8. dosis／9. dexter／10. duration
- **DA** 1. descending aorta／2. developmental age
- **D&C** dilatation and curettage
- **DB** 1. direct bilirubin／2. double blind test
- **DBT** double blind test
- **DC** 1. direct current／2. dressing change
- **DcM** dilated cardiomyopathy
- **DCMP** daunomycin, cytosine arabinoside, mercaptopurine, prednisolone therapy
- **DDA** desmopressin acetate
- **DDAVP** deamino-D arginine vasopressin
- **DDS** 1. dapsone 44'-diamino diphonylsulfon／2. doctor of dental surgery
- **DDT** dichloro-diphenyl-trichloroethane
- **DF** dietary fiber
- **DFS** duodenofiberscope
- **DHEA** dehydroepiandrosterone sulfate
- **DHT** 1. dihydrotachysterole／2. dihydrotestosterone
- **DHEA** dehydroepiandrosterone
- **DHEA-S** dehydroepiandrosterone sulfate
- **DI** 1. diabetes insipidus／2. drug information
- **DIC** 1. direct infusion cholecystography／2. disseminated intravascular coagulation
- **DIP** 1. desquamative interstitial pneumonia／2. direct infusion pyelography／3. distal interphalangeal joint
- **DISA** digital intravenous subtraction angiography
- **DOCL** diffuse large cell lymphoma
- **DLco** diffusion capacity of the lung for carbon monoxide
- **DLE** discoid lupus erythematosus
- **DM** 1. daunomycin／2. dermatomyositis／3. diabetes mellitus／4. direct mail
- **DMARD** disease-modifying antirheumatic drugs
- **DNA** deoxyribonucleic acid
- **DNCB** dinibochlorobenzene
- **DOA** death on arrival
- **DOC** deoxycorticosterone
- **DOPA** dihydrophenylamine
- **DP** 1. displaced person／2. doctor of Pharmacy
- **DPA** dual photon absorptiometry
- **DPB** diffuse panbronchiolitis
- **DPH** diphenylhydantoin
- **DS, DSc** Doctor of Science
- **DSMII** Diagnostic and Statistical Manual of Mental Disorders. Edition II
- **DST** 1. daylight saving time／2. dexamethasone suppression test
- **DT** delirium tremens
- **DTR** deep tendon reflex
- **DTP** diphteria tetanus pertussis
- **DU** duodenal ulcer
- **DUB** dysfunctional uterine bleeding
- **DVM** Doctor of Veterinary Medicine
- **DVT** deep vein thrombosis
- **DXA** dual energy X-ray absorptiometry

E

- **E** 1. emmetropia／2. estrogen／3. eye
- **E_1** estrone
- **E_2** estradiol
- **E_3** estriol
- **e** electron
- **EAC** external auditory canal
- **EAHF** complex eczema, asthme, hay fever complex
- **EAM** electroalgometer
- **EBV** Epstein Barr virus
- **ECC** extracorporeal circulation
- **ECG** electrocardiogram
- **ECHO** enteric cytopathogenic human orphan (virus)
- **ECMO** 1. extracorporeal membrane oxygenation／2. extracorporeal membrane oxygenator
- **ECT** 1. eel calcitonin／2. electroconvulsive therapy
- **ED_{50}** 50% effective dose
- **EDC** 1. expected date of confinement／2. extensor digitorum communis
- **EDH** extradural hematoma
- **EDHF** endothelium-derived hyperpolarizing factor
- **EDIF** epithelium-derived inhibitory factor

E, F

EDP endodiastolic pressure
EDTA ethylenediaminete traacetic acid
EDV endodiastolic volume
EDX endoxan
EEG 1. electoencephealogram／2. electroencephalograph／3. electroencephalography
EEM erythema exsudativum multiforme
EF ejection fraction
EGF epidermal growth factor
EJ elbow jerk
EKC epidemic keratoconjunctivitis
EKG electrokardiogram
ELISA enzyme-linked immuno-sorbent assay
EM 1. endometrium／2. erythromycin
EMB ethambutol
EMF electromotive force
EMG 1. electromyogram／2. electromyograph／3. electromyography
EN erythema nodosum
ENG 1. electronystagmogram／2. electronystagmograph／3. electronystagmography
eNOS endothelial nitric oxide synthase
ENT ear-nose-throat clinic
EOA esophageal obturator airway
EOG electro-oculogram
EOM extraocular movement
EP 1. endogenous pyrogen／2. epilepsy
EPCG endoscopic pancreaticocholangiography
EPEC enteropathogenic E. coli
EPO erythropoietin
EPS 1. exophthalmos producing substance／2. extrapyramidal system
ER emergency room
Er erbium
ERCP endoscopic retrograde cholangiopancreatography
ERG endoscopic retrograde sphincterotomy
ERS endoscopic retrograde sphincterotomy
ERV expiratory reserve volume
ES elctroshock
ESR erythrocyte sedimentation rate
ESS euthyroid sick syndrome
ESV end-systolic volume
ET ejection time
ETT eye track test

F

F 1. female／2. field of vision／3. fluorine／4. formula／5. fusiform
FA fatty acid
FACP Fellow of the American College of Physicians
FACS 1. Fellow of the American College of Surgeons／2. fluorescence-activated cell sorter
FAD flavin adenine dinucleotide
FFA fluorescent fundus angiography
FAMA Fellow of the American Medical Association
FAO Food and Agriculture Organaization
FAP familial amyloid polyneuropathy
FAS fetal alcohol syndrome
FDP fibrin degradation product
FE fetal echo
FECG fetal electrocardiogram
$FEF^{25～75\%}$ forced expiratory volume flow between $25～75\%$
FEV_1 forced expiratory volume one second
$FEV_{1\%}$ forced expiratory volume one second percent
FF filtration fraction
FFA fluorescent fundus angiography
FGF fibroblast growth factor
FGS 1. fibergastroscope／2. focal glomerulosclerosis
FH family history
FHB fetal heart beat
FHR fetal heart rate
FMD fibromuscular dysplasia
FMF familial Mediterranean fever
FR flow rate
FRC functional residual capacity
FRCP Fellow of the Royal College of Physicians
FRCS Fellow of the Royal College of Surgeons
FRV functional residual volume
FSH 1. follicle stimul ating hormone／2. facioscapulohumeral type muscle dystrophy
FT_3 free triiodothyronine
FT_4 free thyroxine

901

F, G, H

FTA-ARS fluorescent treponemal antibody absorption
FTG full-thickness skin graft
FU fluorouracil
FUE fever of unknown etiology
FUO fever of unknown origin
FVC forced vital capacity

G

g 1. gingiva／2. gram／3. gravity
G6P glucose-6-phosphate
G6PD glucose-6-phosphate dehydrogenase
Ga gallium
GABA gamma aminobutyric acid
GABOB gamma amino beta hydroxybutyric acid
GB gallbladder
GBM glomerular basement membrane
GC glucocorticoid
GCP good clinical practice
G-CSF granulocyte colony stimulating factor
Gd gadolinium
GDM gestational diabetes mellitus
GDP guanosine diphosphate
GER gastroesophageal reflux
GFR glomerular filtration rate
GH growth hormone
GHRH growth hormone releasing hormone
GI gastrointestinal
GIF growth hormone inhibiting factor
GIP gastric inhibitory polypeptide
GL glaucoma
GLI glucagon-like immunoactivity
GLP good laboratory practice
GM-CSF granulocyte macrophage colony-stimulating factor
GnRH gonadotropin-releasing hormone
GOF gas-oxygen-fluothane
GOT glutamic oxaloacetic transaminase
GPT glutamic pyruvic transaminase
GSR galvanic skin reflex
GSS Gerstmann-Sträussler-Scheinker syndrome
gt gutta
GTP guanosine triphosphate
GTT glucose tolerance test
GVHE graft versus host effect
GVHR graft versus host reaction
GVLE graft versus leukemia effect
GYN gynecology

H

H 1. haustus／2. hour／3. hydrogen／4. hyperopia／5. haustrum (haustra)
H7 C-kinase inhibitor
HA hepatitis A
HAM HIV associated myelopathy
HANE hereditary angioedema
HAV hepatitis A virus
HB hepatitis B
Hb hemoglobin
Hb$_{A1C}$ hemoglobin A1C
HBcAg hepatitis B core antigen
HBeAg hepatitis B envelope antigen
HBV hepatitis B virus
HC hepatitis C
HCA hypothalamic chronic anovulation
HCC hepatocellular carcinoma
HCG human chorionic gonadotropin
HCL hairy cell leukemia
HCM hypertrophic cardiomyopathy
HCV hepatitis C virus
HCVD hypertensive cardiovascular disease
HD 1. hemodialysis／2. hearing distance
HDCV human diploid cell vaccine
HDL high density lipoprotein
HE 1. hematoxylin-eosin／2. hereditary elliptocytosis
He helium
HF hemofiltration
Hf hafnium
H-FABP heart-type fatty acid binding protein
HFD heavy-for-dates infant
HFV high frequency ventilation
Hg hydrargyrum
HGH human growth hormone
5-HIAA 5-hydroxyindole acetic acid
HIV human immunodeficiency virus
HLS 1. hypertonic lactated Ringer's solution／2. hypertonic lactated saline solution
HMG human menopausal gonadotropin
HNP herniated nucleus pulposus
H$_2$O$_2$ hydrogen peroxide
HPCX hereditary prostate cancer,

H, I, J, K, L

X-linked
HPETE hydro-peroxy-eicosa-tetra-enoic acid
HPFH hereditary persistence of fetal hemoglobin
HPL human placental lactogen
HPLC high-performance liquid chromatography
HPN home parenteral nutrition
HRCT high resolution CT
HRT hormone replacement therapy
HSP heat-shook protein
HSV herpes simplex virus
HTLV human T cell leukemia virus
HZ herpes zoster

I

I 1. intensity of magnetism／2. iodine, iodinium
IA induced abortion
IABP intra-aortic balloon pumping
IAO intermittent aortic occlusion
IBD inflammatory bowel disease
IBL immunoblastic lymphadenopathy
IC 1. immune complex／2. inspiratory capacity／3. integrated circuit
ICA 1. internal carotid artery／2. islet cell anibody
ICAM intercellular adhesion molecule
ICD 1. immune complex disease／2. International Classification of Diseases／3. intrauterine contraceptive device
ICDRG International Contact Dermatitis Research Group
ICF intracellular fluid
ICG indocyanine green
ICH 1. International Conference on Harmonization／2. intracerebral hematoma／3. intracerebral hemorrhage
ICU intensive care unit
ID intrinsic deflection
IDA iron deficiency anemia
IDDM insulin-dependent diabetes mellitus
IDL intermediate density lipoprotein
IE infectious endocarditis
I/E ratio inspiratory time／expiratory time ratio
IF interferon
Ig immunoglobulin
IGF insulin-like growth factor
IGTT intravenous glucose tolerance test
IHD ischemic heart disease
IHSS idiopathic hypertrophic subaortic stenosis
IIP idiopathic interstitial pneumonia
IL interleukin
IM intramuscular
IMA inferior mesenteric artery
IMV intermittent mandatory ventilation
In indium
INAH, INH isonicotinic acid hydrazide (isoniazid)
IOH idiopathic orthostatic hypotension
IOP intraocular pressure
IP 1. intraperitoneal pyelography／2. intravenous pyelography
IPH idiopathic portal hypertension
IPI idiopathic pulmonary infiltration
IPPB intermittent positive pressure breathing
IQ intelligence quotient
Ir iridium
IRB Institutional Review Board
IRD immune renal disease
IRDS idiopathic respiratory distress syndrome
IRV inspiratory reserve volume
ITP 1. idiopathic thrombocytopenic purpura／2. immunogenic thrombocytopenic purpura
ITT insulin tolerance test
IU international unit
IUCD intrauterine contraceptive device
IVGG intravenous gamma-globulin insfusion
IVR interventional radiology
IVU intravenous urography

J

JOD juvenile onset diabetes
JRA juvenile rheumatoid arthritis

K

Ka kathode
KS Kaposi's sarcoma

L

L 1. lactobacillus／2. latin／3. left／4. length／5. lethal／6. libra／7. light

L, M

sense / 8. liter / 9. low
LA 1. left atrium / 2. Los Angeles
La lanthanium
LAG large for gestational age
LAH left anterior hemiblock
LAR late asthmatic response
LB left bronchus
LBW low birth weight
LC 1. liver cirrhosis / 2. laparoscopic cholecystectomy
LCA left coronary artery
LCM lymphocytic choriomeningitis
LD lethal dose
LD$_{50}$ 50% lethal dose
LDH lactic dehydrogenase
LDL low density lipoprotein
LE lupus erythematosus (erythematodes)
LGV lymphogranuloma venereum
LH luteinizing hormone
LHRH luteinzing hormone releasing hormone
Li lithium
LIF leukocyte inhibitory factor
LIP lymphoid interstitial pneumonia
LLB long leg brace
LLL left lower lobe
LM lincomycin
LMOX latamoxef
LMP last menstrual period
LOA left occiput anterior position
LOM limitation of movement
LOP left occiput posterior position
LOS low output syndrome
LOT left occiput transverse position
LP 1. lipoprotein / 2. lumbar puncture
LPS lipopolysaccharide
LRD low residue diet
LRS lactated Ringer's solution
LSA left sacrum anterior position
LSVC left superior vena cava
LTH luteotropic hormone
Lu lutetium, luteium
LV left ventricle
LVEDP left ventricular end diastolic pressure
LVDS lung volume reduction surgery

M

M 1. male / 2. mediam / 3. meta / 4. metastasis / 5. meter / 6. micrococcus / 7. micron / 8. mille, thousand / 9. minim / 10. mix, misce / 11. molar tooth / 12. molar weight / 13. muscle / 14. myopia
m mean
M+Am myopia+astigmatism
MA 1. master of arts / 2. motor aphasia
ma milliampere
MAA macroaggregated albumin
MAASC massive amnion aspiration syndrome
MAC 1. maximum acid concentration / 2. minimum alveolar concentration / 3. minimum anesthetic concentration
MALT mucosa-associated lymphoid tissue
MAO 1. maximam acid output / 2. monoamine oxidase
MAP 1. mitogen-activated protein / 2. mitral annuloplasty
MAS 1. massive aspiration syndrome / 2. meconium aspiration syndrome
MAT multifocal atrial tachycardia
MB minimum bactericidal concentration
MBD minimum brain damage
MBL menstrual blood loss
MBP mean blood pressure
MC minimal change
MCA middle cerebral artery
MCD 1. mean corpuscular diameter / 2. medullary cystic disease
MCG mechanocardiography
MCH mean corpuscular hemoglobin
MCHC mean corpuscular hemoglobin concentration
M-CSF macrophage colony stimulating factor
MCT middle chain triglyceride
MCTD mixed connective tissue disease
MCV mean corpuscular volume
MDF myocardial depressant factor
ME medical electronics
MEA multiple endocrine adenomatosis
MED minimal erythema dose
MEF 1. maximum expiratory flow / 2. mid-expiratory flow
MEF$_{50}$**vc** mid-expiratory flow at 50 vc
MEG magnetoencephalography

MEN multiple endocrine neoplasia
MEP 1. maximal expiratory pressure ／2. mid-expiratory pressure
MEP miniature end-plate potential
MF mycosis fungoides
MG myasthenia gravis
Mg magnesium
mg milligram
MGN membranous glomerulonephritis
MH malignant hyperthermia
MHA microangiopathic hemolytic anemia
MHC major histocompatibility complex
MI 1. mitral insufficiency ／2. myocardial infarction
MIC minimal inhibitor concentration
MIF macrophage migration inhibitory factor
MIP max inspiratory pressure
MIT 1. Masachusetts Institute of Technology ／2. migration-inhibition test ／3. monoiodotyrosine
MLC mixed lymphocyte culture
MLD minimum lethal dose
MLF medial longitudinal fasciculus
MM 1. mother milk ／2. mucous membrane ／3. multiple myeloma
mm millimeter
MMC mitomycin C
MMP matrix metallo-proteinase
MMR mismatch repair
Mn manganese
MND motor neuron disease
Mo molybdenum
MOF multiple organ failure
MP, mp 1. macrophage ／2. melting point
MPC maximum permissible dose
MPGN membranoproliferative glomerulonephritis
MPH 1. master of public health ／2. miles per hour
MPO myeloperoxidase
MR 1. medical representative ／2. mental retardation
MRA 1. magnetic resonance angiography ／2. malingant rheumatoid arthritis
MRCP Member of the Royal College of Physicians
MRCS Member of the Royal College of Surgeons
MRCT magnetic resonance computed tomography
MRD 1. minimal residual disease ／2. minimum reactive dose
MRI 1. magnetic resonance image ／2. magnetic resonance imaging
mRNA messenger ribonucleic acid
MRP multidrug resistance-associated protein
MRS magnetic resonance spectroscopy
MRSA methicillin-resistant Staphylococcus aureus
MS 1. mitral stenosis／2. morning stiffness ／3. multiple sclerosis
MSH melanocyte stimulating hormone
MTX methotrexate
MVP mitral valve prolapse
MVV maximum voluntary ventilation

N

N 1. *Neisseria* ／2. nitrogen ／3. normal ／4. blood type N
n 1. refractive index ／2. nasal ／3. neuron
NA 1. nitric acid ／2. noradrenaline
Na natrium, sodium
NAD 1. nicotinamide adenine dinucleotide ／2. no appreciable disease
NADH dihydronicotinamide adenine dinucleotide
NADP nicotinamide adenine dinucleotide phosphate
NADPH nicotine adenine dinucleotide phosphate
NAP neutrophil alkaline phosphatase
NASH non-alcoholic steatohepatitis
NCA neurocirculatory asthenia
NCC nucleated cell count
NCV nerve conduction velocity
NDA National Dental Association
NE norepinephrine
Ne neon
NEFA nonesterified fatty acid
NF neutral fat
NGF nerve growth factor
NHFTR nonhemolytic febrile transfusion reaction
NHL non-Hodgkin lymphoma
Ni nickel

N, O, P

NICU newborn intensive care unit
NIDDM non-insulin dependent diabetes mellitus
NIH National Institute of Health
NLA neuroleptanalgesis
NMR nuclear magnetic resonance
nn nerves, nervi
NOF National Osteoporosis Foundation
NPH normal pressure hydrocephalus
NPT nocturnal penile tumescence
NREM non-rapid eye movement
NS nephrotic syndrome
NSAID non-steroidal antiinflammatory drug
NUD non-ulcer dyspepsia
NYHA New York Heart Association

O

O 1. occipit / 2. octarius / 3. oculus / 4. opening / 5. oxygen occipit / 6. blood type
OA osteo-arthritis
OBGYN obstetrics and gynecology
OC oral contraceptive
OD 1. optical density / 2. orthostatic dysregulation
OGTT oral glucose tolerance test
OH hydroxy radical
OHP 1. overhead projector / 2. oxygen under high pressure
OMI old myocardial infarction
OPCA olivo-ponto-cerebellar atrophy
OPD outpatient department
OPLL ossification of the posterior longitudinal ligament
OR operating room
Os osmium
OSHA Occupational Safety and Health Administration
OT 1. occupational therapist / 2. old tuberculin

P

P 1. papilla / 2. para / 3. partial pressure / 4. pharmacopeia / 5. phosphorus / 6. point / 7. position / 8. premolar / 9. presbyopia / 10. pressure / 11. probability / 12. proximal / 13. pugillus / 14. pulse / 15. pupil / 16. P wave in EKG

P_2 pulmonary second sound
PA 1. physician's assistant / 2. plasminogen activator / 3. posteroanterior / 4. primary aldosteronism / 5. pulmonary artery
Pa proto-actinium
PABA para-aminobenzoic acid
PAC 1. plasma aldosterone concentration / 2. premature atrial contraction
$PACO_2$ partial pressure of alveolar carbon dioxide
$PaCO_2$ partial pressure of arterial carbon dioxide
PAF 1. platelet activating factor / 2. platelet aggregating factor
PAH para-aminohippuric acid
PAO peak acid output
PAO_2 partial pressure of alveolar oxygen
PaO_2 partial pressure of arterial oxygen
PAP 1. peroxidase-antiperoxidase method / 2. primary atypical pneumonia / 3. prostatic acid phosphatase
PAS para-aminosalicylic acid
PAT paroxysmal atrial tachycardia
PAWP pulmonary arterial wedge pressure
PBC primary biliary cirrhosis
PBI protein-bound iodine
PBP 1. penicillin binding protein / 2. pseudo-bulbar palsy
PBSCT peripheral blood stem cell transplantation
P.C. post cibum
PCD plasma cell dyscrasia
PCH paroxysmal cold hemoglobinuria
PCI pneumatosis cystoides intestinalis
PCM protein-calorie malnutrition
pCO_2 partial pressure of carbon dioxide
PCP pneumocystis carinii pneumonia
PCPS percutaneous cardiopulmonary support
PCV packed cell volume
PCZ procarbazine
PD 1. Doctor of Pharmacy / 2. peritoneal dialysis
PDA patent ductus arteriosus
PDGF platelet-derived growth factor
PE pulmonary embolism

PE[C]T positron emission [computerized] tomography
PEEP positive end-expiratory pressure
PEF peak expiratory flow
PEG pneumoencephalography
PEO progressive external ophthalmoplegia
PFK phosphofructokinase
PG prostaglandin
PH 1. past history／2. pulmonary hypertension
pH hydrogen ion concentration
PHA phytohemagglutinin
PhD Doctor of Philosophy
Phe phenylalanine
PHN public health nurse
PHP primary hyperparathyroidism
PI 1. present illness／2. pulmonary insufficiency
PICA posterior inferior cerebellar artery
PICU perinatal intensive care unit
PID pelvic inflammatory disease
PIE pulmonary infiltration with eosinophilia
PIF prolactin inhibitory factor
PIGN postinfectious glomerulonephritis
PIP proximal interphalangeal
PKU phenylketonuria
PL 1. perception of light／2. phospholipid
PM 1. petit mal／2. pneumomediastinum
PMA phorbol myristate acetate
PMCA plasma membrane Ca^{2+}-ATPase
PMD 1. primary myocardial disease／2. progressive muscular dystrophy
PMI 1. point of maximal impulase／2. point of maximal intensity
PML progressive multifocal leukoencephalopathy
PMS 1. postmenopausal syndrome／2. pregnant mare serum
PN polyarteritis nodosa
PNA Paris Nomina Anatomica
PND paroxysmal nocturnal dyspnea
PNH paroxysmal nocturnal hemoglobinuria
PNI prognostic nutritional index
PNO progressive nuclear ophthalmoplegia
PNPB positive-negative pressure breathing
PO per os
Po polonium
PO_2 partial pressure of oxygen
POEMS polyneuropathy, organomegaly, endocrinopathy, monoclonal gammopathy (M protein), skin changes [syndrome]
POS problem-oriented system
POW prisoner of war
PP plasmapheresis
PPD purified protein derivative
PPH primary pulmonary hypertension
PPM posterior pupilary muscle
ppm parts per million
PPP pustulosis palmaris et plantaris
PpPD pylorus-preserving pancreatoduodenectomy
PPR positive pressure respiration
PPS post postscript
pQCT peripheral quantitative computed tomography
PR pulse rate
PRA plasma renin activity
PRF prolactin-releasing factor
PRL prolactin
prn pro re nata
PROM premature rupture of the membranes
PS 1. post script／2. pulmonary stenosis／3. pyloric stenosis
PSC primary sclerosing cholangitis
PSD psychosomatic disease
PSGN poststreptococcal glomerulonephritis
PSL prednisolone
PSP 1. parathyroid secretory protein／2. phenolsufonphthalein／3. progressive supranuclear palsy
PSS progressive systemic sclerosis
PT physical therapist
Pt platinum
PTA 1. Parents-Teacher Association／2. percutaneous transluminal angioplasty／3. plasma thromboplastin antecedent／4. posttraumatic amnesia
PTC percutaneous transhepatic cholan-

P, Q, R

giography
PTCA percutaneous transluminal coronary angioplasty
PTCR percutaneous transluminal coronary recanalization
PTH parathormone, parathyroid hormone
PTHrP 1. parathyroid hormon-related peptide／2. parathyroid hormon-related protein
PTP posttetanic potentiation
PTR patellar tendon reflex
PTU propylthiouracil
PTX parathyroidectomy
PVC premature ventricular contraction
PVR pulmonary vascular resistance
PXE pseudoxanthoma elasticum
pza pyrazinamide
PZI protamine zinc insulin

Q

Q 1. question／2. quotient
qd quaque die
qh quaque hora
qid quater in die
ql quantum libet
QNS quantity not sufficient
QOL quality of life
qp quantum placet
qs 1. quantum satis／2. quantum sufficient
qv quantum vis

R

R 1. radius／2. Reaumur／3. recipe／4. remotum／5. residue／6. residuum／7. respiration／8. rickettsia／9. right／10. roentgen
Ra radium
RA 1. renal artery／2. renin activity／3. residual air／4. retinoic acid／5. rheumatoid arthritis／6. right atrium
RAD right axis deviation
RAO right anterior oblique
RAS 1. renal artery stenosis／2. reticular activating system
RAST radio-allergo-sorbent test
RAW airway resistance
RB 1. renal biopsy／2. right bronchus
Rb rubidium
RBBB right bundle branch block
RBC 1. red blood cell／2. red blood count
RBF renal blood flow
RBMD radial bone mineral density
RBP retinol binding protein
RDA recommended daily allowance
RDS reticuloendothelial depressant factor
Re rhenium
REM rapid eye movment
RES reticuloendothelial system
RF 1. renal failure／2. rheumatic fever／3. rheumatoid factor
RFA right fronto-anterior
RFP right fronto-posterior
RHD rheumatic heart disease
RI radioisotope
RICU respiratory intensive care unit
RIG rabies immune globulin
RIND reversible ischemic neurological deficit
RLL right lower lobe
RMA right mento-anterior
RMP 1. rifampsin／2. right mento-posterior
RN registered nurse
RNA ribonucleic acid
RNP ribonucleoprotein
RO rule out
ROA right occipito-anterior
ROC receptor-operated calcium channel
ROD renal osteodystrophy
ROP right occipito-posterior
Rp recipe
RPGN rapidly progressive glomerulonephritis
rpm revolutions per minute
rps revolutions per second
RQ respiratory quotient
RSA right sacroanterior
RSP right sacroposterior
RSV respiratory syncytial virus
RTA renal tubular acidosis
Ru ruthenium
RUL right upper lobe
RV 1. renal vein／2. residual volume／3. right ventricle
RXR retinoid X receptor

S

- **S, ss** semis
- **S** 1. semis／2. sigma／3. sign／4. single／5. sinister／6. spherical lens／7. sulfur, sulphur
- **S₁** first heart sound
- **S₂** second heart sound
- **S₃** third heart sound
- **S₄** fourth heart sound
- **SA** 1. sensory aphasia／2. spontaneous abortion
- **SAB** 1. selective alveolobronchography／2. sinoatrial block
- **SAH** subarachnoid hemorrhage
- **SAN** sinoauricular node
- **SAPHO** syndrome synovitis acne, pustulosis, hyperostosis, osteitis syndrome
- **SASS** supraaortic stenosis syndrome
- **SB** spontaneously breathing
- **Sb** stibium
- **SBE** subacute bacterial endocarditis
- **SBH** sea-blue histiocytosis
- **SBPC** sulfobenzyl penicillin
- **SC** subcutaneous
- **SCA** 1. subclavian artery／2. superior cerebellar artery
- **SCC** squamous cell carcinoma
- **SCD** 1. spinocerebellar degeneration／2. sudden cardiac death
- **SCID** severe combined immunodeficiency
- **SCT** 1. salmon calcitonin／2. sentence completion test
- **SDH** subdural hematoma
- **SDS** Shy-Drager syndrome
- **Se** selenium
- **SEP** 1. sensory evoked potential／2. somatosensory evoked potential
- **SERCA** sarco-endoplasmic reticulum Ca^{2+}-ATPase
- **SERM** selective estrogen receptor modifier
- **SFD** small-for-date infant
- **SG** specific gravity
- **SGB** stellate ganglion block
- **SGOT** serum glutamic oxaloacetic transaminase
- **SGPT** serum glutamic pyruvic transaminase
- **SHR** spontaneously hypertensive rat
- **SHS** supine hypotensive syndrome
- **SIADH** syndrome of inappropriate secretion of antidiuretic hormone
- **SIDS** sudden infant death syndrome
- **SIMV** synchronized intermittent mandatory ventilation
- **sing** singulorum[L]
- **SIRS** systemic inflammatory response syndrome
- **SK** streptokinase
- **SLE** systemic lupus erythematodes
- **SM** 1. somatomedin／2. streptomycin
- **Sm** samarium
- **SMA** superior mesenteric artery
- **SMDS** sudden manhood death syndrome
- **SMI** silent myocardial ischemia
- **SMON** subacute myelo-opticoneuropathy
- **SMP** senile macular degeneration
- **SN** 1. sinus node／2. secundum naturum
- **SOAP** subjective data, objective data, asssessment and plan
- **SP** speech therapist
- **SPA** single photon absorptiometry
- **SPCA** 1. serum prothrombin conversion accelerator) (factor VII)／2. Society for the Prevention of Cruelty to Animals
- **SPECT** single photon emission computed tomography
- **SPMA** spinal progressive muscular atrophy
- **Sr** strontium
- **SRF** slow-reacting factor
- **SRS** slow-reacting substance
- **SSE** subacute spondiform encephalopathy
- **SSPE** subacute sclerosing panencephalitis
- **SSS** sick sinus syndrome
- **STAT** signal transducers and activators of transcription
- **STD** 1. sexually transmitted disease／2. standard
- **SU** sulfonyl urea
- **sv** spiritus vini
- **SVC** 1. superior vena cava／2. superior vena cava syndrome
- **SVR** systemic vascular resistance

S, T, U, V

svr spiritus vini rectificatus
svt spiritus vini tenuis
SXA single energy X-ray absorptiometry

T

T 1. temperature／2. tension
t 1. temporal／2. trabeclar bone
TA 1. temporal arteritis／2. titratable acid／3. toxin-antitoxin
Ta tantalum
TAB typhoid-paratyphoid A and B
TAE transcatheter arterial embolization
TAO thromboangiitis obliterans
TB 1. total bilirubin／2. tuberculosis
Tb terbium
TBLB transbronchial lung biopsy
TBW total body water
TC 1. tetracycline／2. total cholesterol
Tc technetium
TCC transitional cell carcinoma
TD tardive dyskinesia
tds ter die sumendum
Te tellurium
TEA 1. tetraethylammonium／2. thrombo-endo-arterectomy
TEG thromboelastogram
TEPA triethylenephosphoramide
TF tetralogy of Fallot
TG triglyceride
Th thorium
THR total hip relacement
Ti titanium
TIA transient [cerebral] ischemic attack
tid ter in die
TLC 1. thin layer chromatography／2. total lung capacity
Tm thulium
TMJ temporo-mandibular joint
TNF tumor necrosis factor
TOB tobramycin
TP total protein
TPA tissue plasminogen activator
TPHA treponema pallidum hemagglutination assay
TPI [test] Treponema pallidum immobilization [test]
TPN total parenteral nutrition
TPO thrombopoietin
TPR 1. temperature, pulse, respirations／2. total peripheral resistance
TR tricuspid regurgitation
TRALI transfusion-related acute lung injury
TRAP tartrate-resistant acid phosphatase
TRF thyrotropin releasing factor
TRH thyotropin releasing hormone
TRIS tris-hydroxymethyl amino methane
Trp tryptophan
TS tricuspid stenosis
TSH 1. thyroid-stimulating hormone／2. thyrotrophic hormone
TSS toxic shock syndrome
TTN transient tachypnea of newborn
TTA transtrancheal aspiration
TTP thrombotic thrombocytopenic purpura
TUP transurethral prostatectomy
TUR transurethral resection

U

U 1. unit／2. uranium
UA uric acid
UC ulcerative colitis
UCG 1. ultrasonic cardiography／2. urethrocystography
UIBC unsaturated iron binding capacity
UK 1. United Kingdom／2. urokinase
UN 1. United Nations／2. urea nitrogen
UNESCO United Nations Educational, Sceintfic and Cultural Organization
UNICEF United Nations Children's Fund (United Nations International Children's Emergency Fund は旧称)
UNOS United Network for Orgen Sharing
UPP urethral pressure profile
URATI urate transporter 1
URI upper respiratory infection
US ultrasound
USP United States Pharmacopeia
UTI urinary tract infection

V

V 1. vanadium／2. vena／3. vibrio／4. vision／5. visual acuity／6. volt

V, W, X, Y, Z

VA 1. ventriculo-atrial／2. vertebral artery
VAC treatment Vincristin-Adriamycin-Cyclophosphomide treatment
VAD treatment Vincristin-Adriamycin-Decadron treatment
VAG vertebral angiography
VBL vinblastine
VCA viral capsid antigen
VCR vincristine
VD 1. venereal disease／2. vitamin D
VEM vasoexcitor material
VEP visual evoked potential
VESV ventricular end-systolic volume
VF 1. ventricular fibrillation／2. ventricular flutter
VHDL very high density lipoprotein
VHF very high frequency
vib vibration
VIP 1. vasoactive intestinal polypeptide／2. very important person
VLBW very low birth weight infant
VLDL very low density lipoprotein
VMA vanillyl mandelic acid
Vmax maximum velocity
VP vincristine-prednisolone therapy
VPA valproic acid
VPB ventricular premature beat
VRE vancomycin-resistant Enterococci
VSA vasospastic angina
VSD ventricular septal defect
VT ventricular tachycardia

v/v volume in volume
VVB venovenous bypass
VZIg varicella zoster immune globulin

W

W wolframium
w watt
WAS Wiskott Aldrich's syndrome
WBC white blood count
WBH whole-body hyperthermia
WDHA watery diarrhea-hypokalemia-achlorhydria [syndrome]
WHMH World Federation for Mental Health
WHO World Health Organization
WT weight
w/v weight by volume

X

Xe xenon

Y

Y yttrium
YAM young adult mean
Yb ytterbium

Z

ZIG zoster immunoglobulin
ZIP zoster immune plasma
Zn zinc
Zr zirconium

エッセンシャル
医学英和辞典 改訂第2版 ISBN 978-4-8159-1803-3 C3547

2002年4月5日	初版発行	
2008年4月10日	改訂第2版発行	＜検印省略＞

編 著 者	────	藤　田　拓　男
発 行 者	────	松　浦　三　男
印 刷 所	────	服部印刷株式会社
発 行 所	────	株式会社 永　井　書　店

〒553-0003　大阪市福島区福島8丁目21番15号
電話大阪(06)6452-1881(代表)/Fax(06)6452-1882

東京店
〒101-0062　東京都千代田区神田駿河台2-10-6
　　　　　　御茶ノ水Sビル7階
　　　　　電話(03)3291-9717/Fax(03)3291-9710

Printed in Japan　　　　　　　　　　　　　　　©TAKUO FUJITA, 2002

- 本書の複製権・翻訳権・上映権・譲渡権・公衆送信権（送信可能化権を含む）は株式会社永井書店が保有します．
- **JCLS**　＜(株)日本著作出版権管理システム委託出版物＞
本書の無断複写は著作権法上での例外を除き禁じられています．複写される場合には，その都度事前に(株)日本著作出版権管理システム(電話 03-3817-5670,　FAX 03-3815-8199)の許諾を得て下さい．